Die Praxis der Chirurgie

G. Heberer F. W. Schildberg
L. Sunder-Plassmann I. Vogt-Moykopf (Hrsg.)

Lunge und Mediastinum

Anatomie Diagnostik Indikationen Technik Ergebnisse

Zweite, vollständig überarbeitete und erweiterte Auflage

Mit 661 überwiegend farbigen Abbildungen
in 814 Einzeldarstellungen

Springer-Verlag Berlin Heidelberg GmbH

Professor Dr. Dr. h. c. G. Heberer, emerit.
Professor Dr. F. W. Schildberg
Professor Dr. L. Sunder-Plassmann

Chirurgische Klinik und Poliklinik der Universität
Klinikum Großhadern
Marchioninistraße 15, W-8000 München 70
Bundesrepublik Deutschland

Professor Dr. I. Vogt-Moykopf

Thoraxklinik der LVA Baden, Heidelberg-Rohrbach
Amalienstraße 5, W-6900 Heidelberg 1
Bundesrepublik Deutschland

Titel der 1. Auflage:
Die Lungenresektionen. Herausgegeben von R. Zenker/G. Heberer/H. H. Löhr

ISBN 978-3-662-08434-2 ISBN 978-3-662-08433-5 (eBook)
DOI 10.1007/978-3-662-08433-5

CIP-Titelaufnahme der Deutschen Bibliothek
Lunge und Mediastinum : Anatomie, Diagnostik, Indikationen, Technik, Ergebnisse / G. Heberer ... (Hrsg.). - 2., vollständig überarb. u. erw. Aufl. - Berlin ; Heidelberg ; New York ; London ; Paris ; Tokyo ; Hong Kong ; Barcelona ; Budapest : Springer, 1991
1. Aufl. u. d. T.: Die Lungenresektionen

NE: Heberer, Georg [Hrsg.]

Illustration: J. S. Pupp†, R. Himmelhan, A. Schwab

Umschlaggestaltung: W. Eisenschink, Heidelberg

Gesamtherstellung: Appl, Wemding

24/3140-543210 - Gedruckt auf säurefreiem Papier

Vorwort zur zweiten Auflage

Die 1. Auflage dieses im Januar 1954 erstmals von R. Zenker, G. Heberer und H. H. Löhr unter dem Titel „*Die Lungenresektionen*" herausgebrachten Werkes hatte die chirurgische Anatomie der Lunge, die speziellen Resektionsverfahren bei vorwiegend entzündlichen Erkrankungen und postentzündlichen Zuständen sowie die Narkoseführung und die prä- und postoperative Behandlung zum Inhalt. Die zeitgemäßen Techniken und Ergebnisse waren mit ihren Abbildungen und Tabellen aktuell dargestellt. Das Bronchialkarzinom zählte zu jener Zeit noch zu den selteneren Erkrankungen, die Chirurgie der Tuberkulose und unspezifischer entzündlicher Infektionen stand im Vordergrund.

In der Zwischenzeit ist die Chirurgie der Lunge immer mehr zu einer Tumorchirurgie geworden, die in den letzten 30 Jahren eine stadiengerechte Individualisierung erfahren hat. Damit hat sich auch die operative Verfahrenswahl geändert, die der onkologischen Forderung nach Radikalität Rechnung tragen muß. Erweiterte Resektionsverfahren bei Übergreifen des Tumors auf benachbarte Strukturen wie Herz und Herzbeutel, zentrale Abschnitte des Tracheobronchialbaums und der Gefäße sowie der Thoraxwand gehören deshalb heute zu den Standardeingriffen der allgemeinen Thoraxchirurgie. Auch das wachsende Interesse an der Metastasenchirurgie, deren Indikationsbereich derzeit nur im interdisziplinären Konzept gesehen werden sollte, machte wegen der Multiplizität der Sekundärtumoren die Entwicklung spezieller Resektionstechniken notwendig. Schließlich ist daran zu erinnern, daß das Risiko einer Lungenresektion heute kalkulierbarer geworden ist und daß in speziellen Situationen parenchymsparende Eingriffe eine onkologisch sinnvolle Alternative zu risikoreicheren Operationen darstellen können.

Der Chirurgie der Trachea, die wegen der Ausweitung der Intensivtherapie häufiger geworden ist, hat die Entwicklung der Resektionsverfahren neue Möglichkeiten eröffnet und die plastisch-rekonstruktiven Eingriffe etwas in den Hintergrund treten lassen. Die Neuartigkeit dieser Techniken und die noch begrenzten Erfahrungen machten eine ausführliche Darstellung notwendig, zumal gerade bei Erkrankungen des Tracheobronchialbaums vielfach auch endoskopische Interventionen möglich sind.

In Anbetracht der zahlreichen Neuerungen mußte die Neuauflage über die Lungenresektionen ein vollständig neues Buch werden, das alle Aspekte der Thoraxchirurgie, angefangen von den modernen diagnostischen Möglichkeiten und ihrem Stellenwert bis hin zu den Ergebnissen der klinischen Lungentransplantation umfaßt. Es versteht sich somit nicht nur als Operationslehre, sondern möchte darüber hinaus Kenntnisse zur Krankheitslehre und Diagnostik, Indikation und Differentialindikation, prä- und postoperativen Behandlung sowie zur Begutachtung vermitteln.

Das Sachverzeichnis stellte Prof. Dr. H. H. Löhr, Hamburg, gewissenhaft zusammen; Priv.-Doz. Dr. H. Dienemann und Dr. G. Meyer möchten wir für ihre Mühe bei der Durchsicht der Korrekturen danken.

Zu großem Dank verpflichtet sind wir Herrn Dr. Dr. h. c. mult. Heinz Götze, Springer-Verlag, seinen Mitarbeiterinnen und Mitarbeitern für die vorbildliche Zusammenarbeit, für das Verständnis hinsichtlich der Erweiterung der zunächst enger gesteckten Grenzen und besonders für die hervorragende Ausstattung des Buches. Besonderer Dank gebührt dem leider allzufrüh verstorbenen wissenschaftlichen Zeichner, Herrn J. S. Pupp, für seine einfühlsame Mitarbeit bei den durch große Plastizität bestechenden Abbildungen. Durch Herrn Kühn, Heidelberg, und seine Mitarbeiter wurde die bildliche Darstellung in vorbildlicher Weise ergänzt und zu Ende geführt.

Schließlich gilt unser Dank allen weiteren Autoren für die konstruktive Zusammenarbeit bei der Bearbeitung spezieller Kapitel.

Möge unser Werk, das den neusten Stand unserer Erfahrungen in Diagnostik, Indikationsstellung und Therapie zusammenfassend darstellt, neben dem Chirurgen, der sich mit der Chirurgie der Lunge und des Mediastinums beschäftigt, auch Kollegen anderer Disziplinen ein zuverlässiger Ratgeber sein.

München, Heidelberg
Januar 1991

G. HEBERER
F. W. SCHILDBERG
L. SUNDER-PLASSMANN
I. VOGT-MOYKOPF

Vorwort zur ersten Auflage

Als Sauerbruch vor einem halben Jahrhundert (1904) in Deutschland seine Gedanken über die Aufrechterhaltung der physiologischen Verhältnisse im Brustraum als Voraussetzung für den Erfolg intrathorakaler Eingriffe darlegte, stand die Chirurgie an der Schwelle der ersten Epoche operativer Eingriffe an den Brustorganen. In jener Zeit hat in Frankreich besonders auch Tuffier der Thoraxchirurgie bedeutende Anregungen gegeben.

Eine Weiterentwicklung auf der von Sauerbruch und seiner Schule während der ersten 3 Jahrzehnte unseres Jahrhunderts geschaffenen Basis war aber erst möglich, als Harold Brunn (San Francisco) und N. S. Shenstone (Toronto) 1932 es wagten, Lungenlappen bei freiem Pleuraspalt zu entfernen. Das Kennzeichnende dieser zweiten Epoche der Thoraxchirurgie bestand in der bewußten Vernachlässigung der physiologischen Besonderheiten der Brusthöhle für die Dauer der Operation, die zumeist in örtlicher Betäubung erfolgte, und in dem Bestreben, nach dem Verschluß des Brustraums wieder normale intrathorakale Druckverhältnisse herzustellen. Bei jedem Eingriff drohten aber Todesfälle infolge der Verschiebung des Mediastinum und Luftembolien, Insuffizienz des Bronchusstumpfes mit nachfolgendem Empyem und Fistelbildung sowie Bronchopneumonien und Empyeme durch bakterielle Infektion der Pleurahöhle.

Diesen Gefahren wirksam zu begegnen, ermöglichte erst die Ausgestaltung des Druckdifferenzverfahrens nach Sauerbruch und Brauer (1903) und der Insufflationsnarkose nach Auer und Meltzer (1909) zur Intubationsnarkose in den Jahren nach dem ersten Weltkrieg, was im wesentlichen das Verdienst von Magill, Nosworthy, Rowbotham (England), Giertz, Crafoord und Fränkel (Schweden) und Waters (USA.) ist. Wesentlich zur Verminderung der Operationsgefahren trugen auch die gesonderte Versorgung der Gefäße und Bronchen nach W. F. Rienhoff (1933), die Anwendung von Chemotherapeutica und Antibiotica seit den grundlegenden Forschungen von Domagk (1935), Fleming (1928), Chain und Florey (1938) und Waksman (1944) und der Ausgleich des Blut-, Flüssigkeit- und Elektrolytverlustes auf Grund der genialen Entdeckung Landsteiners und der klassischen Erkenntnisse von G. H. Whipple und R. Elman bei.

So konnten in dieser letzten Epoche der Lungenchirurgie die Lungenresektionen in der chirurgischen Behandlung zahlreicher Lungenerkrankungen eine wachsende Bedeutung gewinnen. Ihre erfolgreiche Durchführung beruht auf der genauen Kenntnis des anatomischen Aufbaues der Lunge und auf einer hieraus entwickelten Operationstechnik, auf einer umsichtigen Handhabung der Narkose, auf einer sorgfältigen Vor- und Nachbehandlung sowie auf einer den Besonderheiten jedes Krankheitsfalles angepaßten strengen Indikationsstellung. Diese für das Gelingen von Lungenresektionen so wesentlichen Komponenten haben wir versucht, unter Berücksichtigung der im Weltschrifttum niedergelegten Forschungsergebnisse und auf Grund eigener anatomischer Präparationen (G. Heberer) und operativer Erfahrungen in der vorliegenden Monographie darzustellen.

Das großzügige Entgegenkommen von Herrn A. Boyden (Minneapolis), wichtige Abbildungen aus seinen einzigartigen Studien über den Segmentaufbau der Lunge und über den typischen und atypischen Verlauf von Bronchen und Gefäßen zu übernehmen, hat unsere Arbeit sehr bereichert. Die umfassenden und eingehenden anatomischen Veröffentlichungen von A. Boyden und seinen Schülern haben G. Heberer und H. H. Löhr für die praktischen Bedürfnisse der Lungenchirurgie ausgewertet. Die in seiner Habilitationsschrift (1953) niedergelegten Untersuchungen von G. Heberer an zahlreichen injizierten Lungenpräparaten und die hiernach angefertigten anatomischen Abbildungen ergänzten unsere Vorstellung von den verschiedenen Gefäßvariationen, dem Verlauf der Intersegmentvenen und der Topographie der Intersegmentebene wesentlich.

Herrn Prof. Hamperl, Direktor des Pathologischen Institutes der Universität Marburg a. d. Lahn, danken wir für die großzügige Überlassung der zahlreichen, zu anatomischen Studien notwendigen Lungenpräparate und für sein jederzeit verständnisvolles und hilfsbereites Entgegenkommen.

Dank schulden wir zahlreichen namhaften Thoraxchirurgen des In- und Auslandes: Brock (London), A. Brunner (Zürich), Crafoord (Stockholm), Denk (Wien), Eerland (Groningen), E. K. Frey (München), Graham (St. Louis), Gross (Boston), Klinkenbergh (Utrecht), Lezius† (Hamburg), Nissen (Basel), Nuboer (Utrecht), Overholt (Boston), Price Thomas (London), Sellors (London), Vossschulte (Gießen), die uns ihre persönliche Auffassung zu besonderen Problemen der Lungenresektion übermittelten oder uns Gelegenheit gaben, ihre Operationstechnik kennenzulernen.

Bei der Abfassung des Abschnittes über die Narkose wurden wir unterstützt durch die Anästhesisten der Klinik, die Herren Dr. Behrends, Kootz, Oech und Rosenthal. „Die Narkose im Kindesalter" bearbeitete Herr Dr. Rosenthal, das Kapitel „Die Bedeutung der Bluteiweißkörper bei Lungenerkrankungen" Herr Dr. Knedel, Assistent der Medizinischen Universitäts-Poliklinik Marburg a. d. Lahn (Prof. H. Schwiegk).

Herr F. Mazur (Wiesbaden), der das Erbe seines verehrten Lehrers Paul Henschel weiterführt, schuf die Abbildungen nach anatomischen Präparationen und Operationsskizzen mit unermüdlicher Hingabe und künstlerischem Einfühlungsvermögen.

Das Literaturverzeichnis bearbeitete Herr Dr. Hamelmann, das Sachverzeichnis Herr Dr. Gondershausen. Mit der Anfertigung zahlreicher photographischer Arbeiten leistete uns Fräulein Schultze wertvolle Dienste.

Zu großem Dank verpflichtet sind wir dem Springer-Verlag, Heidelberg, für sein Verständnis hinsichtlich der Erweiterung der anfangs enger gesteckten Grenzen des Buches und für die hervorragende Ausstattung des Werkes.

Möge unser Werk dem Chirurgen, der sich der Lungenchirurgie widmet, ein zuverlässiger Ratgeber sein.

Marburg a. d. Lahn, Januar 1954
Chirurgische Universitätsklinik

R. Zenker G. Heberer H. H. Löhr

Inhaltsverzeichnis

Autorenverzeichnis

Professor Dr. R. G. H. Baumeister
Chirurgische Klinik und Poliklinik der Universität, Klinikum Großhadern
Marchioninistraße 15, W-8000 München 70, Bundesrepublik Deutschland

Dr. D. Branscheid
Thoraxklinik der LVA Baden, Heidelberg-Rohrbach
Amalienstraße 5, W-6900 Heidelberg 1, Bundesrepublik Deutschland

Dr. C. F. Bubb
Chirurgische Klinik und Poliklinik der Universität, Klinikum Großhadern
Marchioninistraße 15, W-8000 München 70, Bundesrepublik Deutschland

Dr. F. von Bültzingslöwen
Krankenhaus Donaustauf der LVA Niederbayern-Oberpfalz
Ludwigstraße 68, W-8405 Donaustauf, Bundesrepublik Deutschland

Priv.-Doz. Dr. H. Dienemann
Chirurgische Klinik und Poliklinik der Universität, Klinikum Großhadern
Marchioninistraße 15, W-8000 München 70, Bundesrepublik Deutschland

Dr. H. J. Dieterich
Institut für Anästhesiologie der Universität, Klinikum Großhadern
Marchioninistraße 15, W-8000 München 70, Bundesrepublik Deutschland

Professor Dr. P. Drings
Thoraxklinik der LVA Baden, Heidelberg-Rohrbach
Amalienstraße 5, W-6900 Heidelberg, Bundesrepublik Deutschland

Professor Dr. U. Finsterer
Institut für Anästhesiologie der Universität, Klinikum Großhadern
Marchioninistraße 15, W-8000 München 70, Bundesrepublik Deutschland

Dr. L. Frey
Institut für Anästhesiologie der Universität, Klinikum Großhadern
Marchioninistraße 15, W-8000 München 70, Bundesrepublik Deutschland

Dr. J. Groh
Institut für Anästhesiologie der Universität, Klinikum Großhadern
Marchioninistraße 15, W-8000 München 70, Bundesrepublik Deutschland

Professor Dr. D. Hahn
Radiologische Poliklinik Innenstadt der Universität
Ziemssenstraße 1, W-8000 München 2, Bundesrepublik Deutschland

Professor Dr. Dr. h. c. G. Heberer, emerit.
Chirurgische Klinik und Poliklinik der Universität, Klinikum Großhadern
Marchioninistraße 15, W-8000 München 70, Bundesrepublik Deutschland

Professor Dr. N. Konietzko
Ruhrland-Klinik Essen
Tüschener Weg 40, W-4300 Essen 16, Bundesrepublik Deutschland

Dr. F.-P. Lenhart
Institut für Anästhesiologie der Universität, Klinikum Großhadern
Marchioninistraße 15, W-8000 München 70, Bundesrepublik Deutschland

Priv.-Doz. Dr. C. Madler
Institut für Anästhesiologie der Universität, Klinikum Großhadern
Marchioninistraße 15, W-8000 München 70, Bundesrepublik Deutschland

Priv.-Doz. Dr. B. Mayr
Radiologische Klinik und Poliklinik der Universität, Klinikum Großhadern
Marchioninistraße 15, W-8000 München 70, Bundesrepublik Deutschland

Priv.-Doz. Dr. N. M. Merkle
Thoraxklinik der LVA Baden, Heidelberg-Rohrbach
Amalienstraße 5, W-6900 Heidelberg, Bundesrepublik Deutschland

Dr. G. Meyer
Chirurgische Klinik und Poliklinik der Universität, Klinikum Großhadern
Marchioninistraße 15, W-8000 München 70, Bundesrepublik Deutschland

Professor Dr. h. c. K. Peter
Institut für Anästhesiologie der Universität, Klinikum Großhadern
Marchioninistraße 15, W-8000 München 70, Bundesrepublik Deutschland

Dr. H. G. Rau
Chirurgische Klinik und Poliklinik der Universität, Klinikum Großhadern
Marchioninistraße 15, W-8000 München 70, Bundesrepublik Deutschland

Professor Dr. F. W. Schildberg
Chirurgische Klinik und Poliklinik der Universität, Klinikum Großhadern
Marchioninistraße 15, W-8000 München 70, Bundesrepublik Deutschland

Dr. D. Schwender
Institut für Anästhesiologie der Universität, Klinikum Großhadern
Marchioninistraße 15, W-8000 München 70, Bundesrepublik Deutschland

Professor Dr. G. Siemon
Krankenhaus Donaustauf der LVA Niederbayern-Oberpfalz
Ludwigstraße 68, W-8405 Donaustauf, Bundesrepublik Deutschland

Professor Dr. L. Sunder-Plassmann
Chirurgische Klinik und Poliklinik der Universität, Klinikum Großhadern
Marchioninistraße 15, W-8000 München 70, Bundesrepublik Deutschland

Professor Dr. K. Unertl
Institut für Anästhesiologie der Universität, Klinikum Großhadern
Marchioninistraße 15, W-8000 München 70, Bundesrepublik Deutschland

Professor Dr. I. Vogt-Moykopf
Thoraxklinik der LVA Baden, Heidelberg-Rohrbach
Amalienstraße 5, W-6900 Heidelberg 1, Bundesrepublik Deutschland

Professor Dr. K. Wiedemann
Thoraxklinik der LVA Baden, Heidelberg-Rohrbach
Amalienstraße 5, W-6900 Heidelberg 1, Bundesrepublik Deutschland

Verzeichnis der Abkürzungen

$AaDO_2$	alveoloarterielle Sauerstoffdruckdifferenz
ADO	apneic diffusion oxygenation
AGW	Atemgrenzwert
AMV	Atemminutenvolumen
APRV	airway pressure release ventilation
ARDS	acute/adult respiratory distress syndrome
ARI	akute respiratorische Insuffizienz
BC	Bronchialkarzinom
BWK	Brustwirbelkörper
CFAV	continous flow apneic ventilation
CMV	kontrollierte maschinelle Ventilation
COHb	Karboxyhämoglobin
COPD	chronische obstruktive Lungenerkrankung
CPAP	kontinuierlicher positiver Druck in den Atemwegen
CT	Computertomographie/-tomogramm
ELV	Einlungenventilation
EU	Erwerbsunfähigkeit
F	Beatmungsfrequenz
FEV_1	Atemstoß (Sekundenausatmungskapazität)
FiO_2	inspiratorische Sauerstoffkonzentration
FRC	funktionelle Residualkapazität
FVC	forcierte Vitalkapazität
GdB	Grad der Behinderung
HbO_2	sauerstoffgesättigtes Hämoglobin
HFJV	high frequency jet ventilation
HFOV	high frequency oscillation ventilation
HFPPV	high frequency positive pressure ventilation
HFV	Hochfrequenzventilation
HPV	hypoxische pulmonale Vasokonstriktion
HZV	Herzzeitvolumen
ICR	Interkostalraum
I:E	Inspirations- zu Exspirationszeit
IGV	intrathorakales Gasvolumen
IMV	intermittent mandatory ventilation
IPPB	intermittent positive pressure breathing
IPPV	intermittent positive pressure ventilation
IRV	inversed-ratio ventilation
IVC	inspiratorische Vitalkapazität

LVEDP	linksventrikulärer enddiastolischer Füllungsdruck
LWK	Lendenwirbelkörper
MCT	mittelkettige Triglyceride
MdE	Minderung der Erwerbsfähigkeit
MetHb	Methämoglobin
MiMV	minimale Minutenvolumenventilation
ML	Mittellappen
MMV	mandatorisches Minutenvolumen
Ndd.	Lymphknoten
NLA	Neuroleptanalgesie
OL	Oberlappen
p	Druck
$\mathbf{p_A}$	Druck in der Alveole
$\mathbf{p_AO_2}$	Partialdruck des Sauerstoffs im arteriellen Blut
$\mathbf{p_{AP}}$	Druck in der Pulmonalarterie
$\mathbf{p_{pl}}$	Druck im Pleuraspalt
$\mathbf{p_{tp}}$ $\mathbf{(p_A\text{-}p_{pl})}$	transpulmonaler Druck
p/V-Kurve	Druck-Volumen-Kurve
$\mathbf{p_{VP}}$	Druck in der Pulmonalvene
PCWP	pulmonalkapillärer Verschlußdruck
PEEP	positiv-endexspiratorischer Druck
Q	Perfusion
$\mathbf{R_{pulm}}$	vaskulärer Widerstand in der Lungenstrombahn
RV	Residualvolumen
$\mathbf{S_aO_2}$	Sauerstoffsättigung im arteriellen Blut
SIMV	synchronous intermittent mandatory ventilation
TLC	Totallungenkapazität
TRAM	transversaler rektoabdominaler Muskellappen
UL	Unterlappen
$\mathbf{V_A}$	alveoläre Ventilation
$\mathbf{V_A}$**/Q-Verhältnis**	Belüftungs-Durchblutungsverhältnis
VRAM	vertikaler rektoabdominaler Muskellappen
ZLV	Zweilungenventilation
ZVK	zentraler Venenkatheter
ZVP	Zentralvenendruck

Teil A

Topographische Anatomie des Brustraumes

1 Brustwand

G. Heberer und H. Dienemann

1.1 Allgemeines

Die von beiden Lungen und den Mediastinalorganen ausgefüllte Brusthöhle, Cavum thoracis, wird vom knöchernen Brustkorb, dem eigentlichen Thorax, umschlossen. Dieser wird vorne vom Brustbein und den Rippenknorpeln, seitlich und hinten von den Rippen und der Wirbelsäule begrenzt. In der Ansicht von ventral bildet der Thorax einen abgestumpften Kegel, in der seitlichen Ansicht etwa ein Oval (Abb. 1.1-1.3). Da die Wirbelkörper von dorsal her in den Brustraum vorspringen, ist die Brusthöhle im Querschnitt nierenförmig. Die Obergrenze des knöchernen Thorax wird vom 1. Brustwirbel, den beiden ersten Rippen und dem Oberrand des Manubrium sterni gebildet, die Öffnung heißt Apertura thoracis superior. Das Zwerchfell, Diaphragma, bildet den kaudalen Abschluß des Thoraxraums. Es wölbt sich kuppelförmig nach kranial, so daß die kaudalen Rippen den oberen Anteil der Baucheingeweide umschließen. Die untere Thoraxapertur ist wesentlich weiter als die obere und beschreibt eine Linie, die am Processus xiphoideus beginnt, dem Rippenbogen folgt, die Spitzen der 3 letzten Rippen berührt und am Processus spinosus des 12. Brustwirbels endet.

1.2 Schichten der Brustwand

1.2.1 Haut und Subkutis

Die Haut der Brust ist dünn und i. allg. gut verschieblich; lediglich über dem Brustbein ist sie relativ fest mit der Unterlage, der Membrana sterni, verankert. In der Subkutis eingebettet, befinden sich Arterien und Venen. Erstere sind feine Äste der A. intercostalis, der A. thoracica lateralis und der A. thoracodorsalis.

Das subkutane Venengeflecht stellt eine oberflächliche Verbindung zwischen dem System der V. cava inferior und superior her. Erwähnung verdient die V. thoracoepigastrica, die aus subkutanen Venen des Bauchs hervorgeht, zur lateralen Seite der Brust zieht und das Blut direkt der V. axillaris zuführt oder mit dieser über die V. thoracica lateralis oder thoracodorsalis in Ver-

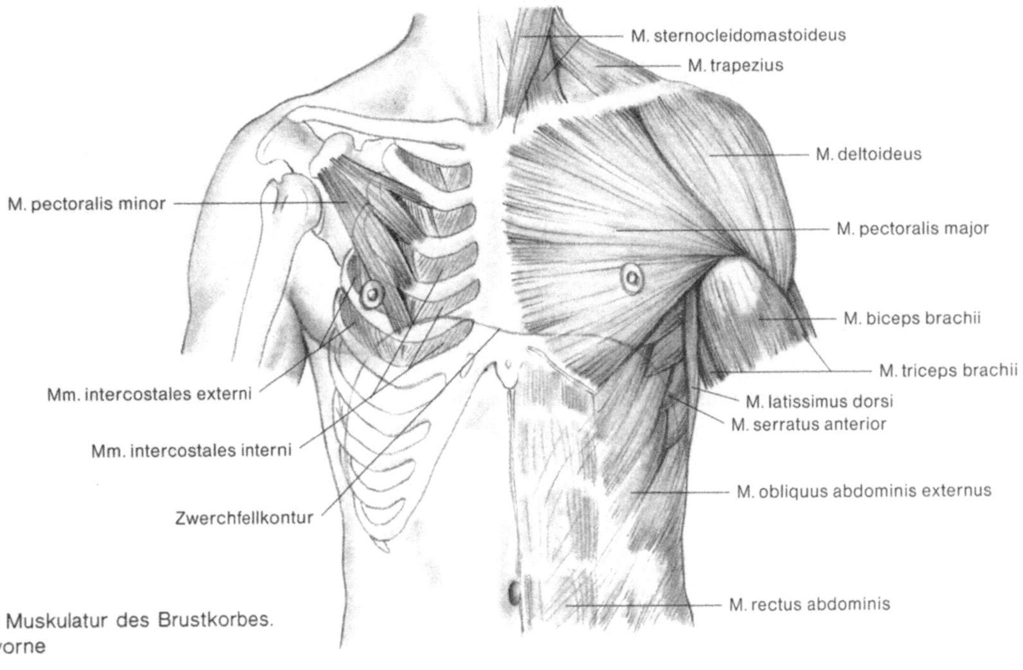

Abb. 1.1. Die Muskulatur des Brustkorbes. Ansicht von vorne

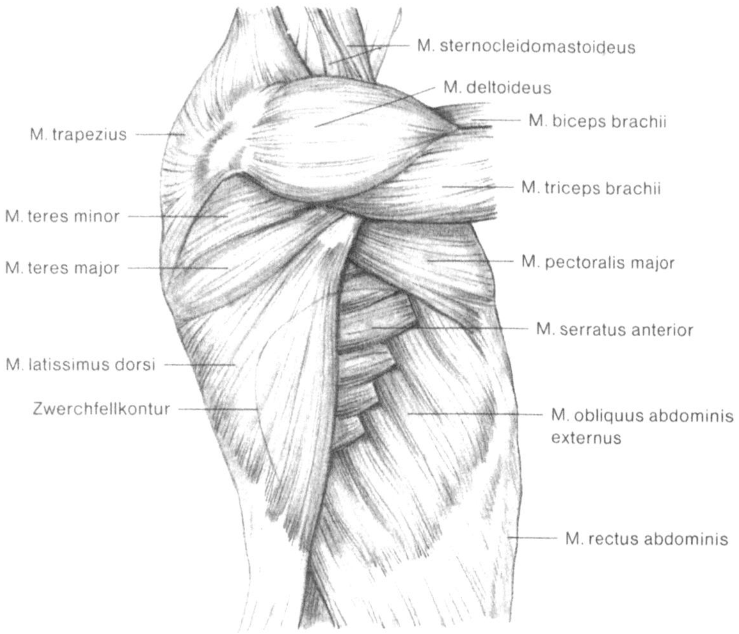

Abb. 1.2. Die Muskulatur des Brustkorbes. Ansicht von der rechten Seite

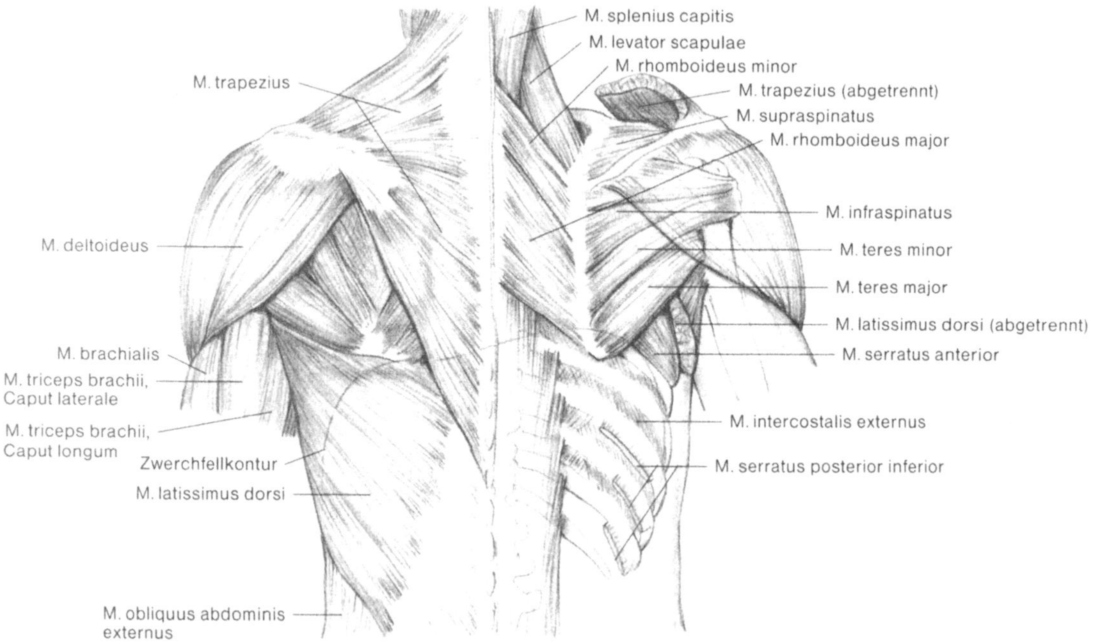

Abb. 1.3. Die Muskulatur des Brustkorbes. Ansicht von hinten

bindung steht. Die V. thoracica lateralis verläuft, begleitet von der gleichnamigen Arterie, medial der V. thoracoepigastrica in der mittleren Axillarlinie und auf den Zacken des M. serratus anterior; sie mündet schließlich in die V. axillaris ein.

Die Lymphe der Brustwand wird größtenteils in die oberflächlichen Lymphknoten der Axilla abgeführt, zusätzlich bestehen Verbindungen zu den supraklavikulären Knoten, aber auch über die Medianlinie hinweg zur Gegenseite.

Die oberflächlichen Nerven entstammen den Interkostalnerven, deren Verteilungsgebiete sich jedoch nicht mit den Interkostalräumen decken, sondern den Dermatomen entsprechen. Vom Hals aus strahlen die Nn. supraclaviculares ein, die bis an die 3. Rippe herabreichen.

Die weibliche Brustdrüse ist ein Organ der Subkutis. Sie erstreckt sich mit individuellen Schwankungen von der 3. bis zur 6. Rippe und erreicht, der Fascia pectoralis superficialis aufliegend, lateral den seitlichen Rand des M. pectoralis major und gelegentlich den medialen Rand des M. serratus anterior, medial die Parasternallinie. (Auf die Beschreibung weiterer anatomischer Gegebenheiten soll hier verzichtet werden, da sie für die Chirurgie der Lunge und des Medastinums nicht von Bedeutung sind.)

1.2.2 Die mittlere Schicht der Brustwand

Die mittlere Schicht der Brustwand wird vorne repräsentiert vom M. pectoralis major et minor sowie vom M. suclavius einschließlich ihrer Faszien, lateral und dorsal befinden sich der M. serratus anterior und die Ursprünge des M. obliquus externus abdominis bzw. der Mm. serratus posterior superior et inferior, welche unter Zwischenschaltung der Skapula von der Schultergürtelmuskulatur überlagert werden. Der M. pectoralis major liegt in seiner ganzen Ausdehnung oberflächlich, bedeckt von der Fascia pectorialis superficialis. Vom sternalen Anteil der Klavikula, vom Brustbein und den Rippenknorpeln 1-5 (selten bis 7) und vom vorderen Blatt der Rektusscheide entspringend, konvergieren seine Fasern zum gemeinsamen Ansatz an der Crista tuberculi majoris. Er bildet die vordere Wand der Achselhöhle. Der M. pectoralis minor entspringt sehnig nahe der Knorpel-Knochen-Grenze an den Rippen 2-5 und zieht zur Spitze des Processus coracoideus der Skapula. Der M. sublcavius ist entsprechend seiner geringen Masse unbedeutend, die nervale Versorgung erfolgt wie bei den vorgenannten aus dem Plexus brachialis. Lateral befindet sich der M. serratus anterior, der somit die mediale Wand der Achselhöhle bildet. Er entspringt mit 9 Zacken von der 1. bis zur 8. Rippe und verläuft, teils konvergierend, teils divergierend zum medialen Skapularand und dessen angrenzenden Winkeln, um das Schulterblatt an der Thoraxwand zu fixieren. Bei Eingriffen an der Thoraxwand muß der ihn versorgende N. thoracicus longus geschont werden, der aus dem Plexus brachialis abzweigend quer zu den Muskelfasern an der seitlichen Thoraxwand entlang zieht. Von den unteren 8 Rippen entspringt der M. obliquus externus abdominis und verzahnt sich auf diese Weise mit den fleischigen Zakken des M. serratus anterior in einer gezackten Linie, die am muskulösen Rumpf gut sichtbar wird. Der M. serratus posterior superior entspringt von den letzten beiden Hals- und ersten beiden Brustwirbeldornen und verläuft schräg kaudalwärts zur 2. bis 5. Rippe. Entgegengerichtet verläuft der M. serratus posterior inferior, der über eine Strecke von 4 Wirbelkörperdornen am thorakolumbalen Übergang entspringt und, wie der vorgenannte, lateral vom Rippenwinkel an der 9. bis 12. Rippe inseriert. Der M. trapezius entspringt in der Medianlinie zwischen Linea nuchae suprema und dem 2. Brustwirbeldorn und zieht mit seinen 3 funktionell verschiedenartigen Anteilen absteigend zum Schlüsselbein, horizontal zum Akromion und aufsteigend zur Spina der Skapula. Der Muskel wird überwiegend direkt vom N. accessorius versorgt, der auf dem M. levator scapulae und am Vorderrand des oberen Anteils des M. trapezius aufzusuchen ist. Der M. latissimus dorsi entspringt durch Vermittlung einer dünnen, platten Sehne, der Fascia thoracolumbalis, von den unteren 6 Brustwirbeln, sämtlichen Lendenwirbeln, der Fascia dorsalis des Kreuzbeins und von der Darmbeinkante. Darüber hinaus können akzessorische Ursprungszacken an den 3-4 unteren Rippen sowie am unteren Winkel des Schulterblattes aufzufinden sein. Indem die Muskelfasern nach lateral und vorn konvergieren, drücken sie den unteren Schulterblattwinkel gegen den Rumpf und ziehen an der Innenseite des Oberarms spiralig um den M. teres major, um mit ihm gemeinsam an der Crista tuberculi minoris anzusetzen. Dieser Muskel bildet somit die hintere Begrenzung der Achselhöhle; er wird versorgt vom N. thoracodorsalis, der in Begleitung der gleichnamigen Gefäße auf der Hinterwand der Axilla verläuft. Der M. levator scapulae und die Mm. rhomboidei verlaufen, weitgehend verdeckt vom M. trapezius, von medial oben nach lateral unten zum oberen Schulterblattwinkel bzw. zur medialen Schulterblattkante und bilden somit funktionell gemeinsam mit dem M. serratus anterior eine Muskelschlinge. Auf die Gruppe der skapulohumoralen Muskeln (M. supraspinatus, M. infraspinatus, M. teres major, M. teres minor und M. deltoideus) wird hier nicht näher eingegangen, da sie keine direkte Beziehung zur Thoraxwand besitzen.

1.2.3 Zwerchfell

Das Zwerchfell ist eine kuppelförmige, teils muskulöse, teils sehnige Scheidewand zwischen Brust- und Bauhhöhle. Die Ursprungslinie entspricht der unteren Thoraxapertur sowie den Körpern der Lendenwirbel 1-4 (links 1-3); entsprechend unterscheidet man eine Pars lumbalis, Pars costalis und Pars sternalis. Die Pars lumbalis besitzt beiderseits einen medialen Schenkel, das Crus mediale, und einen lateralen Schenkel, das Crus laterale. Das von den Lendenwirbelkörpern entspringende Crus mediale bildet gemeinsam mit der Vorderfläche des 1. Lendenwirbelkörpers den schlitzförmigen Durchtritt für die Aorta und den Ductus thoracicus, den Hiatus aorticus, der etwas linksseitig der Medianlinie gelegen ist. Ventral und kranial hiervon, gleichfalls unmittelbar links der Medianlinie, entsteht der Speiseröhrenschlitz, der Hiatus oesophageus, durch erneutes Auseinanderweichen der medialen Schenkel. Er projiziert sich auf den Übergang vom 10. zum 11. Brustwirbelkörper. Seitliche Anteile der medialen Schenkel gestatten schließlich in Höhe des 2. Lendenwirbelkörpers auch den Durchtritt des N. splanchnicus major und der Vv. azygos et hemiazygos. Oberhalb bzw. ventral des Hiatus oesophageus gehen die medialen Zwerchfellschenkel schließlich in die gemeinsame Sehnenplatte, das Centrum tendineum, über. Das Crus laterale überspannt mit seinem sehnigen Ursprung den M. psoas major (medial) und den M. quadratus lumborum (lateral). Seine relativ kurzen, sagittal gestellten Muskelfasern strahlen schräg nach oben in das Centrum tendineum aus. Die Pars costalis entspringt von der Innenfläche der 6 kaudalen Rippen, alternierend mit den Ursprungszacken des M. transversus abdominis. Ihre muskulären Bündel machen den Hauptteil der muskulären Zwerchfellmasse aus. Die Fasern der Pars sternalis schließlich kommen von der Dorsalfläche des Schwertfortsatzes und dem dorsalen Blatt der Rektusscheide; sie gehen bald in das Centrum tendineum über. Das Centrum tendineum bildet die sehnige Verankerung der verschiedenen Muskelabschnitte, an der sich 2 seitliche und ein vorderes Blatt differenzieren lassen. Rechts von der Mittellinie befindet sich das Foramen venae cavae, in dem die V. cava inferior bindegewebig verankert ist. Der Herzbeutel ist mit der kranialen Fläche des Centrum tendineum fest verwachsen.

Der Zwerchfellstand ist im wesentlichen von Atemphase und Körperhaltung abhängig. Im Stehen kann die rechte Zwerchfellkuppel in Exspiration bis zum 8. Brustwirbel hinaufreichen, bei Inspiration bis zum 11. Brustwirbel hinabführen; die linke Zwerchfellkuppel steht gewöhnlich 1-2 cm tiefer.

An der arteriellen Versorgung des Zwerchfells beteiligen sich die A. pericardiacophrenica (in Begleitung des N. phrenicus), die A. musculophrenica, die der A. thoracica interna entstammt, die Aa. phrenicae superiores aus der Pars thoracica aortae sowie die Aa. phrenicae inferiores aus der Pars abdominalis aortae. Die motorische Innervation erfolgt über den N. phrenicus, einem Ast des Plexus cervicalis (s. u.). In Begleitung der Vasae pericardiacophrenicae verläuft er in einer Falte zwischen der Pleura mediastinalis und dem Perikard zum Zwerchfell. Bereits vor Erreichen des Centrum tendineum teilt er sich in einen hinteren und einen lateralen Ast auf, rechtsseitig am lateralen Umfang der V. cava inferior, linksseitig etwas weiter lateral und ventral, hinter der Herzspitze. Sensible Fasern erhält das Zwerchfell aus den Rr. abdominales der Nn. phrenici sowie aus den unteren 6 Interkostal- bzw. Subkostalnerven. Lymphgefäße der abdominalen und thorakalen Seite des Diaphragmas stehen miteinander durch perforierende Äste in Verbindung, wobei sie i. allg. den Venen folgen. Die regionären Lymphknoten befinden sich zwerchfellnah im vorderen und hinteren Mediastinum, welche ihrerseits entlang der Vasa thoracica interna oder direkt in den Ductus thoracicus drainiert werden.

1.2.4 Skelett und Eigenmuskeln des Brustkorbes

Der knöcherne Thorax wird gebildet von den 12 Rippen-tragenden Brustwirbeln, den 12 Rippen beidseits und dem Sternum. Das Sternum ist als platter Knochen zwischen die vorderen Enden der 7 oberen Rippenpaare eingefügt. Sein oberer Anteil, das Manubrium sterni, nimmt an seiner oberen Kante außerdem das sternale Ende des Schlüsselbeins auf. Das Manubrium bildet am Übergang mit dem Corpus sterni einen nach dorsal offenen flachen Winkel. Hier setzt das 2. Rippenpaar an, welches meist einen festen Anhaltspunkt beim Abzählen der Rippen bietet. Das untere Ende des Sternums, der Processus xiphoideus, ist in Form, Größe, Lage und Beschaffenheit sehr variabel. An seiner Grenze zum Corpus sterni findet sich die Inzisur für die Anlagerung des 7. Rippenpaares. Somit erreichen von den 12 Rippenpaaren nur die oberen 7 das Brustbein (Costae verae). Von den unteren 5 Rippenpaaren (Costae spuriae) sind meist nur das 8., 9. und 10. Paar an der Ausformung des Rippenbogens beteiligt, die 11. und 12. Rippe endigen mit ihren Spitzen beweglich zwischen den Bauchmuskeln (Costae fluctuantes). Die 7 oberen Rippenpaare bilden von oben nach unten an Größe zunehmende Rippenringe; das 8. bis 10. Paar ist jeweils an der nächst höher gelegenen Rippe bindegewebig befestigt. Mit den Wirbelkörpern bestehen Gelenkverbindungen, die drehende

Bewegungen um die Achse des Rippenhalses ermöglichen und somit das Thoraxskelett an den Volumenänderungen der Brusthöhle beteiligen. Voraussetzung ist dafür die Elastizität der Rippenenden. Jeder knöcherne Rippenkörper geht ventral unter Bildung des sog. Rippenknochenknorpelwinkels in ein höher liegendes knorpeliges Endstück über, das von oben nach unten länger wird und über eine Syndesmose mit dem Sternum verbunden ist. Die Interkostalräume werden von den Interkostalmuskeln abgeschlossen. Sie entsprechen in ihrem Verlauf und in ihrer Schichtung den seitlichen Bauchmuskeln. Die Fasern der Mm. intercostales externi verlaufen absteigend von hinten oben nach vorne unten zur nächst unteren Rippe, wodurch sie als inspiratorische Atemmuskeln fungieren. Die Mm. intercostales interni liegen den vorgenannten innen an und verlaufen senkrecht zu diesen, entsprechend unterstützen sie die Exspiration. Sie sind ventral stärker ausgebildet als dorsal, während die Mm. costales externi dorsal an Stärke deutlich zunehmen. Der M. transversus thoracis entspricht dem M. transversus abdominis. Er bildet die innerste Schicht der Eigenmuskeln. Er entspringt vom Seitenrand des Sternums und inseriert nach lateral schräg aufsteigend an den Knorpeln des 2. bis 6. Rippenpaares.

Gefäße und Nerven der Brustwand zeigen wie das Skelett und die Interkostalmuskulatur eine segmentale Anordnung. Die Aa. intercostales posteriores für die ersten beiden Interkostalräume kommen aus dem Truncus costocervicalis der A. subclavia und werden auch als Aa. intercostales supremae bezeichnet. Aus der Pars descendens aortae entspringen direkt die Aa. intercostales posteriores für den 3. bis 11. Interkostalraum sowie die A. subcostalis, die unterhalb der 12. Rippe verläuft. Auf der rechten Seite verlaufen diese Arterien nach ihrem Abgang aus der Aorta auf der vorderen Fläche der Wirbelkörper, dorsal vom Ösophagus, dem Ductus thoracicus, der V. azygos und dem Grenzstrang des Sympathikus nach lateral. Links liegen diese Gefäße entsprechend dorsal der V. hemiazygos und dem Grenzstrang des Sympathikus. Erst vom 6. oder 7. Interkostalraum an verlaufen diese Arterien horizontal und damit rechtwinkling zur Aorta. Die oberen Aa. intercostales posteriores verlaufen nach ihrem Ursprung aus der Aorta zunächst nach kranial und lateral, was sich aus Wachstumsverschiebungen erklärt. Interkostal befinden sich die Arterien zwischen den Mm. intercostales externi und interni nahe dem unteren Rand einer jeden Rippe, dem flachen Sulcus costae. Während dieser Sulkus nach ventral hin verstreicht, etwa in Höhe der Axillarlinie, verläßt die Arterie den Sulkus und zieht entlang des unteren Rippenrandes weiter. Jeweils ein kleiner Ast, der als R. collateralis bezeichnet wird, verfolgt den oberen Rand der nächst unteren Rippe. Der ventrale Abschluß der Gefäßringe in den Interkostalräumen wird von der A. thoracica interna hergestellt. Diese entspringt gegenüber der A. vertebralis vom kaudalen Rand der A. subclavia, verläuft zur Dorsalfläche der vorderen Brustwand, wo sie ca. 1–1,5 cm neben dem Seitenrand des Sternums abwärts zieht und sich in Höhe des Zwerchfells in die A. musculophrenica und die A. epigastrica superior aufteilt. Die A. thoracica interna liegt im oberen Abschnitt der Innenseite der Rippenknorpel an und wird von der 3. Rippe abwärts innen vom M. transversus thoracis bedeckt. Jeweils 2 Rr. intercostales anteriores in den ersten 6 Zwischenrippenräumen anastomosieren mit den Aa. intercostales posteriores und bilden somit einen wichtigen Kollateralkreislauf mit der Pars descendens aortae. Entsprechende Äste entläßt die A. musculophrenica für die unteren Interkostalräume. Die Vv. intercostales posteriores verlaufen in der Regel oberhalb der gleichnamigen Arterien im Suclus costae. Diese fließen nach dorsal zu den Vv. azygos, hemiazygos et hemiazygos accessoria, nach ventral zu den Vv. thoracicae internae ab. Die Interkostalnerven entsprechen in ihrem Verlauf den Arterien und Venen. Nach Austritt aus dem Foramen intervertebrale gelangt dessen R. ventralis, der als N. intercostalis bezeichnet wird, zusammen mit den Gefäßen in den Interkostalraum, wo er am weitesten kaudal gelegen ist. Im Anfangsteil liegt er noch direkt der Pleura parietalis an. Vom dorsolateral gelegenen Rippenwinkel an verläuft nur noch der motorische Ast für den M. intercostalis externus mit den Gefäßen zwischen den Mm. intercostalis internus et externus weiter, während der Hauptast für den M. intercostalis internus und für die Pleura parietalis subpleural oder innerhalb der Substanz des M. intercostalis internus eingebettet verläuft. Ventral entlassen sie sensible Nerven für die Haut der Brustwand.

Mit den Venen verlaufen auch die Lymphgefäße, deren Geflecht sich nach unten in die Bauchwand und nach oben in die Halsregion fortsetzt. Vor den Rippenhälsen liegen die Noduli intercostales, welche die Lymphe aus den Interkostalräumen aufnehmen und diese direkt oder indirekt dem Ductus thoracicus zuführen. Entsprechend wird die Lymphe ventral über die Noduli parasternales dem Ductus thoracicus oder rechts dem Venenwinkel zugeleitet, darüber hinaus bestehen Verbindungen zu den unteren, tiefen Halslymphknoten. Nodi lymphatici diaphragmatici empfangen die Lymphe aus dem Zwerchfell, der Pleura diaphragmatica und aus Teilen der Leber.

2 Pleura

G. Heberer und H. Dienemann

Die linke und rechte Pleurahöhle (Cavitas thoracis) stellen, vergleichbar mit der Peritoneal- oder Perikardhöhle, in sich geschlossene seröse Säcke dar. Der Pleuraraum ist jedoch ein kapillärer Spalt, da die Lunge von medial her den Pleurasack einstülpt. Somit entsteht ein viszerales Blatt (Pleura visceralis), das die Lunge bedeckt. An der Umschlagfalte in Umgebung des Lungenhilus geht es in das äußere Blatt (Pleura parietalis) über, das mit der Innenfläche der Thoraxwand verbunden ist. Die Anheftung der Pleura parietalis erfolgt durch eine Schicht von subserösem Bindegewebe, die sog. Fascia endothoracica. Diese Schicht, die den Brustraum beiderseits des Mediastinums auskleidet, ist vorne sehr dünn, wird nach dorsal hin dikker und hat lediglich im Bereich der Pleurakuppel, wo sie sich nicht scharf von der Umgebung trennen läßt, die Eigenschaften einer Faszie. Am Sternum und an der Wirbelsäule geht die Fascia endothoracica in das lockere Bindegewebe des Mediastinums über. Die praktische Bedeutung dieser sog. Faszie liegt für den Chirurgen darin, daß die Pleura parietalis in der Schicht der Fascia endothoracica abgelöst werden kann.

Die Pleura visceralis ist mit der Lungenoberfläche fest verwachsen. Sie setzt sich in die Interlobärspalten der Lungen fort. Die Pleura parietalis geht am Lungenhilus und im Lig. pulmonale aus der Pleura visceralis hervor und überzieht als Pleura costalis Rippen, Wirbelkörper und Rückfläche des Brustbeins, als Pleura diaphragmatica die obere Zwerchfellfläche und als Pleura mediastinalis das Mediastinum. Kranial überragt die Cupula pleurae die 1. Rippe und nimmt die Lungenspitze auf.

Bei maximaler Exspiration gehen die Pleuraspalten weit über die Lungenränder hinaus. So entstehen der Recessus costomediastinalis am Übergang der Pleura costalis in die Pleura mediastinalis, der Recessus phrenicomediastinalis am Übergang der Pleura diaphragmatica in die Pleura mediastinalis und der praktisch wichtigste, der Recessus costodiaphragmaticus, am Übergang der Pleura costalis in die Pleura diaphragmatica. Dieser ist in der Axillarlinie bis 8 cm hoch und wird auch bei maximaler Inspiration niemals vollständig entfaltet.

3 Lungen

G. Heberer und H. Dienemann

3.1 Allgemeines

3.1.1 Oberflächenanatomie (Abb. 3.1-3.4)

Jede Lunge hat die Gestalt eines median halbierten Kegels, dessen Grundfläche, die Facies diaphragmatica, auf dem Zwerchfell ruht. Die Basis hat einen konvexen äußeren und einen konkaven inneren Rand. Die Spitze der Lungen, die Apex pulmonis, ist abgerundet. Im allgemeinen versteht man darunter den Teil des Oberlappens, der oberhalb des Schlüsselbeins liegt. Die Apex überragt den ventralen Anteil der 1. Rippe um 4-5 cm, das Schlüsselbein um 2-3 cm. Die den Rippen zugewandte Oberfläche der Lunge, die Facies costalis, ist konvex. Sie bildet mit der medianen, dem Mediastinum zugewandten konkaven Facies mediastinalis einen scharfen vorderen Rand, den Margo anterior. Auf der mediastinalen Oberfläche, etwas kranial von der Mitte der Lunge und näher der dorsalen Fläche, treten die Hauptbronchien und die Lungengefäße ein und aus. Das von Pleura freie Eintrittsfeld, der Lungenhilus, liegt in Höhe des 5. Brustwirbelkörpers. Vom Hilus nach abwärts und hinten läuft eine Pleuraduplikatur, das Lig. pulmonale, wo die viszerale Pleura auf die mediastinale Pleura umschlägt. Diese Umschlagfalte liegt in der Frontalebene des Ösophagus und ist hier mit dessen Faszie verwachsen.

Jede Lunge ist durch eine schräg verlaufende, tief bis in den Lungenhilus vordringende Spalte, die Fissura obliqua, unterteilt. Die Fissura beginnt dorsokranial auf der mediastinalen Fläche, 7-8 cm von der Spitze entfernt, zieht schräg über die kostale Fläche nach ab-

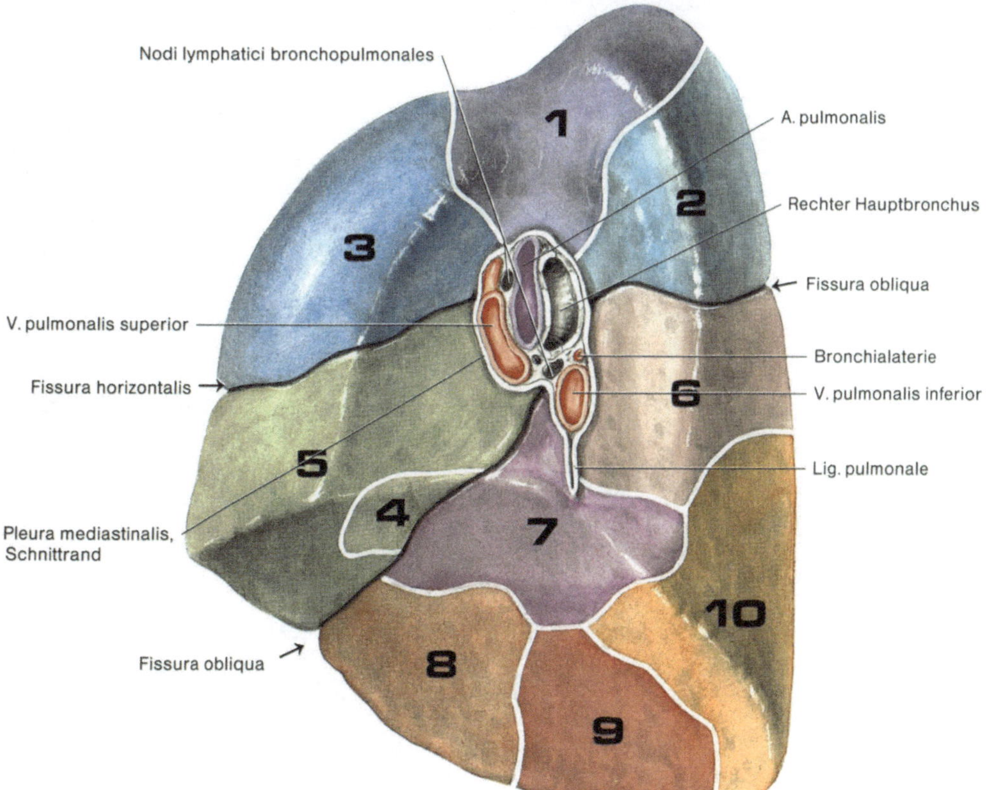

Abb. 3.1. Rechte Lunge in der Ansicht von mediastinal

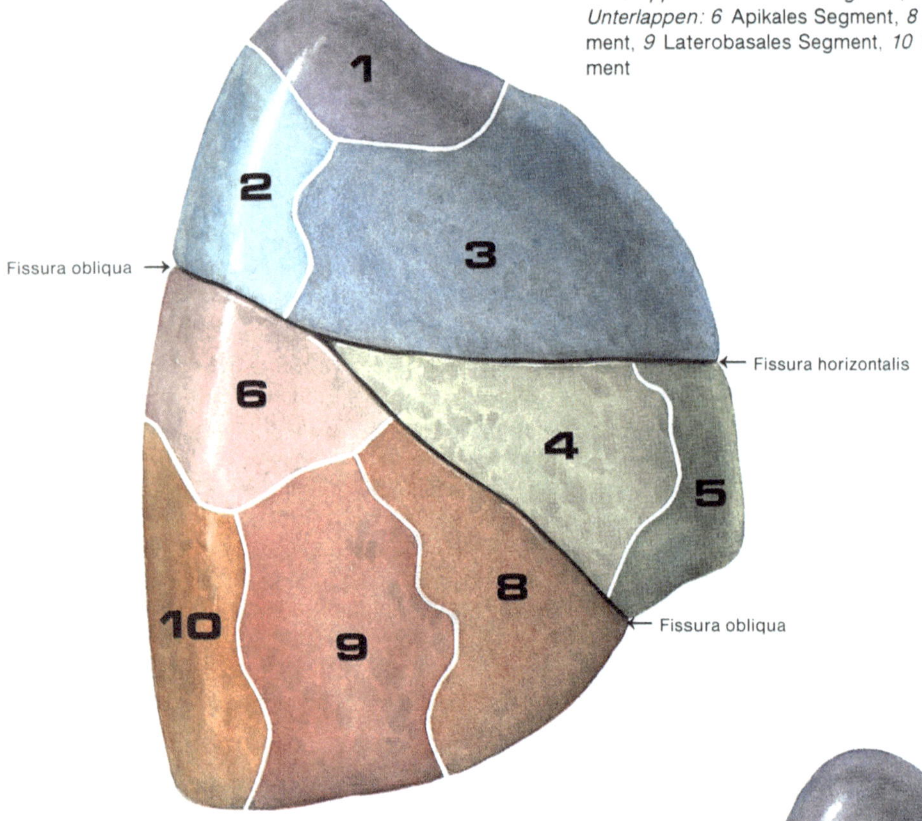

Abb. 3.2. Rechte Lunge in der Ansicht von lateral. *Oberlappen:* *1* Apikales Segment, *2* Posteriores Segment, *3* Anteriores Segment
Mittellappen: *4* Laterales Segment, *5* Mediales Segment
Unterlappen: *6* Apikales Segment, *8* Anterobasales Segment, *9* Laterobasales Segment, *10* Posterobasales Segment

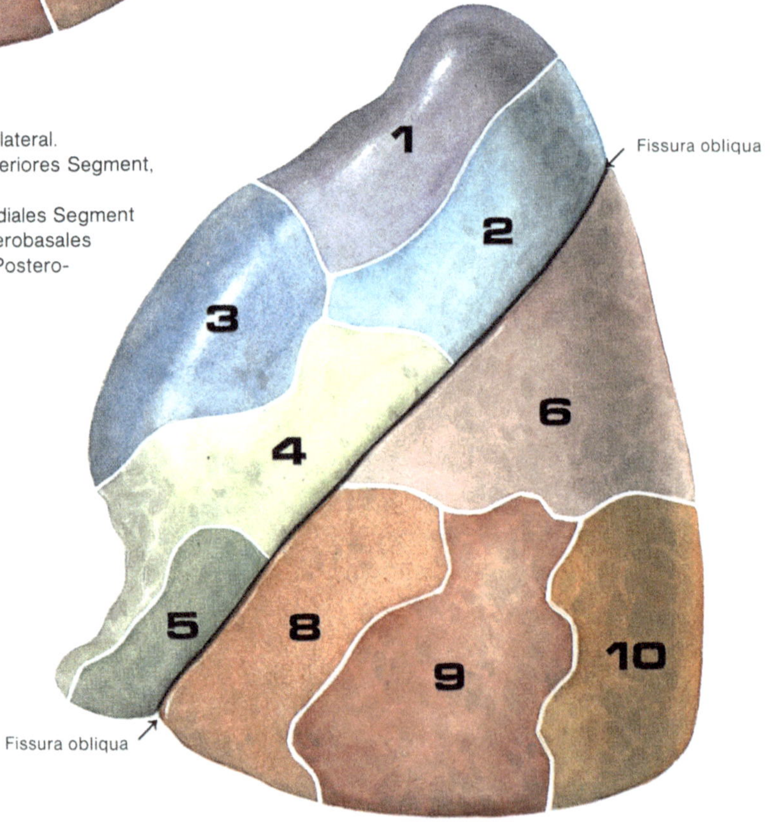

Abb. 3.3. Linke Lunge in der Ansicht von lateral. *Oberlappen:* *1* Apikales Segment, *2* Posteriores Segment, Anteriores Segment
Mittellappen: *4* Laterales Segment, *5* Mediales Segment
Unterlappen: *6* Apikales Segment, *8* Anterobasales Segment, *9* Laterobasales Segment, *10* Posterobasales Segment

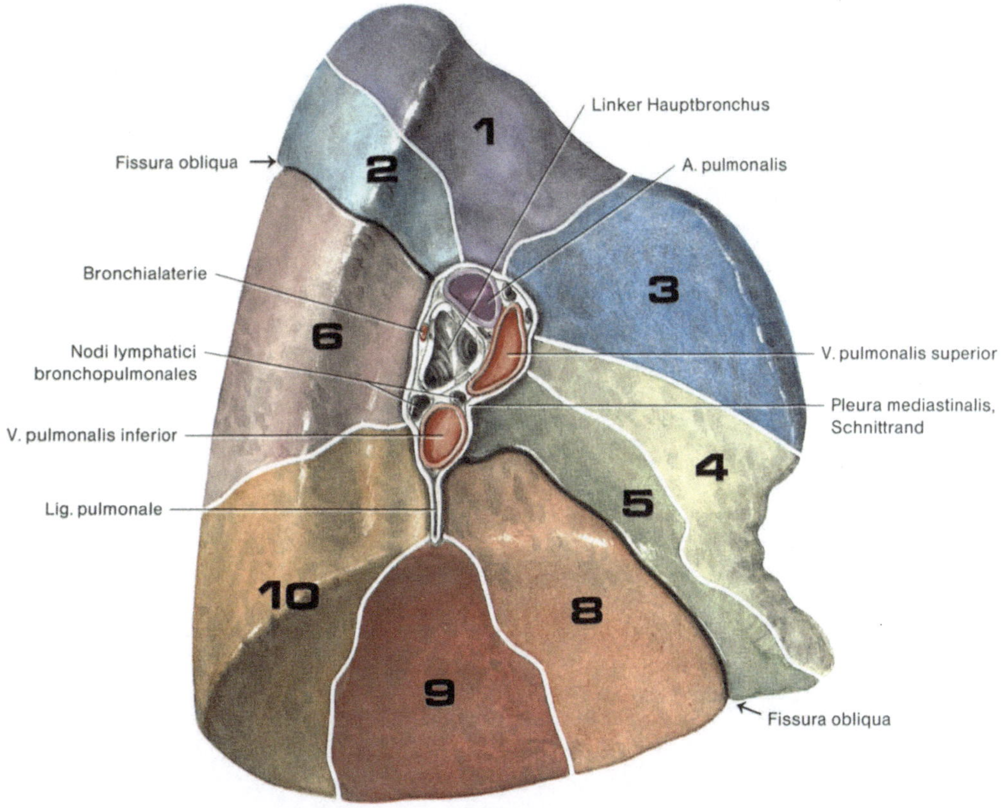

Abb. 3.4. Linke Lunge in der Ansicht von mediastinal. *Oberlappen: 1* Apikales Segment, *2* Posteriores Segment, *3* Anteriores Segment *Mittellappen: 4* Laterales Segment, *5* Mediales Segment *Unterlappen: 6* Apikales Segment, *8* Anterobasales Segment, *9* Laterobasales Segment, *10* Posterobasales Segment

wärts zum ventralen Teil der Basis, schlägt dort auf die mediastinale Oberfläche um und endet wieder am Hilus. Ober-, Mittel- und Unterlappen rechts grenzen mit je einer Facies interlobaris an diese Fissur. Die rechte Lunge besitzt noch eine Nebenspalte, die Fissura horizontalis. Diese verläuft in Höhe des unteren Hilus, von der Schrägfissur ausgehend, nach vorne und grenzt auf diese Weise den Mittel- vom Oberlappen ab. Der Mittellappen liegt als keilförmiger Bezirk zwischen Ober- und Unterlappen. In normalen Fällen fehlt die Horizontalfissur auf der linken Seite. Der linke Oberlappen schließt einen morphologischen, entwicklungsgeschichtlich dem rechten Mittellappen entsprechenden Lungenteil in sich ein: die Lingula, die im Aufbau weitgehende Ähnlichkeit mit dem rechten Mittellappen zeigt. Zusätzliche Fissuren finden sich gelegentlich zwischen den Segmenten. Selten bewirkt eine abnorm verlagerte V. azygos einen Einschnitt in den rechten Oberlappen. Hierdurch entsteht der Lobus venae azygos, der kein zusätzliches Lungengewebe enthält, sondern lediglich eine Abspaltung des Oberlappens darstellt. Zwischen Ober- und Unterlappen gibt es beiderseits verschiedene Grade der Verschmelzung. In etwa 20% findet man eine unvollständige Interlobärfissur. Seltener sind Verwachsungen zwischen Ober- und Mittellappen.

3.1.2 Tracheobronchialbaum und bronchoskopische Orientierung (Abb. 3.5)

Die Trachea erstreckt sich in einer Länge von 11-12 cm zwischen dem Unterrand der Cartilago cricoidea des Kehlkopfes und der Trachealbifurkation. Der Anfang projiziert sich damit auf den 6. oder 7. Halswirbel, die Bifurkation auf den 4. oder 5. Brustwirbelkörper bzw. auf den 2. bis 3. Rippenknorpel im Bereich der vorderen Thoraxwand. Der normale Bifurkationswinkel beträgt etwa 70-80°, wobei der rechte Hauptbronchus von der Achse der Trachea weniger abweicht als der linke. Die Wand der Trachea wird gebildet aus hufeisenförmigen Knorpelspangen, den Cartilagines tracheales, und den dazwischen liegenden Ligg. anularia. Die Hinterwand der Trachea bildet die

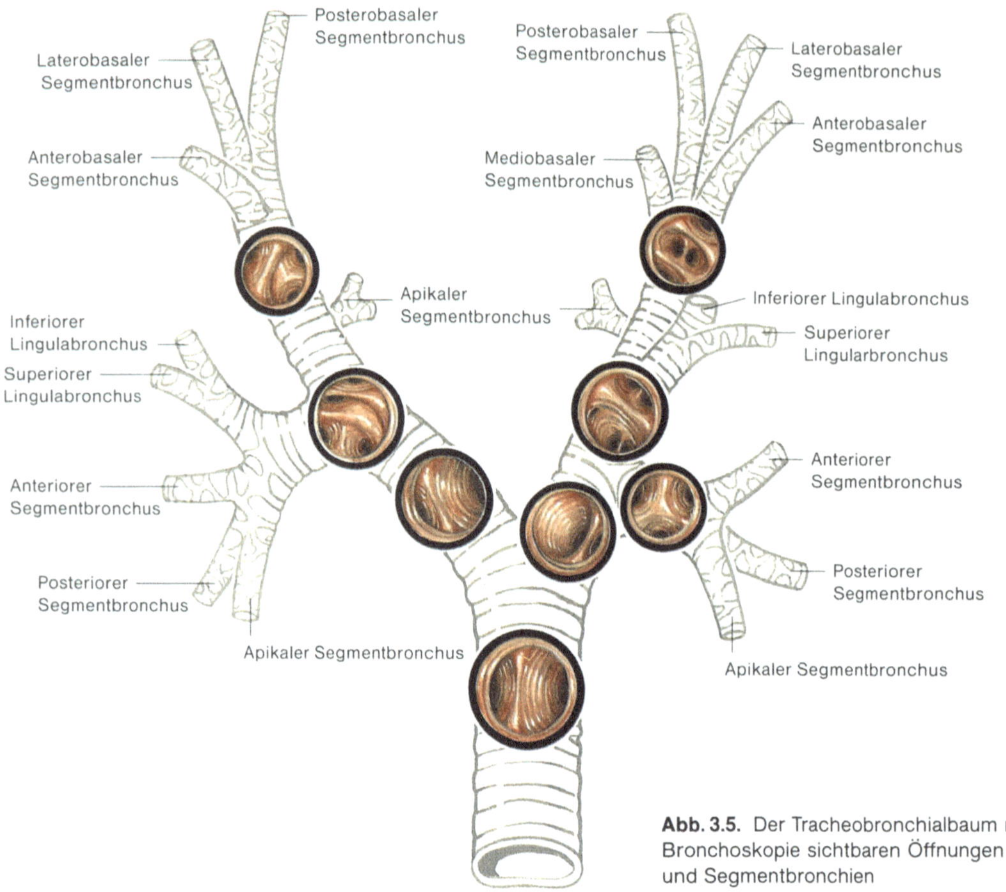

Abb. 3.5. Der Tracheobronchialbaum mit den bei der Bronchoskopie sichtbaren Öffnungen der Lappen- und Segmentbronchien

Pars membranacea. Diese ist knorpelfrei und wird aus ineinandergreifenden Muskelfasern und längsgerichteten Bündeln von elastischen Fasern gebildet. Dieses Bauprinzip setzt sich auf den zentralen Anteil der Hauptbronchien fort. Unmittelbar vor Eintritt der Hauptbronchien in die Lunge schließen sich die Knorpelspangen zu einem Ring, die membranöse Hinterwand verschwindet. Die Knorpelspangen sind nun nicht mehr hufeisenförmig, sondern kleiner und unregelmäßig um die Wand angeordnet.

Der rechte Hauptbronchus ist 1-2,5 cm lang, sein Lumen (Durchmesser etwa 14 × 12 mm) ist etwas weiter als links. Die Mündung des rechten Oberlappenbronchus (Durchmesser 8-9 mm) liegt an der ventrolateralen Wand des Hauptbronchus, etwa in Höhe der Carina, im bronchoskopischen Blickfeld etwa bei 2-3 Uhr. Der Oberlappenbronchus ist nach lateral und oben gerichtet, die Aufteilung in seine 3 Segmentbronchien erfolgt nach wenigen Millimetern. Der apikale Segmentbronchus (B^1) zieht steil nach oben zur Lungenspitze; der posteriore Segmentbronchus (B^2) nach hinten, oben und lateral, der anteriore Segmentbronchus (B^3) nach vorn, unten und lateral. Zwischen dem Abgang des rechten Oberlappenbronchus und dem Ursprung des rechten Mittellappenbronchus liegt der etwa 1-3 cm lange Bronchus intermedius. An dessen kaudalem Ende entspringt der Mittellappenbronchus nach anterolateral, 2,5-3 cm von der Mündung des Oberlappenbronchus entfernt, etwa in Höhe des apikalen Segmentbronchus (B^6) des Unterlappens. Der Mittellappenbronchusstamm ist durchschnittlich 1-2 cm lang. Er läuft nach unten, ventral, lateral und teilt sich dann auf in seine beiden Segmentbronchien, den lateralen Segmentbronchus B^4 und den medialen Segmentbronchus B^5. Das Orificium liegt im bronchoskopischen Bild etwa bei 11-1 Uhr. Die Fortsetzung des Bronchus intermedius bildet der rechte Unterlappenbronchus, der sich aus dem apikalen Segmentbronchus B^6 und dem gemeinsamen Stamm der 4 basalen Segmentbronchien zusammensetzt. Der apikale Segmentbronchus entspringt an der hinteren Seite des Unterlappenstamms, im bronchoskopischen Bild also zwischen 5 und 7 Uhr; er teilt sich nach wenigen Millimetern nach hinten in 3 Subsegmentäste. Etwa 1 cm distal davon, an der medianen Seite des Unterlappenbronchusstamms, im Blickfeld bei 8-10 Uhr, sieht man das Orificium des mediobasalen Segmentbronchus (B^7), welcher nach unten und medial verläuft. Der gemeinsame basale Stamm der übrigen basalen Segmente gibt 5-8 mm unterhalb von B^7, bzw. 15-20 mm vom Beginn des rechten Unterlappenbronchus, entfernt, von der lateralen Seiten den anterobasalen Segmentbronchus (B^8) ab. Sein Orificium liegt im bronchoskopischen Bild bei 10-2 Uhr. In der Mitte des Lumens des gemeinsamen Basalstamms erkennt man das Orificium des laterobasalen Segmentbronchus (B^9) lateral von B^8 (bronchoskopisch zwischen 3 und 5 Uhr) und das Orificium des posterobasalen Segmentbronchus (B^{10}) nach medial und hinten zu liegend (bronchoskopisch zwischen 4 und 8 Uhr).

Der linke Hauptbronchus zieht von der Trachea unter einem Winkel von 45-50° nach lateral und abwärts. Er ist 5 cm lang. Sein Durchmesser beträgt etwa 14 × 10 mm. Da der linke Hauptbronchus stark nach lateral gerichtet ist, muß der Kopf des Patienten unter Anwendung der starren Bronchoskopie weit gegen die rechte Schulter geneigt werden. Das Orificium des linken Oberlappenbronchus liegt auf der lateralen und oberen Seite des Hauptbronchus, im bronchoskopischen Bild bei 8-10 Uhr. Der linke Oberlappenstamm teilt sich nach durchschnittlich 12 mm in den steil nach oben und etwas lateral verlaufenden Bronchus segmentalis apicoposterior mit den bei 6 bzw. 7 Uhr im bronchoskopischen Bild gelegenen Orificia für den apikalen (B^1) und den posterioren Segmentbronchus (B^2), ferner in den oberhalb hiervon gelegenen anterioren Segmentbronchus (B^3) sowie in den gemeinsamen Stamm der sog. Lingula. Dieser verläuft nach unten und vorn und teilt sich nach etwa 10 mm in einen oberen (B^4) und einen unteren Segmentbronchus (B^5) auf. Das Ostium des Lingulastamms liegt 3-10 mm vom Ursprung des Oberlappenbronchus entfernt an dessen medialer Wand.

Der linke Unterlappenbronchus beginnt am Oberlappenostium und endet nach 10-20 mm nach lateral und hinten mit einer Trifurkation. Etwa 10 mm unterhalb des Oberlappenostiums entspringt aus der hinteren Wand (im bronchoskopischen Blickfeld bei 6 Uhr) der apikale Segmentbronchus (B^6). Dieser teilt sich nach wenigen Millimetern in seine 3 Subsegmentbronchien. Die basalen Bronchien B^8, B^9 und B^{10} entspringen dem gemeinsamen basalen Stamm, der sich 10-14 mm unterhalb von B^6 (20 mm vom Beginn des linken Unterlappenbronchus entfernt) teilt. Der Unterlappenbronchus endet wie rechts meist in Form einer Trifurkation: Zwischen 11 und 1 Uhr im bronchoskopischen Bild liegt das Ostium des anterobasalen Segmentbronchus (B^8), zwischen 5 und 7 Uhr das Ostium des posterobasalen Segmentbronchus (B^{10}). Dazwischen ist die Öffnung des laterobasalen Segmentbronchus (B^9) zu sehen. B^9 und B^{10} können wie auf der rechten Seite einem kurzen gemeinsamen Stamm entspringen.

3.1.3 Intraperikardiale Anatomie

Die genaue Kenntnis der Anatomie der Perikardhöhle und der Topographie der großen Gefäße innerhalb des Perikards hat für die Thoraxchirurgie große Bedeutung. Denn zentral gelegene Bronchialkarzinome, die das Perikard infiltrieren, sind nur noch radikal zu entfernen, wenn die großen Gefäße innerhalb des Perikards unterbunden werden - teilweise unter Mitentfernung eines großen Teils des Herzbeutels. Wie die Pleura, so besteht auch der Herzbeutel aus einem Blatt, welches dem Herzen aufgelagert ist (Epikard), sowie einem äußeren Blatt, dem Perikard, welches das Herz umgibt. Im Sprachgebrauch ist mit dem Herzbeutel nur das Perikard gemeint, welches seinerseits eine innere seröse Schicht, das Pericardium serosum, und eine äußere fibröse Schicht, das Pericardium fibrosum, besitzt. Zwischen Epi-und Perikard liegt ein Spaltraum, das Cavum pericardii, in dem sich unter normalen Umständen eine geringe Menge seröser Flüssigkeit befindet. Das Perikard ist kaudal mit der oberen Fläche des Zwerchfells, vorne mit der hinteren Fläche des Corpus sterni, und zu beiden Seiten mit der Pleura parietalis verwachsen; nach dorsal besteht eine Beziehung zur Fascia praetrachealis.

Der Übergang des Perikards in das Epikard erfolgt an 2 voneinander getrennten Stellen (Abb. 3.6, 3.9). Eine Umschlagfalte umschließt gemeinsam Aorta und Truncus pulmonalis, die andere Umschlagfalte beide Hohlvenen und Lungenvenen. Die embryonale Entwicklung des Herzens aus einem einfachen Endothelschlauch mit einem venösen Ende (Porta venarum) und einem gegenüberliegenden arteriellen Schenkel (Porta arteriarum) erklärt diese Verhältnisse. Die Umschlagfalte des Epikards in das Perikard beginnt am rechten Umfang der Aorta ascendens, zieht dann nach links oben zum Truncus brachiocephalicus und erreicht den Truncus pulmonalis. Er wird derart umfaßt, daß die dorsale Seite der Aufteilung und der Abgang des Lig. arteriosum außerhalb des Perikards liegen. Von hier kehrt die Umschlaglinie zu dem Ausgangspunkt an der Aorta ascendens zurück. Die Umschlagfalte der Porta venarum beginnt am rechten Umfang der V. cava superior, steigt abwärts zur oberen und dann zur unteren rechten Lungenvene. Sie erreicht die V. cava inferior, die sie umkreist, um an ihrer linken Seite wieder aufzusteigen, die linken Lungenvenen zu umfassen und zur V. cava superior zurückzukehren. Auf diese Weise entsteht ein Spaltraum zwischen Porta venarum und Porta arteriarum, dessen Vorderwand von der Aorta ascendens und dem Truncus pulmonalis und dessen Hinterwand von einem Teil des dosalen Perikards und der A. pulmonalis dextra gebildet werden.

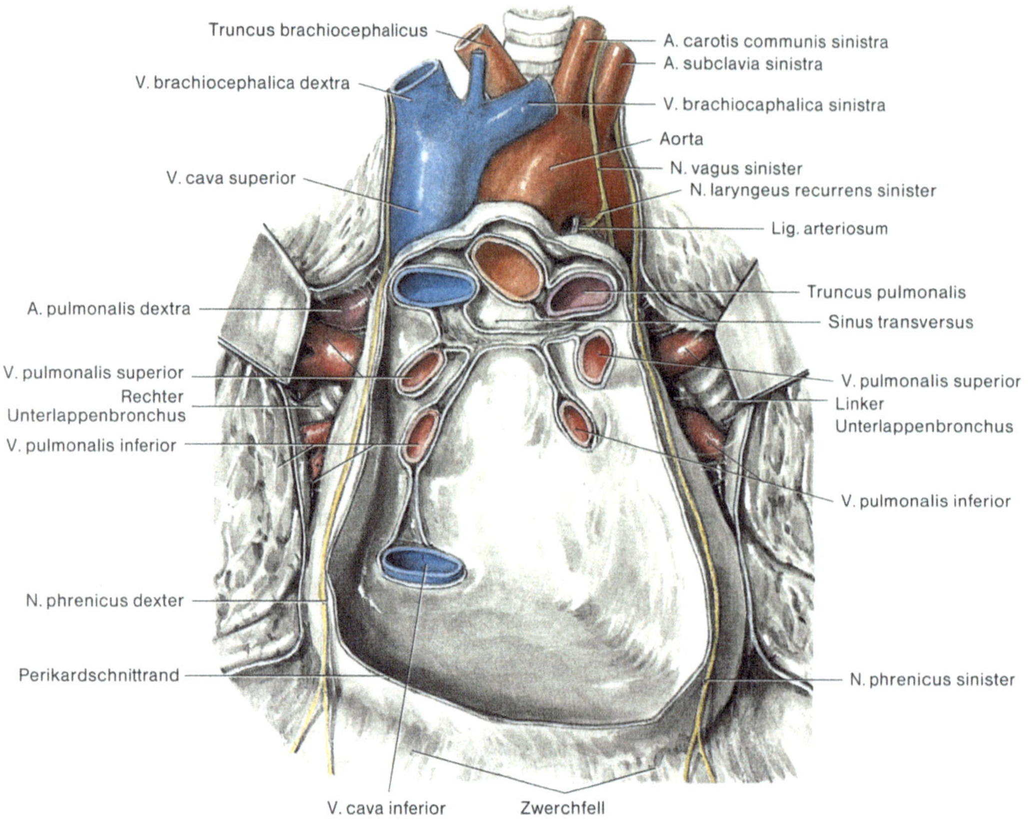

Abb. 3.6. Anatomie des Herzbeutels und der herznahen Gefäße

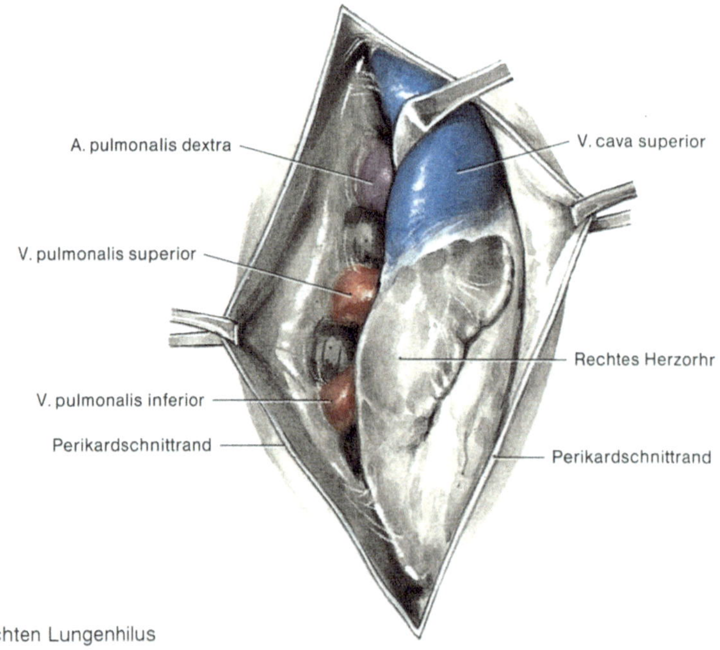

Abb. 3.7. Intraperikardialer Situs über dem rechten Lungenhilus

Abb. 3.8. Intraperikardialer Situs über dem linken Lungenhilus

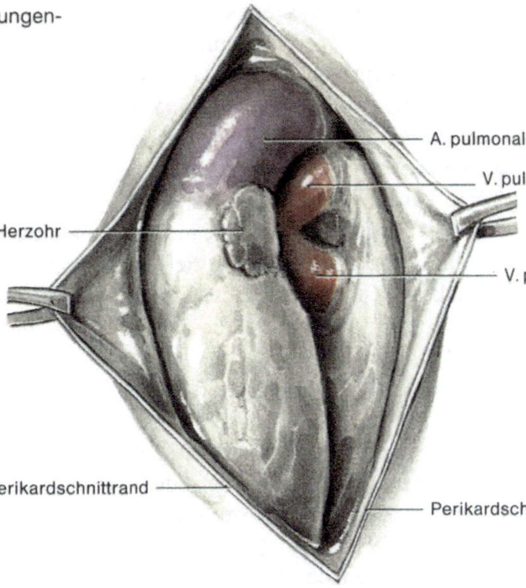

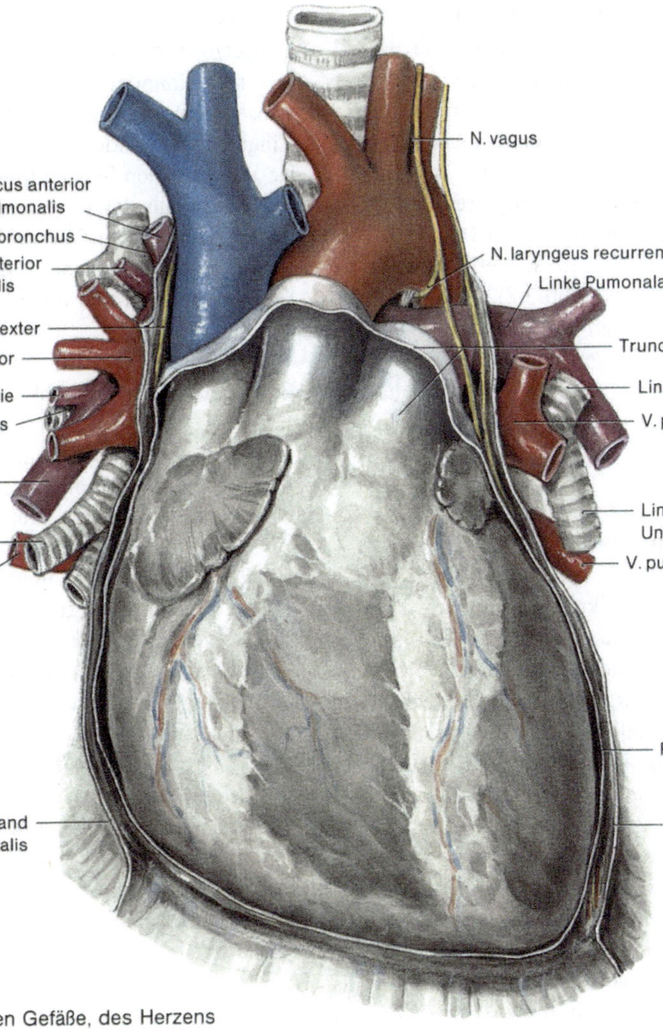

Abb. 3.9. Anatomie der großen Gefäße, des Herzens und beider Lungenhili

Die Umschlagfalte reicht am weitesten kranial auf der Vorderseite der Aorta. Das Perikard umfaßt die linke obere bzw. untere Lungenvene so weit, daß etwa ⅔ bzw. ⅘ des Gefäßumfangs innerhalb des Perikardsackes liegen. Auf der rechten Seite umhüllt die Serosa die V. cava superior. Sie setzt sich dann im postkavalen Recessus auf die rechte Lungenarterie fort, welche nur etwa mit ⅓ ihres Umfangs in die Perikardhöhle hineinragt. Liegt die Umschlagfalte des Perikards so tief auf der V. cava superior, daß der Zugang zum postkavalen Recessus unmöglich ist, dann kann man die rechte Lungenarterie auf intraperikardialem Weg nur im Sinus transversus erreichen, wo sie hinter Aorta und V. cava superior vorbeiläuft. Hier kann die rechte Lungenarterie durch Verdrängen der V. cava superior nach lateral leicht freigelegt und unterbunden werden; denn hier projizieren sich etwa ¾ des Umfangs der rechten Lungenarterie in die Perikardhöhle, also deutlich mehr als im Recessus postcavalis. Von der rechten oberen Lungenvene (Abb. 3.7) werden schließlich etwa ⅔ des Gefäßumfangs in der Perikardhöhle sichtbar. Weiter kaudal bedeckt das Perikard im rechten Recessus pulmonalis zum Teil die rechte untere Lungenvene. In etwa der Hälfte der Fälle ist die rechte untere Lungenvene innerhalb des Perikards überhaupt nicht zu sehen. Gelegentlich - links häufiger als rechts - münden die obere und untere Lungenvene nicht getrennt, sondern als gemeinsamer Stamm in das Perikard.

Wichtig zur Orientierung ist schließlich noch der linke Recessus pulmonalis (Abb. 3.8), der kranial begrenzt wird von der linken Pulmonalarterie, kaudal von der linken oberen Lungenvene und medial von einer Umschlagfalte des Epikards (Marschall-Falte), die von der linken Lungenarterie zur Basis der linken oberen Lungenvene verläuft.

3.1.4 Lungenarterien (Abb. 3.11-3.15)

Der aus dem rechten Ventrikel entspringende Truncus pulmonalis wendet sich nach kranial und links am linken Rand der Pars ascendens der Aorta vorbei, erreicht nach wenigen Zentimetern den konkaven Rand des Aortenbogens und teilt sich dort in A. pulmonalis dextra und sinistra. Die rechte Lungenarterie verläuft unter dem Aortenbogen hindurch hinter der Pars ascendens und der V. cava superior, weiterhin ventral des rechten Hauptbronchus zum rechten Lungenhilus. Dort gibt sie, in der Regel vor Eintritt in den Hilus, den Truncus anterior ab - das Hauptversorgungsgefäß des rechten Oberlappens. Der Hauptast der rechten Pulmonalarterie verläuft von hier als Pars interlobaris auf den Interlobärspalt nach hinten zu. Zwischen Truncus anterior und Abgang der Mittellappenarterie liegt sie lateral vom Stammbronchus; sie gibt auf dieser Strecke meist einen Ast zum posterioren Segment des Oberlappens ab. Die Fortsetzung der Pars interlobaris, die rechte Unterlappenarterie, liegt schließlich dorsolateral des Unterlappenbronchus. Sie gibt zunächst einen Ast nach hinten an das apikale Segment des rechten Unterlappens ab und setzt sich dann als Pars basalis in einem kurzen Stamm fort, von dem die Segmentarterien der basalen Unterlappensegmente ausgehen, die in der Regel ihrem entsprechenden Bronchus folgen.

Die linke Lungenarterie zieht horizontal und ventral vom Anfangsteil der Pars descendens der Aorta und ventral des linken Hauptbronchus in posterolateraler Richtung zum Lungenhilus. Hier liegt die Arterie kranial vom linken Hauptbronchus und der oberen Lungenvene und verläuft als Pars anterior über den linken Oberlappenbronchus hinweg nach hinten, um in die Interlobärfissur einzudringen. An ihrer höchsten Stelle gibt sie die apikale und posteriore Segmentarterie ab. Die ventrolateral des Unterlappenbronchus gelegene Fortsetzung des Hauptstamms, die Pars interlobaris, gibt nacheinander die Äste zu den übrigen Oberlappensegmenten ab: meist in Höhe eines gemeinsamen Lingulastamms oder oberhalb davon bereits die Arterie zum apikalen Segment des Unterlappens nach hinten. Unterhalb davon verzweigt sich die Unterlappenarterie nach kurzem Verlauf in die basalen Segmentarterien, die anterolateral zu den zugehörigen Segmentbronchien liegen und ihnen genau folgen.

3.1.5 Lungenvenen (Abb. 3.11-3.15)

Die Lungenvenen bilden auf jeder Seite 2 kurze Stämme, die am Lungenhilus austreten. Die rechte Oberlappenvene nimmt das Blut des rechten Oberlappens auf, die Mittellappenvene mündet fast immer am unteren Rand der oberen Lungenvene. Der rechte Unterlappen gibt sein Blut an die rechte untere Lungenvene ab. Die Venen des linken Oberlappens führen das Blut an der Vorderseite des linken Hilus in die obere Lungenvene ab. Das Blut des linken Unterlappens sammelt sich zur unteren Lungenvene. Die beiden etwas längeren rechten Lungenvenen verlaufen kaudal von der rechten Lungenarterie und dorsal der V. cava superior zum linken Vorhof. Die beiden linken Lungenvenen münden nach verhältnismäßig kurzem Verlauf ventral der Pars descendens der Aorta in den linken Vorhof. Beim Durchtritt durch die dorsale Wand des Perikards sind beide Venenstränge auf jeder Seite in den meisten Fällen noch getrennt.

3.1.6 Bronchialgefäße

Bronchialarterien und Bronchialvenen sind die „Vasa nutritiva" der Lunge und Pleura, der Bronchien und Gefäße. Zahl und Ursprung der Arterien sind variabel. Die rechte Bronchialarterie entspringt oft aus der dritten rechten Interkostalarterie, die der ersten, direkt aus der Aorta entspringenden Interkostalarterie entspricht. Nach ihrem Abgang ventral der Wirbelsäule steigt sie zur Hinterfläche des rechten Hauptbronchus ab, um von hier den vielfachen Verzweigungen des Bronchialbaums zu folgen. Die rechte Bronchialarterie kann auch mit einer linken Bronchialarterie von einem gemeinsamen Stamm aus der Pars descendens der Aorta oder auch direkt an der Unterseite des Aortenbogens entspringen, um nach Unterkreuzen der Trachea die Hinterfläche des rechten Hauptbronchus zu erreichen. Linksseitig sind in der Regel 2 Arterien (R. bronchialis superior und inferior) vorhanden, die am Übergang vom Aortenbogen zur Pars descendens direkt aus der Aorta entspringen, um die Pars membranacea des linken Bronchialbaums zu erreichen. Zusätzlich können eine oder mehrere kleine Arterien direkt aus der Pars descendens der Aorta oberhalb des Zwerchfells entspringen. Diese treten teilweise über das Lig. pulmonale in die Lunge ein und sind bei dessen Durchtrennung zu beachten. Der venöse Abfluß des bronchialen Gefäßes erfolgt direkt in die Vv. azygos et hemiazygos, hat jedoch keine Bedeutung für die Technik der Lungenresektion. Ein Teil der aus dem Kapillarnetz der kleinen Bronchien stammenden Venen mündet in die V. pulmonalis.

3.1.7 Lymphsystem der Lunge (Abb. 3.10)

Innerhalb der Lunge unterscheidet man 2 Lymphgefäßnetze:

- einen oberflächlichen, subpleuralen Plexus, der die Lunge in einem weitmaschigen Geflecht umspinnt, und
- ein tiefes System von Lymphgefäßen im Parenchym, dessen Abfluß, wie der des oberflächlichen Systems, zum Hilus gerichtet ist und auch mit dem subpleuralen Plexus kommuniziert.

Am Lymphtransport sind folgende Lymphknotenstationen beteiligt:

1. vorwiegend an der Gabelung von Subsegment, Segment, Lappen und Hauptbronchien gelegene pulmonale Lymphknoten;

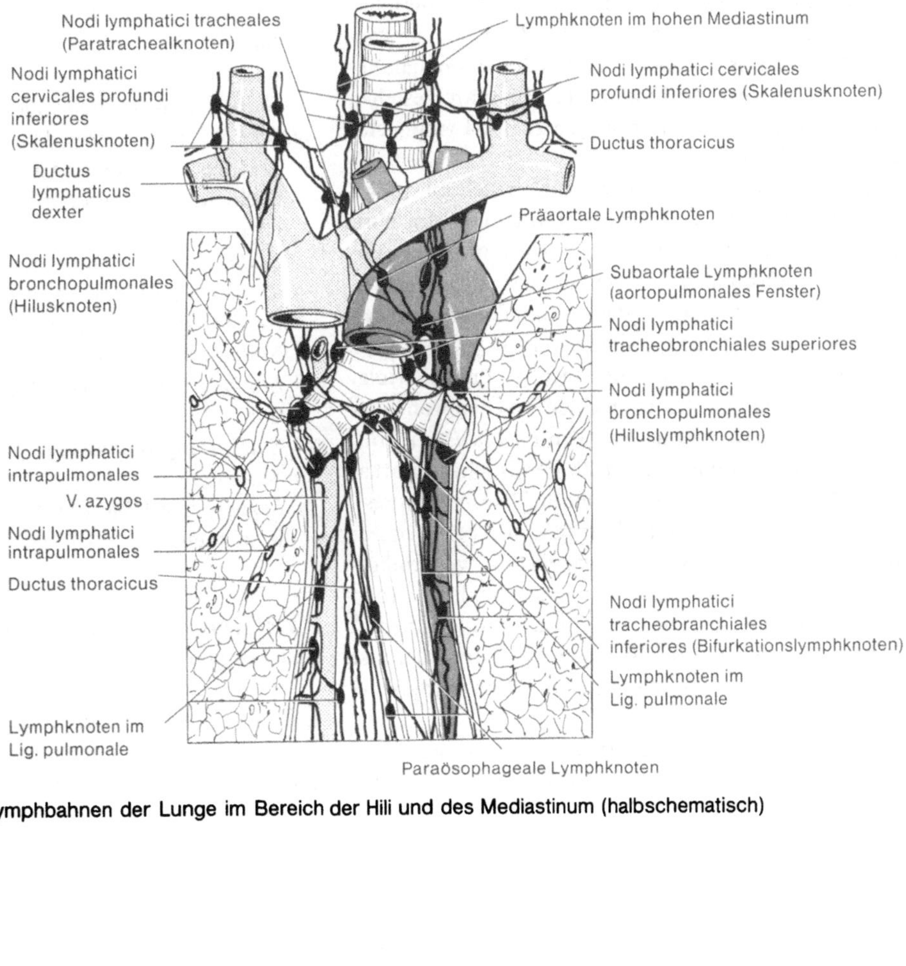

Abb. 3.10. Abführende Lymphbahnen der Lunge im Bereich der Hili und des Mediastinum (halbschematisch)

2. bronchopulmonale Lymphknoten (Hilusknoten) am Lungenhilus;
3. tracheobronchiale Lymphknoten im stumpfen Winkel zwischen Trachea und Hauptbronchien (Nodi lymphatici tracheobronchiales superiores) und unterhalb sowie vor der Trachealbifurkation (Bifurkationsknoten, Nodi lymphatici tracheobronchiales inferiores);
4. paratracheale Lymphknoten, die sich beidseits der Trachea in unmittelbarer Umgebung des N. laryngeus recurrens befinden (Nodi lymphatici tracheales inferiores et superiores) und denen auch die prä- und retrotracheal gelegenen Lymphknoten zugerechnet werden;
5. Nodi lymphatici cervicales profundi unterhalb des M. scalenus anterior und oberhalb des Zusammenflusses von V. jugularis interna und V. subclavia;
6. linksseitig unterhalb (aortopulmonales Fenster) und vor der Aorta gelegene Lymphknoten;
7. paraösophageale Lymphknoten unterhalb der Carina und Lymphknoten im Lig. pulmonale.

Intrapulmonal umgeben Lymphgefäße die Bronchien, Pulmonalarterien und Pulmonalvenen. Die bronchialen Lymphgefäßgeflechte beginnen peripher in den Bronchioli terminales, wo sie sich sowohl in der Submukosa als auch in der Adventitia nachweisen lassen. Die Lymphe wird von hier an zentral in den interlobulären Lymphgefäßen weitergeführt. Zu den Lymphgefäßen der die Bronchien begleitenden Pulmonalarterien gibt es enge Verbindungen. Hilusnah bestehen darüber hinaus Querverbindungen zu den Lymphgefäßen der Pulmonalvenen.

Das pleurale Lymphgeflecht entleert sich nur im hilusnahen Bereich direkt in die Hilusknoten. Im übrigen steht es mit den arteriellen, venösen und interlobulären Lymphkanälen in Verbindung, die über die intrapulmonalen zu den bronchopulmonalen Lymphknotenstationen drainiert werden.

Der Lymphabfluß aus der rechten Lunge erfolgt über die Lymphknoten im rechten Tracheobronchialwinkel (Nodi lymphatici tracheobronchiales superiores) und die Stationen unterhalb der Trachealbifurkation (Nodi lymphatici tracheobronchiales inferiores). Von hier wird die Lymphe über prä- und paratracheale bzw. retrokavale Lymphknotenketten weiterbefördert. Der Abfluß in die V. brachiocephalica erfolgt schließlich entweder über den Truncus bronchomediastinalis und den Ductus lymphaticus dexter oder erst nach Passage der Skalenusknoten (Nodi lymphatici cervicales profundi inferiores).

Auf der linken Seite gelangt die Lymphe des Oberlappens nach Passage der Hilusknoten - vergleichbar mit der kontralateralen Seite - über tracheobronchiale und paratracheale Lymphknotenstationen über den Ductus thoracicus, gelegentlich unter Einschaltung der Skalenusknoten in die V. brachiocephalica. Ein Teil der Oberlappenlymphe fließt über Knoten im sog. aortopulmonalen Fenster oder über präaortale Knoten in die V. brachiocephalica. Die Lymphe des linken Unterlappens strömt nach Passieren der Hilusknoten nach rechts zu den Bifurkationsknoten. Von dort kann sie den gleichen Weg wie die Lymphe von der rechten Seite über rechtsseitige Paratrachealknoten nehmen. Eine gekreuzte Metastasierung in das obere Mediastinum der Gegenseite ist bei primär linksseitigen Bronchialkarzinomen sehr viel häufiger als bei rechtsseitigen Tumoren, und bei Tumoren der Unterlappen wiederum häufiger als bei Tumoren in weiter kranial gelegenen Lungensegmenten. Bei Tumoren der Unterlappen sind auch Metastasierungswege über paraösophageale Lymphknoten in das hintere Mediastinum denkbar; auch gibt es Abflüsse in das Lig. pulmonale, über welches Verbindungen zu intraabdominellen Lymphknotenstationen bestehen.

Bei der Lymphknotenentnahme im Rahmen einer Dissektion empfiehlt es sich, die Kennzeichnung der verschiedenen Stationen in Anlehnung an Naruke (Naruke et al. 1976) vorzunehmen:

1. Station: hochmediastinal (in Umgebung des oberen Drittels der intrathorakalen Trachea)
2. Station: paratracheal (der Abschnitt zwischen Station 1 und 4)
3. Station: prä- und retrotracheal
4. Station: tracheobronchial (im Winkel zwischen Trachea und jeweiligem Hauptbronchus, rechts auch der Azygoslymphknotengruppe entsprechend)
5. Station: subaortal (sog. aortopulmonales Fenster)
6. Station: präaortal (ventral von aszendierender Aorta und Aortenbogen)
7. Station: infracarinal
8. Station: paraösophageal (unterhalb der Bifurkation)
9. Station: Lig. pulmonale
10. Station: hilär
11. Station: interlobär (an den Abgängen der Lappenbronchien)

3.1.8 Innervation von Tracheobronchialbaum und Lungen

Das ausschließlich autonome Nervensystem besteht aus afferenten und efferenten Bahnen, die dem Vagus und Sympathikus angehören. Sie vermitteln in afferenten Anteilen Dehnungs- und Irritationsreize, efferente

Vagusfasern bewirken die Kontraktion der glatten Bronchialmuskulatur, die Drüsensekretion und Vasodilatation. Antagonistische Effekte dazu werden über efferente Sympathikusfasern ausgelöst. Für die topographische Anatomie spielt das Nervensystem keine Rolle. Gelegentlich können im fettarmen Mediastinum Abzweigungen aus den Vagusstämmen zur Trachealbifurkation und zu den Hauptbronchien dargestellt werden.

3.1.9 Topographische Anatomie des Hilus
(Abb. 4.1-4.2)

Der Lungenhilus liegt etwa in Höhe des 5. Brustwirbelkörpers. Er enthält folgende Strukturen: den Hauptbronchus und seine Äste, die Lungenarterie, die obere und untere Lungenvene, Bronchialarterien und -venen, Nervenplexus, Lymphknoten und ableitende Lymphgefäße. Auf der rechten Seite liegt der Bronchus am weitesten kranial, die Lungenarterie kaudal und ventral von ihm. Auf der linken Seite liegt die Lungenarterie kranial und ventral vom Hauptbronchus. Die Lungenvenen verlaufen auf beiden Seiten kaudal. Bei der Präparation von vorne nach hinten trifft man auf jeder Seite zunächst auf die Lungenvenen; in der Mitte liegt die Arterie, dorsal von ihr der Bronchus. Sowohl rechts als auch links zieht der N. phrenicus ventral, der N. vagus dorsal von der Lungenwurzel nach unten.

3.1.9.1 Rechter Lungenhilus

Bei der Präparation von ventral werden die Hilusstrukturen nach Durchtrennung der Pleura mediastinalis in folgender Weise sichtbar: Die rechte Lungenwurzel liegt dorsal und lateral von V. cava superior und rechtem Vorhof. Der rechte N. phrenicus verläuft ventral der Lungenwurzel zwischen mediastinaler Pleura und Perikard. Über den rechten Hauptbronchus hinweg mündet die V. azygos oben am Hilus in die V. cava superior. Sie dient bei der Präparation des Hilus von vorne als Anhaltspunkt zum Auffinden der kaudal von ihr liegenden Lungenarterie. Einige ventral und kaudal von der V. azygos liegende Lymphknoten (tracheobronchial, Position 4) können die A. pulmonalis teilweise verdecken. Beim Zugang zum Hilus von vorne erscheint nur ein kleiner Teil des rechten Hauptbronchus kranial und dorsal vom Truncus anterior der rechten Lungenarterie. Die Äste des Truncus, Segmentarterien zum apikalen und anterioren Oberlappensegment, nehmen den höchsten Punkt der Vorderseite des Hilus ein. Die Lungenarterie selbst liegt kranial und zum größten Teil dorsal der oberen Lungenvene. Die Pars interlobaris der Lungenarterie liegt dorsal der 3 Venenstämme der Oberlappensegmente und ventral und kaudal des Oberlappenbronchus. Am unteren Ende der oberen Lungenvene münden die beiden Venen des Mittellappens ein. Sie liegen kaudal und ventral vom Mittellappenbronchus. Die untere Lungenvene ist beim Zugang von ventral wenig sichtbar, da sie zum Teil hinter der oberen Lungenvene liegt. Sie ist daher leichter von hinten und unten darzustellen, v. a. nach Durchtrennung des Lig. pulmonale.

Bei der Freilegung des Hilus von dorsal bieten sich die Strukturen in folgender Weise dar: Der N. vagus kommt zwischen rechtem Hauptbronchus und Ösophagus von oben herab, um nach Abgabe von Ästen zum Plexus pulmonalis auf der dorsalen Seite des Ösophagus weiter nach unten zu ziehen. Am weitesten kranial liegt die V. azygos, die nach Aufnahme der rechten Bronchialvenen über den rechten Hauptbronchus und den Ösophagus hinwegzieht, diese also dorsal kreuzt und in die V. cava superior einmündet. Von hier aus läßt sich der größte Teil des rechten Hauptbronchus mit seinen Lappen- und Segmentabgängen freilegen. Die untere Lungenvene liegt kaudal und etwas ventral vom Hauptbronchus, die meisten ihrer Zuflüsse kreuzen den Unterlappenbronchus auf der dorsalen Seite. Die Lungenarterie läßt sich von dorsal erst nach Durchtrennung des Hauptbronchus darstellen. Unmittelbar unterhalb der V. azygos gelingt der Zugang zur Lungenarterie auch von kranial, wenn man den Oberlappen nach unten zieht.

3.1.9.2 Linker Lungenhilus

Die linke Lungenwurzel liegt ventral von der Pars descendens der Aorta thoracica. Der N. phrenicus verläuft medial des Hilus zwischen mediastinaler Pleura und Perikard nach abwärts zum Zwerchfell. Im oberen Hilusgebiet ist die Aufteilungsstelle der A. pulmonalis, darüber sind Aortenbogen mit N. vagus sichtbar. Die Lungenarterie verläuft entlang der unteren und medialen Seite des Aortenbogens sowie ventral der Pars descendens zum linken Hilus. Die Arterien zum apikalen und posterioren Oberlappensegment entspringen vom höchsten Punkt der konvexen Oberfläche der Lungenarterie, bevor diese um den Oberlappenbronchus nach dorsal zieht. Die obere Lungenvene liegt ventral und kaudal der Arterie. Hinter diesen beiden Gefäßen liegt der Hauptbronchus.

Der apikoposteriore Venenstamm kreuzt die Arterie des posterioren Oberlappensegments und die Arterie zum anterioren Oberlappensegment, bevor er sich am oberen lateralen Rand der Lungenvene mit ihr vereinigt. Die vom Oberlappen kommenden Segmentvenen liegen alle oberflächlich ventral und etwas kaudal von ihren entsprechenden Segmentbronchien. Die Oberlappenvenen führen das Blut der 3 oberen Oberlappensegmente und der Lingulasegmente in die obere Lungenvene ab. In der Gabelung zwischen oberer und unterer Lungenvene erscheinen Unterlappenbronchus und Pars basalis der linken Lungenarterie. Die Arterie liegt dabei lateral und ventral zum Bronchus. Die untere Lungenvene nimmt das Blut des linken Unterlappens auf. Sie ist besser sichtbar als auf der rechten Seite, läßt sich aber am einfachsten von hinten und unten nach Hochschlagen des linken Unterlappens und Durchtrennung des Lig. pulmonale erreichen. Sie liegt kaudal und etwas dorsal von der oberen Lungenvene.

Bei der Freilegung des linken Lungenhilus von dorsal erscheint die Pars descendens der Aorta thoracica zwischen Wirbelsäule und Ösophagus; sie überkreuzt die dorsale Fläche des linken Hauptbronchus. Der N. vagus verläuft dorsal von der Lungenwurzel entlang der Pars descendens nach unten und gibt Äste zum Plexus pulmonalis ab. Der N. laryngeus recurrens geht am unteren Rand des Aortenbogens, wo dieser mit dem linken Hauptbronchus in Beziehung tritt, aus dem N. vagus hervor. Er verläuft um die Aorta herum nach vorne, um an der ventralen Seite des Aortenbogens wieder aufzusteigen. Die linke Bronchialarterie liegt gewöhnlich der Pars membranacea des linken Hauptbronchus an. Die Lungenarterie liegt zunächst kranial und ventral vom Hauptbronchus. Beim Zugang von dorsal ist daher nur der Teil der Lungenarterie sichtbar, der sich kranial vom Hauptbronchus über diesen hinweg nach dorsal schlingt. Tief in der Interlobärfissur liegt die Pars interlobaris der Lungenarterie kranial und dorsal vom linken Oberlappenbronchus. Da die obere Lungenvene sich ventral von der Lungenwurzel ausbreitet, ist sie von dorsal nicht sichtbar. Die untere Lungenvene ist von dorsal nach Hochschlagen des Unterlappens gut darzustellen. Die apikale Segmentvene der unteren Lungenvene liegt dorsal vom gemeinsamen Stamm der basalen Segmentbronchien.

3.2 Spezielle intrapulmonale Anatomie

3.2.1 Segmentbau der Lungenlappen

Entsprechend der intralobären Aufteilung jedes Lappenbronchus gliedert sich jeder Lappen in Segmente, die jeweils von einem primären Ast des Lappenbronchus ventiliert und i. allg. von einer eigenen Arterie begleitet werden. Die abführenden Venen verlaufen zwischen den Segmenten und nehmen entsprechendes Blut aus beiden benachbarten Segmenten auf. Die Lungensegmente tragen die fortlaufenden Nummern 1-10. Segmentbronchien, Arterien und Venen werden mit entsprechenden großen Buchstaben (B, A und V) bezeichnet, die als Index die Nummer des von ihnen versorgten Segments tragen. Als Abkürzung für das gesamte Segment dient S, ebenfalls mit den Nummern I-X als Index. B^1 ist z. B. der Segmentbronchus des apikalen Oberlappensegments, A^1 die das apikale Oberlappensegment versorgende Segmentarterie. Die weiteren Verzweigungen der Subsegmentstrukturen tragen kleine lateinische Buchstaben als Indizes (a, b, c und d). In Abb. 4.4-4.7 sind beide Lungen jeweils in der Ansicht von lateral und medial mit den Segmentgrenzen dargestellt.

3.2.2 Rechter Oberlappen (Abb. 3.11-3.12)

3.2.2.1 Bronchialsystem

Der rechte Oberlappen besteht aus 3 bronchopulmonalen Segmenten. Die entsprechenden Segmentbronchien sind: der Bronchus segmentalis apicalis (B^1), der Bronchus segmentalis posterior (B^2), und der Bronchus segmentalis anterior (B^3). Der rechte Oberlappenbronchus verläuft nach aufwärts und lateral in einem Winkel von 90° zum rechten Hauptbronchus und verzweigt sich fast unmittelbar nach seinem Ursprung. In mehr als der Hälfte der Fälle findet man als vorherrschende Anordnung eine Bifurkation des Oberlappenbronchus, ansonsten eine Trifurkationsanordnung. Der apikale Segmentbronchus läuft mit seitlicher Neigung nach aufwärts und teilt sich nach 1 cm in einen R. apicalis und einen R. anterior. B^1 versorgt das obere Drittel des Oberlappens.

Der posteriore Segmentbronchus verläuft nach dorsal, lateral und etwas nach oben. Bis 1 cm vom Ursprung entfernt, gibt er seine beiden Äste, den R. apicalis (B^{2a}) und den R. posterior (B^{2b}) ab. B^{2a} versorgt die Gegend unter der Lungenspitze, manchmal auch ihre hintere Fläche. B^{2b} breitet sich nach der interlobären und benachbarten kostalen Oberfläche des Lappens aus. Der anteriore Segmentbronchus entspringt in der Regel von einem eigenen Orificium am unteren oder vorderen unteren Ende des Oberlappenbronchus.

3.2.2.2 Arterien

Die Segmentarterien des rechten Oberlappens begleiten die 3 Segmentbronchien; sie zeigen dabei eine große Zahl von Varianten in Größe und Lage. Die 3 Seg-

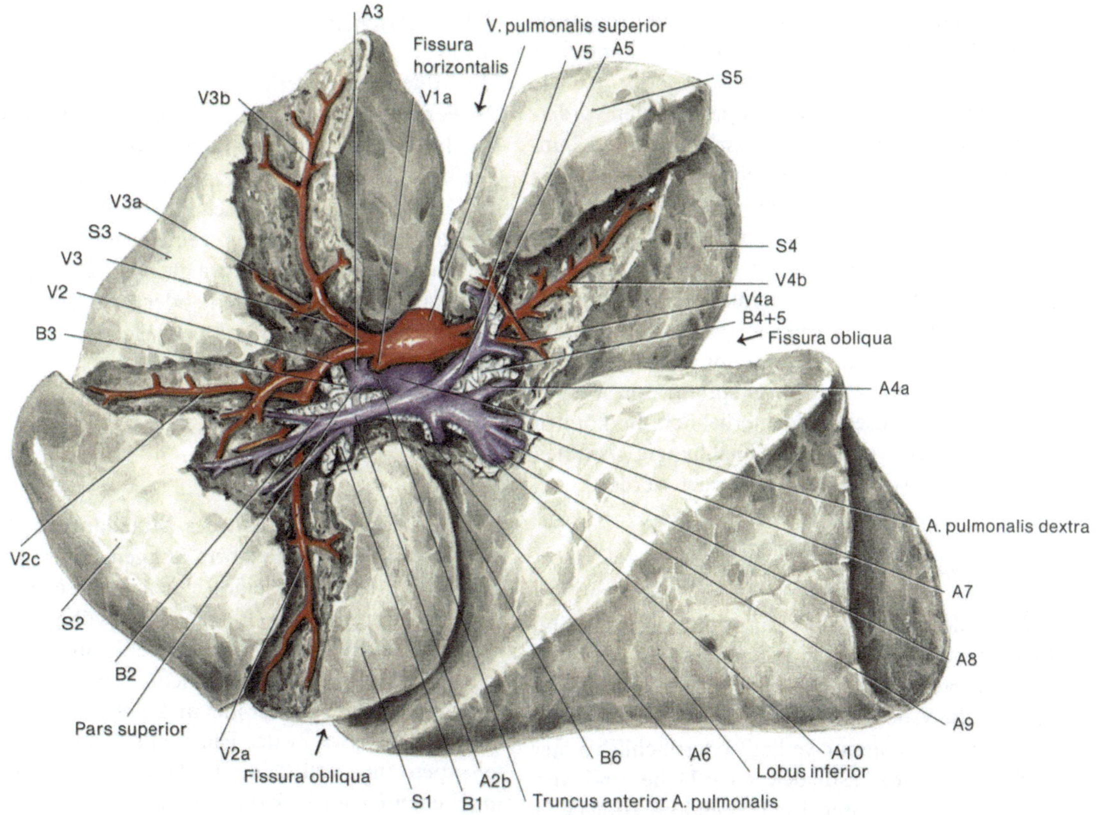

Abb. 3.11. Anatomie des rechten Ober- und Mittellappens nach Entfaltung der Schräg- und Horizontalfissur

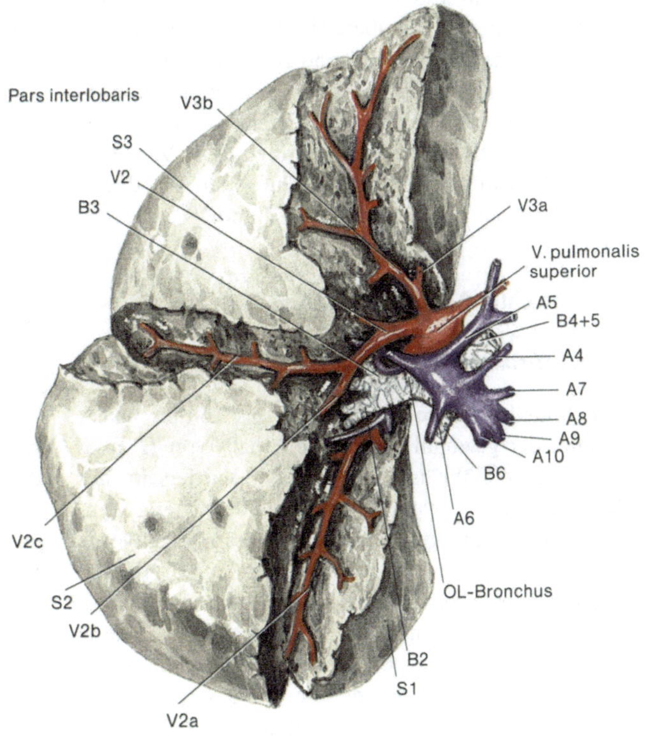

Abb. 3.12. Anatomie der Segmente des rechten Oberlappens, interlobäre Ansicht

mentarterien des rechten Oberlappens sind die apikale Segmentarterie (A^1), die posteriore (A^2) und anteriore Segmentarterie (A^3). Der Truncus anterior ist die Hauptarterie zum rechten Oberlappen auf der Vorderseite des Hilus. Er ist der erste Ast der rechten Lungenarterie und bildet einen gemeinsamen Stamm, aus dem A^1 und A^3 hervorgehen, um vor dem Abgang des Oberlappenbronchus in den Oberlappen einzudringen. Die Pars interlobaris ist der Teil der Lungenarterie, der zwischen Truncus anterior und Abgang der Mittellappenarterie (A^{4+5}) tief in der Interlobärfissur liegt. Von hier aus kann die posteriore Segmentarterie als einzelner Stamm abgehen. Ursprung und Verlauf dieses Gefäßes wechseln jedoch erheblich. So können oft 2 oder mehrere voneinander unabhängige Arterien verschiedenen Ursprungs A^2 zugeordnet werden.

3.2.2.3 Venen

Die Venen des rechten Ober- und Mittellappens sind Zuflüsse der rechten oberen Lungenvene. Den Abfluß aus dem rechten Oberlappen bilden die V. apicalis anterior (V^1), die V. posterior (V^2) und die V. inferior (V^3).

Die V. apicalis anterior verläuft oberflächlich unter der Pleura der mediastinalen Oberfläche und verzweigt sich in die Rr. apicalis (V^{1a}) und anterior (V^{1b}), die in den Interbronchialräumen hinter den entsprechenden Bronchialästen liegen. Die V. posterior ist die größte Vene des Oberlappens und weist die meisten Unterschiede in ihrem Verlauf auf. Am häufigsten kommt eine tiefere, die obere Hälfte des Lappens drainierende Vene zwischen B^{2b} und B^{3a} - die Pars centralis von V^2 - um sich mit einer oberflächlichen, die Interlobärseite des Lappens drainierenden Vene - die Pars interlobaris von V^2 - zu vereinigen. Die V. inferior liegt unterhalb von B^3. Bei der häufigsten Anordnung entsteht sie aus dem Zufluß von V^{3a} und V^{3b}.

3.2.3 Rechter Mittellappen (Abb. 3.11)

3.2.3.1 Bronchialsystem

Der Mittellappenbronchus ist ein bis 26 mm langer Stamm, der gewöhnlich etwas oberhalb von B^6 oder auf gleicher Höhe mit ihm von der Vorderseite des Stammbronchus etwa 3 cm unterhalb des Oberlappenbronchus entspringt. Er verläuft schräg nach vorne und unten, bevor er sich in einen lateralen (B^4) und einen medialen Segmentbronchus (B^5) teilt. B^4 verläuft nach lateral, vorne und unten, B^5 nach medial, vorne und unten, parallel zu B^3. B^4 teilt sich in einen R. posterior B^{4a} und einen R. anterior B^{4b}. B V teilt sich in einen R. superior B^{5a} und einen R. inferior B^{5b}.

3.2.3.2 Arterien

Die Mittellappenarterie entspringt von der Vorderseite der Pars interlobaris der Lungenarterie. Sie liegt tief in der Interlobärfissur hinter dem Mittellappenstamm. Die Mittellappenarterie kann aus dem proximalen Teil, aus dem distalen Abschnitt der Pars interlobaris oder auch aus A^7 oder dem gemeinsamen Stamm von A^{7II} und A^8 entspringen. Etwa gleich häufig werden eine einzige Mittellappenarterie oder 2 getrennte Mittellappenarterien angetroffen; sie liegen dann gewöhnlich 5-10 mm voneinander entfernt.

3.2.3.3 Venen

Die beiden Segmentvenen des Mittellappens (V^4/V^5) entleeren ihr Blut in die obere Lungenvene, in der Regel unter Ausbildung eines einzelnen Venenstamms, der Mittellappenvenen. Finden sich 2 völlig getrennte Venen V^4 und V^5, so können sich beide auf der medialen Seite des Mittellappenbronchus oder eine medial von ihm, die andere über ihm in die obere Lungenvene entleeren. In etwa 1/10 der Fälle entleeren sich die Mittellappenvenen vollständig in die untere Lungenvene, in seltenen Fällen auch direkt in den linken Vorhof.

3.2.4 Rechter Unterlappen (Abb. 3.13)

3.2.4.1 Bronchialsystem

Der rechte Unterlappenbronchus setzt sich aus dem apikalen Segmentbronchus B^6 und dem gemeinsamen Stamm der 4 basalen Segmentbronchien zusammen. Demnach finden sich am rechten Unterlappen folgende Bronchien, die entsprechende Segmente versorgen: Bronchus apicalis (B^6), Bronchus mediobasalis (B^7), Bronchus anterobasalis (B^8), Bronchus laterobasalis (B^9) und Bronchus posterobasalis (B^{10}).

B^6 ist der erste hintere Ast des rechten Unterlappenstamms. Sein Orificium liegt in den meisten Fällen unmittelbar unterhalb des Abgangs des Mittellappenbronchus, ihm gegenüber. Gelegentlich liegt es höher als der Abgang des Mittellappenbronchus, weshalb bei Entfernung des Unterlappens eine gesonderte Versorgung des apikalen Segmentbronchus erforderlich werden kann, um den Mittellappen nicht zu gefährden. Die 3 Äste des B^6 sind: R. medialis (B^{6a}), R. superior (B^{6b}) und R. lateralis (B^{6c}). Da B^{6a} im allgemeinen ein kleiner Ast ist, überdeckt S^6 gewöhnlich die basale Segmentgruppe in einer horizontalen Linie, die in Höhe des 8. Interkostalraums hinten liegt. Die Spitze des

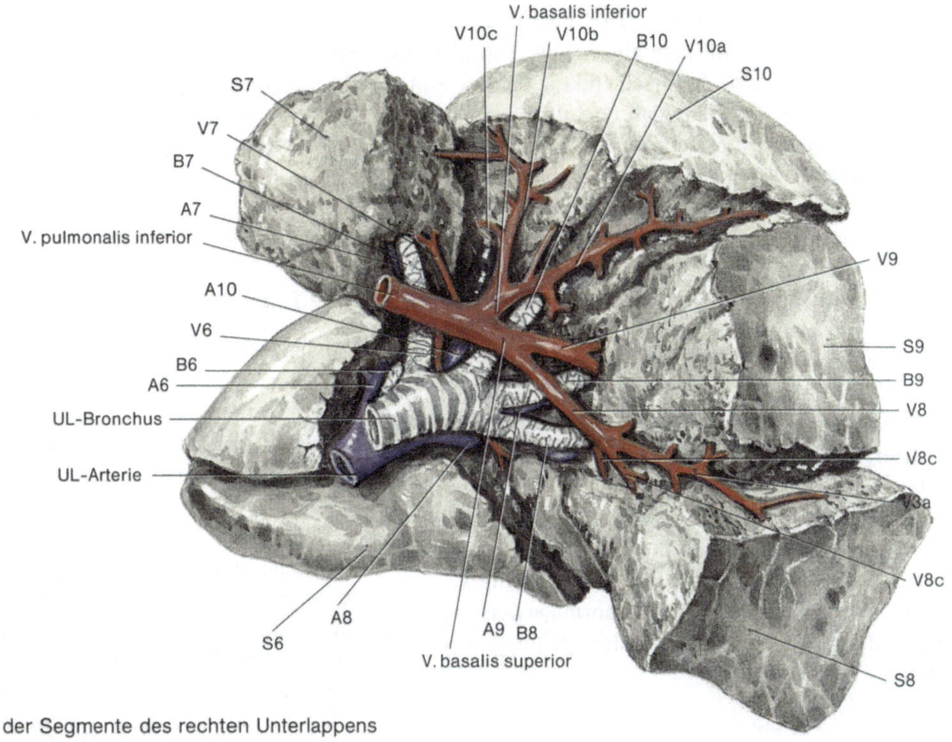

Abb. 3.13. Anatomie der Segmente des rechten Unterlappens

Segments erreicht gewöhnlich die Höhe des 5. Interkostalraums unter der 5. Rippe hinten. Meist dringt aber B^6 in den unteren Teil der paravertebralen Oberfläche ein und bedingt so eine Schräglage von S^6 über der basalen Segmentgruppe. Der tiefste Punkt des Segments liegt dann in Höhe der 10. Rippe hinten.

Zwischen B^6 und den übrigen basalen Segmentbronchien des Unterlappens liegt ein Intervall von etwa 15 mm: der gemeinsame Stamm der 4 basalen Segmentbronchien. Diese strahlen vom gemeinsamen Stamm nach verschiedenen Richtungen aus. B^7, der höchste Ast, entspringt vorne. Er breitet sich nach der vorderen und paravertebralen Oberfläche des Lappens aus. Der nächste Ast, B^8, entspringt anterolateral, verzweigt sich zur anterioren Oberfläche und zum lateralen kostalen Areal des Unterlappens. Die beiden übrigen Segmentbronchien B^9 und B^{10} entspringen von einem gemeinsamen Stamm, der in posterolateraler Richtung verläuft. B^{10} setzt die Richtung des Unterlappenbronchus fort und breitet sich zur paravertebralen und hinteren kostalen Oberfläche aus. B^9 verläuft in posterolateraler Richtung zur Versorgung des posterolateralen Sektors der kostalen Oberfläche.

B^7 ist der höchste Ast der basalen Segmentgruppe. Er entspringt als einziger Bronchus 1,5 cm unterhalb von B^6 konstant anteromedial vom Unterlappenstamm. Das von ihm versorgte Segment ist pyramidenförmig und seine Spitze liegt in der Nähe des Ursprungs des Mittellappenbronchus. Die Basis des Segments liegt auf der Zwerchfelloberfläche; sie setzt sich nach medial hin in eine Vertiefung für die V. cava inferior fort. Sein Parenchym ist oft mit dem des Mittellappens an der Spitze des Segments verschmolzen. B^8 entspringt etwa 5 mm unterhalb von B^7 von der anterolateralen Seite des basalen Stamms und weist eine sehr konstante Ausbreitung auf. Der laterobasale Segmentbronchus B^9 ist der einzige, der von anderen so überlagert wird, daß man ihn weder von vorne noch von hinten freilegen kann, ohne dazwischenliegende Äste zu entfernen. Er entspringt gewöhnlich von der anterolateralen Seite des gemeinsamen Stamms von B^9 und B^{10}. Er breitet sich dann zum posterolateralen Sektor, der basalen Hälfte des Unterlappens aus. Kurz nach seinem Ursprung teilt er sich weiter in einen R. lateralis und R. basalis auf.

Der posterobasale Segmentbronchus B^{10} erscheint als Fortsetzung des rechten Unterlappenbronchus, insbesondere der R. laterobasalis, der sich zur unteren posteromedialen Ecke des Lappens erstreckt.

3.2.4.2 Arterien

Blickt man in die Interlobärfissur der rechten Lunge hinein, so erscheint die Pars interlobaris der rechten A. pulmonaris am Grund der Fissur zwischen Ober- und Mittellappen, z. T. durch die V. posterior (V^2) des Oberlappens verdeckt. Schlägt man den Mittellappen nach oben zurück, so liegt die Pars interlobaris lateral und oberflächlich zum Stammbronchus. Von hier aus verläuft die Arterie nach dorsal, entlang der posterolateralen Seite des Unterlappenbronchus. Die Unterlappenarterie ist eine Fortsetzung der Pars interlobaris, die fast unmittelbar nach ihrem Übergang die Arterie zum apikalen Segment (A^6) nach hinten abgibt, dann als Pars basalis zur Versorgung der basalen Segmente weiter verläuft. A^6 entspringt etwas unterhalb der Höhe der Mittellappenarterie. In 80% der Fälle versorgt eine einzige Arterie das apikale Unterlappensegment. Entsprechend der häufigsten Anordnung der Zweige von B^6 ist die vorherrschende Anordnung eine Bifurkation in einen mediosuperioren Ramus und einen R. lateralis. Die Arterien zum mediobasalen und anterobasalen Segment A^7 und A^8 stimmen in ihrem Verlauf mit der entsprechenden Bronchialanordnung überein. In der Mehrzahl der Fälle ist also der erste vordere Ast der basalen Arterie A^7, der zweite A^8.

Die basale Arterie teilt sich normalerweise in die Segmentarterien zum laterobasalen (A^9) und posterobasalen Segment (A^{10}).

3.2.4.3 *Venen*

Die primäre Abflußbahn des Blutes aus dem apikalen Segment ist V^6. Sie kann aus 3 Zuflüssen von ungefähr gleicher Größe entstehen, die seitlich zu ihren entsprechenden Bronchien liegen; andererseits kann V^6 aus 2 Venenstämmen hervorgehen, in welche V^{6a} als Intersegmentvene, dargestellt durch einen oder mehrere kleine Äste, einmündet.

Die mediobasale Vene V^7 mündet vorne am unteren Rand der unteren Lungenvene ein. Sie verläuft i. allg. medial von B^7 und drainiert die Gegend vor und zwischen den Ästen dieses Segmentbronchus. V^8 ist zentral gelagert, ihr Hauptstamm verläuft tief im Gewebe unterhalb von B^8 und vor B^9 und B^{10}. Ihre 3 Zuflüsse liegen zwischen S^8 und S^9 zwischen den Ästen von B^8, S^7 und S^8.

V^9 kann vor oder hinter dem basalen Teil des rechten Bronchus verlaufen, da sie in die untere Lungenvene einmündet.

V^{10} ist der Endast. Er beginnt zwischen B^9 und B^{10} und verläuft unter und hinter B^X, um in die untere Lungenvene einzumünden.

In nahezu 80% der Fälle entsteht die untere Lungenvene durch Vereinigung von V^6 mit der gemeinsamen Basalvene. Seltener wird die untere Lungenvene durch Verbindung von 3 größeren Venen gebildet: aus V^6, aus der V. basalis superior und V. basalis inferior. Die untere Lungenvene kann in seltenen Fällen einen venösen Zufluß vom Mittellappen aufweisen; schließlich kann die V. posterior (V^2) des rechten Oberlappens, die hinter der Lungenwurzel herab verläuft, in die untere Lungenvene einmünden. In 3% der Fälle führt die rechte Lunge ihr Blut in eine gemeinsame rechte Pulmonalvene ab.

3.2.5 **Linker Oberlappen** (Abb. 3.14–3.15)

3.2.5.1 *Bronchialsystem*

Der linke Oberlappenbronchus entspringt auf der anterolateralen Seite des Hauptbronchus. Er teilt sich, etwa 5 cm von der Trachealbifurkation entfernt, in einen Bronchus segmentalis apicoposterior (B^{1+2}), einen Bronchus segmentalis anterior (B^3) und einen gemeinsamen Stamm für den Bronchus lingularis superior (B^4) und den Bronchus lingularis inferior (B^5). Der gemeinsame Stamm für B^1 und B^2 ist am häufigsten zu beobachten. Er teilt sich in einen apikalen (B^1) und einen posterioren (B^2) Ast. Das anteriore Segment ist i. allg. das größte der 3 apikalen Oberlappensegmente. B^3 ist nach vorne oben und lateral gelegen.

Die Lingula ist häufig durch eine Inzisur vom Rest des Oberlappens gespalten. Eine angeborene Verschmelzung der Lingula verschiedenen Grades mit dem Unterlappen findet sich in 24%. Im Gegensatz zu den variablen Ästen der 3 oberen Segmente verhalten sich die Äste der Lingula sehr konstant. Der Lingulabronchus entspringt vom Oberlappenstamm und verläuft 1–2 cm weit nach unten, vorn und lateral. Dann teilt er sich in der Regel in einen oberen und unteren Segmentbronchus.

3.2.5.2 *Arterien*

Auf der linken Seite zieht die A. pulmonalis im Gegensatz zur rechten Seite über den Oberlappenbronchus hinweg, so daß die Topographie der Segmentarterien gegenüber rechts grundsätzlich verändert wird. Zur Versorgung des Oberlappens gibt die linke Lungenarterie eine Reihe von Ästen ab, die entlang der vorderen, oberen und interlobären Oberfläche des Lappens angeordnet sind. Das Vorkommen akzessorischer Arterien bedingt, daß die Zahl der Arterien die Zahl der Segmente überwiegen kann. Zwischen 4 und 8 Arterien werden für die Versorgung des linken Oberlap-

Abb. 3.14. Anatomie der Segmente des linken Oberlappens. Ansicht von ventral

Abb. 3.15. Anatomie der Segmente des linken Ober- und Unterlappens nach Entwicklung der Interlobärfissur

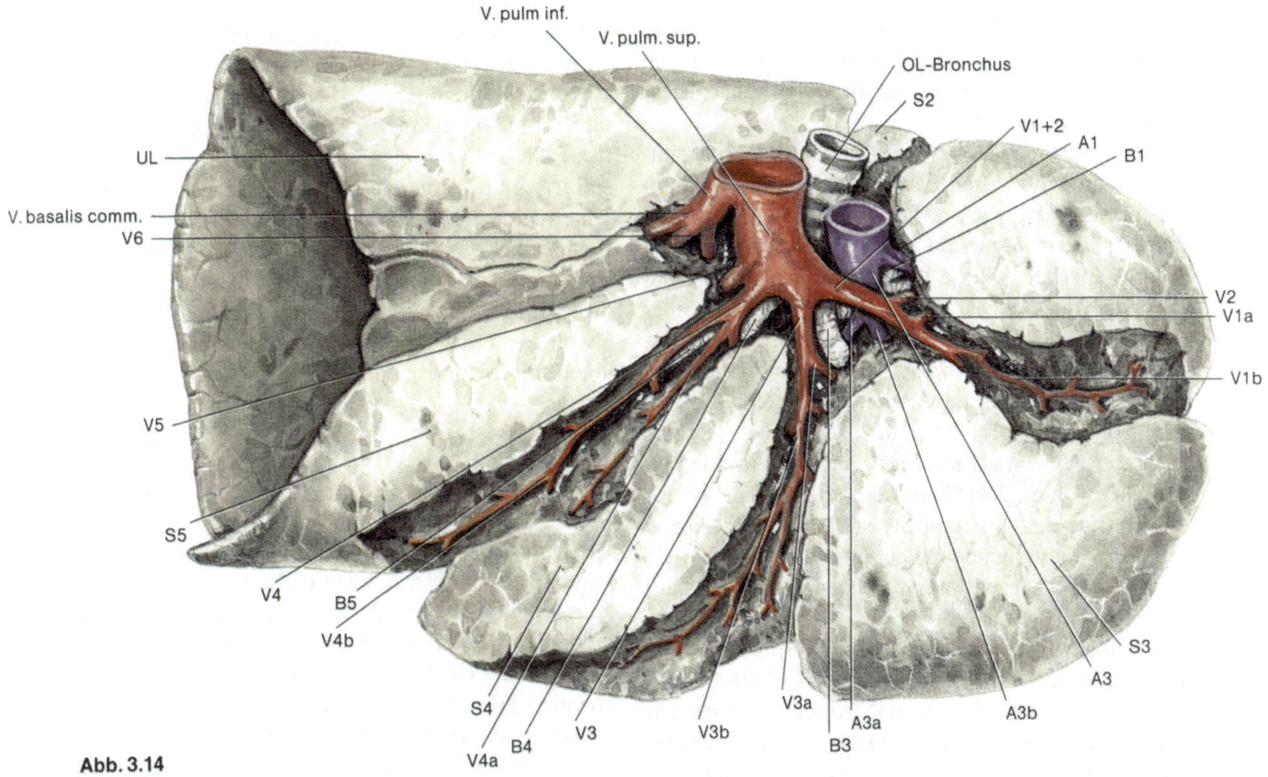

Abb. 3.14

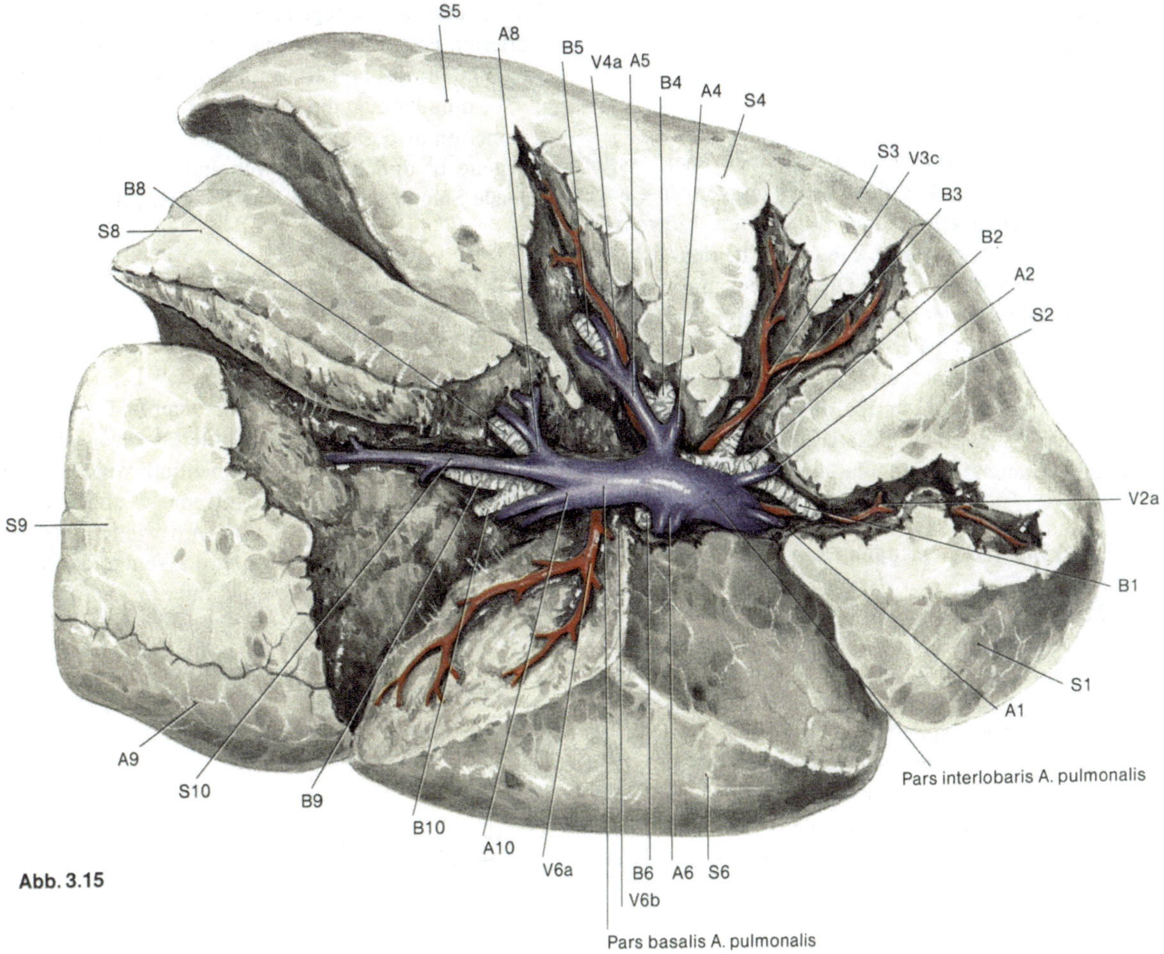

Abb. 3.15

pens angetroffen. Diese Differenz ist auch dadurch zu erklären, daß die Segmente 3, 4 und 5 durch Arterien von der mediastinalen und interlobären Seite gleichzeitig versorgt werden.

Die apikale und posteriore Arterie A^1 und A^2 entspringen in den meisten Fällen unabhängig voneinander, obwohl die entsprechenden Bronchien in der überwiegenden Mehrzahl von einem gemeinsamen Stamm abgehen. Diese Arterien entspringen vom höchsten Punkt der A. pulmonalis, können sich aber über den ganzen oberen Rand der Lungenarterie ausbreiten, bis zur Höhe von A^6, die in der interlobären Fissur liegt. Die einzige Arterie, die regelmäßig von der mediastinalen Seite her das zugehörige Segment versorgt, ist A^{3b}, welche zu den anterioren und lateralen Teilen von S^3 zieht. Die Hauptarterien auf der Interlobärseite des Oberlappens sind die der Lingula und die damit verbundenen hinteren Äste von A^3. Die Lingulaarterien liegen in den meisten Fällen vollständig interlobär, selten kommt die Arterienversorgung gleichzeitig von der vorderen und interlobären Seite des Oberlappens. In 36% der Fälle entspringt die Lingulaarterie A^{4+5} in der Interlobärfissur als einzelner Stamm, der beide Lingulasegmente versorgt, seltener auch zusammen mit den hinteren Ästen des anterioren Segments A^{3a}.

3.2.5.3 Venen

Wie auf der Gegenseite sind auch alle Venen des linken Oberlappens Äste der oberen Lungenvene, abgesehen von einer gelegentlich in die untere Lungenvene mündenden Lingulavene. Sie unterscheiden sich vom Venensystem des rechten Oberlappens nur dadurch, daß sie alle auf der mediastinalen Seite des Lappens oberflächlich unter der Pleura einmünden. Die obere Lungenvene nimmt gewöhnlich 3 größere Stämme auf: 1) den apikoposterioren Venenstamm V^{1+2} als höchsten Ast, 2) den mittleren Stamm V^3, und 3) als unteren Stamm den Lingulastamm V^{4+5}.

3.2.6 Linker Unterlappen (Abb. 3.14-3.15)

3.2.6.1 Bronchialsystem

Der apikale Segmentbronchus B^6 entspringt unmittelbar unterhalb des Oberlappenbronchus. Er ist der höchste dorsale Ast des Unterlappens, läuft als kurzer Stamm direkt nach hinten und teilt sich in 3 konstante Äste. In der Mehrzahl der Fälle sitzt das apikale Segment links schräg auf den basalen Segmenten. Selten ist das Segment vom Rest des Lappens durch eine vollständige oder unvollständige Fissur getrennt.

Unterhalb des B^6 teilt sich der linke Unterlappenstamm nach etwa 1,5 cm in 3 basale Segmentbronchien: den anterobasalen (B^8), den laterobasalen (B^9), und posterobasalen (B^{10}) Segmentbronchus. Die häufigste Art der Verzweigung ist eine Bifurkation. B^8 entspringt von der anterolateralen Seite des Basalstamms. Unterhalb seines Ursprungs setzt sich der Bronchusstamm über eine kurze Strecke fort, bis er B^9 abgibt, der sich in einen R. lateralis und R. basalis teilt. B^{10} ist der größte Bronchus der basalen Gruppe. Er verläuft als direkte Fortsetzung des Unterlappenstamms nach unten, hinten und medial, um seine Endäste abzugeben.

3.2.6.2 Arterien

Die Unterlappenarterie ist die Fortsetzung der Pars interlobaris der linken A. pulmonalis. Unterhalb des Abgangs der apikalen Segmentarterie A^6 heißt die Unterlappenarterie Pars basalis. Nach einem Verlauf von durchschnittlich 5,5 cm, anterolateral zum entsprechenden gemeinsamen basalen Bronchusstamm, teilt sie sich in die Äste zur basalen Segmentgruppe.

In über der Hälfte findet sich lediglich eine apikale Segmentarterie, die gegenüber dem Abgang der Lingulaarterien entspringt; seltener sind 2 oder 3 getrennte Abgänge für das apikale Unterlappensegment.

Gewöhnlich zeigt die Pars basalis eine Bifurkation in 2 gemeinsame basale Stämme, wobei der weiter ventral gelegene B^8 und B^9 folgt, während der ebenso starke dorsale Stamm das posterobasale Segment versorgt.

3.2.6.3 Venen

Das Blut des linken Unterlappens fließt über die V. pulmonalis inferior ab, gelegentlich kann auch die untere Lingulavene ihr Blut zur unteren Lungenvene statt zur oberen abführen. Die untere Lungenvene entsteht meist durch den Zusammenfluß von 2 Venenstämmen, der apikalen Segmentvene V^6 und der langen V. basalis communis. Diese wird wiederum gebildet durch den Zusammenfluß von 2 Venen, der V. basalis superior und der V. basalis inferior, die gewöhnlich aus der posterobasalen Segmentvene V^{10} besteht. Die V. basalis superior führt das Blut aus den antero- und laterobasalen Segmenten ab.

Literatur

Naruke T, Suemasu K, Ishikawa S (1976) Surgical treatment for lung cancer with metastasis to mediastinal lymph nodes. J Thorac Cardiovasc Surg 71: 279-285

4 Mediastinum (Abb. 4.1–4.2)

G. Heberer und H. Dienemann

Das Mediastinum ist eine sagittale Scheidewand, die lateral von den beiden Pleurahöhlen, vorne vom Brustbein und den Rippenknorpeln, hinten von der Wirbelsäule und nach unten vom Zwerchfell begrenzt wird. Nach kranial fehlt ein eigentlicher Abschluß, daher gehen Halseingeweide und Mediastinalorgane ohne Grenze ineinander über. Anatomisch wird das Mediastinum unterteilt in ein oberhalb des Herzens gelegenes Mediastinum superius und in ein Mediastinum inferius, welches seinerseits unterteilt wird in das Mediastinum anterius, das vor dem Herzen gelegen ist, das Mediastinum medium, welches dem Herzen einschließlich Herzbeutel entspricht, und das hinter dem Herzen gelegene Mediastinum posterius. Da diese Einteilung für die Ausbreitung von Erkrankungen innerhalb des Mediastinums wie auch für das chirurgische Vorgehen keinerlei Bedeutung besitzt, soll auf eine Zuordnung der Mediastinalorgane entsprechend der anatomischen Definition im folgenden verzichtet werden. Die Eingeweide des Mediastinums werden hier nur insoweit berücksichtigt, als sie für die Eingriffe an Lunge und Mediastinum topographische Bedeutung besitzen.

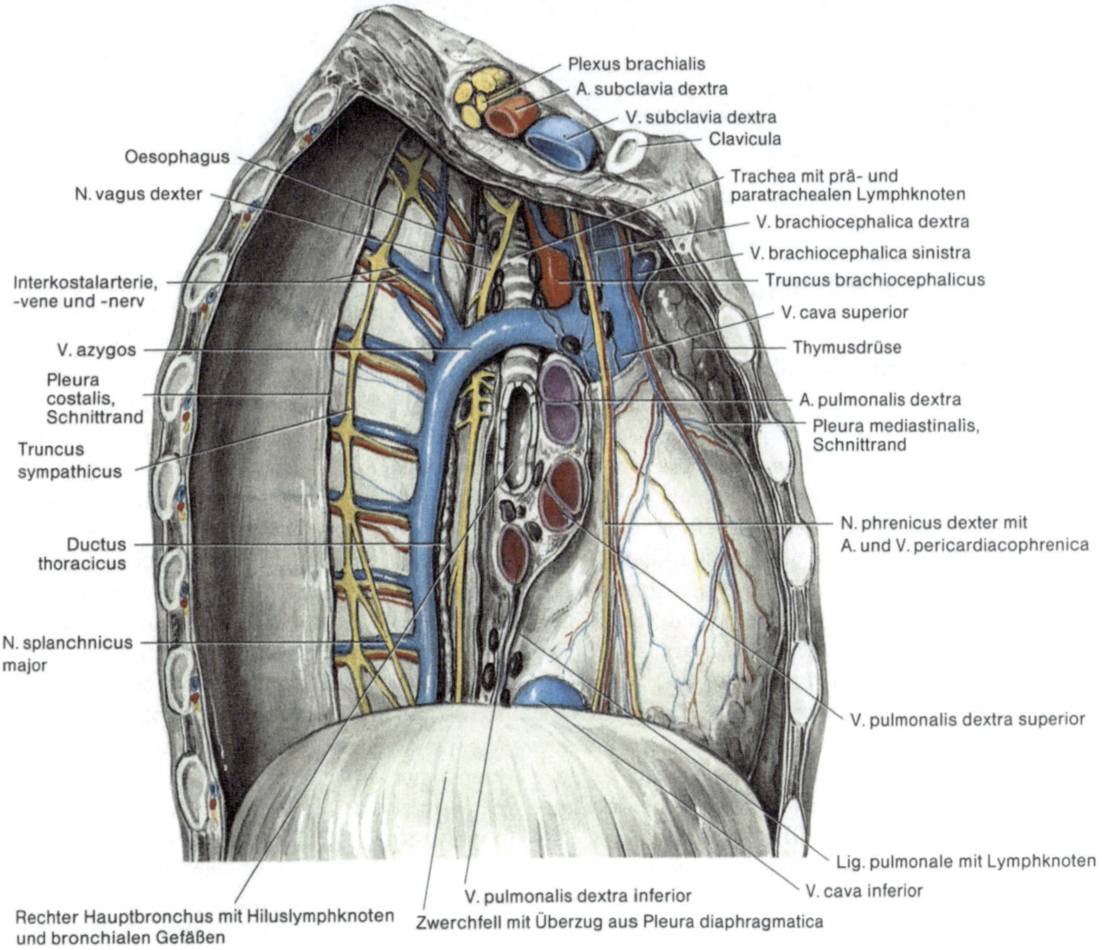

Abb. 4.1. Rechte Thoraxhöhle und Mediastinum von rechts lateral

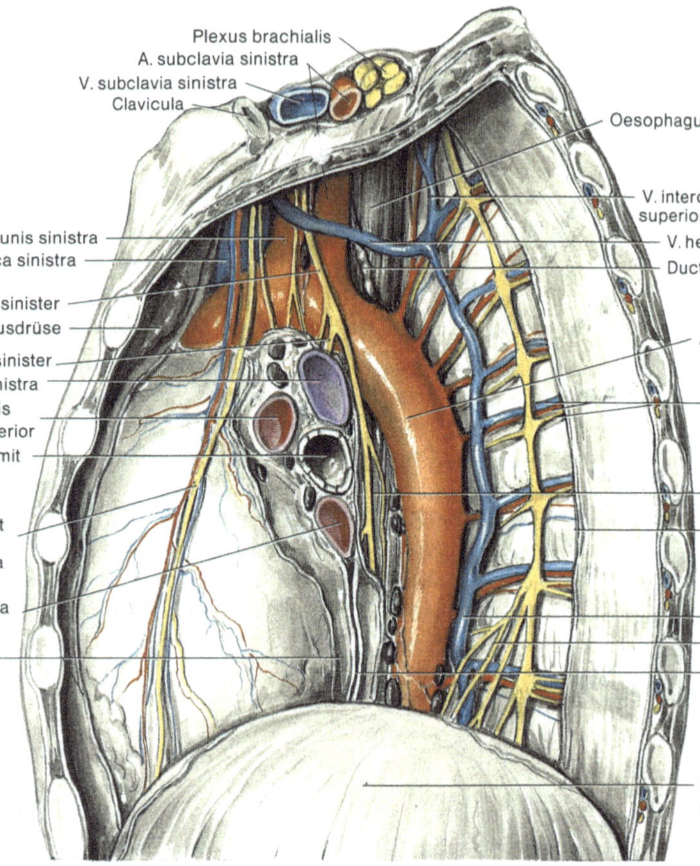

Abb. 4.2. Linke Thoraxhöhle und Mediastinum von links lateral

4.1 Trachea und Hauptbronchien (s. 3.1.2)

4.2 Herz und suprakardiale Gefäße
(Abb. 3.9)

Etwa ⅔ der Herzmasse liegen links von der Medianebene. Die linksseitige Kontur verläuft schräg vom Ansatz der zweiten Rippe bis zum 5. Interkostalraum, etwa fingerbreit medial von der Mamillarlinie entfernt. Sie wird von kranial nach kaudal von Aortenbogen, Truncus pulmonalis, linkem Herzohr und linkem Ventrikel gebildet. Die rechtsseitige Grenzlinie, gebildet von V. cava superior und rechtem Vorhof, zieht parasternal fast senkrecht abwärts. Ab dem Zwerchfell ruht das Herz auf der Facies diaphragmatica, die im wesentlichen vom linken und rechten Ventrikel gebildet wird. Von der Herzbasis, Basis cordis, gehen die großen Gefäßstämme Aorta, Truncus pulmonalis und V. cava superior ab. Die Facies sternocostalis, gegen die vordere Brustwand gerichtet, ist rechts und links von der Lunge überlagert. Sie wird ebenso wie die Facies diaphragmatica hauptsächlich von den Ventrikeln gebildet. Die Rückfläche des Herzens, die Facies posterior, wird vom linken Vorhof repräsentiert und ist gegen das hintere Mediastinum gerichtet. Das Trigonum pericardiacum ist jener Teil der Vorderfläche des Herzens, der nicht von Lunge bzw. Pleura bedeckt wird und dem Sternum und den knorpeligen Abschnitten der 4. bis 7. Rippe direkt anliegt.

Die beiden Vv. brachiocephalicae entstehen in Projektion auf die Sternoklavikulargelenke durch Zusammenfluß der V. jugularis interna und V. subclavia. Die längere V. brachiocephalica sinistra verläuft über den konvexen Rand des Aortenbogens, indem sie die 3 großen Äste des Arcus aortae ventral kreuzt; sie konfluiert rechts der Medianlinie in Höhe des Manubrium sterni mit der kurzen V. brachiocephalica dextra zur V. cava superior. Die V. brachiocephalica nimmt von kranial her die V. thoracica interna und die Vv. thyreoideae inferiores auf. Von kaudal her münden die Vv. thymicae in der Regel in die linke V. brachiocephalica. Die V. cava superior empfängt unmittelbar oberhalb des rechten Hauptbronchus die V. azygos. Die V. hemiazygos accessoria, die kraniale Fortsetzung der V. hemiazygos, mündet dort in die V. brachiocephalica sinistra, wo diese die linke A. subclavia kreuzt. Die senkrecht abwärts verlaufende V. cava superior mündet in Höhe des Sternalansatzes der 3. Rippe in den rechten Vorhof.

Die etwa 6 cm lange Pars ascendens aortae verläuft von ihrem Ursprung aus dem linken Ventrikel nach rechts vorn und oben, erreicht in Höhe des Sternalansatzes der 2. Rippe den rechten Brustbeinrand und geht am Ursprung des Truncus brachiocephalicus in den Arcus aortae über. Die Pars ascendens liegt im Anfangsteil ventral der rechten A. pulmonalis und berührt in ihrem gesamten Verlauf, teils intra-, teils extraperikardial die dorsolaterale Wand der V. cava superior. Der Arcus aortae beginnt distal des Ursprungs des Truncus brachiocephalicus, in Höhe des Ansatzes der 2. rechten Rippe und verläuft nach dorsal und links; an der linken Seite des 4. Brustwirbelkörpers geht er in die Pars descendens über. Die 3 großen, nach kranial abgehenden Arterien - Truncus brachiocephalicus, A. carotis communis sinistra und die A. subclavia sinistra - gehen nahezu hintereinander aus dem Aortenbogen hervor, da dieser fast sagittal gestellt ist. Der am weitesten ventral gelegene Truncus brachiocephalicus kreuzt die Trachea auf seinem Weg nach rechts. Die am weitesten dorsal abgehende A. subclavia sinistra wendet sich nach ihrem Ursprung nach lateral und erreicht zwischen M. scalenus anterior und M. scalenus medius die obere Thoraxapertur. Die A. carotis communis sinistra folgt auf dem kurzen intrathorakalen Abschnitt der linksseitigen Trachealwand. Der Aortenbogen verläuft über die rechte A. pulmonalis, gelangt an die linke Seite der Trachea, reitet auf dem linken Hauptbronchus und erreicht in Höhe des 4. Brustwirbels die linke Seite des Ösophagus.

Der Truncus pulmonalis ist in seinem Verlauf nach dorsal gerichtet. Er projiziert sich auf die vordere Brustwand von der Höhe des 3. Rippenknorpels bis zum Unterrand der 2. Rippe. Außerhalb des Perikards und unterhalb des Aortenbogens teilt sich der Truncus in die A. pulmonalis dextra et sinistra, wobei die größere A. pulmonalis dextra die Richtung des Truncus pulmonalis fortsetzt. Sie zieht hinter der Aorta ascendens und hinter der V. cava superior, lediglich ventral bedeckt vom Perikard, zum rechten Lungenhilus. Die kürzere und kleinere A. pulmonalis sinistra steigt über den linken Bronchus zum linken Lungenhilus an. Von der Konkavität des Aortenbogens und somit extraperikardial zieht das Lig. arteriosum zur linken A. pulmonalis.

4.3 Thymus

Der Thymus hat seine größte Ausdehnung im Kindesalter und wird durch die Involution, die zum Zeitpunkt der Pubertät ihren Höhepunkt erreicht, zum Corpus adiposum retrosternale mit deutlich geringerer Ausdehnung zurückgebildet. Die Drüse befindet sich im oberen Mediastinum. Ventral wird sie begrenzt von der Sternumrückfläche und dem unteren Ende der Mm. sternothyreoidei. Im Kindesalter kann die Drüse lateral die Pleura und die oberen Rippenknorpelanteile erreichen. Die dorsale Begrenzung wird gebildet von der aszendierenden Aorta, der linken V. brachiocephalica, der Trachea und den unteren Schilddrüsenvenen. Im Kindesalter erreicht die Drüse nach kaudal das Perikard.

Entsprechend seiner paarigen Anlage aus der 3., gelegentlich auch der 4. Schlundtasche besteht das Organ aus 2 meist unterschiedlich großen Lappen, die sich gewöhnlich in der Mittellinie aneinanderlegen. Diese sind nicht miteinander verschmolzen und können daher leicht durch stumpfe Dissektion voneinander getrennt werden. Die Drüse ist von einer fibrösen Kapsel umgeben, die sie von der Umgebung abgrenzt.

Der Thymus kann selten auch eine retrovenöse Lage besitzen, d. h. hinter den Vv. brachiocephalicae; selten können Anteile auch im Hals oder an anderen Stellen im Mediastinum angetroffen werden.

Die arterielle Versorgung des Thymus erfolgt direkt aus der A. thoracica interna oder ihren Ästen. Die Venen münden entweder in die V. thoracica interna oder in die linke V. brachiocephalica.

4.4 Ösophagus

Entsprechend seiner Ausdehnung unterscheidet man eine Pars cervicalis, eine Pars thoracica und eine Pars abdominalis.

Der Halsteil, die Pars cervicalis, beginnt in Höhe des Ringknorpels, wo er aus der Pars laryngea pharyngis, beim Erwachsenen etwa in Höhe des 6. bis 7. Halswirbels, hervorgeht. Den Übergang in den thorakalen Abschnitt, die Pars thoracica, markiert der 2. Brustwirbel. Hier weicht der Ösophagus aus der Mittellinie etwas nach links ab und erscheint posterolateral von der Trachea. Die Pars thoracica ist in ihrem gesamten Verlauf von lockerem Bindegewebe umgeben. Sie liegt dorsal etwa bis zur Höhe des 8. Brustwirbels dem linkslateralen und vorderen Umfang der Wirbelkörper dicht auf, um sich dann von diesem zu entfernen und den Hiatus oesophageus, etwa 2-3 cm vor der Wirbelsäule, zu passieren.

Im oberen Anteil wird die Pars thoracica teilweise von der Trachea bedeckt, so daß sie hinter der A. carotis communis sinistra zu finden ist. Unterhalb davon und neben der Trachealbifurkation verläuft der Aortenbogen an der linken Seite des Ösophagus nach dorsal, etwa zum 4. Brustwirbelkörper. In dieser Höhe befindet sich auch die sog. Aortenenge des Ösophagus, die sich in der Sagittalansicht somit auf den Ursprung des linken Hauptbronchus projiziert. Gleichzeitig endet hier die Pars retrotrachealis der Pars thoracica, um während ihrer Passage durch der Thoraxhöhle in die Pars retropericardiaca überzugehen. Kaudal von dieser Enge weicht der Ösophagus nach rechts ab. Nachdem er zunächst rechts von der Aorta thoracica verläuft, wendet er sich kaudalwärts nach ventral und links. In diesem Abschnitt bestehen enge Beziehungen zum Perikard, das den Ösophagus vom linken Vorhof trennt, während unmittelbar oberhalb des Zwerchfells von ventral her der linke Ventrikel angrenzt.

Nach lateral bestehen Beziehungen der Pars thoracica oesophagi zu den Pleurablättern. Links legt sich die Pleura mediastinalis auf die linke Wand des oberen Abschnittes bis zu der Stelle, an welcher der Aortenbogen den Ösophagus nach links hin verdeckt. Im mittleren Teil hat die Pars thoracica keine Beziehung zur Pleura, im unteren Abschnitt kann sie unmittelbar vor Zwerchfelldurchtritt wiederum von der linken Pleura mediastinalis bedeckt werden. Auf der rechten Seite bedeckt die Pleura mediastinalis den Ösophagus auf seiner rechten Seite, in Höhe der Trachealbifurkation ist der Kontakt durch die Überkreuzung der V. azygos auf einer kurzen Strecke aufgehoben. Die Pleura mediastinalis bildet hinter dem Lungenhilus und dem Lig. pulmonale eine dorsale Aussackung, den Recessus costomediastinalis, der sich über die Mittellinie hinaus nach der linken Seite ausdehnen und so den unteren Abschnitt des intrathorakalen Ösophagus auch dorsal berühren kann.

Die arterielle Versorgung erfolgt im Bereich der Pars thoracica aus der A. subclavia direkt oder durch Äste aus dem Truncus thyreocervicalis und aus 4-5 Rr. oesophagei, die links direkt aus der Aorta, rechts in der Regel aus den Interkostalarterien abgehen. Die Venen fließen zu den Vv. azygos et hemiazygos. Im unteren Abschnitt bestehen durch den Hiatus oesophageus Verbindungen zur V. gastrica sinistra, womit die bei Pfortaderhochdruck praktisch bedeutsame Verbindung zwischen V. portae und V. cava superior zu Lasten des Plexus venosus submucosus des unteren Ösophagus hergestellt ist.

Die Lymphe entleert sich teils in die benachbarten Lymphknoten, teils unter Einschaltung von Längsanastomosen über vertikal verlaufende Gefäße in entferntere Lymphknoten. Den regionären Lymphknoten sind zuzurechnen: Nodi lymphatici cervicales profundi, Nodi lymphatici tracheales dextri et sinistri, Nodi tracheobronchiales, Nodi bronchopulmonales dextri et mediastinales posteriores.

Die für die Peristaltik des Ösophagus verantwortlichen Vagus- und Sympathikusfasern lagern sich unterhalb der Trachealbifurkation der Speiseröhre an und bilden den Plexus oesophageus.

4.5 Aorta descendens

Auf Höhe des 4. Brustwirbelkörpers geht der Aortenbogen in die Aorta descendens über. Dieser verläuft zunächst der linken Seite der Brustwirbelkörper anliegend nach kaudal und verlagert sich gegen das Zwerchfell hin in die Mittellinie, die sie in Höhe des Hiatus aorticus, vor dem 12. Brustwirbelkörper, mit ihrer rechten Kontur erreicht. In ihrem gesamten Verlauf hat sie enge Beziehungen zum Ösophagus, der zunächst rechts und schließlich ventral der Aorta gelegen ist. Während sie links in ganzer Ausdehnung von der Pleura mediastinalis ausgekleidet ist, kann sie nach rechts hin gelegentlich nur im kaudalen Abschnitt nach Unterkreuzen des Ösophagus Beziehungen zur rechten Pleura mediastinalis gewinnen. Von ihrem dorsalen Umfang entspringen beiderseits jeweils 10 Aa. intercostales posteriores, die nach kranial und lateral verlaufend ihre entsprechenden Interkostalräume erreichen. In der Ansicht von ventral unterkreuzen sie dabei den Ductus thoracicus, die Vv. azygos et hemiazygos, die Splanchnikusnerven und den Grenzstrang. Da die nach rechts ziehenden Interkostalarterien die Wirbelkörper überkreuzen müssen, sind sie wesentlich länger. Die Rr. bronchiales und Rr. oesophagei wurden bereits erwähnt. Daneben finden sich unregelmäßig Rr. mediastinales zu den Lmyphknoten des hinteren Mediastinums, Rr. pericardici zum Herzbeutel und Aa. phrenicae superiores zu den lumbalen Anteilen des Zwerchfells.

4.6 Nn. vagi

Der rechte N. vagus passiert bei seinem Eintritt in die Thoraxhöhle den zentralen Abschnitt der rechten A. subclavia, in welchem er den N. laryngeus recurrens nach dorsal abgibt. Hier liegt er dorsal der V. brachiocephalica dextra und lateral des Truncus brachiocephalicus. In seinem weiteren Verlauf nach kaudal zieht er nach dorsal und somit an die seitliche Wand der Trachea, um in Höhe der V. azygos den dorsalen Umfang des Ösophagus zu erreichen. Hier formiert sich der Plexus pulmonalis aus den Rr. bronchiales. Die verbleibenden Vagusfasern gehen auf der Rückfläche des Ösophagus in den Plexus oesophageus über. Dieser begleitet den Ösophagus durch den Hiatus oesophageus.

Der linke N. vagus tritt zwischen der A. carotis communis sinistra und der A. subclavia sinistra in die Thoraxhöhle ein. Er befindet sich jetzt dorsal der V. brachiocephalica sinistra und des N. phrenicus sinister. Nach Überkreuzen des Aortenbogens zweigt der N. laryngeus recurrens ab, welcher sich um den kaudalen Punkt des Lig. arteriosum schlingt und hinter den Aortenbogen gelangt. Er berührt den Oberrand des linken Hauptbronchus und erreicht in seinem kranial gerichteten Verlauf den hinteren Umfang der Trachea, an dem er, wie der gleichnamige Nerv der Gegenseite, in einer von Ösophagus und Trachea gebildeten Rinne den Kehlkopf erreicht. Der Stamm des linken N. vagus gibt hinter dem linken Lungenhilus die Rr. bronchiales ab und erreicht nach Überkreuzen der Aorta descendens die Vorderfläche des Ösophagus unter Ausbildung des Plexus oesophageus. Aus diesem Plexus gehen ein vorderer, schwächerer Nervenstrang, der Truncus vagalis anterior, und ein stärkerer hinterer Strang, der Truncus vagalis posterior, hervor, die als deutlich fühlbare Stränge mit dem Ösophagus in die Bauchhöhle eintreten.

4.7 V. azygos und V. hemiazygos

Beidseits der Wirbelsäule gehen aus den Vv. lumbales ascendentes in Höhe des Zwerchfells, wo sie gemeinsam mit den Nn. splanchnici majores durchtreten, die V. azygos und die V. hemiazygos hervor. Rechts steigt die V. azygos unter Aufnahme der Vv. intercostales posteriores und der V. hemiazygos ventrolateral der Wirbelsäule aufwärts bis zum 4. Brustwirbelkörper, wo sie dem rechten Hauptbronchus anliegend von dorsal in die V. cava superior unmittelbar vor deren Eintritt in das Perikard einmündet. An ihrer linken Seite wird die V. azygos vom Ductus thoracicus begleitet. Wie die V. hemiazygos ist sie innerhalb der Fascia endothoracica fixiert. Ventral besitzt sie einen Pleuraüberzug.

Die V. hemiazygos steigt unter segmentaler Aufnahme der Vv. intercostales posteriores links von den Brustwirbelkörpern nach kranial auf und mündet variabel zwischen dem 7. und 10. Brustwirbelkörper in die V. azygos, wobei sie die Aorta descendens und den Ductus thoracicus unterkreuzt. Die oberen Interkostalvenen der linken Seite sammeln ihr Blut in der V. hemiazygos accessoria, die eine kraniale Fortsetzung der V. hemiazygos darstellen kann und in die linke V. brachiocephalica abfließt; daneben können auch direkte Verbindungen mit der V. azygos oder über ventral über den Aortenbogen verlaufende Äste zur V. cava superior bestehen.

Außer den genannten Interkostalvenen nehmen die Vv. azygos et hemiazygos auch Äste aus dem Mediastinum, vom Ösophagus und aus dem Bronchialkreislauf auf.

4.8 Ductus thoracicus

Der Ductus thoracicus entsteht noch innerhalb der Bauchhöhle variabel vor dem 11. Brustwirbel bis 2. Lendenwirbel aus dem Zusammenfluß der beiden Trunci lumbales und des unpaaren Truncus intestinalis. Eine Erweiterung dieses Zusammenflusses wird als Cisterna chyli bezeichnet. Die kraniale Fortsetzung dieses Zusammenflusses, der Ductus thoracicus, gelangt mit der Aorta durch den Hiatus aorticus auf die Vorderfläche der Wirbelkörper und verläuft hier zwischen Aorta descendens und V. azygos nach kranial bis zum 4. Brustwirbel. Von da an unterkreuzt er den Ösophagus steil aufsteigend nach links, wo er an der linken Seite des Ösophagus weiter nach kranial ziehend das Mediastinum verläßt. Dorsal der A. carotis communis sinistra sowie des N. vagus und ventral des Truncus thyreocervicalis wendet er sich nach lateral und mündet, nachdem er einen nach oben konvexen Bogen beschreibt, in den linken Venenwinkel zwischen V. subclavia sinistra und V. jugularis interna sinistra. Während seines intrathorakalen Verlaufs nimmt der Ductus thoracicus die Lymphe aus den benachbarten Lymphknoten auf.

4.9 Truncus symphaticus

Die Pars thoracica des Truncus sympathicus liegt von allen Gebilden des Mediastinums am weitesten lateral, fixiert durch die Fascia endothoracica und nach ventral hin bedeckt von der Pleura costalis. Der Truncus sympathicus ist den Rippenköpfchen eng benachbart und überkreuzt die Interkostalgefäße. Er bildet segmental Ganglien aus, die durch Rr. interganglionares verbunden sind. Zu den Interkostalnerven bestehen Verbindungen durch jeweils 2-3 Rr. communicantes. Nach medial zweigen aus dem Grenzstrang Ganglien der Nn. splanchnicus major (thorakales Segment 6-9) et splanchnicus minor (thorakales Segment 10-12) ab. Diese enden nach Zwerchfelldurchtritt im Plexus solaris.

Unter den Grenzstrangganglien ist das erste Brustganglion das größte. Unter Verschmelzung mit dem kaudalen Halsganglion bildet es das Ganglion cervicothoracicum oder stellatum. Von hier bestehen Verbindungen zum Plexus brachialis. Die Thorakalsegmente 3-5 entlassen Äste zum Plexus cardiacus und zum Plexus pulmonalis sowie zum Ösophagus.

4.10 N. phrenicus

Der N. phrenicus nähert sich beidseits am Thoraxeingang dem medialen Rand seines Leitmuskels, dem M. scalenus anterior, und betritt schließlich zwischen A. subclavia und V. brachiocephalica das Mediastinum lateral vom N. vagus. Der rechte N. phrenicus unterkreuzt in Höhe der Pleurakuppel die A. thoracica interna, um auf die laterale Fläche der V. brachiocephalica dextra und der V. cava superior zu gelangen. Nach Einmündung der V. cava superior in den rechten Vorhof liegt er zwischen Perikard und Pleura mediastinalis und erreicht das Zwerchfell am Foramen venae cavae. Der linke N. phrenicus hat im Bereich der oberen Thoraxapertur die gleichen Lagebeziehungen wie der kontralaterale Nerv. Nach Unterkreuzen der A. thoracica interna ist er nach medial gerichtet und verläuft vor dem linken Lungenhilus zwischen Perikard und Pleura mediastinalis im Bogen um die Herzspitze zum Zwerchfell. Er liegt hier weiter ventral als der N. phrenicus dexter und ist auch etwas länger.

Teil B

Präoperative Diagnostik, Beurteilung und Vorbehandlung

5 Klinische und Labordiagnostik

G. Siemon und F. von Bültzingslöwen

Klinische Diagnostik

Die klinische Diagnostik unterteilt sich in die Erhebung der Anamnese und den körperlichen Untersuchungsbefund. Diese Befunde werden mit Laborbefunden und den Ergebnissen weiterführender Untersuchungen (s. dort) korreliert. Besondere Berücksichtigung findet die zytologische und bakteriologische Sputumdiagnostik.

Erkrankungen der Trachea und der Hauptbronchien

Erkrankungen der Trachea und der Hauptbronchien (s. Kap. 18) führen bei Störungen der tracheobronchialen Reinigung (mukoziliare Clearance) zu dem Bild einer chronischen, weitgehend therapieresistenten Bronchitis. Zentrale Veränderungen können dabei einer Röntgendiagnostik längere Zeit entgehen. Bei fortschreitenden, insbesondere stenosierenden Veränderungen des Bronchialbaums, findet sich klinisch ein Stenosegeräusch, besonders als inspiratorischer Stridor auskultierbar, dementsprechend funktionsanalytisch (s. Kap. 9) eine inspiratorisch betonte Obstruktion. Aus dem klinischen Befund und der Art der Ventilationsstörung kann jedoch nicht auf die Art der Erkrankung geschlossen werden. Differentialdiagnostisch ist neben benignen und malignen Tumoren, stenosierenden Prozessen durch Narben, Tracheomalazien infolge vorausgegangener Langzeitbeatmung auch an Fremdkörper in den Atemwegen zu denken. Die Klärung der Ursache und damit die Diagnosestellung erfolgt mittels Bronchoskopie (s. Kap. 7).

Erkrankungen der Lunge

Angeborene Erkrankungen der Lunge (s. Kap. 19) weisen meistens eine längere Anamnese auf. Unter chirurgischen Gesichtspunkten sind Lungensequestrationen, das lobäre Lungenemphysem und Bronchiektasen von Bedeutung. Lungensequestrationen und Bronchiektasen verlaufen lange Zeit unter dem Bild einer therapieresistenten Bronchitis. Der klinisch auffällige einseitige Befund, röntgenologisch bestätigt, läßt sich durch Bronchographie, Computertomographie (CT) und Aortographie klären, unterscheiden und auch die Indikation zur Operation (bei Bronchiektasen in der Regel nur einseitiger Befall) stellen.

Das lobäre Lungenemphysem führt nur bei ausgeprägten Bullae mit Komprimierung übriger Lungenabschnitte zur Operation. Das klinische Bild entspricht einem Lungenemphysem; durch weitere diagnostische Schritte (Lungenfunktion, Radiologie, CT, u. U. Rechtsherzkatheter) werden Umfang, Funktionseinbuße und Rückwirkung auf das Herz quantifiziert und daraus die Operationsindikation abgeleitet.

Entzündliche Erkrankungen (Lungenabszeß und Lungengangrän) lassen sich bereits durch fauligen Fötor und fötiden Auswurf diagnostizieren. Primär handelt es sich um internistisch zu behandelnde Erkrankungen.

Spezifische Infektionen (Lungentuberkulose) bieten heute nur noch selten eine Indikation zur chirurgischen Therapie, bei Rundherden unklarer Herkunft finden sich gelegentlich Tuberkulome.

Mykotische Infektionen führen bei umschriebenen Veränderungen (Myzetome - Aspergillome - in präformierten Höhlen nach Abszessen oder kavernöser Lungentuberkulose) zu operativen Eingriffen. Generalisierte Lungenmykosen im Rahmen immunsupprimierender Erkrankungen oder Therapien erfordern keine chirurgischen Eingriffe. Offene Thoraxverletzungen und stumpfe Thoraxtraumen ergeben in Zusammenhang mit Anamnese und klinischem Bild die Diagnose.

Die klinische Diagnostik der Lungentumoren orientiert sich in Art und Umfang nach den zu erwartenden therapeutischen Konsequenzen.

Basisdiagnostik bei Verdacht auf tumoröse Lungenveränderungen

1. Anamnese:
- Hinweise auf Blutungsneigung, Thromboseneigung
- familiäre Karzinombelastung

- berufliche Risikofaktoren (z. B. Asbest, Eternit)
- persönliche Risikofaktoren (Rauchen, Malignome in der Vorgeschichte)

2. Symptome:
- Husten
- Auswurf
- Hämoptysen
- Atemnot
- Schmerzen
- Heiserkeit
- Fieber
- ungewollter Gewichtsverlust (> 10% des Normalgewichts)
- (Dauer der Beschwerden)

3. Klinischer Status:
- Somatische Untersuchung unter besonderer Berücksichtigung der Thoraxorgane (Pleuraerguß, Atelektase, Pneumonie, Herzinsuffizienz etc.)
- Karnofsky-Index
- Lymphknotenstatus (besonders zervikal, supraklavikulär und axillär)
- Hinweise auf paraneoplastische Syndrome (z. B. Cushing-Syndrom, Dermatosen, Myositis, Muskelatrophie, Ödeme, Hyperkalzämie)

Labordiagnostik

Bei bronchopulmonalen Erkrankungen oder Veränderungen der Thoraxwand gibt es unter Berücksichtigung thoraxchirurgischer Gesichtspunkte keine spezifischen Laborbefunde. Als Basisuntersuchungen sind zu empfehlen (s. auch Kertzendorff 1986):

- BSG
- Blutbild einschließlich Thrombozytenzählung
- Kreatinin
- SGOT oder SGPT, γ-GT
- LDH
- alkalische Phosphatase
- Gesamteiweiß (und Elektrophorese)
- Quick-Wert und partielle Thromboplastinzeit
- Blutgruppe
- Stuhluntersuchung auf okkultes Blut
- EKG
- Röntgenuntersuchung des Thorax in 2 Ebenen

Das *Blutbild* wird im Rahmen der präoperativen Routinediagnostik benötigt, aber auch zur Kontrolle hämatologischer Auswirkungen einer zytostatischen Therapie wie zur Überwachung von Blutverlusten.

Die *LDH* dient zur Therapie- und Verlaufskontrolle, das EKG ist erforderlich zur Erfassung latenter kardialer Funktionsstörungen, v. a. vor operativen Eingriffen (ggf. unter Belastung) als Ausgangs- und Vergleichsbefund, und wenn eine Chemotherapie mit kardiotoxischen Substanzen vorausgegangen ist (z. B. Adriamycin, Daunomycin).

Weiterführende Untersuchungen

- Bestimmung immunologischer und biochemischer Tumormarker
- abdominelle Sonographie
- spezielle Röntgenuntersuchungen (s. dort)
- Szintigraphie, insbesondere Knochenszintigraphie
- CT

Als sog. *immunologische und biochemische Marker* läßt sich bei Patienten mit malignen Lungentumoren eine Reihe von tumorassoziierten Antigenen und Proteinen nachweisen, wie CEA (karzinoembryonales Antigen), daneben Hormone wie ACTH, Kalzitonin und Choriongonadotropin, auch metallbindende Proteine wie Ferritin und Zäruloplasmin (Gropp u. Luster 1982). Diese Untersuchungen dienen jedoch nicht zur Diagnosestellung, allenfalls zur Differentialdiagnostik.

Für die Stadieneinteilung und die Beurteilung des Therapieeffekts können sie einen zusätzlichen Parameter darstellen. Von Bedeutung sind einige dieser Tumormarker für die Beurteilung des Tumorausbreitungsstadiums und als Verlaufskontrollen (Titeranstieg = erneutes Tumorwachstum). Weitere organspezifische Marker sind in Entwicklung.

Die *abdominelle Sonographie* ist heute eine unverzichtbare, nichtinvasive, kostengünstige und schnell einzusetzende Untersuchungsmethode zum Nachweis abdomineller Metastasierungen wie retroperitonealer raumfordernder Prozesse.

Die *Knochenszintigraphie* hat einen hohen Stellenwert mit weitgehender Ausschlußmöglichkeit einer Skelettmetastasierung bei Bronchialtumoren.

Das CT ist der konventionellen Röntgendiagnostik auch bei speziellen Techniken in der Beurteilung des Mediastinums überlegen. Ein weiterer Indikationsbereich ist die Aufdeckung von Metastasen, die der klinischen Untersuchung und konventionellen Röntgendiagnostik wie der Sonographie entgehen.

Sputumdiagnostik

1. Zytologie: Sputumuntersuchungen im Rahmen von Suchtests („screening“) haben bei der zytologischen Diagnostik nur begrenzte Bedeutung. Erfahrene Zytologen können in Sammelsputumproben Bronchialkarzinome mit Artdiagnose mit hoher Treffsicherheit diagnostizieren. Nur in einer geringen Zahl von Fällen können jedoch auf diese Weise „Frühkarzinome“ entdeckt werden, so daß sich keine vertretbare Kosten-Nutzen-Relation für eine breit gefächerte Sputumdiagnostik, ausgenommen Risikogruppen, ergibt. Eine Neubewertung ist zu erwarten, wenn computergestützte Auswertungen kostengünstig und daher in breiter Anwendung möglich werden. Positive Befunde führen, außer bei Inoperabilität, zu einer intensiven Folgediagnostik mit Bronchoskopie einschließlich seitengetrennter oder lappengetrennter Lavage und CT. Wenn sich damit keine Diagnose stellen läßt (Tumorart und -ort), müssen engmaschige Kontrolluntersuchungen erfolgen. Auch ist daran zu denken, daß die tumorverdächtigen Zellen entweder aus den oberen Luftwegen oder dem oberen Magen-Darm-Trakt stammen können.

2. Bakteriologie: Bei allen Rundherden unklarer Herkunft ist trotz Rückgang der Tuberkuloseinzidenz an eine spezifische Genese zu denken. Es sollte daher vor operativen Eingriffen eine floride Tuberkulose (Sputum, Bronchialspülung mit gezielter Absaugung) ausgeschlossen werden.

Für die Untersuchung auf unspezifische Erreger hat die Sputumuntersuchung nur begrenzte Bedeutung wegen Kontamination mit der Mundflora, oft erfolgter Überwucherung bei unsachgemäßem Transport oder zu großer Zeitdauer zwischen Sputumgewinnung und -verarbeitung. Wenn derartige Fehler ausgeschlossen werden können, ist für den erfahrenen Bakteriologen in Zusammenarbeit mit dem Kliniker eine Aussage über die Relevanz nachgewiesener Erreger für das betreffende Krankheitsbild möglich. Mit den heute zur Verfügung stehenden risikoarmen Methoden (Bronchoskopie mit Lavage, transtracheale Aspiration, transbronchiale Lungenbiopsie) sollte gerade bei Risikopatienten unbedingt relevantes Untersuchungsmaterial gewonnen werden, um zeitraubende und gefährliche therapeutische Irrwege zu vermeiden.

Zusammenfassung

In der Thoraxchirurgie läßt sich die Mehrzahl der Erkrankungen bereits durch eine sorgfältige Anamnese und Inspektion des Kranken erkennen und bezüglich des wahrscheinlichen therapeutischen Vorgehens einordnen. Bei schwierigen Entscheidungen - etwa über Fragen der Operationsindikation bei erhöhtem Risiko seitens des Kranken oder des vorgesehenen Eingriffs - ist das interdisziplinäre Konsilium von Chirurg, Internist (Kardiologen, Pneumologen), Anästhesist, ggf. Onkologen, von entscheidender Bedeutung.

Präoperativ spielen Laboruntersuchungen - ausgenommen bei gravierenden Organschäden oder manifesten Entgleisungen wie höhergradigen Anämien, Niereninsuffizienz, Gerinnungsstörungen, Stoffwechselstörungen oder Störungen im Elektrolyt- und Wasserhaushalt - wie Verschiebungen im Säure-Basen-Gleichgewicht - eine untergeordnete Rolle.

Literatur

Gropp C, Luster W (1982) Tumormarker beim Bronchialkarzinom: Parameter für Frühdiagnostik, Stadieneinteilung und Therapiekontrolle. Laboratoriumsblätter 32: 49-58

Kertzendorff D (1986) Bösartige Geschwulsterkrankungen einschließlich maligner Systemerkrankungen. In: Verband deutscher Rentenversicherungsträger (Hrsg) Leitfaden für die sozialmedizinische Begutachtung in der gesetzlichen Rentenversicherung. Fischer, Stuttgart New York

6 Bildgebende Verfahren in der Diagnostik des Mediastinums und der Lungen

D. Hahn und B. Mayr

6.1 Erkrankungen des Mediastinums

Das diagnostische Vorgehen bei Erkrankungen des Mediastinums und der Lungen hat in den letzten Jahren durch die Einführung neuer Untersuchungsmethoden einen deutlichen Wandel erfahren. Trotzdem stehen die konventionellen Röntgenuntersuchungen bei der Primärdiagnostik von Erkrankungen des Mediastinums und der Lungen weiterhin an erster Stelle, da Raumforderungen des Mediastinums und der Lungen häufig Zufallsbefunde bei Routineuntersuchungen sind.

6.1.1 Nichtinvasive Untersuchungsmethoden

6.1.1.1 Thoraxübersichtsaufnahmen in 2 Ebenen

Voraussetzung für eine ausreichende Beurteilung von Lungenstruktur und mediastinalen Randkonturen sind Hartstrahlaufnahmen mit ca. 125 kV. Eine bessere Beurteilungsmöglichkeit mediastinaler Strukturen bieten Aufnahmen mit höherer kV-Zahl oder überexponierte Aufnahmen. Schrägaufnahmen des Thorax können zusätzlich Informationen über Lage, Größe und Beziehung mediastinaler Raumforderungen zu anderen Organen liefern. Da in aller Regel jedoch bei allen raumfordernden Prozessen eine weiterführende Diagnostik mit modernen bildgebenden Verfahren, wie Computertomographie (CT) oder Kernspintomographie, notwendig ist, sind solche Schrägaufnahmen heute in fast allen Fällen entbehrlich.

6.1.1.2 Bildverstärkerdurchleuchtung

Die Bildverstärkerdurchleuchtung bietet eine weitere Möglichkeit der Diagnosesicherung intrapulmonaler und mediastinaler Prozesse. Die Bildverstärkerdurchleuchtung kann zur Lokalisation intrapulmonaler Prozesse, Beurteilung der Hilusstrukturen sowie der Zwerchfellbeweglichkeit eingesetzt werden.

Auch bei mediastinalen Raumforderungen kann die Bildverstärkerdurchleuchtung bereits eine Hilfe zur Diagnosesicherung verschiedener Prozesse leisten. Durch Änderung des intrathorakalen Drucks und der Körperposition lassen sich z. B. verschiedene Raumforderungen differenzieren:

a) Raumforderungen, die bei Änderung der Körperposition oder des intrathorakalen Drucks Konturunterschiede aufweisen, können keine soliden Mediastinaltumoren sein. Es kann sich z. B. um vaskuläre Prozesse, perikardiale Zysten, Lipome oder pleurale Tumoren handeln.
b) Raumforderungen, die eindeutig atemverschieblich sind, liegen in der Regel außerhalb des Mediastinums.

6.1.1.3 Ösophagusbreischluck

Vor allem bei Erkrankungen des hinteren Mediastinums stellt die Doppelkontrastuntersuchung des Ösophagus eine wichtige Untersuchung dar. Es sollte immer der ganze Verlauf des Ösophagus in mehreren Ebenen abgebildet werden.

6.1.1.4 Tomographie

Schichtaufnahmen der Lunge und des Mediastinums sind in aller Regel in a. p. und seitlicher Projektion durchzuführen. Die gleichzeitige Darstellung der Hilusregion mit dem angrenzenden Lungengewebe erfordert die Benutzung eines Ausgleichfilters. Lineare Schichten mit Schichtabständen von 1 cm sind zur Erfassung größerer pulmonaler Prozesse, sowie mediastinaler Raumforderungen ausreichend. Zur besseren Beurteilbarkeit kleiner Lungenrundherde und hilärer Veränderungen (z. B. Lymphknoten, Gefäße und endobronchiale Tumoren) sind jedoch Schichtaufnahmen mit z. T. kleineren Schichtabständen notwendig.

6.1.1.5 Computertomographie

Die transversale CT stellt heute die Methode der Wahl zur Abklärung mediastinaler Erkrankungen und umschriebener Lungenveränderungen sowie zum Staging von Lungentumoren dar. Durch die überlagerungsfreie Darstellung läßt sich in der Regel die Ausdehnung eines pathologischen Befundes eindeutig festlegen. Die zusätzliche Möglichkeit der Dichtemessung erlaubt bei einigen Raumforderungen eine artdiagnostische Zuordnung. Durch i. v.-Kontrastmittelgabe in Bolustechnik ist auch die Abklärung von Gefäßanomalien und pathologischen Gefäßprozessen möglich. Die CT hat viele nichtinvasive und invasive Untersuchungsmethoden in der Diagnostik von Erkrankungen des Mediastinums und der Lungen abgelöst.

Sie stellt v. a. bei Tumorpatienten mit mediastinaler Metastasierung, bei lymphatischen Systemerkrankungen und beim Bronchialkarzinom die ideale Methode zum Staging und zur Verlaufskontrolle dar.

Die wichtigsten Indikationen zur CT-Untersuchung des Mediastinums und der Lungen lassen sich in Anlehnung an Heitzman (1977) in folgenden Punkten zusammenfassen:

a) Unklare Konfiguration des Mediastinums in den Standardaufnahmen des Thorax
b) Festlegung der Lokalisation und Ausbreitung mediastinaler Tumoren im Rahmen des Stagings nach dem TNM-System
c) Abklärung unklarer Hilusveränderungen in den Standardaufnahmen
d) Abklärung von Raumforderungen, die teilweise vom Mediastinum überdeckt werden
e) Dichtemessung mediastinaler Raumforderungen zur Artdiagnose
f) Diagnosesicherung von Mediastinalverbreiterungen, die durch Fetteinlagerungen oder prominente Gefäße bedingt sind
g) Größenbestimmung der Pulmonalarterien bei pulmonaler Hypertonie
h) Abklärung der Retrokruralregion, besonders zur Frage der Tumorausbreitung im Bereich des thorakolumbalen Übergangs
i) Staging peripherer und zentraler Bronchialkarzinome
j) Suche und Dichtebestimmung pulmonaler Rundherde
k) Staging von Pleuratumoren
l) Lokalisation von Bronchiektasen präoperativ
m) CT-gezielte Punktion von Lungenrundherden
n) Lokalisation von Lungenabszessen
o) Exakte Erfassung der Ausdehnung von Lungenemphysemen

6.1.1.6 Kernspintomographie

Mit der Einführung der Kernspintomographie in die klinische radiologische Diagnostik steht eine weitere nichtinvasive Untersuchungsmethode des Mediastinums und der Lungen zur Verfügung.

Die diagnostischen Möglichkeiten der Kernspintomographie im Bereich der Lungen sind derzeit vorwiegend auf tumoröse Raumforderungen im Bereich der Thoraxwand und der Pleura, sowie auf hiläre oder parahiläre Tumoren beschränkt.

Die Aussagekraft der Kernspintomographie bei Erkrankungen des Mediastinums ist nicht nur abhängig von der Art der Erkrankung, sondern auch in hohem Maße von den jeweils befallenen Organstrukturen. Die komplexe Zusammensetzung mediastinaler Strukturen erfordert eine differenzierte Betrachtung der diagnostischen Möglichkeiten der Kernspintomographie. Während zystische und lipomatöse Raumforderungen sowie Gefäßveränderungen mit Hilfe unterschiedlicher Pulsfrequenzen sicher erfaßt werden können, ist die Abgrenzbarkeit solider Raumforderungen häufig abhängig von der Menge des umgebenden mediastinalen Fettgewebes. Die klinische Anwendung der Kernspintomographie im Bereich des Mediastinums wird eingeschränkt durch Herz- und Atembewegungen, die zu Unschärfe, Signalverlust und Artefakten führen, die die anatomische Detailerkennbarkeit verschlechtern.

Untersuchungen des Mediastinums und der Lungen sollten generell mit EKG-Triggerung durchgeführt werden. Die deutlich bessere Bildqualität rechtfertigt den nur unwesentlich höheren Zeitaufwand. Im Gegensatz dazu erfordern alle bisher eingeführten Methoden zur Atemtriggerung eine deutlich längere Untersuchungszeit.

Ein wesentlicher Vorteil der Kernspintomographie im Vergleich zur CT liegt in der Möglichkeit der freien Schichtwahl in jeder Ebene des menschlichen Körpers. Somit können anatomische Strukturen, die für den Operateur wichtig sind, in voller Ausdehnung in einer Schichtebene dargestellt werden.

Der Einsatz paramagnetischer Kontrastmittel in der Kernspintomographie erlaubt ähnlich wie in der CT eine bessere Differenzierung der Binnenstruktur mediastinaler Raumforderungen. Durch die Verkürzung der Relaxationszeiten kann nach i. v.-Applikation von Gadolinium-DTPA (Schering) auf die Durchführung der zeitaufwendigen T2-Sequenzen verzichtet werden.

6.1.1.7 Nuklearmedizinische Diagnostik des Mediastinums und der Lungen

Die nuklearmedizinische Diagnostik des Mediastinums beschränkt sich vorwiegend auf den Nachweis intrathorakaler Strumen mit Jod-131. Der Nachweis von Nebenschilddrüsenadenomen mit 75-Selen-Methionin ist obsolet, da CT und Ultraschall eine wesentlich höhere Treffsicherheit aufweisen.

Die Tumorszintigraphie mit Gallium-67, die in Europa wegen der hohen Strahlenexposition nicht sehr verbreitet ist, scheint dagegen ähnliche Ergebnisse wie die CT erreichen zu können.

Die nuklearmedizinische Diagnostik der Lungen beschränkt sich vorwiegend auf die Lungenperfusionsszintigraphie zum Nachweis von Lungenembolien und auf die Inhalationsszintigraphie, die sowohl bei Lungenembolien als auch bei obstruktiven und restriktiven Lungenerkrankungen in Einzelfällen eingesetzt wird.

6.1.2 Spezielle radiologische Diagnostik bei Erkrankungen des Mediastinums

Obwohl Mediastinaltumoren oft eine erhebliche Größe aufweisen, hat die Hälfte der Patienten zum Zeitpunkt der Diagnosestellung keine Symptome, d. h. in ca. 50% der Fälle ist der Tumor ein Zufallsbefund. Bei der anderen Hälfte wird die klinische Symptomatik in der Regel nicht durch die Art des Primärtumors, sondern durch die Lage des Tumors und die dadurch bedingte Verlagerung und Kompression von Nachbarorganen verursacht. Die Form mediastinaler Raumforderungen ist zum einen abhängig von ihrem feingeweblichen Aufbau, zum anderen aber auch von der Lage und den umgebenden Organen. Ein solitärer zystischer Prozeß im Hilusbereich kann z. B. durch die Gefäße und Bronchien so komprimiert werden, daß sein Erscheinungsbild multiplen Zysten ähnelt. Ein solider Tumor in derselben Region ist dagegen in der Lage, die Gefäße und Bronchien zu stenosieren. Liegen diese beiden unterschiedlichen Tumoren jedoch im lockeren Bindegewebe des vorderen Mediastinums, so haben beide die gleiche raumfordernde Wirkung.

Bei 25-50% der Mediastinaltumoren handelt es sich um maligne Tumoren (Derra 1961). Die größte Studie operativ gesicherter primärer Mediastinaltumoren stammt aus der Mayo Clinic. Sie umfaßt 1064 Patienten über einen Zeitraum von 40 Jahren (Wychulis et al. 1971). In der Tumorverteilung zeigt sich keine Geschlechtsdifferenz. Die meisten Patienten waren Erwachsene, nur 8% der 1064 Patienten waren jünger als 15 Jahre.

Im Gegensatz zu den primären Mediastinaltumoren, die in der Regel alle mit Hilfe der CT einfach nachweisbar sind, bieten die sekundären Mediastinaltumoren (Lymphknotenmetastasen und Lymphknotenvergrößerungen bei lymphatischen Systemerkrankungen) erhebliche diagnostische Probleme. Größere Lymphknotenmetastasen sind sowohl durch konventionelle Röntgenuntersuchungen als auch durch CT und Kernspintomographie erfaßbar.

Schwierig ist hingegen die Wertung geringgradig vergrößerter Lymphknoten. Weder CT noch Kernspintomographie sind, ebenso wie andere radiologische Untersuchungsmethoden, in der Lage, sicher zwischen entzündlich vergrößerten und metastatisch befallenen Lympknoten zu differenzieren. Auch Kalkeinlagerungen in den Lymphknoten schließen z. B. einen Befall im Rahmen einer lymphatischen Systemerkrankung nicht aus.

6.1.2.1 Intrathorakale Struma

Die häufigste Raumforderung im Bereich der oberen Thoraxapertur ist die intrathorakale Struma. Sie stellt 5-11% aller operierten mediastinalen Raumforderungen (Binder et al. 1980). Nach einer Sammelstatistik von Wassner et al. (1970) waren von 15231 Mediastinaltumoren 13,7% der Schilddrüse zuzuordnen. Eine Struma wird nach Sweet (1949) dann als intrathorakal bezeichnet, wenn ihr größter Durchmesser unterhalb der oberen Thoraxapertur liegt. In der Regel besteht eine direkte Verbindung zwischen Schilddrüse und intrathorakalem Anteil. Die intrathorakale Struma kann sowohl ventral der Vv. brachiocephalicae und der Aa. subclaviae als auch dorsal davon liegen. 75-80% der intrathorakalen Strumen gehen vom unteren Schilddrüsenpol oder dem Isthmus aus und liegen prätracheal im vorderen Mediastinum (Dontas 1958; Rietz u. Werner 1960). Die restlichen 20-25% liegen para- oder retrotracheal und in fast allen Fällen rechtsseitig (Négre u. Balmes 1950). In 3-5% der Fälle ist mit einer malignen Entartung zu rechnen (Herbig et al. 1952).

Im Thoraxbild imponiert die intrathorakale Struma als weichteildichte Raumforderung, die bei prätrachealer Lage zu einer Auslöschung des oberen Endes der ventralen Pleurakontaktlinie durch das Auseinanderdrängen der Pleurablätter der beiden Lungen führt. Die Trachea wird nach dorsal und häufig lateral verlagert. Retrotracheale Strumen verlagern den Ösophagus nach lateral, die Trachea nach ventral. Verkalkungen in regressiv veränderten Knoten treten relativ häufig auf. Der sichere Nachweis einer intrathorakalen Struma gelingt szintigraphisch durch die 131J-Speicherung. Eine weitere Möglichkeit der exakten Lokalisation bietet die CT und Kernspintomographie. Nach i. v.-Kontrastmittelgabe zeigt das normale Schilddrüsengewebe eine hohe Kontrastanhebung. Für die Operationsplanung ist die Lage der intrathorakalen Struma von entscheidender Bedeutung, da bei einem

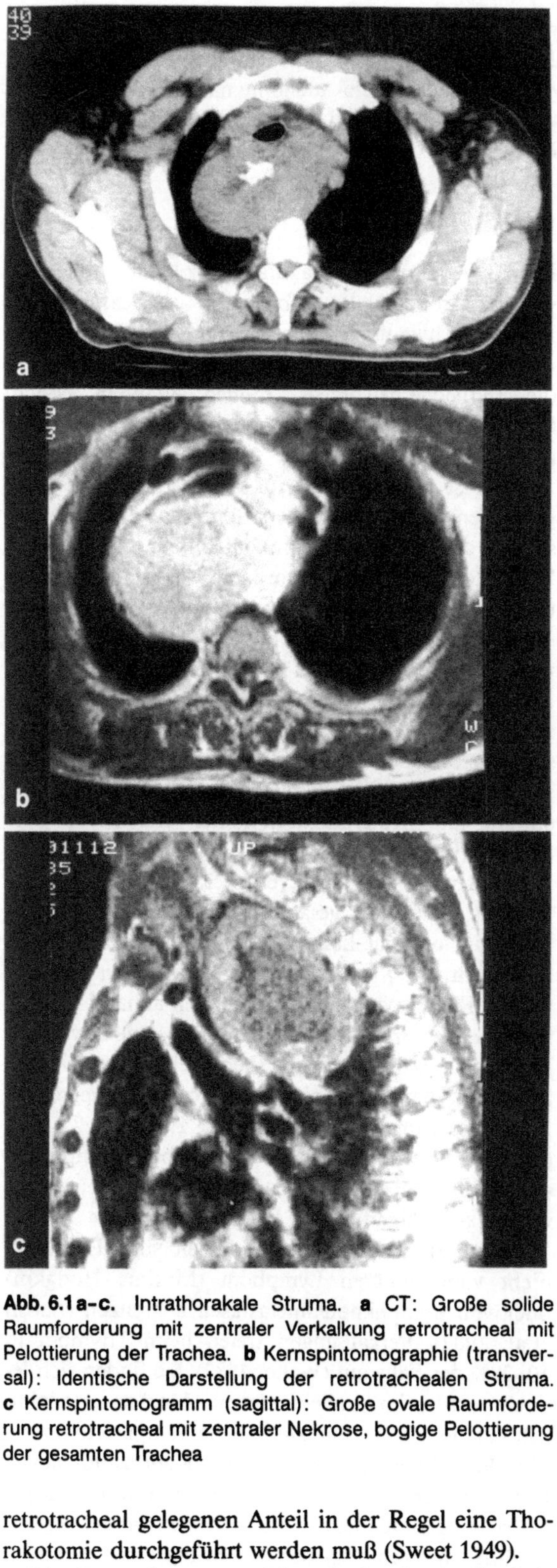

Abb. 6.1 a–c. Intrathorakale Struma. **a** CT: Große solide Raumforderung mit zentraler Verkalkung retrotracheal mit Pelottierung der Trachea. **b** Kernspintomographie (transversal): Identische Darstellung der retrotrachealen Struma. **c** Kernspintomogramm (sagittal): Große ovale Raumforderung retrotracheal mit zentraler Nekrose, bogige Pelottierung der gesamten Trachea

retrotracheal gelegenen Anteil in der Regel eine Thorakotomie durchgeführt werden muß (Sweet 1949).

Die Kernspintomographie erlaubt durch die freie Wahl der Schichtebene im Vergleich zur CT eine für den Operateur übersichtlichere Darstellung der exakten Ausdehnung einer Struma im Bereich des Mediastinums. Strumaknoten und -zysten können kernspintomographisch bei Anwendung von T1- und T2-gewichteten Pulssequenzen exakt differenziert werden (Abb. 6.1).

6.1.2.2 Parathyreoidea

Für die Lokalisationsdiagnostik von Erkrankungen der Epithelkörperchen ist v. a. der primäre Hyperparathyreoidismus von Interesse, da beim sekundären und tertiären in aller Regel alle Epithelkörperchen vergrößert sind. Die Diagnose dieser endokrinologischen Erkrankung wird klinisch und laborchemisch gestellt.

Die konventionelle Röntgendiagnostik beim Hyperparathyreoidismus bezieht sich auf Umbauvorgänge im Bereich der Kortikalis der Knochen. Der Hyperparathyreoidismus stellt ein sehr spezifisches endokrinologisches Krankheitsbild dar, so daß Sonographie, CT und Kernspintomographie nicht der Primärdiagnostik, sondern lediglich der Lokalisationsdiagnostik vergrößerter Epithelkörperchen dienen.

Die nuklearmedizinische Diagnostik von Epithelkörperchenadenomen bietet keinerlei Vorteile gegenüber Sonographie, CT und Kernspintomographie. Die Anwendung von ^{75}Se-Methionin wurde wegen unbefriedigender Treffsicherheit (60–70%) weitgehend verlassen. Die Subtraktionsszintigraphie mit Thallium-201 und 99m-Technetium-Pertechnetat bietet zwar eine höhere Treffsicherheit bei schilddrüsennahen Epithelkörperchenadenomen. Bei dystopen Epithelkörperchenadenomen sowie bei Struma nodosa ist die Aussagekraft erheblich eingeschränkt.

Beim primären Hyperparathyreoidismus lassen sich in 5–15% der Fälle Epithelkörperchenadenome intrathorakal nachweisen (Mayor 1967; Sommer et al. 1982), mit einer malignen Entartung ist in ca. 4% der Fälle zu rechnen (Pfeffer 1962).

Bei den Epithelkörperchenadenomen handelt es sich meist um relativ kleine Tumoren, die nur schwer mit konventionellen radiologischen Untersuchungsmethoden erfaßbar sind. Bei einer Tumorgröße von über 2 cm können sie bei entsprechender Lage im hinteren Mediastinum zur Kompression von Ösophagus oder Trachea führen und damit durch Tomographie oder Ösophagographie entdeckt werden. Nach Wyman u. Robbins (1954) konnte damit in 59% der operativ gesicherten Fälle der Tumor richtig lokalisiert werden. Die im vorderen oberen Mediastinum gelegenen Adenome sind dagegen nur schwer konventionell diagnostizierbar.

Die in der Regel gefäßreichen Tumoren können arteriographisch ab einer Größe von ca. 1 cm lokalisiert werden. Die Angaben über die Treffsicherheit schwanken zwischen 39 und 89% (Düx 1977).

Die Venographie, mit gezielter Blutentnahme zur Parathormonbestimmung, stellt bei positivem Befund die sicherste Methode zum Nachweis eines Epithelkörperchenadenoms dar. Die selektive Katheterisierung aller in Betracht kommenden Venen kann jedoch Schwierigkeiten bereiten.

Der Einsatz der Sonographie ist auf die obere Thoraxapertur beschränkt. Sonographisch können Schilddrüsenadenome ab einer Größe von ca. 5 mm nachgewiesen werden. Schwierigkeiten entstehen bei zystischen Schilddrüsenveränderungen und Knotenstrumen.

Zur Diagnostik mediastinaler Epithelkörperchenadenome bieten sich als nichtinvasive Methoden die CT und Kernspintomographie an. Die Nachweiswahrscheinlichkeit hängt wesentlich von der Größe und Lage des dystopen Epithelkörperchens ab (Abb. 6.2). Zur besseren Abgrenzung von den großen Gefäßen sollte bei CT-Untersuchungen eine i. v.-Kontrastmittelgabe in Bolustechnik durchgeführt werden. In der Kernspintomographie lassen sich Epithelkörperchenadenome aufgrund der unterschiedlichen Relaxationszeiten und der Kontrastmittelaufnahme von Gadolinium-DTPA sicherer nachweisen als in der CT, da Knotenstrumen und regressive Veränderungen in der Schilddrüse ein unterschiedliches Signalverhalten zeigen.

Bei der Suche nach Epithelkörperchenadenomen sollte als erstes die Sonographie eingesetzt werden, die eine sehr hohe Nachweiswahrscheinlichkeit bei schilddrüsennahen Adenomen hat. Bei erfolgloser Sonographie und bereits zervikal operierten Patienten sind CT

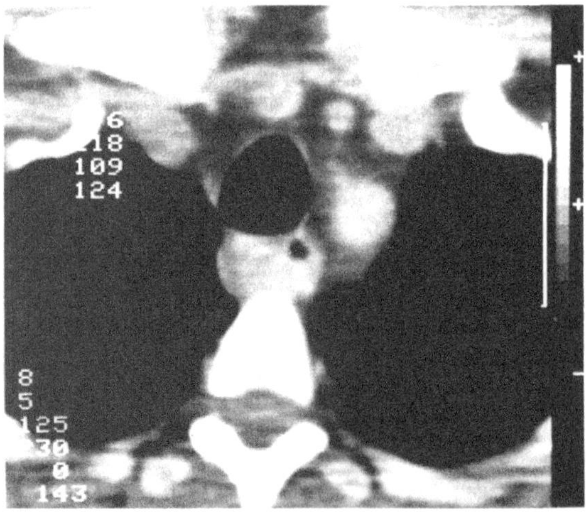

Abb. 6.2. Epithelkörperchenadenom im hinteren oberen Mediastinum. CT: 1,5 × 2 cm große weichteildichte Raumforderung retrotracheal, rechts paraösophageal

oder Kernspintomographie die Methoden der Wahl. Bei einer positiven Vorhersagewahrscheinlichkeit von 83% für mediastinale Adenome machen sie aufwendige angiographische Lokalisationsverfahren vielfach überflüssig (Alfidi et al. 1981; Sommer et al. 1982).

6.1.2.3 Thymus

Die konventionelle Thoraxdiagnostik kann - abhängig von der Größe der Raumforderung - bei ca. 56% der Fälle ein Thymom nachweisen (Fon et al. 1982; Ellis u. Gregg 1964). Konventionelle Tomogramme können die Treffsicherheit nicht erhöhen, erlauben jedoch häufig eine bessere Aussage über Lage und Ausdehnung einer Raumforderung.

Die fast ausschließlich im vorderen Mediastinum gelegenen Raumforderungen führen zu einer Auslöschung der ventralen Pleurakontaktlinie und zu einer Verbreiterung des oberen vorderen Mediastinums. Gefäße und Trachea werden nach dorsal verlagert. Vereinzelt finden sich Thymome prä- oder parakardial und im hinteren oberen Mediastinum. Bei Verdacht auf eine Raumforderung - ausgehend vom Thymus - sollte nach den Thoraxaufnahmen als nächste Untersuchungsmethode die CT eingesetzt werden. Auf invasive Verfahren, wie Angiographie und Pneumomediastinum, kann heute praktisch immer verzichtet werden (Walter 1982).

Bei der CT-Abklärung einer Raumforderung des Thymus ist stets der gesamte Thoraxraum zu untersuchen, um entfernt liegende Tumoranteile (Bay 1970) und eventuelle Lymphknotenvergrößerungen mitzuerfassen. Eine Thymushyperplasie kann anhand der beschriebenen Größenparameter diagnostiziert werden. Das nichtinvasiv wachsende (benigne) Thymom imponiert computertomographisch als eine scharf begrenzte Raumforderung mit Dichtewerten zwischen 25 und 65 HE. Die verschiedenen Tumortypen (lymphozystisch, epithelial, lymphoepithelial, Spindelzelltyp) weisen keine signifikanten Dichteunterschiede auf.

Aufgrund der Dichtewerte lassen sich Thymome nicht vom solitären Lymphom (Morbus Hodgkin) oder von Lymphknotenmetastasen abgrenzen (Baron et al. 1982). Verkalkungen treten beim Thymom in 10-28% der Fälle auf (Walter 1982). Sie finden sich jedoch nie beim unbehandelten Morbus Hodgkin (Strickland 1967). Eine zusätzliche computertomographische Untersuchung mit i. v.-Kontrastmittelgabe bringt in der Regel keinen weiteren Informationsgewinn. Sie gestattet jedoch eine bessere Abgrenzung der Gefäße und kann bei der Abklärung eines invasiven Wachstums hilfreich sein.

Das invasiv wachsende (maligne) Thymom läßt sich durch unregelmäßige Konturen und unscharfe Begrenzungen gegen Nachbarorgane vom benignen Thymom unterscheiden. Es werden Infiltrationen in die Trachea, in die großen Gefäße, Lunge und Pleura und in das Perikard beschrieben. Eine sichere Unterscheidung der malignen Form von der benignen ist aufgrund der Dichtewerte allein nicht möglich. Häufig ist die Struktur der malignen Thymome jedoch inhomogener durch Nekrosebezirke, die nach i.v.-Kontrastmittelgabe deutlicher sichtbar werden.

Kernspintomographie und CT erlauben eine vergleichbare gute Darstellung von Thymomen. Die Möglichkeit der multiplanaren Schichtung und das typische Erscheinungsbild mediastinaler Gefäße als signalfreie Strukturen verbessern in aller Regel die Diagnose einer Infiltration des Perikards oder der mediastinalen Gefäße in der Kernspintomographie.

6.1.2.4 *Embryonale Tumoren (Teratome)*

Die gutartigen embryonalen Tumoren imponieren in der Thoraxaufnahme als scharf begrenzte Raumforderungen. Knöcherne Strukturen und Zähne sprechen für eine Dermoidzyste. Maligne Tumoren besitzen in der Regel eine lobulierte Kontur. Schalenförmige Verkalkungen treten häufiger bei gutartigen Tumoren auf, widerlegen jedoch nicht eine maligne Entartung. Eine wesentliche Hife zur Differenzierung dieser Geschwülste bietet die CT, mit der sich rein zystische Raumforderungen, die fast alle benigne sind, von soliden oder gemischten Raumforderungen abgrenzen lassen. Bei ihrer Einstufung müssen jedoch differentialdiagnostisch alle soliden Tumoren des vorderen Mediastinums miteinbezogen werden. Fleckförmige oder schalenförmige Verkalkungen ermöglichen keine sichere Differentialdiagnose gegen Thymome, regressiv veränderte Strumen oder therapierte Lymphome (Abb. 6.3).

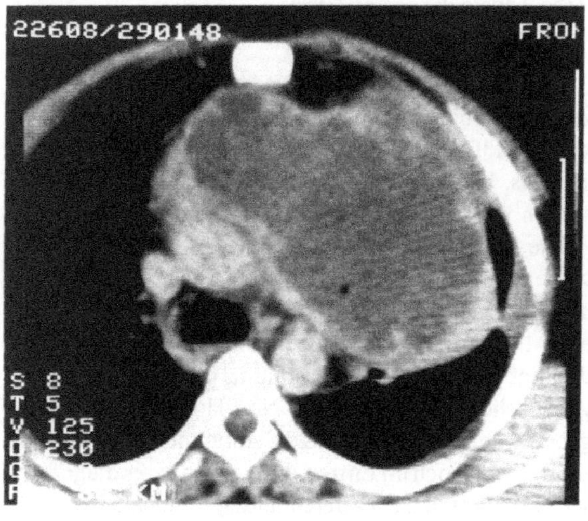

Abb. 6.3. Embryonales Teratom. CT: Großer, inhomogener Mediastinaltumor, zentral nekrotisch, unregelmäßige Wandverdickungen, Infiltration des Mediastinums

Nach einer Untersuchung von Oldham u. Sabiston (1968) wurden 8% von 164 operierten primären Mediastinaltumoren präoperativ als kardiovaskuläre Erkrankungen eingestuft, darunter auch 3 Teratome. Durch den Einsatz der CT lassen sich solche Fehldiagnosen in aller Regel vermeiden.

6.1.2.5 *Lymphatische Erkrankungen*

Lymphknotenvergrößerungen stellen die häufigste Ursache mediastinaler Raumforderungen dar. Die Häufigkeit wird mit 20–25% angegeben (Lyons et al. 1959; Sabiston 1970). Sie treten bei zahlreichen akuten und chronischen Entzündungen, spezifischen Entzündungen und lymphatischen Systemerkrankungen oder als Lymphknotenmetastasen auf. Die Lokalisation der Lymphknotenvergrößerungen läßt bei einigen Erkrankungen einen Rückschluß auf die Grunderkrankung oder den Sitz des Primärtumors zu.

CT und Kernspintomographie gehören heute zu den etablierten Methoden im Rahmen des Stagings maligner Lymphome. Durch die überlagerungsfreie Darstellung ermöglichen sie nicht nur eine bessere Lymphknotendiagnostik, sondern dienen auch der Bestrahlungsplanung. Große Bedeutung besitzen CT und Kernspintomographie in der Nachsorge. Regelmäßige Kontrolluntersuchungen ermöglichen eine sehr sichere und frühzeitige Erfassung von Lymphknoten- oder Thoraxwandrezidiven (Pemsel u. Buchelt 1976). Eine wichtige Aufgabe der CT besteht in der exakten Beschreibung der mediastinalen Ausdehnung des malignen Lymphoms im Mediastinum (Walter u. Hübner 1980; Falappa et al. 1982; Rostock et al. 1983). Da die Rezidivhäufigkeit in der Literatur in Abhängigkeit von der Größe des Mediastinaltumors beschrieben wird (Hagemeister et al. 1981; Hoppe et al. 1982; White et al. 1983; Denz et al. 1983; Bennett 1983; Mazza et al. 1983; Gomez et al. 1984), treten Rezidive meist als Feldrandrezidive nach Strahlentherapie, aber auch als echte Rezidive im Feld sowie als Rezidive durch Lungenbefall bzw. direktes Einwachsen in die Lunge auf (Rostock et al. 1982; Wiernik u. Slawson 1982). Die Ursachen dieser Rezidive liegen nach Gomez et al. (1984) vorwiegend in zu kleinen Bestrahlungsfeldern durch insuffizientes Staging und in der geringen Strahlensensibilität bei schlecht vaskularisierten großen Mediastinaltumoren. Eine Verbesserung kann jedoch durch den Einsatz der CT beim Staging und der Bestrahlungsplanung erreicht werden.

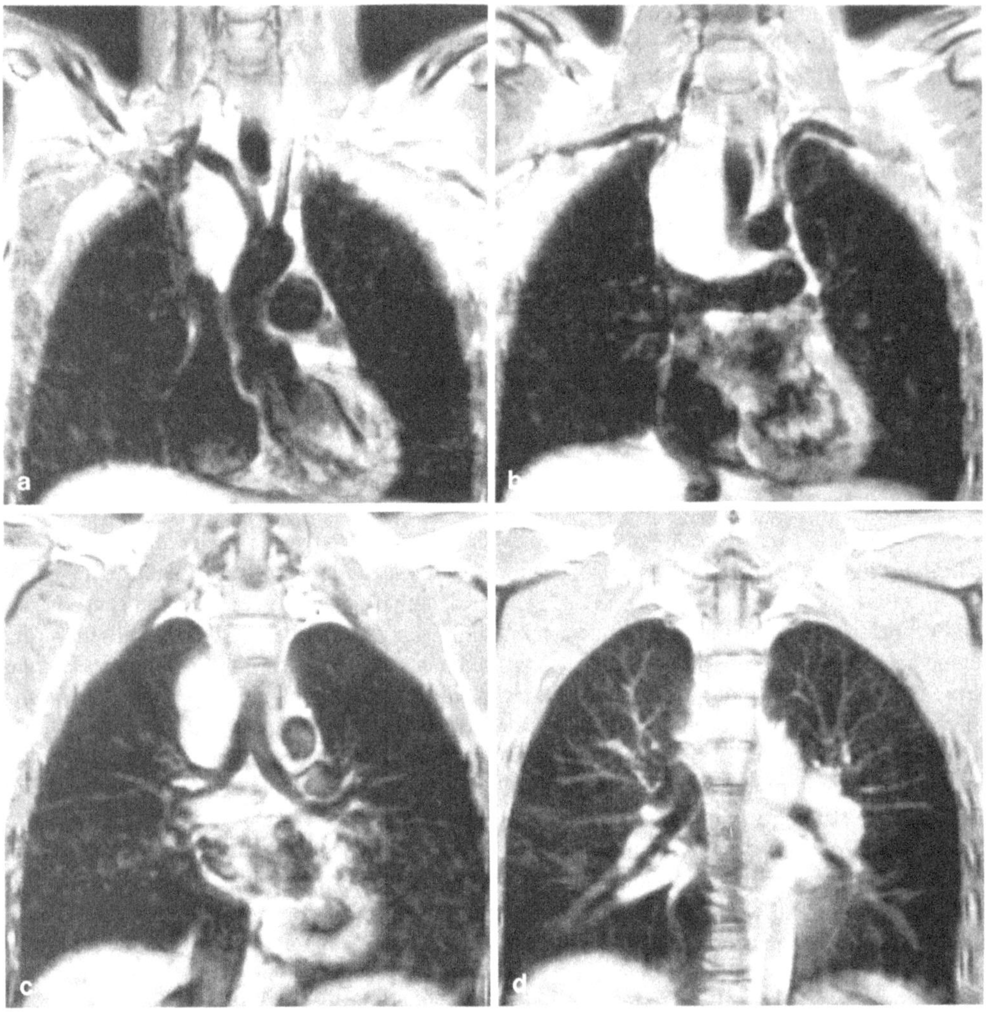

Abb. 6.4. a–d Morbus Hodgkin. Frontales Kernspintomogramm: Morbus Hodgkin mit Beteiligung der mediastinalen und hilären Lymphknoten beidseits. Die frontale Schichtebene erlaubt eine exakte Beurteilung des Lymphknotenbefalls bei gleichzeitiger Beurteilung aller mediastinalen Strukturen, insbesondere der großen Gefäße

Der größte Vorteil der Kernspintomographie gegenüber der CT in der Diagnostik von Lymphknoten besteht in der Möglichkeit, Lymphknoten ohne i. v.-Kontrastmittel von Blutgefäßen differenzieren zu können. Die Möglichkeit der mulitplanaren Schichtung kann einige Nachteile der CT, die durch die transversale Schichtrichtung (Partialvolumeneffekt im aortopulmonalen Fenster) bedingt sind, ausgleichen. Der große Kontrastunterschied zwischen vaskulären Strukturen und mediastinalen Lymphknoten sowie dem umgebenden Fettgewebe erlaubt trotz der schlechteren räumlichen Auflösung eine vergleichbare gute Darstellung mediastinaler Lymphknoten. Im Bereich des Hilus dagegen ist die Kernspintomographie der CT in der Lymphknotendiagnostik eindeutig überlegen (Abb. 6.4).

Das mediastinale Befallmuster maligner Lymphome zeigt, unabhängig von der Art des Lymphoms, einen gleich häufigen Befall im Bereich des vorderen Mediastinums. Beim Morbus Hodgkin ist das hintere Mediastinum relativ selten betroffen (Vock et al. 1981).

Die Non-Hodgkin-Lymphome und Histiozytosen weisen dagegen einen häufigeren Befall des hinteren unteren Mediastinums auf (Filly et al. 1976; Stark et al. 1983). Diese Ergebnisse können zwar beim Befall des hinteren unteren Mediastinums den differentialdiagnostischen Hinweis auf ein Non-Hodgkin-Lymphom geben - ebenso wie Alter und Symptome des Patienten. Sie stellen jedoch im Einzelfall kein wertbares diagnostisches Kriterium zur Differentialdiagnose dar.

Eine Unterscheidung der unterschiedlichen malignen Lymphome ist daher bis heute weder computertomographisch noch kernspintomographisch möglich.

6.1.2.6 Neurogene Tumoren

Neurogene Tumoren verursachen in aller Regel keine charakteristischen Symptome, sondern sind Zufallsbefunde bei Thoraxroutineaufnahmen. Knochenarosionen und Kompression der Interkostalnerven können Rückenschmerzen, Kompression des Ösophagus, Schluckbeschwerden und Kompression der Trachea sowie Dyspnoe verursachen. Hormonell aktive Phäochromozytome fallen durch die Blutdruckerhöhung bei erhöhten Katecholaminwerten auf.

Neurogene Tumoren bieten meist bereits auf der Thoraxübersichtsaufnahme das charakteristische Bild einer paravertebralen, glatt begrenzten homogenen Raumforderung, die rund oder längs-oval konfiguriert erscheint. Neurilemmome und Neurofibrome haben i. allg. eine rundliche Form, während Ganglioneurome eher längs-oval erscheinen und der Wirbelsäule breitbasig anliegen (Reed et al. 1978).

Eine weitere Unterscheidungsmöglichkeit kann die Lokalisation sein. Tumoren der sympathischen Ganglien entspringen meist aus dem Truncus sympathicus und liegen daher im anteromedialen Anteil der Wirbelsäule. Die Nervenscheidengeschwülste liegen in der Regel weiter dorsal in der Nähe der Foramina intervertebralia (Madewell et al. 1973). Verkalkungen finden sich häufiger in den Tumoren der sympathischen Ganglien, v. a. im Neuroblastom (Schweisguth et al. 1959). Eine Differenzierung in benigne und maligne Läsionen ist jedoch damit nicht möglich. Da die meisten neurogenen Mediastinaltumoren relativ gefäßarm sind, kann die Angiographie nur bei relativ gefäßreichen Formen, wie z. B. beim Phäochromozytom oder Chemodektom, eine Zusatzinformation liefern.

Nach den Thoraxübersichtsaufnahmen und konventionellen Tomogrammen der Wirbelsäule zum Ausschluß von knöchernen Destruktionen sollte heute zur weiteren Abklärung die CT oder Kernspintomographie eingesetzt werden. Beide Methoden ermöglichen eine exakte Lokalisation und Dichtemessung der Raumforderung. Die wichtigste präoperative Information liegt jedoch in dem Ausschluß bzw. Nachweis eines Einbruchs in den Spinalkanal. Daher sollte v. a. bei Kindern zur Vermeidung einer zweiten Untersuchung die CT bei Verdacht auf einen neurogenen Tumor immer mit einer gleichzeitigen intrathekalen Kontrastmittelgabe durchgeführt werden. Nur so ist der sichere Ausschluß eines intraspinalen Wachstums im BWS-Bereich möglich. Auf eine Myelographie, die nur intraspinale Veränderungen erfaßt, kann dann in aller Regel verzichtet werden.

Die Kernspintomographie erlaubt eine exzellente Darstellung aller neurogenen Tumoren im Paravertebralbereich. Durch die Verwendung multiplanarer

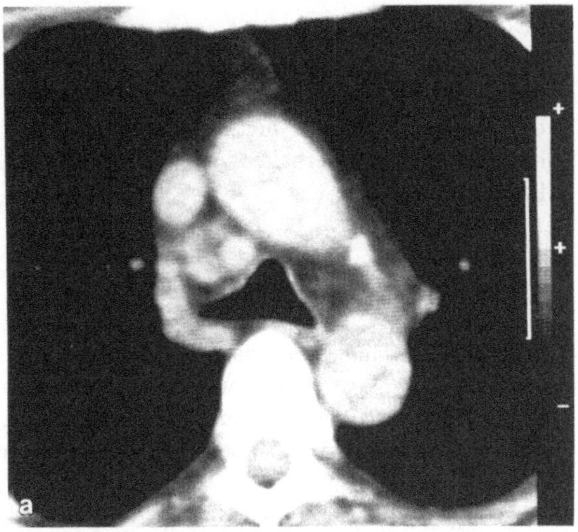

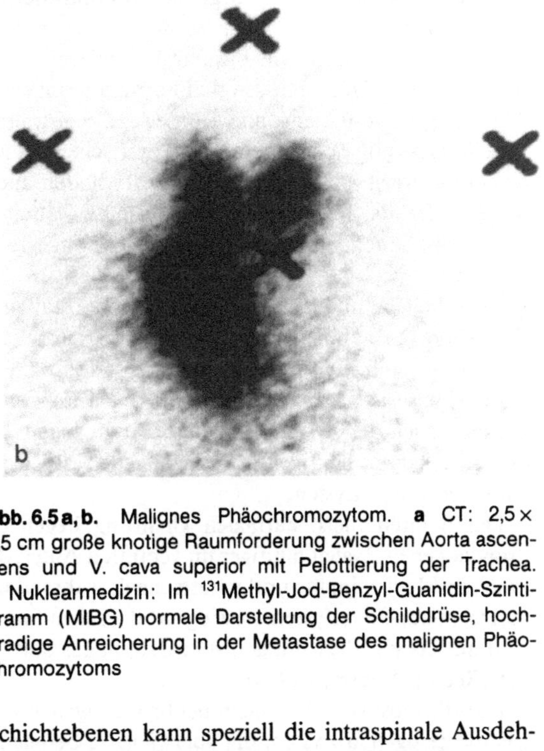

Abb. 6.5 a, b. Malignes Phäochromozytom. **a** CT: 2,5 × 3,5 cm große knotige Raumforderung zwischen Aorta ascendens und V. cava superior mit Pelottierung der Trachea. **b** Nuklearmedizin: Im ^{131}Methyl-Jod-Benzyl-Guanidin-Szintigramm (MIBG) normale Darstellung der Schilddrüse, hochgradige Anreicherung in der Metastase des malignen Phäochromozytoms

Schichtebenen kann speziell die intraspinale Ausdehnung ohne invasive Maßnahmen erfaßt werden.

Die Kernspintomographie ist der CT in der Diagnostik neurogener Tumoren eindeutig überlegen. Es sollte daher, v. a. bei Kindern, der primäre Einsatz der Kernspintomographie in der Diagnostik neurogener Tumoren angestrebt werden.

Die differentialdiagnostische Abklärung neurogener Tumoren von anderen paravertebralen Raumforderungen kann mitunter Schwierigkeiten bereiten (Stratt u. Steiner 1980) (Abb. 6.5). Da Lymphknotenmetastasen meist als multiple Raumforderungen im Mediastinum auftreten und eher prävertebral liegen, ist ihre differentialdiagnostische Abgrenzung nur bei solitärem paravertebralem Auftreten nicht möglich. Aortenaneurysmen, paravertebrale Abszesse, Knochentumoren und zystische Raumforderungen lassen sich computertomographisch aufgrund ihrer Dichte, ihrer Form und ihres Kontrastmittelverhaltens in aller Regel sicher diagnostizieren.

6.1.2.7 *Zystische Raumforderungen*

Aufgrund des ähnlichen diagnostischen Vorgehens werden in diesem Abschnitt sowohl pleuroperikardiale Zysten (Mesothelzysten) als auch die Vorderdarmzysten (bronchogene und gastroenterogene Zysten) gemeinsam abgehandelt.

Charakteristisches Merkmal der pleuroperikardialen Zyste ist die weiche, scharf begrenzte Raumforderung im kardiophrenischen Winkel. In der seitlichen Thoraxaufnahme kann sie eine tropfenförmige Konfiguration aufweisen. Häufig lassen sich Formänderungen in Abhängigkeit von Atem- und Körperlage registrieren. Ihre Abgrenzung von anderen, rein zystischen Raumforderungen ist mit nichtinvasiven Methoden nicht möglich. Solide, fetthaltige oder gemischte Raumforderungen können jedoch mit Hilfe der CT abgegrenzt werden.

Bronchogene und gastroenterogene Zysten fallen in den Thoraxaufnahmen meist als glatt begrenzte, homogene Raumforderungen im hinteren Mediastinum auf. Beide weisen eine rundliche bis ovale Form auf. Verkalkungen der Zystenwand sind extrem selten, finden sich jedoch häufiger in bronchogenen als in gastroenterogenen Zysten.

Durch ihren meist karinalen Ursprung liegen die bronchogenen Zysten häufiger im ventralen Anteil des hinteren Mediastinums und paratracheal, während die gastroenterogenen Zysten vorwiegend dorsal zu finden sind und häufig Beziehungen zum Ösophagus aufweisen (Reed u. Sobonya 1974).

Das diagnostische Vorgehen bei bronchogenen und gastroenterogenen Zysten, die überwiegend bereits im Kindesalter diagnostiziert werden, sollte sich heute auf nichtinvasive Verfahren beschränken. Nach den Thoraxaufnahmen und ggf. Hilustomogrammen (bei bronchogenen Zysten) sollte ein Ösophagogramm zum Ausschluß eines Divertikels durchgeführt werden. Die CT bietet im Rahmen ihrer Möglichkeiten eine ausreichende präoperative Beurteilung der exakten Lage der Raumforderung. Durch Dichtemessung kann in Einzelfällen sogar eine sichere Diagnose erreicht werden.

Das Erscheinungsbild mediastinaler Zysten in der Kernspintomographie ist abhängig vom Zysteninhalt. Zystische Läsionen mit rein serösem Inhalt können kernspintomographisch aufgrund der langen T1- und T2-Zeiten eindeutig diagnostiziert werden (Abb. 6.6). In Multiechosequenzen zeigen sie eine zunehmende Signalintensität mit zunehmender T2-Gewichtung. Zysten mit einem mukoiden oder kristallinen Inhalt können eine niedrige, aber auch hohe Signalintensität aufweisen; in seltenen Fällen kann man sie nicht von soliden Tumoren unterscheiden (Gamsu et al. 1984).

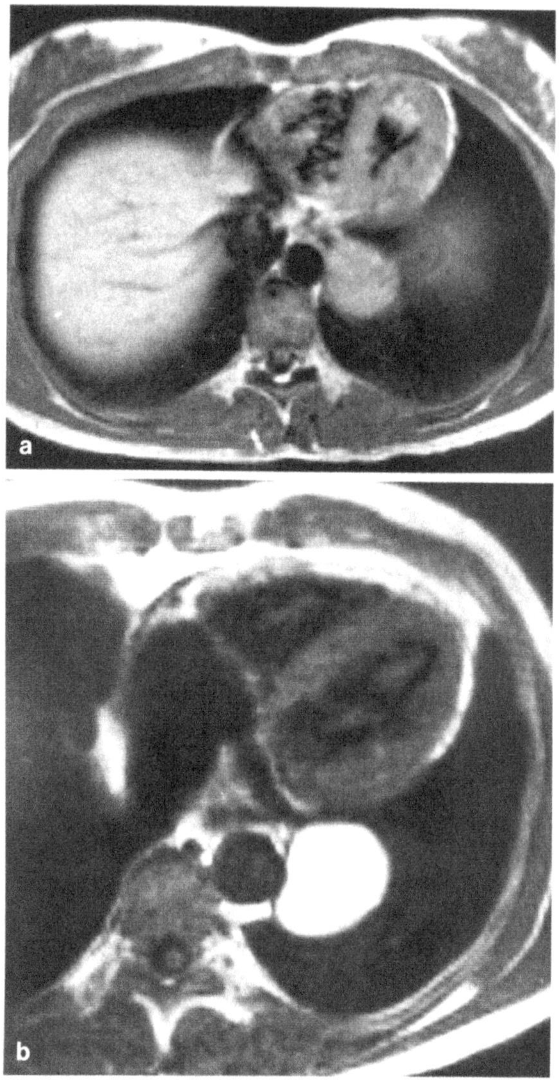

Abb. 6.6 a, b. Zysten versprengter Organanlagen. **a** Bronchogene Zyste (Kernspintomographie): Zystische Raumforderung im hinteren unteren Mediastinum mit Beziehung zur Ösophaguswand, operativ bestätigte sich eine bronchogene Zyste in der Ösophaguswand. **b** Gastroenterogene Zyste (Kernspintomographie): Zystische Raumforderung im hinteren unteren Mediastinum zwischen Aorta descendens und linkem Ventrikel mit schmaler Verbindung zum Ösophagus

6.2 Erkrankungen der Trachea und der Bronchien

6.2.1 Tracheomalazie

Die radiologische Untersuchung der Trachea beim Verdacht auf eine Tracheomalazie erfordert Aufnahmen der Trachea in 2 Ebenen mit durchleuchtungsgezielten Aufnahmen im Saug- und Preßversuch.

Eine Objektivierung der Tracheomalazie durch das Ausmaß der Lumenschwankungen ist allerdings schwierig (Häußinger u. Herold 1983). Ein direkter Rückschluß auf die Stabilität der Trachea nach einer operativen Entlastung, z. B. einer Strumaresektion, kann aus diesem Ergebnis nicht abgeleitet werden (Huzly 1973).

6.2.2 Stenosen

Zur klaren Darstellung von Stenosen der Trachea und der Bronchien nach Traumen, Langzeitintubation oder Tracheostoma sind neben den Übersichtsaufnahmen meist tomographische Verfahren (CT oder konventionelle Schichtuntersuchung) erforderlich (Weber u. Grillo 1978). Während die typische Einengung der

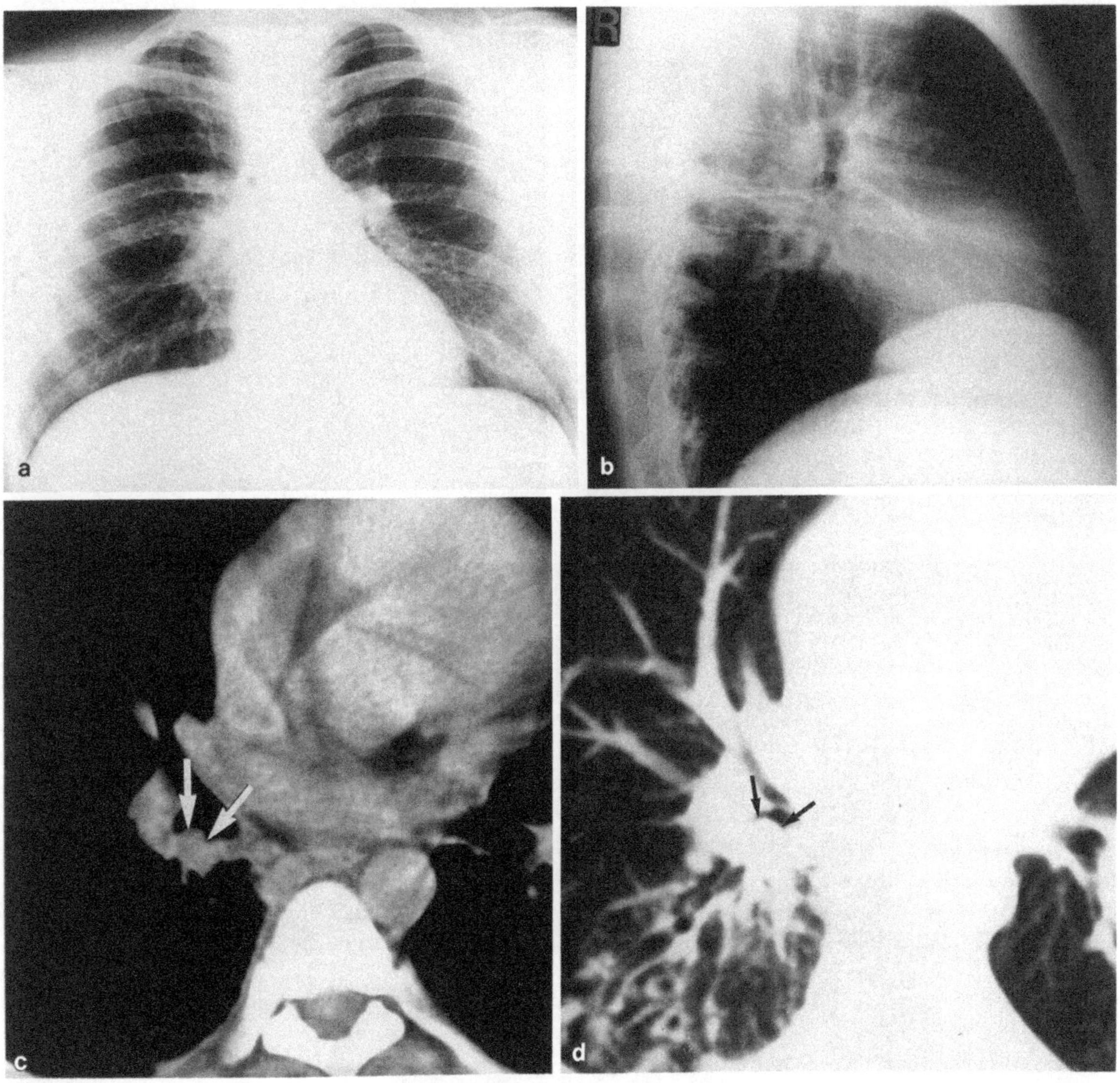

Abb. 6.7 a–d. Karzinoid rechter Unterlappenbronchus. **a, b** Nach rezidivierenden Pneumonien vorwiegend streifige Infiltrationen im apikalen Unterlappensegment rechts. **c, d** In der CT 9 mm großer Tumor (→) in der dorsalen Wand des rechten Unterlappenbronchus mit hochgradiger Einengung des Lumens. Verschluß des apikalen Unterlappensegmentbronchus mit konsekutiver Bronchiektasenbildung

Trachea im Bereich einer Struma ausreichend in der Thoraxübersichtsaufnahme beurteilt werden kann, zwingen insbesondere von außen kommende, intrathorakal gelegene Pelottierungen und Stenosen von Trachea und Bronchien zum Einsatz der CT.

6.2.3 Benigne und maligne Tumoren

Die pathologischen Veränderungen im Thoraxübersichtsbild werden bei Tumoren der Trachea und der Bronchien von Sitz, Größe und Ausdehnung der Raumforderung bestimmt. Nur selten werden diese Tumoren frühzeitig durch die Thoraxübersichtsaufnahme erfaßt (Schulze 1974; Oeser 1976; Theros 1977). Teilweise kann die Raumforderung eine Größe von 2-4 cm erreichen, ehe sie in der Thoraxübersichtsaufnahme einen pathologischen Befund verursacht. Dabei kann die Verdachtsdiagnose z. T. nur aufgrund diskreter direkter oder indirekter Tumorzeichen gestellt werden (Schulze 1974; Heitzman 1977) (Abb. 6.7). Die Aussagefähigkeit der Thoraxübersichtsaufnahmen einschließlich Durchleuchtung ist auch dann limitiert, wenn ein zentraler Tumor vermutet oder nachgewiesen werden kann. Bei Tumoren mit Ausdehnung in das hintere Mediastinum erlaubt auch

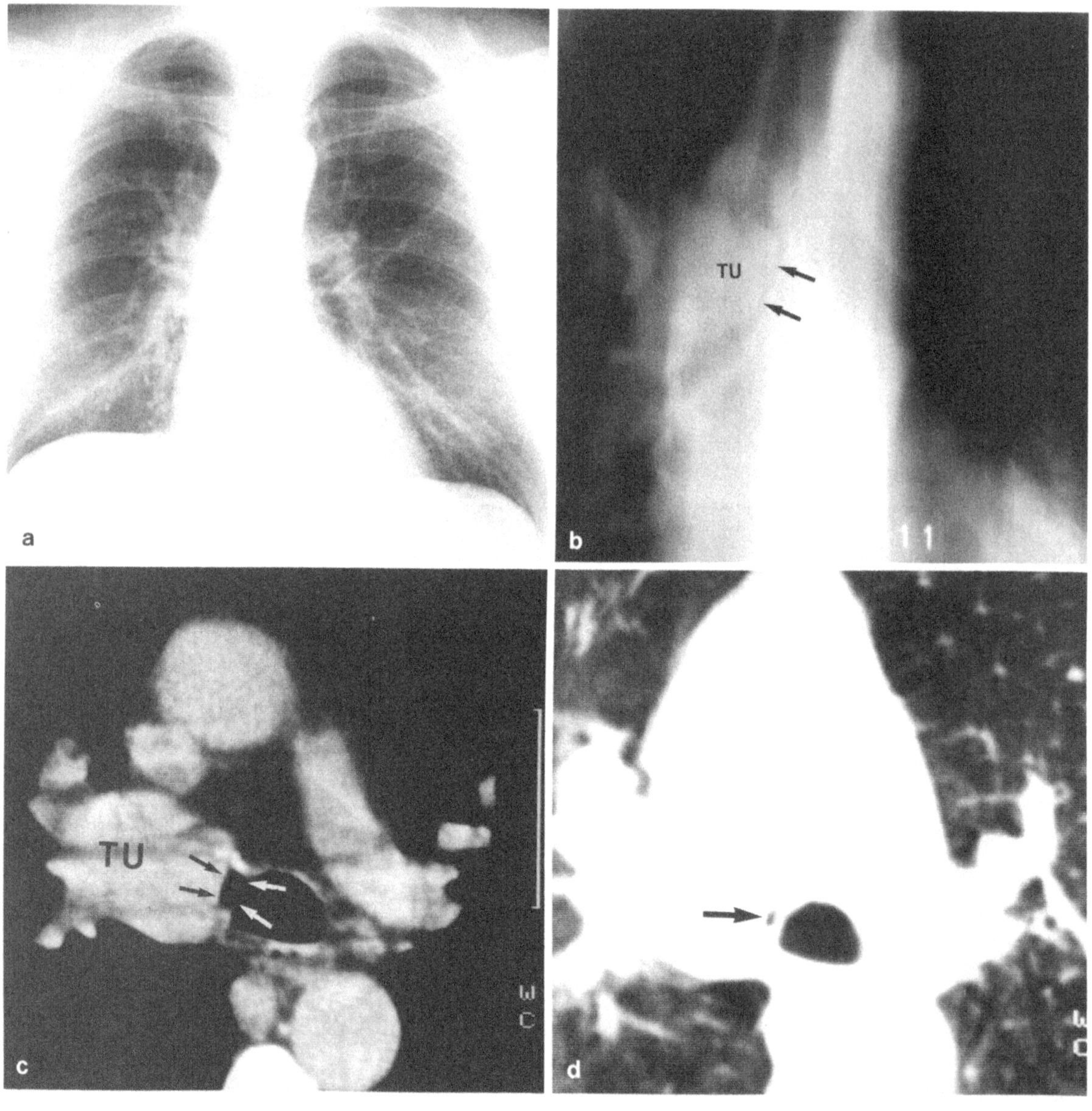

Abb. 6.8a-d. Bronchialkarzinom des rechten Hauptbronchus. **a** In der Thoraxübersichtsaufnahme p. a. rechter oberer Hiluspol nicht vollständig gefäßtypisch. **b-d** Tumor *(TU)* im rechten Hilus mit hochgradiger Stenosierung des rechten Hauptbronchus (→). **b** Konventionelle Tomographie, **c** CT (Mediastinalfenster), **d** CT (Lungenfenster)

der Ösophagusbreischluck bereits Hinweise auf Lokalisation und Ausdehnung der Raumforderung.

Die weitere radiologische Abklärung des vermuteten oder nachgewiesenen tumorösen Prozesses bleibt den tomographischen Methoden vorbehalten, denen folgende Aufgaben zukommen:

1. Nachweis oder Ausschluß eines aufgrund von Thoraxübersichtsaufnahmen einschließlich Durchleuchtung vermuteten Tumors,
2. genaue Lokalisation der Raumforderung, und
3. Beiträge zur Stadieneinteilung.

In der Routinediagnostik stehen dazu die konventionelle Schichtuntersuchung in 2 Ebenen und die CT zur Verfügung. Beide Methoden sind in der Darstellung des endobronchialen Tumoranteils nahezu gleichwertig (Abb. 6.8), wobei die CT eine geringe Überlegenheit in der exakten Abbildung der Tumorausdehnung entlang der Bronchuswand besitzt (Mayr et al. 1988). Gleichwertig sind beide Verfahren auch im Nachweis von hilären Lymphknotenvergrößerungen (Osborne et al. 1982; Glazer et al. 1983), wobei keine exakte Korrelation zwischen Lymphknotengröße und -befall vorliegt. Als eindeutig überlegen zeigt sich dagegen die CT in der Beurteilung der extrabronchialen bzw. extratrachealen Tumorausdehnung im Mediastinum (Abb. 6.9), ebenso wie in der Darstellung vergrößerter mediastinaler Lymphknoten (Heitzman 1981; Müller et al. 1981; Osborne et al. 1982). Schwierigkeiten können auch in der CT entstehen, wenn eine Tumorausdehnung bis an die Wand eines großen Mediastinalgefäßes von einer Infiltration in die Wand ohne Lumenveränderung unterschieden werden soll. Limitiert ist die Aussage in der CT auch dann, wenn die Grenzflächen zwischen der Raumforderung und normalen mediastinalen Strukturen in der transversalen Ebene liegen und eine beginnende Infiltration deshalb nicht erfaßt werden kann, oder wenn Pulsationsartefakte des Herzens die Abgrenzung zwischen kardialen Strukturen und Tumor erschweren (Abb. 6.10). In den beiden letztgenannten Beispielen kann die Kernspintomographie durch die multiplanare Schnittführung und durch EKG-gesteuerte Aufnahmesequenzen wichtige zusätzliche Informationen liefern. Da die Kernspintomographie der CT in der Darstellung des endobronchialen Tumoranteils, z. T. auch in der Beurteilung der mediastinalen Lymphknoten, unterlegen ist (Mayr et al. 1987; Webb et al. 1985), stellt die CT derzeit die Methode der Wahl dar zur radiologischen Beurteilung von Tumoren der Trachea und der Bronchien. Sie hat die konventionelle Tomographie dabei weitgehend abgelöst. Für die Diagnostik von Tumoren der Trachea und der Bronchien erscheint deshalb folgendes Vorgehen empfehlenswert:

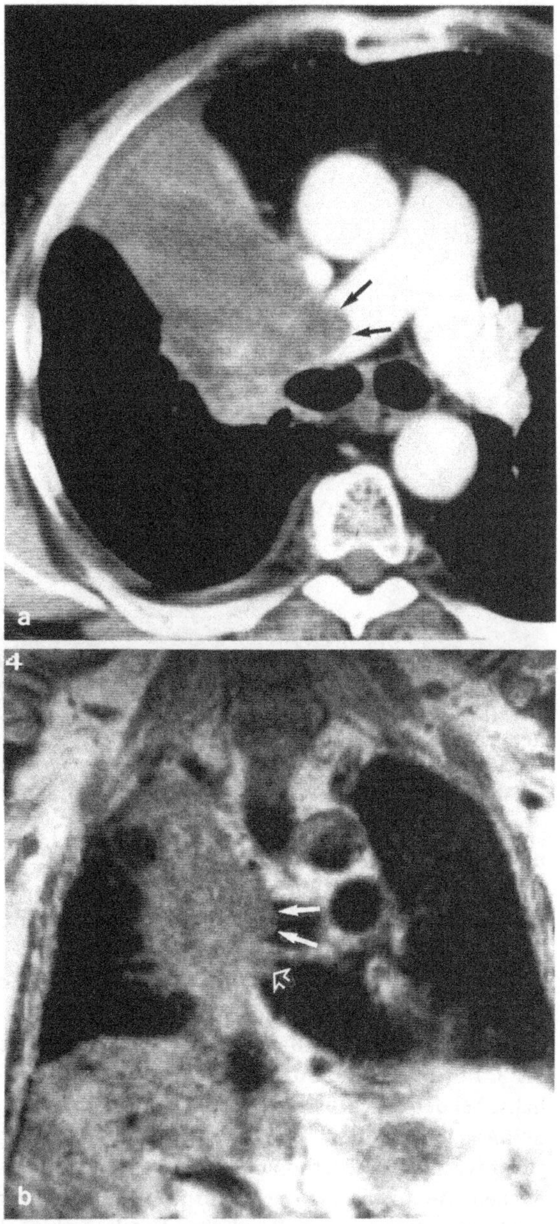

Abb. 6.9 a, b. Bronchialkarzinom des rechten Oberlappen- und Zwischenbronchus. Infiltration des Mediastinums mit vollständigem Verschluß der rechtsseitigen A. pulmonalis (→). In der Kernspintomographie zusätzlich erkennbar die Infiltration des linken Vorhofes (⇒). **a** CT (Mediastinalfenster), **b** Kernspintomographie

Besteht aufgrund der Thoraxübersichtsaufnahmen einschließlich Durchleuchtung der Verdacht auf einen Tumor der Trachea oder der Bronchien, sollte zur weiteren Klärung eine CT durchgeführt werden. Damit können der intra- und extrabronchiale bzw. extratracheale Tumoranteil sowie die hilären und mediastinalen Lymphknoten erfaßt werden. Die CT bietet dabei optimale Voraussetzungen für die Auswahl des geeig-

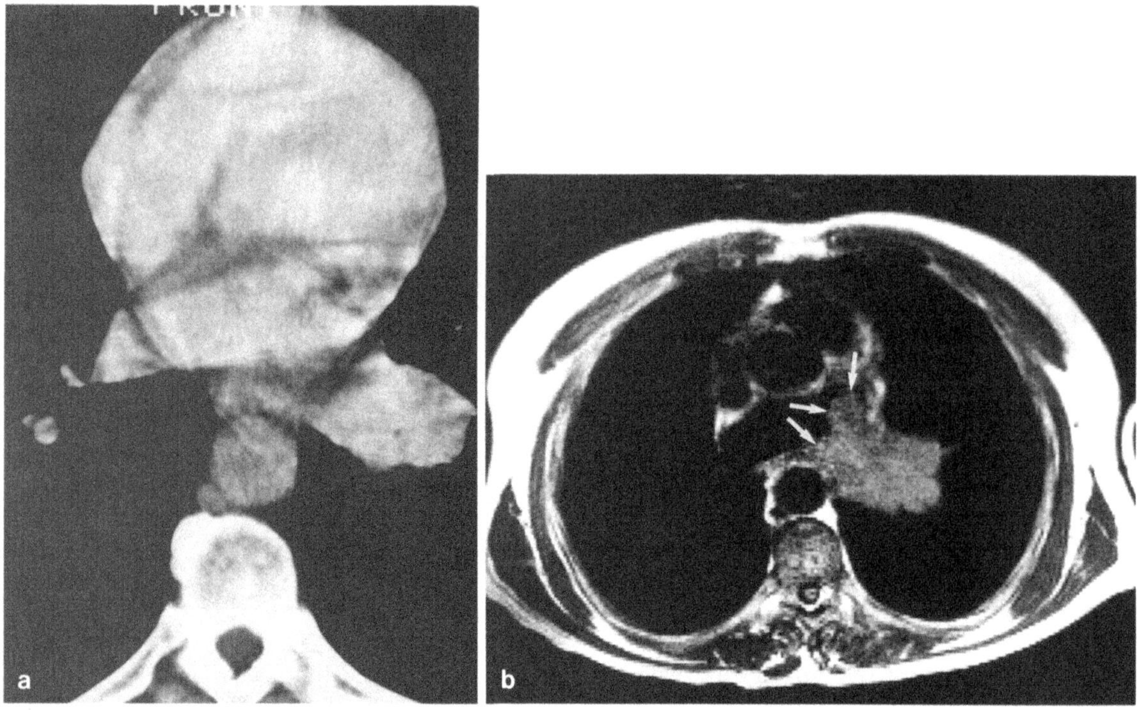

Abb. 6.10 a, b. Bronchialkarzinom des linken Unterlappenbronchus. **a** In der CT nach intravenöser Kontrastmittelgabe Darstellung der Tumorausdehnung bis an den linken Vorhof ohne Nachweis einer Infiltration des Vorhofs. **b** In der Kernspintomographie Tumorausdehnung in den linken Vorhof (→)

neten invasiven diagnostischen Verfahrens (Bronchoskopie, Mediastinoskopie, perkutane Feinnadelpunktion), die einer Optimierung dieser Untersuchung dient. Die CT ist allerdings keine zwingende Voraussetzung vor der Durchführung der Bronchoskopie. Da sie aber in den meisten Kliniken als obligate Untersuchung zur Stadieneinteilung gilt, hat es sich bewährt, die CT der Bronchoskopie vorzuschalten und möglichst bei der ersten Bronchoskopie Tumorlokalisation und Ausdehnung intra- und extrabronchial vollständig zu erfassen, um Wiederholungsbronchoskopien zu vermeiden (Abb. 6.11). Dagegen wird die Indikation zur Mediastinoskopie in der Regel vom Ergebnis der CT abhängig gemacht (Sunder-Plassmann 1984). Auch eine perkutane Feinnadelpunktion zentraler bis mediastinaler Raumforderungen sollte zumindest in Kenntnis des CT-Befundes oder direkt CT-gesteuert erfolgen (Adler et al. 1983).

Bei normaler Thoraxübersichtsaufnahme und klinischem Tumorverdacht ist der Einsatz der CT indiziert vor einer Wiederholungsbronchoskopie wegen unklarer Diagnose und zur Stadieneinteilung bei einem gesicherten Malignom.

Zum Nachweis von Fernmetastasen kann die CT des Thorax bereits primär auf die Oberbauchorgane ausgedehnt werden. Damit lassen sich Absiedelungen in Leber und Nebennieren zuverlässig erfassen (Abb. 6.12). Alternativ zur Leber-CT kann auch die Sonographie der Leber eingesetzt werden. Eine CT des Schädels zum Nachweis von Hirnmetastasen sollte beim kleinzelligen Bronchialkarzinom zur Stadieneinteilung stets durchgeführt werden; dagegen erscheint bei nicht-kleinzelligen Bronchialkarzinomen eine Untersuchung nur beim Vorliegen klinischer Symptome erforderlich.

6.2.4 Verletzungen von Trachea und Bronchien

Rupturen im Bereich des Tracheobronchialbaums führen zu Pneumothorax, Pneumomediastinum (abhängig von der Lokalisation der Ruptur, z. T. ohne Pneumothorax), Hautemphysem, Hämoptysen, selten auch zu einer Atelektase. Insbesondere bei jungen Patienten können Risse im Tracheobronchialbaum auch ohne Rippenfrakturen auftreten. Die Thoraxübersichtsaufnahme bleibt allerdings in ⅓ der Fälle mit einer Ruptur stumm, so daß die Röntgenuntersuchung keinesfalls als Ausschlußkriterium gewertet werden darf (Hood u. Sloan 1959). Obwohl andere Strukturen des Mediastinums nicht zwangsweise mitbetroffen sind, sollte zusätzlich auf Verletzungen dieser Strukturen geachtet, bei verdächtigen Befunden insbesondere im Bereich der Aorta eine CT, ggf. eine Angiographie, angeschlossen werden.

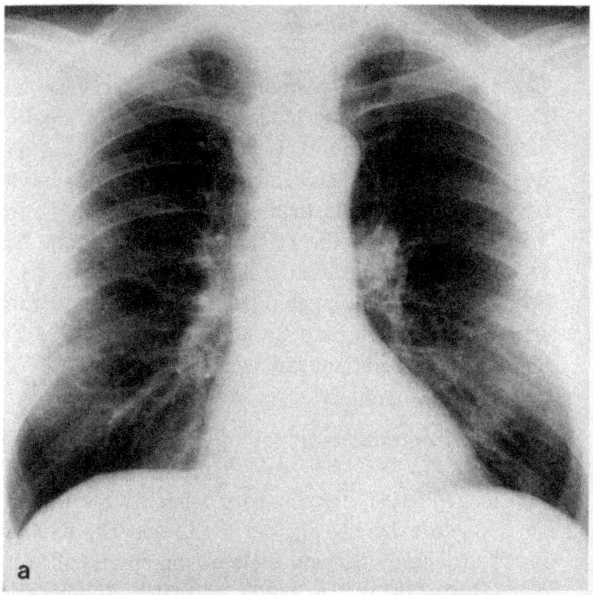

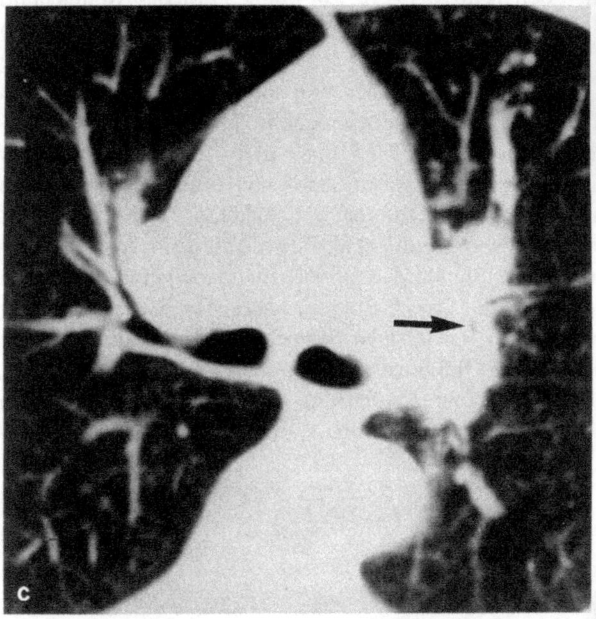

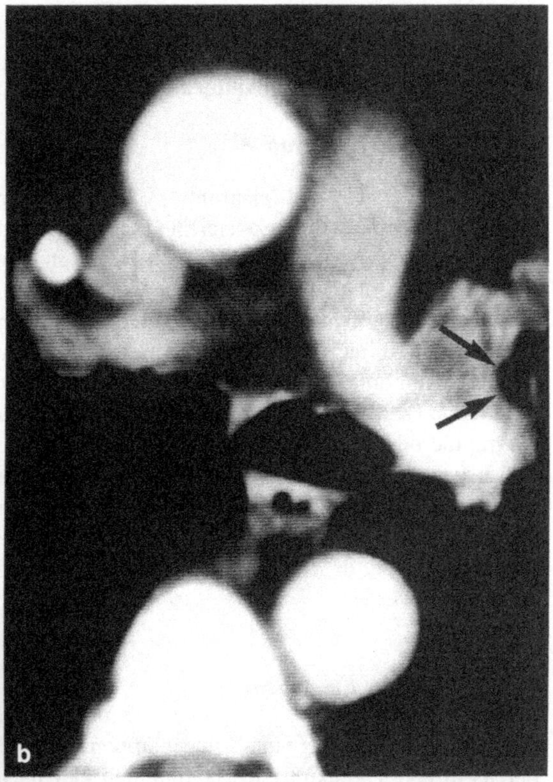

Abb. 6.11 a–c. Bronchialkarzinom des linken Oberlappens. **a** In der Thoraxübersichtsaufnahme p. a. Deformierung des linken oberen Hiluspols. **b, c** Stenosierung des apikoposterioren Oberlappensegmentbronchus (→) durch einen der A. pulmonalis aufsitzenden tumorösen Prozeß. **b** CT (Mediastinalfenster), **c** CT (Lungenfenster)

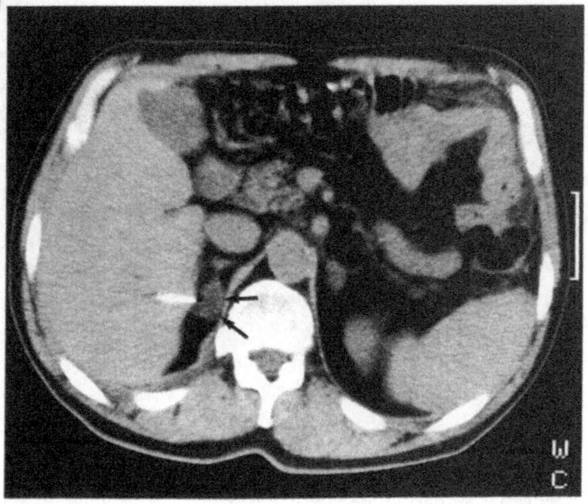

Abb. 6.12. Metastase eines Bronchialkarzinoms in der rechten Nebenniere (→). Diagnosesicherung durch CT-gesteuerte Feinnadelpunktion

6.3 Erkrankungen der Lunge

6.3.1 Angeborene Erkrankungen

6.3.1.1 Lungensequestration

Im Thoraxübersichtsbild fallen intra- und extralobäre Sequestrationen als flüssigkeitsdichte Raumforderungen im Unterlappenbereich auf. Durch Infektion kann es bei der intralobären Form zu einer Verbindung mit dem Bronchialsystem, bei rezidivierenden Entzündungen auch zur Bildung von Bullae kommen. Rezidivierende Pneumonien können die Grunderkrankung maskieren. Obwohl z. T. durch die konventionelle Tomographie oder v. a. durch die CT die atypische Gefäßversorgung dargestellt werden kann, wird die Diagnose in der Regel durch die thorakale oder abdominelle Aortographie gesichert. Ein Zusammenhang der Sequestration mit dem Gastrointestinaltrakt sollte ausgeschlossen werden.

6.3.1.2 Lobäres Emphysem

Die akute Überblähung eines Lungenlappens läßt sich bereits in den Thoraxübersichtsaufnahmen klar nachweisen. Beim lobären Emphysem des Mittellappens mit konsekutiver Kompression von Ober- und Unterlappen kann es z. T. Schwierigkeiten bereiten, die primäre Ursache zu erkennen. Der Einsatz der CT kann erforderlich werden, wenn die Differentialdiagnose zwischen lobärem und bullösem Emphysem schwierig zu stellen ist und Bullae auf der Gegenseite präoperativ ausgeschlossen werden sollen.

6.3.1.3 Zystische Fibrose

Die Diagnostik der pulmonalen Veränderungen bei der zystischen Fibrose beruht hauptsächlich auf der Thoraxübersichtsaufnahme, deren Ergebnisse gut mit dem szintigraphischen und lungenfunktionsanalytischen Befund übereinstimmen (Reilly et al. 1971). Im Vordergrund stehen die Zeichen der Überblähung der Lunge. Frühzeitig lassen sich bronchiale bzw. peribronchiale Verdichtungen, Fleckschatten, die zur Einschmelzung neigen, und Bronchiektasen, die z. T. mit Schleim gefüllt sind, nachweisen.

6.3.1.4 Bronchiektasen

Bei ausgeprägten Formen von Bronchiektasen kann die Diagnose bereits auf der Basis der Thoraxübersichtsaufnahme oder von Zielaufnahmen gestellt werden (Huzly 1973). Ein völlig normales Röntgenbild des Thorax gibt es bei weniger als 10% der Patienten mit Bronchiektasen (Gudbjerg 1955). Zur Abklärung von unklaren Fällen und zur Diagnosesicherung sind weitergehende radiologische Untersuchungen erforderlich. Die CT erlaubt exakte Aussagen zum Nachweis und zur Lokalisation von Bronchiektasen, wenn geringe Schichtbreiten (möglichst 2 mm) verwendet werden (Grenier et al. 1986) (Abb. 6.13). Als präoperatives Standardverfahren zur genauen Lokalisation wird die Bronchographie angesehen. Sie erscheint der CT in der exakten Segmentzuordnung, insbesondere in der Differenzierung des 6. und 9. bzw. 10. Segments, und in der Abgrenzung einer entzündlich bedingten Bronchialwandverbreiterung von zylindrischen Bron-

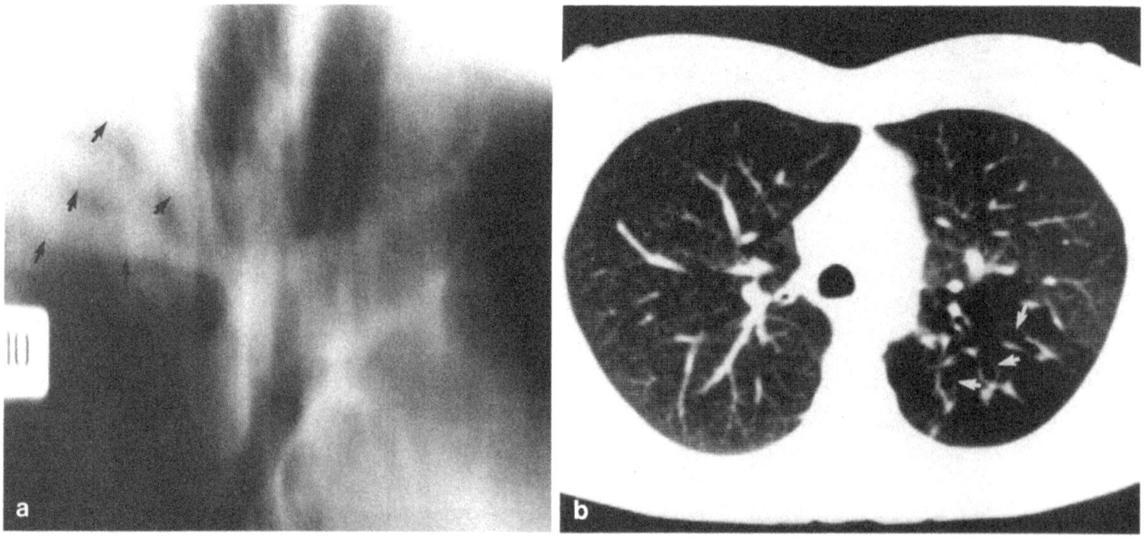

Abb. 6.13 a, b. Bronchiektasen (→) im posterioren, z. T. auch apikalen Oberlappensegment linksseitig. **a** Konventionelle Schichtuntersuchung (seitlich), **b** CT, Lungenfenster (nach Abhusten des Schleims)

chiektasen überlegen. Nach Durchführung einer CT kann die Bronchographie allerdings auf die computertomographisch verdächtigen Bereiche begrenzt werden.

6.3.2 Entzündliche Erkrankungen

6.3.2.1 Lungenabszeß und Gangrän

Lungenabszeß und Gangrän erscheinen im konventionellen Röntgenbild zunächst als pneumonisches Infiltrat, von dem sie nicht unterschieden werden können. Bereits in diesem Stadium lassen sich größere nekrotische Bezirke durch die CT nach i. v.-Kontrastmittelgabe als avaskuläre Bereiche lokalisieren. Erst wenn es zu einem Durchbruch und Abfluß der Einschmelzung in das Bronchialsystem gekommen ist, können Lungenabszeß und Gangrän auch im Thoraxübersichtsbild oder im konventionellen Tomogramm nachgewiesen werden. Die Darstellung des Luft-/Flüssigkeitsspiegels ist bei schwerkranken Patienten im Liegen z. T. schwierig und durch den Einsatz der CT besser zu erreichen. Schwierigkeiten kann auch die Differenzierung eines Abszesses oder einer Gangrän in einer Lunge ohne Vorerkrankung gegenüber einer Einschmelzung bereiten, die sekundär in einem Tumor oder in einer Tumoratelektase entstanden ist. Differentialdiagnostische Probleme kann auch die Unterscheidung zwischen multiplen Lungenabszessen und Bronchiektasen verursachen.

6.3.2.2 Chronische Pneumonie

Schwierig einzuordnen sind radiologische Veränderungen einer chronischen Pneumonie, wenn innerhalb

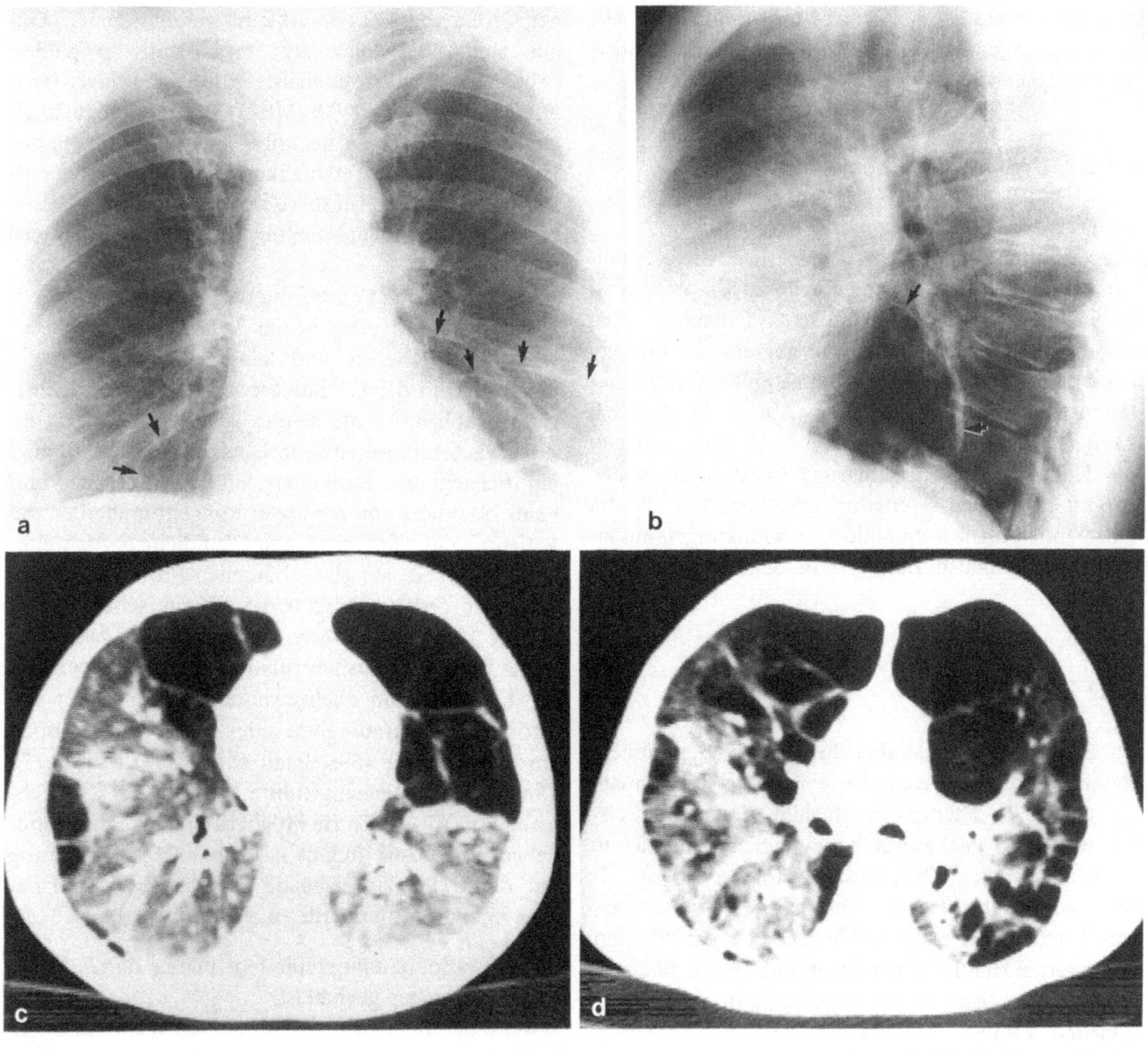

Abb. 6.14 a–d. Bullöses Lungenemphysem. **a, b** In den Thoraxübersichtsaufnahmen basale Bullae (→) beidseits. **c, d** In der CT (Lungenfenster) ausgedehnte Bullae beidseits

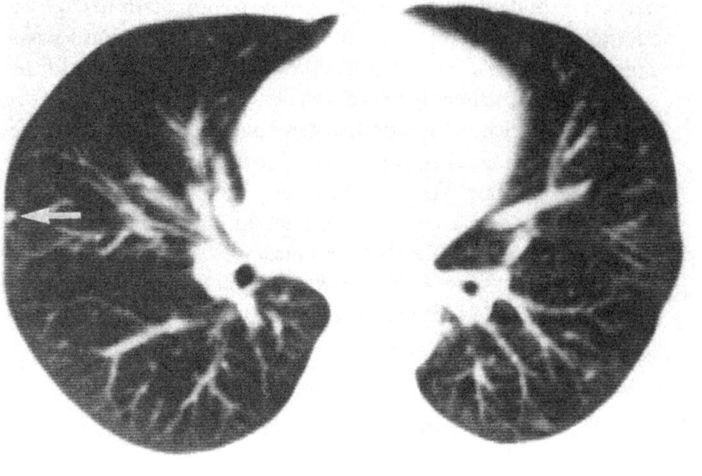

Abb. 6.15. Metastase (→) eines malignen Hodentumors in der CT (Lungenfenster)

der Verschattung keine Lungenareale oder Bronchopneumogramme erkennbar sind und damit eine Abgrenzung gegenüber einem tumorösen Prozeß noch nicht möglich ist.

6.3.2.3 Degenerative Erkrankungen

Lungenemphysem

Für die klinische Diagnostik spielt v. a. die Abgrenzung eines diffusen von einem bullösen Emphysem eine wichtige Rolle. Große Bullae sind bereits in den Thoraxübersichtsaufnahmen gut abgrenzbar. Ihre genaue Lokalisation und Ausdehnung läßt sich am exaktesten durch die CT darstellen (Abb. 6.14). Zugleich kann in der CT durch vergleichende Dichtemessungen die Kompression des Lungengewebes durch Bullae dargestellt werden. Weiterhin erleichtert die CT die Differentialdiagnose zu anderen Erkrankungen mit einer einseitig hellen Lunge, z. B. dem Swyer-James-Syndrom.

6.3.3 Tumoren

Im Gegensatz zu zentralen Tumoren sind periphere Raumforderungen bereits bei einer sehr viel geringeren Größe im Thoraxübersichtsbild direkt nachweisbar, wobei die Nachweisgrenze zwischen 6 und 10 mm schwankt (Theros 1977; Oeser 1976). Ihr Einsatz als Screeningverfahrn hat zu einem häufigeren Nachweis von Tumoren, zu einer erhöhten Resektionsrate und verbesserten Heilungschancen geführt (Wilde 1985).

Die Nachweisgrenze für Rundherde in der konventionellen Tomographie liegt im Bereich zwischen 4 und 8 mm (Schaner et al. 1978; Bein et al. 1980). Erheblich kleinere Rundherde lassen sich durch die CT nachweisen, mit welcher Rundschatten noch bis zu einer Größe von 1-3 mm erkannt werden können. Damit sind über 90% der intraoperativ palpablen (Abb. 6.15) Lungenrundherde erfaßbar (Mayr 1987, Digit. Bilddiagn. (1989) 9: 110-113). Fehlermöglichkeiten können in der CT bei unregelmäßiger Atmung des Patienten v. a. im zwerchfellkuppennahen Bereich entstehen, ebenso im Hilusbereich, in dem eine Verwechslung eines Gefäßanschnittes mit einem Rundherd möglich ist.

In der direkten Beurteilung der Dignität eines nachweisbaren Rundherdes ist die Aussagefähigkeit radiologischer Methoden stark eingeschränkt. Eindeutig lassen sich in der CT intrathorakale Lipome identifizieren (Abb. 6.16). Als nahezu gesichert kann „malignes" Wachstum gelten beim Übergreifen eines Tumors auf benachbarte Strukturen mit Destruktionen und beim Nachweis von multiplen Lungenrundherden bei Patienten mit einem malignen Grundleiden. Als weitere Möglichkeit, auf einen benignen Prozeß zu schließen, wird der Nachweis von Kalk angesehen (Fraser u. Paré 1978). Bei diffuser Verteilung kann das Kalzium in der CT untersucherunabhängig und in geringerer Konzentration nachgewiesen werden als in der Thoraxübersichtsaufnahme oder in der konventionellen Tomographie (Siegelman et al. 1981) (Abb. 6.17). Die von Siegelmen eingeführte Methode der CT-Dichteanalyse läßt - über die Möglichkeiten der konventionellen Diagnostik hinaus - nach unserer Erfahrung nur dann eine ausreichende zuverlässige Identifizierung benigner Rundherde zu, wenn

1. der Computertomograph regelmäßig durch Phantommessungen geeicht ist,
2. wenn der untersuchte Rundherd einen empirisch gefundenen Grenzwert der Dichte übersteigt,
3. der Rundherd homogen verkalkt ist, und

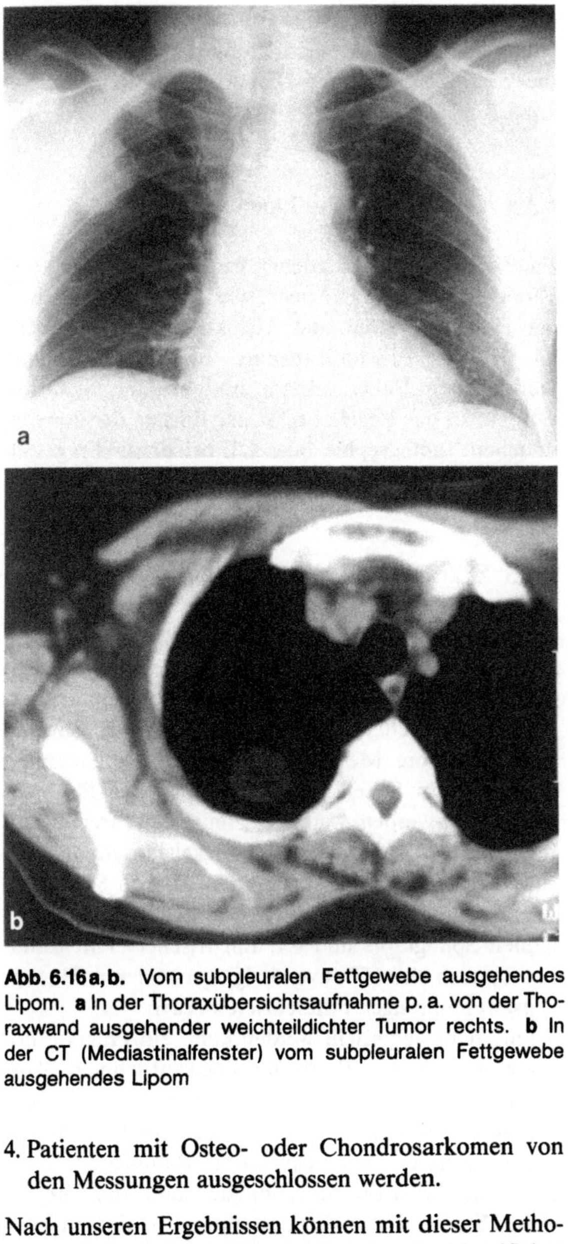

Abb. 6.16 a, b. Vom subpleuralen Fettgewebe ausgehendes Lipom. **a** In der Thoraxübersichtsaufnahme p. a. von der Thoraxwand ausgehender weichteildichter Tumor rechts. **b** In der CT (Mediastinalfenster) vom subpleuralen Fettgewebe ausgehendes Lipom

4. Patienten mit Osteo- oder Chondrosarkomen von den Messungen ausgeschlossen werden.

Nach unseren Ergebnissen können mit dieser Methode rund 20% der benignen Rundherde identifiziert werden (Mayr et al. 1982). In allen anderen Fällen gelingt die Beurteilung der Dignität nur durch eine zytologische oder histologische Untersuchung. Auch mit der Kernspintomographie ist derzeit eine weitergehende feingewebliche Zuordnung nicht möglich.

In der Beurteilung des T-Stadiums hängt der Einsatz radiologischer Verfahren von der Tumorausdehnung ab. Solange periphere Rundherde von belüfteter Lunge umgeben sind, kann die Ausdehnung der Herde in der Thoraxübersichtsaufnahme und in durchleuchtungsgezielten Aufnahmen gut beurteilt werden. Erreicht die Raumforderung allerdings die Thoraxwand oder das Mediastinum, so liefert die CT entscheidende Hinweise über die Ausbreitung des Tumors (Vock u. Haertl 1981; Müller et al. 1981). Fehlbeurteilungen werden verursacht durch:

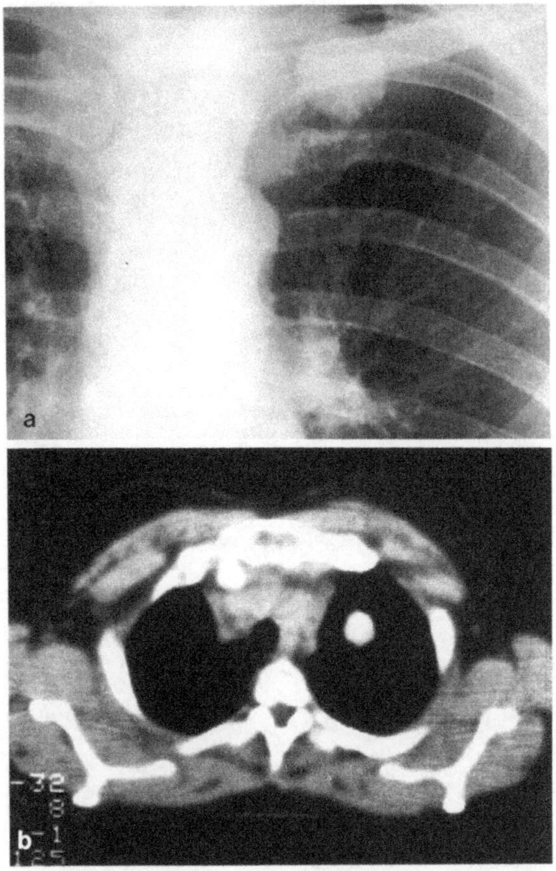

Abb. 6.17 a, b. Granulom linker Oberlappen. **a** In der Thoraxübersichtsaufnahme glatt begrenzter Rundherd im linken Oberlappen. **b** In der CT (Mediastinalfenster) homogen verkalkter Rundherd

1. einem malignen Prozeß direkt anliegende benigne Veränderungen, die eine maligne Infiltration vortäuschen,
2. die fehlende Abgrenzung der Pleura visceralis und parietalis,
3. die Schwierigkeit, in der axialen Schnittführung die Infiltration eines Rundherdes in die Zwerchfellkuppen zu beweisen oder auch auszuschließen,
4. die fehlende Möglichkeit, reaktive Veränderungen der Pleura und der angrenzenden Thoraxwandschichten von einer direkten Infiltration zu unterscheiden (Pennes et al. 1985).

Im CT lassen sich die Rundherde einzelnen Lappen, z. T. auch Segmenten, zuverlässig zuordnen. In der Beurteilung der lokalen Tumorausdehnung erscheinen Kernspintomographie und CT derzeit annähernd gleichwertig. Lediglich bei der Beurteilung der Infiltra-

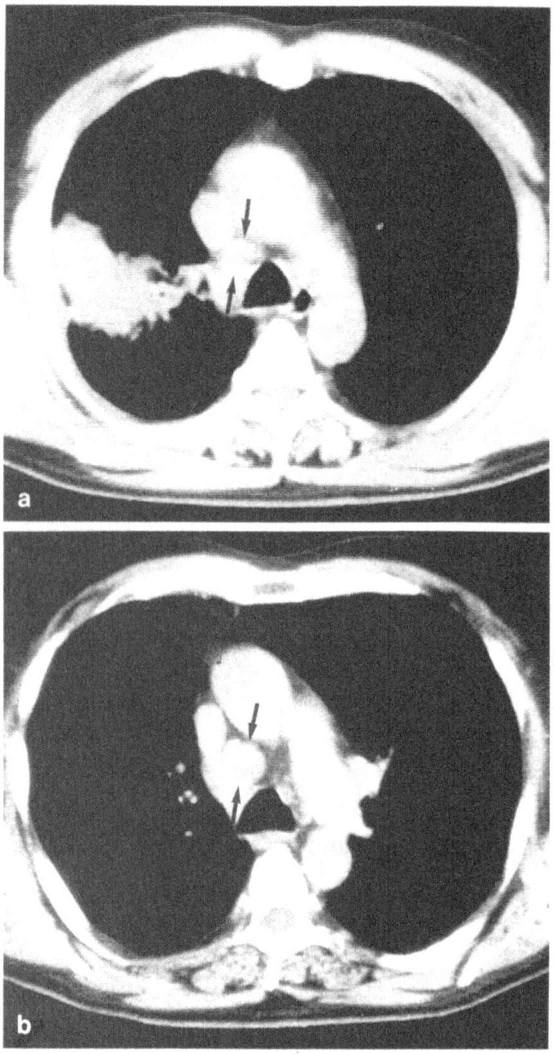

Abb. 6.18 a, b. Pathologisch vergrößerte Lymphknoten in der CT (Mediastinalfenster). **a** Entzündlich vergrößerter Lymphknoten (→) mediastinal bei Bronchialkarzinom des rechten Oberlappens. **b** Metastatisch befallener Lymphknoten (→) eines Bronchialkarzinoms im rechten Unterlappen

tion kardialer Strukturen kann, wie bereits erwähnt, wegen der Pulsationsartefakte im CT der Einsatz der Kernspintomographie erforderlich werden.

Während mediastinale Lymphknoten sowohl durch die CT als auch durch Kernspintomographie gut darstellbar sind, ist keine ausreichend sichere Beurteilung der Dignität dieser Lymphknoten möglich. Die Darstellung mediastinaler Lymphknoten bei einem peripheren Rundherd stellt jedoch eine wesentliche Entscheidungshilfe für die Indikation zur Mediastinoskopie dar, die in der Regel erst beim Nachweis von Lymphknoten über 1 cm durchgeführt wird (Abb. 6.18). Für die Stadieneinteilung peripherer und zentraler Bronchialkarzinome stellt derzeit die CT wegen ihrer Leistungsfähigkeit, der kurzen Untersuchungszeiten und der Verbreitung der Geräte die Methode der Wahl dar. (Zur Diagnostik der Fernmetastasen s. S. 50.)

6.3.4 Verletzungen der Lunge

Entscheidende Informationen bei der Darstellung von Verletzungsfolgen der Lunge, wie z. B. Kontusionsherden, Pneumatozelen und Atelektasen, liefert bereits die Thoraxübersichtsaufnahme. In der CT können Kontusionen früher erkannt und exakter lokalisiert werden. In der Regel aber ist der Einsatz der konventionellen Tomographie oder CT bei dieser Fragestellung nicht erforderlich.

6.3.5 Erkrankungen der Brustwand und der Pleura

Flüssigkeitsansammlungen in der Pleurahöhle zwischen 250 und 600 ml lassen sich aus den Thoraxübersichtsaufnahmen im Stehen gut nachweisen (Bowen 1931). Kleinere Mengen können nur noch in einer Aufnahme in Seitenlage mit horizontalem Strahlengang erfaßt werden, wenn der Pleuraerguß frei auslaufen kann. Abgekapselte Flüssigkeitsansammlungen sind in Übersichtsaufnahmen meistens von Schwarten nur schwer abzugrenzen. Eine exaktere Beurteilung erlauben Sonograpie und CT. Ein frischer Hämatothorax kann in der CT zuverlässig von anderen Flüssigkeitsansammlungen differenziert werden.

Suffizient dargestellt werden kann ein Pneumothorax bereits in den Thoraxübersichtsaufnahmen, Aufnahmen in Exspiration oder Seitenlagerung sind zum Nachweis eines Pneumothorax selten erforderlich.

Bei primären und sekundären Raumforderungen der Pleura wird die Morphologie durch die Thoraxübersichts- und evtl. Zielaufnahmen in den meisten Fällen suffizient dargestellt, wenn kein größerer Pleuraerguß vorliegt. Kleine Pleuratumoren können im Thoraxübersichtsbild dem Nachweis entgehen, insbesondere bei ausgedehnten Pleuraergüssen (Lange et al. 1984). Dagegen lassen sich diese Raumforderungen in der CT zuverlässig nachweisen und vom Pleuraerguß abgrenzen. Ebenso kann die Ausdehnung von Pleuratumoren am exaktesten durch die transversale Schnittführung der CT dargestellt werden. Ein Übergreifen des Tumors auf die Lunge wird allerdings durch einen großen Erguß und der daraus resultierenden Kompressionsatelektase z. T. maskiert. Allein aufgrund morphologischer Kriterien ist auch in der CT eine Unterscheidung zwischen benignem oder malignem Pleu-

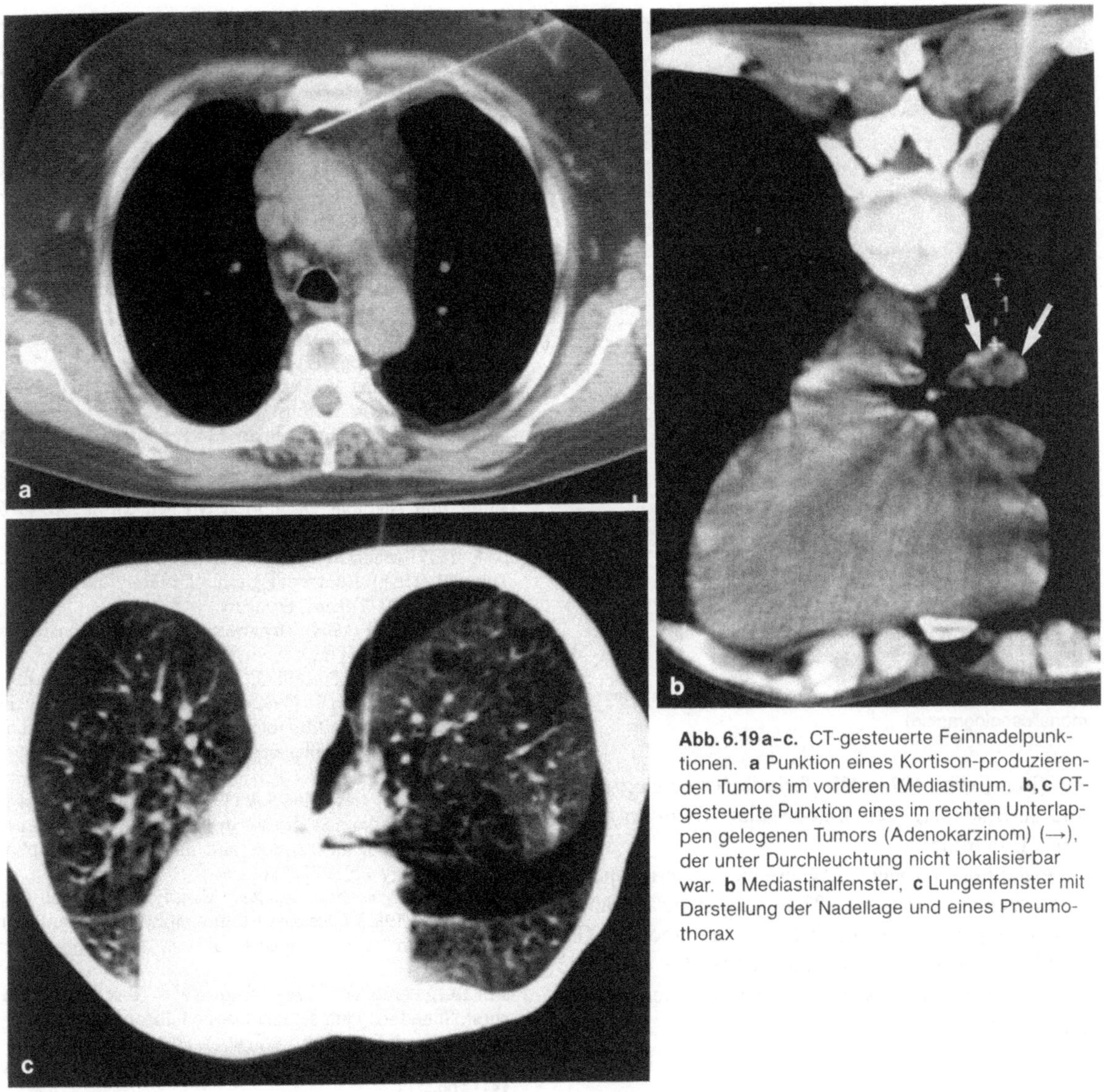

Abb. 6.19 a–c. CT-gesteuerte Feinnadelpunktionen. **a** Punktion eines Kortison-produzierenden Tumors im vorderen Mediastinum. **b, c** CT-gesteuerte Punktion eines im rechten Unterlappen gelegenen Tumors (Adenokarzinom) (→), der unter Durchleuchtung nicht lokalisierbar war. **b** Mediastinalfenster, **c** Lungenfenster mit Darstellung der Nadellage und eines Pneumothorax

ramesotheliom, einer ausgedehnten Schwarte oder einer Pleurakarzinose nicht mit ausreichender Sicherheit möglich.

6.4 Interventionelle Radiologie

Punktionen

Raumforderungen im Mediastinum oder der Lunge können durchleuchtungsgezielt oder unter CT-Steuerung durchgeführt werden. CT-geführte Punktionen sind v. a. dann indiziert, wenn die Lokalisation eines Tumors oder seine Umgebungsbeziehungen unter Durchleuchtung nicht ausreichend erkennbar sind (Adler et al. 1983). Während Raumforderungen im mittleren Mediastinum in der Regel durch Bronchoskopie oder Mediastinoskopie bioptisch erfaßt werden können, bietet sich die CT-gesteuerte Punktion für Raumforderungen im vorderen oder hinteren Mediastinum an (Abb. 6.19). Wegen der Nähe zu großen Gefäßen können z. T. nur dünnlumige Punktionsnadeln verwendet werden, die nur eine zytologische Untersuchung des Punktats zulassen.

Angiographie

Zur Lokalisation einer bronchoskopisch nicht lokalisierbaren Blutung bietet sich die Angiographie (konventionelle Angiographie oder digitale Subtraktionsangiographie), insbesondere der Bronchialarterien, an. Bei operativ nicht angehbaren Blutungen kann z. T. auch eine Blutstillung durch eine Embolisation erfol-

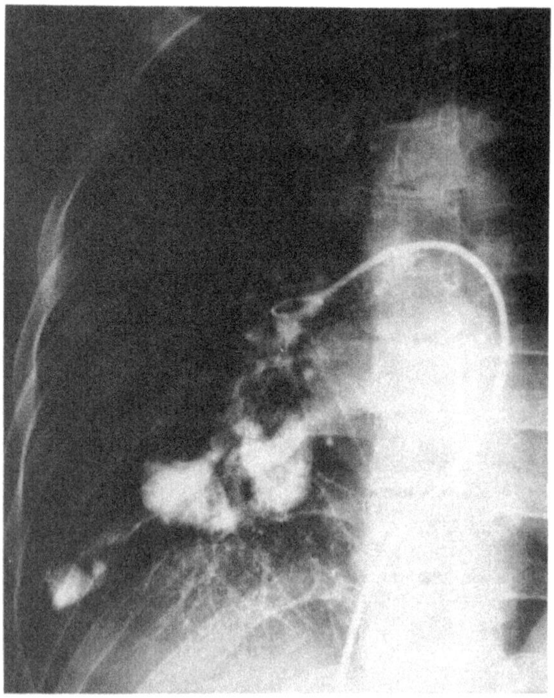

Abb. 6.20. Arteriovenöse Fistel im rechten Unterlappen (Pulmonalisangiographie)

gen (Remy et al. 1977). Die Technik der Angiographie und insbesondere der Embolisation erfordert allerdings Erfahrung.

Obwohl die Verdachtsdiagnose einer arteriovenösen Fistel bereits durch die Thoraxübersichtsaufnahme bzw. tomographische Verfahren v. a. anhand des Gefäßstiels gestellt werden kann, sollte die Diagnose durch eine Pulmonalisangiographie bewiesen werden (Abb. 6.20).

Literatur

Adler OB, Rosenberger A, Peleg H (1983) Fine needle aspiration biopsy of mediastinal masses: Evaluation of 136 experiences. AJR 140: 893-896

Alfidi RJ, Haaga JR, LiPuma JP, Solomon EH (1981) Case 21 - 1981: Mediastinal parathyroid adenoma. N Engl J Med 305: 647

Baron RL, Lee JKT, Sagel SS, Peterson RR (1982a) Computed tomography of the normal thymus. Radiology 142: 121-125

Baron RL, Lee JKT, Sagel SS, Levitt RG (1982b) Computed tomography of the abnormal thymus. Radiology 142: 127-134

Bay V (1970) Chirurgische Aspekte des Thymus. Chirurg 41: 16-21

Bein ME, Greenberg M, Liu P-Y, Ohara J, Basset LW, Schaefer CJ, Steckel RJ (1980) Pulmonary nodules: Detection in 1 and 2 cm full linear tomography. AJR 135: 513-520

Bennett BE, Cherry JK (1967) The natural history of traumatic aneurysms of the aorta. Surgery 61: 516-523

Bennett MH, MacLennan KA, Easterling MJ, Vaughan Hudson B, Jelliffe AM, Vaughan Hudson G (1983) The prognostic significance of cellular subtypes in nodular sclerosing Hodgkins's disease: an analysis of 271 non-laparotomised cases (BNLI report No. 22). Clin Radiol 34 (5): 497-501

Binder RE, Pugatch RD, Faling JL, Kanter RA, Sawin CT (1980) Diagnosis of posterior mediastinal goiter by computed tomography. J Comput Assist Tomogr 4: 550-552

Bohndorf K, Calavreszos A, Koschel G, Hüsselmann H, Hain E (1985) Computertomographische Befunde bei diffusem malignem Pleuramesotheliom. Fortschr Röntgenstr 143: 279-284

Bowen A (1931) Quantitative roentgen diagnosis of pleural effusions. Radiology 17: 520-528

Denz H, Lechleitner M, Peschel C, Peer L, Huber H (1983) Das Rezidiv beim Morbus Hodgkin: Häufigkeit, Therapie und Prognose (Erfahrungen an 134 Patienten). Wien Klin Wochenschr 95: 326-332

Derra E, Irmer W (1961) Über Mediastinalgeschwülste, ihre Klinik und Therapie. Dtsch Med Wochenschr 86: 569-576

Dontas NS (1958) Intrathoracic goitre. Br J Tuberc 52: 154

Düx A (1977) Mediastinum. In: Teschendorf W, Anacker H, Thurn P (Hrsg) Röntgenologische Differentialdiagnostik, 5. Aufl, Bd 1/2. Thieme, Stuttgart

Ellis K, Gregg HG (1964) Thymomas - roentgen considerations. AJR 91: 105-119

Falappa P, Leone G, Pincelli G, Danza FM, Mango G, Breda M, Ausili-Cefaro G (1982) Computed tomography in malignant lymphoma: Its role in detecting abdominal, thoracic and cerebral involvement. Haematologica (Pavia) 67: 725-734

Filly R, Blank N, Castellino RA (1976) Radiographic distribution of intrathoracic disease in previously untreated patients with Hodgkin's disease and non-Hodgkin lymphoma. Radiology 120: 277-281

Fon GT, Bein ME, Mancuso AA, Keesey JC, Lupetin AR, Wong WS (1982) Computed tomography of the anterior mediastinum in myasthenia gravis. Radiology 142: 135-141

Fraser RG, Paré JAP (1978) Diagnosis of diseases of the chest. Saunders, Philadelphia London Toronto

Gamsu G, Stark DD, Webb WR et al. (1984) Magnetic resonance imaging of benign mediastinal masses. Radiology 151: 709-713

Glazer G, Francis JR, Shirazi KK, Bookstein FL, Gross BH, Orringer MB (1983) Evaluation of the pulmonary hilum: Comparison of conventional radiography, 55° posterior oblique tomography, and dynamic computed tomography. J Comput Assist Tomogr 7: 983-989

Gomez GA, Panahon AM, Stutzman L et al. (1984) Large mediastinal mass in Hodgkin's disease. Results of two treatment modalities. Am J Clin Oncol 7: 65-73

Grenier P, Maurice F, Musset D, Menu Y, Nahum H (1986) Bronchiectasis: Assessment by thin-section CT. Radiology 161: 95-99

Gudbjerg CE (1955) Roentgenologic diagnosis of bronchiectasis. An analysis of 112 cases. Acta Radiol 43: 209-213

Hagemeister FB, Fuller LM, Sullivan JA et al. (1981) Treatment of stage I and II mediastinal Hodgkin disease. A comparison of involved fields, extended fields and involved fields followed by MOPP in patients staged by laparotomy. Radiology 141: 783-789

Häußinger K, Herold J (1983) Die Beurteilung der Trachealbeeinträchtigung durch die Bodyplethysmographie. Ein Vergleich von dynamischer Funktionsanalyse und sta-

tischer Röntgendiagnostik. Aktuel Endokrinol Stoffw 4: 10-14
Heitzman ER (1977) The mediastinum. Radiologic correlations with anatomy and pathology. Mosby, St Louis
Heitzman ER (1981) Computed tomography of the thorax: Current perspectives. AJR 136: 2-12
Herbig H, Ganz P, Vieten H (1952) Die Mediastinaltumoren und ihre chirurgische Behandlung. Ergeb Chir Orthop 37: 224-323
Hood RM, Sloan HE (1959) Injuries to the trachea and major bronchi. J Thorac Cardiovasc Surg 38: 458-465
Hoppe RT, Coleman CN, Cox RS, Rosenberg SA, Kaplan HS (1982) The management of stage I-II Hodgkin's disease with irradiation alone or combined modality therapy: The Standford experience. Blood 59: 455-465
Huzly A (1973) Krankheiten der Trachea und der Bronchien. In: Schinz HR, Baensch WE, Frommhold W, Glauner R, Vehlinger E, Wellauer J (Hrsg) Lehrbuch der Röntgendiagnostik, Bd 4/2. Thieme, Stuttgart
Lange S, Anhuth D, Hartmann CA, Krummhaar D, Voigt R (1984) Das maligne Pleuramesotheliom. Vergleich von röntgenologischen und autoptischen Befunden. Fortschr Röntgenstr 141: 402-408
Lyons HA, Calvy GL, Sammons BP (1959) The diagnosis and classification of mediastinal masses. I. A. study of 782 cases. Ann Intern Med 51: 897-932
Madewell JE, Sobonya RE, Reed JC (1973) RPC from the AFIP neurenteric cyst. Radiology 109: 707-712
Mayor G (1967) Chirurgie der Epithelkörperchen. Langenbecks Arch Chir 319: 212-214
Mayr B, Sommer B, Scheid KF, Küffer G, Stelter WJ, Lissner J (1982) Computertomographische Dichteanalyse des solitären Lungenrundherdes. In: Lissner J, Doppman JL (Hrsg) CT 82. Schnetztor, Konstanz
Mayr B, Heywang SH, Ingrisch H, Huber RM, Häußinger K, Lissner J (1987) Comparison of CT with MR imaging of endobronchial tumor. J Comput Assist Tomogr 11: 43-48
Mayr B, Ingrisch H, Häußinger K, Sunder-Plassmann L, Huber R (1988) Wertigkeit von konventioneller Tomographie und Computertomographie in der Diagnostik von Tumoren des Bronchialsystems. Fortschr Röntgenstr 148: 347-352
Mazza P, Lauria F, Sciascia R et al. (1983) Prognostic significance of large mediastinal involvement in Hodgkin's disease. Scand J Haematol 31: 315-321
Müller HA, van Kaick G, Schaaf J, Lüllig H, Vogt-Moykopf J, Delphendahl A (1981) Praeoperatives Staging des Bronchialkarzinoms: Wertigkeit der Computertomographie im Vergleich zur konventionellen Radiologie. Fortschr Röntgenstr 134: 601-607
Négre E, Balmes A (1950) Les goitres du mediastin posterieur. J Chir (Paris) 66: 190
Oeser H (1976) Aspekte der röntgenologischen Früherkennung des Lungenkrebses. Prax Pneumonol 30: 1-10
Oldham HN, Sabiston DC Jr (1968) Primary tumours and cysts of the mediastinum: Lesions presenting as cardiovascular abnormalities. Arch Surg 96: 71-75
Osborne DR, Korobkin M, Ravin CE et al. (1982) Comparison of plain radiography, conventional tomography and computed tomography in detecting intrathoracic lymph node metastases from lung carcinoma. Radiology 142: 157-161
Pemsel HK, Buchelt L (1976) Spätrezidive bei M. Hodgkin nach Strahlentherapie. Strahlentherapie 152: 22-31
Pennes DR, Glazer GM, Wimbish KJ, Gross BH, Long RW, Orringer MB (1985) Chest wall invasion by lung cancer: Limitations of CT. AJR 144: 507-511
Pfeffer KH (1962) Tumoren der endokrinen Organe. In: Barthelheimer H, Mauer H-J (Hrsg) Diagnostik der Geschwulstkrankheiten. Thieme, Stuttgart
Reed JC, Sobonya RE (1974) Foregut cysts in the thorax. AJR 120: 851-860
Reed JC, Hallet KK, Feigin DS (1978) Neural tumors of the thorax: Subject review from the AFIP. Radiology 126: 9-17
Reilly BJ, Featherby EA, Weng RT, Crozier DN, Duic A, Levison H (1971) The correlation of radiological changes with pulmonary function in cystic fibrosis. Radiology 98: 281-285
Rémy J, Arnaud A, Fardou H, Giraud R, Voisin C (1977) Treatment of hemoptysis by embolization of bronchial arteries. Radiology 122: 33-37
Rietz KA, Werner B (1960) Intrathoracic goiter. Acta Chir Scand 119: 379-388
Rostock RA, Giangreco A, Wharam MD, Lenhard L, Siegelman SS, Order SE (1982) CT scan modification in the treatment of mediastinal Hodgkin's disease. Cancer 49: 2267-2275
Rostock RA, Siegelman SS, Lenhard RE, Wharam MD, Order SE (1983) Thoracic CT scanning for mediastinal Hodgkin's disease: Results and therapeutic implications. Int J Radiat Oncol Biol Phys 9: 1451-1457
Sabiston DC (1970) Diseases of pleura, mediastinum, and diaphragm. In: Wintrobe MM et al. (eds) Harrison's principles of internal medicine, 6th edn. McGraw-Hill, New York
Schaner EG, Chang AE, Doppman JL, Conkle DM, Flye MW, Rosenberg SA (1978) Comparison of computed and conventional whole lung tomography in detecting pulmonary nodules: A prospective radiologic-pathologic study. AJR 131: 51-54
Schulze W (1974) Geschwülste der Bronchien, Lungen und Pleura. In: Diethelm L, Heuck F, Olsson O, Ranninger K, Strnad F, Vieten H, Zuppinger A (Hrsg) Röntgendiagnostik der oberen Speise- und Atemwege, der Atemorgane und des Mediastinums. Springer, Berlin Heidelberg New York (Handbuch der Medizinischen Radiologie, Bd 9/4b)
Schweisguth O, Mathey J, Renault P, Binet JP (1959) Intrathoracic neurogenic tumors in infants and children: A study of forty cases. Ann Surg 150: 29-41
Siegelman SS, Zerhouni EA, Leo FP, Khouri NF, Stitik FP (1980) CT of the solitary pulmonary nodule. AJR 135: 1-13
Sommer B, Welter HF, Spelsberg F, Scherer U, Lissner J (1982) Computed tomography for localizing enlarged parathyroid glands in primary hyperparathyroidism. J Comput Assist Tomogr 6: 521-526
Stark DD, Clark OH, Moss AA (1984) Magnetic resonance imaging of the thyroid, thymus and parathyroid glands. Surgery 96: 1083-1091
Stark P, Guthrie AM, Weitzner S, Walker WE (1983) Malignant fibrous histiocytoma of the mediastinum presenting as a retrosternal mass. ROFO 139: 327-329
Stratt B, Steiner RM (1980) The radiologic findings in posterior mediastinal chordoma. Skeletal Radiol 5: 171-175
Strickland B (1967) Intrathoracic Hodgkin disease. II. Peripheral manifestations of Hodgkin's disease in the chest. Br J Radiol 40: 930
Sunder-Plassmann L (1984) Bronchialkarzinom: Radiologische Diagnostik und ihr Einfluß auf die Therapie: Indi-

kation zur Bronchoskopie und Mediastinoskopie heute. In: Lissner J (Hrsg) VI. Radiologische Woche, Referate. Schnetztor, Konstanz

Sweet RH (1949) Intrathoracic goiter located in the posterior mediastinum. Surg Gynecol Obstet 89: 57

Theros EG (1977) Varying manifestations of peripheral pulmonary neoplasms: A radiologic pathologic correlative study. AJR 128: 893-914

Vock P, Haertel M (1981) Die Computertomographie zur Stadieneinteilung des Bronchialkarzinoms. Fortschr Röntgenstr 134: 131-135

Vock P, Haertel M, Fuchs WA (1981a) Die thorakale Computertomographie beim Lymphoma malignum Hodgkin. Computertomographie 1: 68-73

Vock P, Tillmann U, Fuchs WA (1981b) Computertomographie des Mediastinums. Radiologe 21: 330-336

Walter E (1982) Computertomographische Diagnostik des Thymus. Referatband CT 82. Schnetztor, Konstanz

Walter E, Hübner K-H (1980) Computertomographische Charakteristika raumfordernder Prozesse im vorderen Mediastinum und ihre Differentialdiagnose. Fortschr Röntgenstr 133: 391-400

Wassner UJ, Alai H, Helmstaedt ER (1970) Geschwülste im Mediastinum. Chirurg 41: 12-16

Weber AL, Grillo HC (1978) Tracheal stenosis: An analysis of 151 cases. Radiol Clin North Am 16: 291-308

Webb WR, Jensen B, Sollitto R, De Geer G, McCowin M, Gamsu G, Moore E (1985) Bronchogenic carcinoma: Staging with MR compared with staging with CT and surgery. Radiology 156: 117-124

White L, McCourt BA, Isaacs H, Siegel SE, Stowe SM, Higgins GR (1983) Patterns of Hodgkin's disease at diagnosis in young children. Am J Pediatr Hematol Oncol 5: 251-257

Wiernik PH, Slawson RG (1982) Hodgkin's disease with direct extension into pulmonary parenchyma from a mediastinal mass: A presentation requiring special therapeutic considerations. Cancer Treat Rep 66: 711-716

Wilde J (1985) Früherkennung und erste Merkmale. Röntgenreihenuntersuchungen. In: Buchborn E (Hrsg) Erkrankungen der Atmungsorgane. Springer, Berlin Heidelberg New York Tokyo (Handbuch der Inneren Medizin, Bd 4/4b, S 2-37)

Wychulis AR, Payne WS, Clagett OT, Woolner LB (1971) Surgical treatment of mediastinal tumors. A 40-year experience. J Thorac Cardiovasc Surg 62: 379-392

Wyman SM, Robbins LL (1954) Roentgen recognition of parathyroid adenoma. AJR 71: 777-784

7 Invasive thoraxchirurgische Diagnostik

L. Sunder-Plassmann

Einführung

Die invasive thoraxchirurgische Diagnostik findet Anwendung, wenn mit anderen Methoden (Radiologie, Sputumzytologie) ein Krankheits- oder Tumorverdacht nicht weiter abgeklärt werden kann. Wie alle invasiven Methoden sind sie nicht ohne Morbidität, z. T. auch nicht ohne Mortalität, so daß die Reihenfolge des „diagnostischen Crescendo“ streng einzuhalten ist: Methoden mit dem geringeren Risiko werden zuerst eingesetzt, invasive Schritte nur dann, wenn sich aus dem Ergebnis der Untersuchung eindeutige therapeutische Konsequenzen für den Patienten ergeben. Zuerst ist die allgemeine Operabilität des Patienten abzuklären und dann die Reihenfolge der invasiven Untersuchungsgänge festzulegen. So ist z. B. die Feinnadelpunktion eines solitären Rundherdes bei operablen Patienten nicht indiziert, da nach Ausschluß extrapulmonaler Metastasen ohnehin eine Resektion durchgeführt wird. Besteht der radiologische Verdacht auf ein zentral sitzendes Bronchialkarzinom, so sollte vor jedem invasiven Schritt die zytologische Untersuchung des morgendlichen Sputums erfolgen. Diese ist ambulant durchführbar und für den Patienten in keiner Weise belastend; sie wird aber überraschenderweise - im Gegensatz zu kostspieligeren Röntgenuntersuchungen - vom einweisenden Arzt selten durchgeführt.

7.1 Sputumzytologie

An 3 aufeinanderfolgenden Tagen wird das morgendliche Sputum zur zytologischen Aufbereitung gewonnen. Die Proben sind unter Luftabschluß im Kühlschrank über 24 h haltbar. Der Malignitätsnachweis, der weitgehend von der Sputumqualität beeinflußt ist, gelingt beim zentral sitzenden Plattenepithelkarzinom wesentlich häufiger als beim peripher sitzenden Adenokarzinom. Durch häufige Wiederholung, die sich allerdings klinisch nicht realisieren läßt, kann man angeblich die Nachweisrate unabhängig von Lokalisation und Ausdehnung des Tumors auf 90% steigern (Conti 1984). In der Praxis geht man jedoch nach 3maliger vergeblicher Untersuchung auf eine invasive Methode über. Beim allgemein inoperablen Patienten entfallen bei positivem Malignitätsnachweis jedoch weitere invasive Untersuchungen, weil der zytologische Malignitätsnachweis zur Einleitung einer Radio- bzw. Chemotherapie ausreicht.

Als Screeningmethode hat sich die Sputumzytologie dagegen nicht durchgesetzt, da sie keine bessere Nachweisrate aufweist als die jährliche Röntgenaufnahme der Lunge. Auch die zusätzlich zur Röntgenkontrolle durchgeführte Zytologie konnte weder die Nachweisrate erhöhen, noch die Mortalität der Erkrankung senken (Melamed et al. 1987).

7.2 Transthorakale Feinnadelpunktion

Mit der Feinnadelpunktion kann durch Aspiration von Tumormaterial aus einer röntgenologischen Verdichtung, die radiologisch nicht weiter abgeklärt werden kann, eine zytologische bzw. histologische Diagnose gewonnen werden. Es liegt in der Methode begründet, daß ausschließlich der positive Malignitätsnachweis zählt. Denn obwohl die Punktion stets unter zweidimensionaler Röntgendurchleuchtung erfolgt, läßt sich ein Verfehlen des Tumors bzw. die Punktion der Randzone oder des nekrotischen Tumorzentrums nicht ausschließen. Da nur der positive Malignitätsnachweis zählt, werden fast ausschließlich solche Patienten punktiert, die aufgrund des Allgemeinzustandes für eine diagnostische Thorakotomie nicht in Frage kommen. Die Indikation sollte darüber hinaus streng gestellt werden, weil die Pneumothoraxrate mit 20-25% erheblich ist (Dick u. Timmis 1984). Grundsätzlich ist nur dann zu punktieren, wenn vom Ergebnis der Punktion unmittelbare Konsequenzen zu erwarten sind: Bei inoperablen Patienten werden periphere Herde zur Sicherung des Malignitätsnachweises punktiert, bei Karzinomträgern metastasenverdächtige Befunde. Der Punktion solitärer Lungenherde bei operablen Patienten (Dick u. Timmis 1984) können wir uns nicht anschließen.

Auch mediastinale Raumforderungen werden gelegentlich punktiert, wenn sie durch parasternalen Zu-

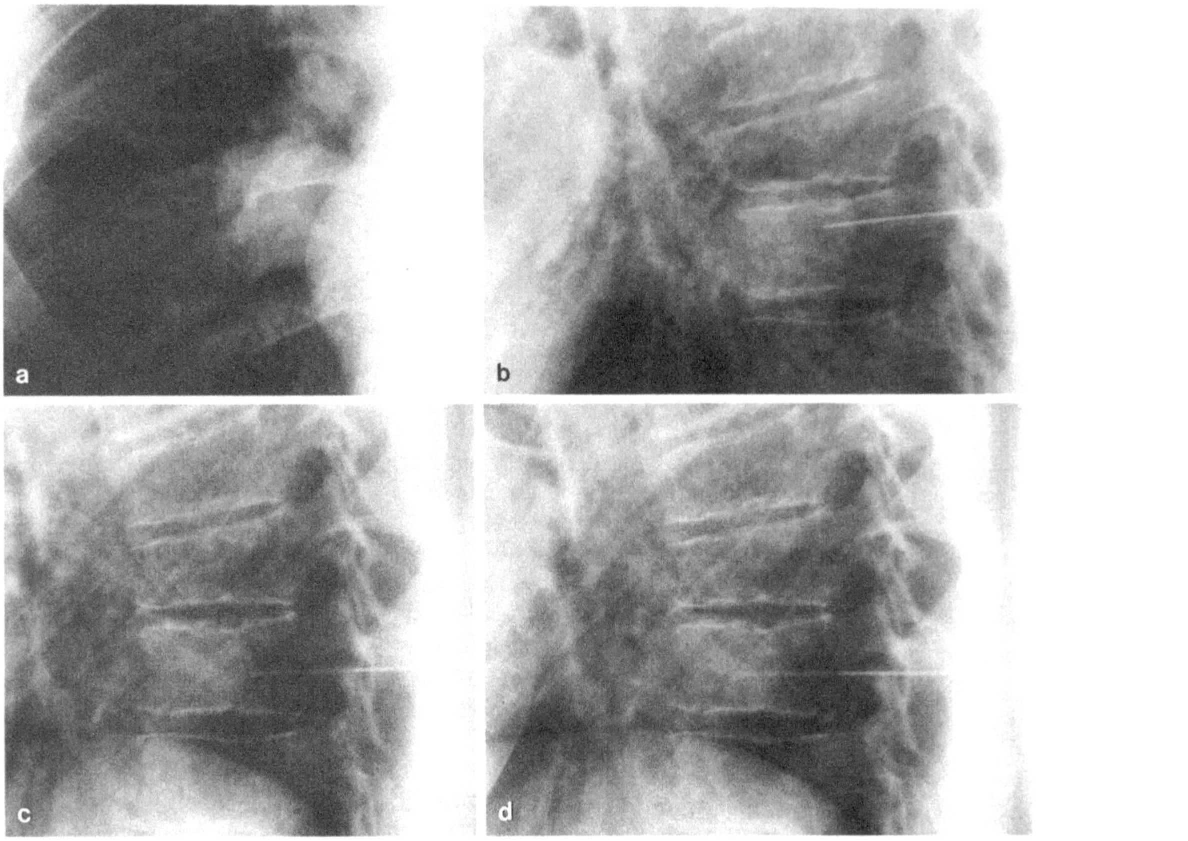

Abb. 7.1 a-d. Technischer Ablauf der transthorakalen Feinnadelpunktion. **a** Paravertebraler Herd im a.-p.-Strahlengang, die Punktion erfolgt von dorsal. **b** Nach Erreichen der Tumorgrenze wird **c** der Innentrokar ca. 2 cm zurückgezogen und die Trokarhülse dann bis zum Tumorzentrum vorgeschoben, **d** so daß ein kleiner Stanzzylinder aus dem Tumor gewonnen wird

gang leicht zu erreichen sind. Der entscheidende Zweck der Punktion ist die Differentialdiagnose zwischen malignem Thymom, das primär operiert, und dem malignen Lymphom, das konservativ behandelt wird. Da alle anderen Mediastinaltumoren nach Möglichkeit primär operiert werden, erfolgt die Punktion mediastinaler Raumforderungen nur bei Verdacht auf Lymphom. Zytologisch ist allerdings auch mit Immunverfahren gerade die Differentialdiagnose zwischen malignem Thymom und Non-Hodgkin-Lymphomen nicht immer mit letzter Sicherheit zu stellen, so daß man entweder auf die Mediastinotomie (McNeil u. Chamberlain 1966) oder auf die Mediastinoskopie ausweichen muß.

Die Technik der transthorakalen Feinnadelpunktion wird aus Abb. 7.1 ersichtlich. Es wird ausschließlich unter zweidimensionaler Durchleuchtung am liegenden Patienten punktiert. In der Regel ist der Abstand des Tumors im orthograden Strahlengang von der Thoraxwand durch eine vorausgegangene CT bereits bekannt (s. Kap. 6.3). Nach Desinfektion der Haut und sorgfältiger Lokalanästhesie der parietalen Pleura wird der Herd auf dem kürzesten transpleuralen Weg punktiert. Wir verwenden eine Kanüle zur Schneidebiopsie in Form einer modifizierten Menghini-Nadel mit konischem Innentrokar, mit welchem ein Stanzzylinder zur histologischen Gewebeuntersuchung gewonnen wird (s. Abb. 7.1). Solange sich die Nadelspitze im Pleuraraum befindet, sollte der Patient nicht atmen, um die Pneumothoraxrate möglichst niedrig zu halten. Nach der Punktion bleibt der Patient in der Regel 5-10 min liegen, bis die anschließende Durchleuchtung einen Pneumothorax ausgeschlossen hat. In den nachfolgenden 60 min wird der Patient sorgfältig auf Pneumothoraxsymptome untersucht (Perkussion, Auskultation), danach folgt stets eine Thoraxübersichtsaufnahme in Exspiration. Eine Drainagebehandlung ist nur dann erforderlich, wenn in Exspiration die ganze Lunge um mehr als 2 Querfinger von der Thoraxwand abgehoben ist, andernfalls genügt eine spätere Röntgenkontrolle des Thorax; bei einer Pneumothoraxinzidenz von 20-25% beträgt die Rate des drainagebedürftigen Lungenkollaps ca. 5% (Dick u. Timmis 1984). Nach einer Literaturübersicht beträgt die Letalität 0,065% (Melamed et al. 1987). Unabhängig von Tumorgröße und -lokalisation wird der Malignitätsnachweis mit 90% angegeben (Allison u. Hemingway 1981; Berquist et al. 1980; Dick u. Timmis 1984; Dierkesmann u. Huzley 1986).

7.3 Bronchoskopie (Tabelle 7.1)

Sie ist die am häufigsten durchgeführte invasive diagnostische Maßnahme im Rahmen der Pneumologie. Zum Erlernen der Methode, die genaue Kenntnisse der Lungenanatomie und viel praktische Übung erfordert, wird spezielles Literaturstudium empfohlen (De Kock 1977; Dierkesmann u. Huzly 1986; Ikeda 1979). Die Bronchoskopie mit dem starren Gerät geht zurück auf G. Kilian (1898), während die Fiberbronchoskopie ca. 70 Jahre später von Ikeda (1974) eingeführt wurde. Beide Methoden ergänzen sich in der thoraxchirurgischen Diagnostik und werden auch in Zukunft nebeneinander bestehen bleiben. Wegen der leichteren Durchführbarkeit in Lokalanästhesie wird die Fiberbronchoskopie häufiger unter ambulanten Bedingungen zur Primärdiagnostik eingesetzt, ebenso aber auch präoperativ am bereits intubierten Patienten. Das flexible Gerät erlaubt die Sicht bis in Subsegmentbronchien 4. bis 5. Ordnung und kann mit Biopsiezangen und Bürsten unter Durchleuchtungskontrolle auch Herde in der Peripherie erreichen, insbesondere im Oberlappenbereich. Sofern die Bronchoskopie als diagnostische Suchmethode im Bronchialsystem eingesetzt werden soll, ist das flexible Gerät zu bevorzugen. Sollen dagegen aus der genauen Betrachtung des zentralen Bronchialsystems oder aus tiefer Stufenbiopsie operationstaktische Informationen abgeleitet werden, ist das starre Gerät mit den besseren Sichtverhältnissen und dem größeren Instrumentarium eindeutig vorteilhafter.

Unter dem Aspekt, daß sich Fiberbronchoskopie und starres Gerät zwar ergänzen, daß aber für den Thoraxchirurgen das starre Gerät das unverzichtbare ist, verwenden wir routinemäßig das starre Bronchoskop, bei Bedarf das flexible Gerät durch das endotracheale Rohr in gleicher Narkose. Auch die Bronchoskopie wird nur durchgeführt, wenn sich für den Patienten daraus unmittelbare Konsequenzen ergeben: Der allgemein inoperable Patient wird nur dann bronchoskopiert, wenn weder durch Zytologie noch Lymphknotenbiopsie oder Punktion die Diagnose gesichert werden konnte.

Tabelle 7.1. Indikationen zur Bronchoskopie

Diagnostische Bronchoskopie	*Therapeutische Bronchoskopie*
Radiologischer Verdacht auf intrapulmonale Raumforderung	Massive endobronchiale Blutung
Hämoptoe	Atelektase durch Sekretstau
Persistierende Verschattungen auf der Thoraxübersicht (Atelektase, poststenotische Pneumonie etc.)	Anastomosenkontrolle
	Zentrale Stenose

7.3.1 Fiberbronchoskopie

In der Praxis wird häufig zunächst die Bronchoskopie mit dem flexiblen Gerät durchgeführt unter vollständiger Lokalanästhesie von Nasengängen, Rachenhinterwand, Stimmritze und Trachealschleimhaut. Hilfreich sind Inhalationsgeräte, die schon 15 min vor der Bronchoskopie im Vorbereitungsraum angewandt werden, wobei sich gute Anästhesieverhältnisse bis zur Stimmritze schaffen lassen. Nach Prämedikation mit 0,5 ml Atropin wird zunächst die Pharynxhinterwand mit Xylocainspray, anschließend der Larynxeingang mit 0,5% Novesinlösung anästhesiert. Beim Vorschieben des Gerätes unter Sicht wird schrittweise Novesin aufgesprüht, bis Tracheal- und Bronchialschleimhaut vollständig anästhesiert sind. Die Qualität der Untersuchung hängt erheblich ab von der praktischen Routine der Gerätehandhabung, der anatomischen Kenntnis des Bronchialsystems bis zum peripheren Aufzweigungsbereich und der praktischen Erfahrung in der Interpretation dessen, was man sieht (De Kock 1977; Ikeda 1974). Direkt sichtbares Tumorgewebe wird erst nach Inspektion des gesamten Bronchialsystems biopsiert, um die Sicht durch Blutung nicht zu behindern. Bei der Abklärung radiologisch bereits lokalisierter Herde versucht man unter Durchleuchtung mit feiner PE-Zange bzw. -Bürste eine blinde Biopsie zu erhalten; auch die lokale Segment- bzw. Subsegmentlavage über einen kleinen eingelegten Katheter kann zum Tumorzellnachweis führen. Während sich ein zentraler Tumor in 90% der Fälle histologisch sichern läßt, beträgt die Rate der zytologischen Abklärung beim peripheren Herd unter Zuhilfenahme aller Manöver (Durchleuchtung, Bürstenbiopsie, Lavage) bis zu 85% (Zavala 1975).

7.3.2 Bronchoskopie mit dem starren Gerät

Nach Prämedikation mit 0,5 ml Atropin erfolgt die Anästhesieeinleitung i. allg. mit einem Barbiturat und zusätzlichem volatilen Anästhetikum (Enflurane, Ha-

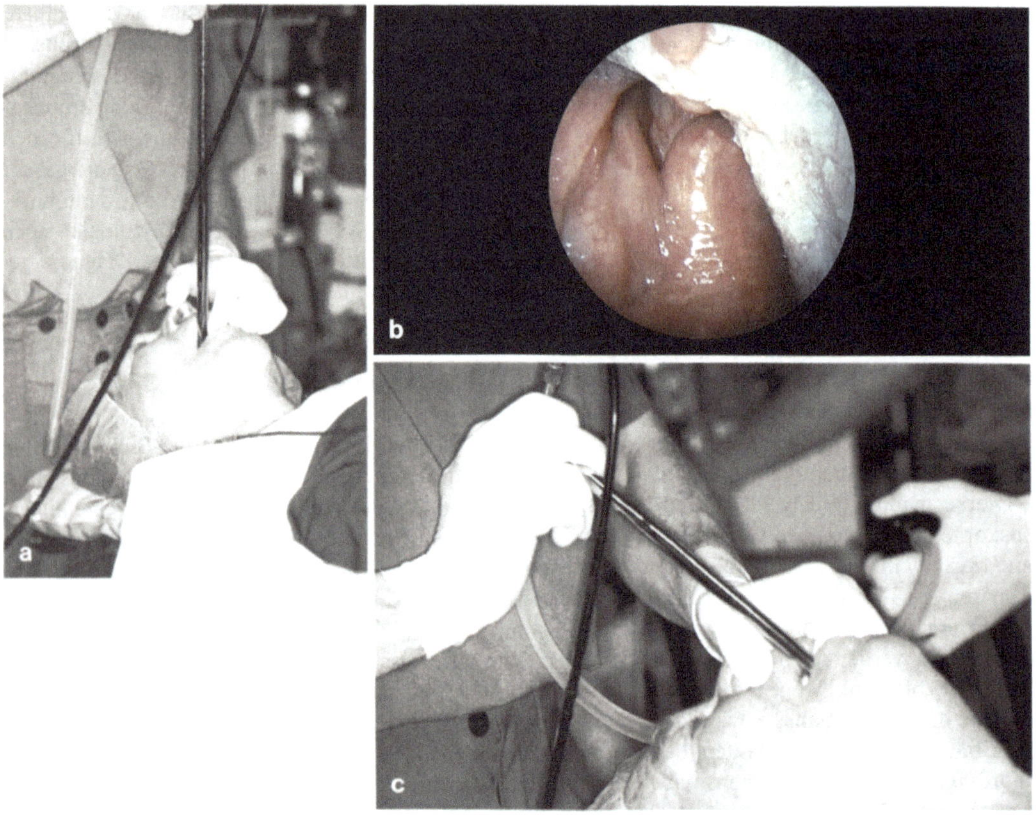

Abb. 7.2. a Intubation unter digitalem Zahnschutz in der Medianlinie. **b** Blickfeld durch das starre Bronchoskop während der Intubation: Das Gerät gleitet in der Medianlinie zwischen hinterer Pharynxwand und Zungengrund. Zunächst kommt die Uvula dorsal ins Blickfeld, die ohne Berührung des Gerätes passiert wird; ventral liegt der Zungengrund, der bei Bedarf mit dem Gerät nach dorsal abgedrängt werden kann. **c** Durch Senken des Geräteansatzes um ca. 40°, unter vorsichtigem Vorschieben um wenige Zentimeter, kommt der Oberrand der Epiglottis in Sicht

lothan, etc.) (s. Kap. 12). Da bei manueller Beatmung, die im Seitenschluß über den Arbeitskanal des Gerätes erfolgt, beträchtliche Mengen vom Untersucher selbst eingeatmet werden, ist die Neuroleptanästhesie anstelle des volatilen Zusatzes bei entsprechender Erfahrung des Anästhesisten vorzuziehen. Übersichtlicher als die manuelle Beatmung ist auf jeden Fall die Verwendung der Jetventilation im offenen System. Man kann vor Intubation unter Sicht die hintere Pharynxwand, Epiglottis und Stimmbänder zusätzlich mit Lokalanästhetikum besprühen. Zur Intubation ist der Patient flach auf dem Rücken gelagert, mit geringfügig überstrecktem Kopf, evtl. mit Nackenrolle. Die angeschrägte Spitze des Bronchoskops wird benutzt, um vorsichtig die Zunge nach ventral zu drängen, wobei jeder Kontakt mit der Dorsalwand des Pharynx vermieden wird (s. Abb. 7.2a, b). Geht man exakt in der Mittellinie vor, so ist durch das vorgeschobene Bronchoskop alsbald die Epiglottis zu erkennen, die mit der Spitze des Gerätes behutsam nach ventral angehoben wird, so daß die Stimmbänder einzusehen sind (s. Abb. 7.2c–e). Das Bronchoskop wird jetzt im Uhrzeigersinn um annähernd 90° gedreht, um das rechte Stimmband mit der Löffelspitze zur Seite zu drängen und das Gerät unter vorsichtigem Zurückdrehen in die Ausgangsposition durch die Stimmritze gleiten zu lassen, ohne die Stimmbänder zu strapazieren. Das rechte Stimmband wird von der Löffelspitze des Bronchoskops aufgeladen und zur Seite gedrängt; es ist somit geschützt. Besondere Aufmerksamkeit erfordert dagegen der Rand des linken Stimmbandes an der hinteren Stimmbandkommissur, über die der Rand des Bronchoskops gleiten muß. Nach genauer Inspektion der Trachealschleimhaut (Farbe, Ödem, Vaskularisierung, Verdrängung, Pelottierung) beginnt die Bronchoskopie auf der gesunden Seite. Rechtsseitig lassen sich Unter- und Mittellappen mit der 0°- bzw. 30°-Optik bis zur Subsegmentebene einsehen (s. Abb. 7.3). Rechter Oberlappen und Abgang des apikalen Unterlappenbronchus (B^6) lassen sich i. allg. mit einer 90°-Optik ebenfalls bis zur Subsegmentebene betrachten. Links ist der Unterlappen mit 0°-Optik gut zu übersehen, während Lin-

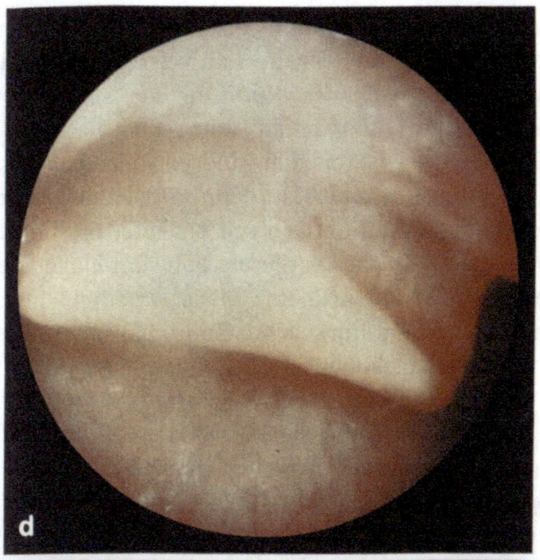

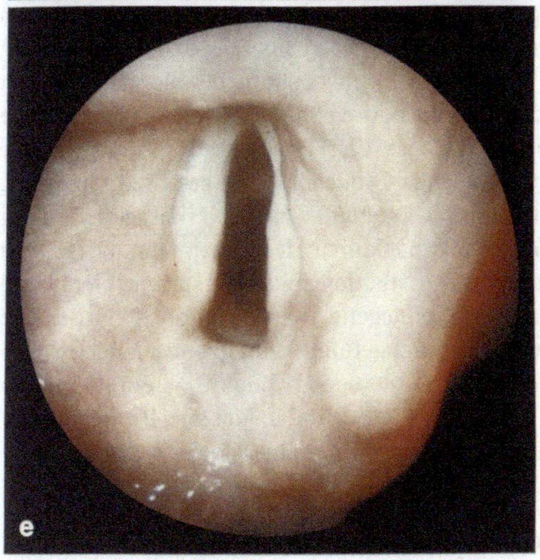

Abb. 7.2. d Diese wird mit der dorsalen Gerätespitze angehoben, wobei das Bronchoskopende um weitere ca. 10° gesenkt wird. **e** Blick auf den Larynx und die Stimmbänder. Das Bronchoskop wird in dieser Position um ca. 70–90° nach rechts gedreht, so daß die Gerätespitze das rechte Stimmband nach lateral abdrängt. Unter gleichzeitiger Drehung zurück in die Ausgangslage schiebt man das Bronchoskop vorsichtig vor, bis die Gerätespitze die Stimmritze vollständig passiert hat, wobei der Hinterrand des Bronchoskops nicht die hintere Stimmbandkommissur verletzen darf. Beim weiteren Vorschieben des Bronchoskops durch die Trachea kann der Geräteansatz wieder um ca. 10–20° angehoben werden, da die Trachea von ventrokranial nach dorsokaudal verläuft. Während der rechte Hauptbronchus mehr in Verlängerung der Trachea verläuft, wird die Intubation des linken Hauptbronchus durch Drehung des Kopfes nach rechts wesentlich erleichtert

gula und apikale Segmentgruppe die 30- bzw. 90°-Optik erfordern, wobei im Gegensatz zur rechten Seite der apikoposteriore Segmentbronchus B^1, B^2 auch mit der 90°-Optik häufig nicht zufriedenstellend eingesehen werden kann (Abb. 7.4). Eitriges Bronchialsekret wird mittels Katheter zur bakteriologischen Untersu-

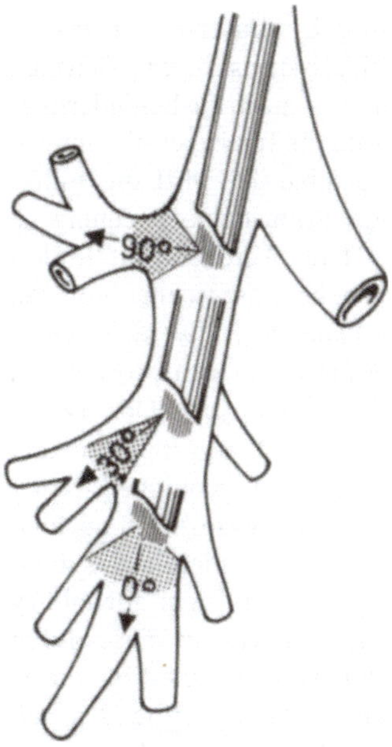

Abb. 7.3. Position der Gerätespitze und Wahl der Teleoptik zur Einstellung des Ober-, Mittel- und Unterlappens rechts. Für die Einsicht in das apikale Oberlappensegment ist die Verwendung des Fiberbronchoskops, evtl. durch das starre Gerät, erforderlich; der apikale Unterlappensegmentbronchus (B^6) wird mit 90°-Optik betrachtet (De Kock 1977)

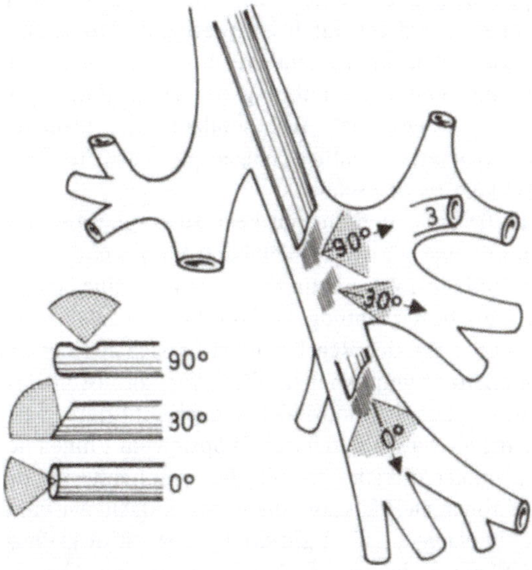

Abb. 7.4. Position der Gerätespitze und Wahl der Teleoptik bei Betrachtung der linksseitigen Bronchialaufzweigung. Die Einstellung der Aufzweigung des apikoposterioren Segmentbronchus (B^{1-2}) erfolgt mit dem Fiberbronchoskop, evtl. durch das starre Gerät. Der apikale Unterlappensegmentbronchus (B^6) wird durch die 90°-Optik betrachtet (De Kock 1977)

chung abgesaugt, eine Biopsie wird erst nach Inspektion des gesamten Bronchialsystems durchgeführt, um die Übersicht durch Blutung nicht zu behindern. Ist ein Schleimhautabbruch durch Tumorgewebe im zentralen Bronchialsystem sichtbar, so wird die Entfernung zur nächst höheren Bronchialaufzweigung gemessen. Besteht in der CT der Verdacht auf Infiltration der Hiluslymphknoten, bzw. der tracheobronchialen mediastinalen Lymphknoten, so werden schrittweise tiefe Schleimhautbiopsien an den prospektiven Absetzungsrändern (z. B. Unterlappen, Oberlappen-Carina, Mittellappen-Carina, B^6-Abgang, Lingula-Carina etc.) entnommen, um das Operationsverfahren festlegen zu können. Diese Stufenbiopsie hat auch besondere Bedeutung bei zentral sitzenden, evtl. submukös wachsenden Tumoren, wie z. B. dem adenoid-zystischen Karzinom. Im Einzelfall erspart diese Stufenbiopsie zwar nicht die intraoperative Schnittranduntersuchung im Schnellschnitt, sie kann aber bei der Wahl des Operationsverfahrens hilfreich sein. Kleinere Blutungen können durch Betupfen mit Adrenalinlösung gestillt werden; fast immer genügt jedoch sorgfältiges Absaugen und Abwarten der körpereigenen Hämostase. Für die Stufenbiopsie ist die große Biopsiezange ohne spezielle Optik ausreichend. Bei direkter Tumorbiopsie im Subsegmentbereich, insbesondere im Oberlappen, wird man dagegen eine steuerbare Zange wählen, die unter Sicht durch entsprechende Optik (30°, 90°) bis in den Subsegmentbereich vorgeschoben werden kann. Durch die Führung von Optik und Zange ist der Arbeitskanal, insbesondere des kleineren 7,5-mm-Gerätes, deutlich eingeengt, was die Beatmung kurzfristig erschwert.

Häufig ist endobronchial kein Tumorgewebe, sondern nur eine düstere Schleimhautrötung sichtbar, obwohl im Hilustomogramm bzw. in der CT eine eindeutige Gewebevermehrung im Hilusbereich nachgewiesen wurde. In der Regel handelt es sich hierbei um vergrößerte Lymphknoten, die zwar die Bronchuswand von außen komprimieren, auch infiltrieren können, die aber auch durch tiefe Biopsie vom Lumen her nicht immer erreichbar sind. Hier empfiehlt sich die transbronchiale Punktion, die in der einfachsten Form bei Verdacht auf Infiltration der Bifurkationslymphknoten in axialer Verlängerung der Trachea nach dorsal durch die Hauptcarina erfolgt. Das Punktionsergebnis steht an Aussagekraft der mediastinoskopischen Biopsie dieser Lymphknotengruppe nicht nach (Wang et al. 1983) und erspart dem inoperablen Patienten weitere invasive Maßnahmen (Mediastinoskopie); beim operablen Patienten bedeutet ein positives Punktionsergebnis per se aber nicht lokale Inoperabilität (s. Kap. 19.5), weil die transbronchiale Punktion nicht zwischen intranodalem und perinodalem Tumorbefall mit Infiltration der Bifurkation unterscheiden kann. Im ersten Fall lassen sich die Lymphknoten bei der Resektion mit der Schere von der Bifurkation abpräparieren, ohne daß ein Defekt der Tracheal- bzw. Bronchialwand entsteht. Der zentrale Bronchusverschluß ist dann problemlos. Eine ausgedehnte Infiltration dagegen bedeutet oft Inoperabilität, da die Trachea in diesem Fall starr eingemauert sein kann, sodaß auch eine Manschettenpneumonektomie keine Anastomose im Gesunden mehr ergeben würde. Schleimhautrötung, Ödem und Gefäßzeichnung können zwar wertvolle Hinweise sein, beweisen aber letztlich nicht die Infiltration. Ist die tiefe submuköse Biopsie im fraglichen Bereich der Trachea und großen Bronchien tumorfrei, so ist eine Probethorakotomie berechtigt.

Bei der zeitlichen Abstimmung der Bronchoskopie mit der Operation ergeben sich 2 Möglichkeiten: Liegt kein auswärtiger Bronchoskopiebefund vor, so wird bronchoskopiert und das histologische Ergebnis abgewartet. Ist dagegen die Histologie des Tumors bereits durch auswärtige Bronchoskopie gesichert, so erfolgt unmittelbar vor Operation nach Narkoseeinleitung eine Bronchoskopie durch den Operateur. Diese wird entweder vor Intubation mit dem starren Gerät oder über den bereits liegenden Trachealtubus mit dem flexiblen Gerät durchgeführt. Wird grundsätzlich bei größeren lungenresezierenden Eingriffen ein Doppellumentubus benutzt, so ist eine flexible Bronchoskopie nur mit einem 3-mm-Spezialgerät möglich.

7.3.3 Komplikationen und Kontraindikationen
(Tabelle 7.2)

Eine elektive diagnostische Bronchoskopie mit starrem Gerät in Narkose ist kontraindiziert bei Halswirbelverletzungen, schwerem M. Bechterew, frischem Herzinfarkt, manifester Herzinsuffizienz und nicht behandelter Hyperthyreose. Kontraindikationen gegen eine therapeutische Bronchoskopie lassen sich dagegen kaum aufstellen, denn auch der schwerstkranke, beatmete Patient muß bronchoskopisch abgesaugt werden, wenn ein Sekretstau mit Atelektase vorliegt.

Die elektive, diagnostische Bronchoskopie - sowohl in Lokalanästhesie als auch in Allgemeinnarkose - stellt eine eindeutige kurzfristige Belastung des großen

Tabelle 7.2. Komplikationen der Bronchoskopie

Ursache Anästhesie	*Ursache Chirurgie*
Kardiale Arrhythmie	Blutung
Blutdruckanstieg	Pneumothorax
Pulmonaler Druckanstieg	Laryngospasmus
CO_2-Anstieg	(Perforation)

und kleinen Kreislaufs dar. Systemischer Blutdruck, Pulmonalarteriendruck und Herzfrequenz steigen initial signifikant an (Becker et al. 1985a). Unter Monitorkontrolle in Narkose sind bei ca. 70% der Patienten Extrasystolie, evtl. auch Bigeminus zu beobachten; lebensbedrohliche Arrhythmien werden mit 0,05% angegeben (Becker et al. 1985a). Gefährdet sind v. a. Patienten mit unzureichend abgeklärter bzw. nicht bekannter Begleiterkrankung; unter 2047 eigenen Bronchoskopien ohne Todesfall trat einmal nach erheblichem Blutdruckanstieg Kammerflimmern ein (Patient mit unzureichend eingestellter Hypertonie) und einmal Kammerflattern (Patient mit nicht bekannter Hyperthyreose). Die Mortalität der Bronchoskopie in Narkose beträgt bis zu 0,1% (Becker et al. 1985a). Komplikationen, die unmittelbar durch Manipulation mit dem Instrumentarium hervorgerufen werden, sind Blutungen (0,5%), Broncholaryngospasmus (0,05%), Pneumothorax und als Rarität die Bronchusperforation. Die Pneumothoraxrate hängt von der Untersuchungstechnik ab; er kommt nur nach transbronchialer Punktion bzw. nach ganz peripherer Biopsie vor (1 Fall im eigenen Krankengut, 4% bei Wang et al. 1983). Auch eine Fistelübernähung nach auswärtiger peripherer Tumorbiopsie war im eigenen Krankengut erforderlich.

7.4 Mediastinoskopie (Tabelle 7.3)

Die Rolle der Mediastinoskopie in der Diagnostik unklarer Lungen- und Mediastinalerkrankungen ist klar definiert und unbestritten (Carlens 1959), als Untersuchung zum präoperativen Staging beim Bronchialkarzinom wird ihr Stellenwert dagegen unterschiedlich beurteilt (Coughlin et al. 1985; Ginsberg 1987; Goldberg et al. 1974; Graves et al. 1985; Greschuchna 1981; Larsson 1985; Lüllig et al. 1977; Maaßen 1985; Nohl-Oser 1980; Pearson et al. 1972). Unabhängig von der Fragestellung sollte die Mediastinoskopie heute nicht mehr ohne vorherige CT durchgeführt werden; denn sie zeigt mit 90%iger Genauigkeit an, ob die mit der Mediastinoskopie erreichbaren Lymphknotengruppen tatsächlich vergrößert sind oder nicht (s. Kap. 6.3.3). Dies ist insbesondere bei unklaren Mediastinalerkrankungen von erheblicher Bedeutung.

Tabelle 7.3. Indikationen zur Mediastinoskopie

I. Lymphknotenvergrößerungen im mediastinoskopisch einsehbaren Bereich bei unklarer mediastinaler Erkrankung (Verdacht auf M. Boeck, M. Hodgkin, Non-Hodgkin-Lymphom, Lymphknotentuberkulose, Lymphknotenmetastasen, malignes Thymom)

II. Staging bei Bronchialkarzinom
Frühes N2-Stadium:
- Lymphknoteninfiltration bis zum Tracheobronchialwinkel
- Lymphknoteninfiltration intranodal

Verdacht auf spätes N2-Stadium:
- Lymphknoteninfiltration hoch-, prä- und paratracheal
- Lymphknoteninfiltration perinodal

7.4.1 Zur Diagnosesicherung bei unklaren Mediastinalerkrankungen

Primäre Erkrankungen des lymphatischen Systems, die nicht mit solitärer Raumforderung, sondern diffuser Lymphknotenvergrößerung einhergehen (wie M. Boeck, M. Hodgkin, Lymphknotentuberkulose, auch Non-Hodgkin-Lymphome), sind die Domäne der Mediastinoskopie, sofern keine zervikalen supraklavikulären Lymphknoten tastbar sind. Die richtigpositive Diagnose wird durch die Mediastinoskopie in über 90% der Fälle gestellt. Auch vergrößerte mediastinale Lymphknoten bei extramediastinalem Primärtumor können mediastinoskopisch abgeklärt werden. *Solitäre* Raumforderungen dagegen werden mit einer Ausnahme ohne vorherige Mediastinoskopie exstirpiert; Lymphome dagegen werden heute nicht mehr primär operiert, sondern durch Bestrahlung und Chemotherapie behandelt. Große Lymphome im vorderen oberen Mediastinum lassen sich aber in der CT oft nicht vom malignen Thymom unterscheiden. Sind in der CT vergrößerte Lymphknoten dargestellt – beim Lymphom viel häufiger als beim Thymom –, dann läßt sich die Differentialdiagnose durch Mediastinoskopie sichern. Sind dagegen keine verdächtigen Lymphknoten zusätzlich zum Primärtumor nachweisbar, so ist die parasternale Mediastinotomie nach Chamberlain (McNeil u. Chamberlain (1966) mit Biopsie des Primärtumors zu bevorzugen (s. S. 70).

7.4.2 Als Staginguntersuchung beim Bronchialkarzinom

Schon vor dem Aufkommen der CT war die Wertung der Mediastinoskopie als Stagingmaßnahme nicht einheitlich; auch die Tatsache, daß die Größe mediastinaler Lymphknoten heute in der CT sehr genau bestimmt werden kann, hat daran nichts geändert. Nach wie vor gilt die Mediastinoskopie vor der Operation eines Bronchialkarzinoms entweder als strikt obligatorisch (Goldberg et al. 1974; Maaßen 1985; Pearson et al. 1972), als selektiv anwendbar (Larsson 1985; Lüllig et al. 1977) oder als überflüssig, da ohne operative Konsequenz (Martini et al. 1985; Martini u. Flehinger 1987). Die Kontroverse beruht letztlich auf der Frage, ob und bis zu welchem Ausmaß Patienten mit positivem N2-Befund (Infiltration ipsilateraler mediastinaler Lymphknoten) bzw. N3-Befund (kontralaterale mediastinale Lymphknoten infiltriert) mit kurativem Ansatz operiert werden sollen (Martini et al. 1981; Martini u. Flehinger 1987; Naruke et al. 1978; Pearson et al. 1982; Vogt-Moykopf et al. 1985). Würde unabhängig vom Befall mediastinaler Lymphknoten stets operiert, so wäre die Mediastinoskopie in der Tat entbehrlich; würde bei positivem N2-Befund in keinem Fall operiert, wäre die Mediastinoskopie obligat. Da die Indikation zur Operation heute in selektierten Fällen mit N2-Infiltration gestellt wird, sollte auch die Mediastinoskopie selektiv Anwendung finden (Lüllig et al. 1977; Vogt-Moykopf et al. 1985).

Die Indikation zur Operation, damit auch zur Mediastinoskopie, sollte sich heute an folgenden Fakten orientieren: Die Sensitivität der CT, eine Vergrößerung mediastinaler Lymphknoten nachzuweisen, beträgt zwar 90% (Goldstraw et al. 1983; Graves et al. 1985); 48% der infiltrierten mediastinalen Lymphknoten sind jedoch nicht vergrößert und 52% der vergrößerten Lymphknoten beim Bronchialkarzinom enthalten histologisch nur eine Lymphadenitis (Dienemann et al. 1987); 16% der Lymphknotenmetastasen sind sog. Mikrometastasen (Dienemann et al. 1987; Goldberg et al. 1974; Greschuchna 1981), zu denen die CT keine Aussagen machen kann. Die Größe mediastinaler Lymphknoten allein ist also kein spezifischer Parameter für Tumorinfiltration.

Innerhalb der Patientengruppe mit Stadium N2 variiert die Langzeitprognose nach Operation so erheblich, daß man unbedingt weiter spezifizieren muß (Martini et al. 1985; Mountain 1987; Pearson et al. 1972, 1982). Bei Patienten mit positiven Lymphknoten in der hochtrachealen Gruppe (L1, L2), gesichert durch Mediastinoskopie, scheint die schlechte Prognose eine elektive Operation nicht zu rechtfertigen (Martini et al. 1985; Pearson 1985). Bei computertomographischem Verdacht auf Lymphknotenvergrößerung in dieser Ebene empfiehlt sich daher die Mediastinoskopie, um die Probethorakotomierate zu senken.

Dagegen ist die Prognose günstiger, wenn nur die tiefen tracheobronchialen (L4) bzw. Bifurkationslymphknoten (L7) intranodal infiltriert sind, also vollständig exstirpiert werden können. Da man Patienten in diesem Stadium ohnehin operiert, erübrigt sich bei dieser Befundkonstellation eine Mediastinoskopie (Martini et al. 1985; Martini u. Flehinger 1987).

Mit der Ausweitung der Resektionsbehandlung im frühen Stadium N2 ist somit die Indikation zur Mediastinoskopie zurückgegangen. Lediglich im fortgeschrittenen Stadium N2 empfiehlt sich die Mediastinoskopie zum histologischen Nachweis der hohen paratrachealen Infiltration. Denn diese schließt Patienten von der inkompletten Resektionsbehandlung bzw. Probethorakotomie aus, ermöglicht aber u. U. eine Strahlen- bzw. Chemotherapie. Eine generelle Indikation zur Mediastinoskopie beim Bronchialkarzinom besteht jedoch heute nicht mehr.

Technik

Am einfachsten läßt sich die Mediastinoskopie in Intubationsnarkose mit flexiblem Tubus (Woodbridge-Tubus) durchführen, der im linken Mundwinkel nach dorsal ausgeleitet wird. In Rückenlage und bei leicht überstrecktem Kopf wird die vordere Zirkumferenz der Trachea über einen kleinen queren Hautschnitt 1-2 Querfinger über dem Jugulum sorgfältig freigelegt (s. Abb. 7.5). Der tastende Zeigefinger gleitet unmittelbar zwischen Tracheavorderwand und prätrachealer Faszie in das Mediastinum und schiebt den Truncus brachiocephalicus bzw. Aortenbogen nach ventral. Das Mediastinoskop wird unter Sicht und stumpfer Präparation mit dem Sauger bis zur Trachealbifurkation vorgeschoben (s. Abb. 7.6). Bei Verdacht auf primäre Lymphknotenerkrankung (M. Boeck, M. Hodgkin etc.) genügt im Prinzip die Biopsie nur einer Lymphknotenstation. Da diese Lymphknoten aus der Umgebung leicht zu lösen sind, sollte der entsprechende Lymphknoten möglichst in toto geborgen werden. Beim Bronchialkarzinom sind dagegen alle erreichbaren Lymphknotenstationen möglichst vollständig zu biopsieren, wobei allerdings die Lymphknoten im vorderen Mediastinum bzw. vor dem Aortenbogen und der aszendierenden Aorta (L7) sowie die dorsalen Bifurkationslymphknoten (dorsale Gruppe von L4) nicht zugänglich sind (s. Abb. 7.7). Das Mediastinoskop darf bei der Präparation nicht von der Tracheavorderfläche abweichen, da sonst Verletzungen mediastinaler Strukturen auftreten können (N. recurrens, V. azygos etc.). Im Zweifelsfall hilft vor der Biopsie eine Feinnadelpunktion, die anzeigt, ob tatsächlich ein Lymphknoten oder ein venöses Gefäß biopsiert wird. Bei arteriellen Blutungen besteht die Möglichkeit, das Gefäß mit einem Metallclip zu verschließen, bei venösen Blutungen genügt die Tamponade mittels Stieltupfer durch das Mediastinoskop. Die Indikation zur Sternotomie wegen Blutung wurde in unserem Krankengut (n = 505) bisher einmal beobachtet. Nach Zurückziehen des Mediastinoskops wird die prätracheale Faszie mit Muskulatur und einigen Einzelknopfnähten ohne Drainage verschlossen.

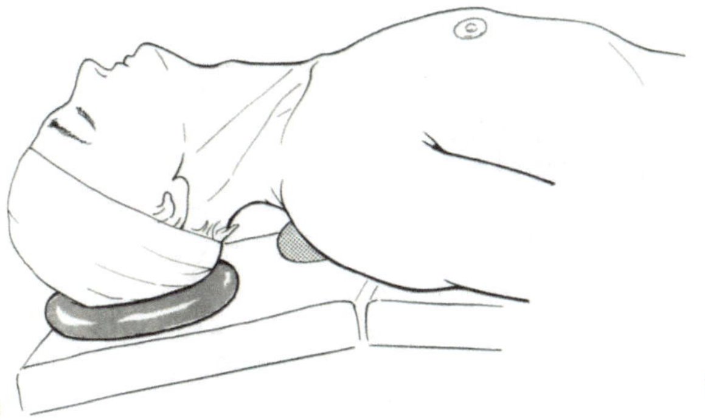
a

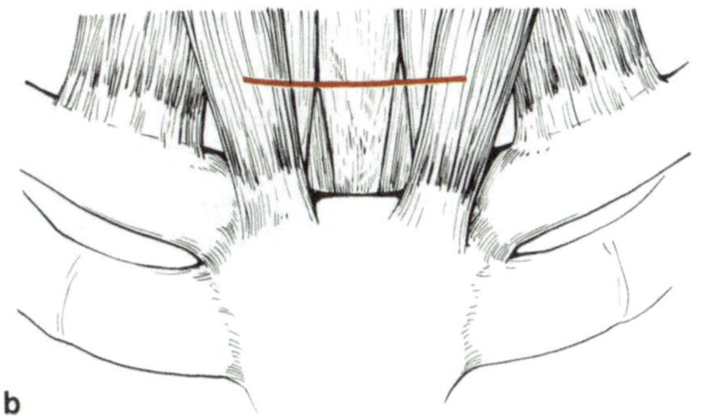
b

Abb. 7.5a–d. Nach Lagerung mit überstrecktem Kopf und Hautschnitt 1–2 Querfinger über dem Jugulum wird die Tracheavorderfläche unter Durchtrennung der prätrachealen Faszie sorgfältig freigelegt. Auf dem Zeigefinger tastet man nach stumpfer Eröffnung des prätrachealen Raums den Truncus brachiocephalicus und Aortenbogen. Der Fingerrücken gleitet unmittelbar auf der Tracheavorderfläche

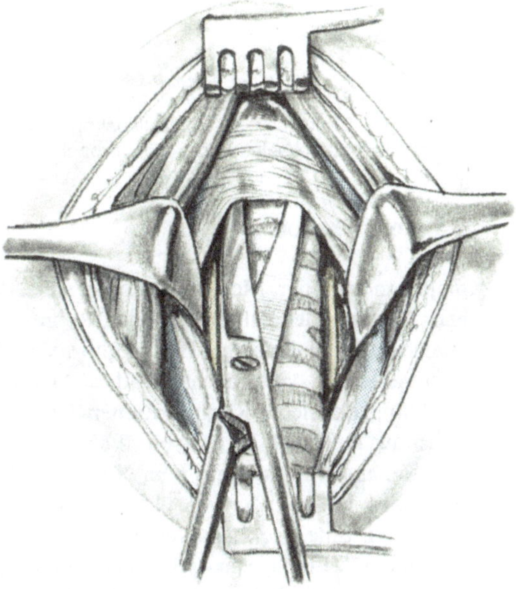
c

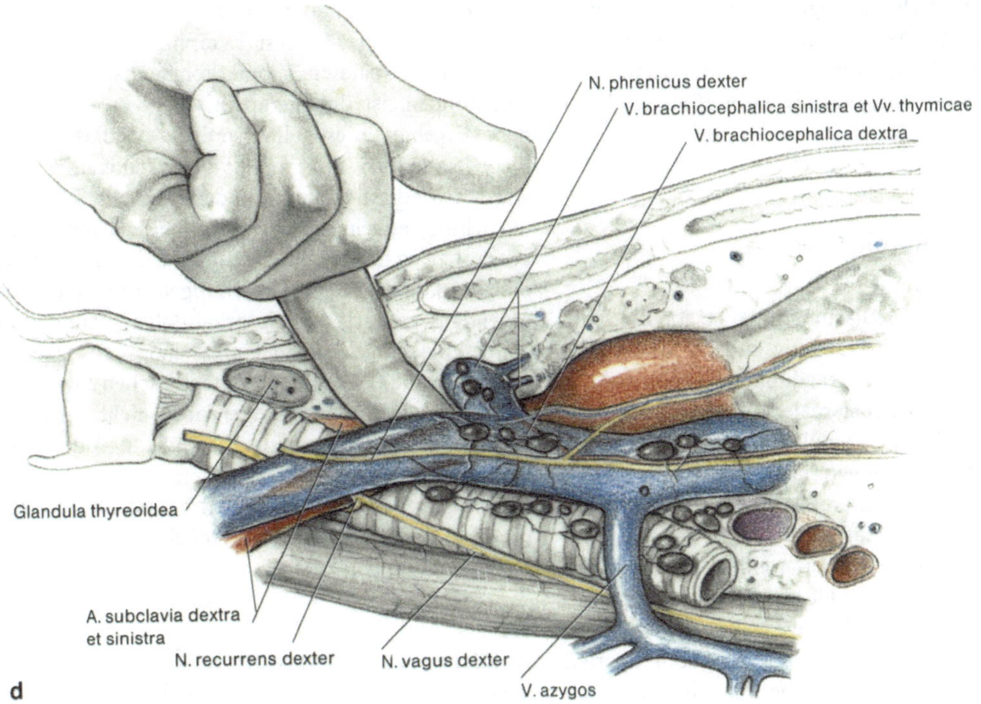

d

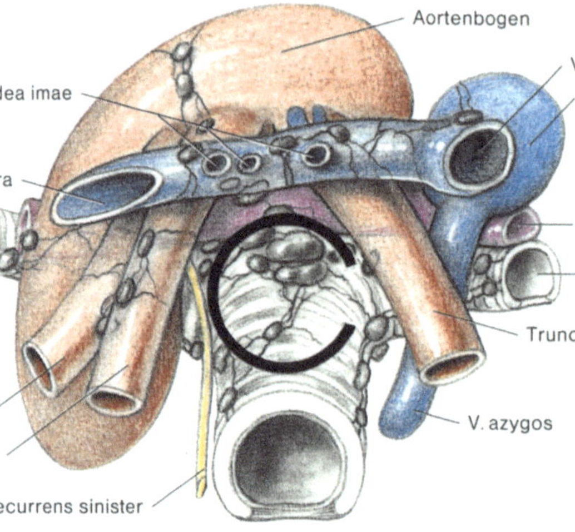

Abb. 7.6. Im Blickfeld des Mediastinoskops finden sich zunächst die prätrachealen und tracheobronchialen Lymphknoten. Erst bei weiterer stumpfer Präparation kommen die Bifurkationslymphknoten ins Bild

7.4.3 Komplikationen

Komplikationen der Mediastinoskopie sind Blutung (venös oder aus der Pulmonalarterie), Rekurrensparese (vorwiegend linksseitig), Pneumothorax und Ösophagusverletzung mit nachfolgender Mediastinitis. Die Häufigkeit dieser Komplikationen beträgt 1-2% (Goldstraw et al. 1983; Larsson 1985; Lüllig et al. 1977). Bei einer Blutung aus dem Niederdrucksystem scheint eine Tamponade, evtl. über längere Zeit, stets ausreichend. Eine Ösophagusverletzung zeigt sich mediastinal durch Emphysem, evtl. mit späterer Mediastinitis, und wird durch Gastrografinschluck nachgewiesen. Während die Morbidität mit 1-2% angegeben wird, beträgt die Letalität in großen Sammelstatistiken 0,16-0,03% (Jolly et al. 1973; Larsson 1985; Lüllig et al. 1977).

7.5 Mediastinotomie

Die Indikation zur Mediastinotomie ist ebenfalls die unklare mediastinale Erkrankung und die Staginguntersuchung beim Bronchialkarzinom. Sie kann bei der Abklärung solitärer retrosternaler Tumoren zum Ausschluß eines malignen Lymphoms erforderlich sein. Nach unseren Erfahrungen muß das Ergebnis der Punktionszytologie infiltrierend wachsender retrosternaler Tumoren zu oft später durch die Histologie des Operationspräparates korrigiert werden. Es kann sich dann herausstellen, daß im Gegensatz zum präoperativen zytologischen Befund eines malignen Thymoms doch ein malignes Non-Hodgkin-Lymphom operiert wurde, das man besser primär bestrahlt hätte. In solchen Fällen empfiehlt es sich, den endgültigen immunhistologischen Befund einer präoperativen Probeexzision abzuwarten; diese Probeexzision läßt sich bei entsprechendem CT-Befund am einfachsten durch eine parasternale Mediastinotomie erhalten (s. Kap. 16).

Die linksseitige Mediastinotomie im 4. Interkostalraum (ICR) kann darüber hinaus zur Staginguntersuchung beim linksseitigen Bronchialkarzinom eingesetzt werden. Bei der Mediastinoskopie sind die im vorderen Mediastinum gelegenen Lymphknoten vor der aszendierenden Aorta bzw. im aortopulmonalen Fenster (L6, L5) nicht erreichbar; sie können aber bei der Mediastinotomie durch Palpation beurteilt und biopsiert werden. Da diese Lymphknotenstationen jedoch bei der späteren Thorakotomie ausgeräumt werden können, ist die therapeutische Konsequenz aus dem Ergebnis dieser linksseitigen Mediastinotomie nicht einheitlich (s. Kap. 19.5). An einigen Zentren wurden Mediastinoskopie und -tomie zur Staginguntersuchung erweitert; so werden beide Untersuchungen z. T. gleichzeitig durchgeführt, z. T. wird das Mediastinoskop *vor* den Aortenbogen bzw. die Aorta ascendens geführt, um die präaortalen Lymphknoten beim linksseitigen Bronchialkarzinom zu erreichen (Ginsberg 1987). Wenn an der technischen Durchführbarkeit dieser Untersuchungen auch nicht der geringste Zweifel besteht, so hängt die Indikation doch letztlich davon ab, welche Konsequenzen man aus deren Ergebnis ziehen will; wird auch bei positivem Ergebnis (LK-Befall) operiert, so scheint diese Untersuchung entbehrlich.

Technik

In Rückenlage wird über der 3., 4. oder 5. Rippe eine kleine, ca. 3-4 cm lange parasternale Inzision in Verlaufsrichtung des ICR angelegt. Die Ansätze des M. pectoralis major et minor werden zur Seite gedrängt, und die Interkostalmuskulatur wird durchtrennt. Erscheint der ICR zu eng, kann die Rippe im knorpeligen Anteil parasternal durchtrennt und über eine Strecke von ca. 3 cm reseziert werden; die parasternal verlaufenden Gefäße (A. und V. thoracica interna) sollten dagegen nach medial abgedrängt und erhalten werden. Man gelangt in das vordere Mediastinum, das häufig zum Großteil von dem vorliegenden Tumor eingenommen wird. Nach Biopsie des Tumors kann die Inzision nach sorgfältiger Blutstillung ohne Drainage verschlossen werden. Auch bei Eröffnung der mediastinalen Pleura ist in der Regel keine Drainage erforderlich, wenn die Pleurainzision mit Einzelnähten bei geblähter Lunge wieder dicht verschlossen werden kann. Ist im Schnellschnitt eine eindeutige Zuordnung zu einem nicht lymphogenen Tumor möglich (Thymom, Teratom), so kann die Tumorexstirpation in gleicher Narkose erfolgen. Besteht jedoch die geringste Unsicherheit darüber, ob im Schnellschnitt die Entscheidung zwischen malignem Thymom und malignem Non-Hodgkin-Lymphom gefällt werden kann, so sollte die Immunhistologie abgewartet werden.

7.6 Supraklavikuläre Lymphknotenbiopsie (Daniel-Biopsie)

Die Lymphknoten im Fettgewebe der rechten vorderen Skalenuslücke drainieren den Lymphabfluß der rechten und unteren linken Lunge, während die Drainage des oberen linken Lungenanteils über die kontralaterale Seite verläuft. Unabhängig davon, ob ipsi- oder kontralateral gelegen, entspricht die Infiltration dieser Lymphknotengruppe beim Bronchialkarzinom immer einem Stadium N3; sie bedeutet demnach Inoperabilität im kurativen Sinn. Die Indikation zur Biopsie bei nicht vergrößerten Lymphknoten beim Bronchialkarzinom ebenso wie bei der Sarkoidose ist heute weitgehend durch die Mediastinoskopie ersetzt (Shields u. Shocket 1958).

Technik

Die ca. 4 cm lange Hautinzision verläuft knapp oberhalb und parallel der Klavikula über den lateralen Rand des M. sternocleidomastoideus, der nach medial gehalten wird. Hinter dem M. omohyoideus liegt vor dem M. scalenus anterior das Fettgewebe mit den „Skalenuslymphknoten", welches vollständig exstirpiert wird (Abb. 7.7). Medial vom Rand des M. scalenus anterior wird unter der V. jugularis interna nach weiteren evtl. vergrößerten Lymphknoten palpiert, wobei man den Ductus thoracicus nicht verletzen darf. Der Wundverschluß erfolgt in der Regel ohne Drainage.

7.7 Thorakoskopie (Pleuroskopie)

Die Thorakoskopie (Pleuroskopie) ist heute die Methode der Wahl zur Abklärung aller Prozesse der Lungenoberfläche, der mediastinalen und der parietalen Pleura. Bekannt ist die Methode schon seit 1910 durch Jakobäus (Zit. nach Becker et al. 1985b). Sie fand Anwendung in der Kollapstherapie der Lungentuberkulose, wurde aber auch vereinzelt als Zugang für die heute weitgehend verlassenen Eingriffe am thorakalen Sympathicus und N. splanchnicus benutzt. Die heute gültigen Indikationen sind in Tabelle 7.4 zusammengefaßt. Danach wird die Thorakoskopie heute v. a. beim Pneumothorax und beim unklaren Pleuraerguß angewendet. Bei Verdacht auf Lungensystemerkrankung geben wir der offenen Lungenbiopsie gegenüber der Thorakoskopie den Vorzug, um ausreichend repräsentatives Gewebe für die verschiedenen histologischen Untersuchungsgänge zur Verfügung zu haben. Auch beim Pneumothorax erscheint uns die therapeutische Konsequenz aus der routinemäßigen Thorakoskopie gering, da beim ersten Rezidiv ohnehin unmittelbar die Operation über eine axilläre Minithorakotomie durchgeführt wird. Im Vordergrund der thorakoskopischen Diagnostik steht vielmehr heute der Pleuraerguß mit und ohne radiologischen Nachweis pleuraler Veränderungen, bei dem trotz wiederholter Punktion eine zytologische Diagnose nicht möglich war. Voneinander abzugrenzen sind insbesondere 3 Krankheitsbilder: die Pleurakarzinose bei extrapulmonalem Primärtumor, das Bronchialkarzinom und das maligne Mesotheliom.

Ob ein Erguß bei bekanntem Bronchialkarzinom zytologisch falsch-negativ beurteilt wird (Dines et al. 1975) oder tatsächlich auf tumorbedingter Atelektase, Retentionspneumonie etc. beruht, kann mit der Punktion allein oft nicht entschieden werden (De Camp et al. 1973; Loddenkemper 1985). Vor der Thorakotomie

Tabelle 7.4. Indikationen zur diagnostischen bzw. therapeutischen Thorakoskopie

I. Spontanpneumothorax/evtl. Fibrinklebung
II. Pleuraerguß mit und ohne radiologischen Zusatzbefund im Thorax
  - Erguß bei bekanntem extrapulmonalem Primärtumor/evtl. Sklerosierung
  - Erguß bei bekanntem Bronchialkarzinom
  - Differentialdiagnose Adenokarzinommetastase - malignes Pleuramesotheliom

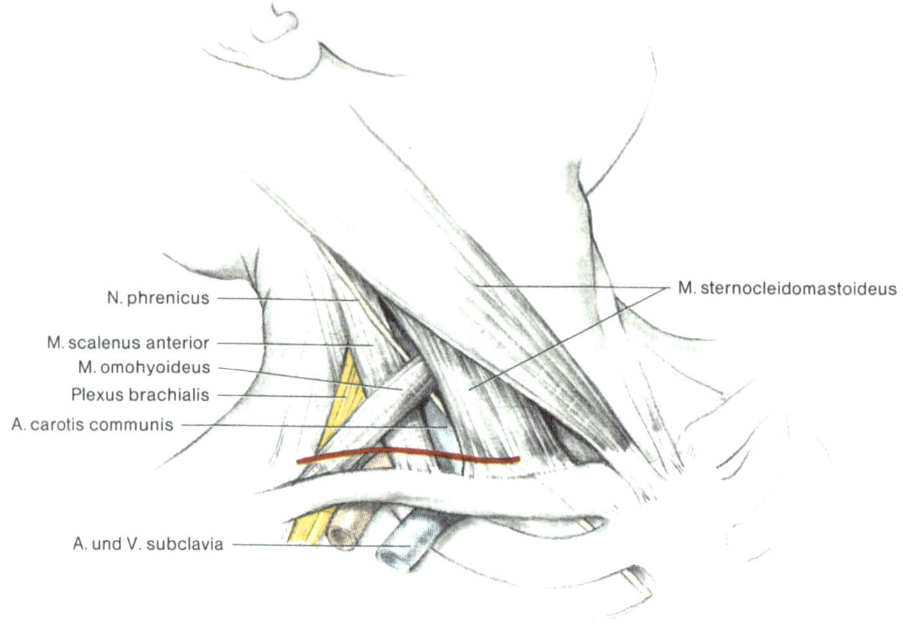

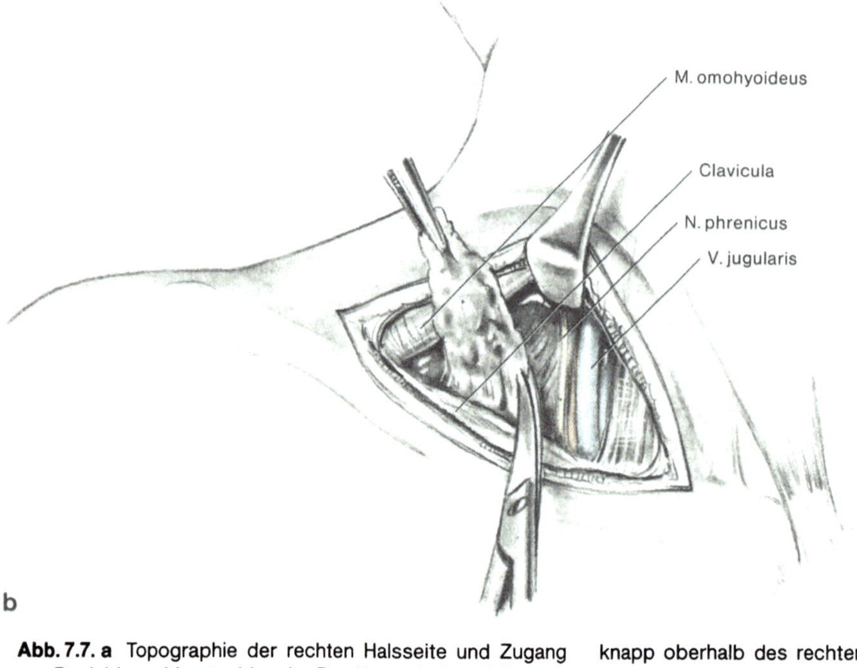

Abb. 7.7. a Topographie der rechten Halsseite und Zugang zur Daniel-Lymphknotenbiopsie. Der Hautschnitt erfolgt zwischen M. omohyoideus und M. sternocleidomastoideus knapp oberhalb des rechten Schlüsselbeins. **b** Präparation der supraklavikulären Lymphknoten ventrolateral des Plexus brachialis

steht daher die Thorakoskopie mit ausgiebiger Biopsie der viszeralen und parietalen Pleura. Auch die Abgrenzung des Mesothelioms vom Adenokarzinom mit Erguß gelingt häufig nicht mit der Punktionszytologie, sondern nur mit der Immunhistologie, die umfangreiche Gewebeproben durch Thorakoskopie voraussetzt.

Technik

Vor der Thorakoskopie sollten durch CT solitäre bzw. multiple Raumforderungen im Pleuraspalt lokalisiert sein. Der Zugang kann dann im 4./5. ICR in der vorderen Axillarlinie oder, falls hier eine Schwiele besteht, im 3. ICR medioklavikular gewählt werden. In

Rücken- oder anterolateraler Seitenlage wird eine 2-3 cm lange Hautinzision im Rippenverlauf angelegt. Die Durchtrennung des Subkutangewebes erfolgt mit der Schere, die auch Fasern des M. serratus anterior und der Interkostalmuskulatur auseinanderdrängt, so daß der tastende Finger über den Oberrand der Rippe in den Pleuraraum vordringen kann. Auch wenn basal eine ausgedehnte Verschwartung bzw. Verschwielung des Pleuraraums vorliegt, läßt sich bei richtiger Wahl der Inzisionsstelle mit dem Finger ein Pleuraspalt schaffen, durch den das Thorakoskop, ohne Zuhilfenahme des spitzen Trokars, eingeführt werden kann. Neben den Thorakoskopmodellen von Storz Raising, wird auch das Mediastinoskop bzw. das starre Bronchoskop eingesetzt (De Camp et al. 1973). Neben der guten Übersicht erscheint uns mit dem Thorakoskop v. a. die Sterilität am besten gewährleistet zu sein. Intubiert wird der Patient stets mit einem Doppellumentubus ohne Sporn (Bronchocath), so daß die Untersuchung in einseitiger Atelektase ohne zusätzliche Luftinsufflation erfolgen kann. Bei der Biopsie der viszeralen Pleura darf nach Möglichkeit in dem darunter liegenden Lungenparenchym kein zu großer Defekt gesetzt werden, da sonst eine länger dauernde Parenchymfistel die Folge ist. Nach Beendigung der Pleuroskopie und Biopsie wird eine Drainage (24 bzw. 28 Charr) ohne Trokar durch den vorhandenen Zugang eingelegt, die Inzision wird mit einigen Einzelknopfnähten verschlossen.

7.7.1 Komplikationen

Die Mortalität der Thorakoskopie beträgt in der Literatur praktisch 0% (Becker et al. 1985b; De Camp et al. 1973), unabhängig davon, ob die Untersuchung in lokaler oder allgemeiner Anästhesie durchgeführt wird. Es gibt allerdings durchwegs viel geringere Fallzahlen als bei Bronchoskopie und Mediastinoskopie. Blutungen aus Lunge oder Interkostalgefäßen, Pleuraempyem, persistierende Lungenfistel und Hautemphysem werden als seltene Komplikationen genannt (Bekker et al. 1985b; De Camp et al. 1973); doch sind auch hier die untersuchten Fallzahlen niedrig. Da Impfmetastasen beim malignen Mesotheliom wiederholt beschrieben wurden, sollte die Inzisionsstelle beim Zweiteingriff möglichst großzügig, Haut und Muskulatur betreffend, exzidiert werden.

7.8 Offene Lungenbiopsie

Zur Abklärung diffuser intrapulmonaler Erkrankungen (Neubildungen, Granulomatosen, interstitielle Erkrankungen, Infektionen mit atypischem Verlauf etc.) ist die offene Lungenbiopsie am besten geeignet, da sich repräsentative Gewebeproben für bakteriologische, immunhistologische, elektronen- und lichtmikroskopische Untersuchungen häufig nur auf diesem Wege gewinnen lassen. Bei lokalisierten Prozessen kann die Biopsie grundsätzlich an jeder Stelle der Lunge erfolgen; bei Veränderungen, die gleichmäßig über beide Lungen verteilt sind, empfiehlt sich dagegen die Biopsie der Lingula.

Technik

Nach anterolateralem Hautschnitt im Verlauf der 6. Rippe über ca. 4-5 cm wird der M. serratus anterior größtenteils stumpf auseinandergedrängt bzw. im mittleren Drittel scharf von der Rippe abgelöst. Nach Durchtrennung der Interkostalmuskulatur am Oberrand der 6. oder 7. Rippe und Eröffnung der parietalen Pleura läßt sich nach Einsetzen von Thoraxspreizern die Lingulaspitze mit der Lungenfaßzange vor das Hautniveau ziehen. Mit einer tangentialen oder 2 keilförmigen Klammernahtreihen exzidiert man ein ausreichend großes Gewebeareal, das später für die einzelnen Untersuchungen zerteilt werden kann. Ist kein Klammernahtgerät vorhanden, kann die keilförmige Exzision auch mit Klemmtechnik unter Vernähung der Lungenränder erfolgen (s. Kap. 19.6). Da das veränderte Lungengewebe häufig nicht 100%ig luftdicht vernäht werden kann, empfiehlt sich für 24 h eine dünnlumige Thoraxdrainage (20 Charr), die getrennt ausgeleitet wird.

Literatur

Allison DJ, Hemingway AP (1981) Percutaneous needle biopsy of the lung. Br Med J 282: 875-878

Becker HD, Vollhaber HH, Pertzborn W (1985a) Komplikationen bei der Bronchoskopie und deren Verhütung. In: Richter H (Hrsg) Chirurgische Endoskopie. Komplikationen bei Diagnostik und Therapie. Urban & Schwarzenberg, München Wien Baltimore, S. 18-20

Becker HD, Müller M, Vogt-Moykopf J (1985b) Komplikationen bei der Thorakoskopie und deren Verhütung. In: Richter H (Hrsg) Chirurgische Endoskopie. Komplikationen bei Diagnostik und Therapie. Urban & Schwarzenberg, München Wien Baltimore, S. 21-23

Berquist TH, Bailey PB, Cortes DA, Miller WE (1980) Transthoracic needle biopsy. Mayo Clin Proc 55: 475-481

Carlens E (1959) Mediastinoscopy: A method for inspection and tissue biopsy in the superior mediastinum. Dis Chest 36: 343-352

Conti G (1984) The role of cytology. In: Bates M (ed) Bronchial carcinoma. Springer, Berlin Heidelberg New York Tokyo, pp 61-75

Coughlin M, Deslanvier J, Beaulien M (1985) Role of mediastinoscopy and pretreatment staging in patients with primary lung cancer. Ann Thorac Surg 40: 556-559

De Camp PT, Moseley PW, Scott ML (1973) Diagnostic thoracoscopy. Ann Thorac Surg 16: 79-84

De Kock MA (ed) (1977) Indications for and contraindications to bronchoscopy: Dynamic bronchoscopy. Springer, Berlin Heidelberg New York, pp 3-4

Dick R, Timmis B (1984) Percutaneous needle biopsy of pulmonary tumours. In: Bates M (ed) Bronchial carcinoma. Springer, Berlin Heidelberg New York Tokyo, pp 77-95

Dienemann H, Sunder-Plassmann L, Voigt C (1987) Lymphknoten bei Bronchialkarzinom: Beziehung zwischen Durchmesser und Infiltrationsrate. Thorac Cardiovasc Surg 35 [Special Issue] 15

Dierkesmann R, Huzly A (1986) Endoskopische und nadelbioptische Verfahren. In: Ferlinz R (Hrsg) Diagnostik in der Pneumonologie. Thieme, Stuttgart S 117-130

Dines DE, Pierre RV, Frazen SJ (1975) The value of cells in the pleural fluid in the differential diagnosis. Mayo Clin Proc 50: 571-572

Ginsberg RJ (1987) Evaluation of mediastinum by invasive techniques. Surg Clin North Am 67: 1025-1035

Goldberg EM, Shapiro CM, Glicksman AS (1974) Mediastinoscopy for assessing spread lymphnodes in clinical staging of lung carcinoma. Semin Oncol 1: 205-215

Goldstraw P, Kurzer M, Edwards D (1983) Preoperative staging of lung cancer: accuracy of computed tomography versus mediastinoscopy. Thorax 38: 10-15

Graves WC, Martinez MJ, Carter PL, Barry MJ, Clarke JS (1985) The value of computed tomography in staging bronchogenic carcinoma: A changing role for mediastinoscopy. Ann Thorac Surg 40: 57-60

Greschuchna D (1981) Ist eine präoperative Mediastinoskopie beim peripheren bronchialen Plattenepithel- oder Adenokarzinom sinnvoll? Prax Pneumol 35: 747-749

Ikeda S (1974) Atlas of flexible bronchofiberscopy. Thieme, Stuttgart New York, p VII, 1974

Jolly PC, Hill LE, Lawlass PA (1973) Parasternal mediastinotomy and mediastinoscopy. J Thorac Cardiovasc Surg 66: 549-556

Killian G (1898) Meeting of the society of physicians of Freiburg Dec. 17, 1897. Münch Med Wochenschr 45: 378

Larsson S (1985) Mediastinoskopie. Prax Klin Pneumol 39: 490-494

Loddenkemper R (1985) Thorakoskopie. Prax Klin Pneumol 39: 501-504

Loddenkemper R, Mai J, Scheffler N, Brandt HJ (1978) Wertigkeit bioptischer Verfahren beim Pleuraerguß. Individueller Vergleich zwischen Exsudatuntersuchung, Stanzenbiopsie und Thorakoskopie. Prax Pneumol 32: 334-343

Lüllig, H, Hewera K, Vogt-Moykopf I (1977) Die Mediastinoskopie. Indikation und Aussagefähigkeit. Prax Pneumol 31: 25-28

Luke WP, Pearson FG, Todd TRJ (1986) Prospective evaluation of mediastinoscopy for assessment of carcinoma of the lung. J Thorac Cardiovasc Surg 91: 553-556

Maassen W (1962) Die Mediastinoskopie (Biopsie nach Carlens), eine neue diagnostische Methode bei Thoraxerkrankungen. Dtsch Med Wochenschr 87: 2004-2009

Maassen W (1985) Accuracy of mediastinoscopy. In: Delarne NC, Eschapasse H (eds) International Trends in General Thoracic Surgery, vol 1: Lung cancer. Saunders, Philadelphia London Toronto, pp 42-53

Martini N, Flehinger BJ (1987) The role of surgery in N2 lung cancer. Surg Clin North Am 67: 1037-1049

Martini N, Flehinger BJ, Zaman MB, Beattie EJ (1980) Prospective study of 445 lung carcinomas with mediastinal lymphnode metastases. J Thorac Cardiovasc Surg 80: 390-399

Martini N, Flehinger BJ, Zaman MB, Beattie EJ (1981) Results of surgical treatment in N2 lung cancer. World J Surg 5: 675-679

Martini N, Flehinger BJ, Bains MS, McCormack P (1985) Alternate approaches to the management of mediastinal adenopathy. In: Delaine NC, Eschapasse H (eds) International Trends in General Thoracic Surgery, Vol 1: Lung cancer. Saunders, Philadelphia London Toronto, pp 108-120

McNeil TM, Chamberlain JM (1966) Diagnostic anterior mediastinotomy. Ann Thorac Surg 2: 532-539

Melamed MR, Flehinger BJ, Zaman MB (1987) Impact of early detection on the clinical course of lung cancer. Surg Clin North Am 67: 909-924

Meyer JE, Fernecci JF, Janower ML (1970) Fatal complications of percutaneous lung biopsy. Review of the literature and report of a case. Radiology 96: 47-48

Mountain CF (1987) The new international staging system for lung cancer. Surg Clin North Am 67: 925-935

Naruke T, Sueman K, Ischikawa S (1978) Lymphnode mapping and curability at various levels of metastasis in resected lung cancer. J Thorac Cardiovasc Surg 76: 832-839

Nohl-Oser HC (1980) The longterm survival of patients with lung cancer treated surgically after selection by mediastinoscopy. Thorac Cardiovasc Surg 28: 158-161

Nordenstrom B, Björk VO (1973) Dissemination of cancer cells by needle biopsy of the lung. J Thorac Cardiovasc Surg 65: 671

Oldenburg FH, Newhouse MT (1979) Thoracoscopy. A safe, accurate diagnostic procedure using the rigid thoracoscopy and local anasthesie. Chest 75: 45-50

Pearson FG (1985) Mediastinal adenopathy - the N2 lesion. In: Delarne NC, Eschapasse H (eds) International Trends in General Thoracic Surgery, vol 1: Lung cancer. Saunders, Philadelphia London Toronto, pp 104-107

Pearson FG, Nelems JM, Henderson RD, Delarne NC (1972) The role of mediastinoscopy in the selection of treatment for bronchial carcinoma with involvement of superior mediastinal lymphnodes. J Thorac Cardiovasc Surg 64: 382-387

Pearson FG, Delaine NC, Ilves R, Todd TRJ, Cooper JD (1982) Significance of positive superior mediastinal nodes identified at mediastinoscopy in patients with resectable cancer of the lung. J Thorac Cardiovasc Surg 83: 1-11

Shields ThW, Shocket E (1958) The diagnostic value of biopsy of non palpable lymphnodes in chest disease. Ann Surg 148: 184-188

Vogt-Moykopf I, Becker HD, Bülzebruck H, Merkle NM, Meyer G (1985) Präoperative Diagnostik und operative Therapie des nicht-kleinzelligen Bronchialkarzinoms. In: Drings P, Schmähl D, Vogt-Moykopf I (Hrsg) Aktuelle Onkologie, Bd 26: Bronchialkarzinom. Zuckschwerdt, München Bern Wien, S 287-330

Wang KP, Brower R, Haponik EF, Siegelman S (1983) Flexible transbronchial needle aspiration for staging bronchogenic carcinoma. Chest 84: 571-576

Zavala DC (1975) Diagnostic fiberoptic bronchoscopy: Techniques and results of biopsy in 600 patients. Chest 68: 12-19

Zollner F (1965) Gustav Killian, father of bronchoscopy. Arch Otolaryng 82: 656-659

8 Staging bei Malignomen

P. Drings und I. Vogt-Moykopf

8.1 Primäre Lungentumoren - Bronchialkarzinome

Anatomische Ausdehnung und histologischer Typ des Bronchialkarzinoms sowie der Leistungsindex des Patienten sind im Hinblick auf die Prognose und für die therapeutische Entscheidung die wichtigsten Variablen. Außerdem sind der Grad der Malignität, die Tumorzellverdoppelungszeit, der Nachweis eines Gefäßeinbruchs, klinische Tumorsymptome, ein Gewichtsverlust von 10% und mehr sowie Alter, Geschlecht, Rasse, psychische Reserven und mögliche Begleiterkrankungen des Patienten von prognostischer Bedeutung (Joss et al. 1986).

Für die Beurteilung des Leistungsindex bzw. Allgemeinzustandes des Patienten gibt es mehrere Vorschläge. Weit verbreitet und international akzeptiert sind die Leistungsskalen nach Karnofsky et al. (1948) und der WHO (1979) (Tabelle 8.1).

Die anatomische Ausbreitung der Tumoren wird nach den Regeln der UICC entsprechend ihrem letzten Vorschlag (Hermanek et al. 1987; Mountain 1986) prätherapeutisch bestimmt (Tabelle 8.2). Postoperativ wird diese Klassifikation unter Berücksichtigung der histopathologischen Untersuchung des Resektionspräparates ergänzt (pTNM). Diese Klassifizierung ermöglicht nicht nur die Entscheidung zur Therapie, sondern liefert darüber hinaus eine prognostische Aussage (Meyer u. Vogt-Moykopf 1987) (Tabelle 8.3).

Für die Gruppe der kleinzelligen Karzinome wurde in den letzten Jahren eine einfachere Einteilung in die 2 Stadien „limited disease" und „extensive disease" gewählt. Sie eignet sich sehr gut für die Radio- und die Chemotherapie, ist aber für die Entscheidung zur operativen Therapie ungeeignet, da sie den Befund innerhalb des Thorax zu wenig differenziert (Tabelle 8.4).

Diagnostik und Staging der Lungentumoren erfordern ein umfangreiches Untersuchungsprogramm, das selbstverständlich die individuelle subjektive Belastbarkeit des Patienten berücksichtigen muß. Schon deshalb sollten die Untersuchungen möglichst kurzfristig durchgeführt werden. Mit diesem Untersuchungsprogramm wird nicht nur die histologische Sicherung der Tumordiagnose und eine Beurteilung der Tumorausdehnung ermöglicht, sondern auch die Belastbarkeit des Patienten für das zu wählende Therapieverfahren

Tabelle 8.1. Beurteilung der Leistungsfähigkeit eines Patienten

Skala der WHO (1979)	Skala nach Karnofsky et al. (1948)
0: Patient entfaltet eine normale Aktivität	100%: Patient ist beschwerdefrei, keine Krankheitszeichen 90%: Patient ist fähig zur normalen Aktivität, nur geringe Krankheitszeichen
1: Patient lebt zu Hause mit tolerablen Tumorsymptomen	80%: Mit Anstrengung normale Aktivität, mäßige Krankheitszeichen 70%: Selbstversorgung ist möglich, Patient ist jedoch unfähig zur Entfaltung einer normalen Aktivität oder aktiven Tätigkeit
2: Patient leidet unter behindernden Tumormanifestationen, ist aber weniger als die Hälfte des Tages bettlägerig	60%: Patient benötigt gelegentlich fremde Hilfe 50%: Patient benötigt erhebliche Hilfeleistungen und häufig medizinische Pflege
3: Patient ist stark behindert und mehr als die Hälfte des Tages bettlägerig, jedoch fähig aufzustehen	40%: Patient ist behindert und pflegebedürftig 30%: Patient ist stark behindert, Krankenhausaufnahme ist indiziert
4: Patient ist schwer krank und vollständig bettlägerig	20%: Patient ist schwer krank. Krankenhausaufnahme ist zur aktiven unterstützenden Therapie notwendig 10%: Patient ist moribund. Rasches Fortschreiten der lebensbedrohlichen Erkrankung

Tabelle 8.2. Klinische Klassifikationen der Lungentumoren. (Aus: Hermanek et al. 1987)

T - Primärtumor

TX Primärtumor kann nicht beurteilt werden, oder Nachweis von malignen Zellen im Sputum oder bei Bronchialspülungen, jedoch Tumor weder radiologisch noch bronchoskopisch sichtbar

T0 Kein Anhalt für Primärtumor

Tis Carcinoma in situ

T1 Tumor 3 cm oder weniger in größter Ausdehnung, umgeben von Lungengewebe oder viszeraler Pleura, kein bronchoskopischer Nachweis einer Infiltration proximal eines Lappenbronchus (Hauptbronchus frei)

T2 Tumor mit einem der folgenden Kennzeichen hinsichtlich Größe oder Ausbreitung:
- Tumor mehr als 3 cm in größter Ausdehnung
- Tumor mit Befall des Hauptbronchus, 2 cm oder weiter distal der Carina
- Tumor infiltriert viszerale Pleura
- assoziierte Atelektase oder obstruktive Entzündung bis zum Hilus, aber nicht der ganzen Lunge

T3 Tumor jeder Größe mit direkter Infiltration einer der folgenden Strukturen: Brustwand (einschließlich Tumoren des Sulcus superior), Zwerchfell, mediastinale Pleura, parietales Perikard; oder Tumor im Hauptbronchus weniger als 2 cm distal der Carina, aber Carina selbst nicht befallen, oder Tumor mit Atelektase oder obstruktiver Entzündung der ganzen Lunge

T4 Tumor jeder Größe mit Infiltration einer der folgenden Strukturen: Mediastinum, Herz, große Gefäße, Trachea, Ösophagus, Wirbelkörper, Carina; oder Tumor mit malignem Pleuraerguß

N - Regionäre Lymphknoten

NX Regionäre Lymphknoten können nicht beurteilt werden

N0 Keine regionären Lymphknotenmetastasen

N1 Metastasen in ipsilateralen peribronchialen Lymphknoten und/oder in ipsilateralen Hiluslymphknoten (einschließlich einer direkten Ausbreitung des Primärtumors)

N2 Metastasen in ipsilateralen mediastinalen und/oder subkarinalen Lymphknoten

N3 Metastasen in kontralateralen mediastinalen, kontralateralen Hilus-, ipsi- oder kontralateralen Skalenus- oder supraklavikulären Lymphknoten

M - Fernmetastasen

MX Das Vorliegen von Fernmetastasen kann nicht beurteilt werden

M0 Keine Fernmetastasen

M1 Fernmetastasen

Stadiengruppierung

Okkultes Karzinom	TX	N0	M0
Stadium 0	Tis	N0	M0
Stadium I	T1	N0	M0
	T2	N0	M0
Stadium II	T1	N1	M0
	T2	N1	M0
Stadium III A	T1	N2	M0
	T2	N2	M0
	T3	N0, N1, N2	M0
Stadium III B	Jedes T	N3	M0
	T4	Jedes N	M0
Stadium IV	Jedes T	Jedes N	M1

geprüft. Der Umfang des diagnostischen Programms orientiert sich an den therapeutischen Konsequenzen seiner Ergebnisse. Deshalb muß es bei potentiell operablen Patienten besonders ausgedehnt sein. Aus der Sicht des Klinikers hat sich eine Unterteilung der diagnostischen Verfahren in eine standardisierte Basisdiagnostik und eine weiterführende Diagnostik bewährt (Tabelle 8.5). Ein sehr detailliertes Untersuchungsprogramm für das Staging der kleinzelligen Bronchialkarzinome wurde von der International Association for the Study of Lung Cancer (Nugent et al. 1979) erarbeitet. Dieses Programm gilt zwar primär für Therapiestudien, sollte aber unbedingt vor einer möglichen chirurgischen Therapie dieser in der Regel inoperablen Tumoren angewendet werden (Tabelle 8.6).

8.1.1 Staging des Primärtumors

Erste Hinweise auf die Ausdehnung des Primärtumors liefert die *Anamnese* des Patienten. Zu den führenden Symptomen der Lungentumoren zählen Reizhusten, Fieber und Hämoptoe, die auf einen Befall des zentralen Bronchialsystems hinweisen (Größe ab T2). Eine Dyspnoe ist Ausdruck eines lokal weit fortgeschrittenen Tumorwachstums (Atelektase eines Lungenflügels, Bifurkationssyndrom, ausgedehnter Pleuraerguß). Eine kardiale Symptomatik (Herzrhythmusstörungen, Herzinsuffizienz) kann auf eine Infiltration des Perikards (T3) hinweisen. Bei intrathorakalen Schmerzen muß man an die Infiltration der Brustwand (T3) oder eines Wirbelkörpers (T4) denken. Eine Dysphagie weist auf eine Beteiligung des Ösophagus (T4) hin (sie kann allerdings auch durch ausgedehnte mediastinale Lymphknotenmetastasen hervorgerufen werden).

Zu den wichtigsten Untersuchungsmethoden - nicht nur in der Diagnostik der Lungentumoren, sondern auch in der Beurteilung ihrer Ausdehnung - zählt die *konventionelle Röntgenuntersuchung* des Thorax in 2 Ebenen, ergänzt durch Schichtaufnahmen. Die Röntgenbefunde können außerordentlich variabel sein. Das Bronchialkarzinom kann jede andere Lungenerkrankung imitieren (Grunze 1982) (Abb. 8.1). Bei der ergänzenden Thoraxdurchleuchtung ist es möglich, eine paradoxe Zwerchfellbeweglichkeit, die auf die Beteiligung des N. phrenicus durch den Tumor hinweist (T3 oder N2), zu erkennen.

Als unerläßlich erwies sich in den letzten Jahren für das primäre Staging der Lungentumoren und die Entscheidung der Operabilität die *Computertomographie* des Thorax (Tabelle 8.7) (van Kaick u. König 1987). Kleinere Tumoren des T1-Stadiums, die im mittleren oder äußeren Lungendrittel liegen, können hierdurch in ihrer Ausdehnung exakt beurteilt werden (Pearlberg

Tabelle 8.3. Einfluß der bis 1986 gültigen p-TNM-Klassifikation auf die Prognose des nicht-kleinzelligen Bronchialkarzinoms (n = 1162). (Aus: Meyer u. Vogt-Moykopf 1987)

Zeit	Tumorgröße			Lymphknotenbefall			Metastasen	
	T1 n = 193 [%]	T2 n = 548 [%]	T3 n = 421 [%]	N0 n = 560 [%]	N1 n = 306 [%]	N2 n = 296 [%]	M0 n = 1032 [%]	M1 n = 130 [%]
30 Tage	91	90	87	91	93	84	89	90
1 Jahr	78	62	44	70	62	34	62	31
3 Jahre	52	39	21	49	32	12	39	4
5 Jahre	38	31	15	36	25	8	29	–

Tabelle 8.4. Stadieneinteilung für kleinzellige Karzinome

„Limited disease"

1. Primärtumor auf einen Hemithorax begrenzt
2. Ipsilaterale hiläre Lymphknoten
3. Ipsilaterale supraklavikuläre Lymphknoten
4. Ipsilaterale und kontralaterale mediastinale Lymphknoten
5. Eventuell vorhandene Atelektase
6. Rekurrens- und/oder Phrenikusparese
7. Kleiner Winkelerguß ohne maligne Zellen

„Extensive disease"

1. Kontralaterale hiläre Lymphknoten
2. Kontralaterale supraklavikuläre Lymphknoten
3. Thoraxwandinfiltration (auch ipsilateral)
4. Pleuritis carcinomatosa
5. Pleuraerguß (außer kleiner Winkelerguß ohne maligne Zellen)
6. Lymphangiosis carcinomatosa
7. V.-cava-superior- (VCS-) Syndrom
8. Metastase in der kontralateralen Lunge
9. Sonstige Fernmetastasen (Leber, Gehirn, Knochen, sonstige Lymphknoten usw.)

Tabelle 8.5. Diagnostik und Staging der potentiell operablen Lungentumoren

Basisdiagnostik
- Anamnese
- Klinische Untersuchung und physikalischer Befund
- Laboruntersuchungen
- Röntgenaufnahme der Thoraxorgane in 2 Ebenen (Durchleuchtung und Tomographie nach Befunderhebung)
- Bronchoskopie (Bronchuslavage, Katheterbiopsie)

Weiterführende Diagnostik
- Perfusionsszintigraphie der Lunge
- Computertomographie
- Mediastinoskopie
- Thorakoskopie
- Diagnostische Thorakotomie
- Diagnostik zum Ausschluß von Fernmetastasen

Tabelle 8.6. Staginguntersuchungen beim kleinzelligen Bronchialkarzinom. (Aus: Drings et al. 1987)

Tumormanifestation	Verfahren	Gefordert	Bei besonderen Situationen
Primärtumor	Röntgenuntersuchung	+	
	Konventionelle Tomographie		+
	Computertomographie		+
	Bronchoskopie	+	
Mediastinum	Röntgenuntersuchung	+	
	Konventionelle Tomographie		+
	Computertomographie	+	
	Mediastinoskopie		+
	Galliumszintigraphie		+
Pleura	Röntgenuntersuchung	+	
	Zytologie	+	
	Thorakoskopie		+
Supraklavikuläre Lymphknoten	Feinnadel-aspiration	+	
	oder -biopsie		+
Skelett	Szintigraphie	+	
	Knochenmarkaspiration und -biopsie	+	
Leber	Sonographie		+
	und/oder Computertomographie	+	
	mit gezielter Feinnadelaspiration		+
	Laparoskopie		+
ZNS	Computertomographie des Hirns	+	
	Lumbalpunktion		+
	NMR		+
Retroperitonealraum	Computertomographie oder Sonographie	+	

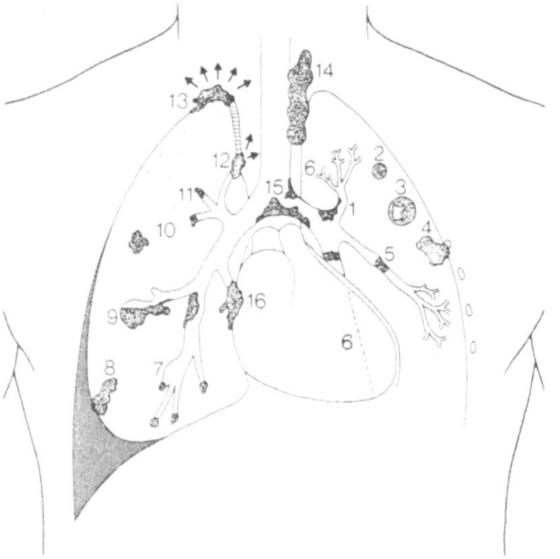

Abb. 8.1. Schematische Darstellung möglicher röntgenologischer Veränderungen bei Bronchialkarzinomen (nach Grunze 1982). Häufigste Erscheinungsformen eines Bronchialkarzinoms: *1* hilärer Lungenkrebs mit endobronchialem Wachstum (relativ frühzeitiger Hustenreiz!), *2* typischer Rundherd, *3* Tumorkaverne (beachte die dicke unregelmäßige Wandung!), *4* in die Brustwand infiltrierender subpleuraler Herd, *5* obstruierender Segmentabbruch mit Retentionspneumonie, bei *10* bereits mit Abszeßbildung, *6* Atelektase, die sich hinter dem Herzschatten verbirgt (seitliche Aufnahme!), *7* sekundäre Bronchiektasie durch partielle Stenose, *8* pleuranaher Herd mit Ergußbildung, *9* zerfallender Tumor mit drainierendem Bronchus (Abszeßsymptom!), *11* Obstruktionsemphysem durch einen Ventilverschluß, *12, 13* Ausbrecherform ins Mediastinum, z. B. zur V. cava hin (obere Einflußstauung oder Pancoast-Tumor), *14* Lymphknotenbefall im oberen Mediastinum und paratracheal, der sich in die obere Schlüsselbeingrube fortsetzt. Nachweis durch Lymphknotenbiopsie nach Daniels oder die Mediastinoskopie, *15* auf die Trachea, *16* auf das Perikard übergreifendes Karzinom. Cave: Auch ein normales Röntgenbild schließt ein Bronchialkarzinom nicht aus

Tabelle 8.7. Vergleich der konventionellen Röntgendiagnostik mit der Computertomographie im präoperativen Staging des Primärtumors. (Aus: van Kaick u. König 1987)

Parameter	Konventionelle Röntgendiagnostik	Computertomographie
Tumornachweis	+	(+)
Tumorlokalisation	+ + +	+
Tumorgröße	+	+ +
Bronchusbefall	+ + +	(+)
Retentionspneumonie Atelektase, Erguß	+ +	+ + +
Tumorabstand zur Carina	+ +	+ + +
Befall von Thoraxwand oder Zwerchfell	+	+ + +
Befall von Herz oder mediastinalen Gefäßen	(+)	+ + +

et al. 1985). Bei zentralen Tumoren ergeben sich Schwierigkeiten in der Differenzierung von den umgebenden Hilusstrukturen. Durch die CT ist eine bessere Beurteilung „blinder Regionen", wie des Sinus costodiaphragmaticus, des Retroperitonealraums und der Pleura möglich. Begleitende Atelektasen oder pneumonische Infiltrationen erschweren hingegen eine exakte Beurteilung des T-Stadiums. Wichtig für die Operationsplanung ist die Kenntnis einer möglichen Infiltration der Thoraxwand (T3). Eine Pleuraverdickung, eine Kontaktfläche von über 3 cm, ein stumpfer Winkel zwischen Tumor und Pleura, Rippendestruktionen und Verstreichen der Fettlinie weisen auf diesen Befund hin (Glazer et al. 1985; van Kaick u. König 1987). Jedoch darf besonders eine Pleuraverbreiterung nicht als sicherer Befall gewertet werden. Die Infiltration oder Einengung großer zentraler Gefäße, des Herzens, der Trachea oder des Ösophagus kann mittels CT besonders bei ergänzender i. v.-Kontrastmittelapplikation erkannt werden. Die *Lungenperfusionsszintigraphie* und die *digitale Substraktionsangiographie* liefern ergänzende Daten zum quantitativen Ausmaß und zur Lokalisation einer möglichen Minderperfusion bestimmter Lungenanteile. Ideal ist die gemeinsame Anwendung von funktionellen und morphologischen diagnostischen Verfahren. Ihre Resultate sollten gemeinsam interpretiert werden. Dadurch ist eine möglichst exakte prätherapeutische Beurteilung von Tumorgröße und Tumorlokalisation möglich.

Mittels der *Bronchoskopie* wird nicht nur bei 60–70% aller Patienten die Diagnose eines Bronchialkarzinoms gestellt. Dieses Untersuchungsverfahren gibt zusätzlich Hinweise auf den Abstand des Tumors von der Carina und auf einen möglichen Befall der Carina (T2–4). Bei Verdacht auf Tumorinvasion der Carina ist in jedem Fall eine zusätzliche Stagingbiopsie (Abb. 8.2 und 8.3) erforderlich. Die Bronchoskopie ist damit eine unerläßliche diagnostische Maßnahme vor jeder geplanten Tumorresektion.

Wenn die körperliche Untersuchung des Patienten oder die konventionelle Röntgendiagnostik zum Nachweis eines Pleuraergusses führten, wird man mittels *Pleurapunktion*, bei unklarem Befund durch *Pleurastanzbiopsie* oder *Thorakoskopie* die Genese dieses Ergusses feststellen müssen. Ein Pleuraerguß bedeutet nicht unbedingt eine Infiltration der Pleura durch Tumorzellen und damit das Stadium T4. Pleuraergüsse können auch durch den Befall zentraler hilärer Strukturen und daraus resultierendem Lymphstau oder bei pneumonischen Infiltrationen und Atelektasen entstehen. In diesen Fällen ist die Ergußflüssigkeit tumorzellfrei. Als einziges Symptom einer Tumordissemination hat der Pleuraerguß selbst beim kleinzelligen Karzinom nur eine geringe prognostische Bedeutung (Livingston et al. 1981).

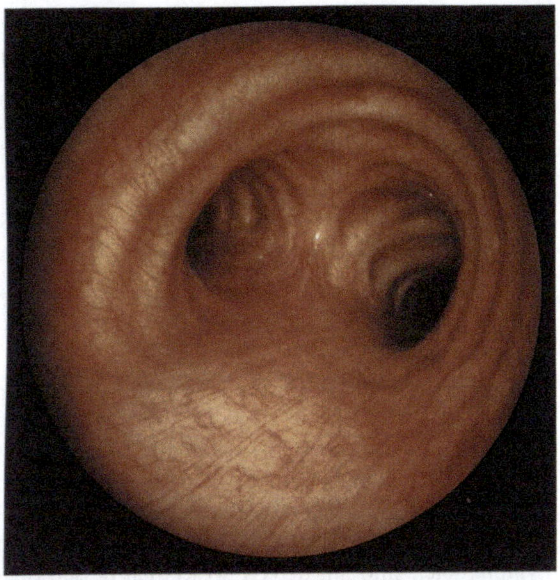

Abb. 8.2. Endoskopisches Bild einer normalen Carina. Trotz dieses makroskopisch unauffälligen Befundes können sich in den Lymphspalten im Sinne einer Lymphangiosis carcinomatosa Metastasen etablieren. Wenn die Probeexzision des Primärtumors - besonders eines Tumors an den Oberlappenostien - eine Karzinose in den Lymphspalten ergibt, sollte auch aus der makroskopisch unauffälligen Carina eine Biopsie entnommen werden

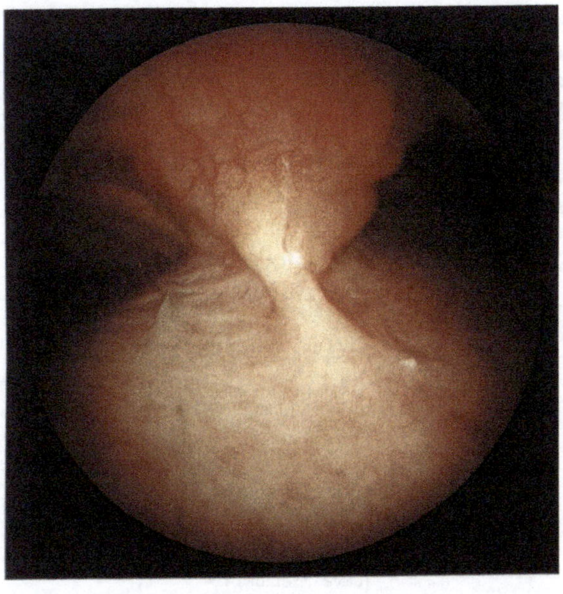

Abb. 8.3. Endoskopisches Bild einer verplumpten Carina. Schon makroskopisch besteht der Hinweis auf einen einbrechenden subkarinalen Lymphknoten. In dieser Situation ist stets eine ausgiebige Probeexzision erforderlich

8.1.2 Staging der regionären Lymphknotenstationen (N)

Sind die regionären Lymphknoten befallen, verschlechtert sich die Heilungschance eines Patienten mit einem nicht-kleinzelligen Bronchialkarzinom drastisch (Bähren et al. 1982; König et al. 1985 b; Hansen 1983). Wenn es gelingt, den Tumor in den regionären Lymphknotenstationen noch zu beherrschen, kann die Überlebensdauer des Patienten verlängert werden. Das Rezidiv erscheint dann seltener lokal und eher in Form einer Fernmetastasierung. Die Kenntnis über den Befall der hilären und mediastinalen Lymphknoten ist also für eine prognostische Aussage und die Entscheidung zur Therapie eines Bronchialkarzinoms von erheblicher Bedeutung. Sie ist besonders wichtig, wenn eine potentiell kurative chirurgische Behandlung geplant ist. Die Symptome der fortgeschrittenen Lymphknotenmetastasierung sind Dysphagie, zunehmende Dyspnoe durch Kompression der zentralen Luftwege, obere Einflußstauung und Heiserkeit.

Es wurde in den vergangenen Jahren von Thoraxchirurgen kontrovers diskutiert, ob im Stadium N2 noch potentiell kurativ operiert werden kann. Wer das Stadium N2 als absolut inoperabel ansieht, ist verpflichtet, ein eingehendes Staging der mediastinalen Lymphknotenregionen vorzunehmen. Dies würde neben der konventionellen Röntgendiagnostik den Einsatz der CT und besonders der Mediastinoskopie bei fast jedem Patienten erfordern. Wenn man jedoch den Befall mediastinaler Lymphknoten (ausgenommen ist eine massive Infiltration des Mediastinums) grundsätzlich nicht als Beweis der Inoperabilität interpretiert, darf man das Staging einschränken und rationeller gestalten.

Beim kleinzelligen Bronchialkarzinom stellt sich diese Frage nicht, wenn man die übliche Therapie (Chemotherapie plus konsolidierende Radiotherapie) im Stadium „limited disease" wählt. Will man in den Frühstadien dieses Tumors die Behandlung mit einer chirurgischen Resektion beginnen oder diese nach primärer Chemotherapie als adjuvante lokale Maßnahme einsetzen, so ist ein sehr intensives Staging des Mediastinums inklusive Mediastinoskopie obligat.

Zur Beurteilung der mediastinalen Lymphknotenstationen stehen 3 Methoden, *CT, Mediastinoskopie* und *Galliumszintigraphie,* zur Verfügung. Über ihre Wertigkeit gibt es unterschiedliche Aussagen. Dies liegt an der variablen Methodologie und den wechselnden Kriterien für die Selektion der Patienten. In der Regel wurden auch nicht alle 3 Methoden miteinander verglichen. Häufig galt die konventionelle Röntgendiagnostik als Bezug. Aus diesen unterschiedlichen Aussagen resultiert eine gewisse Unsicherheit in der

Reihenfolge der diagnostischen Maßnahmen beim Staging. Es stellt sich die Frage, ob und in welchen Fällen eine Methode die anderen diagnostischen Maßnahmen zu ersetzen vermag.

Computertomographie (s. auch Kap. 6.3)
Mit der CT können Lymphknoten je nach Region ab einer Größe von etwa 0,5 cm nachgewiesen werden, wenn sie von ausreichend Fettgewebe umgeben sind. Somit entscheiden die Verteilung und das Ausmaß des vorhandenen Fettgewebes über die Darstellbarkeit von Lymphknoten im CT.

Retrokaval-prätracheal besteht bei den meisten Erwachsenen eine Fettgewebeansammlung, die besonders günstige Voraussetzungen für die CT-Darstellung von Lymphknoten schafft. In dieser Region sind in der Regel bereits normalgroße Lymphknoten erkennbar. Die Sensitivität für den Nachweis von Lymphknotenmetastasen beträgt für die Lymphknoten 87% bei Annahme eines grenzwertigen Durchmessers von 1,4 cm (van Kaick u. König 1987). Auch die Lymphknotenstationen im vorderen Mediastinum sowie paratracheal lassen sich noch gelegentlich im Normalzustand erkennen. Mittels CT sind ausschließlich Lymphknotenvergrößerungen darstellbar, die Feinstruktur ist aber nicht zu beurteilen. Für den positiven Nachweis potentiell metastatisch befallener mediastinaler Lymphknoten im CT ist also eine deutliche Größenzunahme erforderlich.

Eine Analyse der Literatur unter Verwendung von Publikationen mit 40 und mehr Patienten ergab eine Sensitivität von 66-100% bei einer Spezifität von 46-99% (Tabelle 8.8) (König et al. 1984).

Für die Beurteilung der mediastinalen Lymphknotenstationen lassen sich Kriterien festlegen (Tabelle 8.9) (König et al. 1984), mit denen bei Patienten mit operiertem Bronchialkarzinom 42% der N1-Tumoren und 79% der N2-Tumoren richtig erkannt werden können (van Kaick u. König 1987). Die mediastinalen Lymphknoten sind mit der CT wesentlich besser klassifizierbar als mit der klassischen Röntgendiagnostik einschließlich der Hilusfilterschichten (van Kaick u. König 1987; König et al. 1985a; König et al. 1983) (Tabelle 8.10).

Tabelle 8.8. Effektivität der Computertomographie zum Nachweis einer mediastinalen Lymphknotenmetastasierung. (Mod. nach König et al. 1984)

Autoren	n	Sensitivität (%)	Spezifität (%)
Vock u. Härtel 1981	87	96	63
Bähren et al. 1982	40	100	90
Baron et al. 1982	94	74	80
Osborne et al. 1982	42	94	62
Moak et al. 1982	41	66	55
König et al. 1985b	140	76	99
Brion et al. 1985	153	89	46

Typischerweise stimmen fast alle Arbeiten darin überein, daß metastatisch befallene mediastinale Lymphknoten mit einer deutlich höheren Sensitivität erkannt werden können als befallene Hiluslymphknoten. Die Spezifität erreicht aber nicht die guten Werte, die sich bei den bronchopulmonalen Lymphknoten erzielen lassen (Tabelle 8.10). Diese Tatsache ist wohl darauf zurückzuführen, daß normale mediastinale Lymphknoten - insbesondere die retrokaval-prätrachealen - im CT oft darstellbar sind, während dies in der Hilusregion nicht gelingt. Bei der Beurteilung dieser mediastinalen Lymphknotenstationen ist es daher

Tabelle 8.9. Kriterien zum Nachweis metastatisch befallener Lymphknoten. (Aus: König et al. 1984)

Lymphknotenstationen	Normal	Suspekt (reaktiv oder metastatisch)	Metastatisch befallen
a) Retrokaval-prätracheale Lymphknoten	<1 cm	1,1-1,4 cm	>1,4 cm Verlegung des retrokaval-prätrachealen Fettgewebes
b) Bifurkationslymphknoten	Recessus azygooesophagealis zur Lunge hin konkav	–	Recessus azygooesophagealis eingeengt oder verlegt
c) Hiluslymphknoten	–	–	Aufgetriebener Hilus (cave: Gefäße)
d) Paratracheale Lymphknoten	<1 cm	Multiple Lymphknoten um 1 cm	>1 cm multiple Lymphknoten
e) Ventrokraniale mediastinale Lymphknoten	<1 cm	Multiple Lymphknoten um 1 cm	>1 cm multiple Lymphknoten
f) Dorsokaudale mediastinale Lymphknoten	<0,6 cm	Multiple Lymphknoten um 0,6 cm	>0,6 cm Verlegung des paraaortalen Fettgewebes

Tabelle 8.10. Vergleich der konventionellen Röntgendiagnostik mit der Computertomographie im präoperativen Staging der regionären Lymphknoten. (Aus: Müller et al. 1981)

Parameter	Konventionelle Röntgendiagnostik	Computertomographie
Bronchopulmonale Lymphknotenmetastasen	+ + +	+
Tracheobronchiale Lymphknotenmetastasen	+ +	+ +
Paratracheale Lymphknotenmetastasen	+	+ + +
Befall des ventrokranialen oder dorsokaudalen Mediastinums	+	+ + +
Sonstige Metastasen im Thoraxbereich	+	+ + +

am ehesten möglich, eine gute Sensitivität und - bei Zugrundelegung einer Grenzgröße - auch eine hohe Spezifität bei der diagnostischen Beurteilung zu erzielen. Zwischen den Ergebnissen neuerer Arbeiten besteht eine weitgehende Übereinstimmung. Die besseren Resultate neuerer Publikationen gegenüber älteren sind wahrscheinlich durch die größere diagnostische Erfahrung aufgrund der gerätetechnischen Fortschritte bedingt.

Aus diesen Daten ergeben sich folgende diagnostischen Schlußfolgerungen (König et al. 1984):

1. Der Nachweis vergrößerter mediastinaler Lymphknoten von über 1,4 cm spricht nach den genannten Kriterien mit hoher Wahrscheinlichkeit für ein N2-Stadium. Normalgroße mediastinale Lymphknoten schließen ein N2-Stadium aber nur zu etwa 76% aus.
2. Bei fraglichem Befund (retrokaval-prätracheale Lymphknoten zwischen 1,1 und 1,4 cm und/oder mediastinale Lymphknoten um 1 cm) sollte eine Mediastinoskopie durchgeführt werden, wenn sich aus ihrem Ergebnis therapeutische Konsequenzen ergeben würden.
3. Die hohe Spezifität und hohe Sensitivität des Nachweises bzw. Ausschlusses metastatischer befallener mediastinaler Lymphknoten machen die CT zur effektivsten nichtinvasiven Untersuchungsmethode dieser Region.

Galliumszintigraphie

Die Galliumszintigraphie des Thorax wurde in der präoperativen Diagnostik des Bronchialkarzinoms seit Mitte der 70er Jahre eingesetzt, ihre klinische Bedeutung blieb jedoch bisher begrenzt. Ihre Verwendung erfolgte bisher unter der Vorstellung, auf eine Mediastinoskopie verzichten zu können, wenn bei Galliumaufnahme des Primärtumors im Mediastinum keine Galliumaktivität erkennbar ist. Bei kritischer Beurteilung entsteht jedoch der Eindruck (McKenna et al. 1985), daß die Galliumszintigraphie weder sensitiv genug ist, um mikroskopische Metastasen zu entdecken, noch spezifisch genug, um reaktive Lymphknotenveränderungen bei entzündlichen Lungenerkrankungen auszuschließen. Für uns hat diese Untersuchung zur Zeit keine zusätzliche Aussagekraft.

Mediastinoskopie (s. auch Kap. 7.4)

Die Mediastinoskopie stellt zusammen mit der Bronchoskopie und vor der chirurgischen Lungenbiopsie die wichtigste bioptische Untersuchungsmethode in der Diagnostik unbekannter Lungenerkrankungen und besonders für die prognostische Beurteilung des Bronchialkarzinoms dar. Maassen errechnete 1975 im eigenen Krankengut von 1487 Patienten mit Bronchialkarzinomen eine Beteiligung mediastinaler Lymphome von 36% (Maassen u. Greschuchna 1975). Eine Analyse von 1921 Bronchialkarzinomen (Maassen 1985) ergab einen Anteil zentraler Tumoren von 48% und peripherer Tumoren von 52%. Die zentralen Tumoren hatten eine höhere Rate mediastinal positiver Lymphknoten (42%) als die peripheren Tumoren (30%). Maassen stellte besonders heraus, daß zentrale Tumoren in den radiologischen Stadien I und II, die primär als operabel gelten, zu 23% bereits bioptisch mediastinale Lymphknotenmetastasen aufweisen. Die vergleichbaren Zahlen für die peripheren Tumoren betrugen 19%. Alle zentralen und peripheren Tumoren der klinischen oder radiologischen Stadien I und II zusammengenommen ergaben eine mediastinale Beteiligung von 21%. In allen Stadien war das Erscheinen mediastinaler Metastasen unabhängig von der primären Tumorlokalisation. Somit erschien es Maassen unmöglich, selbst Patienten mit primären Tumoren mit einem Durchmesser von weniger als 3 cm von der präoperativen Mediastinoskopie auszuschließen.

Diese von der Essener Gruppe vertretene Meinung wird auch von anderen Autoren wie Goldberg et al. (1974) und Pearson et al. (1972) geteilt. Andere wiederum sprechen der Mediastinoskopie eine generelle Aussagekraft hinsichtlich der Operabilität des Bronchialkarzinoms ab, weil trotz Befall der mediastinalen Lymphknoten eine technische Operabilität mit einer Fünfjahresüberlebensquote von 7-17% gegeben sein kann. Sicher ist, daß die Mediastinoskopie die Zahl der Probethorakotomien drastisch vermindert. Nur bei 3-5% der Patienten besteht nach Maassen (1985) eine Diskrepanz zwischen den Ergebnissen der Mediastinoskopie und einer späteren Thorakotomie.

Folgende Lymphknotenstationen sind bei der Mediastinoskopie schwer oder nicht zu erreichen:

1. Der unmittelbare subkarinäre Bereich (Abb. 8.4);
2. Lymphknoten im inneren Aortenbogen der linken Seite (aortopulmonales Fenster);
3. im tieferen unteren Mediastinum gelegene paraösophageale Lymphknoten;
4. schließlich muß berücksichtigt werden, daß bei diskreter Metastasierung in den Lymphknoten und noch intakter Kapsel trotz Serienbiopsien Metastasen übersehen werden können.

Einzelne Mitteilungen über sog. Mediastinoskopien im tieferen Mediastinum und im aortalen Fenster (Ginsberg et al. 1987; Specht 1965) haben sich wegen der relativen Kompliziertheit dieser Technik nicht durchsetzen können.

Unter der Voraussetzung, daß ein nicht sehr ausgedehnter mediastinaler Lymphknotenbefall beim Bronchialkarzinom nicht unbedingt Inoperabilität bedeuten muß, empfehlen wir folgendes individuelles Vorgehen:

1. Wenn es sich um jüngere Patienten in gutem Allgemeinzustand handelt, wird unter der Voraussetzung, daß kein massiver mediastinaler Befall vorliegt, ohne Mediastinoskopie sofort thorakotomiert, um dem Patienten die Chance der Resektion nicht vorzuenthalten. In solchen Fällen ist intraoperativ allerdings

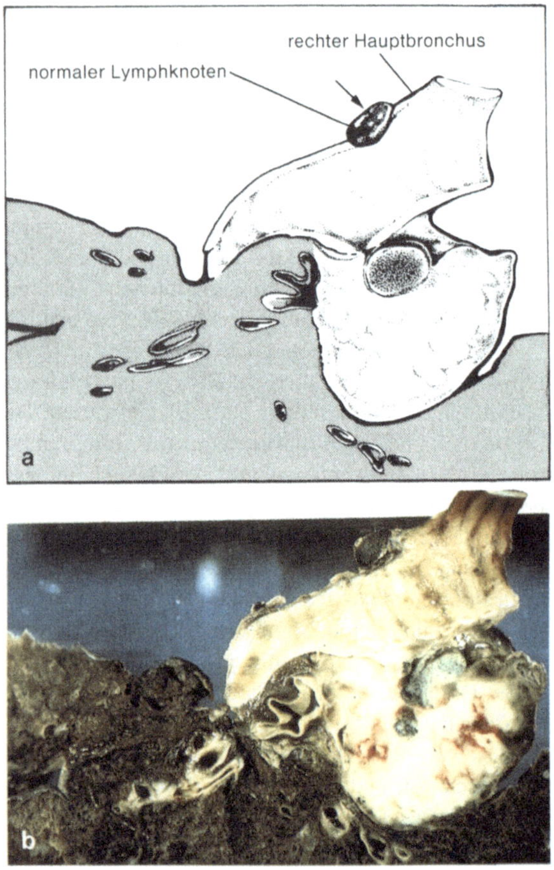

Abb. 8.4 a, b. Resektat einer sog. Manschettenpneumonektomie links. Der Primärtumor ist durch Verschluß des Oberlappenostiums gut erkennbar. Im Außenbereich des Primärtumors sieht man den Befall noch innerhalb des Hilus gelegener Lymphknoten (N1). Es handelt sich um einen Konglomerattumor. Subkarinal *(Pfeil)* erkennt man einen winzig kleinen Lymphknoten mit noch erhaltener Kapsel, jedoch bereits vorhandene Mikrometastasierung (N2). Dieser Lymphknoten entzog sich der Inspektion und Biopsie bei der Mediastinoskopie. **a** Schema, **b** Operationsfoto

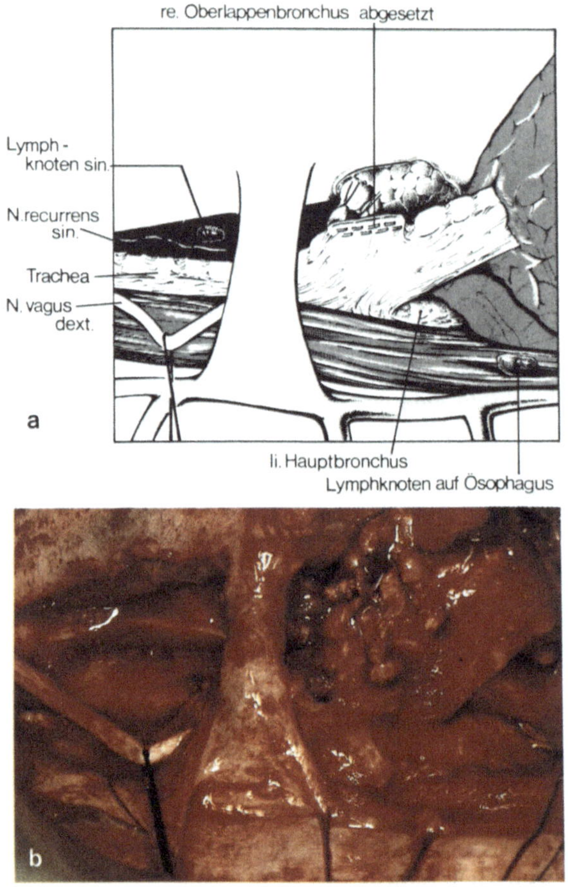

Abb. 8.5 a, b. Einblick in das rechte mittlere Mediastinum nach totaler operativer Entfernung sämtlicher Lymphknoten um die untere Trachea, die Bifurkation sowie die zentralen Abschnitte des rechten und linken Hauptbronchus. Die V. azygos ist in ihrer gesamten Länge vor Einmündung in die V. cava skelettiert. Der nach oben im Bild befindliche N. recurrens links *(Pfeil)* ist freigelegt. Er kann bei der Mediastinoskopie leicht verletzt werden. Die lateral von ihm liegenden Lymphknoten können sich der Biopsie insbesondere bei Mikrometastasen entziehen. Gleiches gilt für den unmittelbar subkarinären Bereich (vgl. Abb. 8.4) und den paraösophagealen Bereich im rechten hinteren Mediastinum *(Pfeil)*. **a** Schema, **b** Operationsfoto

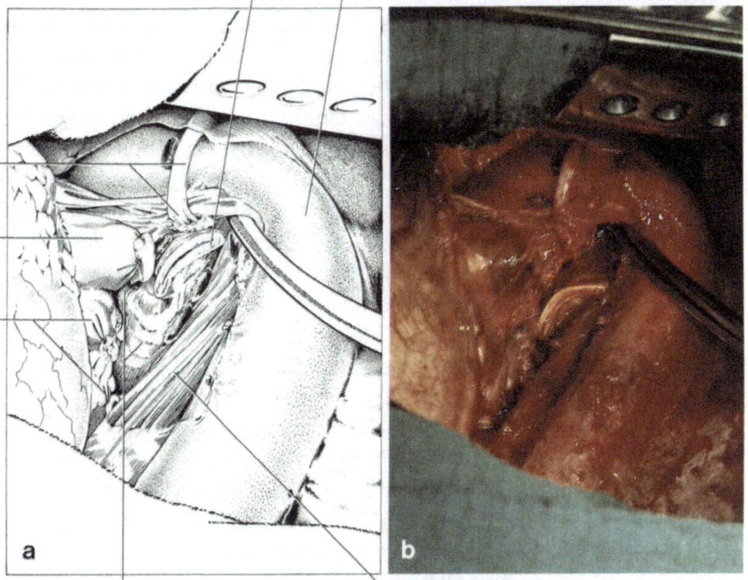

Abb. 8.6 a, b. Einblick in das linke Mediastinum nach Pneumonektomie und totaler Lymphadenektomie. Der erkennbare N. recurrens weist auf das sog. aortopulmonale Fenster hin. Hier können sich Lymphknoten bei der Mediastinoskopie der Diagnose entziehen. Der abgesetzte Stammbronchus (nach Pneumonektomie) ist gut erkennbar. Der Ösophagus ist freigelegt. Die ihm zugehörigen Lymphknoten sind ebenfalls bei der Mediastinoskopie nicht zugänglich

durch die radikale operative Entfernung aller Lymphknoten die Bestimmung des pN-Stadiums unbedingt erforderlich (Abb. 8.5 und 8.6). Selbstverständlich müssen Fernmetastasen mit den entsprechenden Verfahren vorher ausgeschlossen sein.

2. Bei älteren Patienten mit erhöhtem Operationsrisiko kann bei einem positiven Ergebnis der Mediastinoskopie, unabhängig vom Zelltyp des Tumors, auf die Thorakotomie verzichtet werden.
3. Bei kleinzelligen Karzinomen entscheidet das Ergebnis der Mediastinoskopie über die Möglichkeit zur Operation. Ein mediastinaler Befall stellt eine Kontraindikation zur kurativen Resektionsbehandlung dar.

Bei einer vergleichenden Wertung der 3 genannten Untersuchungsmethoden (Tabelle 8.11) ist zunächst hervorzuheben, daß die CT und das Galliumszintigramm den Patienten nicht oder nur unwesentlich belästigen und nicht gefährden. Die Mediastinoskopie ist hingegen ein operativer Eingriff mit einem allerdings sehr niedrigen Risiko. Bezüglich der Sensitivität unterscheiden sich CT und Mediastinoskopie gering. Die Sensitivität der CT ist in der Vorhersage einer mediastinalen Beteiligung etwas höher zu werten als die Mediastinoskopie. Goldstraw et al. (1983) gaben 77% versus 46% an. Die Sensitivität unterscheidet sich jedoch, wie Brion et al. (1985) klar bewiesen, bei den verschiedenen histologischen Formen. Sie ist beim Plattenepithel- und Adenokarzinom höher als beim groß- und kleinzelligen Karzinom. Für die Mediastinoskopie ergeben sich kontroverse Resultate mit höherer Sensitivität für die genannten Tumoren. Bezüglich der Spezifität ist die Mediastinoskopie der CT eindeutig überlegen.

Die Galliumszintigraphie ist als nichtinvasive Untersuchungsmethode mit der CT vergleichbar, in ihrer Vorhersagefähigkeit jedoch eindeutig unterlegen, da sie vom Verhalten des Primärtumors abhängig ist.

Für das Staging des N2-Stadiums ergeben sich somit folgende Schlußfolgerungen:

Tabelle 8.11. Vergleichende Wertung der 3 Verfahren zur Beurteilung mediastinaler Lymphknoten

	Computertomographie	Galliumszintigraphie	Mediastinoskopie
Sensitivität	+++	++	++
Spezifität	++	++	+++
Morbidität	–	–	+
Beurteilbarkeit der Feinstruktur	–	+	+++

Da Sensitivität und Ausschlußwert des CT für das Plattenepithel- und das Adenokarzinom sehr hoch sind, kann bei negativem Ergebnis (Lymphknoten < 5 mm) die Thorakotomie ohne präoperative Mediastinoskopie durchgeführt werden. Diese Meinung wird auch von Friedman et al. (1984) sowie Goldstraw et al. (1983) vertreten. Das Vorgehen entspricht dem eigenen Konzept.

Der Nachweis vergrößerter Lymphknoten beweist nicht unbedingt ihren metastatischen Befall. Nur durch prospektive klinische Studien mit sorgfältigem Erheben des Lymphknotenstatus sowohl bei einer Mediastinoskopie als auch bei einer Thorakotomie wird man klären können, ob Patienten mit vergrößerten mediastinalen Lymphknoten noch für eine Tumorresektion geeignet sein können oder nicht (Spiro u. Goldstraw 1984). Gegenwärtig ist das Problem noch ungelöst. Brion et al. (1985), Friedman et al. (1984) sowie Goldstraw et al. (1983) fordern den bioptisch gesicherten Ausschluß einer mediastinalen Lymphknotenmetastasierung vor einer Thorakotomie mit Tumorresektion. Wir selbst würden bei gutem Allgemeinzustand des Patienten und potentiell kurativer Operabilität direkt die Thorakotomie anstreben.

Zusammenfassend sei noch einmal betont, daß die vergleichende Wertung der 3 diagnostischen Verfahren (Tabelle 8.11) ganz entscheidend von der therapeutischen Konzeption abhängig ist. Bei der Bereitschaft zur weitergehenden Indikationsstellung des Thoraxchirurgen zur Tumorresektion mit Dissektion der mediastinalen Lymphknoten relativiert sich der Wert der einzelnen diagnostischen Methoden. Die Problematik verschärft sich jedoch, wenn im Vorhandensein mediastinaler Lymphknotenmetastasen eine potentiell kurative Inoperabilität gesehen wird.

Es ist zu erwarten, daß die neue Version der TNM-Klassifikation der Lungentumoren (s. Tabelle 8.2) (Hermanek et al. 1987; Mountain 1986), die mit den Stadien N2 und N3 eine bessere Differenzierung vornimmt, dem Thoraxchirurgen die Entscheidung erleichtern wird.

8.1.3 Staging der Fernmetastasen (M)

Nur etwa ⅓ der Patienten mit einem Bronchialkarzinom kann zum Zeitpunkt der Tumordiagnose noch einer potentiell kurativen chirurgischen Therapie zugeführt werden. Die Ursache für diese unbefriedigende Situation ist hauptsächlich in der Tendenz zur Fernmetastasierung des Tumors zu sehen. Aus diesem Grunde muß die Suche nach möglichen Fernmetastasen in das primäre diagnostische Programm einbezogen werden. Die Untersuchungen orientieren sich an den Prädilektionsstellen der Fernmetastasierung: der Leber, dem Gehirn, dem Skelett und den Nebennieren. Das Ausmaß der Fernmetastasierung variiert nach dem histologischen Typ des Tumors. Entsprechend der besonderen Biologie (kurze Tumorverdoppelungszeit, frühzeitige Tendenz zur lymphogenen und hämatogenen Metastasierung) ist sie beim kleinzelligen Bronchialkarzinom besonders ausgeprägt (Hansen 1983). Es folgen das Adenokarzinom, das großzellige Karzinom und das Plattenepithelkarzinom. Dieses unterschiedliche Metastasierungsmuster ist in Analysen von Autopsien und klinischen Studien (Tabellen 8.12 und 8.13) erkennbar.

Tabelle 8.12. Häufigkeit von Fernmetastasen beim primären Staging. Die Zahlen beziehen sich auf eine Analyse von 1758 Patienten der Thoraxklinik Heidelberg-Rohrbach. Bei 624 Patienten (35%) wurden Fernmetastasen (M1) nachgewiesen

	Zahl der untersuchten Patienten	M0		M1	
		(n)	(%)	(n)	(%)
Kleinzelliges Karzinom	365	180	49	185	51
Plattenepithelkarzinom	620	474	77	146	23
Adenokarzinom	436	267	61	169	39
Großzelliges Karzinom	142	87	61	55	39
Mischtumoren	77	58	75	19	25
Nicht exakt klassifizierbare Karzinome	118	68	58	50	42

Tabelle 8.13. Verteilung der Fernmetastasen beim primären Staging (M1-Patienten s. Tabelle 8.12). (Die Prozentwerte beziehen sich auf die Gesamtzahl der M1-Fälle des entsprechenden histologischen Karzinomtyps.)

	Kleinzellige Karzinome n = 185		Nicht kleinzellige Karzinome n = 389		Karzinome ohne nähere Klassifizierung n = 50	
	(n)	(%)	(n)	(%)	(n)	(%)
Lunge[a]	32	17	156	40	18	36
Pleura	7	4	44	11	4	8
Leber	78	42	65	17	20	20
Nebenniere	20	11	42	11	1	2
Skelett	64	35	129	33	18	36
Gehirn	11	6	26	7	3	6
Lymphknoten[b]	41	22	78	20	10	20
Sonstige	14	8	20	5	1	2

[a] Metastasen in der homo- bzw. kontralateralen Lunge.
[b] Extrathorakale Lymphknotenmetastasen.

Lebermetastasen

Neben dem körperlichen Untersuchungsbefund können laborchemische Befunde, wie die Erhöhung der Aktivitäten der GOT, GGT, LDH und alkalischen Phosphatase, auf einen Befall der Leber hinweisen. Diese Veränderungen der Laborparameter werden selbstverständlich auch durch Begleiterkrankungen hervorgerufen. Sie sollten deshalb immer nur im Sinne eines Verdachtes interpretiert werden.

Als nichtinvasive Untersuchungsmethoden zum Nachweis bzw. Ausschluß von Lebermetastasen werden die *Sonographie* (Abb. 8.7)[1] und die *CT* (Abb. 8.8) verwendet. Beide Verfahren ergänzen einander, da jedes Informationen liefert, die vom anderen nicht zu erwarten sind.

Die Sonographie bietet den Vorteil, daß der Patient nicht belastet wird und daß sie deshalb häufig wiederholt werden kann. Sie erlaubt die Differenzierung zwischen Zysten und soliden Herden. Eine ausgeprägte Adipositas oder eine Gasblähung des Kolons sowie umgebende knöcherne Strukturen können die Aussagekraft dieser Methode jedoch einschränken. Anteile der Leber, die direkt unter dem Rippenbogen liegen oder von Lungengewebe bzw. Kolon überlagert werden, sind nur schwer beurteilbar.

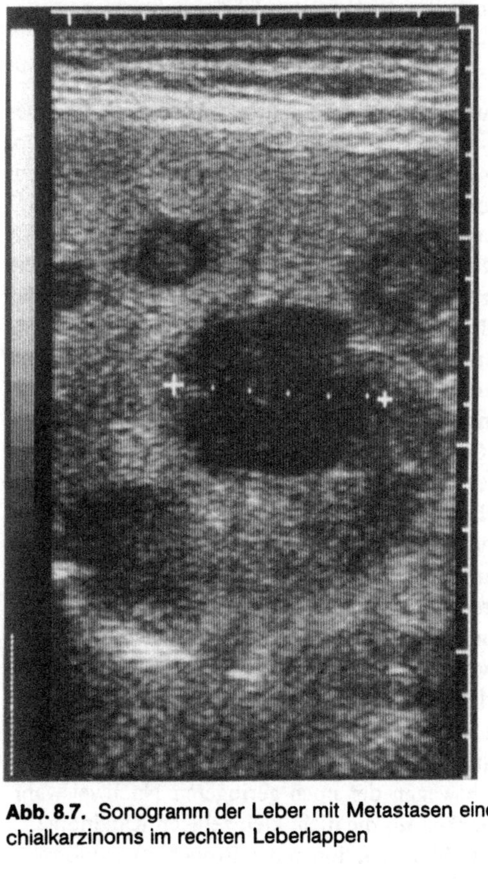

Abb. 8.7. Sonogramm der Leber mit Metastasen eines Bronchialkarzinoms im rechten Leberlappen

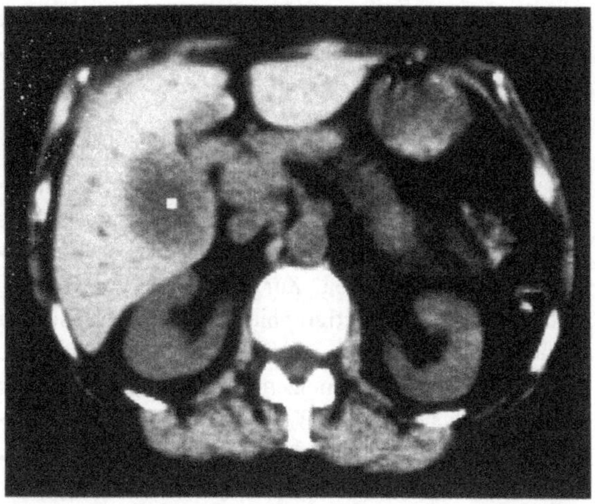

Abb. 8.8. Computertomogramm der Leber. Ausgedehnte Metastase eines Adenokarzinoms

Die Bedeutung der CT hat in den letzten Jahren infolge der Entwicklung von Geräten mit kürzerer Expositionsdauer erheblich zugenommen. Ihr einziger Nachteil besteht noch in dem mit hohen Kosten verbundenen technischen Aufwand.

Gegenwärtig besteht keine Präferenz zu einer der beiden Methoden. Die Entscheidung zur CT oder Sonographie wird deshalb eher von der persönlichen Erfahrung des Arztes und den vorhandenen technischen Möglichkeiten abhängig sein.

Beide Verfahren werden durch die gezielte Funktionsdiagnostik wirkungsvoll ergänzt.

Konnte die Frage nach einer Metastasierung in die Leber mit diesen Verfahren nicht zweifelsfrei beantwortet werden, wird man die *Laparoskopie* einsetzen. Bereits vor der Ära der CT und Sonographie wurde die Laparoskopie von mehreren Arbeitsgruppen (Dombernowsky et al. 1978) erfolgreich zur Metastasensuche, besonders beim kleinzelligen Bronchialkarzinom, angewandt. Sie erlaubt den Nachweis auch sehr kleiner Herde, wenn diese auf der Leberoberfläche und im Sichtbereich des Untersuchers liegen. Diese Untersuchung bietet den Vorteil der histologischen Bestätigung der Diagnose und der Beurteilung des benachbarten Lebergewebes.

Diese präoperativen Untersuchungen können intraoperativ durch die sorgfältige Palpation des Epigastriums durch das Diaphragma nach Eröffnung des Thorax ergänzt werden. Bei nur fraglichen Befunden wird man auf die potentiell kurative Tumorresektion

---

[1] Für die Bereitstellung der Abb. 8.7–8.10 danken wir Herrn Prof. Dr. G. van Kaick, Leiter der Abteilung für spezielle onkologische Diagnostik und Therapie am Institut für Nuklearmedizin und onkologische Radiologie des Deutschen Krebsforschungszentrums Heidelberg.

nicht verzichten und während der Thorakotomie eine Leberbiopsie (Schnellschnittuntersuchung) vornehmen.

Skelettmetastasen

Wegen der hohen Wahrscheinlichkeit einer Skelettmetastasierung muß beim primären Staging, besonders wenn eine Tumorresektion vorgesehen ist, der Skelettbefund beurteilt werden. Zur Erfassung von Skelettmetastasen stehen Szintigraphie, röntgenologische und bioptische Verfahren zur Verfügung. Umschriebene oder diffuse Skelettschmerzen können dem Nachweis einer Metastasierung um Wochen bis Monate vorausgehen. Umgekehrt werden Skelettmetastasen durch die beschriebenen Verfahren bereits erkennbar, bevor Schmerzen, eine Erhöhung des Serumkalziums oder der alkalischen Phosphatase bzw. ein pathologisches Blutbild auf eine Skelettmetastasierung hinweisen.

Beim beschwerdefreien Patienten wird als erstes Untersuchungsverfahren die *Skelettszintigraphie* routinemäßig durchgeführt. *Röntgenuntersuchungen* werden ergänzend nur gezielt bei pathologischem Szintigraphiebefund oder umschriebenen Schmerzen vorgenommen. Die *Knochenmarkbiopsie* am Becken hat wegen ihrer hohen Spezifität als komplementäre Untersuchung zur Sicherung ossärer Metastasen in den letzten Jahren an Bedeutung gewonnen. Jedoch besteht keine zwingende Indikation zum Einsatz dieses Verfahrens, da die Angaben zur Häufigkeit einer bioptisch nachweisbaren Knochenmarkskarzinose in der Literatur erheblich variieren. Die Knochenmarkbiopsie wird in der Regel nach den von Jamshidi u. Swaim (1971) beschriebenen Verfahren am vorderen Beckenkamm oder der Crista iliaca dorsalis cranialis durchgeführt.

In einer eigenen Analyse (Manegold et al., 1989) gelang der Tumorzellnachweis im Verlauf des primären Stagings im Knochenmark nur bei 7 von 243 Patienten (3%). Es handelt sich ausschließlich um Patienten mit kleinzelligem Bronchialkarzinom (7/80). Bei 163 Patienten mit nicht-kleinzelligem Bronchialkarzinom konnte in keinem Fall im Rahmen des primären Tumorstagings eine Knochenmarkinfiltration durch die Biopsie nachgewiesen werden. Damit erscheint die Knochenmarkbiopsie als prätherapeutische Routineuntersuchung außerhalb klinischer Studien nicht indiziert.

ZNS-Metastasen

Autoptische Analysen ergaben den Nachweis von Hirnmetastasen bei 20-40% der Patienten mit Bronchialkarzinomen (Hansen 1983). In einer klinischen Studie mit 247 Patienten konnte der Nachweis von Hirnmetastasen bei 40% bereits im primären Staging,

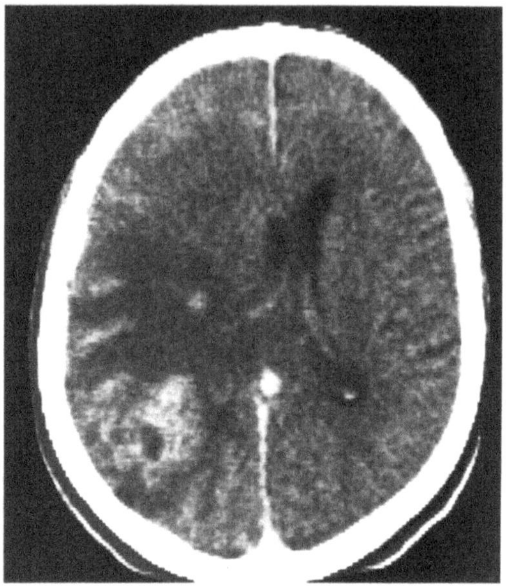

Abb. 8.9. Computertomogramm des Gehirns. Metastase eines kleinzelligen Bronchialkarzinoms mit ausgeprägtem Begleitödem und Verlagerung der Mittellinienstrukturen

bei weiteren 40% im weiteren klinischen Verlauf des Tumors und bei 20% ausschließlich durch die Autopsie erbracht werden (Newman u. Hansen 1974). Neurologische Symptome können den ersten Hinweis auf eine Tumorerkrankung geben. Das Bronchialkarzinom ist der häufigste Primärtumor für Hirnmetastasen. Wie bei der Metastasierung in andere Organe steht das kleinzellige Bronchialkarzinom an erster Stelle. Es metastasiert häufiger in das Kleinhirn und die Hypophyse als die anderen histologischen Formen des Bronchialkarzinoms (Nugent et al. 1979).

Die *CT* ist die effektivste diagnostische Maßnahme zum Beweis einer Hirnmetastasierung (Abb. 8.9). In der Mehrzahl der Fälle bestehen bereits entsprechende klinische Symptome, so daß die CT den Verdacht auf eine Hirnmetastasierung lediglich bestätigt. Als Routineuntersuchungsverfahren bei asymptomatischen Patienten im primären Staging ist diese Untersuchung jedoch wegen der niedrigen Nachweisrate, die selbst beim kleinzelligen Bronchialkarzinom unter 2% liegt (Drings et al. 1987; Hansen 1983), außerhalb klinischer Studien nicht gerechtfertigt. Dies gilt selbstverständlich wegen der noch geringeren Nachweiswahrscheinlichkeit für die nicht-kleinzelligen Karzinome.

Seltene Manifestationen des Bronchialkarzinoms im ZNS sind die Meningiosis carcinomatosa und der Befall des Rückenmarks. Der entsprechende klinische Verdacht wird durch die *Lumbalpunktion* bzw. die *Myelographie* oder eine *NMR-Untersuchung* bestätigt oder ausgeschlossen.

Metastasierung in den Retroperitonealraum

Die *Nebennieren* und die *retroperitoneal gelegenen Lymphknoten* können metastatisch befallen sein. Der Retroperitonealraum wird mit der *Sonographie* und der *CT* (Abb. 8.10) untersucht.

Die Nebennieren werden echographisch in der Regel nicht abgebildet. Etwas günstiger sind die Nachweismöglichkeiten rechts. Raumfordernde Prozesse mit einem Durchmesser von 2-3 cm sind durch die Sonographie zu entdecken. Auf der linken Seite muß man jedoch mit einer Nachweisgrenze bei einem Durchmesser von 3-4 cm rechnen (van Kaick 1983). Somit ist diese Methode eher als Screeningverfahren verwertbar. Zum Nachweis kleinerer raumfordernder Prozesse ist die CT erforderlich (Abb. 8.10). Sie bietet den Vorteil, daß mit ihr bei etwa 90% der untersuchten Patienten auch die normalen Nebennieren dargestellt werden. Die Spezifität der CT ist also wesentlich höher als die der Sonographie. Ihr Nachteil liegt darin, daß auch bereits geringe Vergrößerungen der Nebennieren erfaßt werden, die keinen pathologischen Befund darstellen müssen. Hussain et al. (1986) stellten Kriterien auf, die die Unterscheidung von gutartigen gegenüber metastatischen Veränderungen der Nebennieren ermöglichen:

1. Eine einseitige Raumforderung mit Kontrastverstärkung ist mit hoher Sicherheit metastasenbedingt.
2. Eine doppelseitige Vergrößerung der Nebennieren kann durch eine Metastasierung hervorgerufen sein.
3. Die durch Verlaufsbeobachtung erkennbare Größenzunahme einer Nebenniere oder der Nachweis einer neuen Raumforderung in einer vorher unauffälligen Nebenniere beweist metastatisches Wachstum.
4. Eine kleine (unter 3 cm) einseitige Nebennierenvergrößerung kann gutartig sein. Verlaufsuntersuchungen in Abständen von 3 Monaten ermöglichen eine spätere Sicherung der Diagnose (dies ist jedoch beim Staging des Bronchialkarzinoms nicht praktikabel).
5. Zur Klärung der Frage einer Metastasierung ist eine perkutane Feinnadelbiopsie der fraglichen Raumforderung oder der noch eben normalgroßen Nebenniere erforderlich.

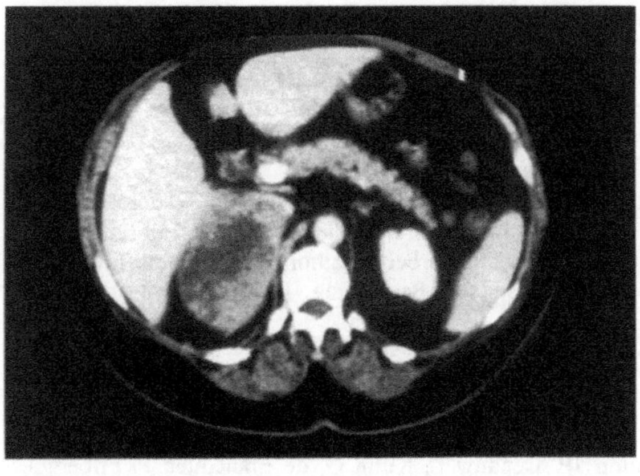

Abb. 8.10. Computertomogramm des Retroperitonealraums. Große Nebennierenmetastase rechts eines Adenokarzinoms der Lunge

Wenn eine unklare Raumforderung im Bereich der Nebennieren als einziger fraglicher extrathorakaler Befund existiert, gehen wir wie folgt vor: Man beginnt die Operation mit der Freilegung der Raumforderung und setzt sie, wenn die Schnellschnittuntersuchung keine Metastasierung ergab, als Thorakotomie fort.

Es ist zu hoffen, daß mit der weiteren Entwicklung der Kernspintomographie die für den Kliniker oft sehr schwierige Frage eines Befalls der Nebennieren rascher und klarer zu beantworten sein wird.

Die retroperitoneal gelegenen Lymphknoten sind bei einem Durchmesser von 1,5-2 cm mittels Sonographie und CT gleich gut darstellbar. Deshalb darf man die Ultraschalluntersuchung als erstes Untersuchungsverfahren einsetzen. Dies gilt jedoch weniger für die Lymphknoten des kleinen Beckens, die allerdings bei der Metastasierung des Bronchialkarzinoms keine große Rolle spielen. Bei zweifelhaften Befunden oder bei schlechten Untersuchungsbedingungen wird man ergänzend zur Sonographie eine CT-Untersuchung vornehmen. Die Lymphographie bietet keine zusätzlichen Vorteile.

Es erscheint sinnvoll und rationell, wenn man, falls die technischen Voraussetzungen gegeben sind, die CT-Untersuchung der Thoraxorgane auf die des Abdomens und Retroperitonealraums bis in Höhe der Nieren fortsetzt.

8.2 Pleuratumoren

Die Diagnostik und das Staging der primären Tumoren der Pleura entsprechen weitgehend dem für die Bronchialkarzinome beschriebenen Vorgehen (vgl. Tabelle 8.5). Die Sicherung der Diagnose kann sehr schwierig sein. Deshalb ist eine Verzögerung von 6-12 Monaten nicht ungewöhnlich.

In der Basisdiagnostik dominieren die röntgenologischen Verfahren. Diffuse Pleuramesotheliome sind im Anfangsstadium kaum zu erfassen. Erst bei fortschreitendem Tumorwachstum werden charakteristische kissenartige, randständige Verdichtungen der Pleura parietalis erkennbar. Unverzichtbar ist die CT des Thorax und des Abdomens. Sie liefert zusätzlich Hinweise auf einen Befall des Mediastinums der Gegenseite und der Bauchhöhle. Wegen der Gefahr einer Tumorzellverschleppung wird man, wenn ein Mesotheliomverdacht bereits besteht, nach Möglichkeit auf Punktionen und eine Thorakoskopie verzichten. Die in Abb. 8.11 gezeigten typischen Befunde lassen sich leider in praxi oft nicht erheben, so daß die exakte Diagnose nur operativ gestellt werden kann. Die Abb. 8.12 zeigt im Vergleich das endoskopische Bild einer Pleuritis carcinomatosa.

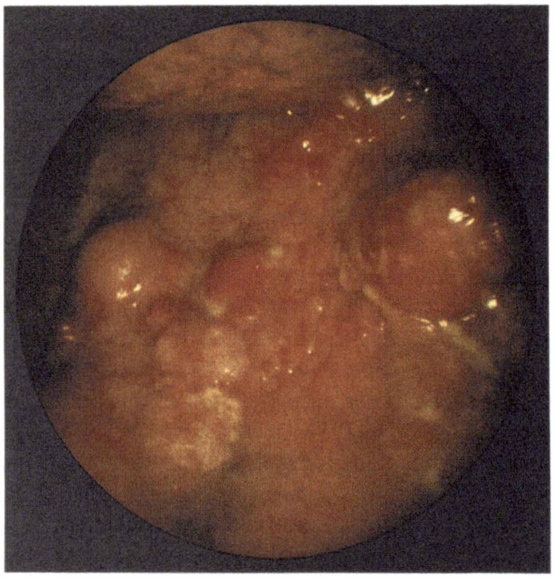

Abb. 8.11. Thorakoskopisches Bild eines Mesothelioms

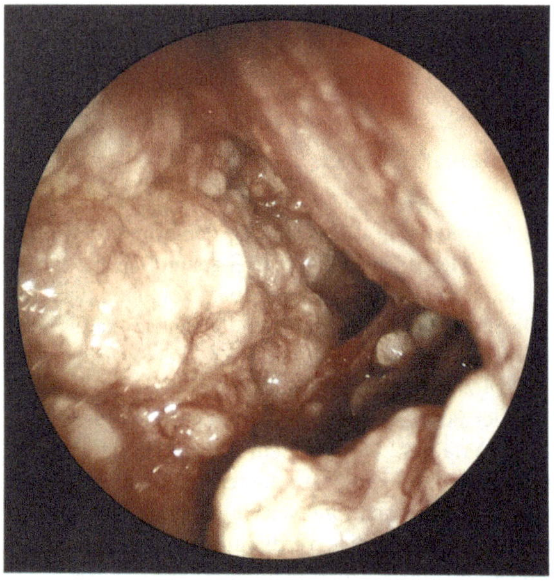

Abb. 8.12. Thorakoskopisches Bild einer Pleuritis carcinomatosa

8.3 Tumoren des Mediastinums

Die Tumoren des Mediastinums gehen vom Thymus, den Lymphknoten, versprengtem Keimgewebe und bindegewebigen Strukturen aus. Im Hinblick auf das präoperative Staging unterscheiden sie sich jedoch nicht. Eine Ausnahme stellen lediglich die malignen Lymphome (Hodgkin-Lymphom, Non-Hodgkin-Lymphom) dar, für die die Operation in der Regel nur eine diagnostische Bedeutung hat. Gelegentlich wird die Operation auch zur Tumorreduktion vorgenommen. Hier gelten die Regeln des Stagings der malignen Lymphome.

Die primär vom Thymus ausgehenden Geschwülste werden entsprechend einem Vorschlag von Masaoka et al. (1981) in 4 Stadien eingeteilt.

- Stadium I: Makroskopisch komplett kapselbegrenzter Tumor
- Stadium II: 1. Makroskopisch nachweisbare Tumorinvasion in das parathymische (mediastinale) Fettgewebe oder in die mediastinale Pleura, oder 2. mikroskopisch nachweisbare Kapselinfiltration
- Stadium III: Makroskopisch nachweisbare Infiltration angrenzender Organe, z. B. Perikard, Lunge, große Gefäße
- Stadium IVa: Pleurale und/oder perikardiale Tumordissemination
- Stadium IVb: Lymphogene und/oder hämatogene Tumorpropagation

Eine nach den Richtlinien der UICC erstellte TNM-Klassifikation existiert für diese Tumoren noch nicht.

Sowohl die Diagnostik als auch das Staging entsprechen weitgehend dem der primären Lungentumoren. Eine spezielle Beschreibung ist deshalb nicht erforderlich. In jedem Fall gehört die Kavographie zum primären Untersuchungsprogramm.

Literatur

Bähren W, Sigmund G, Lenz M (1982) Wertigkeit der Computertomographie im Vergleich zur Mediastinoskopie und Probethorakotomie bei intrathorakalen Raumforderungen mit mediastinaler Beteiligung. Fortschr Röntgenstr 137: 269-274

Baron LR, Levitt RG, Sagel SS, White MJ, Roper CL, Marbarger JP (1982) Computed tomography in the preoperative evaluation of bronchogenic carcinoma. Radiology 145: 727-732

Brion JP, Depauw L, Kuhn G, de Francquen P, Friberg J, Rocmans P, Struyven J (1985) Role of computed tomography and mediastinoscopy in preoperative staging of lung carcinoma. J Comput Assist Tomogr 9: 480-484

Dombernowsky P, Hirsch F, Hansen HH, Hainau B (1978) Peritonoscopy in the staging of 190 patients with small-cell anaplastic carcinoma of the lung with special reference to subtyping. Cancer 41: 2008-2012

Drings P, Rizi B, Abel U, van Kaick G (1987) Die Inzidenz von Hirnmetastasen beim kleinzelligen Bronchialkarzinom. Prax Klin Pneumol 41: 695-696

Friedman PJ, Feigin DS, Liston SE, Alazraki NP, Haghighi P, Young JA, Peters RM (1984) Sensitivity of chest radiography, computed tomography, and gallium scanning to metastasis of lung carcinoma. Cancer 54: 1300-1306

Ginsberg RJ, Rice TW, Goldberg M, Waters PF, Schmocker BJ (1987) Extended cervical mediastinoscopy. A single staging procedure for bronchogenic carcinoma of the left upper lobe. J Thorac Cardiovasc Surg 94: 673-678

Glazer HS, Duncan-Meyer J, Aronberg DJ, Moran JF, Levitt RG, Sagel SS (1985) Pleural and chest wall invasion in bronchogenic carcinoma: CT-evaluation. Radiology 157: 191-194

Goldberg EM, Shapiro CHM, Glicksman AS (1974) Mediastinoscopy for assessing mediastinal spread in clinical staging of lung carcinoma. Semin Oncol 1: 205-215

Goldstraw P, Kurzer M, Edwards D (1983) Preoperative staging of lung cancer: accuracy of computed tomography versus mediastinoscopy. Thorax 38: 10-15

Grunze H (1982) Tumoren der Thoraxorgane. In: Bartelheimer H, Maurer HJ (Hrsg) Diagnostik der Geschwulstkrankheiten. Thieme, Stuttgart New York

Hansen HH (1983) Diagnosis in metastatic sites. In: Straus J (ed) Lung cancer. Clinical diagnosis and treatment, 2nd edn. Grune & Stratton, New York, pp 185-200

Hermanek P, Scheibe O, Spiessl B, Wagner G (1987) TNM-Klassifikation maligner Tumoren, 4., vollständig überarb Aufl. Springer, Berlin Heidelberg New York London Paris Tokyo, S 72-78

Hussain S, Belldegrun A, Seltzer SE, Richie P, Abrams HL (1986) CT diagnosis of adrenal abnormalities in patients with primary non-adrenal malignancies. Eur J Radiol 6: 127-131

Jamshidi K, Swaim WR (1971) Bone marrow biopsy with unaltered architecture: A new biopsy device. J Lab Clin Med 77: 335-342

Joss RA, Goldhirsch A, Brunner KW (1986) Prognostische Faktoren beim Bronchialkarzinom. In: Drings P, Schmähl D, Vogt-Moykopf I (Hrsg) Aktuelle Onkologie, 26: Bronchialkarzinom. Zuckschwerdt, München Bern Wien, S 267-283

van Kaick G (1983) Ultraschall versus CT. In: Otto CH, Jann FX (Hrsg) Ultraschalldiagnostik. Thieme, Stuttgart New York, S 6-13

van Kaick G, König R (1987) Computertomographie bei Lungentumoren. In: Frommhold W, Gerhardt P (Hrsg) Tumoren der Lunge. Thieme, Stuttgart New York, S 39-47 (Klinisch-radiologisches Seminar 17)

Karnofsky D, Abelman WH, Craver LF (1948) The use of nitrogen mustard in the palliative treatment of carcinoma (with particular reference to bronchogenic carcinoma). Cancer 1: 634-640

König R, van Kaick G, Lüllig G, Vogt-Moykopf I (1983) Computertomographische Beurteilung mediastinaler Lymphknoten beim Bronchialkarzinom. Fortschr Röntgenstr 138: 682-688

König R, van Kaick G, Vogt-Moykopf I (1984) Was leistet die Computertomographie für die Beurteilung bronchopulmonaler und mediastinaler Lymphknoten beim Bronchialkarzinom? Prax Klin Pneumol 38: 438-441

König R, van Kaick G, Clorius JH, Vogt-Moykopf I, Strauss LG (1985 a) Computed tomographic staging of bronchogenic carcinoma. J Eur Radiol 5: 91-93

König R, Steinbächer M, van Kaick G, Schmitteckert H, Drings P (1985 b) Was leistet die Computertomographie für die Stadieneinteilung des Bronchialkarzinoms? Röntgenpraxis 38: 189-193

Livingston RB, McCracken JD, Chen T (1981) Isolated pleural effusion in small lung cell carcinoma: favorable prognostic group. Proc Am Assoc Cancer Res ASCO 22: 200

Maassen W (1985) The staging issue - problems: Accuracy of mediastinoscopy. In: Delarue NC, Eschapasse H (eds) Lung cancer. International trends in general thoracic surgery Vol I: Saunders, Philadelphia, London, Toronto, pp 42-53

Maassen W, Greschuchna D (1975) Die endoskopische und bioptische Untersuchung des Mediastinums. Atemwegs Lungenkrankh 3: 161-166

Manegold C, Krempien B, Bülzebruck H, Drings P (1989) Zum Wert der bilateralen Beckenkammnadelbiopsie für die Stadieneinteilung des kleinzelligen Bronchialkarzinoms. Tumordiagn Ther 10: 32-34

Martini N (1979) Identification and prognostic implications of mediastinal lymph node metastases of the lung. In: Muggia F, Rozenczweig M (eds) Lung cancer: Progress in therapeutic research. Raven, New York, pp 251-255

Masaoka A, Monden Y, Nakahara K, Tanioka T (1981) Follow-up study of thymomas with special reference to their clinical stages. Cancer 48: 2485-2492

McKenna RJ, Haynie TP, Libshitz HI, Mountain CF, McMurtrey MJ (1985) Critical evaluation of the gallium-67 scan for surgical patients with lung cancer. Chest 87: 428-431

Meyer G, Vogt-Moykopf I (1987) Operatives Management der Bronchialkarzinome. Onkol Forum 1: 8-16

Moak GD, Cockerill EM, Farber MO, Yaw PB, Manfredi F (1982) Computed tomography versus standard radiology in the evaluation of mediastinal adenopathy. Chest 82: 69-75

Mountain CF (1986) A new international staging system for lung cancer. Chest 89: 225-233

Mountain CF, Hermes KE (1979) Management implications of surgical staging studies. In: Muggia F, Rozencweig M (eds) Lung cancer: Progress in therapeutic research. Raven, New York, pp 233-242

Müller HA, van Kaick G, Schaaf J, Lüllig H, Vogt-Moykopf I, Delphendahl A (1981) Präoperatives Staging des Bronchialkarzinoms: Wertigkeit der Computertomographie im Vergleich zur konventionellen Radiologie. Fortschr Röntgenstr 134: 601-607

Newman SJ, Hansen HH (1974) Frequency, diagnosis and treatment of brain metastases in 247 consecutive patients with bronchogenic carcinoma. Cancer 33: 492-496

Nugent JL, Bunn PA, Matthews MJ et al. (1979) CNS-metastases in small cell bronchogenic carcinoma: Increasing frequency and changing pattern with lengthening survival. Cancer 44: 333-341

Osborne DR, Korobkin M, Ravin CE, Putman CE, Wolfe WG, Searly WC, Young WG, Breiman R, Heaston D, Ram P, Halber M (1982) Comparison of plain radiography, conventional tomography and computed tomography in detecting intrathoracic lymph node metastases from lung carcinoma. Radiology 142: 157-161

Osterlind K, Ihde DC, Ettinger DS, Gralla RJ, Karrer K, Krauss S, Maurer LS, Rorth M, Sörenson S, Vincent R (1983) Staging and prognostic factors in small cell carcinoma of the lung. Cancer Treat Rep 67: 3-9

Pearlberg JL, Sandler MA, Beute GH, Madrazo BL (1985) T1N0M0 bronchogenic carcinoma: Assessment by CT. Radiology 157: 187-190

Pearson FG, Nelems JM, Henderson RD, Delarue NC (1972) The role of mediastinoscopy in the selection of treatment for bronchial carcinoma with involvement of superior mediastinal lymph nodes. J Thorac Cardiovasc Surg 64: 382-387

Schnyder PA, Gamsu G (1981) CT of the pretracheal retrocaval space. Am J Roentgenol 136: 303-308

Specht VG (1965) Erweiterte Mediastinoskopie. Thoraxchirurgie 13: 401-407

Spiro SG, Goldstraw T (1984) The staging of lung cancer. Thorax 39: 401-407

Vock P, Haertel M (1981) Die Computer-Tomographie zur Stadieneinteilung des Bronchus-Carcinoms. Fortschr Röntgenstr 134: 131-135

WHO (1979) Handbook for reporting results of cancer treatment. WHO Offset Publ 48: 6-9

9 Präoperative Lungenfunktionsdiagnostik

N. Konietzko

9.1 Einführung

Pulmonale Komplikationen nach operativen Eingriffen zählen zu den Hauptursachen postoperativer Morbidität und Letalität. Dank der Fortschritte, die Anästhesiologie und chirurgische Technik in den letzten Jahrzehnten gemacht haben, sind heute Eingriffe bei Patienten mit schweren kardiopulmonalen Problemen möglich, die früher als inoperabel eingeschätzt worden wären. Bei thoraxchirurgischen Eingriffen, insbesondere solchen, die mit der Resektion von Lungengewebe einhergehen, liegt auf der Hand, daß nicht nur Art und Umfang des Eingriffs, sondern auch der präoperative Funktionszustand die Prognose maßgeblich beeinflussen.

Die Lunge ist als kontinuierlich mit der Umwelt kommunizierendes Organ Messungen gut zugänglich; so hat es in der Vergangenheit nicht an Versuchen gefehlt, Parameter der Ventilation, Perfusion und des Lungenvolumens zu messen und diese mit den postoperativen Komplikationen zu vergleichen. Dadurch war es möglich, das intra- und postoperative Risiko individuell präoperativ vorauszusagen und „harte" Meßparameter auszuwählen (Gass u. Olsen 1986).

9.2 Aufgaben der präoperativen Funktionsdiagnostik

Ziel der präoperativen pulmonalen Funktionsdiagnostik muß es sein, die operative Morbidität und Letalität zu minimieren. Sie darf sich jedoch nicht zum Ziel setzen, möglichst viele Patienten mit der Etikette „funktionell inoperabel" zu versehen. Vielmehr sollte sie Risikopatienten rechtzeitig herausfiltern. Ist dieser Schritt getan, ergeben sich die folgenden meist von selbst: Sie müssen aber immer ein Akt individueller Entscheidung zwischen Internist, Chirurg und Patient bleiben.

9.2.1 Vorbehandlung

Die Vorbehandlung ist besonders wichtig, wenn präoperativ eine obstruktive Atemwegserkrankung nachgewiesen wird. Diese Patienten sind besonders gefährdet: Infolge schmerz- und mechanisch bedingter Ventilations- und Hustenschwäche (Asthma bronchiale, chronisch obstruktive Bronchitis, Lungenemphysem) retinieren sie Sekret und entwickeln eine komplizierende Pneumonie. Die perioperative Behandlung umfaßt inhalative, medikamentöse und physiotherapeutische Maßnahmen (Cegla 1985).

9.2.2 Schonende Narkose

Die vielfältigen Verfahren der modernen Anästhesietechnik ermöglichen praktisch immer eine individuelle Entscheidung, die auf das Problem des Patienten ausgerichtet ist. Im Einzelfall müssen Störungen der Atemmechanik, des Gasaustausches, der Hämodynamik und der Atemregulation mitberücksichtigt werden.

9.2.3 Selektive Chirurgie

Die präoperative Lungenfunktionsdiagnostik erfaßt natürlich immer nur einen Teil der möglichen Risiken, die bei einem chirurgischen Eingriff vorkommen können. Dennoch kann, insbesondere bei der Lungenchirurgie, unter bestimmten Umständen der funktionelle Zustand der Atmungsorgane so schlecht sein, daß allein dadurch das Urteil „inoperabel" gerechtfertigt ist. In diesem Fall ist jedoch die Möglichkeit einer parenchymsparenden Resektion zu erwägen, etwa einer „erweiterten" Lobektomie mit Ausräumung der regionalen Lymphknoten und postoperativer Radiotherapie, wenn der aus Gründen der Radikalität zu fordernde weitergehende Eingriff, die Pneumonektomie, nicht zumutbar ist, also zwar das Karzinom kurativ entfernt wird, der Patient aber respiratorisch insuffizient bleibt (Petro u. Konietzko 1987).

9.3 Meßverfahren in der präoperativen Lungenfunktionsprüfung

Bei der Fülle der heute zur Verfügung stehenden pulmonalen Funktionsdiagnostik stellt sich nicht die Frage, was man messen kann, sondern was man sinnvollerweise messen soll. Die Beschränkung auf ein Minimalprogramm, wie es im folgenden dargelegt wird, stellt kein Patentrezept dar. Einen „best test" gibt es nicht, wohl aber aus Erfahrung gewachsene und im Klinikalltag erprobte Richtwerte. Diese kann und muß man im Einzelfall überschreiten, wenn es erforderlich ist. Daß eine leistungsfähige pneumologische Abteilung dabei das gesamte Repertoire moderner Lungenfunktionstests einsetzen muß, einschließlich Bestimmung von Atemmechanik, Gasaustausch, Hämodynamik und Atemregulation, versteht sich von selbst. Solche selektiven Verfahren werden jedoch nur bei der Minderheit der Patienten in Frage kommen (Bartlett 1982; Konietzko 1985).

9.3.1 Spirographie

Die Vitalkapazität (IVC) ist bei ruhiger Atmung zu messen, die forcierte Vitalkapazität (FVC) führt zwangsläufig, auch bei Gesunden, zu niedrigeren Werten. Wird in diesem Falle die FVC in Beziehung zu dem im gleichen Atemmanöver gemessenen Atemstoß (FEV_1) gesetzt, wird der Schweregrad der Obstruktion unterschätzt (Abb. 9.1). Die spirometrischen Werte sind die Basis für die Einteilung von Lungenfunktionsstörungen in „normal", „restriktiv", „obstruktiv" und „restriktiv + obstruktiv". Im letzten Fall kann es sich handeln um 1) eine Erkrankung, die sich sowohl obstruktiv wie auch restriktiv auswirkt (z. B. Silikose, Lungentuberkulose), 2) ein zufälliges Zusammentreffen von 2 Erkrankungen mit unterschiedlicher funktioneller Auswirkung (z. B. Asthma und Atelektase, wobei erstere obstruktiv, letztere restriktiv wirksam ist) oder 3) eine scheinbare Restriktion mit starker Erhöhung des Residualvolumens, bei der die IVC zwangsläufig niedrig gemessen wird (z. B. beim Lungenemphysem). In Punkt 3) entscheidet die zusätzliche Residualvolumenbestimmung (Petro u. Konietzko 1986).

Die Residualvolumenbestimmung mit Fremdgasen (z. B. Helium) erfaßt naturgemäß nur Kompartimente der Lunge, welche ventiliert werden. Bei „trapped air" (z. B. bullöse Veränderungen im Rahmen eines Lungenemphysems) werden zu kleine Volumina gemessen. Allerdings kann im Differenzverfahren zum gleichzeitig gemessenen ganzkörperplethysmographischen, intrathorakalen Gasvolumen (IGV) die Größe des nicht ventilierten Kompartments abgeschätzt werden.

9.3.2 Ganzkörperplethysmographie

Die Vorteile dieser aufwendigeren und teureren Methode liegen in der raschen, objektiven und von der Mitarbeit des Patienten weitgehend unabhängigen Bestimmung des Atemwegswiderstandes und der funktionellen Residualkapazität. Die Untersuchung dauert relativ kurz (3-5 min) und ist gut reproduzierbar. Darüber hinaus erlaubt die qualitative Analyse der Druckflußkurve, insbesondere in Zusammenschau mit der Volumenzeit- und Flußvolumenkurve, eine recht exakte Differenzierung der verschiedenen Ursachen einer Atemwegsobstruktion (Abb. 9.2) (Matthys 1972).

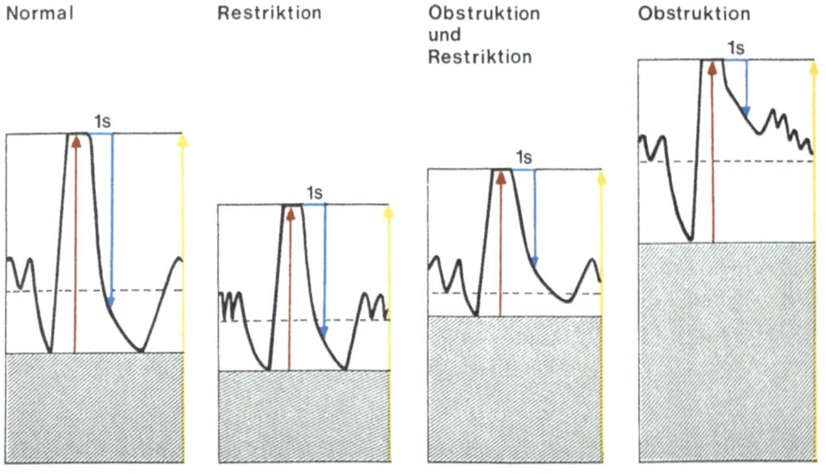

Abb. 9.1. Typische Muster normaler, restriktiver, obstruktiver und kombinierter Funktionsstörungen, zu differenzieren mit Hilfe der Residualvolumenbestimmung. (Nach Matthys 1972) Einzelheiten s. Text

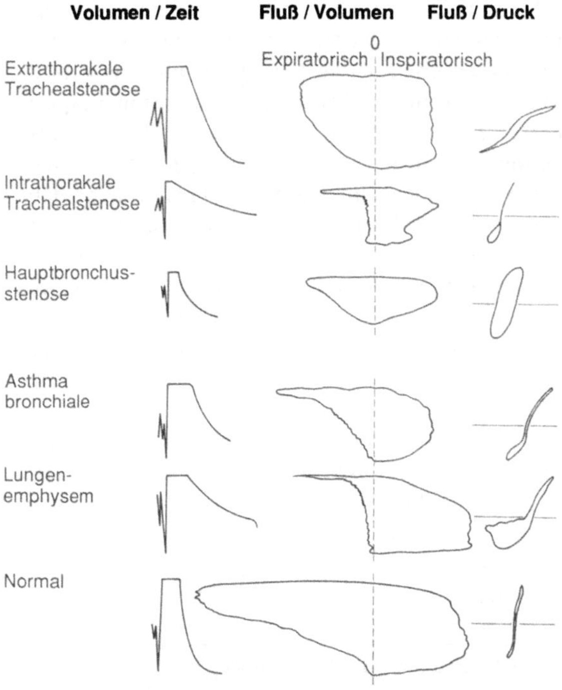

Abb. 9.2. Synopsis der Befunde von Volumen-Zeit-, Flußvolumen- und Druckflußkurve in der Differentialdiagnostik obstruktiver Atemwegserkrankungen. (Nach Petro u. Konietzko 1988)

9.3.3 Blutgasanalyse (arteriell)

Die Bestimmung von arteriellen und/oder venösen Blutgasen ist heute meßtechnisch unproblematisch. Arterialisiertes Kapillarblut ist arteriellem Blut gleichzusetzen; arterielle Punktionen sind jedoch im hyperoxischen Bereich (Shuntbestimmung!) und bei krankheitsbedingten Störfaktoren (z. B. obere Einflußstauung bei Bronchialkarzinom des rechten Oberlappens) erforderlich. Der Meßstandard ist die Bestimmung von pH, pCO_2 und pO_2 sowie die Errechnung eines metabolischen Parameters (aktuelles Bikarbonat oder „base excess"). Die Berechnung weiterer, abgeleiteter Größen wie Sauerstoffsättigung, Sauerstoffgehalt, Standardbikarbonat und Total-CO_2 ist eher verwirrend als hilfreich (Ulmer et al. 1983).

9.3.4 Pulmonalarteriendruckmessung

Die Pulmonalarteriendruckmessung sollte immer beinhalten: 1) die Bestimmung des Pulmonalkapillardrucks (PC = „wedge"), denn erst dann ist eine Differenzierung in prä- und postkapilläre pulmonale Hypertonie, die prognostisch und therapeutisch wichtig ist, möglich; 2) die Druckmessung unter körperlicher Belastung, nach Möglichkeit unter gleichzeitiger Bestimmung des Herz-Zeit-Volumens (HZV), zur Erfassung einer latenten pulmonalen Hypertonie. Die Indikation zur präoperativen Pulmonalarteriendruckmessung wird dank guter Risikotests zur Identifizierung pulmonaler Probleme heute hauptsächlich bei kardialen Erkrankungen, insbesondere bei der koronaren Herzerkrankung, gestellt (Konietzko 1986).

9.3.5 Perfusionsszintigramm der Lunge

Standard bei dieser nuklearmedizinischen Untersuchung ist die Registrierung mit einer Großfeldkamera, welche eine simultane Aufnahme des gesamten Organs Lunge ermöglicht. Diese sollte immer in 4 Ebenen des Raums erfolgen, also in ventraler, dorsaler und jeweils schräger dorsaler Projektion rechts und links. Überlappungen der Aktivität der kontralateralen Lunge, die bis zu 30% betragen können, werden damit vermieden. Das Szintigramm ist zu quantifizieren, zumindest das Verhältnis der rechten zur linken Lunge; nach Möglichkeit sollte auch bei Aufnahmen in sitzender Position in eine obere und untere Lungenhälfte quantifiziert werden, um damit Hinweise auf eine pulmonale Hypertonie zu bekommen (Petro u. Konietzko 1984).

Das *Ventilationsszintigramm* ist dem Perfusionsszintigramm der Lunge in der präoperativen Risikoabschätzung nicht überlegen, es hat seinen Platz aber in der Differentialdiagnose der Lungenembolie (Konietzko 1986b).

Weitere spezielle Untersuchungstechniken wie *Compliancemessung* mittels Ösophaguskatheter, die Bestimmung des *Transferfaktors* mittels Tracergas CO, *Atemgasanalysen* mit Nachweis von Verteilungsstörungen, *ergospirometrische Untersuchungen* sowie Kombinationsverfahren zur Bestimmung der Erregbarkeit des Atemzentrums, Bestimmung der Schlafapnoe, Messung des Rechts-links-Shunts quantitativ, Bestimmung der bronchialen Hyperreagibilität im inhalativen Histaminprovokationstest und andere Verfahren seien hier nur erwähnt; sie kommen gelegentlich präoperativ zum Einsatz. (Zu Einzelheiten s. Petro u. Konietzko 1986).

9.4 Pulmonale Risiken bei herzchirurgischen Eingriffen

Auch bei nicht resektiven Thoraxoperationen, selbst bei der Sternotomie, muß mit einer vorübergehenden Funktionsstörung von Atmung und Lungenkreislauf gerechnet werden. Bei einem komplikationslosen Verlauf sind diese Störungen nach spätestens 3 Monaten nicht mehr nachweisbar (Petro 1984).

9.4.1 Klappenchirurgie

Bei klappenchirurgischen Eingriffen spielt die pulmonale Risikodiagnostik eine untergeordnete Rolle. Die entscheidende Größe ist hier die Hämodynamik des kleinen und großen Kreislaufs und ihre Besserung durch den operativen Eingriff selbst.

9.4.2 Koronarchirurgie

Bei Patienten mit koronarer Herzerkrankung sind die chronische Bronchitis, obstruktiv oder nicht obstruktiv, und das Lungenemphysem gehäuft zu beobachten, da eine Hauptnoxe, das inhalative Zigarettenrauchen, beiden Erkrankungen gemeinsam ist. Eine sorgfältige perioperative inhalative, medikamentöse und atemphysiotherapeutische Behandlung ist für den Erfolg der Operation wesentlich.

9.5 Lungenresektion

Der Imperativ des ärztlichen Handelns in der Tumorchirurgie des Bronchialkarzinoms, der häufigsten Indikation zur Resektion, ist es, möglichst viele Patienten einer kurativen Resektion zuzuführen, stellt sie doch die einzige Heilungschance für den Patienten dar. Vor einer Lungenresektion ist es nicht nur wesentlich zu wissen, ob und in welchem Ausmaß die Globalfunktion des Organs eingeschränkt ist, sondern auch wo die Funktionsstörung zu lokalisieren ist, ob sie durch den Tumor selbst oder durch eine begleitende Erkrankung bedingt ist, wie etwa ein Lungenemphysem, eine Pleuraschwarte, eine Tuberkulose oder eine Lungenembolie. Besonders kritisch wird diese tumorunabhängige Störgröße dann, wenn sie kontralateral zur tumortragenden Lungenseite auftritt (Loddenkemper et al. 1985).

Aus diesem Grunde muß das präoperative Untersuchungsprogramm immer 2 Funktionstests beinhalten: einen Test, der die Gesamtfunktion des Organs Lunge integral erfaßt, und einen, der die regionale Zuordnung der Störung ermöglicht. Der FEV_1 hat sich als der wichtigste Test zur Bestimmung der Gesamtfunktion des Organs herausgestellt, erfaßt er doch in gleichem Maße den Grad der Atemwegsobstruktion, der Restriktion, der Instabilität der Atemwege und der Patientenkooperation. Der regionale Funktionstest der Wahl ist heute das *Perfusionsszintigramm* der Lunge mit quantitativem Seitenvergleich. Über Rechnersystem ausgewertet, gestattet es nicht nur eine Zuordnung der Störung rechts/links wie die Bronchospirometrie, sondern auch eine Zuordnung der Funktionsstörung innerhalb eines Lungenflügels. Sind diese beiden Größen bekannt, lassen sich entsprechend dem Schema der Tabelle 9.1 die durch den operativen Eingriff selbst bedingten Funktionsverluste berechnen und die postoperativ zu erwartende Restatemfunktion ziemlich exakt abschätzen (Abb. 9.3) (Konietzko et al. 1983; Loddenkemper 1983). Selbstverständlich ist das Problem der individuellen Variabilität und die ganz persönliche Situation bei Benutzung solcher Flußschemata und Grenzwerte zu berücksichtigen und der speziellen thoraxchirurgischen Erfahrung des Arztes und der Klinik Rechnung zu tragen.

Tabelle 9.1. Formel zur Berechnung der frühen und späten postoperativen Lungenfunktion (s. auch Abb. 9.3). (Nach Loddenkemper 1983)

Formel 1 (späte postoperative Funktion)

$$FEV_1 \text{ postoperativ} = FEV_1 \text{ präoperativ} \left(1 - \frac{\dot{Q}\,\%\,Op}{100}\right)$$

Formel 2 (frühe postoperative Funktion)

FEV_1 früh postoperativ

$$= FEV_1 \text{ präoperativ} - FEV_1 \text{ präoperativ} \frac{\dot{Q}\,\%\,Op}{100}$$

$$- FEV_1 \text{ präoperativ} \frac{\dot{Q}\,\%\,\text{operierte Seite} - \dot{Q}\,\%\,OP \cdot k}{100}$$

FEV_1 präoperativ = Präoperativ gemessener Atemstoß

$\frac{\dot{Q}\,\%\,Op}{100}$ = Perfusion des Resektats in % der Gesamtlunge

$\frac{\dot{Q}\,\%\,\text{operierte Seite} - \dot{Q}\,\%\,Op}{100}$ = Perfusion des Rests der zu operierenden Seite in % der Gesamtlunge

k = 0,37 (Konstante für die frühe postoperative Phase)

9.5.1 Pneumonektomie

Bei der Pneumonektomie gelingt die Voraussage der postoperativen Restfunktion unter Benutzung der beiden Meßverfahren, des FEV_1 und des quantifizierten Perfusionsszintigramms, besonders genau. Die postoperative Letalität korreliert deutlich mit der Größe der so errechneten Werte (Tabelle 9.2). Bleibt man mit dem errechneten Atemstoß über 1 l, kann man mit einer postoperativen Letalität von deutlich unter 10% bei Pneumonektomie und erweiterter Pneumonektomie rechnen. Langfristig kommt es nicht zur Ausbildung eines Cor pulmonale; den meisten Patienten ist

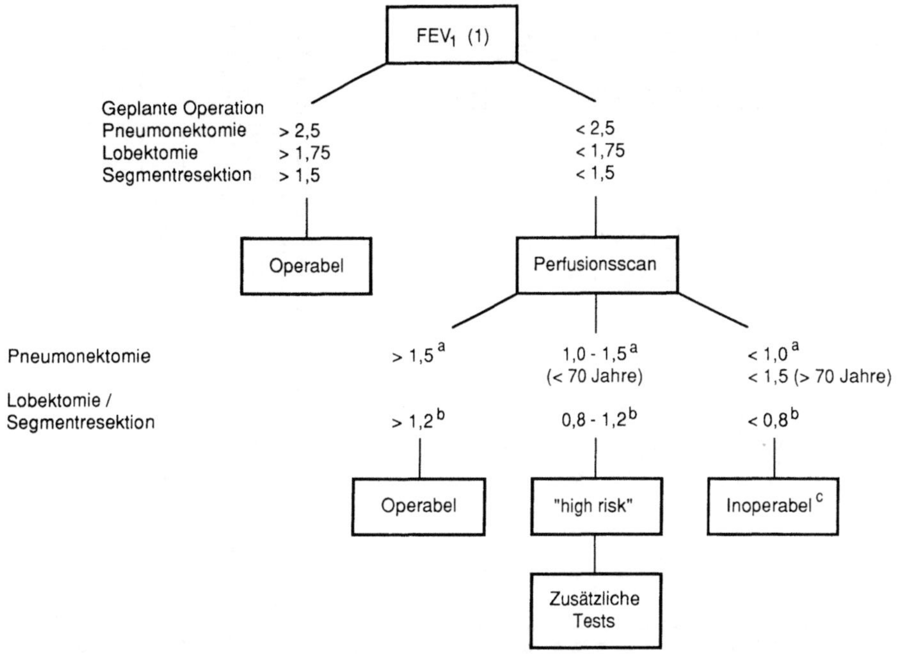

Abb. 9.3. Kriterien der Operabilität bei Bronchialkarzinom nach Loddenkemper (1983), modifiziert nach dem Schema der Deutschen Gesellschaft für Pneumologie und Tuberkulose (s. dazu auch Tabelle 9.1 und Text).
[a] Bei Benutzung der Formel für die späte postoperative Funktion
[b] Bei Benutzung der Formel für die frühe postoperative Funktion
[c] „Inoperabel" bedeutet, daß bei Lobektomie/Pneumonektomie mit einer Letalität von deutlich über 10% bei FEV_1 zwischen 0,8 und 1,0 l/s gerechnet werden muß. Im Einzelfall kann in diesem Grenzbereich eine Keil- bzw. Segmentresektion vertretbar sein

es postoperativ nach einer Adaptationsphase von 3–6 Monaten möglich, dauerhaft leichte körperliche Arbeit zu leisten (Taube u. Konietzko 1980) (Tabellen 9.3–9.6).

Tabelle 9.2. Postoperative Todesfälle in Abhängigkeit vom prognostizierten Atemstoß (FEV_1). (Nach Loddenkemper 1983)

	l	%	n
FEV_1	>2,0	4,1	74
FEV_1	>1,5–2,0	8,6	151
FEV_1	>1,2–1,5	7,8	103
FEV_1	>1,0–1,2	13,2	30
FEV_1	>0,8–1,0	16,7	12

Tabelle 9.3. Lungenvolumina, Atemwegswiderstand und spezifische Conductance bei 29 Patienten vor und 6 Monate nach Pneumonektomie (Alter = 53 ± 7 Jahre, n = 29) ($\bar{x}$ Mittelwert, *s* Standardabweichung, *t* Testgröße, *p* Irrtumswahrscheinlichkeit). (Nach Taube u. Konietzko 1980)

Meßgröße	Dimension	$\bar{x} \pm s$		Statistik	
		Vor OP	Nach OP	t	p<
Inspiratorische Vitalkapazität (IVC)	l	3,6 ± 0,8	2,4 ± 0,5	10,1	0,001
Residualvolumen (RV)	l	2,1 ± 0,9	1,4 ± 0,5	3,3	0,005
Totalkapazität (TLC)	l	5,7 ± 1,1	3,8 ± 0,7	8,2	0,001
Verhältnis RV : TLC (RV%TLC)	%	36 ± 12	38 ± 10	0,8	n. s.
Funktionelle Residualkapazität (FRC)	l	3,3 ± 0,9	2,2 ± 0,6	6,4	0,001
Atemstoß (FEV_1)	$l \cdot s^{-1}$	2,3 ± 0,7	1,5 ± 0,4	9,7	0,001
Relative Sekundenkapazität (FEV_1%IVC)	%	63 ± 9	64 ± 10	1,1	n. s.
Atemgrenzwert (AGW)	$l \cdot min^{-1}$	81 ± 36	51 ± 17	6,1	0,001
Atemwegswiderstand (R_{aw})	$mbar \cdot s \cdot l^{-1}$	4,1 ± 1,9	4,7 ± 2,8	1,0	n. s.
Spezifische Conductance (sG_{aw})	$mbar^{-1}s^{-1}$	0,09 ± 0,04	0,13 ± 0,07	5,3	0,001

Tabelle 9.4. Meßwerte des Gasaustausches in Ruhe und bei Belastung (im Mittel 65 W am Fahrradergometer), vor und 6 Monate nach Pneumonektomie (n = 28) ($\bar{x}$ Mittelwert, *s* Standardabweichung, *t* Testgröße, *p* Irrtumswahrscheinlichkeit. (Nach Taube u. Konietzko 1980)

Meßgröße	Dimension	Ruhe				Belastung			
		$\bar{x} \pm s$		Statistik		$\bar{x} \pm s$		Statistik	
		Vor OP	Nach OP	t	p<	Vor OP	Nach OP	t	p<
Exspiratorisches Atemminutenvolumen ($\dot{V}_E$)	$l \cdot min^{-1}$	11 ± 5	10 ± 4	1,4	n. s.	30 ± 5	31 ± 7	0,7	n. s.
Atemzugvolumen (V_T)	l	0,6 ± 0,2	0,5 ± 0,1	2,2	0,05	1,1 ± 0,2	1,0 ± 0,2	1,9	n. s.
Atemfrequenz (f)	min^{-1}	18 ± 7	19 ± 5	1,0	n. s.	28 ± 6	33 ± 7	2,7	0,02
Sauerstoffaufnahme ($\dot{V}O_2$)[a]	$ml \cdot min^{-1}$	283 ± 67	234 ± 71	1,8	n. s.	971 ± 126	818 ± 227	2,8	0,02
Spezifische Ventilation ($\dot{V}_E/\dot{V}O_2$)[a]		33 ± 9	35 ± 6	0,7	n. s.	27 ± 4	31 ± 5	3,4	0,005
Respiratorischer Quotient (RQ)		0,93 ± 0,10	0,92 ± 0,11	0,4	n. s.	0,96 ± 0,08	1,01 ± 0,06	1,8	n. s.
O_2-Partialdruck (pO_2)	mmHg	75 ± 10	76 ± 8	0,3	n. s.	78 ± 8	73 ± 11	2,7	0,02
Alveoloarterieller O_2-Gradient (ΔpO_2)[a]	mmHg	32 ± 13	30 ± 8	0,4	n. s.	30 ± 11	36 ± 9	2,1	n. s.
CO_2-Partialdruck (pCO_2)	mmHg	37 ± 4	39 ± 4	1,7	n. s.	39 ± 4	41 ± 5	1,8	n. s.
Totraumventilation ($\dot{V}_D$)[a]	%	43 ± 8	50 ± 6	3,3	0,005	31 ± 8	38 ± 7	2,8	0,02

[a] n = 15.

Tabelle 9.5. Lungenvolumina, Atemwegswiderstand und spezifische Conductance bei 31 Patienten vor und 6 Monate nach Lobektomie (n = 31) ($\bar{x}$ Mittelwert, *s* Standardabweichung, *t* Testgröße, *p* Standardabweichung). (Nach Petro u. Konietzko 1987)

Meßgröße [% Sollwert]	Vor OP	6 Monate nach OP	t	p<
IVC	71,9 ± 1	65,5 ± 1,9	2,7	0,009
TLC	98,0 ± 2,2	89,5 ± 2,8	2,3	0,02
FRC	118,2 ± 4,2	108,5 ± 4,7	1,5	n. s.
RV%TLC	162,3 ± 5,4	158,7 ± 5,4	0,5	n. s.
FEV_1	67,1 ± 2,2	58,2 ± 2,4	2,7	0,009
FEV_1%IVC	97,7 ± 2,4	89,3 ± 2,9	0,9	n. s.
R_{aw}	155,5 ± 10,0	154,8 ± 10,9	0,05	n. s.
sG_{aw}	65,9 ± 7,1	73,3 ± 5,9	0,8	n. s.

Tabelle 9.6. Abhängigkeit des präoperativ gemessenen Pulmonalarterienmitteldrucks unter Belastung (im Mittel 60 W) von den postoperativ beobachteten Komplikationen bei 134 Patienten mit Bronchialkarzinom. In der Gruppe der Patienten mit mittelschwerer und schwerer Hypertonie (p_{AP} < 36 mmHg unter Belastung) fanden sich auch 19 Patienten nach Pneumonektomie, von denen keiner postoperativ verstorben ist. (Nach Konietzko et al. 1986)

	Präoperativer Pulmonalarteriendruck unter Belastung			
	≤ 25 mm Hg	26–35 mm Hg	36–45 mm Hg	> 45 mm Hg
Patienten (n)	39	64	26	13
Chirurgische Komplikationen	15%	22%	19%	8%
Kardiopulmonale Komplikationen	18%	28%	19%	8%
Todesfälle	10%	14%	4%	0%

9.5.2 Lobektomie/Bilobektomie

Im Gegensatz zur Pneumonektomie ist die Prognostizierung der postoperativen Funktion aus Spirometrie und Szintigraphie weniger exakt. Dies liegt zum einen an der mangelnden Zuordnung des Perfusionsszintigramms zu anatomischen Strukturen wie etwa Lappen oder Segmenten, zum anderen aber auch in dem variablen Ausmaß der Funktionsstörung in der postoperativen Phase, das durch unterschiedlich starke Adhäsionen der Pleura, Atelektasen, Torquierungen und Verziehungen von Bronchus und Gefäßen bedingt ist. Beachtet man die Kriterien des Flußschemas (Abb. 9.3), so liegt die postoperative Letalität bei diesem Eingriff bei einer prognostizierten FEW_1 über 1 l zwischen 2 und 4% in großen Zentren (Petro u. Konietzko 1987).

Weitergehende Untersuchungen, wie etwa arterielle Blutgasanalyse in Ruhe und/oder bei Belastung, Ganzkörperplethysmographie, Bestimmung der Shuntfraktion, Überprüfung der Chemosensitivität des Atemzentrums oder Pulmonalarteriendruckmessung, sind nicht routinemäßig erforderlich. Dies gilt insbesondere für die routinemäßige *Pulmonalarteriendruckmessung,* wie sie von verschiedenen Autoren gefordert wurde. Es trifft zwar zu, daß bei Patienten mit Bronchialkarzinom und nur leichter funktioneller Einschränkung der Atmung in der Regel eine leichte, aber signifikante Erhöhung des Pulmonalarterienmitteldrucks in Ruhe und unter leichter körperlicher Belastung gefunden wird (Abb. 9.4). Die nach der Operation und erfolgter Resektion von Lungenparenchym gefundene Drucksteigerung ist jedoch überraschend gering und bewegt sich im Bereich von wenigen mmHg (Abb. 9.5). Dieses Verhalten wird zum einen damit erklärt, daß ein variabler Teil der tumortragenden, resezierten Lunge schon präoperativ nicht mehr perfundiert, also funktionell „tot war"; zum anderen liegt es am alinearen Druck-Fluß-Verhalten des Lungenkreislaufs: Bei Zunahme des Flusses kommt es zu einer nur geringen Drucksteigerung durch Senkung des Widerstandes. Bei Patienten, die nach den angegebenen Prämissen der präoperativen pulmonalen Risikoidentifizierung operiert werden, korreliert das Ausmaß der präoperativ gemessenen pulmonalen Hypertonie in keiner Weise mit den postoperativen Komplikationen und auch nicht mit der postoperativen Letalität (Tabelle 9.7) (Konietzko et al. 1986). Die Pulmonalarteriendruckmessung ist demnach nur bedingt in der Lage - nutzt man die modernen Verfahren der präoperativen Funktionsdiagnostik in der Lungenchirurgie -,

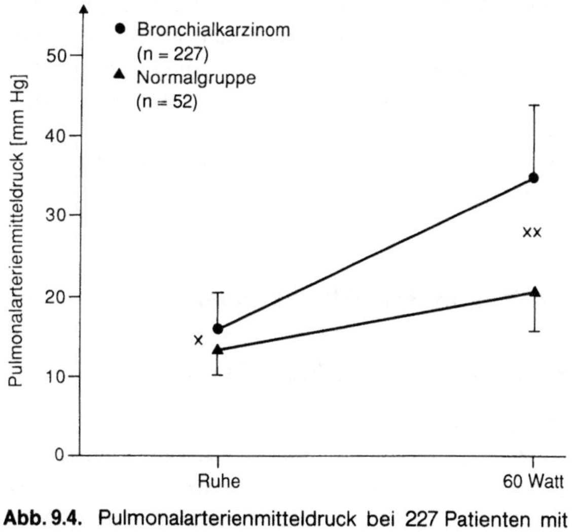

Abb. 9.4. Pulmonalarterienmitteldruck bei 227 Patienten mit histologisch nachgewiesenem Bronchialkarzinom, verglichen mit einer Normalpopulation (n = 52), gemessen in Ruhe und unter körperlicher Belastung am Fahrradergometer im Steady state. Die Belastung betrug im Mittel 60 W. *p > 0,05, **p > 0,01

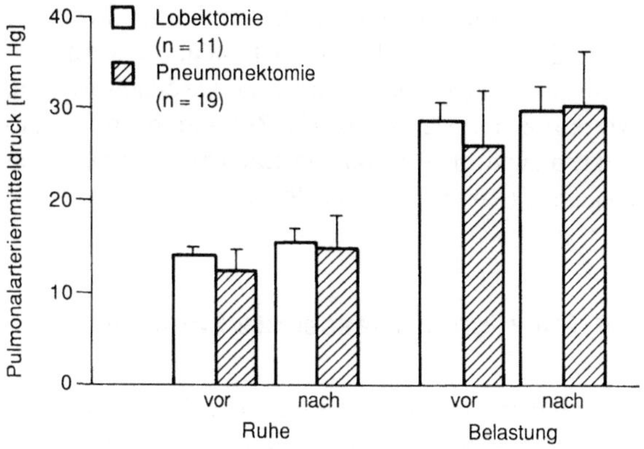

Abb. 9.5. Pulmonalarterienmitteldruck in Ruhe und unter körperlicher Belastung (im Mittel 60 W) vor und 6 Monate nach Thorakotomie, unterteilt nach Lobektomie und Pneumonektomie. (Aus Konietzko et al. 1986)

Tabelle 9.7. Vergleich präoperativ errechneter und postoperativ gemessener kardiopulmonaler Parameter bei Patienten mit Pneumonektomie ($\bar{x}$ Mittelwert, *s* Standardabweichung, *r* Korrelationskoeffizient, *p* Irrtumswahrscheinlichkeit, *n* Probanden). (Nach Taube u. Konietzko 1980)

Meßwert	Prä-operativ errechnet $\bar{x} \pm s$	Post-operativ gemessen $\bar{x} \pm s$	Statistik r	p<	n
IVC [l]	2,3 ± 0,5	2,3 ± 0,4	0,45	0,05	29
FEV_1 [$l \cdot s^{-1}$]	1,5 ± 0,4	1,5 ± 0,4	0,66	0,001	27
AGW [$l \cdot min^{-1}$]	50,1 ± 18,7	49,8 ± 15,6	0,61	0,001	27
FRC [l]	2,1 ± 0,6	2,2 ± 0,6	0,38	n. s.	26
$\bar{P}_{ap}{}^{a}$ [mmHg]	18,1 ± 3,9	14,8 ± 3,8	0,04	n. s.	18
$\bar{P}_{ap}{}^{b}$ [mmHg]	38,6 ± 9,8	29,9 ± 6,3	0,07	n. s.	18

[a] Ruhe.
[b] Belastung (im Mittel 65 W).

einen wesentlichen Beitrag zur Risikoidentifizierung bei pulmonalen Problemen zu leisten, sie wird vielmehr heute meist bei Patienten mit kardialen Risiken, wie koronarer Herzkrankheit, Zustand nach Herzinfarkt, dilatativer Kardiomyopathie und Klappenvitien eingesetzt (Konietzko et al. 1986).

9.6 Funktionsverbessernde Eingriffe

Während in der Tumorchirurgie mit dem unweigerlichen Verlust von funktionstüchtigem Lungengewebe durch die Resektion aus Gründen der Radikalität die Frage gestellt wird, ob operiert werden kann, wird bei funktionsverbessernden Operationen gefragt: Soll operiert werden?

9.6.1 Pleuradekortikation

Soll die Indikation zur Dekortikation bei einer Pleuraschwarte aus funktionellen Gründen gestellt werden, muß diese natürlich erst nachgewiesen sein: 1. Die IVC sollte mindestens 30% gegenüber dem Sollmittelwert erniedrigt, 2. die Perfusion der befallenen Lunge im Szintigramm um die Häfte reduziert und 3. die „gefesselte Lunge“ noch ausdehnungsfähig sein. Liegen solche Einschränkungen nicht vor, wird eine Dekortikation eher zur Verschlechterung als zur beabsichtigten Besserung der Atemfunktion führen (Konietzko et al. 1980). Insgesamt empfiehlt sich somit Zurückhaltung bei der Indikation zur Dekortikation, wenn diese der Funktionsbesserung dienen soll.

9.6.2 Bullaresektion

Die Indikation zur Bullektomie beim Lungenemphysem, aber auch bei isolierter Bulla oder Zyste sollte zurückhaltend gestellt werden. Bei überzogener Indikation sind die postoperativen Komplikationen sehr hoch und der palliative Effekt häufig gering. Zu fordern ist, 1. daß zumindest ein Drittel bis die Hälfte des befallenen Hemithorax im Perfusionsszintigramm als Folge des bullösen Prozesses ausfällt, 2. daß das gesunde Lungengewebe röntgenologisch komprimiert erscheint (CT!) und 3. daß es sich nicht um eine generalisierte „Schwammlunge“ handelt. Bei einer solchen kann die Bullektomie nicht zu einem palliativen Effekt führen, es sei denn, die Operation wäre aus Gründen eines konservativ nicht beherrschten Pneumothorax erforderlich geworden (Petro 1983). Das Tempo der Volumenzunahme der Bulla sollte bei der Entscheidung berücksichtigt werden, es empfehlen sich deshalb regelmäßige Röntgenkontrollen des Thorax.

9.6.3 Thoraxdeformitäten

Trichterbrustoperationen sind selten aus kardiopulmonalen Gründen indiziert; sie können jedoch angebracht sein, wenn der Nachweis einer Herzfunktionsstörung mit hämodynamischen Auswirkungen, deren Ursache mit großer Wahrscheinlichkeit die Trichterbrust ist, gelingt und eine restriktive Lungenfunktionsstörung mittelschweren bis schweren Ausmaßes gefunden wird. Rückwirkungen der Trichterbrust auf Herzfunktionsstörungen sind extrem selten und die Indikation auch hier mehr aus psychologisch-kosmetischen als aus pathophysiologischen Gesichtspunkten zu stellen. Operative Korrekturen von *Kyphoskoliosen* führen in der Regel nicht zu einer Verbesserung der kardiopulmonalen Funktion (Meister 1982).

9.6.4 Trachealstenosen/Trachealdyskinesien

Lungenfunktionstests eignen sich zur Quantifizierung des Schweregrades von narbigen *Trachealstenosen* als Komplikation einer Langzeitbeatmung und zu ihrer Verlaufsbeobachtung, gelegentlich auch zu ihrer Lokalisation (Abb. 9.2). Ab einem Lumendurchmesser von 8 mm wird ein meßbarer Anstieg des Atemwegswiderstandes gesehen. Schwierig ist die Indikation zur „Versteifung“ einer schlaffen Trachea bei der *tracheobronchialen Dyskinesie* zu stellen. Ein generalisiertes Lungenemphysem ist auszuschließen, und zwar mit sorgfältigen Druck-, Fluß- und Volumenmessungen bei verschiedenen Atemlagen sowie einer sorgfältigen bronchofiberskopischen Beurteilung des Atemwegskalibers, möglichst mit Hilfe von Videoaufzeichnungen bei forcierter und vertiefter Atmung (Keller 1983; Petro et al. 1983).

9.7 Besondere Erkrankungen

9.7.1 Herz-Kreislauf-Erkrankungen

Herzinfarkt
Die Gefahr eines Reinfarktes ist nach einer nicht kardialen Operation in den ersten 6 Monaten nach dem Infarkt groß. Die Letalität erreicht in den ersten 3 Monaten noch während der stationären Behandlungsphase 30%. Nach Ablauf eines Infarktes sollte man deshalb mit der Durchführung eines Wahleingriffs 6 Monate abwarten (Levine 1980).

Koronare Herzkrankheit

Das perioperative Risiko eines Infarktes ist bei stabiler Angina gering erhöht; bei instabiler Angina nähert sich das intra- und postoperative Risiko dem eines Patienten mit frischem Herzinfarkt.

Herzinsuffizienz

Während bei einem Funktionsstadium I und II (nach der New York Heart Association: NYHA) kein wesentlich erhöhtes postoperatives Risiko gegeben ist, steigt die Komplikationsrate steil an, sobald eine Halsvenenstauung oder ein dritter Herzton nachweisbar wird (NYHA-Stadium III oder IV).

Herzrhythmusstörungen

Während supraventrikuläre Extrasystolen i. allg. ohne Probleme und Komplikationen toleriert werden, sollten ventrikuläre Extrasystolen vor der Operation medikamentös behandelt werden, insbesondere wenn sie polytop, in Salven oder mit „R auf T" im EKG auftreten (Goldman 1978).

Herzblock

Patienten mit einem bifaszikulären Block ohne Synkope in der Anamnese bedürfen kontinuierlicher intra- und postoperativer EKG-Kontrolle; eine prophylaktische Schrittmacherimplantation ist nicht indiziert. Bei Schrittmacherpatienten ist auf die Möglichkeit einer Inhibierung durch den Elektrokauter intraoperativ zu achten. Der Schrittmacher als solches stellt keinen besonderen Risikofaktor bei Operationen dar.

Hypertonie

Bei einem Patienten mit Hypertonie sollte die Medikation, die vorher zu einer befriedigenden Einstellung führte, perioperativ so lange wie möglich beibehalten werden. Das Risiko durch die Hypertonie als solche ist bei sorgfältiger intraoperativer Blutdruckkontrolle und postoperativer Nachbehandlung nicht größer als das eines normotensiven Patienten.

9.7.2 Bronchopulmonale Erkrankungen

Chronische Bronchitis

Die Gefahr von postoperativer Sekretretention mit Atelektase und Pneumonie ist in dieser Gruppe besonders groß. Deswegen ist eine perioperative, antiobstruktive und - bei Nachweis von eitrigem Auswurf - antibiotische Therapie indiziert. Postoperativ sind regelmäßige Röntgenkontrollen des Thorax, ggf. auch bronchofiberskopische Sekretentfernung neben Vibrations- und Klopfmassage, ein wesentlicher Beitrag zur Senkung der Komplikationsrate (Konietzko 1986a).

Asthma bronchiale

Auch bei Asthmapatienten im freien Intervall kommt es intra- und postoperativ durch mechanische Irritation der Atemwege, Austrocknung des Epithels, hohe O_2-Konzentration in der Einatmungsluft und medikamentöse Interaktion zu bronchospastischen Zuständen. Durch regelmäßige Inhalation mit β_2-Adrenergika, intra- und unmittelbar postoperativ unterstützt durch parenterale Gabe von Theophyllin und Kortikosteroiden, kann ein Großteil dieser Komplikation vermieden werden (Nolte 1984).

Lungenemphysem

Das größte Problem beim Patienten mit Lungenemphysem ist die Unfähigkeit, aufgrund eines vorwiegend exspiratorischen Atemwegskollapses zu expektorieren. Durch gezielte atemphysiotherapeutische Maßnahmen, die präoperativ erlernt werden müssen, zusätzliche Lagerungs- und Klopfmassage sowie ggf. bronchofiberskopische Absaugung postoperativ ist dieses Problem meistens beherrschbar.

Lungenembolie

Durch routinemäßige Low-dose-Heparinprophylaxe ist das postoperative Risiko, insbesondere nach orthopädischen Operationen und Prostata- und Pankreasresektionen sowie bei Risikopatienten (Varicosis cruris, Herzinsuffizienz, Schwangerschaft, Hyperkoagubilität, Fettsucht), deutlich gesenkt worden. In besonders gelagerten Risikofällen empfiehlt sich die präoperative Anfertigung eines Lungenszintigramms, damit die manchmal schwierige szintigraphische postoperative Diagnose bei Verdacht auf Lungenembolie erleichtert und die entsprechenden Maßnahmen eingeleitet werden können.

Literatur

Bartlett RH (1982) Postoperative pulmonary prophylaxis: Breathe deeply and read carefully. Chest 81: 1-3

Brovold J (1989) Kritik gängiger Operabilitätskriterien. Dissertation, Essen

Cegla U (1985) Physikalische Therapie bei Atemwegserkrankungen. Fortschr Med 103: 619-621

Gass GD, Olsen GN (1986) Preoperative pulmonary function testing to predict postoperative morbidity and mortality. Chest 89: 127-135

Goldman L (1978) Cardiac risk factors and complications of non cardiac surgery. Medicine (Baltimore) 57: 357-370

Keller R (1983) Tracheal dyskinesia. Thorac Cardiovasc Surg 31: 346-348

Konietzko N (1981) Kriterien der Diagnostik und Möglichkeiten der Therapie des Cor pulmonale. Therapiewoche 31: 117-123

Konietzko N (1985) Lungenfunktionsprüfung einschließlich Nuklearmedizin. Prax Klin Pneumol 39: 519-521

Konietzko N (1986 a) Sinnvoller Einsatz von Funktionstests im Therapieplan obstruktiver Atemwegserkrankungen. In: Nolte D, Kummer F, Dorov P (Hrsg) Asthma bronchiale, Pathophysiologie - Klinik - Therapie. Urban & Schwarzenberg, München Wien Baltimore

Konietzko N (1986 b) Nuklearmedizinische Diagnostik. In: Ferlinz R (Hrsg) Diagnostik in der Pneumologie. Thieme, Stuttgart New York, S. 272-282

Konietzko N (1988) Prävention der Lungenembolie. Atemwegs Lungenkrankh 13: 79-85

Konietzko N, Brandstetter F, Steinberg U, Petro W (1980) Die gefesselte Lunge - Ergebnisse der Dekortikation. Atemwegs Lungenkrankh 6: 191-200

Konietzko N, Ferlinz R, Loddenkemper R, Magnussen H, Schlimmer P, Toomes H, Wichert P v (1983) Empfehlungen zur präoperativen Lungenfunktionsdiagnostik. Prax Klin Pneumol 37: 1199-1201

Konietzko N, Petro W, Brockmann M, Taube K, Heye M (1986) Bronchialkarzinom und pulmonale Hypertonie. Dtsch Med Wochenschr 48: 1830-1833

Levine HD (1980) Compromise therapy in patients with angina pectoris and hypothyreoidism. Am J Med 69: 411-418

Loddenkemper R (1983) Criteria of functional operability in patients with bronchial carcinoma: Preoperative assessment of risk and prediction of postoperative function. J Thorac Cardiovasc Surg 31: 334-337

Loddenkemper R, Bender J, Dömer I, Gabler A, Göbel D (1985) Voraussagbarkeit der frühen postoperativen Lungenfunktion nach Lappenresektion. Prax Klin Pneumol 39: 735-736

Matthys H (1972) Lungenfunktionsdiagnostik mittels Ganzkörperplethysmographie. Schattauer, Stuttgart

Meister R (1982) Trichterbrust und Trichterbrustoperation: Auswirkungen auf Herz, Haemodynamik und Lunge. Prax Klin Pneumol 31: 223:243

Nolte D (1984) Asthma. Urban & Schwarzenberg, München Wien Baltimore

Petro W (1983) Bullectomy. Thorac Cardiovasc Surg 31: 342-345

Petro W (1984) Perioperative Funktionsdiagnostik. Prax Klin Pneumol 38: 161-176

Petro W, Konietzko N (1984) Besonderheiten der Lungenperfusionsszintigraphie im Rahmen der perioperativen Funktionsdiagnostik. Prax Klin Pneumol 38: 93-97

Petro W, Konietzko N (1986) Lungenfunktionsdiagnostik. In: Ferlinz R (Hrsg) Diagnostik in der Pneumologie. Thieme, Stuttgart New York, S. 200-271

Petro W, Konietzko N (1988) Pulmonale Funktionsdiagnostik in der Lungenchirurgie - Möglichkeiten und Grenzen invasiver Maßnahmen. Steinkopff, Darmstadt

Petro W, van de Gaag C, Konietzko N, Maaßen W (1983) Functional diagnosis in surgery of large airways. Thorac Cardiovasc Surg 31: 355-358

Taube K, Konietzko N (1980) Prediction of postoperative cardiopulmonary function in patients undergoing pneumonectomy. Thorac Cardiovasc Surg 28: 348-351

Ulmer WD, Reichel G, Nolte D, Islam N (1983) Die Lungenfunktion, Physiologie und Pathophysiologie, Methodik. Thieme, Stuttgart

10 Allgemeine Aspekte zur Indikationsstellung bei der Operation des Bronchialkarzinoms

F. von Bültzingslöwen

Das Bronchialkarzinom verzeichnet bei Neuerkrankungen und Anzahl der Sterbefälle jährliche Zuwachsraten wie keine andere Malignomerkrankung. Auch wenn in Zukunft die Resektionsrate mit 15% konstant bleibt, steigt somit die Zahl der jährlich zur Operation anstehenden Patienten deutlich an. Da die Operation auch heute noch die einzige potentiell kurative Therapieform darstellt, sollen möglichst viele Patienten der Resektionsbehandlung zugeführt, andererseits aber inoperablen Patienten unnötige Eingriffe erspart werden. Da die Häufigkeit der Erkrankung mit steigendem Alter zunimmt, muß die Indikationsstellung nicht selten vorbestehende allgemeine Risikofaktoren berücksichtigen (allgemeine Inoperabilität). Andererseits wird die Diagnose bzw. Verdachtsdiagnose „Bronchialkarzinom" auch heute noch häufig so spät gestellt, daß eine kurative Resektion nicht mehr möglich ist (lokale Inoperabilität). Bei einigen Patienten ist darüber hinaus abzuwägen, ob aufgrund eines speziellen Leidensdrucks auch eine palliative Resektionsbehandlung in Betracht kommt. Oberster Grundsatz der individuellen Indikationsstellung zur Resektionsbehandlung ist demnach: Der Nutzen für den Patienten muß die Risiken der Operation überwiegen.

10.1 Allgemeine Operabilität

Die Einschätzung der allgemeinen Operabilität erfordert die Abklärung vorbestehender extrapulmonaler Risikofaktoren, wie z. B. Hypertonie, Diabetes, Übergewicht, Herzerkrankungen (speziell Koronarinsuffizienz), allgemeine Arteriosklerose und Niereninsuffizienz. Speziell nach Herzinfarkt ist zu überprüfen, ob das kardiale Operationsrisiko medikamentös oder operativ (koronarer Bypass) gesenkt werden kann. Dazu sind i. allg. ein Belastungs-EKG und eine Koronarangiographie erforderlich.

Hohes Alter per se ist kein Ausschlußkriterium, bedingt aber eine höhere Anzahl präoperativer Risikofaktoren. Deshalb ist die Letalität der über 65jährigen nach Lungenresektion mit 5,1% signifikant höher als bei jüngeren Patienten mit 1,9%. Trotz des höheren Alters ist die weitere Überlebenswahrscheinlichkeit bei stadiengerechtem Vergleich jedoch identisch mit der jüngerer Patienten; die Verlängerung der Überlebenszeit nach potentiell kurativer Resektion und der Nutzen der Operation sind demnach bei alten und jungen Patienten gleichwertig (Bauer et al. 1987; Jüttner et al. 1987). Übereinstimmend erfolgt jedoch die Auswahl älterer Patienten so, daß funktionell schwerwiegende Eingriffe wie Pneumonektomie und Bilobektomie bei älteren Patienten viel seltener durchgeführt werden als bei jüngeren, d. h. im fortgeschritteneren Tumorstadium wird bei den älteren Patienten die Indikation zur Resektion seltener gestellt als bei jüngeren.

10.2 Funktionelle Operabilität

Die Resektion eines Teils des Lungenparenchyms muß postoperativ kompensiert werden. Der zu erwartende Funktionsausfall ist allerdings - auch bei Standardeingriffen wie Lobektomie oder Pneumonektomie - sehr unterschiedlich. Liegt bereits eine Totalatelektase mit Restperfusion eines Lungenflügels vor, so kann die Funktionseinbuße nach Pneumonektomie wesentlich geringer sein als nach Entfernung eines funktionierenden Lungenlappens. Nicht selten resultiert sogar eine deutliche Verbesserung der Blutgase; bei der Beurteilung der funktionellen Operabilität müssen demnach vorbestehende Ventilations- bzw. Perfusionsdefekte in der zu resezierenden Lunge berücksichtigt werden. Man geht daher grundsätzlich von der postoperativ zu erwartenden respiratorischen Situation aus, die sich nach Konietzko in gewissen Grenzen aus der präoperativen Perfusion der Lunge prognostizieren läßt (s. Kap. 9).

Unsere eigenen Ergebnisse zeigen bei 9 von 10 Verstorbenen von 196 operierten Patienten präoperativ eine pathologische Lungenfunktion, die allerdings nicht unter den angegebenen Minimalwerten liegt (s. Kap. 9). Am häufigsten vertreten waren das chronisch obstruktive Syndrom (60%) sowie eine vorbestehende Herz-Kreislauf-Erkrankung (40%). Häufigste Todesursache postoperativ war entsprechend die respiratorische Insuffizienz mit Pneumonie (60%), die im Durchschnitt 14 Tage postoperativ zum Tode führte. Die Beurteilung der allgemeinen Operabilität muß demnach folgende Fakten berücksichtigen: extrapulmonale Vorerkrankungen erhöhen das Operationsrisiko signifikant, hohes Alter ist per se jedoch kein Risikofaktor, geht aber häufiger damit einher.

Funktionelle Operabilität besagt, daß die Lungenfunktion postoperativ gewisse Minimalanforderungen erfüllt (z. B. FEV > 1,2 l/sec). In grenzwertigen Fällen ist dieser Zahlenwert jedoch nur ein Anhaltspunkt, individuelle Faktoren wie allgemeine Leistungsbreite (Karnofksy-Index), Motivierbarkeit, allgemeine Arteriosklerose etc. entscheiden letztlich über die allgemeine Operabilität.

10.3 Lokale Operabilität

Voraussetzung für die Beurteilung der lokalen Operabilität ist das intra- bzw. extrathorakale Staging zur Beurteilung des Erkrankungsstadiums und der Histologie des Tumors. Dazu gehört die körperliche Untersuchung mit speziellem Augenmerk auf Lymphknotenstationen (supraklavikulär, zervikal) bzw. Hautmetastasen und sekundäre Nervenausfallserscheinungen (Heiserkeit, fixierter Zwerchfellhochstand, Horner-Syndrom, Ausfälle des Plexus brachialis) ebenso wie die extrapulmonale Metastasensuche mittels Oberbauchsonographie, Schädel-CT und Skelettszintigraphie (s. Kap. 8).

Das intrathorakale Staging schließt radiologische und invasive chirurgische Untersuchungstechniken ein (s. Kap. 7), die das Ziel haben, präoperativ das intrathorakale Tumorstadium neben dem Histiotyp abzuklären. Der Ablauf invasiver Untersuchungen richtet sich nach dem Ergebnis des nichtinvasiven extrathorakalen Stagings und der Beurteilung der allgemeinen Operabilität: Bei einem 78jährigen Patienten mit Skelettmetastasen kann der sputumzytologische Malignitätsnachweis ausreichen, ebenso die supraklavikuläre Lymphknotenbiopsie; bei einem allgemein operablen Patienten kann dagegen die starre Bronchoskopie mit Stufenbiopsie und anschließender Mediastinoskopie für ein vollständiges perioperatives Staging erforderlich sein. Die Beurteilung lokaler Operabilität kann schwierig sein; sie wird überraschend häufig vom Allgemeinarzt getroffen, so daß in der Praxis noch zu viele Patienten aufgrund sog. lokaler Inoperabilität a priori von der Vorstellung beim Thoraxchirurgen ausgeschlossen werden. Linksseitiger, fixierter Zwerchfellhochstand z. B. oder linksseitige Rekurrensparese sind nicht Zeichen einer technischen Inoperabilität. Daraus kann lediglich gefolgert werden, daß der Tumor selbst oder viel häufiger infiltrierte Lymphknoten die entsprechenden Nervenstrukturen ummauern. Ob eine makroskopisch kurative Resektion trotzdem möglich ist, entscheidet sich oft genug erst intraoperativ. Der Begriff Inoperabilität sollte deshalb stets präzisiert werden: Inoperabilität mit kurativem Anspruch besteht bei Fernmetastasen, ipsilateraler supraklavikulärer oder kontralateraler Lymphknoteninfiltration und zytologisch positivem Erguß; eine Resektion mit palliativer Zielsetzung (Schmerz, Tumoreinschmelzung, Retentionspneumonie, Blutung) ist dennoch durchführbar, wenn allgemeine Operabilität gegeben ist. Technische Inoperabilität kann gegeben sein bei Infiltration der Trachea, des Ösophagus, der Wirbelkörper und der Herzvorhöfe. Ausnahmen sind jedoch möglich. Die Beurteilung der lokalen Operabilität sollte daher stets dem Thoraxchirurgen vorbehalten sein.

Wenn alle Voruntersuchungen übereinstimmend ergeben, daß eine Operation mit nicht erhöhtem Risiko unter kurativer Zielsetzung möglich scheint, ist der letzte Schritt die Aufklärung des Patienten. Nicht selten ist die Aussage der Voruntersuchungen jedoch weniger eindeutig. Die postoperativ zu erwartende Lungenfunktion kann grenzwertig sein, das operative Risiko aufgrund einer Hypertonie mit anamnestischem Herzinfarkt deutlich erhöht, und die lokal kurative Operabilität durch Vergrößerung mediastinaler Lymphknoten kann zweifelhaft erscheinen. In dieser alltäglichen Grenzsituation ist die Abgrenzung der Operationsindikation von therapeutischen Alternativen (Bestrahlung, Chemotherapie) u. U. schwierig. Der Aufklärung und Information des Patienten kommt daher erhebliche praktische Bedeutung zu.

10.4 Aufklärung und Information der Patienten

Krebs ist für den Menschen der Inbegriff der Ausweglosigkeit, auf den sich unbewußt seine Todesängste konzentrieren. Somit kann das aufklärende Gespräch des Arztes mit einem Tumorkranken von zwei Seiten her belastet sein: sowohl durch die latenten Todesängste des Patienten als auch das Gefühl der Hilflosigkeit des Arztes. Je nachdem wie der Arzt gelernt hat, sich seiner eigenen Grenzen und v. a. seiner Sterblichkeit bewußt zu sein, ist er fähig, sich mit einem an Krebs erkrankten Menschen in ein fruchtbares therapeutisches Bündnis einzulassen. Hinzu kommt das Selbstverständnis des Arztes. Sieht er seine berufliche Zielsetzung nur im Erreichen von Heilungen, so wird er dazu neigen, sich unbewußt von Patienten mit inkurablen Erkrankungen zurückzuziehen, da sie für ihn die Gefahr eines „Mißerfolges" seiner Behandlung bedeuten könnten. Immerhin ist nach wie vor die große Mehrheit der malignen Krankheiten als chronisch, somit unheilbar anzusehen. Dies gilt auch für das Bronchialkarzinom.

Ist bei einem Patienten ein Bronchialkarzinom neu diagnostiziert worden, muß er von einem Arzt über seine Krankheit und die Behandlung angemessen informiert werden. Dieses aufklärende Gespräch kann jedoch nur von dem Arzt geführt werden, der über genügend Kompetenz, Erfahrung und Wissen um die therapeutischen Alternativen verfügt. Voraussetzungen für ein für beide Seiten befriedigendes Gespräch sind - wie bei anderen Tumorpatienten auch - das Vertrauensverhältnis zwischen Arzt und Patient und eine in Ruhe, ohne Zeitdruck geführte Unterhaltung, in welcher die Ängste und das Vorwissen des Kranken behutsam erfragt und Erfolgsaussichten der Behandlung kompetent dargelegt werden.

10.5 Vorbehandlung und Vorbereitung auf den lungenresezierenden Eingriff

Die postoperative Letalität hängt wesentlich vom Morbiditätsgrad des Patienten und von der Art des lungenresezierenden Eingriffs ab. Extrapulmonale Risikofaktoren und Ausmaß des Parenchymverlustes korrelieren mit der postoperativen Letalität (Loddenkemper 1983). Vor lungenresezierenden Eingriffen ist, neben einer Verbesserung des allgemeinen Gesundheitszustandes, Nikotinabstinenz und Einschränkung des Alkoholkonsums entscheidend neben physiotherapeutischen Maßnahmen im Rahmen der Atemgymnastik und medikamentösen Behandlung.

Nikotinabstinenz

Die Auswirkungen des Rauchens auf die mukoziliare Clearance und damit die Gefahr der postoperativen Atelektasebildung, des Sekretverhalts und schließlich der postoperativen Pneumonie, müssen dem Patienten erklärt werden. Eine Verbesserung der bronchialen Selbstreinigung läßt sich bereits in wenigen Tagen der Nikotinabstinenz nachweisen. Ein Rauchverbot für 8 Tage vor der Operation ist daher unbedingt *einzuhalten*.

Physiotherapeutische Maßnahmen

Viele Bronchialkarzinompatienten leiden an chronisch obstruktiven Lungenerkrankungen (Kanarek 1983). Soweit sich klinisch (zähes Sputum, ausgeprägte Nebengeräusche, pathologischer Atemtypus) oder funktionsanalytisch Hinweise auf eine gestörte bronchiale Sekretion oder eine obstruktive Ventilationsstörung ergeben, sollte der Patient wenigstens 1 Woche lang einer kompetenten atemgymnastischen Behandlung zugeführt werden. Dabei ist besonders auf eine wirksame Technik der bronchialen Schleimexpektoration, auf das Erlernen der Hustentechnik, die Kräftigung der Atem- und Atemhilfsmuskulatur sowie auf die Zwerchfellatmung zu achten. Bei erheblicher Expektoration ist der Patient auch mit den Prinzipien der Lagerungsdrainage vertraut zu machen. Eine Operation sollte erst bei einer täglichen Sputummenge unter 20 ml durchgeführt werden (Drings u. Vogt-Moykopf 1984). Die Prophylaxe der Pneumonie, der pleuralen Verschwartungstendenz und postoperativer Thrombosen, die Beseitigung alveolärer Minderbelüftung bzw. ventilatorischer Verteilungsstörungen und die Förderung des Sekrettransportes mit möglichst effektivem Abhusten des Sekrets sind die Hauptziele der präoperativen krankengymnastischen Atemtherapie (Siemon 1985). Die physikalische Atemtherapie senkt signifikant die postoperative Komplikationsrate und kann durch medikamentöse Maßnahmen grundsätzlich nicht ersetzt werden (Thoren 1954).

Medikamentöse Vorbehandlung

Zusätzlich zur physikalischen Therapie ist eine medikamentöse, inhalative Broncholyse die wichtigste Maßnahme vor einer Lungenresektion, da der überwiegende Teil der Bronchialkarzinompatienten unter erheblichen obstruktiven Ventilationsstörungen leidet. In den meisten Fällen genügt ein Mittel aus der Gruppe der β-2-Mimetika - z. B. Salbutamol (Sultanol), Fenoterol (Berotec), Terbutalin (Bricanyl) - oder ein Anticholinergikum wie Ipratropiumbromid (Atrovent), evtl. auch ein Kombinationspräparat (z. B. Berodual).

Die Anwendung der Broncholytika geschieht inhalativ mittels eines Dosieraerosols (3- bis 5mal 1-2 Hübe). Entscheidend ist die richtige Inhalationstechnik. Eine zusätzliche Gabe von Theophyllin entweder als Infusion oder oral als retardiertes wasserfreies Theophyllin ist bei schwergradigen obstruktiven Ventilationsstörungen indiziert. Bei starker bronchialer Entzündung kann die zusätzliche Gabe von Steroiden - entweder inhalativ als Beclometason oder Budesonid 2- bis 3mal 1-2 Hübe oder aber systemisch jeweils 20-40 mg Prednison-Äquivalent entscheidend sein.

Die Wirkung der meisten medikamentösen Sekretolytika ist umstritten; denn es gilt nach wie vor, daß eine ausreichende Flüssigkeitszufuhr, besonders bei älteren Patienten, für eine Sekretolyse ausreichend ist. Bei sehr zähem Schleim (Dyskrinie) kann ein Acetylcystein-Präparat (Fluimucil oder Fluprowit) oral gegeben werden.

Bronchiale Infekte müssen möglichst nach Antibiogramm gezielt behandelt werden. Eine prophylaktische Antibiotikagabe scheint dagegen nicht indiziert.

Die Aufteilung der fachlichen Kompetenzen bei der präoperativen Vorbehandlung sind in Tabelle 10.1 zusammengefaßt.

Tabelle 10.1. Präoperative Vorbereitung im engeren Sinne - Maßnahmen und Kompetenzen

Maßnahmen	Kompetenzbereich
1) Allgemeine Lebensführung - Ernährung: ausgewogen, eiweißreich - Eventuell Gewichtsreduktion - Sanierung der Zähne, guter Schlaf - Nikotinabstinenz - Alkoholkarenz - Hilfen für den sozialen Bereich	Patient Hausarzt Internist Chirurg
2) Roborierung und Substitution Substitution von Eiweiß, Elektrolyten, Flüssigkeit und Vitaminen bei - manifesten Mangelzuständen, - Alkoholismus, - chronische Magen-, Darm- oder Nierenerkrankungen	Patient Hausarzt
3) Physiotherapie - atemgymnastische Behandlung bei COLD (zähes Sputum, Nebengeräusche, pathologischer Atemtypus, Ventilationsstörung) - wirksame Schleimexpektoration, Hustentechnik, Atemgymnastik - Lagerungsdrainage	Pneumologe Atemtherapeut Krankengymnast
4) Bronchologische Vorbehandlung - Inhalative Broncholyse (β-2-Mimetika, Anticholinergika) - Theophyllin (Infusion, retardiert) - Steroide (inhalativ, systemisch) - Sekretolyse (H_2O, Acetylcystein) - Antibiotische Infektbehandlung	Pneumologe Internist
5) Behandlung manifester Organinsuffizienzen - Herz, Kreislauf, Atmung, Nieren, Gehirn und Stoffwechsel	Internist Klinik

Literatur

Bauer H-G, Probst G, Bülzebruck H, Vogt-Moykopf I (1987) Ergebnisse der chirurgischen Behandlung des Bronchialkarzinoms im fortgeschrittenen Lebensalter. Prax Klin Pneumol 41: 765

Bieselt R, Eule H, Mueller U (1982) Resektionsbehandlung des Bronchialkarzinoms bei Patienten in höherem Lebensalter. Zentralbl Chir 107: 1009-1015

Drings P, Vogt-Moykopf I (1984) Pre-operative assessment of patients undergoing surgery for bronchial carcinoma. In: Bates M (ed) Bronchial carcinoma. Springer, Berlin Heidelberg New York Tokyo, pp 115-128

Eschapasse H (1987) Die chirurgische Behandlung des Bronchialkarzinoms - Aktueller Stand. Z Erkrank Atm Org 168: 105-113

Harviel JD, McNamara JJ, Straehley CJ (1978) Surgical treatment of lung cancer in patients over the age of 70 years. J Thorac Cardiovasc Surg 75: 802-805

Hasse J (1986) Surgical treatment of bronchial carcinoma. Springer, Berlin Heidelberg New York Tokyo, p 102

Höpker W-W, Lüllig H (1987) Lungenkarzinom. Springer, Berlin Heidelberg New York Tokyo, S 11

Jüttner FM, Pinter H, Klepp G, Friehs G (1987) Der Altersfaktor bei Diagnostik, Chirurgie und Prognose des Bronchialkarzinoms: Eine statistische Analyse. Atemweg Lungenkrankh 13 [1. Suppl]: 209-210

Kanarek DJ (1983) Assessment of pulmonary function in lung cancer. In: Choi NC, Grillo H (eds) Thoracic oncology. Raven, New York, pp 103-113

Karnofsky DA, Golbey RB, Pool JL (1957) Preliminary studies on the natural history of lung cancer. Radiology 69: 477-487

Kohmann LJ, Meyer JA, Ikins PM, Oates RP (1968) Random versus predictable risks of mortality after thorakotomy for lung cancer. J Thorac Cardiovasc Surg 91: 551-554

Kuhl U, Zschau J, Werich HM, Wieske P (1987) Analyse der postoperativen Beatmung nach thoraxchirurgischen Eingriffen. Atemweg Lungenkrankh 13/3: 96-100

Loddenkemper R (1983) Funktionelle Operabilität beim Bronchialkarzinom (prospektive Studie zur Einschätzung des Operationsrisikos und der postoperativen Lungenfunktion). Habilitationsschrift, Klinikum Charlottenburg der Freien Universität Berlin

Lüllig H, Vogt-Moykopf I (1980) Bronchial-Ca: Chirurgische Therapie. MMW 122: 1255-1259

Lüllig H, Vogt-Moykopf I (1981) Operative Therapie des Bronchialkarzinoms. Dtsch Med Wochenschr 106: 1544-1548

Mann SG (1985) Epidemiology of lung cancer. In: Scarantino CW (ed) Lung cancer. Springer, Berlin Heidelberg New York Tokyo, p 1

Mann SG (1985) Approach to the patient with lung cancer. In: Scarantino CW (ed) Lung cancer. Springer, Berlin Heidelberg New York Tokyo, p 11

Meyer G, Bülzebruck H, Probst G, Vogt-Moykopf I (1987) Chirurgische Therapie von Lungentumoren. In: Frommhold W, Gerhardt P (Hrsg) Klinisch-radiologisches Seminar, Bd 17.: Tumoren der Lunge. Thieme, Stuttgart New York, S 92-109

Pichlmaier H, Sack H, Klein HO (1985) Tumoren des Bronchialsystems und der Lunge. In: Gross R, Schmidt CG (Hrsg) Klinische Onkologie. Thieme, Stuttgart New York, S 30.1-30.36

Siemon G (1985) Physiotherpaie im Rahmen der pneumologischen Intensivmedizin. Prax Klin Pneumol 39: 549-552

Thoma R, Voigtmann R, Magnussen H (1980) Präoperative Diagnostik beim Bronchialkarzinom. Therapiewoche 30: 6737-6740

Thoren L (1954) Postoperative pulmonary complications; observations in their prevention by means of physiotherapy. Acta Chir Scand 107: 193-205

Wilkins EW, Saita S (1983) Surgery for lung cancer: The Massachusetts General Hospital experience. In: Choi NC, Grillo HC (eds) Thoracic oncology. Raven, New York, pp 115-127

Teil C

Anästhesie und Intensivtherapie

11 Pathophysiologie thoraxchirurgischer Eingriffe

U. Finsterer und K. Peter

11.1 Einführung

Patienten befinden sich bei thoraxchirurgischen Eingriffen häufig in Seitenlage unter Allgemeinanästhesie und Lähmung der quergestreiften Muskulatur, und die Brustwand ist eröffnet. Verglichen mit dem Wachzustand und der aufrechten Körperhaltung können alle 4 Aspekte (Seitenlage, Anästhesie, Relaxation und Eröffnung der Pleurahöhle) zu erheblichen Veränderungen der Verteilung von Belüftung und Durchblutung in der Lunge führen. Zusätzlich wird ein Großteil der Lungenoperationen an der stillstehenden oder kollabierten, in Seitenlage oben liegenden Lunge (obere Lunge: OL) durchgeführt, während die in Seitenlage unten liegende Lunge (untere Lunge: UL) weiterhin belüftet wird und während der Zeit der Einlungenbeatmung ausschließlich oder ganz überwiegend den pulmonalen Gaswechsel bewerkstelligen muß. Die Einlungenventilation (ELV) bringt gegenüber der Zweilungenventilation (ZLV) weitere tiefgreifende Veränderungen des Belüftungs-Durchblutungs-(V_A/ Q-)Verhältnisses mit sich.

11.2 Grundsätzliche Bemerkungen zum Belüftungs-Durchblutungs-Verhältnis

Die gesamte Lunge erhält beim Erwachsenen unter Ruhebedingungen eine alveoläre Ventilation (V_A) von etwa 4 l/min und eine Perfusion (Q, entsprechend dem Herzzeitvolumen) von etwa 5 l/min. Das V_A/Q-Verhältnis beträgt also für die ganze Lunge etwa 0,8, und eine Lunge würde dann „ideal" funktionieren (keine alveoloarterielle Sauerstoffdruckdifferenz und kein alveolärer Totraum), wenn auch in jeder einzelnen Alveole dieses V_A/Q-Verhältnis vorläge. Entsprechend dem klassischen Riley-Rahn-Modell (Abb. 11.1) kann das V_A/Q-Verhältnis 2 Extreme annehmen: Null und unendlich (West 1977). Ein V_A/Q-Verhältnis von unendlich (die Alveole wird belüftet, aber nicht durchblutet) und ebenso eine deutliche Unterperfusion von Alveolen im Verhältnis zur Belüftung (V_A/Q ist hoch, aber nicht unendlich) führt zur Ausbildung eines alveolären Totraums. Dieser impliziert eine Hyperkapnie bei konstanter Ventilation oder eine Steigerung des Atemminutenvolumens zur Aufrechterhaltung von

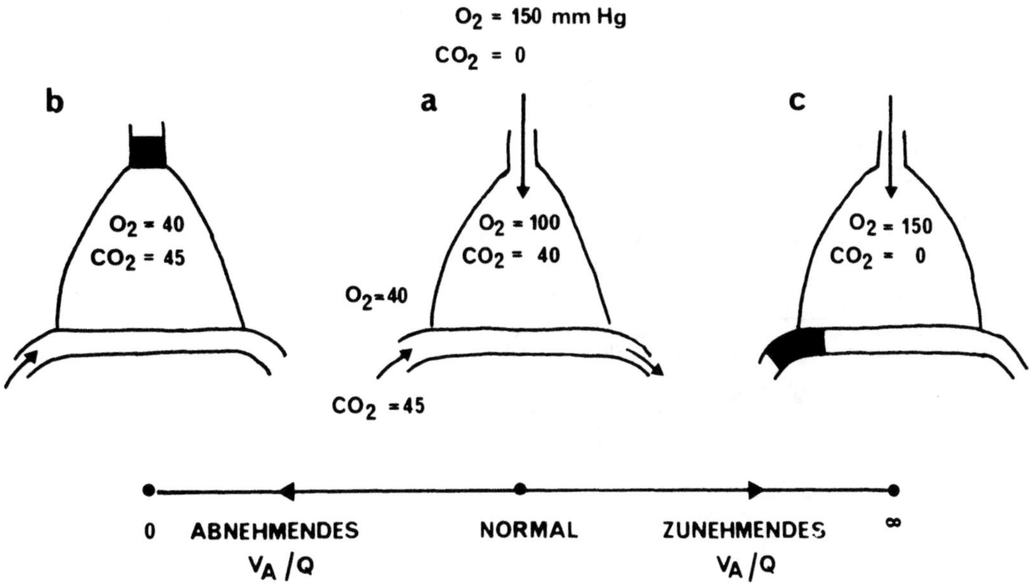

Abb. 11.1 a–c. Das normale Belüftungs-Durchblutungs-Verhältnis und seine Extreme

Normokapnie. Ein V_A/Q-Verhältnis von Null (die Alveole wird nicht belüftet, aber durchblutet) bedeutet „echten" intrapulmonalen Rechts-links-Shunt (im folgenden kurz „Shunt" genannt) mit der Folge der erhöhten alveoloarteriellen Sauerstoffdruckdifferenz ($AaDO_2$). Die gesamte venöse Beimischung, die üblicherweise mit der klassischen Shuntformel ermittelt wird, setzt sich aus 2 Komponenten zusammen: einerseits aus dem echten intrapulmonalen Shunt aus Alveolen mit einem V_A/Q-Verhältnis von Null, andererseits aus venöser Beimischung aus Alveolen, in denen das V_A/Q-Verhältnis zwar nicht Null ist, aber deutlich unter 0,8 liegt („niedriges V_A/Q").

11.3 Verteilung von Durchblutung und Belüftung in der Lunge bei aufrechter Körperhaltung

11.3.1 Verteilung der Durchblutung

Die Kontraktion des rechten Ventrikels vermittelt dem Blut in der Pulmonalarterie kinetische Energie, die beim Höhersteigen der Blutsäule in der Systole über das Niveau der Pulmonalklappe zunehmend verbraucht wird. So nimmt der Druck in der Pulmonalarterie (p_{AP}), gemessen gegen Atmosphäre, pro Zentimeter Lungenhöhe um jeweils 1 cm H_2O ab. In der Lungenspitze kann demnach, insbesondere bei Situationen mit niedrigem Pulmonalarteriendruck, der p_{AP} gegen Null gehen oder sogar negativ werden. Dann übersteigt der Druck in der Alveole (p_A), der bei geöffneter Glottis dem Atmosphärendruck entspricht, den p_{AP}, d. h. die kleinen Pulmonalgefäße sind in dieser Lungenregion kollabiert und es findet keine Perfusion statt (s. Abb. 11.2, Zone 1 nach West 1977). In dieser Zone wäre den obigen Ausführungen entsprechend das V_A/Q-Verhältnis unendlich, und es würde ein alveolärer Totraum vorliegen. Diese Situation kommt beim Gesunden nicht vor. Weiter unten in der Lunge wird der p_{AP}, gemessen gegen Atmosphäre, positiv und übersteigt damit den Alveolardruck. Allerdings ist der Druck in der Pulmonalvene (p_{VP}) immer noch subatmosphärisch, und die Lungendurchblutung in dieser Region ist abhängig von der Druckdifferenz zwischen Arterie und Alveole, er oszilliert somit in Abhängigkeit von Herzaktion und Atemtätigkeit und gehorcht den Gesetzmäßigkeiten des Starling-Resistor-Modells (Zone 2). Schließlich liegt nahe der Lungenbasis der Druck in der Lungenarterie und in der Lungenvene über dem Atmosphärendruck. In dieser Region (Zone 3) ist das Kapillarsystem ständig offen, der Blutfluß ist kontinuierlich und wird von der arteriovenösen Druckdifferenz determiniert.

11.3.2 Verteilung der Belüftung

Die Lunge ist mit elastischen Zugfasern durchsetzt und unter normalen Bedingungen in der Thoraxhöhle ständig ausgedehnt; sie hat somit die Tendenz, sich von der Thoraxwand abzulösen und am Hilus zu kollabieren. Der Druck im Pleuraspalt (p_{pl}) ist an der Lungenspitze am stärksten subatmosphärisch oder am weitesten negativ; an der Lungenbasis ist er am wenigsten subatmosphärisch, da die Lunge hier sozusagen mit ihrem Eigengewicht (ca. 0,25 g/cm Lungenhöhe), auf dem Zwerchfell aufliegt. Die Schwerkraft läßt also den Pleuradruck in aufrechter Körperhaltung von der

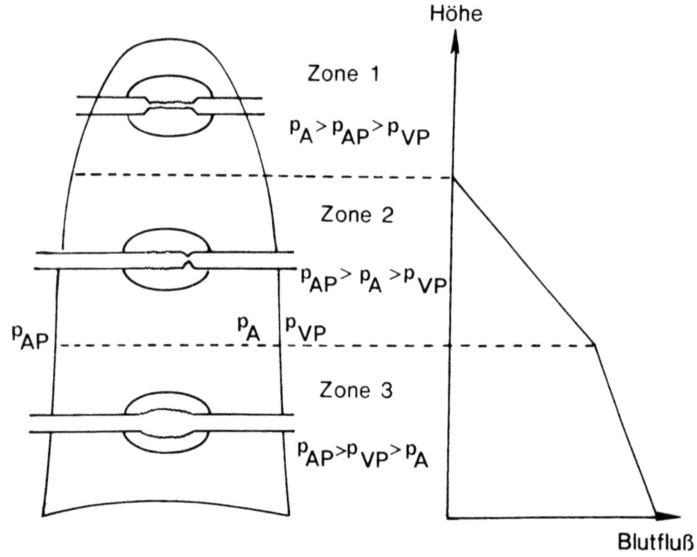

Abb. 11.2. Perfusion der Lungengefäße in Abhängigkeit vom Niveau der Pulmonalklappe

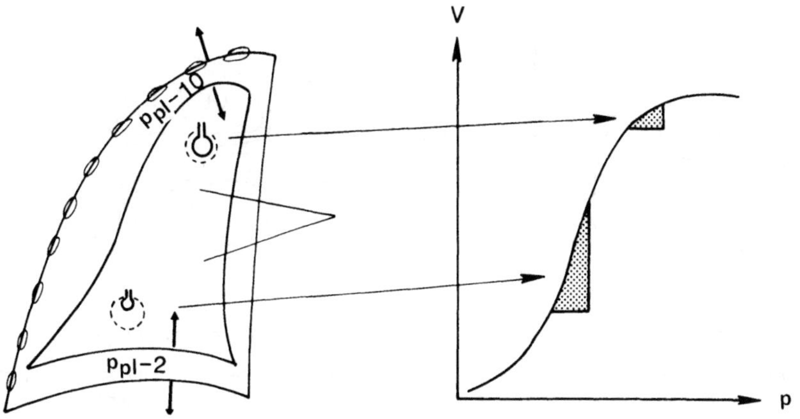

Abb. 11.3. Regionale Unterschiede der Alveolarradien und der Volumendehnbarkeit der Alveolen bei aufrechter Körperhaltung (p_{pl} = Druck im Pleuraspalt). Bei gleicher Änderung des transpulmonalen Drucks (delta P) sind die Volumenänderungen (delta V) an der Lungenbasis größer als in der Lungenspitze

Lungenspitze zur Lungenbasis hin zunehmend weniger subatmosphärisch werden. Da aber der Alveolardruck (p_A) überall in der Lunge gleich ist, nimmt der transpulmonale Druck ($p_{tp} = p_A - p_{pl}$), der dem treibenden Druck zur Entfaltung der Alveolen entspricht, von der Spitze zur Basis hin zunehmend ab. Das heißt, daß die Alveolen an der Lungenbasis komprimiert und damit deutlich kleiner sind als diejenigen in der Lungenspitze (etwa Faktor 4). Bezogen auf die Druck-Volumen-(p/V-)Kurve der normalen Lunge (s. Abb. 11.3) bedeutet dies, daß sich die kleinen Alveolen in den abhängigen Lungenbezirken auf dem mittleren, steilen Stück der Compliancekurve befinden, d. h. pro Einheit Druckänderung wird eine relativ große Volumenänderung erfolgen. Die gedehnten Alveolen in der Lungenspitze aber liegen auf dem obersten flachen Stück der sigmoiden p/V-Kurve, d. h. pro Einheit Änderung des p_{tp} erfolgt hier nur noch eine geringe Volumenänderung. Die abhängigen Alveolen haben also eine sehr gute Volumendehnbarkeit und erhalten somit den Löwenanteil eines normalen Atemzugs, die Alveolen in der Lungenspitze haben eine geringe Volumendehnbarkeit und werden bei Ruheatmung kaum ventiliert.

So nimmt sowohl die Durchblutung als auch die Belüftung der Lunge von oben nach unten zu; insgesamt sind beide beim gesunden spontan Atmenden trotz ihrer erheblichen gravitationsbedingten regionalen Unterschiede so gut aneinander angepaßt, daß nur minimale Abweichungen des V_A/Q-Verhältnisses vom Idealwert auftreten, die zu keinem meßbaren alveolären Totraum und nur zu einer $AaDO_2$ von 5-10 mmHg bei Luftatmung führen.

11.4 V_A/Q-Verhältnis in Seitenlage im Wachzustand

Die Schwerkraft verursacht sowohl in aufrechter Körperhaltung als auch in Seitenlage einen vertikalen Gradienten in der Verteilung des pulmonalen Blutflusses. Somit ist die Durchblutung der UL größer als die der OL. Liegt die rechte Lunge oben, so beträgt ihre Durchblutung nur etwa 45% des Herzzeitvolumens (HZV) gegenüber 55% bei aufrechter Körperhaltung oder Rückenlage. Liegt die linke Lunge oben, so beträgt deren Durchblutung nur etwa 35 statt normalerweise 45%. Im Mittel ergibt sich also in Seitenlage ein Verhältnis der Durchblutung von OL und UL von 40:60% des HZV (Benumof 1986).

Die Schwerkraft bewirkt in Seitenlage auch weiterhin einen vertikalen Gradienten des Pleuradrucks, d. h. die Alveolen sind in der UL kleiner, und die Ventilation ist erhöht im Verhältnis zur OL (Abb. 11.4). Zudem wird in Seitenlage die Kuppel des unten liegenden Zwerchfells durch den Druck der Baucheingeweide weiter nach kranial in den Thorax hinaufgedrückt als die des oberen Zwerchfells. Das untere Zwerchfell ist demnach in Exspiration stärker vorgedehnt und kann sich bei aktiver Inspiration stärker und effektiver kontrahieren als das obere (Froese u. Bryan 1974). Somit wird in Seitenlage bei spontaner Atmung die UL besser ventiliert als die OL. Da die Durchblutung in dieser Lage aufgrund der Schwerkraft ebenfalls präferentiell zur UL geht, ist insgesamt das V_A/Q-Verhältnis nicht wesentlich gestört, wenn der spontan Atmende die Seitenlage einnimmt.

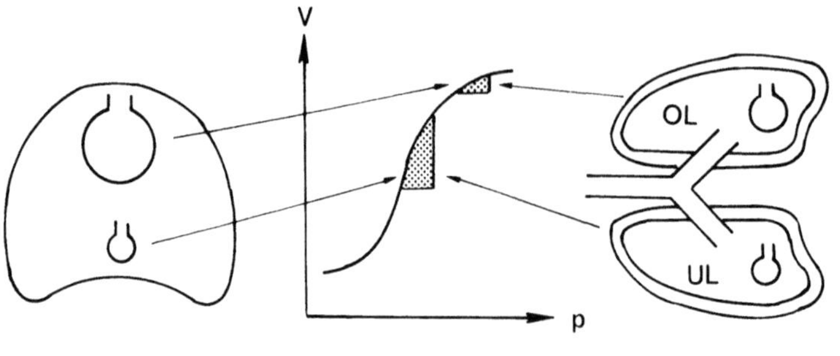

Abb. 11.4. Regionale Unterschiede der Alveolarradien und der Volumendehnbarkeit der Alveolen bei Spontanatmung in aufrechter Körperhaltung und in Seitenlage. *OL* Obere Lunge, *UL* Untere Lunge

11.5 V_A/Q-Verhältnis in Seitenlage mit Allgemeinanästhesie, Relaxation und Eröffnung der Pleurahöhle

Verglichen mit dem Wachzustand wird unter Anästhesie die Verteilung der Lungendurchblutung in Seitenlage nicht wesentlich geändert, es treten aber entscheidende Veränderungen in der Verteilung der Ventilation ein. Denn unter Allgemeinanästhesie und maschineller Beatmung erfolgt im Gegensatz zum Wachzustand mit Spontanatmung (s. oben) eine präferentielle Belüftung der OL. So fanden Larsson et al. (1987) am narkotisierten Patienten beim Übergang von Rücken- zu Seitenlage und vor Eröffnung des Thorax eine Abnahme des intrapulmonalen Gasvolumens bei Atemruhelage (funktionelle Residualkapazität: FRC) in der UL um 8% und eine Zunahme der FRC in der OL um 75%. Die Volumendehnbarkeit (Compliance) von Lunge und Thorax nahm in der UL von 29 auf 23 ml/cm H_2O ab und in der OL von 24 auf 30 ml/cm H_2O zu. Gleichzeitig erhielt die UL statt 53% des Atemzugvolumens in Rückenlage nur noch 44% in Seitenlage. Bei Atemruhelage war also in Seitenlage gegenüber Rückenlage die UL etwas kleiner und weniger dehnbar und die OL deutlich größer und besser dehnbar geworden; damit erhielt zwangsläufig (bei maschineller Beatmung) die OL den größeren Anteil an der Ventilation. Die Eröffnung der Pleura führte zu einer weiteren Abnahme der FRC und der Compliance in der UL, während die Veränderungen dieser Werte in der OL aus technischen Gründen nicht gemessen werden konnten.

Zu ähnlichen Ergebnissen kamen Klingstedt et al. (1985). Sie fanden, daß am narkotisierten Patienten in Seitenlage und mit intakter Thoraxwand die Compliance des unteren Hemithorax nur etwa ⅔ des Wertes für den oberen Hemithorax betrug, und daß die OL 60% der Ventilation erhielt. Aus diesen Befunden darf man schließen, daß in Seitenlage, Anästhesie und Relaxation die UL ein reduziertes Gasvolumen beinhaltet und eine deutlich schlechtere Volumendehnbarkeit hat als die OL. Die Compliancekurve beider Hemithoraces ist also in Seitenlage und Anästhesie deutlich unterschiedlich, wobei die des unteren Hemithorax abgeflacht ist und die des oberen etwas steiler verläuft (s. Abb. 11.5). Diese Unterschiede von Compliance, FRC und Ventilation zwischen OL und UL in Seitenlage und Narkose dürften mehrere Ursachen haben. Auf jeden Fall wird das Gewicht der Baucheingeweide im besonderen Maße das untere Zwerchfell in Narkose stärker nach kranial dehnen (Froese u. Bryan 1974). Dieses stärker vorgedehnte untere Zwerchfell bringt jedoch beim relaxierten Patienten keine Vorteile mehr, da es sich nicht aktiv kontrahieren kann. In Narkose und Seitenlage, und besonders nach Eröffnung der Pleurahöhle, drückt offenbar das Mediastinum vermehrt auf die UL, verhindert somit ihre Expansion und vermindert hier das intrapulmonale Gasvolumen (Larsson et al. 1987). Gleichzeitig kann durch eine ungünstige chirurgische Lagerung die Exkursionsfähigkeit der UL weiter eingeschränkt werden.

Beim narkotisierten Patienten in Seitenlage und geschlossenem Thorax, gleichgültig, ob er relaxiert ist oder nicht, ist die OL gut ventiliert und schlecht durchblutet und die UL schlecht ventiliert und gut durchblutet, was zu einer größeren Inhomogenität des V_A/Q-Verhältnisses und zu einer erhöhten $AaDO_2$ gegenüber dem Wachzustand führen muß. Die Eröffnung der Pleura kann insofern das V_A/Q-Mißverhältnis noch weiter akzentuieren, da die OL nun nicht mehr durch die Thoraxwand zurückgehalten wird, sich also relativ frei entfalten kann und weiter überventiliert (und unterperfundiert) wird. Allerdings kann diesem Mechanismus temporär und in unvorhersehbarer Weise durch chirurgische Manipulation und Kompression entgegengewirkt werden.

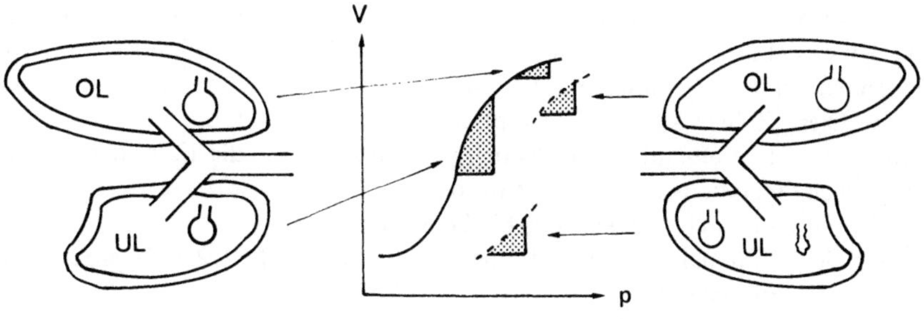

Abb. 11.5. Änderung der Compliance von unterem und oberem Hemithorax in Seitenlage beim Übergang vom Wachzustand mit Spontanatmung auf Anästhesie, Relaxation und künstliche Beatmung

Im Gegensatz zu früheren Untersuchungen scheint inzwischen festzustehen, daß die Eröffnung der Pleura zu keinen tiefgreifenden Veränderungen der Makrohämodynamik führt, d. h. HZV und arterieller Mitteldruck zeigen keine typischen Veränderungen (Werner et al. 1984).

Die Pathophysiologie des V_A/Q-Mißverhältnisses in Seitenlage bei Anästhesie und Relaxation und ein wirkungsvolles therapeutisches Konzept wurden in sehr eleganter Weise von Hedenstierna et al. (1984) dargestellt. Die Autoren fanden, daß bei intermittierend positiver Druckbeatmung in Seitenlage (Anästhesie, Relaxation, geschlossener Thorax) die OL 66% der Ventilation, aber nur 43% der Perfusion erhielt, und umgekehrt die UL 34% der Ventilation und 57% der Perfusion. Bei einer inspiratorischen Sauerstoffkonzentration von 30% ($FiO_2=0{,}3$) betrug die $AaDO_2$ 83 mmHg und der Partialdruck des Sauerstoffs im arteriellen Blut (p_aO_2) 94 mmHg. Wurden nun die Lungen der Patienten mit 2 synchronisierten Respiratoren seitengetrennt beatmet, so daß beide Lungen jeweils 50% der Ventilation erhielten („differentielle Ventilation"), und wurde in der UL zusätzlich ein positiv-endexspiratorischer Druck von 8 cm H_2O aufrecht erhalten („selektiver PEEP"), so betrug auch die Perfusion beider Lungen jeweils 50%. Gleichzeitig wurde die $AaDO_2$ gegenüber der Situation mit konventioneller Narkosebeatmung auf die Hälfte reduziert und lag damit nahezu im physiologischen Bereich. Klingstedt et al. (1985) aus der gleichen Arbeitsgruppe zeigten, daß bei der differentiellen Ventilation beider Lungen mit selektivem PEEP der UL auch die Compliance beider Lungen nahezu gleiche und insgesamt günstige Werte erreichte. Differentielle Ventilation hebt zwangsläufig die Unterschiede der Ventilation zwischen OL und UL in Seitenlage und Narkose auf. Der selektive PEEP in der UL, der natürlich exakt dosiert werden muß, erhöht offenbar die FRC der UL und die Compliance des unteren Hemithorax und drosselt, vermutlich durch regionale Erhöhung des Gefäßwiderstandes in der UL, die Perfusion der UL zugunsten der der OL auf ein adäquates Niveau. Das Konzept der differentiellen Ventilation mit selektivem PEEP ist für die klinische Routine in der Thoraxchirurgie zu aufwendig, hat aber in anschaulicher Weise das pathophysiologische Konzept der V_A/Q-Störungen in Seitenlage und Narkose bestätigt.

11.6 Pathophysiologie der Einlungenventilation

11.6.1 Vergleich von Ein- und Zweilungenventilation

Bei der ELV ist die Belüftung der OL aufgehoben, und die gesamte Durchblutung dieser nichtbelüfteten Lunge ist Shuntdurchblutung (V_A/Q-Verhältnis von Null). Dieser nun auftretende Shunt addiert sich zu jeder Form von venöser Beimischung, die in der UL a priori vorlag oder neu entsteht, hinzu. Das heißt, die ELV erzeugt zwangsläufig einen zusätzlichen intrapulmonalen Rechts-links-Shunt in der OL, der während der ZLV nicht existieren würde. So wird mit Beginn der ELV bei gleicher inspiratorischer Sauerstoffkonzentration (FiO_2) und gleicher hämodynamischer Situation gegenüber der ZLV eine deutliche Abnahme des p_aO_2 bzw. eine Zunahme der $AaDO_2$ erfolgen, verursacht durch die Shuntzunahme in der OL (Benumof 1985). So fanden z. B. Benumof et al. (1987) bei einer Gruppe von Patienten, die sich unter Halothannarkose lungenchirurgischen Eingriffen unterziehen mußten, beim Übergang von ZLV auf ELV und Beatmung mit reinem Sauerstoff ($FiO_2 = 1{,}0$) einen Abfall des p_aO_2 von im Mittel 484 auf 116 mm Hg und eine Zunahme der gesamten venösen Beimischung von 14 auf 44% des HZV. Diese Zahlen sind absolut typisch für die beschriebene Situation und können täglich im thoraxchirurgischen Operationssaal überprüft werden.

Obwohl also durch ELV eine erhebliche Beeinträchtigung des pulmonalen Sauerstofftransports entsteht, ist die CO_2-Elimination in aller Regel ungestört. Das Blut, das nicht belüftete Alveolen durchströmt, kann zwar weder Sauerstoff aufnehmen, noch CO_2 abgeben. Da aber bei korrekt durchgeführter ELV die UL das gesamte Atemminutenvolumen erhält, das vorher bei ZLV zur Belüftung beider Lungen appliziert wurde, sind die Alveolen der UL relativ überventiliert und können somit entsprechend der etwa verdoppelten alveolären Ventilation auch etwa die doppelte Menge an CO_2 pro Zeiteinheit eliminieren. Gleichzeitig kann die UL ihre Sauerstoffaufnahme pro Zeiteinheit, dargestellt als Produkt von Durchblutung der UL, Hämoglobingehalt des Blutes, arteriovenöser Sättigungsdifferenz des Hämoglobins und Hüfner-Zahl (1,34 ml O_2/g Hämoglobin), aber nicht proportional zur CO_2-Elimination erhöhen. Dies hängt u. a. mit dem flachen Verlauf der Sauerstoffdissoziationskurve des Hämoglobins bei Sättigungswerten zwischen etwa 85 und 100% und mit der relativ geringen physikalischen Löslichkeit von Sauerstoff in Vollblut zusammen. Demnach kann bei ELV die untere, relativ überventilierte Lungenhälfte zwar genug CO_2 eliminieren, aber nicht genug Sauerstoff aufnehmen, um den Funktionsausfall der OL zu kompensieren.

11.6.2 Durchblutungsverteilung während ELV

Die ELV führt also aufgrund des neu entstehenden Shuntflusses in der OL zu einer beträchtlichen Zunahme der $AaDO_2$, die auch bei Beatmung mit reinem Sauerstoff gelegentlich eine lebensbedrohliche Hypoxämie hervorrufen kann. Die Hauptursache dieser erhöhten $AaDO_2$ ist die fortbestehende Durchblutung der oberen, nicht ventilierten und häufig auch komplett atelektatischen Lunge. In der klinischen Praxis überrascht immer wieder die große interindividuelle Variabilität der $AaDO_2$ bei ELV, die im Einzelfall nicht vorhergesehen werden kann. Dies hängt mit der Vielfalt der Faktoren zusammen, die bei ELV die Perfusion der OL modifizieren können. Wichtige Faktoren, die, abgesehen von der Schwerkraft, die Perfusion der atelektatischen OL bestimmen sind:

- das Ausmaß der aktiven Vasokonstriktion in der hypoxischen Lunge (hypoxische pulmonale Vasokonstriktion),
- das Ausmaß der chirurgischen Kompression und Manipulation der OL,
- die präoperative und intraoperative Situation der UL,
- die Form der künstlichen Beatmung der UL.

11.6.2.1 Hypoxische pulmonale Vasokonstriktion

Unter hypoxischer pulmonaler Vasokonstriktion (HPV), die erstmals von Euler u. Liljestrand (1946) beschrieben wurde, versteht man das Phänomen, daß das pulmonale Gefäßbett auf alveoläre Hypoxie mit Vasokonstriktion reagiert. Wenn sich die ganze Lunge unter Hypoxiebedingungen befindet (Atmung in großer Höhe, Atmung von sauerstoffarmen Gasgemischen), so resultieren daraus eine Zunahme des pulmonalen Gefäßwiderstandes und eine pulmonale Hypertension. Kommt es aber nur zur regionalen Hypoxie in bestimmten Lungenarealen, so wird in diesen die Perfusion gedrosselt, ein Teil des Blutflusses zu diesen Arealen wird also zu besser belüfteten Lungenbezirken umgelenkt. Somit stellt die regionale HPV einen sehr sinnreichen Kompensationsmechanismus dar, mit dessen Hilfe bei regionaler Hypoxie V_A/Q-Störungen minimiert werden und Hypoxämie durch venöse Beimischung nach Möglichkeit verhindert wird.

Die Abb. 11.6 zeigt p_aO_2-Werte, die erwartet werden dürfen, wenn ein unterschiedlich großes Areal der Lunge hypoxisch gemacht wird und eine maximal effektive HPV bzw. keine HPV erfolgt (Benumof 1985). Wenn weniger als 20% des Lungengewebes hypoxisch sind, macht es keinen großen Unterschied, ob HPV erfolgt oder nicht. Die arterielle Oxygenierung ist bei Atmung von reinem Sauerstoff in beiden Fällen sehr gut (p_aO_2 um 500 mm Hg). Wenn der überwiegende Teil der Lunge hypoxisch ist (etwa 80%), macht es ebenfalls keinen wesentlichen Unterschied, ob HPV erfolgt oder nicht, da eine nennenswerte Umverteilung des Blutes vom hypoxischen zum normoxischen Kompartiment nicht erfolgen kann (p_aO_2 um 50 mm Hg). Die Abb. 11.6 zeigt aber, daß im Bereich eines hypoxischen Lungenareals von 40-60% der Gesamtlunge, wie es bei ELV vorliegt, der Effekt der HPV am größten ist. Bei 50% hypoxischem Lungengewebe und $FiO_2 = 1{,}0$ beträgt p_aO_2 bei maximaler HPV etwa 180 mm Hg, was ein guter und sicherer Wert ist. Ist in dieser Situation aber die HPV völlig aufgehoben, so beträgt p_aO_2 nur etwa 80 mm Hg. Dieser Wert ist marginal, und in dieser Situation kann eine nur minimale weitere Zunahme des Shunts lebensbedrohlich sein. Es konnte kürzlich gezeigt werden, daß auch der Mechanismus der gedrosselten Durchblutung in atelektatischen Lungenlappen ausschließlich auf HPV beruht, ganz gleich, ob

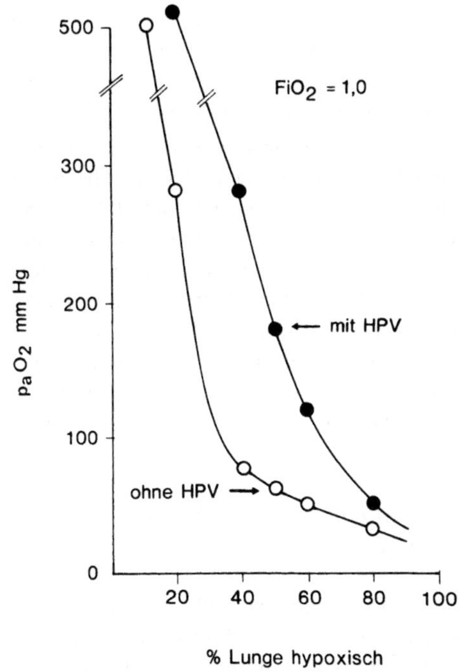

Abb. 11.6. p_aO_2-Werte, die bei Ventilation mit reinem Sauerstoff ($FiO_2 = 1,0$) in Abhängigkeit von der Größe des hypoxischen Lungenareals erwartet werden dürfen, wenn die hypoxische pulmonale Vasokonstriktion maximal effektiv ist *(mit HPV)* bzw. völlig aufgehoben ist *(ohne HPV)*. (Nach Benumof 1985)

der Thorax offen oder geschlossen ist oder ob die Ventilation der restlichen Lunge spontan oder kontrolliert erfolgt. So konnten Glasser et al. (1983) und Domino et al. (1984) zeigen, daß beim Hund mit offenem Thorax sowohl einseitige Atelektase als auch einseitige Beatmung mit einem hypoxischen Gasgemisch (4% O_2, 3% CO_2, 93% N_2) zu gleichen Veränderungen der Lungendurchblutung und des pulmonalen Gaswechsels führte.

HPV spielt unter den Bedingungen der ELV nicht nur in der OL die entscheidende Rolle, sondern ihre Effekte müssen auch bei unbelüfteten oder minderbelüfteten Bezirken in der UL berücksichtigt werden (s. Abb. 11.7). Jeder Faktor, der bei ELV sowohl in der atelektatischen OL als auch in minderbelüfteten Bezirken in der UL die HPV beeinträchtigt oder aufhebt, wird demnach die pulmonale Sauerstoffaufnahme verhängnisvoll verschlechtern.

Klinische Situationen, die zur Vasodilatation hypoxisch konstringierter Lungengefäße Anlaß geben können, sind z. B. die Anwendung bestimmter Inhalationsanästhetika in hoher Dosierung, die Therapie mit Vasodilatanzien oder eine Hypokapnie. Es ist unbestritten, daß sowohl in vitro als auch in vivo die Inhalationsanästhetika Isofluran, Halothan und Lachgas dosisabhängig die HPV aufheben können, während alle bisher untersuchten injizierbaren Anästhetika, wie Barbiturate, Opiode oder Benzodiazepine, die HPV nicht hemmen (Benumof 1985). Der Effekt der genannten Inhalationsanästhetika auf die HPV ist allerdings in der klinischen Praxis und bei der üblichen Dosierung so gering, daß gegen ihre Anwendung bei ELV keine Einwände bestehen. Domino et al. (1986) konnten zeigen, daß beim Hund die Anwendung von 1 Vol% Isofluran die maximale HPV nur um etwa 20% reduziert. Benumof (1986) legte dar, daß bei ELV die maximale HPV zur Reduktion der Durchblutung der OL um etwa 50% führt. Das heißt, daß statt der mittleren Durchblutungsverteilung in Seitenlage zwischen OL und UL von 40:60% des HZV, wie sie oben erwähnt wurde, bei ELV und maximaler HPV die OL nur noch mit 20% des HPV und die UL nun mit 80% des HZV perfundiert wird. Wird bei Anwendung von 1 Vol% Isofluran die maximale HPV der OL um 20% reduziert, was einer Durchblutungsminderung gegenüber der Situation ohne HPV um 40 statt 50% entspricht, so enthält die OL theoretisch statt 20% nun $20 + 0,2 \cdot 20 = 24\%$ des HPV, und die resultierende

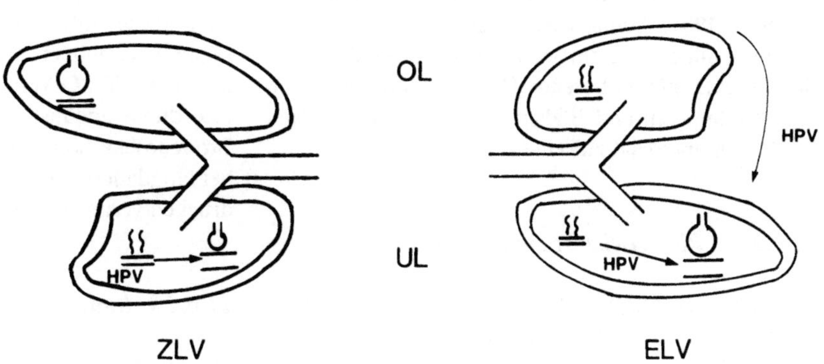

Abb. 11.7. Vergleich von Zwei-*(ZLV)* bzw. Einlungenventilation *(ELV)* in Seitenlage. Hypoxische pulmonale Vasokonstriktion *(HPV)* führt zur Umverteilung der Durchblutung von hypoxischen zu normoxischen Lungenarealen

Shuntzunahme um 4% vom HZV ist klinisch nicht relevant. So fanden Benumof et al. (1987) bei lungenchirurgischen Eingriffen auch nur minimale und klinisch nicht bedeutsame Zunahmen von p_aO_2 bzw. Abnahmen des Shunts, wenn die Anwendung von Halothan bzw. Isofluran während ELV durch eine intravenöse Anästhesie ersetzt wurde. In dieser Studie diente wohlgemerkt jeder untersuchte Patient als seine eigene Kontrolle, d. h. während des lungenchirurgischen Eingriffs unter ELV wurde von einer Inhalationsanästhesie auf eine intravenöse Narkose übergewechselt,

Alle systemischen Vasodilatatoren hemmen offenbar die HPV. Gesichert ist dies für Natriumnitroprussid, Nitroglycerin, Isoproterenol sowie einige Kalziumantagonisten und β_2-Mimetika, wie Ritodrin und Salbutamol. Die Anwendung dieser Substanzen bei ELV muß also mit großer Zurückhaltung erfolgen.

Das pulmonale Gefäßbett ist nur relativ schwach mit glatter Muskulatur ausgestattet, und auch hypoxisch konstringierte Gefäße können durch erhöhte transmurale Drücke über 16-18 mm Hg passiv gedehnt werden. So ist also auch der intravaskuläre Druck eine wichtige Determinante der Effektivität der HPV. Klinische Situationen mit Erhöhung des Pulmonalarteriendrucks, wie Mitralstenose, Erhöhung des linken Vorhofdrucks durch Überinfusion, die systemische Anwendung von Vasopressoren oder eine Lungenembolie, können demnach mit der HPV in hypoxischen Lungenarealen interferieren.

Aufgrund von tierexperimentellen Befunden war bis vor kurzem vermutet worden, daß am Beginn der ELV ein mehrmaliges Kollabieren der Lunge mit zwischengeschalteten kurzen Phasen der Wiederaufblähung auf Normoxie oder Hyperoxie zu einer Steigerung der HPV führen könnte (Pirlo et al. 1981). Kürzlich wurde jedoch am anästhesierten Patienten mit geschlossenem Thorax und seitengetrennter Beatmung der Lunge mit 100% O_2 bzw. 5% O_2 in 95% Stickstoff gezeigt, daß bereits bei der ersten hypoxischen Beatmungsphase die HPV in der hypoxischen Lunge maximal war (Bindslev et al. 1985). Somit scheint auch in der klinischen Situation mit eröffnetem Thorax und Manipulation an der OL eine intermittierende Hypoxie durch mehrmaliges Kollabieren und Blähen der OL am Beginn der ELV nicht angezeigt zu sein.

11.6.2.2 Chirurgische Manipulation

Wir haben dargelegt, daß die HPV entscheidend für die Reduktion des Blutflusses in der atelektatischen OL bei ELV verantwortlich ist. Dabei darf jedoch nicht übersehen werden, daß eine direkte Kompression der Lungengefäße durch den Operateur oder eine Knickung oder Verdrehung der großen Lungengefäße in bestimmten chirurgischen Situationen temporär und unvorhersehbar die Durchblutung der OL vermindern kann, was für den pulmonalen Sauerstofftransport eher von Vorteil wäre. Andererseits gibt es Anhaltspunkte dafür, daß eine starke Gewebetraumatisierung an der OL die Effektivität der HPV herabsetzt. So verglichen Andersen u. Benumof (1981) bei lungenchirurgischen Patienten Shunt und p_aO_2 während einer Phase mit ELV vor Eröffnung der Pleura mit einer Phase mit ELV nach Eröffnung der Pleura und chirurgischer Manipulation an der OL. Sie fanden eine signifikante Zunahme des Shunts bzw. eine Abnahme von p_aO_2 bei Manipulation an der OL.

11.6.2.3 Prä- und intraoperative Situation der unteren Lunge

Eine maximale Effektivität der HPV bei ELV führt, wie erwähnt, zur etwa 50%igen Reduktion der Perfusion der OL, d. h. die Durchblutung der OL geht von 40% des HZV ohne HPV auf etwa 20% des HZV bei maximaler HPV zurück, und die Differenz der Perfusion von 20% des HZV dient der vermehrten Durchblutung der UL. Eine Voraussetzung für diese Umverteilung ist aber, daß der pulmonale Gefäßwiderstand in der UL niedrig genug ist, um diesen umverteilten Blutfluß auch tatsächlich aufnehmen zu können. Wird also beispielsweise die UL mit einer relativ zu niedrigen Sauerstoffkonzentration beatmet (alveoläre Hypoxie) oder befinden sich in ihr schon präoperativ vorhandene oder intraoperativ entstandene hypoxische oder atelektatische Bezirke, so wird eine maximale HPV der atelektatischen OL in Frage gestellt, ganz abgesehen davon, daß sich die Shunts in der UL zu dem Shuntfluß aus der atelektatischen OL hinzuaddieren (s. oben). Atelektatische Bezirke in der UL können intraoperativ z. B. durch Druck des Mediastinums oder als sog. Absorptionsatelektasen bei Atmung von reinem Sauerstoff entstehen. Absorptionsatelektasen können bei hohem FiO_2 in Arealen der UL mit primär niedrigem V_A/Q-Verhältnis entstehen. Letzteres kann u. a. durch ungünstige operative Lagerung, vermehrte Bronchosekretion oder durch ein interstitielles Ödem bei langdauernder Seitenlage und hohen Linksvorhofdrücken verursacht sein.

11.6.2.4 Künstliche Beatmung der UL

Der Druck in der Alveole wird in jedem Fall bis zu einem gewissen Grad auf die Lungengefäße übertragen. Werden nun im Rahmen der ELV entweder durch hohe Atemhübe oder durch die Applikation von zu hohem PEEP hohe alveoläre Mitteldrücke erzeugt, so kann, sozusagen durch Kompression der Lungengefäße von den Alveolen aus, der Gefäßwiderstand in der UL so stark steigen, daß die gewünschte Umverteilung der Durchblutung (s. oben) von der atelektatischen OL zur normoxischen oder hyperoxischen UL nicht stattfinden kann (Benumof 1982). Eine Beatmung der UL mit PEEP verbietet sich also in aller Regel.

Es sei abschließend noch darauf hingewiesen, daß im Tierexperiment sowohl das Einlegen und Aufblasen eines nichtokklusiven Ballonkatheters in die Arterie der OL (Alfery et al. 1981) als auch die Infusion von Prostaglandin F_2-α in die Arterie der atelektatischen OL (Scherer et al. 1985) bei ELV zu deutlichen Besserungen des pulmonalen Sauerstofftransports führten. Diese komplizierten Verfahren dürften jedoch in der klinischen Routine nicht anwendbar und in der Regel auch entbehrlich sein.

11.7 Schlußbemerkung

Zusammenfassend kann festgestellt werden:

- Die arterielle Oxygenierung ist schon bei ZLV beim anästhesierten und relaxierten Patienten in Seitenlage mit eröffnetem Thorax deutlich kompromittiert. Dies wird durch ein Mißverhältnis von Belüftung und Durchblutung verursacht, wobei die OL relativ gut belüftet und schlecht durchblutet, die UL dagegen gut durchblutet, aber relativ schlecht belüftet wird.
- Bei ELV wird der pulmonale Sauerstofftransport gegenüber der gleichen Situation mit ZLV nochmals deutlich verschlechtert, da die gesamte Durchblutung der atelektatischen OL Shuntdurchblutung wird.
- Nur eine maximal effektive hypoxische pulmonale Vasokonstriktion der OL garantiert bei ELV eine akzeptable Oxygenierung des Patienten. Alle Faktoren, die bei ELV mit der hypoxischen pulmonalen Vasokonstriktion in der OL interferieren, müssen sorgfältig beachtet und nach Möglichkeit vermieden werden.

Literatur

Alfery DD, Benumof JL, Trousdale FR (1981) Improving oxygenation during one-lung ventilation in dogs: the effects of positive end-expiratory pressure and blood flow restriction to the nonventilated lung. Anesthesiology 55: 381-385

Andersen HW, Benumof JL (1981) Intrapulmonary shunting during one-lung ventilation and surgical manipulation. Anesthesiology 55: A 377

Benumof JL (1982) One-lung ventilation: which lung should be PEEPed? Anesthesiology 56: 161-163

Benumof JL (1985) One-lung ventilation and hypoxic pulmonary vasoconstriction: implications for anesthetic management. Anesth Analg 64: 821-833

Benumof JL (1986) Isoflurane anesthesia and arterial oxygenation during one-lung ventilation. Anesthesiology 64: 419-422

Benumof JL, Augustine SD, Gibbons JA (1987) Halothane and isoflurane only slightly impair arterial oxygenation during one-lung ventilation in patients undergoing thoracotomy. Anesthesiology 67: 910-915

Bindslev L, Jolin A, Hedenstierna G, Baehrendtz S, Santesson J (1985) Hypoxic pulmonary vasoconstriction in the human lung: effect of repeated hypoxic challenges during anesthesia. Anesthesiology 62: 621-625

Domino KB, Chen L, Alexander CM, Williams JJ, Marshall C, Marshall BE (1984) Time course and responses of sustained hypoxic pulmonary vasoconstriction in the dog. Anesthesiology 60: 562-566

Domino KB, Borowec L, Alexander CM, Williams JJ, Chen L, Marshall C, Marshall BE (1986) Influence of isoflurane on hypoxic pulmonary vasoconstriction in dogs. Anesthesiology 64: 423-429

Euler US von, Liljestrand G (1946) Observations on the pulmonary arterial blood pressure in the cat. Acta Physiol Scand 12: 301-320

Froese AB, Bryan AC (1974) Effects of anesthesia and paralysis on diaphragmatic mechanics in man. Anesthesiology 41: 242-255

Glasser SA, Domino KB, Lindgren L, Parcella P, Marshall C, Marshall BE (1983) Pulmonary blood pressure and flow during atelectasis in the dog. Anesthesiology 58: 225-231

Hedenstierna G, Baehrendtz S, Klingstedt C, Santesson J, Söderborg B, Dahlborn M, Bidslev L (1984) Ventilation and perfusion of each lung during differential ventilation with selective PEEP. Anesthesiology 61: 369-376

Klingstedt C, Baehrendtz S, Bindslev L, Hedenstierna G (1985) Lung and chest wall mechanics during differential ventilation with selective PEEP. Acta Anaesthesiol Scand 29: 716-721

Larsson A, Malmkvist G, Werner O (1987) Variations in lung volume and compliance during pulmonary surgery. Br J Anaesth 59: 585-591

Pirlo AF, Benumof JL, Trousdale FR (1981) Potentiation of lobar hypoxic pulmonary vasoconstriction by intermittent hypoxia in dogs. Anesthesiology 55: 226-230

Scherer RW, Vigfusson G, Hultsch E, Aken H van, Lawin P (1985) Prostaglandin F_{2alpha} improves oxygen tension and reduces venous admixture during one-lung ventilation in anesthetized paralyzed dogs. Anesthesiology 62: 23-28

Werner O, Malmkvist G, Beckman A, Stahle S, Nordström L (1984) Gas exchange and haemodynamics during thoracotomy. Br J Anaesth 56: 1343-1349

West JB (1977) Ventilation/blood flow and gas exchange. Blackwell, Oxford London Edinburgh

12 Besonderheiten der Anästhesie beim intrathorakalen Eingriff

J. Groh, H. J. Dieterich und K. Peter

Die Verfeinerung der anästhesiologischen Methoden zur perioperativen Betreuung thoraxchirurgischer Patienten auf der Grundlage eines detaillierten Verständnisses der Physiologie und Pathophysiologie hat wesentlich zu einer Erweiterung des operativen Spektrums sowie zur Verbesserung der Behandlungsergebnisse beigetragen. Hauptfaktoren sind dabei eine optimale Vorbehandlung, subtile Monitoring- und Beatmungsmöglichkeiten während der Operation, ein erweitertes Angebot an intra- und postoperativen Analgesieverfahren sowie die Fortschritte in der postoperativen Intensivbehandlung.

12.1 Präoperative Diagnostik und Therapie

Eine präoperative Diagnostik vor thorakalen Eingriffen dient der Abklärung der Operabilität im Hinblick auf den geplanten Eingriff sowie der Möglichkeiten, durch eine gezielte präoperative Therapie die Erfolgschancen der Operation zu verbessern. Neben globalen Lungenfunktionstests sind besonders Untersuchungen zur regionalen Ventilation und Perfusion für die Abschätzung der Auswirkung von Parenchymresektionen hilfreich. Thoraxchirurgische Patienten sind darüber hinaus häufig durch extrapulmonale Manifestationen ihres Lungenleidens sowie kardiovaskuläre Begleiterkrankungen beeinträchtigt, deren exakte präoperative Erfassung und Behandlung den perioperativen Verlauf wesentlich verbessern können. Neben EKG, Echokardiographie und Thalliumszintigraphie in Ruhe und unter Belastung sind nicht selten invasive Verfahren zur Druckmessung im großen und kleinen Kreislauf sowie eine Koronarangiographie indiziert.

Therapeutische Maßnahmen zur Optimierung der pulmonalen Reserve umfassen die Einstellung des Zigarettenkonsums, die Therapie pulmonaler Infektionen, die Sekretolyse, die Bronchialtoilette sowie die medikamentöse Vorbereitung von Patienten mit chronisch obstruktiver Lungenerkrankung (COPD) durch β_2-Sympathomimetika, Theophyllin und Kortikoide. Bei allergischem Asthma kann Dinatrium-Cromoglycat zur Reduktion von Häufigkeit und Schwere der Anfälle beitragen. Ebenso bedeutsam ist die medikamentöse Vorbehandlung bei Hypertonus, kardialen Arrhythmien sowie bei koronarer Herzkrankheit.

Präoperative Therapie thoraxchirurgischer Patienten

1. Rauchen einstellen
2. Sekretolyse
3. Bronchialtoilette
4. Therapie pulmonaler Infektionen
5. Medikamentöse Therapie häufiger Begleiterkrankungen
   - Pulmonale Infektionen: Antimikrobielle Chemotherapie nach Antibiogramm
   - COPD: β_2-Sympathomimetika, Theophyllin, Kortikosteroide, bei allergischer Komponente zusätzlich Dinatrium-Chromoglykat
   - Arterielle Hypertonie: Antihypertensiva
   - Kardiale Arrhythmien: Antiarrhythmika
   - KHK: Nitrate, Kalziumantagonisten, β-Blocker

12.2 Prämedikation

Ziel der Prämedikation ist in erster Linie die Verminderung der präoperativen Angst, die am besten durch Sedativa aus der Gruppe der Benzodiazepine erreicht wird. Als Standardverfahren hat sich heute die orale Anwendung durchgesetzt. Die früher übliche Parasympatholyse wird nicht mehr routinemäßig durchgeführt. Moderne Anästhetika bewirken nur eine geringe vagale Stimulation und Sekretionssteigerung; eine Zunahme der Viskosität des Bronchialsekrets ist gerade bei intrathorakalen Operationen unerwünscht. Wird eine überschießende Sekretion beobachtet, so kann im Operationssaal ein Parasympathikolytikum intravenös appliziert werden.

Pharmaka, die eine Atemdepression verursachen können, sollten bei Patienten mit respiratorischer Insuffizienz nicht oder in reduzierter Dosis zur Anwendung kommen.

12.3 Intubationsformen

Alle intrathorakalen Eingriffe können zu einer mechanischen oder schmerzbedingten Beeinträchtigung der Atmung führen, sie erfordern daher eine Intubation und assistierte oder - in den meisten Fällen - kontrollierte Beatmung. Je nach Art des Krankheitsbildes und der Operation ist darüber hinaus häufig die Möglichkeit zur seitengetrennten Beatmung oder zumindest zur zeitweiligen Ausschaltung einer Lungenhälfte aus der Ventilation wünschenswert.

12.3.1 Endotracheale Intubation

Für invasive diagnostische Eingriffe, Operationen am vorderen Mediastinum mit transsternalem Zugang sowie in der Tracheachirurgie ist in der Regel eine endotracheale Intubation ausreichend. Einzige Ausnahmen hiervon sind die diagnostische Thorakotomie sowie die unilaterale Bronchiallavage. Bei Trachearesektionen ist es empfehlenswert, die Tubusspitze so weit distal zu plazieren, daß eine Verletzung der Blockungsmanschette bei Inzision der Trachea vermieden wird.

12.3.2 Endobronchiale Intubation mit Doppellumentuben

Bei allen unilateralen intrathorakalen Operationen bietet die endobronchiale Intubation mit einem Doppellumentubus wesentliche Vorteile:

- Die Lunge der operierten Seite kann zeitweilig aus der Ventilation ausgeschaltet werden. Dies führt einerseits zu einer Volumenreduktion, die den Zugang zum Operationsgebiet erleichtert und zur Verringerung des kompressionsbedingten chirurgischen Traumas beiträgt. Andererseits wird durch die fehlenden Atemexkursionen ein ruhigerer Fortgang der Operation ermöglicht.
- Bei Blutungen sowie Eindringen seröser oder eitriger Sekrete in die Atemwege wird die Obstruktion bzw. Kontamination der Gegenseite verhindert.
- Nach Pneumonektomie ist bis zum Operationsende, im Bedarfsfall auch darüber hinaus, eine Beatmung der verbleibenden Lunge ohne Druckbelastung des Bronchusstumpfes möglich.
- Bei kritisch eingeschränkter Lungenfunktion ist besonders unter den veränderten physiologischen Bedingungen der Seitenlage und der eröffneten Pleurahöhle die Möglichkeit einer differenzierten seitengetrennten Variation der Beatmungsparameter von großem Nutzen.

12.3.2.1 *Tuben*

Doppellumentuben zur seitengetrennten Beatmung sind so konzipiert, daß eine Lunge über das distale, bis in den Hauptbronchus vorgeschobene Tubusende beatmet werden kann. Die distale Öffnung des tracheа-

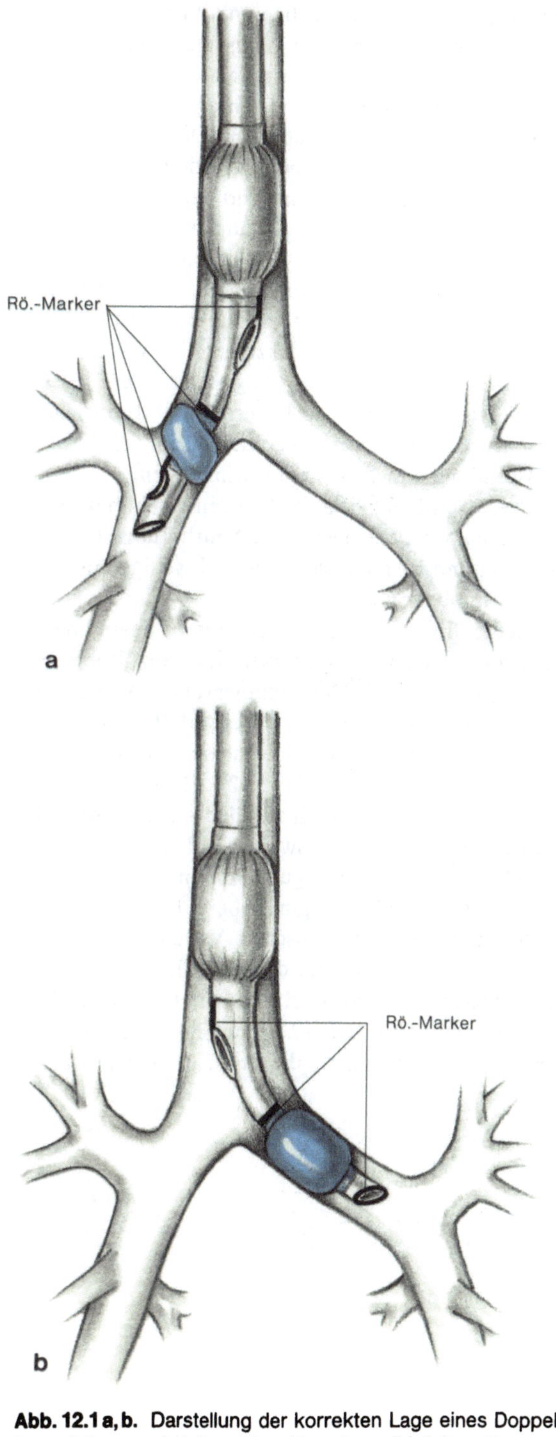

Abb. 12.1 a, b. Darstellung der korrekten Lage eines Doppellumentubus nach (**a**) rechtsseitiger bzw. (**b**) linksseitiger endobronchialer Intubation

len Lumens für die Beatmung der Gegenseite befindet sich etwa 3-4 cm proximal der Tubusspitze und sollte kurz vor der Bifurkation zu liegen kommen. Unmittelbar proximal beider Öffnungen befindet sich je eine Blockungsmanschette („cuff", s. Abb. 12.1).

Der erste, 1949 von Carlens vorgestellte Doppellumentubus für die linksseitige endobronchiale Intubation ist - um eine korrekte Tubuslage zu gewährleisten - mit einem Carinahaken ausgestattet. Gleiches gilt für den White-Tubus, einen modifizierten Carlens-Tubus für die rechtsseitige Intubation. Die ovalen, relativ dickwandigen Lumina beider Modelle haben einen hohen Strömungswiderstand und bereiten häufig Probleme für die Passage von Absaugkathetern. Der Carinahaken kann sowohl bei der Intubation als auch bei intraoperativen Lageveränderungen zu Verletzungen von Larynx, Trachea und Hauptbronchien führen. Darüber hinaus wird sein akzidenteller Verlust in den Atemwegen beschrieben. Angesichts der jederzeit möglichen fiberoptischen Kontrolle der Tubuslage sehen wir daher heute keine Indikation mehr für die Verwendung von Tuben mit Carinahaken.

Bryce-Smith entwickelte 1959 den ersten hakenlosen Doppellumentubus. Der Bryce-Smith-Tubus hat runde Lumina und ist für rechts- und linksseitige endobronchiale Intubation erhältlich.

Heute finden zur seitengetrennten Beatmung fast ausschließlich Modifikationen des von Robertshaw 1962 präsentierten Doppellumentubus Verwendung, dessen D-förmige, aneinanderliegende Lumina den im Verhältnis zum Außendurchmesser größtmöglichen Querschnitt besitzen (Abb. 12.2). Robertshaw-Tuben bieten daher im Vergleich zu allen anderen Modellen den geringsten Atemwegswiderstand und erlauben eine effektive Sekretabsaugung. Einen Überblick über die erhältlichen Größen gibt Tabelle 12.1.

Aufgrund der anatomischen Verhältnisse im Tracheobronchialsystem sind die Modelle zur Intubation des rechten und linken Hauptbronchus unterschiedlich geformt (Abb. 12.1, 12.3 und 12.4). Die Tuben haben je 2 Krümmungen; die erste, proximale für die oropharyngeale Biegung, die zweite, distale für den Übergang von der Trachea zum jeweiligen Hauptbronchus. Auf der rechten Seite ist die Distanz von der Tracheabifurkation bis zum Abgang des Oberlappenbronchus wesentlich kürzer als links - so kurz, daß nur eine besondere Form des bronchialen Cuffs (Abb. 12.1 a, 12.3) sowie eine separate Öffnung (Abb. 12.3 c) die Beatmung des rechten Oberlappens bei geblockter bronchialer Manschette ermöglichen.

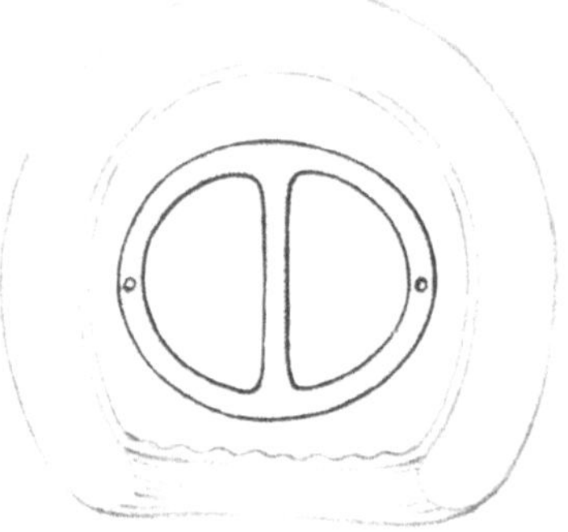

Abb. 12.2. Querschnitt durch einen Robertshaw-Tubus

Tabelle 12.1. Modelle und erhältliche Größen von Doppellumentuben (Typ Robertshaw)

Charrière	Mallinckrodt (Bronchocath)		Rüsch (Ruschelit)	
	Rechts	Links	Rechts	Links
28	–	+	–	–
35	+	+	+	+
37	+	+	+	+
39	+	+	+	+
41	+	+	+	+

12.3.2.2 *Intubation*

Welche Seite bronchial intubieren?

Aufgrund der anatomischen Unterschiede zwischen rechtem und linkem Bronchialsystem (s. Kap. 2.2.2.1, Abb. 12.1) ist die Gefahr einer Tubusfehllage oder -dislokation mit Minderbelüftung des rechten Oberlappens bei rechtsseitiger endobronchialer Intubation besonders groß. Daher empfehlen einige Autoren (Benumof 1986), grundsätzlich die linke Seite endobronchial zu intubieren, sofern keine der folgenden Kontraindikationen vorliegt:

- Carinaläsionen,
- Läsionen des proximalen linken Hauptbronchus,
- Veränderungen, bei denen die Gefahr einer Verletzung durch das Vorschieben des Tubus in den linken Hauptbronchus besteht (Stenosen, intraluminale Tumoren, Bronchuskompression von außen).

Die folgenden Überlegungen sprechen jedoch für eine routinemäßige rechtsseitige endobronchiale Intubation bei Operationen in der linken Thoraxhöhle:

- Die distale Öffnung des trachealen Lumens liegt seitlich in der distalen Trachea. Kommt sie nicht exakt über dem Abgang des rechten Hauptbronchus zu liegen, so können durch chirurgische Manipulationen an den zentralen Atemwegen Beatmungsprobleme durch einen temporären Verschluß des trachealen Lumens resultieren.
- Bei tumorchirurgischen Eingriffen, der häufigsten Indikation zur Thorakotomie, kann trotz exakter

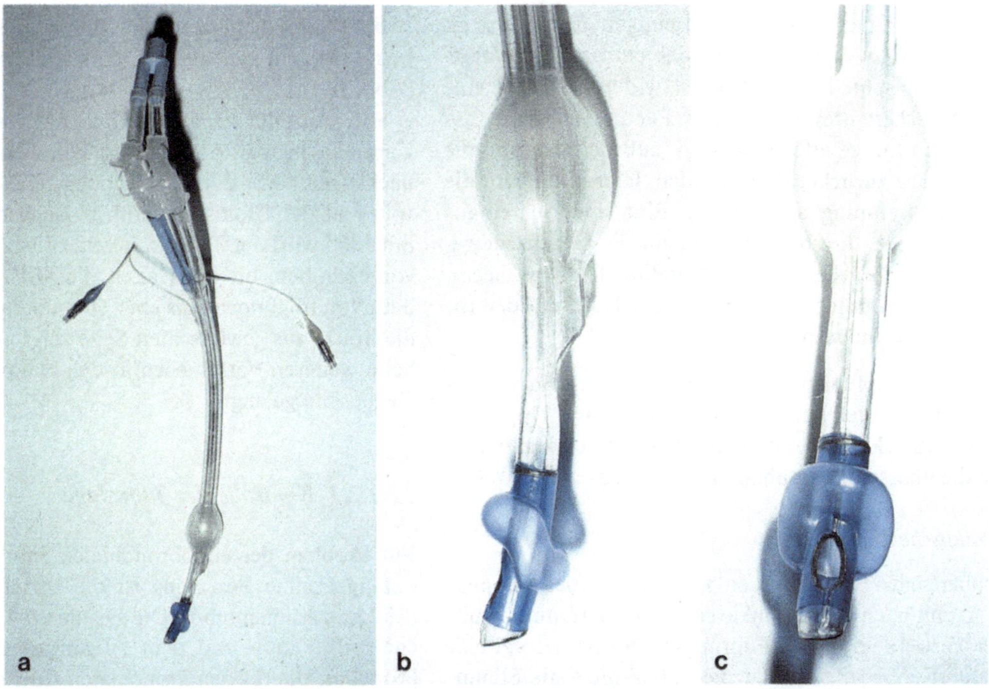

Abb. 12.3 a–c. Doppellumentubus zur rechtsseitigen endobronchialen Intubation (Bronchocath®, Fa. Mallinckrodt). **a** Gesamtansicht von ventral, **b** distales Tubusende von ventral, **c** distales Tubusende von rechts

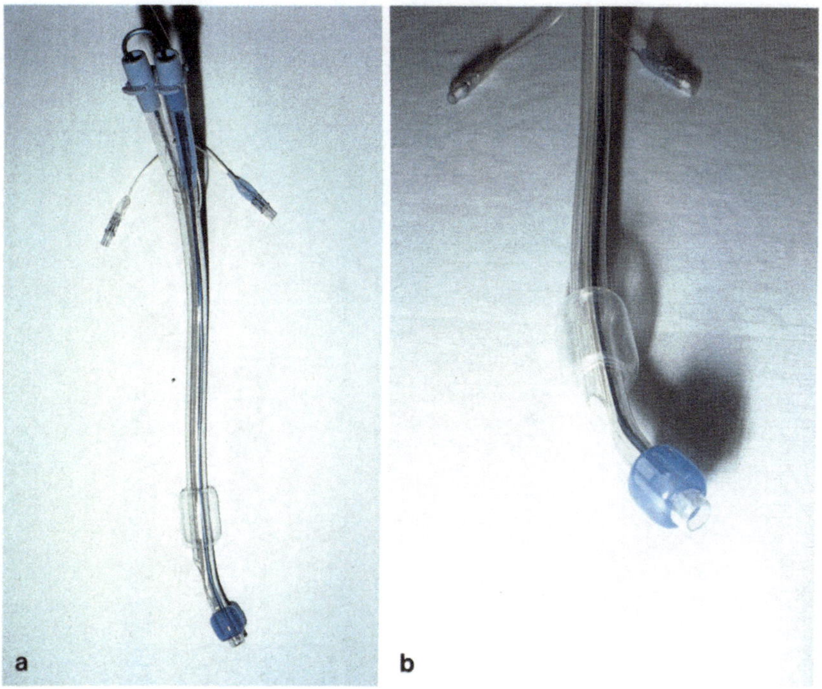

Abb. 12.4 a, b. Doppellumentubus zur linksseitigen endobronchialen Intubation (Fa. Rüsch). **a** Gesamtansicht von ventral, **b** distales Tubusende von ventral

präoperativer Diagnostik in einigen Fällen erst intraoperativ endgültig über das chirurgische Vorgehen entschieden werden. Ist wider Erwarten eine Manschettenresektion oder Pneumonektomie der linken Lunge erforderlich, so muß der Tubus in die Trachea zurückgezogen werden. Hierdurch wird die Seitentrennung aufgehoben, Blut und Sekret aus dem Operationsbereich kann auf die Gegenseite gelangen, die Übersicht im Operationsfeld wird beeinträchtigt und der Beatmungsdruck lastet auf den frischen Bronchusnähten.

Deshalb empfehlen wir bei Eingriffen am linken Hemithorax in der Regel einen rechtsseitigen Doppellumentubus. Für Operationen am rechten Hemithorax ist die linksseitige Intubation das Verfahren der Wahl.

Praktisches Vorgehen

Robertshaw-Tuben werden zur Passage des Oropharynx mit nach vorne konkaver distaler Krümmung unter Verwendung eines Führungsmandrins peroral eingeführt (Abb. 12.5a). Hat die Tubusspitze die Stimmritze passiert, so wird der Mandrin entfernt und der Tubus um 90° gedreht, so daß die Tubusspitze in Richtung des zu intubierenden Hauptbronchus zeigt und die proximale Krümmung nach vorne konkav ist (Abb. 12.5b). Nun wird der Tubus weiter vorgeschoben, bis ein leichter Widerstand zu spüren ist (Abb. 12.5c).

Soll trotz der genannten Bedenken ein Tubus mit Carinahaken zur Anwendung kommen, so wird zunächst mit nach dorsal zeigendem Haken die Tubusspitze in die Glottis eingeführt. Nach einer Rotation um 180° wird der Tubus mit ventral liegendem Haken vorgeschoben, bis der Haken die Stimmritze passiert hat. Nun folgt nochmals eine Drehung um 90°, so daß die Spitze zur gewünschten Seite zeigt und der Haken beim weiteren Vorschieben in den Hauptbronchus der Gegenseite gelangt.

12.3.2.3 Kontrolle der Tubuslage

Ein Problem der endobronchialen Intubation für die seitengetrennte Beatmung ist die korrekte Plazierung des Doppellumentubus. Die Distanz zwischen der Trachealbifurkation und dem Abgang des Oberlappenbronchus, die für den bronchialen Cuff und das distale Tubusende zur Verfügung steht, ist auch auf der linken Seite wesentlich kürzer als die Länge der Trachea vom Larynx bis zur Bifurkation. Daher ist eine Dislokation der Doppellumentuben aus der einmal

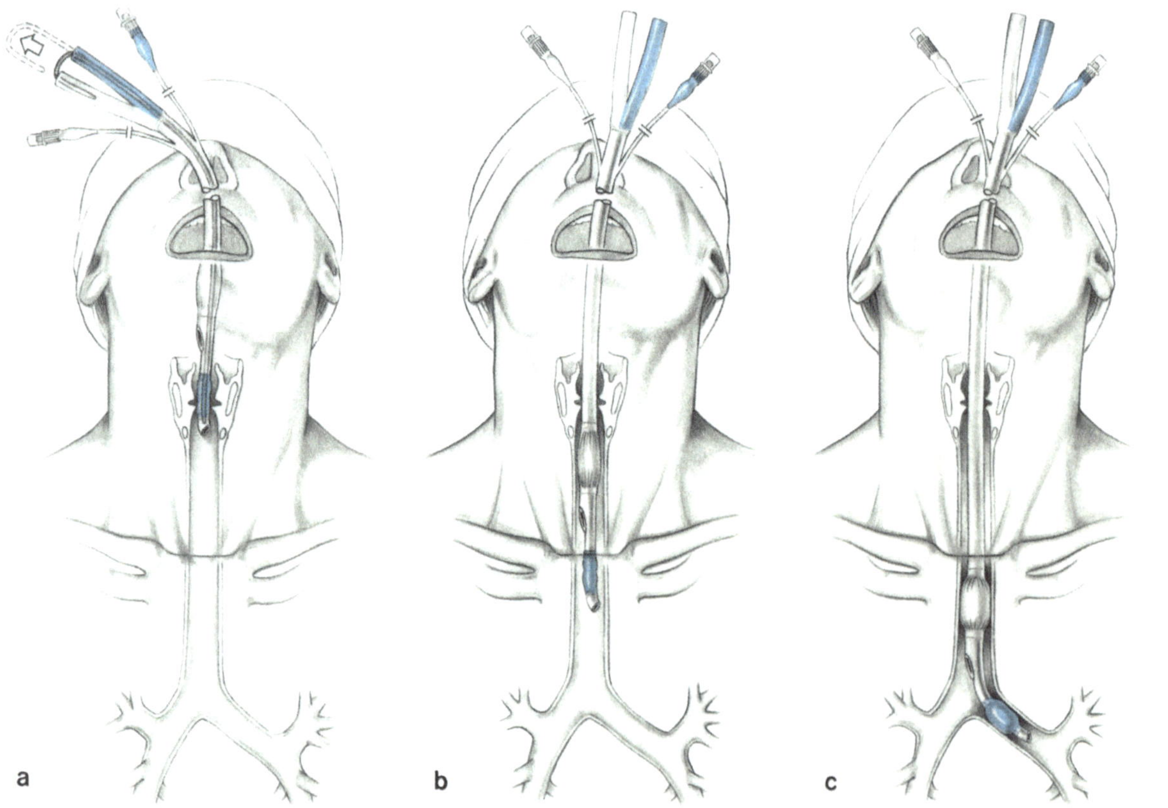

Abb. 12.5a–c. Vorgehen bei der Intubation mit einem Doppellumentubus (Erläuterungen s. Text)

kontrollierten korrekten Lage durch Lagerung und chirurgische Manipulationen nicht ungewöhnlich, bereits geringe Lageänderungen können zu Beatmungsproblemen führen. Besonders häufig sind Belüftungsstörungen des rechten Oberlappens bei rechtsseitiger endobronchialer Intubation. Um die korrekte Lage eines Doppellumentubus zu kontrollieren, gibt es folgende Möglichkeiten:

Auskultation

Die rascheste und einfachste Orientierung ermöglicht die Auskultation. Das Problem dieser einfachen Methode liegt darin, daß die im folgenden angegebenen typischen Auskultationsbefunde bei bronchopulmonalen Erkrankungen so verändert sein können, daß diese Methode keine hinreichend sichere Aussage über die Tubuslage erlaubt. Darüber hinaus kann nach der Hautdesinfektion nicht mehr bilateral auskultiert werden. Sekundäre Tubusverschiebungen durch Lagerung, Husten oder chirurgische Manipulationen sind daher durch alleinige Auskultation nicht sicher zu diagnostizieren.

Nach erfolgter Intubation sollte man zunächst nur die tracheale Manschette blockieren und die gleichseitige Beatmung prüfen. Besteht eine Seitendifferenz, so wird der Tubus um einige Zentimeter zurückgezogen und die Prüfung wiederholt. Nun kann auch der bronchiale Cuff geblockt und erneut die gleichseitige Beatmung verifiziert werden. Anschließend wird die Luftzufuhr zum trachealen Lumen unterbrochen und das Fehlen der Atemgeräusche bei erhaltener gleichmäßiger Beatmung der anderen Seite überprüft. Bei rechtsseitiger endobronchialer Intubation ist besonders auf die Belüftung des rechten Oberlappens zu achten. Abschließend wird das bronchiale Lumen abgeklemmt und die selektive Beatmung der trachealen Seite kontrolliert.

Prinzipiell sind 4 Arten der Fehlplazierung von Doppellumentuben in den Atemwegen möglich (Abb. 12.6–12.9):

1. Der Tubus liegt *zu tief*, beide Lumina enden bronchial (Abb. 12.6). *Auskultationsbefund:* Bereits nach ausschließlich trachealer Blockung ist das Atemgeräusch auf der nicht bronchial intubierten Seite deutlich abgeschwächt oder es fehlt vollständig.
2. Der Tubus liegt *nicht tief genug*, beide Lumina enden tracheal (Abb. 12.7). *Auskultationsbefund:* Nach trachealer sowie nach beidseitiger Blockung ist der Auskultationsbefund unauffällig, nach Abklemmen des trachealen Lumens ist beidseits ein Atemgeräusch zu hören, bei Abklemmung des bronchialen Lumens ist die Beatmung erschwert oder unmöglich, das Atemgeräusch beidseits vermindert oder fehlend.

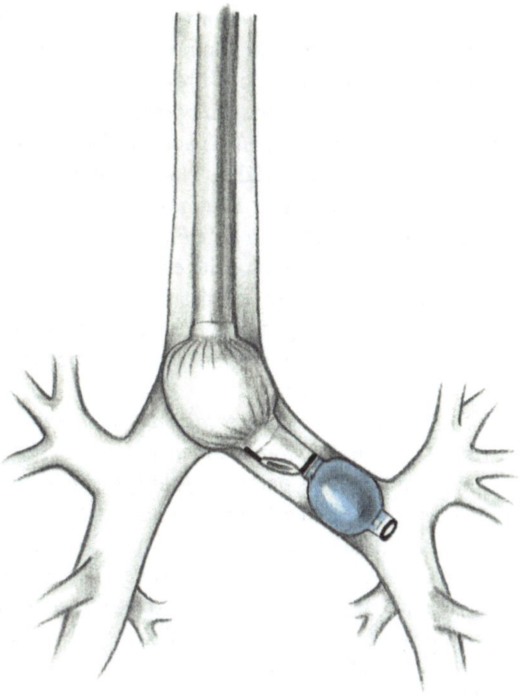

Abb. 12.6. Zu tiefe endobronchiale Intubation

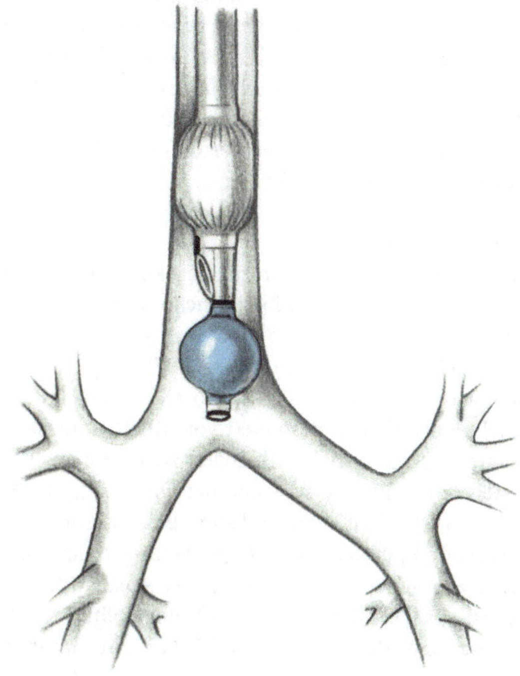

Abb. 12.7. Nicht ausreichend tiefe Intubation mit einem Doppellumentubus

3. Liegt der Tubus nur *ein wenig zu proximal* (Abb. 12.8), so kann der kontralaterale Hauptbronchus durch Herniation des bronchialen Cuffs verschlossen werden. *Auskultationsbefund:* Auch hier ist der Auskultationsbefund nach der Blockung des trachealen Cuffs unauffällig. Nach bilateraler Blokkung ist bei beidseitiger Beatmung sowie nach Abklemmen des trachealen Lumens nur einseitig auf der bronchial intubierten Seite ein Atemgeräusch zu hören, bei Abklemmen des bronchialen Lumens ist keine Beatmung möglich oder nur ein abgeschwächtes Atemgeräusch auf der Seite des trachealen Lumens zu auskultieren.
4. Die Tubusspitze liegt *im falschen Hauptbronchus* (Abb. 12.9). *Auskultationsbefund:* Bei dieser Fehlposition imponiert das deutliche Atemgeräusch auf der nicht zur bronchialen Intubation vorgesehenen Seite bei geblocktem bronchialem Cuff nach Abklemmen des trachealen Lumens. Bei zu tiefer Tubuslage ist dieser Auskultationsbefund evtl. schon nach alleiniger trachealer Blockung zu erheben.

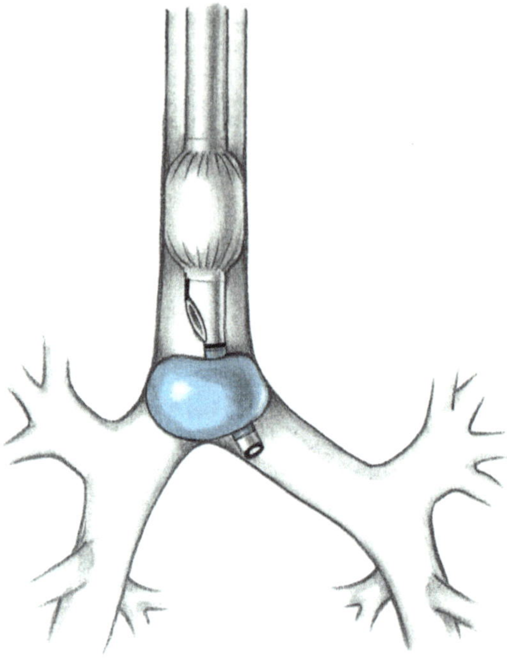

Abb. 12.8. Lage eines Doppellumentubus etwas zu proximal

Röntgen

Moderne Doppellumentuben sind an strategisch wichtigen Stellen mit kontrastgebenden Streifen versehen, so daß sie unter Durchleuchtung rasch korrekt plaziert werden können. Neben der trachealen Öffnung und dem Tubusende ist auch das proximale Ende des bronchialen Cuffs markiert, das in Höhe der Carina liegen sollte. Bei rechtsseitigen Tuben findet sich eine zusätzliche Markierung an der Öffnung für den Oberlappenbronchus (Abb. 12.10).

Fiberbronchoskopie

Das eleganteste Verfahren zur Lagekontrolle von Doppellumentuben ist die Fiberbronchoskopie. Seit einiger Zeit sind ausreichend dünne Instrumente erhältlich, die auch bei englumigen Tuben die Passage beider Lumina erlauben und die Lagekorrektur unter direkter Sicht ermöglichen. Besonders vorteilhaft ist dieses Verfahren deshalb, weil auch später zu jedem Zeitpunkt, nach Lagerung und während der Operation, die Kontrolle wiederholt werden kann. Bei linksbronchialer Intubation genügt in der Regel die Inspektion des trachealen Lumens (Abb. 12.11 a). Bei Austritt des Bronchoskops aus der trachealen Öffnung sollte der Untersucher auf die Bifurkation blicken, im intubierten Hauptbronchus sollte direkt unterhalb der Carina der proximale Beginn des bronchialen Cuffs zu sehen sein. Wurde der rechte Hauptbronchus intubiert, so empfiehlt sich darüber hinaus die endoskopische Kontrolle des bronchialen Lumens (Abb. 12.11 b), um sicher zu gehen, daß die hierfür vorgesehene separate Öffnung korrekt vor dem Oberlappenostium zu liegen kommt.

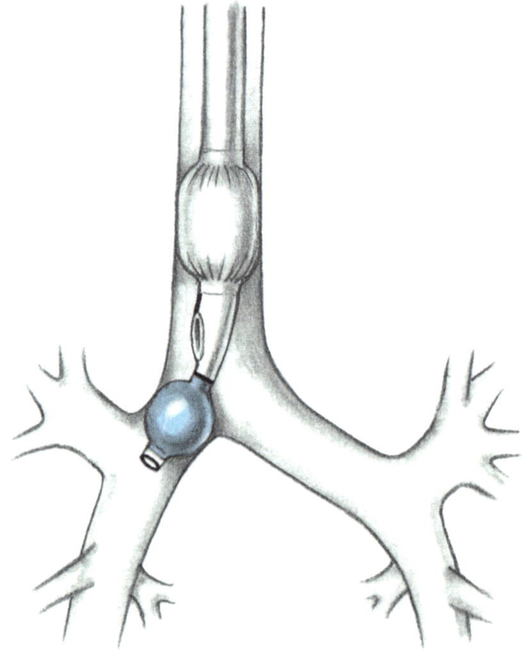

Abb. 12.9. Rechtsseitige endobronchiale Intubation mit einem Doppellumentubus zur linksseitigen endobronchialen Intubation

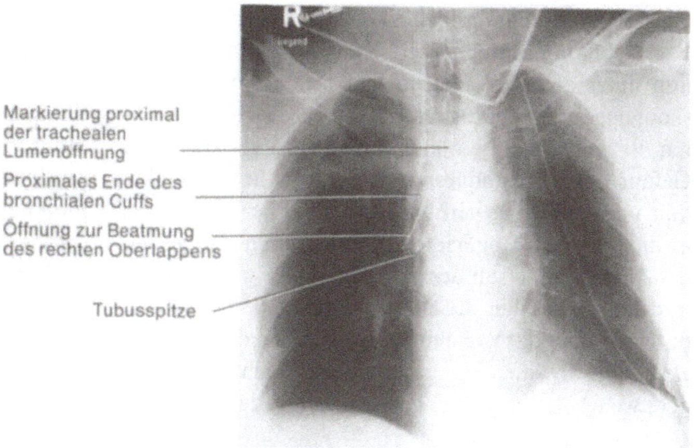

Abb. 12.10. Thoraxröntgenbild nach rechtsseitiger endobronchialer Intubation mit einem Doppellumentubus

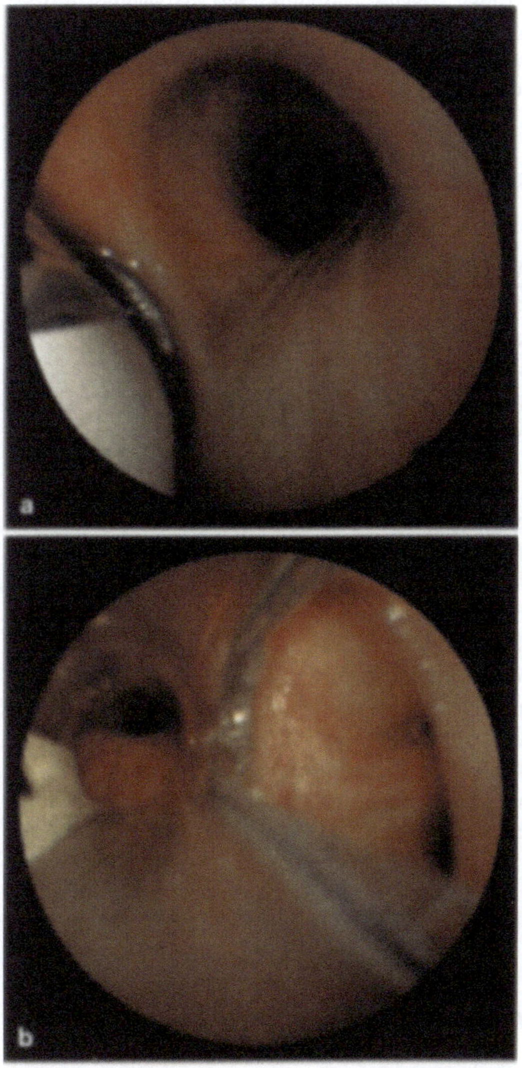

Abb. 12.11. Fiberoptische Lagekontrolle von Doppellumentuben. **a** linksseitige endobronchiale Intubation: Blick durch das tracheale Lumen auf die Carina, **b** rechtsseitige endobronchiale Intubation: Blick durch das bronchiale Lumen auf Oberlappenöffnung und distales Tubusende

12.3.3 Bronchusblocker

Seit Einführung der modernen dünnwandigen Doppellumentuben mit geringem Strömungswiderstand haben Bronchusblocker ausschließlich in der Kinderanästhesie einen Platz, da für diese Altersstufe keine Doppellumentuben verfügbar sind. Neben Fogarty-Embolektomiekathetern (Ballonvolumen 0,5-3 ml) können Swan-Ganz-Katheter (Ballonvolumen 1 ml) zur Bronchusblockade verwendet werden (Abb. 12.12).

Die Blocker werden neben dem Tubus eingeführt, eine korrekte Plazierung im gewünschten Hauptbron-

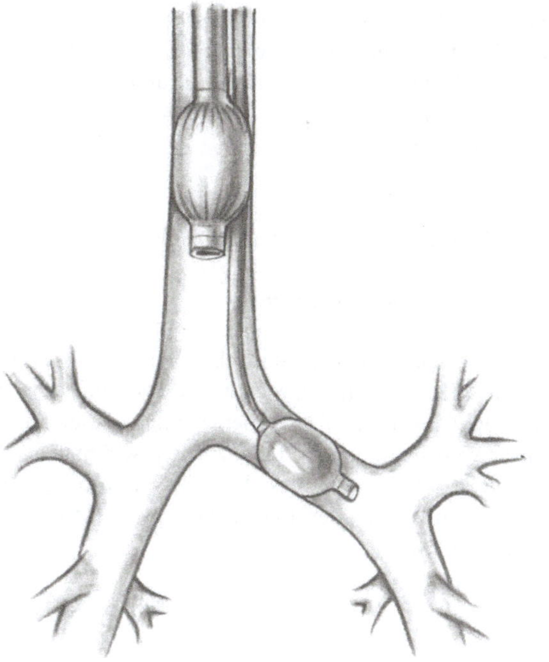

Abb. 12.12. Linksseitige Bronchusblockade zur Beatmung der rechten Lunge

chus ist nur unter bronchoskopischer Sicht möglich. Bei Kleinkindern müssen die Katheter vor der Intubation unter direkter Sicht mit einem starren Bronchoskop eingebracht und geblockt werden. Dieses Verfahren ist mit einem erhöhten Zeitaufwand sowie der Gefahr einer sekundären Dislokation durch Intubation und Lagerung verbunden. Ein weiterer Nachteil ist die fehlende Möglichkeit zur Beatmung und gezielten Absaugung distal des Blockers. Häufig wird daher im Kleinkindesalter die einseitige Beatmung einfacher durch passageres Vorschieben des normalen Endotrachealtubus in einen Hauptbronchus erreicht, insbesondere wenn die rechte Lunge beatmet werden soll.

12.4 Monitoring

Thoraxchirurgische Eingriffe können zu raschen Veränderungen der häufig bereits präoperativ pathologischen Vitalparameter führen und erfordern daher eine besonders engmaschige Überwachung von Gasaustausch und Herz-Kreislauf-Funktion. Neben der für jede Anästhesie erforderlichen Basisüberwachung durch kontinuierliche EKG-Registrierung und Blutdruckmessung nach Riva-Rocci sind, abhängig von den Vorerkrankungen des Patienten sowie Art und Umfang des geplanten Eingriffs, häufig zusätzliche Monitoringverfahren indiziert. Trotz der zunehmenden Anzahl und Qualität apparativer Überwachungsverfahren sollte der betreuende Anästhesist jedoch stets der direkten visuellen, palpatorischen und auskultatorischen Untersuchung Priorität einräumen und anhand der hiermit erhobenen Befunde die Meßdaten kritisch werten.

12.4.1 Beatmung und Gasaustausch

12.4.1.1 Beatmungsparameter

Die Messung von inspiratorischer Sauerstoffkonzentration (FiO_2), Beatmungsdruck und -volumen sowie die Möglichkeit zur Alarmüberwachung dieser Parameter wird heute international zu den Minimalanforderungen an das anästhesiologische Monitoring gerechnet und ist in der Bundesrepublik Deutschland vorgeschrieben.

12.4.1.2 Blutgasanalysen

Arterielle Blutgasanalysen geben die exakteste Auskunft über aktuellen Gasaustausch und Säure-Basen-Gleichgewicht. Sie sind bei allen längerdauernden Operationen, ganz besonders jedoch bei intrathorakalen Eingriffen in Seitenlage sowie bei Verwendung von Doppellumentuben für eine adäquate Wahl der Beatmungsparameter unerläßlich. Da die Meßwerte nur punktuell die Situation zum jeweiligen Entnahmezeitpunkt widerspiegeln, ist eine häufige Wiederholung erforderlich und die Ergänzung durch kontinuierliche Meßverfahren wünschenswert.

Messungen des zentral- oder besser gemischtvenösen Sauerstoffgehaltes geben zusätzliche Informationen über Gewebeperfusion und HZV. Ihre Domäne ist die Intensivmedizin; intraoperativ können sie bei schwerwiegenden kardialen Vorerkrankungen, längerdauernder Beeinträchtigung des Kreislaufs durch Kompression von Herz und großen Gefäßen sowie bei chirurgischen Eingriffen an der thorakalen Aorta notwendig sein.

12.4.1.3 Pulsoximetrie

Die nichtinvasive Erfassung der kapillären Sauerstoffsättigung, die bei guter Gewebeperfusion der arteriellen Sauerstoffsättigung (S_aO_2) des Hämoglobins entspricht, ist heute als Überwachungsverfahren bei thoraxchirurgischen Operationen fest etabliert. Die Pulsoximetrie ist einfach durchzuführen, reagiert rasch auf Veränderungen, erlaubt eine kontinuierliche Kontrolle und bietet die Möglichkeit, die O_2-Versorgung des Organismus durch Alarme zu überwachen. Bedingt durch den Verlauf der Sauerstoffbindungskurve des Hämoglobins ist die Methode gerade bei Absinken des p_aO_2 in kritische Bereiche äußerst sensitiv. Ein wesentliches Problem des Verfahrens für die Anwendung bei thoraxchirurgischen Patienten liegt darin, daß es nicht in der Lage ist, zwischen sauerstoffgesättigtem Hämoglobin (HbO_2), Methämoglobin (MetHb) und Karboxyhämoglobin (COHb) zu unterscheiden. Letzteres kann bei Rauchern bis zu 10% des gesamten Hämoglobins betragen. Darüber hinaus wird die Messung durch eine verminderte Gewebeperfusion bei Patienten mit niedriger Körpertemperatur, im Schock oder nach exogener Zufuhr vasokonstringierender Substanzen beeinträchtigt.

12.4.1.4 Transkutane pO_2-Messung

Mit der kontinuierlichen transkutanen pO_2-Messung wird der pO_2 in den Kapillaren eines durch Überwärmung hyperämisierten Hautareals überwacht. Dieser entspricht in etwa dem p_aO_2. Im Gegensatz zur Pulsoximetrie erlaubt das Verfahren auch die Erkennung einer unnötig hohen O_2-Zufuhr. Aufgrund der besonderen Gefahren einer Hyperoxämie im Säuglingsalter (retrolentale Fibroplasie mit Erblindung) sowie der ausschließlich im frühen Kindesalter zufriedenstellenden Korrelation der Meßdaten mit dem p_aO_2 hat die perioperative transkutane pO_2-Messung nur in der Kinderanästhesie einen festen Platz.

12.4.1.5 Kapnometrie

Die Messung der endexspiratorischen CO_2-Konzentration erleichtert als kontinuierliche Überwachungsmethode die Erkennung rascher Veränderungen des pulmonalen Gasaustauschs. Bei der Wertung der Meßdaten ist eine eventuelle Beeinflussung durch Veränderungen des Ventilations-Perfusions-Verhältnisses (z. B. vergrößerter funktioneller Totraum durch Knikkung oder Ligatur von Pulmonalgefäßen) zu berücksichtigen.

12.4.1.6 Kontinuierliche invasive Messung von pO_2 und SO_2

Kontinuierliche invasive Meßverfahren zur Überwachung des p_aO_2 sowie der arteriellen und gemischtvenösen Sauerstoffsättigung sind für die intensivmedizinische Betreuung von Patienten mit kritischer Kreislauffunktion und schwerwiegender Beeinträchtigung des Gasaustauschs äußerst wertvoll, im Rahmen des intraoperativen Monitorings haben sie jedoch keine wesentliche Bedeutung.

12.4.2 Hämodynamisches Monitoring

12.4.2.1 EKG

Zusätzliche EKG-Ableitungen können bei spezieller Indikation die Qualität der Überwachung verbessern. Zur Erkennung von Myokardischämien sind die Ableitungen II und V_5, zur Diagnose atrialer Dysrhythmien eine ösophageale Ableitung vorteilhaft.

12.4.2.2 Überwachung des arteriellen Blutdrucks

Neben der Methode nach Riva-Rocci ist heute die automatische oszillometrische Messung, die eine Alarmüberwachung ermöglicht, als Routineverfahren eingeführt. Exakter und zuverlässiger als diese indirekten Verfahren ist die direkte invasive Blutdruckmessung über eine arterielle Verweilkanüle. Sie bietet zusätzlich die Möglichkeit, jederzeit arterielle Blutproben für Blutgasanalysen zu entnehmen und ist bei intrathorakalen Eingriffen meist schon aus diesem Grunde indiziert.

12.4.2.3 Messung des Zentralvenendrucks (ZVD)

Die Überwachung des intravasalen Volumens hat in der Thoraxchirurgie besondere Bedeutung, da bei eingeschränkter Lungenfunktion durch Vorerkrankungen, chirurgisches Trauma und postoperative Schmerzen eine Volumenüberladung rasch zur Dekompensation des Herz-Kreislauf-Systems sowie des Gasaustauschs führen kann. Von kardialer Seite sind Probleme im Sinne eines Rechtsherzversagens dominierend. Ein interstitielles Lungenödem führt über die Verlängerung der Diffusionsstrecke und Verminderung der funktionellen Residualkapazität zum Abfall des p_aO_2.

Die Indikation für einen zentralvenösen Zugang ergibt sich aus kardialen Vorerkrankungen des Patienten sowie bei allen Operationen, die größere Verschiebungen im Flüssigkeitshaushalt (Blutung, Verlust in andere Kompartimente) oder eingreifende hämodynamische Veränderungen durch chirurgische Manipulation an Herz und großen Gefäßen erwarten lassen. Die gemessenen Absolutwerte des ZVD werden in der Thoraxchirurgie häufig durch Seitenlage und Veränderungen des intrathorakalen Drucks (Thorakotomie, chirurgische Manipulationen) beeinflußt, ihre Aussagekraft ist somit eingeschränkt. Bei Vergleich der Werte vor und nach Lagerung sowie Interpretation relativer Veränderungen zum Ausgangswert unter Berücksichtigung der operativen Situation ist der ZVD bei intrathorakalen Eingriffen dennoch eine wertvolle Meßgröße.

12.4.2.4 Pulmonalarterienkatheter

Bei fortgeschrittenen Lungenerkrankungen mit pulmonaler Hypertonie und Rechtsherzbelastung kann der ZVD nicht zur Beurteilung der intravasalen Volumensituation herangezogen werden. Allein die Messung des pulmokapillären Verschlußdrucks (PCWP) erlaubt eine Aussage über den linksventrikulären Füllungsdruck (LVEDP), sie ist daher auch bei Patienten mit Dysfunktion des linken Ventrikels sowie in der Chirurgie der Aorta zur Steuerung der Volumentherapie unersetzlich. Der Swan-Ganz-Katheter gestattet zusätzlich die Überwachung des Drucks in der A. pulmonalis, des pulmonalen Gefäßwiderstandes sowie des HZV.

12.4.2.5 *Transösophageale Echokardiographie*

Diese relativ junge Methode erlaubt u. U. die Frühdiagnose myokardialer Ischämien durch Nachweis regionaler Dyskinesien der Ventrikelwand, bevor sie mit dem bisher üblichen Monitoring anhand elektrokardiographischer oder hämodynamischer Veränderungen erfaßt werden können. Das Verfahren ist jedoch technisch und finanziell aufwendig und wird daher bisher nur an wenigen Zentren angewandt. Zur endgültigen Beurteilung seines klinischen Stellenwertes in der Anästhesiologie müssen weitere Erfahrungen abgewartet werden.

Tabelle 12.2. Indikationen zur endobronchialen Intubation und seitengetrennten Beatmung

1. Absolute Indikationen:
- Operationen bei einseitiger pulmonaler Infektion
- einseitige pulmonale Blutung
- Fistel (bronchopleural, bronchokutan)
- große einseitige Lungenzyste
- einseitige Bronchiallavage

2. Relative Indikationen:
- Pneumonektomie
- Lobektomie
- Versorgung thorakaler Aortenaneurysmen und -rupturen
- Thorakoskopie
- Ösophaguschirurgie
- einseitige pulmonal-arterielle Embolektomie

12.5 Beatmungsformen

Hier sollen ausschließlich Beatmungsverfahren diskutiert werden, die für die Anästhesie bei intrathorakalen Eingriffen besondere Vorteile besitzen.

12.5.1 Seitengetrennte Beatmung

Für die seitendifferente Auswahl der Beatmungsparameter ist die Verwendung eines Doppellumentubus obligat (Abschn. 12.3.2). Die Indikationen (Tabelle 12.2) dieser Intubationsmethode lassen sich nach Benumof (1985) in 3 Gruppen einteilen:

1. Absolute Indikationen: Hierzu zählen neben Infektionen und Blutungen *einer* Lunge große bronchopleurale bzw. bronchokutane Fisteln, die große einseitige Lungenzyste sowie die Entscheidung zur Durchführung einer einseitigen Bronchiallavage.

2. Erleichterung des chirurgischen Vorgehens: Bei Pneumonektomien, Oberlappenresektionen, operativer Versorgung thorakaler Aortenaneurysmen sowie Thorakoskopie trägt die einseitige Beatmung wesentlich zur Verbesserung der Übersicht im Operationsfeld und damit zur Erleichterung des Eingriffs bei.

3. Verringerung des chirurgischen Traumas: Bei Mittel- und Unterlappenresektionen sowie in der Ösophaguschirurgie ist aufgrund des einfacheren Zugangs zum Operationsgebiet die Indikation zur einseitigen Ventilation weniger dringlich, die Gewebetraumatisierung durch Haken mit ihren Folgen für die postoperative Lungenfunktion kann jedoch reduziert werden. Darüber hinaus ist nach Entfernung eines massiven einseitigen Lungenembolus mit einer erheblichen postoperativen Transsudation in die zuvor nicht perfundierte Lunge zu rechnen, die durch einseitige Erhöhung des mittleren Atemwegsdrucks vermindert werden kann.

Die physiologischen und pathophysiologischen Grundlagen der Lungenfunktion während intrathorakaler Eingriffe in Seitenlage sind in den Kap. 11.5 und 11.6 dargestellt. Die folgenden Ausführungen beschränken sich daher auf die therapeutischen Konzepte zur Verbesserung des Gasaustauschs während einseitiger Beatmung (ELV), die sich aus den dort diskutierten Überlegungen ergeben.

12.5.1.1 *Inspiratorische Sauerstoffkonzentration*

Zur Kompensation des shuntbedingten arteriellen pO_2-Abfalls ist während einseitiger Beatmung eine erhöhte inspiratorische Sauerstoffkonzentration erforderlich. Bei ELV in Seitenlage sollte man grundsätzlich mit 100% Sauerstoff beatmen. Dafür gibt es folgende Gründe:

1. Die Reduktion der FiO_2 von 1,0 auf 0,5 bzw. 0,3 führt über eine steigende Anzahl hypoxischer Bezirke zur Zunahme des pulmonalen Gefäßwiderstandes in der belüfteten Lunge (Benumof 1985). Hieraus resultiert eine Blutumverteilung zugunsten der kollabierten Lunge. Cohen et al. (1988) und Torda et al. (1974) fanden bei Beatmung mit einem Lachgas-Sauerstoff-Gemisch von je 50% ohne chirurgische Manipulationen 15 min nach Beginn der ELV sehr niedrige arterielle pO_2-Werte (80 ± 6 mmHg bzw. 62 ± 2 mmHg), bei reiner Sauerstoffbeatmung Werte von 173 ± 28 mmHg.
2. Ventilationsstörungen durch Kompression der belüfteten, unteren Lunge oder Zug an den zentralen Atemwegen während der Operation können die Sauerstoffversorgung zusätzlich beeinträchtigen. Zur Vermeidung intraoperativer Hypoxämien ist daher als „Sicherheitsreserve" ein höherer Basis-pO_2 wünschenswert.

Sauerstofftoxische Effekte können bei ausschließlicher intraoperativer Applikation von 100% O_2 vernachlässigt werden. Auch die theoretische Möglichkeit der Entwicklung von Absorptionsatelektasen bei hoher FiO_2 ist angesichts der Vorteile für die Sicherheit des Patienten irrelevant.

12.5.1.2 Atemhubvolumen und Atemfrequenz

Die Wahl des Atemhubvolumens beeinflußt über Veränderungen des Atemwegsdrucks sowohl Ventilation als auch Perfusion. Zu kleine Volumina begünstigen die Atelektasenentwicklung in der unteren Lunge, zu große Hübe führen durch Erhöhung des Gefäßwiderstands (R_{pulm}) zur Mehrdurchblutung der kollabierten Lunge. Tidalvolumina von 10 ml/kg lassen die besten Ergebnisse erwarten (Benumof 1986). Der p_aCO_2 sollte durch Regulation der Atemfrequenz auf Werte um 40 mmHg eingestellt werden, da Hypokapnie die HPV in der kollabierten Lunge hemmt und Hyperventilation darüber hinaus zur Steigerung des mittleren Atemwegsdrucks und Zunahme des R_{pulm} in der unteren Lunge führt.

12.5.1.3 PEEP und CPAP

Trotz des physiologischen Schutzmechanismus der HPV führt jede einseitige Beatmung zu einer gewissen Shuntdurchblutung der unbelüfteten, oberen Lunge (Abb. 12.13 a), sofern deren zuführende Gefäße nicht gleichzeitig verschlossen werden. Daher wurde lange Zeit die Minimierung dieser Restdurchblutung angestrebt. Die Erfolge dieser Bemühungen blieben jedoch deutlich hinter den Erwartungen zurück. Alferty et al. (1981) fanden unter einseitiger Beatmung mit 100% O_2 und PEEP zwischen 5 und 15 mmHg in der oberen, nicht beatmeten Lunge keine Shuntreduktion bei zusätzlicher Drosselung der Durchblutung dieser Lunge durch einen geblockten Ballon im gleichseitigen Pulmonalarterienhauptstamm. Diese Befunde sprechen dafür, daß nicht nur in der oberen Lunge eine Shuntdurchblutung besteht, sondern darüber hinaus in der unteren, ventilierten Lunge Areale existieren, die zwar perfundiert werden, jedoch nicht am Gasaustausch teilhaben. Diese Annahme wurde bestätigt durch CT-Nachweis einer Atelektasenentwicklung in abhängigen Lungenpartien nach Einleitung einer Allgemeinanästhesie mit mechanischer Ventilation und Muskelrelaxation bei nahezu allen Patienten (Tokics et al. 1987) sowie deren Verlagerung in die untere Lunge bei Umlagerung des Patienten in Seitenlage (Hedenstierna u. Klingstedt 1988). Tokics et al. (1987) konnten eine gute Korrelation zwischen der Größe der Atelektasen und dem Ausmaß des Shunts nachweisen. Therapeutische Bemühungen zur Reduktion der gesamten pulmonalen Shuntdurchblutung und Anhebung des p_aO_2 während ELV dürfen also nicht auf die obere Lunge beschränkt bleiben, sondern müssen immer die Veränderungen von Ventilation und Perfusion in beiden Lungen berücksichtigen.

PEEP in der unteren, ventilierten Lunge (Abb. 12.13 b) bewirkt eine Zunahme der FRC und eine Reduktion der Atelektasen in dieser Lunge, infolge des erhöhten Atemwegsdrucks und der damit verbundenen R_{pulm}-Steigerung ist jedoch eine Blutumverteilung zur oberen Lunge möglich (Benumof 1985; Hedenstierna u. Klingstedt 1988). PEEP in der unteren Lunge allein führt daher zu keiner signifikanten Verbesserung der Oxygenierung (Cohen et al. 1988).

CPAP in der oberen, nicht beatmeten Lunge (Abb. 12.13 c) kann durch Offenhalten eines Teils der Atemwege zur Verbesserung der Oxygenation beitragen (Alfery et al. 1981; Cohen et al. 1988). Am günstigsten erscheint ein CPAP von 5-10 cm H_2O. Höhere Drücke verschlechtern die operativen Bedingungen signifikant, führen zu einer Umverteilung der Durchblutung zugunsten der unteren Lunge und bewirken keine zusätzliche Verbesserung des Gasaustauschs (Benumof 1985).

Die Kombination von niedrigem CPAP in der oberen Lunge und PEEP in der unteren Lunge (Abb. 12.13 d) kann die Oxygenation weiter verbessern (Cohen et al. 1988), da durch den positiven Atemwegsdruck in beiden Lungen der größtmögliche Teil der Alveolen zur Sauerstoffversorgung rekrutiert wird. Durch das Gleichgewicht der endexspiratorischen Drücke bleibt die Durchblutungsverteilung zwischen beiden Lungen unbeeinflußt (Benumof 1985) im Vergleich zur ELV ohne zusätzliche Maßnahmen (Abb. 12.13 a).

Kann durch Applikation einer FiO_2 von 1,0 keine ausreichende Oxygenierung erzielt werden, ist also für die therapeutischen Maßnahmen zur Verbesserung der Sauerstoffversorgung folgende Hierarchie empfehlenswert:

1. CPAP 5-10 cm H_2O auf die obere Lunge;
2. CPAP 5-10 cm H_2O auf die obere, PEEP 5-10 cm H_2O auf die untere Lunge;
3. CPAP 15 cm H_2O auf die obere, PEEP 5-10 cm H_2O auf die untere Lunge: Im Bedarfsfall kann evtl. die Steigerung des CPAP in der oberen Lunge eine weitere Verbesserung der Oxygenation bewirken;
4. intermittierende Beatmung (IPPV) der oberen Lunge: Führt keines der bisher genannten Manöver zu

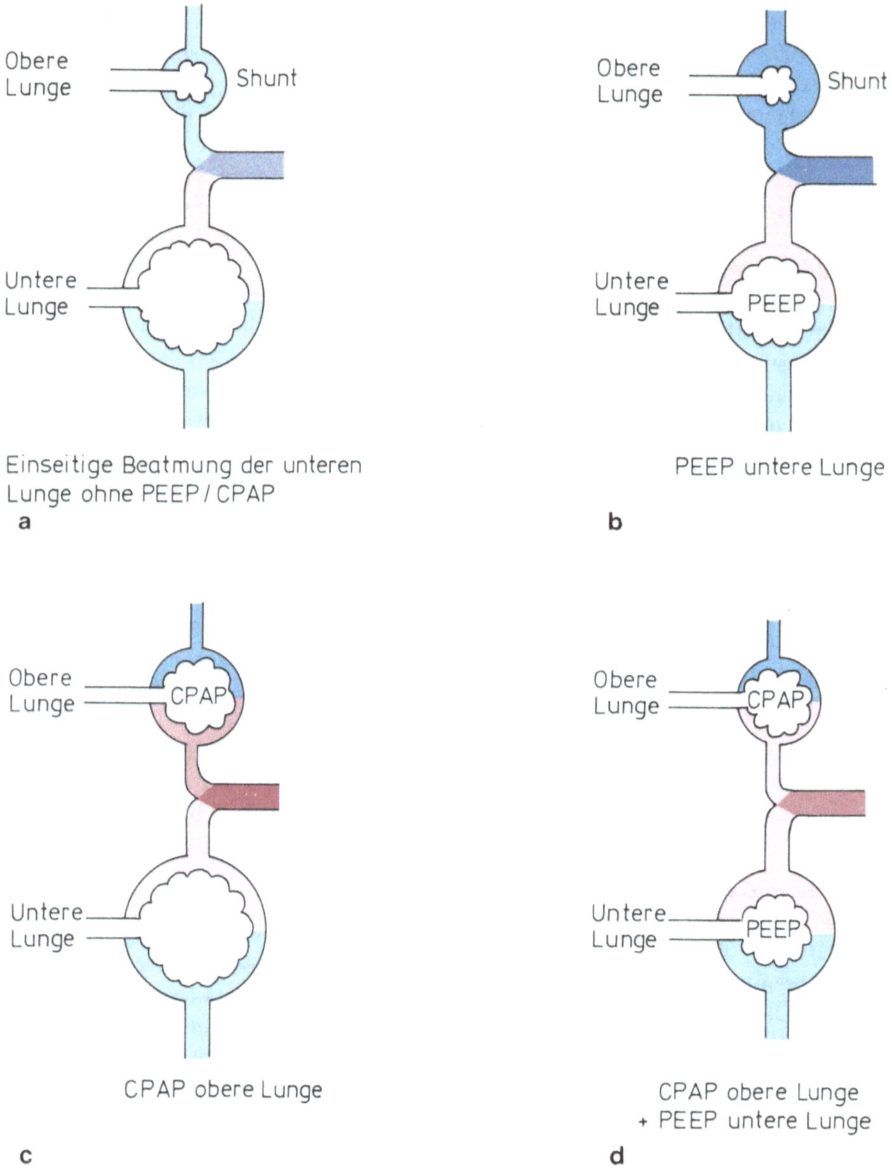

Abb. 12.13 a–d. Wirkung von PEEP in der unteren und CPAP in der oberen Lunge auf Hämodynamik und Oxygenation während OLV. **a** Ausgangssituation, **b** PEEP in der unteren Lunge, **c** CPAP in der oberen Lunge, **d** Kombination von PEEP in der unteren mit CPAP in der oberen Lunge

einer Beseitigung der Hypoxämie, so steht dem Anästhesisten als Ultima ratio die Unterbrechung der ELV und intermittierende Beatmung der operierten, oberen Lunge zur Verfügung. Durch passagere Abklemmung der Pulmonalarterie der operierten Lunge kann jedoch auch der Operateur zur Shuntreduktion beitragen und damit u. U. eine Fortsetzung der ELV ermöglichen. Bei Lungenresektionen, insbesondere Pneumonektomie, ist ebenfalls eine deutliche Verbesserung der Oxygenierung durch frühzeitige Gefäßligatur der zu resezierenden Lungenabschnitte möglich.

12.5.2 Hochfrequente Beatmungsformen

Anhand der Beatmungsfrequenz (F) und der damit variierenden Gasaustauschmechanismen unterscheidet man 3 Formen der Hochfrequenzbeatmung (Tabelle 12.3): „high-frequency-positive-pressure-ventilation„ (HFPPV, F: 60–100/min), „high-frequency-jet-ventilation" (HFJV, F: 100–400/min) sowie „high-frequency-oscillation-ventilation" (HFOV, F: 400–2400/min). Je höher die Beatmungsfrequenz, desto kleinere Tidalvolumina werden appliziert: der Gasaustausch wird dann weniger durch die bei der konventionellen

Tabelle 12.3. Hochfrequente Beatmungsformen

Beatmungsform	Abkürzung	Frequenz (min^{-1})
„high frequency positive pressure ventilation"	HFPPV	60- 100
„high frequency jet ventilation"	HFJV	100- 400
„high frequency oscillation ventilation"	HFOV	400-2400

Beatmung dominierende Konvektion, als vielmehr durch alternative Transportmechanismen wie z. B. verbesserte Diffusion und koaxialen Gasfluß, bestimmt.

Für die Anästhesie bei intrathorakalen Eingriffen kann die Hochfrequenzbeatmung spezifische Vorteile bieten:

1. Geringe Atemexkursionen erleichtern durch Ruhigstellung des Operationsfeldes den Eingriff.
2. Für die hochfrequente Beatmung sind dünnere Tuben ausreichend, die Übersicht und Manipulationen weniger behindern. Operationen an Trachea und Hauptbronchien können daher ohne Umintubation oder Unterbrechung der Beatmung durchgeführt werden. Besonders vorteilhaft erscheint bei diesen Eingriffen die HFPPV, da ein kontinuierlicher auswärts gerichteter Gasfluß das Eindringen von Blut und Sekreten in die distal des OP-Feldes gelegenen Atemwege verhindert (El-Baz et al. 1982).
3. Einige Autoren berichten über Vorteile hochfrequenter Beatmungsverfahren bei Patienten mit bronchopleuralen Fisteln oder tracheobronchialen Rupturen durch niedrigere Atemwegsdrücke, die bei diesen Erkrankungen zur Reduktion der Gasverluste beitragen (Carlon et al. 1980, 1987; Derderian et al. 1982; Turnbull et al. 1981). Die mittleren Atemwegsdrücke scheinen jedoch bei HFV nicht grundsätzlich niedriger zu sein als bei IPPV, so daß in jüngerer Zeit auch gegenteilige Befunde publiziert wurden (Bishop et al. 1987; Ritz et al. 1984). Einige Autoren empfehlen daher die Messung des intratrachealen Drucks zur Vorhersage der Veränderungen des Leckvolumens unter HFJV (Albelda et al. 1985).

12.5.3 Apnoische Oxygenierung

Ist eine kurzzeitige absolute Ruhigstellung des Operationsfeldes erforderlich, so kann durch kontinuierliche Zufuhr von reinem Sauerstoff der p_aO_2 ohne Beatmung im physiologischen Bereich gehalten werden. Die Oxygenierung erfolgt dabei über eine gerichtete Diffusion in den Atemwegen. Als Mechanismen werden neben der konstanten Sauerstoffaufnahme in den Alveolen intrathorakale Volumenverschiebungen aufgrund der Herzaktion sowie molekulare Diffusion diskutiert. Limitierender Faktor für dieses Verfahren ist bei niedrigen Flußraten (unter 0,2 l/kg/min) die mangelnde CO_2-Elimination, die durch Anstieg des p_aCO_2 um 3-4 mmHg/min eine respiratorische Acidose bedingt. Bei höherem Frischgasfluß kann jedoch in signifikantem Umfang CO_2 eliminiert werden (Smith et

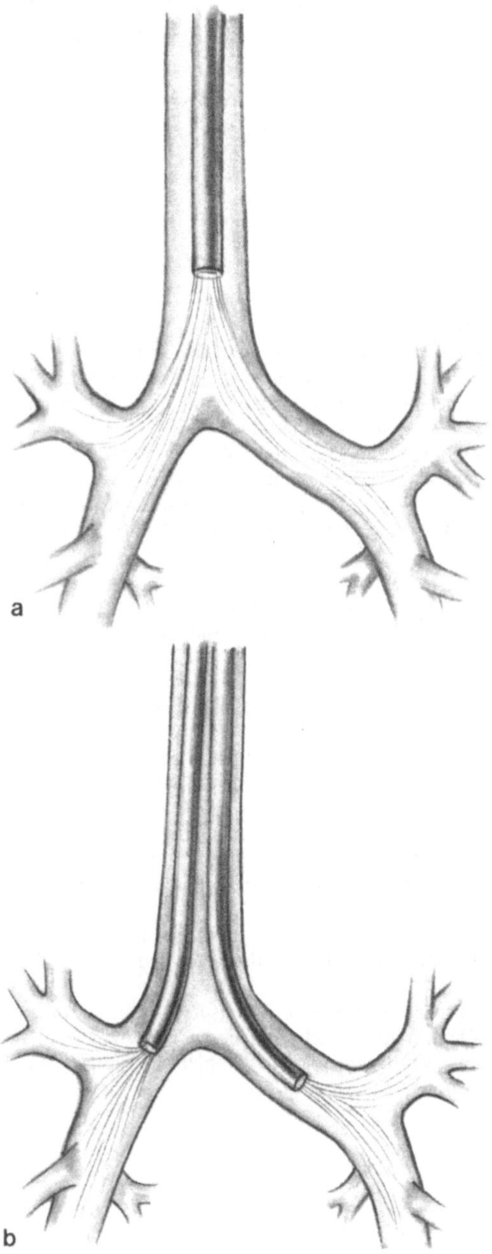

Abb. 12.14 a, b. Apnoische Oxygenierung: **a** „apneic diffusion oxygenation" (ADO), **b** „continuous flow apneic ventilation" (CFAV)

al. 1985; McClish et al. 1985). Bei den bisher klinisch verwendeten Flußraten bis zu 0,7 l/kg/min ist dennoch ein langsamer CO_2-Anstieg zu registrieren. Neben Gasfluß und FiO_2 ist die Lage der Katheterspitze entscheidend für die Effektivität des Gasaustauschs. Ihre fiberbronchoskopische Kontrolle ist daher obligat. Anhand der Katheterlage unterscheidet man zwischen „apneic diffusion oxygenation“ (ADO, Katheter intratracheal, Abb. 12.14a) und „continuous flow apneic ventilation“ (CFAV, Katheter endobronchial, Abb. 12.14b. Die CFAV erlaubt im Vergleich zur ADO einen deutlich besseren Gasaustausch (Babinski et al. 1986). Die Plazierung der Katheter ca. 2,5-3 cm distal der Carina scheint den besten Effekt auf Oxygenierung und CO_2-Elimination zu besitzen (Bunegin et al. 1986).

Literatur

Albelda SM, Hanson-Flaschen JH, Taylor E, Lanken PN, Wollman H (1985) Evaluation of high-frequency jet ventilation in patients with bronchopleural fistula by quantitation of the airleak. Anesthesiology 63: 551-554

Alfery DD, Benumof JL, Trousdale FR (1981) Improving oxygenation during one-lung ventilation in dogs: The effects of positive end-exspiratory pressure and blood flow restriction to the nonventilated lung. Anesthesiology 55: 381-385

Babinski MF, Sierra OG, Smith RB, Leano E, Chavez A, Castellanos A (1985) Clinical application of continuous flow apneic ventilation. Acta Anaesthesiol Scand 29: 750-752

Babinski MF, Smith RB, Bunegin L (1986) Continuous-flow apneic ventilation during thoracotomy. Anesthesiology 65: 399-404

Benumof JL (1985) One-lung-ventilation and hypoxic pulmonary vasoconstriction: Implications for anesthetic management (review article). Anesth Analg 64: 821-833

Benumof JL (1986) Anesthesia for thoracic surgery: Recent advances. Can Anaesth Soc J 33/3: S28-S37

Benumof JL (1987) Anesthesia for thoracic surgery. Saunders, Philadelphia

Benumof JL, Alfery DD (1986) Anesthesia for thoracic surgery. In: Miller RD (ed) Anesthesia, 2nd edn. Churchill Livingstone, New York

Bishop MJ, Benson MS, Sato P, Pierson DJ (1987) Comparison of high-frequency jet ventilation with conventional mechanical ventilation for bronchopleural fistula. Anesth Analg 66: 833-838

Bunegin L, Gelineau J, Stone E, Smith RB (1986) The effect of endobronchial catheter position on $PaCO_2$ and PaO_2 during continuous flow apneic ventilation. Crit Care Med 14: 372

Carlon GC, Ray C Jr, Klain M, McCormack PM (1980) High-frequency positive pressure ventilation in management of a patient with bronchopleural fistula. Anesthesiology 52: 160-162

Carlon GC, Ray C Jr, Pierry MK, Groeger J, Howland WS (1982) High-frequency-ventilation: Theoretical considerations and clinical observations. Chest 81: 350-354

Cohen E, Eisenkraft JB, Thys DM, Kirschner PA, Kaplan JA (1988) Oxygenation and hemodynamic changes during one-lung ventilation: Effects of $CPAP_{10}$, $PEEP_{10}$, and $CPAP_{10}/PEEP_{10}$. J Cardiothorac Anesth 2/1: 34-40

Derderian SS, Rajagopal KR, Abbrecht PH, Bennett LL, Doblar DD, Hunt KK (1982) High frequency positive pressure jet ventilation in bilateral bronchopleural fistula. Crit Care Med 10: 119-121

El-Baz N, El-Ganzouri A, Gottschalk W, Jensik RS (1981) One-lung high-frequency positive-pressure ventilation for sleeve pneumonectomy: An alternative technique. Anesth Analg 60: 683-686

El-Baz N, Jensik R, Faber LP, Faro RS (1982) One-lung high frequency ventilation for tracheoplasty and bronchoplasty: A new technique. Ann Thorac Surg 34: 564-571

Gravenstein JS, Paulus DA (1987) Clinical monitoring practice, 2nd edn. Lippincott, Philadelphia

Hedenstierna G, Klingstedt C (1988) Oxygenation during one lung anaesthesia. ZAK München 1987, Bd III - Hauptthemen. Springer, Berlin Heidelberg New York Tokyo (Anästhesiologie und Intensivmedizin, Bd 205, S 344-348)

Holzapfel L, Robert D, Lenoir B, Mercatello A, Palmier B, Perrin F, Bertoye A (1982) High-frequency jet ventilation compared with conventional ventilation in patients with acute respiratory failure. Chest 82: 211

McClish A, Deslauriers J, Beaulieu M et al. (1985) High-flow catheter ventilation during major tracheobronchial reconstruction. J Thorac Cardiovasc Surg 89: 508-512

Ritz R, Benson M, Bishop J (1984) Measuring gas leakage from bronchopleural fistulas during high-frequency ventilation. Crit Care Med 12: 836-837

Smith RB, Babinski MF, Angell E (1985) Apneic diffusion oxygenation with high flows of intratracheal oxygen. Respir Care 30: 26-29

Tokics L, Hedenstierna G, Strandberg A, Brismar B, Lundquist H (1987) Lung collapse and gas exchange during general anesthesia - effects of spontaneous breathing, muscle paralysis and positive end-expiratory pressure. Anesthesiology 66: 157-167

Torda TA, McCulloch CH, O'Brien HD, Wright JS, Horton DA (1974) Pulmonary venous admixture during one-lung anaesthesia. Anaesthesia 29: 272-279

Turnbull AD, Carlon GC, Howland WS, Beattie EJ (1981) High frequency jet ventilation in major airways or pulmonary disruption. Ann Thorac Surg 32: 468-474

13 Intra- und postoperative Schmerzkontrolle

D. Schwender, C. Madler und K. Peter

13.1 Der perioperative Schmerz

13.1.1 Schmerzausschaltung als Teil perioperativer Therapie

Integraler Bestandteil einer perioperativen Patientenversorgung sind intraoperative Schmerzausschaltung und postoperative Schmerzbehandlung. Grundsätzlich stehen Allgemeinanästhesie und Regionalanästhesieverfahren, sowie deren Kombination für die intraoperative Schmerzausschaltung zur Verfügung. Bei den Regionalanästhesieverfahren sind Rückenmark oder peripherer Nerv Zielstrukturen einer topischen Wirkung von Lokalanästhetika. Eine Allgemeinanästhesie bewirkt durch Hypnose, Analgesie und Muskelrelaxation die reversible Ausschaltung von Bewußtsein, Schmerz und Muskelbewegungen. Heute allgemeinübliche Narkosetechniken erzielen durch Kombination von zum Teil spezifisch, zum Teil unspezifisch wirksamen Substanzen diese einzelnen Komponenten einer Allgemeinanästhesie, nahezu unabhängig voneinander mit einem Minimum an unerwünschten Nebenwirkungen. So ist eine intraoperative Schmerzausschaltung, die nach den vegetativen Zeichen unzureichender Analgesie wie Blutdruck- und Herzfrequenzanstiegen, Pupillenreaktion, Schweißsekretion usw. gesteuert wird, fast immer problemlos zu erzielen.

Ein größeres Problem stellt die postoperative Schmerzbehandlung dar. Ungeachtet der uns heute zur Verfügung stehenden Methoden zur Schmerzausschaltung erleiden noch immer mehr als ⅔ aller operierten Patienten starke Schmerzen. Der postoperative Schmerz wird meist als das negativste Erlebnis im Zusammenhang mit einem operativen Eingriff angegeben. Darüber hinaus kann der postoperative Schmerz bei unzureichender Behandlung bei einer Großzahl operativer Eingriffe die perioperative Morbidität u. U. erheblich erhöhen (Craig 1981; Cuchieri 1985). Der sich daraus ergebenden Notwendigkeit einer adäquaten Therapie steht die Schwierigkeit einer objektiven Erfassung des Phänomens „Schmerz" sowie die Effektivität therapeutischer Maßnahmen gegenüber. Die Problematik der Objektivierung akuter klinischer Schmerzzustände erklärt sich aus der Tatsache, daß Schmerz mehr ist als eine mit nur physiologischen Parametern erfaßbare, sensorische Modalität, sondern immer als eine Resultante aus 3 Komponenten beschrieben werden muß. Neben der sensorisch-diskriminativen Komponente sind dies die kognitiv-bewertende sowie die emotional-affektive Komponente. Das heißt, subjektives Schmerzerleben kommt durch kognitive und emotionale Verarbeitung eines nozizeptiven Stimulus zustande (Bond 1984).

13.1.2 Entstehung von Schmerz

Wie jedes Schmerzgeschehen hat auch der im Rahmen eines operativen Eingriffs auftretende Schmerz eine biologische und eine psychologische Komponente. Die Fähigkeit des Organismus, Gewebeläsionen erkennen zu können, wird als Nozizeption bezeichnet. Sie stellt im wesentlichen die biologische Komponente des akuten Schmerzes dar. Gewebeläsionen und das operative Trauma führen durch mechanische Reizung sowie durch Freisetzung von Mediatoren wie Bradykinin, Arachidonsäure und Prostaglandinen zur Erregung freier, unspezifischer Nervenendigungen, sog. Nozizeptoren. Über nicht-myelinisierte C-Fasern und dünn-myelinisierte A-δ-Fasern erfolgt die afferente Leitung der Schmerzerregung (Abb. 13.1) zum Rückenmark. Die A-δ-Fasern sind bei etwas schnellerer Impulsausbreitungsgeschwindigkeit für die diskriminativ-somatische Nozizeption verantwortlich, wohingegen die langsamer leitenden C-Fasern den dumpfen, schlecht lokalisierbaren, viszeralen Kolik- oder Dauerschmerz übertragen (Malliani et al. 1984). Nach synaptischer Umschaltung im Hinterhorn des Rückenmarks erfolgt die Fortleitung der nozizeptiven Stimuli über die Tractus spinothalamici lateralis und medialis zu Medulla oblongata, Pons und thalamischen Kernen. Von dort ausgehende Efferenzen bewirken die vegetativen Schmerzreaktionen. Die Weiterleitung zum limbischen System, zum Gyrus postcentralis, sowie zu unspezifischen frontalen Assoziationsarealen des Kortex ermöglicht die affektive und kognitive Bewertung der nozizeptiven Information (Casey 1982). Moduliert werden kann die afferente Schmerzleitung durch inhi-

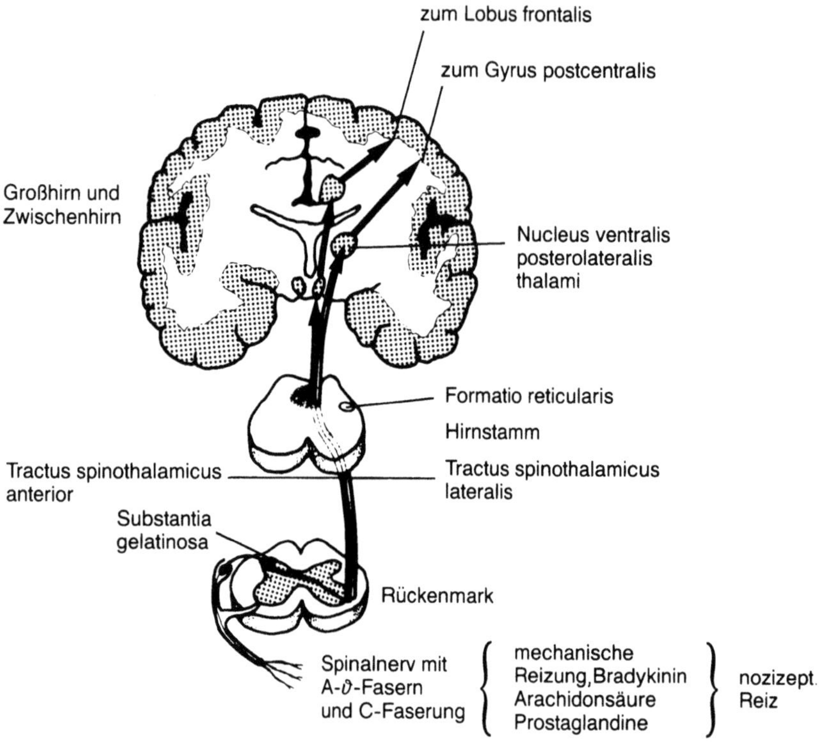

Abb. 1. Die afferente Schmerzleitung

bitorische Efferenzen. Vom Kortex werden über das periaquäduktale Grau absteigende, serotoninerge Leitungsbahnen aktiviert, die über im Hinterhorn des Rückenmarks freigesetzte, endogene Opioidpeptide, sog. Endorphine, eine inhibitorische Kontrolle des afferenten nozizeptiven Stimulus bewirken (Yakosh u. Hammond 1982; Fields u. Basbaum 1984).

13.1.3 Diagnose von Schmerz

Die Diagnostik akuter, perioperativer Schmerzzustände bietet i. allg. keine Probleme. Die Erhöhung der Atemfrequenz durch Stimulation des Atemantriebs, die Steigerung des Blutdrucks und der Herzfrequenz durch vermehrte Ausschüttung endogener Katecholamine, die Verstärkung der postoperativen Stoffwechselkatabolie, die Erhöhung des Muskeltonus, sowie die Veränderung des Ausdrucks und der Körperhaltung sind leicht erfaßbare Symptome. Dazu kommt in nahezu allen Fällen eine verbale Artikulation von Schmerz, sowie als Schmerzfolge eine verminderte Kooperationsfähigkeit. In aller Regel werden Schmerzreize unmittelbar nach der Beendigung des Eingriffs am stärksten empfunden und nehmen in den folgenden Tagen kontinuierlich ab.

Die im Einzelfall unterschiedliche perioperative Schmerzintensität und Dauer erklärt sich im wesentlichen aus den folgenden Faktoren:

1. Lokalisation, Art und Ausdehnung des Operationstraumas,
2. Art des angewendeten Anästhesieverfahrens,
3. patientenspezifische Faktoren.

13.1.4 Einfluß des operativen Eingriffs auf die Schmerzentstehung

Eingriffe in der Körperperipherie verursachen meist nur geringe Schmerzen. Dies gilt v. a. dann, wenn das Operationsgebiet postoperativ optimal ruhig gestellt werden kann. Im Gegensatz dazu treten postoperative Schmerzen besonders heftig auf, wenn das Wundgebiet nach ausgedehnten Interventionen, etwa durch Atemexkursionen oder unvermeidliche Bewegungen, irritiert wird. Deswegen gehören Thorakotomien und Oberbauchlaparotomien zu den Eingriffen mit der höchsten Schmerzintensität. Hohe Schmerzintensität wird auch durch Irritationen von Perichondrium und Periost erzeugt. Nicht nur die Schmerzintensität, sondern auch die Charakteristik des postoperativen Schmerzes hängt von der Art des Eingriffs ab. So führt die Eröffnung des Peritoneums oder der Pleura zu viszeralen Schmerzen, die sich von somatischen Schmerzen nach Eingriffen am Bewegungsapparat deutlich unterscheiden.

Bei dem nach thoraxchirurgischen Eingriffen auftretenden Postthorakotomieschmerz handelt es sich um ein aus zahlreichen Teilkomponenten bestehendes, komplexes Schmerzsyndrom. An dessen Zustandekommen ursächlich beteiligt sind u. a. der Wundschmerz durch die Hautinzision, der Rückenschmerz nach Dehnung des Bandapparates kostovertebraler Gelenke durch Rippenspreizung, der fortgeleitete Nervenschmerz durch Druck auf die im Bereich der verschlossenen Thorakotomiewunde liegenden interkostalen Nervenstrukturen, Periost und Perichondrium, der viszerale Pleuraschmerz durch atemabhängiges Reiben der Thoraxdrainagen, der viszerale Schmerz, ausgehend von mediastinalen Organen und Leitungsbahnen, sowie der durch Dehnung und Druck des Plexus brachialis entstehende Schulterschmerz (Orr 1983). Intensität und Komplexität lassen den so zustandekommenden Postthorakotomieschmerz in nahezu 100% der Fälle behandlungsbedürftig wie problematisch erscheinen.

13.1.5 Einfluß des Anästhesieverfahrens auf die Schmerzentstehung

Kommen zusätzlich zur Allgemeinanästhesie kontinuierliche Regionalanästhesieverfahren, wie z. B. die Katheterperiduralanästhesie, zur Anwendung, kann eine über den Eingriff hinausgehende Analgesie erzielt werden, die zudem den Vorteil besitzt, die Vigilanz des Patienten nicht zu beeinträchtigen (Logas et al. 1984; Hasenbos et al. 1985, 1987). Wird der Eingriff nur in Allgemeinanästhesie durchgeführt, so hängt weniger die Intensität als vielmehr der Zeitpunkt des ersten Auftretens behandlungsbedürftiger Schmerzen vom angewendeten Anästhesieverfahren ab. Die heute weitverbreitete „balanced anaesthesia" beinhaltet eine neben Bewußtseinsausschaltung spezifische, intraoperative, analgetische Komponente. Postoperative Schmerzen werden in der Regel erst geraume Zeit nach Beendigung des Eingriffs angegeben. Werden jedoch ausschließlich Anästhetika mit nur geringer analgetischer Potenz und rascher Abklingrate verwendet, z. B. Barbiturate, Etomidate und die volatilen Anästhetika, so ist mit einer raschen Entwicklung der postoperativen Schmerzen zu rechnen. Beim thoraxchirurgischen Eingriff bieten am Ende der Operation durchgeführte Verfahren, wie z. B. die Interkostalnervenblokkade mit einem Lokalanästhetikum, die Kryoanalgesie sowie das Einlegen eines Intrapleuralkatheters zur kontinuierlichen intrapleuralen Lokalanästhetika-Applikation, die Möglichkeit, dem Auftreten postoperativer Schmerzen vorzubeugen.

13.1.6 Einfluß patientenspezifischer Faktoren auf die Schmerzentstehung

Patientenspezifische Faktoren bestimmen vorwiegend die psychologische Komponente des postoperativen Schmerzgeschehens. Von Bedeutung sind dabei neben Persönlichkeitsfaktoren das Ausmaß der präoperativen situationsbezogenen Angst, ethnische bzw. soziokulturelle Vorbedingungen, sowie das Lebensalter des Patienten (Taenzer et al. 1986).

Ein Zusammenhang zwischen dem Ausmaß der unmittelbar präoperativ bestehenden, situativen Angst und der Intensität der postoperativen Schmerzen scheint für kleinere chirurgische Eingriffe gesichert, für thoraxchirurgische Eingriffe aber von untergeordneter Bedeutung (Madler et al. 1987). Bemerkenswert ist die Abhängigkeit der Schmerzempfindung vom Lebensalter. Kinder und Jugendliche sowie alte Patienten zeigen eine höhere Schmerztoleranz als Patienten des mittleren Lebensalters. Eine Anhebung der Schmerzschwelle in der Spätschwangerschaft wird durch eine vermehrte Ausschüttung endogener Opioidpeptide zu diesem Zeitpunkt erklärt.

13.2 Die intraoperative Schmerzkontrolle

Für die überwiegende Mehrzahl thoraxchirurgischer Eingriffe ist die Allgemeinanästhesie mit kontrollierter Beatmung das Anästhesieverfahren der Wahl (Benumof et al. 1986).

13.2.1 Narkoseeinleitung

Die intravenöse Narkoseeinleitung erfolgt nach Präoxygenation in den meisten Fällen mit kurz-wirksamen Barbituraten (z. B. Thiopental 3-6 mg/kg KG i. v.). Wegen der guten hämodynamischen Stabilität kommt v. a. beim Patienten mit eingeschränkter myokardialer Pumpfunktion oder verminderter Koronarreserve alternativ Etomidate (0,15-0,3 mg/kg KG i. v.) zur Anwendung (Gooding et al. 1979). Die Narkoseeinleitung mit Ketamin (1-3 mg/kg KG i. v.) bleibt Ausnahmefällen vorbehalten, z. B. Notthorakotomien, die mit großen Blutverlusten, Hypovolämie und Kreislaufschock einhergehen, und bei denen die sympathomimetische Eigenwirkung des Ketamin erwünscht sein kann (Tweed et al. 1972). Nach assistierter Maskenbeatmung mit 100%igem O_2 wird der Patient mit einem kurz-wirksamen, depolarisierenden Muskelrelaxanz (z. B. Succinylcholin 1-1,5 mg/kg KG i. v.) oder einem mittellang- bis langwirksamen, hyperpolarisierenden

Muskelrelaxans (z. B. Vecuronium 0,1 mg/kg KG i. v. oder Pancuronium 0,08 mg/kg KG i. v.) relaxiert und ein Endotrachealtubus bzw. Doppellumentubus zur Einlungenbeatmung eingelegt (s. Kap. 12). Eine vorherige intravenöse oder intratracheale Lidocainapplikation kann die kardiovaskuläre Reaktion auf Laryngoskopie und endotracheale Intubation abschwächen. Zur Sicherstellung einer ausreichenden Oxygenierung werden, insbesondere bei Lungeneingriffen, für die intraoperative Beatmung hohe inspiratorische O_2-Konzentrationen (50-100%) benötigt. Die Muskelrelaxierung wird durch Nachinjektion von nicht depolarisierenden Muskelrelaxanzien für die Dauer des Eingriffs aufrechterhalten, um chirurgische Manipulationen und Beatmung zu erleichtern. Die für die intraoperative Schmerzausschaltung im weiteren zur Anwendung kommenden Anästhesietechniken sind die Inhalationsanästhesie, Neuroleptanalgesie, Balanced anaesthesia sowie die kontinuierliche Katheterperiduralanästhesie in Kombination mit einer Allgemeinanästhesie.

13.2.2 Inhalationsanästhesie

Aus mehreren Gründen bietet die Inhalationsanästhesie mit den halogenierten Kohlenwasserstoffen Isofluran, Enfluran und Halothan für den thoraxchirurgischen Eingriff erhebliche Vorteile. Die Inhalationsanästhetika dämpfen die durch chirurgische Manipulation ausgelösten Atemwegsreflexe, setzen den bronchomotorischen Tonus herab und wirken selbst konzentrationsabhängig bronchodilatierend (Hirshman u. Bergman 1978; Hirshman et al. 1982). Dies ist von besonderer Bedeutung, da es sich beim thoraxchirurgischen Patientengut in der Mehrzahl um Patienten mit akuten und chronischen bronchopulmonalen Erkrankungen handelt, die an einer Hyperreaktivität der kleinen und mittleren Luftwege leiden. Darüber hinaus garantiert die Zufuhr volatiler Anästhetika bei der intraoperativ phasenweise unumgänglichen Beatmung mit hohen inspiratorischen O_2-Konzentrationen, und somit ungenügender N_2O-Zufuhr, eine ausreichende Bewußtseinsausschaltung. Unerwünschte akzidentelle, intraoperative Wachepisoden können so vermieden werden. Eine schnelle Elimination gestattet eine schnelle, sichere Narkoseausleitung, ohne daß Hyperkapnie und Hypoxie als Folge einer zentralen Atemdepression postoperativ zu erwarten wären, was beim thoraxchirurgischen Patienten mit erheblich eingeschränkter Lungenfunktion ebenfalls von besonderer Wichtigkeit ist.

Von mehr theoretischem Interesse ist die Tatsache, daß volatile Anästhetika in vitro und am nichtintakten In-vivo-Präparat die HPV herabsetzen können (Benumof u. Semenza 1975; Bjertnaes 1978, 1980; Marshall et al. 1983). Die aus diesen experimentellen Befunden abgeleitete Befürchtung, daß die Inhalationsanästhetika über eine Hemmung der HPV in der nichtbeatmeten Lunge während Einlungenventilation die arterielle Oxygenation beeinträchtigen, konnte jedoch am Patienten intraoperativ während Einlungenventilation nicht bestätigt werden (Augustine u. Benumof 1984).

13.2.3 Neuroleptanalgesie (NLA)

Bei der seit ihrer Einführung weitgehend modifizierten NLA werden heute meist hohe Dosen stark wirksamer Analgetika vom Opioidtyp („anesthetic analgesics" wie Fentanyl, Alfentanyl, Morphin) kombiniert mit einem Benzodiazepin (z. B. Flunitrazepam, Diazepam, Midazolam) und einem Muskelrelaxans. Wegen ausgezeichneter hämodynamischer Stabilität findet sie beim kardiochirurgischen Patientengut weitverbreitete Anwendung. Da die Beatmung mit einem Lachgas-Sauerstoff-Gemisch einen wichtigen Anteil an der hypnotischen Komponente dieses Anästhesieverfahrens hat, ist der thoraxchirurgische Patient, der intraoperativ u. U. mit reinem Sauerstoff beatmet werden muß, nicht ausreichend vor unerwünschten intraoperativen Wachepisoden geschützt. Darüber hinaus bewirkt die Gabe von Opioiden bei einem Teil der Patienten eine über den Eingriff hinausgehende zentrale Atemdepression, die Benzodiazepine eine Verminderung der Vigilanz. Diese Faktoren können beim thoraxchirurgischen Patienten, der postoperativ rasch extubiert werden soll, ebenfalls von erheblichem Nachteil sein, da sie eine postoperative Nachbeatmung notwendig machen.

13.2.4 Die „balanced anaesthesia"

Bei balancierten Anästhesieverfahren werden Hypnose, Analgesie und Muskelerschlaffung durch Kombination eines volatilen Anästhetikums mit einem stark wirksamen Analgetikum vom Opioidtyp, einem Muskelrelaxans und einem N_2O-O_2-Gemisch erzielt. Die zum Teil additiven Wirkungen erlauben die Verabreichung sehr viel niedrigerer Konzentrationen bzw. Dosierungen bei minimalen Nebenwirkungen. Ausgezeichnete hämodynamische Stabilität sowie ausreichende Hypnose, auch bei Beatmung mit hohen inspiratorischen O_2-Konzentrationen, sind von Vorteil. Die zur Anwendung kommenden Analgetikadosierungen bewirken meist eine über den Eingriff hinausgehende Analgesie. Eine zentrale Atemdepression ist postoperativ nur nach kurz dauernden Eingriffen zu erwarten, aber prinzipiell auch nach länger dauernden Eingriffen möglich.

13.2.5 Die kontinuierliche Katheterperiduralanästhesie in Kombination mit einer Allgemeinanästhesie

Besonderer Erwähnung bedürfen, v. a. im Hinblick auf die postoperativ kontinuierlich fortsetzbare Schmerzbehandlung, die kontinuierlichen Regionalanästhesieverfahren. Sie werden beim thoraxchirurgischen Patienten als thorakale Katheterperiduralanästhesie in Kombination mit einer Allgemeinanästhesie, meist einer Inhalationsanästhesie, durchgeführt. Vor Einleitung der Allgemeinanästhesie wird hierzu ein Katheter im Periduralraum in Höhe der Segmente eingelegt, in welcher die chirurgische Inzision vorgenommen wird, bei thoraxchirurgischen Eingriffen also meist im Bereich des 6. Thorakalsegments. Nach Gabe einer Testdosis, die eine versehentliche intrathekale Lage der Katheterspitze mit konsekutiver hoher Spinalanästhesie ausschließen muß, wird über den Katheter ein Lokalanästhetikum mit möglichst langer Wirkdauer und guter segmentaler Ausbreitung, meist Bupivacain in Konzentrationen von 0,25-0,5%, zunächst als Bolus, im weiteren kontinuierlich oder durch repetitive Bolusnachinjektion injiziert. Bei guter Lipidlöslichkeit und somit guter segmentaler Bindung der verwandten Lokalanästhetika bleibt die erzielte Wirkung auf die Segmente, die dem Injektionsort benachbart sind, beschränkt. Die Ausbreitung der Anästhesie ist in erster Linie abhängig von der injizierten Menge. Zur Ausschaltung eines Segments werden je nach Größe, Gewicht und Lebensalter des Patienten i. allg. 0,5-1,5 ml Lokalanästhetikum benötigt. Bei gleichmäßiger Ausbreitung nach kranial und kaudal im thorakalen Bereich sind zur Thorakotomie initiale Gesamtmengen von 8-12 ml Lokalanästhetikum ausreichend.

Als invasives Verfahren ist die thorakale Katheterperiduralanästhesie nicht frei von Nebenwirkungen und Komplikationen und bedarf einer strengen Indikationsstellung. Durch die Methode bedingte Komplikationen reichen von unzureichender Analgesie bis hin zur kompletten Spinalanästhesie bei unkorrekter Katheterlage. Auch die systemische Lokalanästhetikaintoxikation bei versehentlicher intravasaler Injektion ist möglich. Verletzungen des Rückenmarks, epidurale Hämatome mit konsekutiver neurologischer Symptomatik bis hin zur Querschnittsläsion sind sehr seltene, aber in der Literatur beschriebene und sehr ernstzunehmende, mögliche Komplikationen. Unter den Nebenwirkungen ist in erster Linie der durch die Blockade der sympathischen Nerven des paravertebralen Grenzstrangs bewirkte Abfall des arteriellen Mitteldrucks zu nennen, der v. a. beim Patienten mit Erkrankungen der zerebralen und koronaren Gefäßgebiete zu Ischämie und Nekrose der nachgeschalteten Gewebe führen kann, wenn der kritische Perfusionsdruck unterschritten wird. Die fraktionierte Gabe kleinerer Mengen bis zur erwarteten Gesamtmenge vermeidet die zu hohe Ausbreitung und die damit verbundenen Nebenwirkungen. Die Gabe von Volumen und ggf. vasoaktiven Substanzen wirkt eventuellen Blutdruckabfällen i. allg. ausreichend entgegen. Im weiteren machen gelegentlich eine Blasenatonie mit Zunahme von Restharn eher bei Blockade sakraler Segmente, aber auch bei der thorakalen Periduralanästhesie, eine Katheterisierung der Harnblase erforderlich. Als Kontraindikation für die Periduralanästhesie gelten v. a. lokale Infektionen im Bereich der geplanten Injektionsstelle, Gerinnungsstörungen, septische Krankheitsbilder, hypovolämischer Schock, dekompensierte Herzvitien sowie akute und chronische, progressive, neurologische Erkrankungen.

13.3 Die postoperative Schmerzkontrolle

13.3.1 Bedeutung der postoperativen Schmerzbehandlung für den thoraxchirurgischen Patienten

Thoraxchirurgische und abdominelle Operationen gehören zu den Eingriffen, die nicht nur mit der größten postoperativen Schmerzintensität, sondern auch mit der ausgeprägtesten Beeinträchtigung der postoperativen Lungenfunktion einhergehen. Grunderkrankung und normale Schmerzreflexantwort der Körperregionen, die an der Mechanik des Gasaustausches beteiligt sind, bewirken über afferente Impulse eine Steigerung des muskulären Tonus in betroffenen Segmenten und limitieren Bewegungen von Brustwand, Abdomen und Zwerchfell (Bromage 1984). Der postoperative Schmerz bewirkt ein monotones Atemmuster mit kleinen Atemzugvolumina, Steigerung der Atemfrequenz ohne intermittierende tiefe Atemzüge (Lockwood 1972). Regionale Hypoventilation, Abnahme des totalen Lungenvolumens, und v. a. der funktionellen Residualkapazität, und die Verschiebung des „closing-volume" zur Atemmittellage führen zu einem progressiven Kollaps der alveolaren Gasaustauschfläche, Veränderung des Ventilations-Perfusions-Quotienten und Zunahme der intrapulmonalen Shuntdurchblutung. Die verminderte funktionelle Residualkapazität und verminderte Compliance, sowie die erhöhte Totraumventilation bewirken eine Steigerung von Atemarbeit und Sauerstoffverbrauch. Hypoxie, Hyperkapnie, respiratorische und metabolische Azidose sind die Folge (Lockwood 1972; Pandit et al. 1973).

Postoperativ zeigen VC, FVC und FEV_1 eine Abnahme auf 30–40% des präoperativen Ausgangswertes. Eine meist passagere Hyperkapnie, Azidose und Hypoxämie, die eine zusätzliche O_2-Zufuhr notwendig machen, sind postoperativ die Regel (Pandit et al. 1973; Drummond u. Milne 1977; Cushieri et al. 1985; Wajsberg 1988; persönl. Mitteilung).

Die bei akuten und chronischen bronchopulmonalen Erkrankungen oft anzutreffende, vermehrte Produktion von viskösem Bronchialsekret, die durch Operation und Anästhesie verminderte bronchopulmonale Sekretclearance, sowie die durch postoperativen Schmerz beeinträchtigte Fähigkeit zum Abhusten führen zu Sekretverhalt in kleinen Bronchien und Bronchiolen. Regionale Minderbelüftung und Kollaps der der Obstruktion nachgeschalteten Lungenbezirke sind die Folge. Dystelektase und Atelektase sowie Pneumonie bei Infektion atelektatischer Bereiche, kennzeichnen die postoperative Morbidität des thoraxchirurgischen Patienten (Hasenbos et al. 1985, 1987; Craig 1981; Wajsberg 1988, persönl. Mitteilung).

Die postoperativen Atemhilfen sollen postoperative respiratorische Komplikationen vermindern, indem sie dem alveolären Kollaps und der Hypoventilation entgegenwirken und die bronchopulmonale Sekretclearance verbessern. Für die Wiederherstellung einer normalen FRC und eines normalen Verhältnisses von FRC zum Closing volume haben sich maximal-tiefe, spontane, angehaltene Inspirationen bis auf die totale Lungenkapazität, Oberkörperhochlagerung und die Frühmobilisation als am wirksamsten erwiesen (Alexander et al. 1981). Exspiratorische Manöver, wie z. B. maximale Exspiration, Ausatmen gegen exspiratorischen Widerstand, forciertes Husten, die CO_2-induzierte Hyperventilation sowie die intermittierende Beatmung mit positivem Druck (IPPB: intermittend positive pressure breathing), erscheinen weit weniger effizient. Für die bronchopulmonale Sekretclearance am bedeutendsten ist neben der adjuvanten medikamentösen Therapie ein kräftiges Abhusten bei unvermindertem Hustenreflex. Für eine wirksame Durchführung aller genannten, postoperativen Atemhilfen ist jedoch Schmerzfreiheit und Kooperativität des Patienten unabdingbare Voraussetzung. Postoperative Schmerzkontrolle trägt hier nicht nur zum subjektiven Wohlergehen des Patienten bei, sondern ist entscheidender Teil der postoperativen Therapie mit weitreichendem Einfluß auf postoperative Komplikationen, Morbidität und Operationserfolg. Die Bedeutung des postoperativen Schmerzes bei der postoperativen Lungenfunktionsstörung unterstreicht die Tatsache, daß die Lungenfunktion nach Thorakotomien in gleicher Weise wie nach Oberbauchlaparatomien vermindert ist und nicht durch das Ausmaß der Lungenresektion bestimmt wird (Ausnahme Pneumonektomie) (Shulman u. Sandler 1984; Larsen et al. 1985).

Für die postoperative Schmerzkontrolle kommen die folgenden therapeutischen Prinzipien zur Anwendung:

1. Die systemische Applikation schwach wirkender Analgetika („non-narcotic-analgesics") und stark wirkender Analgetika vom Opioidtyp („narcotic-analgesics")
2. Kontinuierliche Leitungsanästhesieverfahren
3. Epidurale Opioidanalgesie
4. Interkostalnervenblockade mit Lokalanästhetika
5. Kryoanalgesie
6. Intrapleurale Lokalanästhetikaapplikation über Intrapleuralkatheter

13.3.2 Systemische Applikation schwach wirkender Analgetika und stark wirkender Analgetika vom Opioidtyp

Die systemische Verabreichung von Analgetika macht zahlenmäßig den größten Anteil in der Behandlung postoperativer Schmerzzustände aus. Neben der Auswahl geeigneter Substanzen ist die Wahl einer geeigneten Applikationsform und Dosierung von besonderer Bedeutung. Zum einen soll ein schneller Wirkungseintritt erreicht werden, zum anderen ist eine gleichmäßige und langanhaltende Wirkung erwünscht. In der postoperativen Phase kommen die intramuskuläre und intravenöse Applikation in Frage. Erstere zeigt einen langsamen Wirkungseintritt, die Plasmaspiegel sind jedoch über längere Zeiträume konstanter, so daß eine gleichmäßigere analgetische Wirkung über die Zeit zu erwarten ist. Allerdings setzt die intramuskuläre Injektion eine ungestörte periphere Zirkulation voraus, die die Resorption der Substanzen vollständig und rasch gewährleistet. Dies ist gerade nach größeren Eingriffen und in der frühen postoperativen Phase oft nicht mit Sicherheit gegeben.

Die intravenöse Applikation ist durch einen raschen Wirkungseintritt gekennzeichnet. Der vergleichsweise schneller abfallende Plasmaspiegel bewirkt ungleichmäßigere analgetische Effekte. Dieser Nachteil der intravenösen Bolusapplikation läßt sich durch die kontinuierliche Infusion der Substanzen ausgleichen.

Bei der vom Patienten selbst gesteuerten On-demand-Analgesie ist der Patient in der Lage, sich bei Bedarf aus einer programmierten Infusionspumpe eine pro Zeiteinheit begrenzbare Dosis eines bestimmten Analgetikums zu applizieren. Ein günstiger Effekt ist neben den gleichmäßigen Plasmaspiegeln mit Sicherheit die Tatsache, daß dem Patienten stets ein aktives Eingreifen in sein Schmerzgeschehen ermöglicht wird. Darüber hinaus hat die On-demand-Analgesie verdeutlicht, daß für einzelne Patienten, trotz vergleichbarer operativer Eingriffe, extrem unterschiedliche Analgetikamengen in den ersten postoperativen Stunden zur Erzielung einer ausreichenden Analgesie notwendig sein können. Schon allein daraus kann der Schluß gezogen werden, daß allgemeine Dosierungsrichtlinien für Analgetika in der postoperativen Phase nicht möglich sind. Eine Dosisreduktion ist häufig bei Kindern und alten Patienten erforderlich. Bei letzteren spielt dabei nicht nur die verminderte efferente Reaktion auf Schmerzreize eine Rolle, sondern auch die im Alter verminderte Plasmaproteinbindung der Analgetika sowie die im Vergleich zum jungen Erwachsenen kleineren Verteilungsräume (Jurna 1980; Twycross 1984).

Schwach wirksame Analgetika hemmen die Bildung und Freisetzung peripherer Schmerzmediatoren wie Prostaglandine, Bradykinin und Arachidonsäure, und haben neben analgetischer meist auch eine antiphlogistische und antipyretische Wirkung. Bei der Behandlung postoperativer Schmerzen kommt ihnen aufgrund ihrer eingeschränkten analgetischen Potenz eine nur untergeordnete Bedeutung zu (Huskisson 1984). Sie kommen zur Schmerzbehandlung nach kleineren Eingriffen und nach größeren Eingriffen in Kombination mit stark wirksamen Analgetika zur Anwendung. Eine Übersicht über Dosierung, Applikationsform, Wirkdauer, Nebenwirkungen und Kontraindikationen der schwach wirksamen Analgetika gibt Tabelle 13.1.

Stark wirksame Analgetika vom Opioidtyp entfalten ihre zentralen Wirkungen über in Gehirn und Rückenmark weitverbreitete Opioidrezeptoren. Sie sind in unterschiedlicher Dichte insbesondere im Hinterhorn des Rückenmarks, im periaquäduktalen Grau, in den Raphekernen der Medulla oblongata, im Thalamus und im limbischen System lokalisiert. Die μ-Rezeptoren-vermittelte Hemmung nozizeptiver Afferenzen zum limbischen System bedingt die analgetische Wirkung und verändert Schmerzverarbeitung, emotionale Situation und Vigilanz im Sinne von Euphorie und Sedierung. Die dosisabhängige atemdepressorische Wirkung des Morphins tritt in Dosisbereichen, die nur knapp über der analgetischen Wirkung liegen, auf. Sie beruht in der Hauptsache auf einer Herabsetzung der Empfindlichkeit des Atemzentrums gegenüber der CO_2-Spannung im Blut, und wird vermittelt durch Opioidwirkung auf im Hirnstamm lokalisierte μ-Rezeptoren. Die antitussive Wirkung beruht auf einer Dämpfung der reflektorischen Erregbarkeit des Hustenzentrums. Der Dämpfung des Brechzentrums kann eine Stimulation der Triggerzone in der Area postrema vorausgehen, wodurch Übelkeit und Erbrechen erzeugt werden. Die zentral erregende Wirkung auf den Erdinger-Westphal-Kern des N. oculomotorius löst die morphinbedingte Myosis aus.

Eine Übersicht über die Vermittlung erwünschter und unerwünschter zentraler Opioidwirkungen durch die verschiedenen Opioidrezeptoren gibt die Tabelle 13.2.

Die peripheren Opioidwirkungen umfassen Tonussteigerung der glatten Eingeweidemuskulatur mit Pyloruskonstriktion, Tonussteigerung der Darmmuskulatur mit spastischer Obstipation und Dämpfung des Miktionsreflexes mit Harnverhalt. Die Dämpfung der sympathischen und die Aktivierung der parasympathischen Zentren, sowie die Freisetzung von Histamin

Tabelle 13.1. Peripher wirksame Analgetika („non-narcotic analgesics")

Substanz	Mittlere Dosierung (mg)	Mittlere Wirkdauer (h)	Nebenwirkungen/ Kontraindikationen
Acetylsalicylsäure	300-500 (i. v.)	3-4	Thrombozytenaggregationshemmung, gastrointestinale Nebenwirkungen, Übelkeit, Erbrechen, ulzerogene Wirkung, Asthma, Kopfschmerz
Diclofenac	100-200 (Supp.)	2-4	
Indometacin	50-100 (Supp.)	4-6	
Paracetamol	250-1000 (Supp.)	2-3	
Metamizol	500-1500 (i. v.)	4-10	Agranulozytose (selten 1:1000000)

Tabelle 13.2. Agonistische Wirkungen der Opioide an verschiedenen Opioidrezeptoren

Rezeptor	µ	æ	σ	δ
Supraspinale Analgesie	+			
Spinale Analgesie	(+)	+		+
Atemdepression	+			+
Euphorie	+			
Toleranz	+	+	+	+
Entzugssymptome	+			+
Sedierung		+		
Miosis	+	+		
Dysphorie, Halluzinationen		(+)	(+)	
Tachykardie			+	
Hypotonie				+

führen zu Bradykardie, Tonusminderung der glatten Gefäßmuskulatur mit Blutdruckabfall, und können einen Bronchospasmus auslösen.

Eine Übersicht über die verfügbaren, stark wirksamen Analgetika, ihre mittlere Dosierung und Wirkdauer gibt Tabelle 13.3.

Grundsätzlich besitzen die synthetischen Opioide gleichwertige Wirkungen und Nebenwirkungen wie Morphin. Die etwas unterschiedliche Affinität der einzelnen Substanzen zu den verschiedenen Opioidrezeptoren (Tabelle 13.4) bedingt die im einzelnen geringgradig voneinander abweichenden Wirkungsprofile.

Pethidin

Pethidin ist eines der ältesten und am häufigsten verwendeten Morphinanaloga. 50-100 mg Pethidin haben etwa die gleiche analgetische Potenz wie 10 mg Morphin. In äquianalgetischer Dosierung ist die Atemdepression bei beiden Substanzen gleich. Ein Nachteil des Pethidins für die postoperative Schmerztherapie ist die geringe Wirkdauer von nur 1,5 bis maximal 2 h. Darüber hinaus ist der direkte kardiodepressive Effekt stärker ausgeprägt als beim Morphin. Über die Dämpfung protektiver Reflexe wird durch Pethidin allerdings die auxiliäre Wärmeproduktion reduziert. Dies bewirkt, daß Schüttelfrost, Kältezittern und Vasokonstriktion, in der postoperativen Phase häufig beobachtete, unangenehme Nebenwirkungen, beseitigt werden können.

Tabelle 13.3. Stark wirksame Analgetika („narcotic analgesics")

Substanz	Äquianalgetische Potenz zu 10 mg Morphin	Wirkdauer (h)
Morphin	10	4
Pethidin	50	3
Piritramid	15	4
Pentazocin	30	3
Buprenorphin	0,3	6-8
Tramadol	100	3-4

Piritramid

Piritramid zeigt in morphinäquivalenten Dosierungen - 15 mg Piritramid entsprechen etwa 10 mg Morphin - eine geringere Inzidenz gastrointestinaler Nebenwirkungen. Insbesondere sind Übelkeit und Erbrechen seltener. Ausgeprägt ist der sedierende Effekt der Substanz. Sie ist insgesamt zur postoperativen Therapie, v. a. nach abdominalchirurgischen Eingriffen, sehr gut geeignet.

Pentazocin

Pentazocin gehört zu der Gruppe der sog. partiellen Morphinantagonisten, d. h. neben einer eigenen analgetischen und atemdepressorischen Wirkung besitzt es auch opioidantagonistische Aktivitäten. Es antagonisiert jedoch nicht die Atemdepression, die durch Morphin erzeugt wird. Allerdings kann es bei Patienten, die an Opioide gewöhnt sind, Entzugssymptome beschleunigen. Pentazocin führt eher zu dysphorischen als zu euphorischen Stimmungslagen. Nach einer raschen intravenösen Injektion können der arterielle und pulmonalarterielle Druck ansteigen. Dies sollte bei Patienten mit vorbestehendem Systemhochdruck oder pulmonaler Hypertension bedacht werden. Bemerkenswert ist, daß Pentazocin nicht zu einer Drucksteigerung in den ableitenden Gallenwegen führt.

Tabelle 13.4. Wirkungsweise und Wirkungsspektrum von Opioiden an verschiedenen Opioidrezeptoren

Rezeptor	Affinität zum Rezeptor			Intrinsic-Aktivität am Rezeptor			Antagonismus		
	μ	æ	σ	μ	æ	σ	μ	æ	σ
Reine Antagonisten Morphin Hydromorphon Fentanyl Alfentanil Pethidin Piritramid	+	−	−	+	−	−	−	−	−
Agonisten-Antagonisten									
Pentazocin	(+)	+	+	−	+	+	(+)	−	−
Buprenorphin	++	−	−	+	−	−	−	+	+
Antagonisten									
Naloxon	++	+	+	−	−	−	+	+	+

Buprenorphin
Buprenorphin ist ein sehr potentes Analgetikum mit ebenfalls teils agonistischer, teils antagonistischer Wirkung. Sein besonderer Vorteil ist eine im Vergleich zu Morphin und anderen Substanzen deutlich verlängerte Wirkdauer von 6–8 h. Wegen seiner angeblich verminderten obstipierenden Wirkung wird Buprenorphin bevorzugt in der Abdominalchirurgie eingesetzt. Die äquianalgetische Dosierung zu 10 mg Morphin beträgt 0,3 mg Buprenorphin. Die besonders bei einer intravenösen Applikation mögliche atemdepressorische Wirkung verlangt eine kontinuierliche Überwachung des Patienten, dies um so mehr, da Buprenorphin nicht durch Naloxon antagonisierbar ist. Eine Buprenorphin-bedingte Atemdepression läßt sich nur durch künstliche Ventilation überbrücken.

Tramadol
Tramadol ist ein Analgetikum, welches in therapeutischen Dosierungen im Vergleich zu den vorgenannten, starken Analgetika nicht zu einer gleichstarken Atemdepression, Obstipation und Reduzierung der Diurese führen soll. Jedoch sind insbesondere bei einer zu raschen intravenösen Injektion gastrointestinale Nebenwirkungen vermehrt zu erwarten (Jurna 1980; Twycross 1984).

Abschließend muß betont werden, daß die systemische Gabe stark wirksamer Analgetika wohl die am häufigsten geübte Praxis in der Behandlung des Postthorakotomieschmerzes ist. Dennoch ist zu bedenken, daß für die erwünschte, ausreichende Schmerzausschaltung oft unerwünschte Nebenwirkungen wie Sedierung und Atemdepression in Kauf genommen werden müssen. Stark wirksame Analgetika bewirken ein flaches, regelmäßiges Atemmuster mit Verminderung tiefer Inspirationen und Seufzer, sowie eine Hemmung des Hustenreflexes, die einem Alveolarkollaps und Atelektasenbildung Vorschub leisten kann. Darüber hinaus sind die im Segment des Rückenmarks verschalteten Schmerzabwehrreflexe, die über reflektorische Muskeltonussteigerung die Beweglichkeit von Brustwand, Abdomen und Zwerchfell beeinträchtigen können, durch die systemisch applizierten, zentralwirksamen Analgetika nicht so wie auf spinaler Ebene zu hemmen (Bromage 1984; Chovaz et al. 1986). Dies führte zur Suche nach alternativen Schmerzbehandlungsmethoden.

13.3.3 Kontinuierliche Leitungsanästhesieverfahren

Unter den kontinuierlichen Leitungsanästhesieverfahren kommt in der Thoraxchirurgie vornehmlich die in Abschn. 13.2.4 beschriebene Katheterperiduralanästhesie zur Anwendung (Durchführung, Nebenwirkungen, Komplikationen und Kontraindikationen s. dort). Über den präoperativ gelegten Periduralkatheter kann neben der intraoperativen Schmerzausschaltung auch postoperativ eine segmentale Blockade von nozizeptiven Afferenzen erreicht werden. Als Vorzüge der kontinuierlichen Periduralanästhesie werden v. a. genannt: Reduktion des systemischen Analgetikaverbrauchs und damit Reduktion der unerwünschten Analgetikanebenwirkungen, fehlende Atemdepression, Verbesserung der arteriellen Blutgasanalyse und der postoperativen Lungenfunktion, sowie die daraus resultierende Minderung der pulmonalen Komplikationen Dystelektase, Atelektase und Pneumonie. Hierin erweist sie sich den systemischen Analgetikagaben als deutlich überlegen (Bromage et al. 1982a; Bromage 1984). Die nur mit 2–4 h angegebene Wirkdauer üblicherweise verwendeter Lokalanästhetika (meist Bupivacain 0,125–0,5%) macht eine häufige Nachinjektion erforderlich. Zur Erzielung einer gleichmäßigen Analgesie und Minimierung unerwünschter Nebenwirkungen ist die kontinuierliche, peridurale Infusion von 0,25% Bupivacain (3–8 ml/h) erfolgreich durchgeführt worden (Logas et al. 1984). Wegen u. U. therapiebedürftiger Nebenwirkungen darf aber auch hier auf eine intensive Überwachung des Patienten nicht verzichtet werden. Die durch Sympathikusblock bewirkte Orthostase sowie eine durch Ausbreitung der Anästhesie in lumbale Segmente bewirkte Beinschwäche können einer Frühmobilisation erschwerend entgegenwirken.

13.3.4 Epidurale Opioidanalgesie

Die letztgenannten Nachteile sind bei der epiduralen Opioidanalgesie nicht zu erwarten. Die Injektion von verdünntem Morphin oder Morphinanaloga in den präoperativ gelegten Periduralkatheter macht sich die Opioidwirkung auf im Hinterhorn des Rückenmarks lokalisierte Opioidrezeptoren zunutze. Wie auch die epidural applizierten Lokalanästhetika diffundieren epidural injizierte Opioide nach intradural und entfalten ihre Wirkung an spezifischen Strukturen des Rückenmarks (Bromage et al. 1980, 1982a; El-Baz et al. 1984). Die im Gegensatz zu den Lokalanästhetika gute Wasserlöslichkeit der Opioide verhindert eine rein segmentale Wirkung. Vielmehr können sie mit dem Liquorstrom nach kranial transportiert werden, sich an die in der Medulla oblongata gelegenen Opioidrezeptoren binden oder auch, von periduralen Venenplexus resorbiert, ihre systemische Wirkung über die Verteilung mit dem Blutstrom entfalten (Bromage et al. 1982a). Dies erklärt die Hauptkomplikationen der periduralen Opioidanalgesie. Die frühe Atemdepression, die wenige Minuten nach Injektion durch hohe Opioidblutspiegel eintritt, und die späte Atemdepression bis zu 12 h nach Injektion durch Bindung der Opioide an kranial gelegene Strukturen des ZNS, sind sehr seltene Komplikationen. Eine intensive Überwachung des Patienten für den Zeitraum der Therapie ist daher zu verlangen. Vorteile der epiduralen Opioidanalgesie sind neben der fehlenden motorischen und orthostatischen Beeinträchtigung die unbehinderte Frühmobilisation, gute, gleichmäßige analgetische Wirkung von 6 bis zu 20 h, und die nicht herabgesetzte Vigilanz des Patienten. Unter den Nebenwirkungen zu nennen sind neben der sehr seltenen Atemdepression, Pruritus (5-10%), Harnverhalt (15-20%), Übelkeit und Erbrechen (15-40%) (Bromage et al. 1982a; Reiz u. Westberg 1980). Wie bei der thorakalen Periduralanästhesie werden postoperativ Lungenfunktion und Blutgasanalyse in gleicher Weise verbessert und postoperative, pulmonale Komplikationen vermindert (Shulman et al. 1984; Hasenbos et al. 1987; Benumof u. Alfery 1986; Bromage et al. 1982a; Bromage 1984).

13.3.5 Interkostalnervenblockade

Eine Alternative für die Analgesie, v.a. in der frühen postoperativen Phase, ist die Interkostalnervenblockade. Meist vor dem Wundverschluß, seltener postoperativ, werden unter Sicht die der Inzision benachbart liegenden Interkostalnerven mit einem möglichst lang wirkenden Lokalanästhetikum (meist Bupivacain 0,25-0,5%) infiltriert. Die postoperative Schmerzfreiheit bewirkt einen verminderten postoperativen Schmerzmittelverbrauch sowie eine Verbesserung von Lungenfunktion und Blutgasanalyse. Die lokalanästhetische Wirkung hält 12-24 h an. Postoperative pulmonale Komplikationen, wie sie meist zwischen dem 1. und 7. postoperativen Tag auftreten, sind erwartungsgemäß nicht signifikant vermindert (Galway et al. 1975). Als Vorteil der Methode erweist sich ihre Anwendbarkeit auch bei Säuglingen und Kleinkindern, bei denen kontinuierliche Leitungsanästhesieverfahren in der Regel nicht durchgeführt werden. Die bei der Interkostalnervenblockade mit notwendigen, großen Lokalanästhetikamengen häufig auftretenden hohen Lokalanästhetikaplasmaspiegel bergen in sich die Gefahr systemisch-toxischer Lokalanästhetikawirkungen. Auch sind schwere Hypotensionen sowie totale Spinalanästhesie bei paravertebraler, perineuraler und intrathekaler Ausbreitung beschrieben (Skretting 1981; Benumof u. Semenza 1975).

13.3.6 Kryoanalgesie

Mit der Kryoanalgesie kann eine 3-4 Wochen anhaltende, relativ nebenwirkungsarme Interkostalnervenblockade bewirkt werden. Vor dem Wundverschluß werden die Interkostalnerven 2-3 ICR über und unter der chirurgischen Inzision einem extremen Kältereiz von −60 °C direkt ausgesetzt. Die den Nerv umgebenden Strukturen werden nekrotisch, der Nerv ödematös, Struktur und Funktion des Nervs reversibel zerstört. Das zum Teil erhaltene perineurale Bindegewebe ermöglicht die Regeneration von Kapillaren, Axon und Schwann-Zellen (Barnard 1980; Myers et al. 1981). Die Wiederherstellung von Struktur und Funktion geht in den folgenden 2-4 Wochen parallel einher. Die analgetische Wirkung ist meist erst nach dem 1. postoperativen Tag voll entfaltet. Wie bei Periduralanästhesie und Interkostalnervenblockade werden bei der Kryoanalgesie nicht alle Komponenten der Postthorakotomieschmerzentstehung zufriedenstellend therapiert. Vor allem der viszerale Schmerz durch Pleurairritation und der Schulterschmerz bedürfen zusätzlicher, systemischer Analgetikagaben (Orr et al. 1983). Der verminderte postoperative Analgetikabedarf, die verbesserte Lungenfunktion und die Blutgasanalyse entsprechen denen der Periduralanästhesie oder periduralen Opioidanalgesie (Glynn et al. 1980; Katz et al. 1980; Maiwand et al. 1986; Orr et al. 1983). Einige Untersucher konnten sogar eine noch niedrigere pulmonale Komplikationsrate bei mit Kryoanalgesie behandelten Patienten aufzeigen (Wajsberg 1988, persönl. Mitteilung). Zu den in der Literatur beschriebenen Nebenwirkungen nach Kryoanalgesie gehören Neurinombildung und neuralgische Mißempfindungen bis hin zur Ausbildung von Schmerzsyndromen (Conacher et al. 1986). Ein evtl. zu erwartender, ungünstiger Effekt der interkostalen Muskellähmung auf die Atemmechanik ließ sich nicht verifizieren (Orr et al. 1983). Dennoch läßt die Tatsache, daß durch die Kryoanalgesie eine weit über Eingriff und postoperatives Schmerzereignis hinausgehende Nervenläsion gesetzt wird, es diskussionswürdig erscheinen, ob deren Einsatz nicht auf postoperativ langdauernde Schmerzsyndrome mit schwerer, postoperativer Lungenfunktionseinschränkung beschränkt bleiben sollte.

13.3.7 Intrapleuralkatheter

Eine noch wenig erprobte Methode zur Behandlung des Postthorakotomieschmerzes stellt die kontinuierliche, postoperative Lokalanästhetikaapplikation über Intrapleuralkatheter dar. Hierzu wird zum Operationsende ein kleiner Katheter in den Pleuraraum eingelegt,

Tabelle 13.5. Methoden zur Behandlung des Postthorakotomieschmerzes

Methode	Systemische Analgetikagabe	Periduralanästhesie	Peridurale Opioidanalgesie	Interkostalnervenblockade	Kryoanalgesie	Intrapleuralkatheter
Invasivität	–	+	+	(+)	(+)	(+)
Suprasegmentale Schmerzausschaltung	+	–	+	–	–	+
Segmentale Schmerzausschaltung	–	+	–	+	+	–
Atemdepression	+	–	(+)	–	–	–
Vigilanzminderung	+	–	–	–	–	–
Verbesserung von BGA, Lungenfunktion und postoperativen pulmonalen Komplikationen	(+)	++	++	+	++	+

über den kontinuierlich ein langwirksames Lokalanästhetikum (z. B. Bupivacain 0,25%) in den Pleuraraum appliziert werden kann (Reiestad u. Stromskag 1986; Reiestad et al. 1987; Wajsberg 1988, persönl. Mitteilung). Wahrscheinlich bedingt eine Resorption durch Pleura und Interkostalnerven den lokalanästhetischen Effekt. Die wenigen, bisher vorliegenden Studien weisen darauf hin, daß postoperative Lungenfunktion, Blutgasanalyse und postoperative pulmonale Komplikationsrate in vergleichbarem Ausmaß wie durch Periduralanästhesie, peridurale Opioidanalgesie und Kryoanalgesie zu verbessern sind. Die Nebenwirkungen erwiesen sich als gering. Pathologisch hohe und potentiell toxische Blutspiegel der applizierten Lokalanästhetika sind denkbar, konnten aber in einer Studie von Wajsberg (1988, persönl. Mitteilung) nicht nachgewiesen werden. Vorliegende Untersuchungen gestatten noch keine abschließende, kritische Wertung dieses Verfahrens, das möglicherweise einen vielversprechenden Ansatz zur nebenwirkungs- und komplikationsarmen, wenig invasiven Behandlung des Postthorakotomieschmerzes darstellt.

Zusammenfassend sind noch einmal einige Vor- und Nachteile der vorgestellten Verfahren zur postoperativen Schmerztherapie beim thoraxchirurgischen Patienten in Tabelle 13.5 dargestellt.

Welchem dieser Verfahren zur postoperativen Schmerztherapie im Einzelfall der Vorzug gegeben wird, muß unter strenger Abwägung von Nutzen und Risiko für jeden Patienten individuell entschieden werden. Nicht zuletzt ist jede Methode nur so gut und erfolgreich wie ihre praktische Umsetzbarkeit in der Klinik, so daß mit großem Gewicht auch logistische Probleme, wie personelle und apparative Möglichkeiten der Therapie und Therapieüberwachung, ins Kalkül miteinbezogen werden sollten und die letztendliche Auswahl des angewandten Verfahrens mitbestimmen müssen.

Literatur

Alexander GD, Schreiner RJ, Smiler BJ et al. (1981) Maximal inspiratory volume and postoperative pulmonary complications. Surg Gynecol Obstet 152: 601-603

Asantila R, Rosenberg PH, Scheinin B (1986) Comparison of different methods of postoperative analgesia after thoracotomy. Acta Anaesthesiol Scand 30: 421-425

Augustine S, Benumof JL (1984) Halothane and isoflurane do not impair arterial oxygenation during one-lung ventilation in patients undergoing thoracotomy. Anesthesiology 61: A484

Barnard D (1980) The effects of extreme cold on sensory nerves. Ann R Coll Surg Engl 62: 180-187

Benumof JL, Alfery DD (1986) Anaesthesia for thoracic surgery. In: Miller RD (ed) Anaesthesia, 2nd edn. Churchill Livingstone, Edinburgh, pp 1371-1462

Benumof JL, Semenza J (1975) Total spinal anesthesia following intrathoracic intercostal nerve blocks. Anesthesiology 43: 124-125

Berend N, Wollock AJ, Marlin GE (1980) Effects of lobectomy on lung function. Thorax 35: 145-150

Bjertnaes LJ, Hauge A, Torgrinsen T (1980) The pulmonary vasoconstrictor response to hypoxia. The hypoxiasensitive site studied with a volatile inhibitor. Acta Physiol Scand 109: 447-462

Bond MR (1984) The measurement of pain, chapt 3. In: Bond MR (ed) Pain it's nature, analysis and treatment. Churchill Livingstone, Edinburgh, pp 34-39

Bromage PR (1984) Epidural anesthetics and narcotics. In: Wall PD, Melzack R (eds) Textbook of pain. Churchill Livingstone, Edinburgh, pp 558-565

Bromage PR, Camporesi E, Chestnut D (1980) Epidural narcotics for postoperative analgesia. Anesth Analg 59: 473-480

Bromage PR, Camporesi EM, Durant PAC et al. (1982a) Nonrespiratory side effects of epidural morphine. Anesth Analg 61: 490-495

Bromage PR, Camporesi EM, Durant PAC, Nielsen CH (1982b) Rostral spread of epidural morphine. Anesthesiology 56: 431-436

Casey KL (1982) Neural mechanism of pain: An overview. Acta Anaesthesiol Scand 74: 13-20

Chovaz PM, Sandler AN, Whiting W (1986) Respiratory effects following systemic morphine in postthoracotomy patients. Can Anaesth Soc J 33: 542-549

Conacher ID, Locke T, Hilton C (1986) Neuralgia after cryoanalgesia for thoracotomy. Lancet II: 277

Craig DM (1981) Postoperative recovery of pulmonary function. Anesth Analg 60/1: 46-52

Cushieri RJ, Morran CG, Howie JC, McArdie DS (1985) Postoperative pain and pulmonary complications: comparison of three analgesic regimens. Br J Surg 72: 495-498

Drummond GB, Milne AC (1977) Oxygen therapy after thoracotomy. Br J Anaesth 49: 1093-1101

El-Baz NMI, Faber LP, Jensik RJ (1984) Continuous epidural infusion of morphine for treatment of pain after thoracic surgery: A new technique. Anesth Analg 63: 757-764

Fields HL, Basbaum AI (1984) Endogenous pain control mechanisms. In: Wall PD, Melzack R (eds) Textbook of pain. Churchill Livingstone, Edinburgh, pp 142-152

Galway JE, Caves PK, Dundee JW (1975) Effect of intercostal nerve blockade during operation on lung function and the relief of pain following thoracotomy. Br J Anaesth 47: 730-735

Glynn FJ, Lloyd W, Barnard JDW (1980) Cryoanalgesia in the management of pain after thoracotomy. Thorax 35: 325-327

Gooding JM, Jen-Tsou Weng, Smith RA et al. (1979) Cardiovascular and pulmonary response following etomidate induction of anesthesia in patients with demonstrated cardiac disease. Anesth Analg 58: 40-41

Hasenbos M, Egmond J v, Gielen M, Crul JF (1985) Postoperative analgesia by epidural versus intramuscular nicomorphine after thoracotomy. Part I, II. Acta Anaesthesiol Scand 29: 572-582

Hasenbos M, Egmond J v, Gielen M, Crul JF (1987) Postoperative analgesia by high thoracic epidural versus intramuscular nicomorphine after thoracotomy, Part III. Acta Anaesthesiol Scand 31: 608-615

Hirshman CA, Bergman NA (1978) Halothane and enflurane protect against bronchospasm in asthma dog model. Anesth Analg 57: 629-633

Hirshman CA, Edelstein G, Peetz S, Wayne R, Downes H (1982) Mechanism of action of inhalational anesthesia on airways. Anesthesiology 56: 107-111

Huskisson EC (1984) Non-narcotic analgesics. In: Wall PD, Melzack R (eds) Textbook of pain. Churchill Livingstone, Edinburgh, pp 505-513

Jurna I (1980) Analgetika. In: Forth W, Henschler D, Rummel W (Hrsg) Allgemeine und spezielle Pharmakologie und Toxikologie, 3. Aufl. Bibliographisches Institut, Mannheim, S 425-446

Katz J, Nelson W, Forest R, Bruce DL (1980) Cryoanalgesia for post-thoracotomy pain. Lancet 3: 512-513

Larsen VH, Iversen AD, Christensen P, Andersen PK (1985) Postoperative pain treatment after upper abdominal surgery with epidural morphine at thoracic or lumbar level. Acta Anaesthesiol Scand 29: 566-571

Latasch L, Christ R (1986) Opiatrezeptoren. Anaesthesist 35: 55-65

Latimer RG, Dickman M, Day WC et al. (1971) Ventilatory patterns and pulmonary complications after upper abdominal surgery determined by preoperative and postoperative computerized spirometry and blood gas analysis. Am J Surg 122: 622-632

Lockwood P (1972) Respiratory function and cardiopulmonary complications following thoracotomy for carcinoma of the lung. Respiration 29: 468-480

Logas WG, Faber LP, El-Ganzouri A, Ivankovich AD (1984) A prospective double-blind study of continuous thoracic epidural analgesia for thoracotomy patients. Anesthesiology 61: 3A, A 222

Madler C, Mendl G, Plank A, Martin E (1987) Preoperative anxiety and postoperative pain in minor orthopedic surgery. Acta Anaesth Scand [Suppl 86] 31: 233

Maiwand M, Makey A, Rees A (1986) Cryoanalgesia after thoracotomy. J Thorac Cardiovasc Surg 92: 291-295

Maiwand O, Makey AR, Sanmuganthan S (1982) Increased effectiveness of physiotherapy after cryoanalgesia following thoracotomy. Physiotherapy 9: 68-74

Malliani A, Pagani M, Lombardi F (1984) Visceral versus somatic mechanisms. In: Wall PD, Melzack R (eds) Textbook of pain. Churchill Livingstone, Edinburgh, pp 100-108

Marshall C, Lindgren L, Marschall BE (1983) The effect of inhalation anesthetics on HPV. Anesthesiology 59: A527

Middaugh RE, Menk EJ, Reynolds WJ et al. (1985) Epidural block using large volumes of local anesthetic solution for intercostal nerve block. Anesthesiology 63: 214-216

Myers RR, Powell HC, Heckman HM et al. (1981) Biophysical and pathological effects of cryogenic nerve lesion. Ann Neurol 10: 478-485

Orr IA, Keenan DJM, Dundee JW et al. (1983) Post-thoracotomy pain relief: combines use of cryoporve and morphine infusion techniques. Ann R Coll Surg 65: 366-369

Pandit SK, Galway JE, Dundee JW (1973) Acidosis following thoracic surgery. Br J Anaesth 45: 79-85

Reiestad F, Stromskag KE (1986) Intrapleural catheter in the management of postoperative pain. Reg Anesth 11: 89-91

Reiestad F, Stromskag KE, Heen L (1987) Intrapleural catheter for analgesia after thoracotomy in adults. Acta Anaesth Scand [Suppl 86] 31: 237

Reiz S, Westberg M (1980) Side effects of epidural morphine. Lancet II: 203-204

Shulman M, Sandler AN et al. (1984) Postthoracotomy pain and pulmonary function following epidural and systemic morphine. Anesthesiology 61: 569-575

Skretting P (1981) Hypotension after intercostal nerve block during thoracotomy under general anesthesia. Br J Anaesth 53: 527-529

Taenzer P, Melzack R, Jeans ME (1984) Influence of psychological factors on postoperative pain, mood and analgesic requirements. Pain 24: 331-342

Tweed WA, Minuck M, Mywin D (1972) Circulatory responses to ketamine anesthesia. Anesthesiology 37: 613-620

Twycross RG (1984) Narcotics. In: Wall PD, Melzack R (eds) Textbook of pain. Churchill Livingstone, Edinburgh, pp 514-525

Yakosh TL, Hammond DL (1982) Peripheral and central substrates involved in the rostrad transmission of nociceptive information. Pain 13: 1-86

14 Postoperative Intensivbehandlung einschließlich Beatmung

L. Frey, F.-P. Lenhart, K. Unertl und K. Peter

Patienten, die thorakotomiert werden, haben oft eine Reihe von Vorerkrankungen des kardiopulmonalen Systems, das wiederum durch den chirurgischen Eingriff zusätzlich beeinträchtigt wird.

Aufgabe der Intensivmedizin ist es, in der frühen postoperativen Phase für eine adäquate Schmerztherapie zu sorgen, Komplikationen vorzubeugen und diese, wenn sie auftreten, sofort zu therapieren. Die Mehrzahl der Patienten kann unmittelbar postoperativ extubiert werden und muß nur für kurze Zeit auf einer Intensivstation versorgt werden. So wurden von 928 Patienten, die an der Chirurgischen Universitätsklinik München wegen eines Bronchialkarzinoms operiert wurden, 880 primär extubiert und nach einer etwa 10stündigen Überwachung auf der Intensivstation wieder auf eine Allgemeinstation verlegt.

Die Komplikationen während der postoperativen Intensivbehandlung betreffen meist das respiratorische System. Im folgenden wird deshalb in erster Linie auf die Prävention und die Behandlung respiratorischer Komplikationen eingegangen, außerdem werden die häufigsten kardiozirkulatorischen und die chirurgischen Probleme in der postoperativen Phase besprochen.

14.1 Monitoring

Das Ausmaß der Überwachungsmaßnahmen richtet sich nach den Vorerkrankungen des Patienten und nach der Schwere des Eingriffs. Die Frequenz der einzelnen Messungen ist im wesentlichen vom klinischen Zustand des Patienten abhängig und muß individuell entschieden werden.

Generell gilt, daß invasive Überwachungsmaßnahmen bei einem Patienten nur so lange durchgeführt werden sollten, solange die so erhobenen Parameter auch Einfluß auf die Therapie haben.

Standardmonitoring beim Patienten nach einem thoraxchirurgischen Eingriff auf der Intensivstation:

- EKG-Monitor
- intraarterieller Blutdruck
- zentraler Venendruck
- Urinausscheidung
- evtl. Pulmonalarteriendruck
- intermittierende Blutgasanalysen
- Pulsoximetrie
- Ventilationsparameter/Ventilatordaten
- evtl. Kapnometrie
- Thoraxdrainage: Fördermenge (Sekret/Luft)
- Körpertemperatur

Ein intraarterieller Verweilkatheter, der für die intraoperative Blutdruckmessung routinemäßig gelegt wird, sollte für die postoperative Intensivüberwachung und zur Blutentnahme noch 24–48 h belassen werden. Ein Pulmonaliskatheter zur Messung der Drücke im kleinen Kreislauf, zur Bestimmung des HZV und mit der Möglichkeit zur Entnahme von gemischtvenösem Blut ist bei Patienten mit schweren kardialen Vorerkrankungen (z. B. Myokardinfarkt, Low-output-Syndrom) und bei Patienten mit schwerwiegenden Komplikationen (z. B. Sepsis, ARDS) indiziert. Die Evaluation einer adäquaten Ventilation und Oxygenierung sowie des Säure-Basen-Haushaltes erfolgt durch intermittierende Blutgasanalysen aus arteriellem Blut. Mit Pulsoximetern kann die arterielle O_2-Sättigung kontinuierlich überwacht werden, was die rasche Erkennung einer Hypoxämie erlaubt. Pulsoximeter können jedoch weder das Gesamt-Hb noch die Hb-Derivate COHb und MetHb erfassen (Mertzlufft 1988). Beim spontanatmenden Patienten werden die Ventilationsparameter (Atemfrequenz, Atemmuster) und beim beatmeten Patienten die Ventilatordaten (u. a. Atemvolumina, Spitzen- und Plateaudruck) registriert. Die endexspiratorische CO_2-Messung mit einem Kapnometer kann die Überwachung der Beatmung erleichtern.

Die von den Thoraxdrainagen geförderte Sekretmenge ist in kurzfristigen Abständen zu messen und auf Blutbeimengung (Farbe, Koagel) zu überprüfen. Gegebenenfalls ist das Ausmaß der von den Thoraxdrainagen geförderten Luft abzuschätzen (Luftblasen dauernd/nur während der Inspiration) und zu dokumentieren.

Mit den genannten Überwachungsmaßnahmen ist die Möglichkeit gegeben, auftretende Komplikationen frühzeitig zu erkennen und die notwendigen therapeutischen Maßnahmen sofort einzuleiten. Allerdings können ausgefeilte technische Monitorsysteme die sorgfältige klinische Beobachtung des Patienten nicht ersetzen (Moyers 1988).

14.2 Maßnahmen zur Prävention pulmonaler Komplikationen

14.2.1 Physikalische Atemtherapie

Thorakotomierte Patienten haben ein hohes Risiko, in der postoperativen Phase eine pulmonale Komplikation zu entwickeln. Dieses Risiko ist im wesentlichen von der präoperativen Lungenfunktion abhängig. Atelektasen und/oder Pneumonien sind am häufigsten, wobei die Atelektase in der Regel der Pneumonie vorausgeht (Ford u. Guenta 1984). Zur Prävention pulmonaler Komplikationen wird eine Reihe von physiotherapeutischen Maßnahmen empfohlen, deren gemeinsames Ziel es ist, den Atemwegswiderstand zu vermindern und den Gasaustausch zu verbessern. Dies soll durch die Mobilisation und Expektoration von Bronchialsekret sowie durch eine Erhöhung der postoperativ verminderten FRC erreicht werden.

14.2.2 Atemgymnastik

Wenngleich es keine harten klinischen Daten gibt, die die Überlegenheit einer bestimmten Atemgymnastik zeigen, so besteht doch weitgehend Einigkeit darüber, daß mit der kombinierten Anwendung mehrerer physiotherapeutischer Maßnahmen die oben genannten Ziele erreicht werden können. Zur Anwendung kommen die Lagerungsdrainage und die Klopf- und Vibrationsmassage des Thorax. Der Hustenstoß ist die effektivste physikalische Atemtherapie (Oldenburg et al. 1979). Atemübungen in sitzender Position unter Anleitung eines Physiotherapeuten, eine adäquate Schmerztherapie und Gegenhalten im Wundbereich können die Effizienz des Hustenstoßes erhöhen (Tiefel u. Seibt 1983).

14.2.3 Absaugung

Ist dem Patienten die Expektoration auch mit Unterstützung nicht möglich, so ist die Absaugung der Trachea über einen nasal eingeführten Absaugkatheter notwendig. Gelingt die Entfernung des Sekretes auch nach wiederholten Absaugmanövern nicht und sind radiologische Zeichen einer Bronchusobstruktion nachweisbar, so ist die gezielte bronchoskopische Absaugung über ein fiberoptisches Bronchoskop indiziert (Benumof 1987).

14.2.4 Lagerung

Die Lagerung von thorakotomierten Patienten ist wegen liegender Thoraxdrainagen und wegen Schmerzen bei der Mobilisation oft kompliziert. Der häufige Lagewechsel und die Frühmobilisation des Patienten haben jedoch für die Sekretmobilisation in den Atemwegen und für die Verteilung der pulmonalen Perfusion entscheidende Bedeutung (s. auch Kap. 11). Die unten liegenden Lungenareale werden präferentiell durchblutet, der hydrostatische Druck ist höher; in den oben liegenden Lungenarealen ist die Perfusion und der Druck dagegen geringer (West 1982). In den unten liegenden Arealen besteht die Tendenz zur Flüssigkeitstranssudation, in den oben liegenden Anteilen zur Flüssigkeitsresorption (Fishman 1981). Aufgrund der Manipulationen an der Lunge während der Operation besteht in der postoperativen Phase auf der thorakotomierten Seite eine erhöhte Bereitschaft zur Flüssigkeitsansammlung. Durch Lagerung nach oben wird dieser Ödembildung entgegengewirkt. Zudem wird die Perfusion der unten liegenden „gesunden" Lunge verbessert, was den intrapulmonalen Rechts-links-Shunt vermindern kann (Seaton et al. 1979).

14.2.5 Intermittierende positive Druckatmung (IPPV)

Der Patient atmet spontan und wird intermittierend in regelmäßigen Abständen über ein Mundstück mit einem Ventilator (z. B. Bird) konnektiert. Bei einer spontanen Inspiration wird dem Patienten nach dem Erreichen einer Triggerschwelle vom Ventilator ein Atemhub verabreicht. Dabei arbeitet der Ventilator druckgesteuert, d. h. nach dem Erreichen des eingestellten Inspirationsdrucks wird der Atemhub beendet und der Patient kann ausatmen. Die Exspirationszeit kann über einen Flußwiderstand im Exspirationsteil reguliert werden. Die IPPV kann auch mit der Vernebelung von Medikamenten (z. B. Sekretolytika, Bronchodilatatoren) kombiniert werden. Der Nutzen der IPPV ist umstritten, und vor einer routinemäßigen Anwendung in der postoperativen Phase muß gewarnt werden. Es wird berichtet, daß es nach IPPV zur Hypoxämie und zu einem Abfall der FRC kommen kann (Paul u. Downs 1981). Als Grund hierfür wird angegeben, daß es während der IPPV zur Hyperventilation kommt, der eine Phase der Hypoventilation folgt. In dieser Phase wird Sauerstoff aus den kleinen Atemwegen resorbiert, was zum Alveolarkollaps und zu einem Abfall der FRC und des p_aO_2 führt.

14.2.6 Maximale willkürliche Inspiration („incentive spirometry“)

Der Patient atmet über einen Atemtrainer. Das Gerät ist leicht und kann von kooperativen Patienten nach einer Einweisung durch den Physiotherapeuten alleine benutzt werden. Über optische Anzeigen wird der Patient angehalten, langsam und tief einzuatmen. Dabei kann ein Trainingsziel mit einer Markierung festgelegt werden, was auf die Patienten motivierend wirken kann. Die „incentive spirometers“ sollten neben der Flußkontrolle auch eine Anzeige für das Atemzugvolumen haben. In einer prospektiven Studie konnte bei Patienten nach Thorakotomie gezeigt werden, daß das Atemtraining mit Hilfe von „incentive spirometers“ zu einer Zunahme der FRC führt (Bartlett et al. 1970). Die maximale willkürliche Inspiration mit Hilfe von Atemtrainern stellt eine einfache und effektive Atemtherapie der postoperativen Phase dar.

14.2.7 Atmung bei CPAP

Für die CPAP-Atmung gibt es verschiedene Indikationen, der Einsatz bei der ARI ist wohl die am weitesten verbreitete Indikation. Die Anwendung der CPAP-Atmung zur Prävention und zur Behandlung von postoperativen Atelektasen ist relativ neu. Einem Verschluß der kleinen Luftwege wird entgegengewirkt, da bei der CPAP-Atmung während der gesamten Exspirationsphase ein positiver Atemwegsdruck herrscht. Der positive Druck in den Atemwegen wird über eine gut sitzende, Mund und Nase oder auch nur die Nase einschließende Maske appliziert. Die in bestimmten Zeitintervallen durchgeführte phasenweise CPAP-Atmung (z. B. 15 min lang alle 2 h) führt zu einer Erhöhung der FRC, die auch nach der CPAP-Atmung noch nachweisbar ist. In einer vergleichenden Untersuchung war die phasenweise CPAP-Atmung der konservativen Atemgymnastik sowie dem Atemtraining mit „incentive spirometers“ in der Prävention postoperativer pulmonaler Komplikationen überlegen (Stock et al. 1985).

Die CPAP-Systeme sollten eine hohe Druckkonstanz in der Inspirationsphase aufweisen, da ein Druckabfall während der Inspiration dem Patienten zusätzliche Atemarbeit verursacht. Systeme mit einem hohen kontinuierlichen Frischgasfluß und einem Reservoir liefern die geforderte Druckkonstanz (Katz et al. 1985).

14.2.8 Befeuchtung der Atemgase

Die Inspirationsluft wird unter Normalbedingungen von den oberen Luftwegen zu nahezu 100% mit Wasserdampf gesättigt und auf Körpertemperatur erwärmt. In der postoperativen Phase kann diese Funktion der oberen Luftwege infolge der Narkose oder durch Hypovolämie beeinträchtigt sein. Befeuchtung und Erwärmung erfolgen dann von den unteren Luftwegen, was zur Verschlechterung der mukoziliaren Clearance führt. Nach Thorakotomien ist außerdem mit einer gesteigerten Sekretabsonderung aus der Lunge zu rechnen. Die Befeuchtung der Inspirationsluft während der ersten postoperativen Stunden ist für den Patienten von Vorteil, da sie dem Austrocknen der Atemwege vorbeugt und die Expektoration von Bronchialsekret erleichtert. Für Patienten, bei denen die natürlichen oberen Luftwege mit einem Tracheostoma oder einem Trachealtubus ausgeschaltet sind, ist die Befeuchtung und Erwärmung der Atemluft obligat. Das Inspirationsgemisch sollte eine relative Luftfeuchtigkeit von 80–100% bei einer Temperatur von 32–37 °C aufweisen (Sykes et al. 1976). Die Befeuchtersysteme sind steril aufzubereiten und in regelmäßigen Abständen zu wechseln (z. B. alle 24–48 h), um die Gefahr der bakteriellen Kontamination zu vermindern.

Bei *Vernebler*systemen saugt der Gasstrom (Jetstrom) aus einem Steigrohr erwärmte Flüssigkeit an und verteilt diese in feinste Tröpfchen, die der Inspirationsluft beigemischt werden. Nachteile der Vernebler sind deren limitierter Gasfluß (max. ca. 20 l/min) und die unzureichende Erwärmung des Inspirationsgemisches. Verneblersysteme werden in der Klinik meist bei O_2-Supplementation oder bei der Atmung am T-Stück angewandt.

Bei *Verdampfer*systemen wird das Inspirationsgas in kleinsten Bläschen unter dem beheizten Wasser ausgeleitet, das Gas wird dabei zu etwa 100% mit Wasserdampf gesättigt und auf die Wassertemperatur erwärmt. Durch die Abkühlung der Inspirationsgase im Schlauchsystem kommt es zur Wasserkondensation. Eine Beheizung der Inspirationsschläuche vermindert Abkühlung und Kondensation. Bei allen gebräuchlichen Verdampfern wird die Temperatur der Inspirationsgase mit einem Thermistor am y-Stück gemessen und darüber die Heiztemperatur für die Verdampferflüssigkeit reguliert.

Feuchtigkeits- und Wärmeaustauscher („künstliche Nasen“) speichern die Wärme und die Feuchtigkeit der Exspirationsluft und geben diese dem Inspirationsgemisch wieder zurück. „Künstliche Nasen“ können direkt auf den Tubus aufgesetzt werden und behindern den Patienten nicht bei der Mobilisierung. In vergleichenden Untersuchungen konnte eine ausreichende Befeuchtung der Atemluft durch Flüssigkeits- und Wärmeaustauscher gezeigt werden, doch besteht die Gefahr der Verlegung der „künstlichen Nase“ durch Sekret.

14.2.9 Sauerstofftherapie

In der frühen postoperativen Phase nach einem thoraxchirurgischen Eingriff kommt es häufig zu Hypoxämien die den Patienten gefährden. Eine Hypoxämie kann im wesentlichen 3 pulmonale Ursachen haben: einen Diffussionsblock, Lungenareale mit niedrigem V_A/Q-Quotienten oder einen erhöhten Rechts-links-Shunt. Bei der Diffusionsstörung wird durch Sauerstoffgabe die treibende Kraft der O_2-Diffusion, der Sauerstoffgradient zwischen der Alveolarluft und dem Blut in den Lungenkapillaren, erhöht; es wird ein Anstieg des p_aO_2 zu verzeichnen sein. Bei Patienten mit Lungenarealen mit niedrigen V_A/Q-Quotienten (z. B. Patienten mit COPD) wird die Erhöhung der FiO_2 mit einem deutlichen Anstieg der arteriellen Sauerstoffspannung beantwortet. Dagegen führt die Sauerstofftherapie bei Patienten mit hohem Rechts-links-Shunt kaum zu einer verbesserten Oxygenierung (Nunn 1979). Entsprechend der Ursache der Oxygenierungsstörung sollte die Therapie bei Diffusionsstörungen und bei V_A/Q-Störungen die O_2-Gabe sein. Ist dagegen ein erhöhter Rechts-links-Shunt die Ursache, so sind Maßnahmen zur Erhöhung der FRC (z. B. CPAP-Atmung) angezeigt.

In der klinischen Praxis erfolgt die Sauerstoffanreicherung der Atemluft mittels O_2-Insufflation über einen Nasenkatheter oder über eine Gesichtsmaske. Die inspiratorische O_2-Konzentration ist dabei von Systemparametern (FiO_2, Gasfluß) und von Patientenparametern (Atemfrequenz, anatomisches Reservoir, Inspirationsfluß) abhängig.

Technik der Sauerstofftherapie
Die O_2-Gabe über eine *Nasensonde* wird von den Patienten in der Regel gut toleriert. Die inspiratorische O_2-Fraktion (FiO_2) kann dabei je Liter O_2-Fluß/min um etwa 0,04 angehoben werden. Eine FiO_2 über 0,50 ist allerdings mit einer Nasensonde kaum zu erzielen. Flußraten über 8 l/min führen zu keiner weiteren Erhöhung der O_2-Konzentration und sind auch für den Patienten unangenehm.

O_2-Gesichtsmasken sitzen locker über Mund und Nase des Patienten und stellen ein O_2-Reservoir für die Atemluft dar. Der Gasfluß pro Minute sollte höher sein als das Atemminutenvolumen (AMV) des Patienten, um eine Rückatmung zu vermeiden. O_2-Gesichtsmasken müssen beim Essen, Trinken oder Sprechen abgenommen werden. Ein Vorteil von Gesichtsmasken gegenüber Nasensonden konnte nicht nachgewiesen werden (Sellers u. Huggs 1978).

Risiken der Sauerstoffzufuhr
Bei Patienten mit schwerer COPD ist die Hypoxämie der Stimulus für den Atemantrieb. Eine Anhebung des p_aO_2 durch O_2-Gabe auf Werte über 55-60 mm Hg kann bei diesen Patienten zur *Hypoventilation* mit konsekutiver Hyperkapnie und CO_2-Narkose führen (Weil et al. 1970). Die Gefahr einer potentiellen Atemdepression stellt jedoch keine Kontraindikation für die O_2-Gabe bei Hypoxämie dar. Bei der Dosierung einer Sauerstofftherapie in der postoperativen Phase sollte man sich jedoch an den bei Raumluftatmung gemessenen präoperativen Blutgaswerten orientieren.

In Lungenarealen mit niedrigem V_A/Q-Quotienten werden die Alveolen durch die Anwesenheit von Stickstoff (N_2) offengehalten. Eine Erhöhung der O_2-Konzentration in der Inspirationsluft führt zu einem „Auswaschen" des N_2 und damit zur Kollapsneigung der Alveolen. Wird dann mehr O_2 in die Lungenkapillare aufgenommen, als in die Alveole einströmt (niedriger V_A/Q), so kommt es zum Absorptionskollaps (Nunn 1979). Bei Lungengesunden kann bereits eine FiO_2 über 0,60 zu *Absorptionsatelektasen* führen, bei Patienten mit ARI treten diese wahrscheinlich schon bei niedrigeren Sauerstoffkonzentrationen auf (Register et al. 1987).

Die Atmung bei hoher FiO_2 führt nach einer Dauer von 24-48 h zu histologischen und funktionellen Veränderungen der Lunge. Die Mechanismen der *Sauerstofftoxizität* sind noch nicht völlig geklärt, eine Beteiligung von Sauerstoffradikalen ist wahrscheinlich (Übersicht bei Jenkinson 1988). Die histologischen Veränderungen, wie z. B. Zelluntergang, interstitielles Ödem und Leukozyteninfiltration, gehen mit einer Verminderung der Lungencompliance, des Gasaustausches und der mukoziliaren Clearance einher. Die Empfindlichkeit der Lunge gegenüber einer Hyperoxie ist unterschiedlich; so wird angenommen, daß bei Patienten mit einem hohen Anteil an Typ-II-Pneumozyten (z. B. bei Kindern und bei Patienten mit ARI) eine Schädigung erst bei höheren Konzentrationen auftritt. Zur Vermeidung einer toxischen Wirkung von Sauerstoff sollten alle therapeutischen Möglichkeiten ausgeschöpft werden, um die FiO_2 eines Patienten unter 0,60 senken zu können.

14.3 Akute respiratorische Insuffizienz (ARI)

Die Insuffizienz des respiratorischen Systems (Atemantrieb, periphere Nerven, Atemmuskulatur, Thorax und Lunge), eine adäquate Oxygenierung und/oder die CO_2-Homöostase aufrechtzuerhalten, wird als ARI bezeichnet. Zur Diagnosestellung ist damit eine arterielle Blutgasanalyse notwendig. Die Unterscheidung in eine hypoxämische ARI ($p_aO_2 < 55$ mm Hg und

$pCO_2 < 40$ mm Hg) und in eine hypoxämisch-hyperkapnische ARI ($p_aO_2 < 55$ mm Hg und $pCO_2 >$ 50 mm Hg) ist zur Differenzierung nach der Ursache und für die Überlegungen zur Therapie sinnvoll (Bone 1984).

Die *hypoxämische ARI* ist meist Folge einer Fehlverteilung von Ventilation und Perfusion der Lunge, eines erhöhten Rechts-links-Shunts oder einer Diffusionsstörung. Die hypoxämische ARI geht mit einer gesteigerten $AaDO_2$ einher. Als supportive Maßnahme ist die Erhöhung der FiO_2 (O_2-Therapie) indiziert. Ist vorwiegend ein intrapulmonaler Rechts-links-Shunt die Ursache, so sind Maßnahmen zur Erhöhung der FRC (z. B. CPAP-Atmung) angezeigt.

Zur *hypoxämisch-hyperkapnischen ARI* kann eine alveoläre Hypoventilation oder eine Fehlverteilung von Ventilation und Perfusion der Lunge führen. Ursache einer alveolären Hypoventilation kann eine Störung des Atemantriebs (z. B. nach Opiaten), eine Beeinträchtigung der neuromuskulären Übertragung (z. B. Relaxansüberhang), eine Verlegung der Atemwege (z. B. Zurückfallen der Zunge) oder eine Zunahme der Totraumventilation (z. B. hohe Atemfrequenz, niedriges Zugvolumen) sein. Bei alveolärer Hypoventilation ist die $AaDO_2$ normal; die Therapie besteht in der Normalisierung der Atmung (z. B. Antagonisierung von Opiaten bzw. Muskelrelaxanzien), wenn nötig auch in der Beatmung. Ist die Ursache der hypoxämisch-hyperkapnischen ARI eine V_A/Q-Störung (z. B. schwere COPD), so ist die $AaDO_2$ erhöht. In diesen Fällen ist meist die Beatmung notwendig, eine Sauerstoffgabe kann zur Atemdepression führen (s. 14.2.9).

14.4 „Adult respiratory distress syndrome" (ARDS)

Das ARDS ist histologisch durch einen diffusen Schaden des alveolären Epithel- und kapillären Endothelverbandes gekennzeichnet mit Ansammlung von Flüssigkeit, Zellen und Kollagen im Interstitium. Es sind zahlreiche Erkrankungen und Faktoren beschrieben, in deren Folge ein ARDS auftreten kann: Schock, Trauma, Infektionen, Aspiration von Magensaft, Pankreatitis, nach kardiopulmonalem Bypass, disseminierte intravasale Gerinnung und andere. Klinisch entwickelt sich ein ARDS meist innerhalb von 24–72 h nach Beginn der Grunderkrankung.

Das erste klinische Zeichen ist oft der respiratorische Distress mit Tachypnoe (>25/min) und erschwerter Atmung. Die Blutgasanalyse ergibt eine Hypoxämie, im Anfangsstadium besteht meist eine Hypokapnie ($p_aO_2 < 50$ mm Hg, $pCO_2 < 34$ mm Hg). Die Röntgenthoraxaufnahme zeigt bilaterale Infiltrate (initial meist noch wenig ausgeprägt). Die Diagnose ARDS ist bei Vorliegen der obigen Zeichen zu stellen, wenn ein kardial bedingtes Lungenödem (d. h. PCWP < 18 mm Hg) als Ursache ausgeschlossen wurde.

Die pathophysiologischen Vorgänge, die den histologischen und funktionellen Veränderungen zugrunde liegen, sind im Ganzen noch nicht aufgeklärt. Die Beteiligung des Komplement- und Gerinnungssystems, von Lymphokinen, Arachidonsäuremetaboliten, Immunglobulinfragmenten sowie von neutrophilen Leukozyten mit ihren Enzymen ist nachgewiesen (Übersicht bei Sibbald u. Bone 1987). Die strukturellen Veränderungen lassen sich im Verlauf der Erkrankung in eine exsudative Phase mit alveolärem und interstitiellem Ödem, eine frühe proliferative Phase mit Zellinfiltration und Ausbildung hyaliner Membranen und eine späte proliferative Phase mit Fibrose einteilen. Die funktionellen Auswirkungen dieser pathophysiologischen Veränderungen betreffen vorwiegend den Gasaustausch mit einer ausgeprägten Zunahme des intrapulmonalen Rechts-links-Shunts und die Lungenmechanik mit einer Verminderung der FRC und der Compliance.

Die Therapie des ARDS ist supportiv. Das oberste Ziel ist die Aufrechterhaltung einer ausreichenden Gewebeoxygenierung. Dazu gehört die frühzeitige Intubation und Beatmung mit PEEP, sowie eine Stabilisierung des Kreislaufes bei Flüssigkeitsrestriktion. Des weiteren gilt es, die das ARDS auslösende Erkrankung zu behandeln, den im Verlauf der Erkrankung auftretenden Komplikationen (Organversagen von Nieren, Leber usw.) vorzubeugen und sie ggf. zu behandeln.

Die Letalität der Erkrankung wird mit über 50% angegeben (Fowler et al. 1983). Die Aussichten der Überlebenden für eine Restitution sind gut, über 80% sind 2 Monate nach der Erkrankung symptomfrei (Koeniger 1977).

14.5 Beatmung

14.5.1 Allgemeine Betrachtungen

Die überwiegende Anzahl der Patienten nach Thorakotomie wird im extubierten und spontanatmenden Zustand auf die Intensivstation verlegt. Eine sog. „prophylaktische" Beatmung des Patienten nach einem thoraxchirurgischen Eingriff kann nicht empfohlen werden.

Bei einer Reihe von Patienten wird aber wegen eines ausgedehnten Eingriffs, schwerwiegender Vorerkrankungen oder in der perioperativen Phase aufgetretener Komplikationen die Nachbeatmung notwendig sein. Im eigenen Krankengut ist bei Patienten nach resezierenden Eingriffen an der Lunge in etwa 5% der Fälle die Indikation zur Nachbeatmung gegeben.

Die *Indikation* zur Beatmung ist bei jedem Patienten individuell zu stellen; Grenzwerte für den Gasaustausch und für die Atemmechanik können allenfalls Anhaltspunkte sein. Wichtig sind bei Patienten mit pulmonalen Vorerkrankungen die präoperativ gemessenen Blutgaswerte, da Patienten mit chronischen Lungenerkrankungen an niedrige p_aO_2-Werte bzw. höhere pCO_2-Werte adaptiert sein können. Als Grenzwert für p_aO_2 wird 55 mm Hg bei einer FiO_2 von 0,21 angegeben, für pCO_2 ein Wert über 60 mm Hg. Bei den Größen der Atemmechanik gilt eine Spontanatemfrequenz über 35/min als Indikation zur Beatmung.

Hat der Patient bei Aufnahme auf der Intensivstation noch einen Doppellumentubus und besteht keine Indikation für eine seitengetrennte Beatmung, so ist die Umintubation auf einen *Endotrachealtubus* vorzunehmen.

Unmittelbar nach Übernahme aus dem Operationssaal sollte eine *Röntgenaufnahme* des Thorax angefertigt werden. Bei der Beurteilung des Röntgenbildes sollte die korrekte Lage des Tubus, des zentralen Venenkatheters (ZVK) und ggf. des Pulmonaliskatheters sowie der Thoraxdrainagen überprüft werden; außerdem ist auf Hinweise für eine Flüssigkeits- oder Luftansammlung in der Pleura oder im Perikard zu achten. Ferner ist die Position des Mediastinums und die Lage des Zwerchfells wichtig.

Bei der Beatmung wird im Gegensatz zur Spontanatmung der *intrathorakale Druck* während der Inspiration erhöht. Dies hat nachteilige Folgen für das Herz-Kreislauf-System, die bei hohen Beatmungsdrücken und bei kreislaufstabilen Patienten relevant sein können (Übersicht bei Jensen u. Forst 1987).

Der Überwachung des *Atemwegsdrucks* kommt bei Patienten nach thoraxchirurgischen Eingriffen eine besondere Bedeutung zu. Eine Zunahme des Beatmungsdrucks kann z. B. durch eine teilweise oder komplette Atemwegsobstruktion, einen Bronchospasmus, einen Spannungspneumothorax oder auch durch Gegenatmen des Patienten bedingt sein. Ein Abfall des Atemwegsdrucks kann Folge eines Lecks im Schlauchsystem oder einer bronchopleuralen Fistel sein.

Ein kontinuierlicher positiver Atemwegsdruck kann praktisch bei jeder Beatmungsform appliziert werden; bei Spontanatmung wird er als CPAP und bei Beatmung als PEEP bezeichnet. Einen Parameter zum Auffinden des „*optimalen PEEP*" bei einem Patienten gibt es nicht sicher, da für die gesamte Beurteilung der PEEP-Effekte die Gewebeoxygenierung meßbar sein müßte. Die globale Erfassung des Sauerstofftransportes (HZV × O_2-Gehalt) liefert jedoch hinreichende Informationen. Es wurde von verschiedenen Autoren vorgeschlagen, das PEEP-Niveau so lange zu steigern, wie auch der Sauerstofftransport infolge der verbesserten O_2-Aufnahme in der Lunge ansteigt. Suter beobachtete bei 15 Patienten, daß sich die statische Compliance des respiratorischen Systems analog zum Sauerstofftransport verhielt (Suter et al. 1975).

14.5.2 Kontrollierte maschinelle Ventilation (CMV)

Die Atemfrequenz (z. B. 10/min) und das Atemhubvolumen (z. B. 1000 ml) werden am Ventilator eingestellt. Der Patient erhält vom Beatmungsgerät nach Ablauf des durch die Atemfrequenz festgelegten Zeitintervalls (z. B. 6 s) das eingestellte Hubvolumen. Der maschinelle Hub kann durch Festlegung des Inspirationsflusses und des Verhältnisses von Inspirations- zu Exspirationszeit (I:E-Verhältnis) modifiziert werden.

Der entscheidende Nachteil dieser Beatmungsform ist, daß sie dem Patienten keine Eigenatmung erlaubt. Dies erfordert bei Patienten mit intaktem Atemantrieb eine Sedierung und u. U. auch eine Relaxierung, was entscheidende Nachteile mit sich bringen kann. Der Versuch, den Atemantrieb und damit die Inspirationsbemühungen des Patienten durch Hyperventilation zu überspielen, sollte unterlassen werden, da dies nachteilige Wirkungen u. a. auf das HZV und den zerebralen Blutfluß hat.

Die CMV wird bei Patienten mit Störungen des Atemantriebs und/oder der Atemmuskulatur angewandt. Eine häufige Indikation für die CMV ist die schwerste Gasaustauschstörung (z. B. bei ARDS oder bei schwerer COPD). In diesen Situationen wird der Patient oft sediert und relaxiert, um eine differenzierte Beatmung durchführen zu können, ohne zusätzlichen Sauerstoffverbrauch etwa durch Gegenatmen zu verursachen.

14.5.3 Assistierte CMV

Diese Beatmungsform entspricht der CMV, wobei der Patient das Gerät durch seine spontane Inspirationsbemühung triggern kann und dann den am Gerät eingestellten Atemhub erhält. Erfolgt nach Ablauf des durch die Atemfrequenz festgelegten Zeitintervalls keine Inspiration vom Patienten, so erhält er das Atemhubvolumen vom Gerät ohne Triggerung. Diese Beatmungsform erlaubt es somit, ein Mindestatemminutenvolumen festzulegen, und sie gestattet dem Patienten, das Gerät zu steuern.

14.5.4 Intermittierend mandatorische Ventilation (IMV)

Die von Downs et al. 1973 vorgestellte Beatmungsform ist eine Kombination von Spontanatmung und maschineller Beatmung. Der Patient erhält die eingestellten maschinellen Atemhübe in einem durch die Atemfrequenz festgelegten Zeitintervall. Zwischen den maschinellen Hüben kann der Patient spontan atmen. Hierfür muß er ein „Demandventil" öffnen, um von dem Gerät einen Gasfluß zu erhalten. Die Empfindlichkeit dieses Ventils und die Fähigkeit des Beatmungsgerätes, dem Patienten in der spontanen Inspiration einen adäquaten Gasfluß zur Verfügung zu stellen, entscheiden über die Effektivität der IMV. Ein träges „Demandventil" oder ein niedriger Gasfluß können zu einer starken Zunahme der vom Patienten zu leistenden Atemarbeit führen (Kellermann et al. 1986).

Die IMV wurde ursprünglich als eine Methode zur Entwöhnung vom Respirator eingeführt, hat sich aber in der Klinik auch als Form der Beatmung etabliert.

14.5.5 Synchronisierte intermittierend mandatorische Ventilation (SIMV)

Die SIMV stellt eine Kombination der IMV mit der assistierten Beatmung dar. Das Prinzip ist mit dem der IMV identisch, der mandatorische Atemhub wird aber von dem Beatmungsgerät mit einer spontanen Inspiration synchronisiert. Erfolgt keine spontane Inspiration, so erhält der Patient den maschinellen Hub nach Ablauf des durch die IMV-Frequenz festgelegten Zeitintervalls.

Die SIMV stellt die gleichen Anforderungen an das Beatmungsgerät wie die IMV. Obgleich die SIMV für den Patienten komfortabler zu sein scheint, konnte ein Vorteil gegenüber der IMV nicht nachgewiesen werden (Hasten et al. 1980). Die SIMV ist heute die am häufigsten angewandte Beatmungsform.

14.5.6 Inspiratorische Druckassistenz

Bei der inspiratorischen Druckassistenz (auch als Druckunterstützung „PS" bzw. inspiratorische Flowassistance „IFA" bezeichnet) wird die spontane Inspiration des Patienten vom Ventilator augmentiert, bis der eingestellte Druck erreicht wird.

Dies führt zu einer Verminderung der vom Patienten zu leistenden Atemarbeit und kann das Atemhubvolumen erhöhen sowie die Atemfrequenz senken (Hansen et al. 1984). Die inspiratorische Druckassistenz kann mit IMV und SIMV kombiniert werden und ist dann auch in der Lage, die von dem IMV-Teil des Gerätes verursachte zusätzliche Atemarbeit zu kompensieren.

Der Stellenwert der inspiratorischen Druckassistenz in der Beatmungstherapie ist noch nicht endgültig abzuschätzen. Es bestehen auch Unterschiede im Steuerprinzip für den Inspirationsfluß und für die Inspirationszeit bei den verschiedenen Geräten, was vergleichende Untersuchungen erschwert.

14.5.7 „Inversed-ratio ventilation" (IRV)

Durch Verminderung des inspiratorischen Gasflusses oder durch ein endinspiratorisches Plateau kann die Inspirationszeit im Verhältnis zur Exspirationszeit verlängert werden (z. B. 3: 1). IRV wird hauptsächlich in Kombination mit der CMV bei Patienten mit schwer gestörtem Gasaustausch angewandt. Durch IRV kann eine Verbesserung der Oxygenierung erzielt werden, die nicht nur auf den erhöhten Atemwegsdruck zurückzuführen ist. In der kurzen Exspirationszeit soll es in den weniger gut belüfteten Lungenarealen zu einem „air-trapping" und damit zur sukzessiven Rekrutierung von Alveolen kommen (Benzer et al. 1981).

Durch IRV kann der Spitzenbeatmungsdruck zwar gesenkt werden, der Atemwegsmitteldruck wird jedoch (längere Zeit) erhöht. Das „air-trapping" kann auch zur Überblähung einzelner Lungenbezirke mit nachteiligen Folgen für die Lunge führen (Perel 1987).

14.5.8 „Airway pressure release ventilation" (APRV)

Bei der APRV wird der positive Atemwegsdruck CPAP/PEEP intermittierend (z. B. alle 3 s für je 1 s) unterbrochen, was zu einer Deflation der Lunge führt und eine Verbesserung der Oxygenierung und der CO_2-Elimination bewirken soll (Stock et al. 1987). Die APRV ist bei kontrollierter Beatmung der IRV sehr ähnlich; sie hat gegenüber der IRV jedoch den Vorteil, daß der Patient hierbei auch spontan atmen kann. Die technischen Voraussetzungen und die Effektivität der IRV und der APRV bei bestimmten Indikationen müssen erst noch bestimmt werden.

14.5.9 Mandatorisches Minutenvolumen (MMV)

Die MMV ist eine SIMV, wobei der Ventilator die Spontanatmung des Patienten aber registriert und die eingestellten Hübe nur dann appliziert, wenn der Patient das festgelegte AMV unterschreitet. Die MMV wurde ursprünglich als eine Art automatisches Entwöhnungsverfahren vorgestellt, mit dem Vorteil, daß der Patient während der Entwöhnung weniger zu überwachen sei (Hewlett et al. 1977). Hierzu ist zu bemerken, daß jeder Patient, welche Beatmungsform auch immer er erhält, adäquat überwacht werden muß.

14.5.10 Minimale Minutenvolumenventilation (MiMV)

Die MiMV gleicht der MMV, wobei der Patient, sofern er das eingestellte minimale AMV nicht durch seine Spontanatmung erreicht, vom Ventilator in der Inspiration die notwendige Druckunterstützung (PS) erhält. Der Patient muß folglich eine Eigenatmung haben, um die maschinelle Unterstützung zu erhalten. Vorteile dieser Beatmungsform sind wahrscheinlich der niedrigere intrathorakale Druck und der hohe Patientenkomfort. Möglicherweise bietet diese Beatmungsform Vorteile für jene Patienten, die nach Thorakotomie nicht in der Lage sind, ausreichende transpulmonale Drücke zu erzeugen und entsprechende Hubvolumina zu atmen.

14.5.11 Seitengetrennte Beatmung der Lunge

Die seitengetrennte Beatmung erfordert die Intubation mit einem Doppellumentubus (s. auch Kap. 12). Die Lumina werden mit verschiedenen Beatmungsgeräten verbunden; so kann die linke und die rechte Lunge seitengetrennt beatmet werden. Dabei können die Ventilationsparameter (Atemhubvolumen, PEEP usw.) dem unterschiedlichen Zustand der linken und der rechten Lunge angepaßt werden. Eine Synchronisation der beiden Ventilatoren ist nicht erforderlich (Hillman u. Barber 1980).

Eine seitengetrennte Beatmung wird nur durchgeführt, wenn einseitige Lungenveränderungen bestehen. Ihr Einsatz wird selten notwendig sein. Die Indikationen sind allerdings meist pulmonale Komplikationen, wie sie auch nach thoraxchirurgischen Eingriffen auftreten können, wie z. B. therapieresistente Atelektase oder bronchopulmonale Fistel, Aspiration (Blut, Magensaft oder Pus) oder einseitiges Lungenödem.

14.5.12 Hochfrequenzventilation (HFV, einschl. HFJV, HFOV)

Die Hochfrequenzbeatmung stellt eine Gruppe von Beatmungstechniken mit hoher Atemfrequenz und kleinen Hubvolumina dar.

Bei der HFPPV werden dem Patienten von dem Beatmungsgerät volumenkontrolliert kleine Hubvolumina (z. B. 2 ml/kg KG) mit einer Atemfrequenz von 60-100/min verabreicht (Überblick bei Sjöstrand 1980).

Bei der HFJV strömt über einen im Endotrachealtubus liegenden kleinen Katheter 100-400mal/min ein Jetstrahl mit hohem Druck (z. B. 50 psi) in die Atemwege. Die Position des Katheters und das I:E-Verhältnis beeinflussen stark den in den Atemwegen herrschenden Druck sowie die O_2-Aufnahme und die CO_2-Abgabe. Entsprechende Gefahren ergeben sich demnach bei einer Dislokation des Jetkatheters. Weitere Probleme der HFJV sind die Schwierigkeiten bei der exakten Messung der Atemvolumina und bei der ausreichenden Befeuchtung der Atemgase.

Bei der HFOV wird die im Tubus befindliche Gassäule durch einen Lautsprecher oder eine Kolbenpumpe in Sinusschwingungen (400-2400/min) versetzt. Das Hubvolumen ist sehr niedrig (50-60 ml). Über ein dem Patienten und Oszillator zwischengeschaltetes Flow-by-System wird Frischgas „angesaugt". Der alveoläre Gasaustausch bzw. der intrapulmonale Gastransport erfolgt im wesentlichen über forcierte Diffusion und einen koaxialen Fluß (O'Rourke u. Crone 1983).

Die Anwendungskriterien und die Indikationen für die HFV bzw. deren Subtechniken (HFJV, HFOV) sind noch nicht definiert. Bei operativen Eingriffen am Larynx sowie bei Skopien im Larynx- und Bronchialbereich kommen häufig HFV-Techniken zur Anwendung. Bei Patienten mit ARI wurde in einer vergleichenden Untersuchung bei den Patienten mit HFV im Vergleich zu den konventionell beatmeten Patienten eine Verbesserung der Oxygenierung erreicht (Carlon u. Guy 1984). Die Anwendung von HF-Techniken bei Patienten mit bronchopulmonaler Fistel wurde beschrieben. Dabei war zu beobachten, daß eine Reduktion des Luftstroms aus der Fistel mit HFJV nur zu erreichen war, wenn auch der Atemwegsdruck gesenkt werden konnte. Kam es im Rahmen der HJFV zur Erhöhung des Atemwegsdrucks, so führte dies auch zu einer Erhöhung des Fistelflusses (Albelda et al. 1985).

14.5.13 Entwöhnung vom Respirator

Das Ziel der Entwöhnung (auch „weaning" genannt) ist das Rückführen des beatmeten Patienten zur alleinigen Spontanatmung. Bei der Mehrheit der Patienten, die lediglich für eine kurze postoperative Phase beatmet wurden, gelingt die Entwöhnung meist problemlos durch rasche Verminderung der maschinellen Beatmung und letztlich Diskonnektion vom Ventilator. Bei

Patienten, die wegen einer schweren Gasaustauschstörung längere Zeit beatmet wurden, ist ebenso wie bei Patienten nach thoraxchirurgischen Eingriffen mit schweren pulmonalen Vorerkrankungen eine differenzierte, stufenweise Rückführung zur Spontanatmung erforderlich. Die Entwöhnung sollte so früh wie möglich beginnen, um einer Schwächung der Atemmuskulatur entgegenzuwirken. Die graduelle Verminderung der maschinellen Atemfrequenz bei IMV/SIMV sowie der Druckunterstützung bei PS sind die am häufigsten angewandten Verfahren. Etwa 20 min nach der Veränderung der Ventilatoreinstellung wird eine Blutgasanalyse durchgeführt, um Hypoxämien oder Hyperkapnien rechtzeitig zu erkennen. Der nächste Entwöhnungsschritt sollte erst vorgenommen werden, wenn der pH-Wert auch 2 h nach der letzten Veränderung der Ventilatoreinstellung noch über 7,35 liegt (Milbern et al. 1978). Die Entwöhnung von einem positiven Atemwegsdruck (CPAP/PEEP) erfolgt ebenso schrittweise; dabei wird das CPAP-Niveau jeweils um 2-4 cmH_2O reduziert und etwa 20 min danach die Spontanatemfrequenz und der pO_2 gemessen. Eine erneute Reduktion des CPAP sollte erst nach weiteren 2 h vorgenommen werden. Ein sicheres Zeichen für eine erfolgreiche Entwöhnung vom Ventilator gibt es nicht. In der klinischen Praxis orientiert man sich meist an den in Tabelle 14.1 angegebenen Grenzwerten für Gasaustausch und Atemmechanik.

Tabelle 14.1. „Erfolgsparameter" in der Entwöhnungsphase

Gasaustausch:	$p_aO_2 > 60$ mm Hg bei $FiO_2 < 0{,}35$ $AaDO_2$-Gradient < 350 mm Hg (bei $FiO_2 = 1{,}0$) p_aO_2/FiO_2-Quotient > 200
Atemmechanik:	Vitalkapazität > 10-15 ml/kg KG Maximal inspiratorischer Sog > -30 cmH_2O AMV in Ruhe < 10 l Maximal forciertes AMV mindestens 2 x Ruhe-AMV

14.5.14 Extubation

Vor der Extubation des Patienten muß geprüft werden, ob er über ausreichende Husten- und Schluckreflexe verfügt. Bei Eingriffen am Hals und im oberen Mediastinum kann es zur Läsion des N. laryngeus recurrens kommen, der alle inneren Kehlkopfmuskeln innerviert. Besteht eine beidseitige Läsion des N. laryngeus recurrens, so tritt unmittelbar nach der Extubation eine akute Obstruktion der oberen Luftwege auf. In diesem Fall ist die sofortige Reintubation erforderlich. Vor einer Extubation sollte eine Sputumprobe für die mikrobiologische Diagnostik entnommen werden.

14.6 Komplikationen nach thoraxchirurgischen Eingriffen

14.6.1 Atelektase

Atelektasen sind die häufigsten Komplikationen (80-100%) nach thoraxchirurgischen Eingriffen. Die wichtigsten Maßnahmen zur Prävention und zur Behandlung während der postoperativen Phase sind unter 14.2 beschrieben.

14.6.2 Pneumothorax/bronchopleurale Fistel

Ein Pneumothorax unmittelbar nach thoraxchirurgischen Eingriffen ist häufig. Von suffizient fördernden Thoraxdrainagen wird die Luft aus dem Pleuraspalt meist innerhalb von 24 h drainiert. Vergrößert sich dagegen die intrapleurale Luftansammlung, so ist an die Thoraxdrainage ein Sog anzulegen bzw. zu verstärken. Bei einer Verschlechterung des Gasaustausches und/ oder der Kreislaufsituation muß an das Vorliegen eines Spannungspneumothorax gedacht werden. In diesem Fall ist die sofortige Punktion und Entlastung des Pleuraraumes (z. B. mit Pleuracath) notwendig. Fördert die Thoraxdrainage dauernd Luft, so liegt eine bronchopleurale Fistel vor. Die Chancen für einen Verschluß der Fistel in atelektatischen oder infizierten Lungenbezirken sind gering. Ein Kontakt der Pleura visceralis mit der Pleura parietalis begünstigt den Fistelverschluß. Deshalb wird versucht, die Luft aus der Pleura durch Thoraxdrainagen (auch mehrere) und durch Sog an den Drainagen zu entfernen und bei beatmeten Patienten den Atemwegsdruck (z. B. PEEP-Reduktion oder HFJV) zu senken. Gleichzeitig ist eine konsequente Therapie von Begleitatelektasen u. U. auch mit bronchoskopischer Absaugung durchzuführen.

14.6.3 Postoperative Blutung und Hämatothorax

Bei etwa 3% der Patienten kommt es nach thoraxchirurgischen Eingriffen zu Blutungen, die eine operative Revision erfordern. Meist sind es Blutungen aus Bronchial- oder Interkostalarterien, aber auch venöse oder flächenhafte Blutungen können im Thorax zu erheblichen Blutverlusten führen.

Die klinischen Zeichen einer Hypovolämie (Tachykardie, Blutdruckabfall, Abnahme der Urinproduktion) und der Blutverlust aus den Thoraxdrainagen lassen in der Regel eine postoperativ auftretende Blutung erkennen. Die Bestimmung des Hämatokritwertes im Drainagesekret und des Hämoglobingehaltes im

Blut können den klinischen Verdacht auf eine Blutung erhärten. Fördern die Thoraxdrainagen wenig Sekret und bestehen trotzdem die klinischen Zeichen der Hypovolämie, so ist eine Thoraxröntgenaufnahme indiziert. Gelingt dabei der Nachweis von Flüssigkeit, so wird empfohlen, die Thoraxdrainage mit einem Sog wieder in Gang zu bringen oder neue, großlumige Drainagen zu plazieren. Parallel dazu wird die Hypovolämie und ggf. auch eine Gerinnungsstörung therapiert.

Die Indikation zur Reoperation sollte individuell gestellt werden. Hält ein Blutfluß von mehr als 250 ml/h länger als 4 h an, so ist die Rethorakotomie zu diskutieren. Massive Blutungen in den Thorax können aber auch die rasche Rethorakotomie auf der Intensivstation notwendig machen (Benumof 1987).

14.6.4 Herzrhythmusstörungen

Herzrhythmusstörungen sind häufige Komplikationen nach Thorakotomien. Die Arrhythmien können durch die intraoperative Manipulation am Herzen, durch kardiale Vorerkrankungen, durch Hypoxämie und durch Störungen im Säure-Basen-Haushalt begünstigt werden. Vor Beginn einer medikamentösen Therapie ist eine Irritation des Herzens durch fehlplazierte Katheter (ZVK, Pulmonaliskatheter oder Thoraxdrainagen) auszuschließen (Thoraxröntgenaufnahme).

Supraventrikuläre und ventrikuläre Arrhythmien sollten medikamentös therapiert werden, wenn sie zu einer signifikanten Beeinträchtigung der Kreislaufsituation führen. Die pharmakologische Therapie richtet sich nach dem Ursprungsort der Extrasystolen im Herzen.

Bei supraventrikulärer Tachykardie wird die vorsichtige β-Blockade empfohlen, bei Vorhofflimmern/-flattern die Digitalisierung. Führt diese nicht zur Regularisierung, so kann eine externe Kardioversion durchgeführt werden. Ventrikuläre Extrasystolen können meist mit Lidocaininfusionen beherrscht werden (Kaplan 1983).

14.6.5 Pumpversagen des Herzens

Das Pumpversagen nach thoraxchirurgischen Eingriffen betrifft oft den rechten Ventrikel. Bei resezierenden Lungeneingriffen wird die pulmonale Strombahn verkleinert, was in der Regel gut kompensiert werden kann. Treten allerdings zusätzliche Faktoren hinzu, welche den pulmonalen Widerstand erhöhen (Hypoxämie, Atelektase, Pneumonie), so kann es zum Rechtsherzversagen kommen. Die Therapie zielt neben der Senkung des pulmonalvaskulären Widerstandes (Ursachenbeseitigung und medikamentöse Therapie) auf eine Verbesserung der Vordehnung des rechten Ventrikels (Volumeninfusion) und auf eine Verbesserung der Perfusion des rechten Ventrikels (Erhöhung des systemischen Blutdruckes).

Die Therapie des Linksherzversagens in der postoperativen Phase besteht in der Applikation positiv inotroper Medikamente (z. B. Dobutamin), der Senkung der Vor- und Nachlast und der Gabe von Diuretika.

14.6.6 Herniation des Herzens

Nach erweiterter Pneumonektomie mit Perikardresektion ohne anschließenden Ersatz kann es zur Herniation des Herzens aus dem Perikard in den leeren Hemithorax kommen. Meist tritt die Herniation des Herzens in der frühen postoperativen Phase auf (z. B. Umlagerung vom Operationstisch ins Bett), allerdings kann sie auch später in den ersten postoperativen Tagen auftreten. Die Dislokation des Herzens geht mit einer schlagartigen Verschlechterung der Zirkulation einher, die in 50% der Fälle zum Tode führt. Beim Auftreten der Symptome wird der Patient sofort mit der operierten Seite nach oben gelagert, und falls die Thoraxdrainagen unter Sog sind, wird dieser entfernt. Bei beatmeten Patienten sollte die FiO_2 auf 1,0 erhöht und der Beatmungsdruck (z. B. PEEP, Atemhubvolumen) reduziert werden (Benumof 1987). Gelingt die Reposition des Herzens damit nicht, so kann die Injektion von Luft in die Thoraxdrainage versucht werden.

Literatur

Albelda SM, Hanson-Flaschen JH, Taylor E, Lanken PM, Wollman H (1985) Evaluation of high-frequency jet ventilation in patients with bronchopleural fistulas by quantification of airleak. Anesthesiology 63: 551-554

Bartlett RH, Krop P, Hanson EL (1970) Physiology of yawning and its application to postoperative care. Surg Forum 21: 222-224

Benumof JL (1987) Anesthesia for thoracic surgery. Saunders, Philadelphia

Benzer H, Baum M, Dumma S, Mutz N, Scherzer W (1981) Konventionelle Beatmung versus neue therapeutische Konzepte. In: Lawin P, Wendt M (Hrsg) Das Thoraxtrauma. Bibliomed, Melsungen

Bone RC (1984) Acute respiratory failure: Classification, differential diagnosis and introduction to management. In: Burton CG, Hodgkin JE (eds) Respiratory care: A guide to clinical practice. Lippincott, Philadelphia, p 841

Carlon GC, Guy YG (1984) Clinical application of high frequency jet ventilation. In: Lawin P, Peter K, Scherer J, (Hrsg) Beatmung, gestern, heute und morgen. Thieme, Stuttgart, S 335-339

Downs JB, Klein ER, Desautels D, Modell JH, Kirby RR (1973) Intermittent mandatory ventilation: A new approach to weaning patients from mechanical ventilators. Chest 64: 331-335

Fishman AP (1981) Down with the good lung. N Engl J Med 304: 523-525

Ford GT, Guenta CA (1984) Toward prevention of postoperative pulmonary complications. Am Rev Respir Dis 130: 4-5

Fowler AA, Hamman RF, Good JT (1983) The adult respiratory distress syndrome: Risk with common predispositions. Ann Intern Med 98: 593-597

Hansen J, Wendt M, Lawin P (1984) Ein neues Weaning-Verfahren (Inspiratory flow assistance IFA). Anaesthesist 33: 428-432

Hasten RW, Downs JB, Heenan TJ (1980) A comparison of synchronized and nonsynchronized intermittent mandatory ventilation. Respir Care 25: 554-558

Hewlett AM, Platt AS, Terry VG (1977) Mandatory minute volume: A new concept in weaning from mechanical ventilation. Anesthesia 32: 163-166

Hillmann KM, Barber JD (1980) Asynchronous independent lung ventilation. Crit Care Med 8: 390-395

Jenkison SG (1988) Oxygen toxicity (Review). J Intens Care Med 3: 137-152

Jensen U, Forst H (1987) Beatmung und Hämodynamik. In: Lawin P (Hrsg) Aktuelle Aspekte und Trends der respiratorischen Therapie. Springer, Berlin Heidelberg New York Tokyo, S 118-136

Kaplan JA (1983) Complications of thoracic surgery. In Kaplan JA (ed) Thoracic anesthesia, chapt 18. Livingstone, New York, pp 699-738

Katz JA, Kraemer RW, Gjerde GE (1985) Inspiratory work and airway pressure with continuous positive airway pressure delivery systems. Chest 88: 519-526

Kellermann W, Summa Y, Rupprecht H, Unertl K, Jensen U (1986) Atemarbeit bei Spontanatmung mit kontinuierlich positivem Atemwegdruck (CPAP). Schweiz Med Wochenschr 116: 561-565

Koeniger EL (1977) Survivors of shock lung syndrome: Pathologic findings in open lung biopsies (Abstr). Lab Invest 36: 360

Mertzlufft FO (1988) Nichtinvasive kontinuierliche Messung der arteriellen O_2-Sättigung In: Zander R, Mertzlufft FO (Hrsg) Der Sauerstoffstatus des arteriellen Blutes, Symp. Mainz 1986. Karger, Basel, S 109-119

Milbern SM, Downs JB, Jumber LC (1978) Evaluation of criteria for discontinuation of mechanical ventilation support. Arch Surg 113: 1441-1443

Moyers J (1988) Does monitoring have an effect on patients safety? Monitoring instruments are no substitute for careful clinical observation. J Clin Monit 4: 107-111

Nunn JF (1979) Applied respiratory physiology, 2nd edn. Butterworth, London, p 367

Oldenburg FA, Dolovich MB, Montgomery JM (1979) Effects of postural drainage, exercise and cough on mucus clearance in chronic bronchitis. Am Rev Respir Dis 120: 739-745

O'Rourke PP, Crone RK (1983) High frequency ventilation: A new approach to respiratory support. JAMA 250: 2845-2847

Perel A (1987) Newer ventilation modes - temptations and pitfalls. Crit Care Med 15: 707-709

Paul WL, Downs JB (1981) Postoperative atelectasis. Arch Surg 116: 861-863

Register SD, Downs JB, Stock MC (1987) Is 50% oxygen harmful? Crit Care Med 15: 598-601

Seaton D, Lapp NL, Morgan WKC (1979) Effect of body position on gas exchange after thoracotomy. Thorax 34: 518-522

Sellers WFS, Huggs CMB (1978) Comparison of tracheal oxygen concentrations using Hudson mask, nasal canula and nasal catheter. Anesth Analg 66: 153

Sibbald WJ, Bone RC (1987) The adult respiratory distress syndrome in 1987: is it a systemic disease? In: Cerra FB, Shoemaker WC (eds) Critical care - state of the art. SCCM, USA, pp 279-332

Sjöstrand U (1980) High frequency positive pressure ventilation (HFPPV): A review. Crit Care Med 8: 345-351

Stock MC, Downs JB, Gauer PK, Alster JM, Imrey PB (1985) Prevention of pulmonary complications with CPAP, incentive spirometry and conservative therapy. Chest 87: 151-157

Stock MC, Downs JB, Frolicher DA (1987) Airway pressure release ventilation. Crit Care Med 15: 462-466

Suter PM, Fairley HB, Isenberg MD (1975) Optimum endexpiratory airway pressure in patients with acute pulmonary failure. New Engl J Med 292: 284-286

Sykes MK, McNicol MW, Campbell EJM (1976) Respiratory failure. Blackwell, Oxford, UK

Tiefel H, Seibt J (1983) Therapeutisches Husten. In: Rügheimer E (Hrsg) Intubation, Tracheotomie und bronchopulmonale Infektion. Springer, Berlin Heidelberg New York Tokyo, S 274-280

Weil JV, Byrne-Quinn E, Sodal IE (1970) Hypoxic ventilatory drive in man. J Clin Invest 49: 1061-1069

West JB (1982) Respiratory physiology - The essentials, 2nd edn. Williams & Wilkins, Baltimore, MD

Teil D

Allgemeine Aspekte thoraxchirurgischer Eingriffe

15 Operationsvorbereitung und Lagerung

G. Meyer und F. W. Schildberg

15.1 Allgemeine Vorbereitung und Desinfektion

Die Operationsvorbereitung beim thoraxchirurgischen Patienten entspricht den Richtlinien der allgemeinen Chirurgie. Die Enthaarung umfaßt den gesamten Thorax einschließlich der Axilla und der Schulterregion sowie die oberen ⅔ des Abdomens. Dabei wird in den letzten Jahren zunehmend die chemische Depilation mit Enthaarungscremes angewandt, da bei der Rasur regelmäßig mit kleineren Verletzungen der Haut gerechnet werden muß, die Ausgangspunkt für Wundinfektionen werden können. Die Desinfektion erfolgt großflächig weit über das Gebiet der eigentlichen Inzision hinaus durch 3maliges Waschen mit flüssigem Desinfektionsmittel (z. B. Cutasept). Es ist darauf zu achten, daß sie jeweils vom Zentrum zur Peripherie hin erfolgt. Überschüssiges Desinfektionsmittel wird durch flüssigkeitsaufnehmendes Material (z. B. Moltex), welches für den Desinfektionsvorgang unter den Patienten gelegt wird, aufgefangen, so daß der Patient während der Operation nicht auf feuchten Tüchern liegt. Durch diese Maßnahme und auch durch das sorgfältige Vermeiden von Kontakt zwischen der Haut des Patienten und Metallteilen des Operationstisches werden Verbrennungen bei der Anwendung elektrochirurgischer Techniken vermieden.

15.1.1 Abdeckung

Die Abdeckung des Patienten erfolgt entweder in konventioneller Weise mit sterilen Tüchern oder unter Verwendung von wasserundurchlässigem bzw. -abstoßendem Einmalmaterial. Eine Überlegenheit eines der beiden Systeme gegenüber dem anderen ist nicht bekannt. Als vorteilhaft hat sich der Gebrauch von Einmalmaterial mit Kleberand für die seitliche Begrenzung des abgedeckten Bereichs erwiesen. Die untere Körperhälfte decken wir mit 2 sterilen Tüchern ab, die Abdeckung der oberen Körperhälfte einschließlich der Abgrenzung zum Arbeitsbereich des Anästhesisten erfolgt durch ein mittleres und 2 seitliche sterile Tücher, die über den verlängerten Narkosebügel gelegt werden. 2 zusätzliche Tücher komplettieren schließlich die Abdeckung zur Seite. Nach Abtrocknen des desinfizierten, nicht abgedeckten Operationsbereichs wird dieser mit einer Klebefolie unter Vermeidung von Faltenbildungen und Verziehungen der Haut sorgfältig abgedeckt. Die Verwendung von Klebefolien ist nicht obligat; sie hat praktische und ästhetische Gründe, jedoch keine nachweisbaren Vorteile in hygienischer und mikrobiologischer Hinsicht.

15.2 Lagerungen

Die richtige Lagerung des Patienten ist in der Thoraxchirurgie von besonderer Bedeutung, da sie optimale Voraussetzungen für den gewählten Zugangsweg schafft. Auch aus forensischen Gründen trägt der Chirurg selbst die Verantwortung für deren ordnungsgemäße Durchführung.

15.2.1 Rückenlage (Abb. 15.1)

Bei zunehmender Häufigkeit medianer Zugangswege in der allgemeinen Thoraxchirurgie wird mehr und mehr Gebrauch von der Rückenlagerung gemacht. Der Patient liegt etwas überstreckt auf dem leicht abgewinkelten Operationstisch. Der Kopf wird rekliniert und dadurch der Zugang zum Jugulum und zum unteren Halsbereich erleichtert. Die Anlagerung beider Arme ergibt symmetrische Verhältnisse und ist für das Operationsteam vorteilhaft, die Auslagerung eines oder beider Arme ist jedoch möglich und wird vom Anästhesiologen häufig gewünscht.

15.2.2 Strenge Seitenlage (Abb. 15.2)

Die strenge Seitenlage empfiehlt sich für die laterale Standardthorakotomie und den posterolateralen Zugang. Der Patient liegt nicht in Tischmitte, sondern mit dem Rücken der Tischkante angenähert. Es ist bei dieser Lagerung darauf zu achten, daß einerseits der Pati-

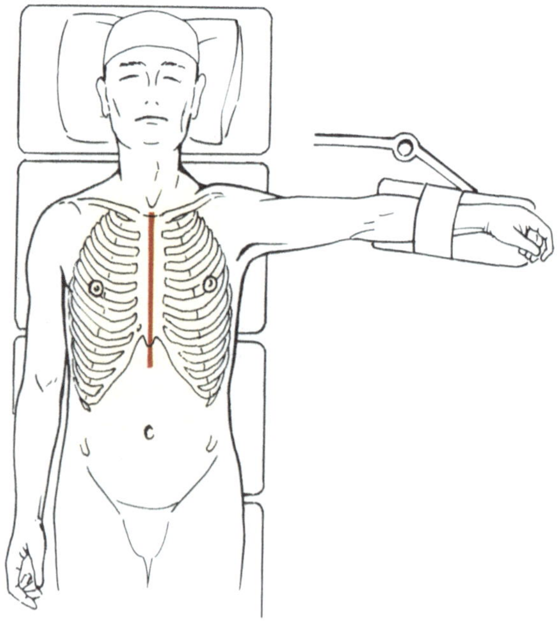

a

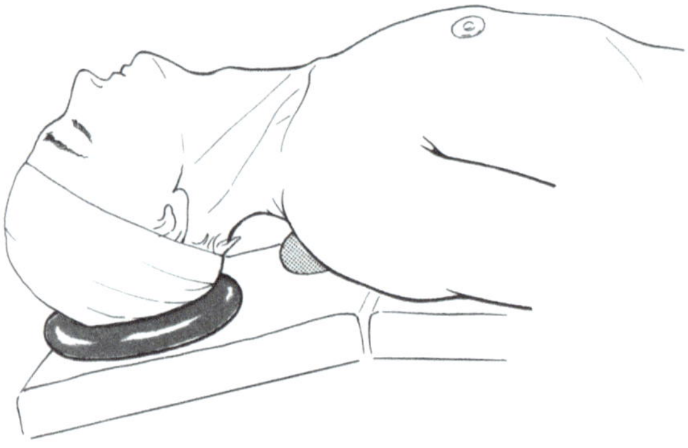

b

Abb. 15.1 a, b. Rückenlage. Die Abdeckung bei einer medianen Thorakotomie reicht kranial zeltförmig bis zum Kehlkopf, kaudal bis ca. 2 cm unterhalb des Nabels und lateral beidseits bis seitlich der Mamille

ent auf dem Operationstisch ausreichend fixiert wird, so daß entsprechend dem operativen Fortgang Kippbewegungen des Tisches bis zu 30° problemlos ermöglicht werden, andererseits der Zugang und das Arbeitsfeld des Operationsteams nicht durch Stützen behindert werden. Anstelle solcher Stützen hat sich die Fixation im Beckenbereich mit Hilfe von Kissen und einem Gurt bewährt, der Schulterbereich wird durch die spezielle Lagerung der Arme gehalten. Der Arm auf der Seite der Thorakotomie kann auf spezielle Armstützen gelegt oder am Narkosebügel fixiert werden. Wir bevorzugen jedoch die Lagerung und Fixation des Arms vor dem Kopf des Patienten, da hierdurch die Skapulaspitze am weitesten nach ventral und kranial verschoben und somit der Zugang zu den Interkostalräumen erleichtert wird. Der Tisch wird im Thoraxbereich in Höhe der Skapulaspitze abgeknickt, um die zu operierende Thoraxseite zu exponieren und die Spreizung der Interkostalräume zu begünstigen. Das unten liegende Bein ist im Kniebereich abgewinkelt, das oben liegende wird leicht gebeugt. Zwischen den Beinen liegt ein Kissen zur Polsterung. Für eine posterolaterale Thorakotomie wird die Ventralseite des Thorax dem Tisch leicht zugeneigt, indem bei seitlich fixiertem Becken-Bein-Bereich der Bauch und Thorax leicht nach ventral gekippt werden und der Schultergürtel durch Zug am oberen Arm etwas schräg nach vorne befestigt wird. So kann die wirbelsäulennahe Partie des Hemithorax besser erreicht werden (Abb. 15.6).

15.2.3 Halbseitenlage (Abb. 15.3)

Für die anterolaterale Thorakotomie wird die Halbseitenlagerung bevorzugt. Dabei wird das Becken mit ei-

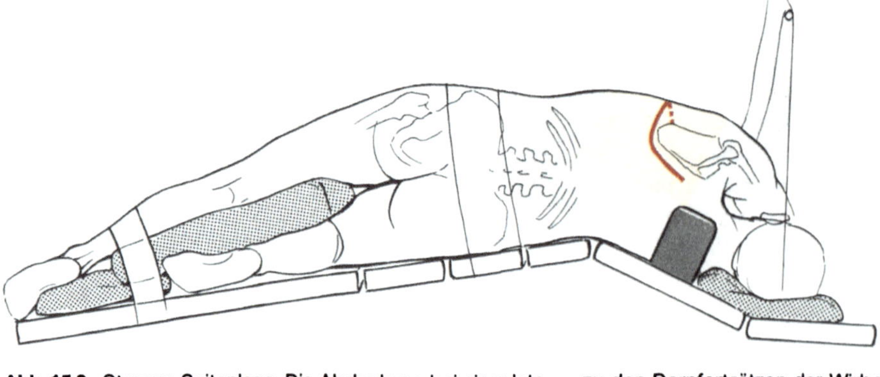

Abb. 15.2. Strenge Seitenlage. Die Abdeckung bei einer lateralen Thorakotomie reicht kranial bis zur Schulter, kaudal bis zum Nabel, ventral bis unterhalb der Mamille und dorsal bis zu den Dornfortsätzen der Wirbelsäule. Bei Frauen bleibt die Mamma der zu operierenden Seite frei

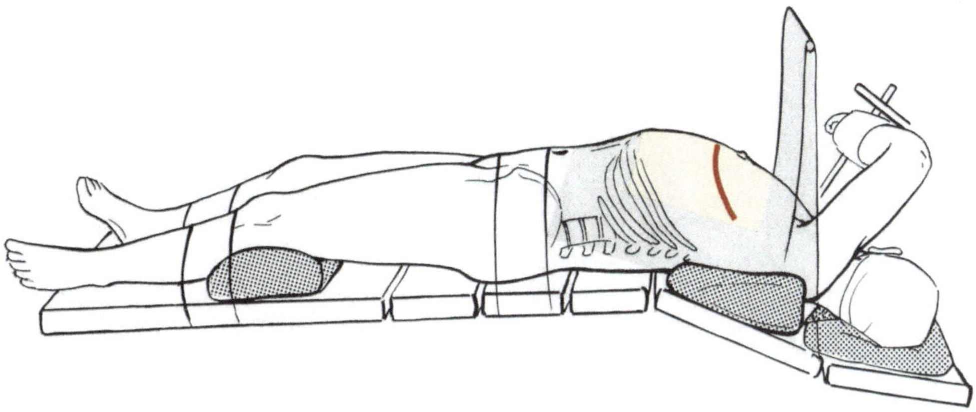

Abb. 15.3. Halbseitenlage. Die Abdeckung bei einer anterolateralen Thorakotomie reicht kranial bis zum Jugulum, kaudal bis zum Xiphoid, auf der gesunden Seite bis zur Medioklavikularlinie und auf der Operationsseite bis zur mittleren Axillarlinie

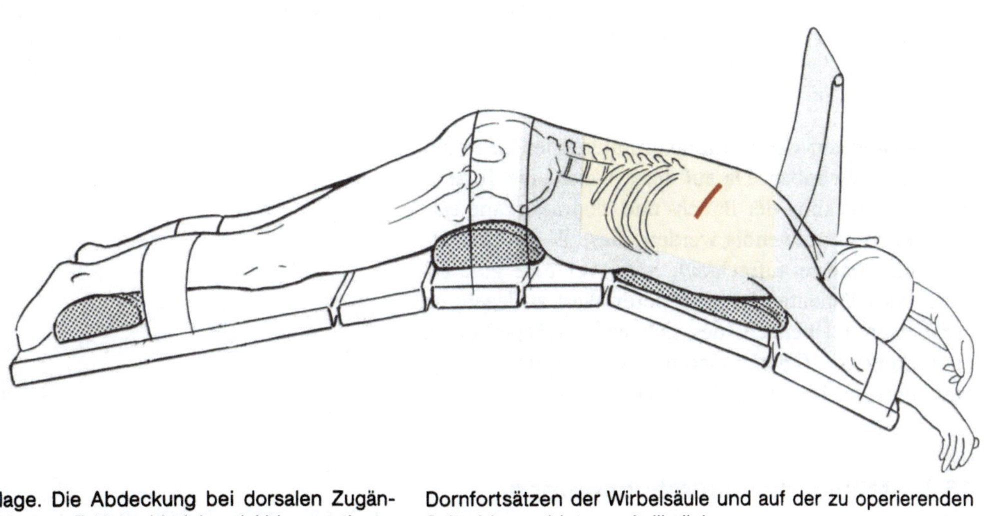

Abb. 15.4. Bauchlage. Die Abdeckung bei dorsalen Zugängen reicht kranial bis zum 7. Halswirbel, kaudal bis zum thorakolumbalen Übergang, auf der gesunden Seite bis zu den Dornfortsätzen der Wirbelsäule und auf der zu operierenden Seite bis zur hinteren Axillarlinie

nem Gurt in Rückenlage fixiert und der Schulterbereich der zu thorakotomierenden Seite durch einen untergelegten Sandsack mäßig (ca. 30°) angehoben. Der Arm wird abgewinkelt am Narkosebügel oder auf einer speziellen Stütze fixiert. Auf seitliche Stützen im Becken oder Schulterbereich kann bei dieser Lagerung verzichtet werden, zur Fixation genügt ein Beckengurt. Der Tisch wird wie bei der strengen Seitenlagerung im Thoraxbereich abgeknickt.

15.2.4 Bauchlage (Abb. 15.4)

Von dieser Lagerung wird heute nur noch äußerst selten Gebrauch gemacht, z. B. bei Operationen im kostovertebralen Bereich, bei welchen ein gleichzeitiger Zugang sowohl zur Wirbelsäule als auch in den Thorax hinein angestrebt wird. Eine weitere Indikation könnte ausnahmsweise der Zugang zu dorsal gelegenen Empyemresthöhlen sein. Bei dieser Lagerung ist darauf zu achten, daß das Abdomen frei ist und die Respiration des Patienten nicht durch Kompression des Abdomens behindert wird. Die Abknickung des Operationstisches in Höhe der Hüfte und im Thoraxbereich exponiert die zu operierende Körperregion.

15.2.5 Kombinierte Rücken-Halbseiten-Lage (Abb. 15.5)

Für die immer häufiger vorkommenden abdominothorakalen Inzisionen hat sich diese Kombinationslagerung durchgesetzt. Dadurch können Umlagerungen während der Operation vermieden werden. Das Becken des Patienten liegt dem Operationstisch wie bei der Rückenlage auf, der Thorax wird durch unterge-

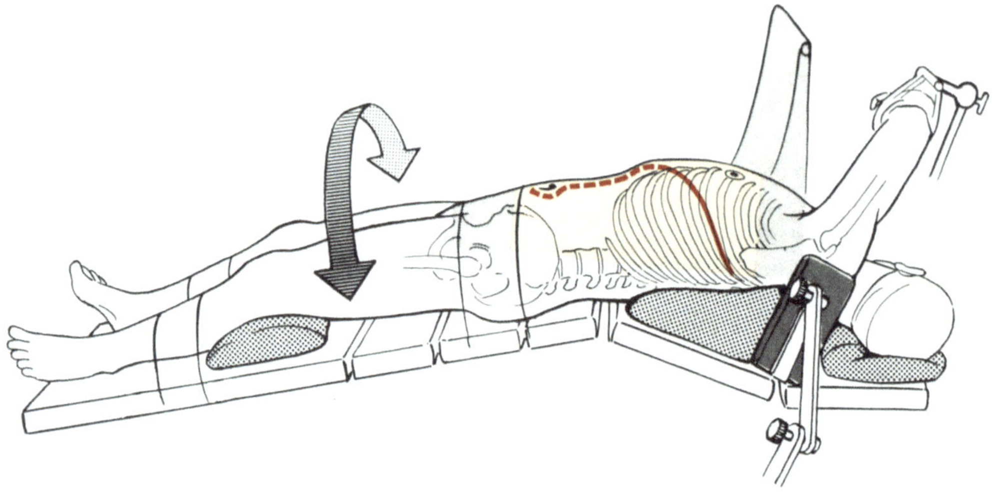

Abb. 15.5. Kombinierte Rücken-Halbseiten-Lage. Die Abdekkung bei thorakoabdominalen Zugängen reicht kranial bis zum mittleren Sternum, kaudal bis zum Unterbauch, auf der Thorakotomieseite bis zur Medioskapularlinie. Auf der Gegenseite wechseln die Grenzen der Abdeckung in Abhängigkeit von der gewählten Laparatomieform

legte Kissen auf der zu thorakotomierenden Seite um etwa 45° angehoben. Da auf diese Weise eine Torsion mit Überstreckung der Bauch- und Thoraxorgane entsteht, kann es notwendig werden, diese Lage durch eine Schulterstütze aufrechtzuhalten. Auf eine gute Fixation des Patienten ist besonderer Wert zu legen, da zur besseren Übersicht des sich auf 2 Körperhöhlen erstreckenden Operationsgebietes Kippungen des Operationstisches bis zu 30° unvermeidlich sind.

15.3 Stellung der Operationsgruppe
(Abb. 15.6)

Bei der Rückenlagerung des Patienten steht der Operateur auf der rechten Seite, der erste und dritte Assistent auf der gegenüberliegenden Seite, der zweite Assistent neben dem Operateur. Der Instrumententisch befindet sich über der unteren Körperhälfte des Patienten in ausreichender Entfernung zum Operationsteam, so daß dieses nicht behindert wird. Die instrumentierende Operationsschwester kann neben dem Operateur stehen, so daß sie einen besonders guten Überblick über den Fortgang der Operation hat, oder auf der gegenüberliegenden Seite, was das eigentliche Instrumentieren und das Hand-zu-Hand-Arbeiten mit dem Operateur erleichtert.

Bei der Seitenlagerung ist die Position des Operationsteams im Prinzip gleichartig, der Operateur steht jedoch immer am Rücken des Patienten.

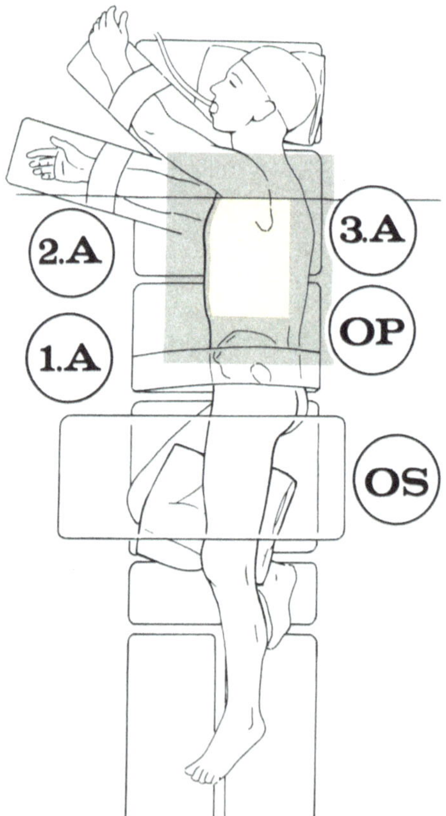

Abb. 15.6. Position der Operationsgruppe (zugleich Lagerung zur posterolateralen Thorakotomie)

16 Thorakotomie und Thoraxwandverschluß

G. Meyer und F. W. Schildberg

Die Umhüllung der Thoraxorgane durch ein knöchernes Skelett ist ein Spezifikum der Thoraxregion, das den operativen Zugang erschwert. Die Wahl der geeigneten Thorakotomie ist deshalb von großer Bedeutung für die intraoperative Übersicht, die technische Perfektion und die Sicherheit der Operation. Sie wird vom Operationssitus, vom Operationsziel und den anatomischen Voraussetzungen bestimmt.

16.1 Zugänge zum Mediastinum (Abb. 16.1)

Zugänge zum Mediastinum können aus diagnostischen und therapeutischen Gründen notwendig werden. Deshalb spielen hier neben der großzügigen Eröffnung durch die mediane Thorakotomie, die ganz überwiegend mit therapeutischer Zielsetzung durchgeführt wird, auch kleinere umschriebene Zugänge wie die kollare Mediastinotomie und die parasternale anteriore Mediastinotomie eine Rolle. Diese eignen sich überwiegend, jedoch nicht ausschließlich, zu diagnostischen Zwecken.

16.1.1 Kollare Mediastinotomie (Abb. 16.2)

Dieser Zugang wird benutzt bei der diagnostischen Mediastinoskopie (s. Kap. 7) und der Biopsie superiorer mediastinaler Lymphknoten (Carlens 1959; Steele u. Marable 1959) sowie mit therapeutischem Ziel bei eitrigen Entzündungen des vorderen Mediastinums und beim Mediastinalemphysem (Engelmann 1983). Der Eingriff erfolgt in Rückenlage des Patienten bei rekliniertem Kopf. Haut, Subkutangewebe und Platysma werden 1 Querfinger oberhalb des Jugulums auf einer Länge von ca. 4 cm quer inzidiert. Nach Durchtrennen der oberflächlichen Halsfaszie wird zwischen den sternalen Ansätzen des M. sternocleidomastoideus die gerade Halsmuskulatur in der Mittellinie auseinandergedrängt und unter Durchtrennung der mittleren Halsfaszie in die Tiefe bis auf die Trachea präpariert. Verletzungen der Schilddrüse sind dabei leicht zu vermeiden, wenn diese nicht krankhaft vergrößert ist. Gelegentlich erweist es sich als notwendig, die Vv. thyreoideae imae zwischen Ligaturen zu durchtrennen oder den Isthmus der Schilddrüse zu mobilisieren und

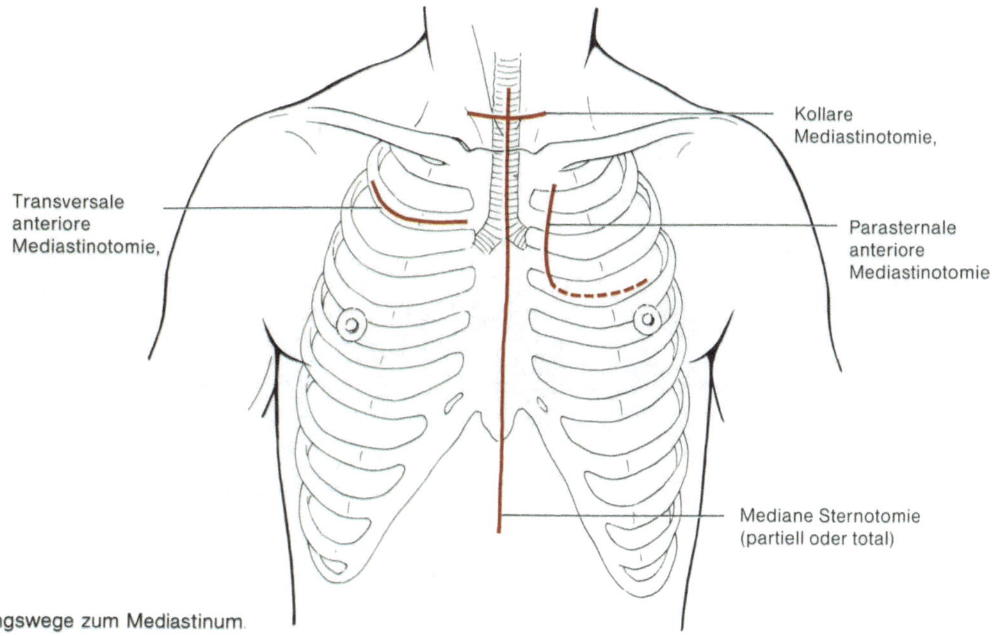

Abb. 16.1. Zugangswege zum Mediastinum

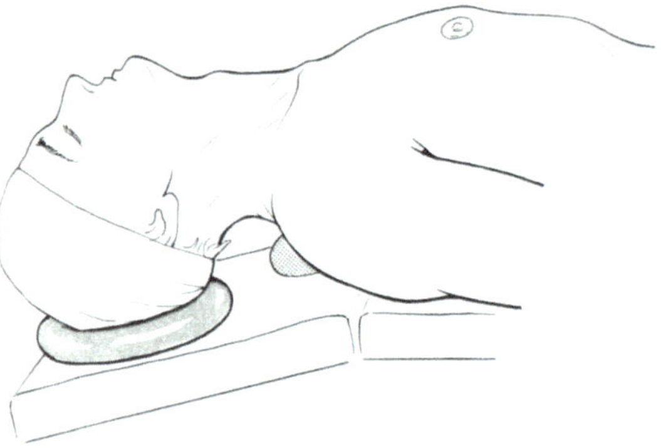

a

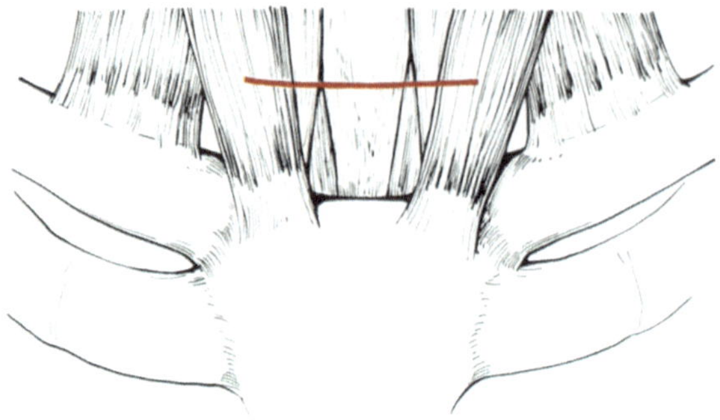

b

Abb. 16.2 a–e. Kollare Mediastinotomie.
a Lagerung. **b** Schnittführung. **c** Die Weichteile sind mit Haken nach lateral gezogen, die mittlere Halsfaszie ist inzidiert, der prätracheale Raum wird eröffnet. **d** Mit dem Finger wird das lockere Mediastinalgewebe vor der Trachea stumpf disseziert und so ein Raum bis zur Bifurkation geschaffen. Die V. brachiocephalica sinistra und der Truncus brachiocephalicus werden unterfahren

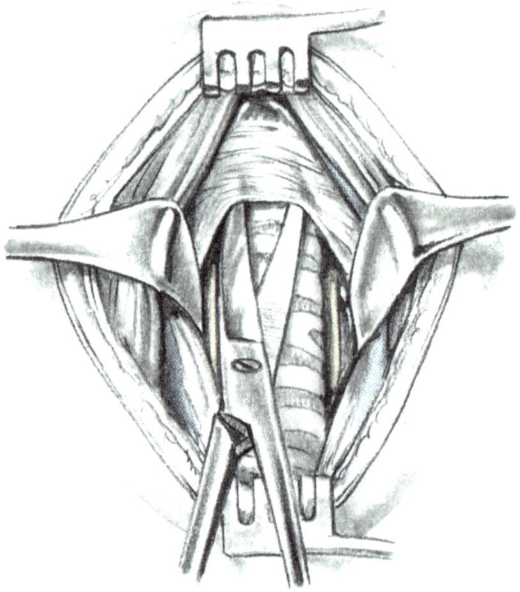

c

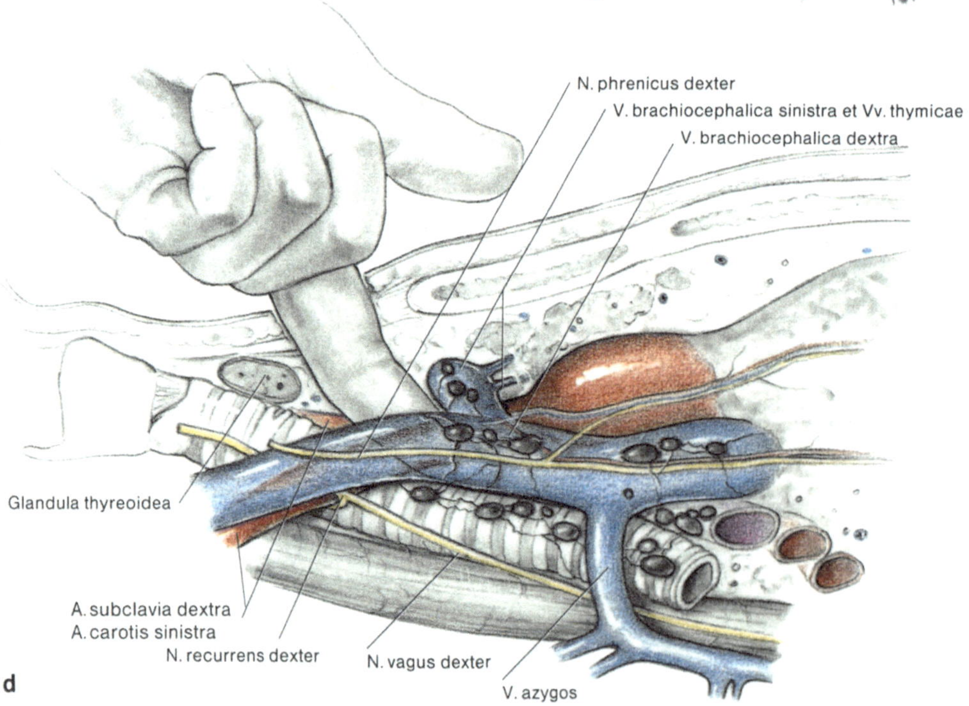

d

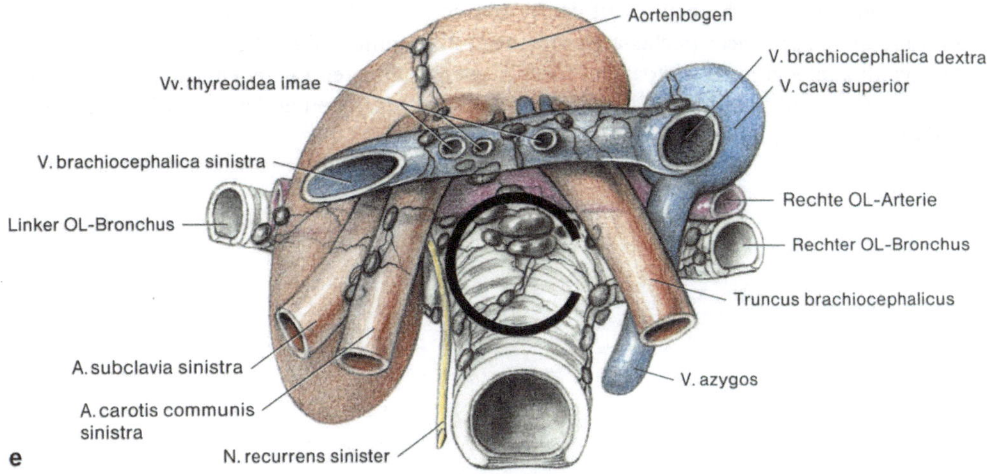

Abb. 16.2. e Topographische Beziehungen der distalen Trachea

durch Haken nach kranial zu verlagern. Die weitere Präparation erfolgt stumpf auf der Ventralseite der Trachea, wobei ein künstlicher Raum zwischen prätrachealer Faszie und Tracheavorderwand geschaffen wird. Für die Präparation eignet sich der tastende Finger am besten. Dabei werden im Mediastinum der Truncus brachiocephalicus und der Aortenbogen nach ventral abgeschoben.

Der Verschluß der kollaren Mediastinotomie erfolgt durch Subkutan- und Hautnaht. Auf die Anlage einer Drainage wird nur verzichtet, wenn der Zugang zur diagnostischen Mediastinoskopie benutzt wurde, in allen anderen Fällen wird die Einlage einer Drainage vom Operationsziel bestimmt.

16.1.2 Parasternale anteriore Mediastinotomie (Abb. 16.3)

Dieser Zugang empfiehlt sich für diagnostische Maßnahmen (s. Kap. 7) und eventuelle therapeutische Erweiterungen bei Erkrankungen im vorderen Mediastinum sowie zur extrapleuralen Biopsie der anterioren mediastinalen Lymphknoten als Variante bzw. Ergänzung der Mediastinoskopie (Chamberlain 1965; McNeill u. Chamberlain 1966; Bowen et al. 1978). Diese Lymphknotengruppe scheint besonders beim Tumorbefall des linken Oberlappens von prognostischer Bedeutung zu sein (Bowen et al. 1978). Bei Tumoren des linken Oberlappens sind die Lymphknoten häufig besiedelt (Nohl-Oser 1972), mit der herkömmlichen Mediastinoskopie aber nicht erreichbar. Für diese Karzinome wurde kürzlich das Verfahren einer erweiterten zervikalen Mediastinoskopie beschrieben, mit der gleichzeitig zusätzlich zu den superioren auch die links-anterioren mediastinalen Lymphknoten biopsiert werden können (Ginsberg et al. 1987). Eine Wertung dieses Verfahrens ist derzeit noch nicht möglich (s. Kap. 7). Da die Tumoren des linken Oberlappens in der Praxis häufig über den subkarinalen Weg in die paratrachealen Lymphknoten der Gegenseite metastasieren, sollte bei entsprechendem Verdacht eine kollare Mediastinoskopie vorgeschaltet werden und nur bei negativem Ausgang und dem Verdacht auf intrathorakale Metastasen die Mediastinotomie erfolgen. Als Zugang der parasternalen anterioren Mediastinotomie eignet sich die horizontale Inzision über der 2. oder 3. Rippe oder besser die Längsinzision parasternal von der 2. bis zur 4. Rippe, die bei Bedarf in den 3. und 4. ICR im Sinne einer anterolateralen Thorakotomie erweitert werden kann. Der M. pectoralis major wird in diesem Bereich quer zum Faserverlauf durchtrennt, sodann kann die 3. Rippe in ihrem ventralen, knorpeligen Anteil auf einer Länge von 2-3 cm subperichondral reseziert werden. Die dort verlaufenden Vasa thoracica interna müssen evtl. zwischen Umstechungsligaturen durchtrennt werden. Dieser Zugang läßt sich durch zusätzliche Resektion der 2. oder 4. Rippe vergrößern. Die Pleura (mediastinalis) wird nach Möglichkeit nicht eröffnet, sondern nach Inzision der Fascia endothoracica stumpf präpariert und durch Hakenzug seitlich abgedrängt, so daß der Weg zu den links-mediastinalen Organgen frei ist. Durch stumpfe Dissektion (cave N. phrenicus!) werden links die Lymphknoten am Lungenhilus und am Hauptbronchus, am N. phrenicus, im aortopulmonalen Fenster sowie präaortal und subaortal (links-anteriore mediastinale Lymphknotengruppe), rechts die Lymphknoten am Hilus und am Hauptbronchus, auf der V. cava superior und am N. phrenicus (rechts-anteriore mediastinale Lymphknotengruppe) präpariert. Der Zugang läßt sich nach Eröffnung der Pleura ebenfalls zur bioptischen Klärung intrapleuraler Prozesse am oder oberhalb des Lungenhilus benutzen. Für den Zugang zum Hilus, bei tiefem Situs manchmal auch zu anderen Lymphknoten, kann man das Mediastinoskop einführen und die Biopsien mit seiner Hilfe ausführen.

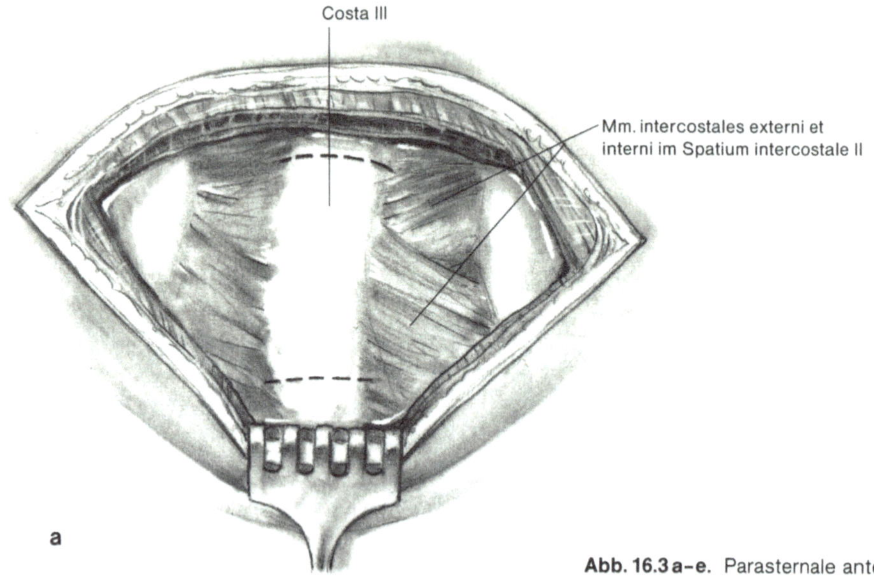

Abb. 16.3 a–e. Parasternale anteriore Mediastinotomie

a Links parasternal vertikale Inzision von Haut und M. pectoralis major, der mediale (knorpelige) Anteil der 3. Rippe wird reseziert.

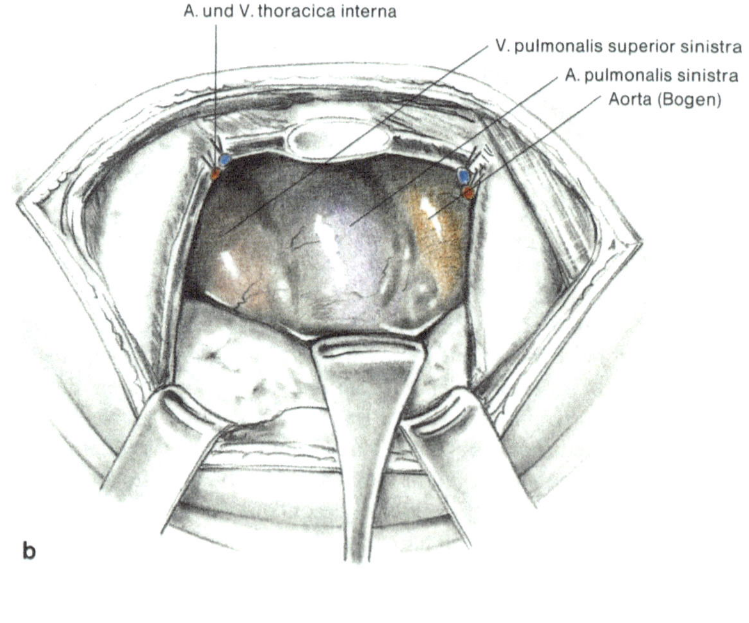

b Die Pleura parietalis mit anliegender Lunge ist nach lateral weggehalten. Blick auf das linke Mediastinum mit Perikard, großen Gefäßen und Hilus

c Präparierte links-anteriore mediastinale Lymphknoten (s. auch Abb. 19.19)

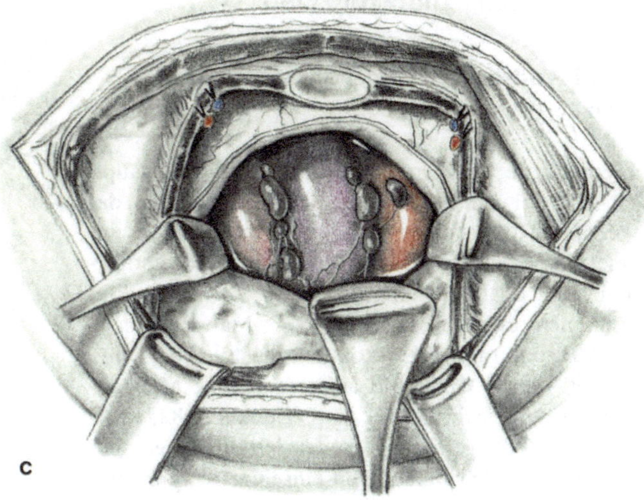

c

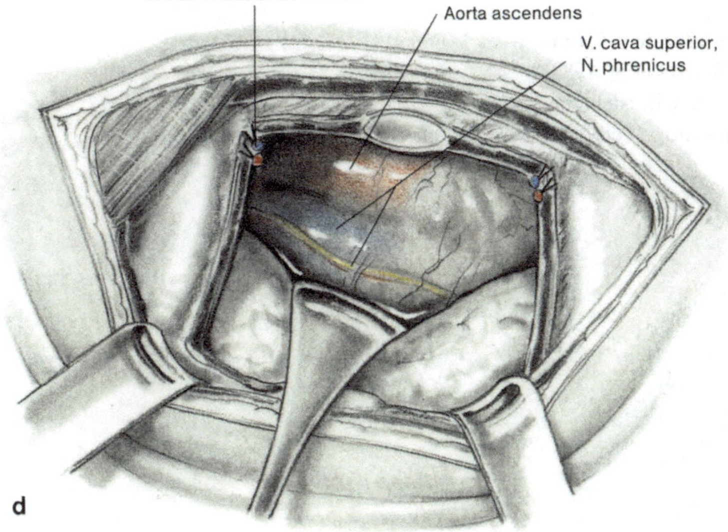

d

d Rechts ist die Pleura parietalis mit anliegender Lunge nach lateral weggehalten. Blick auf das rechte Mediastinum mit Perikard, V. cava superior, Aorta ascendens und Hilus

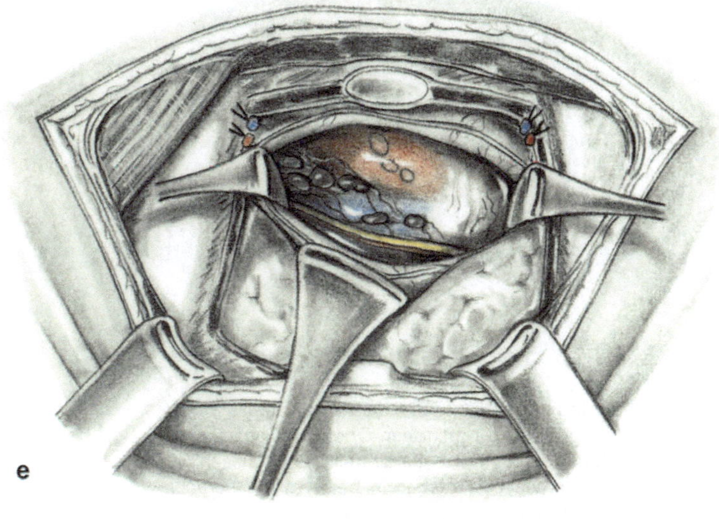

e

e Präparierte rechts-anteriore mediastinale Lymphknoten (s. auch Abb. 19.19)

16.2 Mediane Thorakotomien

16.2.1 Vollständige mediane Thorakotomie
(Abb. 16.4)

Die mediane transsternale Thorakotomie wird hauptsächlich bei der Behandlung von Geschwülsten des vorderen Mediastinums und in der Herzchirurgie eingesetzt. Neben der Ausweitung der Operationsindikationen auf bilaterale Lungenprozesse, z. B. in der Metastasenchirurgie (Takita et al. 1977; Mandelbaum et al. 1983; Johnston 1983; Roth et al. 1986; Vogt-Moykopf u. Meyer 1986), und auf chirurgische Maßnahmen an der Trachealbifurkation (Cooper 1982; Pearson et al. 1984) gewinnt sie in den letzten Jahren aber auch bei der Behandlung von einseitigen Erkrankungen des Respirationstraktes eine zunehmende Bedeutung (Asaph u. Keppel 1984; Urschel u. Razzuk 1986). Die Gründe dafür liegen in der geringeren postoperativen Belastung im Vergleich zu den lateralen Thorakotomieformen (Cooper et al. 1978; Schütz et al. 1983; Urschel u. Razzuk 1986), der besseren Übersicht bei Erkrankungen der Trachea und Bifurkation (Perelman et al. 1987) und in der Vermeidung von Zweitoperationen bei operationsbedürftigen bilateralen Befunden (Meng et al. 1980; Iwa et al. 1981; Lima et al. 1981).

Die topographisch anatomischen Beziehungen zwischen den markanten Stellen des Thoraxskeletts und den Organen des Thorax sowie des oberen Abdomens ergeben sich aus Abb. 16.4a.

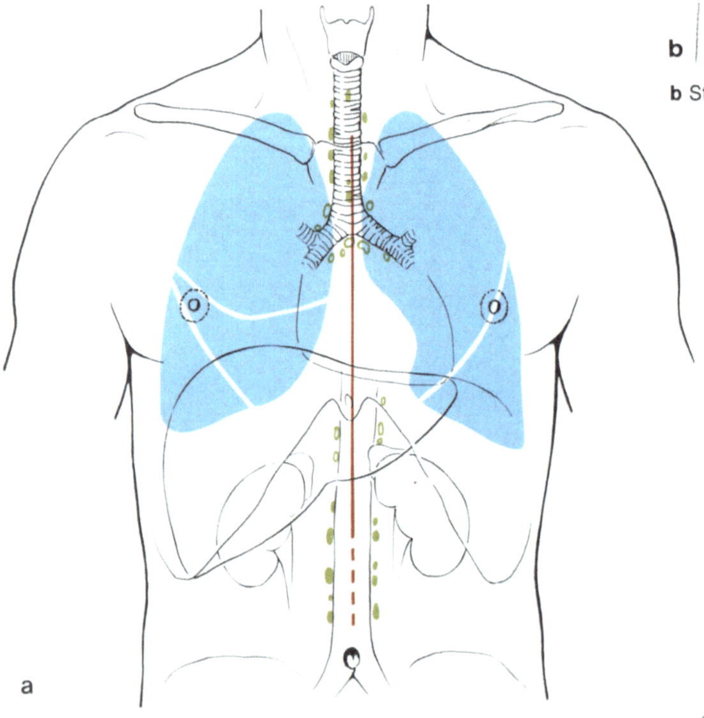

a

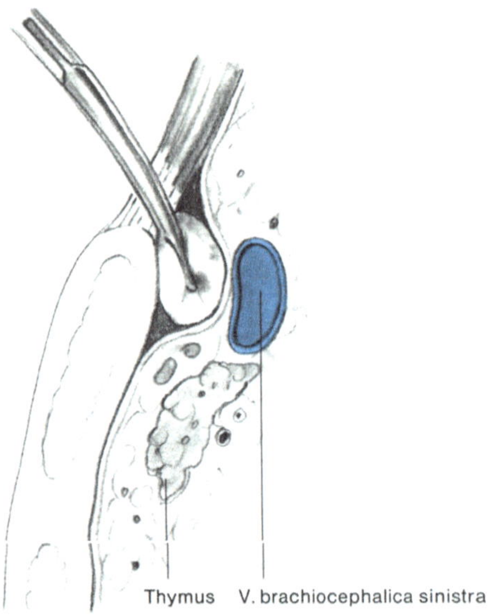

b

b Stumpfe Präparation des Manubrium sterni

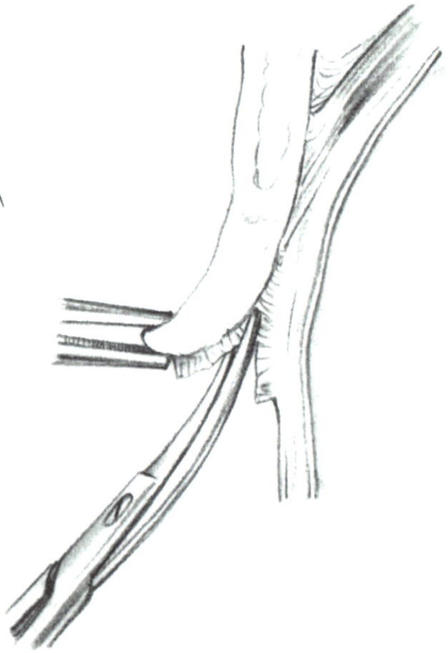

c

c Scharfe Auslösung des Processus xiphoideus

Abb. 16.4 a–i. Vollständige transsternale Thorakotomie.

a Schnittführung bei medianer Standardthorakotomie mit Erweiterungsmöglichkeit zur medianen Oberbauchlaparotomie. Die erreichbaren Organe sind dargestellt. Über diesen Zugang sind synchrone Operationen in beiden Hemithoraces, dem Mediastinum und dem Abdomen möglich

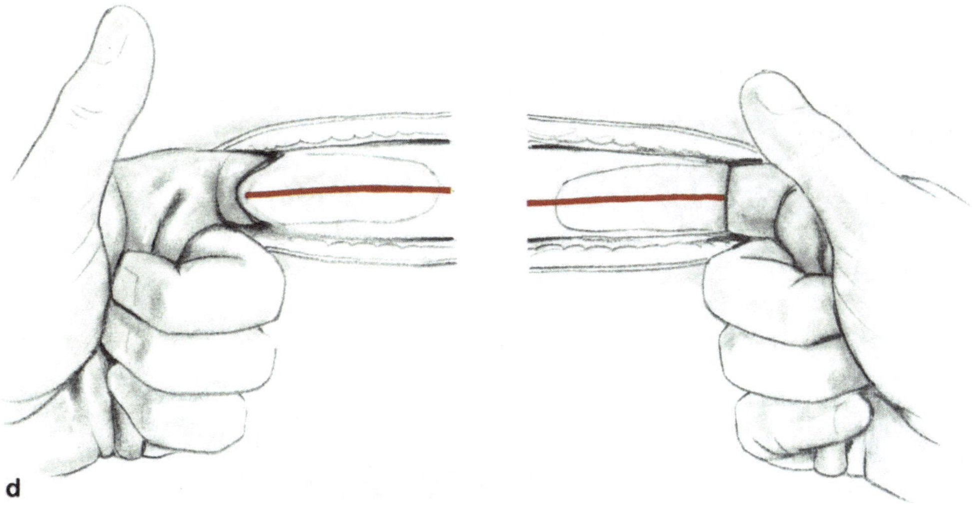

d

d Stumpfe Fingerdissektion des Retrosternalraums

e Mediane Sternotomie. Lagebeziehung mediastinaler Organe

f Die Pleura mediastinalis mit anliegender Lunge wird stumpf nach dorsal vom Mediastinum abpräpariert

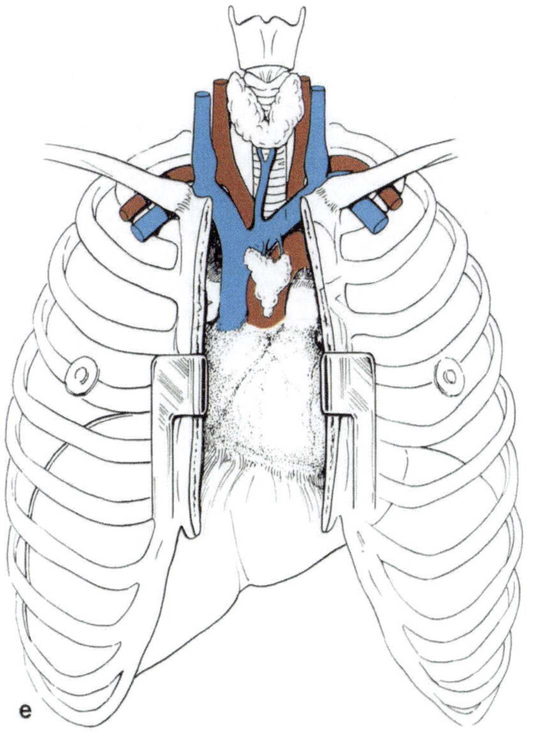

e

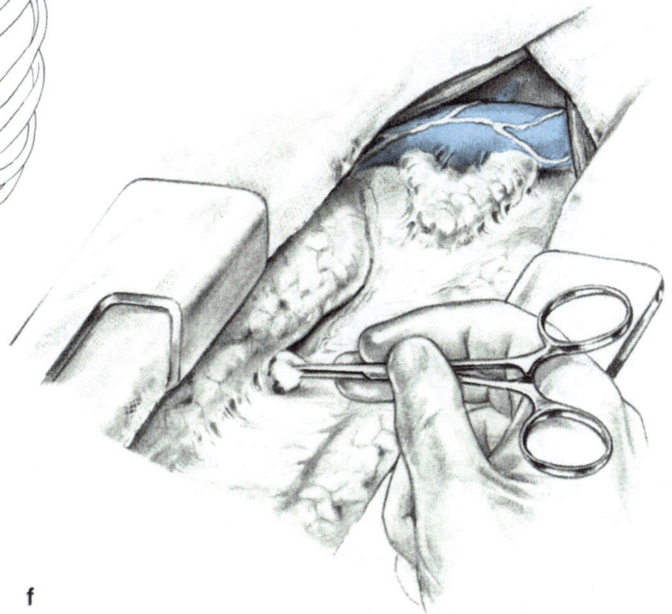

f

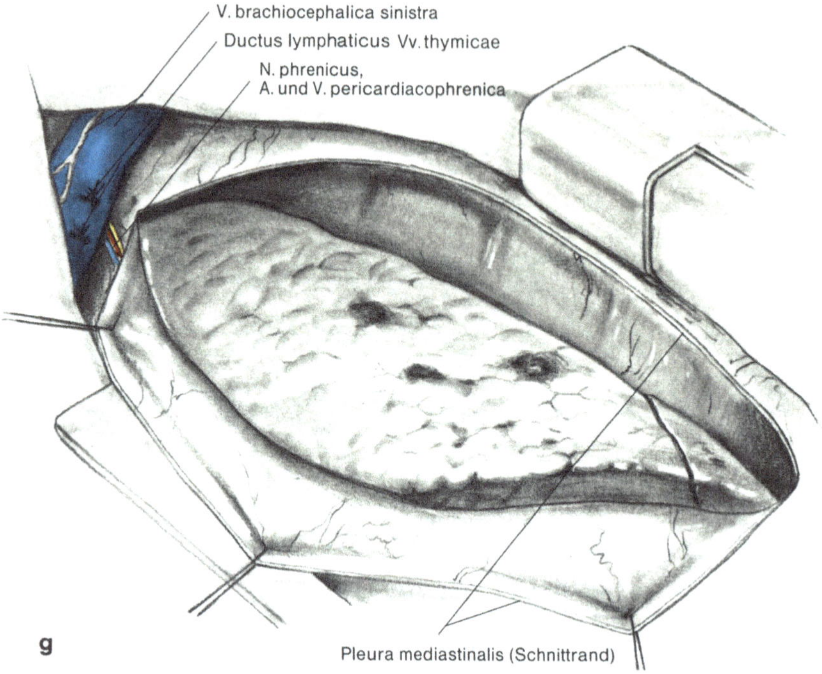

g

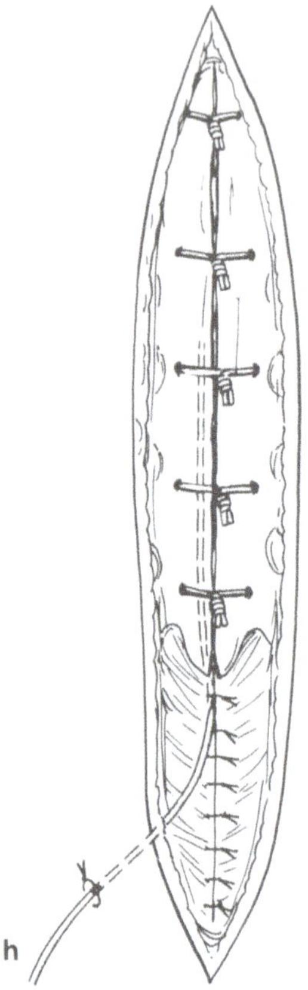

h

g Die linke Pleurahöhle ist nach Spaltung der Pleura mediastinalis nahe am Übergang zur Pleura costalis eröffnet. Kranial ist der N. phrenicus geschont

h Das Sternum ist mit transsternalen Metalldrahtcerclagen und die Linea alba mit Einzelknopfnähten stabil verschlossen. Die retrosternale Redon-Drainage ist getrennt ausgeleitet

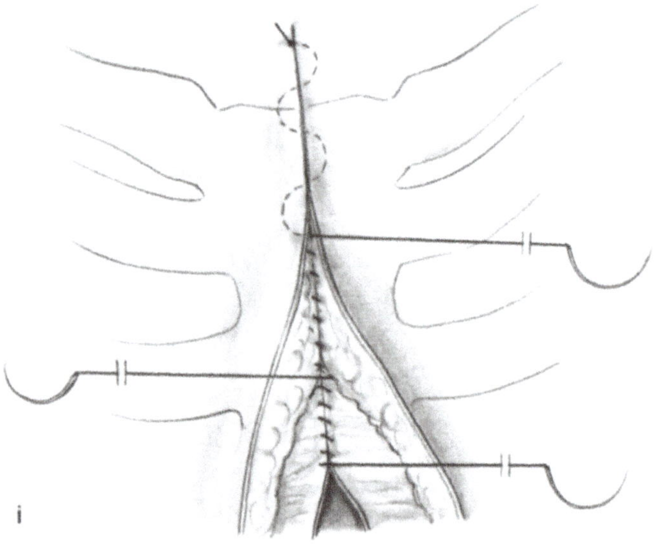

i

i Schichtweiser, fortlaufender Wundverschluß durch Periostnaht, Subkutannaht und Intrakutannaht

Die Hautinzision bei der vollständigen medianen Thorakotomie beginnt etwa 1 Querfinger oberhalb des tastbaren Jugulums und wird über den Processus xiphoideus hinaus bis zur Mitte zwischen Nabel und Xiphoid fortgeführt. Nach Spaltung des subkutanen Fettgewebes erfolgt die Durchtrennung des Sternumperiosts mit dem elektrischen Messer in der Medianlinie. Nach kranial schließt sich eine kurzstreckige Inzision der oberflächlichen Halsfaszie sowie des Lig. interclaviculare mit mittlerer Halsfaszie an, nach kaudal wird die Inzision bis auf die Linea alba fortgeführt. Am Oberrand des Sternums wird mit Hilfe des Fingers oder eines Stieltupfers die retrosternale Fläche von den dort befindlichen Strukturen vorsichtig befreit, wobei insbesondere die V. brachiocephalica sinistra geschont werden muß. Im distalen Anteil wird der Processus xiphoideus nach Inzision der Linea alba aus dem umgebenden Fasziengewebe der vorderen Bauchwand scharf gelöst.

Die Befreiung der dorsalen Sternumhälfte erfolgt sowohl von kranial als auch von distal stumpf mit Hilfe des eingeführten Fingers. Sodann wird das Sternum von kranial nach kaudal der elektrischen Periostdurchtrennung folgend mit der oszillierenden Säge in der Mittellinie durchtrennt, wobei besonders auf die retrosternal liegenden Strukturen, v. a. die nahe unter dem Manubrium sterni gelegene V. brachiocephalica sinistra, die Aorta ascendens und den Herzbeutel, zu achten ist. Verbleibende querverlaufende Bandverbindungen in Höhe des Jugulums werden mit der Schere durchtrennt; erst dann gelingt es, beide Sternumhälften auseinanderzudrängen. Eine subtile Blutstillung der Schnittränder des Sternums und seines Periosts - v. a. an der Rückseite - kann meist mit dem Elektrokauter durchgeführt werden, auf die Verwendung von Knochenwachs sollte man nach Möglichkeit verzichten. Beide Sternumhälften werden wechselseitig angehoben und die Pleura parietalis von der Sternumrückwand und den knorpeligen Rippenansätzen vorsichtig abpräpariert, ohne sie zu eröffnen. Die Inzisionsränder werden mit feuchten Tüchern umlegt. Der Einsatz des Sternumspreizers erfolgt in Höhe des 4. ICR, da bei höherem Einsetzen das Manubrium sterni zu weit geöffnet wird und dabei Komplikationen, wie z. B. Schäden der Sternoklavikulargelenke und Subluxationen im Bereich der oberen 3 Sternokostalgelenke, Frakturen der 1. und 2. Rippe sowie Verletzungen des Plexus brachialis beschrieben wurden. In der Literatur wird als Ursache für die Plexusläsion nach medianer Sternotomie in den meisten Fällen eine Fraktur der 1. oder 2. Rippe und weniger, wie früher vermutet (Kirsh et al. 1971), eine Plexuszerrung angesehen. Obere Rippenfrakturen wurden in 4-16% der Fälle nach medianer Sternotomie beobachtet, bleiben jedoch zumeist symptomlos (Woodring et al. 1985). Die Gefahr einer Rippenfrakturierung wird um so größer, je weiter die Sternalhälften auseinandergedehnt werden müssen. Es konnte jedoch gezeigt werden, daß die Wahrscheinlichkeit einer oberen Rippenfraktur deutlich geringer ist, wenn die obere Valve des Sternalspreizers erst in Höhe des 4. ICR, also tiefer als von der Herzchirurgie gewohnt, zu liegen kommt (Vander Salm et al. 1980). Das Sternum muß bei Eingriffen am Respirationstrakt ausgiebiger gespreizt werden als z. B. bei herzchirurgischen Eingriffen. Wird das Ausmaß der Thoraxöffnung durch die Abdominalwand begrenzt, so empfiehlt es sich, die Bauchwand in der Linea alba unter Schonung des Peritoneums längs zu inzidieren. Dadurch wird die Zugangsmöglichkeit zu den thorakalen Organen verbessert. Die Spreizung der Sternalhälften erfolgt langsam, da bei zu raschem Vorgehen die V. anonyma an ihrer Einmündung in die V. cava superior einreißen kann. Durch die weite Aufspreizung der Sternalhälften kann es zu erheblichen Torsionen im Bereich der Rippen-Wirbelsäulen-Syndesmosen kommen mit der Folge extrapleuraler Hämatombildungen, die postoperativ Schmerzen bereiten können. In solchen Fällen empfiehlt sich eine Periduralanalgesie (s. Kap. 22).

Die retrosternalen Strukturen lassen sich meist durch stumpfe Präparation gut darstellten. Pleura parietalis und Pleura mediastinalis können ebenfalls stumpf vom Herzbeutel gelöst werden. Es hat sich als vorteilhaft erwiesen, die V. brachiocephalica sinistra in ihrem weiteren Verlauf darzustellen, wobei insbesondere auf die kaudal mündenden Thymusvenen geachtet werden muß. Falls nötig, kann die V. anonyma durchtrennt werden. Zur Eröffnung der Pleurahöhlen sollte die Pleura mediastinalis möglichst nahe am Perikard durchtrennt werden, damit ein ausreichend breiter Pleurarand als Verschluß zur Verfügung steht. Dabei muß kranial beiderseits auf die Schonung des nach ventral ziehenden N. phrenicus und die begleitenden Gefäße (A. und V. pericardiacophrenica) geachtet werden. Findet sich ein auf die Plaura parietalis übergreifender Tumorprozeß, muß ähnlich wie bei der Dekortikation primär extrapleural vorgegangen werden. Ist es bereits zu einer Infiltration der Brustwand gekommen, sind auch im hinteren Thoraxbereich nach sorgfältigem extrapleuralem Vorgehen noch kleinere umschriebene En-bloc-Resektionen der Brustwand mit den entsprechenden Rippenabschnitten möglich. Finden sich allerdings großflächigere Infiltrationen ventral oder dorsal, kann eine türflügelartige Erweiterung der Thorakotomie notwendig werden (Abb. 16.5).

Bei Lungenoperationen über eine mediane Thorakotomie sollte die Beatmung generell über einen Doppellumentubus erfolgen, da nur bei einseitiger Beatmung übersichtliche Verhältnisse herrschen.

Nach Beendigung des intrathorakalen Eingriffs beginnt der Verschluß der medianen Thorakotomie mit dem Versuch, die Pleura mediastinalis durch Naht zu adaptieren, was jedoch nicht immer gelingt. Dieser Schritt ist nach Pneumonektomien von besonderer Bedeutung, damit sich ungestört ein Serothorax aufbauen kann. In den Retrosternalraum wird eine großkalibrige Redon-Drainage eingelgt, die durch eine getrennte Stichinzision in der Abdominalwand ausgeleitet wird. Die Adaptation der Sternumhälften wird durch Einbringen von 5 transsternalen Drahtnähten vorbereitet. Alternativ kann auch absorbierbares synthetisches Nahtmaterial der Stärke 2 benutzt werden. Bietet das Sternum wegen Osteoporose kein sicheres Nahtlager, so werden die Drahtnähte durch einen ICR um das gesamte Sternum geführt, um ein Durchschneiden der Drähte und eine Distension der Sternalhälften zu vermeiden (Robicsek et al. 1977). Beide Sternumhälften werden vom Assistenten durch kreuzweisen Zug an den distalen Nähten adaptiert, während der Operateur die Nähte von kranial nach kaudal knotet bzw. durch Torsion des Drahtes verschließt. Bei Verwendung von Drahtnähten ist es erforderlich, die frei stehenden Enden zu kürzen und in den prästernalen Weichteilen zu versenken. Die Naht des Periosts und evtl. der Linea alba erfolgt mit fortlaufender Naht oder Einzelknopfnähten und absorbierbarem Nahtmaterial (2 × 0), die darüberliegende Subkutannaht in fortlaufender Nahttechnik (3 × 0) und die Hautnaht mit einem intrakutan geführten absorbierbaren Faden (4 × 0).

16.2.2 Obere partielle Sternotomie (Abb. 16.5 a)

Für Operationen an der Trachea und die Entfernung von Geschwülsten im vorderen Mediastinum, namentlich des Thymus, genügt in vielen Fällen die obere partielle Sternotomie. Es kann hierbei vorteilhaft sein, die Hautinzision im Halsbereich im Sinne eines Kocher-Kragenschnitts zu erweitern. Nach Freilegen des Sternums und der stumpfen digitalen Ablösung retrosternaler Strukturen erfolgt die mediane Sternotomie mit der oszillierenden Säge oder einem Lebsche-Meißel; sie wird jedoch nur bis zum 4. oder 5. ICR geführt. In dieser Höhe wird das Sternum quer durchtrennt, danach läßt sich die obere Sternumhälfte beiderseits mit Hilfe eines Spreizers auseinanderdrängen.

16.2.3 Erweiterung der medianen Zugänge durch anterolaterale Thorakotomie (Abb. 16.5)

Gelegentlich erweist es sich bei Tumoren in der Pleurakuppe (Pancoast-Tumor, Sulcus-superior-Tumor) sowie bei chirurgischen Eingriffen wegen Metastasen in der oberen Thoraxapertur mit Brustwandinfiltration als erforderlich, den Zugang der medianen Thorakotomie türflügelartig zu erweitern (Masaoka et al. 1979). Auch wenn bei einer linksseitigen Unterlappenektomie Schwierigkeiten entstehen, die Unterlappenvene sich wegen eines auf die Lungenwurzel übergreifenden Tumorprozesses nicht präparieren läßt oder Bradykardien bedrohlichen Ausmaßes auftreten, empfiehlt sich die situationsgerechte anterolaterale Zusatzthorakotomie zwischen der 5. und 6. Rippe links (Vogt-Moykopf u. Meyer 1989). Dazu eignet sich sowohl die vollständige als insbesondere auch die partielle Sternotomie. Der Zugang wird durch Anheben der erkrankten Thoraxhälfte erleichtert. Seine Vorteile sind die gute Exposition der Pleurakuppe sowie der A. und V. subclavia, die bei Bedarf reseziert und ersetzt werden können. Nachteilig ist, daß dorsal gelegene Prozesse der Thoraxwand nur schwer erreichbar sind. Das Sternum wird z. B. in Höhe des Ansatzes der 5. Rippe quer durchtrennt und die Thorakotomie in den 4. ICR hineingeführt. Die Aa. und Vv. thoracicae internae, die unweit des lateralen Sternumrandes in kraniokaudaler Richtung verlaufen, werden dabei zwischen Umstechungsligaturen durchtrennt. Auch kranial wird die Schnittführung parallel zur Klavikula nach lateral erweitert, eine Durchtrennung der sternalen und klavikulären Ansätze des M. sternocleidomastoideus oder der Klavikula bzw. des Sternoklavikulargelenkes ist dabei fallweise zu erwägen. Der Verschluß dieses Zugangs erfolgt in Anlehnung an das Vorgehen bei der medianen Sternotomie; perikostale Nähte sind hierbei nicht erforderlich, jedoch wünschenswert, da sie den schichtweisen, luftdichten Verschluß der Thoraxwand wie bei der anterolateralen Thorakotomie erleichtern. Eine evtl. durchgeführte Osteotomie der Klavikula wird durch eine AO-Platte stabilisiert.

16.3 Laterale Thorakotomien (16.6)

Die lateralen Thorakotomien eröffnen den Zugang zu einer Thoraxhälfte und ermöglichen den besten Überblick über den jeweiligen Hemithorax im vorderen und hinteren Anteil. Sie sind indiziert bei allen einseitigen Lungen- und Pleuraerkrankungen, bei Tumoren des mittleren und hinteren Mediastinums und bei Erkrankungen der thorakalen Trachea und der Thoraxwand. Ferner eröffnen sie einen guten Zugang zur Aorta descendens, zur Speiseröhre und zum Zwerchfell. Den meisten lateralen Thorakotomien ist die langstreckige Hautinzision und Weichteildurchtrennung gemeinsam, da nur so die Rippen für eine ausreichende Exposition der thorakalen Organe weit genug gespreizt werden können. Prinzipiell sollte man bei den lateralen Thorakotomien so wenig Muskulatur wie möglich quer durchtrennen. Andererseits werden bei zu kleiner oder falsch geführter Hautinzision die Thoraxweichteile und v. a. die Haut beim Aufdehnen der Rippen zu sehr angespannt, so daß neben Rippenbrüchen postoperative Heilungsstörungen die Folge sein können (s. Kap. 22). Es gibt 3 Hauptformen der lateralen Thorakotomie: die laterale Standardthorakotomie, die anterolaterale Thorakotomie und die posterolaterale Thorakotomie.

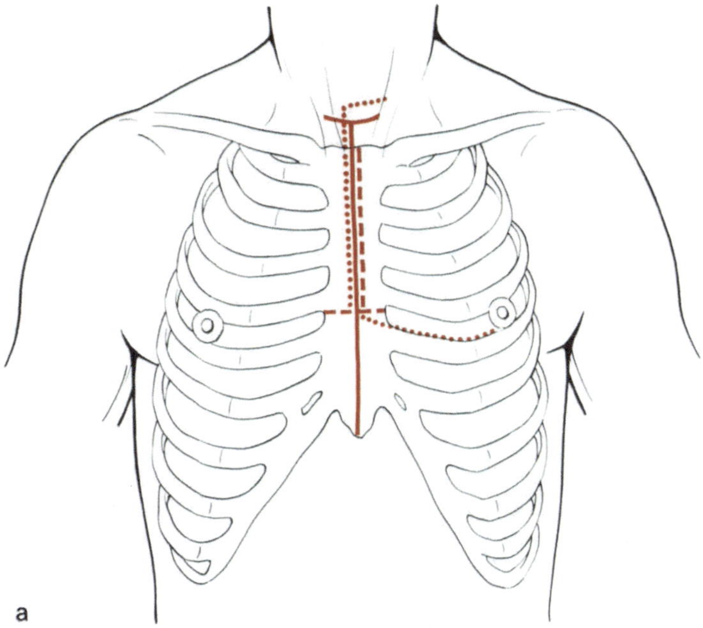

a

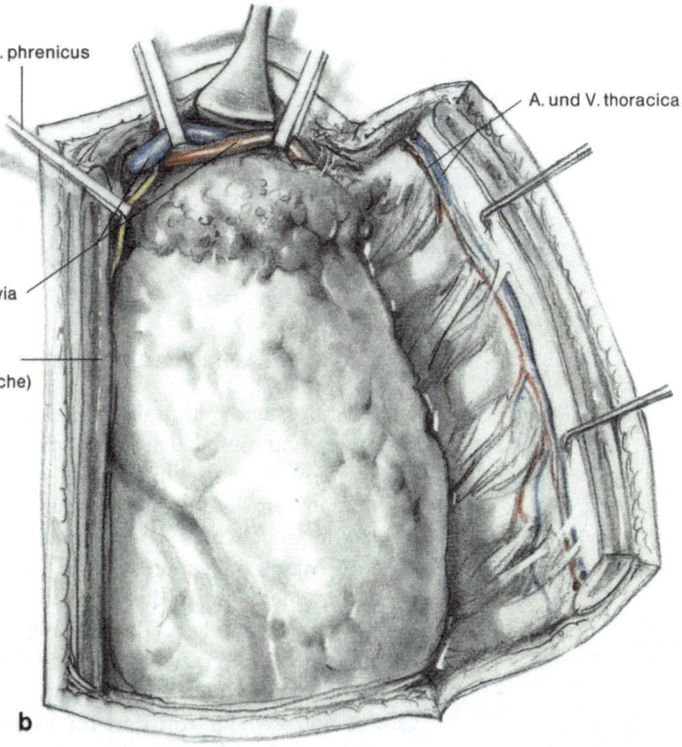

b

Abb. 16.5. a Schnittführungen (——) und Linien der Knochendurchtrennung (- - -) bei der partiellen oberen Sternotomie mit kleinem Kocher-Kragenschnitt und Erweiterung einer partiellen oberen oder kompletten Sternotomie durch eine anteriore Thorakotomie im 4. ICR sowie eine horizontale Inzision im unteren Halsbereich im Sinne eines Türflügels (·····). **b** Nach partieller oberer Sternotomie mit türflügelartiger Erweiterung ist die vordere Brustwand zurückgezogen. Die A. und V. subclavia sowie der N. phrenicus sind angeschlungen. Der Plexus brachialis liegt noch nicht sichtbar hinter dem Tumor

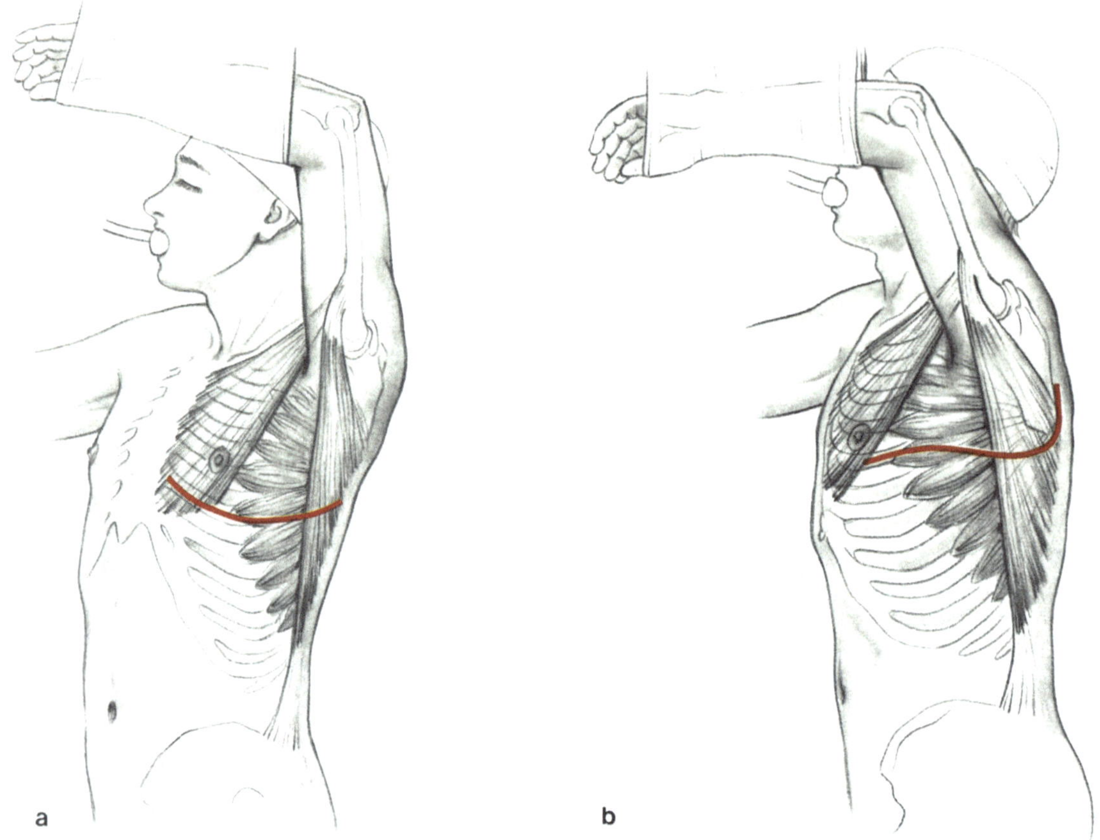

a

b

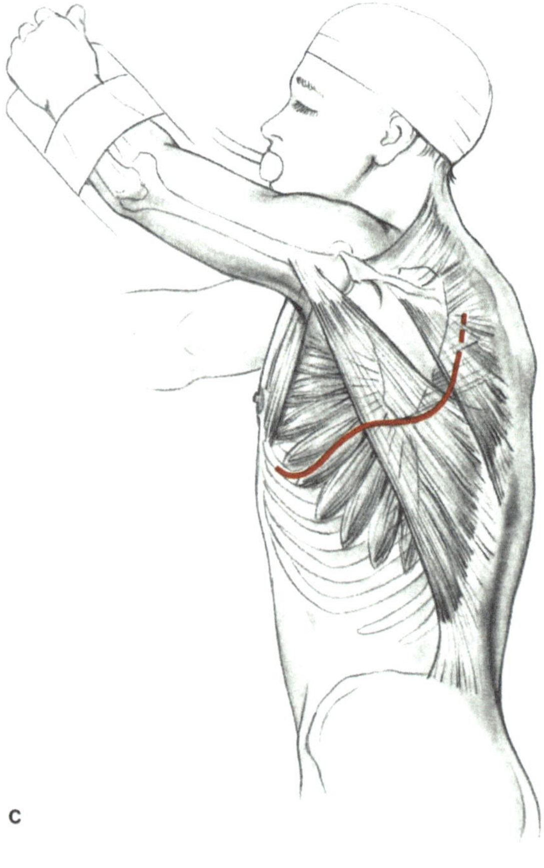

c

Abb. 16.6 a–c. Lagerungspositionen, Inzisionslinien und zu durchtrennende Thoraxwandmuskel bei der anterolateralen (**a**), streng lateralen (**b**) und posterolateralen (**c**) Thorakotomie

16.3.1 Laterale Standardthorakotomie (16.7)

Die laterale Standardthorakotomie hat den Vorteil einer guten intrathorakalen Übersicht. Nachteilig ist, daß große Muskelmassen und der N. thoracicus longus durchtrennt werden müssen. Die Hautinzision dieser häufig gebrauchten Thorakotomie beginnt in der Medioklavikularlinie unterhalb der Mamille, bei Frauen in der Submammarfalte. Sie wird dann in einem kranial-konvexen Bogen, dessen Spitze in der Axilla liegt, zu einem Punkt etwa 2 cm distal der Skapulaspitze, die vom Assistenten mit dem Finger markiert wird, geführt und verläuft von dort für wenige Zentimeter parallel zum dorsalen Skapularand steil nach kranial. Falls notwendig, kann der hintere obere Schnittrand nach kranial verlängert werden, wie es für die Thorakoplastik notwendig ist. Grundsätzlich muß vor zu kleinen Thorakotomien wegen der daraus möglicherweise resultierenden Komplikationen gewarnt werden. Das Ausmaß der Thorakotomie und die Größe des geplanten Eingriffs müssen zueinander in angemessenem

Abb. 16.7 a–p. Laterale Standardthorakotomie

a Hautinzision

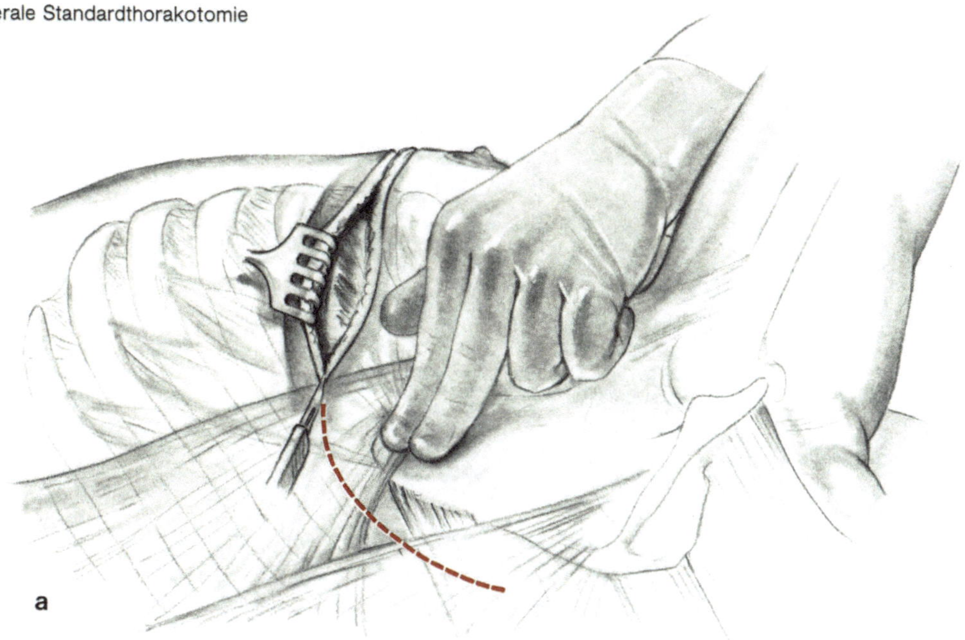

a

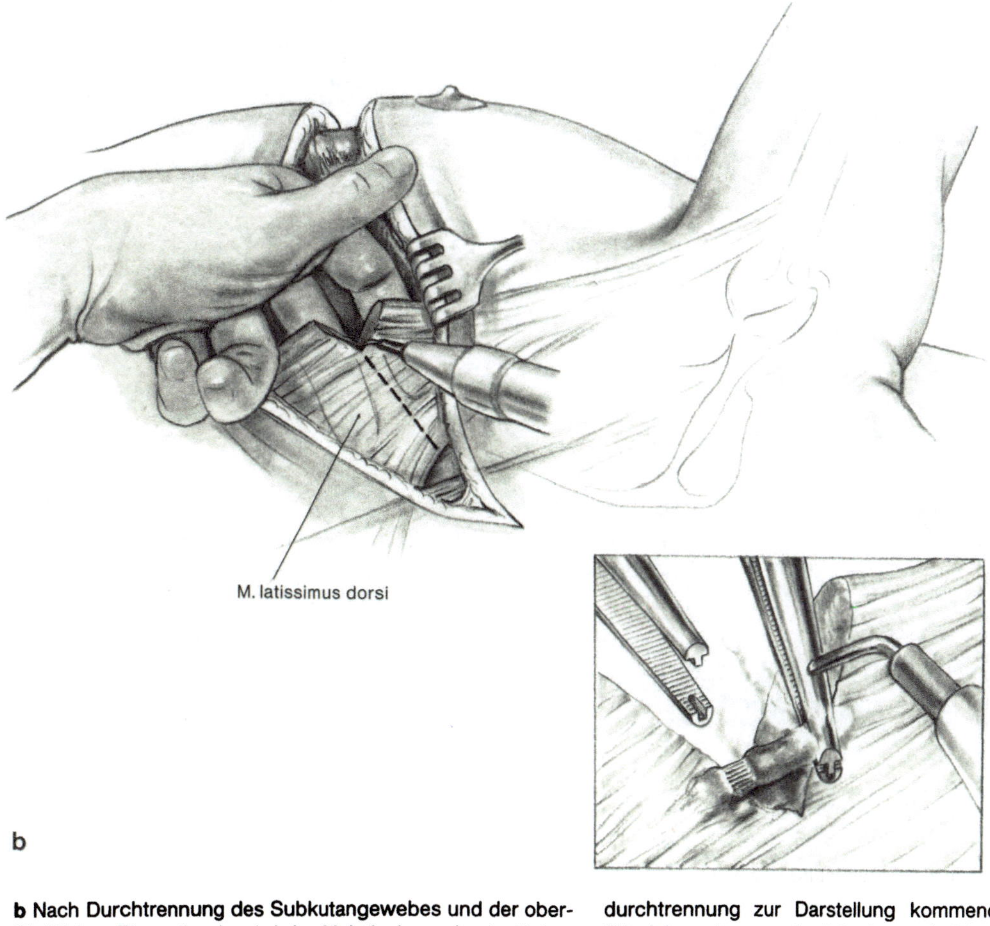

b

b Nach Durchtrennung des Subkutangewebes und der oberflächlichen Thoraxfaszie wird der M. latissimus dorsi mit dem elektrischen Messer durchtrennt. *Insert:* Bei der Muskeldurchtrennung zur Darstellung kommende Gefäß-Nerven-Bündel werden vom Assistenten an beiden Seiten mit Pinzetten gefaßt und vom Operateur elektrokoaguliert

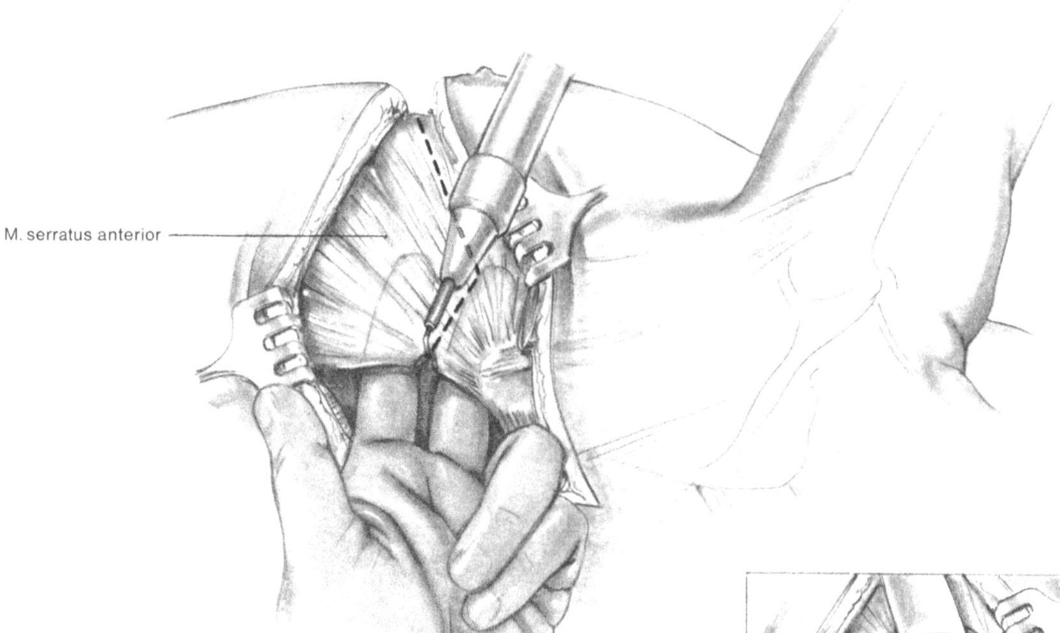

c

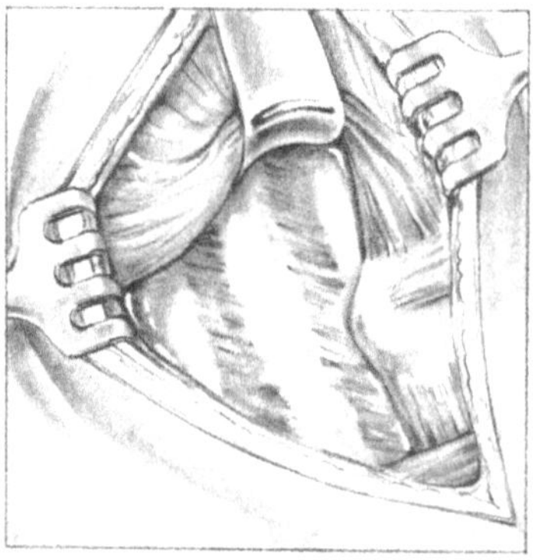

c Nach Durchtrennung des dorsal der Skapulaspitze gelegenen Fasziendreiecks wird der M. serratus anterior dorsal zunächst steil und quer zum Muskelfaserverlauf, dann fast im rechten Winkel abknickend dem Faserverlauf nach vorne folgend durchtrennt. *Insert:* Bei kleineren Thorakotomien kann der Muskel geschont werden, indem er nach Durchtrennung der Faszie am dorsalen Muskelrand mit einem Haken nach ventral gezogen wird

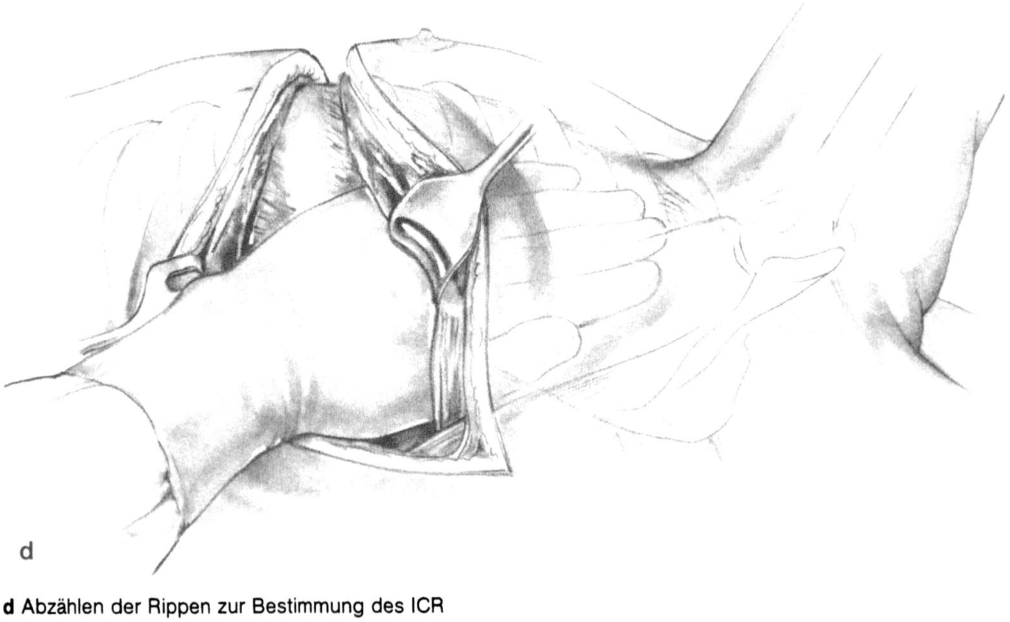

d

d Abzählen der Rippen zur Bestimmung des ICR

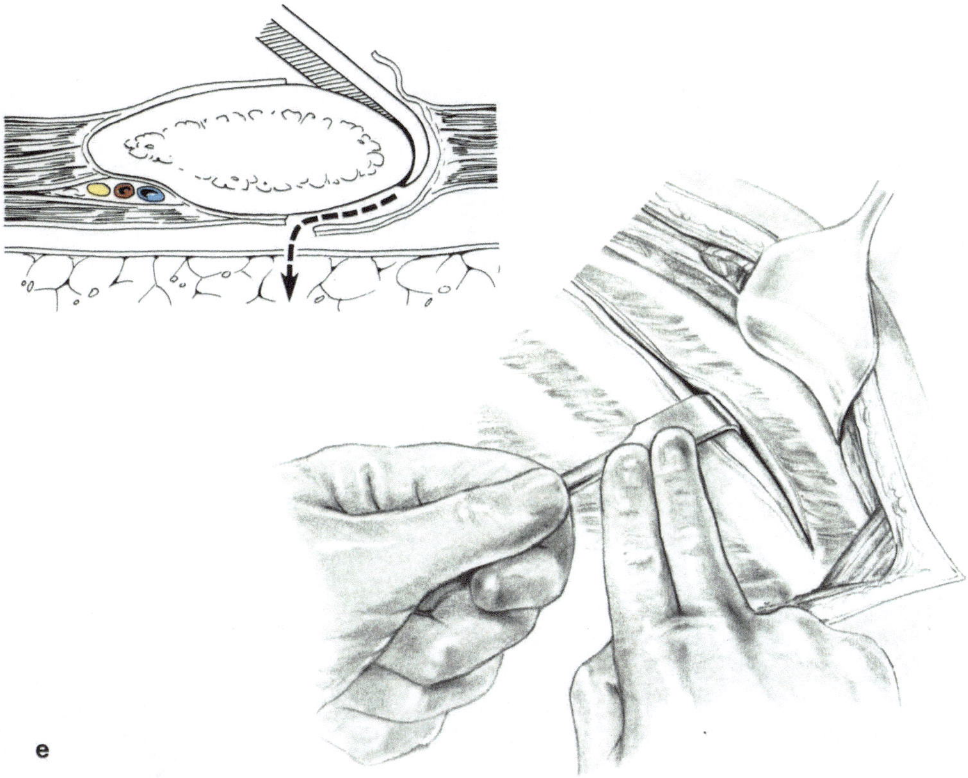

e

e Ablösen des Periostes von der 6. Rippe. *Insert:* Thorakotomie durch das Bett einer nicht resezierten Rippe

f Mit dem vorläufig eingesetzten Rippensperrer nach Gaubatz werden die Rippen vorsichtig gespreizt und das angespannte Periost sowie die Fascia endothoracia und die Pleura parietalis über einem die Lunge schützenden Stieltupfer durchtrennt

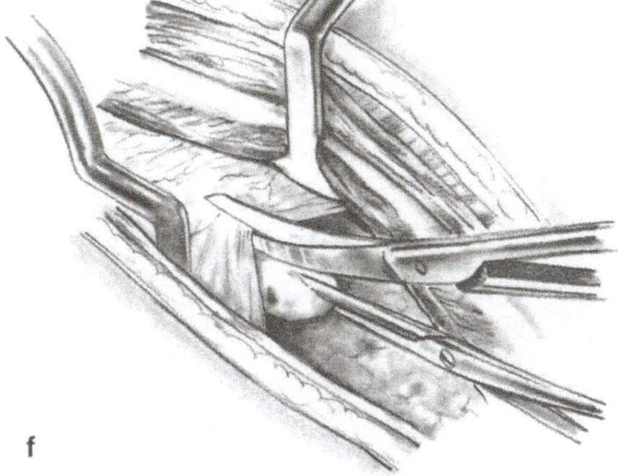

f

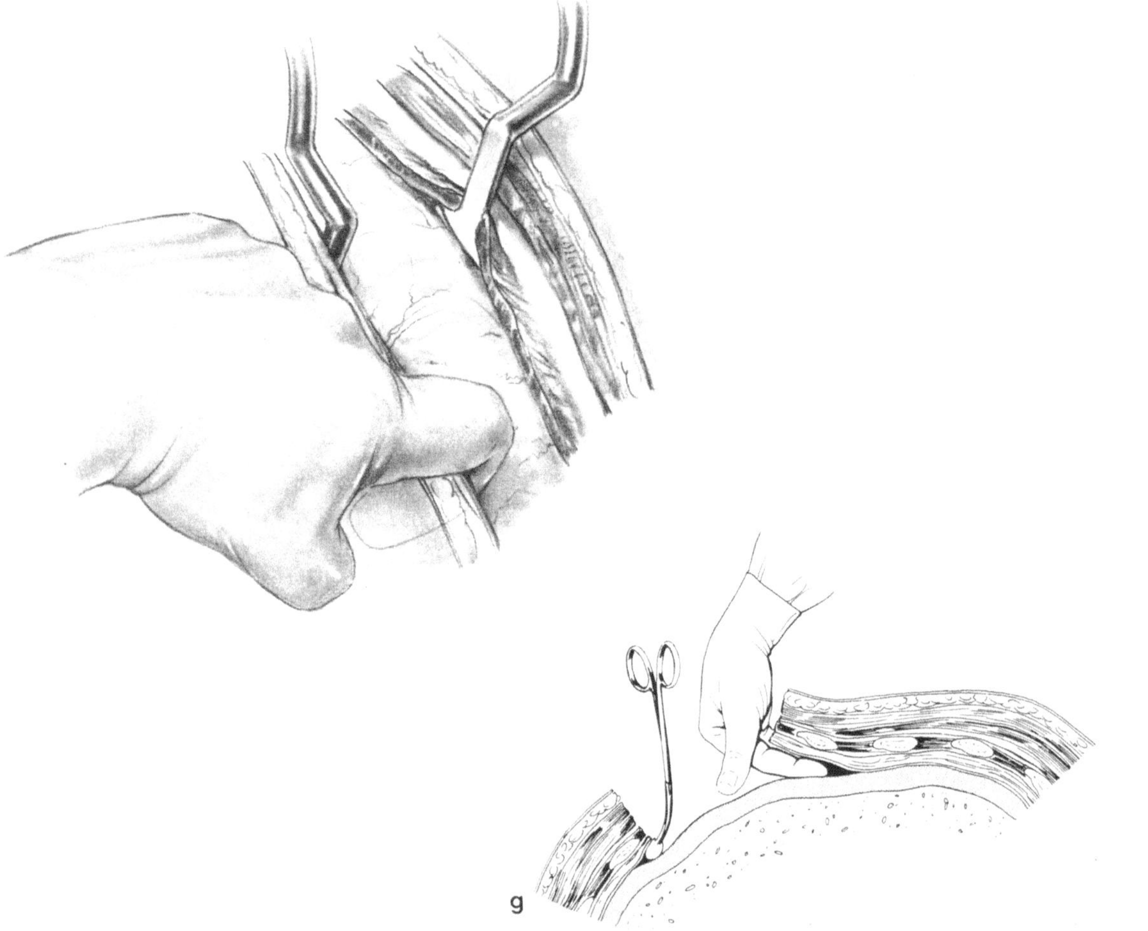

g

g Bei der extrapleuralen Thorakotomie wird die Pleura parietalis zunächst mit dem Finger stumpf von der Fascia endothoracica der Brustwand abgelöst. *Insert:* Stumpfe Präparationen bei der Dekortikation

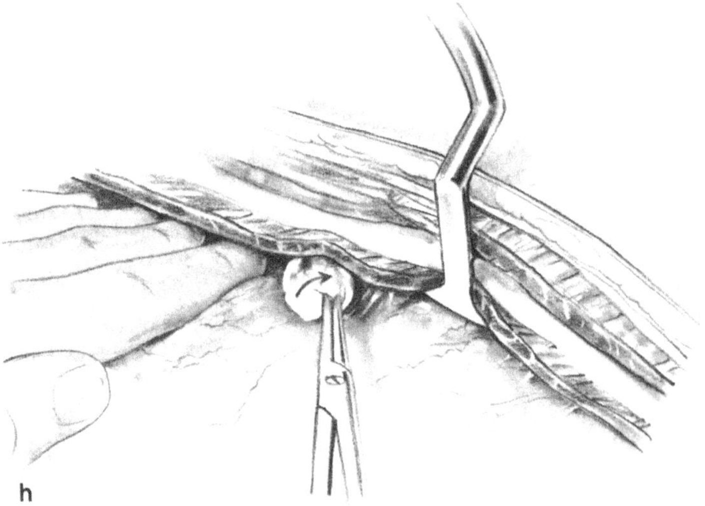

h

h Fortschreitende Lösung der Pleura nach kranial durch schiebende Drehbewegung mit einem Stieltupfer bei der extrapleuralen Thorakotomie

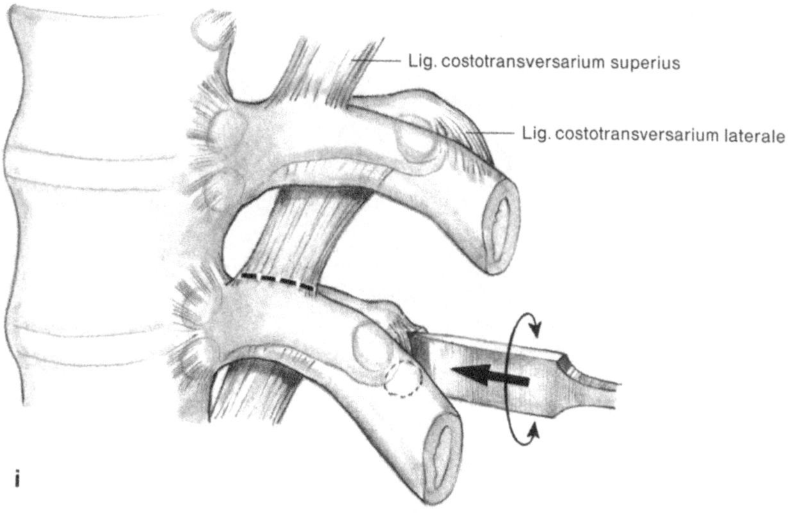

i

i, k Sprengung des Kostotransversalgelenks mit dem geraden Raspatorium

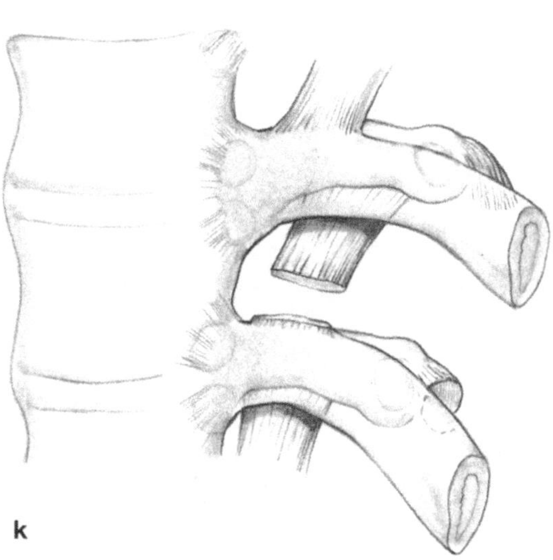

k

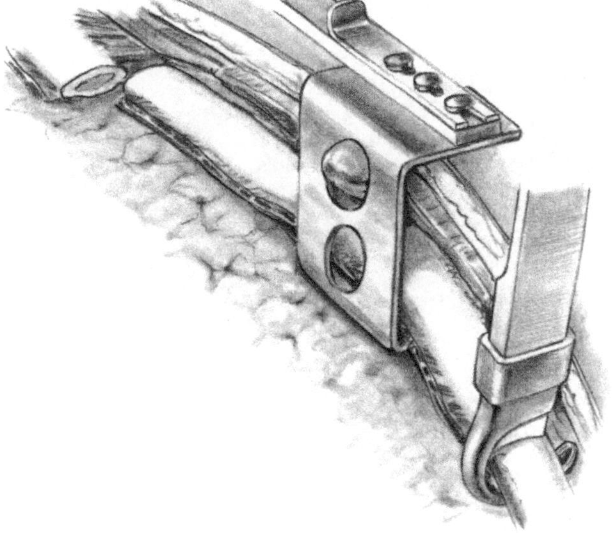

l Stückelung einer Rippe mittels dorsaler und evtl. auch medialer Durchtrennung mit der Rippenschere nach Brunner

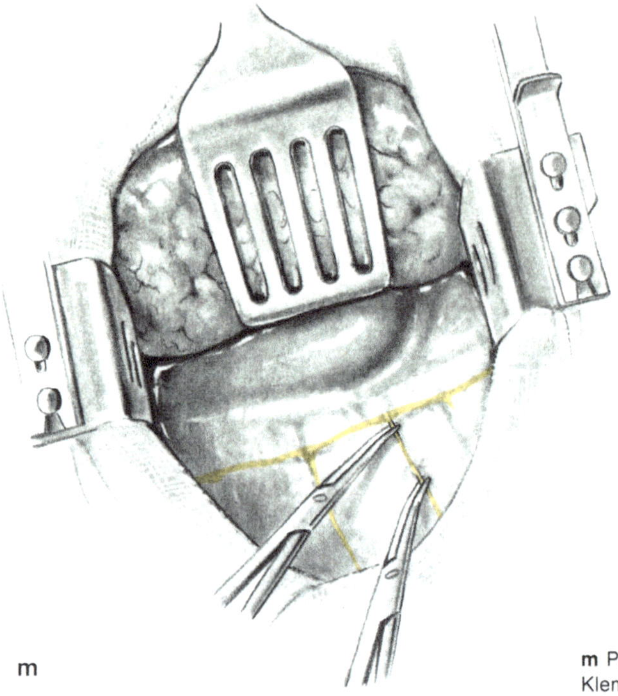

m

m Paravertebrale Resektion eines Interkostalnervs zwischen Klemmen mit anschließender Ligatur

n Thorakotomieverschluß. Die vorgelegten perikostalen Nähte werden nach Adaptation der Rippen mit dem Rippenkontraktor nach Bailey-Gibbon geknotet. *Insert:* Fadenführung zur perikostalen Naht

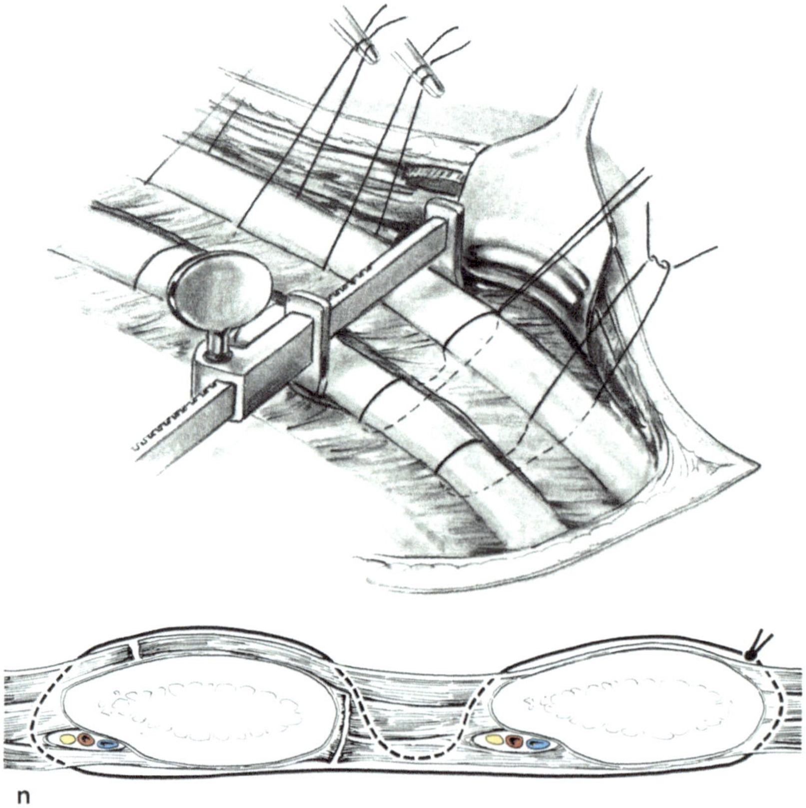

n

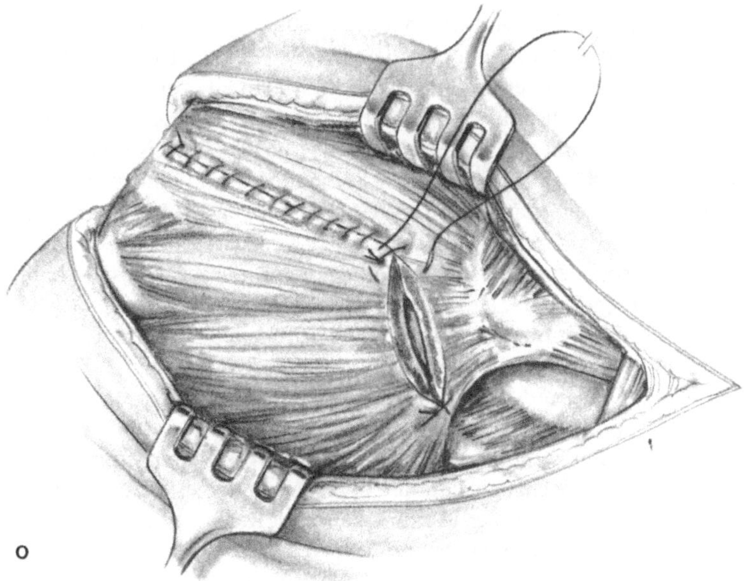

o

o Der M. serratus anterior wird nach Adaptation an den Enden der queren Myotomie durch Einzelknopfnähte fortlaufend tiefgreifend vernäht. Mit gleicher oder getrennter Naht wird das Fasziendreieck wieder verschlossen

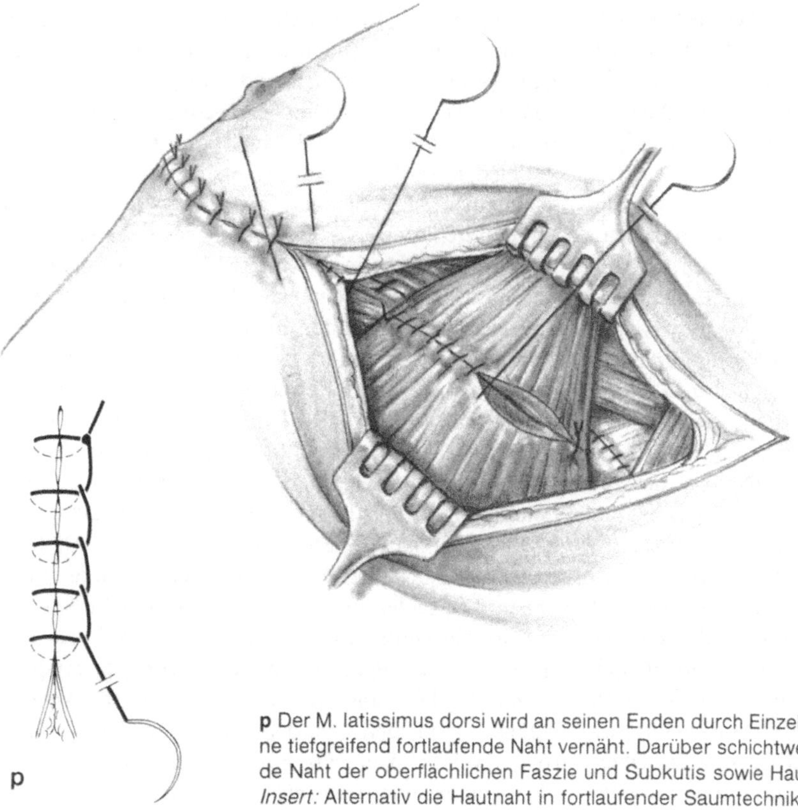

p

p Der M. latissimus dorsi wird an seinen Enden durch Einzelknopfnähte adaptiert, dann durch eine tiefgreifend fortlaufende Naht vernäht. Darüber schichtweiser Wundverschluß durch fortlaufende Naht der oberflächlichen Faszie und Subkutis sowie Hautnaht in Einzelknopftechnik. *Insert:* Alternativ die Hautnaht in fortlaufender Saumtechnik

Verhältnis stehen. Die Durchtrennung des Subkutangewebes bis auf die Faszie erfolgt mit dem elektrischen Messer. Sodann wird der mediale Rand des M. latissimus dorsi aufgesucht und freipräpariert, der Muskel mit der linken Hand von seiner Unterfläche abgehoben und auf dieser mit dem elektrischen Messer durchtrennt. Längsverlaufende Gefäße werden vom Assistenten mit 2 Pinzetten gefaßt und nach Koagulation durchtrennt, bei größeren Gefäßen empfiehlt sich die Umstechungsligatur. Der nun frei liegende M. serratus anterior wird nur in seinem dorsalen Anteil durchtrennt, im ventralen Anteil können die dort im Rippenverlauf angeordneten Fasern längs auseinandergedrängt werden. Dazu wird der Muskelhinterrand vom inzidierten Fasziendreieck aus freigelegt, von seiner Unterfläche abgehoben und im dorsalen Anteil quer durchtrennt. Wegen der in kraniokaudaler Richtung verlaufenden Innervation und Blutversorgung empfiehlt es sich, diese Durchtrennung möglichst weit kaudal durchzuführen. Dadurch wird auch vermieden, daß nach der Wiedervereinigung der einzelnen Muskelschichten die Nahtreihen des M. latissimus dorsi und des M. serratus anterior aufeinanderliegen und einen starken Wulst bilden. Nach Anheben der Skapula wird der subskapuläre Raum mit der Hand eröffnet. So läßt sich durch Abzählen der Rippen der für die Thorakotomie zu wählende ICR bestimmen. Dabei ist davon auszugehen, daß die obere noch tastbare Rippe der zweiten Rippe mit dem Ansatz des M. scalenus posteroir entspricht. Zur Thorakotomie wird in der Regel der 5. ICR benutzt, bei mehr kranial oder kaudal liegenden Prozessen kann auch um einen ICR höher bzw. tiefer eingegangen werden. Für Eingriffe an der thorakalen Trachea und Bifurkation bevorzugen wir die Thorakotomie im Bett der 4. Rippe, für Pneumonektomien und Oberlappenresektionen im Bett der 5. Rippe und für Unterlappenresektionen im Bett der 6. Rippe. Häufigster Fehler ist die irrtümlich zu tief angelegte Thorakotomie, die zu Problemen bei der Hiluspräparation führen kann. Das Periost der distal des gewählten ICR liegenden Rippe wird mit dem elektrischen Skalpell inzidiert und nach punktförmiger Blutstillung mit Hilfe des Raspatoriums nach kranial und um den oberen Rippenrand herum abgeschoben. Die Pleura parietalis wird im Bett der Rippe inzidiert, weil dieser Bereich besonders gefäßarm und schmächtig ist. Auch der direkte Zugang durch die Muskulatur des Interkostalspaltes ist möglich. Hierbei wird am Oberrand der Unterrippe inzidiert, um die Interkostalgefäße nicht zu verletzen. Geschieht dies trotzdem, muß die Blutung durch eine Umstechungsligatur gestillt werden. Die Eröffnung der Pleurahöhle wird erleichtert, wenn die Beatmung des Patienten kurzfristig unterbrochen wird, damit die Lunge nach Eröffnung der Pleura kollabiert. Die Thorakotomie wird mit dem Rippensperrer nach Gaubatz gespreizt, die Lunge mit einem Stieltupfer zurückgedrängt und die Pleura parietalis langstreckig im Bett der Rippe eröffnet. Sollte beispielsweise bei auf die Pleura parietalis übergreifenden Tumoren oder ausgedehnten Verwachsungen ein extrapleurales Vorgehen angezeigt sein, so wird auf diesen Operationsschritt verzichtet und die Pleura parietalis vor ihrer Eröffnung stumpf von ihrer Unterlage gelöst. Nach Umlegung mit angefeuchteten Bauchtüchern wird der Rippensperrer erst dann eingesetzt, wenn die Pleura allseitig weit genug abpräpariert ist (Dugan u. Samson 1975).

Nach Eröffnen der Pleura wird der ICR durch den eingesetzten Rippensperrer langsam erweitert. Die Fraktur einer Rippe sollte dabei nach Möglichkeit vermieden werden, da sie postoperativ zu einer schmerzbedingt oberflächlichen Atmung mit Abhustschwäche führt. Läßt sich ein ausreichender Zugang nicht herstellen, so empfiehlt es sich, die Kostotransversalgelenke unter Durchtrennung der entsprechenden Ligamente mit dem geraden Raspatorium zu sprengen. Alternativ ist es auch möglich, eine Rippe dorsal, evtl. auch ventral, mit der Rippenschere glatt zu durchtrennen. Nach irrtümlich zu hoch oder zu tief gewähltem Zugang kann ein traumatisierendes zu starkes Aufspreizen des Thorax durch die paravertebrale Durchtrennung der höheren, evtl. auch der tieferen Rippe vermieden werden (s. Kap. 22).

Vor dem Abschluß der Operation wird durch den Sinus phrenicocostalis eine Drainage in die eröffnete Thoraxhöhle eingelegt (Abb. 16.17). Zur Vermeidung von postoperativen Schmerzen kann es angezeigt sein, die Interkostalnerven der proximal und distal der Inzision liegenden Rippe im paravertebralen Bereich aufzusuchen und unter Resektion eines Nerventeils zu durchtrennen. Alternativ kann um die betreffenden Nerven herum ein Lokalanästhetikum instilliert werden.

Zum Verschluß der Thorakotomie werden die Rippen mit Hilfe eines Rippenkontraktors einander genähert und durch ca. 5 perikostale Einzelknopfnähte (absorbierbares, synthetisches Nahtmaterial, Stärke 2) gehalten. Die Fadenführung geht aus Abb. 16.7n hervor. Ziel ist die kulissenartige Deckung des Periostes mit Interkostalmuskulatur. Auch hier sollte durch entsprechende Stichführung eine Verletzung der Interkostalgefäße vermieden werden. Beim nachfolgenden schichtweisen Wundverschluß, der mit fortlaufender Nahttechnik und absorbierbarem Nahtmaterial der Stärke 2×0 erfolgt, ist darauf zu achten, daß der Verschluß luftdicht und schichtgerecht unter Berücksichtigung der einzelnen Muskelgruppen erfolgt. Die Hautnaht kann sowohl in Einzelknopftechnik als auch in fortlaufender Naht durchgeführt werden.

16.3.2 Laterale Thorakotomie ohne Muskeldurchtrennung (Abb. 16.8)

Eine Modifikation der lateralen Thorakotomie verzichtet weitgehend auf die Durchtennung thorakaler Muskeln, wodurch sich die Operationszeit verkürzt und die postoperative Belastung der Patienten erheblich verringert wird (Noirclerc et al. 1973). Bei dieser Modifikation ist die Lagerung des Patienten auf der Seite mit leicht nach dorsal geneigtem Thorax und Fixation des nach kranial und leicht dorsal geführten Armes am Narkosebügel besonders wichtig. In dieser Position treten Schulterblatt und M. latissimus dorsi weiter nach dorsal zurück. Die Hautinzision wird hier, beginnend in der Medioklavikularlinie, ca. 4 Querfinger unterhalb der Mamille etwa im Verlauf der 6. Rippe geradlinig zur Spitze der Skapula geführt. Nach Durchtrennung des Subkutangewebes wird der ventrale Rand des M. latissimus dorsi freipräpariert, der Muskel vorsichtig mobilisiert und mit einem Haken nach dorsal gehalten. Der nun frei liegende Muskelbauch des M. serratus anterior wird auf der 6. Rippe in seiner Faserrichtung bis zur Vereinigung mit dem Hauptteil des Muskels auseinandergedrängt und ebenfalls durch Hakenzug nach dorsal verlagert. Die weitere Thorakotomie erfolgt in typischer Weise im Bett der 6. Rippe. Der ICR läßt sich nach Anheben der Thoraxmuskulatur sowohl nach ventral als auch nach dorsal weit eröffnen, so daß sich nach Einsetzen von 2 Rippensperrern ein ausreichend guter Überblick über den jeweiligen Hemithorax ergibt. Diese Form der Thorakotomie ist ungeeignet, wenn gleichzeitig eine Thorakoplastik oder eine dorsale, kuppelnahe Pleurektomie mit partieller Rippenresektion durchgeführt werden muß, da die Fixierung des Armes ein Anheben des Schulterblattes verhindert.

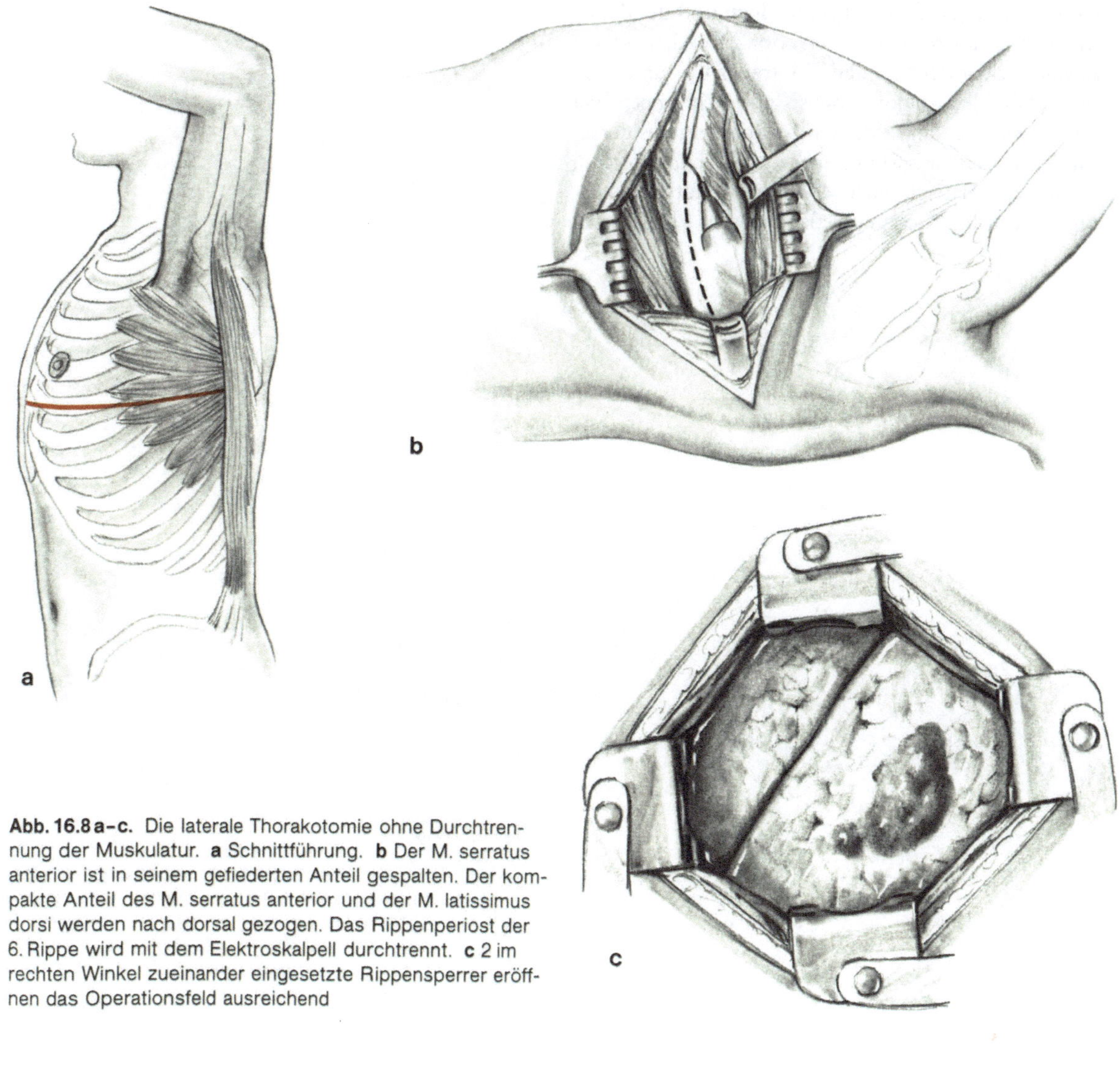

Abb. 16.8 a–c. Die laterale Thorakotomie ohne Durchtrennung der Muskulatur. **a** Schnittführung. **b** Der M. serratus anterior ist in seinem gefiederten Anteil gespalten. Der kompakte Anteil des M. serratus anterior und der M. latissimus dorsi werden nach dorsal gezogen. Das Rippenperiost der 6. Rippe wird mit dem Elektroskalpell durchtrennt. **c** 2 im rechten Winkel zueinander eingesetzte Rippensperrer eröffnen das Operationsfeld ausreichend

16.3.3 Posterolaterale Thorakotomie (Abb. 16.9)

Dieser Zugang eignet sich besonders zur Freilegung dorsal liegender thorakaler Strukturen wie Trachea und Ösophagus, findet jedoch auch Berücksichtigung bei thorakoplastischen Operationen und Prozessen, die von der Lungenspitze auf die Thoraxwand übergreifen (Pancoast-Tumoren). Für manchen Thoraxchirurgen stellt sie die häufigste Thorakotomieform bei Operationen an der Lunge und am Tracheobronchialsystem dar, da sie neben einer guten Übersicht auch die Freilegung des vorderen und hinteren Mediastinums ermöglicht und bei präoperativ nicht festlegbarer Strategie leicht in jeder Richtung erweitert werden kann. Die Schnittführung erfolgt in ähnlicher Weise wie bei der Standardthorakotomie, beginnt jedoch weiter lateral außerhalb der Medioklavikularlinie und wird nach Umschneidung der Skapulaspitze in der Mitte zwischen dorsalem Skapularand und der Wirbelsäule steil nach kranial geführt. Zusätzlich zur Durchtrennung des M. latissimus dorsi und des dorsalen Anteils des M. serratus anterior ist es bei diesem Zugang erforderlich, den M. trapezius und den M. rhomboideus major teilweise zu durchtrennen. Bei diesem Zugang kann evtl. auf die Spaltung des dorsalen Anteils des M. serratus anterior verzichtet werden, wenn dieser Bereich nach Mobilisation durch Hakenzug in ventraler Richtung verlagert wird. Eine Durchtrennung des N. thoracicus longus läßt sich in der Regel vermeiden. Die Eröffnung der Pleurahöhle erfolgt meist im Bett der 6. Rippe, bei Bedarf kann sie jedoch auch höher oder tiefer angelegt werden. Der Verschluß dieser Inzision wird in gleicher Weise durchgeführt, wie bei der lateralen Standardthorakotomie beschrieben.

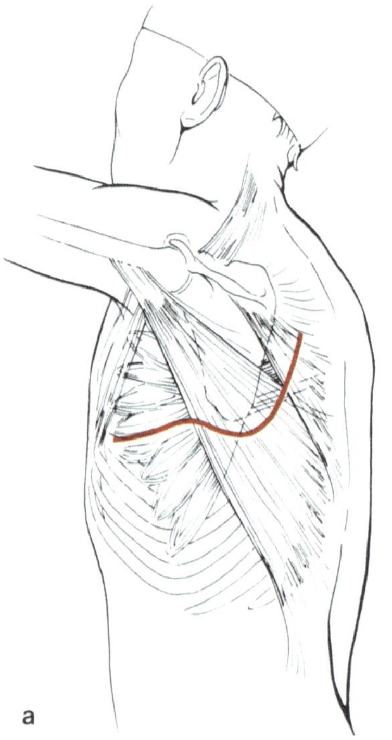

a

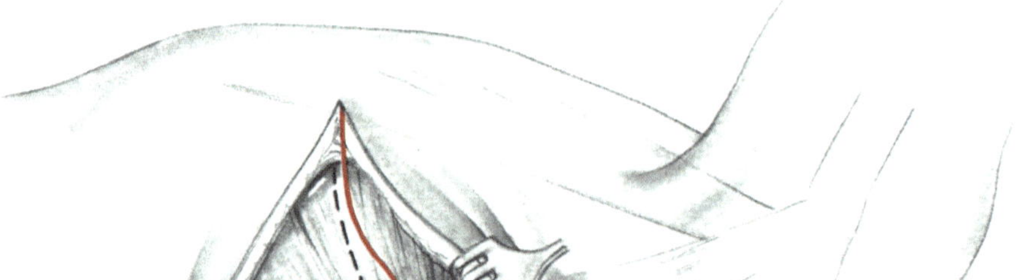

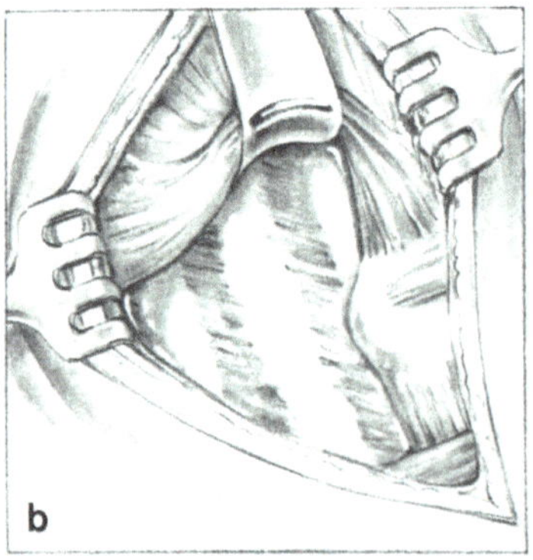

b

Abb. 16.9 a, b. Die posterolaterale Thorakotomie im Bett der 6. Rippe. **a** Schnittführung. **b** M. latissimus dorsi und ventrale Teile des M. trapezius, darunter M. serratus anterior und ventrale Teile des M. rhomboideus major werden durchtrennt. *Insert:* Bei kleineren Thorakotomien kann der M. serratus anterior geschont werden, indem er nach Durchtrennung der Faszie am dorsalen Muskelrand mit einem Haken nach ventral gezogen wird

16.3.4 **Anterolaterale Thorakotomie** (Abb. 16.10)

Bei der anterolateralen Thorakotomie handelt es sich um einen relativ muskelschonenden Eingriff, der in vielen Fällen einen genügend großen Zugang für Eingriffe im Thoraxraum, v. a. bei umschriebenen Erkrankungen in den ventralen Lungenanteilen oder im vorderen Mediastinum schafft. Kleinere Inzisionen eignen sich besonders für bioptische Operationen mit umschriebener Resektion an der Lunge (s. Kap. 7). Die größere vordere halbe Thorakotomie erlaubt ausgedehntere Eingriffe, wie z. B. Segmentresektionen und Lappenresektionen der Lunge (s. Kap. 19). Auch für Operationen am zentralen Bronchialsystem kann dieser Zugang geeignet sein, die posterolaterale Thorakotomie erlaubt jedoch die bessere Übersicht über das

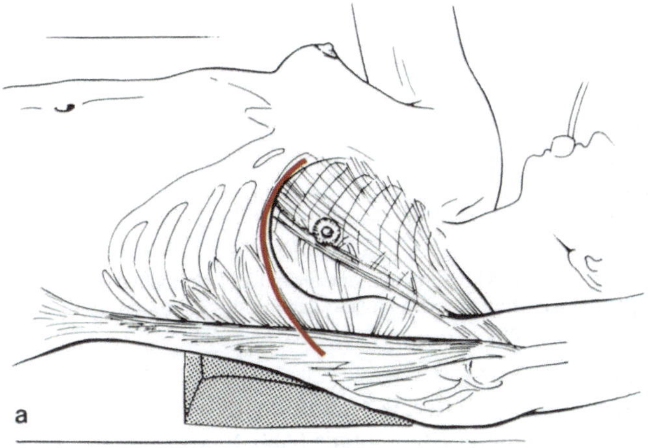

a

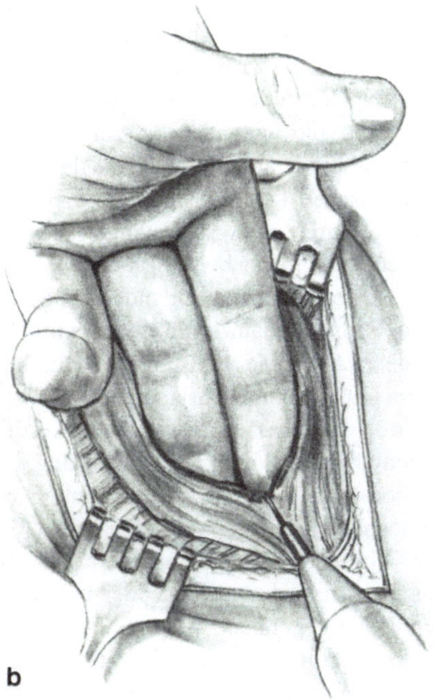

b

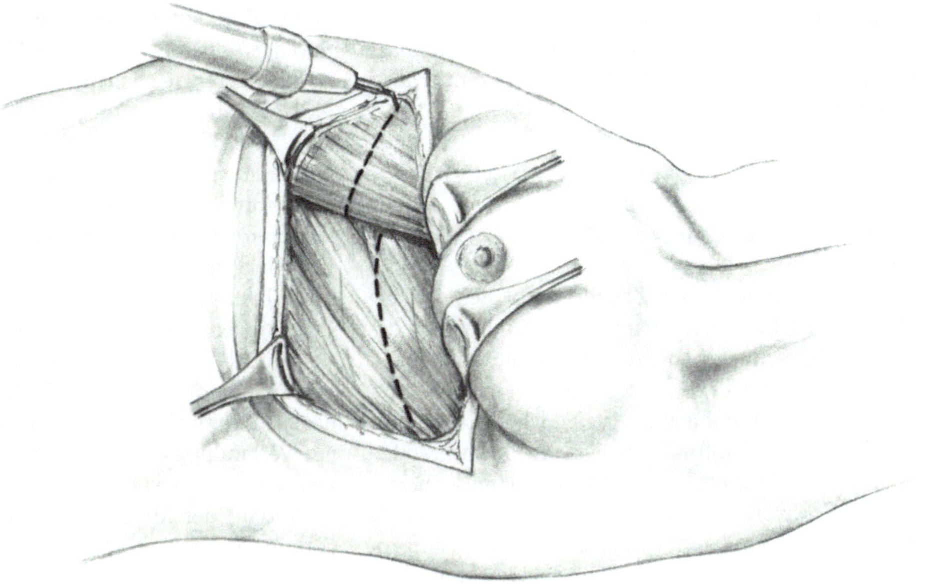

c

Abb. 16.10 a–c. Die anterolaterale Thorakotomie im Bett der 5. Rippe. **a** Schnittführung. **b** Durchtrennung des M. pectoralis major im Faserverlauf. **c** Der untere Ursprung des M. pectoralis minor und der gefiederte Anteil des M. serratus anterior werden durchtrennt hintere Mediastinum, insbesondere für die mediastinale Lymphadenektomie in der onkologischen Chirurgie. Eine Erweiterung der anterolateralen Thorakotomie durch eine transversale Sternotomie kann notwendig werden, wenn bei Tumorprozessen am Mediastinum intraoperativ Schwierigkeiten auftreten.

Die anterolaterale Thorakotomie benutzt z. T. dieselben S-förmigen Inzisionslinien wie die Standardthorakotomie, wird jedoch nach ventral bis in den parasternalen Bereich fortgeführt. Die laterale Begrenzung liegt meistens noch vor dem Angulus scapulae in der Axilla. Bei Frauen wird die Inzisionslinie aus kosmetischen Gründen in die Submammarfurche gelegt und dann retromammär bis zum gewünschten ICR vorpräpariert unter Mobilisation des Brustdrüsenkörpers zwischen Pektoralisfaszie und Fettgewebe. Nach Durchtrennung des Subkutangewebes läßt sich der M. pectoralis major bei steilstehenden Rippen im Verlaufe seiner Fasern auseinanderdrängen, bei horizontalem Rippenverlauf muß er gelegentlich durchtrennt werden. Auf eine vollständige Durchtrennung der Thoraxmuskulatur (M. latissimus dorsi, M. serratus anterior) kann meist verzichtet werden, allenfalls kommt hier eine laterale Einkerbung in Frage. Der N. thoracicus longus wird geschont. Die Pleura wird meist im Bett der 4.-5. Rippe eröffnet. Je nach Höhe der Thorakotomie müssen Teile des M. pectoralis minor ansatznah durchtrennt oder mit dem Periost von der Rippe abgehoben werden. Zur Vermeidung einer Rippenfraktur bzw. -luxation kann parasternal eine kleine subperichondrale Knorpelsegmentresektion vorgenommen werden. Der schichtweise Thoraxwandverschluß erfolgt unter Einlage einer Thoraxdrainage in typischer Weise, wie bei der lateralen Standardthorakotomie angegeben.

16.3.5 Gleichseitige, doppelte laterale Thorakotomie (Abb. 16.11)

Die Indikation zu diesem Zugang ergibt sich z. B. bei Tumoren des Lungenunterlappens mit Einbruch in das Zwerchfell, wenn neben der Lobektomie oder Pneumonektomie auch die Resektion des Zwerchfells erforderlich ist. Hauptindikation ist jedoch die operative Behandlung des diffusen malignen Pleuramesothelioms durch Pleuropneumoperikardiodiaphragmektomie. Bei diesem Eingriff wird eine posterolaterale Thorakotomie im 6. ICR mit einer lateralen Thorakotomie im 10. oder 11. ICR kombiniert. In seltenen Fällen kann eine Doppelthorakotomie auch bei einer schwierigen basalen Dekortikation angezeigt sein.

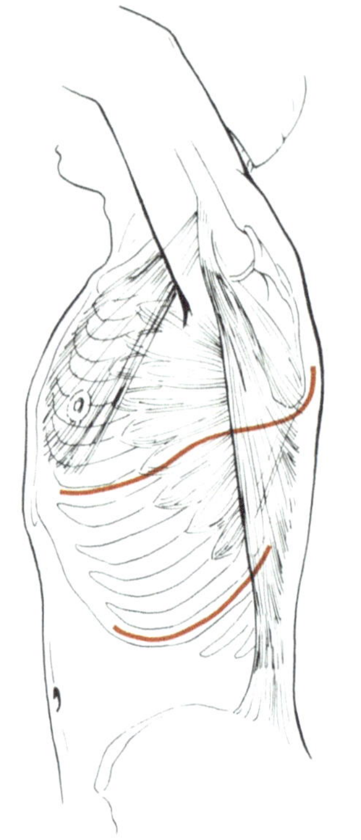

Abb. 16.11. Schnittführungen bei der doppelten gleichseitigen Thorakotomie im Bett der 6. oder 7. sowie der 10. oder 11. Rippe

16.3.6 Bilaterale Thorakotomie mit querer Sternotomie (Abb. 16.12)

Diese Thorakotomie wird heute nur noch sehr selten durchgeführt, da die gleiche Übersicht auch mit der schonenderen medianen Thorakotomie erreicht wird. Sie kann als Erweiterung einer anterioren Thorakotomie bei größeren, auf die Gegenseite übergreifenden Tumoren im vorderen Mediastinum notwendig werden. Vorteile bringt dieser Zugang, wenn sowohl im vorderen als auch im hinteren Mediastinum eine gute Übersicht angestrebt wird. Die Indikation ergibt sich somit häufiger bei kardiovaskulären Eingriffen als bei Operationen am Respirationstrakt. In letzter Zeit hat sich dieser Zugang auch bei der bilateralen Lungentransplantation bewährt. Die Hautinzision entspricht der einer doppelseitigen anterolateralen Thorakotomie mit Verbindung beider Inzisionen über dem Sternum. Die Muskulatur kann weitestgehend durch Spreizung im Verlauf der Muskelfasern des M. pectoralis major und des M. serratus anterior geschont werden. Bei der Eröffnung beider Pleurahöhlen werden die Vasa thoracica interna beiderseits zwischen Ligaturen durchtrennt. Es ist unerheblich, ob die Thorakotomie beiderseits im selben oder in unterschiedlichen ICR erfolgt. Die quere Sternotomie kann sowohl geradlinig

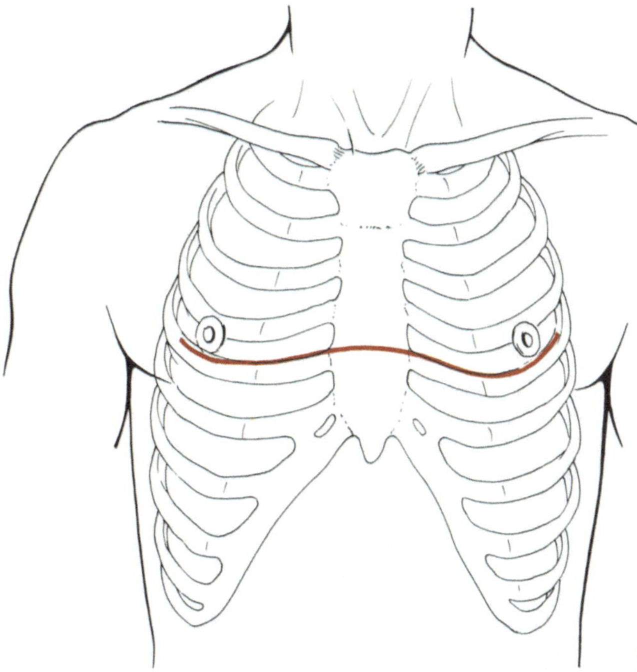

Abb. 16.12. Schnittführung bei der bilateralen anterioren Thorakotomie im Bett der 5. Rippe mit querer Sternotomie. *Insert:* Z-förmige, quere Sternotomie mit den beidseits parasternal verlaufenden a. und v. thoracicae internae

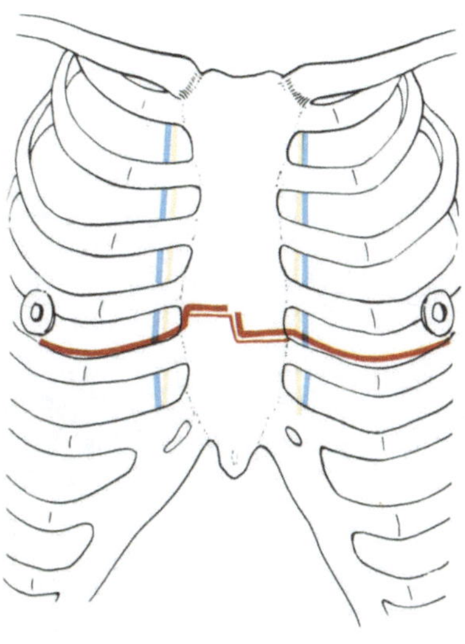

als auch Z-förmig angelegt werden. Letzteres ergibt beim Wiederverschluß im sternalen Bereich mit Hilfe transsternal geführter Drahtnähte oder absorbierbaren Kunststoffäden den Vorteil der besseren Adaptation. Die doppelseitige laterale Thorakotomie wird nach Einlage von 2 Thoraxdrainagen in typischer Weise verschlossen.

16.3.7 Axilläre Thorakotomie (Abb. 16.13)

Diese Thorakotomie ist indiziert als Zugang bei umschriebenen apikalen Lungenprozessen, wie z. B. der Tangentialresektion großer Bullae am apikalen Ober- oder Unterlappensegment mit dem Klammernahtapparat bei der Operation des Spontanpneumothorax (Nohl-Oser 1974; Becker u. Munro 1976; Siegel u. Steiger 1982; Sunder-Plassmann u. Dienemann 1987) und insbesondere zur Freilegung und hohen Durchtrennung des N. sympathicus (Atkins 1954; Linder et al. 1983). Ihr Vorteil besteht in der Schonung der Schultermuskeln mit kürzerer Operationszeit und schnellerer postoperativer Mobilisation des Patienten. Die Hautinzision erfolgt im Bereich der Axilla parallel zum dorsalen Rand des M. pectoralis major und kann in einem stumpfen Winkel ventral verlängert werden. Alternativ kann eine horizontal verlaufende Inzision verwandt werden. Eine Durchtrennung der Muskulatur ist bei diesem umschriebenen und kosmetisch befriedigenden Zugang nicht erforderlich, die Muskelfasern des M. serratus anterior werden im Faserverlauf auseinandergedrängt. Der N. thoracicus longus und das thorakodorsale Gefäßbündel werden geschont. Der Thorax wird im 2. ICR eröffnet. Nach Spaltung der Pleura parietalis und Abdrängen der Lunge nach ventral wird der N. sympathicus im paravertebralen Bereich des Thorax erkennbar. Auch die extrapleurale Darstellung des N. sympathicus ist bei Verzicht auf die Pleuraeröffnung von diesem Zugang aus möglich. Allerdings ist die axilläre Thorakotomie bei operativtechnischen Schwierigkeiten kaum zu erweitern. In solchen Fällen empfiehlt sich nach Verschluß eine zweite laterale Thorakotomie.

Ein ähnlicher Zugang kann auch zur Resektion der ersten Rippe beim Thoracic-outlet-Syndrom benutzt werden; hier wird jedoch die Pleura parietalis vor der Rippenresektion abpräpariert, um so eine Eröffnung der Thoraxhöhle zu vermeiden (Roos 1966; Dale 1982).

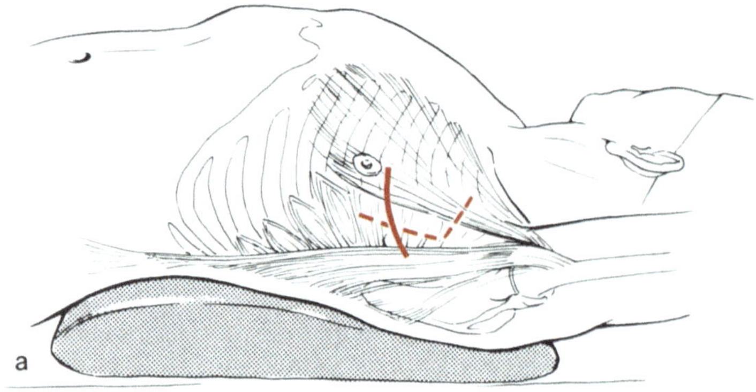

Abb. 16.13 a–d. Die axilläre Thorakotomie im Bett der 3. Rippe.

a Schnittführung

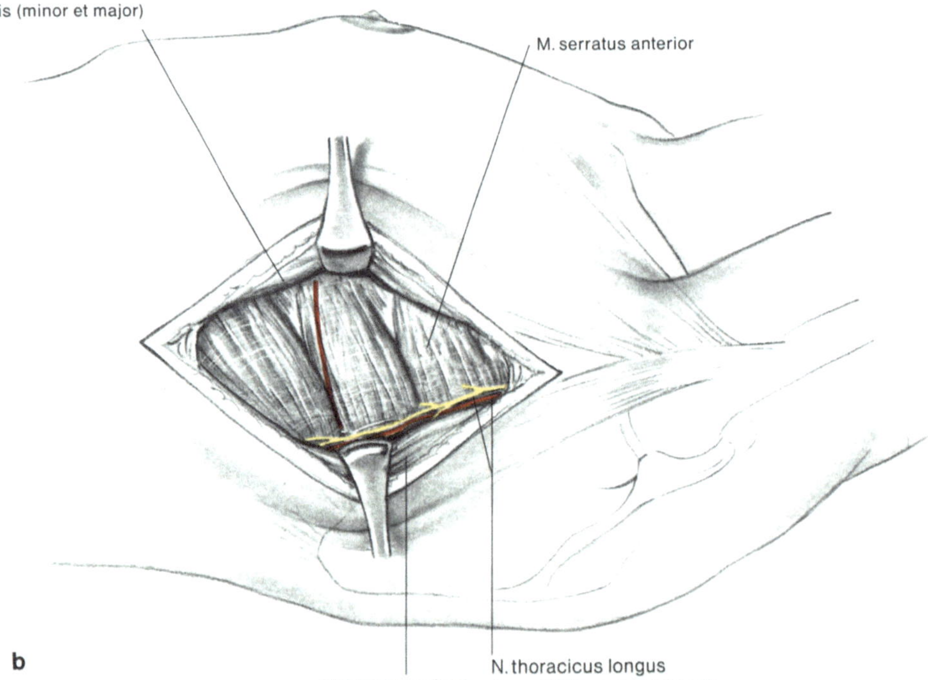

b M. pectoralis major und M. latissimus dorsi werden mit Haken zur Seite gehalten. Ursprungszacken des M. serratus anterior mit darauf verlaufender A. und V. thoracica lateralis und N. thoracicus longus sind sichtbar c Die Rippen sind mit einem Sperrer nach Gaubatz auseinandergedrängt, die Lunge wird nach medial weggehalten. Der subpleural gelegene Grenzstrang mit Interkostalgefäßen ist sichtbar

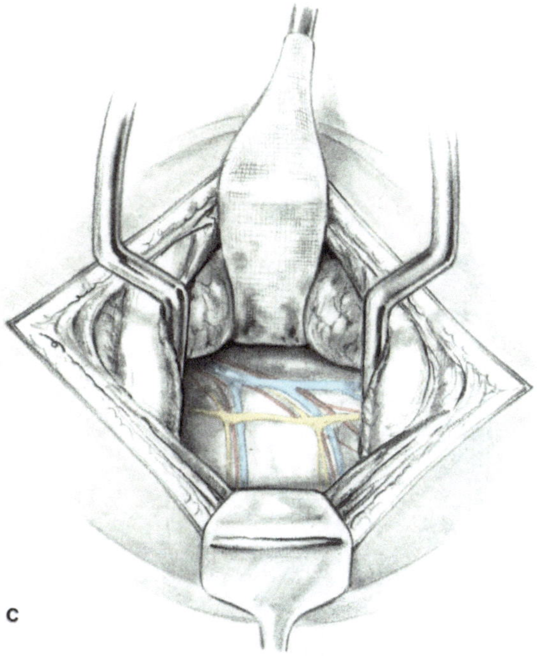

c

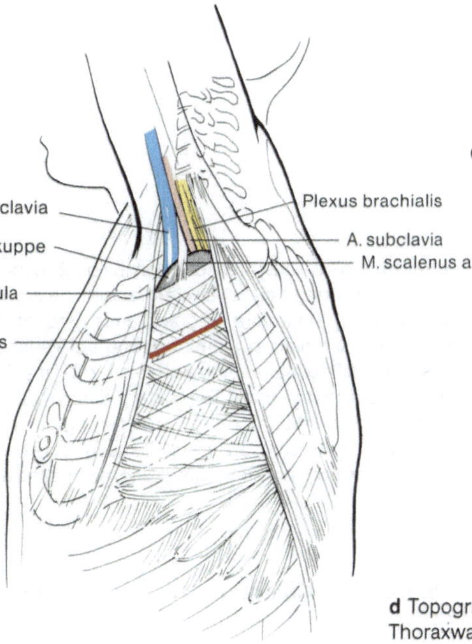

d

d Topographische Beziehungen im Bereich der lateralen oberen Thoraxwand

16.4 Die thorakoabdominalen Zugänge

Bei Operationen am Respirationstrakt kann sich z. B. im Rahmen der Tumorchirurgie zur Entfernung von abdominellen Metastasen die Notwendigkeit einer zusätzlichen Laparotomie ergeben. Obwohl es dann u. E. schonender ist, Thorakotomie und Laparotomie getrennt durchzuführen, kann gelegentlich einmal der kombinierte thorakoabdominale Zugang erforderlich sein. Häufig ist dies bei Erkrankungen im Bereich des thorakoabdominalen Übergangs, z. B. bei Kardiakarzinomen, Tumoren des unteren Ösophagus und Aneurysmen der Aorta im Abschnitt 3 und 4, angezeigt.

16.4.1 Kombinierte Thorakolaparotomie (Abb. 16.14)

Prinzipiell läßt sich jede Oberbauchlaparotomie mit einer Thorakotomie kombinieren. Angedeutet wurde dies schon bei den medianen Thorakotomien, die sich ohne Schwierigkeiten zu einer medianen Laparotomie erweitern lassen (Abb. 16.4a). Auch laterale Thorakotomien können unter Durchtrennung des knorpeligen Rippenbogens oder des distalen Sternums mit einer medianen Oberbauchlaparotomie oder auch mit dem gleichseitigen oder kontralateralen Rippenbogenrandschnitt kombiniert werden. Die Kombination einer Oberbauchlaparotomie mit einer medianen Sternotomie ist u. E. weniger traumatisierend als die Durchtrennung des knorpeligen Rippenbogens, die postope-

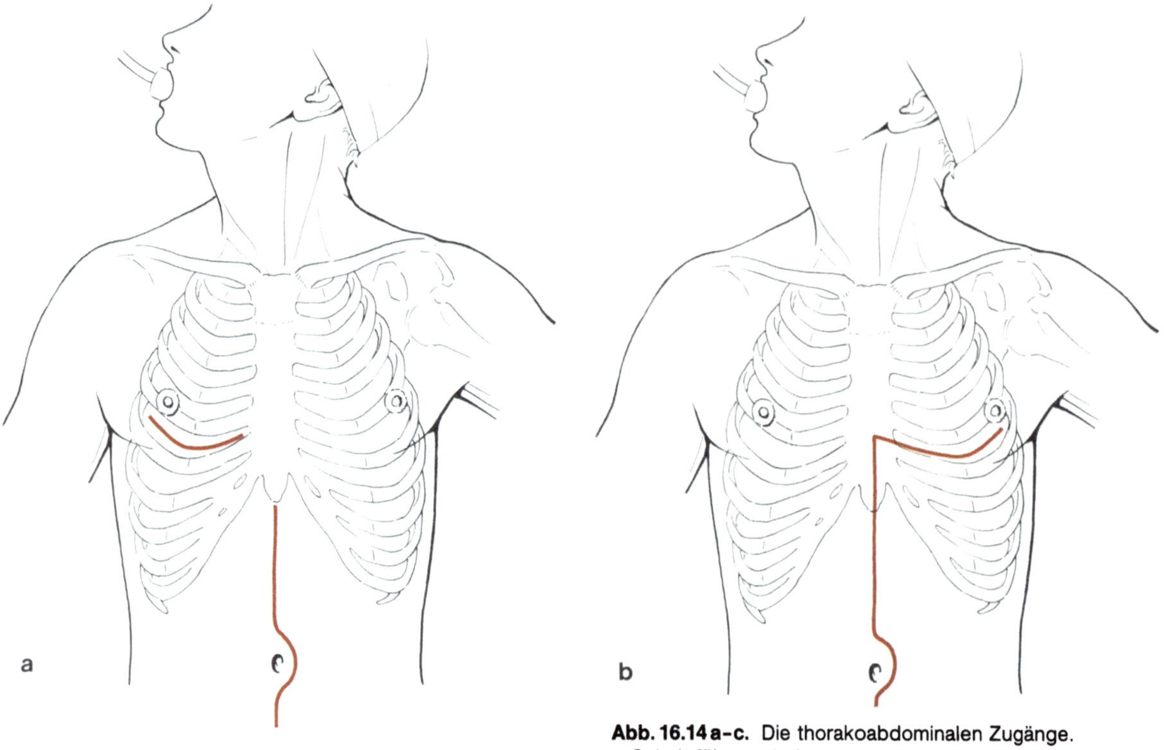

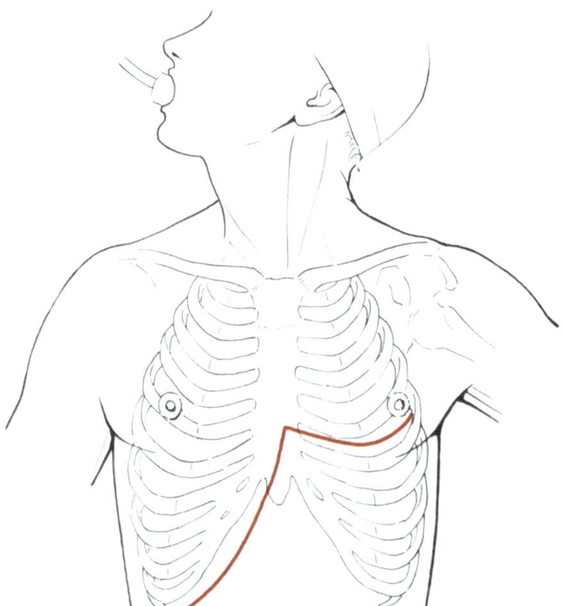

Abb. 16.14 a–c. Die thorakoabdominalen Zugänge. **a** Schnittführung bei getrenntem abdominalem und thorakalem Zugang (anteriore Thorakotomie und mediane Oberbauchlaparotomie). **b** Schnittführung bei Verlängerung einer links-anterolateralen Thorakotomie zur medianen Oberbauchlaparotomie unter Benutzung einer medianen Sternotomie. **c** Schnittführung bei Verlängerung einer links-anterolateralen Thorakotomie zur subkostalen rechtsseitigen Oberbauchlaparotomie unter Benutzung einer medianen Sternotomie

rativ längere Zeit Schmerzen verursachen kann. In Abhängigkeit von der zu behandelnden Grunderkrankung wird es gelegentlich notwendig sein, das Zwerchfell zu durchtrennen, um einen gemeinsamen Operationssitus zu schaffen. Dies erfolgt immer in geringem Abstand (1-2 cm) zum peripheren Zwerchfellansatz.

16.4.2 Transdiaphragmale Laparotomie
(Abb. 16.15)

Bei lateralen Thorakotomien kann es im Einzelfall angezeigt sein, insbesondere im Zusammenhang mit der Tumorchirurgie, unklare Befunde im gleichseitigen Oberbauch oder im Retroperitonealraum durch Biopsie zu klären oder zu entfernen. In solchen Fällen kann evtl. eine Laparotomie durch transdiaphragmale Freilegung der Oberbauchorgane umgangen werden. Dabei muß die Innervation des Zwerchfells ungestört erhalten bleiben. Deshalb müssen radiäre Inzisionen, die den N. phrenicus in seinem Stamm oder in den Aufzweigungen verletzen könnten, vermieden werden; lediglich solche, die sich zwischen den Ausläufern hinziehen, sind erlaubt. Stattdessen wird das Zwerchfell ca. 1-2 cm von seinem peripheren Ansatz entfernt und parallel dazu durchtrennt. Nach Beendigung des Oberbaucheingriffs wird das Zwerchfell durch direkte Naht mit resorbierbarem synthetischem Nahtmaterial in fortlaufender Nahttechnik reinseriert.

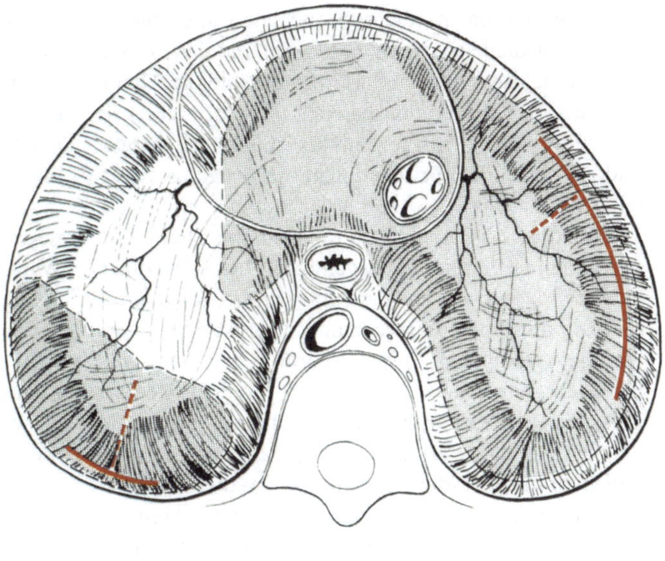

Abb. 16.15. Die transdiaphragmale Laparotomie: Zirkuläre Spaltung des Zwerchfells (—); evtl. zusätzlich radiäre Spaltung zwischen den Ästen des N. phrenicus (- - - -). Kontaktfelder der Milz und Leber; Cave N. phrenicus

16.5 Der Stellenwert verschiedener Thorakotomieformen

Die verschiedenen Lagerungen und thorakalen Zugänge weisen gewisse Vor- und Nachteile auf, deren Kenntnis bei der Wahl des Vorgehens hilfreich sein kann. Die mediane Thorakotomie in Rückenlage ist ähnlich wie die Bauchlage aus Gründen einer ungestörten intraoperativen Respiration vorteilhaft. Sie ist außerdem wenig traumatisierend, die leicht beherrschbaren postoperativen Schmerzen schränken die Spontanatmung kaum ein.

Der simultane Zugang zu beiden Thoraxhälften, dem Mediastinum und dem Abdomen, ist insbesondere in der Metastasenchirurgie (Vogt-Moykopf u. Meyer 1986) und bei anderen doppelseitigen Prozessen (Doppelkarzinom, Rundherde, doppelseitige Emphysemblasen, arteriovenöse Malformationen etc.) ein besonderer Vorteil (Meng et al. 1980). Voraussetzung ist die Möglichkeit zu einseitiger intraoperativer Beatmung. Aufgrund anatomischer Gegebenheiten erlaubt dieser Zugang eine gute Übersicht über die ventralen Anteile der Lunge und des Hilus, wohingegen dorsal liegende Strukturen, wie z. B. der Bronchus und die hinteren Lungenanteile, schwierig zu erreichen sind.

Linksseitig ist nach medianer Thorakotomie die Darstellung der unteren Lungenvene wegen des vorgelagerten Herzens schwieriger als von lateral. Die Unterlappenektomie links und die Pneumonektomie links ist daher wegen der schwierigen Ligatur der unteren Lungenvene anspruchsvoll und nur dem erfahrenen Chirurgen vorbehalten. Dagegen sind auch linksseitig von median die Bronchusabsetzung an der Bifurkation und die Absetzung von Ober- und Unterlappenbronchus sowie die Ligatur der Pulmonalarterie und der oberen Lungenvene unproblematisch. Eine linksseitige Manschettenresektion von vorne ist bis heute nur sehr selten durchführbar gewesen. Ist daher aufgrund des präoperativen bronchoskopischen Befundes zu erwarten, daß linksseitig eine Manschettenresektion durchgeführt werden muß, so ist in der Regel die laterale Thorakotomie als Zugang angezeigt, oder die mediane Thorakotomie muß links-lateral im Verlauf der 4. oder 5. Rippe erweitert werden.

Rechtsseitig bereitet dagegen im Prinzip die Durchführung aller Standardresektionsverfahren und ihre Erweiterungen, einschließlich der Manschettenresektion und einer Segmentresektion an der A. pulmonalis, keine Probleme.

Bei Resternotomien lassen sich Tumoren in den dorsalen Partien besonders der linken Lunge wegen der Verwachsungen und dem vorgelagerten Herzen nur sehr schwierig und traumatisierend erreichen. In solchen Fällen ist daher ebenfalls die laterale Thorakotomie zu empfehlen. Grundsätzlich sind Resternotomien bei Rezidiven jedoch ohne größere Probleme durchführbar. Der Eingriff gestaltet sich leichter, wenn bei der Voroperation das Perikard nicht eröffnet wurde (Johnston 1983).

Auch wenn wegen eines Brustwandbefalls eine größere Brustwandresektion in den hinteren Thoraxabschnitten notwendig wird, empfiehlt sich die laterale Thorakotomie als Zugang, da die Brustwandresektion in diesem Abschnitt über den medianen Zugang schwierig und möglicherweise eine ausreichende lokale Radikalität nicht mehr gewährleistet ist.

Die systematische mediastinale Lymphadenektomie ist über eine mediane Thorakotomie nur sehr schwer vollständig durchführbar. Zwar lassen sich die beidseitigen paratrachealen, tracheobronchialen und anterioren mediastinalen Lymphknoten bei medianem Zugang müheloser darstellen als über die laterale Thorakotomie, der Bifurkationsbereich und infrabifurkale Abschnitt hinter dem Lungenhilus ist aber schwieriger und z. T. nur unter Erweiterungen des Zugangs zu erreichen.

Trotz dieser Nachteile wird die mediane Thorakotomie in den letzten Jahren von einigen Thoraxchirurgen auch bei einseitigen Lungenerkrankungen sowie Operationen der distalen Trachea und der Bifurkation wegen der geringeren Traumatisierung bzw. besseren Übersicht bevorzugt, zumal dieser Eingriff weniger Zeit erfordert, eine frühere Entlassung aus der stationären Behandlung erlaubt und Operationen auch bei Patienten mit gestörter Lungenfunktion, die einer lateralen Thorakotomie nicht mehr zugänglich wären, ermöglicht (Urschel u. Razzuk 1986). Auch die früher gefürchtete Sternuminfektion nach Operationen mit Bronchuseröffnung ist heute selten geworden und allgemein gut beherrschbar. Dennoch hat sich die mediane Thorakotomie in der Chirurgie der Lungenerkrankungen bis heute nicht allgemein durchgesetzt.

Den lateralen Thorakotomieformen lastet der Nachteil an, daß durch die Seitenlage die Respiration intraoperativ beeinträchtigt wird und die Möglichkeit zum Sekretübertritt in die gesunde Lunge besteht (Zenker et al. 1954). Beide Gefahren lassen sich allerdings mit den heutigen technischen Gegebenheiten gut kompensieren. Laterale Thorakotomien stellen allerdings wegen der im Vergleich zur medianen Thorakotomie längeren Operationsdauer, der Notwendigkeit zur Muskeldurchtrennung und im Hinblick auf die postoperative Schmerzsituation den größeren und traumatisierenderen Eingriff dar. Dennoch wird dieser Zugang wegen der guten Übersicht, die er über den gesamten Hemithorax bietet, und der problemlosen Erreichbarkeit fast aller Strukturen von den meisten Thoraxchirurgen zur Behandlung einseitiger Lungenerkrankungen bevorzugt. Die laterale Standardthorakotomie ist heute zugunsten der anterioren halben oder posterolateralen Thorakotomie weitgehend verlassen worden, da bei diesen Verfahren weniger Muskelmassen durchtrennt werden müssen und der N. thoracicus longus geschont werden kann.

Die Größe des Traumas, das bei der anterolateralen Thorakotomie geringer ist als bei der Standardthorakotomie, kann, ohne die Exposition zu beeinträchtigen, durch Verzicht auf die Durchtrennung des M. latissismus dorsi und des Hauptteils des M. serratus anterior noch verringert werden. Dadurch unterbleibt auch die Durchtrennung der für die Muskelfunktion wichtigen Nn. thoracicus longus und thoracodorsalis. Dies gilt auch für die posterolaterale Thorakotomie.

Die anterolaterale Thorakotomie wird von manchen Thoraxchirurgen für die meisten Eingriffe bevorzugt (Pichlmaier 1987). Für einen ausreichend großen Zugang auch zu den posterioren Lungen- und Mediastinalabschnitten ist allerdings eine relativ lange Hautinzision und die Mobilisation von 1 oder 2 Rippendurchtrennungen durch parasternale subchondrale Segmentresektion erforderlich, die zur postoperativen Wandinstabilität führen kann.

Die posterolaterale Thorakotomie in Bauchlage wird heute kaum noch durchgeführt, obwohl sie gewisse Vorteile hat, wie den leichten und kurzstreckigen Zugang zu den Hilusstrukturen und dem hinteren Mediastinum, die fehlende Beeinträchtigung der intraoperativen Respiration und die gute Bronchialdrainage. Nachteile sind die schlechte Darstellbarkeit ventraler Hilus- und Mediastinalstrukturen sowie die Schwierigkeit einer umschriebenen Exstirpation im Sinne der atypischen Lungenresektion oder der Segmentresektion bei ventralen Lungenbefunden.

Unter diagnostischen Gesichtspunkten sollte eine kleine Thorakotomie (Klassen et al. 1949) erst nach Ausschöpfung weniger invasiver Verfahren zum Einsatz kommen. Sie wird dann in der Regel vom Pulmonologen oder Intensivmediziner gewünscht. Gegenüber der Kleinstthorakotomie und Lungenbiopsie über ein eingeführtes Mediastinoskop (Maassen 1972) hat die kleine Thorakotomie den Vorteil, einen globalen intrathorakalen Tastbefund erheben und bei guter Übersicht ein ca. 2 × 3 cm großes Gewebestück aus Ober- und Unterlappen bzw. entsprechend veränderten Bezirken entnehmen zu können. Es konnte jedoch gezeigt werden, daß die Kleinstthorakotomie bei systemischen, kleinknotigen bis an die Lungenoberfläche reichenden Erkrankungen mit gutem Erfolg angewandt werden kann. Bei den häufigeren grobknotigen sowie bei solitären oder im Lungenmantel lokalisierten diffusen oder umschriebenen Herden ist die kleine Thorakotomie Methode der Wahl (Denck et al. 1976). Die Wahl des Zugangs richtet sich nach dem Erscheinungsbild und der Lokalisation des Befundes. Die posteriore Thorakotomie hat den Vorteil, daß sie bei Bedarf zu einer posterolateralen Thorakotomie erweitert werden kann. Die Schnittführung verläuft parallel der Rippen 2 Querfinger kaudal der Schulterblattspitze. Dabei läßt sich die Muskulatur im Bereich der dorsalen „Muskellücke" weitgehend schonen. Gegebenenfalls kann nach Aufdehnen des Thorax die Muskulatur mit einem zweiten, im Inzisionsverlauf eingesetzten kleineren Rippensperrer auseinandergehalten werden. Bei lokalisierten Veränderungen der vorderen Lungenanteile oder des vorderen Mediastinums eignet sich die anteriore Thorakotomie. Bei Frauen ist dieser Zugang wegen seiner kosmetischen Schnittführung am

Unterrand der Mamma zu bevorzugen. Die axilläre Thorakotomie kann bei Erkrankungen des Oberlappens angewandt werden, jedoch ist eine ggf. nötige Erweiterung nicht vorteilhaft. Bei jeder diagnostischen Thorakotomie sollte die Inzision nicht kleiner sein als 10-15 cm, da andernfalls häufig Rippenfrakturen und Hämatome auftreten. Zudem ist es bei fortgeschritteneren Erkrankungen oft nicht möglich, die hepatisierte und brüchige Lunge vor den Thorax zu luxieren, ohne anhaltende Fistelbildungen mit der Gefahr eines Empyems und Blutungen zu riskieren. Die Thorakotomie erfolgt je nach Befund im 3. bis 5. ICR im Bett der entsprechenden Rippe (Kleckow u. Vogt-Moykopf 1983; Merkle et al. 1983).

Weitere Hinweise zur Wahl der geeigneten Thorakotomie ergeben sich aus den einzelnen Operationsindikationen.

16.6 Thoraxdrainagen

16.6.1 Drainage der Pleurahöhle

(Abb. 16.16-16.19)

Die Pleuradrainagen haben die Aufgabe, die Pleurahöhle von Gas- und Flüssigkeitsansammlungen zu befreien und die physiologischen Druckverhältnisse im Thoraxraum aufrechtzuerhalten bzw. wiederherzustellen. Indikationen sind der Pneumothorax, Hämatothorax, Serothorax, Chylothorax und der Pyothorax bzw. das Pleuraempyem. In vielen Fällen genügt die Einlage der Pleuradrainage als alleiniger Eingriff zur Beherrschung des Krankheitsbildes, in anderen Fällen wird er als begleitende Therapiemaßnahme betrachtet. In diesem Sinne ist die Drainage nach jeder Thorakotomie, bei der eine Pleurahöhle eröffnet wird, obligat.

Die Lokalisation der Pleuradrainage richtet sich nach der zugrundeliegenden Erkrankung. Bei ihrer Wahl sollte man sich auch vom Röntgenbild leiten lassen, entscheidend ist die Probepunktion mit dünner Kanüle. Beim Pneumothorax empfiehlt es sich, sie in den oberen und ventralen Bereich des Thorax einzulegen, da sich die Luft beim liegenden Patienten hier bevorzugt ansammeln wird. Als Lokalisation der Wahl gilt der 2. bis 3. ICR in der Medioklavikularlinie. Cave: Vasa thoracica interna! Alternativ kann die Einlage auch im 5. ICR in der vorderen Axillarlinie erfolgen, wenn die Drainage dann in den ventralen oberen Thoraxanteil vorgeschoben wird.

Die Drainage von Flüssigkeit (Hämatothorax, Serothorax, Chylothorax, Pleuraempyem) erfolgt in den unteren dorsalen Anteilen des Thorax, wo sich diese Substanzen beim liegenden Patienten sammeln. Dies gilt auch für alle postoperativen Drainagen. Der Zugang erfolgt bevorzugt im 5. ICR in der hinteren Axillarlinie, nach Möglichkeit wird von dort aus die Drainage in den dorsalen Sinus phrenicocostalis vorgeschoben. Prinzipiell ist auch eine noch tiefere Drainagestelle möglich, jedoch steigt hier die Verletzungsgefahr für Zwerchfell und Leber bzw. Milz. Nur bei übersichtlichen Verhältnissen, wie z. B. im Rahmen einer Thorakotomie, sollte deswegen die Einlage am tiefsten Punkt der Pleurahöhle angestrebt werden (Abb. 16.17).

Die Drainagebehandlung gekammerter Ergüsse, Empyeme und Luftansammlungen erfolgt als Zieldrainage nach genauer Lokalisation der Veränderungen (Durchleuchtung, Sonographie, Probepunktion) und richtet sich nach der Lokalisation dieser Veränderung. Nach Möglichkeit ist die dorsale Einlage von Drainagen zu vermeiden, da sie erhebliche Probleme bei der Weiterbehandlung des liegenden Patienten hervorruft.

Gelegentlich ist es erforderlich, zur ausreichenden Drainagebehandlung eines großen Pneumothorax oder auch bei mehrfach gekammerten Erkrankungen mehrere Drainagen einzulegen.

Das Einführen einer Drainage erfolgt in einem ICR. Hier wird zunächst eine ausreichende Analgesie durch Injektion eines Lokalanästhetikums in den Bereich der Haut, der Subkutis und insbesondere an der Pleura und dem Rippenperiost erzeugt. Dabei folgt die Injektion dem Nervenverlauf von dorsal nach ventral. Im gleichen Arbeitsgang wird versucht, aus dem Pleuraraum Flüssigkeit oder Luft zu aspirieren. Nur wenn dies gelingt, darf die Pleuradrainage am geplanten Ort eingelegt werden. Wenn nicht, muß eine andere Lokalisation gewählt werden. Nach Stichinzision der Haut erfolgt tunnelförmig die stumpfe Präparation des nächst höheren oder tieferen ICR mit der Schere bis an die Pleura. Bevorzugt wird hier entlang eines oberen Rippenrandes präpariert, da eine Schädigung der am Unterrand verlaufenden Gefäße und Nerven vermieden werden muß. Unter digitaler Führung wird die Pleura dann mit der Schere eröffnet und nach Austasten der unmittelbaren Umgebung ein Drain eingeführt. Der häufig empfohlenen Durchstoßung des ICR und der Pleura mit einem Trokarkatheter stehen wir zurückhaltend gegenüber, da hierbei die Gefahr der Verletzung parenchymatöser Organe (Lunge, Leber und Milz) groß ist. Sie kommt höchstens in Frage, wenn im Röntgenbild deutlich wird, daß die Lunge weitgehend kollabiert ist und ein Zwerchfellhochstand nicht vorliegt. Ansonsten sollte nur der Erfahrene einen Trokarkatheter verwenden. Zur Drainage wird ein großkalibriger Katheter (Charr 28) bevorzugt. Nach seinem Einführen muß sicher sein, daß alle seitlichen Perforationen intrapleural liegen. Das Drain wird

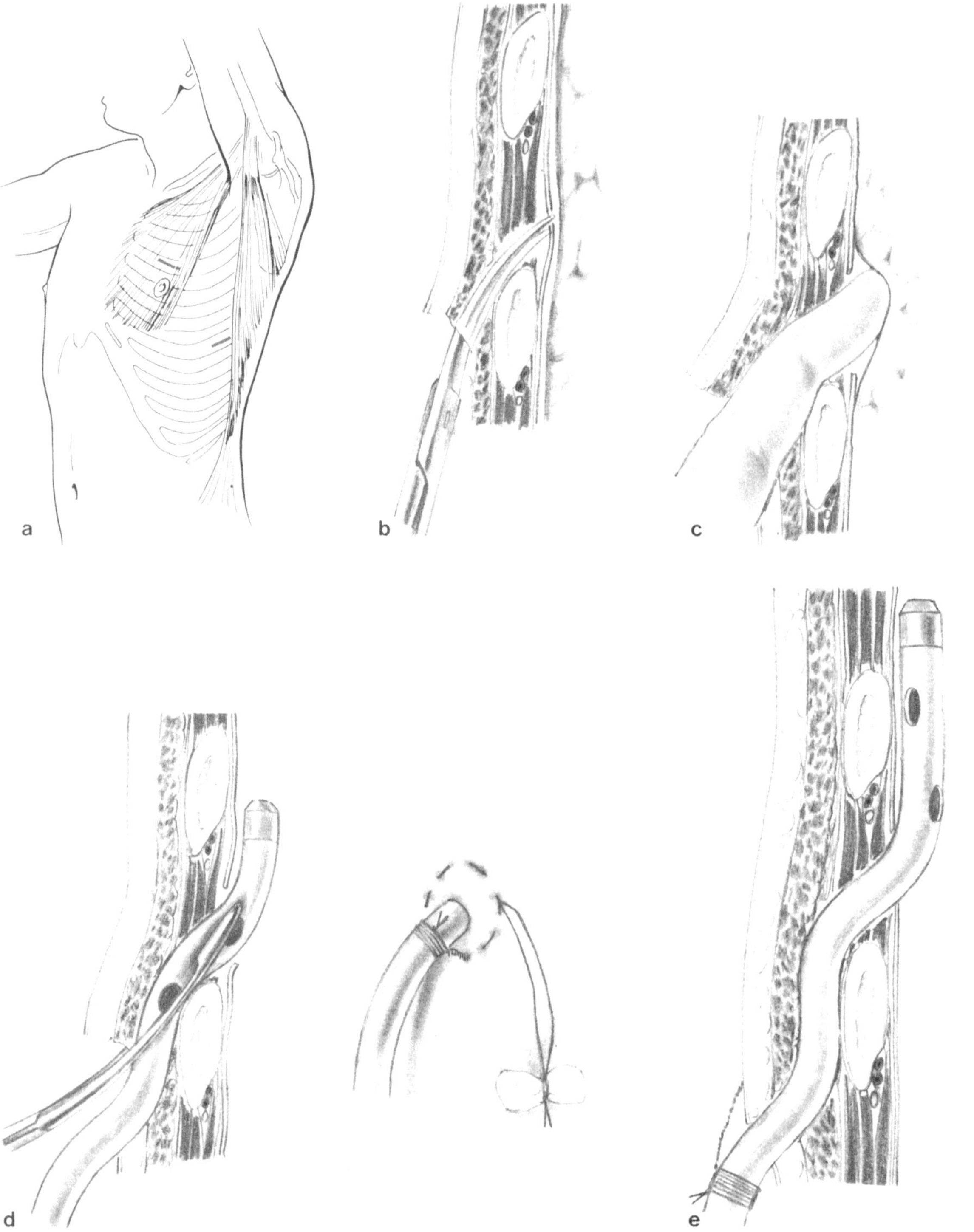

Abb. 16.16a–e. Die Thoraxdrainage. **a** Typische Stellen der Hautinzision über der 3. Rippe (für 2. ICR) in der Medioklavikularlinie und der 6. Rippe (für 5. ICR) in der vorderen Axillarlinie. **b** Stumpfe Tunnelierung der Brustwandweichteile und Eröffnung der Pleura. **c** Digitale Aufweitung der Pleurainzision und Austastung des Pleuraspaltes. **d** Die Thoraxdrainage wird mit einer Kornzange in die Pleurahöhle plaziert und vorgeschoben. Die Drainage wird an der Haut mit einer Haltenaht befestigt. Eine Tabaksbeutelnaht wird zum Wundverschluß beim Ziehen der Drainage vorgelegt. **e** Korrekte Anlage einer Thoraxdrainage

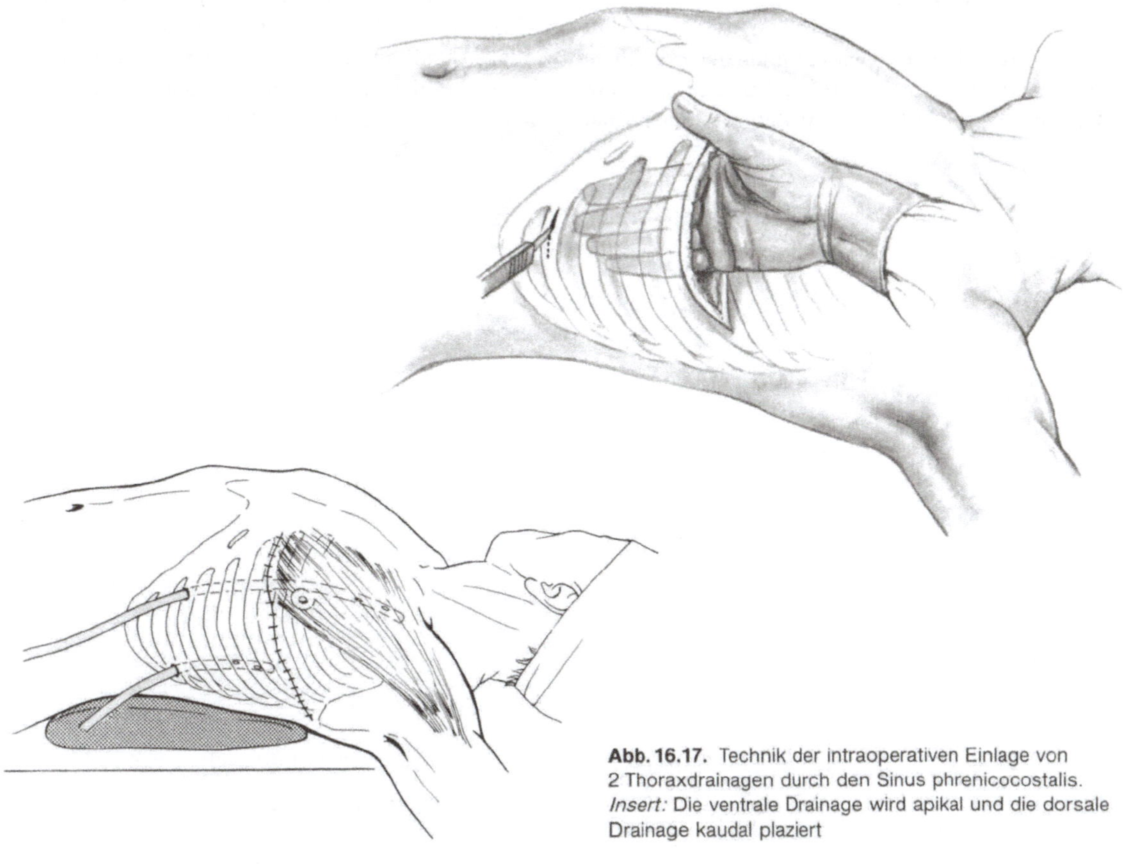

Abb. 16.17. Technik der intraoperativen Einlage von 2 Thoraxdrainagen durch den Sinus phrenicocostalis. *Insert:* Die ventrale Drainage wird apikal und die dorsale Drainage kaudal plaziert

durch eine Naht fixiert, anschließend wird eine zusätzliche U-Naht gelegt, so daß bei Entfernung des Katheters die Inzision rasch luftdicht verschlossen werden kann. Abschließend erfolgt eine Röntgenkontrolle.

Bei der Ableitung der Drainage ist dafür Sorge zu tragen, daß einerseits ein luftdichter Verschluß besteht und andererseits das Sekret aufgefangen, gemessen und gesammelt werden kann. Es muß immer ein freier Abfluß gewährleistet sein. Durch die Ableitung der Drainage in ein tiefer stehendes Gefäß entsteht automatisch ein Sog. Sollte dieser in Einzelfällen nicht ausreichen, kann zusätzlich an die Drainage ein Saugsystem angeschlossen werden (Näheres s. Abb. 16.19) (Connolly 1980; Bartels 1982). Die Drainage wird entfernt, wenn postoperativ die Sekretion auf weniger als 100 ml/Tag zurückgeht. Verstopfte Drainagen können mit Hilfe eines Fogarty-Katheters wieder befreit werden. Die Infektionsgefahr ist bei Einhaltung dieser Richtlinien und sorgfältiger Pflege der Eintrittsstellen äußerst gering.

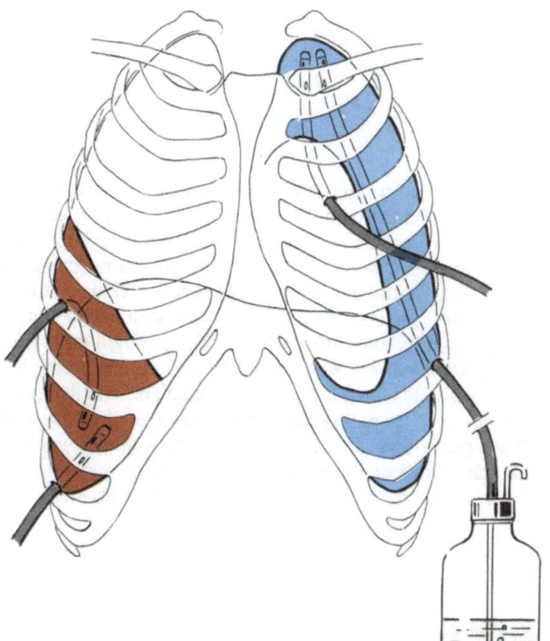

Abb. 16.18. Prinzip der Pleuradrainage bei Hämatothorax *(links)* und Pneumothorax *(rechts)*

16.6.2 Lungendrainage

Die Drainagebehandlung intrapulmonaler Erkrankungen kommt insbesondere bei Abszessen in Frage (Mengoli 1985). Die Einlage erfolgt stets unter Röntgenkontrolle. Meist genügt ein dünnlumiger Katheter (Charr 16-18), der die Ableitung des flüssigen Abszeßinhaltes und eine anschließende Spülbehandlung erlaubt. Die Einlage entspricht den heute üblichen Techniken der perkutanen Abszeßdrainage.

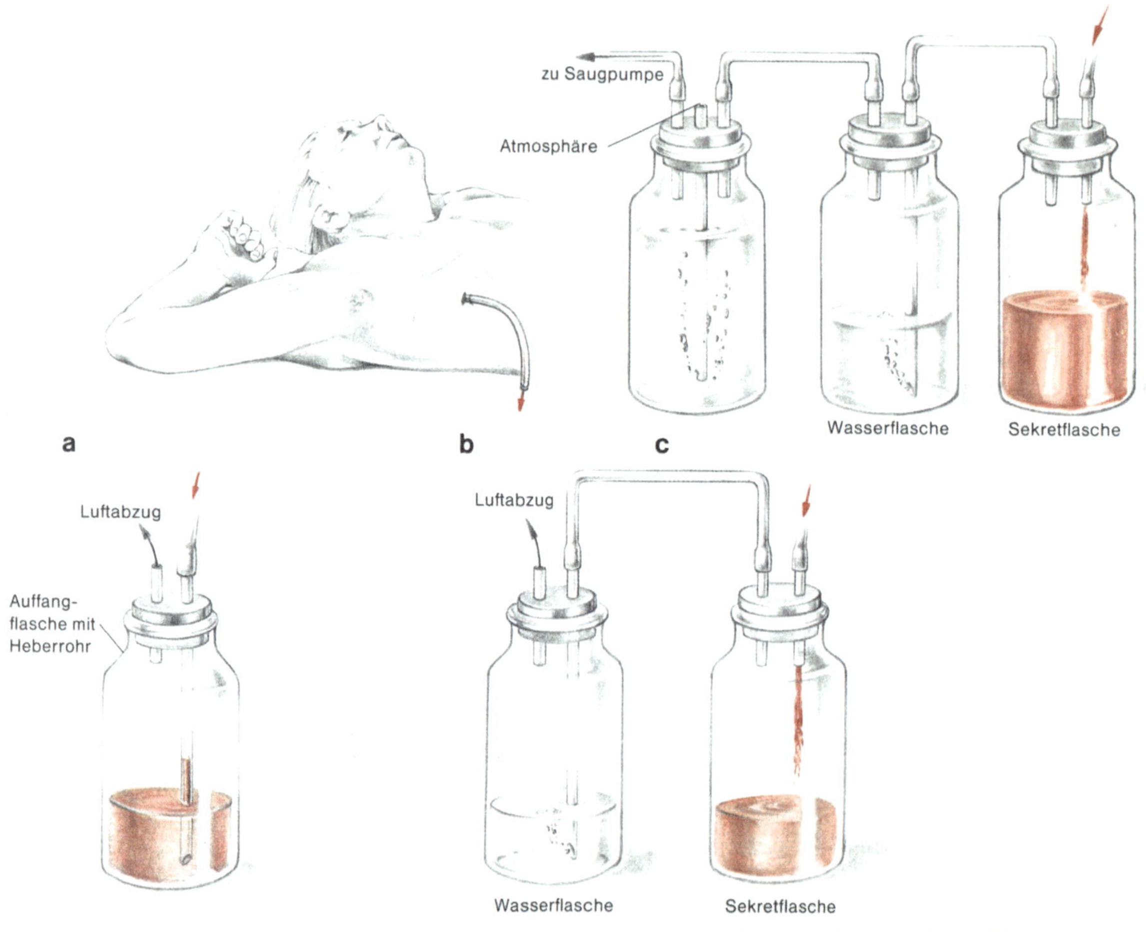

Abb. 16.19. **a** Prinzip des Ein-Flaschen-Drainagesystems. Die Drainage wird mit dem Wasserschloßrohr (gleich Heberrohr) über einen Schlauch verbunden. Das Einmalschlauchsystem ist mit der Flasche (z. B. 3000 ml) durch einen Schraubverschluß fest verbunden. Ein zweites kurzes Schlauchstück ist ausgeleitet zur Belüftung bei Schwerkraftdrainage (passive Saugung) oder zum Anschluß einer Saugpumpe (aktive Saugung). Die Drainage wird nach dem Heberprinzip unter Wasser (z. B. 1500 ml NaCl) ausgeleitet (kombiniertes Wasserverschluß- und Sammelgefäß). **b** Prinzip des Zwei-Flaschen-Drainagesystems. Die erste Flasche dient als Sammelgefäß für die Drainageflüssigkeit und ist über einen kurzen Schlauch mit dem Wasserschloßrohr (gleich Heberrohr) in einer zweiten Flasche verbunden, die als Wasserverschlußgefäß dient. Ein kurzes Schlauchstück ist ausgeleitet und dient der Belüftung oder dem Anschluß einer Saugpumpe. Im Gegensatz zur Kombinationsflasche kann kein progredienter Drainagewiderstand durch ein Ansteigen der Flüssigkeitssäule mit Pleurasekret entstehen. **c** Prinzip des Drei-Flaschen-Drainagesystems. Die erste Flasche dient als Sammelgefäß, die zweite Flasche als Wasserverschlußgefäß (mit Wasserschloßrohr) und die dritte als Saugleitungskontrollflasche. Sie ist an eine Saugpumpe angeschlossen. Der Sog wird durch die Eintauchtiefe des Heberrohres im Wasser reguliert (z. B. 20 cm H_2O)

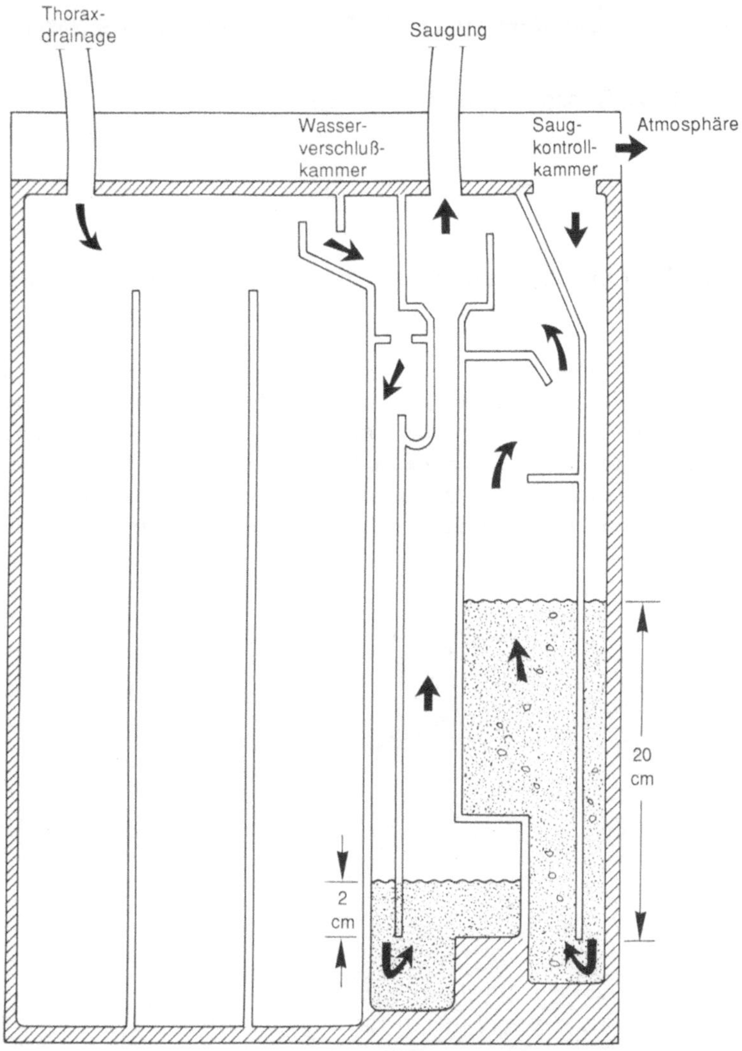

Abb. 16.19. d Prinzip des Ein-Patienten-Drainagesystems. Die Kompartmente des Drei-Flaschen-Drainagesystems sind in einer Einheit integriert. Es bestehen 2 Verbindungen nach außen zum Anschluß einer Thoraxdrainage und der Saugquelle. Durch ein Negativitätsventil (Float-valve-Prinzip) zwischen Wasserverschluß- und Sammelkammer wird bei tiefen inspiratorischen Drücken ein Aufbrechen des Wasserschlosses durch Flüssigkeitsverlust in die Sammelkammer verhindert. Durch ein Positivitätsventil (Kugelventil) im großen Arm der Wasserschlußkammer wird das System entlüftet, sobald der Intrapleuraldruck die im Wasserschloß vorgegebene Flüssigkeitssäule von +2 cm H_2O übersteigt. Ein freier Übergang von aktiver zu passiver Saugung ist möglich

17 Allgemeine chirurgische Techniken an der Thoraxwand, der Lunge und dem Bronchialsystem

F. W. Schildberg und G. Meyer

17.1 Rippenresektion (Abb. 17.1)

Die Indikation zur Resektion einer oder mehrerer Rippen besteht bei entzündlichen oder tumorösen Erkrankungen der Rippe sowie bei der Osteoradionekrose. Außerdem können die verschiedenen Formen der lateralen Thorakotomie sowie der parasternalen Mediastinotomie mit einer mehr oder weniger ausgedehnten Resektion einhergehen. Die Resektion mehrerer Rippen ist wesentlicher Bestandteil der Thorakoplastik mit dem Ziel der Verkleinerung der Pleurahöhle. Bei Deformationen und Instabilitäten der Thoraxwand kann es notwendig werden, eine Rippe zur Transplantation zu entnehmen.

Nach Freilegen der Rippe wird das Periost mit dem elektrischen Messer auf der Rippe gespalten und sowohl nach kranial als auch nach kaudal mit dem Ra-

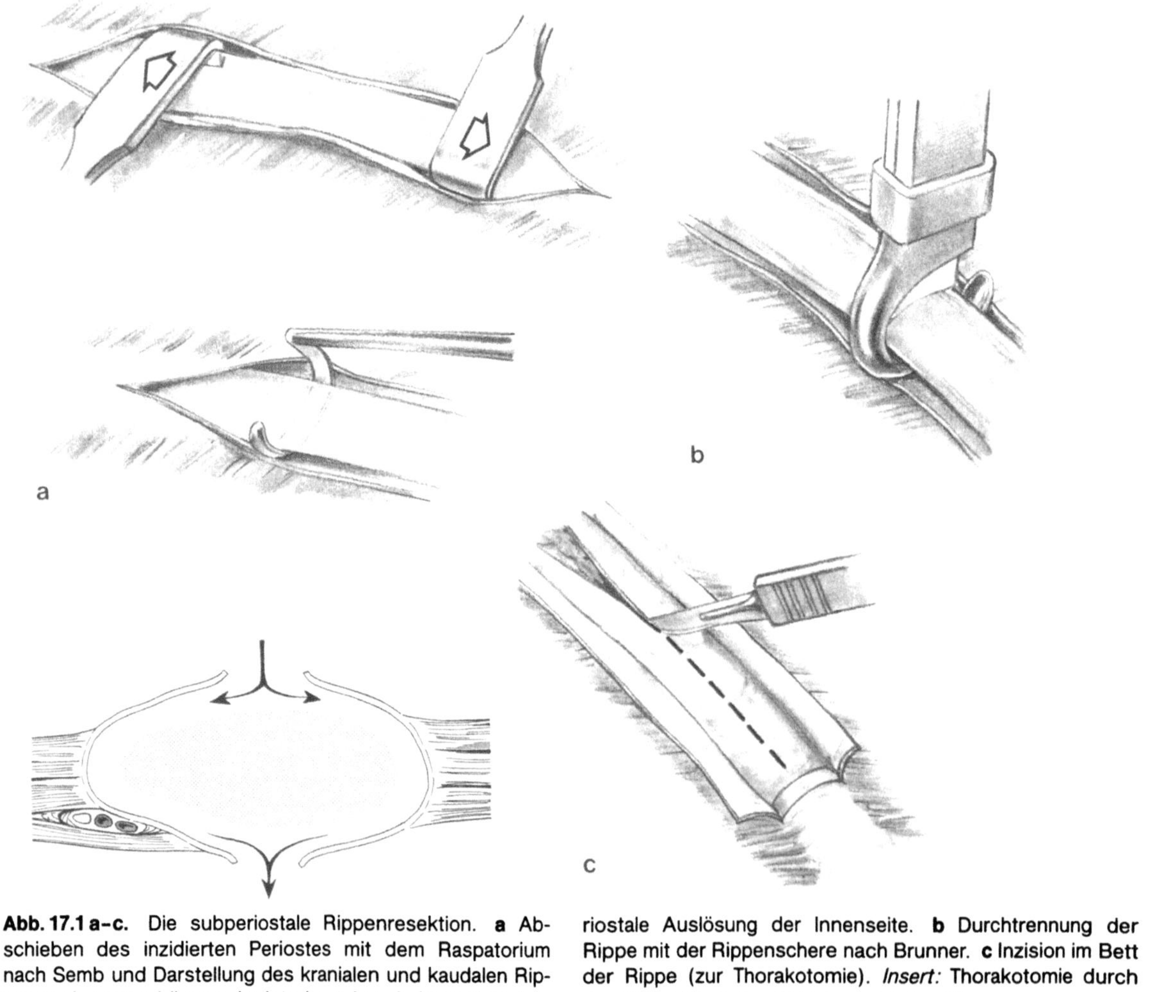

Abb. 17.1 a–c. Die subperiostale Rippenresektion. **a** Abschieben des inzidierten Periostes mit dem Raspatorium nach Semb und Darstellung des kranialen und kaudalen Rippenrandes unter Lösung der Interkostalmuskulatur. Unterfahren der Rippe mit dem Raspatorium nach Doyen und subperiostale Auslösung der Innenseite. **b** Durchtrennung der Rippe mit der Rippenschere nach Brunner. **c** Inzision im Bett der Rippe (zur Thorakotomie). *Insert:* Thorakotomie durch das Bett einer subperiostal resezierten Rippe

spatorium abgeschoben. Für die Abhebung des Periosts an der dorsalen Rippenfläche eignet sich das Raspatorium nach Doyen. Sodann wird die Rippe mit Hilfe der Rippenschere durchtrennt und entnommen. Das Periost kann anschließend durch Nähte verschlossen werden. Bei Tumorbefall einer Rippe wird diese nicht subperiostal entnommen, sondern weit im Gesunden unter Mitnahme der anliegenden Weichteile und evtl. auch benachbarter Rippen vollständig exstirpiert.

17.2 Mobilisation der Lunge bei Verwachsungen im Pleuraraum

17.2.1 **Adhäsiolyse** (Abb. 17.2 und 17.3)

Nach vorausgegangenen pulmonalen oder pleuralen Erkrankungen, aber auch bei Rethorakotomien, finden sich Verwachsungen unterschiedlichen Ausmaßes zwischen Pleura visceralis und parietalis, bis hin zu einer vollständigen Obliteration des Pleuraspaltes mit Einschwartung der Lunge. Zur Mobilisation der Lunge ist die Lösung dieser Verwachsungen erforderlich; dies gelingt bei lockeren Adhäsionen relativ leicht, in anderen Fällen kann die Ablösung jedoch schwierig und mit z.T. erheblichen Blutverlusten verbunden sein. Nach Durchtrennung der Pleura parietalis im ICR wird diese mittels einer Klemme angehoben und versucht, die Verwachsungen zur Pleura parietalis in kleinen Schritten stumpf mit Hilfe eines Präpariertupfers oder unter Anspannung durch Herunterdrücken der Lunge mit der Hand oder mit einem Stieltupfer scharf zu lösen. Wird dieses Vorgehen durch schlechte Übersicht erschwert, kann die Thorakotomie durch Lösen der kostovertebralen Gelenkverbindungen und evtl. zusätzliche ventrale Osteotomie der benachbarten Rippen oder durch Resektion einer Rippe erweitert werden. Auf diese Weise gelingt es meist, die Lunge sowohl in ihrem lateralen Teil als auch im Bereich der Pars diaphragmatica und der Pars mediastinalis zu lösen.

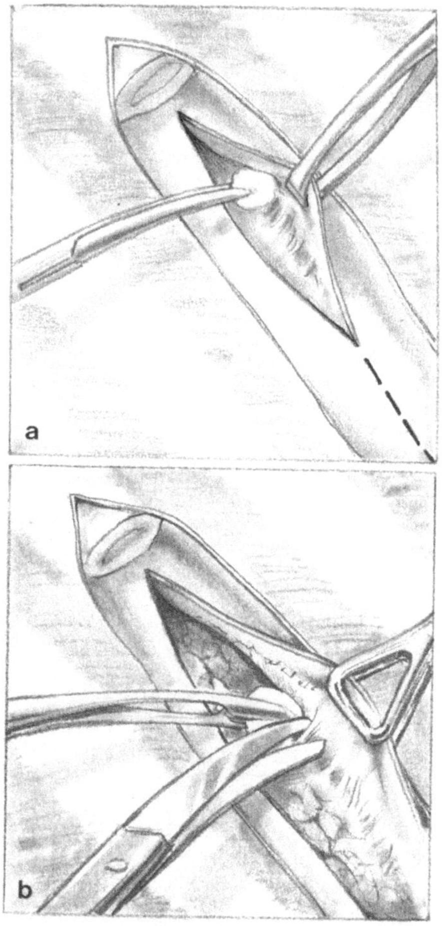

Abb. 17.3 a, b. Adhäsiolyse bei Obliteration des Pleuraspaltes durch das Bett einer resezierten Rippe nach vorsichtiger Inzision von Periost und Pleura parietalis. **a** Stumpf, **b** scharf unter Gegenzug

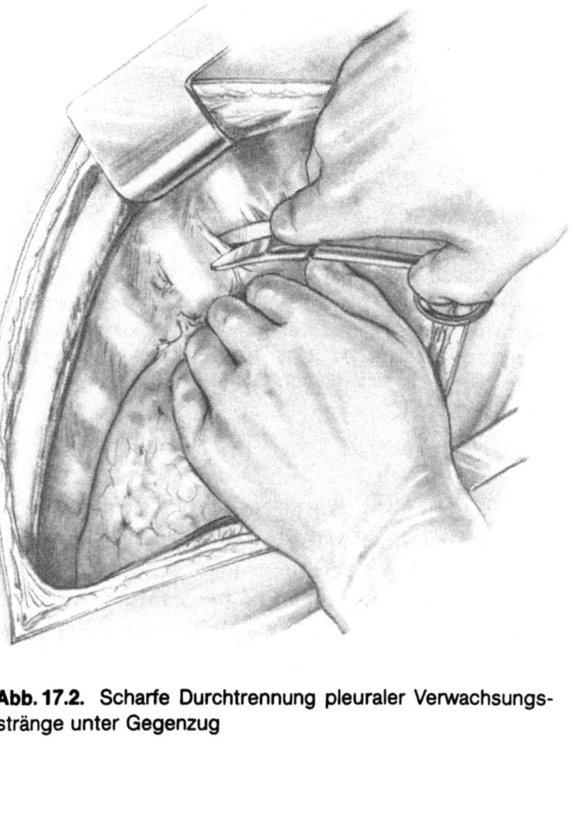

Abb. 17.2. Scharfe Durchtrennung pleuraler Verwachsungsstränge unter Gegenzug

17.2.2 **Extrapleurales Vorgehen** (Abb. 17.4)

Wenn bei sehr intensiven Verwachsungen die Gefahr besteht, im Rahmen der Mobilisation das Lungenpa-

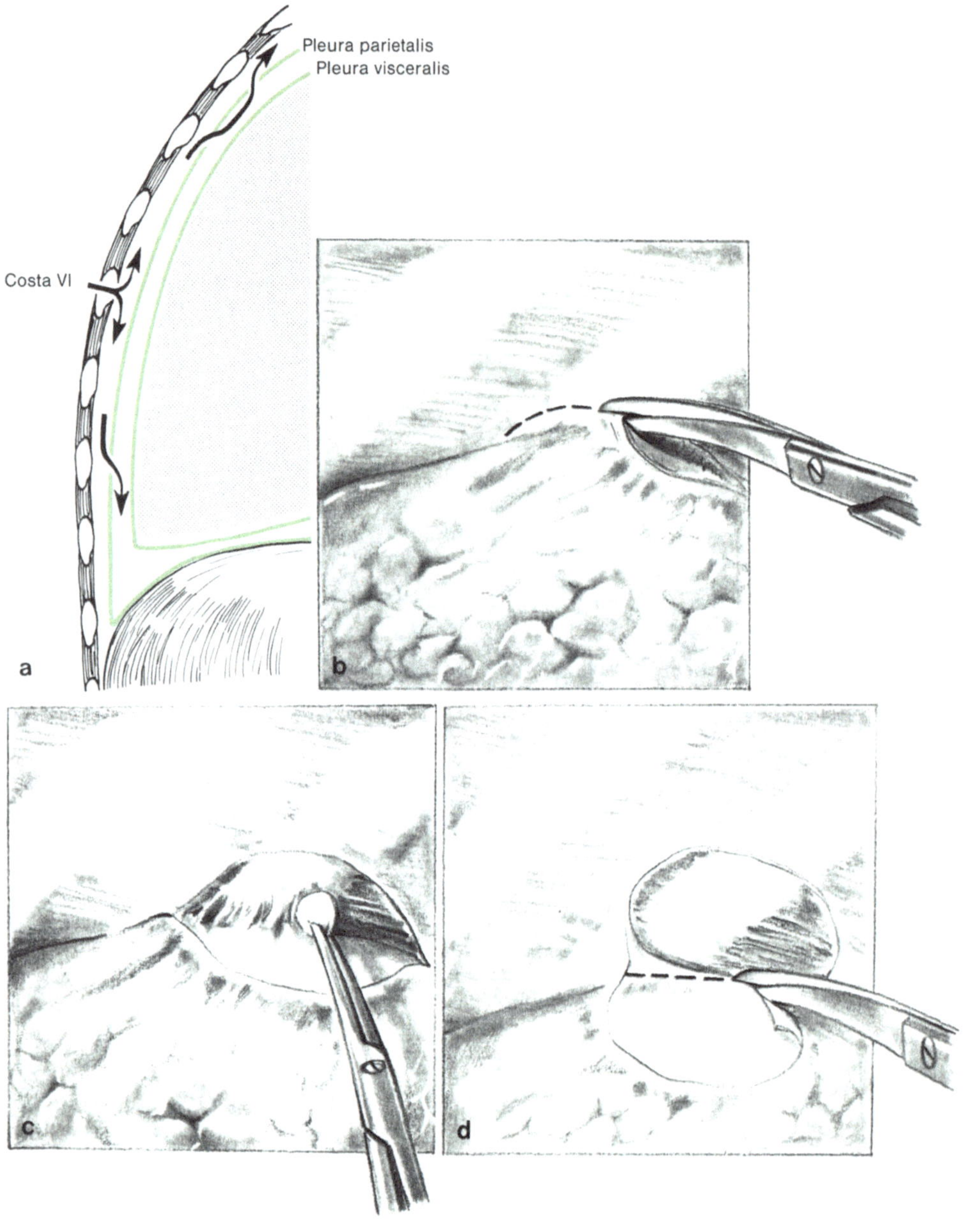

Abb. 17.4 a–d. Extrapleurale Dissektion. **a** Schematische Darstellung der teils extra-, teils intrapleuralen Dissektion von Verwachsungen der Lunge. Durch den Wechsel nach intrapleural können Verletzungen in der Pleurakuppe und am Zwerchfellansatz vermieden werden. **b** Wechsel von intra- und extrapleural über einem Bezirk mit Pleuraobliteration durch Inzision der Pleura parietalis. **c** Die Pleura parietalis wird stumpf von der Fascia endothoracica gelöst. **d** Nach extrapleuraler Lösung des obliterierten Bezirkes wird die Pleura parietalis wieder scharf durchtrennt und nach intrapleural zurückgewechselt

renchym zu verletzen, empfiehlt es sich, die Pleura parietalis zu inzidieren und den stark verwachsenen Bezirk extrapleural, d. h. in der Schicht zwischen Pleura parietalis und Fascia endothoracica, zu lösen und zu umschneiden (Williams 1950). Dies gilt auch, wenn subpleural gelegene entzündliche oder tumoröse Prozesse auf keinen Fall eröffnet werden sollen. Dasselbe Vorgehen kann gewählt werden, wenn sich die Verwachsungen über der ganzen Lunge als äußerst intensiv erweisen. In diesem Fall kann man auf die Lösung der pleuralen Verwachsungen weitgehend verzichten und ein vollständiges oder besser partielles extrapleurales Vorgehen an der lateralen Thoraxwand wählen (Dugan u. Samson 1975). Kritische Punkte bei diesem Vorgehen sind der Sinus phrenicocostalis, die Pleurakuppe und der Sulcus costomediastinalis bzw. die Pars mediastinalis. In diesen Bereichen sollte man möglichst stumpf vorgehen oder auf ein extrapleurales Vorgehen gänzlich verzichten, da die Gefahr von Verletzungen des Zwerchfells bzw. an der Pleurakuppe und der Pars mediastinalis der dort verlaufenden Gefäße und Nerven (Vasa subclavia, Plexus brachialis, Ductus thoracicus bzw. N. vagus, N. phrenicus, V. azygos und V. cava) besonders groß ist. Im Bereich der mediastinalen Pleura sind die Verwachsungen ohnehin meist weniger intensiv als an der lateralen Thoraxwand. Auf die Gefahr der Lösung der posterolateralen Zwerchfellaufhängung und des Eindringens in den Retroperitonealraum bei stumpfer oder scharfer Mobilisation im Sinus phrenicocostalis sei ausdrücklich hingewiesen. Da im Zentrum des Zwerchfells die Fascia endothoracica wegen fester Verwachsung kaum zu präparieren ist, zeichnen sich Mobilisationsmaßnahmen hier durch eine besondere Blutungsneigung aus. Auch im Hinblick auf einen ungestörten postoperativen Verlauf ist eine äußerst sorgfältige Blutstillung durch Elektrokoagulation und besonders am Zwerchfell durch Umstechungsligaturen durchzuführen. Dies gilt auch für den übrigen Bereich der Pleura, denn Blutungen aus Adhäsionen stellen die häufigste Ursache für postoperative Blutungen dar.

Bei der blinden Lösung intensiver Verwachsungen an der dorsalen Thoraxwand kann es leicht geschehen, daß die richtige Dissektionsebene verlassen und die Präparation in Richtung Aorta bzw. Ösophagus fortgeführt wird. In ähnlicher Weise kann bei der ventral fortschreitenden Dissektion der N. phrenicus im perikardialen Verlauf gefährdet sein. Zur Vermeidung solcher Zwischenfälle sollte die Lunge vor der blinden Dissektion im dorsalen und ventralen Bereich aus der Pleurakuppe gelöst und vollständig mobilisiert sein. Zur Vermeidung von Komplikationen an den apikalen, mediastinalen und posterobasalen Gefahrenstellen muß genau auf die pleurale Umschlagsfalte geachtet werden. Die mediastinale Dissektion kann dann in kraniokaudaler Richtung bis zum Lungenhilus gefahrlos geführt werden.

17.2.3 Besonderheiten bei der Rethorakotomie

Bei Rethorakotomien erweist es sich wegen der im Operationsgebiet meist ausgedehnten Verwachsungen als empfehlenswert, die Eröffnung des Brustraums tiefer, selten auch höher als beim Ersteingriff durchzuführen. Es kann evtl. auch vorteilhaft sein, eine Rippe zu entfernen, um im Bett dieser Rippe die Pleura zu eröffnen, da von diesem Zugang aus meist eine bessere Übersicht über die Dissektionsebene zu erreichen ist.

17.3 Operationstechnische Grundlagen am Lungenparenchym

17.3.1 Naht oberflächlicher Verletzungen (Abb. 17.7)

Eröffnungen des Lungenparenchyms können bei Lösungen von Verwachsungen akzidentell entstehen, eine geplante Verletzung tritt ein bei der Trennung von Lungenlappen sowie bei atypischen Lungenresektionen, wie sie für die Entfernung peripherer Tumoren empfohlen wird. Handelt es sich um äußerst oberflächliche Läsionen, so können diese evtl. unversorgt belassen werden, die resultierenden bronchopleuralen Fisteln schließen sich in den ersten postoperativen Tagen durch Anlagerung und Verwachsungen mit der Pleura parietalis. Bei größeren Verletzungen besteht allerdings die Gefahr, daß sich bronchopleurale Fisteln nicht spontan verschließen, deshalb eine länger dauernde Drainage erfordern und mit der Gefahr von Infektionen einhergehen. In solchen Fällen ist die Versorgung der Läsion anzustreben. Dazu eignet sich die einfache fortlaufende Naht mit atraumatischer Nadel und resorbierbarem monofilem synthetischem Nahtmaterial der Stärke 3×0 oder 4×0.

17.3.2 Atypische Resektionen (Abb. 17.5–17.7)

Keilresektionen sollten in der Regel nur am Lungenmantel durchgeführt werden. Bei zu tiefen Keilresektionen besteht die Gefahr der Verletzung zentraler Strukturen, daher sollten statt dessen besser anatomische Segmentresektionen vorgenommen werden (s. Kap. 22).

Geplante atypische Resektionen, wie sie z. B. für die Lungenbiopsie in Frage kommen, sollten nicht offen, sondern über einer Klemme durchgeführt werden, da der Austritt von Gas und Blut zu starker Schaumbildung führt und weil außerdem Blutungen ins Lungenparenchym mit postoperativen intrapulmonalen Hämatomen auftreten können. Nach Resektion wird unterhalb der Klemme eine fortlaufende Matratzennaht angelegt, sodann die Klemme entfernt und die Naht oder ein zweiter Faden rückläufig als überwendliche Naht zum Ausgangspunkt zurückgeführt. Dabei sollte der zentrale Exzisionsteil besonders sorgfältig übernäht werden.

In ähnlicher Weise läßt sich auch eine keilförmige Resektion von Lungengewebe mit der Klemme durchführen. Auch hier sollte der zentrale Exzisionsteil zusätzlich durch eine Handnaht gesichert werden.

Gutartige abgegrenzte kleinere, meist subpleural gelegene Tumoren lassen sich durch eine tumornahe Exzision entfernen. Diese erfolgt im Gesunden, d. h. in-

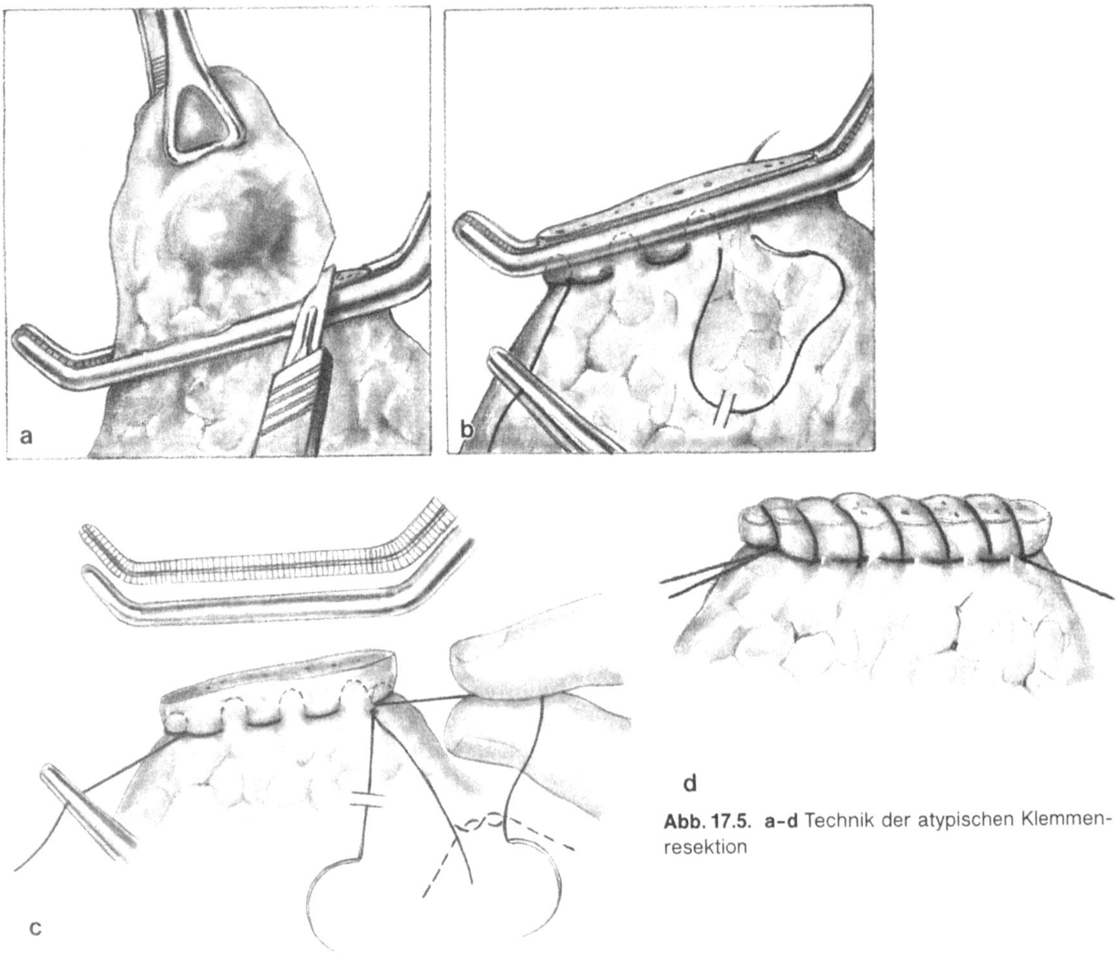

Abb. 17.5. a–d Technik der atypischen Klemmenresektion

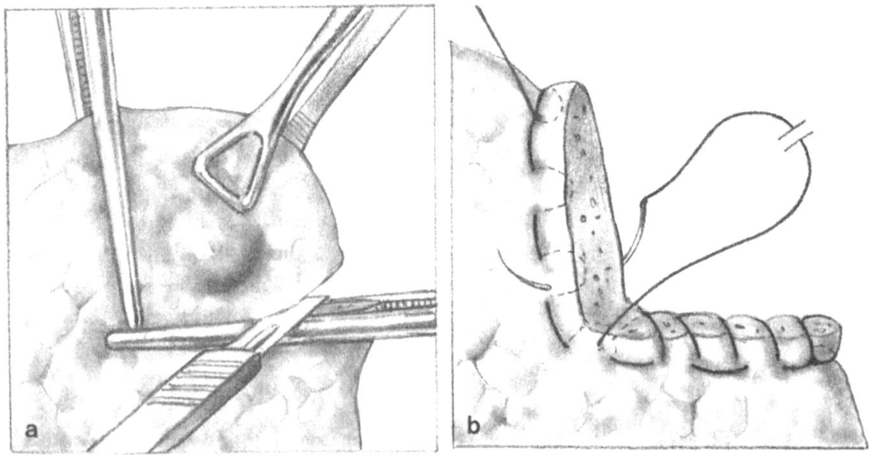

Abb. 17.6. a, b Technik der atypischen Keilresektion

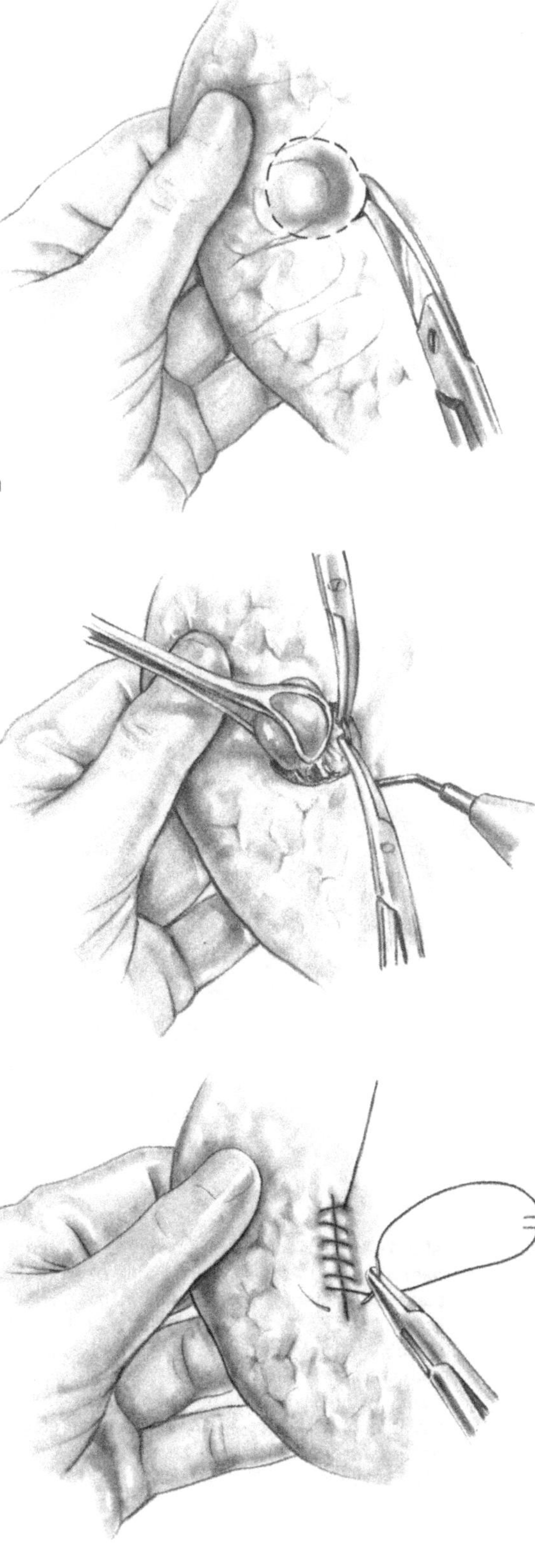

a

b

c

Abb. 17.7. a–c Technik der tumornahen Exzision

nerhalb des Lungenparenchyms. Die einzelnen Schritte dieses Vorgehens sind in Abb. 17.7 dargestellt. Es ist darauf zu achten, daß blutende Gefäße durch Koagulation oder Umstechung versorgt werden. Eine Enukleation, d. h. isolierte Tumorexstirpation in der Grenzschicht zur Lunge, kommt nur bei eindeutig gutartigen und abgegrenzten Geschwülsten (z. B. Hamartom, Chondrom u. ä.) in Frage.

17.3.3 Einsatz der Klammernahtgeräte (Abb. 17.8)

Als Alternative zur Klemmentechnik bietet sich heute der Parenchymverschluß mit Hilfe des Klammernahtgerätes an (Hood 1984). Die Inzidenz bronchopleuraler Fisteln nach kleineren Resektionen wird allgemein bei der Staplernaht geringer eingeschätzt als bei der Handnaht (Dart et al. 1970; Hood et al. 1973; Konrad u. Ammedick 1980; Maaßen et al. 1986; Steichen u. Ravitch 1984; Takaro 1984). Ein Vorteil außer dem sicheren Parenchymverschluß ist auch, daß intrapulmonale Hämatome seltener auftreten. Die Anwendung des Klammernahtgerätes empfiehlt sich daher besonders für Risikopatienten und Fälle mit zahlreichen Resektionen, wie z. B. in der Metastasenchirurgie. Aber auch bei der Durchtrennung breiter Parenchymbrükken, Entfernung bullöser Emphysemblasen, von Rundherden, Zysten bei Spontanpneumothorax, Probebiopsien und anderen atypischen Resektionen hat sich das Verfahren bewährt (Bieselt u. Wolff 1985; Maaßen et al. 1985). Dazu wird bei kleinen Prozessen das Klammernahtgerät mit einer Länge von 30 mm, bei größeren ein solches von 55 mm Länge ausreichen (Tabelle 17.1). Je nach Mächtigkeit des Parenchyms

Tabelle 17.1. Richtlinien für die Klammernaht in der Lungenchirurgie

Gewebe	Gerät[a]	Magazin[a]	mm
Pulmonalarterie	TA 30-30/3 V	Weiß	
Lungenvene			
Vorhof		Klammerhöhe	
		Offen	2,5
		Geschlossen	1,0
Schmale Parenchymbrücke	TA 30, 55, GIA	Blau	
Parenchymadaptation	TA 30, 55		
Kleiner Bronchus	TA 30	Klammerhöhe	
		Offen	3,5
		Geschlossen	1,5
Breite Parenchymbrücke	TA 55, 90	Grün	
Lappenbronchus	TA 30		
Hauptbronchus	TA 55	Klammerhöhe	
		Offen	4,8
		Geschlossen	2,0

[a] Auto-Suture Deutschland GmbH.

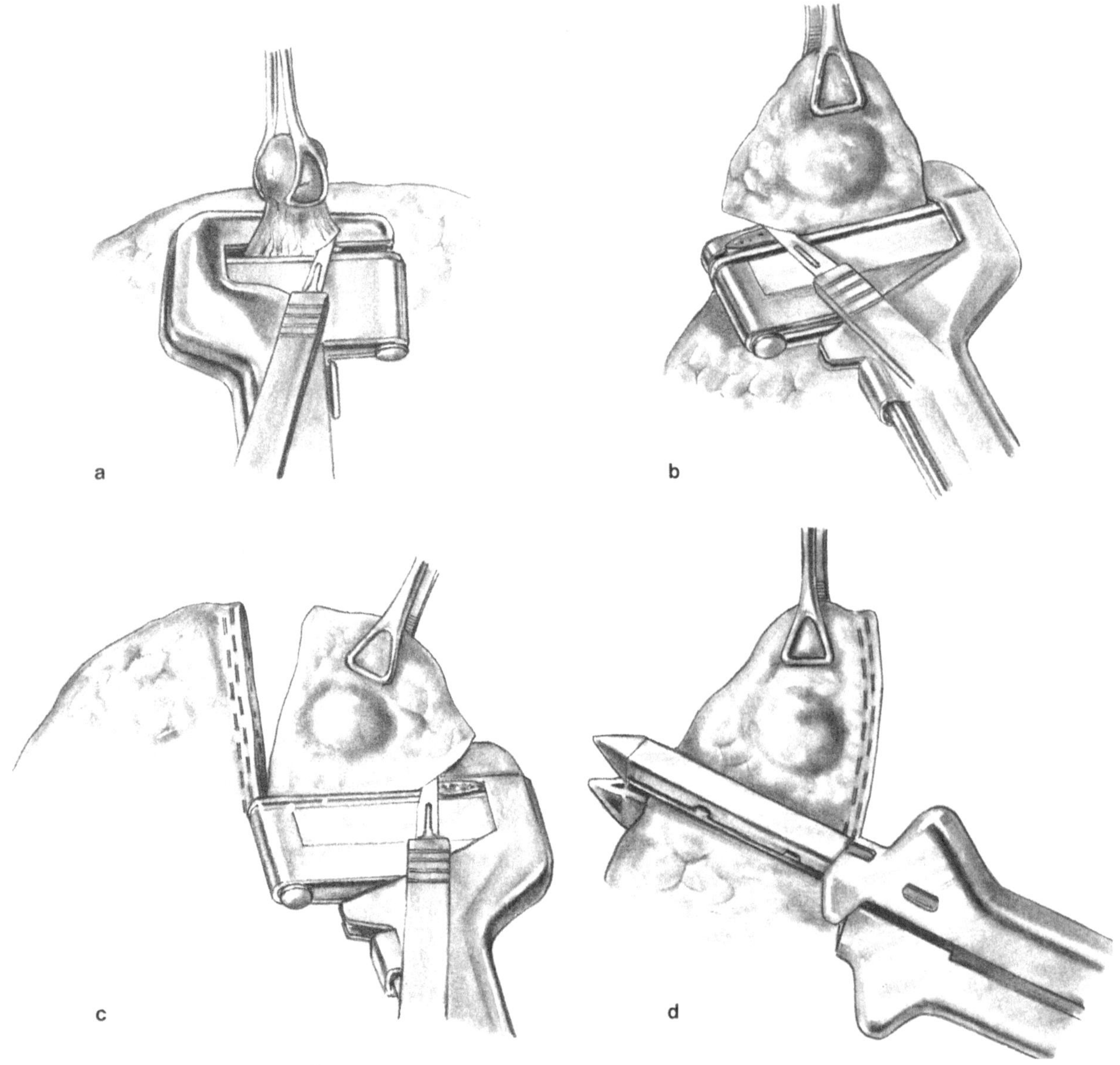

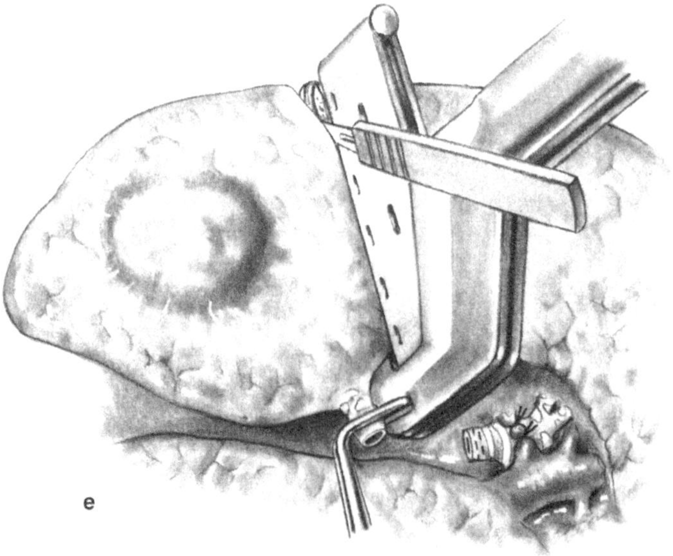

Abb. 17.8 a–e. Technik der Lungenresektion mit dem Stapler. **a** Atypische Resektion eines subpleuralen Knotens (TA 30, blaues Magazin). **b** Atypische Resektion eines peripheren Tumors (TA 55, blaues Magazin). **c** Atypische Keilresektion eines peripheren Tumors (TA 55, blaues Magazin). **d** Atypische Keilresektion eines peripheren Tumors (GIA 50). **e** Parenchymdurchtrennung bei Segmentresektion (hier Lingula) (TA 90, grünes Magazin)

werden Klammern von 3,5 mm Tiefe bzw. 4,8 mm Tiefe verwandt. Da es sich um eine Doppelklammerreihe handelt, sind weitere Maßnahmen am Parenchym in der Regel nicht erforderlich. Leichtere Restblutungen können mittels Elektrokoagulation oder besser durch Übernähung gestillt werden. In der dargestellten Weise können auch Keilresektionen aus der Lunge mit zusätzlicher zentraler Übernähung durchgeführt werden. Als Alternative zum Klammernahtgerät bietet sich das GIA-Gerät in der Länge von 50 oder 90 mm an. Da hier aber nur eine Klammergröße zur Verfügung steht, beschränkt sich die Einsatzmöglichkeit auf schmalere Parenchymresektionen. Für die Durchtrennung des Parenchyms bei Segmentresektionen kann auch das TA-90-Gerät eingesetzt werden. Auch die Parenchymverbindung zwischen den Lungenlappen in der Tiefe der Lappenspalten läßt sich bei den verschiedenen Formen der Lobektomie auf diese Weise durchtrennen.

17.3.4 Parenchymverschluß durch Fibrinkleber
(Abb. 17.9)

Hat man sich früher damit begnügen müssen, nach Übernähung von Lungenverletzungen oder nach Parenchymresektionen kleinere Parenchymfisteln zu belassen, so können diese heute durch Aufbringen eines Fibrinklebers verschlossen werden. Die Indikation zu einem solchen Vorgehen sehen wir allerdings überwiegend bei großflächigen Läsionen, die mit diffusen oberflächlichen Blutungen einhergehen können. In solchen Fällen kann auch durch Aufkleben von Kollagenvlies eine sichere Blutstillung erreicht werden. Dies gilt in gleicher Weise für flächenhafte Pleuradefekte.

Auch wenn es noch relativ wenige Erfahrungen mit der intraoperativen (Thetter 1981; Thetter et al. 1987; Kaiser 1987) und endoskopischen (Scheele et al. 1978; Kaiser u. Wolfart 1983; Spiegel et al. 1983; Becker et al. 1987; Waclawiczek 1987; Pridun u. Heindl 1987) Anwendung des Fibrinklebers gibt, so zeichnen sich doch therapeutische Verbesserungen bei einer Reihe weiterer Indikationen ab (Tabelle 17.2). Nach Vereinigung der beiden Kleberkomponenten kommt es schnell zu einem gas- und flüssigkeitsdichten Verschluß. Später dient das Fibrin bei der Wundheilung als Leitschiene für die einsprossenden Fibroblasten und stimuliert die Fibroblastenproliferation, so daß

Tabelle 17.2. Mögliche Indikationen zur Fibrinklebung in der Lungenchirurgie

Operativ	Endoskopisch
Trachealanastomose	Rezidivierender
Bronchusanastomose	Spontanpneumothorax
Bronchusstumpfverschluß	Maligner Pleuraerguß
Parenchymnaht	Hydrothorax
Endorrhapienähte	Bronchusfistel
Dekortikation	
Pleurektomie	
Ductus-thoracicus-Läsion	
Interstitielle Brachytherapie	

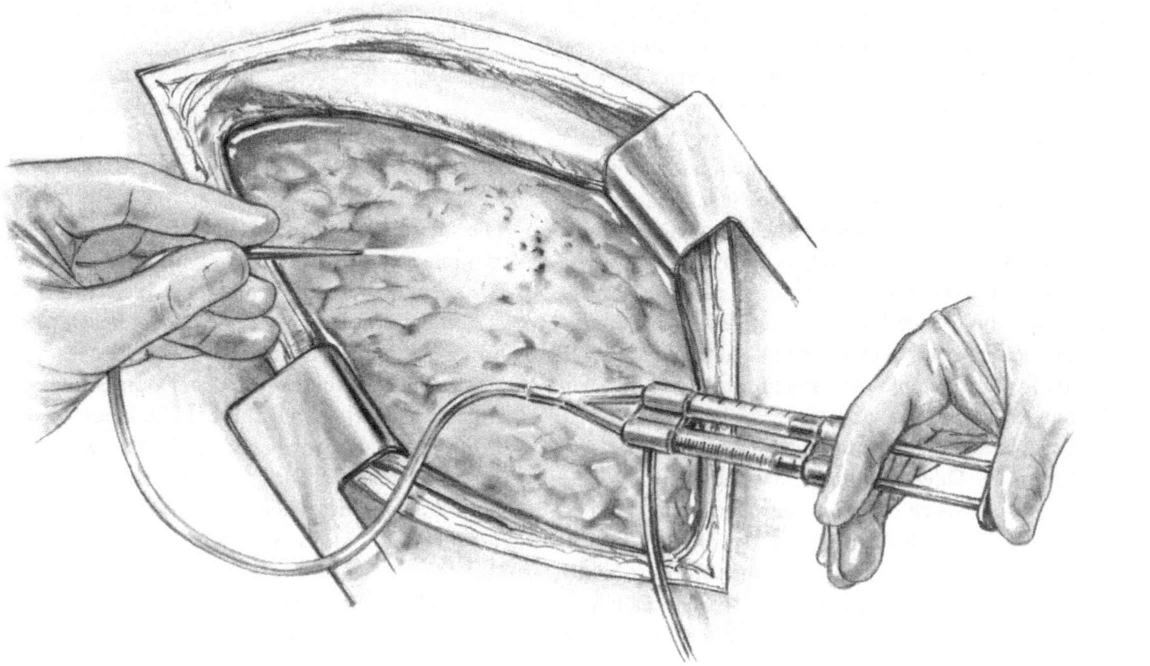

Abb. 17.9. Großflächige Auftragung eines dünnen Fibrinkleberfilms über Sprühkatheter

sich die Fibrinkleberapplikation insbesondere bei gefährdeten Anastomosen und zu erwartender problematischer Wundheilung empfiehlt, um bessere Heilungsbedingungen herzustellen (Abb. 17.10c und 17.12f). Dabei sollte die aufgetragene Fibrinschicht möglichst dünn und die klebende Fläche weitestgehend trocken sein.

17.4 Operationstechnische Grundlagen am Tracheobronchialsystem

17.4.1 Bronchusverschluß durch Einzelknopfnähte (Abb. 17.10)

Der Bronchusstumpfverschluß und die Bronchusanastomose stellen wesentliche Gefahrenmomente in der Resektionschirurgie der Lunge dar. Die Vielzahl entwickelter Nahttechniken zum sicheren Bronchusverschluß verdeutlicht das Problem eindrucksvoll (Zenker et al. 1954; Engel u. Viereck 1971; Schildberg et al. 1982). Auch heute stellt die Bronchusstumpfinsuffizienz mit Entwicklung einer bronchopleuralen Fistel und nachfolgendem Empyem oder Mediastinitis eine gefürchtete und trotz gezielter Antibiotikatherapie mit hohen Letalitätsquoten (bis zu 70%) belegte Komplikation dar (s. Kap. 23).

Die Bronchusstumpfheilung erfolgt über die Ausbildung von Granulationsgewebe aus peribronchialem, submukösem und subpleuralem Gewebe (Konrad et al. 1973). Es werden 3 Arten der Bronchusstumpfheilung unterschieden: Nur etwa 20% der Stümpfe verheilen primär in der genähten Form. In etwa 80% der Fälle kommt es zu einer partiellen und kompletten Wiedereröffnung des Bronchus mit sekundärer Stumpfheilung, da die Nähte durchschneiden und die Stumpfenden ihrer elastisch-knorpeligen Struktur entsprechend wieder auseinanderweichen. Die Enden bleiben aber durch eine Epithelschicht auf subpleuralem Bindegewebe verschlossen, und es kommt nicht zur Ausbildung einer bronchopleuralen Fistel. Entweder schneiden in etwa 15% der Fälle alle Fäden durch, so daß der Stumpf mit vollem wiedereröffnetem Durchmesser bis zur Absetzungsstelle reicht, wo er durch eine dünne fibrinös-epitheliale Membran verschlossen ist. Oder es kommt in etwa 65% der Fälle gleichsam als Mischform zu einem Durchschneiden einiger Fäden, so daß die Stumpfenden nur inkomplett aneinanderliegen und z.T. durch einen fibrinös-bindegewebigen Pfropf verschlossen sind. In allen Fällen erfolgt der Heilungsvorgang am Bronchusstumpf nicht an der Nahtlinie, sondern am Absetzungsrand, dem Stumpfende. Diese Erkenntnis führte zu der Forderung, die Nahtreihe so nah wie möglich an der für den Heilungsvorgang entscheidenden Absetzungslinie zu plazieren und den Heilungsvorgang durch die bis heute weit verbreitete Methode der Bronchusstumpfdekkung nach Handnaht, z.B. mit einem gestielten, möglichst fettfreien Pleuralappen, zu sichern und zu beschleunigen (Rienhoff et al. 1942) (Abb. 17.11).

Bedingungen für einen sicheren Bronchusverschluß sind:

- die Bildung eines kurzen, gut durchbluteten Stumpfes durch gewebeschonendes Operieren und Erhaltung des peribronchialen Bindegewebes und der Bronchialarterien bis zur Schnitthöhe sowie die Verwendung von möglichst wenig Nahtmaterial,
- der sichere luftdichte Verschluß des Bronchus unter exakter Adaptation der Bronchialwand bei möglichst einfacher Operationstechnik,
- die Vermeidung einer Kontamination der Pleurahöhle aus dem eröffneten Bronchus,
- der einwandfreie Zustand der Bronchialschleimhaut im Absetzungsbereich.

Darüber hinaus wird die Stumpfheilung von einer Reihe weiterer Faktoren beeinflußt (Tabelle 17.3).

Tabelle 17.3. Einflußfaktoren der Bronchusstumpfheilung

Nahttechnik	Operationsindikation
Gefäßversorgung	Resektionsausmaß
Stumpflänge	Erkrankung
Maligne Stumpfinfiltration	Allgemeinzustand
Entzündung im Stumpf	Präoperative
Infektion in der Pleurahöhle	Strahlentherapie
Nahtmaterial	Postoperative Beatmung
	Postoperativer Verlauf
	Erfahrung des Operateurs

Die meisten der in der Vergangenheit entwickelten Verfahren zum Bronchusstumpfverschluß sind jedoch inzwischen zugunsten der einfachen Verschlußtechnik mit Einzelknopfnähten verlassen worden. Die Fadenführung soll perikartilaginär erfolgen, da bei transkartilaginärem Fadendurchzug der Knorpel durch das Nahtmaterial verletzt wird und Infektionen im Knorpel drohen. Außerdem bietet der intakte Knorpelring ein festes Widerlager, das auch bei Hustenstößen ein Durchschneiden des Nahtmaterials verhindert. Es erscheint uns aus klinischer Sicht unerheblich, ob die Naht allschichtig oder extramukös durchgeführt wird, wenngleich tierexperimentelle Befunde für die extramuköse Naht leichte Vorteile aufweisen (Weerda et al. 1974). Seit 1972 verwenden wir Polyglykolsäurematerial oder PDS (seit 1985) der Stärken 3×0 bzw. 4×0,

Abb. 17.10 a–e. Der Bronchusverschluß. **a** Perikartilaginäre Einzelknopfnähte und allschichtige perikartilaginäre Naht. **b** Perikartilaginäre extramuköse Einzelknopfnähte und perikartilaginäre extramuköse Naht. **c** Zusätzliche Sicherung des Bronchusstumpfes durch Fibrinklebung über Applikationsnadel. **d** Mit dem Stapler (TA 30, grünes Magazin). **e** Mit Stapler (TA 55, grünes Magazin) und perikartilaginäre Einzelknopfnähte

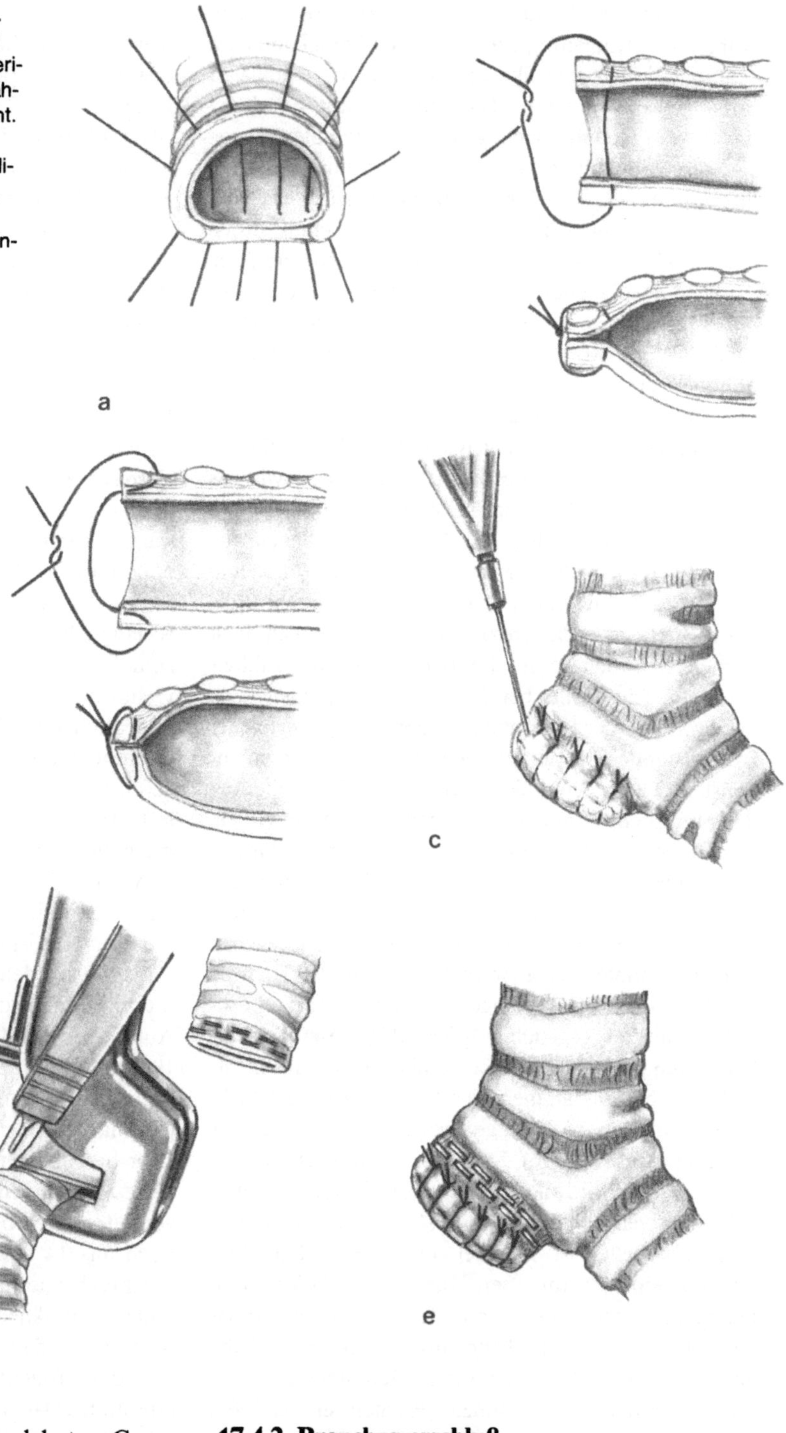

seitdem haben wir die früher ausgedehnten Granulombildungen nach Einsatz von nicht resorbierbarem Polyestermaterial nicht mehr beobachtet. Dies wird auch von anderen Chirurgen mitgeteilt. Die Insuffizienzrate lag in unserem Krankengut unter 2%. Bestehen Zweifel hinsichtlich der primären Dichtigkeit, kann die Naht zusätzlich durch Fibrinkleber verschlossen werden.

17.4.2 Bronchusverschluß mit dem Klammernahtgerät (Abb. 17.10 d)

Als Alternative zur Handnaht wird heute von vielen Thoraxchirurgen der Bronchusverschluß mit Hilfe des Klammernahtgerätes unter Verwendung von Klammern der Tiefe 4,8 mm (grünes Magazin, Tabelle 17.1) bevorzugt. Die Vorteile sind v. a. der erhebliche Zeitgewinn durch die Einfachheit der sekundenschnellen Naht, die Verringerung der perihilären Dissektion bzw. Manipulationen oder Skelettierung am Bronchus, und somit gewebeschonende Handhabung mit Erhaltung des für die Heilung wichtigen peribronchialen Gewebes, die Vermeidung von langen, sich mit potentiell-infiziertem Sekret füllenden Bronchusstümpfen, der absolut luftdichte und gleichmäßige Verschluß durch horizontale gegeneinander versetzte Klammerreihen, die feste und langhaltende Naht für die Zeit der postoperativen Stumpfheilung mit höherer Druckbelastbarkeit, die Vermeidung einer Kontamination der Pleurahöhle durch Schmierinfektion bei der Absetzung, die erfolgreiche Anwendung auch unter septischen Bedingungen, der geringe Parenchymverbrauch und die geringe Traumatisierung des Restparenchyms, sowie das zuverlässige und reaktionslos einheilende Klammernahtmaterial aus Edelstahl. Nachteilig können die im Vergleich zur Handnaht möglicherweise höheren Kosten sein, außerdem v. a. in der Tumorchirurgie die Tatsache, daß das proximale Bronchuslumen nicht inspiziert werden kann. Darüber hinaus sind zahlreiche technische Fehler bei der Anwendung möglich.

Gegenüber der Handnaht, bei der infolge ungleicher Stichabstände und unterschiedlich fester Knoten inkonstante Kräfte mit der Folge einer Deformierung des Stumpfendes auf den Absetzungsrand einwirken, resultieren nach Staplernaht mit uniformen Abständen und gleicher Festigkeit konstante Drücke an den adaptierten Absetzungsrändern (Peterffy u. Calabrese 1979), so daß bessere Heilungsbedingungen gegeben sind. Es konnte gezeigt werden, daß im Vergleich zu Seide- und Nylonnähten nach Klammernaht die Leckdrücke mit 250 gegenüber 140 mmHg wesentlich höher waren, die entzündliche Reaktion auf die nichtreaktiven Metallklammern aus korrosionsfestem Stahl geringer und so die Kollagenproduktion verstärkt war (Scott et al. 1975, 1976). Da höhere Druckbelastungen möglich sind, wird die Klammernaht besonders sinnvoll sein, wenn eine längere postoperative Nachbeatmung abzusehen ist oder bei starker Bronchialsekretion mit einem vermehrten Husten des Patienten zu rechnen ist. Durch die B-Form der Klammern wird eine Vaskularisierung des Bronchusstumpfes ermöglicht, da kleinste Gefäße bis zu 1 mm Durchmesser durch die Nahtreihe treten können (Ravitch et al. 1964; Goldman 1964), zugleich wird eine Hämatombildung im Bereich der Naht vermieden (Keszler 1969). Auch nach maschineller Naht werden die 3 klassischen Möglichkeiten der Bronchusstumpfheilung beobachtet (Rienhoff et al. 1942), wobei es in etwa 50%, also deutlich seltener als bei den in etwa 80% beobachteten Fällen nach Handnaht, zu einer sekundären Stumpfheilung kommt (Smith et al. 1963). In diesem Zusammenhang scheint die Mitteilung einer Arbeitsgruppe erwähnenswert, die durch zusätzliche Einzelknopfnähte distal der Staplerreihe die Rate bronchopleuraler Fisteln um 4,7 auf 1,2% (n = 86) senken konnte (Abb. 17.10 e). Zugrunde liegt die Vorstellung, die Bronchusoberflächen im eigentlichen Heilungsbezirk an der Absetzungsstelle zusätzlich und besser adaptieren zu können, während die Staplernaht den Kräften zur Wiedereröffnung des Bronchus entgegenwirkt (Lawrence et al. 1982; Kaplan et al. 1987). Die experimentellen Ergebnisse und theoretischen Vorteile der maschinellen Naht scheinen durch retrospektive Studien bestätigt zu werden, die geringere Fistelraten im Vergleich zur Handnaht zeigen (Williams u. Lewis 1976; Schoefer u. Demischew 1977; Verain et al. 1979; Forrester-Wood 1980; Lawrence et al. 1982). Die dabei in der Literatur aufgeführten Vorteile gelten jedoch nur im Vergleich zu Nähten mit nicht-resorbierbarem Nahtmaterial. Vergleichende Studien zu resorbierbaren synthetischen Fäden liegen bis heute nicht vor. Bislang gibt es keine randomisierte kontrollierte Studie zum Vergleich der bronchopleuralen Fistelrate nach Hand- bzw. Staplernaht. So muß der Vergleich unterschiedlicher Studien mit verschiedenen Stapeltechniken und Stapelinstrumenten zu verschiedenartig ausgeführten Handnähten herangezogen werden (Tabelle 17.4). Dabei zeigt sich ein leichter Vorteil für die maschinelle Nahttechnik.

Allerdings gehen in diese Ergebnisse auch die verschiedenen Entwicklungsstufen der Staplergeräte ein, die zum Teil spezifische Mängel aufwiesen; bei der seit 1985 auf dem Markt befindlichen neuesten Generation konnten diese weitgehend ausgemerzt werden. Aufbauend auf den Erfahrungen mit den zunächst seit 1952 in der UdSSR entwickelten Modellen UKB-25 und UKL-40 stand seit 1967 das erste amerikanische Original TA-Instrument zur Verfügung. Es verfügte zwar bereits über Einmalladeeinheiten mit doppelten, versetzt rechtwinklig zur Längsachse des Bronchus verlaufenden Klammernahtreihen, aber es bestand noch aus 14 beweglichen Teilen, die jedes Mal zum Gebrauch zusammengesetzt werden mußten. Es war daher unpraktisch in der Handhabung. Hauptargument gegen den Gebrauch dieser Geräte war die Gefahr des Bronchusberstungstraumas mit Gewebedevitalisation (Dart et al. 1970). Eine wesentliche technische Weiterentwicklung stellte daher 1982 das aus einem Stück bestehende Premium-TA-Instrument dar, in das die Einmalladeeinheit problemlos eingeführt und mit einer Hand bedient werden konnte. Mit diesem Gerät wurden allerdings signifikant höhere Raten bronchopleuraler Fisteln beobachtet, so z. B. in einer Studie 15% gegenüber 4% mit dem Original-TA (Hakim u. Milstein 1985). Experimentell und klinisch

Tabelle 17.4. Vergleichende Inzidenz bronchopleuraler Fisteln nach Pneumonektomie (*BPF* bronchopleurale Fistel)

Autor	Jahr	Handnaht			Klammernaht		
		Patienten (n)	BPF (n)	BPF (%)	Patienten (n)	BPF (n)	BPF (%)
Ravitch et al.	1964				25	0	0
Keszler	1969				123	4	3,3
Dart et al.	1970				117	8	6,8
Malave et al.	1971	218	10	4,6			
Hood et al.	1973				60	2	3,3
Gaskin u. Bergmann	1975				41	1	2,4
Williams u. Lewis	1976	1222	56	4,6			
Schoefer u. Demischew	1977	85	9	10,6	112	7	6,3
Hankins et al.	1978	148	11	7,4			
Verain et al.	1979	33	5	15,2	33	1	3,0
Guilbert	1979	59	3	5,1	59	0	0
Forrester-Wood	1980	225	25	11,1	225	6	2,7
Lawrence et al.	1982	45	3	6,6	37	2	5,4
Stallone	1982				60	1	1,7
Ferguson (persönl. Mitt.)	1982				193	5	2,6
Rutten u. Sikkenk	1982	11	0	0	30	0	0
Moritz et al.	1982				44	0	0
Konrad et al.	1982				209	20	6,4
Gamondes et al.	1983	33	1	3,0	33	2	6,0
Eschapasse (persönl. Mitt.)	1984	416	9	2,2			
Hakim u. Milstein	1985				71	3	4,2
Maassen	1986				92	6	6,5
Irlich	1986				128	4	3,1
Vanetti u. Bazelly	1987	220	11	5,0	206	19	9,2
Kaplan et al.	1987				253	11	4,4
24 Autoren		2715	143	5,3	2251	102	4,5

konnte nachgewiesen werden, daß die Ursache der aufgrund der starren Achse der Ladeeinheit entstehende V-förmige Verschluß war, so daß die Klammern im Bereich der Achse bei einer sehr kräftigen Bronchuswand nicht vollständig geschlossen wurden. Erst 1 cm von der Achse entfernt verschlossen sich die Klammern korrekt B-förmig. Dieser Nachteil wurde bei den seit 1985 verfügbaren revidierten Ladeeinheiten abgestellt (Tabelle 17.1), die eine sog. Floatingachse besitzen; diese erlaubt wie bei den Original-TA-Geräten einen parallelen Schluß von Magazin und Andruckplatte. Die zusätzlich eingeführte Gewebeautomatik soll die Gefahr der Bronchusquetschung und -berstung verringern. Heute gibt es zudem Geräte aus leichterem Plastikmaterial, die insbesondere beim Verschluß von Hilusgefäßen vorteilhaft sein können, sowie einen Roticulator für topographisch unzugängliche Verhältnisse. Das Alternativmodell „Proximate Linear Stapler RL" (Proximate-LS) ist aus Plastik und hat auch einen parallelen Schluß. Bei ihm kann zusätzlich die gewünschte Höhe der verschlossenen Klammern eingestellt werden, während das zu durchtrennende Gewebe bereits im Magazin gefaßt ist, so daß nicht mehrere Magazine benötigt werden. Andererseits birgt diese Möglichkeit bei fehlerhafter Bedienung Gefahrenmomente. In der einzig größeren vergleichenden Studie wurden bei insgesamt 253 pneumonektomierten Patienten mit dem Original-TA-Gerät 3,0%, mit dem Premium-TA 6,1% und dem Proximate-LS 8,7% Fisteln beobachtet. Dagegen fand sich bei dem neuen revidierten TA-Gerät bislang bei 40 Patienten keine Fistel mehr (Kaplan et al. 1987). Es ist daher denkbar, daß die Klammernaht heute der Handnaht überlegen ist.

Bemerkenswert ist das von einigen Autoren beobachtete deutlich häufigere Auftreten bronchopleuraler Fisteln nach Staplerverschluß des rechten Hauptbronchus im Vergleich zum linken (Hakim u. Milstein 1985; Irlich 1986; Vanetti u. Bazelly 1987). Die beiden letzteren Studien zeigten in 38,3% (n = 47) bzw. 21,1% (n = 90) Fisteln rechts, aber nur in 2,4% (n = 83) bzw. 0% (n = 116) Fisteln links. Dagegen fand sich in der zweiten Studie nach Handnaht rechts in 8,8% (n = 90) und links in 2,5% (n = 120) eine Stumpfinsuffizienz. Möglicherweise kann rechts nur bei langem Hauptbronchusstumpf eine suffiziente Klammernaht erfolgen, während das Problem links infolge der Länge des Hauptbronchus geringer ist. Kurze Oberlappenbronchusstümpfe oder eine knappe zentrale Absetzung an der Trachea scheinen für den Stapler weniger geeignet, da die Gefahr einer unzureichenden Verankerung der Klammernahtreihe besteht. So wird empfohlen, die Nahtreihe rechts schräg in die Trachea zu legen und den Stumpf mit Pleura mediastinalis zu decken (Konrad u. Ammedick 1980), während sonst nach Staplernaht eine Stumpfdeckung nicht für erforderlich gehalten wird, im Zweifelsfall aber zu empfehlen ist. Links kann eine zentrale Absetzung an der Trachea durch den vorgelagerten Aortenbogen schwieriger sein. Gelingt es nicht, den linken Hauptbronchus ohne zu große Spannung unter dem Aortenbogen hervorzuziehen, so daß ein Verschluß unmittelbar an der Trachea möglich ist, sollte ein konventioneller Verschluß mit Hilfe der gewinkelten Hauptbronchusklemme erfolgen. Andererseits kann hier der neu entwickelte Roticulator mit beweglichem Kopf von Vorteil sein, mit dem auch ein kurzer linker Hauptbronchus neben dem Aortenbogen gestapelt werden kann. Arrosionsblutungen nach maschinellem Verschluß in unmittelbarer Nähe der Pulmonalarterie sind bislang nicht beschrieben worden.

Für eine komplikationslose Heilung ist die Beachtung einiger Regeln bei der Verwendung des Klammernahtgerätes erforderlich. Voraussetzung für einen suffizienten Bronchusverschluß ist die Wahl der geeigneten Geräte- und Klammergröße (Tabelle 17.1). Es muß sichergestellt sein, daß der Tubus nicht miterfaßt ist. Falls sich Tumoranteile in der distalen Trachea oder dem Hauptbronchus befinden, ist die manuelle Naht wegen der Möglichkeit zur intraoperativen Inspektion vorzuziehen. Im Sicherheitsstift darf kein Gewebe sein. Weiter darf das Gerät während des maschinellen Nahtvorgangs nicht verkantet sein und der Bronchus nicht unter Spannung stehen. Jeglicher Zug am Bronchus ist daher zu vermeiden. Beim Verschluß der Parenchymbranchen soll die membranöse Hinterwand von dorsal gegen die gestreckte knorpelige Wand adaptiert werden. Bei Bronchus- und Parenchymdurchtrennung ist darauf zu achten, daß die Absetzungsebene nahe am Klammergerät liegt. Dies ist v. a. zur Einhaltung notwendiger Sicherheitsabstände in der Tumorchirurgie wichtig. Eine Quetschung des Bronchus durch zu hohe Druckaufwendung kann zu Einrissen der Bronchialwand führen, die dann durch U-Nähte sorgfältig übernäht werden müssen. Jeder gestapelte Bronchus muß diesbezüglich überprüft werden. Im Extremfall kann es durch übermäßige Kraftanwendung zum Bersten der Knorpelspangen kommen. Der so devitalisierte Bronchusstumpf kann noch Monate nach der Operation zur Ausbildung von Spätinsuffizienzen mit bronchopleuraler Fistel führen (Read 1973). Dies ist auch trotz der für eine individuelle Verformung und den Verschluß der Klammern in Abhängigkeit von der Gewebestärke sorgenden Gewebeautomatik in dem neuen Premium-TA-Instrument bei zu großer Kraftausübung möglich. Immerhin wurden in der bislang umfangreichsten Einzelserie 4 von 11 (36%) Fisteln später als 3 Monate nach der Operation beobachtet. Allerdings konnten eindeutige ätiologische Bezüge nicht hergestellt werden (Kaplan et al. 1987). Läßt sich der Verschlußhebel des Gerätes nicht leicht schließen, ist die Bronchuswand für einen Klammernahtverschluß zu dick oder zu starr, durch einen gewaltsamen Verschluß ist dann eine Bronchusquetschung oder -berstung möglich. In solchen Fällen sollte die Versorgung daher durch Handnaht erfolgen. Ist es zu einem Bersten der Knorpelspangen gekommen, wird eine Nachresektion erforderlich, oder wenn dies nicht möglich ist, eine besonders sorgfältige Dekkung mit gut vaskularisiertem Gewebe, wie z. B. einem Interkostalmuskellappen (Abb. 17.11 e).

Wir sehen in den mechanischen Klammernahtgeräten eine Bereicherung des instrumentellen Rüstzeuges mit besonderer Eignung für Hauptbronchien und Zwischenbronchus. Dagegen kann u. E. derzeit noch nicht beurteilt werden, ob das Verfahren sicherer ist als die Handnaht mit resorbierbarem atraumatischem Nahtmaterial. Wichtig ist die konsequente und fachgerechte Anwendung einer Technik, wobei letztlich die Einhaltung der Grundvoraussetzungen den Erfolg der praktizierten Bronchusverschlußtechnik bestimmen dürfte (Bieselt u. Wolff 1985).

17.4.3 **Bronchusstumpfdeckung** (Abb. 17.11)

Von vielen Chirurgen wird die Abdeckung des Bronchusstumpfes durch Gewebe empfohlen (Morgan et al. 1983; Fell et al. 1985). Dazu eignet sich z. B. ein gestielter Pleuralappen, der aus der Umgebung entnommen wird. Auf der rechten Seite kann die Abdeckung auch mit dem Stumpf der V. azygos, auf der linken mit Perikard und Ösophaguswand erfolgen. Ein gestieltes Interkostalmuskelpräparat kann bei fehlender Pleura gute Dienste leisten (Nohl-Oser u. Salzer 1985). Perikard und Interkostalmuskel sowie Diaphragmalappen (Kap. 23) und Omentum-majus-Plastik haben gegenüber der Pleura parietalis und der V. azygos den Vorteil, besser durchblutete Gewebe zu sein. Wesentlich ist daher bei der Präparation, daß diese Durchblutung erhalten wird. So muß der Interkostalmuskellappen unter Mitnahme des Periosts ausgelöst werden, um die zugehörige Interkostalarterie mit Vene und Nerv zu schonen. Bei der Präparation eines Perikardlappens muß auf eine Schonung der arkadenähnlichen Gefäßversorgung und des N. phrenicus geachtet werden. Der entstandene Defekt wird mit Dura mater oder Teflon-Streifen gedeckt. Allerdings können Eingriffe am Perikard postoperativ zu Komplikationen wie v. a. Rhythmusstörungen führen, so daß eine Bronchusdekkung mit einem Perikardlappen nur in Frage kommt,

Abb. 17.11 a–e. Methoden der Bronchusstumpfdeckung

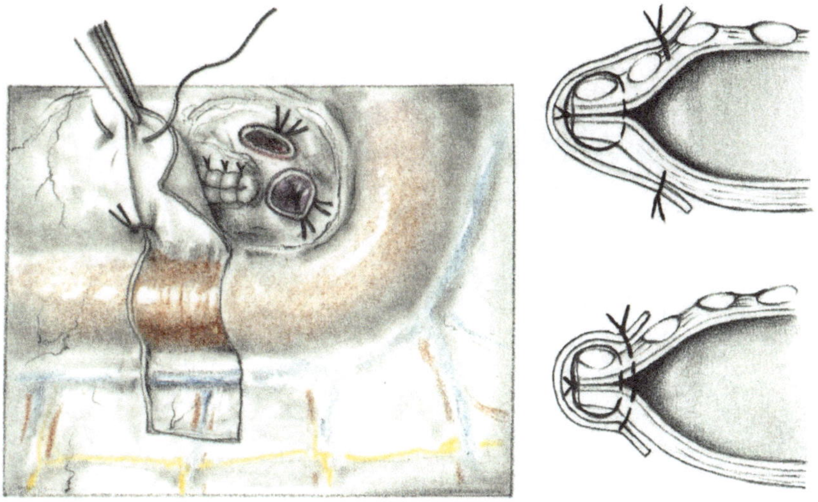

a

a Mit einem gestielten Pleura-parietalis-Lappen (hier nach Pneumonektomie links). *Insert:* Technik der Bronchusstumpfdeckung. *Oben:* Die Adaptationsnaht beidseits am Bronchusstumpf. *Unten:* Die Adaptationsnaht durch die Spitze des Bronchusstumpfes

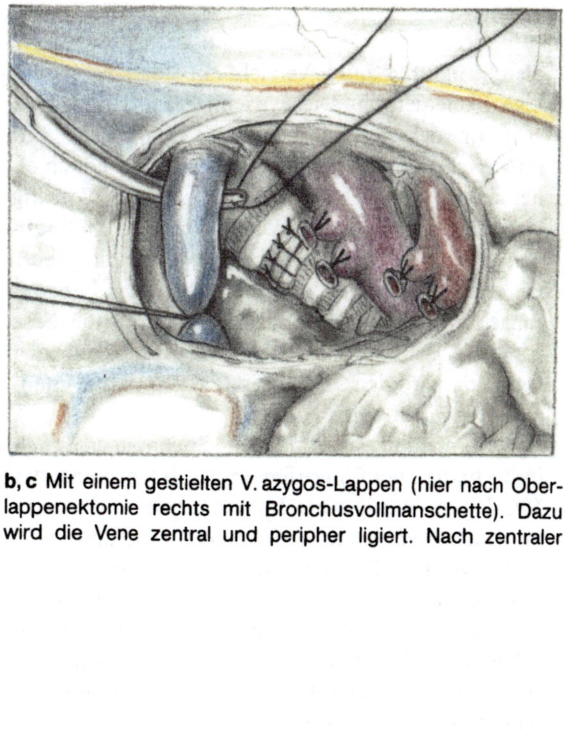

b

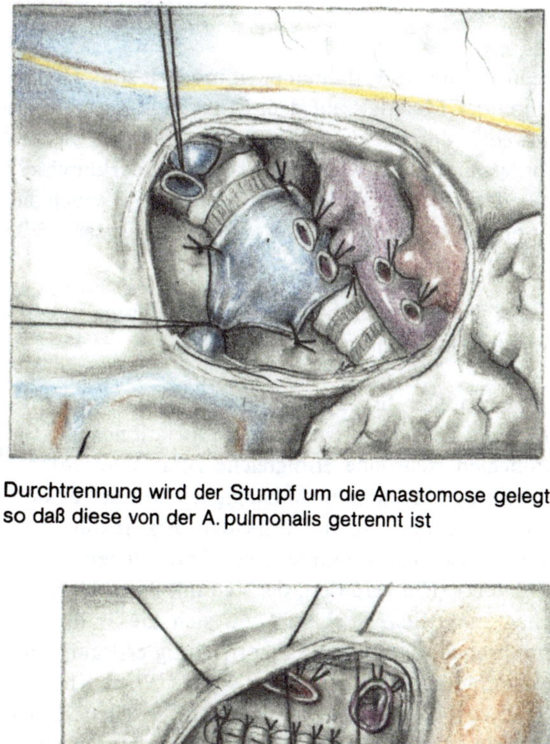

c

b, c Mit einem gestielten V. azygos-Lappen (hier nach Oberlappenektomie rechts mit Bronchusvollmanschette). Dazu wird die Vene zentral und peripher ligiert. Nach zentraler Durchtrennung wird der Stumpf um die Anastomose gelegt, so daß diese von der A. pulmonalis getrennt ist

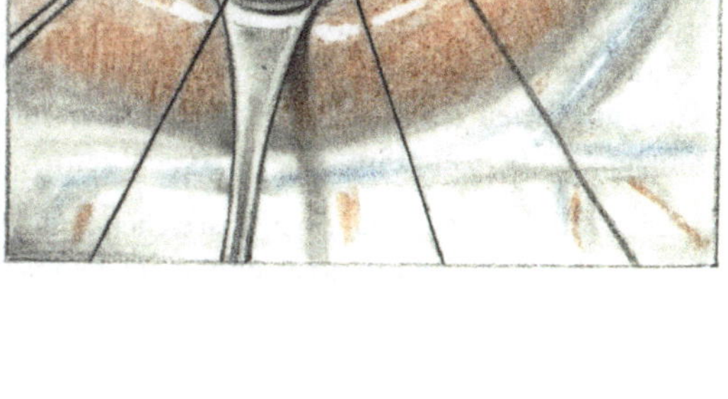

d

d Mit Perikard und Ösophagus (hier nach Pneumonektomie links)

e

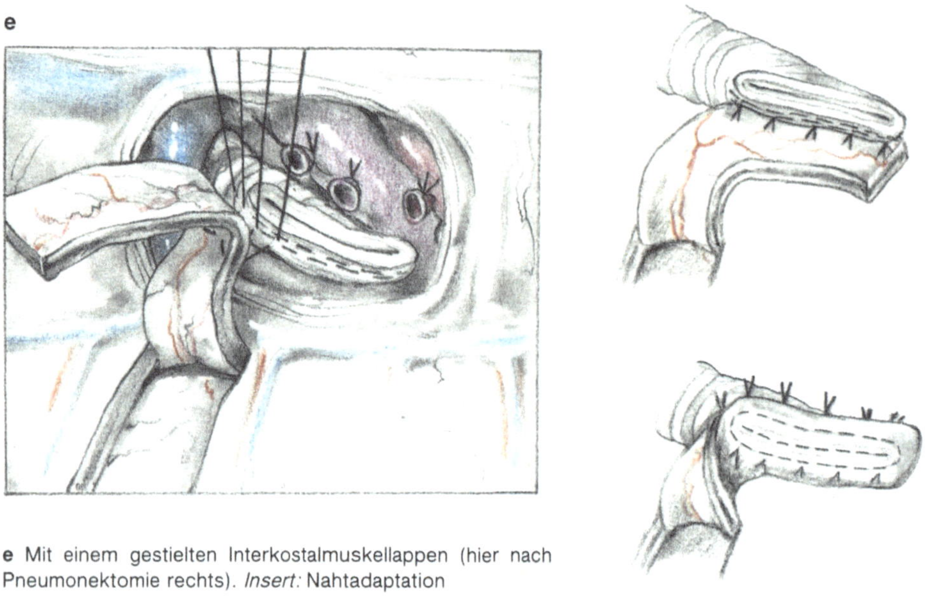

e Mit einem gestielten Interkostalmuskellappen (hier nach Pneumonektomie rechts). *Insert:* Nahtadaptation

wenn alternative Verfahren nicht möglich sind. Die Fixation des Materials auf dem Bronchusstumpf erfolgt entweder durch Adaptation mittels Nähten an der Vorder- und Hinterwand des Bronchus oder durch direkte Nahtfixation auf dem Bronchusstumpf. Auch die Fibrinklebung wird zur Fixation benutzt (Kaiser 1987).

17.4.4 Nahttechnik bei tracheobronchialen Anastomosen (Abb. 17.12 und 17.13)

Die Grundlage für fast alle Operationen an der Trachea und parenchymerhaltenden Operationen an den Bronchien stellt eine erfolgreiche Anastomosierungstechnik dar. Sie kann in Abhängigkeit von der Lokalisation und der zugrundeliegenden Erkrankung von hohem Schwierigkeitsgrad sein. Ihre Beherrschung wird von jedem gefordert, der sich mit thoraxchirurgischen Eingriffen beschäftigt, da sich die Indikation zum bronchoplastischen Eingriff häufig erst aufgrund der intraoperativen Situation ergibt (Price Thomas 1956; Vogt-Moykopf et al. 1986). In seltenen Fällen kann ein bronchoplastischer Eingriff bis zur Segmentbronchusebene indiziert sein (Meyer u. Hohlbach 1990).

Die strenge Befolgung der Grundregeln tracheobronchialer Rekonstruktionen (Grillo 1987) ist die Voraussetzung für die Vermeidung schwerwiegender Komplikationen (s. Kap. 22), die mit hoher Letalität einhergehen (s. Kap. 18 u. 19). Dazu gehören:

- Die Aufrechterhaltung einer ausreichenden Durchblutung der zu anastomosierenden tracheobronchialen Strukturen durch Verzicht auf jede längerstreckige Skelettierung. Diese wichtige Forderung läßt sich in der Karzinomchirurgie manchmal nur schwer verwirklichen, in Zweifelsfällen ist jedoch einer sicheren Bronchusanastomose stets der Vorrang vor ausgedehnten devaskularisierenden Maßnahmen bei der Staginglymphadenektomie zu geben. Gerade bei Patienten mit eingeschränkter Lungenfunktion, die eine große Indikationsgruppe für diese Eingriffe darstellen, müssen alle Komplikationen vermieden werden, die zu einer sekundären Pneumonektomie zwingen könnten.
- Die Vermeidung übermäßiger Spannungen spielt insbesondere bei Eingriffen an der Trachea und der Bifurkation, weniger am Bronchialsystem, eine große Rolle. Wenngleich experimentelle Befunde vorgelegt wurden, die eine mäßige Spannung im Anastomosenbereich bis zu 1000-1200 p als durchaus fördernd für die Festigkeit der Anastomosen belegt haben (Valesky et al. 1981), wird die Forderung nach größtmöglicher Reduzierung der Anastomosenspannung aus der klinischen Erfahrung heraus z. Z. noch aufrechterhalten (Grillo 1987).
- Voraussetzung für die erfolgreiche Anastomose ist die subtile Naht- und Anastomosierungstechnik. Die Anastomosenränder sollen glatt durchtrennt sein unter Verzicht auf Unebenheiten und nekrosegefährdete Ecken. Es empfiehlt sich, die Knorpelspangen möglichst unverletzt zu erhalten. Als Nahtmaterial sollte nur absorbierbarer, synthetischer Faden Verwendung finden, der möglichst dünn gewählt wird, z. B. Polyglycolsäure-Fäden der Stärke

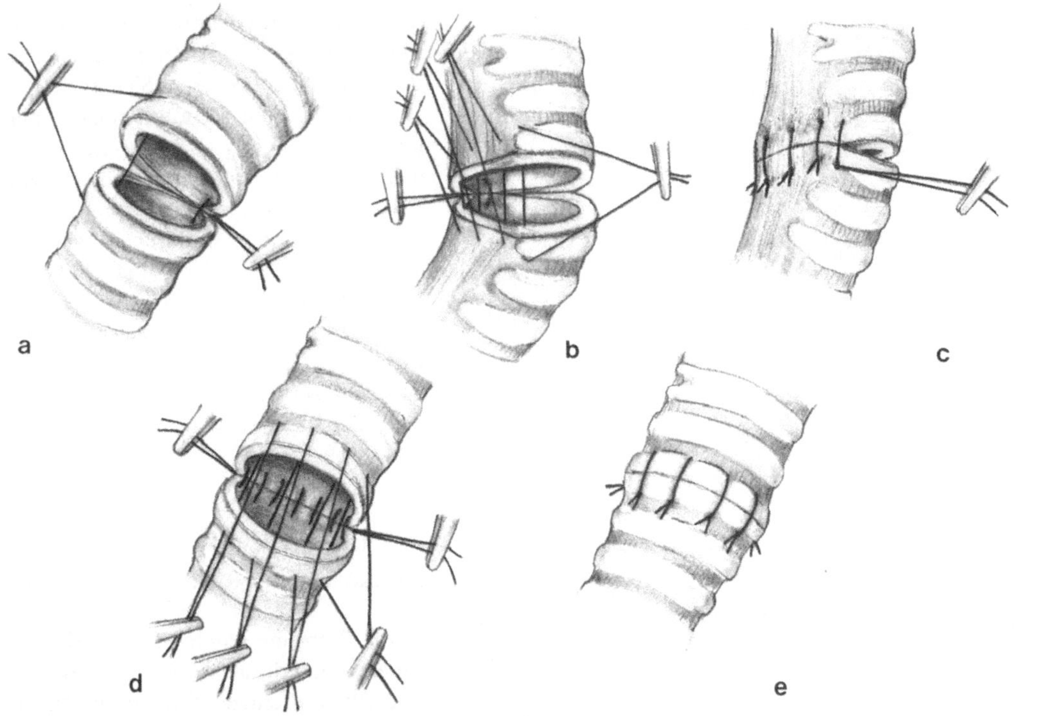

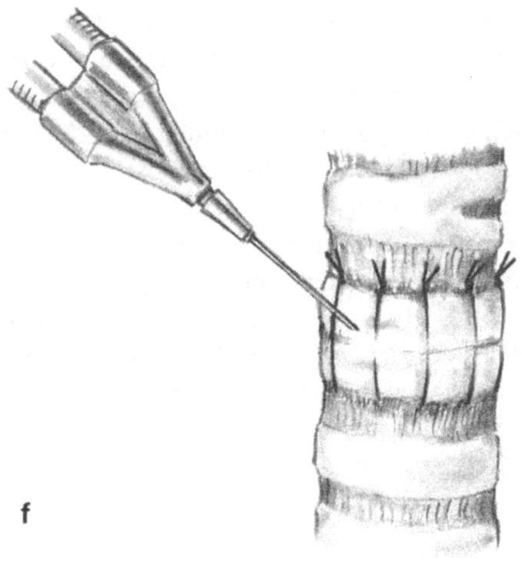

Abb. 17.12 a–f. Technik der Anastomose am Tracheobronchialsystem. **a** 2 perikartilaginäre Eckfäden sind gelegt, der hintere ist bereits geknotet. **b** Durch Zug am nichtgeknoteten Faden wird die Rückseite mit Pars membranacea exponiert. Hier werden die Fäden eng gelegt und armiert. **c** Adaptation der Bronchusstümpfe durch Knoten der 2. perikartilaginären Ecknaht. Anschließend Knüpfen der Nähte in der Pars membranacea. **d** Durch Beendigung des Zuges an der vorderen Ecknaht stellt sich die Vorderwand wieder ein, so daß hier die perikartilaginären Nähte gelegt werden können. **e** Fertiggestellte Anastomose. **f** Zusätzliche Sicherung der Anastomose durch Fibrinklebung über Applikationsnadel

4×0 oder 5×0 (Zenker et al. 1972; Weerda et al. 1974; Gibbons et al. 1981; Scheele et al. 1982; Schildberg et al. 1982).

Infolge der geringen Beweglichkeit der Trachea bereitet die Naht der Hinterwand mit der Pars membranacea die größten Schwierigkeiten. Es ist deshalb erforderlich, sich bei der Durchführung der Anastomose an bewährte Regeln zu halten, deren einzelne Arbeitsschritte in der Abb. 17.12 dargestellt sind. Die Naht beginnt mit den Eckfäden, die unbedingt im kartilaginären Bereich der Trachea liegen müssen. Sie werden in perikartilaginärer Technik trans- oder extramukös angelegt. Mit Hilfe der Eckfäden läßt sich die Pars membranacea so darstellen, daß zunächst hier die Fäden gelegt werden können. Der Abstand zwischen den Nähten beträgt etwa 0,3–0,5 cm. Sodann können die Trachealenden einander genähert und die Eckfäden geknotet werden. Es ist darauf zu achten, daß die Trachea während der Anastomosierung nicht unter zu großer Spannung steht, dazu werden gelegentlich Mobilisierungsmaßnahmen erforderlich (s. Kap. 18). An den Bronchien stellt sich mit Ausnahme des linken Hauptbronchus dieses Problem nach Durchtrennung des Lig. pulmonale kaum noch. Sodann werden die vorgelegten Fäden in der Pars membranacea der Reihe nach an einem Eckfaden beginnend bis zum nächsten, oder von beiden Eckfäden zur Mitte hin geknotet. Nach sorgfältiger Säuberung des Tracheobronchialsystems durch Absaugen, komplettieren Nähte an der Vorderwand die Anastomose. Anschließend wird sie durch vitales, gut durchblutetes Gewebe gedeckt und

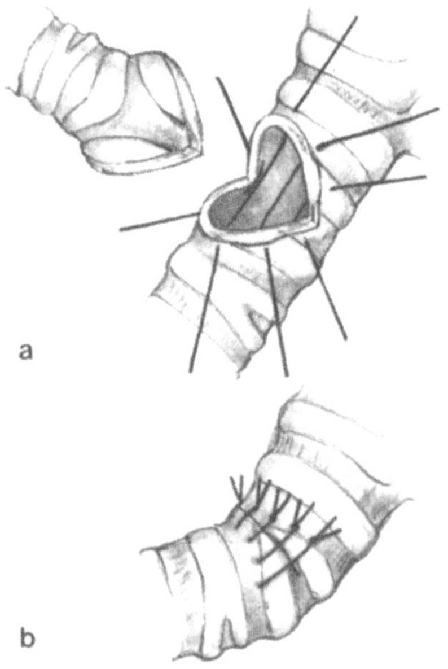

Abb. 17.13. a, b Technik der Bronchuskeilresektion (Cave: Knickstenose)

so von den umgebenden Strukturen (Gefäße, Ösophagus) getrennt. Neuere Arbeiten weisen auf die Möglichkeit einer zusätzlichen Fibrinklebung hin. Dies bietet den Vorteil einer besseren Abdichtung mit größerer Anastomosensicherheit in der frühen postoperativen Phase und möglicherweise verbesserten Heilung der Anastomose (Scheele et al. 1982; Kaiser 1987). Aktuelle tierexperimentelle Arbeiten konnten zeigen, daß mit Hilfe des Fibrinklebers die Zahl der erforderlichen Nähte deutlich reduziert und eine stabile Anastomose mit Flimmerepithelbelag erhalten werden kann (Kram et al. 1985; Scheld et al. 1987). Eine Wertung dieser Ergebnisse ist derzeit noch nicht möglich, aber es ist denkbar, daß in Zukunft die Zahl nahtbedingter Komplikationen auf diese Weise noch weiter gesenkt werden kann. Zur weiteren Sicherheit kann neben die Anastomose eine Redon-Drainage plaziert werden, um die Ausbildung abgekapselter Hämatome zu vermeiden, die im Fall einer Infektion zur Nahtinsuffizienz führen können. Wir ziehen die Drainage bei unauffälligem bronchoskopischem Befund zwischen dem 6. und 8. postoperativen Tag (Vogt-Moykopf et al. 1989; Meyer u. Hohlbach 1990).

Der Technik der Bronchuskeilresektion stehen wir wegen der Gefahr der Knickstenose mit Sekretretention sehr zurückhaltend gegenüber und geben allgemein der kompletten Manschettenresektion den Vorzug.

17.4.5 Maßnahmen zum Ausgleich von Lumeninkongruenzen (Abb. 17.14)

Ernste Probleme durch fehlende Kongruenz von proximalem und distalem Tracheal- bzw. Bronchusstumpf sind selten. Kleinere Differenzen können gefahrlos toleriert werden, da durch unterschiedlich gewählte Nahtabstände an beiden Stümpfen (proportionierte Naht) meist eine gute und luftdichte Adaptation gelingt. Nach Möglichkeit sollten Keilresektionen aus dem voluminöseren Stumpf zur Anpassung an den distalen, kleineren Stumpf vermieden werden. Prinzipiell besteht auch die Möglichkeit, die Lumina durch eine schräge Resektion des engeren, distalen Stumpfes einander anzugleichen, doch ist dabei eine Abknickung des Bronchialbaums unbedingt zu vermeiden, weil es sonst postoperativ zu Sekretretentionen mit nachfolgenden Pneumonien kommen kann.

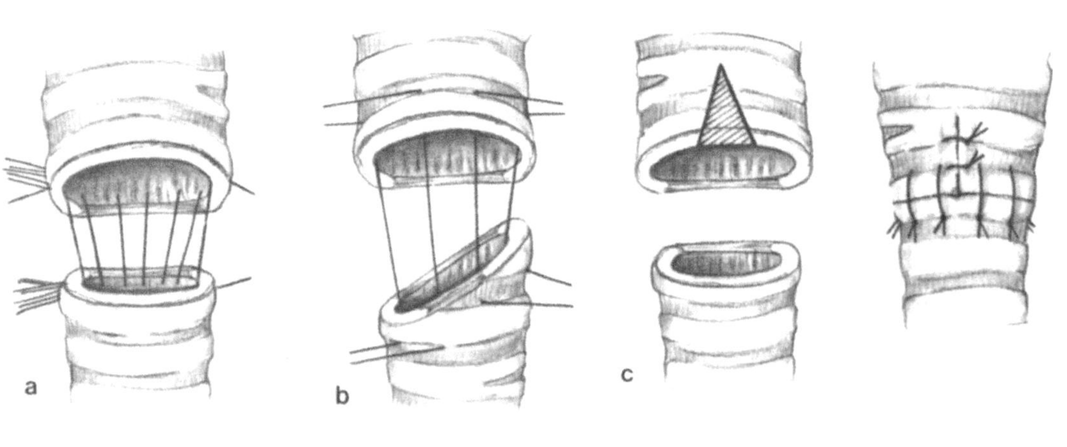

Abb. 17.14 a–c. Methoden zum Ausgleich von Lumeninkongruenzen am Tracheobronchialsystem. **a** Raffung der Pars membranacea durch proportionierte Stiche. **b** Anschrägen des kleineren Bronchusteils. **c** Dreieckförmige Exzision aus dem größeren Bronchusteil und Verschluß des Defektes

17.5 Operationstechnische Grundlagen am Lungengefäßsystem

17.5.1 Anschlingen der Pulmonalarterie (Abb. 17.15 und 17.16)

Als Gefäße des Niederdrucksystems besitzen die Pulmonalarterien keine sehr feste Gefäßwand. Sie sind fragil und leicht vulnerabel, so daß Manipulationen stets mit größter Sorgfalt erfolgen müssen. Da sie in das mediastinale Gewebe eingebettet sind, sind sie erst nach Durchtrennung der Pleura mediastinalis und weitergehender Präparation zugänglich. Es empfiehlt sich deshalb, vor größeren Eingriffen an der Lunge (Pneumonektomie, Lobektomie) rechts und links den Pulmonalarterienstamm freizulegen und anzuschlingen, um bei etwaigen Verletzungen einen raschen Zugang zu ermöglichen und größere Blutverluste zu vermeiden (s. Kap. 22). Auch kann auf diese Weise bei einer einseitigen Beatmung mit großem Shuntvolumen durch Drosselung der arteriellen Blutzufuhr zur kollabierten Lunge der intrapulmonale Rechts-links-Shunt verringert werden (Vogt-Moykopf u. Meyer 1987). Die einzelnen Schritte des operativen Vorgehens sind in Abb. 17.15 und 17.16 dargestellt.

17.5.2 Verschluß eines großen pulmonalen Gefäßes (Abb. 17.17 und 17.18)

Vor der Präparation der großen Lungengefäße werden diese durch Inzision der Pleura mediastinalis freigelegt und stumpf disseziert. Müssen sie durchtrennt werden, so geschieht dies nach proximalem Anlegen einer Gefäßklemme und distaler Gefäßligatur. Der Verschluß des Pulmonalarterienstumpfes kann mit Hilfe einer doppelten fortlaufenden überwendlichen Naht erfolgen. Dieselbe Technik eignet sich auch für den Verschluß der Lungenvenen. Besteht bei nur kurzem Ge-

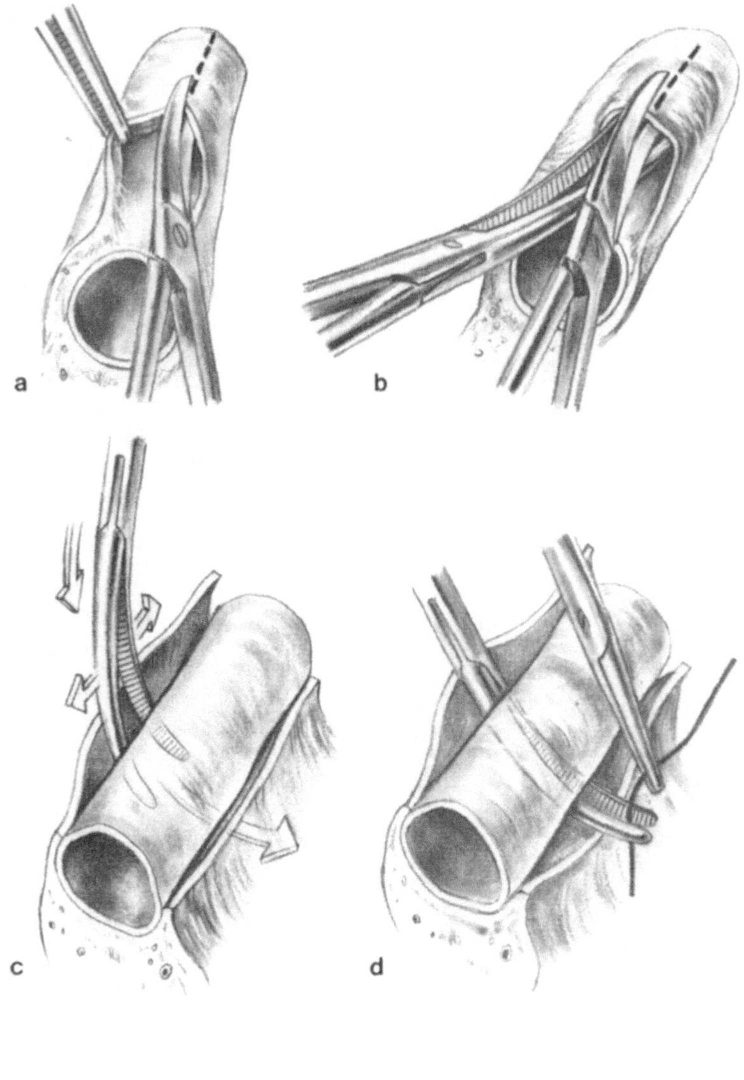

Abb. 17.15 a-d. Technik der Gefäßpräparation. **a, b** Eröffnung der Gefäßscheide. **c, d** Unterfahren und Anschlingen eines Gefäßes

Abb. 17.16 a–d. Tourniquetsicherung des Pulmonalarterienhauptstammes

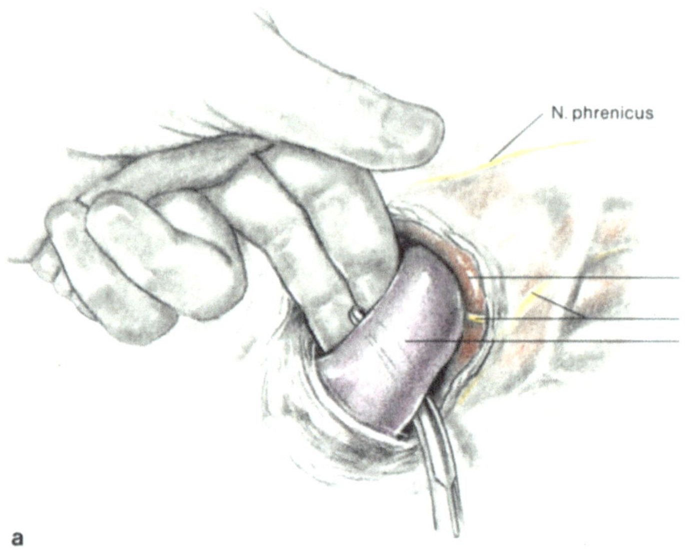

a

a Unterfahren des Pulmonalarterienhauptstamms links mit der Klemme nach Rumel unter Fingerschutz.

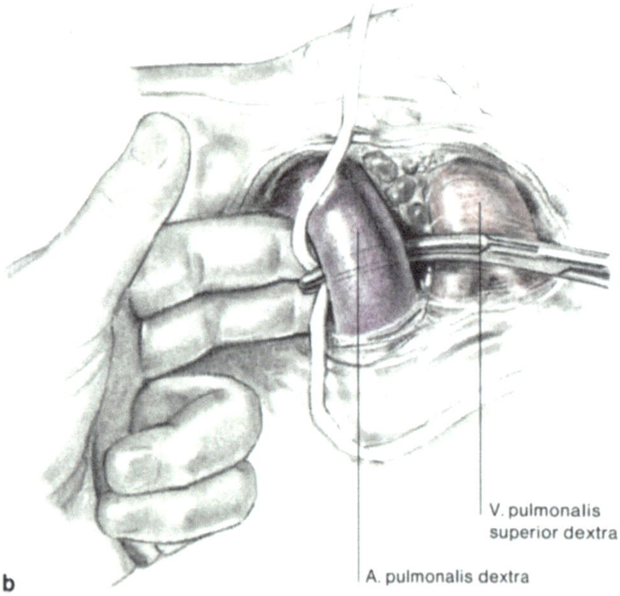

b

b Durchzug eines Kunststoffbandes unter dem Pulmonalarterienhauptstamm rechts

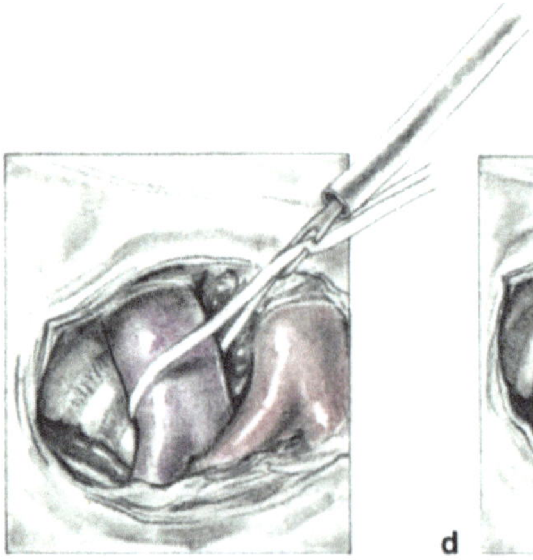

c

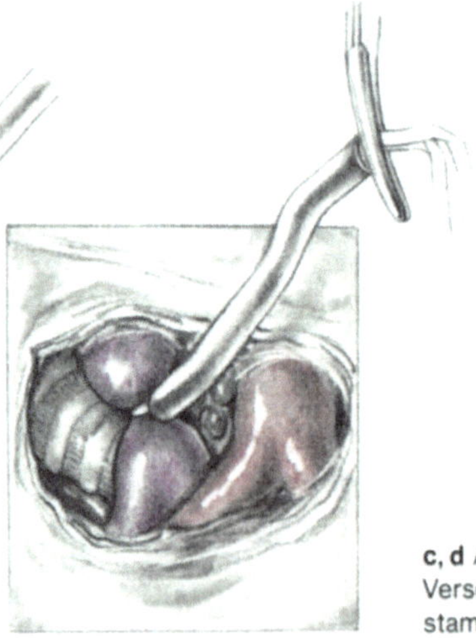

d

c, d Anschlingen und vorübergehender Verschluß des Pulmonalarterienhauptstamms rechts mit dem Tourniquet

Abb. 17.17. Stumpfe Präparation der Hilusgefäße rechts unter Zug an der eröffneten Pleura mediastinalis

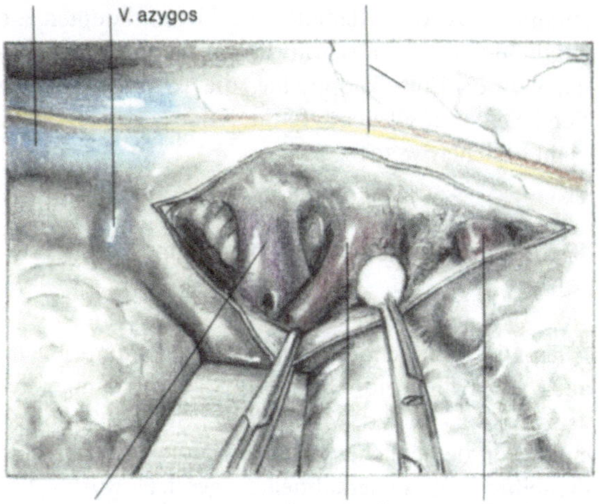

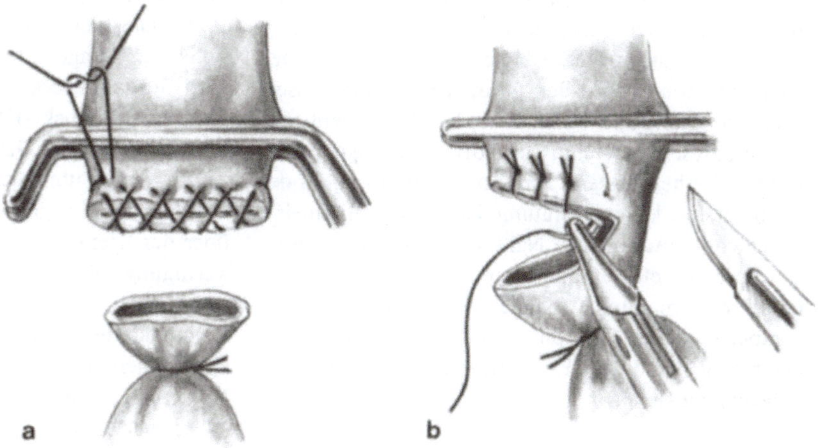

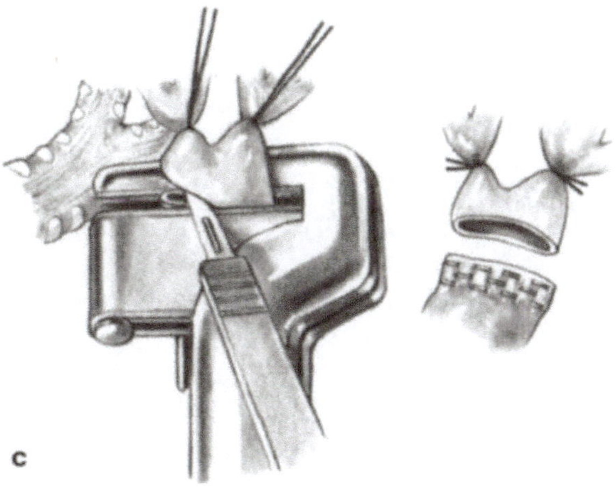

Abb. 17.18 a–c. Verschluß eines großkalibrigen Gefäßes. **a** Nahtverschluß durch doppelte, fortlaufend überwendliche Naht zentral. **b** Nahtverschluß bei kurzem Gefäßstumpf. **c** Mit dem Stapler (TA 30–30/3 V)

fäßstumpf die Sorge, daß sich die Pulmonalgefäßstümpfe aus der Klemme retrahieren könnten, so empfiehlt sich deren schrittweise Inzision und Versorgung durch Einzelknopfnähte, die nach Beendigung durch eine zusätzliche fortlaufende überwendliche Naht gesichert werden.

17.5.3 Gefäßverschluß durch Klammernahtgeräte (Abb. 17.18 c)

Alternativ kann ein proximaler Gefäßstumpf heute auch mit Hilfe eines speziellen Klammernahtgerätes verschlossen werden, wobei hier jedoch in Abweichung von den üblicherweise verwandten Geräten eine dreireihige Klammernahtreihe gesetzt wird (TA-30-30/3 V). Der Staplerverschluß der Pulmonalarterie und Lungenvenen einschließlich des Vorhofes ist sicher und kann empfohlen werden (Hood et al. 1973; Gaskin u. Bergmann 1975; Konrad et al. 1982; Moritz et al. 1982; Maaßen et al. 1985; Kaplan et al. 1987). Insbesondere bei begrenztem räumlichem Zugang oder einem kurzen Gefäß bietet der Stapler bei der Pneumonektomie, bei der intraperikardialen Absetzung von Arterie und Venen sowie bei der tangentialen Vorhofteilresektion technische Vorteile und einen größeren Sicherheitsabstand zur Tumorinfiltration. Findet sich noch eine kleinere Blutung, kann diese durch eine zusätzliche atraumatische Naht gestillt werden. Andere Autoren empfehlen die routinemäßige Übernähung der Klammernahtreihe (Kaplan et al. 1987). Für die extraperikardialen Pulmonalvenen und kleineren Gefäße bieten sich dagegen weiterhin die herkömmlichen Nahtverschlüsse an.

17.5.4 Verschluß peripherer Lungengefäße (Abb. 17.19)

Für die Durchtrennung von weiter distal gelegenen Pulmonalarterien und -venenästen ist eine langstreckige Gefäßfreilegung von etwa 3 cm wünschenswert. Diese erfolgt nach Inzision des Pleuraüberzugs durch stumpfe Präparation. Der verbleibende Gefäßstumpf ist in jedem Fall durch Ligatur und peripher davon liegende Umstechungsligatur doppelt zu sichern, der distale Gefäßverschluß erfolgt durch einfache Ligatur, evtl. im Bereich der Aufzweigung.

17.5.5 Tangentiale Gefäßresektion (Abb. 17.20)

Tumoreinbrüche in das arterielle Gefäßsystem bedeuten heute nicht mehr unbedingt lokale Inoperabilität, sie erfordern jedoch spezielle gefäßchirurgische Maßnahmen an der A. pulmonalis (Allison zit. nach Price Thomas 1956; Wurning 1967; Vogt-Moykopf et al. 1986). Die tangentiale Resektion bei umschriebenem Befall der Lungenarterie ist prinzipiell möglich. Dazu wird die langstreckig freigelegte Pulmonalarterie mit Hilfe einer Satinsky-Klemme partiell ausgeklemmt, sodann der befallene Gefäßanteil über der Klemme reseziert und die Pulmonalarterie durch fortlaufende überwendliche Naht über der Klemme verschlossen. Steht über der Klemme keine ausreichende Gefäßwand zur Verfügung, so erfolgt die Naht unter der Klemme in Form einer Matratzennaht. Alternativ läßt sich die Pulmonalarterie proximal und distal der Inzision quer abklemmen und die Naht dann in überwendlicher Nahttechnik durchführen.

Bei sehr umschriebenem Befall der Pulmonalarterie kann auch eine Keilexzision ausreichend sein.

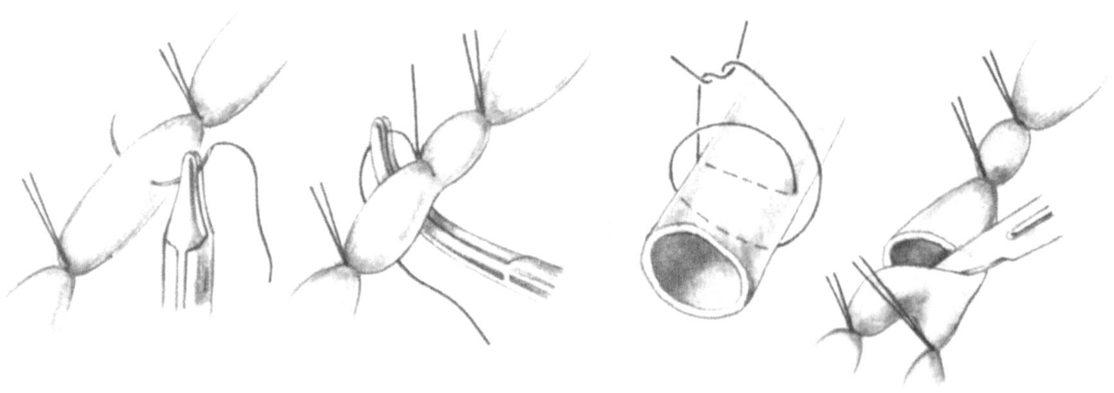

Abb. 17.19. Verschluß eines Gefäßes: zentrale Ligatur und Durchstichligatur, periphere Ligatur

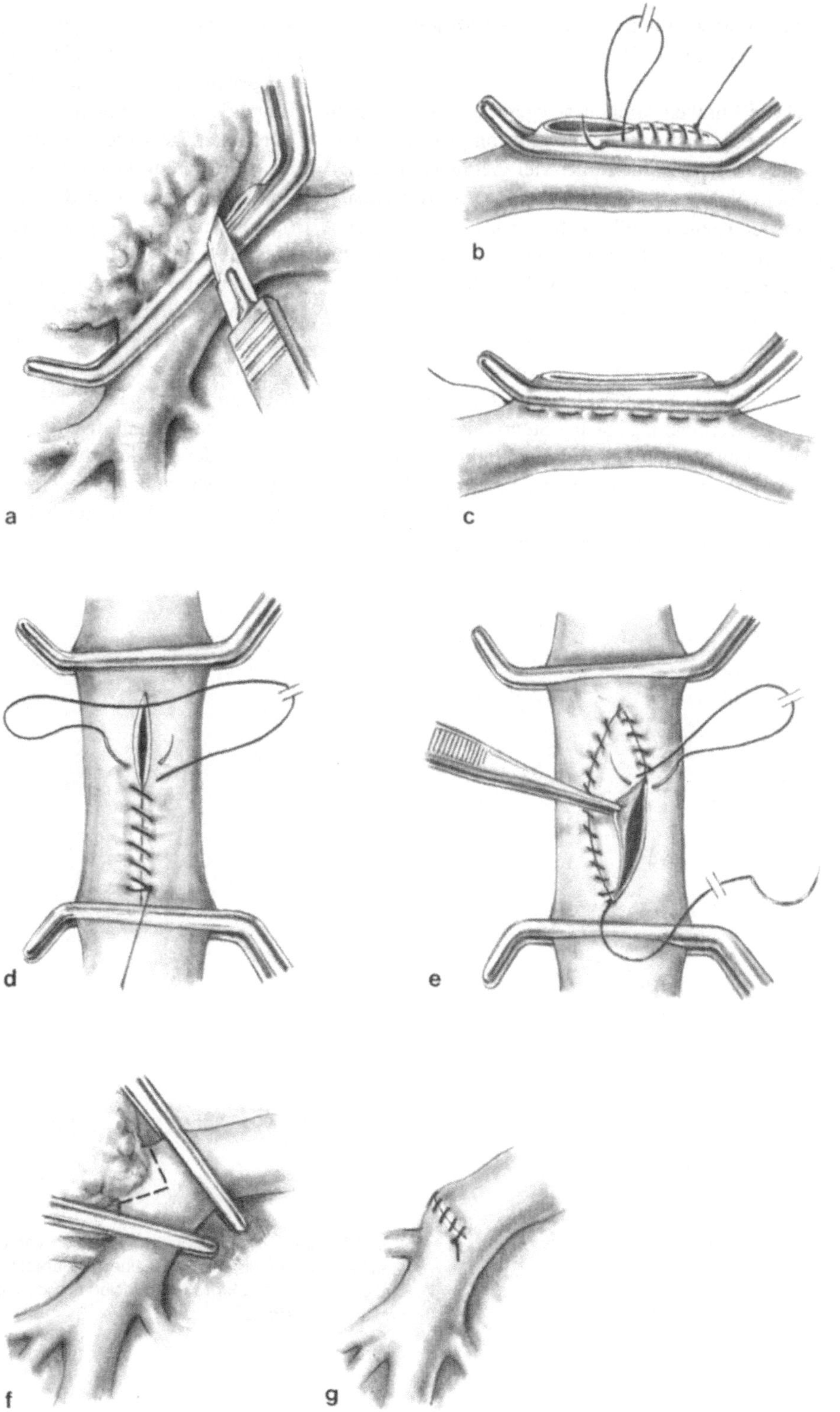

Abb. 17.20 a–g. Tangentiale Gefäßresektion. **a** Resektion über dem angeklemmten Gefäß (hier bei Oberlappenektomie rechts) **b** Fortlaufende überwendliche Naht über der Klemme. **c** Fortlaufende Matratzennaht unter der Klemme. **d** Verschluß einer Gefäßwandexzision bei abgeklemmtem Gefäß durch fortlaufende überwendliche Naht. **e** Verschluß einer Gefäßeröffnung mit Hilfe eines Venen- oder Kunststoffstreifens. **f, g** Gefäßkeilresektion (hier bei Oberlappenektomie rechts)

17.5.6 Manschettenresektion der Pulmonalarterie
(Abb. 17.21 und 17.22)

Solche Techniken können gelegentlich zu Einengungen der Pulmonalarterie führen, wenn größere Gefäßanteile reseziert wurden oder viel Gefäßwandmaterial für den Nahtverschluß, z. B. bei der Matratzennaht, unter der Klemme verbraucht wird. Diese Einengungen könnten Anlaß für eine Minderperfusion der Lunge oder einen thrombotischen Verschluß der Lungenarterie sein. Sie können vermieden werden, wenn beim Verschluß der Längsarteriotomie auf die direkte Naht zugunsten eines Venen- oder Kunststoffstreifens verzichtet wird. Im Einzelfall kann auch überlegt werden, ob es zur Vermeidung solcher Stenosen nicht günstiger ist, eine Gefäßmanschette aus der Pulmonalarterie zu exzidieren und die Kontinuität durch End-zu-End-Anastomose zwischen proximalem und peripherem Pulmonalarterienstumpf wiederherzustellen (Petrowskij u. Perelman 1968; Pichlmaier, u. Spelsberg 1971; Vogt-Moykopf et al. 1987). Diese werden nach den dargestellten Prinzipien der Gefäßchirurgie durchgeführt. Besteht eine deutliche Inkongruenz, so kann sie durch schräge Resektion des schmächtigeren Stumpfes, durch Längsinzision am peripheren Stumpf oder durch Keilexzision im Bereich des proximalen, mächtigeren Stumpfes ausgeglichen werden. Es ist wichtig, daß diese manschettenförmigen Resektionen an den Pulmonalarterien unter gefäßchirurgischen Arbeitsbedingungen durchgeführt werden. Dazu gehört neben der subtilen Nahttechnik mit geeignetem monofilem, nicht-resorbierbarem Nahtmaterial der Stärke 4 × 0 bis 6 × 0 und atraumatischer Nadel auch die lokale oder systemische Heparinisierung (z. B. 5000 E. Liquemin i. v. vor der Abklemmung der Pulmonalarterie) sowie das Flushmanöver des peripheren und zentralen Stumpfes vor Beendigung der Anastomose.

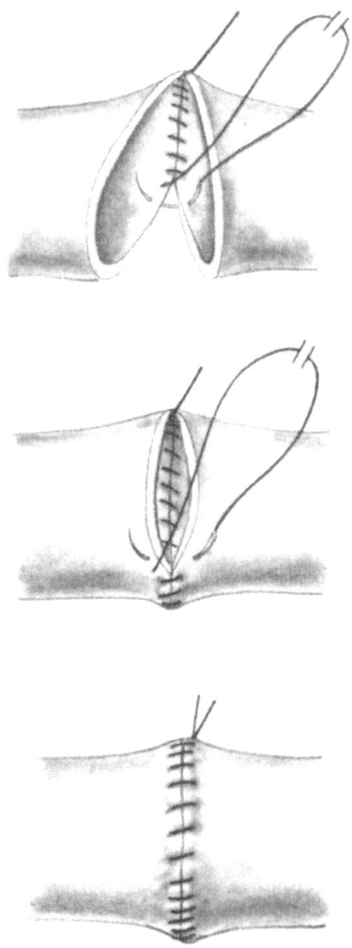

Abb. 17.21. Technik der Gefäßanastomose

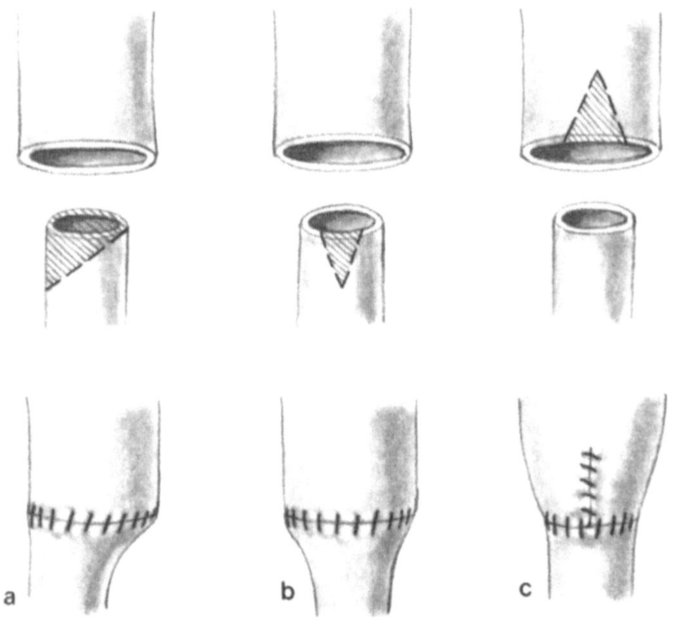

Abb. 17.22 a–c. Methoden zum Ausgleich von Lumeninkongruenzen bei Gefäßen. **a** Anschrägen des kleineren Gefäßteils. **b** Inzision des kleineren Gefäßteils. **c** Dreieckförmige Exzision aus dem größeren Gefäßteil und Verschluß des Defektes

Literatur zu Kap. 15-17

Asaph JW, Keppel JF (1984) Midline sternotomy for the treatment of primary pulmonary neoplasms. Am J Surg 147: 589-92

Atkins HJB (1954) Sympathectomy by the axillary approach. Lancet 1: 538-539

Bartels H (1982) Die Thoraxdrainage: Prinzip, Entwicklung, heutiger Stand. Intensivbehandlung 7: 16-20

Becker HD, Bauer HG, Vogt-Moykopf I (1987) Erste Erfahrungen mit der Anwendung von Fibrinkleber beim endoskopischen Verschluß von Bronchusfisteln. Z Herz Thorax Gefäßchir 1 [Suppl 1] 57-59

Becker RM, Munro DD (1976) Transaxillary minithoracotomy: the optimal approach for certain pulmonary and mediastinal lesions. Ann Thorac Surg 22: 254-259

Bieselt R, Wolff H (1985) Die Anwendung mechanischer Klammernahtgeräte in der Thoraxchirurgie: Indikation, Technik, Ergebnisse. Chirurg 56: 232-237

Bowen TE, Zajtchuk R, Green DL, Brott WH (1978) Value of anterior mediastinotomy in bronchogenic carcinoma of the left upper lobe. J Thorac Cardiovasc Surg 76: 269-271

Carlens E (1959) Mediastinoscopy: a method for inspection and tissue biopsy in the superior mediastinum. Dis Chest 36: 343-352

Chamberlain JM (1965) Diskussion von Pearson FG: Mediastinoscopy: a method of biopsy in the superior mediastinum. J Thorac Cardiovasc Surg 49: 11-21

Connolly JE (1980) Thoracotomy and pulmonary resection. Surg Clin North Am 60: 1481-1496

Cooper JD (1982) Diskussion von Grillo HC: Carinal reconstruction. Ann Thorac Surg 34: 356-373

Cooper JD, Nelems JM, Pearson FG (1978) Extended indication for median sternotomy in patients requiring pulmonary resection. Ann Thorac Surg 26: 413-420

Dale WA (1982) Thoracic outlet compression syndrome. Arch Surg 117: 1437-1445

Dart CH, Scott SM, Takaro T (1970) Six-year clinical experience using automatic stapling devices for lung resections. Ann Thorac Surg 9: 535-550

Denck H, Neumann M, Pridun N, Zwintz E (1976) Indikation und Technik der offenen Lungenbiopsie. Aktuel Chir 11: 111-118

Dugan DJ, Samson PC (1975) Surgical significance of the endothoracic fascia. The anatomic basis for empyemectomy and other extrapleural technics. Am J Surg 130: 151-158

Engel W, Viereck HJ (1971) Die Bronchusstumpfinsuffizienz. Chirurg 42: 363-366

Engelmann C (1983) Praktische Thoraxchirurgie: Drainagen im Thoraxbereich. Z Ärztl Fortbild 77: 159-163

Fell SC, Mollenkopf FP, Montefusco CM, Mitsudo S, Kamholz SL, Goldsmith J, Veith FJ (1985) Revascularization of ischemic bronchial anastomoses by an intercostal pedicle flap. J Thorac Cardiovasc Surg 90: 172-178

Forrester-Wood CP (1980) Bronchopleural fistula following pneumonectomy for carcinoma of the bronchus: mechanical stapling versus hand suturing. J Thorac Cardiovasc Surg 80: 406-409

Gamondes JP, Devolve C, Girard C, Ducerf C, Elkirat AM (1983) Sutures mecanique et manuelle des moignons bronchiques dans la pneumonectomie droite. Ann Chir 37: 130-132

Gaskin RJ, Bergmann M (1975) Pneumonectomy by „en masse" stapling of hilar vessels. Ann Thorac Surg 19: 242-247

Gibbons JA, Peniston RL, Raflo CP, Diamond SS, Aaron BL (1981) A comparison of synthetic absorbable suture with synthetic nonabsorbable suture for construction of tracheal anastomoses. Chest 79: 340-342

Ginsberg RJ, Rice TW, Goldberg M, Waters PF, Schmocker BJ (1987) Extended cervical mediastinoscopy. A single staging procedure for bronchogenic carcinoma of the left upper lobe. J Thorac Cardiovasc Surg 94: 673-678

Goldman A (1964) An evaluation of automatic suture with UKL-60 and UKL-40 devices by pulmonary resection. Dis Chest 46: 29-36

Grillo HC (1987) Die Chirurgie der Trachea und Bronchien. Chirurg 58: 511-520

Hakim M, Milstein BB (1985) Role of automatic staplers in the aetiology of bronchopleural fistula. Thorax 40: 27-31

Hankins JR, Miller JE, Attar S, Satterfield JR, McLaughlin JS (1978) Bronchopleural fistula: thirteen-year experience with 77 cases. J Thorac Cardiovasc Surg 76: 755-762

Hood RM (1984) Stapling techniques involving lung parenchyma. Surg Clin North Am 64: 469-480

Hood RM, Kirksey TD, Calhoon JH, Arnold HS, Tate RS (1973) The use of automatic stapling devices in pulmonary resection. Ann Thorac Surg 16: 85-98

Irlich G (1986) Bronchusstumpfinsuffizienz und Pleuraempyem nach Klammernaht an Bronchus und Lunge in der Thoraxchirurgie. In: Ulrich B, Winter J (Hrsg) Klammernahttechnik in Thorax und Abdomen. Enke, Stuttgart (Praktische Chirurgie, Bd 99, S 19-24)

Iwa T, Watanabe Y, Fukatani G (1981) Simultaneous bilateral operations for bullous emphysema by median sternotomy. J Thorac Cardiovasc Surg 81: 732-737

Johnston MR (1983) Median sternotomy for resection of pulmonary metastases. J Thorac Cardiovasc Surg 85: 516-522

Kaiser D (1987) Indikationen zur Anwendung von Fibrinkleber in der Lungenchirurgie. Z Herz Thorax Gefäßchir 1 [Suppl 1]: 36-41

Kaiser D, Wolfart W (1983) Therapeutische Prinzipien zur Behandlung des Spannungspneumothorax unter besonderer Berücksichtigung der thorakoskopischen Emphysemblasenabtragung und Fibrinverklebung. Prax Klin Pneumol 37: 979-982

Kaplan DK, Whyte RI, Donnelly RJ (1987) Pulmonary resection using automatic stapling devices. Eur J Cardiothorac Surg 1: 152-157

Keszler P (1969) The mechanical suture with UKL-40 and UKL-60 in pulmonary surgery. Dis Chest 56: 383-388

Kirsh MM, Magee KR, Gago O, Kahn DR, Sloan H (1971) Brachial plexus injury following median sternotomy incision. Ann Thorac Surg 11: 315-319

Klassen KP, Anlayn AJ, Curtis GM (1949) Biopsy of diffuse pulmonary lesions. Arch Surg 59: 694-704

Kleckow M, Vogt-Moykopf I (1983) Die diagnostische Thorakotomie zur Abklärung unklarer Lungenbefunde. Prax Klin Pneumol 37: 781-783

Konrad RM, Ammedick U (1980) Verwendung automatischer Nahtgeräte in der Lungenchirurgie. Aktuel Chir 15: 95-102

Konrad RM, Ulrich B, Huth F, Ammedick U, Peters HJ (1973) Die Bronchusstumpfinsuffizienz nach Verwendung des Klammernahtgerätes. Thoraxchirurgie 21: 513-517

Konrad RM, Ammedick U, Berndt V (1982) Verwendung automatischer Nahtgeräte zur Versorgung von Arterien und Venen in der Lungenchirurgie. Aktuel Chir 17: 113-114

Kram HB, Shoemaker WC, Hino ST, Chiang HS, Harley DP, Fleming AW (1985) Tracheal repair with fibrin glue. J Thorac Cardiovasc Surg 90: 771-775

Lawrence GH, Ristroph R, Wood JA, Starr A (1982) Methods for avoiding a dire surgical complication: bronchopleural fistulae after pulmonary resection. Am J Surg 144: 136-140

Lima O, Ramos L, Di Biasi P, Judice L, Cooper JD (1981) Median sternotomy for bilateral resection of emphysematous bullae. J Thorac Cardiovasc Surg 82: 892-897

Linder F, Jenal G, Assmus H (1983) Axillary transpleural sympathectomy: indication, technique and results. World J Surg 7: 437-439

Maassen W (1972) Direkte Thorakoskopie ohne vorherige oder mögliche Pneumothoraxanlage. Endoscopie 4: 95-98

Maassen W, Stamatis G, Greschuchna D (1985) Klammernahtgeräte in der Chirurgie der Lunge. Chirurg 56: 227-231

Maassen W, Stamatis G, Greschuchna D (1986) Die Anwendung von Klammernahtgeräten bei pulmonalen Gefäßen, Vorhofteilresektionen und Keilexzisionen der Lunge. In: Ulrich B, Winter J (Hrsg) Klammernahttechnik in Thorax und Abdomen. Enke, Stuttgart (Praktische Chirurgie, Bd 99, S 15-18)

Malave G, Foster ED, Wilson JA, Munro DD (1971) Bronchopleural fistula: present day study of an old problem. A review of 52 cases. Ann Thorac Surg 11: 1-10

Mandelbaum I, Yaw PB, Einhorn LH, Williams SD, Rowland RG, Donohue JP (1983) The importance of one-stage median sternotomy and retroperitoneal node dissection in disseminated testicular cancer. Ann Thorac Surg 36: 524-528

Masaoka A, Ito Y, Yasumitsu T (1979) Anterior approach for tumor of the superior sulcus. J Thorac Cardiovasc Surg 78: 413-415

McNeill TM, Chamberlain JM (1966) Diagnostic anterior mediastinotomy. Ann Thorac Surg 2: 532-539

Meng RL, Jensik JR, Kittle CF, Faber LP (1980) Median sternotomy for synchronous bilateral pulmonary operations. J Thorac Cardiovasc Surg 80: 1-7

Mengoli L (1985) Giant lung abscess treated by tube thoracostomy. J Thorac Cardiovasc Surg 90: 186-194

Merkle P, Kleckow M, Vogt-Moykopf I (1983) Die diagnostische Thorakotomie - ein Beitrag zur Aussagekraft, Indikation und Durchführung. Chirurg 54: 470-472

Meyer G, Hohlbach G (1990) Manschettenresektion auf Segmentbronchusebene wegen eines benignen Bronchusadenoms. Chirurg 61: 63-67

Morgan E, Lima O, Goldberg M, Ayabe H, Ferdman A, Cooper JD (1983) Improved bronchial healing in canine left lung reimplantation using omental pedicle wrap. J Thorac Cardiovasc Surg 85: 134-139

Moritz E, Strahberger E, Buchberger R (1982) Mechanische Nahtgeräte in der Lungenchirurgie. Wien Klin Wochenschr 94: 189-192

Nohl-Oser HC (1972) An investigation of the anatomy of lymphatic drainage of the lungs. Ann Coll Surg Engl 51: 157-176

Nohl-Oser HC (1974) Die Behandlung des komplizierten Spontanpneumothorax mittels axillärer Thorakotomie. Thoraxchirurgie 22: 450-452

Nohl-Oser HC, Salzer GM (1985) Lungenchirurgie. Thieme, Stuttgart New York

Noirclerc M, Dor V, Chauvin G, Kreitman P, Masselot R, Balenbois D, Hoyer J, Broussard M (1973) La thoracotomie laterale large sans section musculaire. Ann Chir Thorac Cardiovasc 12: 181-184

Pearson FG, Todd TRJ, Cooper JD (1984) Experience with primary neoplasms of the trachea and carina. J Thorac Cardiovasc Surg 88: 511-518

Perelman MI, Rymko LP, Ambatiello GP (1987) Bronchopleural fistula: surgery after pneumonectomy. In: Grillo HC, Eschapasse H (eds) (International Trends in General Thoracic Surgery, vol 2: Major challenges. Saunders, Philadelphia London Toronto pp 407-412)

Peterffy A, Calabrese E (1979) Mechanical and conventional manual sutures of the bronchial stump: a comparative study of 298 surgical patients. Scand J Thorac Cardiovasc Surg 13: 87-91

Petrowskij BW, Perelman MI (1968) Wiederherstellende und rekonstruktive Operationen am Thorakalabschnitt von Trachea und Bronchien. Langenbecks Arch Chir 322: 859-868

Pichlmaier H (1987) Zugangswege in der Thoraxchirurgie. Chirurg 58: 505-510

Pichlmaier H, Spelsberg F (1971) Organerhaltende Operationen des Bronchialcarcinoms. Langenbecks Arch Chir 328: 221-234

Price Thomas C (1956) Conservative resection of the bronchial tree. J R Coll Surg Edinb 1-2: 169-186

Pridun N, Heindl W (1987) Die endoskopische Fibrinpleurodese beim komplizierten Pneumothorax. Z Herz Thorax Gefäßchir [Suppl] 1: 42-45

Ravitch MM, Steichen FM, Fishbein RH, Knowles PW, Weil P (1964) Clinical experiences with the soviet mechanical bronchus stapler (UKD-25). J Thorac Cardiovasc Surg 47: 446-454

Read RC (1973) Diskussion von Hood RM, Kirksey TD, Calhoon JH, Arnold HS, Tate RS: The use of automatic stapling devices in pulmonary resection. Ann Thorac Surg 16: 85-98

Rienhoff WF, Cannon J, Sherman I (1942) Closure of the bronchus following total pneumonectomy: experimental and clinical observations. Ann Surg 116: 481-491

Robicsek F, Daugherty HK, Cook JW (1977) The prevention and treatment of sternum separation following open-heart surgery. J Thorac Cardiovasc Surg 73: 267-268

Roos DB (1966) Transaxillary approach for first rib resection to relieve thoracic outlet syndrome. Ann Surg 163: 354-358

Roth JA, Pass HI, Wesley MN, White P, Putnam JB, Seipp C (1986) Comparison of median sternotomy and thoracotomy for resection of pulmonary metastases in patients with adult soft-tissue sarcomas. Ann Thorac Surg 42: 134-138

Rutten APM, Sikkenk JH (1982) Stapling devices in pulmonary surgery. Neth J Surg 34: 211-215

Scheele J, Mühe E, Wopfner F (1978) Fibrinklebung. Eine neue Behandlungsmethode beim persistierenden und rezidivierenden Spontanpneumothorax. Chirurg 49: 236-243

Scheele J, Gentsch HH, Hoffmann W, Pesch HJ (1982) Anastomosentechnik an der Trachea. Laryng Rhinol Otol 61: 107-114

Scheld HH, Görlach G, Müller H, Moosdorf R, Fitz H, Börner U, Hehrlein FW (1987) Trachealanastomose mittels Fibrinkleber. Z Herz Thorax Gefäßchir 1: 134-137

Schildberg FW, Valesky A, Nissen R (1982) Anatomische und funktionelle Grundlagen für die Wahl von Nahtmitteln und Nahttechniken in der Lungen- und Trachealchirurgie. In: Thiede A, Hamelmann H (Hrsg) Moderne Nahtmaterialien und Nahttechniken in der Chirurgie. Springer, Berlin Heidelberg New York, S 296-307

Schoefer G, Demischew M (1977) Bronchusstumpfversorgung konservativ oder maschinell? Zentralbl Chir 102: 661-663

Schütz I, Krieger H, Fritz KW, Scheld H, Knorpp K, Patschke D (1983) Lungenfunktion vor und nach Mitralklappenersatz durch mediane Sternotomie und rechsseitige Thorakotomie. Prax Klin Pneumol 37: 1096-1098

Scott RN, Faraci RP, Goodman DG, Militano TC, Geelhoed GW, Chretien PB (1975) The role of inflammation in bronchial stump healing. Ann Surg 181: 381-385

Scott RN, Faraci RP, Hough A, Chretien PB (1976) Bronchial stump closure techniques following pneumonectomy: a serial comparative study. Ann Surg 184: 205-211

Siegel T, Steiger Z (1982) Axillary thoracotomy. Surg Gynecol Obstet 155: 725-727

Smith DE, Karish AF, Chapman JP, Takaro T (1963) Healing of the bronchial stump after pulmonary resection. J Thorac Cardiovasc Surg 46: 548-556

Spiegel M, Benesch J, Siebenmann R (1983) Thorakoskopische Pleurodese bei Spontanpneumothorax. Prax Klin Pneumol 37: 976-978

Stallone RJ (1982) Diskussion von Lawrence GH, Ristroph E, Wood JA, Starr A: Methods for avoiding a dire surgical complication: bronchopleural fistula after pulmonary resection. Am J Surg 144: 136-140

Steele JD, Marable SA (1959) Cervical mediastinostomy for biopsy. J Thorac Surg 37: 621-624

Steichen FM, Ravitch MM (1984) 1984 year book of surgery Stapling in surgery. Year Book Medical Publishers, Chicago, pp 364-387

Sunder-Plassmann L, Dienemann H (1987) Eingriffe an Lunge und Mediastinum. Chirurg 58: 521-528

Takaro T (1984) Use of staplers in pulmonary surgery. Surg Clin North Am 64: 461-468

Takita H, Merrin C, Didolkar MS, Douglass HD, Edgerton F (1977) The surgical management of multiple lung metastases. Ann Thorac Surg 24: 359-364

Thetter O (1981) Fibrin adhesive and its application in thoracic surgery. Thorac Cardiovasc Surg 29: 290-292

Thetter O, Rolle A, Schmölder A, Steckmeier B (1987) Additive Fibrinklebung in der operativen Versorgung des rezidivierenden Pneumothorax. Z Herz Thorax Gefäßchir 1 [Suppl 1] 50-52

Urschel HC, Razzuk MA (1986) Median sternotomy as a standard approach for pulmonary resection. Ann Thorac Surg 41: 130-134

Valesky A, Lehnhardt FJ, Schildberg FW (1981) Wundheilung von Trachealanastomosen. Chirurg 52: 648-653

Vander Salm TJ, Cereda JM, Cutler BS (1980) Brachial plexus injury following median sternotomy. J Thorac Cardiovasc Surg 80: 447-452

Vanetti A, Bazelly B (1987) Use of staplers in bronchial closure. In: Grillo HC, Eschapasse H (eds) International Trends in General Thoracic Surgery, vol 2: Major challenges. Saunders, Philadelphia London Toronto pp 458-459

Verain C, Cayot M, Viard H (1979) Etude comparative des modes de suture automatique et manuelle en chirurgie pulmonaire: a propos de 132 resections. Ann Chir Thorac Cardiovasc 33: 147-150

Vogt-Moykopf I, Meyer G (1986) Surgical technique in operations on pulmonary metastases. Thorac Cardiovasc Surg 34: 125-132

Vogt-Moykopf I, Meyer G (1987) Besonderheiten der operativen Technik bei der Therapie von Lungenmetastasen. In: Schildberg FW (Hrsg) Chirurgische Behandlung von Tumormetastasen. Bibliomed, Melsungen, S 99-124

Vogt-Moykopf I, Meyer G (1989) Median sternotomy in resection of pulmonary metastases. In: Martini N, Vogt-Moykopf I (eds) International Trends in General Thoracic Surgery, vol 5: Frontiers and Uncommon Neoplasms. Mosby, St. Louis Baltimore Toronto, pp 124-148

Vogt-Moykopf I, Fritz T, Meyer G, Bülzebruck H, Daskos G (1986) Bronchoplastic and angioplastic operations in bronchial carcinoma: long-term results of a retrospective analysis from 1973 to 1983. Int Surg 71: 211-220

Vogt-Moykopf I, Fritz T, Bülzebruck H, Merkle N, Daskos G, Meyer G (1987) Bronchoplastische und angioplastische Operationen beim Bronchialcarcinom. Langenbecks Arch Chir 371: 85-101

Vogt-Moykopf I, Meyer G, Bülzebruck H (1989) Sleeve lobectomy. In: Grillo HC, Austen WG, Wilkins EW, Mathisen DJ, Vlahakes GJ (eds) Current therapy in cardiothoracic surgery. Decker, Toronto Philadelphia, pp 145-150

Waclawiczek HW (1987) Endoskopischer Verschluß infizierter Bronchusstumpffisteln nach Lungenresektionen mit Fibrinklebung (FK), klinische und experimentelle Ergebnisse. Z Herz Thorax Gefäßchir 1 [Suppl 1]: 63-66

Weerda H, Grüntjens L, Petersen-Mahrt I (1974) Die Naht am Tracheo-Bronchialbaum. Eine tierexperimentelle Studie. Langenbecks Arch Chir 336: 91-102

Williams MH (1950) The technique of pulmonary decortication and pleurolysis. J Thorac Surg 19: 652-664

Williams NS, Lewis CT (1976) Bronchopleural fistula: a review of 86 cases. Br J Surg 63: 520-522

Woodring JH, Royer JM, Todd EP (1985) Upper rib fractures following median sternotomy. Ann Thorac Surg 39: 355-357

Wurning P (1967) Technische Vorteile bei der Hauptbronchusresektion rechts und links. Thoraxchirurgie 15: 16-19

Zenker R, Heberer G, Löhr HH (1954) Die Lungenresektionen: Anatomie, Indikationen, Technik. Springer, Berlin Göttingen Heidelberg

Zenker R, Schaudig A, Pichlmaier H (1972) Gegenwärtiger Stand der Resektion von Trachea und Bronchien. MMW 114: 1090-1095

Teil E

Indikationen, Ergebnisse und Operationsverfahren

18 Erkrankungen der Trachea und Hauptbronchien

F. W. Schildberg und G. Meyer

18.1 Spezielle Anatomie

18.1.1 Kehlkopf

Der Binnenraum des Kehlkopfes reicht von seinem Eingang bis zum Übergang in die Luftröhre am Unterrand des Ringknorpels. Seine Länge beträgt ventral etwa 6,5 cm und dorsal nur etwa 3,5 cm. Kranial und kaudal klafft der Binnenraum, dazwischen ist er zum Spalt der Stimmritze eingeschnürt. Diese anatomische Anordnung verleiht dem Kehlkopf seine charakteristische sanduhrartige Form im mittleren Frontalschnitt. Der Raum zwischen den Stimmbändern wird als Glottis bezeichnet. Entsprechend der topographischen Anordnung erfolgt die Einteilung in ein oberes Vestibulum laryngis, mittleres Spatium glotticum (Kehlkopfenge) und unteres Spatium subglotticum, das zur Luftröhre überleitet (Abb. 18.1).

Der Kehlkopf dient als Pförtner der unteren Luftwege und als Stimmbildner. Mehrere Knorpel bilden sein Skelett. Seine Länge beträgt beim Erwachsenen geschlechtsabhängig 5–7 cm und reicht vom Zungenbein bis zum Ringknorpel (3./4. bis 6./7. HWK). Er besitzt keine starren Skelettverbindungen und wird nur durch eine elastisch-muskulöse Gurtung in seiner Lage gehalten (Abb. 18.2). Daher sind insbesondere Longitudinalverschiebungen in ausgedehntem Maße möglich.

Das Zungenbein stellt den proximalen Teil des Kehlkopfes dar. Es besteht aus einem ventralen Körper und dem nach dorsolateral gerichteten großen, sowie dem nach kraniodorsal gerichteten kleinen Horn. Es ist der elastisch-muskulösen Mundbodengurtung als freibewegliches Mittelstück eingefügt und so mit der Schädelbasis, dem Unterkiefer, dem Kehlkopf und dem Brustkorb verbunden. Als kaudale Zungenbeinmuskeln setzen am Zungenbeinkörper und teilweise am großen Horn von medial nach lateral beidseits die Mm. sternohyoidei vom Manubrium sterni, der Klavikula und dem ersten Rippenknorpel kommend, die Mm. omohyoidei von der Skapula kommend sowie die teilweise von ihnen bedeckten Mm. thyreohyoidei an. Als kraniale Zungenbeinmuskeln sind die vom Mastoid zum Unterkiefer ziehenden Mm. digastrici über eine seitlich am Zungenbeinkörper durch eine Schaltsehne angeheftete Zwischensehne mit dem Hyoid verbunden und hier in ihre beiden Bäuche unterteilt. Weiter setzen die Mm. mylohyoidei und geniohyoidei, beide vom Unterkiefer kommend, am

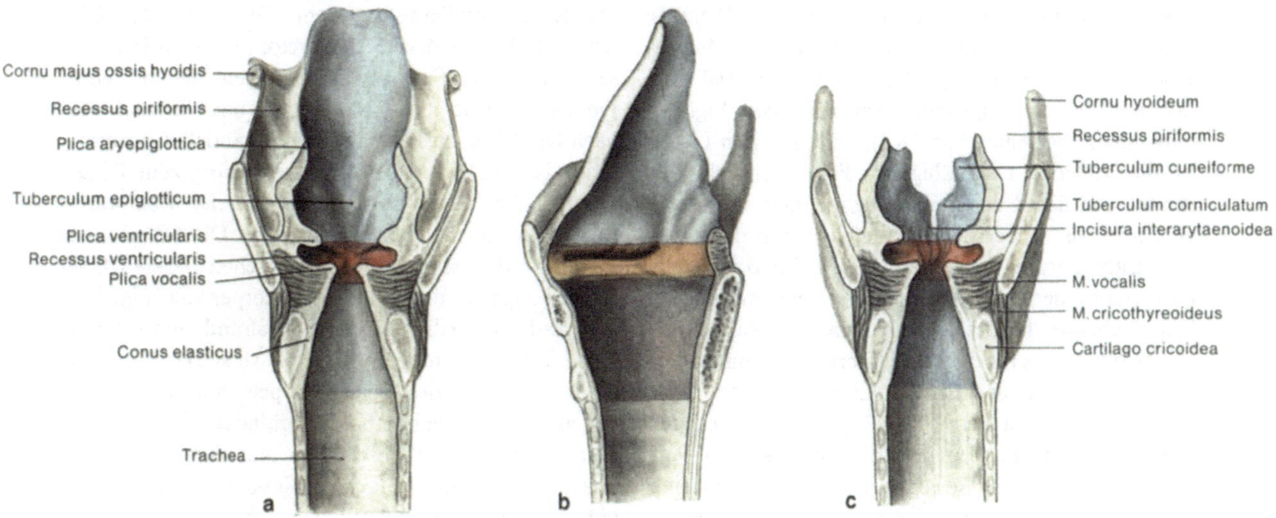

Abb. 18.1 a–c. Topographische Übersicht des Kehlkopfbinnenraums. **a** Am Frontalschnitt, ventrale Hälfte. **b** Am Medianschnitt, rechte Hälfte. **c** Am Frontalschnitt, dorsale Hälfte. *Blau* Vestibulum laryngis; *rot* Spatium glotticum; *violett* Spatium subglotticum. (Nach Lanz u. Wachsmuth 1955)

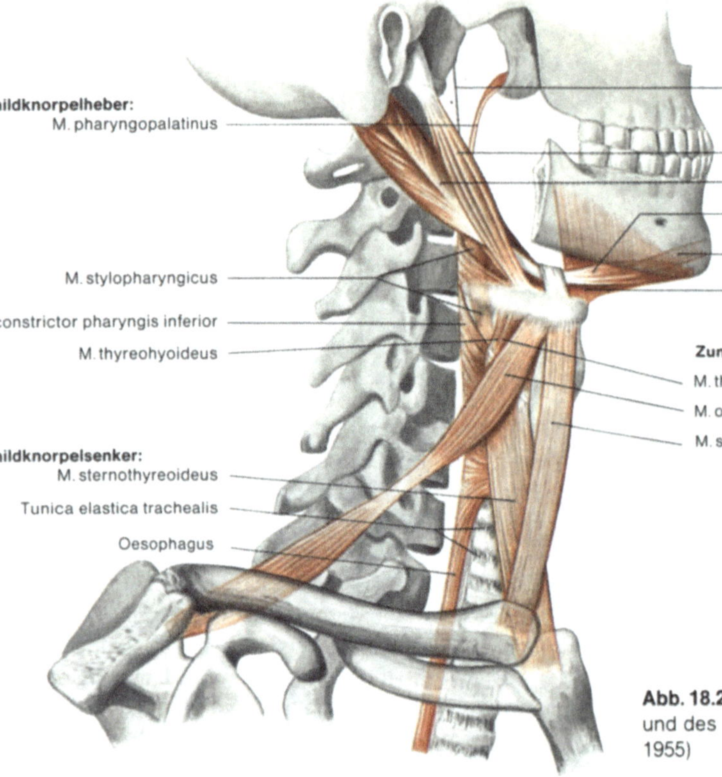

Abb. 18.2. Muskelgurtung des Kehlkopfes und des Zungenbeins. (Nach Lanz u. Wachsmuth 1955)

proximalen Zungenbeinkörper an sowie die vom Styloid ziehenden Mm. stylohyoidei an der Vorderseite des medialen großen Zungenbeinhorns. Der M. hyoglossus entspringt breitflächig von dessen Oberkante und zieht zur Zunge. Zudem setzt von dorsal kommend der mittlere Schlundschnürer, M. constrictor pharyngis medius, am großen Zungenbeinhorn hinter dem M. hyoglossus an. Die von dorsal vom Warzen- und Griffelfortsatz ziehenden Venter posterior Mm. digastrici sowie M. stylohyoideus werden medial von dem am kleinen Zungenbeinhorn befestigten Lig. stylohyoideum begleitet (Abb. 18.2). Durch dessen Länge ist die äußerste Dehnfähigkeit dieser Muskeln bestimmt und damit der Bewegungsspielraum des Zungenbeines gegenüber der Schädelbasis, um den Griffelfortsatz herum. Eine ähnliche Arretierung stellt nach ventral der medial vom Unterkiefer zum Zungenbein ziehende Bindegewebestreifen der Raphe des M. mylohyoideus für die vom Unterkiefer kommenden M. geniohyoideus und den Venter anterior Mm. digastrici dar. Die etwa 5 cm lange Raphe kommt in ihrer Funktion einem Band gleich, das eine Senkung von mehr als 1 cm bei Bewegungen des Zungenbeins hemmt. Für die Chirurgie der Trachea ist die Muskelgurtung von Zungenbein und Kehlkopf von Bedeutung, weil die Durchtrennung eines Teiles dieser muskulofibrösen Verbindungen die Mobilisation der Trachea zur Überbrückung größerer Defekte erleichtert.

Der Schildknorpel, Cartilago thyreoidea, ist der größte Baustein des Kehlkopfskeletts. Hier inserieren 2 kaudale Zungenbeinmuskeln: der M. sternothyreoideus, der von der 1. Rippe, der Klavikula und dem Manubrium sterni entspringt, und der M. thyreohyoideus, der zum seitlichen Zungenbeinkörper und dem großen Zungenbeinhorn zieht. Auch der kaudale Schlundschnürer, der M. constrictor pharyngis inferior, setzt mit seiner Pars thyreopharyngea hier an. Vom Dorsalrand jeder Seitenplatte zieht nach kranial wie nach kaudal je ein Horn. Über das kaudale Cornu inferius besteht eine gelenkige Verbindung zum Ringknorpel. Nach kranial verbindet ihn die Membrana thyreohyoidea mit dem Zungenbein. Die Membrana thyreohyoidea ist im Mittelteil zwischen Incisura thyreoidea superior und Zungenbeinkörper zum Lig. thyreohyoideum medianum, im Dorsalrand zum schmalen Lig. thyreohyoideum laterale verstärkt, das das Cornu superius des Schildknorpels mit dem Ende des großen Zungenbeinhorns verbindet. Sie wird von den kranialen Kehlkopfgefäßen und dem sie begleitenden R. internus N. laryngei superioris durchbohrt (Abb. 18.3 und Abb. 18.6b). Die sehr zugfeste Membrana thyreohyoidea bestimmt durch ihre größte Länge den Spielraum, innerhalb dessen sich der Kehlkopf unter dem Zungenbein bewegen kann. Sie wird ver-

Abb. 18.3 a–g. Aufbau des Kehlkopfes. **a, b** Von ventral: Knorpelgerüst (**a**), Muskeln und Bänder (**b**). **c–e** Von dorsal: Knorpelgerüst (**c**), Muskeln und Bänder (**d**), Schleimhaut (**e**). **f, g** Von lateral: Knorpelgerüst (**f**), Muskeln und Bänder (**g**). (Nach Lanz u. Wachsmuth 1955)

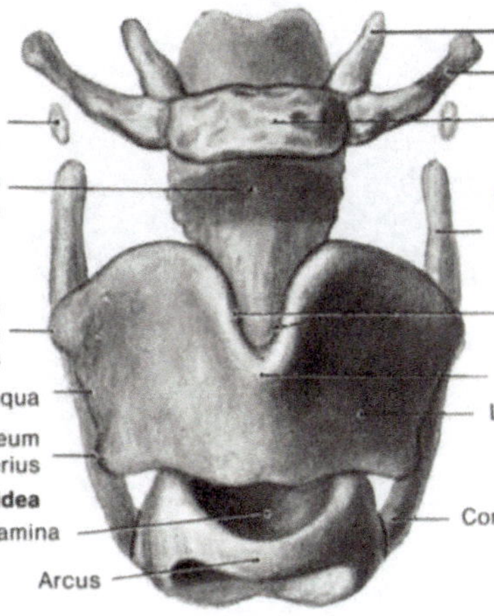

a

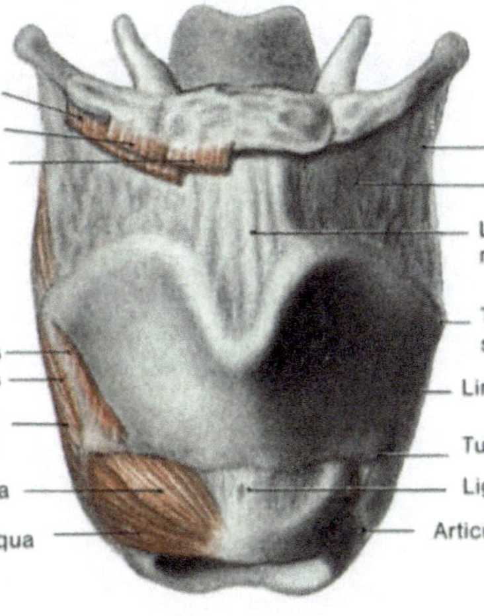

b

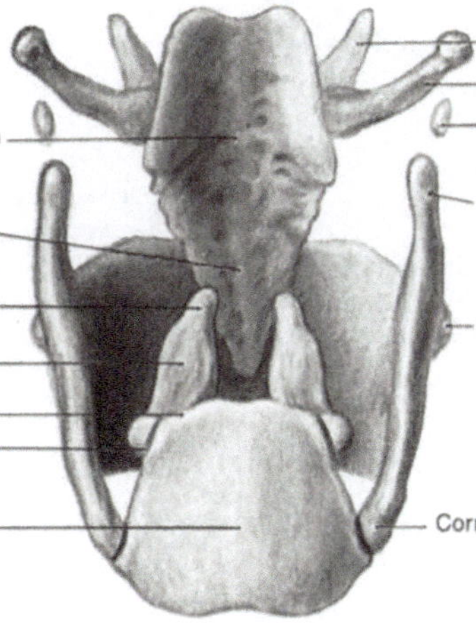

c

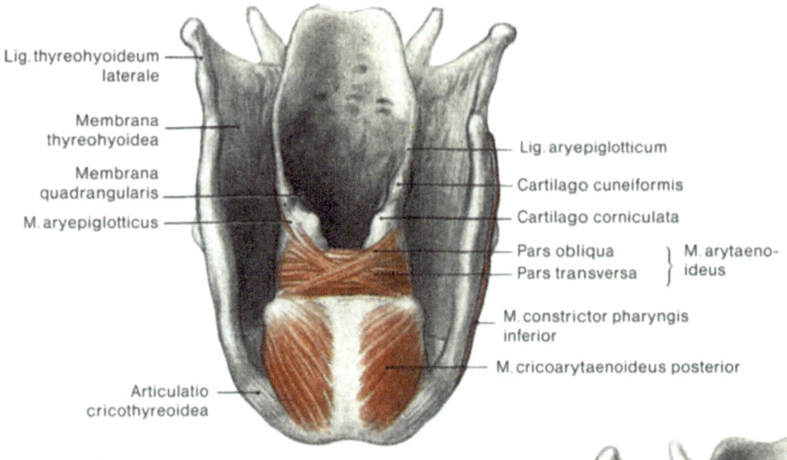
Lig. thyreohyoideum laterale
Membrana thyreohyoidea
Membrana quadrangularis
M. aryepiglotticus
Lig. aryepiglotticum
Cartilago cuneiformis
Cartilago corniculata
Pars obliqua
Pars transversa
M. arytaenoideus
M. constrictor pharyngis inferior
M. cricoarytaenoideus posterior
Articulatio cricothyreoidea
d

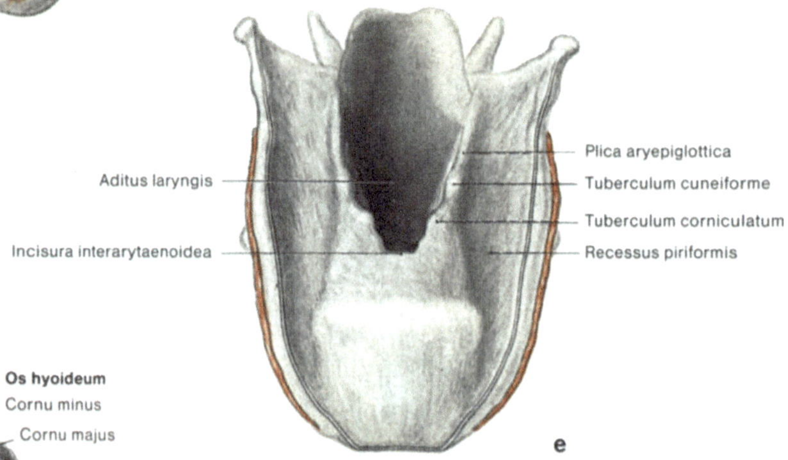
Plica aryepiglottica
Aditus laryngis
Tuberculum cuneiforme
Tuberculum corniculatum
Incisura interarytaenoidea
Recessus piriformis
e

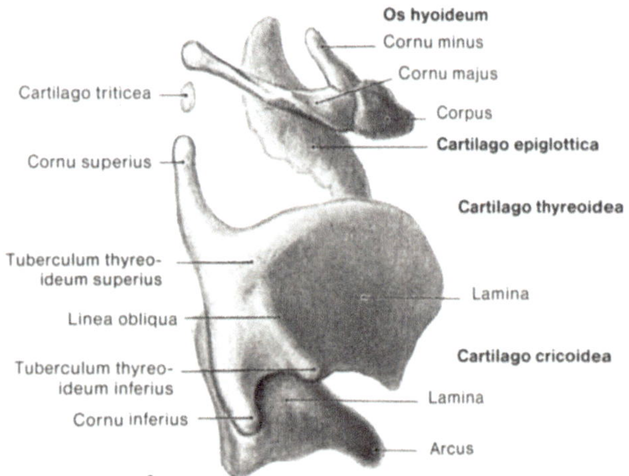
Os hyoideum
Cornu minus
Cornu majus
Cartilago triticea
Corpus
Cartilago epiglottica
Cornu superius
Cartilago thyreoidea
Tuberculum thyreoideum superius
Lamina
Linea obliqua
Cartilago cricoidea
Tuberculum thyreoideum inferius
Lamina
Cornu inferius
Arcus
f

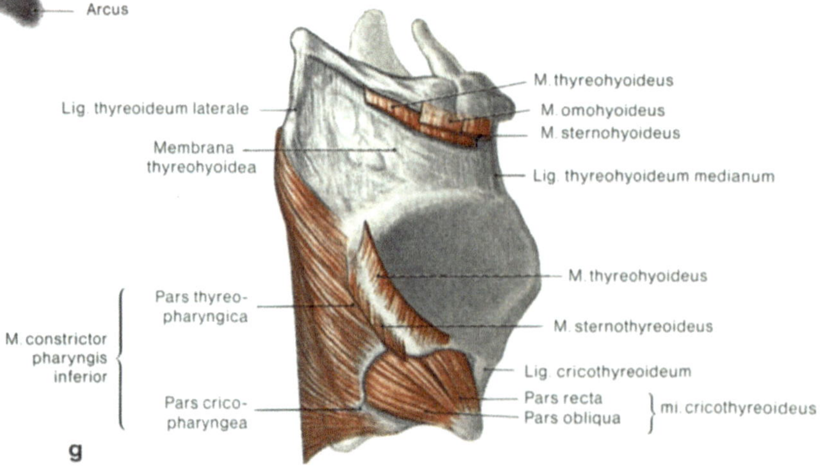
M. thyreohyoideus
M. omohyoideus
Lig. thyreoideum laterale
M. sternohyoideus
Membrana thyreohyoidea
Lig. thyreohyoideum medianum
M. thyreohyoideus
Pars thyreopharyngica
M. sternothyreoideus
M. constrictor pharyngis inferior
Lig. cricothyreoideum
Pars crico-pharyngea
Pars recta
Pars obliqua
mi. cricothyreoideus
g

Abb. 18.3 d–g

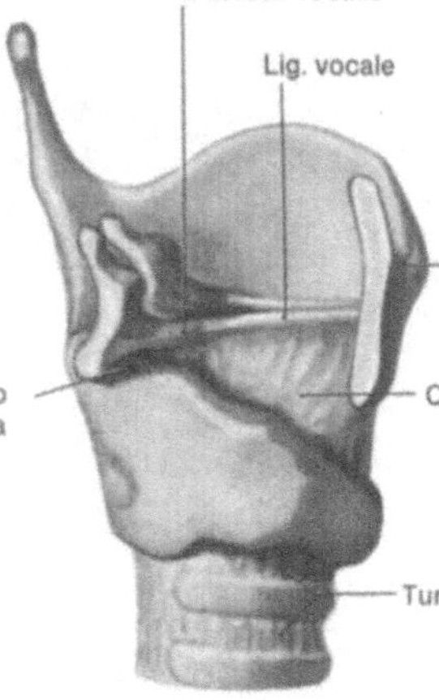

Abb. 18.4. Lig. vocale, Conus elasticus und Tunica elastica trachealis von lateral. (Nach Lanz u. Wachsmuth 1955)

stärkt und in ihrer Länge geregelt durch den außen aufgelagerten M. thyreohyoideus.

Grundlage des Stimmapparates ist der bis zu 5 mm dicke Ringknorpel, Cartilago cricoidea, der den Schildknorpel ventral und beide Stellknorpel, die Cartilagines arytaenoideae, dorsal trägt. Der Ringknorpel ist der massigste Knorpel des Kehlkopfskelettes und frakturiert daher nur durch große Gewalteinwirkung, was meist eine sofortige Erstickung zur Folge hat. Seine vordere Zirkumferenz ist unter der Haut gut tastbar. Nur im Bereich des Ringknorpels ist der untere Luftweg von einem geschlossenen Knorpelring umfaßt, so daß sein Umfang die maximale Weite einzuführender Instrumente festlegt. Alle anderen supra- oder infralaryngealen Luftwegabschnitte haben zumindest eine Weichteilbegrenzung und sind daher dehnbar. Zwischen Stell- und Schildknorpel spannt sich das Stimmband. Ring- und Stellknorpel dienen ausschließlich dem Stimmapparat. Der Schildknorpel bildet zusätzlich einen Teil des Gerüstes für den Pförtnermechanismus. Der Conus elasticus ist die Fortsetzung des elastisch unterlegten Schleimhautschlauchs der Trachea, der Tunica elastica trachealis. Diese hat sich am kaudalen Rand des Ringknorpels von dessen Wand gelöst und springt konisch zulaufend und elastisch verstärkt von beiden Seiten in die Lichtung vor, wenn die Stimmritze geschlossen ist. Ventral ist der Conus elasticus am Winkel des Schildknorpels, dorsal am Processus vocalis des Stellknorpels verankert (Abb. 18.4). Zwischen beiden endet er mit verdicktem freiem Rand als Lig. vocale und bildet als Stimmlippe die Stimmritze. An der Ventralseite des Kehlkopfes ist der Konus mit seinem Mittelteil zum Lig. cricothyreoideum verstärkt. Nur dieser verstärkte Zug ist am Oberrand des Ringknorpelbogens breit und an der Unterkante des Schildknorpels schmaler verankert. Dorsal fehlt der Konus. Die entstandene Lücke wird durch die Platte des Ringknorpels, welcher die Schleimhaut unmittelbar aufliegt, geschlossen. Nur das Lig. cricothyreoideum liegt unmittelbar unter der Haut und den hier miteinander verwachsenen oberflächlichen und mittleren Halsfascien und ist als Senke zwischen Schild- und Ringknorpel gut tastbar. Das Ligament wird durchsetzt von dem kleinen R. cricothyreoideus aus der A. thyreoidea superior, sowie stärkeren venösen Gefäßen und Nervenästen, die die Schleimhaut des subglottischen Raumes versorgen. Die beiden Muskeln des Spannapparates der Stimmlippen sind der M. cricothyreoideus als äußerer Spanner, der die Länge und Spannung des Lig. vocale regelt, und der M. vocalis als innerer Spanner, der Masse und Konsistenz des Lig. vocale festlegt. Der M. cricothyreoideus entspringt ventral dicht neben der Mittellinie außen am Bogen des Ringknorpels und setzt am kaudalen Rand an der Innenseite der Platte (Pars recta) und des unteren Horns (Pars obliqua) des Schildknorpels an. Die beiderseitigen Muskeln konvergieren mit ihren ventralen Rändern kaudalwärts und begrenzen das Lig. cricothyreoideum dreieckförmig (Abb. 18.3). Der M. thyreoarytaenoideus entspringt an der Innenfläche der Schildplatte unterhalb der Verankerung des Stimmbandes und unterfüttert den Conus elasticus, indem er den Raum zwischen Konus und der Schildknorpelplatte ausfüllt. Kranial verläuft der Muskel horizontal und schneidet mit dem freien Rand des Stimmbandes ab. Seine Pars externa setzt an einer lateralen Leiste des Stellknorpels an, seine als M. vocalis bezeichnete Pars interna am Processus vocalis selbst (Abb. 18.5).

Nur der Mittelraum des Schildknorpels wird vom Aditus laryngis eingenommen. Zwischen ihm und den Seitenplatten des Knorpels buchtet sich die Schleimhaut als Recessus piriformis auf beiden Seiten zu Schlundfurchen aus, die den Kehlkopfeingang umgeben und den Ausgang des Schlundweges darstellen. Dabei scheidet die dorsale Platte des Ringknorpels Kehl- und Schlundkopf.

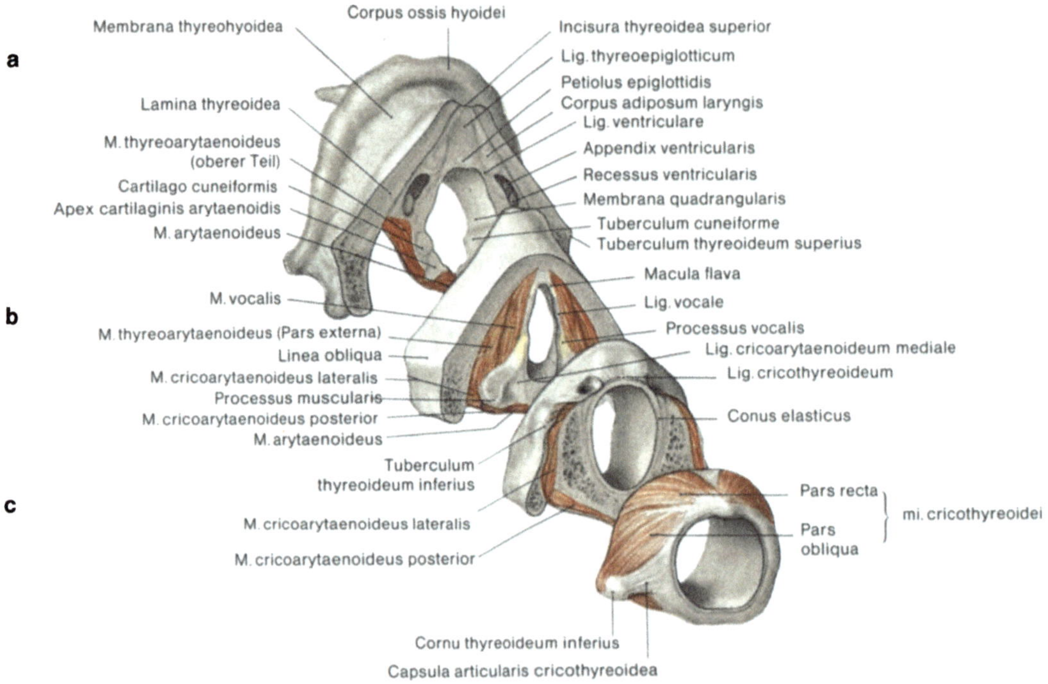

Abb.18.5a-c. 3 Transversalschnitte durch den Kehlkopf. **a** In Höhe des Lig. ventriculare und des Recesus ventricularis **b** In Höhe des Lig. vocale und des M. vocalis **c** Am oberen Rande des Arcus crioideus. (Nach Lanz u. Wachsmuth 1955)

Der N. vagus versorgt mit 2 großen Ästen den Kehlkopf motorisch und sensibel. Der N. laryngeus superior unterkreuzt die Karotisgabel und teilt sich vor dem Ende des großen Zungenbeinhorns in seine beiden Äste. Der R. internus zieht durch die Membrana thyreohyoidea unter die Schleimhaut des Recessus piriformis. Er ist rein sensibel. Der R. externus zieht hinter der A. carotis tiefer und folgt dann der Linea obliqua des Schildknorpels zum M. cricothyreoideus und M. constrictor pharyngis inferior (M. laryngopharyngicus), die er motorisch versorgt. Der N. laryngeus inferior tritt als Endast des N. recurrens am kaudalen Rand des M. constrictor pharyngis inferior in das Kehlkopfskelett von dorsal ein (Abb. 18.6) und teilt sich zwischen der Hinterkante der Schildplatte und der Platte des Ringknorpels bald in seine Äste für die verschiedenen Kehlkopfmuskeln auf. Mit Ausnahme des M. cricothyreoideus versorgt er alle Kehlkopfmuskeln motorisch. Sensible Fasern ziehen über den subglottischen Raum bis zur 4. Trachealspange.

18.1.2 Trachea und Hauptbronchien

Die Luftröhre dient dem Transport der Atemluft und ist zugleich Anblasrohr für das Stimmorgan Kehlkopf. Sie beginnt unter dem Krikoid und reicht bis zur Teilungsstelle in beide Hauptbronchien, der Bifurkation (4. bis 5. BWK, 2. ICR ventral). Der Bifurkationswinkel beträgt 55-75°. Am kranialen Sternumrand geht die ca. 5 cm lange Pars cervicalis in die etwa 7 cm lange Pars thoracica über. Ihre Maße sind jedoch inkonstant, da sie sich in Abhängigkeit von der Stellung des Kopfes, Kehlkopfes und der Lungen sowie der angrenzenden Organe verändern. Beim Erwachsenen beträgt die Trachealänge etwa 10-13 cm, kann elastizitätsbedingt jedoch um 3-4 cm (25-30%) schwanken. Diese enorme, im Alter durch Verkalkung zunehmend geringer werdende Elastizität beruht auf der Anordnung ihres elastischen Fasermantels, dessen Trajektorien nur teilweise, d. h. der Länge nach in den Knorpelspangen festgelegt sind, während sie sowohl zwischen diesen als auch in der Pars membranacea frei verlaufen. Zur Längselastizität kommt eine erhebliche Verschieblichkeit innerhalb des Eingeweidegleitraumes des Halses. Hier ist die Trachea mit ihrer Umgebung nur durch lockeres Bindegewebe verbunden. Lediglich die kaudalen Teile der beiden Schilddrüsenlappen an deren Übergang zum Isthmus, der Isthmus und der Aortenbogen hängen ihr durch straffe Bindegewebezüge an. Infolge der erheblichen Verschieblichkeit liegt die Trachea bei Beugung des Kopfes fast vollkommen intrathorakal. Zwischen Schilddrüse und Kehlkopf verdichtet sich das äußere Blatt der Capsula fibrosa der Schilddrüse zu straffen Bandzügen, den Ligg. thyreoidea. Man unterscheidet ein Mittel - und 2 Seitenbänder. Sie ziehen vom Isthmus und den angrenzenden Seitenlappen zum Ringknorpelbogen und

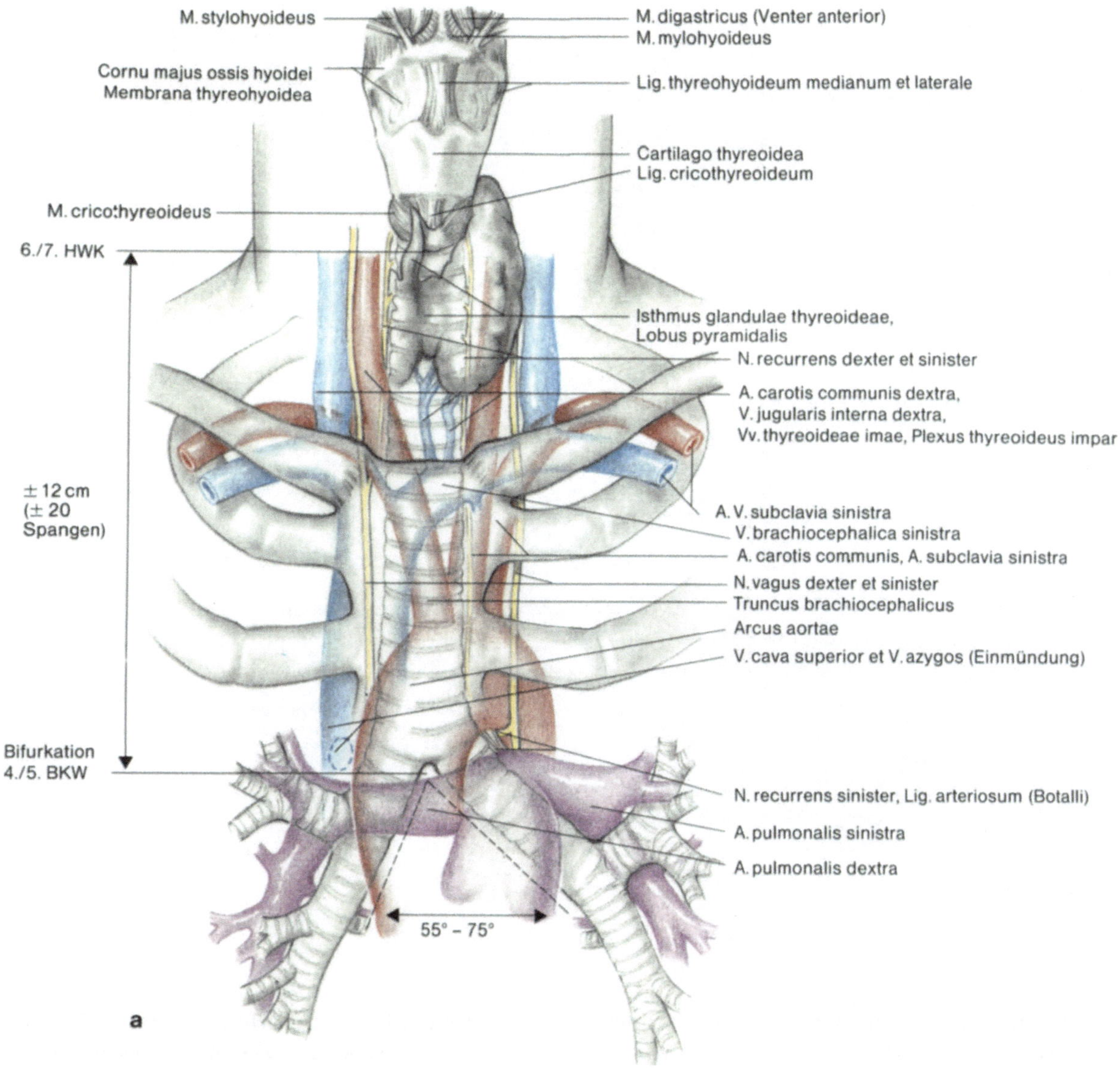

Abb. 18.6 a, b. Topographische Beziehungen von Kehlkopf, Trachea, Bifurkation und Hauptbronchien zu den umgebenden Strukturen. **a** Von ventral

den oberen 3 Luftröhrenspangen. Durch die Bänder ist die Schilddrüse an die Trachea geheftet und gezwungen, den Bewegungen der Trachea und dem Schluckakt zu folgen.

Die Luftröhrenwand wird durch hufeisenförmige Spangen aus Hyalinknorpel offengehalten, die das elastisch-membranöse Rohr versteifen. Pro Zentimeter Trachealwand finden sich durchschnittlich 2 Knorpelspangen, die Gesamtzahl beträgt 18-22. Dazwischen liegen die Ligg. anularia. Die Hinterwand wird von der knorpelfreien Pars membranacea gebildet (Abb. 18.7). Durch Kontraktion der Mm. tracheales nähern sich beide Knorpelenden einander und verringern den Querdurchmesser. Dabei wird die Pars membranacea eingefaltet (Abb. 18.8). Hierdurch bieten sie den bei Exspiration und beim Hustenstoß geänderten Druckverhältnissen Widerstand. Andererseits kann die Rückwand bei der Speisepassage nach ventral ausweichen. Dies ist notwendig, da die Skelett-Muskel-Faszien-Wandung des Halses Bewegungen außerhalb des viszeralen Gleitraums nur in sehr beschränktem Maße erlaubt. Pars membranacea und Ösophagus werden nur durch eine dünne Lage lockeren Gleitgewebes voneinander getrennt, durch die sie zugleich miteinander verbunden sind. Der Trachealdurchmesser beträgt 12-22 mm und verändert sich in Abhängigkeit von der Atemphase zwischen zervikalem und thorakalem Teil. Ursache ist die Druckdifferenz zwischen Trachealu-

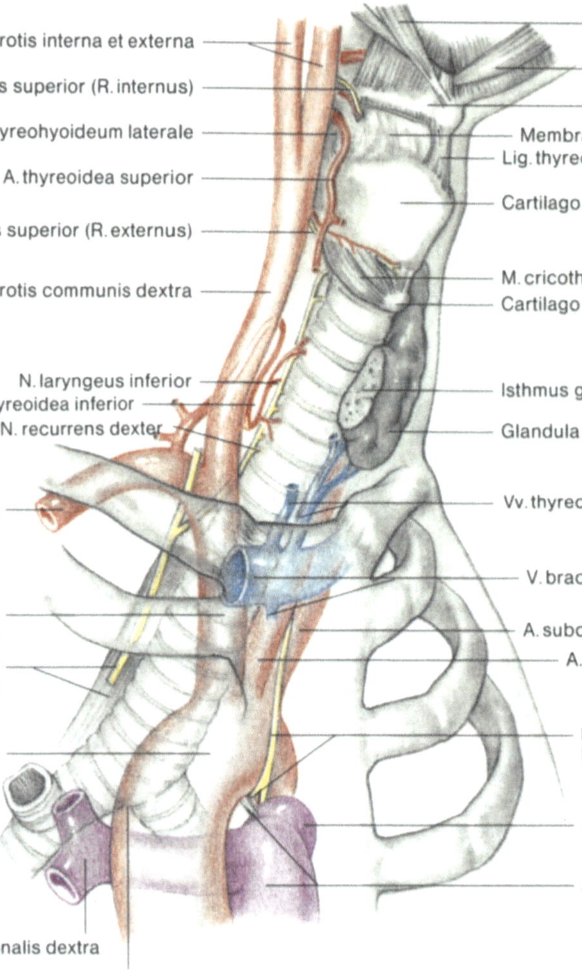

Abb. 18.6 b. Von rechts lateral

men und umgebendem Raum. Bei Inspiration mit zunehmendem pleuralem Unterdruck erweitert sich die thorakale Trachea stärker als die zervikale, während die Verhältnisse beim Pressen mit geschlossener Stimmritze umgekehrt sind.

Die Schleimhaut überzieht als innere Oberfläche die Luftröhre und trägt wie im Kehlkopf mehrreihiges Flimmerepithel. Ihre Aufgabe ist die Erwärmung, Durchfeuchtung und Reinigung der Atemluft. Durch die zum Kehlkopf gerichtete Flimmerbewegung wird das in den Becherzellen und von submukös im Bereich der Pars membranacea und intercartilaginea gelegenen Schleimdrüsen gebildete Sekret mit einer Geschwindigkeit von 4-8 mm/min nach außen gefördert. Dabei bewegen sich die Flimmerhaare innerhalb einer unter der Schleimschicht gelegenen serösen Flüssigkeit, die den darüberliegenden Schleim fortbewegt. Dieser wichtige Funktionsablauf wird durch operative Maßnahmen zumindest vorübergehend unterbrochen. Die Schleimhaut ist dem Bindegewebe-Knorpel-Skelett nur locker und leicht verschieblich angeheftet. Die aus kollagenen und elastischen Fasern sowie glatten Muskeln bestehende fibröse Längsfaserschicht wird durch die eingebetteten Knorpelspangen in die Ligg. anularia unterteilt.

Die Gefäßversorgung der Trachea wurde erst in den letzten Jahren parallel zur Entwicklung der Trachealchirurgie geklärt (Miura u. Grillo 1966; Salassa et al. 1977). Die oberen $^2/_3$ werden wie der Ösophagus von 3-7 feinen Ästen der A. thyreoidea inferior, das untere Drittel von den Bronchialarterien versorgt. Daneben ziehen Äste der ersten Interkostalarterie, der A. subclavia und A. thoracica interna sowie des Truncus brachiocephalicus zur Trachealseitenwand. Hier sind die von lateral einstrahlenden Gefäße untereinander durch eine longitudinale Anastomose verbunden. In jedem Zwischenknorpelraum zweigen von dieser Anastomose feine Arterien ab, die sich in einen dorsalen und ventralen Ast teilen und den submukös gelegenen kapillären Plexus speisen (Abb. 18.9). Von ventral und

Abb. 18.7. Wandbau der Luftröhre.
(Nach Lanz u. Wachsmuth 1955)

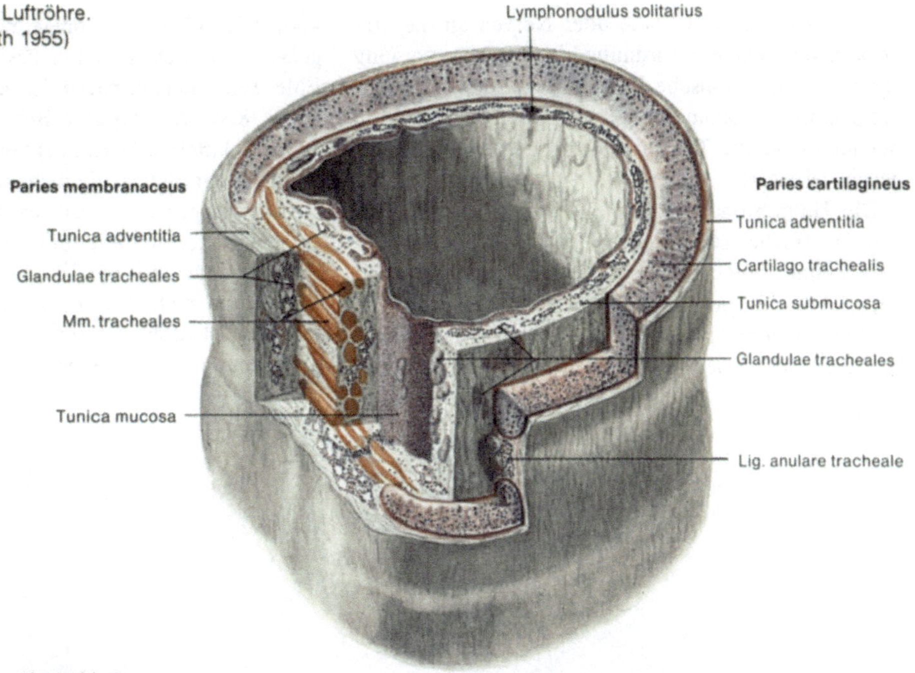

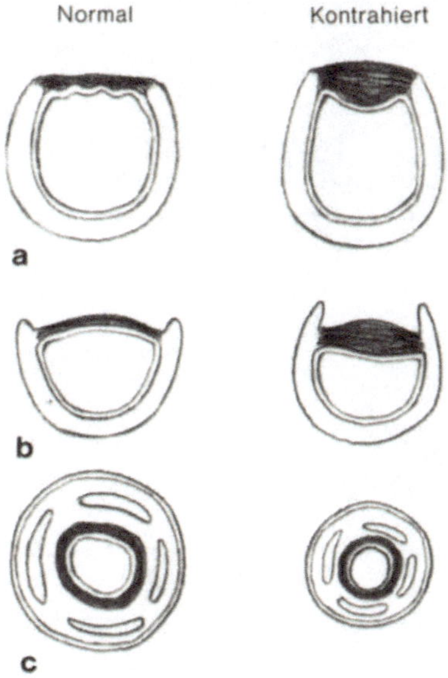

Abb. 18.8 a–c. Unterschiedlicher Wandaufbau von Trachea (**a**), Hauptbronchus (**b**) und mittlerem Bronchus (**c**) sowie Formveränderung in Abhängigkeit vom jeweiligen Funktionszustand

Abb. 18.9. Arterielle Gefäßversorgung der Trachea: Von einer lateralen longitudinalen Gefäßanastomose zweigen interkartilaginäre Arterienäste ab, die den submukösen Kapillarplexus versorgen. (Nach Salassa et al. 1977)
▼

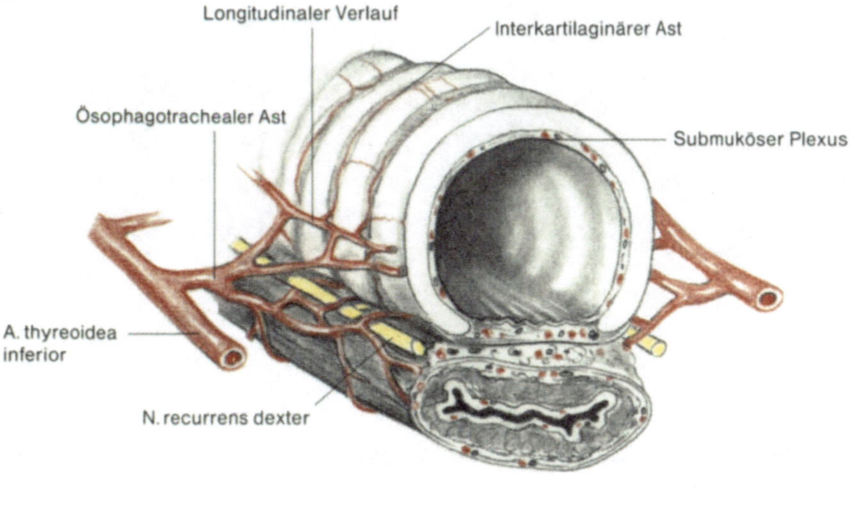

dorsal treten kleine Gefäße oder Nerven an die Trachea heran. Diese Anordnung der Gefäßversorgung erklärt die alte klinische Erfahrung, daß eine komplikationslose Anastomosenheilung nur bei Schonung der lateral in die Trachea einstrahlenden Strukturen gewährleistet ist.

Die Hauptbronchien sind in bezug auf ihren Aufbau der Trachea sehr ähnlich. Die Pars membranacea setzt weiter vorne an den Enden der Knorpelspangen an, so daß diese etwas vorstehen. Erst beim Eintritt in die Lungen ändert sich die Wandstruktur grundlegend. In diese sind auf der gesamten Zirkumferenz nur noch knorpelige Platten in unregelmäßiger Anordnung eingelassen, zwischen denen Zwischenräume bestehen. Eine Pars membranacea ist nicht mehr vorhanden (Abb. 18.8). Die zentralen Bronchien werden von den Bronchialarterien (s. Kap. 3) versorgt, deren Zahl und Verlauf sehr unterschiedlich sein kann (Abb. 18.10). Sie entspringen entweder aus dem Aortenbogen, aus einer Interkostalarterie oder der Aorta descendens. Seltener findet sich ein Hauptstamm, der sich bald in 2 Äste zum rechten und linken Hilus teilt. Häufiger gibt es 2-4 Arterienstämme, deren weitere Verzweigung knapp unterhalb der Bifurkation erfolgt. Meist

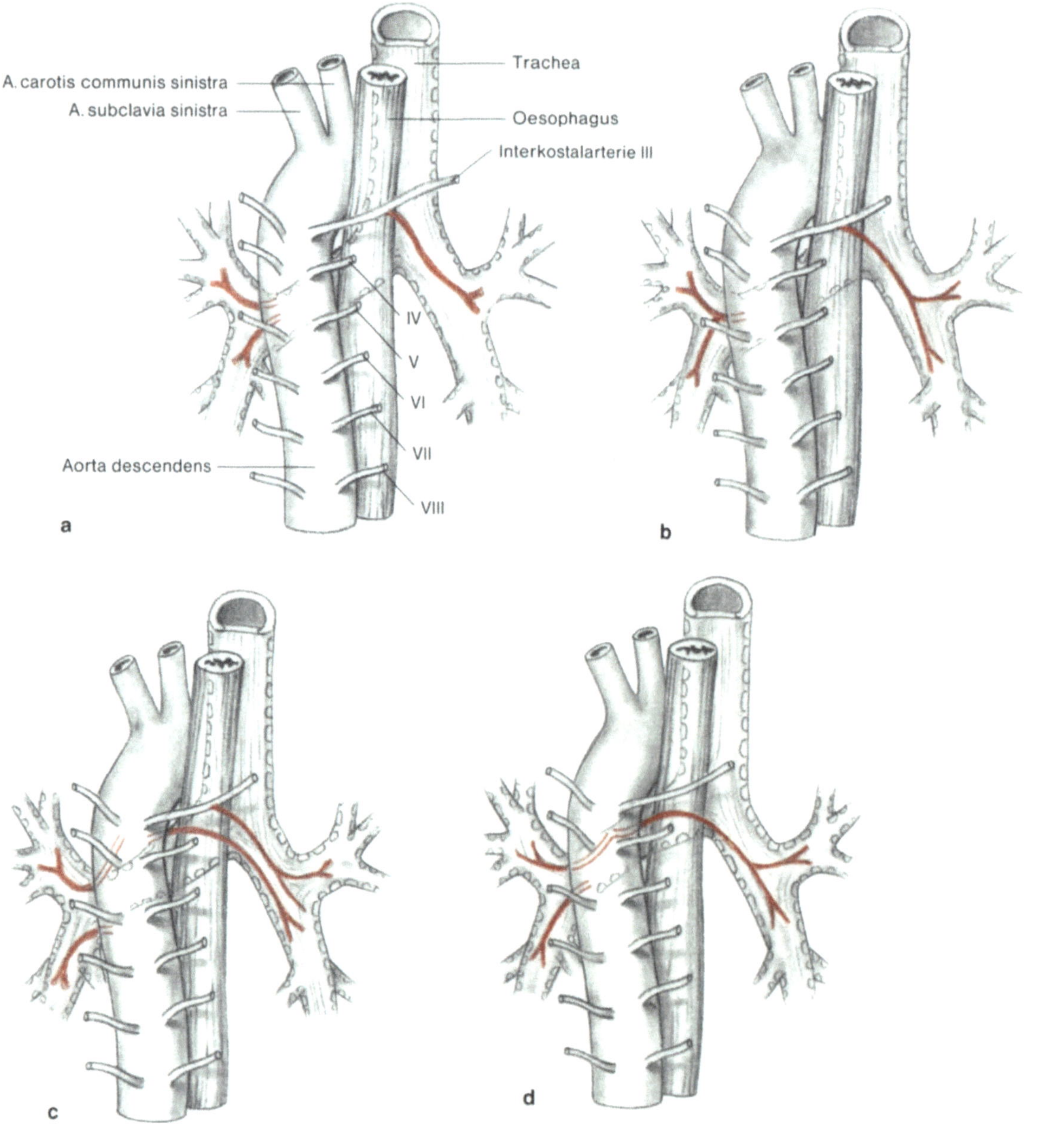

Abb. 18.10. a-j Verlauf der Bronchialarterien: Die gängigsten Variationen des Verlaufs der Arterien im Bereich der Bifurkation und Hauptbronchien

existiert rechts nur ein R. bronchialis, links 2 Rr. bronchiales superior und inferior. Die rechtsseitigen Rr. bronchiales entspringen i. allg. aus Interkostalarterien, am häufigsten der 3. rechten Interkostalarterie. Dies ist die erste, direkt aus der Aorta kommende Interkostalarterie. Die linksseitigen Bronchialarterien entspringen dagegen meist direkt aus der Aorta, am Übergang vom Bogen zur Pars descendens. Umfangreiche anatomische Untersuchungen haben eine große Variabilität bezüglich Zahl und Ursprungsort der Bronchialarterien gezeigt. So wurden in einer Studie 9 verschiedene Versorgungstypen gefunden, wobei immer zumindest eine Bronchialarterie zu einer Lunge führte. In der Mehrzahl der Präparate fand sich mehr als eine Arterie, wenigstens auf einer Seite (Cauldwell et al. 1948). Meist ziehen die Bronchialarterien zur Pars membranacea der jeweiligen Bronchialrückwand. Dabei verlaufen die rechtsseitigen Rr. bronchiales meist dorsal, seltener ventral des Ösophagus. Entspringt die rechtsseitige Arterie aus der Unterseite des Aortenbogens oder der Pars descendens, kann sie die Trachea und Bifurkation auf ihrem Wege zum rechten Hauptbronchus sowohl unter- als auch überkreuzen. Die Arterien verlaufen im peribronchialen Bindegewebe. Als Vasa nutritiva versorgen sie neben den Bronchien Lunge, Pleura und Gefäße. Nach Ausfall der Pulmonalarterie können sie die Lunge nutritiv noch ausreichend versorgen.

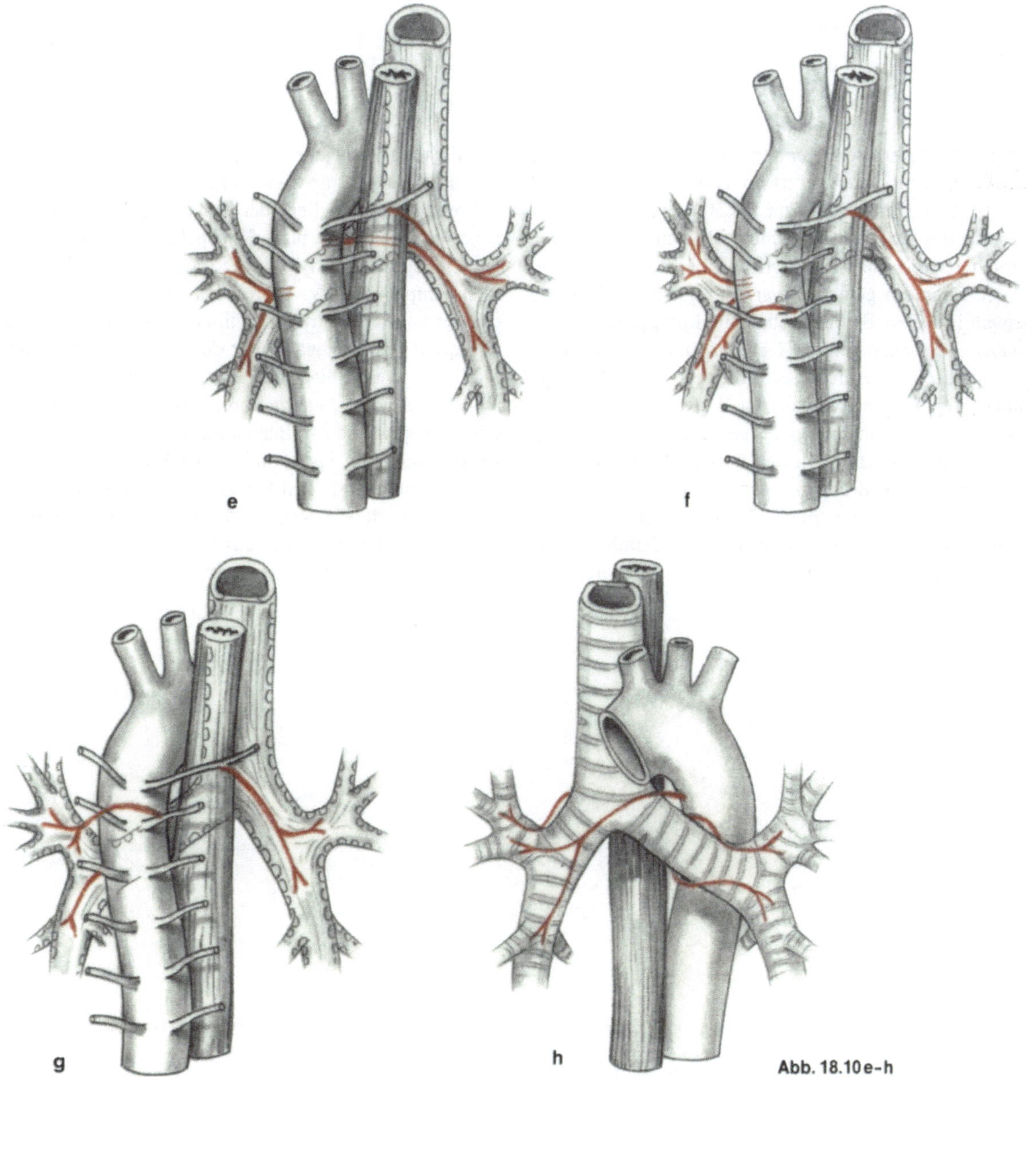

Abb. 18.10 e–h

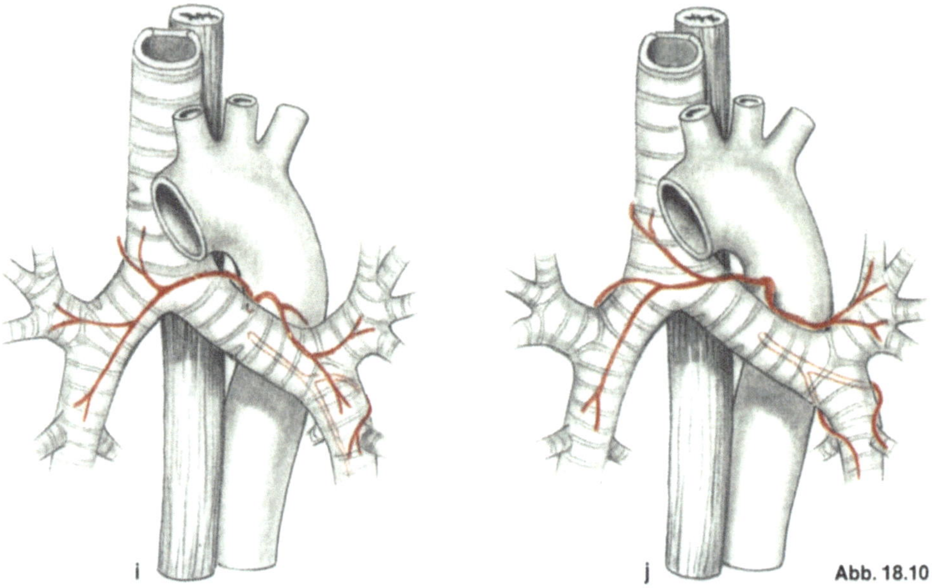

Abb. 18.10 i, j

Die Luftröhre selbst entfernt sich in ihrem Verlauf zunehmend von der ventralen Hals- und Brustwand (Abb. 18.6). Der Abstand zur äußeren Haut beträgt unterhalb des Krikoids etwas mehr als 1 cm, in der Höhe des Jugulums mehr als 4 cm und bei der Bifurkation 7 cm. In ihrem gesamten Verlauf ist die Trachea von einem lockeren Bindegewebemantel umgeben, in dem neben den versorgenden Gefäßen und Nerven auch Lymphknoten liegen. Dieser Bindegewebemantel erlaubt die Verschiebungen der Luftröhre gegen die Nachbarorgane innerhalb des gemeinsamen viszeralen Gleitraums und steht mit den übrigen Halsorganen in Verbindung. Im Brustraum geht er in das Bindegewebe des Mediastinums über. Der Eingeweideraum des Halses wird von den Faszien und der Gefäß-Nerven-Scheide umgeben (Abb. 18.11). In den zwischen den 3 Halsfaszien gelegenen Spalträumen kann bei Operationen leicht vorpräpariert werden.

Vor der Trachea liegt der Isthmus der Schilddrüse, meist in Höhe der 2. bis 4. Knorpelspange. Kaudal davon ziehen die Vv. thyreoideae imae als Plexus thyreoideus impar bzw. V. thyreoidea inferior zur V. brachiocephalica sinistra. Die linke V. brachiocephalica überquert die Trachea hinter dem Manubrium sterni. Dieser gegenüber liegt der Truncus brachiocephalicus in seiner gesamten Länge unmittelbar vor der Trachea. Die topographischen Beziehungen sind jedoch sehr wechselhaft, und insbesondere bei Kindern kann der Truncus auch bis in den kaudalen Halsbereich hinaufreichen. Auch die verschiedenen Abgangsvarianten der supraaortalen Gefäße aus dem Aortenbogen führen zu unterschiedlichen topographischen Situationen

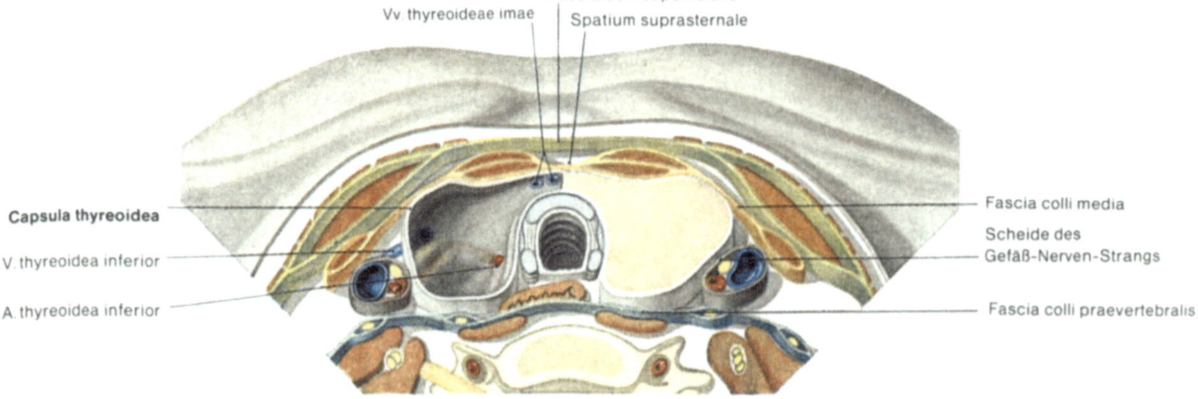

Abb. 18.11. Die Faszienschichten des Halses. Schematischer Schrägschnitt dorsal durch den 6. Halswirbel, ventral eine Fingerbreite kranial der Fossa jugularis. *Links* ist das Seitenlappenparenchym aus der Capsula thyreoidea ausgelöst. (Nach Lanz u. Wachsmuth 1955)

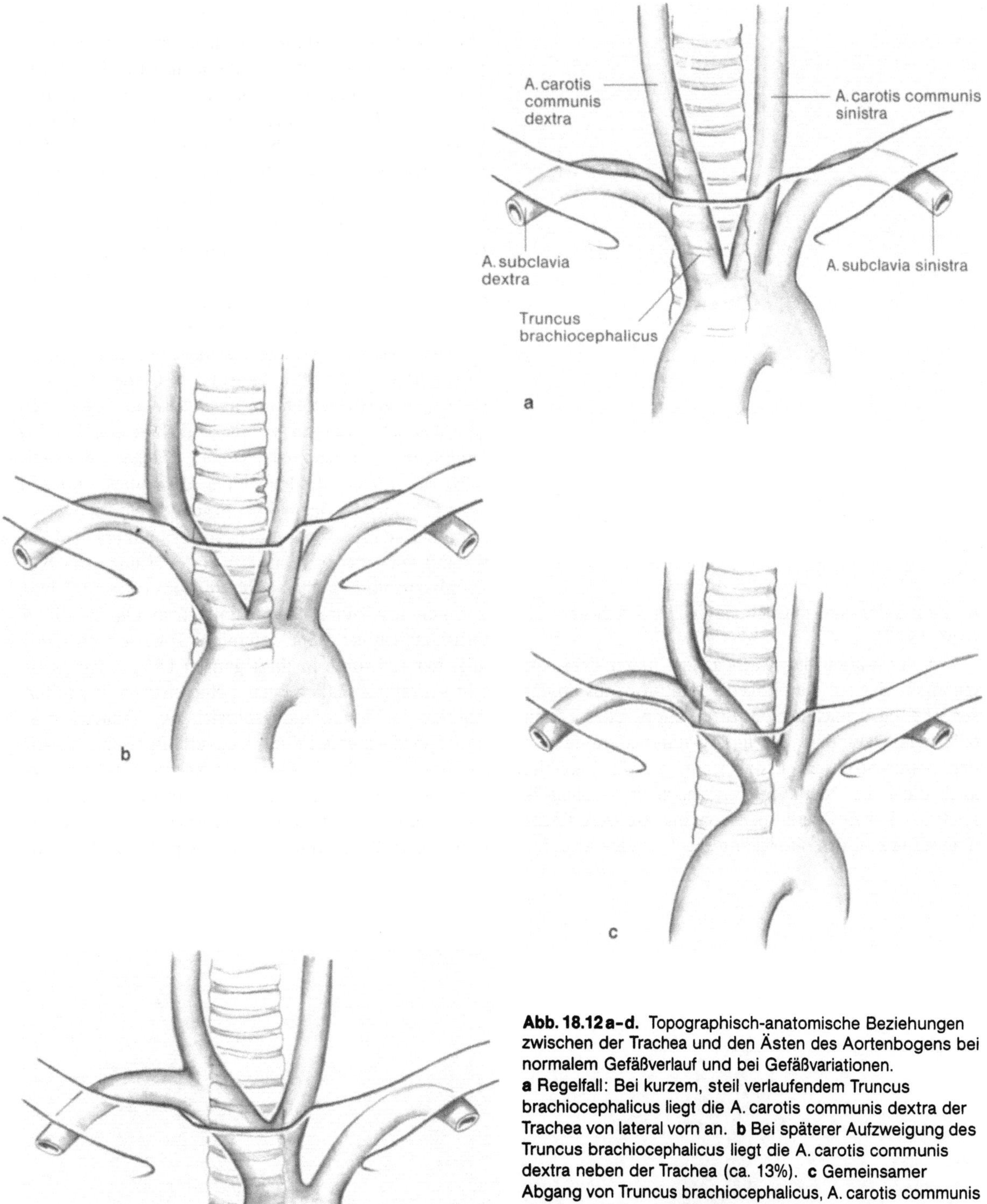

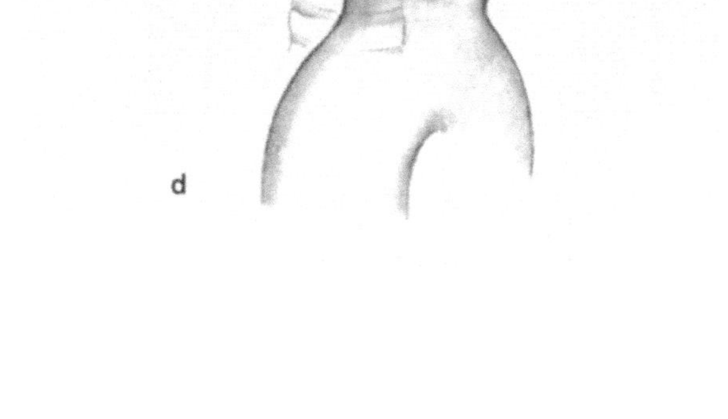

Abb. 18.12 a–d. Topographisch-anatomische Beziehungen zwischen der Trachea und den Ästen des Aortenbogens bei normalem Gefäßverlauf und bei Gefäßvariationen.
a Regelfall: Bei kurzem, steil verlaufendem Truncus brachiocephalicus liegt die A. carotis communis dextra der Trachea von lateral vorn an. **b** Bei späterer Aufzweigung des Truncus brachiocephalicus liegt die A. carotis communis dextra neben der Trachea (ca. 13%). **c** Gemeinsamer Abgang von Truncus brachiocephalicus, A. carotis communis sinistra und A. subclavia sinistra aus dem Aortenbogen. Der Truncus brachiocephalicus kreuzt in gesamter Länge die Trachea (ca. 9%). **d** Gemeinsamer Abgang des Truncus brachiocephalicus sowie der A. carotis communis sinistra aus dem Aortenbogen. Der gemeinsame Stamm sowie der Truncus brachiocephalicus liegen ventral der Trachea (ca. 3%)

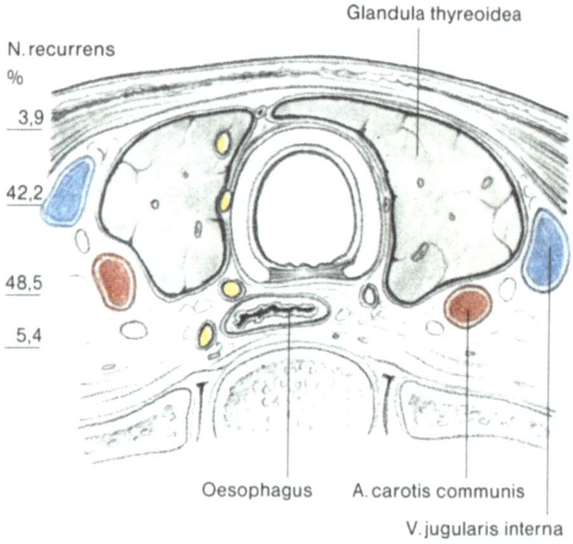

Abb. 18.13. Schematische Darstellung der Lage des N. recurrens zu Ösophagus, Trachea und Schilddrüse im Querschnitt mit Durchschnittswerten. (Nach Skandalakis et al. 1976)

im thorakalen und unteren zervikalen Tracheabereich (Abb. 18.12).

Die Bifurkation der Trachea liegt hinter dem Aortenbogen, der auf dem linken Hauptbronchus, in dessen Abgangsbereich aus der Bifurkation, reitet. Unmittelbar daneben zieht die linke Pulmonalarterie über den Stammbronchus. Etwas weiter kaudal kann ihn auch die linke Oberlappenvene noch im Abgangsbereich des linken Oberlappenbronchus kreuzen. Rechts mündet lateral der Bifurkation die V. azygos von dorsal kommend in die V. cava superior ein. Der rechte Hauptbronchus wird im Bereich seines Oberlappenabganges von der rechten Pulmonalarterie überlagert. Diese zieht retroperikardial unmittelbar vor oder unter der Carina. Hier befindet sich im umgebenden Bindegewebe auch eine große Lymphknotenstation. Der rechte Hauptbronchus geht steiler (ca. 25°) aus der Carina ab als der linke (ca. 45°). Sein Lumen ist etwas weiter als das linke (ca. 15 mm gegenüber 11 mm); mit ca. 1-2,5 cm ist er jedoch wesentlich kürzer als der linke Hauptbronchus mit etwa 4-6 cm Länge. Die Perikardrückwand hat enge Beziehung zur distalen Trachea mit Bifurkation und beiden Hauptbronchien.

Lateral wird die kraniale Trachea von beiden Seitenlappen der Schilddrüse bedeckt. Nur die A. carotis communis dextra steht normalerweise in ihrem Abgangsbereich aus dem Truncus brachiocephalicus in unmittelbarer Nachbarschaft zur Trachea. Kranialwärts entfernt sich die Halsschlagader zunehmend von der Luftröhre. Im dazwischenliegenden Bindegewebsraum befinden sich paratracheale Lymphknoten. Hier verläuft auch der N. recurrens in der Rinne zwischen Ösophagus und Trachea (Abb. 18.13). Linksseitig zieht er unter dem Aortenbogen hinter dem Lig. Botalli in Bifurkationshöhe zum lateralen Trachealrand und folgt der Luftröhre in ihrer ganzen Länge. Rechts ist sein Verlauf wesentlich kürzer. Nachdem er die großen Arterien im Aufzweigungsbereich des Truncus brachiocephalicus unterfahren hat, verläuft er im zervikalen Teil hinter der Trachea. Parallel zur Gefäßversorgung geben die Nn. recurrentes Rr. tracheales ab. Dorsal kreuzt die A. thyreoidea inferior auf ihrem Weg zur Luft-Speiseröhren-Rinne unter dem Gefäß-Nerven-

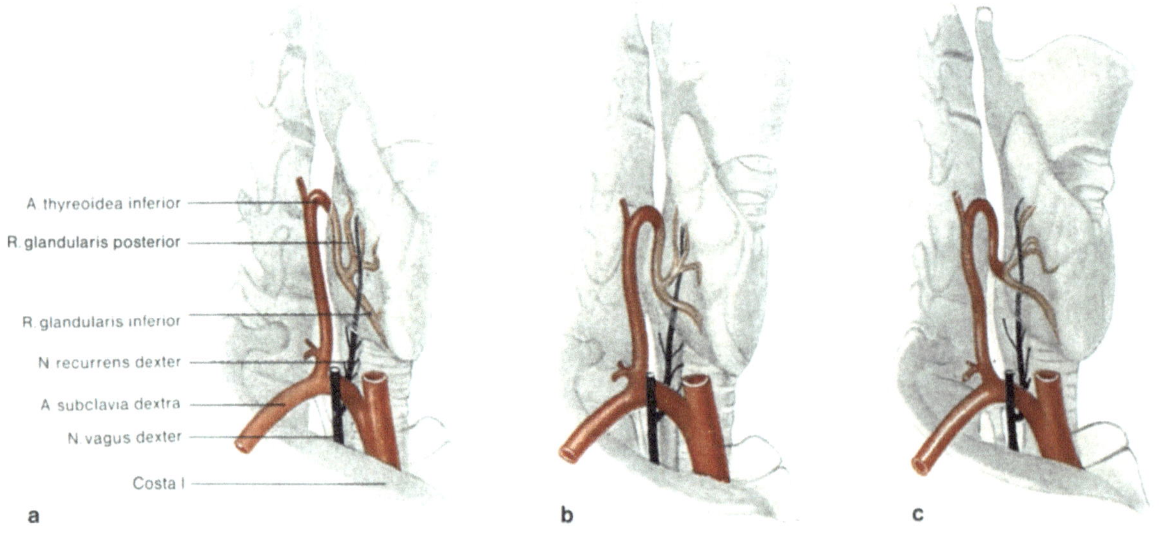

Abb. 18.14 a–c. Häufigste Varianten der Lagebeziehungen zwischen N. recurrens und A. thyreoidea inferior. **a** N. recurrens kreuzt ventral (27%). **b** N. recurrens kreuzt dorsal (36%). **c** N. recurrens durchsetzt Aufteilung der Arterie (32%). (Nach Lanz u. Wachsmuth 1955)

strang und vor der A. vertebralis den N. recurrens in Nachbarschaft zur Luftröhre. Die Lagebeziehungen schwanken jedoch stark. Einzige Regel ist, daß sich zwischen Nerv und Arterien keine trennenden Gebilde schieben. Von zahlreichen Sonderfällen abgesehen, steigt der N. recurrens in je ⅓ der Fälle ventral und dorsal der Aufteilung der A. thyreoidea inferior auf oder durchsetzt in einem weiteren Drittel deren Aufteilung (Abb. 18.14) (Lanz und Wachsmuth 1955; Grillo 1983b; Valesky 1986).

18.2 Luftröhrenschnitte

18.2.1 Koniotomie

18.2.1.1 Indikation

Die Eröffnung der Trachea durch das Lig. cricothyreoideum (Koniotomie) ist nur in Notfallsituationen indiziert. Im Vergleich zur Tracheotomie ist sie wesentlich einfacher, problemloser und schneller durchführbar. Am Unfallort ist sie deshalb der Tracheotomie vorzuziehen, wenn eine translaryngeale Intubation aufgrund mechanischer Verlegung der Kehlkopfpassage oder aus anderen Gründen nicht möglich ist (Tabelle 18.1), sie stellt allerdings nur eine vorübergehende Maßnahme dar. Nach Eintreffen in der Klinik wird die Tracheotomie geplant und unter aseptischen Bedingungen nachgeholt. Diese kurzfristige zeitliche Abfolge gilt selbstverständlich auch für die in seltenen Fällen an einem Krankenhaus durchgeführte Notkoniotomie. Wird die Koniotomie nur 1-2 Tage belassen, sind Spätkomplikationen, wie subglottische Stenosen durch Verletzungen des Krikoids oder anderer Larynxteile als Folge eines länger belassenen Tubus selten.

Kontraindiziert ist die Koniotomie nach stumpfem Larynxtrauma, da es hierbei in seltenen Fällen zu einer kompletten Trennung von Larynx und Trachea kommen kann (Trunkey u. Guernsey 1986), sowie bei Entzündungen von Larynx und Trachea. Zur Langzeitbeatmung wird sie allgemein als ungeeignet angesehen (Jackson 1921), da in mehreren Studien gehäuft subglottische Stenosen nachgewiesen wurden, wenn eine Infektion der Atemwege vorgelegen hatte (Boyd et al. 1979). Nach Koniotomie ausschließlich thoraxchirurgischer Patienten, die nicht länger als 48 h intubiert waren, fand sich bei 655 Fällen eine Komplikationsrate von 6,1% (Brantigan u. Grow 1976; Weymuller u. Cummings 1982). Dabei handelte es sich überwiegend um postoperative Blutungen aus kleineren Gefäßen. Nur bei 8 Patienten (1,2%) entwickelte sich eine Luftwegobstruktion. Bei 5 Patienten mit Strikturen in Cuffhöhe wurde eine Resektionsbehandlung erforderlich. Bei 2 Patienten konnten subglottische Granulationen bronchoskopisch entfernt werden. Eine chronische Stenose trat nicht auf. Somit könnte die Koniotomie in einem ausgesuchten Krankengut durchaus eine Alternative zur Tracheotomie auch bei längerfristiger Behandlung sein. Vorteil der Koniotomie gegenüber der Tracheotomie wäre mit Blick auf eine länger dauernde Behandlung, daß Arrosionsblutungen aus großen Gefäßen und Pneumothorax so gut wie nicht vorkommen.

Bei Kindern bis zum 12. Lebensjahr sollte wegen der speziellen anatomischen Verhältnisse im Larynxbereich die Indikation zur Koniotomie zurückhaltend gestellt werden. Bei sachgerechter Durchführung ist sie jedoch möglich. Wegen der sehr engen Lagebeziehungen kann es aber leicht zu Verletzungen des Krikoids kommen. Hieraus kann ein Wachstumsstillstand der subglottischen Region resultieren mit der Konsequenz einer schweren chronischen Stenose, deren operative Korrektur extrem schwierig ist (Crysdale 1979; Wright et al. 1981).

Tabelle 18.1. Indikationen zur Koniotomie

- Traumatische Verletzungen im maxillofazialen Bereich, die die Sicht und den Zugang zum Larynx unmöglich machen
- Traumatische Larynxfrakturen
- Traumatische Verletzungen oder rheumatische Veränderungen der HWS, die keine Bewegung oder Überstreckung des Halses erlauben
- Ankylose des Kiefergelenks
- Festgeklemmte Fremdkörper im Larynx
- Tumoren im Larynx, Pharynx
- Schwerste Epiglottis-Subglottis-Ödeme (infektiös, allergisch, traumatisch)

18.2.1.2 Operatives Vorgehen

Geschlossene Koniotomie

Unter leichter Dorsalflexion des Kopfes wird der Schildknorpel identifiziert und das kaudal liegende Lig. cricothyreoideum als leichte Delle getastet (Abb. 18.15). Der Raum zwischen Schild- und Ringknorpel mißt bei neutraler Kopfstellung geschlechtsabhängig 7,8-9,6 mm, bei rekliniertem Kopf 11,1-13,2 mm. Ist der Patient bei Bewußtsein, wird nach Desinfektion die Haut und das subkutane Gewebe mit einem Lokalanästhetikum infiltriert und das Ligament schließlich mit der Injektionsnadel durchstoßen. Danach kann Luft aspiriert werden. Anschließend erfolgt mit dem Skalpell die 1-2 cm lange, horizontale Stichinzision durch die Haut und das Ligament in einem Arbeitsgang, wobei der Schildknorpel mit der linken Hand möglichst ruhig gestellt wird

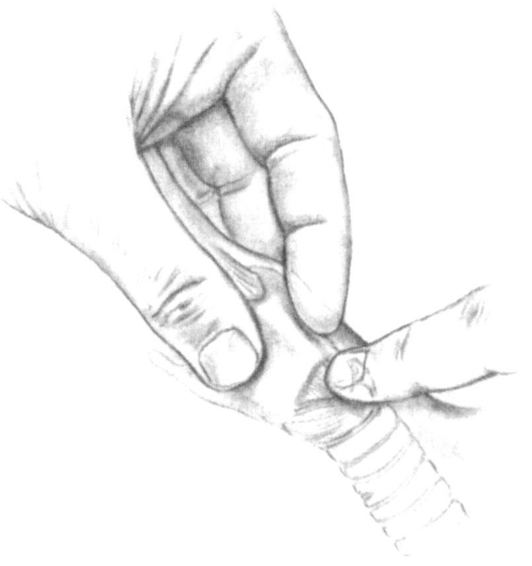

Abb. 18.15. Koniotomie. Zur Identifikation des Lig. cricothyreoideum wird der Schildknorpel mit der linken Hand umfaßt und ruhig gestellt. Mit dem Zeigefinger der rechten Hand wird das Ligament palpiert

(cave: Tracheahinterwand!). Längsinzisionen bergen die Gefahr der Ringknorpelverletzung und werden daher von uns nicht durchgeführt. Die Inzision wird mit dem Handgriff des Skalpells durch drehende Bewegung geweitet. Unter Spreizen des Stomas mit dem vertikal gestellten und etwas zum seitlichen Wundrand gehaltenen Skalpell kann der endotracheale Tubus (z. B. Spiraltubus) eingeführt werden. Die Blockungsmanschette soll gerade nicht mehr im Hautniveau sichtbar sein. So ist eine einseitige Intubation sicher zu vermeiden. Danach lassen sich kleinere Blutungen durch Druck oder Umstechungsligatur stillen. Stärkere Blutungen aus dem Bereich des durchtrennten Ligaments kommen meist innerhalb weniger Minuten durch Kompression des Tubus zum Stehen. Andernfalls kann auf einen größeren Tubus (4-6 mm) gewechselt werden.

Notbestecke aus Einwegmaterial bestehen aus einem Stilett, einer Dilatationsschleuse mit Stabilisator, mehreren Luftwegen in Form von Metalltuben unterschiedlicher Größe und einem Obturator. Nach vertikaler Hautinzision wird durch die mit dem Stilett armierte Dilatationsschleuse die Halsfaszie und das Lig. cricothyreoideum punktiert. Durch die abgeschrägte Unterkante der Dilatationsschleuse ist der Punktions- und Einführungswinkel vorgegeben. Nach Entfernung des Stiletts wird die Schleuse weiter vorgeschoben, bis die Unterkante Kontakt zur Haut hat. Dann werden Luftwege und Obturator in die Dilatationsschleuse eingeführt. Durch diesen Vorgang wird die Nadel der Schleuse in Längsrichtung gespalten, unter sanftem Druck auseinandergespreizt und so Platz für den Metalltubus geschaffen. Der Obturator wird entfernt und die Dilatationsschleuse mit Hilfe von Bändchen am Hals fixiert. Über ein genormtes Ansatzstück kann die sofortige Beatmung mit herkömmlichen Geräten beginnen. Vorteile des Verfahrens sollen vermindertes Gewebetrauma, geringe Blutungsgefahr und vermindertes Penetrationsrisiko der Trachearückwand sowie die einfache schnelle Handhabung sein. Abgesehen von experimentellen Untersuchungen liegen bislang aber nur kasuistische Mitteilungen mit empfehlendem Charakter vor (Helms u. Heilmann 1985; Kohler et al. 1985; Fritz et al. 1986).

Offene Koniotomie

Kann das Knorpelskelett des Kehlkopfes, z. B. bei adipösen Patienten mit kurzem Hals oder bei Struma, nicht eindeutig identifiziert werden, kann die offene Koniotomie notwendig werden. Nach querer Durchtrennung von Haut und Subkutangewebe in Höhe des vermuteten Ligaments, werden die Wundränder mit einem kleinen, selbsthaltenden Spreizer auseinandergedrängt und einstrahlende Venen oder Äste der A. cricothyreoidea zwischen Klemmchen durchtrennt und ligiert. Selten muß ein Lobus pyramidalis der Schilddrüse reseziert oder eine Struma stumpf abgedrängt werden. Dann erfolgt die quere Eröffnung des Ligaments (Abb. 18.16), die vorsichtige vertikale Spreizung mit einer feinen Klemme (Abb. 18.17) und die Plazierung des Tubus (z. B. 8-10 mm) in der Trachea. Die Hautinzision wird neben dem Tubus durch adaptierende Nähte verschlossen.

Nach Entfernung des Tubus wird das Stoma innerhalb von 5-7 Tagen von Granulationsgewebe ausge-

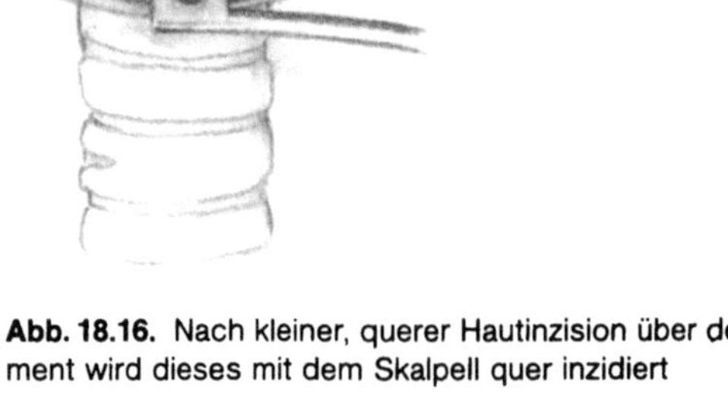

Abb. 18.16. Nach kleiner, querer Hautinzision über dem Ligament wird dieses mit dem Skalpell quer inzidiert

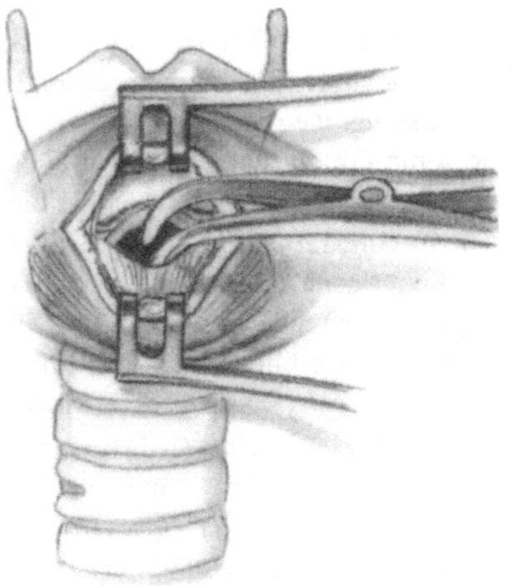

Abb. 18.17. Das eröffnete Ligament wird mit einem Trachealspreitzer oder Overholt auseinandergedehnt

füllt. Die Reepithelialisierung mit kompletter Ausheilung ist nach etwa 4 Wochen abgeschlossen (Romita et al. 1977). Stenosierungen im unmittelbaren Koniotomiebereich als Folge der Präparationsvorgänge dürften eine extreme Rarität sein (Boyd et al. 1979).

18.2.1.3 Ergebnisse

Die Komplikationsrate wird insgesamt mit 6-9% angegeben (Brantigan u. Grow 1976; Boyd et al. 1979). Hauptgefahr der geschlossenen Methode ist die fälschlicherweise eher zu hoch als zu tief angelegte Inzision, wenn die Membrana thyreohyoidea und ihr Lig. thyreohyoideum medianum mit dem Lig. cricothyreoideum verwechselt werden. Dann kann es beim Plazieren des Tubus zu schweren Kehlkopfschäden kommen. Verletzungen des Ringknorpels bei der Inzision oder Aufdehnung der Membran können zur Funktionseinschränkung des Larynx und später zu einer Stenose führen. Nach heute gültiger Auffassung sollte die Koniotomie spätestens nach 24-48 h durch eine regelrechte Tracheotomie ersetzt werden, da es andernfalls als Folge der durch den Tubusdruck entstehenden Perichondritis des Ringknorpels oder von Stimmbandentzündungen zu einer zirkulären Einengung des subglottischen Raums und zu narbigen Stenosen kommen kann (Messerklinger 1972).

Als Komplikation von eher untergeordneter Bedeutung kann sich ebenso wie nach der Tracheotomie auch nach einer Koniotomie ein Subkutan- und Mediastinalemphysem ausbilden. Dies ist meist Folge starker Hustenstöße des Patienten bei dem Eingriff. Ist der Patient unruhig und die Atmung beschleunigt, kann es leicht zu einer zu großen Inzision des Ligaments kommen. Diese oder die Einlage eines zu kleinen Tubus bedingen dann ebenfalls Luftundichtigkeiten. Durch Wechsel auf einen größeren Tubus kann dieses Problem leicht beseitigt werden. Jeder Tubuswechsel sollte wegen der erheblichen Atem- und Schluckverschieblichkeit des Kehlkopfes und der darüberliegenden Weichteile immer über ein Mandrin und in Rekoniotomiebereitschaft erfolgen. Das Risiko akut chirurgischer Komplikationen läßt sich am besten dadurch verringern, daß ein Assistent oder der Operateur den Kehlkopf mit seiner linken Hand fixiert und damit für ruhige Operationsbedingungen sorgt.

18.2.2 Minitracheotomie

18.2.2.1 Indikation

Indikation für die perkutane Kanülierung der Trachea durch das Lig. cricothyreoideum (Minitracheotomie) ist die Therapie der Sekretretention (Matthews u. Hopkinson 1984), da die eingebrachte kleinlumige Trachealkanüle (4-4,5 mm) eine endotracheale Absaugung ermöglicht. Vorteil der Minitracheotomie gegenüber den Alternativmethoden (endotracheale Intubation, konventionelle Tracheotomie) ist neben der technisch einfacheren und nur wenige Minuten beanspruchenden Durchführbarkeit und der geringeren Traumatisierung die ungestörte Glottisfunktion mit normaler Atmung, Sprache und Husten. Auch die anderen physiologischen Funktionen der oberen Luftwege werden kaum beeinträchtigt. Insgesamt erweist sich die geringe Belastung für den Patienten als vorteilhaft, da sie seine Mobilisation nicht behindert.

Indiziert ist die Minitracheotomie in allen Fällen einer signifikanten Sekretretention mit der Gefahr der Entwicklung von bronchopulmonalen Komplikationen, wenn die zunächst durchzuführenden und immer an erster Stelle stehenden physiotherapeutischen Maßnahmen erfolglos bleiben sollten.

Die Minitracheotomie erweist sich als hilfreich bei Patienten mit hypersekretorischen Lungenerkrankungen, primärer oder sekundärer Abhustschwäche, mechanischer Sekrettransportstörung, z. B. nach einem bronchoplastischen Eingriff, schlechter Lungenfunktion, koronarer Herzkrankheit, schlechtem Allgemeinzustand und hohem Alter. Wegen ihrer geringen Invasivität kann die Methode bei diesen Risikogruppen auch prophylaktisch indiziert sein; bei therapeutischem Einsatz erweist sie sich als um so erfolgversprechender, je früher man sich zu ihrer Durchführung entschließt. Grundsätzlich sollte bei Kindern unter 12 Jahren keine Minitracheotomie erfolgen.

18.2.2.2 Operatives Vorgehen

Geschlossene Minitracheotomie

Standardverfahren ist die geschlossene Minitracheotomie. Benötigt werden ein Skalpell, ein semirigider Mandrin, eine Trachealkanüle und ein Faden zu deren Befestigung. Im Handel ist ein spezielles Set erhältlich. Der Eingriff erfolgt unter sterilen Kautelen. Nach Reklination des Kopfes und Hautdesinfektion wird zunächst das Lig. cricothyreoideum zwischen Schild- und Ringknorpel als Vertiefung unmittelbar unter dem Höcker des Schildknorpels palpiert. Kann das Ligament nicht sicher identifiziert werden, sollte ähnlich wie bei der Koniotomie die offene Minitracheotomie erfolgen. Nach ausgedehnter Infiltration der Halsweichteile mit Lokalanästhetikum wird das Ligament mit der Nadel perforiert, kenntlich am Nachlassen des Widerstands und dem reflektorischen Husten des Patienten. Mit der Spritze läßt sich Luft aspirieren. Während der Kopf des möglichst leicht sedierten Patienten von einem Assistenten in Position gehalten wird, erfolgt die etwa 1 cm lange vertikale Inzision genau in der Mittellinie durch die Haut und das Ligament. Ein spezielles Skalpell (Abb. 18.18) erweist sich zur Vermeidung von Verletzungen der Trachearückwand mit dem Ösophagus sowie des Schild- bzw. Ringknorpels als vorteilhaft. Wird die Haut über den Kehlkopf straff angezogen und dieser dabei fixiert, können kulissenartige Verschiebungen der Hautinzision gegenüber der Ligamentinzision vermieden werden. Der etwa 28 cm lange, gebogene Mandrin wird durch die Stichinzision in die Trachea vorgeschoben, anschließend wird über ihn der Tubus plaziert (Abb. 18.19). Dieser Vorgang ist oft von Husten begleitet, so daß die manuelle Fixation des Tubus in dieser Phase sehr wichtig ist. Unmittelbar danach sollte der Tracheobronchialbaum in üblicher Technik ausgiebig abgesaugt werden.

Erweist sich die 4-mm-Trachealkanüle als zu eng, verwenden wir eine cufflose 4,5-mm-Trachealkanüle. Diese wird bei der 13-cm-Markierung abgeschnitten und in den letzten 3 cm vorne und hinten längsinzidiert, so daß 2 Flügel entstehen. Die vorderen 10 cm werden in die Trachea eingeführt und die Kanüle dann mit ihren Flügeln beidseits durch je eine Einzelknopfnaht an der äußeren Haut befestigt. Dabei sollten die Flügel unter Spannung stehen, damit die Kanüle beim Absaugen nicht tiefer in die Trachea gedrückt wird. Diese Absaugung erfolgt mit einem weichen 3,3-mm-(10 FE) bzw. 4,0-mm-(12 FE) Katheter, der für die Entfernung aller „normalen" tracheobronchialen Absonderungen eines Erwachsenen ausreichend ist (Abb. 18.20). Während der absaugfreien Intervalle „verschließen" wir das Tracheostoma mit einem auf eine Länge von 5 cm zurückgeschnittenen 4,0-mm-Absaugkatheter (12 FE), dessen Einführungsteil mit einem Katheterstopfen abgedichtet wird.

Offene Minitracheotomie

Bei gedrungenem Hals und unübersichtlicher anatomischer Situation oder bei Blutungsneigung wird die offene Minitracheotomie bevorzugt. Nach einer etwa 2 cm langen, horizontalen Hautinzision und Spreizen der Wundränder wird die Membrana cricothyreoidea ähnlich wie bei der offenen Koniotomie dargestellt. Das weitere Vorgehen entspricht dem der geschlossenen Methode. Abschließend wird die Haut durch adaptierende Einzelknopfnähte um die Kanüle wieder verschlossen.

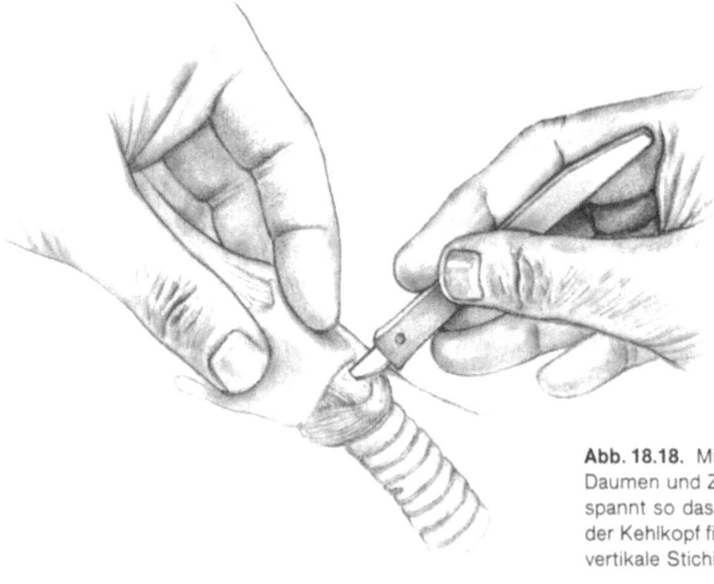

Abb. 18.18. Minitracheotomie. Der Operateur faßt mit Daumen und Zeigefinger der linken Hand den Kehlkopf und spannt so das Lig. cricothyreoideum an. Außerdem wird so der Kehlkopf fixiert. Mit einem Spezialskalpell wird eine kleine vertikale Stichinzision ausgeführt

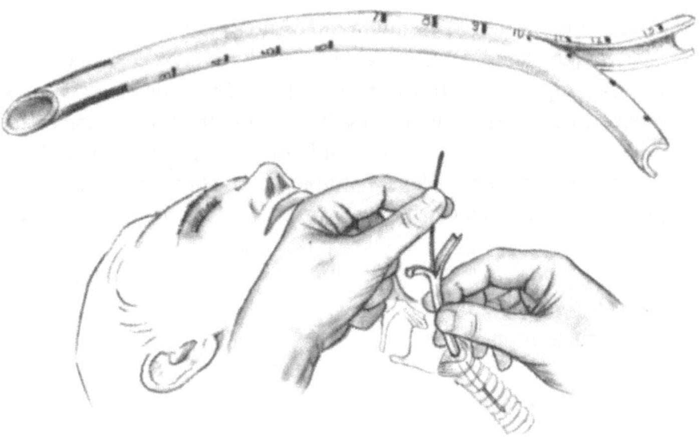

Abb. 18.19. Durch das Minitracheostoma wurde ein Führungsmandrin aus hartem Kunststoff eingelegt, über das der zurechtgeschnittene Minitracheotomietubus eingeführt wird

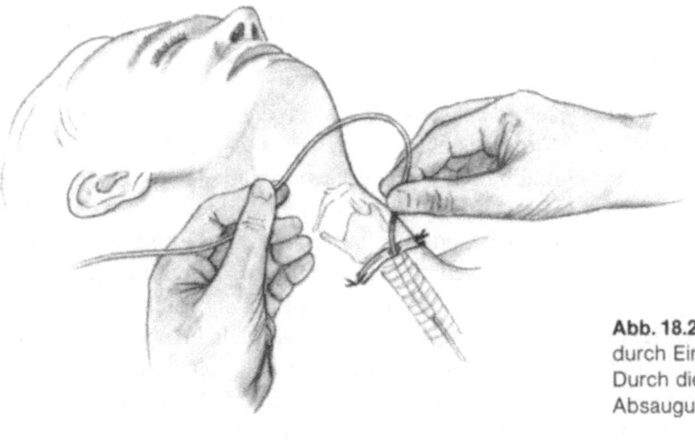

Abb. 18.20. Der Minitracheotomietubus wurde beidseits durch Einzelknopfnähte an den Enden mit der Haut fixiert. Durch die Tubusöffnung erfolgt die endotracheale Absaugung

Kommt es zu einer Verlegung der Kanüle durch eingedicktes Sekret und kann dieses nicht entfernt werden, muß die Kanüle gewechselt werden. Dies erfolgt bei einer frischen Tracheotomie über den Mandrin, bei einer älteren Tracheotomie kann der Kanülenwechsel ohne Hilfsmittel durchgeführt werden.

Komplikationsmöglichkeiten bestehen in ähnlicher Weise wie bei der Koniotomie. Kleinere Blutungen stehen durch den Druck der Kanüle fast immer spontan; andernfalls könnten sie durch Druck von außen oder mit Hilfe von durch die Haut geführten Umstechungsligaturen gestillt werden. Danach muß gehäuft endotracheal abgesaugt werden. Wenn der Patient während der Kanülierung heftig hustet, kann sich ein Emphysem ausbilden. Die schnelle Durchführung der Minitracheotomie ist hierfür die beste Prophylaxe.

18.2.2.3 Ergebnisse

In einer größeren Patientenserie mit über 150 Minitracheotomien und einer 3jährigen Nachbeobachtungszeit wurden keine Stenosen oder Stimmstörungen beobachtet, selbst wenn die Kanüle bis zu 6 Wochen belassen worden war (Matthews 1987). Der Grund dürfte in der Verwendung der kleinlumigen Kanüle aus gewebeschonendem, silikonisiertem Polyvinylchlorid liegen. Erhaltene Glottisfunktion und Stimmbandbewegung verhindern negative Langzeitfolgen an den Stimmbändern, wie sie gelegentlich nach der Tracheotomie bei Verwendung großlumiger Tuben beobachtet werden können. Deshalb sollte die Kanüle in den absaugfreien Intervallen verschlossen bleiben.

Bislang wurden nur wenige Ergebnisse über den Wert dieser Methode mitgeteilt. Die größten Erfahrungen beziehen sich auf das thoraxchirurgische Krankengut. Es konnte ein signifikanter Rückgang postoperativer respiratorischer Probleme und der Notwendigkeit invasiverer Maßnahmen nachgewiesen werden (Matthews 1987). In einer eigenen Studie konnten wir den positiven Effekt der Minitracheotomie bei Patienten mit zentral- oder schmerzbedingter Abhustschwäche und bronchialer Hypersekretion an einem allgemeinchirurgischen Krankengut nachweisen. Nach Minitracheotomie war die Absaugfrequenz den Erfordernissen entsprechend deutlich erhöht und die Hypoxie bei rechtzeitiger Indikationsstellung vermeidbar oder reversibel. In keinem Fall entwickelte sich unter Minitracheotomie eine Pneumonie, und Reintubationen aufgrund primär pulmonaler Komplikationen konnten in allen Fällen vermieden werden (Meyer et al., in Vorbereitung).

18.2.3 Tracheotomie

18.2.3.1 Geschichte

Seit etwa 4000 Jahren (Hindu-Buch Rigveda) ist die Tracheotomie als lebensrettender Noteingriff bei drohender Erstickung bekannt und somit einer der ältesten bekannten chirurgischen Eingriffe überhaupt. Zugleich ist sie bis heute die häufigste Operation an der Trachea geblieben, wenngleich die Notfallindikation in den letzten 3 Jahrzehnten zugunsten der elektiven Operationen mehr und mehr in den Hintergrund getreten ist.

Berühmte Ärzte der Antike, wie Paul von Ägina, Galen und Aretaeus, beschrieben die Methode und führten sie auf 2 Ärzte des nachchristlichen Jahrhunderts, Antyllus und Aslepiades, zurück. Meilensteine für die Ausbreitung der Methode, ihre Indikation und ihre operative Technik waren die positiven Erfahrungsberichte von Trousseau (1833) bei an Diphtherie erkrankten Kindern, wobei die Mortalität bis 1860 auf 68% gesenkt werden konnte (Frost 1976). Erst im 20. Jahrhundert wurden durch die systematischen Untersuchungen von Jackson (1921) die zu den Komplikationen führenden technischen Fehler dargelegt und die operative Technik entsprechend verbessert. Er konnte zeigen, daß die zu hoch durchgeführte Tracheotomie mit Durchtrennung oder Verletzung des Krikoids, die hastig und unübersichtlich durchgeführte Operation, die Verwendung ungeeigneter Tuben und eine schlechte postoperative Stomaversorgung die häufigsten Ursachen für Komplikationen waren.

Wenngleich Poliomyelitis und Diphtherie heute kaum noch von Bedeutung sind, ist die Tracheotomie als Elektiveingriff ein wichtiger Bestandteil v. a. der intensivmedizinischen Praxis geblieben und hat zahlenmäßig stets zugenommen. Ihr Stellenwert im Vergleich zur parallel weiterentwickelten peroralen (Kuhn 1911) und pernasalen Intubation bei der Langzeitbeatmung unterlag dabei wechselnden Meinungen und ist noch immer Gegenstand der Diskussion, so daß die Frage: „Prolongierte Intubation oder Tracheotomie" in der Literatur nach wie vor kontrovers diskutiert wird (Lawin u. Reinhold 1989). Demgegenüber ist die Nottracheotomie heute fast vollständig durch die translaryngeale endotracheale Intubation als erste Notfallmaßnahme abgelöst worden. Bei gleichem therapeutischem Ziel von Intubation und Tracheotomie unterliegen ihre Indikationsstellungen in vielen Grenzbereichen stetig wechselnden Neuerungen und Erkenntnissen. Nicht zuletzt aber spielt die persönliche Ansicht und Erfahrung für die Wahl der einen oder anderen Methode eine entscheidende Rolle.

18.2.3.2 Indikation

Tracheotomie und translaryngeale Intubation sind über weite Indikationsbereiche gleichwertige und konkurrierende Verfahren. Für eine differenzierte Indikationsstellung ist deshalb die Kenntnis der Vor- und Nachteile beider Methoden unerläßlich (Tabelle 18.2).

Aufgrund kritischer Analysen der Komplikationen nach Tracheotomie bis in die 70er Jahre, die über Mortalitätsraten bis zu 5% (Meade 1961; Kuner u. Goldman 1967) und Stenosehäufigkeiten bis zu 85% (Stoeckel 1970; Lindholm 1969) berichteten, wurde in den 70er und 80er Jahren die translaryngeale Intubation zur Langzeitbeatmung favorisiert. Bronchoskopische Kontrollen und systematische Nachuntersuchungen zeigten jedoch, daß es auch hier schon wenige Stunden nach Intubation zu pathologischen Veränderungen kommt, insbesondere an der Glottis und im subglottischen Raum, und daß nach Langzeitbeatmung in bis zu 79% der Fälle mit symmetrischen Ulzerationen im hinteren Stimmbandbereich gerechnet werden muß (Lindholm 1969; Harley 1971; Dubick u. Wright 1978; Stauffer et al. 1981). Neben dieser häufigsten Veränderung (Pontoppidan et al. 1972) sind zahlreiche weitere Schäden des Larynx möglich. Dies gilt prinzipiell auch bei Verwendung moderner Tuben aus flexiblem, gewebefreundlichem Silikon mit großvolumigem Niederdruckballon, v. a. wenn dieser überdehnt wird. Es überrascht daher nicht, daß translaryngeale Intubation und Tracheotomie in etwa gleichem Maße komplikationsbelastet sind (Tabelle 18.5 und 18.6). In der einzigen größeren neueren vergleichenden prospektiven Untersuchung betrug die Komplikationsrate nach Intubation 62% und nach Tracheotomie 66% (Stauffer et al. 1981). Dabei waren aber die Komplikationen nach früher Tracheotomie häufiger, schwerwiegender und folgenreicher als nach prolongierter translaryngealer Intubation. Verbesserungen der Operationstechnik scheinen die Komplikationsrate auf etwa 35% senken und schwere Komplikationen fast gänzlich ausschließen zu können (Dayal u. El Masri 1986). Insgesamt kann als gesichert gelten, daß laryngeale Komplikationen nach 48-72 h Intuba-

Tabelle 18.2. Vor- und Nachteile der Tracheotomie gegenüber der translaryngealen Intubation

	Translaryngeale Intubation		Tracheotomie	
	Vorteile	Nachteile	Vorteile	Nachteile
Intubation	Einfach, schnell	-	-	Operativ, länger dauernd
Frühkomplikationen	Seltener	-	-	Häufiger
Position	-	Passage durch Larynx und Subglottis	Larynx und Subglottis frei	-
	-	Dislokation häufiger (Selbstextubation)	Dislokation seltener	-
Patientenpflege	-	Schwerer	Leichter	-
Reintubation/ Tubuswechsel	In Frühphase leichter	In Spätphase schwierig	In Spätphase leichter	In Frühphase schwierig
Infektion	-	Leitschiene für Keime aus Magen und Oropharynx zur Lunge	Seltener sekundär bronchopulmonale Infektion; Aspirationsschutz	Lokale Stomainfektion
Totraum	-	Größer	Kleiner	-
Atemwegwiderstand/ Atemarbeit	-	Erhöht	Erniedrigt	-
Cuff entblockt	Kleinere Leckage	-	-	Größere Leckage
Bronchialtoilette	-	Schwieriger	Leichter	-
Tubusbewegung	-	Verletzungsgefahr groß	Verletzungsgefahr geringer	-
Intensivstation	-	Obligat	Fakultativ	-
Patient bei Bewußtsein	-	Sehr beeinträchtigt	Weniger beeinträchtigt	-
Extubation	Nach kürzerer Beatmung schneller	Bei problematischer Weaning-Phase länger	Bei problematischer Weaning-Phase schneller	Nach kürzerer Beatmung länger, Wundheilung
Spätkomplikationen	Seltener	Schwieriger zu korrigieren bei Larynxschäden	Leichter zu korrigieren	Häufiger

tionsdauer häufiger auftreten und nach dem 10. Tag nochmals erheblich zunehmen (Whited 1984). Gravierende Schäden zeigten sich in einer prospektiven Studie nach dem 5. Tag im supraglottischen und glottischen Bereich, v. a. wenn sie mit einem Verlust der Basalmembran und skelettierten Knorpelspangen einhergingen (Burns et al. 1979). Schwere und lang anhaltende laryngeale Schäden nach Intubation sind allerdings mit etwa 1,7% recht selten (Blanc u. Tremblay 1974; Hausmann et al. 1981) und weniger häufig als bei der Standardtracheotomie (Denecke 1983). Der überwiegende Teil laryngealer Schäden nach prolongierter Intubation heilt spontan und folgenlos ab (Dubick u. Wright 1978; Stauffer et al. 1981).

Bei der Indikation zur Tracheotomie muß unterschieden werden zwischen den Indikationen zur primären Tracheotomie (ohne vorausgegangene prolongierte Intubation), die sowohl als Nottracheotomie als auch elektiv erfolgen kann, und den Indikationen zur sekundären Tracheotomie (nach prolongierter Intubation), bei der es sich um einen Elektiveingriff handelt.

Die primäre Tracheotomie hat durch die weite Verbreitung der Intubation heute als Notmaßnahme sehr an Bedeutung verloren, zumal in der Koniotomie eine Alternative zur Intubation in der Akutsituation zur Verfügung steht. Die Indikationen zu beiden Verfahren sind somit weitgehend ähnlich und zumeist in der Verlegung der Atemwege begründet (Tabelle 18.3): ausgedehnte Gesichtsverletzungen und Trümmerfrakturen im Nasen- und Kieferbereich, Verletzungen des Kehlkopfes und der Trachea, evtl. mit Mediastinalemphysem oder Blutung in die abhängigen Luftwege, die stenosebedingte respiratorische Insuffizienz, z. B. bei Schleimhautschwellung der Glottis oder der subglottischen Region, der nicht entfernbare Fremdkörper und die akute Exazerbation chronischer Stenosen benigner oder maligner Genese, die lange klinisch inafferent bleiben und meist allmählich zunehmend, seltener aber auch plötzlich und heftig symptomatisch werden können. Auch bei größeren, meist tumorbedingten Operationen im Kopf und Halsbereich kann zur Sicherung der freien postoperativen Atmung bereits prä-

Tabelle 18.3. Indikationen zur primären Tracheotomie

Mechanisches Intubationshindernis
- Schwere Gesichtsschädelverletzungen
- Frakturen im Nasen-Kiefer-Bereich
- Schwere Verletzungen von Pharynx, Larynx, Trachea
- Schwerste Epiglottis-, Glottis-, Subglottisödeme (infektiös, allergisch, traumatisch)
- Schwere Larynx- oder zervikale Tracheastenose
- Festgeklemmter Fremdkörper im Larynx
- Nasale Umintubation nicht möglich
- Kieferklemme
- Massive Blutung

Funktionelle Gründe
- Große Operationen im Kopf- und Halsbereich
- Erkrankungen mit vorhersehbarer wochenlanger Beatmung und gezielter Bronchialtoilette
- Chronische Aspiration

oder intraoperativ eine Tracheotomie indiziert sein, meist genügt jedoch eine Intubation für wenige Tage, bis sich Weichteilschwellung und Sekretfluß wieder zurückgebildet haben. Schließlich besteht auch bei Kontraindikationen zur nasotrachealen Intubation bei Langzeitbeatmung die Notwendigkeit der Tracheotomie. Dies sind die offene frontobasale Schädelfraktur mit Liquorrhö, stärkere traumatische, entzündliche oder tumoröse Veränderungen im Bereich der Nase oder der Nasennebenhöhlen, eine erhöhte Blutungsneigung und zu enge Nasengänge (Rügheimer 1982).

Indikation und Zeitpunkt zur sekundären Tracheotomie (Tabelle 18.4) beim intubierten Patienten werden kontrovers diskutiert, da auch bei Berücksichtigung aller Fortschritte (Tubus und Cuffmaterial, nasotracheale Intubation, Absaugtechnik etc.) die Langzeitintubation Schäden in Larynx und Trachea hervorrufen kann. Dem stehen negative Folgeerkrankungen nach Tracheotomie in etwa gleicher Häufigkeit gegenüber. Vor- und Nachteile von Intubation und Tracheotomie sowie deren Folgeerkrankungen sind in den Tabellen 18.2, 18.5 und 18.6 aufgeführt. Eine kritische Indikationsstellung zu beiden Verfahren muß davon ausgehen, daß der ideale Zeitpunkt für die sekundäre Tracheotomie dann gegeben ist, wenn die kritische Zeitgrenze der Intubation überschritten wird und sich laryngeale Dauerschäden zu manifestieren beginnen. Dieser Zeitpunkt ist nicht genau festzulegen, da er eine individuelle Größe darstellt und u. a. abhängig ist von der Durchblutungsqualität (Kreislaufsituation), der Sauerstoff- und Nährstoffversorgung des Kehlkopfes, dem Infektionsrisiko bzw. bereits vorliegenden Atemwegserkrankungen und nachteiligen Therapieeinflüssen (Rügheimer 1982). Es bedarf also einer individuellen Indikationsstellung unter Berücksichtigung des Allgemeinzustandes des Patienten und seiner Toleranz gegenüber der prolongierten translaryngealen Intubation. Dementsprechend unterschiedlich sind die Zeitangaben zur sekundären Tracheotomie (Tabelle 18.7). Als gesichert kann gelten, daß die Komplikationen der sekundären Tracheotomie um so mehr zunehmen, je länger die vorausgehende Intubationsphase ist (McGovern et al. 1971; Stauffer et al. 1981). Nach 3tägiger Intubation sollte daher die Indikation zur sekundären Tracheotomie fortwährend überprüft werden. Ist zu diesem Zeitpunkt bereits abzusehen, daß eine längerfristige Beatmung (Wochen und Monate) notwendig wird oder befindet sich der Patient in einem schlechten Allgemeinzustand, so daß mangelhafte Reparationsprozesse zu erwarten sind, kann man sich zur Tracheotomie entschließen. Handelt es sich dagegen

Tabelle 18.4. Indikationen zur sekundären Tracheotomie

- Wochenlange Intubation notwendig
- Nasale Umintubation nicht möglich
- Schwierige Tracheobronchialtoilette
- Lokale Komplikationen nach transglottischer Intubation
- Prolongierte Weaning-Phase
- Totraumreduktion notwendig
- Tracheomalazie
- Patient bei Bewußtsein
- Intrakranielle Erkrankungen

Tabelle 18.5. Komplikationen der Tracheotomie

Frühkomplikationen		Spätkomplikationen
Bei Tracheotomie	Nach Tracheotomie	
Blutung	Blutung	Tracheagranulom
Krikoidverletzung	Hautemphysem	Tracheastenose (Stoma, Tubusspitze)
Schilddrüsenläsion (Struma)	Stomainfektion	Tracheomalazie
Tubusfehllage	Tracheitis	Obstruktion durch „Björk-Flap"
Subkutanes Emphysem	Tubusdislokation	Stimmbanddysfunktion
Pneumomediastinum	Tubusverlegung	Tracheokutane Fistel
Pneumoperikard	Herzstillstand	Narbenkeloid
Pneumothorax	Sepsis	[Maligne Entartung]
Herzstillstand	Mediastinitis	
Tracheaperforation	Cuffdruck > 25 mm Hg	
Ösophagusverletzung	Ulkus/Erosion	
	Tracheoösophageale Fistel	
	Tracheoarterielle Fistel	
	Aspiration	

Tabelle 18.6. Komplikationen der translaryngealen Intubation

Frühkomplikationen		Spätkomplikationen
Während der Intubation	Nach Intubation	
Aspiration	Stomatitis, Pharyngitis	Larynxgranulom (Stimmbandpolyp)
Hauptbronchusintubation	Laryngitis, Tracheitis	Stimmbandadhäsionen (Synechien)
Ösophagusintubation	Glottis-/Subglottisödem	Stimmbanddysfunktion
Mukosaverletzung (Naso-Oro-Pharynx, Larynx, Trachea)	Cuffdruck >25 mm Hg	Subglottische Membran (Web)
Blutung	Ulkus/Erosion (Naso-Oro-Pharynx, Stimmband, Subglottis, Trachea)	Subglottische Stenose (Krikoid)
Zahnverletzung	Schmerzen	Tracheagranulom
Laryngo-/Bronchospasmus	Selbstextubation	Tracheastenose
Arrhythmie	Tubusdislokation	Tracheomalazie
Herzstillstand	Insuffiziente Bronchialtoilette	
Mechanische Atemwegokklusion	Atelektase	
Stimmbandverletzung	Tubusverlegung	
Aryknorpeldislokation	Herzstillstand	
Tracheaperforation	Nebenhöhlenentzündung	
Ösophagusperforation	Mittelohrentzündung	
Nasenblutung	Sepsis	
	Trachea-Ösophagus-Fistel	
	Trachea-Arterien-Fistel	
	Laryngo-/Bronchospasmus bei Extubation	

Tabelle 18.7. Indikation zur sekundären Tracheotomie in Abhängigkeit von der Dauer der prolongierten Intubation

Autor	Jahr	Zeitgrenze (Tage)
Geffin et al.	1971	6
Pontoppidan et al.	1972	8
El-Naggar et al.	1976	11
Denecke	1980	2
Wolff	1983a	6-7
Whited	1984	7-10
Hood	1985	4
Dayal u. El Masri	1986	5
Mathisen	1989	7-10

um eine wahrscheinlich kurzfristigere Ateminsuffizienz, beispielsweise im Rahmen einer postoperativen oder posttraumatischen Ventilationsstörung oder ist bereits eine Besserungstendenz erkennbar, sollte die prolongierte Intubation fortgesetzt werden. Meistens wird sich diese Entscheidung jedoch nicht in der Frühphase einer Erkrankung, sondern erst nach Ablauf von 2-3 Wochen treffen lassen, so daß die Indikation zur Tracheotomie in der Regel auch erst zu diesem späten Zeitpunkt gestellt werden kann. Regelmäßige endoskopische Kontrollen von Kehlkopf und Trachea können bei der individuellen Bestimmung des Zeitpunktes für die sekundäre Tracheotomie hilfreich sein.

Es gibt nur wenige Kontraindikationen zur Tracheotomie und auch diese sind relativ (Tabelle 18.8). So sollte bei Patienten mit Verbrennungen von Gesicht und Hals - soweit möglich - translaryngeal intubiert werden, wenn dies beispielsweise wegen eines sich ohnehin meist nach wenigen Tagen zurückbildenden Lungenödems notwendig wird. Häufig findet sich in solchen Fällen eine Beteiligung der Schleimhaut des oberen Respirationstrakts und ein toxischer Lungenschaden. Hier ist die Infektionsgefahr über die Tracheotomie mit dem Risiko einer sekundären Sepsis besonders hoch. Nur bei schweren laryngealen Verletzungen, wenn wegen pulmonaler Komplikationen eine Langzeitbeatmung erforderlich wird oder eingedicktes Sekret über einen oronasotrachealen Tubus nicht ausreichend beseitigt werden kann, läßt sich eine Tracheotomie auch in diesen Fällen manchmal nicht vermeiden (Brick 1977).

Tabelle 18.8. Relative Kontraindikationen der Tracheotomie

- Verbrennungen des Gesichtes oder Halses
- Trachearesektion
- Kürzliche Operation an Herz oder thorakaler Aorta mit Sternotomie
- Vermehrte Blutungsneigung
- Asthma bronchiale
- Tracheobronchitis
- Kleinkinder unter 6 Monaten

Wenn immer möglich, sollten Tracheotomien auch nach Trachearesektionen oder Operationen am Herzen und der thorakalen Aorta, insbesondere nach Sternotomie, vermieden werden. In beiden Fällen ist das Infektionsrisiko der Wunde sonst erhöht. Wegen der häufigeren Komplikationen gilt dies auch für Kleinkinder bis zu einem halben Lebensjahr, Patienten mit gesteigerter hämorrhagischer Diathese, Asthma oder einer Tracheobronchitis.

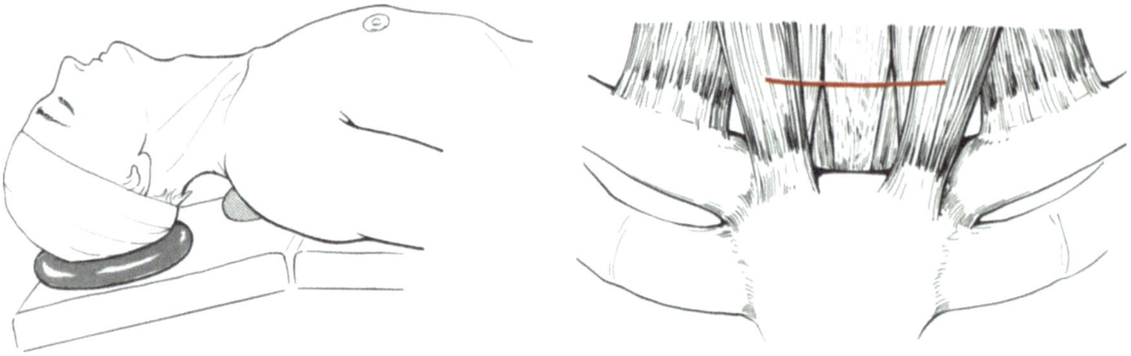

Abb. 18.21. Tracheotomie. Quere Hautinzision etwa 2 cm oberhalb des Jugulums, beidseits etwas über den medianen Rand des M. sternocleidomastoideus hinausreichend. *Insert:* Lagerung des Patienten in Rückenlage. Zwischen den Schulterblättern liegt ein Kissen, der Kopf ist rekliniert

18.2.3.3 Operatives Vorgehen

Standardtracheotomie

Neben ungenügender postoperativer Versorgung sind Morbidität und Mortalität der Tracheotomie sehr häufig Folgen mangelhafter operativer Technik. Es gilt daher die Regel, daß der Eingriff - wenn möglich - geplant unter optimalen sterilen Bedingungen und unter Intubation durchgeführt werden sollte. Nur in Ausnahmefällen, z. B. bei hochgradigen Stenosen, muß auf die Intubation verzichtet werden. Dann sollte der Eingriff in Lokalanästhesie begonnen und erst nach Eröffnung und Intubation der Trachea unter Allgemeinanästhesie fortgesetzt werden. Zur Lokalanästhesie (Lidocain 1%ig) wird die vordere Halspartie intradermal und subkutan vom Oberrand des Schildknorpels bis zum Jugulum und in die Tiefe bis zur Tracheavorderwand infiltriert. Während des Eingriffs in Lokalanästhesie kann über eine nasale Sonde Sauerstoff zugeführt werden.

In Rückenlage wird der Kopf hyperextendiert und so der Hals möglichst weit gestreckt. Hierzu wird ein Kissen zwischen die Schultern des Patienten gelegt und der Hinterkopf in einem Ring fixiert. Bei starker Luftnot kann der Oberkörper des Patienten etwas aufgerichtet werden. Nach schweren Schädel-Hirn-Traumen sollte der Kopf aber nur mäßig zurückgebeugt werden. Ist aus anderen Gründen, z. B. wegen einer Halswirbelfraktur oder einer Kyphoskoliose, eine Hyperextension des Kopfes nicht möglich, wird der Eingriff technisch anspruchsvoller und eine übersichtliche Freilegung der Trachea ist dann Voraussetzung.

Die Hautinzision erfolgt 2 Querfinger oberhalb des Jugulums horizontal über eine Länge von 4-5 cm, etwas über den medialen Rand des M. sternocleidomastoideus hinausreichend (Abb. 18.21). Nach Durchtrennung von Kutis, Subkutis, Platysma und oberflächlicher Halsfaszie werden die Wundränder durch einen selbsthaltenden Spreizer auseinandergedrängt. Durch das Operationsgebiet ziehende Venen aus dem Arcus venosus colli sowie Vv. jugulares anteriores, die unmittelbar unter der oberflächlichen Halsfaszie verlaufen und mit dieser verbunden sind, sowie Venenäste aus der V. jugularis externa und dem Plexus thyreoideus impar unter der mittleren Halsfaszie werden zwischen Klemmchen durchtrennt und ligiert oder, falls dies nicht störend ist, mit dem Haken zur Seite gehalten. Die Raphe oder Linea alba der mittleren Halsfaszie wird zwischen der infrahyoidalen Muskulatur längsgespalten und die beiden Schichten der geraden Halsmuskulatur werden stumpf auseinandergedrängt, bevor sie mit Haken nach lateral weggehalten werden. Man blickt nun auf den Schilddrüsenisthmus, die kaudal zu ihm verlaufenden Vv. thyreoideae imae und den kranialen Arcus venosus isthmi (Abb. 18.22).

Das weitere Vorgehen hängt davon ab, in welcher Höhe die Tracheotomie durchgeführt werden soll. Wesentlich für Art und Ort der anzulegenden Tracheotomie sind deren Ursache und voraussichtliche Dauer. Sollte beispielsweise bei einer Stenose die Tracheotomie unumgänglich sein, ist es wichtig, die genaue Stenose-Lokalisation zu kennen und die Tracheotomie, wenn möglich, in den Stenosebereich zu legen, um den späteren Resektionsbezirk nicht unnötig zu vergrößern. Ist abzusehen, daß das Tracheostoma längerfristig benötigt wird, empfiehlt sich die Anlage eines plastischen Tracheostomas (s. S. 255). Je nach Lage des Stomas zum Schilddrüsenisthmus unterscheidet man eine obere, mittlere und untere Tracheotomie (Abb. 18.23). In der Praxis ist es aber sinnvoll, sich wegen des Deszensus des Larynx und der resultierenden Veränderungen der topographisch-anatomischen Be-

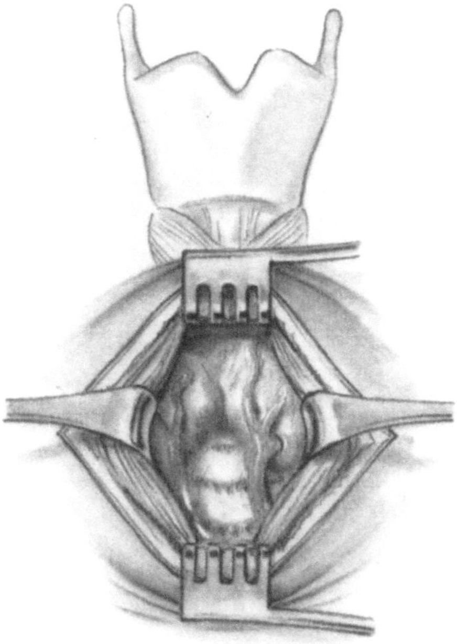

Abb. 18.22. Nach Spaltung der Raphe der geraden Halsmuskulatur wurden 2 Kocher-Haken eingesetzt, die die gerade Halsmuskulatur zur Seite ziehen. Man sieht in der Tiefe den Schilddrüsenisthmus und die auf der Trachea zu ihm verlaufenden Vv. thyreoideae imae

ziehungen der Trachea zu ihren Nachbarorganen an der Lage des Kehlkopfes im Hals zu orientieren. Er steht beim Kleinkind sehr hoch, etwa in Höhe des Zungenbeins des Erwachsenen. Der Isthmus liegt über den oberen Tracheaknorpeln und reicht manchmal sogar bis zum Krikoid. Der Abstand zwischen unterem Isthmusrand und Sternum ist daher groß, weshalb bei Kindern bis zu 10 Jahren meist die Tracheotomia inferior vorgezogen wird. Beim älteren Patienten kann sich der Kehlkopf dagegen in Höhe des Jugulums befinden. Daher kann beim Kind eine untere Tracheotomie an der Haut als hochliegend imponieren und beim alten Menschen eine obere Tracheotomie äußerlich als tief erscheinen. Die Lage des Tracheotomietubus im Bereich der äußeren Haut gibt also keinen Anhalt für dessen Lage in der Trachea. Sind keine topographischen Besonderheiten gegeben, sollte die mittlere Tracheotomie mit Durchtrennung des Schilddrüsenisthmus angestrebt werden, um im Bereich des Stomas einwandfreie und übersichtliche Verhältnisse zu schaffen und um die Tracheaknorpel genau abzählen zu können. Die Durchtrennung oder Resektion des Schilddrüsenisthmus verhindert außerdem die Verletzung von Schilddrüsengefäßen durch Arrosion des Tubus oder beim späteren Kanülenwechsel. In Abhängigkeit von der Lage des Larynx sollte dann die Tracheaeröffnung so hoch wie möglich, aber immer unterhalb des 1. Tracheaknorpels erfolgen. Von manchen Chirurgen wird auch der 2. Tracheaknorpel sicherheitshalber noch geschont. Hierdurch kann die Gefahr der Verletzung des Krikoids kranial und der großen Gefäße kaudal reduziert werden. Da die Trachea in ihrem kehlkopfnahen oberen Abschnitt hautnahe liegt, ist bei hohem Vorgehen zudem die Weichteilpräparation leichter, schneller und übersichtlicher möglich. Nach tiefer Tracheotomie bildet sich dagegen ein langer, von Granulationsgewebe ausgekleideter Kanal, der die Anpassung und den Wechsel eines Tubus oder einer Kanüle erheblich erschweren kann. Auch die Anlage eines epithelialisierten Tracheostomas (s. S. 255) durch Adaptation von Haut und Schleimhaut ist bei einer hohen Tracheotomie leichter möglich als bei einer tiefen.

Bei der *Tracheotomia media* wird der Isthmus der Schilddrüse nach Durchtrennung des Lig. thyreoideum von der Trachea abpräpariert, beidseits der Mittellinie zwischen Klemmen durchtrennt bzw. reseziert (Abb. 18.24) und anschließend mit Umstechungsligaturen versorgt (Abb. 18.25). Bei Strumen wird in Abhängigkeit vom Befund evtl. die Resektion des die Übersicht störenden Teiles notwendig. Gegebenenfalls kann man sich auch zu einer weiterreichenden Resektion entschließen, um die sonst erhöhte Komplikationsgefahr (Stenose) zu vermeiden.

Bei der *Tracheotomia superior* wird das Lig. thyreoideum, eine bandartige Verbindung zwischen äußerer Schilddrüsenkapsel und Ringknorpelbogen am Krikoid, mit der Schere durchtrennt (Abb. 18.26). Danach läßt sich der Isthmus mit einem Häkchen leicht nach kaudal verschieben, so daß ein ausreichend großer Zugang zu den oberen 2-3 Tracheaknorpeln entsteht (Abb. 18.27). Stößt man auf einen Lobus pyramidalis (Abb. 18.30), so muß dieser von der Tracheavorderwand abpräpariert und reseziert werden. Beispielsweise kann man bei einem ausgeprägten Kehlkopftiefstand zu einer Tracheotomia superior gezwungen werden, um nicht in gefährliche Nähe zur V. brachiocephalica sinistra oder dem Truncus brachiocephalicus zu kommen. Es muß aber sichergestellt sein, daß der Ring- und 1. Tracheaknorpel nicht verletzt werden, um subglottische Stenosen durch Chondritis und Perichondritis zu vermeiden. Die Tracheotomia superior ist aber auch insofern nicht ungefährlich, als der in seine normale Lage zurückstrebende Isthmus den Tubus kranial gegen das Krikoid drücken und so zu den gleichen sekundären Schäden führen kann.

Bei der *Tracheotomia inferior* wird der Isthmus teils scharf, teils stumpf von der Trachea abpräpariert (Abb. 18.28) und dann mit einem Häkchen nach kranial gezogen (Abb. 18.29). Hierbei müssen häufig untere

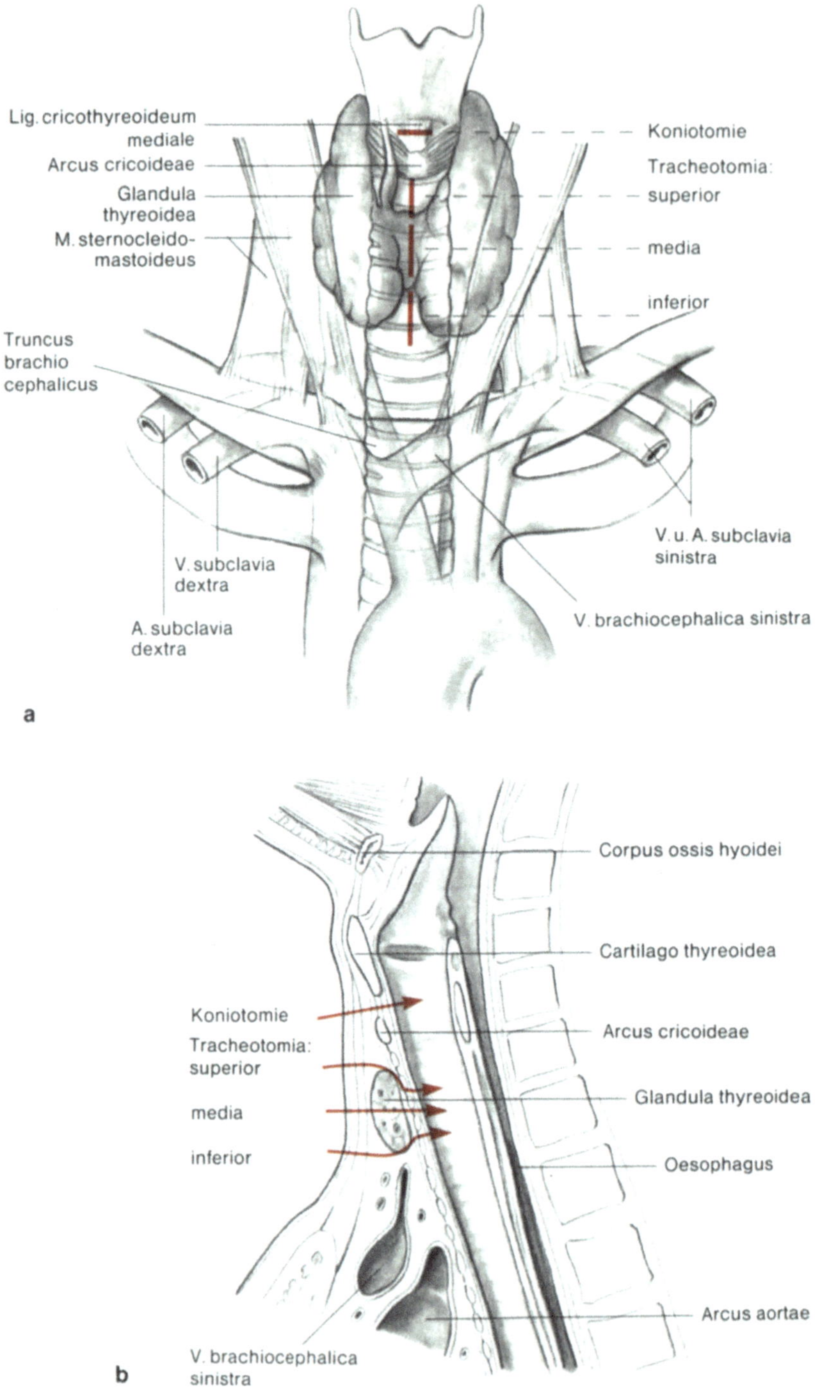

Abb. 18.23 a, b. Zugangswege zur Trachea bei der Koniotomie und Tracheotomie in Abhängigkeit vom Schilddrüsenisthmus. **a** Frontalansicht, **b** medianer Sagittalschnitt. Grundsätzlich muß der 1. Trachealknorpel unverletzt bleiben.

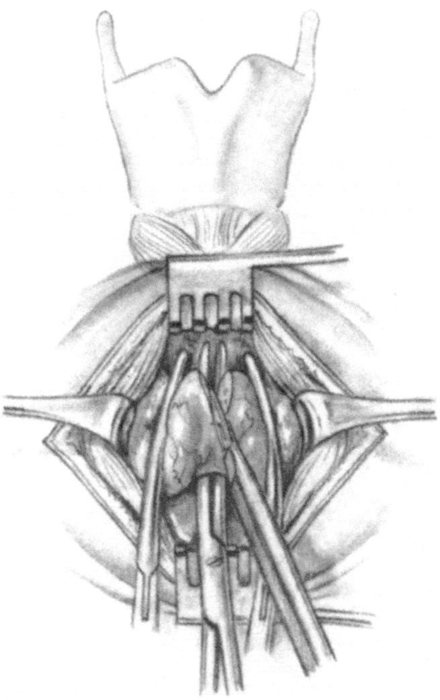

Abb. 18.24. Tracheotomia media. Nach Durchtrennung des Lig. thyreoideum wird der Schilddrüsenisthmus mit einem stumpfen Overholt unterfahren und beidseits zwischen Klemmen gefaßt und durchtrennt

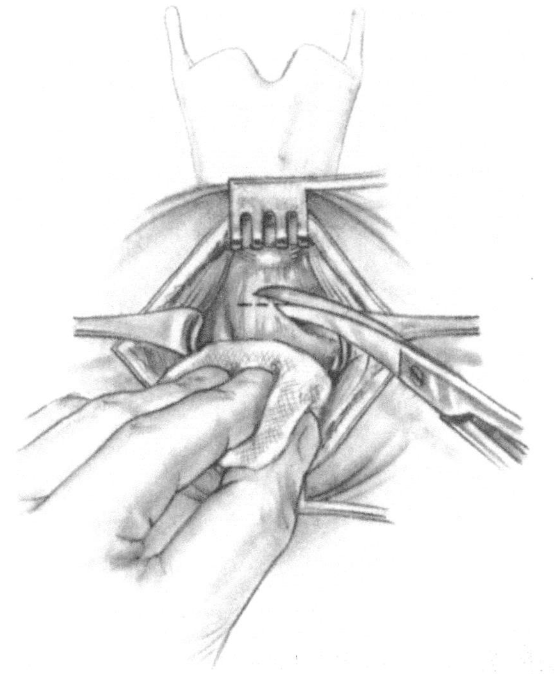

Abb. 18.26. Tracheotomia superior. Lig. thyreoideum wird mit der Schere quer durchtrennt

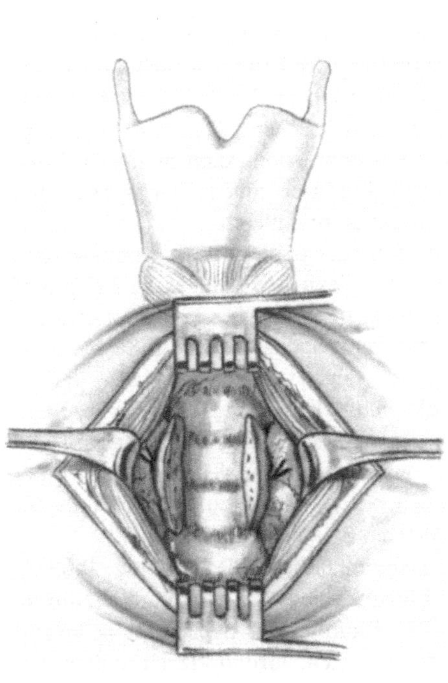

Abb. 18.25. Der Schilddrüsenisthmus ist durchtrennt und beidseits durch Umstechungsligaturen versorgt. Man sieht auf die hinter dem Isthmus freiliegenden Tracheaspangen 2-4

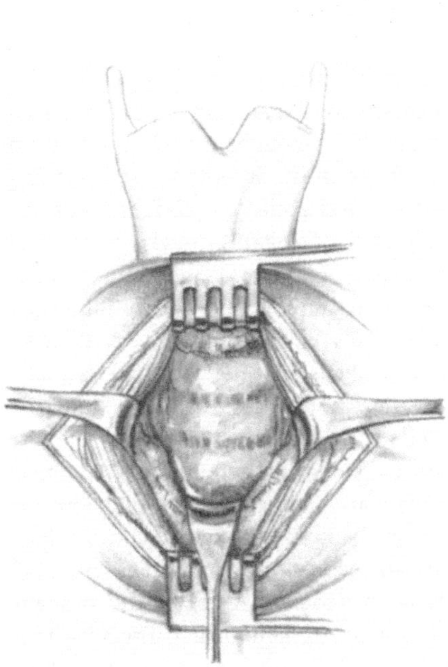

Abb. 18.27. Der Schilddrüsenisthmus wird mit einem Venenhäkchen nach kaudal gezogen. Die Tracheaspangen 1-3 sind sichtbar

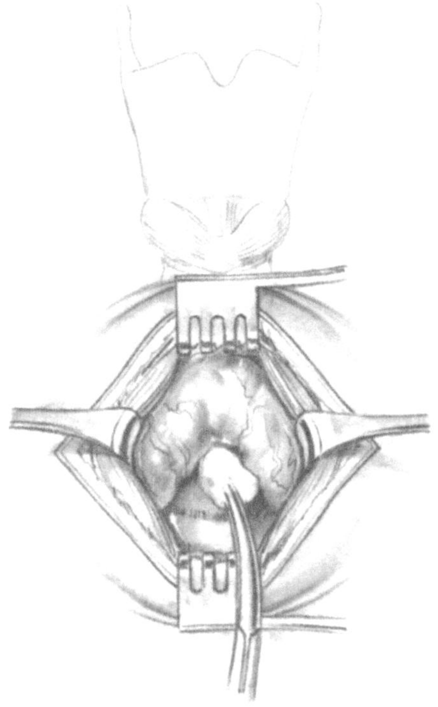

Abb. 18.28. Tracheotomia inferior. Teils scharfe, teils stumpfe Präparation des unteren Schilddrüsenisthmus von der Trachea

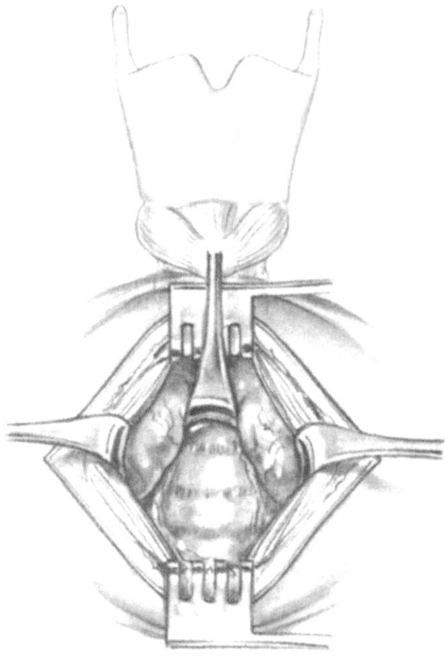

Abb. 18.29. Der mobilisierte untere Schilddrüsenisthmus wird mit einem Venenhäkchen nach kranial gezogen. Die Tracheaspangen 4 und 5 sind dargestellt

Polvenen zwischen Klemmchen durchtrennt und ligiert werden. Dieser tiefe Zugang sollte bei Erwachsenen - soweit möglich - vermieden werden, da er am komplikationsträchtigsten ist. So erhöht der lange Zugangsweg durch die Weichteile die Gefahr einer Tubusfehlplazierung oder -dislokation in das Subkutangewebe. Der sich später bildende lange Granulationskanal fördert in Verbindung mit der tiefen Tubuslage Arrosionsblutungen aus einem kranial verlaufenden Truncus brachiocephalicus oder der V. brachiocephalica sinistra sowie Infektionen des vorderen Mediastinums. Durch Verletzung einer hochstehenden Pleurakuppe kann es zu einem Pneumothorax kommen (Abb. 18.30). Auch wird häufiger eine einseitige Endobronchialintubation beobachtet. Eventuelle Intubationsfolgen, wie Tracheomalazie und Stenosen, sind im bifurkationsnahen Abschnitt gelegen und deshalb operativ schwieriger anzugehen. Nach Tracheotomia superior und inferior ist das Risiko einer Exulzeration und Blutung aus der Schilddrüse durch Druck des Tubus gegen den Isthmus erhöht.

Innerhalb eines Variationsbereichs werden bei der Tracheotomia superior der 2. und 3., bei der Tracheotomia media der 3. und 4., bei der Tracheotomia inferior der 4. und 5. Knorpel durchtrennt.

Sind die anatomischen Verhältnisse während der Operation unübersichtlich, kann man sich immer wieder palpatorisch an der Lage des Krikoids orientieren. In besonders unübersichtlichen Fällen, z. B. bei tumorbedingter Tracheakompression, kann man sich durch die Gewebeplatte hindurch mittels kochsalzgefüllter Spritze und Aspiration orientieren.

Bei der Eröffnung der prätrachealen Faszie werden störende Venen des Plexus thyreoideus impar stumpf präpariert und ligiert. Ein Teil der Venen kann unter den Haken mit dem prätrachealen mediastinalen Fett- und adventitiellen Gewebe nach lateral weggehalten werden. Nur die unmittelbare Umgebung der Tracheotomie an der Tracheavorderwand sollte bis auf die Knorpel skelettiert werden. Eine weitergehende Präparation, evtl. sogar unter Einbeziehung der Seitenwände, kann zu späteren Stenosierungen führen.

Vor der Tracheotomie erfolgt die sorgfältige Blutstillung mit dem Elektrokauter oder ggf. durch Ligaturen, da nach Schock, Trauma oder Sepsis häufig Gerinnungsstörungen vorliegen. Grundsätzlich sollten neben dem Tubus mit der vermeintlich geeigneten Größe weitere kleinere und größere Tuben, sterile Absaugkatheter und ein steriler Konnektor zum Anschluß an das Beatmungsgerät bereitliegen. Die Inzision der Trachea muß vorsichtig durchgeführt werden, damit weder die Rückwand bzw. der Ösophagus, noch der ge-

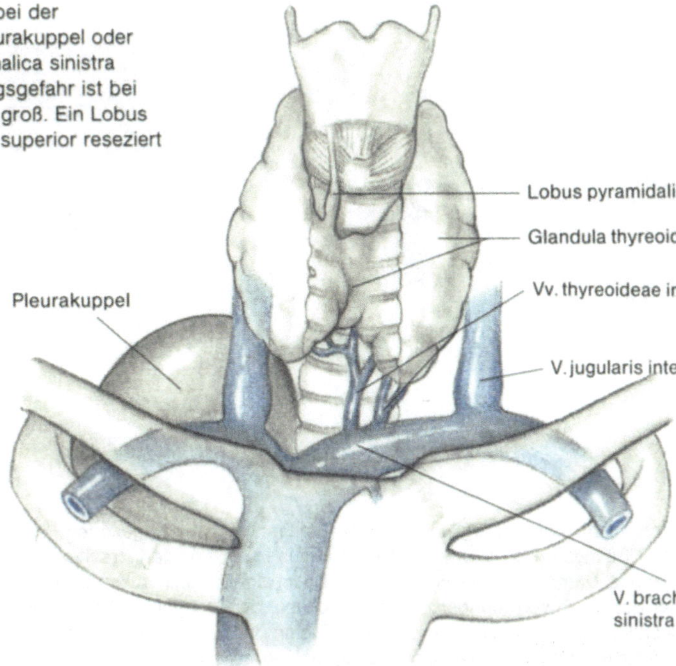

Abb. 18.30. Mögliche Komplikationen bei der Tracheotomie: Eine hochstehende Pleurakuppel oder eine kranial verlaufende V. brachiocephalica sinistra können verletzt werden. Die Verletzungsgefahr ist bei einer Tracheotomia inferior besonders groß. Ein Lobus pyramidalis muß bei der Tracheotomia superior reseziert werden.

blähte Cuff eines liegenden Tubus beschädigt werden. Bei einer Notfalltracheotomie nach Tracheotrauma mit komplettem Tracheaabriß kann diese zunächst nicht auffindbar sein, weil sich das distale Ende in das Mediastinum zurückgezogen hat. Dann muß der Tracheaweg mit dem Finger verfolgt werden, bis das Ende der Trachea getastet wird. Unter Fingerkontrolle wird dieses dann mit einer Klemme gefaßt und in die Wunde hinaufgezogen, so daß ein Tubus eingebracht werden kann (s. S. 384).

Prinzipiell gibt es für die Inzision der Trachea mehrere Möglichkeiten (Abb. 18.31). Wir inzidieren regelmäßig 2 Trachealknorpel und bevorzugen die umgekehrt U-förmige Inzision (Björk 1960), die zu einem gestielten Trachealappen führt. Der Lappen soll so groß sein, daß die entstandene Tracheaöffnung etwa dem Umfang des einzuführenden Tubus entspricht. Zunächst wird am Oberrand interkartilaginär horizontal mit einem kleinen Skalpell inzidiert, dann werden beide Inzisionsenden vertikal durch 2 Knorpelspangen nach kaudal verlängert. Hierzu kann auch eine Schere Verwendung finden. Nach Inzision wird die obere Rundung des Lappens mit einer Pinzette angehoben und ein nicht-resorbierbarer Faden (4 × 0) durch sie geführt. Dieser kann auch vorgelegt worden sein. Der Faden wird an seinem Ende geknotet und nach außen vor die Haut geleitet. Durch Zug am Faden wird der Lappen wie ein Deckel hochgezogen und der Tubus kann eingeführt werden. Kommt es zu einer unbeabsichtigten Extubation, kann die Befestigung des Lappens an dem Faden helfen, in den ersten Tagen, wenn sich noch kein Granulationskanal gebildet hat, fatale Situationen zu vermeiden, da so eine Reintubation leichter gelingt. Außerdem kann der Lappen ohne Fadenarmierung nach früher Extubation oder beim Tubuswechsel ins Trachealumen vorfallen und dort zu einer Stenosesymptomatik führen. Deshalb kann der Lappen auch mit dem subkutanen unteren Wundrand vernäht werden. So ist der Zugang zur Trachea ständig offen. Grundsätzlich empfiehlt es sich, in den ersten Tagen einen Tubuswechsel über einen vorgelegten Absaugkatheter als Führungsschiene durchzuführen. Der Zugfaden wird bis zur Bildung eines Granulationskanals nach etwa 3–4 Tagen belassen.

Alternativ kann eine ovaläre Exzision der Trachea erfolgen, so daß ein kreisförmiges Fenster entsteht. Zur Sicherung werden auch hier beidseits 2 Haltefäden um den oberen Trachealknorpel gelegt und nach außen geleitet. Falls nötig, kann die Trachea über diese bis zur äußeren Hautöffnung angehoben werden. Bei der Bildung eines Lappens sowie bei der Exzision eines Fensters muß darauf geachtet werden, daß die Größe derjenigen des Tubus entspricht, damit ein Tubuswechsel leicht und ohne Tracheawandschädigung vorgenommen werden kann. Der Defekt darf aber auch nicht zu groß sein, da es sonst zu einem unnötigen Stabilitätsverlust im Stomabereich kommt, der schädigende Bewegungen des Tubus gegen die Trachea unterhält und so die Entstehung von Tracheomalazie und Stenose begünstigt. Nach Lappenbildung

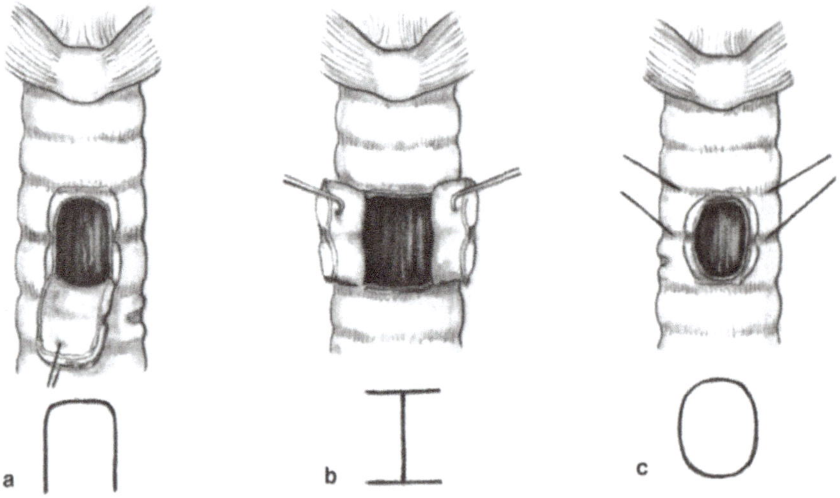

Abb. 18.31 a–c. Verschiedene Möglichkeiten zur Tracheaeröffnung bei der Tracheotomie. **a** Umgekehrt U-förmige Inzisionen der Trachea. Durch die dabei entstehende Trachealefze wird an der Spitze ein sehr dünner Faden gestochen, der verknotet und nach außen abgeleitet wird. Durch Zug an diesem Faden wird die Trachealefze wie ein Deckel nach vorne unten gezogen. **b** Doppel-T-förmige Inzision der Trachea. Die beiden Trachealefzen werden mit einem kleinen Häkchen nach außen gezogen, so daß eine türflügelartige Öffnung entsteht. **c** Ovaläre Exzision eines Trachearundes, so daß ein kreisförmiges Fenster entsteht

oder kreisrunder Exzision kann einem Infekt der Knorpelschnittränder durch deren Deckung mit der bei der Exzision belassenen Tracheaschleimhaut vorgebeugt werden.

Die von einigen Autoren (Hood 1985; Mathisen 1989) propagierte alleinige vertikale Inzision hat unseres Erachtens den Nachteil, daß es besonders bei späterem Kanülenwechsel leicht zu einem Abknicken der Trachearänder nach endoluminal kommen und sich daraus eine Stenose ausbilden kann (Abb. 18.32). Dies wird durch neuere Untersuchungen belegt, die zeigen, daß die einfache vertikale Knorpeldurchtrennung mehr intra-, früh postoperative und möglicherweise auch häufigere Spätkomplikationen verursacht als die Trachealäppchenbildung oder die runde Knorpelexzision (Bercic et al. 1978; Lindholm u. Grenvik 1982; Stauffer et al. 1981; Dayal u. El Masri 1986). In den seltenen Fällen kurzfristiger Tracheotomie für Stunden oder wenige Tage hat die einfache Längsinzision in der Mittellinie mit doppelter T-förmiger Erweiterung durch quere Schnittverlängerung am Ober- und Unterrand zur Entlastung den Vorteil des weiteren Lumens. Bei längerer Intubationsdauer kommt es nach der einfachen Inzision durch den Druck des Tubus und/oder Infektion (Perichondritis) zu einem Untergang der der Kanüle seitlich anliegenden Knorpelteile, so daß schließlich der gleiche Zustand wie nach Fensterung erreicht wird. Zur Intubation werden die beiden Lefzen an vorgelegten Fäden oder mit weichen Klemmen nach außen gezogen, so daß eine türflügelartige Öffnung entsteht. Wichtig ist auch hier das Belassen von beidseits durch den oberen eröffneten Trachearing geführten Haltefäden für einige Tage. Auf die Verwendung traumatisierender Tracheaspreizer sollte verzichtet werden.

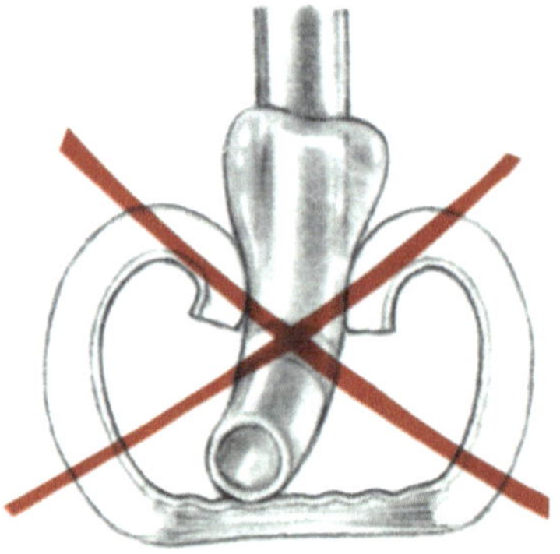

Abb. 18.32. Beim Einführen des Tubus in das Tracheostoma muß ein Abknicken der Knorpelränder nach endoluminal vermieden werden, da es sonst an diesen Stellen zu einer Stenose kommt

Da bei Kindern bis zum 12. Lebensjahr die leicht deformierbaren Knorpelspangen dem Narbenzug der Weichteile nicht gewachsen sind und nach Entfernung der Kanüle ein Tracheakollaps drohen würde, sollte hier der Substanzverlust möglichst gering gehalten und deshalb immer die vertikale Inzision in der Doppel-T-Form durchgeführt werden, wobei häufig auch 3 Tracheaspangen genau in der Mittellinie durchtrennt werden müssen (Nr. 3-5).

Zur Intubation über das Stoma wird der orotracheale Tubus nach Entblockung nur so weit zurückgezogen, bis er mit seiner Spitze unmittelbar über dem Stoma liegt. Alternativ kann der Tubus auch schon vor Eröffnung der Trachea bis knapp unterhalb der Stimmbänder zurückgezogen werden, um eine Verletzung des Cuffs bei der Inzision zu vermeiden. Nachteilig ist aber, daß es bis zur Plazierung des Tracheotomietubus zu einem erheblichen Luftverlust und dem Verspritzen von Blut ins Operationsgebiet kommt. Es können sich so leicht unübersichtliche Verhältnisse ergeben. Zudem ist das Risiko einer Verletzung der Trachearückwand größer. In jedem Fall darf der Tubus nur so weit zurückgezogen werden, daß er bei Schwierigkeiten sofort wieder vorgeschoben werden kann. Die Beatmung erfolgt zu diesem Zeitpunkt mit 100% O_2. Ist der Patient bei Bewußtsein, empfiehlt sich die Infiltration eines Lokalanästhetikums in den entsprechenden Tracheabezirk. Es wird ein bakteriologischer Abstrich entnommen, um ggf. eine gezielte antibiotische Therapie einleiten zu können.

Die Intubation über das Stoma wird durch Verwendung eines Einführungsstabes (Obturator) erleichtert. Es hat sich bewährt, den Tubus im rechten Winkel zur Trachea einzubringen und erst dann in seine richtige Stellung parallel zur Trachea zu drehen. So lassen sich hinderliche Manipulationen über der Brust des Patienten vermeiden. Nach der Entfernung des Obturators wird der Tubus mit dem Beatmungsgerät verbunden und der Cuff vorsichtig gebläht, bis gerade keine Luftundichtigkeit mehr besteht. Das dazu benötigte Füllungsvolumen wird notiert. Anschließend wird über den Tubus abgesaugt. Der Tubus sollte mit seinem Durchmesser und seiner Krümmung den anatomischen Verhältnissen entsprechen. Mit seiner Spitze sollte er 2-3 cm unter das Stoma in die Trachea reichen, d.h. der Ballon sollte gerade nicht mehr sichtbar sein.

Abschließend werden Platysma, Subkutis und Kutis beidseits des Stomas durch 1-2 Einzelknopfnähte locker adaptiert, damit zwischen Tracheotomieöffnung und Tubus möglicherweise ausgehustete Luft nach außen entweichen und durch Einpressen von Luft in die offenen Gewebespalten kein Emphysem entstehen kann. Außerdem muß davon ausgegangen werden, daß eine Tracheotomiewunde potentiell infiziert ist, so daß ein dichter Wundverschluß den Sekretabfluß nach außen verhindern und damit einen solchen in das Mediastinum fördern würde. Der Tracheotomietubus wird mit einem Bändchen locker, aber sicher um den Hals des Patienten befestigt. Der Tubus wird mit einer Metallineschlitzkompresse umlegt.

Nach jeder Tracheotomie wird sofort auskultiert, um die gleichseitige Belüftung beider Lungen zu überprüfen. Besteht bei einseitig abgeschwächtem Atemgeräusch der Verdacht auf eine Intubation des rechten Hauptbronchus, wird der Tubus zurückgezogen und in geänderter Position fixiert. Abschließend erfolgt eine Röntgenaufnahme des Thorax in 2 Ebenen, um die korrekte Lage des Tubus oder Komplikationen wie einen Pneumothorax oder ein Mediastinalemphysem zu dokumentieren.

Plastische Tracheostomie

Die plastische Tracheostomie mit mukokutaner Verbindung zwischen Tracheaschleimhaut und Haut führt zu einem epithelisierten Tracheostoma. Dem Nachteil einer etwas längeren Operationsdauer und der Notwendigkeit eines zweiten Eingriffs zum plastischen Verschluß des Stomas stehen deutliche Vorteile durch Vermeidung zahlreicher Früh- und Spätkomplikationen der Standardtracheotomie gegenüber (Tabelle 18.9). Die plastische Tracheostomie ist daher indiziert, wenn sie voraussichtlich für längere Zeit benötigt wird (Masing u. Weidenbecher 1983). Manche Autoren setzen die Zeitgrenze auch kurz (unter 10 Tage) oder empfehlen das Verfahren generell (Denecke 1971, 1983).

Tabelle 18.9. Vorteile der plastischen Tracheotomie

- Vermeidung eines Hautemphysems, Pneumomediastinums
- Keine Wundfläche
- Kein Granulationskanal
- Verminderter Wundsekretfluß in die Luftwege
- Geringere Infektionsrate
- Vermeidung paratrachealer Serome
- Verminderung peritrachealer Narbenbildung und Gefäßverziehung
- Protektion der großen Gefäße in der oberen Thoraxapertur
- Geringere Rate anteriorer orifizieller Stenosen und Tracheomalazie
- Einfacher Kanülenwechsel früh- und spätpostoperativ
- Retracheotomie leichter
- Besseres kosmetisches Ergebnis

Im Vordergrund stehen die Vermeidung von Arrosionsblutungen durch den schützenden epithelialisierten Kanal und dic Reduktion von orifiziellen Stenosen durch den plastischen Verschluß des Stomas (Berger et al. 1970). Die orifizielle Stenose stellt nach der Standardtracheotomie die häufigste Stenosenlokalisation dar (Andrews 1971; Stauffer et al. 1981) und ist ein Hauptargument für die translaryngeale Intubation, da die distalen Stenosen durch Manschettendruck oder Tubusspitze entstehen und somit Tracheotomie und endotracheale Intubation gleichermaßen belasten. Die meisten Vorteile der plastischen Tracheotomie beruhen auf der Vermeidung einer ungedeckten Wundfläche, in deren Bereich sich später ein Granulationskanal ausbildet. Wundfläche und Granulationskanal sezernieren Flüssigkeit in die abhängige Trachea und das Bronchialsystem, so daß sie eine ständige Infektionsquelle darstellen, die auch im eröffneten Eingeweideraum des Halses zu Reaktionen führen kann. Zudem stellen sie eine leicht verletzliche Oberfläche dar, die bei Manipulation bluten kann. Bei der narbigen Abheilung der entzündlichen Veränderungen im eröffneten Faszienraum der Trachea werden auch die darin befindlichen großen Gefäße narbig nach vorne und kranial in Richtung zum Jugulum verzogen und können so in unmittelbare Nähe des Tubus bzw. der Kanüle kommen. Diagnostisches Zeichen ist das Auftreten stärkerer pulssynchroner Bewegungen des Tubus. Die Arrosion der A. thyreoidea inferior, der A. carotis communis, des Truncus brachiocephalicus oder der V. brachiocephalica sinistra sind als oft letale Komplikationen gefürchtet. Diese Gefahren sind, abgesehen von den Lagevarianten der großen Gefäße in der oberen Thoraxapertur und am Hals (s. Abb. 18.12), bei der Tracheotomia inferior oder einer tiefen Kanülenlage an der Haut trotz mittlerer oder hoher Tracheotomie bei entsprechendem Larynxdeszensus besonders groß. Hier kann die Gefäßwand dem Tubus infolge des relativ weiten, ungedeckten Weges zwischen Hautoberfläche und Tracheavorderwand langstreckig direkt anliegen. Weitere Ursachen einer extratrachealen Blutung können entzündliche oder septische Arrosionen sein, wobei auch mehrere Ursachen gleichzeitig vorliegen können.

Zur Herstellung eines plastischen Tracheostomas sind zahlreiche Hautlappentechniken beschrieben worden (Soerensen 1930; Denecke 1980). In Übereinstimmung mit anderen Autoren (Berger et al. 1970; Masing u. Weidenbecher 1983) halten wir diese jedoch nicht für nötig, sondern wählen den von uns auch bei der Standardtracheotomie geübten Weg mit horizontaler Hautinzision, Durchtrennung des Schilddrüsenisthmus zur Tracheotomia media und Schaffen eines gestielten Trachealäppchens durch umgekehrt U-förmige Inzision der Tracheavorderwand (s. S. 253) (Björk 1960). Vor Eröffnung der Trachea wird die Halshaut am Ober- und Unterrand auf einer Strecke von etwa 2 cm mobilisiert und das subkutane Gewebe mit der V. jugularis anterior präpariert. Nach Inzision durch den 2. und 3. oder 3. und 4. Knorpel wird das Trachealäppchen hochgeklappt und an beiden Enden mit der Haut durch vorgelegte Einzelknopfnähte verknotet. Überstehende Haut wird entfernt. Dann wird die mobilisierte Oberhaut in den Wundkanal eingeschlagen und wiederum an beiden Ecken durch perikartilaginäre Einzelknopfnähte (Prolene 3×0) mit dem intakten Knorpel über dem Stoma der Tracheavorderwand verknotet (Abb. 18.33). Anschließend wird

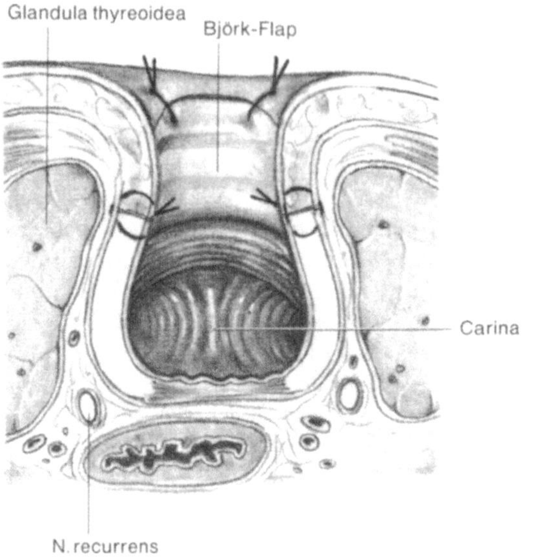

Abb. 18.33. Plastische Tracheostomie. Nach umgekehrt U-förmiger Tracheainzision werden die beiden distalen Ränder der entstandenen Trachealefze (Björk-Flap) und die beiden Ränder der oberen Tracheaöffnung mit der äußeren Haut vernäht

die Kanüle eingeführt. Die Fäden durch den Trachealappen und um den suprastomalen Knorpel können auch vorgelegt und erst nach der Intubation verknotet werden. Der resultierende dreieckförmige laterale Defekt im Kanal beidseits verbleibt. Dessen primärer Verschluß würde zu einer Einengung der Tracheotomieöffnung führen. Wichtig ist, daß die Nähte spannungsfrei sind. Da das epithelialisierte Tracheostoma immer eine gewisse Zugspannung ausübt, sollten die nicht-resorbierbaren Fäden nicht vor dem 10. Tag gezogen werden. Reißen sie aus, kommt es zu einer klassischen Tracheotomiewunde, die aber in der Regel durch die Hautläppchen schneller epithelisiert. Gegenüber dem klassischen plastischen Verfahren hat diese Methode den Vorteil, wesentlich schneller, aber genauso effektiv zu sein. Wichtigster Schritt ist die Abdekkung des Mediastinums durch den gestielten Trachealappen. Auch wenn die Nähte bei einem kurzen, dicken Hals im kranialen Stomabereich unter einer gewissen Spannung stehen sollten, kann diese im wichtigeren distalen Bereich durch das hochgeschlagene Läppchen bei ausreichender Hautmobilisation fast immer vermieden werden. Der gestielte Trachealappen kann zwar später durch den Kanülendruck nekrotisch werden, wird aber sofort durch Epithel ersetzt. Zu diesem Zeitpunkt ist jedoch bereits eine suffiziente Abdichtung zum Mediastinum hin erfolgt. Entscheidet man sich zur Tracheotomie mit vertikaler Knorpeldurchtrennung oder ovalärer Knorpelexzision, können ebenfalls plastische Tracheotomien in ähnlicher Technik ohne aufwendige Hautlappenplastik angelegt werden (Masing u. Weidenbecher 1983). Wird die Haut mit den durchtrennten Knorpelspangen verbunden, müssen die Einzelknopfnähte unter Mitnahme von äußerem und innerem Perichondrium sowie der Tracheamukosa geführt werden. Transkartilaginäre Nähte sollte man nicht durchführen, um Perichondritiden zu vermeiden. Es empfiehlt sich immer, in den ersten Tagen den Zwischenraum zwischen Stoma und Tubus locker durch eine um den proximalen Tubus gelegte Mullbinde abzudichten, damit kein Sekret aus der frisch vernähten Wunde in die Trachea und unteren Luftwege einsickern kann.

Zum Verschluß des plastischen Tracheostomas bedarf es eines zweiten operativen Eingriffs. Dazu wird die Haut zirkulär umschnitten und beidseits lateral ein kleines dreieckförmiges Hautstück exzidiert, so daß der zirkuläre Defekt ovaläre Gestalt bekommt und später gerade verschlossen werden kann. Dabei bleibt unmittelbar peristomal die Haut erhalten, die dann bis zur Trachea vorsichtig mit der Schere unterminiert und so mobilisiert wird. Wichtig ist, daß die Verbindung zur Trachea genügend dick bleibt, um eine ausreichende Blutversorgung sicherzustellen. Dadurch wird ein dem Tracheostoma entsprechender, an der Trachea gestielter Hautlappen gebildet. Die Haut wird nun mit dem Epithel nach innen über das Stoma geklappt und mit einer fortlaufenden Naht luftdicht verschlossen. Der Hautlappen darf weder zu stark gespannt sein, um eine Stenosierung zu vermeiden, noch darf er zu locker sein, damit es nicht zu einer Fluktuation bei der In- und Exspiration kommt. Läßt sich der Defekt nicht ohne Spannung der angrenzenden Haut decken, kann alternativ ein Composite graft, z. B. vom Cavum conchae der Ohrmuschel, frei in den Vorderwanddefekt der Trachea eingenäht werden (s. S. 373). Nachdem so der normale Umfang der Trachea wiederhergestellt ist, werden die Hautränder weiter mobilisiert, beidseits die gerade Halsmuskulatur freipräpariert und in der Mittellinie über der Trachea vernäht. Abschließend werden Platysma, Subkutis und Kutis mit Einzelknopfnähten horizontal verschlossen (Abb. 18.34). Durch die Naht der geraden Halsmuskulatur können beim Schluckakt störende Adhäsionen der Haut an der Trachea vermieden werden.

Mediastinale Tracheostomie

Die terminale Ausleitung der Trachea über ein permanentes mediastinales Tracheostoma kann erforderlich werden, wenn der kraniale Tracheaanteil mit Larynx wegen einer großen Tumorinfiltration entfernt werden mußte. Die Indikation zu diesem großen Eingriff kann trotz des übergreifenden Tumorwachstums in manchen Fällen noch mit potentiell kurativer Intention erfolgen. Palliativ kann der Eingriff auch wegen schwerster Atemwegsobstruktion indiziert sein.

Probleme des mediastinalen Tracheostomas sind die spannungsarme Ausleitung des häufig nurmehr sehr kurzen Tracheastumpfes. Verschiedene Versuche, Hautröhren zu bilden und diese mit der distalen Trachea zu anastomosieren, haben häufig zu Anastomoseninsuffizienz, Sepsis und Sternumosteomyelitis geführt. Weitere häufige und in der Regel tödliche Komplikationen waren Arrosionsblutungen aus dem Truncus brachiocephalicus oder Aortenbogen, die auch durch interponierte Muskellappen nicht immer verhindert werden konnten.

Ein deutlicher Fortschritt war die Entwicklung einer Methode, bei der die Haut spannungsarm zum distalen Tracheastumpf hinuntergebracht werden kann, nachdem die beiden Klavikulaköpfe, der obere Teil des Sternums und die medialen Enden der ersten beiden Rippen extrapleural entfernt worden sind. Der dabei entstehende Hautlappen ist sehr gut durchblutet. Um ihn zu erhalten, soll der mediastinale Zugang nach kollarer Freilegung nicht wie sonst üblich über eine mediane Sternotomie, sondern stattdessen über eine bilaterale anteriore Thorakotomie mit transversaler Sternotomie im 4. oder 5. ICR erfolgen. Die Anastomose der Haut mit der Trachea wird durch eine zirkuläre Öffnung in der Mitte des Lappens mit Einzelknopfnähten angelegt. Kommt es nicht zur primären Anastomosenheilung, besteht auch bei diesem Verfahren die Gefahr einer Arrosionsblutung. Dieser wurde durch die elektive Unterbindung des Truncus brachiocephalicus nach präoperativer Angiographie und Entwicklung eines gestielten Omentum-majus-Lappens in das obere Mediastinum begegnet (Grillo 1966a).

18.2.3.4 Tubuswahl

Die Wahl der richtigen Trachealkanüle ist für die Verhütung von Komplikationen sehr wesentlich. Nur Beatmungspatienten sollten einen Tubus mit Blockermanschette erhalten. Wegen der zahlreichen Schädigungsmöglichkeiten sollten Tracheotomie- sowie Endotrachealtubus immer sobald wie möglich entfernt und niemals länger als absolut nötig belassen werden.

Heute kommen im wesentlichen 2 Formen von Tracheotomietuben zur Anwendung. Zum einen ist dies ein anatomisch vorgeformter PVC-Tubus mit einem Tracheastomawinkel zwischen 90 und 110°, der über einen Obturator eingeführt und mit einem variabel einstellbaren Befestigungsflansch fixiert wird. Zum anderen ist ein aus dünnem, hoch elastischem Weißstahl mit PVC-Kunststoffüberzug bestehender Tubus erhältlich, der flexibel ist und sich dem jeweiligen Trachea-

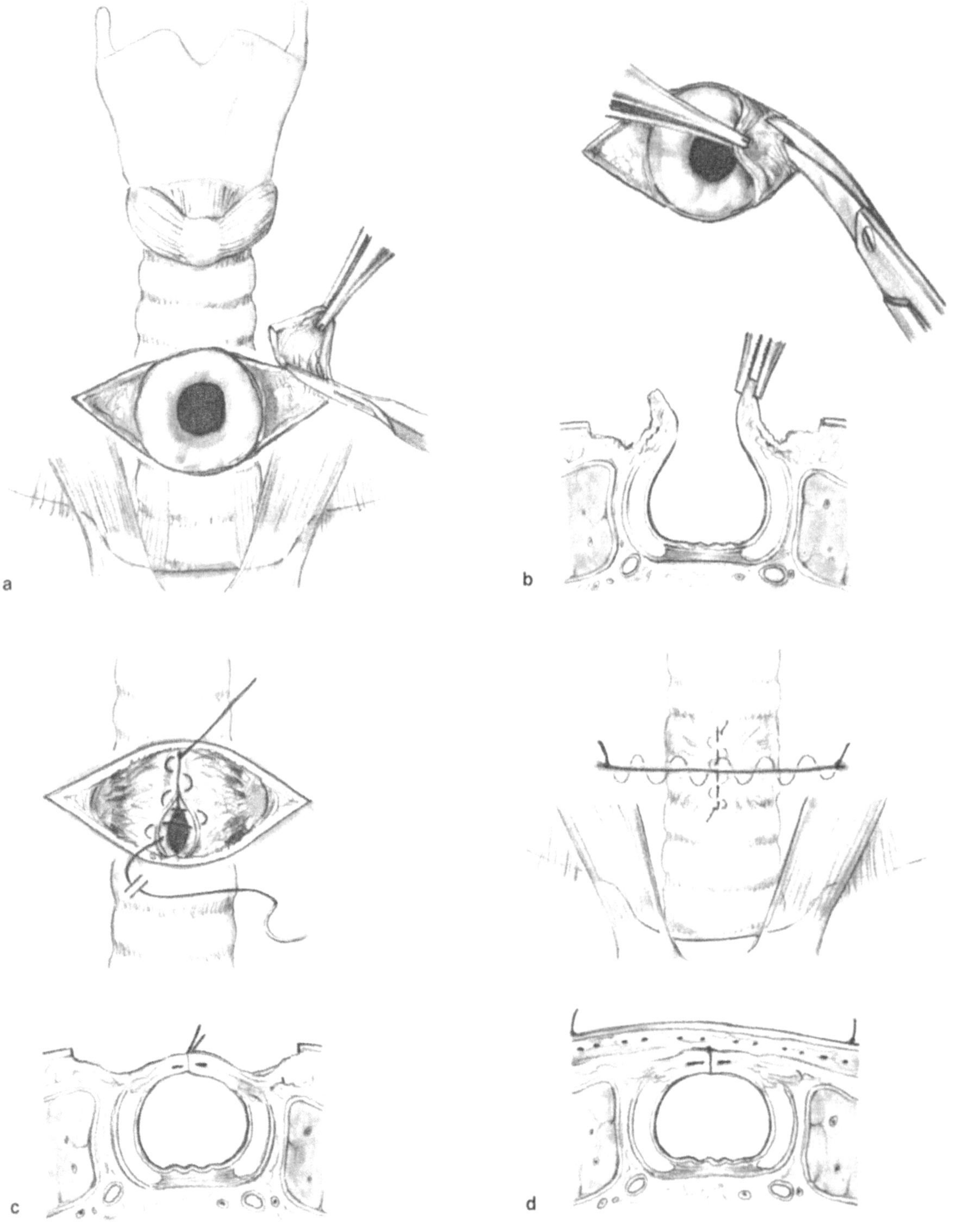

Abb. 18.34 a–d. Verschluß einer plastischen Tracheostomie. **a** Rautenförmige Inzision der Haut um das Tracheostoma mit mukokutanem Übergang von Tracheaschleimhaut und äußerer Haut. Beidseits werden seitlich kleine Dreiecke der Haut exzidiert, um einen geradlinigen Verschluß des zirkulären Defektes zu ermöglichen. **b** Die Halshaut wird mit der Schere vorsichtig unterminiert unter Belassung einer ausreichend dicken Verbindung zur Trachea, um die Blutzufuhr zu erhalten. **c** Der gebildete Hautlappen wird nun invertierend vernäht, so daß das Tracheostoma verschlossen und die Tracheavorderwand durch den Hautlappen gebildet ist. **d** Nach entsprechender Mobilisation wird die Halshaut spannungsfrei über der Innennaht vernäht. Über der mit dem Hautlappen verschlossenen Trachea wird die gerade Halsmuskulatur vernäht. Darüber liegt die vernähte Haut mit Platysma

Stoma-Winkel anpaßt. Seine Fixierplatte läßt sich über einen Konus an jeder Stelle der Kanüle feststellen. Diese Tracheoflex- oder Hummerschwanzkanüle steht mit und ohne Blockermanschette zur Verfügung.

Für den nicht beatmeten Patienten gibt es Sprechkanülen aus Silber oder die flexible Resini-Kanüle. Die dünnwandigen Silberkanülen haben den Vorteil, daß sie aus einer Außen- und einer leicht entfernbaren Innenkanüle bestehen, so daß sie problemlos gereinigt werden können. Nachteilig ist, daß sie aufgrund ihrer kreisbogenartigen Form immer Druck auf das umgebende Gewebe ausüben und daß es durch ihre Starrheit bei unsachgemäßer Einführung oder unkorrekter Lage zu Schäden im Bereich des Tracheostomas oder der Tracheawand kommen kann.

Endotracheal- und Tracheotomietuben sollten aus gewebefreundlichem thermoplastischem Kunststoff sein, so daß sie sich dem Luftwegsverlauf anpassen können, ohne die Passage zu behindern. Die Tubusspitze sollte abgeschrägt und ohne scharfe Ränder sein, das Kunststoffmaterial wasserabweisend und porös, um Inkrustationen zu vermeiden. Weiter sollte es transparent sein, damit die Befeuchtung beurteilt werden kann. Der Cuff sollte einerseits Leckagen und Aspiration vermeiden, andererseits nicht zu einer Druckschädigung der Tracheawand führen.

Über die Größe des einzulegenden Tracheotomietubus gibt es kontroverse Ansichten. Während Intensivmediziner den Innendurchmesser so groß wie möglich haben möchten, um den Atemwiderstand und damit die Atemarbeit zu senken, nehmen Chirurgen eher kleinere Tuben in der Annahme, so Schäden an der Tracheavorderwand zu vermeiden. Für die Wahl möglichst großer Tuben spricht, daß die Abdichtungsfläche zwischen Cuff und Tracheawand um so größer ist, je geringer die Differenz zwischen Außendurchmesser des Tubus und Innendurchmesser der Trachea ist. Entsprechend wird auch der Druck besser auf die Tracheawand verteilt (s. S. 291). Der Tubus sollte aber immer nur so groß gewählt werden, daß er leicht durch das Stoma paßt. Wesentlich ist, daß die Tubusspitze frei im Trachealumen liegt, um Wandschäden zu vermeiden, die zu Stenosen und Fistelbildung zum Ösophagus oder zu Arterien führen können. Da auch Bewegungen des Tubus Stenosen bzw. Fisteln im Bereich der Spitze bewirken, sollten alle Tuben gut fixiert sein. Je größer der Tubus, desto geringer seine Beweglichkeit und desto seltener seine Schräglage.

18.2.3.5 Dekanülierung

Die Dekanülierung nach Langzeitintubation ist ein schrittweiser Prozeß. Voraussetzungen sind einwandfreie respiratorische Verhältnisse, eine stabile Trachea, das Fehlen von Stenosen und eine intakte Glottisfunktion, sodaß keine Aspiration droht. Zunächst wird der Cuff entblockt. Die Aspiration kleinerer Flüssigkeitsmengen kann danach nicht sicher vermieden werden, weil die Glottis infolge einer Irritation der Articulationes cricoarytaenoideae in ihrem hinteren Bereich über einen längeren Zeitraum nicht festschließt (Denecke 1980). Auch bei normaler Glottisfunktion kann die Tracheotomie selbst eine geringe Aspiration unterhalten. Schmerzbedingt ist die Schluckbewegung des Larynx eingeschränkt, der für einen ausreichenden Husten erforderliche subglottische Druck vermindert, die Funktion der laryngealen Muskeln herabgesetzt und die Bewegung der Stimmbänder aufgehoben (Sasaki et al. 1977). Diese physiologischen Änderungen müssen auch bei der Dekanülierung beachtet werden. Ist die Atmung klinisch ausreichend, wird der Tubus gegen eine Sprechkanüle (Größe 8 oder 6, aus Silber) oder eine Loch- bzw. Siebkanüle, die verschlossen ist, aber eine freie Atmung durch die Trachea gestattet, ausgetauscht.

Die Atmung muß sorgfältig überprüft werden, da sich subglottische Stenosen und Stenosen durch Granulome am Tracheostoma, die sich meist zwischen Stoma und Glottis bilden, erst jetzt manifestieren können. Letztere gehen von der vorderen Tracheawand aus und kommen v. a. bei Kindern sehr häufig vor. Sie lassen sich nach Entfernung der Kanüle unter bronchoskopischer und direkter Sicht durch das Stoma entfernen (Reilly u. Myer 1985). Dazu wird das Granulom unter bronchoskopischer Sicht durch das Stoma mit einem scharfen Häkchen gefaßt und vor die Öffnung gebracht. Dort wird es mit einer Klemme durch das Stoma nach außen gezogen, wo es an seiner Basis mit der Schere abgetragen wird (Abb. 18.35). Alternativ kann die Abtragung auch endoskopisch erfolgen. Die Blutstillung wird mit Elektrokoagulation durchgeführt. Anschließend wird die Kanüle wieder durch das Stoma plaziert. Grundsätzlich neigen Granulationen innerhalb der ersten Wochen zu Rezidiven, so daß die betroffenen Patienten entsprechend klinisch und bronchoskopisch nachkontrolliert werden müssen.

Muß der Patient noch öfter abgesaugt werden, kann dies über die Kanülen geschehen bzw. ein Minitracheotomietubus eingesetzt werden (s. S. 241). Wird der Patient mit der Sprech-, Loch- oder Siebkanüle kurzatmig, kann wiederholt intermittierend ein Beatmungstubus eingelegt werden. Eventuell können die Kanülen nochmals gegen kleinere (Größe 4) ausgetauscht werden. Ist die Atmung 1-2 Tage lang frei und kann selbständig abgehustet werden, ist die Kanüle schließlich entfernbar. Im optimalen Fall zieht sich der Prozeß nur über wenige Tage hin. Nach Entfernung der Ka-

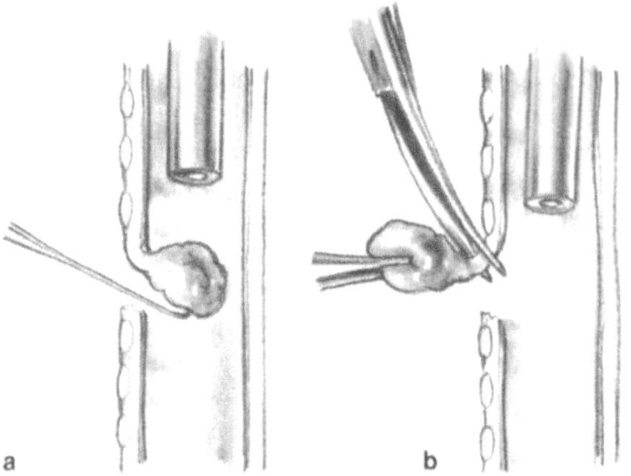

Abb. 18.35 a, b. Entfernung eines kleinen Granuloms im Bereich eines Tracheostomas. **a** Unter endoskopischer Kontrolle wird das Granulom von außen mit einem kleine Häkchen gefaßt, nach außen luxiert und mit einem Klemmchen gehalten. **b** Abschließend wird es mit der Schere abgetragen

nüle schließt sich das Stoma in der Regel binnen 1 Woche spontan. Dazu wird es mit einem trockenen Verband luftdicht verschlossen, und entstehende Sekrete, Verunreinigungen und Inkrustation werden täglich beseitigt. Ist der Tracheotomiekanal bereits epithelialisiert, wird die verbliebene Fistel nach 2-3 Wochen in Lokalanästhesie exzidiert und zweischichtig verschlossen.

Verbleibt nach lange belassener Tracheotomie ein größeres epithelisiertes Stoma, das sich nach anfänglicher Wundkontraktur nicht weiter verschließt, muß der Verschluß evtl. unter Zuhilfenahme plastischer Verfahren erfolgen. Dazu wird zunächst das Tracheostoma mit einem von kranial heruntergeklappten Hautlappen verschlossen und dann zwischen Stoma und äußerer Haut ein oder beide Mm. sternohyoidei plaziert. Diese werden nach Mobilisation unterhalb des Stomas durchtrennt und unter Schonung ihrer nervalen und vaskulären Versorgung in den Defekt rotiert, wo sie mit Einzelknopfnähten befestigt werden. Der Hautverschluß erfolgt nach ellipsenförmiger Exzision transversal. Der Eingriff kann ebenfalls in Lokalanästhesie durchgeführt werden (Bishop et al. 1980).

Ergeben sich zu irgendeinem Zeitpunkt Hinweise für eine Obstruktion, müssen stenosierende Folgeschäden an der Tracheotomie wie die bereits genannten suprastomalen Granulationen und Granulationen im Tubusspitzenbereich, Stenosen im Bereich des Stomas, des Cuffs und der Tubusspitze, eine Malazie im Cuff- oder peristomalen Bereich oder eine Stimmbandlähmung ausgeschlossen werden (Abb. 18.36). Dies geschieht durch radiologische Untersuchung (Tomographie) und v.a. mittels Tracheobronchoskopie. Zu

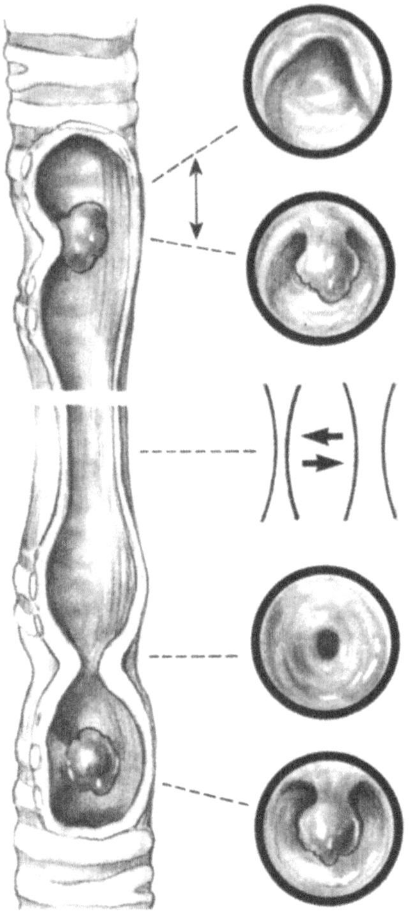

Abb. 18.36 a–e. Intubationsfolgen an der Trachea. **a** Kurzstreckige, membranartige, fibröse Stenose in Form einer anterioren Striktur in Höhe des Tracheostomas. **b** Granulom in Höhe des Tracheostomas. **c** Tracheomalazie mit funktioneller Stenose in Höhe des konventionellen Cuffs. **d** Striktur in Höhe des distalen Cuffs. **e** Granulom als Folge einer Erosion in Höhe der Tubusspitze. Arrosionen des Truncus brachiocephalicus und ösophagotracheale Fisteln können im Bereich von Cuff und Tubusspitze entstehen

beachten ist, daß bei liegendem Tubus nur Aussagen über den distal und kranial gelegenen Tracheaabschnitt gemacht werden können, da durch den Tubus eine Wandinstabilität oder Stenose offen gehalten wird. Daher manifestieren sich Stenosen häufig erst nach der Dekanülierung und zeitlich verzögert, wenn es durch Narbenschrumpfung im Bereich des Stomas und eventuelle Perichondritiden an den Trachealknorpeln zu einer über 70%igen Einengung kommen sollte (s. S. 287). Dies kann auch bei den sich langsam entwickelnden zirkulären Stenosen durch den Cuffdruck gegen die Tracheawand der Fall sein. Der Patient sollte über die Möglichkeit späterer Komplikationen und ihre Symptome aufgeklärt werden, bevor er das Krankenhaus verläßt.

18.2.3.6 *Ergebnisse*

Die meisten Früh- und Spätkomplikationen der Tracheotomie sind, abgesehen von tubus- oder cuffbedingten Folgen, Resultate technisch-chirurgischer Fehler und mangelhafter Nachsorge; dementsprechend unterschiedlich sind die Komplikations- und Letalitätsraten. Sicher ist, daß bei sachgerechter Handhabung die Komplikationen selten sind. Die sehr unterschiedlichen Ergebnisangaben sind in den unterschiedlichen Techniken, Verfahrensweisen und Auffassungen von Komplikationen begründet. Neuere Studien zeigen eine Letalität von 0% (Wolff 1983b; Dayal u. El Masri 1986) bis zu 5,6% (Stauffer et al. 1981). Die Häufigkeit der Entwicklung relevanter Stenosen dürfte zwischen 1 und 2% anzusiedeln sein (Arola et al. 1980; Stauffer et al. 1981; Dayal u. El Masri 1986; Wolff 1983b). Arrosionsblutungen wurden in neueren Arbeiten nicht mitgeteilt. Insofern scheinen die Zahlenangaben früherer Jahre mit Letalitätsraten um 3%, Stenoseraten über 10% und Arrosionsblutungen in 1-3% heute nicht mehr relevant zu sein, seit aus dem Ultimaratio-Eingriff eine elektive Operation geworden ist.

18.3 Fisteln

18.3.1 Arteriotracheale Fistel

Fistelverbindungen zwischen Arterien und Trachea betreffen in erster Linie den Truncus brachiocephalicus und seltener die A. carotis communis dextra, dann meist nahe an ihrem Abgang aus dem Truncus brachiocephalicus. Sehr selten sind die Aa. thyreoideae, der Aortenbogen und die V. brachiocephalica sinistra betroffen (Brantigan 1973). Diese seltene, aber unmittelbar lebensbedrohliche Komplikation ist fast ausschließlich Folge einer Tracheotomie oder einer Trachearekonstruktion. Es wurde auch über Fisteln nach orotrachealer Langzeitintubation (Locicero III 1984; Rinecker u. Schvetz 1979), nach Pharyngoösophagektomie (Nelems 1987), über tumorbedingte Fisteln (Dellinger et al. 1983), sowie Fisteln nach Strahlentherapie (Reiter et al. 1979) berichtet. In einer Sammelstatistik von bisher berichteten 175 Fisteln von der Trachea zum Truncus brachiocephalicus fanden sich nur 24 überlebende Patienten nach sofortiger chirurgischer Intervention (Nelems 1987).

18.3.1.1 *Fistel nach Tracheotomie*

Entstehung

In einer früheren Zusammenstellung von 115 lebensbedrohlichen Blutungen nach Tracheotomie war 83mal der Truncus brachiocephalicus, bei den übrigen die A. carotis communis, A. thyreoidea inferior oder superior, die V. brachiocephalica sinistra und der Aortenbogen die Blutungsquelle (Schlaepfer 1924). Heute scheint bei Gefäßarrosionen der Truncus brachiocephalicus in einem noch höheren Maße betroffen zu sein. Die Blutung tritt bereits nach 1 Woche oder auch erst nach Monaten auf. Mehr als die Hälfte aller Läsionen findet sich innerhalb der ersten beiden Wochen nach Tracheotomie. Ihre Inzidenz beträgt 0,6-0,7% (Jones et al. 1976; Arola et al. 1979). Die beste Prävention ist die Vermeidung einer tiefen Tracheotomie.

Zeichen einer sich anbahnenden Arrosion sind Hämoptysen oder Blutungen aus der Wunde, die bei mehr als der Hälfte der Patienten beobachtet werden, z. B. beim Kanülenwechsel. Auch wenn die Ursache eine Tracheobronchitis, eine Koagulopathie, ein Tumor oder eine stomale Sepsis mit Arrosion kleinerer Gefäße sein kann, so muß differentialdiagnostisch doch immer an die arteriotracheale Fistel gedacht werden. Das Pulsieren der Kanüle kann ein deutlicher Hinweis sein, wird jedoch nur in etwa 5% der Patienten gesehen (Jones et al. 1976). Blutungen von mehr als 10 ml, die 48 h oder später nach einer Tracheotomie auftreten, sind praktisch beweisend für eine Gefäßarrosion. Schon der Verdacht auf eine solche Arrosion zwingt zu diagnostischen Maßnahmen, für die allerdings bei massiver Blutung keine Zeit mehr bleibt. In Operationsbereitschaft unter Allgemeinnarkose wird durch den Tubus mit dem flexiblen Bronchoskop endoskopiert. Tritt nach Entblockung des Cuffs eine Blutung auf, wird dieser sofort wieder geblockt und die Operation vorbereitet. Kommt es nach Entblokkung nicht zur Blutung, wird der Tubus einige Zentimeter zurückgezogen und die Trachea inspiziert. An der Vorderwand fest sitzende Thromben werden entweder abgespült, abgesaugt oder mit der Biopsiezange entfernt. Kommt es darunter wieder zu einer deutlichen Blutung, wird der Tubus erneut vorgeschoben und der Cuff blockiert. Auch im Bereich der vorderen Tracheawand freiliegende Knorpelspangen können einen Hinweis auf eine noch kleine Fistelverbindung geben. Gegebenenfalls kann die Diagnostik durch eine Angiographie ergänzt werden. Leider wird die Diagnose einer Truncus-brachiocephalicus-Blutung jedoch nur in etwa 30% der Fälle vor Eintritt der massiven Blutung gestellt. Der erste Schritt jeder diagnostischen Bemühung bei entsprechendem Verdacht sollte immer eine sorgfältige Inspektion der stomalen Wunde sein. Die nicht seltenen Arrosionen einer unterhalb des unteren Stomarandes befindlichen Arterie können so leicht gesehen werden.

Die Gefäßarrosion kann entweder durch den Tubus selbst oder seinen Cuff erfolgen. Am häufigsten findet sie sich im Bereich einer nach vorne gebogenen Kanülen- bzw. Tubusspitze, wobei keine Korrelation zu bestimmten Kanülentypen besteht. Zweifelsohne sind aber nicht formgerechte, starre Kanülen prädisponierend. Eine Läsion der Tracheavorderwand durch die Spitze des Tubus tritt besonders dann ein, wenn dieser zu lang und anatomisch vorgeformt ist, so daß seine Spitze nicht frei im Trachealumen liegt (Abb. 18.37). Weiter kann sich die Arrosion im Bereich der Abwinkelung des Tubus im Tracheotomiekanal befinden. Meist ist die Ursache eine zu tief plazierte Tracheotomie oder sekundäre Verziehungen zum Jugulum infolge entzündlicher narbiger Umbauvorgänge im Mediastinum (s. S. 256). Die Fistel selbst liegt unmittelbar am unteren Stomarand (Abb. 18.38). Eher selten sind Gefäßarrosionen durch den überblähten Cuff bzw. kontinuierlich zu hoch ausgeübte Tracheawanddrücke (Abb. 18.39). Solche Arrosionen treten meist später auf als die durch den Tubus bedingten. Schrittmacher für die Ausbildung einer Fistel können neben den genannten Hauptmechanismen auch Infektionen der Trachea oder des peritrachealen Raums sowie ein schlechter allgemeiner Ernährungszustand des Patienten mit Eiweißmangel und Hypotonie sowie zusätzli-

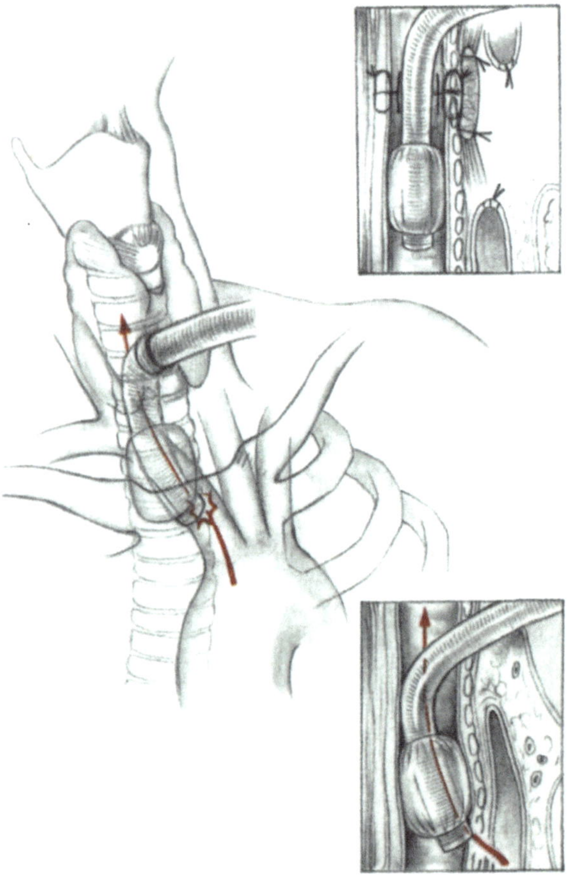

Abb. 18.37. Entstehung einer arteriotrachealen Fistel durch Einbringen eines zu langen Tubus, dessen Spitze nach vorne abknicken und die Tracheavorderwand verletzen kann. Über eine Erosion und ein Ulkus kommt es schließlich zur Ausbildung der Fistel. *Insert (oben).* Zur operativen Versorgung wird der Truncus brachiocephalicus im Bereich der Arrosionsstelle durchtrennt und die beiden Stümpfe durch fortlaufende Naht verschlossen. Die Arrosionsstelle der Trachea wird durch eine Resektion des entsprechenden Tracheasegmentes und End-zu-End-Anastomose beseitigt. Ein tiefer gerader Halsmuskel wird über die Tracheaanastomose gesteppt, so daß er zwischen diese und den Truncus brachiocephalicus zu liegen kommt. Das Tracheostoma selbst wird in situ belassen

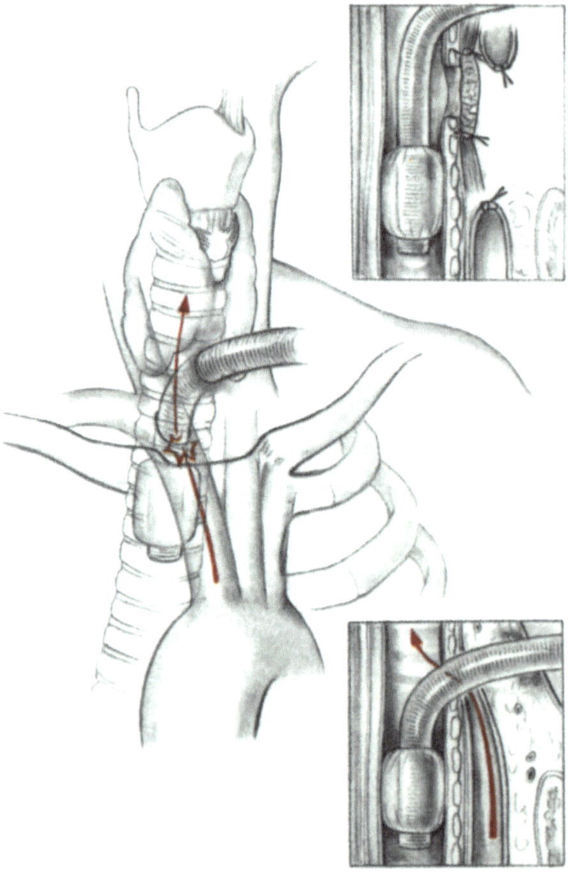

Abb. 18.38. Arteriotracheale Fistel durch einen zu tief plazierten Tubus. Diese Komplikation tritt besonders dann auf, wenn der Nacken hyperextendiert ist, insbesondere bei Kindern oder jungen Erwachsenen; dann kann mehr als die Hälfte der Trachea sowie der Truncus brachiocephalicus in den Hals aufsteigen. Wenn in solchen Fällen das Tracheostoma in bezug zum Jugulum und nicht zum Krikoidknorpel angelegt wird, befindet es sich in der Mitte der Trachea und liegt unmittelbar über dem Truncus brachiocephalicus. Die Arrosion findet daher unterhalb des Stomarandes statt. *Insert (oben)* Zur operativen Versorgung wird der Truncus brachiocephalicus im Bereich der Arrosionsstelle durchtrennt und die beiden Stümpfe durch fortlaufende Naht verschlossen. Die alte Tracheotomie wird durch einen tiefen geraden Halsmuskel verschlossen, der so auch zwischen Trachea und Truncus brachiocephalicus zu liegen kommt. Eine neue Tracheotomie wird in Höhe des 2. und 3. Tracheaknorpels angelegt

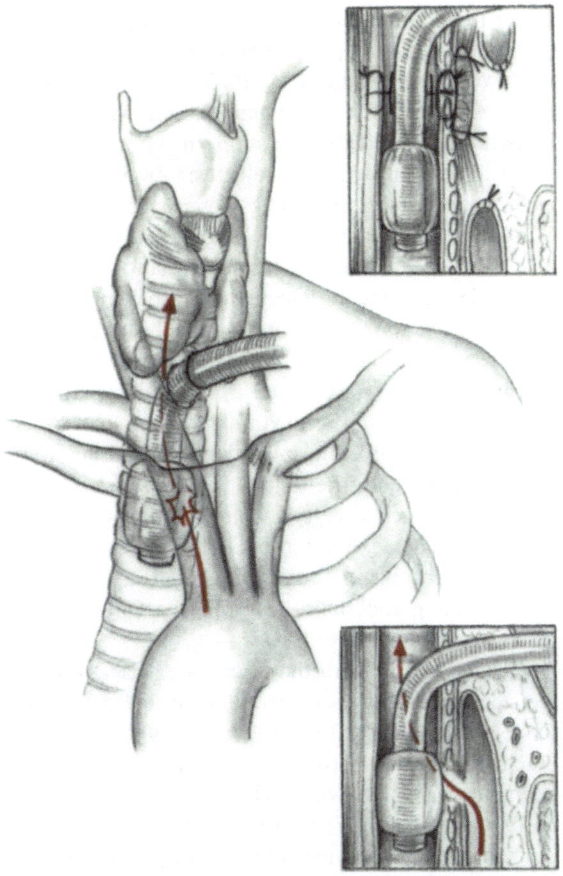

Abb. 18.39. Arteriotracheale Fistel durch den Cuff. Über eine Erosion und ein Ulcus entsteht eine Fistel an der Vorderwand der Trachea zu dem darüber verlaufenden Truncus brachiocephalicus. *Insert (oben)* Zur operativen Versorgung wird der Truncus brachiocephalcus im Bereich der Arrosionsstelle durchtrennt und die beiden Stümpfe durch fortlaufende Naht verschlossen. Die arrodierte Stelle der Trachea wird durch Resektion mit End-zu-End-Anastomose entfernt. Ein Muskellappen der tiefen geraden Halsmuskulatur wird über die Anastomose gesteppt und so zwischen die Trachea und den Truncus brachiocephalicus gebracht. Das Tracheostoma wird belassen

che mechanische Schäden durch forcierte Absaugung oder Kreiselbewegung des Cuffs gegen die Tracheawand sein.

Operatives Vorgehen

Bei jeder starken Blutung muß an eine arteriotracheale Fistel gedacht werden. Sofortiges schnelles und zielgerechtes Handeln ist wegen der massiven Blutung in das Tracheobronchialsystem aber auch wegen des Blutverlustes nach außen nötig. Entscheidend ist daher, die Blutung sofort unter Kontrolle zu bekommen. Erste Maßnahme ist die weitere Blähung eines halb geblähten oder Überblähung eines voll geblähten Cuffs. Liegt eine Kanüle ohne Blockermanschette, wird diese sofort gegen einen entsprechenden Tubus ausgetauscht. Führt diese Maßnahme zu einer suffizienten Blutstillung, muß durch eine Hilfsperson sichergestellt werden, daß der Tubus nicht mehr dislozieren kann. Wenn es gelingt, die Blutung mit Hilfe des Cuffs zum Stillstand zu bringen, ist dies ein Zeichen dafür, daß es sich entweder um eine cuffbedingte oder um eine durch die Tubusspitze hervorgerufene, weiter distal des Stomas gelegene Fistelverbindung handelt. Durch die Überblähung des Cuffs wölbt sich dieser gleichsam durch die Trachea in das Gefäßlumen vor und dichtet die Fistel auf diese Weise ab. War diese Maßnahme nicht erfolgreich, handelt es sich mit großer Wahrscheinlichkeit um eine Arrosion durch den Tubus im Tracheotomiekanal. In diesem Fall wird das Tracheostoma durch eine Inzision in Richtung zum Jugulum erweitert (Utley et al. 1972) und mit dem Zeigefinger auf der Tracheawand, ähnlich wie bei der Mediastinoskopie, stumpf nach distal präpariert, bis man den Truncus brachiocephalicus unter dem Finger fühlt. Der Trunkus wird nun komprimiert, indem man ihn gegen die Rückwand des Sternums preßt. Eventuell kann der digitale Zugang zum Trunkus erleichtert werden, indem der Tracheotomietubus durch einen orotrachealen Tubus ersetzt wird (Cooper 1977). Bedient man sich dieser Erstmaßnahme, kann die Blutung in über 85% der Fälle initial zum Stillstand gebracht werden (Jones et al. 1976). Anschließend muß sofort mit der Volumensubstitution begonnen werden, um den Patienten möglichst schnell wieder in einen kreislaufstabilen Zustand zu bringen. Wegen der Leckage im Truncus brachiocephalicus erfolgt jetzt die Blutversorgung der rechten Gehirnhemisphäre zu einem großen Teil über Kollateralkreisläufe zur A. carotis communis, deren Funktion in hohem Maße blutdruckabhängig ist. Außerdem sollte schon zu diesem Zeitpunkt präoperativ mit einer Antibiotikaprophylaxe begonnen werden, da das vordere Mediastinum fistelbedingt bakteriell kontaminiert ist und der operative Zugang über eine mediane Sternotomie erfolgt. Nach Kontrolle der Blutung muß sofort der Luftweg sichergestellt werden.

Die operative Versorgung erfolgt über eine mediane Sternotomie. Nach Erweiterung der Inzision der Tracheotomie zum Kocher-Kragenschnitt erfolgt der vertikale Hautschnitt zur medianen Sternotomie. Wegen der hohen Infektionsgefahr bevorzugen einige Chirurgen die partielle obere Sternotomie, die dann häufig türflügelartig erweitert mit einer anterioren Thorakotomie im 3. oder 4. ICR kombiniert werden muß. Besonders bei Arrosionsblutungen im Bereich des unteren Stomarandes ist dieser Zugang ausreichend. Es kann aber auch die komplette mediane Sternotomie gewählt werden, da sich gezeigt hat, daß das Infektionsproblem von untergeordneter Bedeutung ist. Der Brustkorb wird weit eröffnet, bei unübersichtlichen Verhältnissen muß evtl. die linke V. brachiocephalica ligiert und durchtrennt werden. Wird sie erhalten, muß sie mit Haken nach kranial abgedrängt werden (cave: Abriß an der Einmündungsstelle in die V. cava superior). So schnell wie möglich werden der Truncus brachiocephalicus, die A. subclavia dextra und die A. carotis communis dextra mit Gefäßklemmen verschlossen. Auf die Schonung von Nn. vagus und recurrens dexter ist zu achten.

Über die weitere operative Versorgung gibt es kontroverse Ansichten (Tabelle 18.10). Die Wahl des Verfahrens scheint jedoch für den weiteren Verlauf von immenser Bedeutung zu sein. Beim Literaturvergleich zeigte sich, daß 77% der Patienten mit Trunkusunterbrechung überlebten im Gegensatz zu nur 6% der Patienten bei Erhaltung des Truncus brachiocephalicus (Jones et al. 1976).

Tabelle 18.10. Operative Versorgungsmöglichkeiten von Arrosionsblutungen des Truncus brachiocephalicus

1. Trunkusunterbrechung
   - Resektion und Naht der Arterienstümpfe
   - Ligatur mit/ohne Trunkusdurchtrennung
2. Keine Trunkusunterbrechung
   - Naht der Arrosionsstelle
   - Resektion und Protheseninterposition
   - Resektion und Veneninterposition
3. Trunkusumgehung nach Ligatur
   - Karotidokarotidaler Bypass
   - Axilloaxillärer Bypass
   - Rückläufiger femoroaxillärer Bypass
   - Rückläufiger iliacoaxillärer Bypass

Für die einfachere Resektion spricht auch, daß dies bei den zumeist schwerkranken Patienten der am wenigsten belastende und kürzeste Eingriff ist. Die Arrosion der supraaortalen Äste bedeutet immer eine Kontamination des vorderen Mediastinums mit trachealen Keimen, weshalb die direkte Gefäßnaht oder Anastomose mit Venen oder Gefäßprothesen immer gefährdet ist. Wiederholt ist es schon bei einfachen, direkten Gefäßnähten zu einer zweiten, septischen Arrosionsblutung gekommen (Jones et al. 1976; Hafez et al. 1984; Berge u. Kluge 1986); auch im eigenen Krankengut war dies einmal der Fall. Bislang ist nur ein einziger Fall bekannt geworden, in welchem es unter antibiotischem Schutz gelang, bei einem faustgroßen Aneurysma des Truncus brachiocephalicus nach Arrosionsblutung eine Dacronprothese zu interponieren (von der Emde et al. 1976). Auch eine Veneninterposition z. B. mit der linken V. brachiocephalica, einen Venenbypass von der Aorta ascendens auf die A. carotis communis oder die direkte Gefäßnaht mit Schutz durch einen ummantelnden Perikardlappen halten wir daher für zu gefährlich und auch nicht für notwendig, selbst wenn diese Operationen in Einzelfällen erfolgreich verliefen (Nunn et al. 1975; Arola et al. 1979; Weiss et al. 1976). Von einigen Autoren wird eine rekonstruktive Korrekturoperation in Form eines extraanatomischen Bypass als elektiver Zweiteingriff bei entsprechender Symptomatik beschrieben (Bloss u. Ward 1980; Strauchmann u. Wagemann 1981; Hafez et al. 1984). In diesem Zusammenhang wird auch empfohlen, bei älteren Patienten oder bekannten arteriosklerotischen Veränderungen zunächst, wenn möglich, die Arrosionsstelle zu nähen, da mit eingeschränkter Verfügbarkeit der Kollateralkreisläufe zu rechnen ist. Nach 2 Tagen, vor der Gefahr einer erneuten septischen Arrosion, sollte dann ein extraanatomischer Bypass und die Ligatur oder Resektion des Trunkus erfolgen (Berge u. Kluge 1986). Ist ein extraanatomischer, z. B. femoroaxillärer Bypass wirklich indiziert, kann dieser unseres Erachtens auch bei der ersten Sitzung außerhalb des primären Operationsgebietes durchgeführt werden.

Ursache für die kontrovers geführte Diskussion um das geeignete Operationsverfahren ist, daß neurologische Ausfälle nach Ligaturenresektion des Truncus brachiocephalicus befürchtet werden. Diese sind jedoch eher nicht zu erwarten (Utley et al. 1972; Jones et al. 1976; Cooper 1977; Hafez et al. 1984). Es ist bisher nur ein einziger Fall bekannt geworden, bei dem die Resektion des Trunkus ohne Rekonstruktion zu einer unerheblichen Schwäche in der linken Hand des Patienten geführt hat (Deslauriers et al. 1975). Neurologische Ausfälle sind um so weniger zu erwarten, je jünger die Patienten sind und je eher daher suffiziente Kollateralkreisläufe über die A. vertebralis, die A. carotis externa und den Circulus Willisii vorausgesetzt werden können.

Es hat sich gezeigt, daß einfache Hinweise wie Pulsation in der rechten A. temporalis superficialis oder der rechten A. carotis communis, das Ausbleiben von Pupillenveränderungen unter leichter Anästhesie oder ein kräftiger Rückstrom von der A. carotis communis, gute Indikatoren für eine ausreichende Zirkulation bei abgeklemmtem Truncus brachiocephalicus sind (Jones et al. 1976). Andere Autoren messen den Druck im Stumpf der A. carotis communis und empfehlen, bei Drücken unter 50 mmHg einen Venenbypass z. B. von der Aorta ascendens zur A. carotis communis auszuführen (Arola et al. 1979). Andere halten Flußmessungen in der A. carotis communis für zuverlässiger (Hafez et al. 1984). Eine weitere Möglichkeit ist die kontinuierliche EEG-Messung vor und nach dem Abklemmen (Bloss u. Ward 1980).

In Übereinstimmung mit anderen Autoren (Jones et al. 1976; Cooper 1977; Hafez et al. 1984; Nelems

1987; Grillo 1988) halten wir die primäre Ligatur oder besser die Resektion des Truncus brachiocephalicus bei einer Arrosionsblutung für die Soforttherapie der Wahl. Die Versorgung der Arterienstümpfe durch fortlaufende Naht mit nicht-resorbierbarem monofilamentärem Nahtmaterial (z. B. Prolene 4 × 0) dürfte dabei sicherer sein als die einfache Ligatur. Die Arterienstümpfe sollten nicht in Kontakt zur Trachea bleiben, da es sonst zu Arrosionen an der Naht kommen kann. Nur die sicher gesunde Arterienwand darf vernäht werden. Auch die Frage, ob die Karotis-Subklavia-Verbindung erhalten werden soll oder beide Gefäße getrennt zu versorgen sind, wird kontrovers beurteilt (Jones et al. 1976; Strauchmann u. Wagemann 1981). Wir sind mit anderen der Meinung, daß es sicherer ist, den Trunkus distal unter Erhaltung der Aufgabelung in die beiden Arterien abzusetzen.

Auch über die Versorgung des Tracheawanddefektes gibt es unterschiedliche Auffassungen. Konsequent erscheint das Konzept einer differenzierten Versorgung des Defektes in Abhängigkeit von der Blutungsursache (Grillo 1988). Handelt es sich um eine Arrosion durch den Tubus am unteren Stoma (Abb. 18.38), wird ein neues Tracheostoma höher durch den 2. und 3. Tracheaknorpel angelegt und das alte Tracheostoma mit geraden Halsmuskeln, z. B. dem M. sternohyoideus oder dem M. sternothyreoideus, verschlossen. Somit kommt zwischen Trachea und den Gefäßen eine trennende Muskelschicht zu liegen. Hierfür kann auch ein gestielter und rotierter Sternokleidomastoideuslappen gewählt werden. Situationsabhängig kann auch auf die Anlage einer erneuten Tracheotomie verzichtet und endotracheal intubiert werden. In diesem Fall muß der Tubus aber lang genug sein, damit sein Cuff distal des alten Stomas liegt.

Ist die Arrosion durch eine Abwinkelung der Tubusspitze nach vorne oder durch den Cuff entstanden (Abb. 18.37 und 18.39), sollte eine Trachearesektion mit End-zu-End-Anastomose erfolgen. Da bei einer cuffbedingten Arrosion immer ein zirkulärer Tracheaschaden durch hohe Cuffdrücke vorliegt, reicht die mediane Sternotomie als Zugang nicht aus, und es kann auch in diesem Falle eine türflügelartige Erweiterung durch zusätzliche anteriore Thorakotomie im 4. ICR rechts erfolgen. Tracheanaht und verschlossene Arterienstümpfe werden wieder durch einen interponierten Muskellappen, von der geraden Halsmuskulatur gebildet, getrennt. Nach Fertigstellung der Anastomose kommt der Cuff des Tubus deutlich ober- oder unterhalb der Anastomose zu liegen, um Druckschäden der Anastomose zu vermeiden.

Wenn man sich bei der Notfalloperation nicht zur Tracheaquerresektion mit Anastomose entschließen kann, ist alternativ bei zirkumferenziellen Defekten durch den erhöhten Cuffdruck die Möglichkeit einer T-Tubus-Einlage gegeben (s. S. 304). In einem solchen Fall konnte der Tubus nach 9 Monaten entfernt werden und bei gutem Ergebnis eine zunächst notwendig erscheinende Resektionsbehandlung unterbleiben. Heilt der Defekt nicht aus, kann die Tracheaquerresektion jederzeit elektiv durchgeführt werden (Cooper 1977).

Im Gegensatz zu diesem Therapiekonzept zieht es der überwiegende Teil der Autoren vor, einen Tracheawanddefekt durch direkte Naht zu verschließen, unabhängig von den verschiedenen Entstehungsmechanismen und zusätzlichen Tracheawandschäden. Generell wird aber empfohlen, vitales Gewebe zwischen Trachea und die Arterienstümpfe zu interponieren. Das bei der Resektion des Truncus brachiocephalicus abgetrennte Arteriensegment wurde ebenfalls als Verschlußplastik auf der Vorderwand der Trachea belassen, zusätzlich die Trachea mit einem rotierten Sternokleidomastoideuslappen vom Gefäß getrennt (Hafez et al. 1984). Meist wird es jedoch für wichtig gehalten, das abgetrennte Arteriensegment mit den zugehörigen Nekrosen sauber abzupräparieren. Schließlich kann auch der Tracheadefekt offen bleiben und der spontanen Granulation überlassen werden (Cooper 1977; Jones et al. 1976).

Das Operationsgebiet sollte nach ausgiebiger Spülung immer breit drainiert werden, um der Entwicklung einer Mediastinitis vorzubeugen (Bloss u. Ward 1980). Postoperative Karotis-Doppler-Untersuchungen können evtl. Hinweise auf die Notwendigkeit der Anlage eines extraanatomischen Bypass geben.

18.3.1.2 Fisteln nach Trachearekonstruktion

Entstehung

Die Arrosion des Truncus brachiocephalicus nach rekonstruktiven Eingriffen an der Trachea ist die gefährlichste Komplikation dieses Eingriffs. Sie ist nach End-zu-End-Anastomosen selten, nach Protheseninterposition jedoch wesentlich häufiger. Hier ist die Trunkusarrosion eine der Hauptkomplikationen (Tabelle 18.11). Dabei scheint es unerheblich zu sein, aus welchem Material (z. B. Heavy-Marlex-mesh oder Silikon) die Prothese ist (s. S. 374). Interessant ist die Beobachtung, daß junge Frauen nach Resektion und End-zu-End-Anastomose eine besondere Risikogruppe darstellen, da bei ihnen der Truncus brachiocephalicus die Trachea oft höher kreuzt und in engem Kontakt zu ihr ist (Deslauriers et al. 1975).

Ähnlich wie bei den Fisteln nach Tracheotomie bildet sich die Arrosion in der Regel innerhalb von 3 Wochen nach der Operation aus, und auch bei den Fisteln

Tabelle 18.11. Häufigkeit der Arrosionsblutung aus dem Truncus brachiocephalicus nach rekonstruktiven Eingriffen an der Trachea

Autor	Jahr	n	Fistel		Verstorben	
			n	%	n	%
	Nach Trachearesektion					
Arbulu u. Thomas	1974	13	1	7,7	1	100
Deslauriers et al.	1975	93	4	4,3	1	25
Uhlschmid	1980	20	1	5,0	1	100
Couraud et al.	1982	122	0	0	0	0
Grillo et al.	1986	279	2	0,7	0	0
	Nach Protheseninterposition					
Deslauriers et al.	1975	7	4	57,1	4	100
Neville	1987	45	1	2,2	1	100
Vogt-Moykopf u. Mickisch	1987	9	2	22,2	2	100

nach rekonstruktiven Operationen gehen der massiven Blutung in etwa 50% der Fälle Prodrome in Form hellroter Hämoptysen voraus. Das Intervall zwischen den Hämoptysen und der massiven Blutung kann nur 1 h, aber auch mehrere Tage betragen. Dementsprechend sollte jede noch so geringe Hämoptyse nach Operationen an der Trachea ein Alarmsignal erster Ordnung sein, und die weitere diagnostische Abklärung durch die Bronchoskopie sofort erfolgen. Dabei können blutende Granulome oder ein blutendes Ulkus leicht die wirkliche Blutungsquelle vortäuschen, so daß die vordere Trachealwand, v. a. im Anastomosenbereich, trotz einer bereits entdeckten möglichen Blutungsquelle sorgsam auf eine Fistelverbindung abgesucht werden sollte. Findet die Arrosionsblutung keinen Anschluß an die Trachea, ist das Leitsymptom nicht die Hämoptyse, sondern die Asphyxie mit Hypotonie. Eventuell wird eine schnelle Umfangszunahme des Halses gesehen. Die Asphyxie ist entweder Folge einer Kompression der Trachea von außen durch das sich entwikkelnde Mediastinalhämatom oder der akuten Ruptur in die Trachea mit Blutüberflutung der Luftwege. Innerhalb kurzer Zeit kommt es zum Volumenmangelschock.

Hauptursache der Arrosionsblutung aus dem Trunkus nach End-zu-End-Anastomose ist der enge Kontakt zwischen Arterie und Anastomose. Nicht selten ist auch die benachbarte Gefäßwand infolge des entzündlichen und fibrotischen Tracheawandumbaus mit der Trachea verwachsen, so daß intraoperativ diese Adhäsionen gelöst werden müssen. Dadurch kann es in einigen Fällen bereits präparationsbedingt zu einem fibrotischen Gefäßwandschaden kommen, der bei Kontakt mit der Anastomose die Ausbildung einer Fistel erleichtert. Auch durch die Präparation der Arterie selbst kann es zu Verletzungen ihrer Wand kommen, die später zu Arrosionen führen. Es sollte daher immer äußerst vorsichtig und nur so weit, wie unbedingt nötig, präpariert werden, um eine Denudierung der Arterie möglichst zu vermeiden. Wesentliche Prophylaxe ist auch die Vermeidung einer postoperativen Nachbeatmung. Häufig wird die Fistelbildung durch kleine perianastomotische Abszesse, ausgehend vom Stichkanal, eingeleitet, oder sie ist Folge einer Anastomoseninsuffizienz. Eine ausreichende Drainage kann hier das Schlimmste verhüten helfen. Nach Protheseninterposition kann der Kontakt mit den Nähten, aber auch mit der Prothese selbst die Ursache der Blutung sein.

Die beste Prophylaxe ist es daher, zwischen Trachea oder Prothese und den Trunkus vitales Gewebe zu bringen, so daß kein Kontakt mehr besteht (Arbulu u. Thomas 1974). Auch die Ummantelung des Truncus brachiocephalicus (s. S. 376) mit einer Dacronmanschette, evtl. verstärkt durch einen Perikardpatch, wird empfohlen (Neville 1987). Schließlich kann nach Protheseninterposition der Truncus brachiocephalicus auch prophylaktisch reseziert und statt seiner ein V.-saphena-Bypass von der Aorta Ascendens zur A. carotis communis angelegt werden (Deslauriers et al. 1975).

Operatives Vorgehen
Bei Verdacht auf eine Arrosion muß sofort operativ exploriert werden. Es wird ähnlich wie bei der Arrosionsblutung nach Tracheotomie vorgegangen. Kann die Fistel mit einem überblähten Cuff nicht abgedichtet werden, wird mit dem Zeigefinger komprimiert. Dazu muß die Operationswunde im Halsbereich wieder eröffnet werden, anschließend wird der Trunkus mit dem Finger stumpf von der Trachea gelöst und gegen die Sternumrückseite gedrängt. Stellt sich nach Eröffnung der Wunde die Arterie mit ihrem Kontakt zur Trachea dar, reicht auch die direkte Kompression zur Blutstillung. Anschließend wird sofort intubiert und abgesaugt, damit die Ventilation sichergestellt ist. Die weitere Versorgung entspricht derjenigen bei Arrosion nach Tracheotomie.

18.3.2 Ösophagotracheale Fistel

18.3.2.1 Benigne Fistel

Entstehung
Häufigste Ursachen (Tabelle 18.12) einer benignen ösophagotrachealen Fistel sind tubus- und insbesondere cuffbedingte Schäden nach Intubation als Folge der Langzeitbeatmung, worauf erstmals vor 30 Jahren hingewiesen wurde (Munck et al. 1961). Es handelt sich dabei um eine seltene, aber lebensbedrohliche Situation mit einer Mortalität von 60–80%, bedingt durch pulmonale Komplikationen als Folge der Aspi-

Tabelle 18.12. Ursachen einer erworbenen ösophagotrachealen Fistel

Benigne	Maligne
Nach Intubation/Tracheotomie - Tubuscuff - Tubusspitze - Wandeinriß - Mediastinaler Abszeß	Ösophaguskarzinom Tracheakarzinom Bronchialkarzinom Schilddrüsenkarzinom Mediastinale Lymphknotenmetastasen
Instrumenteller Schaden Stumpfes Trauma Nach Trachearekonstruktion Tuberkulös Fremdkörper Ösophagusulkus Nach HWS-Operation	Instrumenteller Schaden

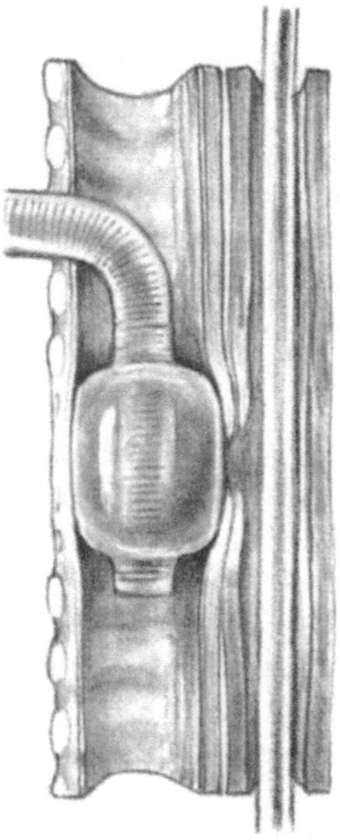

Abb. 18.40. Ösophagotracheale Fistel. Nach langer Intubation kommt es in Höhe des Cuffs durch die Kompression der Tracheawand zunächst zur Ausbildung eines Ulkus, dann zu Verwachsungen zwischen Ösophagus und Trachea, und schließlich zur Ausbildung einer Fistel. Meistens führt der zirkuläre Druckschaden durch den Cuff gleichzeitig zu einer Tracheastenose oder Tracheomalazie

ration von Magensaft und Mageninhalt oder zusätzliche Arrosionsblutung (Thomas 1972; Geha et al. 1978). So wurden von insgesamt 208 Patienten, die wegen Postintubationsschäden an der Trachea operiert werden mußten, nur 9 (4,3%) wegen einer Fistelverbindung zum Ösophagus operiert (Grillo 1974). Allerdings versterben viele dieser Patienten vor einer Operation an ihrem Grundleiden oder an der Komplikation. Die Inzidenz der Fisteln im Sektionsgut langzeitbeatmeter Patienten betrug bis zu 10% (Krause u. Lüdemann 1972). Bei 20 Patienten mit erworbenen, nicht malignen ösophagotrachealen Fisteln waren 14 (70%) Intubationsfolge; diese Fisteln entstehen meist im Bereich des Cuffs (Hilgenberg u. Grillo 1983; Marzelle et al. 1989). Auch durch die Verwendung moderner Niederdruckcuffs (s. S. 291) konnte die Komplikation der Fistelbildung nicht vollständig vermieden werden. Die druckbedingte Erosion im Cuffbereich (s. S. 289) wird gefördert durch das Vorhandensein einer Magensonde im Ösophagus, da die Rückwand der Trachea und die Vorderwand des Ösophagus zwischen dem überblähten Cuff und der Sonde zusammengedrückt werden, zumal auch die Wirbelsäule ein dorsales Widerlager bildet. Das entstehende Druckulkus führt zu einer erheblichen entzündlichen Umgebungsreaktion und zu Verwachsungen zwischen Trachea und Ösophagus, so daß das Mediastinum von der entstehenden nekrotischen Fistelverbindung nicht berührt wird (Abb. 18.40). Die Fisteln sind häufig mehrere Zentimeter groß. Oft liegt gleichzeitig ein zirkulärer Tracheawanddefekt vor. Beim nasal intubierten Patienten beginnt die Fistel meist 2 cm subglottisch, bei tracheotomierten 1-2 cm distal des Stomas. Auch bei Arrosion der Trachea durch die Tubusspitze können ösophagotracheale Fisteln mit Abgrenzung gegenüber dem Mediastinum entstehen.

Neben den Folgen der Langzeitbeatmung sind die Fisteln nach stumpfem Hals- oder Thoraxtrauma ätiologisch die zweithäufigste Komplikation (Hilgenberg u. Grillo 1983). Bis 1979 wurde jedoch in der Weltliteratur nur über 34 Fälle berichtet, die Inzidenz bei stumpfem Thoraxtrauma wird auf etwa 0,2% geschätzt (Valesky et al. 1979). Pathogenetisch dürfte der bei Thoraxkompression und gleichzeitigem Glottisverschluß erhöhte Innendruck der Trachea ursächlich verantwortlich sein, wobei in der Zone der größten Kraftentfaltung die Pars membranacea einreißt. Die kontusionierte Ösophaguswand selbst bleibt primär noch intakt, entwickelt jedoch infolge der Quetschung eine partielle Wandnekrose, die nach 3-7 Tagen zu einem Defekt mit Fistel zwischen Trachea und Ösophagus führt (s. S. 379). Da das Leck in der Speiseröhre langsam entsteht, bleibt eine Mediastinitis aus (Kronberger 1962). Häufigste Ursache ist in fast 80% der Fälle ein Autounfall mit Sternumkompressionstrauma. In 85% der Fälle liegt die Fistel bifurkationsnah, in 12% ist die zervikale Trachea und nur in 3% die thorakale Trachea betroffen.

Eine eigene Entität stellen die tuberkulösen Fisteln (Abb. 18.41) zwischen Speiseröhre und Respirationstrakt dar, bei welchen es sich meistens um ösophagobronchiale, seltener um ösophagotracheale Fisteln handelt, welche ebenfalls ganz überwiegend carinanah lokalisiert sind (Cooper et al. 1987).

Symptomatik

Ösophagotracheale Fisteln verlaufen häufig sehr symptomarm. Klinische Zeichen können atemabhängige Bewegungen der Wangen und des Mundes in der Inspirationsphase sein. Das Tracheobronchialsekret nimmt zu, so daß sich die Absaugfrequenz merklich erhöht und Nahrungsbestandteile abgesaugt werden oder im Tracheostoma erscheinen. Der Magen ist überbläht (Thomas 1972), der Beutel der Magensonde luftgefüllt.

In aller Regel handelt es sich bei den Patienten mit ösophagotrachealen Fisteln um schwerkranke, kachektische Patienten mit einer Abwehrschwäche des Organismus (Salzer u. Margreiter 1976). Gewichtsverlust, Anämie, Hypalbuminämie, Hypotonie, Hypoxie und eine evtl. auch gleichzeitig durchgeführte Kortikosteroidtherapie verringern die Resistenz der Tracheawand gegenüber exogenen Einflüssen (Stiles 1965; Szemja 1986). Ist der Patient nicht intubiert und nimmt er Nahrung zu sich, ist das Leitsymptom der Husten, der unmittelbar dem Schluckakt folgt. Magensaftreflux bis in die Trachea kann zu schweren Schäden im Sinne einer Pneumonitis führen, ebenso wie die rezidivierende Aspiration. Seltenere Fisteln anderer Ätiologie, wie beispielsweise tuberkulöse Fisteln, können neben produktivem Husten und Erstickungsanfällen nach dem Schlucken auch eine Dysphagie als Leitsymptom haben, wenn es zu einer begleitenden Ösophagusstenosierung gekommen ist.

Diagnostik

Die Diagnose wird bronchoskopisch gestellt. Die cuffbedingten Fisteln im Bereich der Pars membranacea erreichen nicht selten eine Ausdehnung von 3-5 cm Länge. Bei kleineren Fisteln kann die Diagnostik trotz eindeutiger klinischer Symptomatik Schwierigkeiten bereiten, so daß z. B. bei posttraumatischen Fisteln im Mittel 3½ Monate bis zur Diagnose vergehen. Ösophagoskopie und Ösophagographie können hilfreich sein, manchmal führt erst die Kombination mehrerer Methoden zum sicheren Fistelnachweis. Ein radiologisches Zeichen ist der distal der Fistel luftgeweitete, proximal jedoch unauffällige Ösophagus.

Bestehen bezüglich der Ätiologie Zweifel, ob es sich um eine intubations- oder traumabedingte Fistel handelt, sprechen eine carinanahe Lokalisation, Entwicklung der Fistel innerhalb von 3-7 Tagen (in 74%) nach dem Unfall und ein innerhalb von 48 h nach dem Unfall aufgetretenes subkutanes Emphysem (in 68%) für eine traumatische Ursache. Nur in 9% der Fälle treten Fisteln nach dem 7. Tag auf (Valesky et al. 1979). Die intubationsbedingte Fistel liegt meist höher, tritt in der Regel nach 7-50 Tagen auf und wird fast nie von einem Haut- oder Mediastinalemphysem begleitet (Thomas 1972).

Indikation und Ergebnisse

Für die Therapie der intubationsbedingten ösophagotrachealen Fistel sind verschiedene Wege und Verfahren vorgeschlagen worden: der direkte Nahtverschluß beider Defekte, die Ausleitung des Ösophagus, der Verschluß der Defekte mit Muskellappen und der Verschluß der Trachea mit avitalem Ösophaguspatch. Für die komplexen Veränderungen bei Fisteln infolge eines Intubationsschadens waren die Ergebnisse jedoch wenig befriedigend. Die Letalität der genannten Verfahren lag zwischen 60 und 70% (Thomas 1972, 1973; Bartlett 1976; Utley et al. 1978). Meist versuchte man, den Fistelverschluß noch während der Beatmung durchzuführen, wozu häufig mehrfache Operationen notwendig waren, zumal dann, wenn bei der Primäroperation die häufig im Verhältnis zum Ösophagus größere Tracheadestruktion noch nicht entsprechend versorgt worden war (Thomas 1972).

Bessere Ergebnisse wurden mit der Segmentresektion der Trachea und Naht des Ösophagusdefektes erreicht. Die Operation wurde erst durchgeführt, wenn der Patient vom Respirator entwöhnt war. Belegt durch positive Ergebnisse von 90% (Grillo et al. 1976; Hilgenberg u. Grillo 1983) dürfte dieses Vorgehen heute als Methode der Wahl anerkannt sein, wenn ein entsprechender Tracheaschaden in Form einer Stenose oder Malazie vorliegt (Tabelle 18.13). Häufig findet sich jedoch kein signifikanter Tracheadefekt. In diesen Fällen kann die Trachea mit gleich gutem Ergebnis direkt oder mit Hilfe eines Muskellappens verschlossen werden. Die Letalität dieses einfachen Verfahrens liegt bei 10% (Marzelle et al. 1989).

Tabelle 18.13. Therapeutisches Vorgehen bei der ösophagotrachealen Fistel

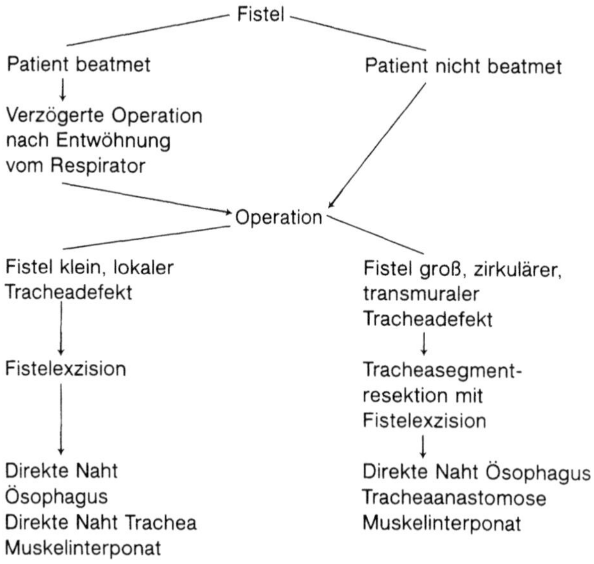

Grundsätzlich ist die Operation erst indiziert, wenn die Patienten vom Respirator entwöhnt sind, die immer vorhandene Lungeninfektion unter Kontrolle ist, ein ausreichender Ernährungszustand vorliegt und im Gewebe um die Fistel keine persistierende Entzündung mehr vorhanden ist.

Dies gilt auch für die traumatischen ösophagotrachealen Fisteln, die in der Regel mit Fistelexzision und direkter Naht der Trachea sowie durch einen zweischichtigen Verschluß des Ösophagus versorgt werden können. Wir konnten auf diese Weise 3 Patienten, von denen 2 Fisteln von 1,5 cm Länge zwischen distaler Trachea und Anfangsteil des linken Hauptbronchus hatten, erfolgreich behandeln. Weltweit (n = 32) beträgt die Letalität von Patienten mit operativ versorgten, traumatischen ösophagotrachealen Fisteln 6,3%. In 9,4% der Fälle entwickeln sich Fistelrezidive, die evtl. eine Zweitoperation erforderlich machen (Valesky et al. 1979). Auch bei den traumatischen Fisteln mit typischem Intervall zwischen Unfall und Auftreten der Fistelsymptome hat sich gezeigt, daß die verzögerte operative Versorgung günstiger ist (Tabelle 18.14). Ursache dafür könnte die mit der Zeit zunehmende Demarkierung der Kontusionsbezirke und narbige Verfestigung der Defektränder sein. Darüber hinaus verbessert zweifellos auch die Tatsache, daß diese meist polytraumatisierten Kranken erst nach Behandlung der Begleitverletzung und Stabilisierung des Allgemeinzustandes operiert wurden, die Chancen einer chirurgischen Behandlung. Nur wenn es sich, wie bei einem unserer Patienten, um eine gleichzeitige Ruptur von Trachea und Ösophagus handelt, ist wegen der drohenden diffusen Infektion in der Regel die sofortige operative Revision indiziert und erfolgversprechend.

Die Prognose nicht operierter Fisteln ist sowohl nach Trauma als auch nach Intubation oder auch bei anderer Ätiologie fast immer infaust (Valesky et al. 1979; Wychulis et al. 1966; Marzelle et al. 1989). So verstarben von 18 nicht operativ behandelten Patienten mit intubationsbedingten Fisteln 9 an respiratorischem Versagen infolge Pneumonie, 4 an einer Blutung infolge einer zusätzlichen Truncus-brachiocephalicus- oder Carotis-communis-Fistel, 4 an den Folgen einer massiven Aspiration und einer an Tetanus und Schock (Thomas 1972). 2 Patienten mit konservativ behandelten traumatischen Fisteln verstarben ebenfalls (Valesky et al. 1979).

Tabelle 18.14. Operationsergebnis und Zeitpunkt der operativen Versorgung bei traumatischer tracheoösophagealer Fistel

	n	Komplikationen		Fistelrezidiv		Verstorben	
		n	%	n	%	n	%
Frühzeitig (0–10 Tage nach Unfall)	6	4	66,6	2	33,3	2	33,3
Verzögert (mehr als 14 Tage nach Unfall)	24	1	4,2	1	4,2	0	0

Spontanheilungen können in Ausnahmefällen möglich sein, so beispielsweise bei den sehr seltenen tuberkulösen Fisteln unter alleiniger antituberkulöser Chemotherapie (Wigley et al. 1976). Es gibt auch vereinzelte Mitteilungen über Abheilungen nach endoskopischer Elektrokauterisation. Auch wir konnten eine ösophagobronchiale Fistel tuberkulöser Genese endoskopisch verschließen. Dazu wurde der Fistelgang nach Kauterisation mit Fibrinkleber verklebt (Abb. 18.41) (Lange et al. 1988). Auch über die erfolgreiche Behandlung einer tuberkulösen ösophagotrachealen Fistel durch Einlage eines Mousseau-Barbin-Tubus in den Ösophagus unter gleichzeitiger antituberkulöser Therapie wurde berichtet (Cooper et al. 1987). Solche Verfahren kommen aber unseres Erachtens nur bei sehr kleinen Fisteln und hohem Operationsrisiko in Betracht und stellen derzeit noch keinen etablierten therapeutischen Ansatz dar. Bei intubationsbedingten und traumatischen Fisteln gibt es jedoch derzeit keine Therapiealternative zur Operation, so daß in diesen Fällen eine absolute Operationsindikation besteht, sobald der Zustand des Patienten dies zuläßt.

Die Primärmaßnahmen dienen dem Schutz der Luftwege vor einer weiteren Kontamination aus dem Ösophagus. Die Trachea wird durch den Cuff eines entsprechend langen Tubus unterhalb der Fistel abgedichtet. Nach Antibiogramm wird eine antibiotische Langzeittherapie eingeleitet.

Ein besonderes Problem stellt die Ernährung dieser Patienten dar. Bei nicht beatmeten Patienten erfolgt sie parenteral oder evtl. auch über eine duodenale Ernährungssonde enteral. Dies ist bei den meisten Patienten mit traumatischen Fisteln möglich. Bei beatmeten Patienten wird zur Drainage des Magensaftes und zur Prävention eines gastroösophagealen Refluxes eine Gastrostomie empfohlen. Die Ernährung erfolgt über eine zusätzliche, evtl. perkutan endoskopisch plazierte Katheterjejunostomie. Dieses Verfahren wurde auch zur Prophylaxe einer ösophagotrachealen Fistel bei Langzeitbeatmung vorgeschlagen (Iro et al. 1987).

Die Magensonde wird entfernt. Eine Ausleitung des Ösophagus kommt nur bei sehr tiefen carinanahen Fisteln in Betracht, wenn der Tubuscuff zur Abdichtung nicht mehr unterhalb des Tracheadefektes plaziert werden kann.

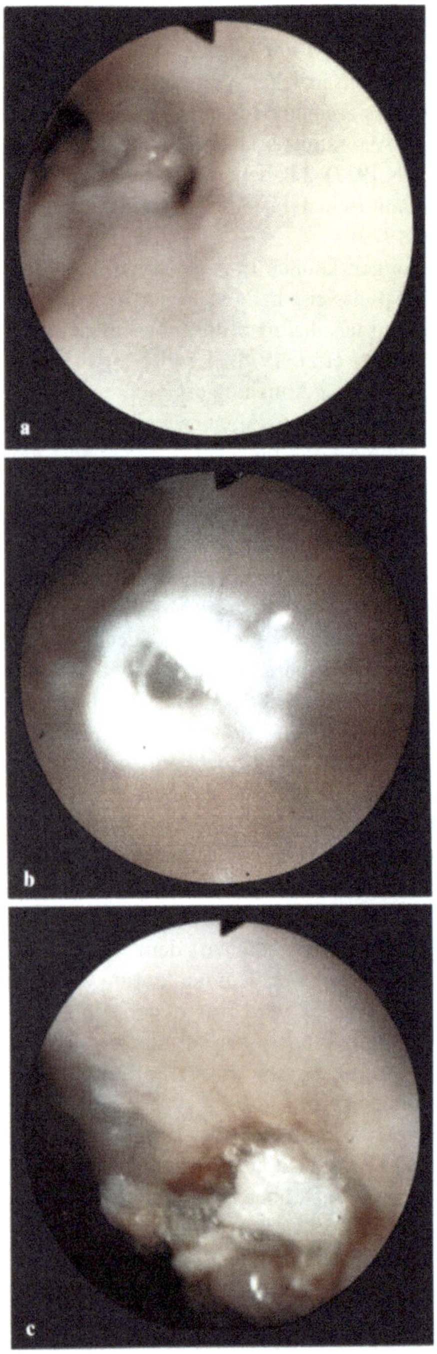

Abb. 18.41. **a** Spontane ösophagobronchiale Fistel, **b** Elektronekrose der Fistelöffnung mit sichtbarer, übertretender Luftblase aus dem Bronchialbaum, **c** durch Fibrinclot verschlossene Fistelöffnung bei 3. Sitzung

Operatives Vorgehen

Fistellokalisation und -ausdehnung werden präoperativ broncho- und ösophagoskopisch bestimmt. Die Beatmung erfolgt über einen Endotrachealtubus, wobei der Cuff die Fistel verschließen sollte. Eine präoperativ gelegte Magensonde erleichtert die Orientierung.

Der operative Zugang erfolgt bei Fisteln im Halsbereich über einen Kocher-Kragenschnitt. Liegt ein Tracheostoma vor, wird dieses bei der Inzision möglichst umschnitten, oder - bei hoher Lage - aus dem Haut-Platysma-Lappen exzidiert. Falls nötig, kann der Zugang in seltenen Fällen über eine obere mediane Sternotomie erweitert werden (Abb. 18.42). Die V. brachiocephalica sinistra wird mit einem Haken vorsichtig nach kaudal gehalten oder aber ligiert und durchtrennt. Bei intrathorakalen supracarinalen Fisteln wird als Zugang entweder eine posterolaterale Thorakotomie rechts im Bett der 5. Rippe oder eine mediane Sternotomie gewählt, die sich insbesondere bei Rethorakotomien als Vorgehen der Wahl bewährt hat.

Direkter Fistelverschluß

Die Präparation für den direkten Fistelverschluß im zervikalen Bereich erfolgt vor dem M. sternocleidomastoideus und medial der A. carotis sowie der V. jugularis interna bis zur Rinne zwischen Ösophagus und Trachea, und schließlich zur Fistel selbst. Dazu muß die Schilddrüse evtl. leicht angehoben werden. Falls nötig kann der Zugang auch bilateral durch die gleiche Inzision erfolgen. Bei der Präparation ist besonders auf die Schonung der Nn. recurrentes zu achten, die mit dem umgebenden Gewebe bei der Präparation direkt an der Trachea abgehoben und nicht freigelegt werden. Zur Darstellung und Durchtrennung der Fistel ist es günstig, wenn oberhalb und unterhalb davon Trachea und Ösophagus durch vorsichtige Präparation voneinander getrennt werden und die Trachea schließlich angehoben wird. Nach Fisteldurchtrennung wird die Pars membranacea mit resorbierbaren Einzelknopfnähten (4 × 0) direkt vertikal verschlossen. Ist der Defekt ausnahmsweise für einen direkten Verschluß zu groß, kann im zervikalen Bereich Ösophagusvorderwand zur Herstellung einer spannungsfreien Naht verwendet werden. Dazu muß bei der Exzision der Fistel beidseits etwas Ösophaguswand mitexzidiert werden, die dann zur Bildung einer neuen Trachearückwand zusammengefaltet wird. Bei größeren Läsionen kann der Defekt auch mit einem Muskellappen verschlossen werden, der mit resorbierbaren Einzelknopfnähten befestigt wird. Meist ist jedoch der direkte Verschluß spannungsfrei möglich. Intrathorakal kann der Verschluß der Pars membranacea auch mit einem möglichst gestielten, sonst auch freien Perikardpatch erfolgen. Ist die Fistel aus der Ösophaguswand exzidiert, wird die Wand ebenfalls vertikal zweischichtig mit resorbierbaren Einzelknopfnähten (4 × 0) verschlossen, wobei die innere Schicht invertierend vernäht wird. Der Ösophagus wird zuvor beidseits nur etwas aus dem umgebenden Bindegewebe mobilisiert, um einen spannungsfreien Verschluß zu ermöglichen.

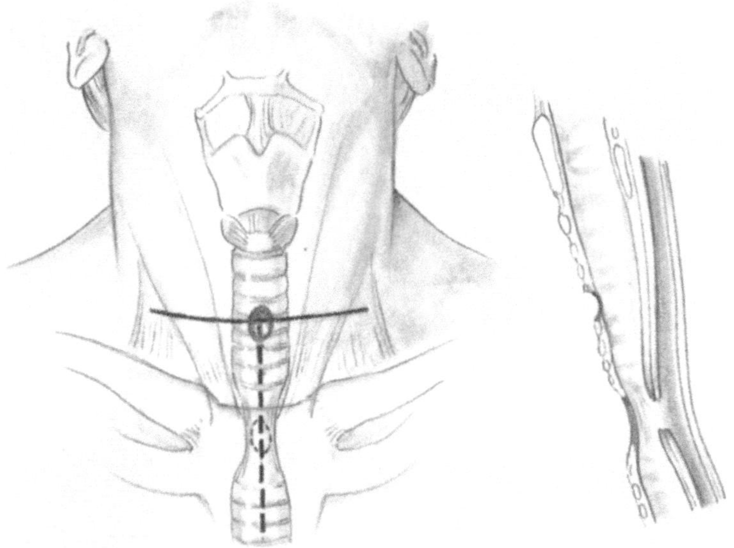

Abb. 18.42. Zugangsweg zur operativen Versorgung ösophagotrachealer Fisteln über einen großen Kocher-Kragenschnitt, wobei die Inzisionslinien auch das Tracheostoma umschneiden. Eine obere Sternotomie ist nur in seltenen Fällen notwendig

Dann wird gesundes, gut durchblutetes Muskelgewebe zwischen die Nahtreihen interponiert. Hierzu eignet sich besonders ein gestielter Muskellappen. Am Hals bietet sich hierfür der am Zungenbein abzusetzende M. sternohyoideus oder der M. sternothyreoideus an. Im Thorax sind es die Interkostalmuskeln. Der gestielte Muskellappen wird über der Ösophagusnaht an der Ösophaguswand fixiert. Grundsätzlich muß auf eine Schonung der versorgenden Gefäße geachtet werden. Wichtig ist außerdem, daß der Muskellappen stabil interponiert wird. Kommt es zu einer Dislokation mit der Folge eines Kontaktes der beiden Nahtreihen miteinander, ist die Gefahr einer erneuten Fistelbildung sehr groß.

Intrathorakale benigne Fisteln sind meist traumatischer Natur, so daß eine Tracheasegmentresektion nicht indiziert ist, da kein zirkulärer Schaden vorliegt. Wenn nicht genügend Ösophaguswand zur Verfügung steht, wie es bei stärkeren Entzündungen der Fall sein kann, können große Defekte der Pars membranacea mit einem gestielten Perikardpatch verschlossen werden. Alternativ kann in dieser Situation auch eine Kontinuitätsresektion der Trachea gewählt werden. Dies gilt auch für die extrem seltenen, erworbenen nicht-malignen ösophagobronchialen Fisteln, die sich meist zwischen dem linken Hauptbronchus und dem distalen Ösophagus finden (Abb. 18.43), seltener auch zum rechten Hauptbronchus bestehen können. Darüber hinaus gibt es zahlreiche andere Fistelmöglichkeiten zum peripheren Bronchialsystem. Auch zentimeterlange, bleistiftdicke und zarte Fisteln mit unauffälliger Schleimhaut wurden beschrieben, die doppelt ligiert und durchtrennt werden. In jedem Fall empfiehlt sich aber die Interposition vitalen Gewebes. Im eigenen Krankengut hat sich auch die Interposition eines gestielten Pleuralappens bewährt.

Wenn als Zugangsweg die mediane Sternotomie gewählt wird, läßt sich nach Trennung der Fistel und Versorgung der Defekte ein Interkostalmuskellappen kaum verwenden. Alternativ kann ein Pectoralis-major-Muskel-Insellappen gestielt und um 90° gedreht in das Mediastinum geschlagen und mit ihm die Trachea ummantelt werden. Der Gefäßstiel besteht aus einem Pektoralisast des thorakoakromialen Gefäßstranges. Um genügend Raum für einen solchen Muskellappen zu schaffen, müssen die knorpeligen Enden der 2. und 3. Rippe der entsprechenden Seite entfernt werden. Gelingt der Nahtverschluß der Trachearückwand nicht von vorne, kann allein durch die Ummantelung der Trachea mit dem Muskellappen und Fixationsnähten vorne, ein luftdichter und festhaltender Verschluß erzielt werden. Später tritt eine Epithelialisierung und vollkommene Abheilung des Defektes ein, ohne daß es zu einer Stenosierung kommen muß (Siu et al. 1985).

Kombinierter Fistelverschluß

Handelt es sich um eine Fistel nach Langzeitbeatmung, befindet sich diese meist in Höhe des Cuffs. Infolge der zirkulären Druckschädigung besteht oft gleichzeitig eine Stenose. Nach Entwöhnung vom Respirator wird der Ösophagusdefekt verschlossen und gleichzeitig eine Resektion des stenotischen Trachea-abschnittes vorgenommen. Die Präparation entspricht der Resektion der zervikalen Trachea (s. S. 336): Die gerade Halsmuskulatur wird beidseits mit einem Haken zur Seite gehalten, der Schilddrüsenisthmus wird durchtrennt und beide Schilddrüsenlappen werden

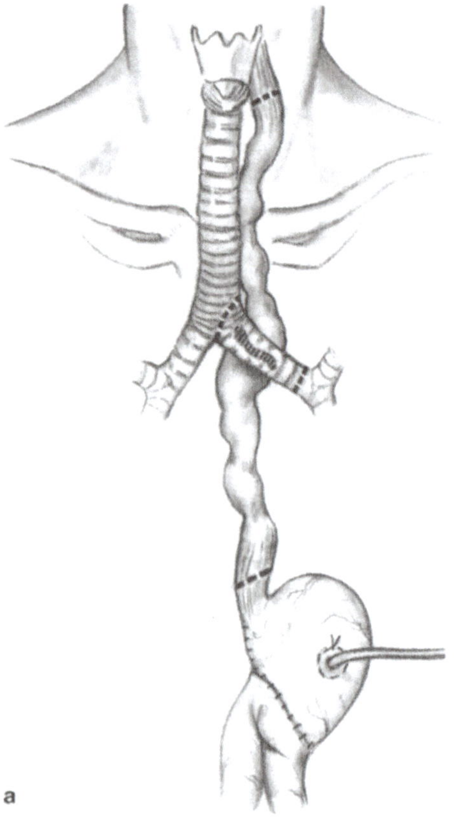
a

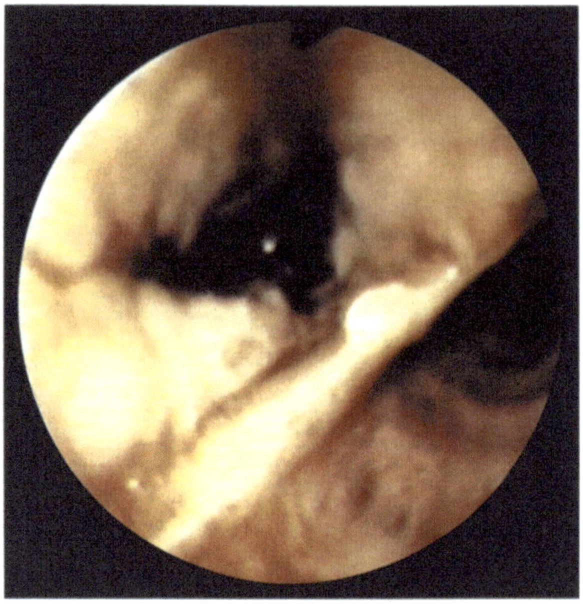
b

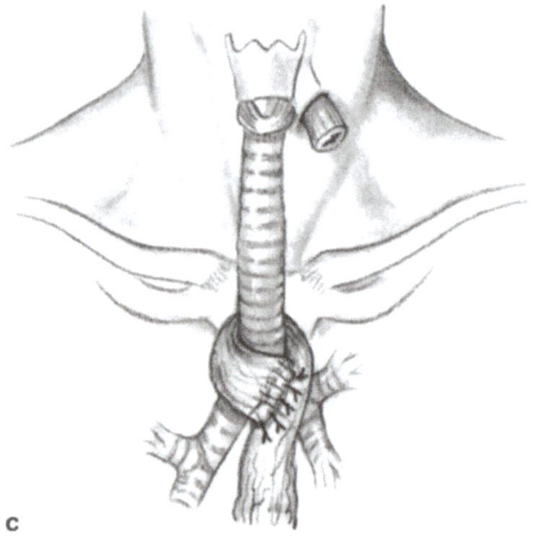
c

Abb. 18.43. **a** Suizidal bedingte Kolliquationsnekrose des Ösophagus. Es hat sich eine große Fistel durch die Ösophaguswand zum linken Hauptbronchus gebildet. Zustand nach vorausgegangener Billroth-II-Resektion. Nach Ösophagusresektion und Verschluß des Magens im gastroösophagealen Übergang wurde eine isolierte Hauptbronchusresektion links durchgeführt. End-zu-End-Anastomose des linken Hauptbronchus distal im Bereich des Oberlappenabgangs mit der Bifurkation, die teilreseziert wurde. Anlage einer Witzel-Fistel. **b** Ösophagoskopische Darstellung der großen ösophagobronchialen Fistel. *Links* ist das Ösophaguslumen mit völlig nekrotischer Mukosa, *rechts* der linke Hauptbronchus zu sehen. **c** Omentum-majus-Plastik um die Anastomose im bifurkalen Bereich. Ausleitung des zervikalen Ösophagus linkskollar. In einer 2. Sitzung erfolgte die Rekonstruktion der gastrointestinalen Passage durch ein Koloninterponat

mit Haltefäden nach lateral gezogen. Mit der Schilddrüse werden auch die Nn. recurrentes lateralisiert. Diese werden nicht dargestellt. Die Dissektion erfolgt immer tracheanah, um eine Verletzung der Nerven zu vermeiden. Von der gesunden Trachea wird nur ein kleiner Abschnitt unmittelbar an der Resektionslinie angrenzend freipräpariert, um die Gefäßversorgung zu erhalten. Etwas oberhalb des Tracheostomas und unterhalb der Fistel bzw. des stenotischen Segments wird die Trachea zirkumferenziell freipräpariert und mit einem Nabelband angeschlungen. In den meisten Fällen liegt das Stoma so nahe beim stenotischen Segment oder es findet sich zusätzlich eine malazische Komponente zwischen Stoma und Stenose, so daß es sinnvoll und einfacher ist, das Stoma mitzuentfernen. Ist zwischen Stoma und Fistel die Trachea auf einer längeren Strecke gesund, wird das Stoma belassen und am Ende der Operation verschlossen. In diesem Fall wird die Trachea kranial der Fistel am Beginn des ungeschädigten Tracheaabschnittes abgesetzt.

Nach Vorlegen von Haltefäden beidseits kranial und distal erfolgt die Durchtrennung der Trachea unmittelbar distal des lädierten Segments. Zur Sicherung der intraoperativen Oxygenierung wird nach Inzision

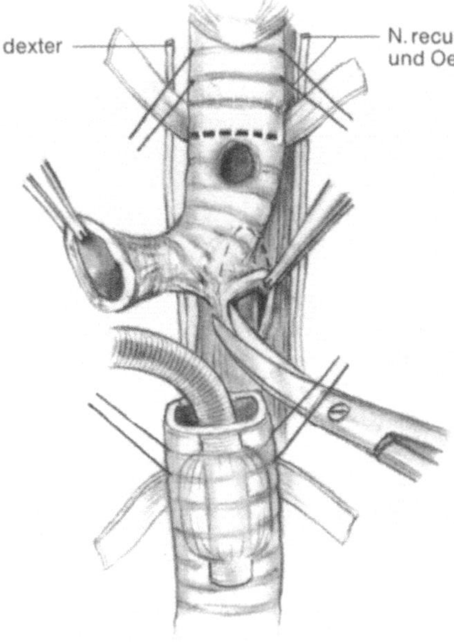

Abb. 18.44. Nach Absetzen der distalen Trachea und Intubation über das Operationsfeld wird das zu resezierende Tracheapräparat mit einer Allis-Klemme nach oben angehoben, so daß der Operateur mit der Schere die Fistelverbindung komplett zirkulär isoliert und in ihrer Verbindung zum Ösophagus ovalär ausschneidet

der Tracheavorderwand der endotracheale Tubus zurückgezogen und ein Woodbridge-Tubus über das Operationsfeld in den distalen Tracheastumpf eingeführt. Dann wird die Fistelverbindung unter Zug an der Trachea zirkulär dargestellt (Abb. 18.44), mit einem schmalen Saum aus dem Ösophagus exzidiert und das Präparat bis zum kranialen Resektionsrand von der Ösophagusvorderwand abgelöst. Dabei erfolgt die Eröffnung der Fistel immer an ihrem untersten Punkt, von wo aus sie zirkumferenziell exzidiert wird. Zuletzt wird die Trachea kranial durchtrennt.

Bei besonders langstreckigen Fisteln kann die Stenose nicht entsprechend weit nach distal reichen, so daß die Tracheawand anterior intakt ist, wenngleich die zugehörige Pars membranacea noch zur Fistel gehört. In diesen Fällen kann nach Resektion des stenotischen Verschlusses der distale Fistelanteil V-förmig exzidiert und die Pars membranacea direkt vertikal durch Einzelknopfnähte bis zur Resektionslinie verschlossen werden. Würde bei einer Direktnaht wegen der Größe des Defektes eine zu große Spannung entstehen, kann beidseits des „V" etwas Ösophaguswand mitexzidiert werden, so daß für die Rekonstruktion der Pars membranacea genügend Gewebe zur Verfügung steht. Nach der End-zu-End-Anastomose besteht eine T-förmige Nahtreihe, die an ihrem Verbindungspunkt zur Entwicklung von Granulomen neigt (Abb. 18.45). Es sind daher postoperativ regelmäßige bronchoskopische Kontrollen ratsam.

Der Längsverschluß des Ösophagus erfolgt 2schichtig mit Einzelknopfnähten (4 x 0), wobei die Mukosa invertierend am besten in der Technik nach Sweet mit intraluminal liegenden Knoten vernäht und die Mus-

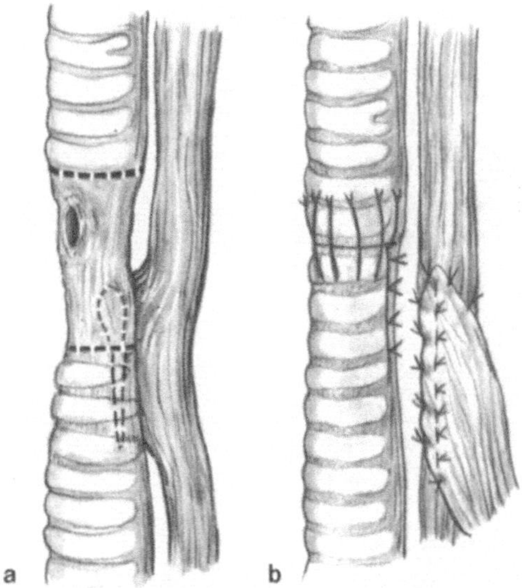

Abb. 18.45. a Versorgung einer langstreckigen ösophagotrachealen Fistel durch Resektion des Stenosesegments und V-förmige Exzision des distalen Fistelanteils im nichtstenosierten Tracheaabschnitt. **b** Nach End-zu-End-Anastomose und direktem vertikalem Einzelknopfverschluß der Pars membranacea besteht eine T-förmige Nahtreihe

cularis mit Matratzennähten verschlossen wird (Abb. 18.46). Dann wird der M. sternohyoideus oder der M. sternothyreoideus kranial abgetrennt und gestielt über den Ösophagusverschluß gesteppt. Dabei muß die gesamte Nahtreihe abgedeckt werden. Es sollte aber nur so viel Muskel wie gerade nötig mobilisiert werden, um seine Blutversorgung nicht zu gefährden. Der Muskellappen wird mit zirkulär um die Nahtreihe plazierten Einzelknopfnähten stabil fixiert

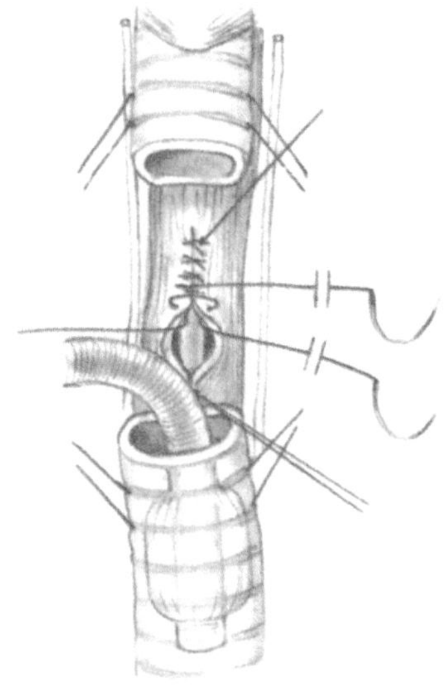

Abb. 18.46. Zweischichtiger Längsverschluß der ovalären Ösophagusöffnung. Die tiefere Nahtschicht ist invertierend, die obere approximiert die Muscularis durch eine fortlaufende Matratzennaht

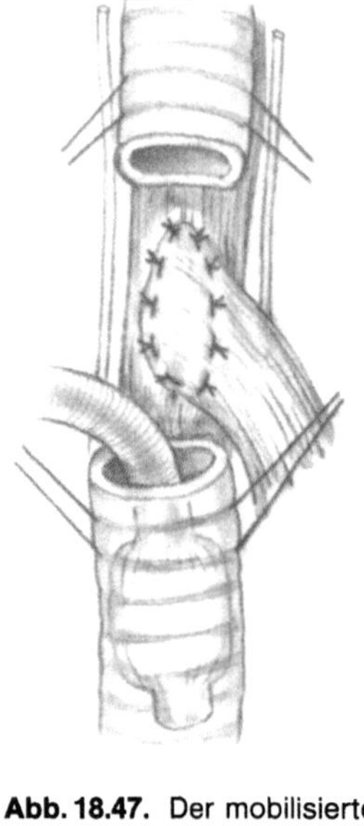

Abb. 18.47. Der mobilisierte M. sternohyoideus wird mit Einzelknopfnähten über die Ösophagusnaht gesteppt, so daß gesundes Muskelgewebe zwischen der vertikalen Nahtlinie des Ösophagus und der transversalen Nahtlinie der Tracheaanastomose liegt

(Abb. 18.47). Schließlich erfolgt die End-zu-End-Anastomose der Trachea in der üblichen Weise (s. S. 336) mit resorbierbaren Einzelknopfnähten (4×0) (Abb. 18.48). Gegebenenfalls werden bei längerstreckigen Resektionen Mobilisationsmaßnahmen wie die Beugung des Kopfes oder die suprahyoidale Kehlkopfmobilisation nach Montgomery nötig (s. S. 324).

Am Ende der Operation wird der Patient extubiert, nachdem er während der Operation spontan geatmet

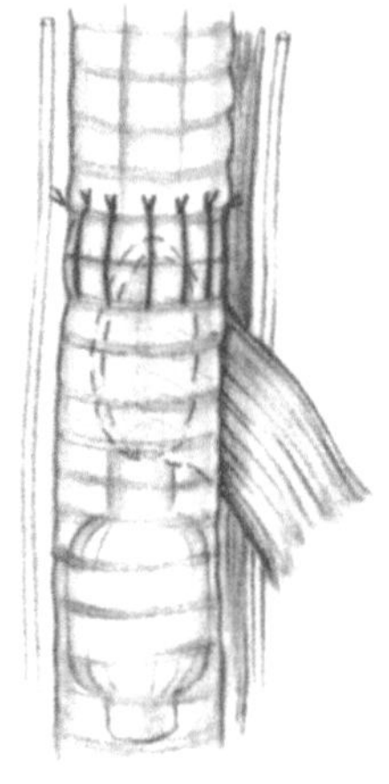

Abb. 18.48. Situs nach fertiggestellter End-zu-End-Anastomose der Trachea. Der endotracheale Tubus ist über die Anastomose hinweg geführt

hatte. Gleichzeitig wird die Magensonde entfernt. Falls vorhanden, wird an der Gastrostomie noch für einige Tage abgesaugt, auch die Ernährung erfolgt in diesem Zeitraum weiter über die Katheterjejunostomie. Andernfalls wird parenteral ernährt. Sind durch einen Gastrografinschluck am 7. postoperativen Tage unauffällige Verhältnisse nachgewiesen, können Gastrostomie und Katheterjejunostomie entfernt werden; anschließend wird schrittweise mit der oralen Nahrungsaufnahme begonnen.

Ist in seltenen Fällen, meist nach bereits vorausgegangenen Operationen an der Trachea, der Tracheaschaden so ausgedehnt, daß eine Kontinuitätsresektion nicht mehr möglich ist, empfiehlt es sich, die Fistel in der beschriebenen Technik zu verschließen und zur Stabilisation und Sicherstellung des Atemweges einen T-Tubus einzusetzen, der dann meist lebenslang getragen werden muß (s. S. 304).

18.3.2.2 Maligne Fistel

Entstehung

Die maligne tracheoösophageale Fistel ist in den meisten Fällen Folge eines zu diesem Zeitpunkt bereits fortgeschrittenen Ösophaguskarzinoms (Tabelle 18.12). Etwa 5-10% der Patienten mit einem Ösophaguskarzinom entwickeln im Laufe der Erkrankung eine Fistel zum Respirationstrakt. Diese können entweder spontan entstehen oder Folgen einer palliativen Strahlentherapie oder einer palliativen Laserevaporisation, oft in Kombination mit Chemotherapie bzw. während einer Tubuseinlage, sein. Neben der Dysphagie ist der schwerkranke Patient durch die ständige Aspiration akut lebensbedroht. Bei der Therapieentscheidung muß berücksichtigt werden, daß 80% der Patienten innerhalb von 3 Monaten und weitere 10% innerhalb von 6 Monaten sterben, nur 10% leben länger als ein halbes Jahr.

Indikation und Ergebnisse

Kleine iatrogene Fisteln nach Lasertherapie oder Tubuseinlage können sich unter konservativer Therapie, Spontanfisteln unter Strahlentherapie wieder verschließen. Größere Fisteln erfordern jedoch ein aktives Vorgehen, wenn nicht bereits ein präfinales Krankheitsstadium erreicht ist und man sich nicht mehr zu weiteren invasiv-therapeutischen Maßnahmen entschließen kann. Beachtung finden sollte aber, daß alle palliativen, nicht resezierenden Verfahren, wie die Bypassoperation, Ösophagusisolierung mit zervikaler Ösophagostomie und Gastrostomie oder Katheterjejunostomie sowie die Einlage intraluminaler Ösophagustuben im Vergleich zur Resektion ähnliche oder sogar höhere Morbiditäts- und Mortalitätsraten zwischen 9 und 55% haben (Wong et al. 1981; Cukingnan u. Carey 1978; Hankins et al. 1979; Schuchmann et al. 1980; Wilkins 1980; Conlan et al. 1984). Dieser Tatsache stehen auch bei fortgeschrittenen Karzinomen im Stadium III deutlich längere Überlebenszeiten auch nach palliativer Resektion gegenüber. So fand sich für Patienten im Stadium III nach Resektion eine Zweijahresüberlebensrate von 16% und eine Fünfjahresüberlebensrate von 6% gegenüber einer Zweijahresüberlebensrate von 3% und einer Fünfjahresüberlebensrate von nur 1% bei nicht-resezierten Patienten (Katlic u. Grillo 1983). Zu berücksichtigen ist auch, daß immerhin bei der Hälfte der Patienten mit ösophagotrachealer Fistel die Erkrankung noch auf den Thorax beschränkt ist.

Operatives Vorgehen

Entschließt man sich zur Operation, wird daher auch bei ösophagotrachealen Fisteln die Resektion angestrebt und es werden, wenn irgend möglich, die komplikationsträchtigen und wenig befriedigenden Bypassverfahren vermieden. Leider ist eine Resektion wegen der lokalen Tumorausdehnung häufig aber auch unter palliativer Zielsetzung nicht mehr möglich. Bei Vorliegen einer thorakalen ösophagotrachealen Fistel ist ein Zweihöhleneingriff notwendig; wenn die Fistel zervikal lokalisiert ist, führen wir die intrathorakale Ösophagusdissektion stumpf als bimanuelle Aushülsung von zervikal und abdominal durch. Die Kontinuität stellen wir bevorzugt durch einen Magenhochzug mit Ösophagogastrostomie und Pyloroplastik her, wobei die Anastomose in Abhängigkeit von der Tumorlokalisation intrathorakal oder zervikal zu liegen kommt. Den Defekt in der Trachearückwand deckt man intrathorakal am besten mit gestieltem Perikard und umwickelt die Trachea anschließend mit einem gestielten Interkostalmuskel- oder Diaphragmalappen. Zervikal bietet sich der mit Hilfe enger Nähte luftdichte Verschluß mit einem gestielten Lappen eines geraden Halsmuskels an. Wegen der Gefahr der Ausbildung von Granulomen muß dann engmaschig bronchoskopisch kontrolliert werden.

Entschließt man sich zu einer Umgehungsoperation, kann diese mit Dünndarm in den Thorax hinein oder mit Kolon bis zum Hals hin durchgeführt werden. Auch in diesem Fall erscheint uns jedoch ebenfalls der Magenhochzug am wenigsten aufwendig und am sichersten zu sein, der evtl. bei durch Tumormassen ausgefülltem Mediastinum auch subkutan zum Hals hin erfolgen kann. Andernfalls erfolgt der Hochzug retrosternal. Die Anastomose wird Seit-zu-End zwischen Ösophagus und Darm bzw. Magen ausgeführt. Um die Fistel funktionell unwirksam zu machen, muß der Ösophagus an beiden Enden durchtrennt und durch Naht verschlossen werden. Um eine Ruptur zu vermeiden, wird eine Katheterösophagostomie angelegt. Alternativ kann eine Roux-Y-Anastomose des distalen Ösophagus mit einer Jejunumschlinge im Sinne eines sog. „Doppelbypass“ erfolgen (Ong u. Kwong 1970). Auch so kann bei guter Drainage des Ösophagus das Aspirationsrisiko vermindert werden (Kirschner 1920). Nachteil aller Bypassverfahren ist, daß die Fistel zwar isoliert, aber erhalten bleibt und Tumormaterial in das Bronchialsystem gelangen kann. Intermittierende pulmonale Infekte sind die Folge. Eine bereits bestehende Stimmbandlähmung mit konsekutiver Aspiration stellt eine Kontraindikation für eine Bypassoperation dar (Conlan et al. 1984). Zudem ergeben sich aus dem fortschreitenden Tumorwachstum weitere lokale und allgemeine Konsequenzen.

Ösophago- und Gastrostomie mit Durchtrennung von proximalem und distalem Ösophagus kommen nur in Extremsituationen in Betracht. Auch hier wird zur Entlastung des ausgeschalteten Ösophagussegments eine Katheterösophagostomie angelegt. Für solche Fälle kann eine extrakorporale Verbindung von Ösophagostoma und Gastrostoma hergestellt werden, sobald sich der Zustand des Patienten wieder gebessert hat (Skinner u. De Meester 1976). Eine Bypassoperation in zweiter Sitzung wäre dann günstiger.

Endoskopisches Vorgehen

Insbesondere bei älteren Patienten oder solchen in schlechtem Allgemeinzustand mit meist nur noch sehr kurzer Lebenserwartung bevorzugen wir die endoskopische Positionierung eines Ösophagoendotubus, dessen Öffnung oberhalb der Fistel zu liegen kommt, diese weitgehend abdichtet und die Speisepassage wiederherstellt. Voraussetzung ist eine Stenose im Tumorbereich, damit die Tulpe des Tubus den nötigen Halt findet. Nach Einlage des Tubus bessert sich der Zustand meist rasch. Unseres Erachtens ist bei ösophagobronchialen Fisteln die endoskopische Tubuseinlage in der Regel den Bypassoperationen mit bis zu über 50%igen Letalitätsraten vorzuziehen (Conlan et al. 1984), wenngleich andere Autoren die Bypassverfahren als effektivste Palliation ansehen (Little et al. 1984).

Der Eingriff erfolgt unter kombinierter endoskopischer und radiologischer Kontrolle. Zunächst wird die Tumorstenose mit kontrollierten Bougierungssystemen aufgedehnt. Je nach Stenosegrad wird entweder in Narkose unter endoskopischer Sicht die flexible Spitze eines Führungsdrahtes in die Stenose eingeführt und dann unter Durchleuchtungskontrolle weiter vorgeschoben, bis der Magenausgang erreicht ist. Um Perforationen zu vermeiden, müssen Knick- und Schlaufenbildungen des Führungsdrahtes vermieden werden. Über den Draht werden dann unterschiedliche Stufenbougies über die Stenose geführt. Alternativ können auch Ballondilatatoren verwendet werden. Es kann auch zunächst eine Laserevaporisation erfolgen, bis die Stenose mit einem dünnen Endoskop passierbar ist. Bei vorsichtiger Handhabung wird durch die Evaporisation die Fistel selbst nicht vergrößert. Oder die Stenose kann mit einem dünnen Endoskop noch passiert werden, so daß die Bougierung unter endoskopischer Kontrolle erfolgen kann. Dazu wird in den zentralen Kanal eines Mehrstufenbougies ein dünnes Endoskop eingeführt. Die Spitze des Endoskops bleibt frei und kommt nach Passage der Stenose im Magen zu liegen, wo unter Inversion der Bougierungsvorgang kontrolliert werden kann. Dieser erfolgt durch Tiefertreten der Endoskop-Bougie-Kombination.

Die Bougierung kann auch in mehreren Schritten erfolgen: Nach Aufdehnung einer hochgradigen Stenose über einen Führungsdraht wird die weitere Bougierung unter endoskopischer Kontrolle durchgeführt. Sind die Patienten vorbestrahlt, ist das Gewebe fester, so daß es bei der Bougierung und Tubuseinlage seltener zu einer Vergrößerung der Fistel kommt.

In Abhängigkeit von der endoskopisch bestimmten Länge des Tumors wird ein Endotubus aus Silikon oder Latex gewählt und peroral mit einem Plazierungsgerät über einen Führungsdraht unter Durchleuchtungskontrolle über Stenose und Fistel vorgeführt und positioniert. Abschließend erfolgt eine endoskopische Kontrolle. Alternativ kann der Tubus auch über ein dünnlumiges Endoskop gestülpt, die Stenose unter Sicht passiert und der Tubus dann mit Hilfe des Plazierungsgerätes vor Ort verankert werden. Wichtig ist, daß der obere Tubusrand je nach verwendetem Typ etwa 3-5 cm über dem oberen Tumorrand liegt und daß die Tulpe nicht eingefaltet ist. Am Tage nach Einlegen des Tubus wird durch einen Gastrografinschluck die Passage beurteilt. Ist sie nicht einwandfrei, muß die Lage des Tubus korrigiert oder ein besser geeigneter Tubus eingelegt werden.

Die Einlage von Endoprothesen kann bei hohen kollaren Tumoren problematisch sein, weil es bei diesen häufig zu Schmerzzuständen, Schluckbeschwerden und Aspiration kommt. Zwischen Ösophaguseingang und oberem Tumorrand müssen ca. 3 cm Raum für die Tulpe des Tubus verbleiben. Bei höherem Tumorsitz müssen daher andere Verfahren zur Anwendung kommen, wie etwa eine Umgehungsoperation. Komplikationen des Endotubus sind Tubusobstruktion und -dislokation, seltener Blutung, Aspiration oder Sepsis. Nach längerer Liegedauer können sich Drucknekrosen des Tumors ausbilden, was eine Fistelvergrößerung zur Folge haben kann. Mit dem Auftreten von Komplikationen ist in etwa 25% der Fälle zu rechnen.

In Analogie zum ösophagealen Endotubus können Tumorstenosen und -fisteln, vor allem wenn sie von Primärtumoren mit Sitz in der Trachea oder den Hauptbronchien ausgehen, durch einen T-Tubus überbrückt werden, der die Fistel abdichtet und den Luftweg sicherstellt (s. S. 304).

18.3.3 Therapeutische ösophagotracheale Fistel bei chronischer Aspiration

Primärverfahren bei neurologischen Erkrankungen mit erhöhter Aspirationsgefahr ist die Standardtracheotomie (s. S. 244). Meist handelt es sich um Läsionen der Hirnnerven IX, X und XII. Für die schwersten Formen der chronischen Aspiration aufgrund eines neurologischen Glottisfunktionsverlustes mit komplizierender rezidivierender Pneumonie oder Pneumonitis und den weiteren fatalen Folgen sind mehrere Varianten beschrieben worden, um das monate-, jahre- oder lebenslange Tragen eines Tracheotomietubus mit geblocktem Cuff zu umgehen.

18.3.3.1 Indikation

Durch Verwendung der großvolumigen Niederdruckcuffs konnte zwar die früher extrem hohe Aspirationsrate tracheotomierter Patienten erheblich gesenkt werden (Cameron et al. 1973); sie kommt jedoch nach wie vor bei ca. 15% der Patienten vor (Bone et al. 1974) und ist v. a. bei Glottisfehlfunktion in erhöhtem Maße zu erwarten. Durch Aspiration von bakteriell kontaminierter Flüssigkeit aus dem oropharyngealen Raum und v. a. über das Tracheostoma (Niederman et al. 1984) kann es zu einer bakteriellen Pneumonie, von sterilem, aber saurem Magensaft zu einer therapeutisch noch problematischeren, chemisch bedingten Pneumonitis kommen. Das Risiko steigt hierbei ab einem pH unter 2,5 stark an (Schwartz et al. 1980). Wird eine heute immer seltener erfolgende Streßulkusprophylaxe mit einem pH-anhebenden Medikament (z. B. H_2-Blocker) durchgeführt, kommt es umgekehrt schon nach kurzer Zeit zu einer signifikanten bakteriellen Besiedelung des Magens (Hillmann et al. 1982). Dieser Keimpool stellt für intubierte Patienten und solche mit insuffizientem Glottisschluß ein erhebliches zusätzliches bronchopulmonales Risiko dar (Atherton u. White 1978). Dieses wird durch die meist liegende Magensonde noch erhöht, die als Leitschiene für die bakterielle Aszension dient und außerdem zu einer Fehlfunktion des gastroösophagealen Sphinktermechanismus führt. Durch moderne Dekontaminationsmaßnahmen läßt sich das Risiko der bakteriellen pulmonalen Infektion zwar deutlich senken und zeitlich erheblich herauszögern, bei über Wochen andauernder Intubation schließlich jedoch nicht sicher vermeiden (Stoutenbeek et al. 1984; Schardey et al. 1989). Eine weitere Ursache für pulmonale Komplikationen stellt die Aspiration solider Speisepartikel dar. Dieser als sog. „tripel threat of aspiration pneumonia" (Bartlett u. Gorbath 1975) bezeichnete Pathomechanismus kann also bei Patienten mit chronischer Aspiration durch ein Langzeittracheostoma nicht suffizient durchbrochen werden, weshalb nach anderen Wegen gesucht wurde.

18.3.3.2 Operatives Vorgehen

Alle entwickelten Verfahren streben eine Trennung von Larynx und Trachea an, sind aber sämtlich nur vereinzelt durchgeführt worden. Durch sie konnten aber die entstellenden und schwer versorgbaren doppelten Tracheotomien und Pharyngotomien oder irreversible Laryngektomien vermieden werden. Prinzipiell wird dabei die Aspiration durch einen Glottisverschluß in Form einer direkten Stimmbandnaht (Montgomery 1975) oder durch Naht eines Epiglottislappens zum Aryknorpel (Habal u. Murray 1972; Vecchione et al. 1975) erreicht. Nachteil dieser Verfahren ist, daß sie einen translaryngealen Zugang benötigen, der in diesem Bereich leicht zu einer komplizierten Narben- und Stenosenbildung führen kann. Dies kann bei Rückbildung des neurologischen Defizits eine Rekonstruktion technisch äußerst erschweren, besonders wenn auch der hintere Glottisanteil in die Stenose miteinbezogen ist. Diesen Nachteil haben die Verfahren nicht, die infraglottisch ansetzen, wie die Herstellung einer tracheoösophagealen Anastomose (Lindeman 1975; Lindeman et al. 1976) und der weniger traumatisierende und komplikationsärmere direkte Verschluß der kranialen Trachea subglottisch in Höhe des 1. Knorpels, nachdem dieser zuvor vorne und hinten durchtrennt worden ist (Baron u. Dedo 1980). Bei beiden Verfahren wird die distale Trachea nach Art eines Laryngektomiestomas im Hautniveau ausgeleitet. Nachteil der tracheoösophagealen Anastomose ist das Risiko der Verletzung von N. recurrens und Ösophagus sowie der Anastomoseninsuffizienz, während der subglottische Tracheaverschluß ein kaum ausgedehnterer Eingriff ist als eine Routinetracheotomie. Es hat sich gezeigt, daß die subglottische Flüssigkeitsansammlung kein Problem darstellt, da die Flüssigkeit bei liegender Position zwischen den Stimmbändern in den Hypopharynx und Ösophagus abfließt. Vorteil beider Verfahren ist der sichere Schutz vor Aspiration auf unbestimmte Zeit ohne weitere Beschädigung des fehlfunktionierenden Larynx und deren sichere Reversibilität. Die Rekonstruktion erfolgt als End-zu-End-Anastomose der Tracheaenden. Dazu wird der als Stoma ausgeleitete und der mit dem Ösophagus anastomosierte oder durch Naht verschlossene Knorpel reseziert. Nach subglottischem Tracheaverschluß muß die Anastomose daher mit dem Krikoid erfolgen, diese Methode ist anspruchsvoller. Alle Verfahren führen, wie es auch bei dem aufgeblasenen Tracheotomiecuff der Fall ist, notgedrungen zu einem Stimmverlust, der aber durch einen Elektrolarynx kompensiert werden kann, wenn ausreichende faziale, pharyngeale und orale Aktivität besteht und der Apparat gehalten werden kann.

18.4 Stenosierende Erkrankungen

18.4.1 Funktionelle Stenosen

18.4.1.1 Exspiratorische Tracheobronchialstenose

Entstehung

Die exspiratorische Stenose von Trachea und Hauptbronchien ist Folge einer abnormen Invagination der Pars membranacea nach intraluminal, deren Ursache eine pathologische Erschlaffung und Verbreiterung der membranösen Hinterwand im Bereich der größeren intrathorakal gelegenen Atemwege ist (Herzog 1954). Dabei folgt die gesamte benachbarte Ösophaguswand der Invaginationsbewegung. Das Bild imponiert als tracheobronchialer Kollaps. In ihrer frühen Form kann die Erkrankung symptomlos sein, später kommt es zu einer Obstruktion mit merklicher Minderung des Luftstroms. Beschwerden im Sinne eines Dyspnoeanfalls treten meist erst unter den Bedingungen einer forcierten Exspiration auf.

Für Diagnostik und Therapie ist zu berücksichtigen, daß es bereits physiologischerweise unter heftiger Ausatmung oder beim Husten zu einer gewissen Invagination der Pars membranacea im thorakalen Bereich der Trachea kommt. Sie wird durch eine seitliche Annäherung der dorsalen Knorpelenden mit Zusammenrükken der Wände bewirkt. Es bietet sich also das Bild einer erheblichen Verengung der Trachea. Dadurch wird der Luftstrom stark beschleunigt und das Sekret kann nach außen befördert werden. Bei instabiler Membran stehen die Knorpelenden dagegen weit auseinander, die Lumenverkleinerung bei Belastung ist ausschließlich durch die massive Vorwölbung der erschlafften Membran bedingt. Die Folge ist eine Luftstromminderung mit Sekretretention (Abb. 18.49).

Symptomatik und Diagnostik

Betroffen sind von der Erkrankung meist Männer über 40 Jahre. Die gewöhnliche Symptomatik ähnelt der einer chronisch rezidivierenden obstruktiven Bronchitis mit vorwiegend unproduktivem Husten. Medikamentöse antitussive Therapie führt nicht zur Besserung. Bei Fortschreiten der Erkrankung bildet sich bei erhöhtem Strömungswiderstand ein Lungenemphysem aus, es häufen sich die Phasen längerdauernder bronchitischer Exazerbation. Komplizierend kann es zu lebensbedrohlichen exspiratorischen Erstickungsanfällen kommen, die mit unstillbarem, trockenem Reizhusten vergesellschaftet sind. Der meist plötzlich einsetzende Anfall wird durch Hustenstöße oder körperliche Anstrengung ausgelöst. Als Zeichen der Mitbeteiligung des Ösophagus können bei Anfällen Würge- und Brechreiz auftreten, verbunden mit Fremdkörpergefühl und dysphagischen Beschwerden. Auskultatorisch finden sich Rasselgeräusche infolge der Schleimretention, evtl. ein exspiratorischer Tracheastridor. Im Gegensatz zum Asthmaanfall besteht nur sehr wenig bzw. kein asthmoides Giemen. Die übliche antiasthmatische Therapie hat keine oder nur geringe Wirkung.

Neben der Erschlaffung der querverlaufenden Mm. tracheales, die eine Vorwölbung der membranösen Hinterwand erlaubt (Ferner u. Müller 1961), kommt es zu Tonusverlust bzw. Degeneration des elastischen Fasergitters mit konsekutiver Dilatation (Zenker u. Glaninger 1960). Die Knorpel werden dorsal nicht mehr suffizient zusammengehalten, so daß die Trachea ihre Hufeisenform verliert und Bogenform annimmt (Abb. 18.49).

Pathogenetisch wird die primär idiopathische von einer sekundären Erkrankungsform unterschieden (Herzog et al. 1987). Beim *primären Kollaps* findet sich eine Megatrachea bzw. ein Megabronchus, wahrscheinlich aufgrund einer angeborenen Unterentwicklung von elastischen und muskulären Fasern. Die Folgen sind Abhustschwäche, Retentionsbronchitiden und Lungenemphysem. Häufig findet sich als Zeichen einer genetischen Fehlentwicklung zusätzlich eine Polyzystose der Lunge (Joffe u. Rechtmann 1981). Der *sekundäre Kollaps* wird wesentlich häufiger als Komplikation eines aufgrund eines Asthma bronchiale oder aufgrund einer chronischen, asthmoiden Bronchitis entstandenen, fortgeschrittenen Lungenemphysems beobachtet.

Neben der Eigenstabilität seiner Wände hängt der

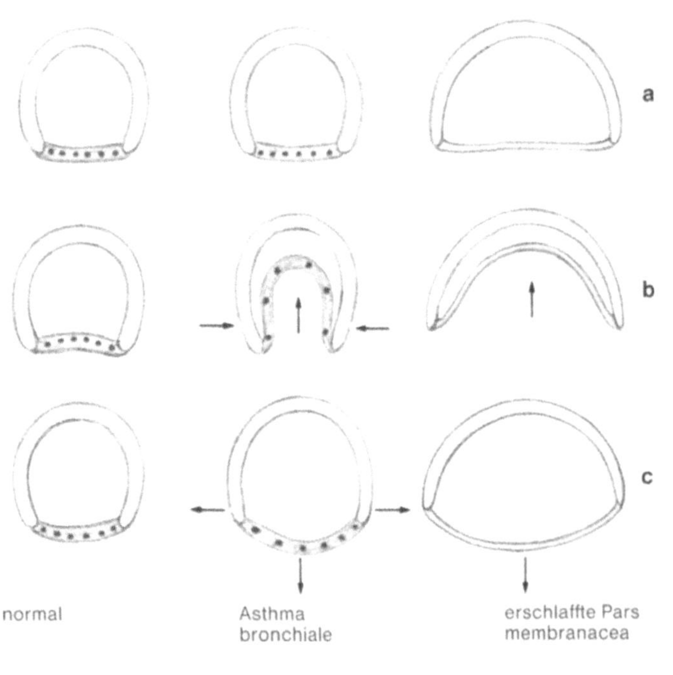

Abb. 18.49 a–c. Formveränderungen der Luftröhre bei **a** Atemstillstand, **b** forcierter Exspiration und **c** bei forcierter Inspiration in Normalzustand, bei Asthma bronchiale und bei Erschlaffung der Pars membranacea. Dargestellt sind die Unterschiede der Krümmung der Knorpelspangen, der Breite und Wandstärke der Pars membranacea und deren Gehalt an elastischen Längsfaserbündeln, sowie die Verformung des Luftröhrenquerschnittes durch atemabhängige endothorakale Druckschwankungen

Trachea- und Bronchusdurchmesser auch vom Transmuraldruck, der pleurobronchialen Druckdifferenz sowie dem endotrachealen Sog ab. Verstärkte Exspiration und Husten steigern den Pleuradruck und bewirken bei herabgesetzter Eigenstabilität der Tracheobronchialwand deren Kollaps. Folgen der gestörten Bronchialmechanik sind eine Steigerung des beim bronchitischen Syndrom ohnehin erhöhten Strömungswiderstandes sowie eine erhebliche Schwächung des Hustenstoßes mit Sekretstagnation. Erhöhter bronchialer Strömungswiderstand und Sekretretention können schwere Störungen der Atemmechanik mit Partial- oder Globalinsuffizienz bewirken. Durch den exspiratorischen Kollaps entwickelt sich die diffuse emphysematische Lungenveränderung weiter (Herzog et al. 1972).

Eine Einteilung der Erkrankung in 3 Schweregrade kann bei der therapeutischen Entscheidungsfindung hilfreich sein (Perelman et al. 1976). Im Stadium I ist das Lumen auf die Hälfte eingeengt, im Stadium II auf ¾, im Stadium III kommt die Pars membranacea fast völlig mit der tracheobronchialen Vorderwand in Berührung.

Für die Diagnostik ist mit Blick auf die therapeutischen Konsequenzen neben dem Nachweis eines exspiratorischen Kollapses der Luftwege v. a. dessen topographische Zuordnung und quantitative Relevanz wichtig. Die Unterscheidung obstruktiver Patienten mit und ohne Bronchialkollaps erfolgt durch Lungenfunktionstests. In der Atemstoßkurve zeigt sich eine Abflachung mit erniedrigter Sekundenkapazität unter forcierter Ausatmung (FEV_1), bei funktioneller exspiratorischer Stenose kann ein sog. „Check-valve-Phänomen" als Zeichen einer sprunghaften Widerstandszunahme vorhanden sein (Abb. 18.50). Infolge des erhöhten bronchialen Strömungswiderstandes kann spirometrisch und bodyplethysmographisch eine Zunahme des Residualvolumens bei Abnahme der Vitalkapazität gemessen werden. Das Fluß-Volumen-Diagramm unter forcierter Ausatmung zeigt einen abrupten Abfall zum Zeitpunkt des Kollapses. Dieses Phänomen entspricht dem Knick in der spirographischen Atemstoßkurve. Einen weiteren Hinweis gibt der Befund einer stark eingeschränkten relativen Sekundenkapazität und eines dabei weitgehend unveränderten plethysmographisch gemessenen Bronchialwiderstandes. Während beim reinen Asthmatiker die Abnahme der FEV_1 mit einer adäquaten Erhöhung des Bronchialwiderstandes verbunden ist, bleibt er bei emphysematischer exspiratorischer Stenose normal oder ist nur leicht erhöht. Deshalb wird der kritische Transmuraldruck bei forcierter Ausatmung weit überschritten.

Insbesondere mit Blick auf die chirurgisch-therapeutischen Möglichkeiten hat bei nachgewiesenem exspiratorischem Luftwegskollaps und entsprechend schwerer Symptomatik eine weitere Lokalisationsdiagnostik zu erfolgen. Daneben muß die anteilmäßige Beteiligung von Trachea und Hauptbronchien einerseits und den peripheren Bronchien andererseits an der Resistancesteigerung quantitativ eingeschätzt werden. Zu diesem Zweck erfolgt die Bronchoskopie mit flexiblem Gerät unter Lokalanästhesie, so daß der Patient auf Aufforderung ruhig bzw. schnell atmen und husten kann. Bei pathologisch erschlaffter Pars membranacea findet sich bereits unter niedrigen intrathorakalen Drücken eine deutliche Invagination mit Prolaps der verbreiterten Hinterwand, während die Knorpelringe abgeflacht erscheinen. Große Mengen retinierten Sekrets distal der Zone maximaler Invagination im Bifurkations- oder Hauptbronchusbereich gehören zum Krankheitsbild, die kollabierenden proximalen Anteile sind dagegen sekretfrei. Im Gegensatz zur Invaginationsstenose, die nur die Pars membranacea betrifft, kann es bei der exogenen, kompressionsbedingten Tracheomalazie oder bei Infiltration durch einen malignen Tumor auch zu einer verminderten Druckfestigkeit im knorpeligen Wandanteil kommen. Für die chirurgische Indikationsstellung ist jedoch die direkte Bronchialdruckmessung letztlich entscheidend, da durch sie das Ausmaß der Flowbegrenzung objektiviert und der tracheobronchiale Widerstand berechnet werden kann.

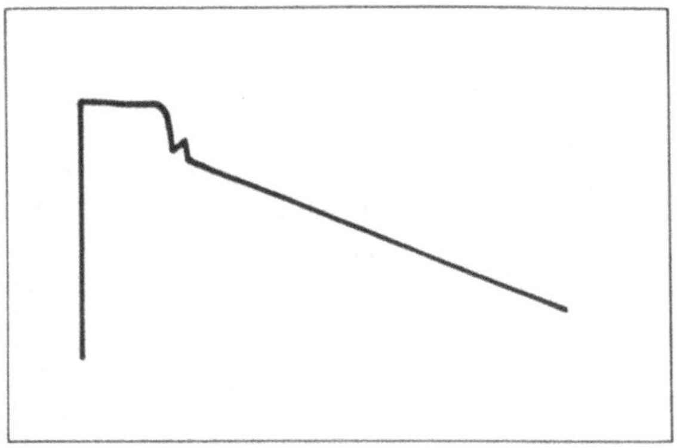

Abb. 18.50. „Check-valve-Phänomen" unter forcierter Exspiration als Zeichen einer intrathorakalen exspiratorischen Stenose

Indikation

Die chirurgische Therapie der exspiratorischen Stenose von Trachea und Hauptbronchien besteht in der Stabilisation der Pars membranacea. Die Indikation zur Operation sollte grundsätzlich zurückhaltend und stets erst nach Ausschöpfung aller konservativer Therapiemöglichkeiten gestellt werden.

Handelt es sich um einen weitgehend isolierten Befund bei Lungenemphysem *mit überwiegendem Befall der kleineren Bronchien,* so kommen therapeutisch nur konservative Maßnahmen in Frage (Broncholytika, Sekretolytika, Antibiotika, Kortikosteroide, Physiotherapie). Dies gilt auch in Fällen mit *kombiniertem Befall von großem und kleinem Bronchialbaum.* Findet sich z. B. ein überwiegender Befall von Trachea und größeren Bronchien bei exspiratorischer Stenose im Stadium I oder II und makroskopisch unveränderten kleineren Bronchien sowie normaler pulmonaler Compliance, so ist die Stenose häufig durch einen Spasmus der glatten Muskulatur peripherer Bronchien mit Steigerung des intrathorakalen Drucks bedingt. Unter Therapie mit Bronchodilatantien tritt hier eine globale bronchiale Widerstandssenkung und eine signifikante Abnahme der exspiratorischen Widerstandszuwachsrate in der Trachea ein. Handelt es sich jedoch um einen *primär exspiratorischen Kollaps der zentralen Abschnitte* mit sekundärer peripherer bronchitischer Obstruktion durch Sekretretention und Infektion, so liegt häufig ein überwiegender Strömungswiderstandsanteil von Trachea und größeren Bronchien im Stadium II oder III vor. Neben der ausgeprägten Atonie der membranösen Hinterwand wird häufig eine diffuse Endobronchitis mit eitrigem Sekret in den peripheren Bronchien bei maximaler Widerstandszunahme unter forcierter Exspiration gesehen. Liegt ein *überwiegender Strömungswiderstandsanteil kleinerer Bronchien* bei sekundärer exspiratorischer Stenose von Trachea und Hauptbronchien vor, ist die Atemmechanik infolge emphysembedingter, signifikant verminderter pulmonaler Compliance meist schwerer gestört als bei Patienten mit zentral erhöhtem Widerstand. Daneben sind ein massiv erhöhter Intrathorakaldruck, der hohe Strömungswiderstand und die vergrößerte Atemarbeit für die schweren Veränderungen der Atemmechanik verantwortlich. Trotz vorwiegender Lokalisation in kleineren Bronchien ist der Anteil von Trachea und Hauptbronchien am Strömungswiderstand, insbesondere im Stadium III, hoch. Zusätzlich findet sich häufig eine purulente Bronchitis mit Bronchiektasenbildung. Konservativ therapeutische Maßnahmen können das Befinden zwar symptomatisch verbessern, die Veränderungen der Pars membranacea sind jedoch nicht rückbildungsfähig. In den beiden letztgenannten Situationen, bei Schweregrad III, ist die chirurgische Therapie in die therapeutischen Überlegungen miteinzubeziehen.

Unter Berücksichtigung der in Tabelle 18.15 aufgeführten Bedingungen ist eine absolute Operationsindikation gegeben, wenn der *überwiegende Strömungswiderstandsanteil in Trachea und Hauptbronchien* lokalisiert ist. Dies ist bei der seltenen primären Form der Erkrankung mit Megatrachea der Fall und bei zahlreichen Patienten mit fortgeschrittenem Lungenemphysem und im Verhältnis zur Peripherie deutlich erhöhtem zentralem Luftwegswiderstand. Im Stadium III ist die Indikation zur Operation grundsätzlich gegeben, in früheren Stadien kann die konservative Behandlung hilfreich sein.

Tabelle 18.15. Kriterien der absoluten Operationsindikation für die Stabilisierungsoperation (nach Herzog et al. 1987)

- Subjektive Symptome wie chronische Bronchitis, Belastungsdyspnoe, Hustensynkope, unbehandelbarer Husten
- Endoskopischer Nachweis zentraler Luftwegobstruktion unter physiologischer Atmung
- FEV <40% Vitalkapazität
- Anstieg des zentralen Widerstandes über 20 cm H_2O/l/s bei einem Alveolardruck von 60 cm H_2O (mittelstarker Hustenstoß)
- Unstillbarer Husten infolge eines umschriebenen Kontaktes der Membran mit der Vorderwand von Trachea oder Hauptbronchien

Bei der Mehrzahl der Patienten liegt lediglich eine relative Operationsindikation vor, da es sich um ein progredientes obstruktives Lungenemphysem mit *überwiegendem Strömungswiderstandsanteil in den kleineren Bronchien* handelt, der auch nach optimaler antibronchitischer Vorbehandlung bestehen bleibt. Hier kann das Ziel der Operation nur eine Verbesserung der expektorierenden Wirkung des Hustens sein. Voraussetzung ist also, daß eine schwere Schleimretention mit rezidivierender respiratorischer Insuffizienz das Krankheitsbild mitentscheidet. Die durch die Retention des Bronchialsekrets entstehenden schweren Störungen der Lungenfunktion können klinisch bedeutungsvoller sein als die generelle Steigerung des Strömungswiderstandes der Luftwege. Daher wird für die zu erwartende Besserung der bronchitischen Beschwerden eine meist zunächst eintretende weitere Erhöhung der peripheren Resistance und damit der Gesamtresistance in Kauf genommen. Die Ursache für diese Widerstandserhöhung ist ein nach Stabilisierung der zentralen Atemwege in die Peripherie verschobener Hauptdruckabfall beim Atemstoß, so daß sich der Transmuraldruck peripher erhöht. Die Folge ist ein exspiratorischer Bronchiolenkollaps im emphysematisch atrophierten Luftwegabschnitt. Trotz einer weiteren Verschlechterung der Atemmechanik führt die aktivierte Expektoration und Selbstreinigung der Lungen zu einer wesentlichen Verbesserung der Gesamtlungenfunktion und des klinischen Bildes. Deshalb ist die Operation nur als adjuvante Therapiemaßnahme zur Erleichterung medikamentöser und krankengymnastischer Maßnahmen zu sehen, deren postoperative Fortführung für die weitere Krankheitsentwicklung von entscheidender Bedeutung ist (Herzog et al. 1972, 1987). Selbstverständlich ist bei dieser Patientengruppe immer zu überprüfen, ob der Operationseffekt durch simultane Entfernung emphysematischer oder bronchiektatischer Lungenabschnitte noch zusätzlich gesteigert werden kann. Therapierefraktäre postoperative Verläufe trotz strenger antibronchitischer Therapie können Folgen einer fehlerhaften Indikationsstellung oder - seltener - technischer Fehler sein. Zumeist ist eine Fehleinschätzung begleitender peripherer Luftwegobstruktionen die Ursache (Perelman et al. 1976; Herzog et al. 1987).

Operative Behandlung

Auf Anregung von Herzog, der diese Erkrankung zuerst beschrieb, führte Nissen 1954 die erste Stabilisation der Pars membranacea zur Beseitigung eines exspiratorischen Tracheakollapses durch. Seine Operationsidee hat noch heute Bestand, wenngleich sich das Stabilisationsmaterial geändert hat. Er benutzte eine konservierte Knochenplatte (z. B. Rippe), die er der Pars membranacea anlagerte und durch Nähte fixierte. Dabei wurde die Naht zwischen 2 Knorpelenden eingestochen, dann quer durch den submukösen Raum der Pars membranacea geführt und auf der Gegenseite zwischen 2 Knorpelenden wieder ausgestochen. Der Faden wurde über dem Knochentransplantat unter Spannung geknüpft, so daß den Knorpelspangen ihre normale Biegung wiedergegeben und die Pars membranacea dem Transplantat unbeweglich angeheftet wurde (Abb. 18.51). Beidseits wurde zwischen der Knochenplatte und den Knorpelenden nach Knüpfen der Nähte ein Freiraum belassen, um die physiologisch notwendige begrenzende Invagination für die Expektoration zu belassen. Als Stabilisationsmaterial kam später die Rektusfaszie zum Einsatz, die sicherer zu befestigen war als die Knochenplatte (Herzog et al. 1972). Heute wird von uns und anderen Autoren wegen besserer Handhabung und besserer Ergebnisse Gore-Tex oder Marlex mesh verwandt.

Als Zugang wird eine rechtsseitige posterolaterale Thorakotomie im Bett der 5. Rippe gewählt. Nach Mobilisation des Oberlappens nach unten und vorne und Durchtrennung der V. azygos, wird das Mediastinum über dem ganzen thorakalen Tracheaverlauf eröffnet. Anschließend erfolgt die Dissektion unter sorgsamer Schonung des N. vagus. Die Dissektionsgrenzen werden durch die präoperativ bestimmte Lokalisation der Invagination, die makroskopisch zu überprüfen ist, bestimmt. Die charakteristische Tracheaform und die mangelnde Einspannung der gedehnten Pars membranacea weisen den Weg. Häufig sind der rechte und der linke Hauptbronchus mitbefallen. Nach Anschlingen der Trachea oberhalb der Bifurkation wird die Hinterwand unter Schonung der von lateral einsprießenden Gefäße freigelegt. Die Breite des einzunähenden Streifens wird so gewählt, daß die physiologische Knorpelbiegung wiederhergestellt wird. Dann erfolgt die Fixation durch fortlaufende submuköse evertierende Naht durch die Tracheahinterwand mit monofilem, verzögert oder nicht-resorbierbarem Nahtmaterial (4×0) von kaudal nach kranial unter Mitnahme der Knorpelenden. Zusätzliche Matratzennähte fixieren die Mem-

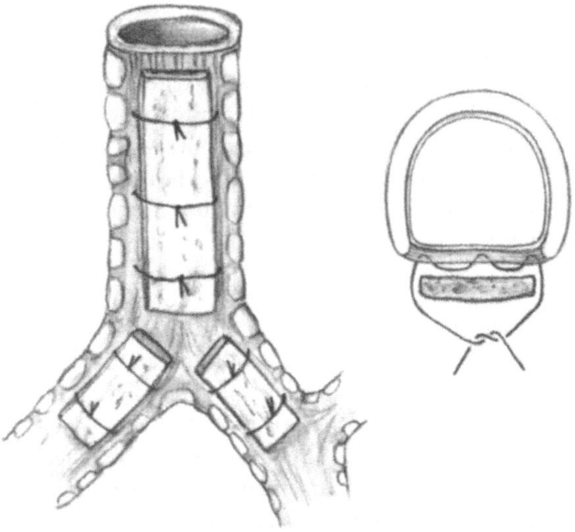

Abb. 18.51. Stabilisation der Pars membranacea durch Knochenplatten. Nach Fixation der Knochenplatten ist die normale Tracheaform wiederhergestellt (Originalmethode nach Nissen)

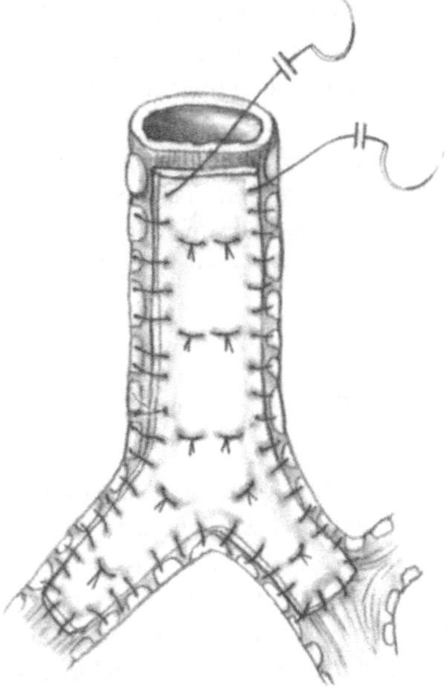

Abb. 18.52. Stabilisierung der Pars membranacea im Bereich von distaler Trachea und den beiden Hauptbronchien durch einen Gore-Tex-Streifen. Dieser wird mit fortlaufenden Nähten eingenäht, wobei an den entsprechenden Stellen auch die Knorpelspangen dorsal mitgefaßt werden. Zusätzlich werden Matratzennähte gelegt, um den Patch an der membranösen Wand direkt zu fixieren

bran mit dem Streifen. Er wird durch röntgendichte Metallclips markiert, sollte unter mäßiger Spannung stehen, ohne größere Schwierigkeiten ins Lumen vorwölbbar sein und Hustenstöße ermöglichen (Abb. 18.52). Das Operationsergebnis wird nach Beendigung der Naht durch Überdruckbeatmung geprüft. Dabei sollte die Membranvorwölbung nicht ganz aufgehoben sein.

Ergebnisse

Postoperativ besteht aufgrund der vorbestehenden chronischen Bronchitis ein erhöhtes bronchopulmonales Risiko, das sich in einer perioperativen Letalität von 5-10% (Perelman et al. 1976; Herzog et al. 1987) niederschlägt. Hypersekretion und Schleimhautödem im operierten Bezirk lassen eine prophylaktische prolongierte Intubation für einige Tage, in Einzelfällen auch einmal eine Minitracheotomie, zur Bronchialtoilette sinnvoll erscheinen - in Kombination mit einer antibiotischen und bronchodilatatorischen Therapie. Um lokale Komplikationen, wie Fisteln und sekundäre Stenosen infolge hypertropher Narbenbildung, frühzeitig erkennen zu können, sind regelmäßige bronchoskopische Kontrollen und Lungenfunktionstests angezeigt.

Unter Berücksichtigung einer sorgfältigen Indikationsstellung und postoperativen Nachbehandlung dürften gute Langzeitergebnisse in mehr als 70% der Fälle zu erzielen sein (Perelman et al. 1976; Herzog et al. 1987).

18.4.1.2 Tracheomalazie

Entstehung

Die Tracheomalazie ist eine organische Erkrankung der Trachea, die unter gewissen Bedingungen zu funktionellen Störungen im Sinne einer Tracheastenose führt. Es handelt sich um eine atrophische Degeneration der Knorpelringe mit Verlust ihrer elastischen Elemente, die zu einer pathologischen Erweichung der Wand führt. Der verkalkte Knorpel älterer Menschen scheint hierfür anfälliger zu sein. Dabei nehmen unter Abbau von Mukopolysacchariden kollagene Fibrillen und Bindegewebezellen zu (Keminger u. Dinstl 1964). Durch die verlorengegangene Wandstabilität entsteht bei zervikaler Lokalisation eine inspiratorische, bei thorakaler Lokalisation eine exspiratorische Stenose. Der auskultierbare oder mit bloßem Ohr hörbare Stridor und die dyspnoeischen Beschwerden sind entsprechend atemabhängig.

Die *primäre angeborene Tracheomalazie* ist eine idiopathische Wachstumsstörung mit disproportioniertem Aufbau des Knorpels. Abgesehen von seltenen, schwer verlaufenden Formen, die evtl. für eine chirurgische Therapie in Frage kommen, darf meist mit einer Spontanheilung im Laufe der ersten beiden Lebensjahre gerechnet werden (Vasko u. Changwoo 1968). Mißbildungsbedingt finden sich meist längerstreckige Tracheomalazien, in 25% der Fälle auch mit angeborener ösophagotrachealer Fistel (Cohen 1981). Auch wurde die Tracheomalazie bei metaphysärer Chondrodysplasie beschrieben (Kaitila et al. 1982). Meist handelt es sich jedoch, insbesondere im Erwachsenenalter, um eine *sekundäre Knorpelatrophie,* die sich bei Perichondritis bzw. Chondritis, z. B. nach chronischer Bronchitis oder Tuberkulose, bzw. nach einer Operation oder Tracheotomie entwickeln kann. Häufiger ist sie eine Folge kompressionsbedingter Mangeldurchblutung. Die Kompression kann sowohl von innen, z. B. durch einen Tubuscuff oder endotrachealen Tumor, als auch von außen, z. B. durch einen Tumor, ein Aortenaneurysma oder durch gefäßmißbildungsbedingte Schnürringe, etwa bei gedoppeltem Aortenbogen oder prätrachealem Truncus brachiocephalicus und einer Mediastinalfibrose erfolgen. Weitaus am häufigsten werden malazische Veränderungen im zervikalen oder zervikothorakalen Bereich bei großen Strumen beobachtet.

Symptomatik und Diagnostik

Leitsymptom ist die in Abhängigkeit von der Lokalisation in- oder exspiratorisch auftretende Dyspnoe mit Stridor. Häufig wurden bakterielle und mykotische Superinfektionen beobachtet (Nuutinen 1977). Komplizierend kann es bei schweren Formen, insbesondere im Kindes- oder jugendlichen Alter, zu einer reflektorischen Apnoe kommen.

Spirometrisch findet sich bei zervikaler Lage eine Verminderung der FIV_1, bei thorakaler Lage der FEV_1. Nach unserer Erfahrung ist bei strumabedingter Tracheakompression der radiologische Saug-Preß-Versuch mit seiner kritischen Lumenschwankung von 50% häufig falsch-positiv, und deshalb von fraglichem diagnostischem Wert. Objektiver kann man die plötzliche Zunahme des Atemwegswiderstandes bei In- oder Exspiration mit Hilfe der Ganzkörperplethysmographie beurteilen. So kann auch eine fixierte Stenose von einer funktionellen unterschieden und der Stenosegrad quantitativ erfaßt werden. Eine absolute Operationsindikation ist gegeben, wenn der maximale Atemfluß unter 2 l/s liegt. Zur genaueren Lokalisation wird eine Laryngotracheoskopie mit dem flexiblen Gerät in Lokalanästhesie durchgeführt, da die aktive Mitarbeit des Patienten in Form bestimmter Atemphasen notwendig ist. Es kann damit eine funktionelle malazische Stenose von einer durch Prolaps der Pars membranacea bedingten oder fixierten unterschieden werden. Nicht selten wird auch eine Kombination von Tracheobronchomalazie mit Erschlaffung der Pars membranacea beobachtet (Perelman et al. 1976). Wahrscheinlich sind dann beide Veränderungen Folge einer chronischen Entzündung. Besteht der Verdacht auf eine externe Kompression durch Zyste, Tumor oder Schnürring, sind Computertomographie bzw. Angiographie Bestandteil der präoperativen Diagnostik.

Auch intraoperativ kann die Erkennung einer Tracheomalazie schwierig sein. Bei fortbestehendem Verdacht sollte zum Abschluß des Eingriffs der Tubus bis in den Kehlkopf zurückgezogen und dann die Tracheafestigkeit palpatorisch überprüft werden. Funktionelle Störungen können vorliegen, auch wenn Knorpelspangen makroskopisch noch nicht verändert sind. Nicht selten tritt die Malazie akut erst nach Wegfall der die Trachea zwar komprimierenden, aber doch auch stützenden Struma in Erscheinung. Diese Patienten können präoperativ vollkommen symptomfrei sein. Finden sich intraoperativ nur geringgradige Veränderungen, belassen wir bei erheblicher Dyspnoe den Tubus für einige Tage bis zu 2 Wochen. In dieser Zeit wird die Trachea meist narbig in ihrer Umgebung fixiert.

Indikation

Leichtere Formen der Tracheomalazie können durch physiotherapeutische Maßnahmen symptomatisch gebessert werden und ausheilen. Höhergradige Formen mit schwerer Dyspnoe, Zyanose, rezidivierenden Pneumonien oder reflektorischer Apnoe stellen absolute Operationsindikationen dar. Dies gilt auch für die seltenen Krankheitszustände, bei denen nach längerdauernder Intubation wegen des anhaltenden Trachеakollapses keine Extubation möglich ist. Je nach Befund kann eine malazische Stenose auch über längere Zeit von innen mit einem T-Tubus geschient werden. Bei Malazien im peristomalen Bereich kann durch die Schienung in ca. 30% der Fälle eine Stabilisierung erzielt werden (Weerda et al. 1986).

Operative Behandlung und Ergebnisse

Tracheopexie. Die Operation hat das Ziel, die Trachea wieder zu stabilisieren und das Lumen weitgestellt zu fixieren. Grundprinzip ist die Ausspannung der Trachеaseitenwände. Für diese Tracheopexie wurden mehrere Methoden angegeben: Fixierung über Fadenzügel am M. sternocleidomastoideus (Wölfler 1987; Schloffer 1922; Banfai 1962; Kothe u. Reichmann 1969; Messerklinger 1972), die Aortopexie bei intrathorakaler Lage (Cohen 1981; Blair et al. 1986) oder bei zervikaler und thorakaler Lokalisation die Fixierung an Knorpel- und Knochenspangen, oder Keramik- und Kunststoffstützen (Schobel 1959; Fuchsig 1960; Moser 1964; Flemming 1970; Meyer u. Flemming 1982; Weerda et al. 1984). Diese Verfahren sind in der Regel nur bei geschlossenem Trachealumen indiziert und wenn keine zusätzlichen narbigen Veränderungen oder intraluminale Granulationen vorliegen.

Das relativ einfachste Verfahren ist die Verspannung der malazischen Trachea gegen die umgebende Muskulatur, die nur im zervikalen Bereich anwendbar ist. Bei thorakaler Lage hat über eine Mediastinotomie die Stabilisierung mit Hilfe von autologen Knorpeltransplantaten aus der Rippe oder alloplastischem Material zu erfolgen, oder es kommt, vorwiegend in der pädiatrischen Chirurgie, die Aortotracheopexie zur Anwendung. Dabei wird die Trachea indirekt über starke Bandverbindungen zum Aortenbogen angespannt, indem die Adventitia des Aortenbogens und des Truncus brachiocephalicus sowie der A. carotis sinistra mit der vorderen Brustwand vernäht wird. Dadurch werden die Bandverbindungen funktionell zu einem Suspensorium.

Als Zugang kommt für die zervikalen Formen der Kocher-Kragenschnitt in Frage, der bei Mitbefall der thorakalen Trachea mit einer partiellen oberen Sternotomie oder einer kompletten medianen Sternotomie kombiniert wird. Alternativ ist eine hohe anterolaterale Thorakotomie links für die Aortopexie und die posterolaterale Thorakotomie rechts für die appositionellen Verfahren möglich.

Fadenzügel-Verfahren. Ist noch keine Tracheotomie oder Strumaresektion vorausgegangen, wird die Schilddrüse reseziert, deren hinteres Drittel jedoch belassen. Die Bindegewebezüge zwischen Fascia praetrachealis und der Gefäß-Nerven-Scheide werden durchtrennt, um den Schilddrüsenrest lateralisieren und in gehörigem Abstand fixieren zu können (Abb. 18.53). Nur so gelingt es, das Lumen ausreichend weit zu halten. Dieser für den Operationserfolg entscheidende Schritt kann evtl. mit einer Durchtrennung des M. sternothyreoideus und des M. sternohyoideus ergänzt werden (Messerklinger 1972). Anschließend wird der posterolaterale Schilddrüsenrest und damit die Pars membranacea über tiefgreifende Nähte (absorbierbar, synthetisch, 3 × 0) mit dem klavikulären Teil des M. sternocleidomastoideus vernäht. Die horizontalen Matratzennähte zwischen dem ventralen Schilddrüsenrest und dem sternalen Anteil des M. sternocleidomastoideus sollen die ventrale Tracheawand anheben (Banfai 1962). Selbstverständlich kann die Naht auch direkt an der Tracheawand ansetzen, z. B. bei tiefliegender Tracheomalazie oder bei Thyreoidektomie; in diesen Fällen kann auf die Eröffnung der Gefäß-Nerven-Scheide verzichtet werden. Auch langstreckige Stenosen bis zu 8 cm konnten mit diesem Verfahren ausreichend behandelt werden (Gastinger u. Küttner 1984).

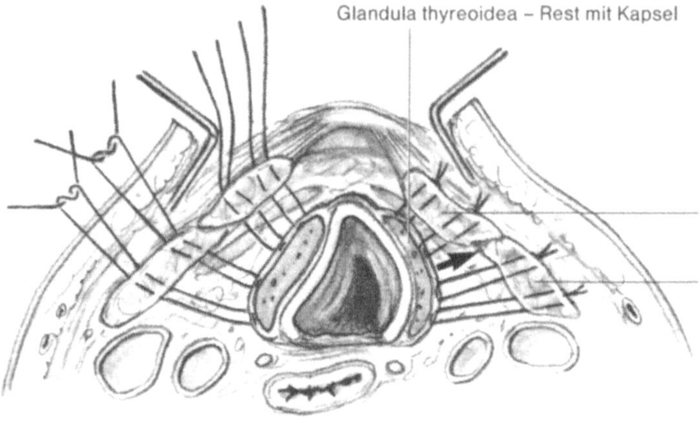

Abb. 18.53. Lateropexie: Extensionsnähte unter Fassung des Schilddrüsenrestes durch den klavikulären Anteil des M. sternocleidomastoideus sowie unter Fassung des vorderen Kapselteiles des Schilddrüsenrestes durch den sternalen Teil des M. sternocleidomastoideus

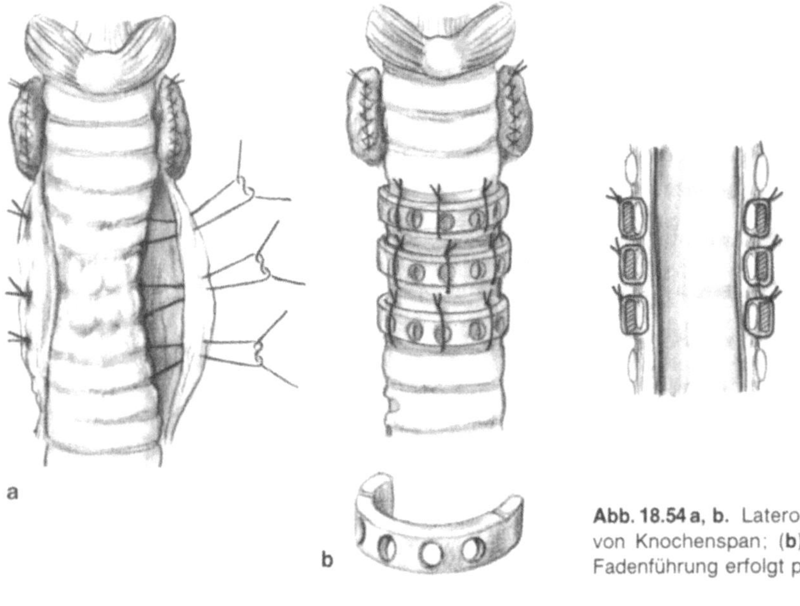

Abb. 18.54 a, b. Lateropexie (**a**) durch beidseitige Apposition von Knochenspan; (**b**) durch alloplastische Stützringe. Die Fadenführung erfolgt perikartilaginär submukös

Alternativ kann die Tracheawand statt am M. sternocleidomastoideus auch an der Haut fixiert werden. Manche Autoren geben an, damit einen dosierten Zug ausüben zu können, der auch postoperativ variabel ist. Ein weiterer Vorteil besteht in der Möglichkeit zur Entfernung der Fäden nach 2 Wochen (Dinstl u. Keminger 1970).

Appositionelle Verfahren. Die Apposition von Knorpel, Knochen oder alloplastischem Material hat gegenüber der Lateropexie den Vorteil, daß die der Tracheawand anliegenden Strukturen deren Bewegungen folgen und daß im Gegensatz zur Lateropexie keine weiteren Zugkräfte auftreten. Das Verfahren ist daher zuverlässiger. Das Grundprinzip ist die Verstärkung der Tracheawand. Diese Methode kommt v. a. bei der thorakalen Tracheomalazie in Betracht. Im Halsbereich ist sie indiziert, wenn sich die Tracheawand durch Nähte nicht sicher genug nach lateral fixieren läßt. Durch submuköse, perikartilaginäre Nähte wird die weiche Tracheawand mit dem starren, außen angelagerten Material vernäht und so angehoben. Dabei ist es wichtig, daß das Appositionsmaterial kranial und kaudal des malazischen Segments der gesunden Tracheawand anliegt (Abb. 18.54 a). In Abhängigkeit vom Ausmaß der Malazie kann es notwendig werden, die Trachea nicht nur beidseits, sondern semi- bzw. ganz zirkulär an das Appositionsmaterial anzunähen (Meyer 1968).

Alternativ zu Knochen und Knorpel stehen zur Stabilisation auch Kunststoff- und Keramikringe sowie Plastikringe, z. B. aus Silastik, die in einem Dacronmantel gehüllt und mit Stahldraht verstärkt sind, zur Verfügung. Diese Ringe können während der Operation der individuellen Tracheaform angepaßt werden (Flemming 1970), sollen aber nur dann verwendet werden, wenn die Trachea nicht eröffnet wurde (Meyer u. Flemming 1982). Vereinzelt wurden Ringe aber auch nach Eröffnung der Trachea oder bei Tracheotomie erfolgreich eingesetzt (Grillo 1965; Weerda et al. 1984). Die Ergebnisse mit Kunststoffringen, z. B. aus Silastik, Acrylat oder Polipropylen, scheinen mit Erfolgen von etwa 63% in einer Studie mit 48 Patienten deutlich schlechter zu sein als bei Keramikringen aus Aluminiumoxyd (Al_2O_3), die in 92% der Fälle zu einer Stabilisierung der Tracheawand führten (Weerda et al. 1986). Die Nähte sind streng submukös zu führen, um jede Infektion zu vermeiden (Abb. 18.54b). Dies gilt generell bei Verwendung von Fremdmaterial, wie z. B. heavy Marlex mesh, das beim exspiratorischen Kollaps der thorakalen Trachea auch bei der Malazie verwendet und stabilisierend um ¾ oder die ganze Zirkumferenz der Wand befestigt wird. Dabei kann das Netz durch Einarbeitung von Silastikringen zusätzlich stabilisiert und der Tracheaform angepaßt werden (Meurala et al. 1982; Filler et al. 1982). Häufigste angegebene Komplikation ist die Entwicklung von Fadenfisteln bei Verwendung nicht-resorbierbarer Fäden sowie das Auftreten einer postoperativen Rekurrensparese. Bei der Verwendung von Stützgerüsten nahe der Thoraxapertur wird empfohlen, zum Truncus brachiocephalicus hin einen Muskelschwenklappen mit dem M. sternocleidomastoideus über die Ringe auf die Trachea zu nähen, um eine Arrosionsblutung zu verhindern (Denecke 1980).

Die Langzeitergebnisse nach Tracheopexie (Tabelle 18.16) sind insgesamt bei zurückhaltender Indikationsstellung in etwa 85% der Fälle gut. Das Letalitätsrisiko beträgt etwa 3%.

Tabelle 18.16. Ergebnisse nach zervikaler und thorakaler Tracheopexie

Autor	Jahr	Operation	Erfolgreich
Banfai	1962	2	20
Kothe u. Reichmann	1969	15	11
Benjamin et al.	1976	7	4
Cohen	1981	20	19
Filler et al.	1982	4	4
Meyer u. Flemming	1982	24	18
Gastinger u. Küttner	1984	8	8
Blair et al.	1986	21	21
Gesamt	1962–1986	119	105 (88%)

Kontinuitätsresektion. Handelt es sich um eine signifikante Tracheomalazie bei einem tracheotomierten Patienten, bevorzugen wir die zirkuläre Resektion des veränderten Tracheaabschnittes mit End-zu-End-Anastomose der beiden Tracheastümpfe (Abb. 18.55). In diesen Fällen stellt die Kontinuitätsresektion eine einfache Maßnahme mit guten Früh- und Spätergebnissen dar. Auch wenn es sich um eine Tracheomalazie in Kombination mit einer Stenose handelt, streben wir die Resektion beider pathologisch veränderter Tracheasegmente an, sofern dies möglich ist (Abb. 18.56).

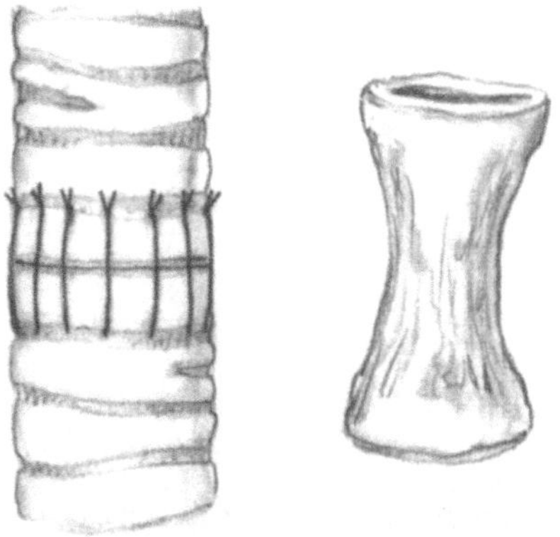

Abb. 18.55. Resektion des malazischen Segmentes und Wiederherstellung der Kontinuität durch End-zu-End-Anastomose

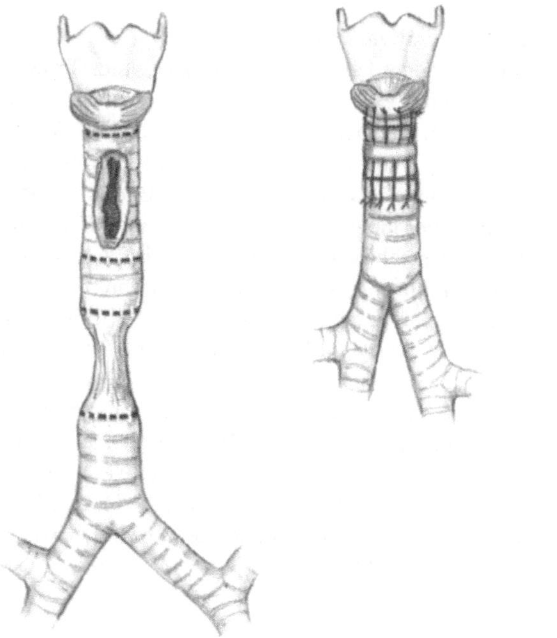

Abb. 18.56. Tandemstenose der Trachea. Narbige Stenose im und oberhalb eines sehr großen Tracheostomas sowie Tracheomalazie im Bereich der Tubusmanschette. Bei ausreichend großem Zwischenraum zwischen beiden Stenosen kann dieser erhalten bleiben und nach Resektion beider stenotischer Segmente die Kontinuität durch 2 End-zu-End-Anastomosen wiederhergestellt werden. Die obere Stenose war 4,5 und die untere 6 cm lang. Die verbliebene Trachea bestand aus 8 Ringen

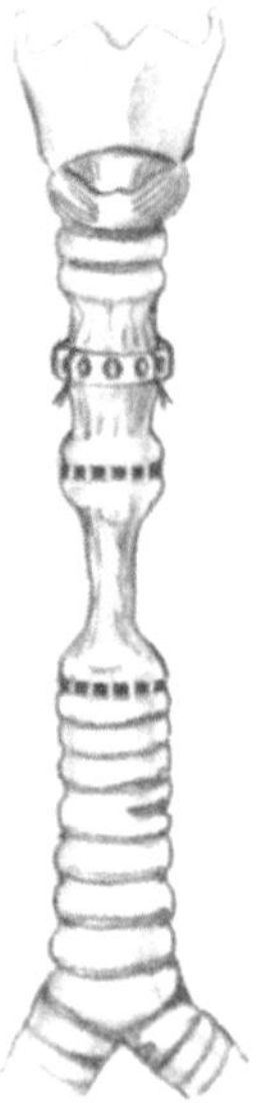

Abb. 18.57. Tandemstenose der Trachea. Malazische Stenose im Bereich des Stomas und narbige Stenose im Bereich des Cuffs. Bei kleinem Zwischenraum zwischen den Stenosen ist eine Doppelresektion wegen der insgesamt zu großen Resektionsstrecke nicht möglich. Die distale Stenose wird reseziert und eine End-zu-End-Anastomose ausgeführt. Das kraniale malazische Segment wird mit einem Ring stabilisiert

Tabelle 18.17. Ursachen von Tracheastenosen

1. Funktionelle Stenosen
   Tracheakollapssyndrom
   - Tracheomalazie
   - Exspiratorische Tracheastenose
2. Organische Stenosen
   Entzündung/Narbe
   - nach Tracheotomie
   - nach Intubation
   - nach Trauma
   - nach Entzündung (spezifisch/unspezifisch)
   - nach Verbrennung
   - nach chronischer Bronchitis
   - andere
   Benigne Tumoren
   Maligne Tumoren
3. Mechanische Stenosen
   Kompressionsstenose
   Knickstenose
4. Kongenitale Stenosen

Kombinationsverfahren

In sehr seltenen Fällen kann sich nach einer Tracheotomie sowohl eine distale Cuffstenose als auch eine ausgedehnte Tracheomalazie im peristomalen Bereich entwickeln. Wenn wegen der Länge der Veränderung eine komplette Resektion mit End-zu-End-Anastomose nicht mehr möglich ist, andererseits eine Doppelresektion zu gefährlich erscheint, da es im zwischengeschalteten kurzen gesunden Tracheaabschnitt zu einer Mangeldurchblutung kommen könnte, kann die distale Stenose reseziert und eine End-zu-End-Anastomose im Gesunden durchgeführt werden. Anschließend wird in gleicher Sitzung das malazische Segment durch Ringe stabilisiert (Abb. 18.57). Bei einem so behandelten Patienten kam es zu einer letal verlaufenden Nekrose im ringstabilisierten Bereich. Andere Verläufe waren komplikationslos. Die Ringe werden lebenslang belassen (Grillo 1965).

18.4.2 Organische Stenosen

18.4.2.1 Stenoseformen

Stenosen des zentralen Tracheobronchialbaumes sind entweder entzündlicher bzw. narbiger Natur oder durch Tumoren bedingt (Tabelle 18.17). Während sich in einer Sammelstatistik aus 52 Mitteilungen der Weltliteratur im Bereich der zervikalen und thorakalen Trachea in 90% der Fälle Narben- und nur in 10% Tumorstenosen fanden, war das Verhältnis an der Tracheabifurkation genau umgekehrt: Hier kommen in 90% der Fälle Tumorstenosen zur Operation (Valesky 1980). Im Bereich der Hauptbronchien dürfte der Anteil der Tumorstenosen noch höher liegen.

Wesentlich für das Verständnis von Pathophysiologie, Symptomatik und Krankheitsverlauf ist die Tatsache, daß das Tracheobronchialsystem relativ uniform auf ganz verschiedene Noxen reagiert. Mechanische, chemische und infektiöse Agenzien rufen an der Schleimhaut die gleiche Reaktion hervor; infektiöse und neoplastische Infiltrationen der Bronchuswand lassen diese erstarren und ihre Motilität verlieren. Entzündliche, mechanische und neoplastische Wanddestruktionen zerstören das fibrös-knorpelige Gerüst und führen, falls sie überhaupt rückbildungsfähig sind, im Abheilungsstadium zu narbigen Umwandlungen kleinerer oder größerer Tracheobronchialabschnitte. Die Folge ist eine Lumeneinengung. Diese kann auch durch andauerndes Tumorwachstum oder Knickbildungen des halbstarren Rohres bedingt sein.

Im wesentlichen sind daher Schleimhautveränderungen, Lichtungsveränderungen in Form von Stenosen oder Ektasien und Wandveränderungen in Form von Sklerosen oder Malazien die Ausdrucksmittel der Reaktionsmöglichkeit des Tracheobronchialbaumes (Huzly 1971).

Neben einer konsistenzabhängigen Unterscheidung in eine weiche-malazische und starre-narbige bzw. infiltrierte Stenose ist für die Therapiewahl die Unterscheidung in verschiedene Stenoseformen in Abhängigkeit von den beteiligten Wandelementen wichtig: Membranartige Stenosen mit erhaltenem äußeren Tra-

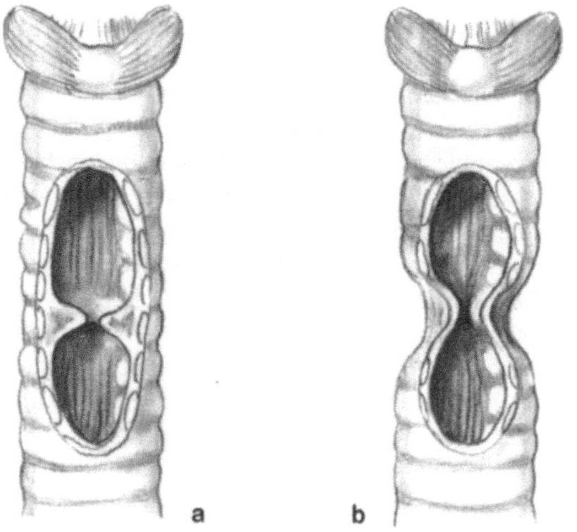

Abb. 18.58. **a** Membranartige Stenose mit erhaltenem äußerem Tracheaskelett. Es handelt sich um eine Stenose, die von der Schleimhaut vorgewachsen ist. **b** Sanduhrförmige Stenose. Hier sind die gesamten Wandschichten zerstört

cheaskelett (Abb. 18.58a) werden von sanduhrförmigen Stenosen mit Zerstörung der gesamten Wandschichten (Abb. 18.58b) und glattwandigen Stenosen durch Zerstörung des Tracheaskelettes oder extramurale Kompression differenziert (Tabelle 18.18).

Tabelle 18.18. Stenoseformen der Trachea. (Mod. nach Naumann 1974)

Beteiligte Wandelemente	Stenoseform
Inneres Weichteilrohr	Diaphragma, Segel, Membran, endobronchialer Tumor
Inneres Weichteilrohr und Knorpelstützgerüst	Ex- oder konzentrische innere Wulstbildung, transmuraler Tumor
Knorpelstützgerüst und äußeres Weichteilrohr	Kollaps, Kompression

Die Folge ätiologisch und morphologisch völlig unterschiedlicher stenotischer Veränderungen im Tracheobronchialbaum ist eine Luftwegobstruktion, die als Erhöhung des Strömungswiderstandes in den Luftwegen definiert ist. Spätfolge ist die chronisch obstruktive Lungenerkrankung, deren Ursache jedoch nur selten eine Stenose des zentralen Tracheobronchialsystems ist, sondern wesentlich häufiger eine weiter peripher gelegene Krankheitsmanifestation.

18.4.2.2 Symptomatik

Da der Tracheobronchialbaum auf die unterschiedlichsten Erkrankungsursachen immer nur monoton mit einer Reihe von Symptomen reagieren kann, gibt es für die verschiedenen Erkrankungen keine spezifische Symptomatik. Dagegen sind Ausmaß und Lokalisation der Erkrankung von entscheidender Bedeutung. Da sich die Stenose in der Regel langsam entwickelt, wird sie meist erst in einem fortgeschrittenen Stadium diagnostiziert. Viele Patienten sind daher auch an hochgradige Stenosen funktionell gut adaptiert; durch einen einfachen respiratorischen Infekt oder eine poststenotische Sekretansammlung kann es aber plötzlich zu schwerer Symptomatik bis zum Erstickungstod kommen.

Zunächst besteht ein trockener, im weiteren Verlauf auch produktiver Husten. Bei der Hälfte der Trachea-tumoren treten Hämoptysen auf, die aber auch bei Ulzeration oder Granulombildungen benigner Stenosen vorhanden sein können. Gelegentlich werden auch Tumorpartikel abgehustet, wonach es zu einer Verbesserung der Atmung kommen kann. Manchmal besteht ein Fremdkörpergefühl. Der Stimmcharakter kann durch den veränderten Luftstrom oder eine Rekurrensparese bei Tumoren verändert sein. Bei rechtsseitiger Stimmbandlähmung ist die Läsion oberhalb der rechten A. subclavia zu suchen, während der Tumor bei linksseitiger Lähmung im gesamten Tracheabereich lokalisiert sein kann. Bei Tumorlokalisation im Bereich der Pars membranacea können Schluckstörungen auftreten. Mit Fortschreiten der Stenose bilden sich die Symptome der Obstruktion aus: Belastungs- oder Ruhedyspnoe sowie in- bzw. exspiratorisches Giemen. Inspiratorischer Stridor zeigt eine extrathorakale, exspiratorischer Stridor eine intrathorakale Stenose an. Patienten mit langgestielten Tumoren, die beispielsweise von distal bis über die Carina reichen, können eine lage- und atemphasenabhängige Dyspnoe entwickeln, die als Asthmaanfall imponiert. Entzündungszeichen bis zur Sepsis aufgrund lokaler und poststenotischer inflammatorischer Prozesse können sich hinzugesellen. Weitere mögliche unspezifische Symptome sind Fieber und Nachtschweiß, Blutkörperchensenkungsbeschleunigung, Brustschmerz, Leistungsknick und Gewichtsverlust.

Der unspezifische Symptomenkomplex ist die Ursache für die häufig erst sehr spät erfolgende Diagnose von benignen wie malignen Stenosen. Wegen ihrer zentralen Lage werden Tracheastenosen aber früher symptomatisch als eine Hauptbronchusstenose. Häufig ist eine längere Behandlung wegen Asthma oder chronischer Bronchitis vorausgegangen, die erfolglos war. Hinzu kommt, daß die Veränderung auf Thoraxübersichtaufnahmen zunächst häufig nicht oder nur schwer erkennbar ist und sich auch sekundäre Zeichen erst in fortgeschrittenen Stadien manifestieren.

Differentialdiagnostisch kann es hilfreich sein, daß die meisten Patienten mit Tracheastenose eine inspiratorische Symptomatik haben, da die Stenosen wesentlich häufiger extra- als intrathorakal liegen. Bei intrathorakaler Lage treten die Beschwerden exspiratorisch auf und machen die Abgrenzung zu Asthma, Bronchitis oder Emphysem schwieriger. Stenosen werden jedoch nicht von Eosinophilie begleitet und reagieren nur wenig auf Bronchodilatatoren. Im Schleim finden sich keine eosinophilen Zellen oder Curschmann-Spiralen. Nicht selten führen erst sekundäre Komplikationen zur richtigen Diagnose. Diese sind als funktionelle Zeichen des Stenoseeffektes Folgen der Behinderung von Ventilation und Sekrettransport: poststenotisches Emphysem, Atelektase, Sekretretention, antibiotikaresistente Retentionspneumonie und sekundäre Bronchiektasenbildung. Als Endzustand kommt es zu einer Parenchymdestruktion. Bei Lokalisation in der Bifurkation kann sich ein Bifurkationssyndrom mit drohender Erstickung ausbilden. Dabei handelt es sich meist um maligne Tumoren.

Während der Husten ein relativ frühes Zeichen ist, treten Dyspnoe, Stridor und Stimmveränderungen sowie die komplizierenden funktionellen Stenoseeffekte erst bei einer Reduktion des Lumendurchmessers auf weniger als 25-30% der Norm auf. Dies entspricht einer Reduktion des Trachealumens auf 5-6 mm. Man spricht von kritischem Stenosegrad. Nur im Glottisbereich treten bereits bei Stenosierungen auf 50% der Norm beträchtliche Erhöhungen des Strömungswiderstandes auf; diese entsprechen einer einseitigen Rekurrensparese und einer Atembehinderungsgröße bei einer Tracheaeinengung auf 12% (Fuchsig et al. 1963; Dane u. King 1975).

18.4.2.3 Diagnostik

Die Diagnostik erfolgt durch Auskultation, Radiologie, Szintigraphie, Endoskopie und Lungenfunktionsmessung. Auskultatorisch findet sich neben dem isolierten Stenosegeräusch evtl. ein abgeschwächtes Atemgeräusch. Leeraufnahmen der Trachea in 2 Ebenen, Saug- und Preßversuch, Tomogramme von Larynx, Trachea und Hilus, Kontrastdarstellung, evtl. auch Xeroradiographie sowie die Computertomographie geben Auskunft über morphologische Parameter wie Lokalisation, Form und Ausdehnung der Stenose. Bei Tumoren v. a. mit intrathorakaler Lokalisation ist bei Verdacht auf Infiltration ein Ösophagusbreischluck bzw. eine Angiographie notwendig. Szintigraphische Untersuchungen zeigen in der Ventilations-Perfusionsszintigraphie einen Perfusionsausfall bei stenosebedingter Ventilationsstörung und lassen im Verbund mit lungenfunktionsanalytischen Angaben Aussagen über die Operabilität zu. Besonders wertvoll sind sie bei Stenosen in der Bifurkation und den Hauptbronchien. Gegebenenfalls ist eine Schilddrüsenszintigraphie indiziert. Die direkte Laryngotracheobronchoskopie gibt neben der Feststellung der Beweglichkeit der Stimmbänder und des Schleimhautzustandes im gesamten, auch nicht stenotischen Tracheobronchialbaum Auskunft über Beschaffenheit, Form und Ausdehnung der Stenose. Die histologische Abklärung erfolgt durch Probeexzision, die Funktionsuntersuchung der Stenose durch Spirometrie und Ganzkörperplethysmographie. Durch die funktionelle Diagnostik sollen zusätzlich obstruktive Erkrankungen ausgeschlossen, der Stenosegrad quantifiziert und zwischen extra- und intrathorakaler Stenose differenziert werden. Eine Erniedrigung der FIV_1 deutet auf eine obere, eine Erniedrigung der FEV_1 auf eine untere tracheobronchiale Stenose hin. Häufig sind beide Werte erniedrigt. Dann kann der Quotient $FIV_1 : FEV_1$, wenn er kleiner als 1,0 ist, Hinweise auf das Vorliegen einer oberen Atemwegstenose geben. An der Stenose bricht sich über den ganzen Atemzyklus hin der Luftstrom, der durch In- und Exspirationsdruck nur gering beschleunigt wird. Die Atemstromkurve weist daher keine Spitzengeschwindigkeit (peak flows) mehr auf. Die Strömung kann deshalb auch dann nicht mehr über einen bestimmten Wert hinaus gesteigert werden, wenn die Druckdifferenz zwischen Alveolarraum und Mund erhöht wird. Dies manifestiert sich in der Resistancekurve in einem in- und exspiratorischen Knick, der sog. S-Schleife. Analog weist die maximal exspiratorische Fluß-Volumen-Kurve keine Peak flows mehr auf. Es findet sich eine Erhöhung der Resistance selbst. Zur Differenzierung und Beurteilung des Funktionsschadens sind daher die in- und exspiratorisch erhöhten Strömungswiderstände mit verminderter in- und exspiratorischer Sekundenkapazität und der typischen S-förmig verlaufenden Resistanceschleife mit in- und exspiratorischer Hysterese geeignet (Gatzemeier et al. 1984). Darüber hinaus können mit funktionsanalytischen Methoden extra- und intrathorakale Stenosen sowie Stenosen distal der Carina voneinander differenziert werden (Konietzko u. Querfurt 1978). Für eine extrathorakale Stenose sind S-Form der Resistanceschleife und eine über weite Bereiche der Vitalkapazität hinweg konstante Atemstromstärke in der maximal exspiratorischen Flußvolumenkurve charakteristisch. Für die intrathorakale Tracheastenose typisch ist die volumen- und druckabhängige Zunahme des Atemwegswiderstandes bei Exspiration. Die Resistanceschleife kann bei ruhiger Atmung normal sein, zeigt aber bei forcierter Atmung das sog. „Check-valve-Phänomen“ (Abb. 18.50). Die Fluß-Volumen-Kurve hat bei der intrathorakalen Stenose typischerweise eine kurze Spitze und dann über den gesamten Bereich der Vitalkapazität hinweg eine sehr starke, gleichmäßige Verminderung des Atemstroms.

18.4.2.4 Narbige Stenosen

Nach endotrachealer Intubation und Tracheotomie können sich Stenosen im Bereich der Glottis, der Subglottis, des Tracheostomas, im Bereich des Cuffs und der Tubusspitze entwickeln (Tabelle 18.19). Weitere Komplikationen sind die Entwicklung einer Malazie oder ösophago- bzw. arteriotrachealen Fistel. Die intubationsbedingte Tracheastenose umfaßt daher ein breites Spektrum pathologischer Bilder, je nach Lokalisation, Typ, Tiefe und Fortschreiten des Prozesses. In der Tracheachirurgie sind diese Stenosen die häufigste Operationsindikation.

Die Läsionen können einzeln oder kombiniert und in Abhängigkeit von der Tubuslokalisation unterschiedlich hoch auftreten (Abb. 18.59). Cuffbedingte Läsionen endotrachealer Tuben treten meist höher auf als solche nach Tracheotomie. Häufig entwickeln sich die schweren Komplikationen - wie Fisteln zum Ösophagus oder den Gefäßen und Stenosen - im Bereich

Tabelle 18.19. Schädigungen nach prolongierter Intubation und Tracheotomie

<table>
<tr><th rowspan="2">Prädilektionsstellen</th><th colspan="2">Komplikationen</th></tr>
<tr><th>Oral-/Nasaltubus</th><th>Tracheotomietubus</th></tr>
<tr><td>Glottis</td><td>Larynxstenose
Granulationspolyp</td><td></td></tr>
<tr><td>Subglottis</td><td>Krikoidstenose</td><td></td></tr>
<tr><td></td><td colspan="2">Infrakrikoidstenose</td></tr>
<tr><td>Tracheostoma</td><td></td><td>Vordere Tracheastenose
Tracheaabknickung
Tracheagranulom
Tracheomalazie
Trachea-Gefäß-Fistel
Björk-Flap-Vorfall</td></tr>
<tr><td>Cuffhöhe</td><td>Höhere oder tiefere</td><td>Tiefere</td></tr>
<tr><td></td><td colspan="2">Zirkumferenzielle Tracheastenose
Tracheomalazie
Trachea-Ösophagus-Fistel
Trachea-Gefäß-Fistel</td></tr>
<tr><td>Tubusspitzenhöhe</td><td>Höhere oder tiefere</td><td>Tiefere</td></tr>
<tr><td></td><td colspan="2">Tracheastenose
Tracheagranulom
Trachea-Gefäß-Fistel
Trachea-Ösophagus-Fistel
Carinaverletzung</td></tr>
</table>

des Cuffs, und es kommt ihnen daher sehr große Bedeutung zu. Zahlreiche Untersuchungen führten zu dem Schluß, daß überwiegend der hohe Druck in den früher gebräuchlichen Manschetten die Ursache für die Tracheawandschäden war (Lindholm 1969; Cooper u. Grillo 1969a, b; Pearson et al. 1968a; Bryce et al. 1968). Über eine Schleimhautentzündung entwikkelt sich nach einem oder mehreren Tagen ein Ulkus, welches tiefer und größer wird, so daß schließlich größere Knorpelteile freiliegen. Die bakterielle Besiedelung führt zu Knorpelentzündungen und beschleunigt den Gewebeuntergang. Schließlich erweichen die Knorpel, brechen und gehen zugrunde. Der entsprechende Tracheaabschnitt präsentiert sich nach Extubation als malazisches Segment und wird später zu einer zirkulären Narbe, deren Kontraktur eine Stenose bewirkt. Es bietet sich das Bild der am häufigsten vorkommenden Sanduhrstenose (Abb. 18.58b). Wenn der Cuffdruck weiter anhält, kann es schließlich zur Perforation der Tracheawand mit Ausbildung einer Fistel nach hinten in den Ösophagus (s. S. 266) oder nach vorne, beispielsweise in den Truncus brachiocephalicus (s. S. 261), kommen (Abb. 18.59). Fistelverbindungen zu den großen Gefäßen betreffen fast ausschließlich Arterien, da diese gegen die Kanüle pulsieren. Ist die Intubationszeit verhältnismäßig kurz, kann sich im Cuffbereich anstelle einer Malazie eine ins Lumen vorwachsende, proliferative Narbe bilden. Tiefere Ulzerationen mit Penetration der Basalmembran heilen oft narbig ab. Da es hierbei noch nicht zu degenerativen Veränderungen der Tracheawand selbst gekommen ist, bleibt deren äußerer Aspekt im Gegensatz zu Situationen bei den Sanduhrstenosen unverändert (Abb. 18.58a).

Bei den diesen Untersuchungen zugrundeliegenden, früher gebräuchlichen Hochdruckcuffs, sog. „high pressure-low volume-cuff", handelte es sich um hochelastische Manschetten ohne Residualvolumen, d. h. mit einem in unaufgeblasenem Zustand sehr kleinen Durchmesser. Ihre Form war kugelig, sie wiesen ein geringes Volumen und hohe Steifigkeit auf. Um eine sichere Abdichtung zu erreichen, waren Drücke bis zu 250 mmHg notwendig mit entsprechend hohem Tracheaanlagedruck. Dabei wurde die Tracheawand so umgeformt, daß sie die Form des Ballons annahm und so ständig hohen Drücken und Wandspannungen ausgesetzt war (Abb. 18.60). Nur durch diesen Anpassungsvorgang war die kugelige Manschette in der Lage, einen für Luft und Sekret dichten Verschluß herzustellen. Da der Abdichtungsdruck den Perfusionsdruck der Schleimhautkapillaren mit 20-30 mm Hg wesentlich übersteigt, wird die Blutversorgung im Kontaktbereich der überdehnten Manschette mit der Trachea unterbrochen und es droht eine ischämische

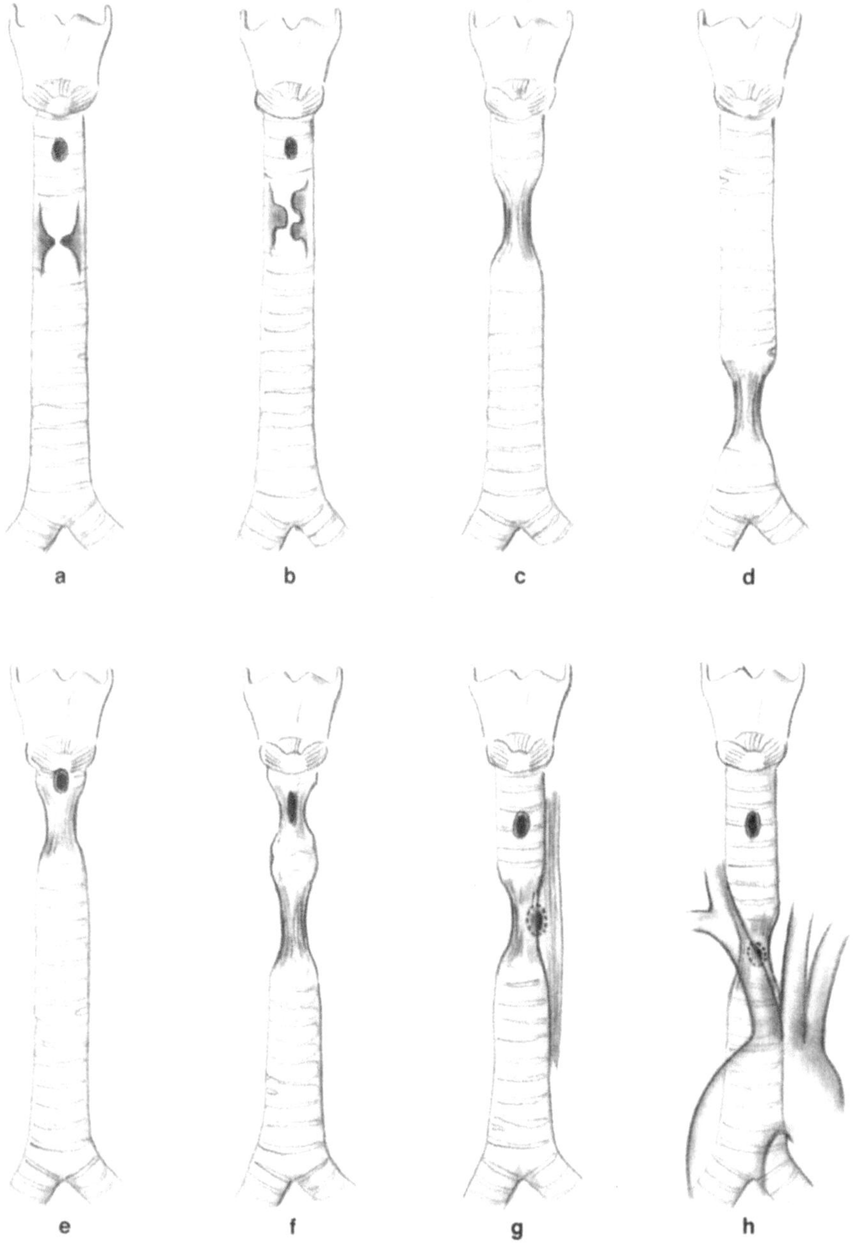

Abb. 18.59 a–h. Beispiele verschiedener Formen, Lokalisationen und Kombinationsmöglichkeiten von Tracheaschäden nach Intubation oder Tracheotomie. **a** Membranartige Stenose im Cuffbereich nach Tracheotomie. **b** Granulomatöse Stenose im Cuffbereich nach Tracheotomie. **c** Zirkulär-narbige Stenose im Cuffbereich nach endotrachealer Intubation. **d** Tiefe zirkulär-narbige Stenose im Cuffbereich nach endotrachealer Intubation. **e** Subglottische zirkulär-narbige Stenose nach zu hoch durchgeführter Tracheotomie. **f** Narbige Stenose im Stomabereich mit 2. narbiger Stenose im Cuffbereich und zwischengeschaltetem malazischem Segment nach Tracheotomie. **g** Zirkulär-malazische Stenose im Cuffbereich nach Tracheotomie. Ausbildung einer ösophagotrachealen Fistel von der Pars membranacea zum Ösophagus in Höhe des malazischen Segments. **h** Arteriotracheale Fistel vom malazischem Segment zum Truncus brachiocephalicus bei Zustand nach Tracheotomie

Drucknekrose. Deshalb wurden die sog. „low pressure-cuffs" entwickelt, die vorgedehnt sind und sich als schlaffe Säcke ohne wesentlichen Druck entfalten, wobei sie sich der Form der Trachea anpassen (Geffin u. Pontoppidan 1969). Etwas später wurden die sog. „high volume-low pressure-cuffs" entwickelt, die ohne wesentliche Druckerhöhung ca. 100 ml Volumen fassen können. Durch ihr großes Eigenvolumen legen

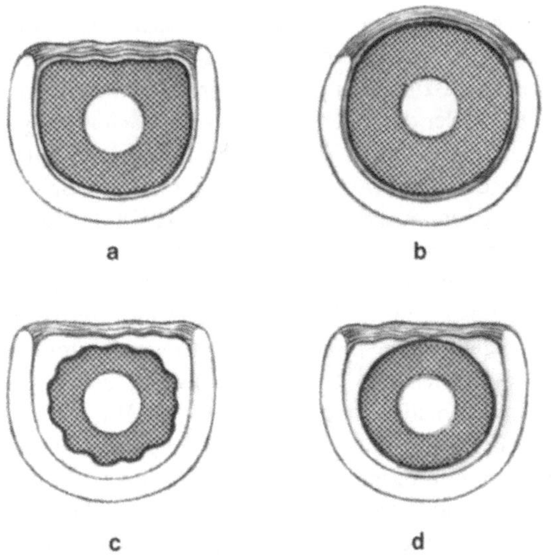

Abb. 18.60 a–d. Cuffolgen am Bronchus. **a** Ungeblockter „Low volume-high pressure-Cuff" **b** Derselbe Cuff in geblocktem Zustand. Die Manschette nimmt kreisrunde Form an, um die Trachea abzudichten. Diese muß sich der Form der Blockungsmanschette anpassen. **c** Ungeblockter „High volume-low pressure-Cuff". **d** Der gleiche Cuff in geblocktem Zustand. Diese modernen Cuffs passen sich der Form der Trachea an, so daß Druckschäden seltener entstehen

sich die Cuffs der Tracheawand dicht an, ohne daß eine Dehnung der Manschette notwendig ist (Carrol et al. 1974). Vergleichende klinische Untersuchungen zeigten bei Gebrauch des neuen Cuffs deutlich weniger Tracheawandschäden (Grillo et al. 1971). Der Vorteil der dünnwandigen Cuffs mit hohem Residualvolumen ist, daß sich die walzenförmig entfaltete Membran der Tracheawand anschmiegt und diese normalerweise nicht deformiert (Abb. 18.60).

Es empfiehlt sich, den Tracheawandanlagedruck ständig zu kontrollieren. Ab einem Anlagedruck von 22 mmHg (=30 cm H_2O) ist die kapilläre Perfusion beim normotonen Patienten stark beeinträchtigt (Seegobin u. Hasselt 1984), so daß dieser Wert nicht überschritten werden sollte. Da die modernen Cuffs mit ihren Drücken dem Tracheawanddruck weitgehend entsprechen, kann der Manschetteninnendruck kontinuierlich manometrisch gemessen werden. Dabei müssen die Cuffdrücke nicht dem Beatmungsspitzendruck entsprechen, weil es beim intratrachealen Druckanstieg zu einer Formveränderung des Cuffs und damit zu einer Abdichtung kommt. Der Manschettendruck ist daher eine dynamische Größe (Crawley u. Cross 1975). Am Ende der Exspiration sollte der Manschettendruck nicht mehr als 20–25 mmHg betragen. Zu diesem Zeitpunkt ist der Intratrachealdruck auf Null abgesunken. Handelt es sich um eine PEEP-Beatmung, muß entsprechend addiert werden.

Ein weiterer Vorteil der modernen Cuffs ist, daß sich Tubus und Trachea in gewissem Ausmaß gegeneinander verschieben lassen, ohne daß schleimhautschädigende Bewegungen entstehen. Da seit ca. 10 Jahren fast nur noch Endotracheal- und Tracheotomietuben mit hochvolumigen Niederdruckcuffs verwendet werden, ist die Inzidenz der cuffbedingten Tracheawandschäden stark zurückgegangen; sie kommen jedoch weiter vor. Nicht selten sind sie Folge einer falschen Überblähung. Manchmal lassen sich höhere Cuffdrücke aber bei Patienten nicht vermeiden, die mit sehr hohen Drücken beatmet werden müssen, da auf eine andere Art eine Abdichtung nicht mehr möglich ist. Gerade bei Langzeitbeatmeten ist die Lungenfunktion oft so sehr geschädigt, daß bei schwerer Dehnbarkeit der Lungen hohe Beatmungsdrücke notwendig werden.

Andere Schäden wiederum sind die Folge einer langen Kontaktzeit der Schleimhaut mit einem Fremdkörper, unabhängig vom Druck des Cuffs. Auch bei den heute gebräuchlichen Tuben spielt jedoch der Druck des Cuffs die entscheidende Rolle für die Ausbildung von Stenosen, Malazien und Fisteln. In diesem Zusammenhang muß auf die Bedeutung der Tubusgröße hingewiesen werden. Ob es sich um einen Hochdruck- oder Niederdruckcuff handelt, hängt nicht nur vom Residualvolumen und der Form bzw. Wandstärke des Ballons ab, sondern ganz wesentlich auch vom Verhältnis des Trachea- zum Cuffdurchmesser bei aufgefülltem Residualvolumen. Deshalb kann derselbe Cuff bei enger Trachea als Niederdruckcuff und bei weiter Trachea als Hochdruckcuff fungieren (Brandt et al. 1983).

Da auch die Trachea ein Schockorgan ist, sind die Risiken von Komplikationen um so größer, je schlechter die Kreislaufsituation bzw. Sauerstoffversorgung ist. Hypotone und hypoxische Zustände sollten daher bei der Einstellung der Cuffdrücke berücksichtigt werden. Gegebenenfalls ist der Cuff häufiger zu entblokken. Außerdem nimmt das Risiko selbstverständlich mit der Dauer der Intubation zu und schließlich ist es vom Allgemeinzustand des Patienten abhängig.

Subglottische Stenosen im Krikoid- und Infrakrikoidbereich sind meist Folge einer zu hoch ausgeführten Tracheotomie oder eines großen Mißverhältnisses zwischen Tubus und Stoma. Das letztere ist neben Schäden beim Kanülenwechsel auch meist der Grund für granulomatöse Stenosen, die sich oft am Oberrand des Stomas, aber auch als Mukosareaktion subglottisch, im Cuff- und Tubusspitzenbereich finden lassen (Abb. 18.61). Im Cuffbereich sind die Granulome häufig multipel angeordnet. Stomale Stenosen können weiter die Folge des bei der Tracheotomie entstandenen Knorpeldefektes, einer Drucknekrose oder eines

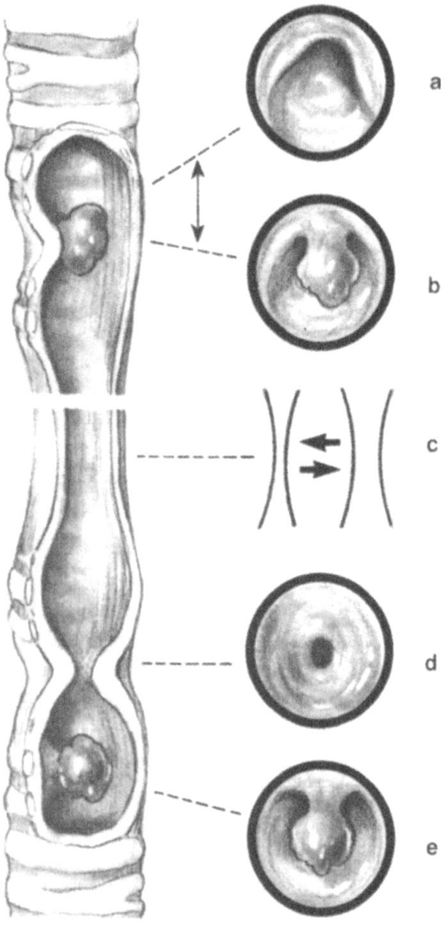

Abb. 18.61 a–e. Ätiologie benigner Stenosen nach Tracheotomie mit tracheoskopischem Befund. **a** Entwicklung einer anterioren Striktur oder **b** eines Granuloms in Höhe des Tracheostomas. **c** Entwicklung einer Tracheomalazie in Höhe des konventionellen Cuffs mit funktioneller Stenose. **d** Entwicklung einer Striktur in Höhe des distalen Cuffs. **e** Entwicklung eines Granuloms nach Erosion in Höhe der Tubusspitze. Arrosionen der Trachea brachiocephalica und ösophagotracheale Fisteln können im Bereich von Cuff und Tubusspitze entstehen

entzündungsbedingten Knorpeluntergangs sein. Der häufigste Fehler ist die Wahl eines zu großen Tubus für ein zu kleines Stoma. Nicht zuletzt kann es zu einer Abknickung der Trachea nach vorne kommen, wenn beim Anschluß eines Beatmungsgerätes ein zu großer Zug an der Kanüle entsteht. Die Stenose kann daher auch durch narbige Veränderungen an der Tracheavorderseite zustandekommen (Abb. 18.61). Auch ein z. B. beim Kanülenwechsel in das Tracheallumen zurückgefallener Trachealappen (Björk-Flap) oder andere Tracheawandanteile können zu einer stomalen Stenose führen. Jede granulomatöse Veränderung kann eine fibröse Stenose induzieren, die in selteneren Fällen membranartig sein kann, im Stomabereich ist sie in der Regel anterolateral lokalisiert. Zusätzlich kommt es durch die narbige Schrumpfung des Granulationskanals im Faszienraum um das Stoma zu einem erhöhten Druck, der die Tracheaseitenwände nach innen gegen den Tubus drückt. Zusätzlicher Druck wird durch die von den Narben nach medial verzogenen Schilddrüsenlappen ausgeübt. Dieser Effekt ist bei einer Struma entsprechend verstärkt. Weiter üben nach dem Dekanülement im Granulationskanal sich ausbildende Narbenmassen durch Schrumpfung Druck von vorne aus, nachdem die Infektion mit Knorpelabstoßung und die Verletzung der Tunica propria sowie der Druck der Trachealkanüle mit möglicher Perichondritis hier bereits zu einem Substanzdefekt geführt haben. Der Schrumpfungsprozeß kann über Monate und Jahre anhalten und schließlich zur anterioren orifiziellen Stenose und Tracheomalazie in diesem Bereich führen (Berger et al. 1970; Denecke 1980). Diese wird aber erst bei Erreichen der kritischen Stenosegrenze von 30% symptomatisch. Deshalb werden Postintubationsstenosen sofort, einige Tage oder Wochen nach der Extubation, wesentlich häufiger aber auch erst nach einer Monate oder Jahre dauernden Latenzzeit klinisch auffällig. Öfter handelt es sich nicht um einen auf Mukosa und Submukosa begrenzten Defekt, sondern die Stenose ist komplexer mit einem Knorpeldefekt kombiniert. Im Gebiet zwischen Stoma und Tubusspitze bilden sich die geschilderten Sanduhrstenosen aus. Aus bisher ungeklärten Gründen kann die Mukosa im Cuffbereich auch intakt bleiben und statt einer narbigen Stenose kann sich nur ein malazisches Tracheasegment bilden. Eine solche Malazie tritt nicht nur in der Gegend der Manschette auf, sondern auch in dem Segment zwischen Stoma und einer distalen Manschettenläsion.

Grundsätzlich können sich also im Cuffbereich einfache granulomatöse Stenosen, komplexe Sanduhrstenosen, Tracheomalazien und Fisteln zu Nachbarstrukturen ausbilden. An der Tubenspitze bilden sich bevorzugt granulomatöse und fibröse Stenosen aus. Sehr häufig liegt aber auch als komplexe Form die Kombination mehrerer Stenosetypen vor.

18.4.2.5 Stenosen durch Tumoren

Benigne und maligne Primärtumoren

Die Tumoren von Trachea und Hauptbronchien umfassen ein weites Spektrum unterschiedlicher Typen (Tabelle 18.20), deren Häufigkeit absolut und relativ in der Trachea und den Bronchien sehr unterschiedlich ist. Etwa einer von 1000 Patienten mit einem Malignom hat einen primären Tracheatumor (Houston et al. 1969). Tracheatumoren sind etwa 100mal seltener als

Tabelle 18.20. Primärtumoren der Trachea und Bronchien

Maligne	Benigne
1. Epitheliale Tumoren	
Plattenepithelkarzinom	Papillom (Papillomatose)
Variante:	Plattenepithelpapillom
Spindelzelliges Karzinom	Übergangsepithelpapillom
Adenokarzinom	Adenom
Azinäres Adenokarzinom	Pleomorphes Adenom
Papilläres Adenokarzinom	Monomorphes Adenom
Bronchioloalveoläres Karzinom	Andere
Solides schleimbildendes Karzinom	
Großzelliges Karzinom	
Varianten:	
Riesenzellkarzinom	
Klarzellkarzinom	
Adenosquamöses Karzinom	
Kleinzelliges Karzinom	
Haferkorntyp	
Intermediärer Zelltyp	
Kombinierter Haferkorntyp	
Karzinoidtumor	
Typisches Karzinoid	
Atypisches Karzinoid	
Bronchialdrüsenkarzinome	
Adenoid-zystisches Karzinom	
Mukoepidermoidtumor	
Sonstige	
2. Nicht-epitheliale Tumoren	
Chondrosarkom	Chondrom
Fibrosarkom	Chondroblastom
Neurofibrosarkom	Fibrom
Malignes Schwannom	Neurofibrom
Liposarkom	Neurinom (Schwannom)
Leiomyosarkom	Lipom
Rhabdomyosarkom	Leiomyom
Hämangiosarkom	Granularzelltumor (Myoblastom)
Hämangioendotheliom	Rhabdomyom
Malignes Hämangioperizytom	Hämangiom
Lymphangiosarkom	Lymphangiom
Malignes fibröses Histiozytom	Osteom
Benignes fibröses Histiozytom	
3. Andere Tumoren	
Karzinosarkom	Klarzelltumor (Sugar-Tumor)
Malignes Melanom	Paragangliom (Chemodektom)
Malignes Lymphom	Benignes Teratom
Malignes Teratom	
Sonstige	
4. Tumorähnliche Läsionen	Hamartom
	Sklerosierendes Hämangiom
	Xanthom
	Amyloidtumor
	Tracheopathia osteoplastica
	Intratracheale Struma
	Pseudosarkom
	Pseudolymphom
	Entzündlicher Pseudotumor
	Sonstige

Bronchialtumoren. Adenoid-zystische Karzinome sind in der Trachea sehr viel häufiger als Karzinoide, die die häufigsten Primärtumoren in den Hauptbronchien sind. Sarkome kommen in der Trachea wesentlich häufiger vor als in den Bronchien. Während bei Kindern 90% der Tracheatumoren benigne sind, überwiegen im Erwachsenenalter bei weitem maligne Tumoren und Tumoren mit niedrigem Malignitätsgrad. Letztere umfassen das Karzinoid, das adenoid-zystische Karzinom und den Mukoepidermoidtumor. Etwa ⅔ der Tracheatumoren sind im unteren Drittel und der Carina lokalisiert und haben ihren Sitz in der posterioren und posterolateralen Tracheawand. Dies gilt insbesondere für die malignen Neoplasien. Bei jeweils ungefähr ⅓ der Tumoren der Trachea handelt es sich um Plattenepithelkarzinome und adenoid-zystische Karzinome. Das letzte Drittel umfaßt eine Vielzahl von verschiedenen benignen und malignen Tumoren, wobei es sich häufiger um Sarkome handelt (Tabelle 18.20). Adenokarzinome sind in der Trachea viel seltener als in den Bronchien (Mark 1983; Houston et al. 1969; Hajdu et al. 1970).

Das Plattenepithelkarzinom der Trachea ist häufig mit einer Plattenepithelmetaplasie, Dysplasie oder einem Carcinoma in situ vergesellschaftet und kann multifokal auftreten. Plattenepithelkarzinome wachsen exophytisch oder ulzerös und infiltrativ. Zum Zeitpunkt der Diagnosestellung findet sich bereits in jeweils ⅓ der Fälle eine Infiltration des Mediastinums und ein Befall der zervikalen Lymphknoten. Hämatogene Fernmetastasen treten gehäuft in Lunge, Knochen und Leber auf.

Das adenoid-zystische Karzinom ist ein langsam wachsender Tumor, der eine wesentlich bessere Prognose hat als das bösartige Plattenepithelkarzinom. Die Prognose und das Wachstumsmuster sind aber abhängig vom histologischen Subtyp. Der solide Typ hat eine schlechtere Prognose als der kribriforme und tubuläre Typ. Typisch ist die Rezidivneigung auch nach radikaler Resektion und langem Intervall, das nicht selten 10–20 Jahre beträgt. Fernmetastasen können nicht selten auch erst mit dem Rezidiv auftreten und sind gehäuft in Lunge, Leber, abdominellen Lymphknoten, Knochen und Gehirn anzutreffen. Charakteristisch ist das oft sehr ausgedehnte submuköse Wachstum des Tumors, dessen exophytischer Teil keinen Hinweis auf die wirkliche Tumorausdehnung gibt. Hieraus ergibt sich für die Resektionsbehandlung die Notwendigkeit von weiten Abständen der Resektionsränder vom sichtbaren Tumor und der zirkulären Schnellschnittuntersuchung der Resektionsränder. Für die Operationsplanung bei adenoid-zystischen Karzinomen ist es wesentlich, auch noch in weitem Abstand vom Tumor tiefe Biopsien zu entnehmen, um die wirkliche Tumorausdehnung richtig einschätzen zu können. Sehr oft findet sich eine peri- und intraneurale Infiltration, sehr selten sind dagegen Metastasen in den regionalen Lymphknoten. Prinzipiell neigt der Tumor im Mediastinum eher zu verdrängendem als zu infiltrativem Wachstum und es ist wiederholt beobachtet worden, daß der Tumor erst nach nicht-radikaler Resektion die Organe des Mediastinums infiltriert. Die hohen Rezidivraten sind Folge des häufig sehr ausgedehnten lokalen Wachstums, das eine Radikalresektion oft sehr schwierig und nicht selten unmöglich macht (Pearson et al. 1984; Nomori et al. 1988).

Mukoepidermoidtumoren sind häufiger in den Hauptbronchien und der Bifurkation als in der Trachea lokalisiert, wo sie extrem selten vorkommen. Insgesamt ist der oft gestielte Tumor auch in den Hauptbronchien sehr selten. In etwa ¾ der Fälle handelt es sich um relativ gutartige Tumoren, die nur gelegentlich lymphogen oder hämatogen metastasieren. Es sind aber auch sehr bösartige Varianten mit schneller und weit verstreuter Fernmetastasierung sowie tiefer mediastinaler Infiltration und sehr kurzen Überlebenszeiten beobachtet worden. Rezidive nach radikaler Resektion der weniger malignen Variante sind nur ganz selten gesehen worden (Breyer et al. 1980), während die hoch-malignen Tumoren auch nach Operation eine sehr schlechte Prognose haben.

Karzinoide kommen in der Trachea sehr viel seltener vor als in den Bronchien. Es handelt sich dabei um langsam wachsende polypoide Tumoren mit häufig maulbeerartigem Äußeren. Die Tumoren sind oft mobil. Während das typische Karzinoid lange lokal wächst, neigt das nur in etwa 10% vorkommende atypische Karzinoid zur Metastasierung in die regionalen Lymphknoten. Fernmetastasen sind extreme Ausnahmen, können beim atypischen Karzinoid aber auch noch nach mehr als 5 Jahren auftreten. Rezidive sind nach radikaler Resektion sehr selten, die Prognose des typischen Karzinoides ist gut (Briselli et al. 1978).

Adenokarzinome der Trachea sind selten. Der Tumor ist sehr aggressiv und wächst schnell invasiv, so daß seine Prognose äußerst schlecht ist. Ist eine radikale Resektion noch möglich, besteht ein potentiell kurativer Therapieansatz (Reed et al. 1985).

Wie für die im einzelnen aufgeführten „häufigeren" Primärtumoren der Trachea, gilt auch für die zahlreichen weiteren benignen und malignen Tumoren (Tabelle 18.20), daß die Therapie der Wahl die Resektion ist. Charakteristisch für alle malignen Tumoren und auch für die Tumoren mit niedrigem Malignitätsgrad ist das sog. Eisbergphänomen mit einem oft erheblichem transmuralem und extrabronchialem oder extratrachealem Tumorwachstum.

Sekundäre Tumoren

Nicht selten findet sich ein Sekundärbefall der Trachea durch per continuitatem infiltrierende Tumoren des Ösophagus, der Lunge, der Schilddrüse und des Larynx sowie durch metastatisch befallene tracheobronchiale Lymphknoten. Gelegentlich besteht eine Lymphangiosis carcinomatosa der Tracheaschleimhaut, die meist von der Bronchialschleimhaut vorgewachsen ist. Grunderkrankungen sind überwiegend Karzinome der Lunge, der Mamma und des Magens. Sehr selten sind wirkliche Fernmetastasen in Form solider Tumorabsiedelungen in der Tracheaschleimhaut. Diese wurden nach malignem Melanom, Nierenzellkarzinom, Mammakarzinom, Bronchialkarzinom, Kolonkarzinom, Uteruskarzinom, Ovarialkarzinom und Hodenkarzinom beobachtet.

Ergebnisse

Entsprechend der Seltenheit von Tracheatumoren gibt es nur wenige Zentren mit größerer Erfahrung (Tabelle 18.21). Andere Mitteilungen in der Literatur mit sehr kleinen Patientenzahlen haben eher kasuistischen Charakter. Relevante Aussagen können daher nur aufgrund der Angaben der in Tabelle 18.21 angeführten Autoren gemacht werden. Hinzu kommt mit gewissen Einschränkungen eine Sammelstatistik aus vielen französischen und 2 sowjetischen Klinken über insgesamt 152 Patienten (Eschapasse 1974). Die Tumoren wurden nach den verschiedensten Methoden operiert. Heute wird allgemein die Kontinuitätsresektion als Verfahren der Wahl angestrebt, bei Malignomen er-

Tabelle 18.21. Anzahl resezierter Tracheatumoren mit Bifurkation in den Zentren mit den meisten Patienten (1982-1987)

Autor	Jahr	n	Primärtumor n	Sekundärtumor n
Grillo	1982d	102	69	33
Pearson et al.	1984	39	39	-
Perelman u. Koroleva	1987	106	106	-
Gesamt		247	214	33

Tabelle 18.22. 30-Tage-Letalität nach Kontinuitätsresektion von Trachea und Bifurkation wegen Tumoren (1982-1987)

Autor	Jahr	n	Verstorbene Patienten	
			n	%
Grillo	1982d	73	5	6,8
Pearson et al.	1984	33	2	6,1
Perelman u. Koroleva	1987	80	13	16,3
Gesamt		186	20	10,8

Tabelle 18.23. Tumorfreie Patienten nach Resektion von Tracheatumoren unter Berücksichtigung der 30-Tage-Letalität

Autor	Jahr	Primäres Plattenepithelkarzinom		Primäres adenoid-zystisches Karzinom		Andere Primärtumoren		Sekundärtumoren	
		n	Tumorfrei %	n	Tumorfrei %	n	Tumorfrei %	n	Tumorfrei %
Eschapasse	1974	27	44,4	19	58,8	21	100	-	-
Grillo	1982d	19	70,6	16	80,0	19	83,3	19	66,7
Pearson et al.	1984	6	66,7	26	52,4	7	95,2	-	-

gänzt durch eine systematische Lymphadenektomie. In der Tumorchirurgie ist die 30-Tage-Letalität dieses Verfahrens etwa 10% (Tabelle 18.22), wobei es sich teilweise um lange Beobachtungszeiträume handelt und das Risiko der Operation heute niedriger liegen dürfte. Grundsätzlich ist die 30-Tage-Letalität nach Resektion maligner Tumoren deutlich höher als nach Entfernung benigner Tumoren (Eschapasse 1974; Perelman u. Koroleva 1987). Die Langzeitergebnisse (Tabelle 18.23) machen deutlich, daß die Resektion auch beim operablen Plattenepithelkarzinom und adenoid-zystischen Karzinom als einzige potentiell kurative Maßnahme allen anderen Therapien deutlich überlegen ist. In Anbetracht der kleinen Patientenzahlen pro Zelltyp und der langen Beobachtungszeiträume werden von den meisten Autoren keine Angaben zu Überlebensraten gemacht. Die diesbezüglich einzig vorliegenden Daten zeigen eine Fünfjahresüberlebensrate von 13,3% für das Plattenepithelkarzinom und von 65,6% für das adenoid-zystische Karzinom (Perelman u. Koroleva 1987). Eine postoperative Strahlentherapie sollte erfolgen, wenn die Resektionsränder nicht tumorzellfrei sind, bei Vorliegen von Lymphknotenmetastasen, Tumorzellen im peritrachealen Gewebe oder einer Invasion des Mediastinums. Beim adenoid-zystischen Karzinom kann auch grundsätzlich eine prä- und postoperative Strahlentherapie erfolgen (Pearson et al. 1984). Eine Chemotherapie kommt dagegen nur bei Lymphomen und kleinzelligen Karzinomen in Betracht. Bei Inoperabilität ist die Strahlentherapie in Kombination mit der Laserevaporisation eine wirksame palliative Therapie. Grundsätzlich sollten nach Resektion von Tumoren der Trachea und Hauptbronchien regelmäßige bronchoskopische Kontrollen über viele Jahre hinweg erfolgen.

18.4.2.6 Stenosen nach spezifischer Infektion

Stenosen nach Diphtherie werden heute so gut wie nicht mehr gesehen. Auch Stenosen durch endotracheale oder endobronchiale Tuberkulose sind heute in Europa und USA sehr selten; in Asien dagegen werden sie häufiger gesehen. Entweder handelt es sich um einen Lymphknotendurchbruch von außen oder eine röhrenförmige Erkrankung der Innenschicht. Solche Stenosen können sehr langstreckig sein und gehen mit einer Knorpeldegeneration einher.

18.4.2.7 Stenosen nach Trauma

Alle Verletzungen der Trachea und Hauptbronchien können zu Stenosen führen, wenn sie nicht sofort operiert werden oder wenn die Primäroperation erfolglos war. Isolierte Knorpelfrakturen können durch Knorpeldefekte zu Stenosen führen, ausgedehnte Frakturen und Partialrupturen sowie Totalrupturen führen zumeist zu kurzstreckigen hochgradigen Narbenstenosen (s. S. 383).

18.4.3 Instrumentelle Techniken

Instrumentelle Techniken kommen sowohl für die Therapie stenose- oder blutungsbedingter Notfälle als auch zur Dauerbehandlung von Stenosen und - unter palliativen Gesichtspunkten - auch von Tumoren in Frage (Tabelle 18.24). Endoskopische Verfahren stehen dabei im Vordergrund. Das starre Bronchoskop wird bevorzugt, weil es eine bessere Übersicht, bessere Absaugbedingungen, die Möglichkeit zur Verwendung größerer Instrumente, der Laserevaporisation, der Elektrokoagulation oder Kryotherapie und der Bougierung bzw. Dilatation von Stenosen sowie zur Kompression von Blutungen bietet. In einigen Fällen, so beispielsweise bei der Lasertherapie, kann die Verwendung eines flexiblen Bronchoskops jedoch vorteilhaft sein. Da sich unter der instrumentellen Therapie immer, sowohl im Notfall als auch beim Elektiveingriff, eine komplette Luftwegobstruktion entwickeln kann, sollten alle Verfahren nur dann durchgeführt werden, wenn am Ort jederzeit Nottracheotomie und Reanimation möglich sind.

18.4.3.1 Blutstillung

Hämoptysen bedürfen immer einer genauen endoskopischen diagnostischen Abklärung. Neben der Lokali-

Tabelle 18.24. Instrumentelle Verfahren zur Stenosebehandlung des Tracheobronchialbaumes

Bougierung

Endoskopie
- Mechanische Entfernung
- Kryotherapie
- Elektrochirurgie
- Lasertherapie
- Bougierung

Innere Schienung
- Tubus
- Endoprothese („Stent")

sation der Blutungsquelle läßt sich gleichzeitig oft eine Blutstillung erreichen. Bei oberflächlich blutenden Läsionen in der Trachea kann dies bereits durch 5- bis 10minütige Kompression mit einem adrenalingetränkten (1:10000) Tupfer erfolgen. Stärkere Blutungen, z. B. aus Tumoren bzw. Tracheagefäßarrosionen oder nach Probebiopsien sind meist durch Elektro- oder Laserkoagulation zu stillen.

Massive Blutungen sind wegen der Blutüberfüllung des Tracheobronchialbaumes akut lebensbedrohlich und erlauben in der Akutsituation meist keine gezielte Therapie. In solchen Fällen wird das starre Bronchoskop über die Blutungszone hinaus vorgeschoben, so daß es diese tamponiert. Die Ventilation wird durch Absaugen der peripheren Luftwege sichergestellt. Unter langsamen Zurückziehen des Gerätes erfolgt dann der Versuch der Blutstillung von distal nach kranial. Gelingt dies nicht oder war von vornherein keine Bronchoskopie möglich, müssen zunächst die Luftwege durch Intubation, ggf. auch durch eine Nottracheotomie und Bronchialtoilette, freigemacht werden. Unter Kompression mit Hilfe des Cuffs kann die Blutung zum Stillstand kommen, so daß nach 24 h ein Extubationsversuch unternommen und unter günstigeren Bedingungen die endgültige Blutstillung durch Laser- oder Elektrokoagulation vorgenommen wird. Dazu bevorzugen wir die Laserkoagulation mit einer Intensität von 40 W und einer Impulsdauer von 0,5 s. Hält die Blutung trotz aller Bemühungen an, ist die Indikation zur Notoperation zu stellen.

Bei massiven Blutungen aus einem Hauptbronchus ist es wichtig, zuerst die gesunde Seite vor einem Überfluten mit Blut zu schützen. Deshalb erfolgt nach Blokkade des erkrankten Bronchus mit Hilfe eines Ballonkatheters die Absaugung des gesunden Bronchialsystems. Danach kann mit einem Doppellumentubus intubiert werden. Kommt die Blutung nicht binnen kurzem zum Stehen und beeinträchtigt sie den Kreislauf, muß die Notfallthorakotomie eingeleitet werden.

18.4.3.2 Stenosebehandlung

Bougierung

Ein Bougierungsversuch kann bei frühen Postintubationsstenosen unternommen werden. Ideale Indikationen sind sehr kurzstreckige, membranartige Stenosen („webs") (Abb. 18.58a). Außerdem sind narbige Stenosen evtl. in Kombination mit Granulationsgewebe und das Lumen zusätzlich einengender chronischer Schleimhauthypertrophie für den Versuch einer Bougierungstherapie geeignet. Dies gilt auch für frische, ringförmige Stenosen nach Langzeitintubation (Meyer u. Flemming 1982). Dabei sind die Erfolgschancen um so größer, je kürzer das ursächliche Trauma zurückliegt, da die Stenosen in der Frühphase noch nicht fixiert sind und meist noch ein ausreichendes Restlumen besteht. Hat die Stenose eine entzündliche Komponente, muß die Bougierung bis zu deren definitiver Abheilung in wöchentlichen Abständen fortgesetzt werden, da die Stenose sonst wieder symptomatisch wird. Da aber grundsätzlich die Rezidivquote nach allen Dilatationsmaßnahmen hoch ist, sind regelmäßige endoskopische Nachkontrollen nötig. Um engmaschig wiederholte Bougierungen zu vermeiden, kann die dilatierte Stenose alternativ durch einen Stent geschient und offen gehalten werden. Grundsätzlich sollten entzündliche Postintubationsstenosen durch Dilatation mit oder ohne innere Schienung so lange konservativ behandelt werden, bis sich die Entzündung unter gleichzeitiger medikamentöser Behandlung zurückgebildet hat. Bei fortbestehender relevanter Lumeneinengung erfolgt die Resektion der fixierten Stenose dann als Elektiveingriff (s. S. 306 und 312). Voraussetzung für eine sinnvolle Bougierung ist, daß die Tracheawand stabil ist und daß es nicht zu einer Knorpeldegeneration gekommen ist. Seit langem bestehende, ausgedehnte und langstreckig-zirkuläre Stenosen sind kaum mit dauerhaftem Erfolg zu bougieren. Es kann jedoch eine temporäre Besserung oder sogar eine vorübergehende Beschwerdefreiheit erzielt werden. In solchen Fällen muß die Therapie zunächst im Abstand von wenigen Wochen, später evtl. von wenigen Monaten, wiederholt werden. Sie sollte daher bei diesen Patienten nur dann durchgeführt werden, wenn sie als Überbrückungsmaßnahme bis zur endgültigen operativen Korrektur gedacht ist z. B. bei schlechtem Allgemeinzustand oder anderen vordringlicheren Operationen, (z. B. bei polytraumatisierten Patienten) oder wenn sie aus anderen Gründen, wie beispielsweise einem fortgeschrittenen Lebensalter, als zu risikoreich angesehen wird. Fast immer erfolgt die Bougierung unter Allgemeinnarkose, wenn möglich bei erhaltener Spontanatmung (z. B. Halothantechnik). Die Dilatation kann durch elastische Hartgummibougies erfolgen, die mit zunehmender Größe durch den Mund eingeführt werden, bis eine ausreichende Atmung möglich ist. Ein Nachteil der Methode ist, daß die Bougierung blind erfolgt und daher das Perforationsrisiko relativ hoch ist. Zur Risikominderung wird deshalb versucht, die Stenose mit einem Bronchoskop zu passieren, wobei ebenfalls von kleineren auf größere Durchmesser gewechselt werden kann. Über das starre Bronchoskop können auch Bougies unter Sicht eingeführt werden, wobei die Stenose unter mäßigem Druck nur kurz passiert wird. Dann wird wieder mit aufsteigender Größe bronchoskopisch aufbougiert. Die Passage des Bronchoskops durch die Stenose erfolgt dabei unter drehender Bewegung. Bei tiefen Tracheastenosen oberhalb der Bifurkation hat sich der Einsatz eines Jackson-Dilatators bewährt, der über ein 9-mm-Bronchoskop vor Ort plaziert und dann unter Sicht vorsichtig über die Stenose geführt wird. Nach weiterer Dilatation ist ein ausreichendes Ergebnis erreicht, wenn Bronchoskope der Größe 6–8 mm die Stenose passieren können. Jede Bougierung sollte unter lokaler und systemischer Steroidtherapie erfolgen, die neben der antiödematösen Wirkung auch eine erneute Narbenbildung unterbinden kann. Handelt es sich um eine Stenose mit erheblicher Entzündung, kann sich bereits während der Bougierung ein Ödem entwickeln, welches durch lokale Steroid- und Hyaluronidaseeinwirkung behandelt wird. In Einzelfällen kann es notwendig sein, eine dilatierte Tracheastenose durch die Einlage eines Tubus im Sinne einer inneren Schienung zu versorgen (s. S. 303).

Endoskopie

Indikation für die endoskopische Therapie sind Fremdkörper, Membranen (Webs), Granulome, Lymphknotenperforationen, primär endobronchiale Tumoren und von außen einbrechende Lymphknotenmetastasen. Kontraindikationen bestehen bei funktionellen Stenosen (Tracheomalazie, Pars-membranacea-Prolaps) sowie externer Kompression ohne Infiltration oder Penetration.

Mechanische Entfernung

Die meisten Fremdkörper, wie Fleischstücke, Spielzeug, Gebißstücke, Knochen etc., die nach einer kurzen, heftigen Hustenperiode schnell durch Umfangzunahme oder Schleimhautschwellung zu Obstruktionssyndromen führen, lassen sich in Allgemeinnarkose über das starre Bronchoskop entfernen. Eine weitere Zerkleinerung sollte dabei ebenso vermieden werden wie forcierte Extraktionsversuche eingeklemmter Stücke. Bei festsitzenden Fremdkörpern kann der Mobilisationsversuch mit Hilfe eines Ballonkatheters hilfreich sein. Kleinere Fremdkörper können durch das Endoskop geborgen werden, größere werden mit einer Zange gegen das Ende des Instrumentes gezogen und mit dem Endoskop entfernt. Da sich nach Extraktion Granulationen mit wiederum obstruktiver Symptomatik bilden können, sollte längerfristig nachbeobachtet werden.

Bei Tumoren mit akuter Atemwegobstruktion kann eine mechanische Tumorverkleinerung zur vorübergehenden Teileröffnung des Lumens führen. Von einigen Autoren wird dieses Verfahren als Therapie der Wahl bei der akuten Atemwegobstruktion angesehen (Grillo 1987a). Meist gelingt es, das Endoskop an dem Tumor vorbei oder evtl. unter Zuhilfenahme einer Biopsiezange durch den Tumor zu plazieren, so daß die Respiration sichergestellt ist. Das retinierte Sekret wird abgesaugt, evtl. nach distal verlagerte Tumorteile werden mit der Zange oder durch Ansaugen entfernt. Sodann wird der Tumor unter langsamem Zurückziehen des Endoskops von distal nach proximal mit Hilfe der Biopsiezange verkleinert. Auch das Bronchoskop selbst kann zur Tumorentfernung benutzt werden, indem man Tumorteile mit der abgeschrägten Gerätspitze unter drehenden Bewegungen abschält und dann mit der Zange entfernt (Abb. 18.62). Blutungen werden durch Kompression mit dem Endoskop, durch adrenalingetränkte Tupfer und durch Elektro- oder Laserkoagulation gestillt. Gelingt dies nicht, wird orotracheal intubiert und die Blutungsstelle mit dem aufgeblasenen Cuff komprimiert.

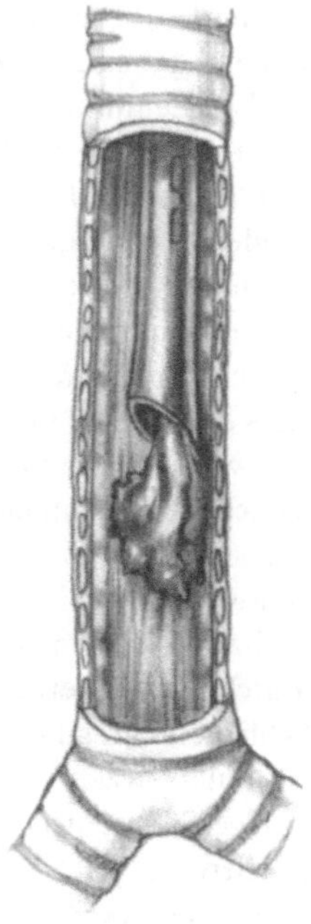

Abb. 18.62. Mechanische Teilentfernung eines großen intratrachealen Tumors mit dem Endoskop. Mit der Instrumentenspitze wird der Tumor abgeschält

Kryotherapie

Die Tumorzellzerstörung durch Vereisung kommt als palliative Behandlungsform maligner und semimaligner Tumoren zur Anwendung. Vereinzelt wurde auch über die radikale Entfernung benigner Tumoren wie Papillome, Myoblastome oder Amyloidtumoren berichtet (Perelman u. Koroleva 1987). Auch die kurative Therapie von Tumorrezidiven im Bronchialstumpf nach Pneumonektomie oder Lobektomie wurde beschrieben (Maiwand 1986).

Über das starre Bronchoskop wird die Kryosonde eingeführt, auf den Tumor gelegt oder in diesem plaziert und über flüssigen Stickstoff schnell bis auf −60 bis −80 °C abgekühlt. Der Vorgang dauert 2-3 min, der Gesamteingriff etwa 15-30 min. Dabei friert die Sonde am Tumorgewebe fest und kann erst 1-2 min nach dem Gefriervorgang wieder entfernt werden. Der gefrorene Tumoranteil wird mechanisch entfernt. Nach einigen Tagen werden auch tiefer gelegene Tumoranteile nekrotisch und ausgehustet. Je nach Ausmaß der Stenose sind mehrere Sitzungen nötig. Das Verfahren ist einfach zu handhaben und relativ sicher; es eignet sich insbesondere für Kranke mit intraluminalem Tumorwachstum (Maiwand 1986).

Elektrochirurgie

Die Elektrokoagulation mittels Diathermie wird meist im Zusammenhang mit anderen Dilatationsmaßnahmen oder zur Beseitigung postoperativer Granulationen benutzt, kann aber auch als alleinige Maßnahme zur Stenosebeseitigung eingesetzt werden. Die beste Indikation stellen fibröse, membranartige und kurzstreckige Narbenstenosen nach Langzeitintubation oder Tracheotomie dar (Downing u. Johnson 1979). Wie bei allen instrumentellen Dilatationsverfahren können sich jedoch Rezidive ausbilden, so daß häufig nur eine vorübergehende Verbesserung erreicht wird oder eine Notsituation vor einer definitiven operativen Korrektur beseitigt werden kann. Können hochgradige Stenosen mit schwer entzündlicher Komponente nicht ausreichend bougiert oder geschient werden, kann die Trachea durch mehrere oberflächliche Schleimhautinzisionen, in Längsrichtung mit einer feinen elektrischen Nadel ausgeführt, geweitet werden. Inzisionen im Bereich der membranösen Rückwand dürfen wegen der Perforationsgefahr nicht durchgeführt werden. auch Sondenkoagulation und Schlingenabtragungen sollten hier vermieden werden. Zirkulär wachsende oder breitbasige Tumoren und narbige Stenosen können durch Sondenkoagulation reduziert, gestielte Veränderungen, wie z. B. Granulome oder polypoide Tumoren, mit der elektrischen Schlinge abgetragen werden. Bei letzteren ist auf diese Weise eine radikale Entfernung möglich.

Komplikationen sind in Form von Blutungen, Perforationen, Wandnekrosen und intraluminalen Verbrennungen bekannt geworden. Für die Behandlung eignet sich am besten ein starres Bronchoskop. Über einen Katheter wird der entstehende Rauch abgesaugt, so daß die Sichtverhältnisse übersichtlich bleiben und eine Rauchvergiftung vermieden werden kann. Durch die Entwicklung des Lasers ist die Elektrochirurgie in den letzten Jahren mehr in den Hintergrund getreten, seit 1980 wurde nur über 11 Patienten berichtet, die eine alleinige elektrochirurgische Behandlung erhielten (Tabelle 18.25); bei 10 von ihnen konnte die respiratorische Situation nachhaltig verbessert und eine effektive Palliation erzielt werden.

Tabelle 18.25. Ergebnisse der Elektrochirurgie bei endoluminaler Obturation der Trachea (1981-1985)

Autor	Jahr	n	Erfolgreich
Takizawa et al.	1981	2	2
Taguchi et al.	1981	4	3
Spinelli et al.	1982	1	1
Hooper et al.	1984	1	1
Hooper u. Jackson	1985	3	3
Gesamt		11	10 (91%)

Laserbehandlung

1974 wurde erstmals ein CO_2-Laser bronchoskopisch zur Behandlung eines Papilloms eingesetzt (Strong et al. 1974); nach Entwicklung des Nd-YAG wurde mit diesem 1978 der erste Bronchialtumor behandelt (Toty et al. 1979; Godard et al. 1979). Dieser Laser hat sich seither in der Endoskopie durchgesetzt. Zusätzlich kommt seit 1979 die photodynamische Therapie beim Bronchialkarzinom zur Anwendung (Hayata et al. 1982), sie hat sich jedoch bis heute noch nicht als Standardverfahren etablieren können. Dieses Vorgehen wurde auch als diagnostische Methode beim Bronchialkarzinom in Form der Fluoreszenzbronchoskopie beschrieben (Doiron et al. 1979).

Die beste Indikation stellen palliativ zu behandelnde, stenosierende, maligne Tumoren der Trachea und Hauptbronchien dar. Wegen der hohen Erfolgsrate von über 90% kommt das Verfahren bei inoperablen Patienten auch für benigne und semimaligne Tumoren in Frage. In geeigneten Fällen kann nach Beseitigung der Akutsituation durch Laserrekanalisation die operative Behandlung des Grundleidens angeschlossen werden. Eine Tracheakompression von außen stellt auch für die Lasertherapie eine Kontraindikation dar.

Die Laserevaporisation maligner Tumoren ist eine allgemein anerkannte Palliativtherapie mit geringer Morbiditätsrate (Toty et al. 1981; Dumon et al. 1984; Parr et al. 1984; Emslander et al. 1985). Dies gilt im gleichen Maße für Primärtumoren und Rezidive, z. B. an der Absetzungsstelle nach Pneumonektomie, wenn eine Reoperation nicht möglich ist. Die Raten erfolgreicher Rekanalisation liegen insgesamt bei 75–90% (Tabelle 18.26), wobei die schlechteren Ergebnisse auf die oft periphere Lage und deshalb schlechte Erreichbarkeit der Tumoren zurückzuführen ist. Bei zentraler Lage sind auch endoluminale Teile eines inoperablen extrabronchialen Tumors, z. B. eingebrochene mediastinale Lymphknotenmetastasen (Abb. 18.63) oder ein durchgebrochenes Schilddrüsenkarzinom, mit dem Laser zu behandeln. Hier ist trotz aufgebrauchter Tracheawand wegen der Tumorausmauerung nicht mit Komplikationen zu rechnen. Dagegen ist die Laserevaporisation eines intratrachealen Tumors mit großem extraluminalem Anteil (Eisbergtumor, z. B. bei Karzinoid) wegen der Perforationsgefahr risikoreich. Dies gilt auch für ein sich sekundär in die Trachea vorwölbendes Ösophaguskarzinom insbesondere bei nachfolgender Bestrahlung oder Chemotherapie, so daß die Indikation entsprechend kritisch gestellt werden muß. Eine Erweiterung der Lasertherapie des Bronchialkarzinoms ist die Kombination mit der After-loading-Behandlung mittels Iridium 192. Während der Laser auf den endophytisch wachsenden Tumor abzielt, wirkt die After-loading-Therapie der langstreckigen, zirkulären Wandinfiltration entgegen, so daß sich beide Methoden bei der lokalen Behandlung tumorbedingter Bronchusstenosen ergänzen.

Abgesehen von der Akuttherapie kann die Lasertherapie einiger stenosierender benigner Veränderungen nach Langzeitintubation oder Tracheotomie, wie z. B. kurzstreckiger narbiger Stenosen – insbesondere den seltenen Membranstenosen (Webs) (Abb. 18.58 a) – exophytischer Granulome, intraluminaler Knorpelspangen und Papillomatosen sowie Amyloidosen und

Tabelle 18.26. Ergebnisse der Lasertherapie endotracheobronchialer Obturation bei malignen und semimalignen Tumoren. (Modifiziert nach Wacha 1989, persönliche Mitteilung)

Autor	Jahr	n	Erfolgsrate %
Unger	1983	26	81
Dumon	1983	280	87
Mc Dougall	1983	22	91
Dierkesmann	1983	85[a]	90
Casey	1984	19	74
Millard	1984	57	44
Häussinger	1985	65	79
Wacha	1985	35	75
Oho	1986	103	78
Emslander	1986	122	79
Bown	1986	100	56
Shapshay	1987	167	85

[a] Behandlungen

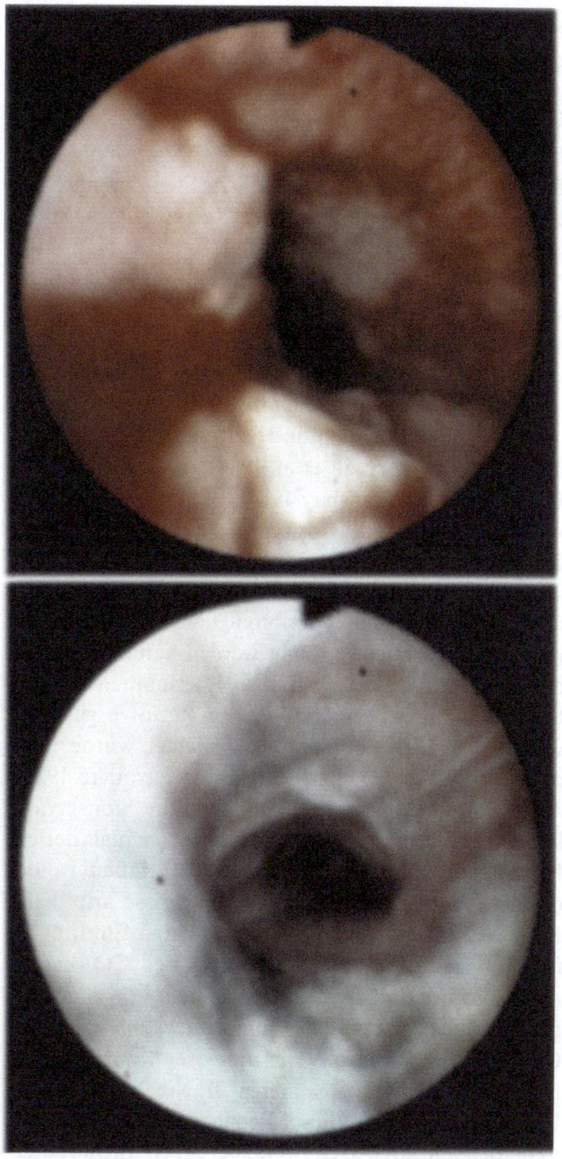

Abb. 18.63. *Oben:* Subtotale Verlegung des Trachealumens durch eingebrochene mediastinale Lymphknotenmetastasen eines kolorektalen Karzinoms. Bei der tracheotomierten Patientin bestand eine maximale Ruhedyspnoe. *Unten:* Situation 3 Tage nach der ersten Laserrevaporisation. Rekanalisation des Trachealumens mit Tumornekrosen. In der Tiefe ist die Bifurkation zu sehen. Die Patientin war nicht mehr dyspnoisch

Fadengranulome nach Anastomosen, in ca. 70% definitive Heilung bewirken (Toty et al. 1987). Bei allen anderen iatrogenen und längerstreckigen benignen Stenosen, v. a. auch dann, wenn sie zirkulären Charakter haben oder wie die Sanduhrstenosen (Abb. 18.58 b) mit einem Knorpelverlust kombiniert sind, werden hohe Rezidivraten von bis zu 70% beobachtet (Dierkesmann u. Huzly 1983; Toty et al. 1987), so daß hier der

Laser zwar sehr gut für die Rekanalisation geeignet ist, danach jedoch eine elektive operative Korrektur angestrebt werden sollte. Bei entzündlichen Stenosen insbesondere tuberkulöser Genese sind die Rezidivraten am höchsten; sie betragen über 70% (Shapshay 1987). Deshalb sollten solche entzündliche Stenosen nach der Laserbehandlung während der Reepithelialisierungsphase geschient werden (s. S. 303).

Der Stellenwert der Laserevaporisation solider benigner und semimaligner Bronchustumoren unter kurativen Aspekten ist noch umstritten. Die bisher vorliegenden geringen Erfahrungen lassen noch keine abschließende Beurteilung zu (Toty et al. 1981; Dumont et al. 1982; Dierkesmann u. Huzly 1983; Emslander et al. 1984, 1985; McLain et al. 1984; Joyner et al. 1985; Cavaliere 1986; Shapshay 1987). Für eine radikale Tumorentfernung und zur Vermeidung lokoregionaler Rezidive muß die komplette Entfernung der Tumorbasis gefordert werden, die bei vorhandenem extrabronchialem Tumoranteil (peribronchial, intrapulmonal) mit dem Laser nicht erreicht werden kann. Insbesondere bei den adenoid-zystischen Karzinomen wurden bereits innerhalb weniger Wochen Rezidive gesehen, wenngleich auch über Erfolge berichtet wurde (Dumon et al. 1982; Colchen et al. 1986; Cavaliere 1986). An Komplikationen ist besonders die konservativ kaum beherrschbare Blutung aus Bronchialarterien, Pulmonalarterien oder den großen Gefäßen in der oberen Thoraxapertur zu fürchten; diese tritt beim Nd-YAG-Laser aufgrund seiner größeren Eindringtiefe häufiger auf als bei Benutzung des CO_2-Lasers. Auch die Perforation v. a. bei tieferem, die Knorpelgrenze überschreitendem Tumorwachstum und die Chondromalazie nach Verletzung von Knorpelringen mit der Gefahr eines späteren Tracheobronchialkollapses sind Gefahren dieser Behandlung, die insbesondere bei langstreckigen Veränderungen nicht unterschätzt werden dürfen. In Anbetracht der kaum zu beurteilenden Radikalität der Laserevaporisation scheint uns dieses Verfahren in erster Linie für exophytisch wachsende, gestielte Tumoren mit schmaler Basis indiziert (Colchen et al. 1986); bei allen anderen Tumoren ziehen wir dagegen die Resektionsbehandlung und bronchoplastische Eingriffe vor (Vogt-Moykopf et al. 1989; Meyer et al. 1989; Meyer u. Hohlbach 1990).

Bei malignen und benignen Tumoren kann eine präoperative Laserevaporisation zur Rekanalisation verlegter Bronchialabschnitte sinnvoll sein. Durch die wiederhergestellte Bronchusdrainage können so Retentionspneumonien oder Atelektasen beseitigt und eine signifikante Funktionsverbesserung erzielt werden. Diese Therapie kommt besonders für Stenosen der Trachea und Bifurkation sowie der Haupt- und Lappenbronchien in Frage (Abb. 18.64 und 18.66). Langstreckige Bronchialverschlüsse sind jedoch weniger geeignet. Auch die Wiedereröffnung einer total obstruierten und nicht mehr perfundierten Lunge erscheint wenig sinnvoll, besonders wenn bereits eine tumorbedingte Phrenikusläsion mit Zwerchfellähmung vorliegt. Natürlich ist die Behandlung von Tumoren mit großflächiger, submuköser Ausbreitung, wie es sehr häufig beim adenoid-zystischen Karzinom der Fall ist, wegen der Perforationsgefahr risikoreich. Häufig sind jedoch keine anderen Therapiemöglichkeiten mehr gegeben und mit der Laserbehandlung wegen des langsamen Tumorwachstums oft noch eine überraschend gute Palliation möglich (Shapshay 1987). Das drohende oder manifeste Bifurkationssyndrom mit einem beide Hauptbronchien verlegenden, exophytisch wachsenden Bifurkationstumor (Abb. 18.64) ist die beste Indikation für die Laserbehandlung überhaupt, da nach Koagulation und Evaporisation der rechte Hauptbronchus mit dem Bronchoskop intubiert und so der Luftweg wiederhergestellt werden kann und weil es gerade bei dieser relativ tiefen Stenoselokalisation kaum alternative Techniken gibt. Immer sollte jedoch auch einer notfallmäßigen Laserbehandlung eine Biopsie mit anschließender Schnellschnittuntersuchung vorausgehen, da bei kleinzelligen Carcinomen eine Notfall-Chemotherapie zu einer raschen und nachhaltigen Befindensverbesserung führt. Nach Stabilisation und Intubation des rechten Hauptbronchus wird die Behandlung des linken Bronchus begonnen (Abb. 18.65).

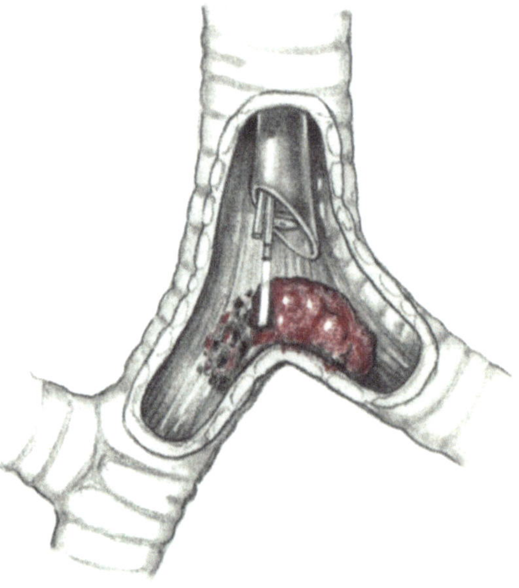

Abb. 18.64. Drohendes Bifurkationssyndrom durch einen Tumor auf der Carina. Zunächst wird die rechte Seite evaporisiert

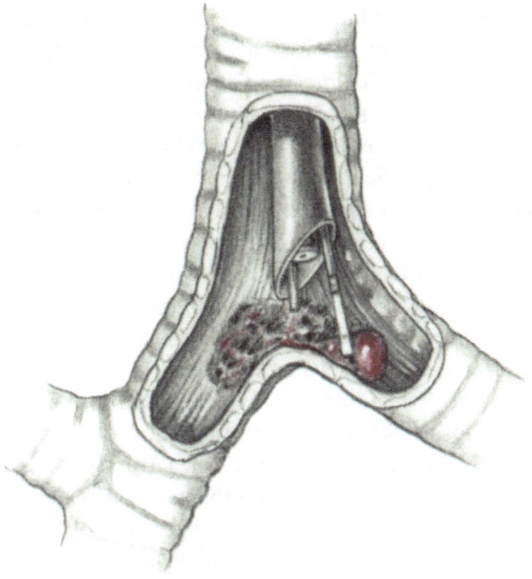

Abb. 18.65. Nach Evaporisation in der rechten Seite erfolgt die Laserbehandlung auch linksseitig unter sorgsamer Absaugung von Sekret, Zelldetritus und Rauch

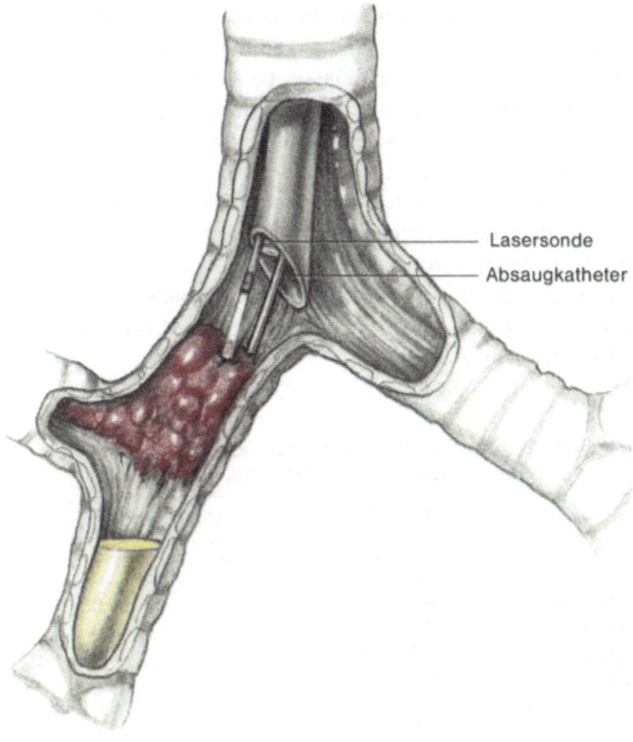

Abb. 18.66. Totalverschluß des rechten Hauptbronchus durch einen vom rechten Oberlappenbronchus vorwachsenden Tumor. Eitrige Sekretretention im Bronchus intermedius hinter dem Tumor. Laserevaporisation unter Absaugung von Blut, Sekret und Rauch. Mit dem Saugkatheter kann der Tumor palpiert werden

Die Laserbehandlung kann in Lokalanästhesie mit dem flexiblen, in Allgemeinanästhesie mit dem starren oder kombiniert mit beiden Bronchoskopen durchgeführt werden. Unseres Erachtens hat die Allgemeinnarkose wegen der meist bestehenden Schmerzen bei Husten und Atemnot Vorteile und ebenso der dann mögliche Gebrauch des starren Bronchoskops, da der Patient besser beatmet und behandelt werden kann. Für die Lasertherapie stehen starre Bronchoskope mit mehreren Arbeitskanälen zur Verfügung, so daß Optik, flexibler Quarzfaserlichtleiter, Saugkatheter und Beatmungskanal nebeneinander angeordnet sind. Zur Steuerung des Lichtleiters steht ein Abwinklungsmechanismus zur Verfügung. Von Vorteil ist, daß gleichzeitig beatmet und aspiriert werden kann, so daß der bei der Evaporisation erzeugte Rauch sowie Blut, Sekret und Zelldetritus fortwährend abgesaugt werden können und die Sicht gut bleibt. Außerdem wird so einer möglichen Rauchvergiftung vorgebeugt. Biopsiezangen können entweder durch den Kanal für den Lichtleiter oder durch den für den Absaugkatheter geführt werden. Beim flexiblen Gerät wird der Lichtleiter durch den Arbeitskanal geleitet, damit besteht jedoch keine Möglichkeit mehr für die gleichzeitige Aspiration. Für Stenosen in der Trachea und im Bifurkationsbereich empfiehlt sich das starre Gerät, um damit bei Tumorverlegung die Evaporisation des wesentlichen Tumoranteils durchzuführen. Anschließend kann das flexible Instrument durch das starre Gerät geführt und die Evaporisation damit fortgesetzt werden. Für Stenosen distal der Hauptbronchien bevorzugt man das flexible Bronchoskop, welches durch einen großlumigen Orotrachealtubus oder - besser - durch ein starres Bronchoskop eingeführt wird. Die Behandlung peripherer Stenosen kann auch in Lokalanästhesie erfolgen.

Bei hochgradigen zentralen Stenosen empfiehlt sich zur Beatmung die HFJV-Technik. Dabei muß darauf geachtet werden, daß der Katheter nicht vom Laserstrahl getroffen wird und sich nicht zu nahe an der Laserzone befindet, um ein Feuer zu vermeiden. Bei Sauerstoffkonzentrationen über 50% wurde auch bei konventioneller Beatmungstechnik über elmsfeuerartige Brände berichtet, die sich zwar durch Wasserapplikation löschen ließen und folgenlos blieben, uns aber in Übereinstimmung mit anderen Autoren dazu veranlaßt haben, die Sauerstoffkonzentrationsgrenze auch in der Einleitungsphase bei 50% festzusetzen. Bei Patienten mit hohem respiratorischem Risiko muß man sich gelegentlich trotzdem dazu entschließen, höhere Sauerstoffkonzentrationen zu benutzen (Becker et al. 1987). Andererseits sind in solchen Situationen auch die rein mechanische Endoskopie und die Tracheotomie durch den stenosierten Bezirk möglich. Wegen der eventuellen Ödementwicklung und zur Prophylaxe einer Rauchvergiftung applizieren wir vor jeder Laserbehandlung systemisch Kortison als einmalige Bolusinjektion.

Behandlungstechnik. Die Laserbestrahlung erfolgt immer vom Zentrum des Lumens aus nach peripher. Zunächst wird das Gewebe mit einer Energie von etwa 40 W koaguliert, um eine Blutungsprophylaxe zu betreiben. Die Dauer der Bestrahlung richtet sich nach dem Sichtbarwerden des Koagulationseffektes, erkennbar am makroskopischen Abblassen des Gewebes, und beträgt ca. 0,5-1,5 s. Anschließend erfolgt in gleicher Sitzung die Gewebeabtragung durch Karbonisierung und Evaporisation mit Energien von 70-80 W. Andere Arbeitsgruppen führen nach der Koagulation in der 1. Sitzung die Evaporisation erst 2-3 Tage später in einer 2. Sitzung durch, da sie der Meinung sind, dann durch eine in der Zwischenzeit eingetretene Tumorschrumpfung übersichtlichere anatomische Verhältnisse vorzufinden (Emslander et al. 1985). Die Bestrahlungsdauer richtet sich nach dem sichtbaren Effekt und beträgt 1-3 s. Bei Energien über 100 W drohen schwere Blutungen aus größeren Pulmonalgefäßen und Perforation. Wichtig ist, daß man sich an anatomischen Leitstrukturen orientiert. Es sollte möglichst parallel zur Tracheobronchialwand gelasert und eine direkte Bestrahlung der Carina vermieden werden. Im Bereich der Pars membranacea muß besonders vorsichtig vorgegangen werden, um sofortige oder später durch die Tiefenwirkung entstehende Fisteln zum Ösophagus zu vermeiden. Bei senkrechter Bestrahlung der Wand droht immer eine Perforation oder Blutung aus extraluminalen Gefäßen. Läßt sie sich, wie beispielsweise bei einem Rezidiv im Pneumonektomiestumpf, nicht immer vermeiden, muß besonders zurückhaltend gearbeitet werden. Besser ist es, hier mehrere Sitzungen mit geringer Wattzahl durchzuführen. Die Perforationsgefahr ist unter Lokalanästhesie erhöht, insbesondere wenn der Patient hustet. Eine allzu radikale Tumorabtragung bis in die Bronchialwand hinein sollte wegen der Perforationsgefahr und der Gefahr eines späteren Bronchialkollapses unterbleiben. Komplikationen sind immer dann häufig, wenn kein Restlumen mehr feststellbar ist und keine Leitschiene mehr besteht. Durch eine Abtastung mit dem Saugkatheter kann oft der Abstand zwischen Tumor und Wand erfühlt werden, so daß die räumlichen Verhältnisse besser abzuschätzen sind, wodurch die Perforationsgefahr gemindert werden kann (Abb. 18.66). Blutungen während der Behandlung werden laserkoaguliert oder mit dem Suprarenin-getränkten Tupfer gestillt. Bei hochvaskularisierten Tumoren, wie z. B. Karzinoiden, ist mit größter Vorsicht vorzugehen. Bei Hämangiomen verbietet sich selbstverständlich der Versuch einer endoskopischen Entfernung. Septische Komplikationen, wie Pneumonien auf der Gegenseite, lassen sich durch ständiges Absaugen, insbesondere sofort nach Lumeneröffnung bei einem Totalverschluß mit großlumigen Saugern weitgehend vermeiden.

Nach möglichst schneller Passage der Stenose wird immer zuerst poststenotisches Sekret abgesaugt und der evtl. oberflächlich blutende Tumor durch das Bronchoskop komprimiert. So kann eine schnelle Stabilisierung der Beatmungssituation erzielt werden. Unter langsamem Zurückziehen des Gerätes erfolgt dann die weitere Behandlung von distal nach proximal. Größere losgelöste Partikel werden mit der Zange oder über den Saugkatheter entfernt (Abb. 18.67 und 18.68). Anhaftende Nekrosen können mit der Spitze des Endoskopes gelockert oder abgeschert werden. Pro Behandlung sollte, wenn möglich, die applizierte Gesamtenergie 10000 Joule nicht übersteigen, häufig sind mehrere Eingriffe notwendig, um eine ausreichende Rekanalisation zu erreichen. Wir führen eine zweite Therapie meist nach 24-48 h durch.

Die Komplikationsraten nach laserchirurgischem Eingriff sind bei etwa 3% der Fälle anzusiedeln (Tabelle 18.27). Im Vordergrund stehen mit etwa 1-2% leichte und schwere Blutungskomplikationen sofort oder einige Tage später. Weitere klassische Komplikationen sind freie oder gedeckte Perforationen mit oder ohne Pneumothorax, Pneumomediastinum bzw. tracheoösophagealer Fistel in etwa 1% und septische Komplikationen nach Bronchuseröffnung. Andere Komplikationsmöglichkeiten ergeben sich häufiger durch hypoxisch bedingte kardiovaskuläre Ereignisse. Die Letalitätsrate ist mit etwa 0,05% zu beziffern (Tabelle 18.28) und hauptsächlich Folge eines kardialen Versagens oder einer schweren Blutung.

Tabelle 18.27. Komplikationsraten nach laserchirurgischem Eingriff am Tracheobronchialbaum (1981-1986)

Autor	Jahr	Behandlungen	Komplikationen	
		n	n	%
Toty et al.	1981	317	2	0,06
Dumon et al.	1984	1503	35	2,3
Parr et al.	1984	100	4	4,0
Kvale et al.	1985	82	10	12,2
Emslander et al.	1985	224	21	9,4
Cavaliere	1986	364	10	2,7
Gesamt		2590	82	3,2

Tabelle 18.28. Letalitätsrate nach laserchirurgischem Eingriff am Tracheobronchialbaum (1981-1986)

Autor	Jahr	Behandlungen	Verstorben	
		n	n	%
Toty et al.	1981	317	2	0,06
Dumon et al.	1984	1503	6	0,04
Parr et al.	1984	100	0	0
Kvale et al.	1985	82	2	2,4
Emslander et al.	1985	224	1	0,04
Cavaliere	1986	364	2	0,05
Gesamt		2590	13	0,05

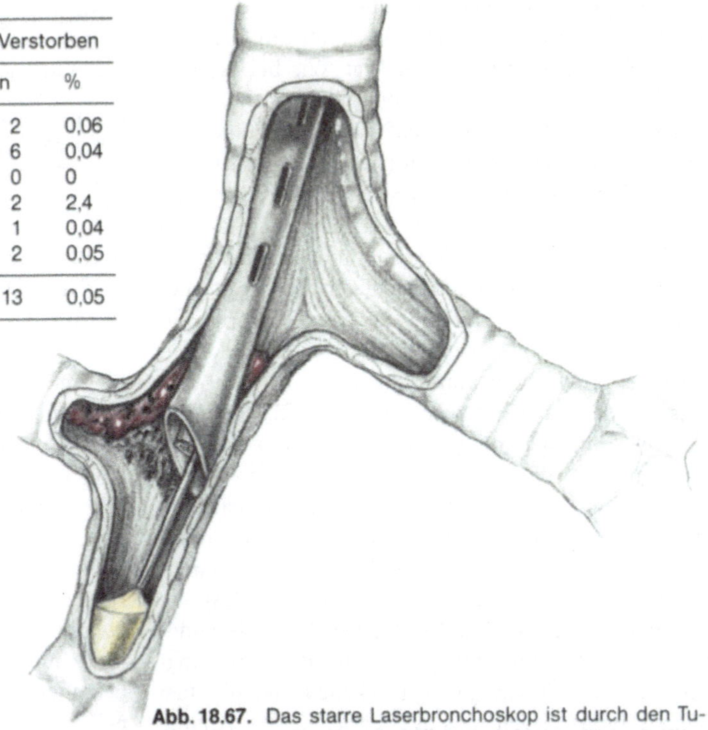

Abb. 18.67. Das starre Laserbronchoskop ist durch den Tumor vorgeschoben worden. Eitriges Sekret im Bronchus intermedius wird über den flexiblen Saugkatheter aspiriert. Blutungen aus dem Tumor werden durch das starre Bronchoskop tamponiert

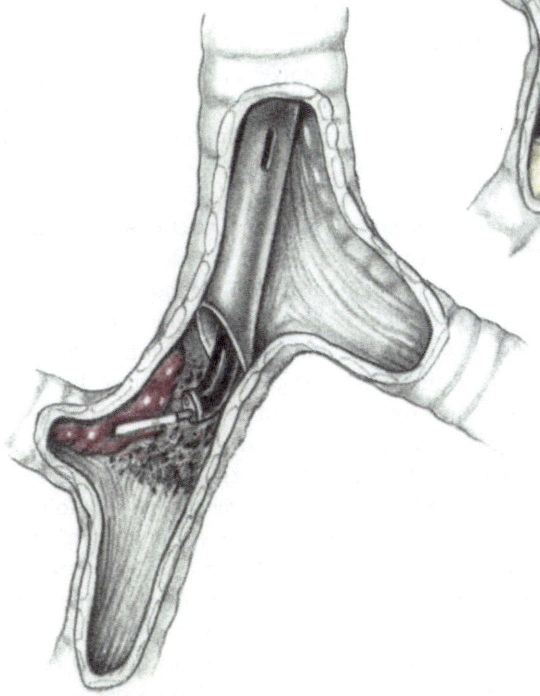

Abb. 18.68. Ein flexibles Bronchoskop ist durch das starre Bronchoskop vorgeschoben worden. Die Beatmung erfolgt über das starre Bronchoskop. Die Evaporisation der Tumorbasis im Oberlappenbronchus wird mit Hilfe des flexiblen Bronchoskops durchgeführt

18.4.3.3 Innere Schienung

Das Prinzip der inneren Schienung findet Anwendung als:

1. Platzhalter vor, bei oder nach larynx- oder tracheaerweiternder Operation bzw. instrumenteller Dilatation oder nach Traumen,
2. Dilatator bei kurzstreckigen Narbenstenosen,
3. Stabilisator einer instabilen Tracheobronchialwand,
4. Palliativmaßnahme zur Überbrückung inoperabler Atemhindernisse.

An der geschlossenen Trachea kann die innere Schienung über einen oralen oder nasalen Tubus erfolgen. Darüber hinaus sind verschiedene endoskopische Verfahren entwickelt worden, mit deren Hilfe Tuben in der Trachea plaziert werden können (Duval u. Bauer 1977; Meyer u. Flemming 1982; Clarke 1980; Westaby et al. 1982). Eine weitere Möglichkeit ist die Plazierung eines Endotubus über eine wieder verschlossene Tracheotomie (Keszler 1987). An der über eine Tracheotomie eröffneten Trachea stehen Tracheotomietubus, -kanüle und speziell entwickelte Endoprothesen zur Verfügung.

Orotracheale Tuben sind nur für kurzfristige Schienungen, etwa vor einer bevorstehenden Operation, geeignet, für eine längerfristige Schienung kommen eher spezielle nasotracheale Tuben aus PVC, Teflon und Silastik in Betracht. Die nasotrachealen Intubationszeiten zur konservativen Dilatationsbehandlung betrugen bis zu 6 Monate (Meyer und Flemming 1982).

Längerfristige Schienungen sind nach Tracheotomie auch über einen Tracheotomietubus bzw. eine Kanüle möglich, wenn der erkrankte Abschnitt auf dem Niveau des Stomas und darunter liegt. Wie bei der oro- bzw. nasotrachealen Intubation gibt es aber viele Nachteile sowohl in bezug auf die Akutsituation als auch auf die Langzeitschäden (s. S. 289). Auch wegen der häufigeren suprastomalen Stenosen wurden Endoprothesen entwickelt, die über das Tracheostoma eingeführt werden (Bond (1891). Im Laufe der Zeit ist eine Vielzahl unterschiedlicher Materialien verwandt worden (Metall, Glas, Teflon, Akryl, Tergal, Portex, Silastik und Silikon). Neben der Materialverträglichkeit blieb das Problem der Plazierung in der Trachea, welches erst durch die Entwicklung eines T-förmigen Tubus aus Silikongummi (Montgomery 1965) befriedigend gelöst wurde. Heute stehen auch zur Behandlung der Tracheomalazie oder von langstreckigen, benignen Stenosen Silikonprothesen zur Verfügung, die intraoperativ oder endoskopisch plaziert und später endoskopisch wieder entfernt werden können (Meyer u. Flemming 1982; Weerda 1982). Auch über die endoskopische Intubation der Trachea mit dem ursprünglich für den Ösophagus entwickelten metallischen Souttar-Tubus liegen positive Berichte vor (Clarke 1980). Auch bei Verwendung anderer maschendrahtähnlicher Stents liegen positive Einzelbeobachtungen vor. Sie werden mit Hilfe von Ballondilatationskathetern vor Ort gebracht und positioniert.

Endoprothese

Nach ihrem Erfinder und ihrer Form wird die heute in der Tracheachirurgie nicht mehr wegdenkbare Endoprothese auch als Montgomery-T-Tubus bezeichnet. Dieser Tubus war primär zur Vermeidung von Restenosen nach Rekonstruktionen der zervikalen Trachea entwickelt worden, indem er der Tracheawand anliegend, eine fibröse Retraktion verhindern soll. Bis heute hat diese Indikation Gültigkeit behalten (von Ilberg 1977; Cooper et al. 1981; D'Amico et al. 1985); zusätzliche Indikationen sind jedoch dazugekommen: z. B. die Tumorobstruktion oder -kompression (Westaby 1985), schwere chemische oder thermische Inhalationstraumen (Westaby et al. 1982), penetrierende Tracheaverletzungen (Cooper et al. 1981), instrumentelle Dilatationsverfahren wie Bougierung oder Laserung (Bergström et al. 1977; Maniglia 1978; Simpson et al. 1982) und weitere Indikationen im perioperativen Bereich nach Trachearesektion, insbesondere bei der Behandlung von Komplikationen (Grillo 1986; Cooper et al. 1981). Der Tubus hat zahlreiche Eigenschaften (Tabelle 18.29), die seinen Einsatz auch bei der Langzeitverwendung über mehrere Jahre ermöglicht haben. Als Endoprothese stellt der Tubus den Luftweg sicher und ist stabil genug, um einer Kompression entgegenzustehen. Das gewebefreundliche Material führt kaum zu Mukosa- oder anderen Schäden und bleibt bei Körpertemperaturen flexibel. Die intratrachealen Schenkel sind an ihren Enden abgestumpft und zugeschnitten, um Schleimhautschäden bei asynchroner Bewegung von Tubus und Trachea zu vermeiden. Schleim und Borken bleiben an der weichen Oberfläche des Silikongummis kaum haften. Der Patient kann den Tubus selbst pflegen und reinigen; auch bei jahrelangem Gebrauch muß er nur gewechselt werden, wenn es zu Problemen wie Lumenverlegung durch Inkrustationen kommt oder wenn sich Granulationen bilden sollten. Der extratracheale Schenkel sichert den Zugang wie bei einer Tracheotomie. Je nach Durchmesser können neben Katheterabsaugungen auch endoskopische Untersuchungen mit dem flexiblen Bronchoskop oder der starren 90°-Optik vorgenommen werden. Zudem ist im Bedarfsfall eine Beatmung möglich und es existiert im Notfall ein direkter Zugang zur Trachea. Im Gegensatz zum Tracheotomietubus ist der T-Tubus jedoch kaum irritierend. Ein weiterer Vorteil ist, daß der extratracheale Schenkel mit einem Silikonstöpsel verschlossen werden kann, so daß weitgehend physiologische Luftwegverhältnisse mit einer Atmung durch den Nasopharynx herrschen und der Patient sprechen kann, vorausgesetzt, die Larynxpassage ist ungestört. Der T-Tubus wird problemlos toleriert, da der Hustenreflex bald verschwindet und sich eine zunächst noch vermehrte Sekretbildung nach 24-48 h wieder zurückbildet. Seine Verwendung ist komplikationsarm und bei adäquater Indikationsstellung sehr effektiv. Die vitale Funktion einer Sicherung der Atemwege wird in 100% erreicht (D'Amico et al. 1985; Westaby 1985).

Tabelle 18.29. Vorteile der trachealen Endoprothese

1. Gleichzeitig Endoprothese und Tracheotomietubus
2. Gewebefreundliches Silikon
3. Leichte endotracheale Plazierung und Entfernung
4. Leichte Reinigung und Pflege
5. Extratrachealer Schenkel, verschließbar
6. Komplikationsarm

Für den individuellen Bedarf gibt es mehrere Formen von T-Tuben. Mit Blick auf die Tracheaweite und den Luftwegswiderstand sollte immer der größtmögliche Tubus gewählt werden. Zusätzlich wurde ein der Bifurkationsform angepaßter T-Y-Tubus nach dem gleichen Prinzip entwickelt (Abb. 18.69) (Westaby et al. 1982), so daß praktisch alle Tracheaabschnitte schienbar sind. Wegen der großen Variabilität des Bifurkationswinkels und der stenosierenden Läsionen ist der Einsatz des T-Y-Tubus für den Langzeitgebrauch zurückhaltend zu indizieren, da seine beiden intrabronchialen Schenkel

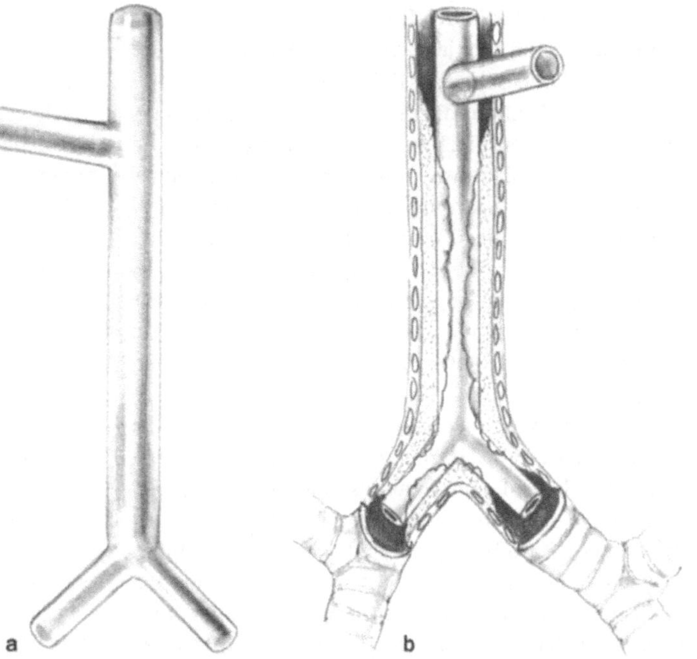

Abb. 18.69. **a** TY-Tubus. **b** Sicherstellung des Luftweges durch einen über die distale Trachea und die Bifurkation in beide Hauptbronchien vorgelegten TY-Tubus. Palliation bei einem Tumor, der beiderseits in der Bifurkation und in der distalen Trachea vorgewachsen ist

Granulationen bewirken können (Grillo 1987a). Dennoch hat sich auch diese Tubusform im Langzeiteinsatz vielfach bewährt (Westaby 1985). Der äußere Durchmesser der Tuben reicht von 4-16 mm.

Die Endotrachealprothese kann eingesetzt werden, wenn aus unterschiedlichen Gründen eine Resektionsbehandlung nicht durchgeführt werden soll oder kann. Dabei handelt es sich meist um komplexe Schäden nach Tracheotomie oder prolongierter Intubation mit gleichzeitiger ausgedehnter Stenose, Malazie und Schleimhautulzeration. In vielen Fällen ist der T-Tubus nicht als Alternativ-, sondern als Komplementärverfahren zu den instrumentellen Methoden, aber auch zur Resektion zu verstehen. Dabei wird er meist eingesetzt, wenn kein befriedigendes Dilatationsergebnis erzielt werden kann oder wenn das Operationsergebnis gefährdet zu sein scheint. Nur in selteneren Fällen wird er als alleinige Maßnahme eingesetzt, so etwa bei Inhaltationsverbrennungen und malignen Tumoren.

Endotracheale Tuben sind auch für Therapiekonzepte von Bedeutung, die eine nicht-resezierende Behandlung von Stenosen mit bronchoskopischer Bougierung, operativer Lösung der Stenose und anschließender T-Tubus-Einlage und systemischer Antibiotikatherapie vorsehen. Zusätzlich wird dabei lokal und systemisch Kortison verabreicht. Bei diesem Vorgehen werden nur die Therapieversager einer Resektion der Stenose zugeführt (Bergström et al. 1977; Maniglia 1978). Vor der Tracheotomie wird die endoskopisch genau markierte Stenose im zervikalen Bereich von außen, bei thorakalen Stenosen von innen mit dem Kommissurenlaryngoskop mehrfach longitudinal inzidiert, um den Stenosering zu lösen. Nach Instillation von Kortison in die Läsion wird durch ein außerhalb des stenosierten Bezirkes angelegtes Tracheostoma für 3 Monate ein T-Tubus eingelegt. Mit diesem kombinierten Vorgehen konnten z. B. bei 9 von 11 Patienten mit 1,5-3 cm langen Stenosen funktionell gute Ergebnisse erzielt werden (Maniglia 1978).

Ganz überwiegend wird der T-Tubus vorübergehend in perioperativen Situationen verwendet (Tabelle 18.30). Zugrunde liegen in der Regel Posttracheotomie- oder

Tabelle 18.30. Indikationen für den Einsatz einer Endoprothese bei Tracheastenosen

1. Präoperativ
   - Nach instrumenteller Dilatation
   - Vor verzögerter Operation
2. Intraoperativ
   - Nach nicht-radikaler Resektion
   - Bei unsicheren Anastomosenverhältnissen
3. Postoperativ
   - Bei Anastomoseninsuffizienz
   - Bei Anastomosenstenose
4. Postinstrumentell
   - Bei entzündlicher Stenose
   - Bei hochgradiger Stenose
5. Alleiniges Verfahren
   - Zur Dilatation einer kurzstreckigen Stenose
   - Bei inoperabler Stenose
   - Bei externer Kompression
   - Bei Tracheomalazie
   - Bei tracheoösophagealer Fistel
   - Bei Inhalationsverbrennung
   - Bei Trauma

Postintubationszustände. Das Intervall bis zu seiner Entfernung kann aber je nach Befund Monate bis mehrere Jahre (Druchschnitt 6-12 Monate) betragen.

Auch bei Kontraindikationen für Trachearesektionen, wie z. B. vorrangig zu versorgenden anderen Erkrankungen (Polytrauma), schlechtem Allgemeinzustand, schweren neurologischen Erkrankungen u. a., kann der Einsatz des T-Tubus ohne weitere operative Maßnahmen indiziert sein. Ist eine längerstreckige Stenose erfolgreich aufbougiert worden und mit einem baldigen Rezidiv zu rechnen, kann der T-Tubus bis zur Operation als Platzhalter dienen. Dies ist v. a. bei entzündlichen Schleimhautveränderungen der Fall, da man die Operation nur im postentzündlichen Stadium durchführen will, wenn die Stenose fixiert ist. Ulzerationen werden auf dem Tubus als Leitschiene reepithelialisiert. In selteneren Fällen, hauptsächlich bei kurzstreckigen Veränderungen, sind mit dem T-Tubus alleine die Stenosen wieder in den nichtrelevanten Bereich zurückgegangen. Dies ist in seltenen Fällen auch nach ausgedehnten Defekten möglich (Cooper et al. 1981). Der Gedanke, über den T-Tubus eine Abheilung entzündlicher Schleimhautveränderungen und eine Fixation der Narbe abzuwarten, liegt auch dem Einsatz des Tubus bei komplexen Verletzungen und Anastomosenstenosen zugrunde, die sich meist auf dem Boden einer Insuffizienz mit Entzündung entwikkelt haben. Findet sich bei den postoperativen endoskopischen Kontrollen eine Teilinsuffizienz der Anastomose, so kann ein T-Tubus durch diese eingelegt werden. Nach 6-12 Monaten kann der Tubus entfernt werden, ohne daß eine neue Operation notwendig wird. Manifeste Restenosen können vertikal inzidiert und dann mit eingelegtem Tubus zur Abheilung gebracht werden (Cooper et al. 1981). Rein narbige Restenosen können mit dem Tubus dilatiert werden. Wenn sie nach 6-12 Monaten noch bestehen, sollte - wenn möglich - eine Reoperation angestrebt werden. Einige Patienten werden lebenslange T-Tubus-Träger. Sind die Tracheaveränderungen so ausgedehnt, daß die Resektion nicht ganz im Gesunden erfolgen kann, z. B. bei Verbrennungs- oder Strahlenschäden bis in den Larynx, so kann zur Prophylaxe einer Restenose intraoperativ ein T-Tubus eingelegt, über die Anastomose geführt und distal von ihr aus einem neu geschaffenen Tracheostoma ausgeleitet werden. Muß bei der Resektion ein malazisches Segment belassen werden, kann dieses durch einen T-Tubus stabilisiert werden, wenn man nicht die äußere Stabilisation vorzieht (s. S. 282). Wird der Tubus durch die Glottis gelegt, können Aspirationsprobleme auftreten, die evtl. durch eine Korrektur des betreffenden Tubusschenkels behoben werden können. Eine postoperative Stimmbandlähmung kann man ebenfalls mit einem durch die Stimmbänder gelegten T-Tubus behandeln. Auch nach Langzeitverläufen sind Stimmbandverletzungen eine Rarität.

Ausgedehnte Inhalationsverbrennungen und direkte Tracheaschäden heilten wiederholt mit alleiniger T-Tubus-Behandlung aus, so daß eine ursprünglich geplante Operation nicht mehr nötig war. Es hat sich gezeigt, daß bei früher T-Tubus-Einlage nach Trauma posttraumatische Stenosebildungen vermieden werden können.

Bei längerstreckigen Resektionen und großer Spannung an der Anastomose kann diese auf der Vorderseite durch Einlage eines T-Tubus vermindert werden (Keszler 1987). Auch nach Lasertherapie hochgradiger und längerstreckiger Stenosen haben sich Endoprothesen als Platzhalter bewährt, besonders im subglottischen Abschnitt (Simpson et al. 1982). Nach instrumenteller Weitung hochentzündlicher Stenosen, z. B. tuberkulöser Genese, kann eine Rezidivstenose manchmal durch einen T-Tubus verhindert werden. Bei endoluminalem Tumorwachstum oder Kompression von außen kann der T-Tubus den Luftweg aufrechterhalten. Ösophagotracheale Fisteln können durch einen Tubus bis zur Versorgung oder auch als definitive Maßnahme überbrückt werden. Je nach Befund muß evtl. zusätzlich eine temporäre Gastrostomie zur Drainage und eine Katheterjejunostomie zur Ernährung angelegt werden. Hin und wieder können ausgedehnte schwerste Tracheaschäden, z. B. nach mißglückter Erstoperation, bei denen eine Resektion nicht mehr möglich ist, durch einen eingelegten T-Tubus ausheilen (Cooper et al. 1981). Ein T-Tubus sollte aber weder als Ersatz für eine Operation noch für eine Lasertherapie angesehen werden, wenn diese erfolgversprechend sind.

Behandlungstechnik. Vor der Einführung des Tubus sind die Abstände von der Carina bis zu den Stimmbändern, von der Carina bis zum kaudalen Stenoseende, vom kaudalen Stenoseende zum Tracheostoma, vom oberen Stenoseende bis zum Tracheostoma und vom oberen Stenoseende bis zu den Stimmbändern genau zu messen. Der Eingriff wird in Allgemeinnarkose, am besten bei Spontanatmung, durchgeführt. Durch das Tracheostoma wird zunächst der distale Schenkel eingeführt, wobei der kraniale mit einer Klemme gefaßt ist. Unter Druck nach kaudal wird auch der kraniale Schenkel nach intratracheal verlagert und die Klemme entfernt, nachdem zuvor der extratracheale Schenkel mit einer zweiten Klemme gefaßt worden war. Durch Zug mit dieser nach außen kommt der intratracheale Tubusteil in seine richtige Lage (Abb. 18.70). Wichtig ist, daß die beiden trachealen Tubusschenkel außerhalb des stenotischen Bezirks enden. Nach jeder Tubuseinlage wird die Position endoskopisch überprüft.

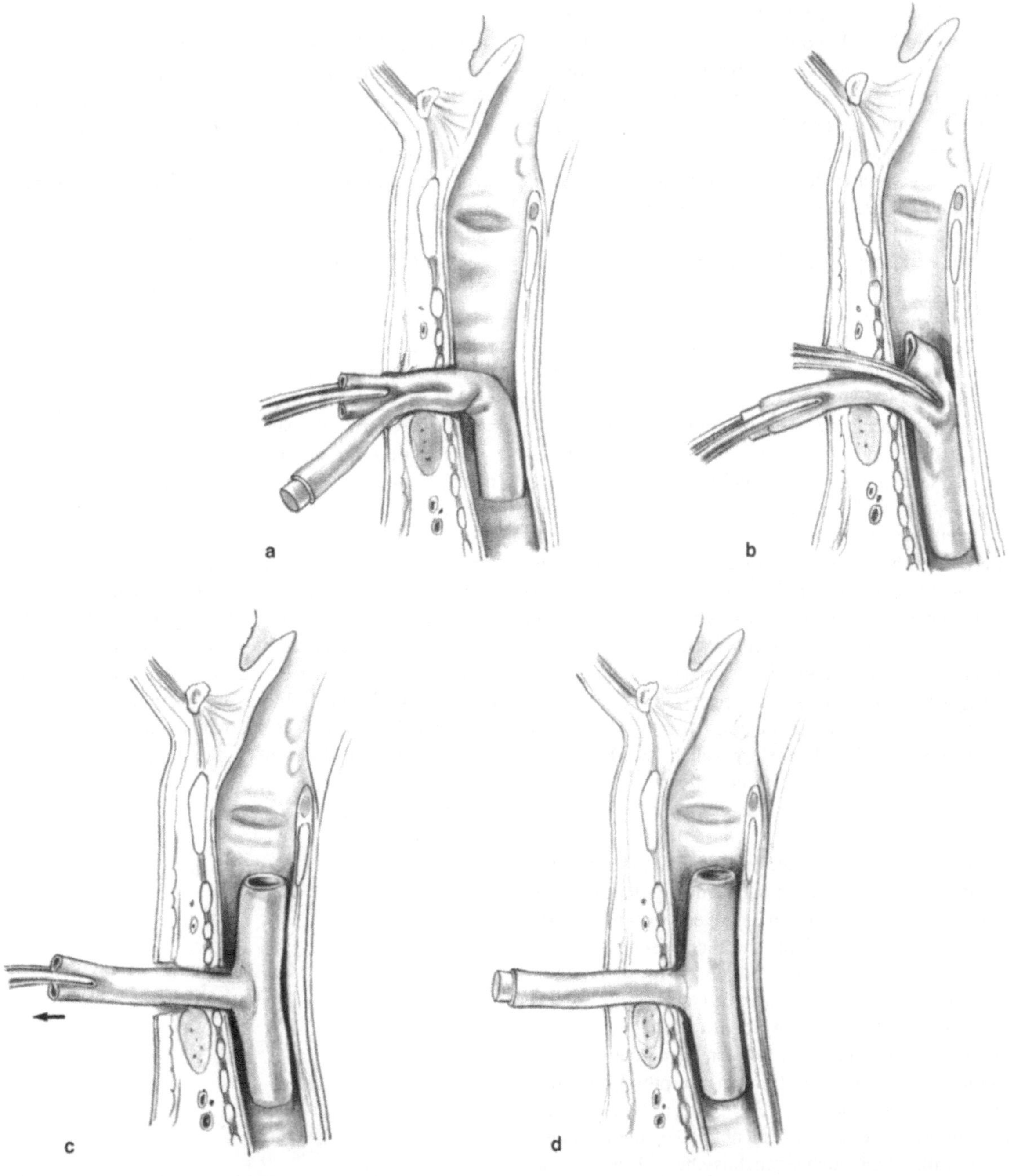

Abb. 18.70 a, b. Technik der Einführung eines T-Tubus. **a** Der untere Schenkel ist bereits über das Stoma in die Trachea eingeführt worden, der obere Schenkel des intratrachealen Tubusteiles wird gefaßt. **b** Nachdem der gesamte intratracheale Teil in der Trachea zu liegen gekommen ist, wird mit einer 2. Klemme der horizontale Schenkel gefaßt. **c** Nach Entfernung der Klemme am oberen intratrachealen Schenkel wird durch Zug an der Klemme am horizontalen Schenkel der Tubus positioniert. **d** T-Tubus in situ. Der horizontale Schenkel ist mit einem Silikonstopfen verschlossen. (Nach Montgomery 1980)

Bereitet die Tubuseinlage Schwierigkeiten, kann alternativ ein Nabelband durch den extratrachealen und den kranialen Schenkel geführt und dann durch ein über dem Tracheostoma positioniertes Bronchoskop mit einer Biopsiezange durch den Mund nach außen abgeleitet werden. Ist der T-Tubus in die Trachea eingebracht, kommt er durch Zug an beiden Nabelbandenden in die richtige Position (Cooper et al. 1981). Selbstverständlich ist auch nach dieser Einlagemethode eine endoskopische Überprüfung notwendig.

In einer weiteren neuen Variante wird der T-Tubus in gewöhnlicher Weise eingesetzt, der extratracheale Schenkel aber nach einer gewissen Zeit auf eine Länge von 2–3 cm zurückgestutzt, so daß er von Subkutangewebe und Kutis überwachsen werden kann. Die äußere Hautöffnung der Tracheotomie verschließt sich, so daß eine Umwandlung in einem geschlossenen T-Tubus stattfindet. Da sein äußerer Schenkel tastbar bleibt, kann der Tubus über eine einfache Hautinzision jederzeit wieder freigelegt werden. Voraussetzung für dieses Verfahren ist eine normale Larynxfunktion und ein 2–3monatiger komplikationsloser Verlauf bei verschlossenem T-Schenkel. Als wesentlicher Vorteil der Methode wird, von der verschlossenen Halshaut abgesehen, die zwangsweise Notwendigkeit zu einer physiologischen Bronchialtoilette angesehen, da eine häufig traumatisierende Absaugung über den extratrachealen Schenkel nicht mehr möglich ist. Diese kann zu chronischer Entzündung der tieferen Luftwege und irreversiblen Schleimhautschäden führen (Keszler 1987).

Auch vor der Intubation mit dem T-Y-Tubus müssen die trachealen Verhältnisse eindeutig definiert sein, damit das Tracheostoma im genauen Abstand von der Carina entsprechend dem Abstand zwischen dem extratrachealen T-Schenkel und der Y-förmigen Spaltung der beiden Bronchialschenkel angebracht werden kann (Abb. 18.69). Dann werden 2 elastische Gummibougies oder flexible Drahtsonden durch das Tracheostoma in den rechten und linken Hauptbronchus hinter das obstruierende Gewebe geführt. Nach Durchleuchtungskontrolle werden über die beiden Führungsdrähte die beiden Bronchusschenkel der Prothese sicher in ihre Position gebracht. Dies muß schnell geschehen, da während des Herunterschiebens des Tubus kaum ventiliert werden kann. Anschließend werden die beiden Führungsdrähte entfernt und der tracheale Prothesenschenkel in die Trachea manövriert. Die beiden bronchialen Schenkel und der extratracheale Schenkel halten die Prothese in ihrer Position fest (Westaby et al. 1982). Der Eingriff wird wie üblich durch eine Kontrollendoskopie abgeschlossen.

In der 1. postoperativen Woche werden Antibiotika gegeben. Sobald wie möglich wird der Tubus mit dem Silikonpfropf verschlossen. Während der ersten beiden Tage wird 2- bis 4stündlich durch den Tubus abgesaugt, es können zusätzlich Mukolytika instilliert und ein Befeuchter benutzt werden. So können in der frühen Phase bei vermehrter Sekretbildung Verunreinigungen oder Verlegungen des Tubus vermieden werden. Absaugmanöver beschränken sich auf den Tubus, um Husten zu vermeiden. Später sollte nur dann abgesaugt werden, wenn der Patient dies benötigt. In den meisten Fällen kann bei verschlossenem extratrachealem Schenkel der Patient seinen Schleim selbständig durch den Mund abhusten. Wegen der physiologischen Feuchtigkeit im trachealen Milieu kommt es kaum noch zu Schleim- und Borkenverunreinigungen. Die postoperativ begonnene Therapie mit Mukolytika sollte im Bedarfsfall systemisch fortgesetzt werden.

Die Entfernung des T-Tubus erfolgt meist in Allgemeinnarkose, wobei die Beatmung über den extratrachealen Tubusschenkel erfolgt. Um ein Entweichen der Anästhesieluft durch den oberen Tubusschenkel zu vermeiden, wird dieser durch einem Embolektomiekatheter verschlossen (Abb. 18.71). Durch Zug am extratrachealen Schenkel bei gleichzeitigem Druck auf die Haut ober- und unterhalb des Stomas wird der Tubus gezogen. Anschließend wird entweder über das Tracheostoma mit einem Tubus die Beatmung fortgesetzt oder es erfolgt sofort die bronchoskopische Kontrolle mit dem starren Gerät, über das dann auch beatmet

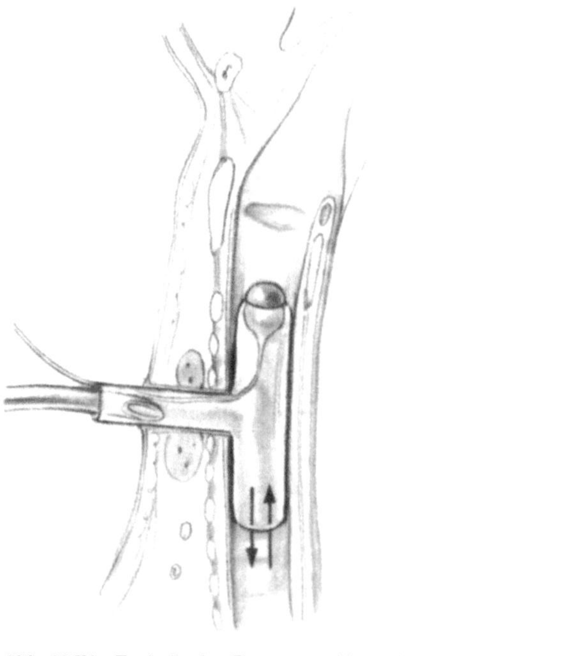

Abb. 18.71. Technik der Beatmung über einen T-Tubus. Mit einem Fogarty-Embolektomiekatheter ist der obere intratracheale Schenkel verschlossen worden. Der zusätzlich über den horizontalen Schenkel eingeführte Beatmungstubus führt Beatmungsluft zu, die nur nach distal gelangen kann

wird (Montgomery 1980). Vor und nach Entfernung des Tubus in Allgemeinnarkose wird die Trachea und der geschiente Bereich bronchoskopiert. Sind die Luftwege stabil und weit, kann auf eine Wiedereinlage des Tubus verzichtet werden. Es soll aber zunächst für 3 Wochen ein Tracheotomietubus eingelegt werden, damit bei einer eventuellen Restenosierung mühelos wieder ein T-Tubus eingelegt werden kann (Cooper et al. 1981).

Komplikationen sind äußerst selten; es handelt sich meist um eine Tubusverlegung durch Schleim oder Granulationsgewebe bzw. um Granulombildungen an den intratrachealen Tubusenden. Wenn eine Obstruktion auftritt und diese nicht beseitigt werden kann, muß der Tubus gewechselt werden. Anzeichen für eine beginnende Obstruktion kann es sein, wenn der Verschluß des extratrachealen Schenkels mit dem Silikonpfropf nicht mehr toleriert wird. Granulationen bilden sich meist im subglottischen Bereich um den oberen intratrachealen Schenkel aus. Diese können bronchoskopisch entfernt werden. Anschließend sollte der obere Schenkel gekürzt werden. Manchmal wird ein Tubuswechsel auch notwendig, weil als Zeichen des Dilatationseffektes der Tracheadurchmeser zugenommen hat. Dann sollte alsbald ein entsprechend größerer T-Tubus eingesetzt werden.

18.4.4 Resektionen

Die Resektion erkrankter Tracheaabschnitte ist für eine Vielzahl obstruierender Erkrankungen die adäquate Therapie. Sie ist bis zu einem gewissen Grade standardisiert, wenngleich Einzelheiten des Zugangs, des Resektionsausmaßes und der rekonstruktiven Prinzipien nach wie vor kontrovers diskutiert werden.

18.4.4.1 Geschichte

Bereits im vergangenen Jahrhundert wurde die Möglichkeit der Kontinuitätsresektion der Trachea mit zirkulärer Resektion und End-zu-End-Anastomose als therapeutisches Prinzip bei benignen und malignen Strikturen und Stenosen erkannt (Gluck u. Zeller 1881; Küster 1884; von Eiselsberg 1896; Föderl 1896). Das Verfahren konnte sich jedoch zunächst nicht durchsetzen, weil aufgrund der Rigidität bereits nach Resektion relativ kurzer Tracheaabschnitte eine erhöhte Zugbelastung verzeichnet und Nahtinsuffizienzen und/oder Stenosen befürchtet wurden. Weitere Probleme bereiteten die engen topographischen Beziehungen zu den großen intrathorakalen Gefäßen (Abb. 18.6 und 18.12), die Fortführung der Beatmung und die intraoperativ schwierig darstellbare Blutversorgung der Trachea.

Über einen längeren Zeitraum stand daher die Suche nach plastisch-rekonstruktiven Methoden und ihre klinische Erprobung im Vordergrund der Bemühungen. So können lokal gestielte oder durch alloplastisches Material verstärkte Gewebeteile bzw. freie autoplastische Transplantate zu Trachearohren geformt werden (Montgomery 1965; Naumann 1974; Denecke 1980). Nachteilig ist bei diesen komplexen Rekonstruktionsverfahren die Notwendigkeit des mehrzeitigen Vorgehens bei ausgedehnteren Tracheadefekten und ihre Beschränkung auf vorwiegend extrathorakale Lokalisationen und benigne Stenosen. Daher wurden zunächst nur laterale Resektionen durchgeführt und der Defekt mit einem Patch aus körpereigenem Gewebe, wie Faszie, Kutis, Perikard, Mukosa, Muskel, Bronchus, Rippenknorpel oder Ohrmuschel, versorgt (Gebauer 1950; Belsey 1950; Lezius 1953; Brewer u. Bai 1955; Meyer 1960; Caputo u. Consiglio 1961; Moghissi 1975; Weerda et al. 1986). Dieses Verfahren war durch Wundheilungsstörungen und narbige Stenosen belastet. Zudem war die laterale Resektion bei Malignomen häufig nicht radikal, weshalb eine breitere klinische Anwendung v. a. intrathorakal nicht gerechtfertigt schien. Deshalb wurde dem prothetischen Trachealersatz mit Glas, Metall, Stahldrahtgeflechten, Tantalum- sowie Marlex-mesh oder Silikontuben zunehmend Aufmerksamkeit geschenkt, der sich jedoch trotz zahlreicher experimenteller und seltener klinischer Untersuchungen (Beall et al. 1962; Pearson et al. 1968b; Borrie u. Redshaw 1970; Neville et al. 1971) bisher als therapeutische Maßnahme aufgrund von Einheilungsstörungen, Infektionen im Wundgebiet, Nahtinsuffizienzen und Arrosionsblutungen aus den großen Körpergefäßen nicht etablieren konnte. Die Implantation einer Tracheaprothese ist daher heute nur in seltenen Ausnahmesituationen indiziert. Außerdem haben alle Prothesen mit Ausnahme unterschiedlicher Beobachtungen nach dem Gebrauch vom Marlex-mesh bisher den Nachteil der Unterbrechung des respiratorischen Epithels, so daß der mukoziliare Transport gestört ist und sich entsprechende Abhustprobleme ergeben. Patienten, die den Eingriff länger überlebten, litten daher häufig unter Atelektasen und sekundär entzündlichen Prozessen.

Aufgrund der enttäuschenden Ergebnisse bei Verwendung von alloplastischem Material wurde vermehrt experimentell versucht, allogene Trachealtransplantationen durchzuführen, die insbesondere bei der Transplantation vitalen Gewebes erhebliche immunologische Reaktionen zur Folge hatten (Toivio et al. 1973; Farrington et al. 1977). Auch die Transplantation konservierten Tracheagewebes war nur teilweise erfolgreich (Kastenbauer 1983). Bislang ist nur eine gelungene allogene homologe Tracheatransplantation von einem Segment beim Menschen bekannt (Rose et al. 1979). Das Problem der Defektüberbrückung durch ein Ersatzmaterial ist daher bis heute nicht befriedigend gelöst (Heberer et al. 1980).

Parallel zu diesen negativen Erfahrungen konnten die Probleme der Kontinuitätsresektion durch experimentelle Erkenntnisse, operativ technische Fortschritte und die Weiterentwicklung anästhesiologischer Methoden zum großen Teil gelöst werden. Lange bestand die Meinung, daß eine Trachearesektion mit End-zu-End-Anastomose wegen der resultierenden Anastomosenspannungen nur bei Entfernung von bis zu 4 Knorpelspangen möglich und daher hauptsächlich bei entzündlich oder traumatisch bedingten Strikturen indiziert ist, nicht jedoch bei der radikalen Resektion von Tumoren (Belsey 1950). Erst allmählich wurde anhand einzelner Mitteilungen deutlich, daß ⅓ der Trachea reseziert und eine End-zu-End-Anastomose ausgeführt werden kann (Clagett et al. 1952; Barclay et al. 1957). Heute stellt die Kontinuitätsresektion der Trachea die chirurgische Therapie der 1. Wahl bei obstruierenden Tracheaerkrankungen dar, da die primäre End-zu-End-Anastomose die einfachste und sicherste Form der Defektüberbrückung ist (Grillo 1978). Andere Verfahren kommen nur noch zur Anwendung, wenn die Kontinuitätsresektion sich als nicht durchführbar erweist. Voraussetzung für diese Entwicklung war der von Grillo et al. geführte Nachweis, daß nach ausgedehnter Mobilisation auch Resektionen der Trachea von 50-70% der Gesamtlänge, also einer Strecke von etwa 8 cm, mit nachfolgender End-zu-End-Anastomosierung möglich sind (Grillo et al. 1964; Mulliken u. Grillo 1968). Die zunächst noch bestehenden Probleme wurden durch die Entwicklung der infrahyoidalen und später der suprahyoidalen Kehlkopfmobilisation weitgehend gelöst (Dedo u. Fishman 1969; Montgomery 1974). Schließlich wurden auch Verfahren zur Kontinuitätsresektion anteriorer und zirkulärer subglottischer Stenosen entwickelt (Pearson et al. 1975; Grillo 1982a).

Obwohl die Bifurkation anatomisch der Trachea zugehörig ist, stellt sie aus chirurgischer Sicht eine eigenständige Problematik dar, die noch immer nicht befriedigend gelöst ist. Die Beatmung während der Rekonstruktion, der Zugangsweg zum zentralen Mediastinum und die Anastomosierung stellen hohe technische Ansprüche. Dabei sind die Erfahrungen bis heute weltweit äußerst begrenzt, und auch die wenigen Zentren mit verhältnismäßig großen Fallzahlen können kaum über mehr als 40 Operationen berichten (Eschapasse 1974; Grillo 1982a; Jensik et al. 1982; Deslauriers 1985; Pearson et al. 1984; Weber et al. 1986; Faber 1987; Perelman u. Koroleva 1987; Vogt-Moykopf et al. 1990). Grund ist, daß die Tracheabifurkation nur selten Ort einer Primärerkrankung, eher dagegen bei Karzinomen der rechten - seltener der linken - Lunge und der distalen Trachea mitbefallen ist. Oft kann dann aufgrund der Gesamtausdehnung der Erkrankung bereits nicht mehr operiert werden. Insgesamt wird deshalb die Manschettenpneumonektomie beim Bronchialkarzinom wesentlich häufiger durchgeführt als die isolierte Bifurkationsresektion aus anderen Gründen. Im Gegensatz zur Chirurgie des Tracheastammes stehen an der Tracheabifurkation die Tumorerkrankungen im Vordergrund. Da es sich beim Bronchialkarzinom um Tumoren im Stadium III (T4) handelt, sind hier die Langzeitüberlebensraten entsprechend gering. Einer kleinen Patientengruppe kann aber Heilung in Aussicht gestellt werden (Grillo 1982bc; Deslauriers 1982; Faber 1987). In den meisten Fällen muß die Operation jedoch als palliative Maßnahme zur Vorbeugung eines Bifurkationssyndroms angesehen werden.

Seit den 50er Jahren wurde über Resektionen an der Bifurkation berichtet, die Price Thomas als erster (1949) durchführte. Dabei handelt es sich um Bifurkationsteilresektionen mit Defektverschluß durch direkte Naht, z. T. über Bronchuskipplastiken (Price Thomas 1956; Abbott 1950; Paulson u. Shaw 1955; Chamberlain et al. 1959) oder Verschlüsse über eingenähtes körpereigenes Gewebe wie Faszie (Belsey 1950), drahtverstärkte Haut (Gebauer 1950), freies Bronchustransplantat und gestielte Pleuralappen (Lezius 1953) oder Perikardlappen (Bryant u. Eisemann 1964). Außerdem wurden körperfremde Materialien wie Dura mater, Marlex- sowie Tantalum-mesh und ähnliches verwandt (Lezius 1953; Moghissi 1975), bis schließlich über Bifurkationsresektionen mit Rekonstruktionen durch Anastomose berichtet wurde, die entweder als isolierte Bifurkationsresektion (Barclay et al. 1957; Archer et al. 1963), als Manschettenpneumonektomie (Salzer 1952; Gibbon 1959; Mathes 1958; Björk 1959; Thompson 1966) bzw. als Bifurkationsresektion mit rechtsseitiger oberer Lobektomie durchgeführt wurden (Mathey et al. 1966). Die Technik der Bifurkationsresektion und -rekonstruktion wurde von Grillo et al. überwiegend aufgrund der Erfahrungen bei semimalignen und benignen Erkrankungen weiter entwickelt (Grillo et al. 1963; Grillo 1978, 1982b). Hinzu kamen wichtige Hinweise für die technisch sehr anspruchsvolle linksseitige Manschettenpneumonektomie (Thompson et al. 1969; Schildberg et al. 1980b; Perelman u. Koroleva 1980). Heute hat die komplette Resektion des unteren Tracheaabschnittes mit Anteilen beider Hauptbronchien und entsprechender Reanastomosierung zur Defektüberbrückung die größte Bedeutung (Grillo 1988; Vogt-Moykopf et al. 1990).

Die Bezeichnungen „bronchoplastische Operation“ (Paulson u. Shaw 1955) und „Manschettenresektion“ (Price Thomas 1956) haben heute eine synonyme Bedeutung und bezeichnen Operationen am Bronchialbaum, mit deren Hilfe gesundes Lungenparenchym erhalten werden kann. Inhaltlich davon zu unterscheiden sind andere plastische Verfahren, bei denen Bronchialwanddefekte durch freie oder gestielte Transplantate bzw. Prothesen ersetzt werden. Operationen an den Hauptbronchien waren die ersten bronchoplastischen Eingriffe und werden naturgemäß bis heute am häufigsten durchgeführt. Durch die Stammbronchusresektion mit Luftwegrekonstuktion kann eine Pneumonektomie umgangen werden. Die Erkrankung im Bronchus muß nicht notwendigerweise die Entfernung des zugehörigen Lungenparenchyms bedeuten. Voraussetzung für einen parenchymerhaltenden Eingriff ist natürlich, daß das distal des stenosierenden Prozesses liegende Lungengewebe und das Bronchialsystem nicht sekundär irreversibel im Sinne einer „destroyed lung“ zerstört sind. Reversible Veränderungen, wie z. B. auch Monate alte Atelektasen, stellen dagegen keine Kontraindikation dar. Stammbronchusresektionen erfolgen am häufigsten in Kombination mit einer Oberlappenresektion beim Bronchialkarzinom und überwiegend rechtsseitig. Isolierte Stammbronchusresektionen sind dagegen sehr viel seltener und wegen der unterschiedlichen Größenverhältnisse häufiger linksseitig.

Bei dem die Grundüberlegung des bronchoplastischen Eingriffes darstellenden Bestreben, möglichst viel gesundes Lungengewebe zu erhalten, muß jedoch stets sichergestellt sein, daß durch möglichst radikale Entfernung des erkrankten Gewebes einem Rezidiv mit größtmöglicher Sicherheit vorgebeugt wird. Die intraoperative Untersuchung der Resektionsränder im Schnellschnitt ist daher bei Tumoren und floriden entzündlichen Prozessen unverzichtbar. Ihre Primärindikation haben die bronchoplastischen Operationen daher bei benignen Tumoren und Tumoren mit niedrigem Malignitätsgrad (s. Tabelle 18.20) sowie spezifisch oder unspezifisch entzündlichen und traumatischen Bronchusstenosen bzw. Bronchusrupturen. Das gilt auch für die isolierte Stammbronchusresektion. Diese ist auch bei den sehr seltenen lokalisierten Karzinomen in diesem Bereich indiziert.

Eloesser hatte 1939 erstmals ein Karzinoid über eine bronchoplastische Operation entfernt, indem er nach Bronchotomie den Tumor an seiner Basis exzidierte und diese fulgurisierte. Price Thomas (1947) und D'Abreu u. Mac Hale (1949) entfernten die ein Karzinoid tragende Bronchuswand durch Keilresektion des Hauptbronchus und verschlossen den Defekt durch direkte transversale Naht. Bis heute wird dieses als konservativste Resektionsmethode bezeichnete und auch Teilmanschettenresektion genannte Verfahren (Jensik et al. 1974) von einigen Autoren bei geeigneter Topographie angewandt; in seiner Radikalität ist es der Vollmanschettenresektion gleichzusetzen (Cooper u. Belcher 1976; Okike et al. 1978; Lowe et al. 1982; Keszler 1986). Zu dieser Operationsgruppe zählen auch die Teilresektionen mit Bildung eines Bronchuswandlappens zum Defektverschluß im Sinne einer Bronchuskipplastik. Die heute überwiegend angewandte Vollmanschettenresektion mit Entfernung eines zirkumferenziellen Bronchuszylinders und anschließender End-zu-End-Anastomose wurde erstmals 1951 von Gebauer wegen einer längerstreckigen tuberkulösen Stenose und 1956 von Connolly und Chamberlain wegen eines Karzinoids im linken Hauptbronchus durchgeführt.

Die erste Hauptbronchusresektion mit Lobektomie im Sinne einer Manschettenlobektomie wurde 1952 von Price Thomas wegen einer Tuberkulose mit Hauptbronchusstenose durchgeführt und im selben Jahr von Allison wegen eines Karzinoms. Erste Erfahrungsberichte über größere Patientenserien konnten Mitte der 50er Jahre vorgelegt werden (Paulson u. Shaw 1955; Price Thomas 1956). In Übereinstimmung mit anderen Arbeitsgruppen (Grillo 1987 c; Vogt-Moykopf et al. 1989) wird von uns heute ausnahmslos die komplette Bronchusvollmanschettenresektion durchgeführt, weil wir sie für komplikationsärmer erachten.

Trotz wiederkehrender Einzelmitteilungen über Erfolge (Hurt u. Bates 1984) wird anderen plastischen Verfahren, wie z. B. der Defektdeckung mit einem Gebauer-Kutislappen, einem freien oder gestielten Perikardpatch oder Fascia lata sowie Kombinationen mit Netzen aus Marlex oder Tantalum bzw. PTFE wegen ihrer Komplikationsträchtigkeit im Vergleich zur direkten Bronchusnaht weltweit mit Zurückhaltung begegnet.

18.4.4.2 Indikationen

Voraussetzung für die Indikation zur Operation sind:

1. Intakte oder sanierte Verhältnisse im Larynx (Grillo 1973) und
2. Sanierung stark entzündlich veränderter Stenosen durch Vorbehandlung mit konservativen Maßnahmen, evtl. auch mit endoskopischer Exzision nekrotischer Gewebeanteile, da nur nach Abklingen der entzündlichen Erscheinungen eine sichere Naht der Trachea gewährleistet und das Risiko einer Restenosierung deutlich gemindert ist (Grillo 1973; Naumann 1974).
3. Ausreichende respiratorische Verhältnisse. Eine präoperative respiratorische Insuffizienz, die nicht

durch die Stenose bedingt ist und postoperativ voraussehbar eine Beatmung über einen längeren Zeitraum erforderlich macht, stellt eine Kontraindikation zur Resektion dar. Hier ist die Gefahr der Anastomosenruptur als Folge der mechanischen Alteration durch Intubation und Beatmung besonders hoch. Eine Ausnahme bilden nur Patienten mit hohen zervikalen Anastomosen und distal der Anastomose liegendem Tracheostoma (Grillo 1969a; Gerwat u. Bryce 1974), und mit gewisser Einschränkung auch Patienten mit Bifurkations- und Hauptbronchusanastomose. Eine evtl. notwendig werdende Tracheotomie im postoperativen Verlauf führt häufig zu einem Mißerfolg der Trachearesektion (Pichlmaier u. Schaudig 1972).

4. Die Kooperationswilligkeit und -fähigkeit des Patienten sowie ein intensives präoperatives krankengymnastisches Atemtraining sind außerdem von großer Bedeutung für den postoperativen Verlauf.

Indikationen zur Resektion mit Rekonstruktion am Tracheobronchialbaum sind viele obstruierende Erkrankungen unterschiedlicher Ursache, für deren ausreichende Behandlung keine weniger invasiven Verfahren zur Verfügung stehen. Diese Erkrankungen stellen im allgemein- wie thoraxchirurgischen Krankengut einen vergleichsweise kleinen Anteil dar. Am häufigsten handelt es sich um Posttracheotomie- und Postintubationsstrikturen (s. S. 289) sowie Tumoren (s. S. 292). Seltener sind traumatische Läsionen (s. S. 383), entzündliche Narbenstenosen nach Tuberkulose oder Diphtherie und ösophagotracheale (s. S. 266) bzw. tracheoarterielle Fisteln (s. S. 261). Bei umschriebener Tracheomalazie ist die Indikation nur in speziellen Fällen gegeben (s. S. 282).

Trachea

Abgesehen von den Voraussetzungen der allgemeinen Operabilität sind lokale Resektabilität und Rekonstruktionsmöglichkeit Bedingung. Durch Ausschöpfung sämtlicher zur Verfügung stehender Mobilisationsmaßnahmen (s. S. 324) kann mehr als die Hälfte der Trachea, einer Länge von etwa 7-8 cm entsprechend, reseziert und reanastomosiert werden. Im eigenen Krankengut betrug die Ausdehnung des längsten resezierten Abschnittes mit anschließender End-zu-End-Anastomose 7,5 cm (Schildberg et al. 1980b). Bei Ausbildung sog. Tandemstenosen nach Tracheotomie mit narbiger Stenose im Tracheostomiebereich und malazischer Stenose im Tubusmanschettenbereich kann eine Doppelresektion unter Erhaltung des zwischengeschalteten intakten Tracheasegmentes erfolgen (s. Abb. 18.56). Wichtig ist hier die Erhaltung der von lateral in die Trachea einstrahlenden feinen Blutgefäße (s. S. 232). Die Möglichkeit der Verwendung auch kurzer Tracheasegmente bei Schonung der Durchblutung für eine Reanastomosierung ist bei längerstreckigen Stenosen, insbesondere im Grenzbereich der Resektionsmöglichkeit, von klinisch-praktischer Bedeutung (Valesky 1986).

Bei den nichttumorösen Stenosen richtet sich die Indikation im wesentlichen nach der funktionellen Wertigkeit der Stenose. Erst bei einer Lumeneinengung von mehr als 70% der Normweite, entsprechend einer Reduktion des Tracheadurchmessers auf 5 mm und weniger, sind Ventilation und Expektoration behindert (Fuchsig et al. 1963). Derartige Tracheaeinengungen können ohne größere subjektive Beschwerden toleriert werden, andererseits aber bereits zu deutlichen Dyspnoeerscheinungen führen. Hier spielen neben dem Durchmesser auch die geometrische Form und Länge der Stenose sowie die allgemeine, körperliche und psychische Verfassung des Kranken eine Rolle. Der Einfluß psychischer Faktoren wird besonders gut sichtbar, wenn Patienten im Wachzustand bisweilen deutlich schlechtere Blutgaswerte haben als unter Narkosebedingungen. Unter Berücksichtigung dieser Faktoren wird man die Indikation sicher nicht streng nach dem Ausmaß der Stenose, sondern individuell nach dem klinischen Beschwerdebild stellen. In der Regel dürfte eine Reduzierung des Querdurchmessers um 50-70% eine Indikation zur Trachearesektion darstellen (Abb. 18.72).

Das therapeutische Konzept in der Behandlung der *benignen Tracheastenosen* wird von ihrer Art und Beschaffenheit beeinflußt. Bei alleiniger Beteiligung des inneren Weichteilrohres mit Granulationen oder Segelbildung ist die endoskopische Abtragung meist ausreichend (s. S. 298). Bei der Chondromalazie mit Zerstörung des knorpeligen Stützgerüstes und intaktem innerem Weichteilmantel ist sowohl die Fixierung der kollabierten Trachea an umgebendes Gewebe durch Lateropexie oder Apposition als auch die Resektion des erkrankten Tracheaabschnittes möglich (s. S. 283). Bei Beteiligung des inneren Weichteilrohres und des Knorpelstützgerüstes in Form der ex- oder konzentrischen Narbenstenosen sind endoskopische Dilatationen auf die Dauer wenig erfolgversprechend. Die Therapie der Wahl ist hier die zirkuläre Resektion mit terminoterminaler Anastomose. Voraussetzungen dafür sind Resektionsgrenzen im entzündungsfreien Gewebe sowie intakte oder sanierte Verhältnisse an Larynx und Lunge. Bei floriden Entzündungszeichen sollte daher zunächst das Abklingen der akuten Entzündungserscheinungen unter konservativer Therapie abgewartet werden. (s. S. 296 u. 306). Einseitige Störungen der Stimmbandfunktion sind nicht als Hindernis für die Kontinuitätsresektion der Trachea anzusehen. Da benigne Tracheastenosen fast immer, auch bei

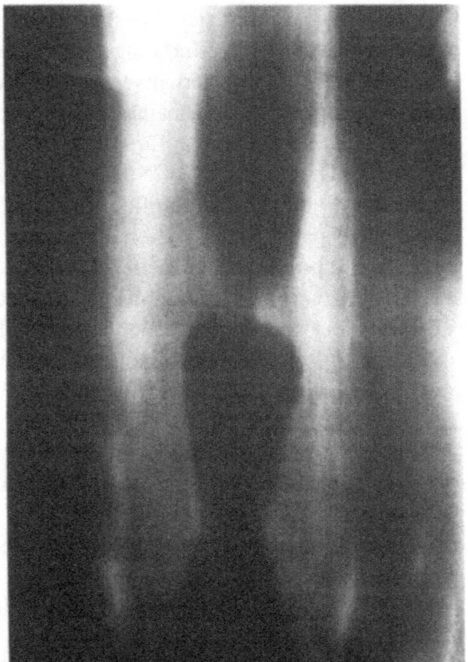

a

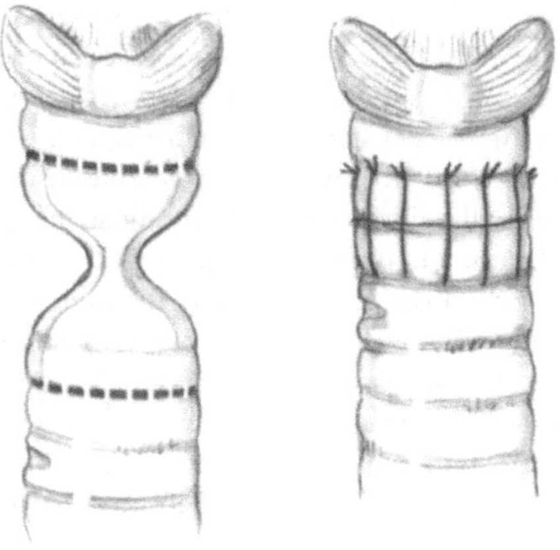

b

Abb. 18.72. **a** Sanduhrstenose nach Langzeitbeatmung bei endotrachealer Intubation wegen eines Polytraumas. **b** Resektion der destruierten Knorpelringe 2–4 und End-zu-End-Anastomose

thorakaler Lokalisation, über einen zervikalen Zugang, evtl. erweitert durch eine obere mediane Sternotomie, reseziert werden können, gibt es kaum Kontraindikationen für den extrapleuralen Eingriff. Kontraindiziert ist die Trachearesektion, wenn eine postoperative Beatmung mit großer Wahrscheinlichkeit erforderlich wäre. Steht der Patient unter Steroidtherapie, sollte diese präoperativ ausgeschlichen oder zumindest auf eine niedrige Dosierung umgestellt sein.

Während Tracheastenosen mit Beteiligung des Ringknorpels noch lange als Aufgabe der plastisch-rekonstruktiven Chirurgie angesehen wurden, ist heute die Ringknorpelteilresektion mit direkter Anastomose zwischen Schildknorpel und Trachea ein etabliertes Verfahren (Pearson et al. 1975; Grillo 1982a; Couraud et al. 1985).

Bei *akuten Verletzungen* des Tracheobronchialbaumes sollte nach Sicherung des Luftweges die Versorgung so früh wie möglich und durch primäre Naht der Rupturstelle erfolgen. Bei kompletter Ruptur müssen die Enden ggf. nachreseziert werden, um eine einwandfreie End-zu-End-Anastomose herstellen zu können (Abb. 18.118).

Solide, *benigne und semimaligne Tumoren* können in der Regel durch umschriebene Resektionen dauerhaft beseitigt werden. Nur in seltenen Ausnahmefällen stellen instrumentelle Verfahren die Therapie der Wahl dar (s. S. 300). Die Malignome und das adenoid-zystische Karzinom erfordern dagegen oft ausgedehnte Resektionen.

Nicht selten wird wegen des submukösen Wachstums insbesondere beim adenoid-zystischen Karzinom das erforderliche Resektionsausmaß erst intraoperativ deutlich, so daß man sich entweder für eine zwar sichere, aber palliative End-zu-End-Anastomose oder für eine potentiell kurative Operation unter Zuhilfenahme des komplikationsträchtigen prothetischen Ersatzes entscheiden muß. Weil bei solch ausgedehnten Befunden eine Kuration eher unwahrscheinlich ist und der prothetische Tracheaersatz mit einer hohen Komplikationsrate belastet ist, entscheiden wir uns in solchen Situationen für die nicht-kurative Resektion mit anschließender Nachbestrahlung. Mikroskopische Tumorreste an den Resektionsrändern beeinträchtigen die Heilung der Anastomose nicht. Zudem kann durch die adjuvante Strahlentherapie gerade beim strahlensensiblen adenoid-zystischen Karzinom das Tumorwachstum über einen längeren Zeitraum kontrolliert werden. Die postoperative Strahlentherapie gehört auch nach R-O-Resektion zum Therapiekonzept. Auch Lungenmetastasen stellen bei diesem Tumor wegen der langen Verlaufszeit keine Kontraindikation dar. Nach Tumorresektionen sind Kontrollendoskopien in regelmäßigen, kürzeren Abständen notwendig, um Rezidive frühzeitig verifizieren und beispielsweise durch Laserevaporisation behandeln zu können; auch eine Nachresektion ist ggf. möglich.

Primäre und sekundäre *maligne Tracheatumoren* können mit kurativem, aber auch palliativem Therapieziel einer Resektionsbehandlung zugeführt werden, welche in vielen Fällen potentielle Kuration in Aussicht stellt und in anderen eine länger anhaltende Palliation verspricht. Zudem hat sie den Vorteil, sofort zu einer Symptombeseitigung zu führen. Bei fortgeschrittenen Befunden oder dem Vorliegen von Fernmetastasen sind Sinn und Risiko der Resektion gegen alternative Verfahren wie z. B. die Laserevaporisation, abzuwägen (s. S. 298). Auch das Vorliegen regionaler bzw. mediastinaler Lymphknotenmetastasen sollte zu einem kritischen Überdenken der Operationsindikation führen. Allerdings stellt die Infiltration eines primären Tracheatumors in Nachbarorgane und umgekehrt die Infiltration der Trachea durch Tumoren der Nachbarorgane nicht generell eine Kontraindikation dar. Die Indikation wird daher individuell gestellt. Tomographie, Ösophagusbreischluck, Computertomographie, Kernspintomographie und Angiographie geben neben dem bronchoskopischen Befund wertvolle Hinweise. Die Indikationsunsicherheit ist z. T. auch Folge der weltweit begrenzten Erfahrung mit der Resektion von Tracheatumoren. Malignome mit langstreckigem Wachstum, das eine primäre Rekonstruktion nicht mehr erlaubt, oder mit tiefer Mediastinalinfiltration, z. B. unter Einbeziehung der Aorta kommen für die Operation nicht mehr in Frage und müssen anderen Verfahren wie Strahlen- und Lasertherapie zugeführt werden.

Umgebungsinfiltrationen thorakal lokalisierter Tumoren sind daher wesentlich ungünstiger zu beurteilen als bei zervikaler Lokalisation. Plattenepithelkarzinome entstehen in der thorakalen Trachea oder Bifurkation wesentlich häufiger und sind zum Zeitpunkt der Diagnosestellung oft schon lokal invasiv vorgewachsen. Entsprechend kritisch muß hier die Diagnostik und Indikationsstellung erfolgen. Fernmetastasen rechtfertigen nur in Ausnahmefällen eine Resektion.

Ganz überwiegend kommen primäre Tumoren der Trachea zur Resektion, wobei es sich bei weitem am häufigsten um Plattenepithelkarzinome und adenoidzystische Karzinome handelt. Andere Malignome (s. Tabelle 18.20) wie Adenokarzinome, Chondrosarkome, Leiomyosarkome und Spindelzellsarkome sowie benigne und semimaligne Tumoren sind dagegen selten (Eschapasse 1974; Grillo 1978; Pearson et al. 1984; Perelman u. Koroleva 1987).

Auch bei sekundären Tumoren mit Befall der Trachea kommt gelegentlich die Indikation zur Resektion in Betracht. Üblicherweise sollte die Indikation aber auf die wenigen Fälle mit potentieller Heilungschance begrenzt bleiben. Sicher sind Fernmetastasen eine Kontraindikation (Jensik et al. 1972; Grillo 1978). So kann in einzelnen Fällen die adäquate Therapie beim chirurgisch therapierbaren Schilddrüsenkarzinom mit Tracheainfiltration in der Thyreoidektomie, evtl. mit modifizierter Neckdissection und zusätzlicher zirkulärer Trachearesektion, bestehen (s. Abb. 18.73). Ein Abschaben des Tumors von der Tracheawand oder eine Keilexzision aus der Trachea geht immer auf Kosten der Radikalität (Grillo 1978). Die Indikation beim Ösophaguskarzinom ist schon deshalb äußerst problematisch, weil mit der Bestrahlungstherapie heute eine palliative Behandlungsalternative zur Verfügung steht. Eine umschriebene Tracheainfiltration stellt allein aber keine Kontraindikation für ein chirurgisches Vorgehen dar (Thompson 1973). Nur bei drohendem Erstickungstod durch Tumorinfiltration der Trachea scheint eine palliative Resektion, evtl. unter Verwendung einer prothetischen Defektüberbrückung, gerechtfertigt zu sein. In Einzelfällen kann auch bei tumorbedingter ösophagotrachealer Fistel die Resektion als therapeutischer Ausweg indiziert sein (s. S. 275), obwohl in beiden Fällen überwiegend instrumentelle Verfahren zum Einsatz kommen.

Beim Übergreifen von Tracheatumoren auf den Larynx und umgekehrt, kann in besonderen Fällen auch eine kombinierte Larynxexstirpation und Trachearesektion hilfreich sein. Man wird sich hierzu allerdings nur entschließen, wenn eine massive Obstruktion der Luftwege vorliegt. Ist in solchen Situationen eine ausgedehnte Resektion der Trachea erforderlich, so wird eine tiefe terminale, meist mediastinale Tracheostomie nach Resektion des Manubrium sterni erforderlich (s. S. 257). Durch die Bildung eines Hauttrichters wird die Ausleitung auch sehr kurzer Tracheastümpfe ermöglicht (Grillo 1966a). In einzelnen Fällen kann unter Berücksichtigung der allgemeinen Voraussetzungen der Metastasenchirurgie auch bei Infiltration einer paratrachealen Lymphknotenmetastase noch die Indikation zu einer Kontinuitätsresektion gestellt werden, wobei insbesondere bei chemotherapiesensiblen Tumoren ein potentiell kurativer Ansatz bestehen kann (Meyer et al. 1987).

Bifurkation

Bifurkationsresektionen werden ganz überwiegend wegen Tumorstenosen und nur sehr selten wegen Narbenstenosen durchgeführt. Bei den Tumorstenosen handelt es sich zum einen um Tumoren mit Primärsitz in der Bifurkation oder einem Hauptbronchus. Adenoid-zystische Karzinome, Karzinoide, Plattenepithelkarzinome und Mukoepidermoidtumoren sowie Sarkome sind die häufigsten Tumoren. Nicht selten handelt es sich um Zweiteingriffe nach nicht-radikalem Ersteingriff oder um Rezidive nach z. T. langen Zeitintervallen (Grillo 1982b,c). Zum anderen kommen Tumorstenosen bei Bronchialkarzinomen vor, die in die Bifurkation vorgewachsen sind.

Isolierte Bifurkationsresektionen erfolgen fast immer wegen maligner oder benigner bzw. semimaligner Tumoren. Bei der Indikationsstellung sollte berücksichtigt werden, daß das Operationsrisiko der Bifurkationsresektion bei benignen Tumoren deutlich geringer ist als bei Malignomen (Meyer et al. 1989). Bei dieser

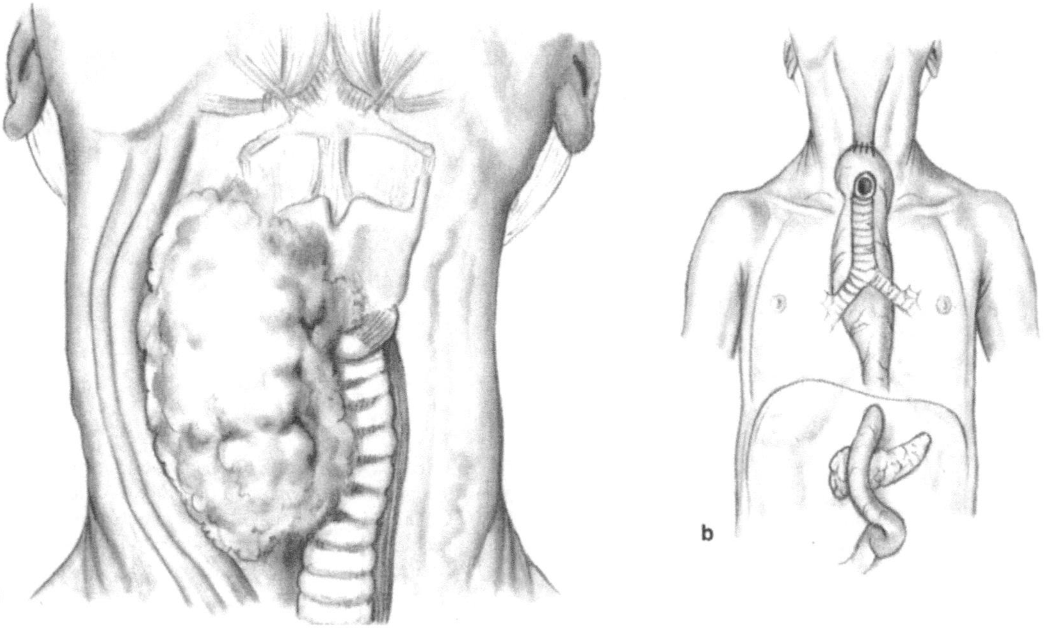

a b

Abb. 18.73. **a** Infiltration des Hypopharynx, der Stimmbänder, des Schildknorpels, des Ösophagus und der Trachea durch das Rezidiv eines follikulären Schilddrüsenkarzinoms vom rechten Schilddrüsenlappen ausgehend. Die großen Halsgefäße waren nach lateral verdrängt, das Tumorpaket auf der prävertebralen Faszie verschieblich. Bei der Aufnahme war die Patientin mit stridoröser Atmung respiratorisch insuffizient. Zusätzlich bestand eine Dysphagie. Endoskopisch fand sich eine Infiltration beider Stimmbänder, des rechten Recessus piriformis, des Ösophagus und der Trachea, die nur noch ein schlitzförmiges Lumen aufwies. Der Schleimhaut von Trachea und Speiseröhre war von Tumor durchbrochen. **b** Intraoperativ zeigte sich bei der Freilegung der Trachea ein knapp faustgroßer Tumor, der überwiegend nach lateral und dorsal zur Wirbelsäule hin entwickelt war. Der Tumor hatte eine Kapsel. Die großen Halsgefäße ließen sich vom Tumor abschieben. Die prävertebrale Faszie und die Wirbelsäule waren tumorfrei. Das gesamte Tumorpaket wurde vor der Wirbelsäule unterfahren und unter Mitnahme von Kehlkopf, unterem Hypopharynx, kranialer Trachea und Ösophagus enbloc reseziert. Die Resektionsränder von Pharynx, Trachea und Halsmuskulatur waren bei der intraoperativen Schnellschnittuntersuchung tumorfrei. Der distale Ösophagus wurde vom zervikalen Zugang aus und einer medianen Oberbauchlaparotomie ohne Thorakotomie entfernt. Die Wiederherstellung des Speiseweges erfolgte durch einen transmediastinalen Magenhochzug und Anastomose mit dem Hypopharynx. Die Trachea wurde als terminales Tracheostoma in Höhe des Jugulums mukokutan eingenäht

Tumorlokalisation ist eine exakte präoperative Kenntnis von Lage und Ausdehnung des Tumors besonders wichtig, da hiervon der operative Zugangsweg und die Art des Rekonstruktionsverfahrens abhängt. Neben Tomographie und Bronchoskopie gibt das CT wertvolle Hinweise über das extratracheale und extrabronchiale Tumorwachstum sowie über die Beziehungen zu den Nachbarorganen.

Während beim Bronchialkarzinom die Indikation kritisch unter Berücksichtigung des Stadiums des Lymphknotenbefalls gestellt wird, kann sie beim adenoid-zystischen Karzinom großzügiger gesehen werden. Ist der Tumor in der Bifurkation gelegen, kann er über eine isolierte Bifurkationsresektion mit primärer Bifurkationsrekonstruktion entfernt werden (s. Abb. 18.74). Hat der Bifurkationstumor oder Tumor im Hauptbronchus aber bereits zu einer „destroyed lung" oder anderen sekundär poststenotischen Parenchymdestruktionen ohne Restitutionsmöglichkeit, beispielsweise mit sekundärer Bronchiektasenbildung oder interstitieller Fibrose geführt, ist die Indikation für eine Manschettenpneumonektomie (s. Abb. 18.75) bzw. Pneumonektomie gegeben. Bei Karzinomen mit Primärlokalisation in der Bifurkation sowie in die Bifurkation vorwachsenden Bronchialkarzinomen (T4) ist u. E. die operative Entfernung allen anderen therapeutischen Verfahren wie Laserabtragung, Radiotherapie, Afterloading und Chemotherapie überlegen, wenn die Ausdehnung des Tumors eine radikale Entfernung zuläßt. Ist das Bronchialkarzinom mehr als 3 cm über die Carina hinaus in die distale Trachea vorgewachsen, ist eine radikale Tumorresektion unwahrscheinlich. Bei Tumoren, die den ersten Hauptbronchusring befallen haben (T3), ist zur Entfernung mit gehörigem Sicherheitsabstand eine Bifurkationsresektion notwendig, wobei aber vom onkologischen Standpunkt aus eine Teilresektion ausreichend radikal ist. Weiter sind Bifurkationsresektionen indiziert, wenn es zur Inva-

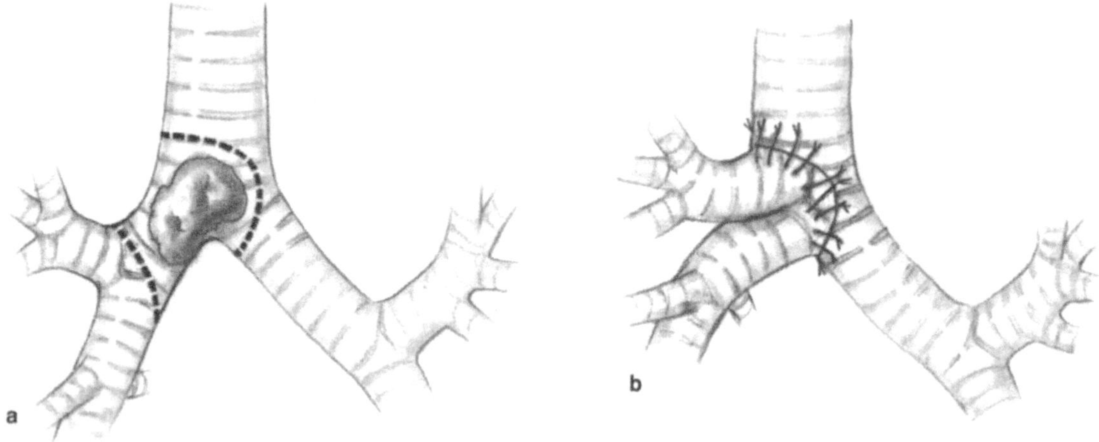

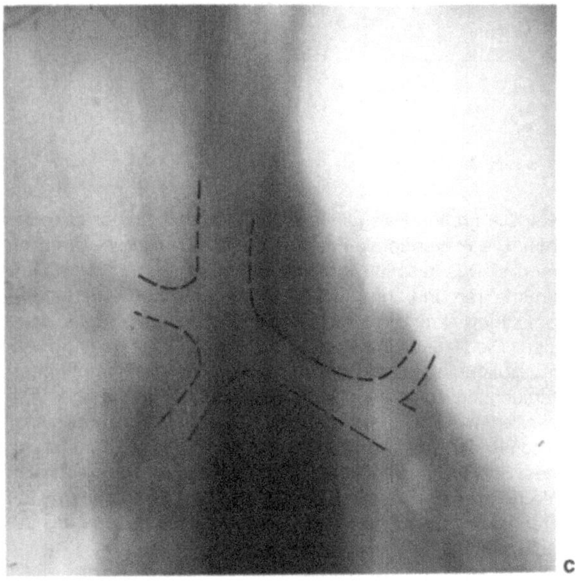

Abb. 18.74. **a** Adenoid-zystisches Karzinom mit Lokalisation in der Tracheabifurkation und dem rechten Hauptbronchus. **b** Bifurkationsteilresektion mit Anastomosierung des distalen rechten Hauptbronchus in die Bifurkation. **c** Postoperatives Kontrollbild

Abb. 18.75. **a, b** Adenoid-zystisches Karzinom mit Lokalisation in der Tracheabifurkation. Der Tumor hat zu einem subtotalen Verschluß des linken Hauptbronchus geführt

▼

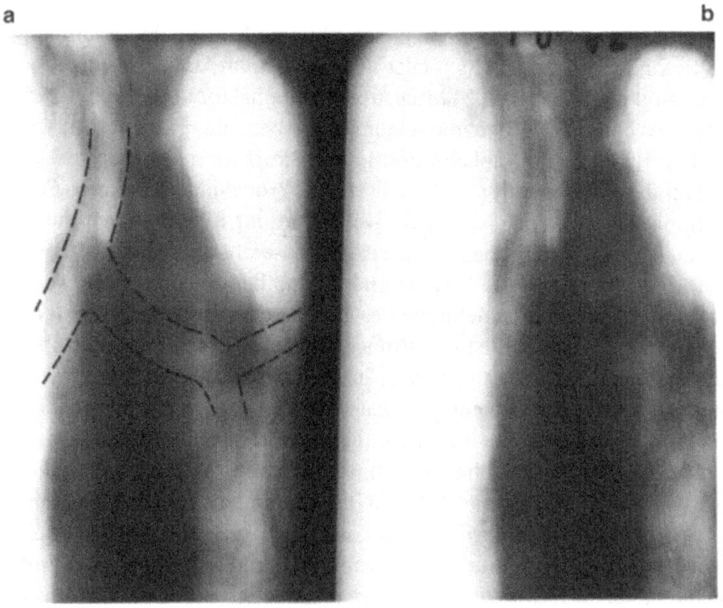

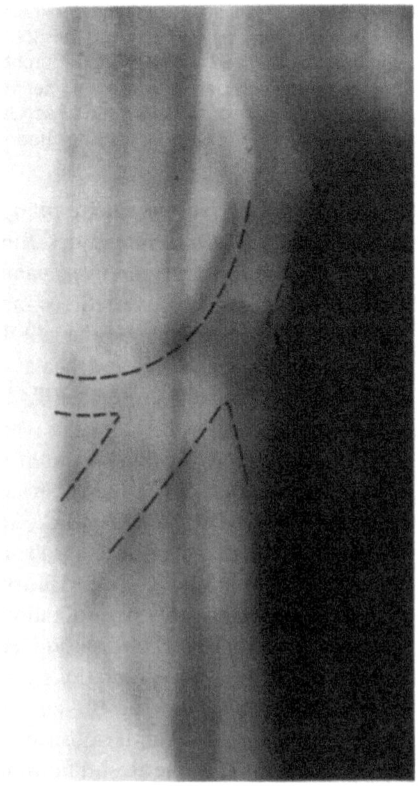

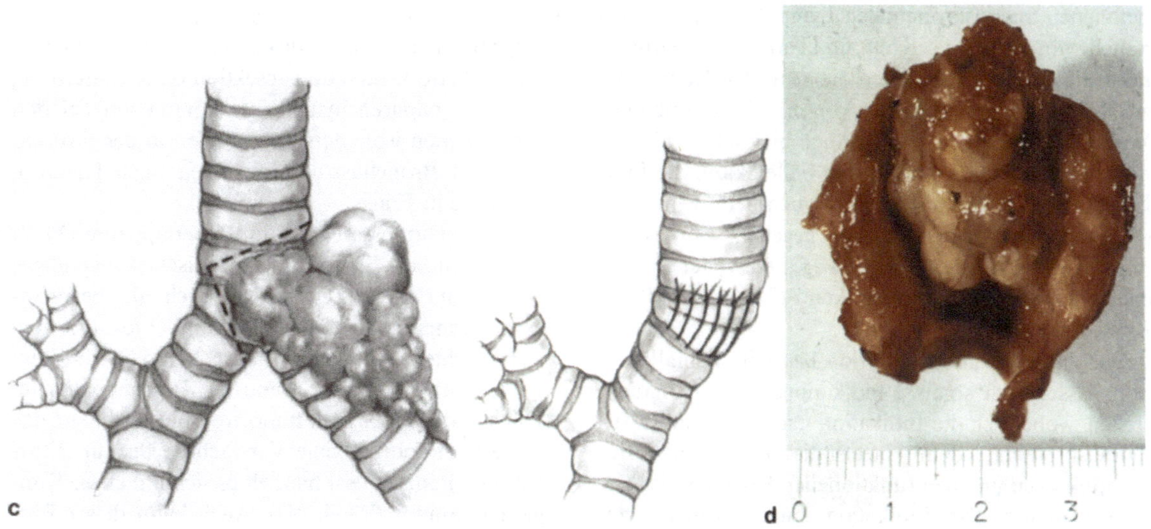

Abb. 18.75. c, d Wegen irreversibler poststenotischer Parenchymdestruktion wurde über eine linksseitige Thorakotomie eine Pneumonektomie links mit keilförmiger Bifurkationsteilresektion durchgeführt. Rekonstruktion durch direkte Naht. **d** Präparat mit dem Tumor in der Bifurkation

sion durch einen metastatisch befallenen Lymphknoten gekommen ist (N2), die paratrachealen Lymphknoten aber tumorfrei sind. Die Invasion kann von tracheobronchialen- oder dem Bifurkationslymphknoten ausgehen. Nicht selten stellt ein bereits eingetretenes oder sich entwickelndes Bifurkationssyndrom eine Notfall- oder dringliche Operationsindikation dar. Aus diesem Grunde und da es sich meist um T4-Tumoren des Stadiums IIIb handelt, sind Bifurkationsresektionen beim Bronchialkarzinom häufig als prognostisch palliativ anzusehen. Im Stadium IIIb hat die lokale Ausdehnung des Tumors (T4) eine prognostisch ähnlich schlechte Bedeutung wie eine kontralaterale mediastinale N3-Lymphknotenmetastasierung. Dagegen ist die Prognose von T3-Tumoren mit Befall des ersten Hauptbronchusknorpels, zu deren radikaler Entfernung eine Bifurkations(teil)resektion notwendig wird, deutlich besser einzuschätzen (Bülzebruck et al. 1989).

Es kann momentan nicht gesagt werden, welches therapeutische Verfahren in diesen Fällen das beste ist, zumal große randomisierte Studien fehlen. Das gilt auch für die prä- bzw. postoperativen adjuvanten Therapieformen sowie das präoperative Downstaging (Jensik et al. 1986; Kris et al. 1987). Die Operationsindikation muß daher individuell gestellt werden, wobei wir ein eher aggressives chirurgisches Konzept verfolgen.

Gelegentlich zeigt sich bei einer intraoperativen Schnellschnittuntersuchung des Hauptbronchusabsetzungsrandes ein positiver submuköser Tumorzellbefund. Wenn irgend möglich, sollte in solchen Fällen nachreseziert und eine weitere Schnellschnittuntersuchung durchgeführt werden. Im äußersten Fall kann so intraoperativ erst eine Manschettenpneumonektomie notwendig werden. Dies gilt auch dann, wenn während der Operation die Bifurkation von außen durch Lymphknotenmetastasen im Tracheobronchialwinkel bzw. durch den Tumor selbst infiltriert gefunden wird. Obwohl die Langzeitergebnisse bei Plattenepithelkarzinomen am besten sind, hat der histologische Tumortyp grundsätzlich keinen Einfluß auf die Operationsindikation. Die Manschettenpneumonektomie ist aber häufiger bei soliden, gut abgegrenzten Tumoren als bei flächenhaft infiltrativ wachsenden Malignomen möglich.

Eine kleine Patientengruppe kann bezüglich der Langzeitprognose von dem Eingriff profitieren und noch geheilt werden (Jensik et al. 1972, 1982, 1986; Grillo 1992c; Deslauriers 1982). Besonders geeignet für elektive Eingriffe scheinen Patienten mit Plattenepithelkarzinomen ohne Lymphknotenmetastasen (N0) zu sein. Eine elektive Bifurkationsresektion halten wir wegen der eingeschränkten Langzeitprognose und des hohen Operationsrisikos bei präoperativ nachgewiesenem Befall der superioren mediastinalen Lymphknoten (N2) oder kontralateralen Lymphknoten (N3) nicht mehr für indiziert. In fraglichen Fällen ist daher eine präoperative Mediastinoskopie obligat, die am besten unmittelbar vor der geplanten Operation mit Schnellschnittuntersuchung erfolgt. Dennoch kann leider öfter erst intraoperativ ein mediastinaler Befall der Lymphknoten festgestellt werden. In solchen Situationen entscheiden wir uns eher zur Fortsetzung der Operation. Auch rechtsseitige Konglomerattumoren mit Infiltration der Bifurkation durch einen befallenen tracheobronchialen Lymphknoten (T3, N2) halten wir für keine Kontraindikation zur Bifurkationsresektion. Häufig haben die zentralen Karzinome zusätzlich andere Organstrukturen wie Ösophagus, Vorhof oder Perikard erfaßt. Auch hier sehen wir keine Kontraindikation. In seltenen Fällen kann die Indikation zur Bifurkationsresektion auch bei einem infiltrierenden Ösophaguskarzinom gegeben sein, wobei die Rekonstruktion des Speiseweges entweder in gleicher oder 2. Sitzung erfolgen kann (Thompson 1973; Ikeda et al. 1984).

Für die Bifurkationsresektion beim Bronchialkarzinom lassen sich somit 2 Indikationsgruppen herausstellen, wobei sich die Indikation nach der lokalen Tumorausbreitung, dem metastatischen Befall der Lymphknoten und den funktionellen Reserven des Patienten richtet. Die Indikation kann gegeben sein, wenn der Tumor selbst bis in die Bifurkation vorgewachsen ist (s. Abb. 18.76), oder wenn Lymphknotenmetastasen von außen die Bifurkation infiltriert haben (s. Abb. 18.77). Bei T3-Tumoren mit Befall des ersten Hauptbronchusknorpels kann zur radikalen Resektion eine keilförmige Bifurkationsteilresektion ausreichen, so daß keine langstreckige Tracheamobilisation erforderlich wird. Bei allen anderen T4-Tumoren bevorzugen wir heute die komplette Bifurkationsresektion, bei welcher eine langstreckige Mobilisation der distalen Trachea und des linken Hauptbronchus unumgänglich ist. In Abhängigkeit von der Indikation kommen 3 Eingriffstypen an der Bifurkation zur Anwendung:

1. Die isolierte Bifurkationsresektion ohne Entfernung von Lungenparenchym. Diese kommt nur bei den sehr seltenen isolierten Karzinomen in der Bifurkation und Bronchusstumpfrezidiven nach Pneumonektomie in Frage.
2. Die Bifurkationsresektion mit Oberlappenresektion rechts. Dieser Eingriff ist technisch aufwendiger und nimmt mehr Zeit in Anspruch als die Manschettenpneumonektomie. Er kann bei lokalisierten, vom rechten Oberlappen ausgehenden Tumoren, vorgenommen werden, wenn die Lymphknoten im Hilus und Lappenspalt tumorfrei sind. Dabei ist das isolierte endobronchiale Vorwachsen bis zur Bifurkation seltener. Meist handelt es sich um einen Konglomerattumor (T3-4, N2). Auch kann dieser Eingriff notwendig sein, wenn die Lungenfunktion eine Pneumonektomie nicht mehr ermöglicht, dann meistens mit palliativer Zielsetzung. Hier kann evtl. auch eine obere Bilobektomie mit Bifurkationsresektion zur Anwendung kommen. Bei diesem Eingriff kann die Transposition der unteren Lungenvene notwendig werden.
3. Die Bifurkationsresektion mit Pneumonektomie rechts oder links. Sie stellt beim Bronchialkarzinom meist den radikalsten Eingriff dar, ist aber jüngeren Patienten mit guter respiratorischer Reserve vorbehalten.

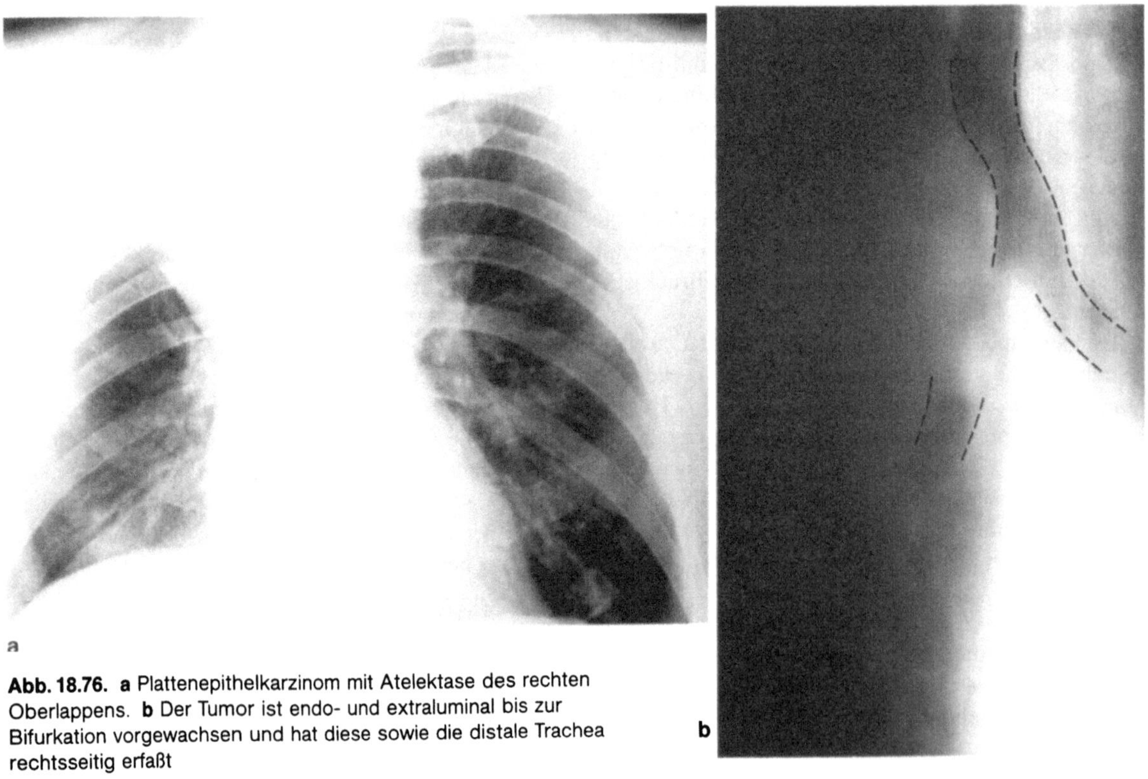

Abb. 18.76. **a** Plattenepithelkarzinom mit Atelektase des rechten Oberlappens. **b** Der Tumor ist endo- und extraluminal bis zur Bifurkation vorgewachsen und hat diese sowie die distale Trachea rechtsseitig erfaßt

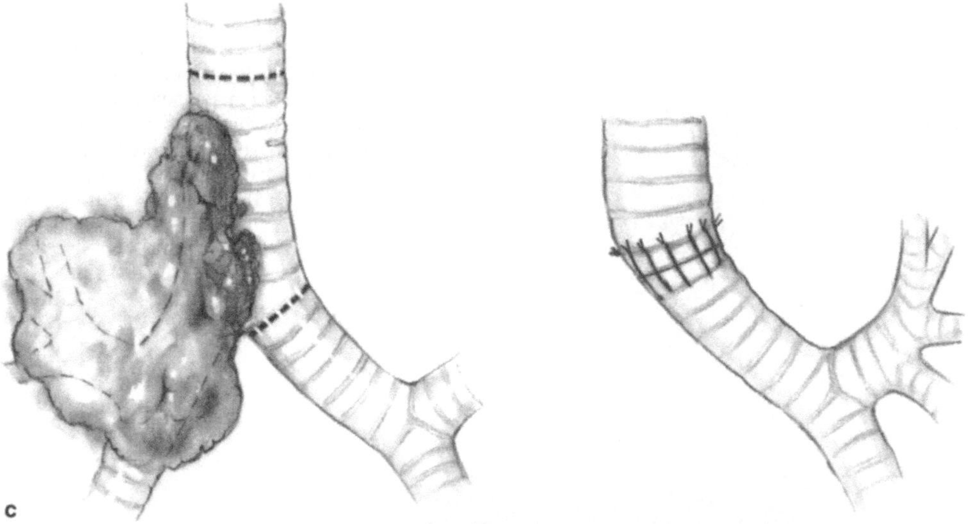

c

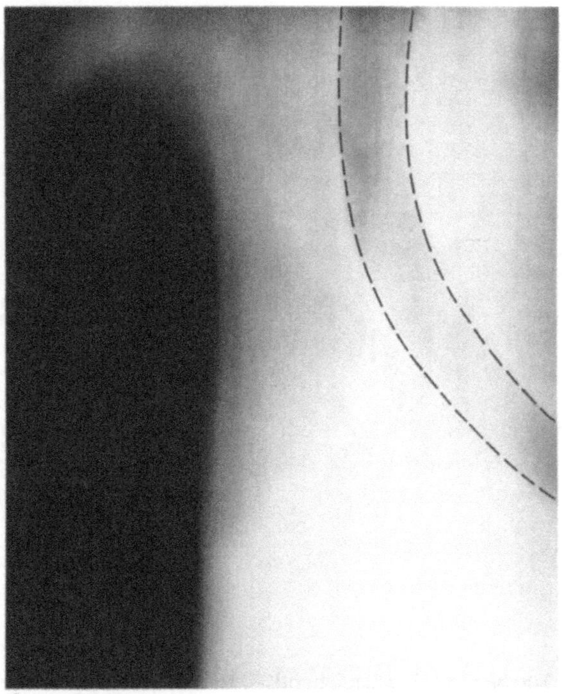

d

Abb. 18.76. c Resektion des Tumors über eine rechtsseitige Thorakotomie mit Manschettenpneumonektomie rechts. Mitentfernung der distalen Trachea auf eine Strecke von 4 cm. Rekonstruktion durch End-zu-End-Anastomose der distalen Trachea mit dem linken Hauptbronchus. **d** Postoperativer radiologischer Befund mit unauffälligen Anastomosenverhältnissen

Hauptbronchien

Die Indikation zur isolierten Hauptbronchusresektion ist bei benignen und semimalignen Tumoren sowie andersartigen benignen Stenosen geeigneter Lokalisation immer gegeben. Selten kann auch eine große ösophagobronchiale Fistel eine Hauptbronchusresektion erforderlich machen (s. Abb. 18.43). Beim Bronchialkarzinom kann dagegen nur das äußerst seltene, kleine, isolierte T2-3-Karzinom im linken Hauptbronchus über eine isolierte Stammbronchusresektion links entfernt werden. Voraussetzung für eine solche, das gesamte Lungenparenchym erhaltende Operation ist, daß die Resektionsränder, N1-Lymphknoten sowie Lymphspalten bei der intraoperativen Schnellschnittuntersuchung tumorfrei sind. Sobald ein Lymphknoten am Oberlappenabgang tumorbefallen ist, muß der Oberlappen mitentfernt werden. Die isolierte Stammbronchusresektion ist beim Bronchialkarzinom wegen des langen linken Hauptbronchus nur linksseitig möglich. Rechtsseitig muß wegen des wesentlich kürzeren Hauptbronchus aus Radikalitätsgründen der Oberlappen oder die Bifurkation mitreseziert werden. Hauptsächliche Indikation sind zentrale benigne Tumoren und Tumoren mit niedrigem Malignitätsgrad sowie entzündliche Stenosen unterschiedlicher Genese und Rupturen (Björk 1959; Meyer et al. 1989; Müller u. Salzer 1988).

18.4.4.3 Zugangswege

Die Wahl des operativen Zugangs richtet sich nach der Lokalisation des Stenoseprozesses, seiner Ausdehnung und seiner Dignität.

Vorderer zervikaler und mediastinaler Zugang zur Trachea

Die kollare Freilegung ist für fast alle benignen Stenosen vom Larynx bis zur Bifurkation und für die meisten resektablen Tumoren im oberen und mittleren

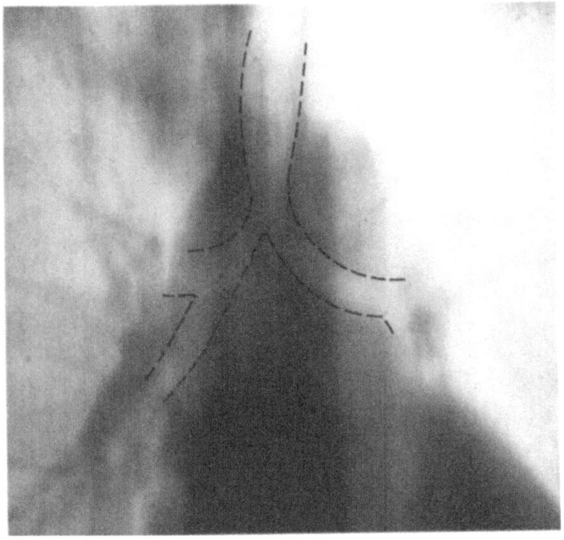

a

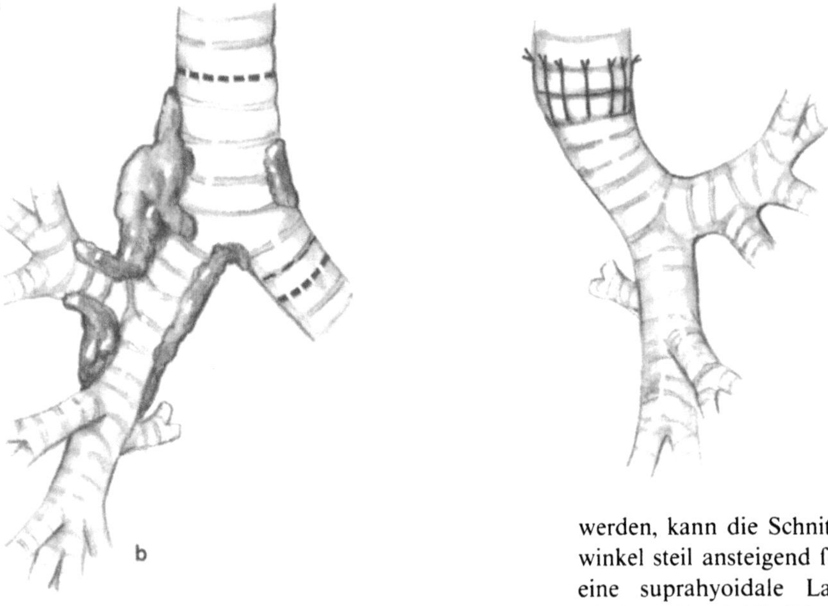

b

Abb. 18.77. **a** Adenoid-zystisches Karzinom im rechten Tracheobronchialwinkel mit flächenhafter Ausbreitung in den umgebenden Tracheobronchialbaum sowie Lymphknotenmetastasen im Bereich der Bifurkation, des rechten Hauptbronchus, des Bronchus intermedius sowie des rechten Oberlappenbronchus.
b Manschettenpneumonektomie rechts über eine rechtsseitge Thorakotomie und Rekonstruktion durch End-zu-End-Anastomose der distalen Trachea mit dem linken Hauptbronchus

Tracheadrittel ausreichend. Nach Plazierung einer Haltenaht in die vordere Tracheawand unterhalb der Läsion gelingt es bei benignen Stenosen fast immer, die mediastinale Trachea in ausreichendem Maße ins Operationsfeld zu heben. Bei malignen Tumoren oder sehr langstreckigen, benignen Stenosen sollte man aber immer auf die sich möglicherweise intraoperativ ergebende Notwendigkeit einer mediastinalen oder seltener thorakalen Erweiterung vorbereitet sein. Der Patient muß entsprechend gelagert und abgedeckt sein.

Normalerweise erfolgt die Hautinzision großzügig kollar quer und leicht bogenförmig verlaufend etwa 2 Querfinger oberhalb des Jugulums. Muß der Haut-Platysma-Lappen sehr weit nach kranial präpariert werden, kann die Schnittführung im lateralen Wundwinkel steil ansteigend fortgeführt werden, z. B. wenn eine suprahyoidale Larynxmobilisation notwendig wird (s. Abb. 18.82). Die Höhe der Inzision kann aber je nach Lokalisation der Läsion variabel erfolgen. Sie hängt auch von der Existenz eines Tracheostomas und der eventuellen Notwendigkeit einer Sternotomie ab. Ist der Larynx nicht beteiligt, wird eine tiefe zervikale Inzision benutzt. Besteht ein Tracheostoma, wird dieses möglichst mit einer Hautinzision exzidiert. Liegt das Stoma zu hoch, wird es unabhängig von der Hauptinzision exzidiert. In keinem Falle sollte die Lage des Tracheostomas die Höhe der kollaren Inzision bestimmen; diese sollte immer an der optimalen Stelle erfolgen. Soll das Stoma verschlossen und nicht im Rahmen der Trachearesektion exzidiert werden, muß ein kleiner, zirkulärer Hautrand um das Stoma für dessen Verschluß belassen werden. Wird nach einer komplizierten larynogotrachealen Anastomose ein Tracheostoma erforderlich, sollte dieses in ausreichendem

Abstand von der Hautinzision angelegt werden können. Wird ein bereits existierendes Tracheostoma belassen, ist zu berücksichtigen, daß die Hautöffnung nach der Trachearesektion meist nicht mehr zur Öffnung in der Luftröhre paßt und an anderer Stelle neu angelegt werden muß. Wenn bei der Präparation der Trachea deutlich wird, daß eine breitere Freilegung notwendig ist, weil die Läsion zu tief retrosternal reicht, wird der Zugang durch eine T-förmige Inzision bis etwa 1-2 cm unterhalb des Sternalwinkels erweitert und eine entsprechende partielle obere Sternotomie durchgeführt. Über diesen zerviko mediastinalen Zugang kann man die untere Trachea gut erreichen. Abgesehen von der Ausdehnung der Läsion ist die zusätzliche partielle oder seltener komplette Sternotomie bei malignen Tumoren beinahe immer erforderlich, um eine ausreichende radikale Entfernung des paratrachealen Gewebes zu gewährleisten. Eine solche Erweiterung kann auch bei Patienten mit kurzem Hals oder älteren Menschen mit Kyphoskoliose oder rigider, nicht mehr elastischer Trachea notwendig sein. Selten wird bei sehr langstreckigen Stenosen eine zusätzliche Thorakotomie für eine Hilusmobilisation nötig. Diese wird im 4. oder 5. ICR anterolateral ausgeführt (Abb. 18.78). Der so zerviko-mediastino-thorakal türflügelartig erweiterte Zugang erlaubt eine Freilegung der Trachea vom Schildknorpel bis zur Bifurkationsrückseite (Grillo 1978), bedeutet allerdings auch ein großes Trauma. Alternativ zu der Kombination aus partieller oberer Sternotomie und anterolateraler Türflügelthorakotomie kann die kollare Inzision auch mit einer kompletten medianen Sternotomie kombiniert werden. Nach Lateralisierung der supraaortalen Gefäßäste, besonders des Truncus brachiocephalicus, kann die Trachea auf diese Weise ventral vom Schildknorpel bis zum Aortenbogen freigelegt werden. Falls die V. anonyma stört, kann sie durchtrennt werden, dies ist jedoch meist nicht erforderlich. Die Resektion langstreckiger Segmente, die - wenn überhaupt - in aller Regel bei Plattenepithel- und adenoid-zystischen Karzinomen notwendig wird, läßt sich auch über diesen Zugang gut ausführen und ist fast immer möglich (Pearson et al. 1984). Falls nötig, kann aber auch nach partieller oberer Sternotomie die Bifurkation mit rechtem und linkem Tracheobronchialwinkel freigelegt werden. Ist für die Reanastomosierung eine rechtsseitige Hilusmobilisation erforderlich, kann diese nach kompletter Sternotomie und breitem Aufspreizen der Sternalränder transpleural erfolgen. Auch das Lig. pulmonale kann über diesen Zugang durchtrennt werden.

Muß in den seltenen Fällen einer en-bloc-Exstirpation großer Tumoren ein terminales juguläres oder mediastinales Tracheostoma ausgeleitet werden, sollte keine vertikale Hautinzision mit Sternotomie erfolgen, sondern - falls nötig - die Erweiterung in Form einer beidseitigen anterolateralen Thorakotomie mit querer Sternotomie im 4. oder 5. ICR ausgeführt werden (Grillo 1966a).

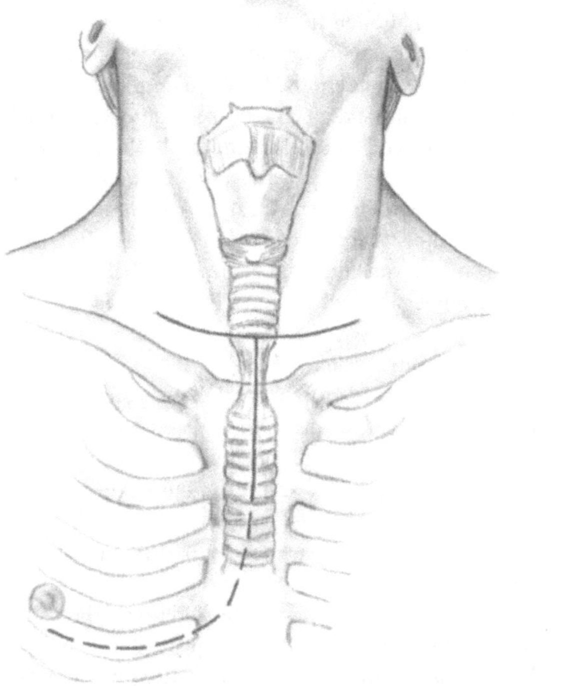

Abb. 18.78. Der vordere zervikale und mediastinale Zugang zur Trachea. Standardzugang ist der Kocher-Kragenschnitt mit möglicher T-förmiger Erweiterung zur partiellen oberen Sternotomie. Eventuelle zusätzliche Erweiterung durch eine anterolaterale Thorakotomie im 4. oder 5. ICR

Transthorakaler Zugang zur Trachea

Die im Verhältnis zur zervikalen Trachea wesentlich selteneren Eingriffe am thorakalen Tracheasegment werden überwiegend über eine posterolaterale rechtsseitige Thorakotomie im 4. ICR durchgeführt. Der Patient sollte so abgedeckt sein, daß der Zugang jederzeit zervikal erweitert werden kann, um beispielsweise eine Larynxmobilisation durchführen zu können. Auch benigne Stenosen im unteren Tracheadrittel werden bei älteren Patienten und einer voraussehbaren Resektionsstrecke von mehr als 3 cm besser transthorakal angegangen, da hier zur Herstellung einer spannungsarmen Anastomose häufig eine intraperikardiale Hilusmobilisation und Durchtrennung des Lig. pulmonale notwendig wird (Pichlmaier u. Schaudig 1972). Weltweit ist bis heute die posterolaterale Thorakotomie der Zugangsweg der ersten Wahl zur thorakalen Trachea geblieben, insbesondere bei ausgedehnten Befunden, schwierigen Anastomosen, der Teilentfernung anderer Organe, wie beispielsweise des Ösophagus, und Zweitoperationen in diesem Gebiet (Grillo 1988). Der Stellenwert der in der letzten Zeit mehr in den Vordergrund tretenden medianen Thorakotomie bei der Resektion thorakaler Tracheasegmente kann noch nicht abschließend beurteilt werden. Während einige Arbeitsgruppen diesen Zugang nur bei kleinen intrathorakalen Tumoren oder kurzstreckigen Stenosen für geeignet halten (Perelman u. Koroleva 1987; Grillo 1988), wird er von anderen heute auch bei größeren Eingriffen überwiegend gewählt (Pearson et al. 1984).

Zugänge zur Bifurkation

Von den meisten Autoren wird die posterolaterale Thorakotomie im 4. oder 5. ICR empfohlen. Bei rechtsseitigen Manschettenpneumonektomien, Oberlappenresektionen rechts mit Bifurkationsresektionen und isolierten Bifurkationsresektionen wird rechts thorakotomiert. Um einen ausreichend großen Zugang zur Bifurkation zu erhalten, sollte die V. azygos durchtrennt und die mediastinale Pleura breit eröffnet werden. Der Ösophagus muß dargestellt werden.

Wählt man für linksseitige Manschettenpneumonektomien den posterolateralen Zugang, muß links thorakotomiert werden; es sei denn, man entscheidet sich für ein zweizeitiges Vorgehen oder eine doppelseitige Thorakotomie mit intraoperativer Umlagerung des Patienten. Die Bifurkation ist über eine posterolaterale Thorakotomie links schwieriger zu erreichen als von rechts, da der Aortenbogen über den linken Stammbronchus zieht. Technisch einfacher wird der Eingriff, wenn zuerst die Pneumonektomie und dann die Bifurkationsresektion durchgeführt wird, wenngleich dies aus onkologischen Gründen vermieden werden sollte. Größere, von links vorwachsende Bifurkationstumoren haben häufig bereits den Aortenbogen infiltriert, so daß die Indikation für eine Bifurkationsresektion meistens nicht mehr gegeben ist. Sind die umgebenden Strukturen aber noch nicht infiltriert, können auch solche größeren Bifurkationstumoren nach Mobilisation des Aortenbogens und Durchtrennung der Interkostalarterien entfernt werden. Zur Trennung des Aortenbogens von der linken Pulmonalarterie muß dabei das Lig. arteriosum Botalli durchtrennt werden. Der linke N. recurrens sollte dabei geschont werden. Allerdings können bei linksseitigem Zugang nicht mehr als 4 Knorpelspangen der distalen Trachea reseziert werden. Wegen dieser großen Schwierigkeiten ist die Manschettenpneumonektomie über eine linksseitige Thorakotomie eine große Seltenheit, und in der Literatur wurde bislang erst über 11 solche Operationen berichtet (Kulka 1988). Wir führten diesen Eingriff bei einer Patientin mit besonders linksseitig entwickeltem Bifurkationstumor durch, deren linke Lunge infolge rezidivierender, stenosebedingter Entzündungen mit Sekretaufstau weitgehend zerstört war und daher entfernt werden mußte. Die seinerzeit für Bifurkationsresektionen allgemein bevorzugte rechtsseitige Thorakotomie schien uns wegen der nur über die rechte Lunge möglichen Respiration und zur Vermeidung einer bilateralen Thorakotomie nicht angezeigt. Stattdessen führten wir die einzeitige, linksseitige Pneumonektomie unter gleichzeitiger Bifurkationsresektion von links mit Rekonstruktion durch eine Anastomose zwischen Trachea und rechtem Hauptbronchus durch (Abb. 18.75). Die Operation zeigte, daß auch von der linken Seite aus die Tracheabifurkation und die distale Trachea über eine Strecke von 3-4 Knorpelringen übersichtlich dargestellt werden können, und daß so in diesen speziellen Fällen auch ein einzeitiges Vorgehen von einer linksseitigen Thorakotomie aus möglich ist (Schildberg et al. 1978). Heute würden wir für diesen Eingriff allerdings eine mediane Thorakotomie bevorzugen.

Alternativ zur posterolateralen Thorakotomie links kann bei Patienten mit guter Lungenfunktion auch die bei der Lungentransplantation bewährte bilaterale Thorakotomie im 4. ICR mit querer Sternotomie durchgeführt werden, die eine sehr gute Übersicht für die linksseitige Pneumonektomie und die Anastomose von rechtem Hauptbronchus mit der Trachea bietet (Grillo 1982b). Allerdings ist dieser Zugang sehr belastend und erfordert meist eine längere postoperative Nachbeatmung, die nach Trachearesektionen möglichst vermieden werden sollte. Daher halten wir die bilaterale Thorakotomie nur in sehr seltenen Ausnahmefällen als Zugangsweg für gerechtfertigt.

Eine weitere Alternative stellt das zweizeitige Vorgehen bei linksseitigen Tumoren dar. Entweder wird in 1. Sitzung von rechts posterolateral die Bifurkation mit dem Tumor reseziert, die Trachea mit dem rechten Hauptbronchus reanastomosiert, der linke Hauptbronchus maschinell verschlossen und die linke Pulmonalarterie zur Vermeidung eines Rechts-links-Shunts in der funktionslosen Lunge ligiert. Treten von seiten der belassenen linke Lunge Symptome auf oder konnte der Tumor im Absetzungsbereich des linken Hauptbronchus nicht radikal entfernt werden, wird die Pneumonektomie in 2. Sitzung später durch eine linksseitige posterolaterale Thorakotomie vervollständigt (Perelman u. Koroleva 1980). Oder es wird der umgekehrte Weg beschritten und zunächst eine sub- oder supraaortale (Abbey Smith u. Nigam 1979) Pneumonektomie über eine linksseitige Thorakotomie durchgeführt. Bei Tumornachweis im Resektionrand wird dann 3-5 Wochen später die Bifurkation über eine posterolaterale Thorakotomie rechts reseziert (Deslauriers 1985).

Nach unserer Meinung sind diese aufwendigen Verfahren heute kaum noch nötig, da die mediane Thorakotomie als Standardzugang zur Bifurkation zur Verfügung steht (Cooper 1982; Pearson et al. 1984; Vogt-Moykopf et al. 1990). Die Bifurkation läßt sich transsternal sowie transperikardial sehr gut erreichen und in allen Fällen übersichtlich darstellen. Jede Lungenresektion und jedes Mobilisationsverfahren ist über den medianen Zugang möglich. Bei linksseitiger Manschettenpneumonektomie kann die mediane Sternotomie im Bedarfsfall durch eine türflügelartige links-anteriore Thorakotomie erweitert werden.

18.4.4.4 Wundheilung von Tracheaanastomosen

Die meisten postoperativen Komplikationen nach Trachearesektion und End-zu-End-Anastomose sind Folgen operationstechnischer Fehler. Im Zentrum steht dabei die Anastomose (Tabelle 18.31), wobei Blutung, Anastomosenspannung, Nahtmaterial und Infektion von übergeordneter Bedeutung sind.

Ein zentrales Problem der Wundheilung von Tracheaanastomosen ist die bereits nach Resektion kurzer Tracheaabschnitte auftretende erhöhte Zugbelastung der Anastomose. Die Forderung nach einer spannungslosen Wundrandadaptation als Voraussetzung für eine komplikationslose Wundheilung stellt eine allgemeine Regel chirurgischer Anastomosentechnik dar. Sie kann an der Trachea nicht immer erfüllt werden. Dies ist der hauptsächliche Grund für die auch heute noch skeptische Beurteilung der primären End-zu-End-Anastomose nach zirkulärer Trachearesektion, wenn die Resektionsstrecke mehr als 4–5 cm beträgt (Denecke 1980; Weerda et al. 1986). Die heute durchgeführten längerstreckigen Resektionen wurden erst nach Einführung verschiedener Mobilisationsmanöver möglich. Dennoch können erhöhte Anastomosenspannungen nicht immer vermieden werden. Dies hat aber nicht zwangsläufig eine Nahtinsuffizienz oder Anastomosenstenose zur Folge, wie klinische Berichte über ausgedehnte Trachearesektionen von 7–8 cm Länge zeigen (Naef 1969; Pearson et al. 1974; Grillo 1979; Ramming et al. 1979; Schildberg et al. 1980a, b).

Über die Frage, welche Bedeutung der Anastomosenspannung für deren Heilung zukommt, ist man sich bis heute nicht einig. In klinischen Arbeiten wird immer wieder auf die Notwendigkeit einer möglichst spannungsfreien Adaptation der Trachea- bzw. Bronchusstümpfe hingewiesen (Denecke 1980; Pearson et al. 1984; Grillo 1987c); dagegen belegen experimentelle Untersuchungen eine beschleunigte Wundheilung mit höherer Reißfestigkeit bei wachsender Zugbeanspruchung der Anastomose (Valesky et al. 1981). Auch die Steigerung der Reißfestigkeit bei Verwendung absorbierbaren synthetischen Nahtmaterials gegenüber nicht-resorbierbarem Nahtmaterial kann in diesem Sinne interpretiert werden. Die genannten Ergebnisse wurden durch Untersuchungen des Kollagenstoffwechsels bestätigt (Schildberg et al. 1982). Eine mäßig erhöhte Anastomosenspannung kann demnach bei störungsfreier Wundheilung über eine Steigerung der Kollagensynthese mit vermehrter Ausrichtung der Kollagenfibrillen eine um 2- bis 3mal höhere Wundfestigkeit induzieren. Welche Bedeutung die experimentellen Befunde für die klinische Praxis erreichen werden, bleibt abzuwarten. Unseres Erachtens rechtfertigen sie derzeit nicht die prinzipielle Inkaufnahme hoher Anastomosenbelastungen und den Verzicht auf indizierte Mobilisationsmanöver, verringern aber unsere Bedenken bei mäßigen Anastomosenspannungen bis ca. 1000 p.

Tabelle 18.31. Komplikationen nach Resektion und Anastomose am Tracheobronchialbaum

Frühkomplikationen	Spätkomplikationen
Sekretretention	Faden im Lumen
Schluckschwierigkeiten	Granulom (isoliert, zirkulär)
Aspiration	Restenosierung
Stenose durch	(Narbenstriktur,
Mukosaödem	Lokalrezidiv)
Rekurrensparese	
Pneumonie	
Wundinfektion	
Anastomoseninfektion	
Anastomoseninsuffizienz	
Gefäßarrosion	
Ösophagotracheale Fistel	
Respiratorische Insuffizienz	

An der Anastomose ist das respiratorische Epithel zunächst unterbrochen. Durch den fehlenden Flimmerhaarbesatz und das Ödem der Schleimhaut im Wundrand stellt die Anastomose für etwa 7–10 Tage eine Barriere dar, die einen Stopp des Schleimhauttransportes zur Folge hat. Durch die distal koordinierte Zilienbewegung wird der Schleim zwar antransportiert, kann jedoch nicht über die Anastomose hinweggebracht werden. Klinisch besteht das Bild einer Sekretretention, aus der sich besonders bei Abhustschwäche schwere postoperative Komplikationen ergeben können. Obwohl der bestimmten Wegen folgende Abtransport aus beiden Hauptbronchien deutlich langsamer vor sich geht als der Transport in der Trachea (Toomes 1986), ist bei kleinlumigem Bronchus schneller eine subtotale oder totale Verlegung erreicht. Zur Vermeidung postoperativer Komplikationen sind deshalb Maßnahmen zur Förderung des Sekrettransportes (Atemtherapie, evtl. unterstützt durch krankengymnastische Hilfe, Broncho- und Sekretolytika, Absaugung, bronchoskopische Therapie, Minitracheotomie, Tracheotomie) bei den meisten Patienten unumgänglich.

18.4.4.5 *Nahtmaterial und Nahttechnik*

Bei Verwendung von früher in der Tracheachirurgie üblichen nicht-resorbierbaren Fäden war die Ausbildung von Granulomen in der Anastomose eine häufige Komplikation. Dem breiten Einsatz resorbierbaren Nahtmaterials stand die Furcht vor der schnellen Abnahme der Reißfestigkeit entgegen. Klinische Erfahrungen und experimentelle Daten belegen jedoch, daß bei Verwendung von resorbierbarem Nahtmaterial nicht nur eine ausreichende Anastomosenstabilität gewährleistet ist, sondern daß auch die Zugfestigkeit der Anastomose verbessert wird. Während die Werte für die Anastomosenzugfestigkeit 56 Tage nach Resektion bei Anwendung von Polyglycolsäure und Chromkatgut im Mittel ungefähr 160% der Zugfestigkeit von normalem Trachealgewebe betrugen, konnte nach Anwendung von Polyester nur ein Wert von 56% erreicht werden (Valesky et al. 1981). Histologisch ließ sich nachweisen, daß bei Anastomosen, die unter erhöhter Spannung durchgeführt werden, sehr bald eine parallele Ausrichtung von Zellkernen und Fasern einsetzt. Im Gegensatz dazu bleiben diese Strukturen ungeordnet, wenn durch Verwendung nicht-resorbierbaren Nahtmaterials die Spannung im Anastomosenbereich aufgehoben wird.

Während nach Verwendung von Polyglycolsäure und Chromkatgut weder makroskopisch noch histologisch wesentliche Störungen der Wundheilung beobachtet werden konnten, traten nach Anwendung von Polyester nach 14, 28 und 56 Tagen vermehrt entzündliche Granulome, teilweise mit Knorpelnekrosen und Abszeßbildungen auf. Bei Kontakt des Nahtmaterials mit dem potentiell infizierten Trachealumen werden vermehrt Entzündungen beobachtet, die bedingt durch den anhaltenden Fremdkörperreiz nicht ausheilen und zu Restenosierungen führen können (Valesky et al. 1981). Bei Sektionen wurden noch nach Jahren Mikroabszesse um aseptisch eingebrachte, versenkte, nicht-resorbierbare Fäden gefunden (Zollinger 1962). Allgemeine (Naef 1969; Grillo 1979; Shaw u. Luke 1979) und eigene gute klinische Erfahrungen mit dem bei uns seit 1972 eingesetzten auflösbaren Nahtmaterial (Zenker et al. 1972) werden durch die vorliegenden Ergebnisse gestützt. Seit Verwendung resorbierbaren synthetischen Nahtmaterials der Stärke 3 × 0 bzw. 4 × 0 haben wir die früher ausgedehnten Granulombildungen bei Einsatz von nicht-resorbierbarem Polyestermaterial nicht mehr beobachtet. Heute verwenden wir Polydioxanone.

Sämtliche Trachea-, Bifurkations- und Bronchusanastomosen werden von uns in perikartilaginärer Fadenführung ausgeführt. Durch die perikartilaginäre Führung wird einerseits der Knorpel nicht durch das Nahtmaterial verletzt und so die Gefahr einer Perichondritis vermindert, andererseits bietet der intakte

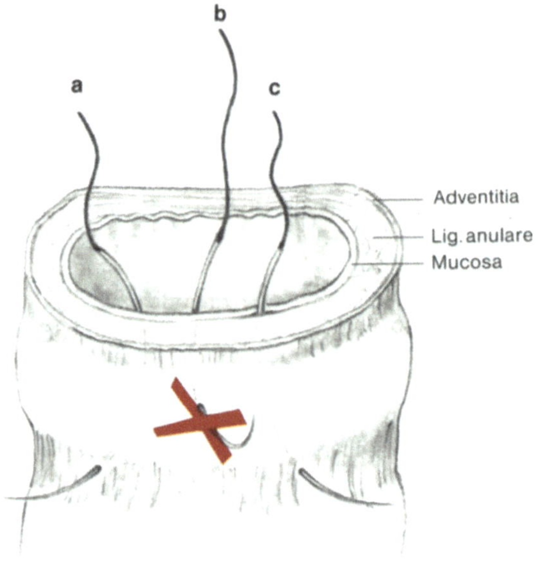

Abb. 18.79. Nadelführung bei der Anastomosennaht. *a* Allschichtig perikartilaginär. *b* Die transkartilaginäre Nadelführung sollte vermieden werden, da sie zu Perichondritiden mit erneuter Stenosierung führen kann. *c* Submukös perikartilaginär

Knorpelring ein festes Widerlager, das ein Durchschneiden des Nahtmaterials bestmöglich verhindert. Die Nadelführung kann trans- oder submukös erfolgen (Abb. 18.79). Die submuköse Naht soll den Vorteil haben, das Einwandern von Keimen und eine Epithelialisierung der Stichkanäle zu vermeiden (Weerda et al. 1974). Die Anastomose erfolgt in Einzelknopftechnik. Die Pars membranacea kann auch in fortlaufender Technik anastomosiert werden. Bei uns hat sich die transmuköse Fadenführung mit resorbierbarem monofilem Nahtmaterial bewährt. Grundsätzlich werden die Fäden außen verknotet.

18.4.4.6 *Maßnahmen zur Minderung der Anastomosenspannung nach Trachearesektion*

Aufgrund tierexperimetell gewonnener Daten sowie klinischer Erfahrung ist bekannt, daß eine Tracheaanastomose ohne Gefahr der Dehiszenz oder Stenose mit einer Spannung von 1000-1200 p belastet werden darf. Bei höheren Spannungen steigen die Risiken (Ferguson et al. 1950; Valesky et al. 1981). Zur Reduktion der Anastomosenspannung wurden deshalb verschiedene Mobilisationsmanöver entwickelt.

Die einfachste Maßnahme ist die stumpfe zervikomediastinale Mobilisation von Vorder- und Hinterfläche der Trachea unter sorgsamer Schonung der von lateral in die Trachea einstrahlenden gefäßführenden Strukturen mit postoperativer Beugehaltung des Kopfes für 7-10 Tage.

Weitere Verfahren sind die Kehlkopfmobilisation, die Lungenhilusdissektion und die Umpflanzung des linken Hauptbronchus in den Bronchus intermedius.

Falls klinisch erforderlich, ist eine Kombination mehrerer Methoden möglich. Dabei wird die Reihenfolge von der Größe des erforderlichen operativen Aufwandes, der Höhe der Resektionsebene und der Belastung des Patienten bestimmt. Aufgrund systematischer Untersuchungen an Verstorbenen ist bekannt, welchen Streckengewinn die verschiedenen Verfahren bei einer Anastomosenspannung von 1000-1200 p bewirken, wobei es möglicherweise Unterschiede zwischen dem zervikalen und dem thorakalen Vorgehen gibt (Michelson et al. 1961; Mulliken u. Grillo 1968; Grillo 1970; Valesky et al. 1983). Ist aufgrund des Resektionsausmaßes von vornherein klar, daß eine Mobilisation erforderlich wird, empfiehlt es sich, diese vor der Resektion durchzuführen.

Ohne Mobilisationsmaßnahmen können bei Normalhaltung des Kopfes zervikal oder thorakal etwa 5-6 Trachearinge, entsprechend 30-35% (ca. 3,5 cm) der Gesamtlänge der Trachea, entfernt werden. Darüber hinausgehende Resektionsmaßnahmen erfordern den Einsatz von Mobilisationsmanövern.

Zervikomediastinale Mobilisation

Am wenigsten invasiv und am leichtesten durchzuführen ist die zervikomediastinale Mobilisation, die daher stets als erste Maßnahme erfolgt. Nach ventraler Beugung des Kopfes um 30° durch den Anästhesisten tritt ein Großteil der zervikalen Trachea in das Mediastinum (Abb. 18.80). Zusätzlich wird die Vorder- und Hinterfläche der Trachea unter sorgsamer Schonung der von lateral einstrahlenden gefäßführenden Strukturen stumpf mit dem Finger bis zur Bifurkation und den Hauptbronchien bzw. dem Ringknorpel mobilisiert. Durch diese einfache Maßnahme können bei der Resektion zervikaler und thorakaler Tracheasegmente etwa 3 weitere Trachearinge entsprechend einer zusätzlichen Resektionsstrecke von 17,5 bzw. 16% (ca. 1,9 cm) gewonnen werden. Insgesamt erlaubt die zervikomediastinale Mobilisation somit eine End-zu-End-Anastomose nach Resektion von etwa 50% (ca. 6 cm) der Trachea, was durch klinische Berichte bestätigt ist (Grillo 1979; Naef 1969). Die zervikomediastinale Mobilisation ist daher nicht nur die einfachste, sondern auch die effektivste Maßnahme zur Minderung der Anastomosenspannung bei primärer Tracheaanastomose. Nach ausgedehnten Resektionen wird der Kopf des Patienten in der postoperativen Phase in gebeugter Haltung mit Hilfe einer anmodellierten Gipsschale oder durch Nahtvereinigung von Kinn und vorderer Thoraxwand für 7-10 Tage fixiert. Bei kurzstreckigen Resektionen und ausreichender Compliance wird der Kopf mit Hilfe mehrerer unterlegter Kissen in gebeugter Position gehalten. Bei älteren, kyphotischen Patienten oder bei erheblicher Umgebungsfibrose nach vorausgegangenen Operationen ist der Effekt der zervikomediastinalen Mobilisation allerdings verringert.

Mobilisation des Kehlkopfes

Reicht die zervikomediastinale Mobilisation nach Resektion eines oberen Tracheaabschnittes nicht aus, erfolgt v. a. bei zervikalen Operationen die Mobilisation des Kehlkopfes. Untersuchungen unseres Arbeitskreises (Valesky et al. 1983) ergaben, daß bei zervikaler Resektion entsprechend dem kranialen Viertel der Trachea etwa 2 weitere Knorpelringe, d. h. etwa 10% (ca. 1,2 cm), zusätzlich reseziert werden können, wohingegen die Kehlkopfmobilisation bei tiefer Resektion kaum effektiv war. Ursache hierfür ist die Erhaltung der gefäßführenden lateralen Bänder des kranialen Tracheastumpfes, die den Zug des distalen Tracheastumpfes auffangen und eine Übertragung der

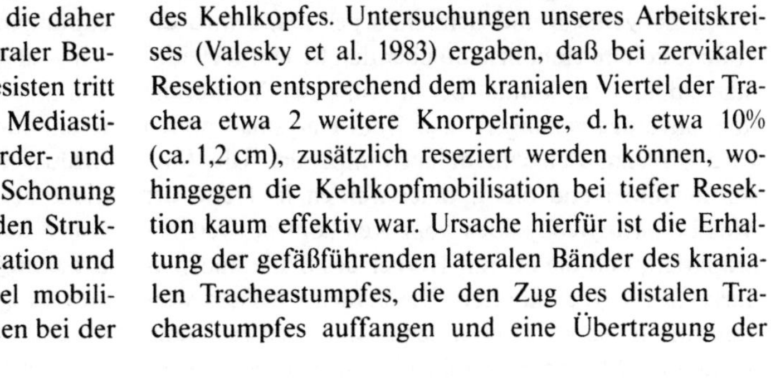

Abb. 18.80. Zervikomediastinale Mobilisation durch ventrale Beugung des Kopfes um ca. 30° nach vorheriger stumpfer Dissektion von Vorder- und Hinterwand der Trachea unter Schonung der lateral in die Trachea einstrahlenden gefäßführenden Strukturen und zirkulärer Durchtrennung der Trachea. Die Beugung des Kopfes erfolgt durch Anheben des Kopfteiles des Operationstisches und Lagerung des Kopfes auf einem Kissen

Zugkräfte auf den mobilisierten Kehlkopf verhindern. Aus diesem Grunde ist u. E. der in der Literatur angegebene Einsatz dieses Verfahrens nach Resektion mittlerer und distaler Tracheaabschnitte (Grillo 1978; Montgomery 1974; Dedo u. Fishman 1969) nicht sinnvoll. Auch den von anderen Autoren angegebenen Streckengewinn von 2-5 cm (Maassen 1978; Pearson 1983; Dedo u. Fishman 1969; Montgomery 1974), selbst bei thorakaler Resektion, konnten wir experimentell nicht bestätigen. Allerdings war - anders als in unseren Versuchen - in diesen klinischen Fällen zuvor keine zervikomediastinale Mobilisation erfolgt.

Zur Kehlkopfmobilisation stehen die Ende der 60er Jahre (Dedo u. Fishman 1969) entwickelte infrahyoidale sowie die Mitte der 70er Jahre (Montgomery 1974) entwickelte suprahyoidale Methode zur Verfügung, die heute von den meisten Chirurgen wegen der deutlich seltener bzw. in geringerem Ausmaß auftretenden Schluckstörungen bevorzugt wird.

Die Mobilisation des Kehlkopfes wurde zuerst zur Behandlung subglottischer Stenosen empfohlen, um den Ringknorpel und die beiden ersten Trachearinge resezieren zu können (Ogura u. Roper 1962; Ogura u. Powers 1964). Die infrahyoidale Mobilisation stellte eine Weiterentwicklung dieses Verfahrens dar, um längere Resektionsstrecken zu ermöglichen. Sie beinhaltet die Durchtrennung der verbindenden Strukturen zwischen Zungenbein und Schildknorpel. Dazu wird die übliche kollare Hautinzision über den M. sternocleidomastoideus nach kranial bis in Höhe der Membrana thyreohyoidea verlängert. Der Haut-Platysma-Lappen wird bis zum Zungenbein hochpräpariert. Die Mm. sternohyoidei und omohyoidei werden in Höhe der Membrana thyreohyoidea vom Kehlkopf so weit abpräpariert, daß die oberen Hörner des Schildknorpels dargestellt werden können. Die beiden Muskeln werden mit Haken auf beiden Seiten weggehalten. Dann werden die Mm. thyreohyoidei im Bereich des oberen Schildknorpelrandes und das Lig. thyreohyoideum medianum durchtrennt (Abb. 18.81 a). Anschließend werden die oberen Hörner des Schildknorpels abgetrennt. Hierdurch tritt der Larynx um etwa 0,5 cm tiefer, die Membrana thyreohyoidea liegt nun frei. Sie wird unmittelbar am Oberrand des Schildknorpels durchtrennt, um eine Verletzung des N. laryngeus superior sowie der entsprechenden Arterie und Vene zu vermeiden (Abb. 18.81 b). Dadurch tritt der Larynx etwa um weitere 2 cm tiefer, so daß der Kehlkopf insgesamt um 2-2,5 cm nach unten und vorne kippt. Das Corpus adiposum laryngis kommt zum Vorschein. Die Schonung des N. laryngeus superior ist besonders wichtig, da sein durch die Membrana thyreohyoidea ziehender innerer Ast den Kehlkopfdeckel und das Kehlkopfinnere sensibel versorgt; seine Funktion ist für das Schließen der Glottis während des Schluckaktes und dementsprechend für die Wiederherstellung eines normalen Schluckaktes von großer Bedeutung. Der M. constrictor pharyngis inferior soll nicht vom Schildknorpel abgetrennt werden, um den äußeren Ast des N. laryngeus superior zu schonen, der den M. cricothyreoideus motorisch versorgt. Da alle anderen Kehlkopfmuskeln motorisch vom N. recurrens versorgt werden, steht bei dessen Lähmung nur noch der M. cricothyreoideus für den Schluß der Stimmbänder zu Verfügung.

Wegen der bei diesem Verfahren sehr häufig auftretenden vorübergehenden postoperativen Schluckbeschwerden im Sinne einer krikopharyngealen Dysphagie mit Aspirationsgefahr, v. a. von Flüssigkeiten, wird eine Sondenernährung für 10 Tage empfohlen. Danach werden vorsichtige Schluckversuche mit geleeartigen Substanzen unternommen. Kommt es zur Aspiration, erfolgen Übungen in Form schneller, bewußter Schluckversuche bei tiefer und fixierter Inspiration. Üblicherweise ist der normale Schluckakt in 3-4 Tagen wiederhergestellt. Als weitere Komplikation kann sich ein schweres, supraglottisches Ödem entwickeln. Ist dieses mit hohen Kortikoidgaben nicht beherrschbar, kann die Intubation mit einem kleinlumigen Tubus erforderlich werden.

Wegen der Schluckprobleme nach infrahyoidaler Mobilisation wurde die zudem technisch einfachere suprahyoidale Kehlkopfmobilisation entwickelt, bei der - abgesehen von einem Unbehagen beim Schlukken unmittelbar postoperativ - in der Regel keine weiteren oder zumindest deutlich weniger gravierende Schluckstörungen auftreten. Eine Sondenernährung ist nicht nötig. Auch das postoperative supraglottische Ödem kommt wesentlich seltener vor. Ursache ist die Erhaltung der anatomischen Einheit von Kehlkopf und Zungenbein. Bei der suprahyoidalen Mobilisation werden nach Inzision des Periostes die Muskelansätze am Oberrand des Zungenbeins abgetrennt. Der Zugang entspricht dem der infrahyoidalen Mobilisation. Das Zungenbein und die suprahyoidale Region werden mit der gleichen Schnittführung wie die Trachea unter Bildung eines Haut-Platysma-Lappens freigelegt; die weitergehende Dissektion beschränkt sich jedoch auf das Zungenbein und die Trachea unter Aussparung der Kehlkopfregion, die nicht präpariert wird. Alternativ kann das Zungenbein auch von einer zusätzlichen queren Inzision in der Kinn-Hals-Falte freigelegt werden. Der Wundverschluß muß in diesem Falle vor der Rekonstruktion der Trachea erfolgen, weil dies später bei Beugestellung des Kopfes nicht mehr möglich wäre. Nach Darstellung des Zungenbeines und seiner Muskelansätze werden diese am Oberrand beidseits von medial nach lateral bis zur Digastrikuszwischensehne abgetrennt. Es handelt sich im

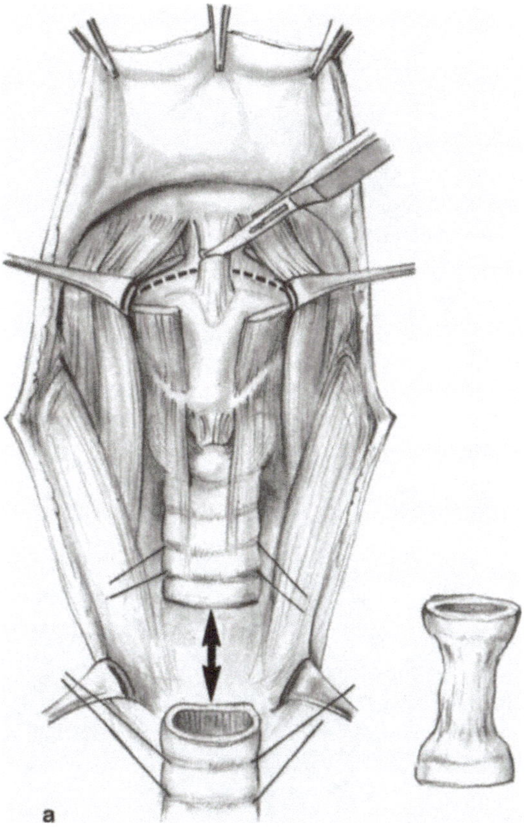

a

Abb. 18.81 a, b. Infrahyoidale Kehlkopfmobilisation (Dedo u. Fishman 1969). **a** Nach Durchtrennung der unter dem M. sternohyoideus gelegenen Mm. thyreohyoidei wird das Lig. thyreohyoideum medianum nahe am Zungenbein quer durchtrennt. Nach Durchtrennung der beiden Cornua superioria des Schildknorpels wird zuletzt die Membrana thyreohyoidea unmittelbar am Oberrand des Schildknorpels durchtrennt. **b** Durch Tiefertreten des Kehlkopfes liegt die Submukosa des Larynx frei. Die zu anastomosierenden Trachearänder lassen sich leichter adaptieren

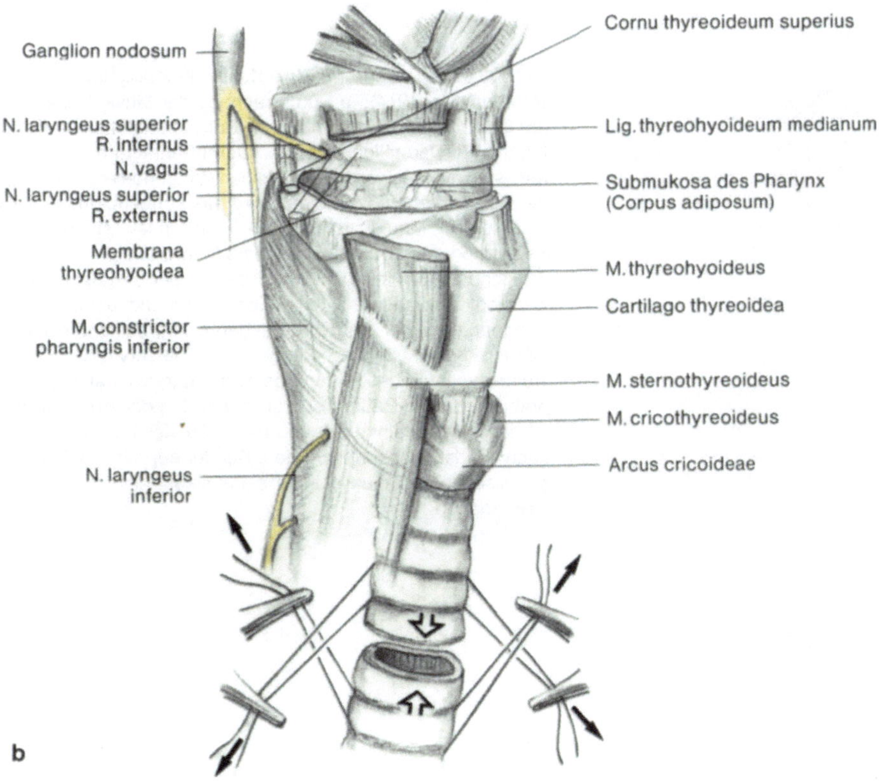

b

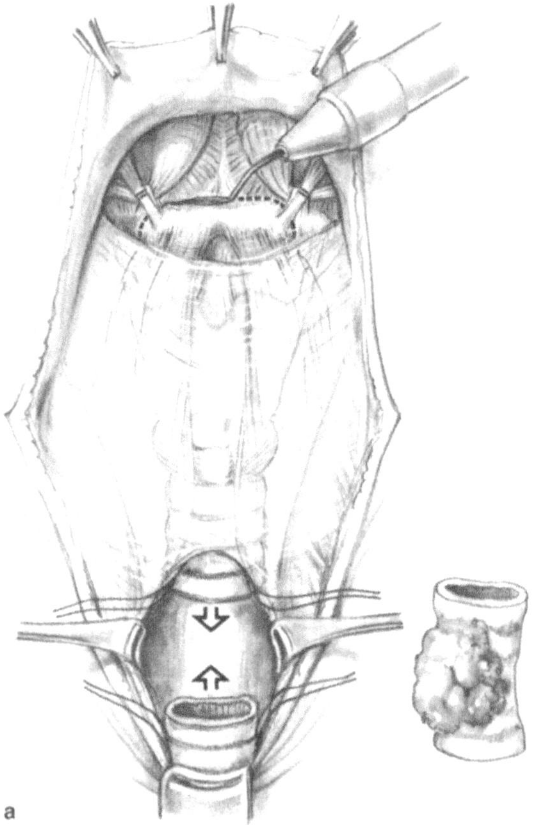

a

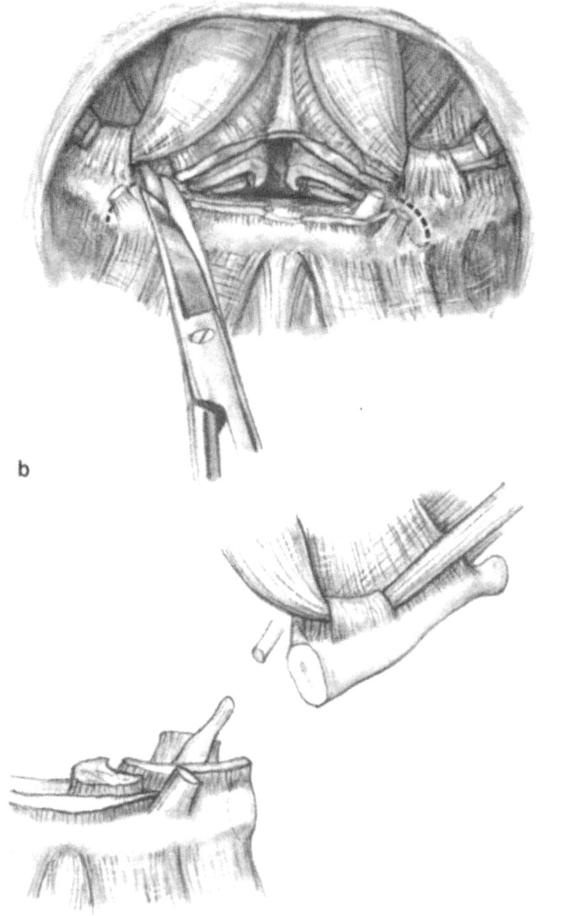

b

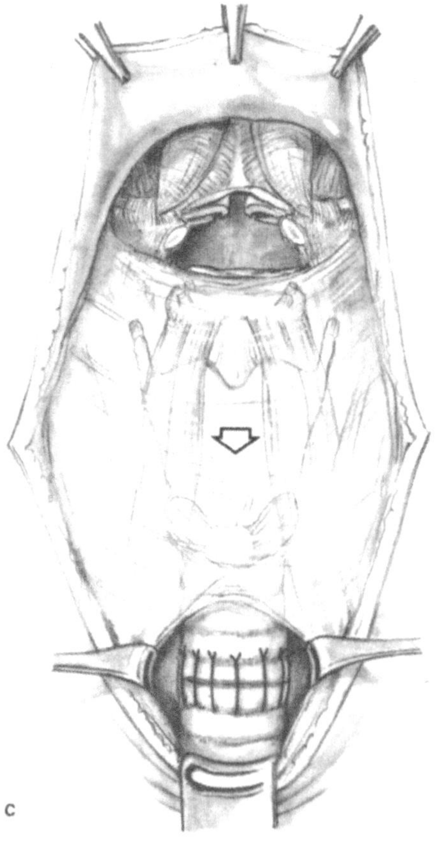

c

Abb. 18.82 a–c. Suprahyoidale Kehlkopfmobilisation (Montgomery 1974). **a** Durchtrennung der Muskelansätze am Oberrand des Zungenbeines. Der präepiglottische Raum kommt zur Darstellung. **b** Nach Durchtrennung der Mm. stylohyoidei werden die kleinen Zungenbeinhörner mit der Schere abgesetzt. Zuletzt wird das Zungenbein vor der Insertion der Mm. digastrici durchtrennt. *Insert:* Nach Separation des Zungenbeinkörpers vom großen Zungenbeinhorn tritt der Zungenbeinkörper und damit der Kehlkopf beträchtlich tiefer. **c** Die großen und kleinen Zungenbeinhörner sind vom Zungenbeinkörper und seinen inferioren Muskelansätzen abgetrennt. Die zervikale Tracheaanastomose ist fertiggestellt. Suprahyoidal liegt der präepiglottische Raum frei. Durch den Zug der Anastomose ist der Zungenbeinkörper und damit der Kehlkopf weiter nach kaudal abgesenkt worden. Bei der suprahyoidalen Mobilisation wird die Kehlkopfregion selbst nicht freipräpariert einzelnen um den M. mylohyoideus, die Mm. geniohyoidei und den Zungenbeinteil der Mm. genioglossi (Abb. 18.82a). Dann werden lateral die Mm. stylohyoidei unmittelbar vor dem kleinen Zungenbeinhorn abgesetzt. Das präepiglottische Fett wird nun sichtbar. Anschließend wird das kleine Zungenbeinhorn mit der Schere durchtrennt, wodurch der Zug des M. chondroglossus und des M. constrictor pharyngis medius am Zungenbein aufgehoben wird (Abb. 18.82b). Dann wird das Zungenbein beidseits unmittelbar vor oder medial der Digastrikusinsertion durchtrennt, so daß Zungenbeinkörper und großes Zungenbeinhorn separiert sind. Hierdurch tritt der Zungenbeinkörper und als Folge der Kehlkopf 2-2,5 cm tiefer (Abb. 18.82b, c).

Lungenhilusdissektion
Eine weitere Mobilisationsmethode ist die Lungenhilusdissektion mit Durchtrennung des Lig. pulmonale und zusätzlicher intraperikardialer Mobilisation der Hilusgefäße. Eigene Untersuchungen (Valesky et al. 1983) zeigten allerdings, daß der Wert der Lungenhilusdissektion bei zervikaler Resektion mit einem weiteren Gewinn von 1 Ring entsprechend etwa 5% (0,6 cm) relativ gering war. Ähnlich wie bei der Kehlkopfmobilisation waren auch nach Hilusdissektion bei Resektion thorakaler Tracheaabschnitte wegen einer fehlenden Spannungsreduktion weitere Ringe nicht entfernbar. Bei zervikaler Resektion ist daher die Kehlkopfmobilisation als effektivere Methode anzusehen. Die Unterschiede zwischen beiden Maßnahmen blieben auch bei Umkehr der Reihenfolge unverändert. Die weithin akzeptierten Angaben, wonach die Lungenhilusdissektion einen Streckengewinn von 3 cm bringt und die intraperikardiale Mobilisation zusätzliche 0,9 cm (Grillo et al. 1964), stehen hierzu nur scheinbar im Widerspruch, da die entsprechenden Untersuchungen mit dem Kopf in Neutralstellung, also ohne vorausgegangene zervikomediastinale Mobilisation und ohne Orientierung der Resektionsstrecke an einer definierten Anastomosenspannung erfolgten. Unsere Messungen wurden jedoch - orientiert an der klinischen Praxis - schrittweise durchgeführt, wobei stets die zervikomediastinale Mobilisation den ersten Schritt darstellte. Spätere Untersuchungen der Bostoner Arbeitsgruppe bei definierter Anastomosenspannung und nach zervikomediastinaler Mobilisation ergaben durch die Lungenhilusdissektion mit intraperikardialer Mobilisation nur noch einen zusätzlichen Resektionsgewinn von 2,5 Ringen (ca. 1,4 cm). Der im Vergleich zum zervikalen Vorgehen bei Resektion thorakaler Abschnitte fehlende Einfluß der Hilusdissektion auf die Anastomosenspannung läßt sich am ehesten durch die Annahme einer stärkeren Fixierung der bereits zervikomediastinal mobilisierten Trachea erklären, ein Befund, der allerdings noch der experimentellen Prüfung bedarf. Unseres Erachtens ist die Hilusdissektion bei einem auf den Hals oder den Extrapleuralraum beschränkten Eingriff in Anbetracht der Effektivität der Kehlkopfmobilisation nur in Reihenfolge nach dieser gerechtfertigt. Dagegen wird die Lungenhilusdissektion wegen des geringen operationstechnischen Mehraufwandes in der Regel bei thorakalem Vorgehen durchgeführt; dafür wird auf die zervikomediastinale Mobilisation mit postoperativer Fixation verzichtet. Dies gilt besonders für Bifurkationsresektionen.

Die Lungenhilusdissektion erfolgt in der Regel rechtsseitig. Bei medianer Sternotomie kann sie nach Eröffnung der Pleura unter Schonung des N. phrenicus (s. Abb. 16.4g) auch beidseits durchgeführt werden. Nach Durchtrennung des Lig. pulmonale als der kaudalen Fixation des Lungenflügels wird die Pleura mediastinalis um den Hilus herum zirkulär inzidiert und von der Lungenwurzel abgeschoben, so daß die Hilusgefäße und das Perikard freipräpariert sind. Der N. phrenicus ist dabei zu schonen. Dann wird das Perikard U-förmig unmittelbar um die V. pulmonalis inferior herum inzidiert. Bei der Durchtrennung der Perikardumschlagsfalte zwischen der unteren Lungenvene und der V. cava inferior muß sehr vorsichtig und parallel zur Lungenvene inzidiert werden, um die untere Hohlvene nicht zu verletzen. Meist läßt sich dadurch der Hilus bereits zur Anastomose hin ausreichend mobilisieren, da die untere Lungenvene das Höhertreten des Hilus am meisten behindert. Falls die Mobilisation noch nicht genügt, kann die Inzision des Perikards kreisförmig vervollständigt werden (Abb. 18.83a). Dabei müssen auch die Umschlagsfalten, die die beiden Lungenvenen umgeben, durchtrennt werden. Im Bereich der oberen Lungenvene bestehen sehr enge topographische Beziehungen zur V. cava superior, so daß auch hier die Inzision sehr vorsichtig erfolgen muß. Die Perikardinzision muß deshalb sehr nahe an den Venen durchgeführt werden. Schließlich wird die rechte Pulmonalarterie vorsichtig bis zu ihrem Ursprung dargestellt und aus ihrer retroperikardialen Verankerung gelöst. Bei der Präparation der Arterie kommt an der Rückseite der rechte Hauptbronchus zur Darstellung. Die Inzision sollte unter dem Stiel der Lymphknoten und Bronchialarterien erfolgen, um die dorsal der Arterie verlaufenden Lymphgefäße und Bronchialarterien zum rechten Hauptbronchus zu schonen. Zur sicheren Erhaltung dieser für die unmittelbar postoperative Lungenfunktion wichtigen Strukturen kann die Gewebebrücke mit den Blut- und Lymphgefäßen im dorsalen Hilusanteil mit einem Bändchen angeschlungen und so eine Lymphstauung in der Lunge in der frühen postoperativen Phase ver-

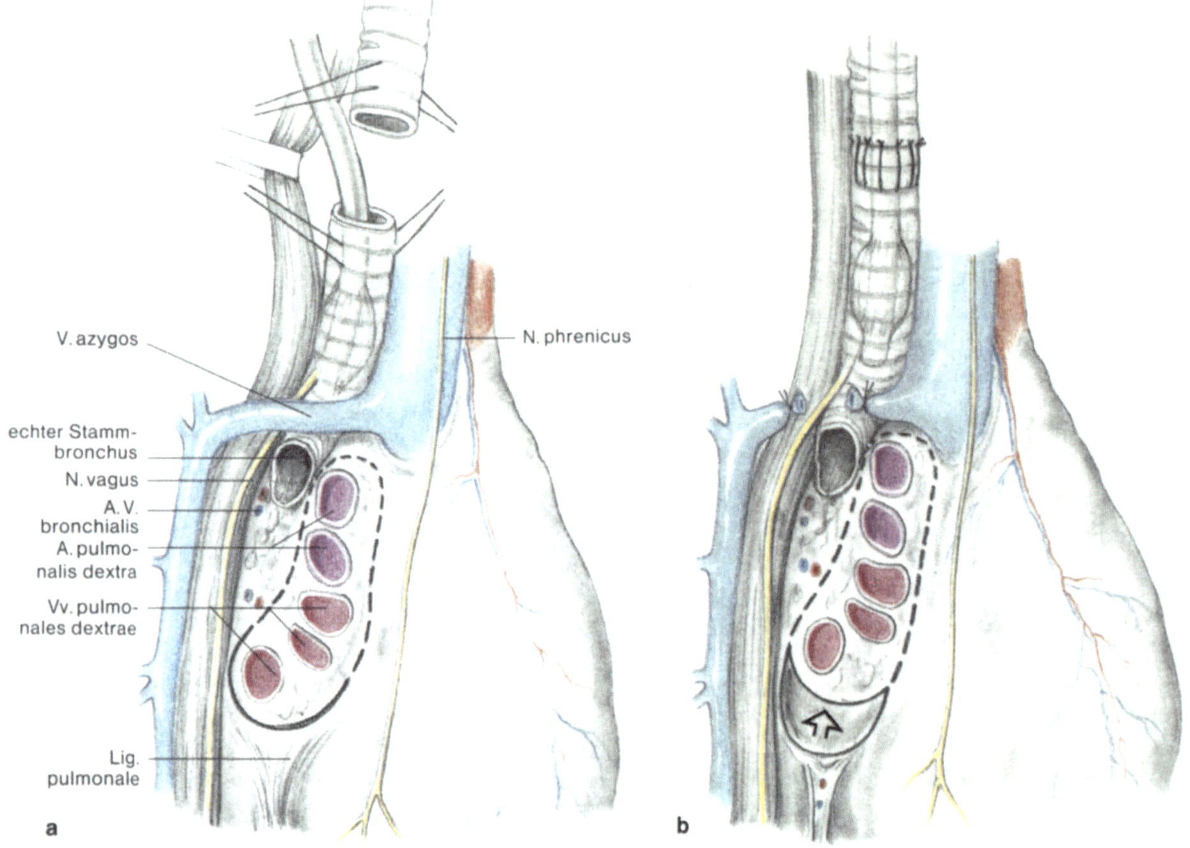

Abb. 18.83 a, b. Lungenhilusdissektion. **a** Ist die Pleura mediastinalis eröffnet und nach medial weggeschoben, wird das Perikard unter der unteren Lungenvene U-förmig inzidiert (———). Falls nötig kann das Perikard komplett um den Hilus herum inzidiert werden (----). **b** Höhergetretener Hilus nach erfolgter Dissektion und fertiggestellter Tracheaanastomose

mieden werden. Sperrt die V. azygos, wird sie durchtrennt, falls dies nicht bereits zuvor im Rahmen der Trachearesektion erfolgt ist (Abb. 18.83 b).

Durchtrennung des linken Hauptbronchus mit Reimplantation in den Bronchus intermedius

Die Durchtrennung des linken Hauptbronchus mit Reimplantation in den Bronchus intermedius (Barclay et al. 1957) wird entsprechend dem höheren Operationsrisiko immer als letzte Maßnahme und dann auch meist nur im Zusammenhang mit rekonstruktiven Eingriffen an der Tracheabifurkation durchgeführt. In der eigenen Versuchsserie ermöglichte sie nach zervikaler Resektion (Valesky et al. 1983) eine nochmalige Resektion von 2-3 Ringen; dies entspricht einer Verlängerung der Resektionsstrecke um weitere 13,5% (ca. 1,5 cm). Bei Resektion thorakaler Tracheaabschnitte hatte die Durchtrennung des linken Hauptbronchus nur eine Zunahme der Resektionsstrecke um 1,4 Ringe, entsprechend 8% (ca. 1 cm) zur Folge. In unseren Untersuchungen war eine zervikomediastinale-, sowie Larynxmobilisation und Lungenhilusdissektion vorausgegangen. Bei der Bostoner Untersuchung (Grillo et al. 1964) hatte die Durchtrennung des linken Hauptbronchus nach Lungenhilusdissektion ohne intraperikardiale Mobilisation und ohne definierte Anastomosenspannung einen Zugewinn von 5,5 Ringen (ca. 2,7 cm) gebracht.

Die Durchtrennung des linken Hauptbronchus erfolgt von der rechten Pleurahöhle oder von median aus, nach Eröffnung der Pleura mediastinalis und Freipräparation der Tracheabifurkation. Die Absetzung erfolgt 1-2 Knorpelringe distal der Tracheabifurkation. Der zentrale Bronchusstumpf wird verschlossen und der linke Hauptbronchus End-zu-Seit linksseitig in den Bronchus intermedius reimplantiert (Abb. 18.84). Möglicherweise ist es für die Stabilität des neuen linken Hauptbronchusostiums wesentlich, wenn gleiche Teile der membranösen und knorpeligen Zirkumferenz des Zwischenbronchus exzidiert werden (Engelmann et al. 1986). Durch die Aufhebung der Fixation des linken Hauptbronchus unter dem Aortenbogen entsteht der Streckengewinn. Wenn irgend möglich, umgehen wir dieses risikoreiche Verfahren. Es

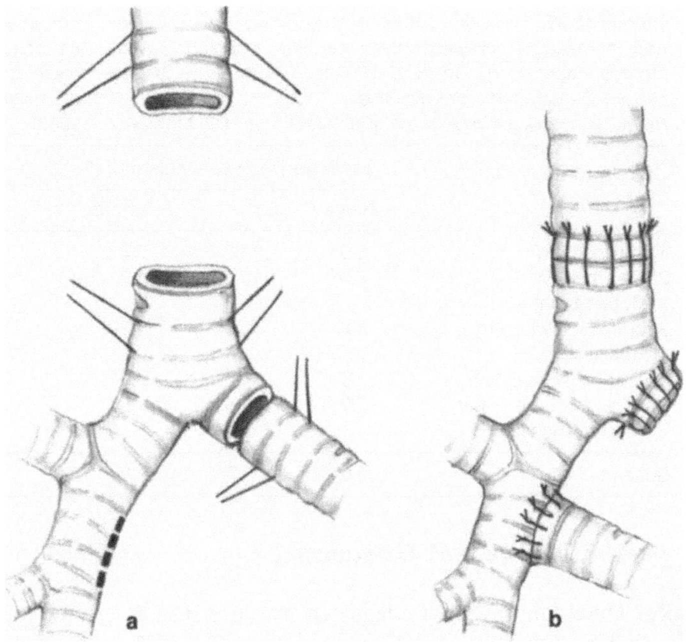

Abb. 18.84 a, b. Durchtrennung des linken Hauptbronchus. **a** Der linke Hauptbronchus wird 1 oder 2 Knorpelringe distal der Tracheabifurkation durchtrennt. **b** Nach bifurkationsnahem Verschluß des linken Hauptbronchus wird dieser End-zu-Seit in den Bronchus intermedius implantiert. Anschließend erfolgt die spannungsarme Anastomose der thorakalen Trachea

kommt eigentlich nur bei sehr ausgedehnten isolierten Bifurkationsresektionen (Abb. 18.100 c) oder langstreckigen distalen thorakalen Trachearesektionen in Betracht. Die Wirksamkeit des Verfahrens konnte von mehreren Autoren bei klinischer Anwendung bestätigt werden (Eschapasse 1987; Eschapasse et al. 1967; Grillo 1966 b, 1978, 1987 c; Perelman u. Koroleva 1980); in den letzten Jahren gibt es nur eine einzige Mitteilung über den erfolgreichen Einsatz dieses Verfahrens bei einer isolierten langstreckigen suprakarinalen Trachearesektion (Engelmann et al. 1986). Nach Entfernung eines 8,5 cm langen Segments gelang eine spannungsarme End-zu-End-Anastomose der verbliebenen beiden distalen Knorpel mit dem Krikoid, ohne daß weitere Mobilisationsmaßnahmen zum Einsatz kamen. Der Eingriff erfolgte mit zweimaliger Umlagerung über einen zervikalen und hohen rechtsthorakalen Zugang. In einer Variante der Originalmethode wurde auch nach der Durchtrennung des linken Hauptbronchus aus Sicherheitsgründen auf die risikoreiche Reanastomosierung mit dem Zwischenbronchus verzichtet und stattdessen die linke Lunge mit dem verschlossenen Hauptbronchus in situ belassen. Nach Resektion langstreckiger Tumorstenosen konnten auf diese Weise Anastomosen der Bifurkation mit der zervikalen Trachea ohne Zuhilfenahme anderer Mobilisationmaßnahmen komplikationslos erfolgen (Perelman u. Koroleva 1980). Zur Vermeidung eines Rechts-links-Shunts mit schwerer Hypoxämie sollte die linke Pulmonalarterie unterbunden werden.

Unter Ausnutzung aller Mobilisationsverfahren bei Resektion zervikaler Tracheaabschnitte können also - unter Berücksichtigung einer Anastomosenspannung von 1000-1200 p - 78% der Gesamtlänge der Trachea, entsprechend Defekten von über 8 cm Länge, entfernt werden. Im Gegensatz hierzu liegen die Werte bei Resektion der thorakalen Trachea um ca. 20% niedriger (Tabelle 18.32). Einzelne Berichte über erfolgreiche Resektionen von 7-8 cm langen Tracheaabschnitten nach Einsatz mehrerer Mobilisationsverfahren scheinen für die Übertragbarkeit dieser Angaben auf die Klinik zu sprechen (Grillo 1979; Schildberg et al. 1980 a; Pearson et al. 1974; Ramming et al. 1979; Naef 1969). Allerdings ist wegen individueller Unterschiede eine generelle Übertragung der im Sektionssaal gewonnenen Daten (Valesky et al. 1983; Grillo et al. 1964; Mulliken u. Grillo 1968), v. a. im Grenzbereich der möglichen Resektionsstrecken, für den klinischen Anwendungsbereich noch sehr unsicher. Hier können sie aber wertvolle Hinweise und Hilfe bei der Operationsplanung geben.

Für die Wahl und Kombination der verschiedenen Mobilisationsverfahren erscheint es selbstverständlich, daß bei zervikaler Resektion die Mobilisationsmanöver, die ohne Erweiterung des operativen Eingriffes durchzuführen sind, absolute Priorität besitzen, während andere Maßnahmen, wie die Lungenhilusdissektion und Umpflanzung des linken Hauptbronchus, von nachgeordneter Bedeutung sind. Andererseits wird man bei thorakalen Eingriffen gerade den Methoden, die sich von diesem Zugang aus durchführen lassen, den Vorzug geben. Bei Resektionsstrecken unter 5 cm reicht die zervikomediastinale Mobilisation meist aus. Erst bei größeren Strecken werden die eingreifenderen Verfahren erforderlich.

Tabelle 18.32. Resektionsstrecke nach Resektion zervikaler und thorakaler Tracheaabschnitte bei einer definierten Anastomosenspannung von 1000-2000 p. %-Angabe in bezug auf die Gesamtlänge der Trachea (17,1 ± 0,9 bzw. 17,6 ± 1,3 Ringe bei zervikaler bzw. thorakaler Resektion). Die Mobilisationsmethoden wurden in der angegebenen Reihenfolge eingesetzt, nach thorakaler Resektion erfolgte die Lungenhilusdissektion vor der suprahyoidalen Kehlkopfmobilisation. Ergebnisse von Untersuchungen an 23 Leichen. (Valesky et al. 1983)

	Zervikale Trachearesektion			Thorakale Trachearesektion		
	Ringe	%	cm (ca.)	Ringe	%	cm (ca.)
Normalhaltung	5,3	31,0	3,4	5,6	32	3,6
Zervikomediastinale Mobilisation	3,0	17,5	1,9	2,8	16	1,8
Suprahyoidale Larynxmobilisation	1,8	10,5	1,2	-	-	-
Lungenhilusdissektion	0,9	5,2	0,6	-	-	-
Umpflanzung des linken Hauptbronchus	2,3	13,5	1,5	1,4	8	0,9
Gesamt	13,3	77,7	8,6	9,8	56	6,3

18.4.4.7 Intraoperative Oxygenierung

Zur Durchführung einer adäquaten Narkose sind genaue Kenntnisse über die Natur, das Ausmaß und die Ausdehnung der Stenose und deren genaue Lokalisation, sowie eine genaue Planung des operativen Vorgehens und der einzelnen Beatmungsschritte in Absprache mit dem Anästhesisten Voraussetzung. Nur so ist die Beatmung des Patienten während der Operation am Tracheobronchialbaum zu jedem Zeitpunkt sicher gewährleistet (s. Kap. 12).

Handelt es sich um eine Stenose mit einem Lumendurchmesser von mehr als 5 mm, kann der Endotrachealtubus vor der Stenose plaziert werden. Ist der Restlumendurchmesser dagegen kleiner, wird die Stenose zunächst unmittelbar präoperativ bereits im Operationssaal mit starren Kinderbronchoskopen aufbougiert. Am besten ist es, wenn die Stenose so weit dilatiert werden kann, daß sie mit dem Tubus zu passieren ist. So kann eine CO_2-Retention vor der Stenose mit der Gefahr von Arrhythmien am sichersten vermieden werden. Kontinuierliche Blutgasanalysen, Messungen mit einem Pulsoximeter, EKG-Aufzeichnungen sowie arterielle Blutdruckmessungen sind obligat. Handelt es sich um subglottische Stenosen, muß die Striktur immer so weit dilatiert werden, daß zumindest ein dünnlumiger Endotrachealtubus passieren kann. Bei Elektiveingriffen erfolgt in einigen Zentren die bronchoskopische Untersuchung unmittelbar präoperativ. Von Vorteil ist dabei, daß nur eine Narkose gegeben werden muß und mögliche Komplikationen nach Endoskopie, wie z. B. ein Schleimhautödem, vermieden werden(Wilson 1987). Ein weiterer Vorteil dieses Vorgehens ist, daß sich auch der Anästhesist selbst ein Bild vom stenosierenden Prozeß machen kann, was beispielsweise bei der Wahl des geeigneten Tubus hilfreich ist. Häufig lassen sich Tuben mit Hochdruckmanschetten leichter über Stenosen vorschieben als Tuben mit großlumigen Niederdruckmanschetten, deren Residualvolumen und weichere Beschaffenheit hinderlich sein können (s. S. 289).

Die Mehrzahl der trachealen Rekonstruktionen kann unter Spontanatmung (Halothan) erfolgen, bei intrathorakalen Eingriffen wird nach Bedarf assistiert ventiliert. Am Ende der Operation sollte der Patient aber wieder spontan atmen, um eine Nachbeatmung zu vermeiden. Idealerweise verläßt der Patient extubiert den Operationssaal. Die Extubation sollte aber unter ausreichend tiefer Anästhesie erfolgen, damit Husten und Krämpfe verhindert werden. Ist die Luftpassage durch ein Larynxödem gefährdet, kann ein kleiner Endotrachealtubus, möglichst mit entblähtem Cuff, für einige Tage belassen werden. Die Anlage eines Tracheostomas sollte wegen der Verletzungsgefahr für die Anastomose insbesondere nach zervikaler Resektion möglichst unterbleiben.

Sicherheitshalber wird zunächst immer der distal der Läsion gelegene Tracheateil freigelegt, um so im Notfall über einen schnellen Zugang zur Trachea für eine Beatmung über das Operationsfeld zu verfügen. Auf diese Möglichkeit der direkten Intubation des Trachea- oder Hauptbronchusstumpfes wurde schon sehr früh hingewiesen (Carter u. Strieder 1950); heute ist sie weit verbreitet und hat sich bewährt. Dazu werden Trachea oder Hauptbronchus distal der Stenose eröffnet und zur Oxygenierung und Narkotisierung des Patienten während der Resektion und Naht der Anastomosenhinterwand mit einem sterilen Spiraltubus über das Operationsfeld intubiert (Abb. 18.87 und Abb. 18.99). Die Verbindung zum Beatmungsgerät erfolgt über sterile Reptilschläuche. Spezielle Verhältnisse finden sich bei bifurkationsnahen Trachea- und Bifurkationsresektionen (S. 357). Hier wird über den Bronchus der Gegenseite, gewöhnlich den linken

Abb. 18.85. **a** Intubation des linken Hauptbronchus mit einseitiger Atmung. Zur Vermeidung eines signifikanten Rechts-links-Shunts der nichtbelüfteten rechten Lunge wird der rechte Pulmonalarterienstamm abgeklemmt. **b** Nach fertiggestellter Rekonstruktion liegt der endotracheale Tubus kranial der Anastomose. Beide Lungen sind beatmet, die Pulmonalarterie ist nicht mehr abgeklemmt (Es sind unterschiedliche Rekonstruktionsprinzipien nach Bifurkationsresektion dargestellt)

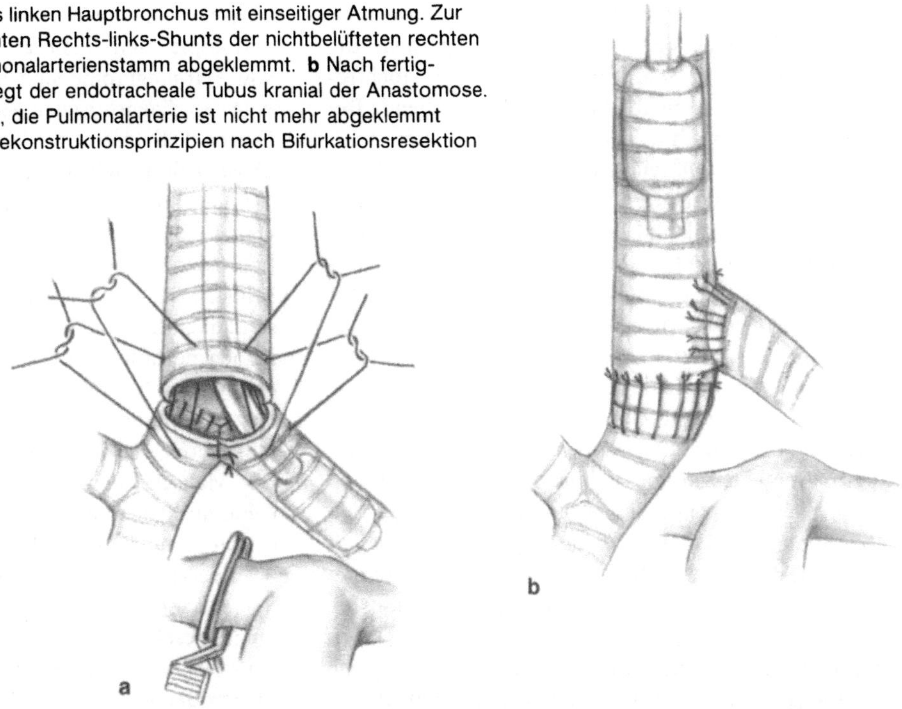

Bronchus, intubiert, so daß nur eine Lunge ventiliert wird. Sinkt dabei wegen eines zu großen Shuntvolumens das pO_2 zu tief ab, wird die Pulmonalarterie der nicht belüfteten Lunge an ihrem Stamm vorübergehend abgeklemmt (Abb. 18.85a). Ist die Beatmung nur einer Lunge nicht ausreichend, können auch 2 kleine Tuben in beiden Hauptbronchien eingebracht und beide Lungen mit 2 getrennten Beatmungsgeräten oxygeniert werden. Nach Naht der Anastomosenhinterwand bzw. Rekonstruktion der Bifurkation wird der Tubus zur Naht der Vorderwand aus dem Operationsfeld entfernt und der zu Beginn der Narkose oral eingebrachte Endotrachealtubus meist unter digitaler Führung des Operateurs distal der Anastomose bzw. in den linken Hauptbronchus plaziert (Abb. 18.85a). Wenn zunächst alle Nähte vorgelegt werden, wird der Operationsfeldtubus anschließend entfernt und der orale Endotrachealtubus vorgeschoben. Dabei sollte die Tubusmanschette nach Trachearesektion nur gerade hinter der Anastomose zu liegen kommen, um bei Beugung des Kopfes die Intubation des rechten Hauptbronchus zu vermeiden. In der Regel werden die Fäden bei gebeugtem Kopf (zervikomediastinale Mobilisation) geknotet. Nach Verschluß der Vorderwand wird der Tubus in seine ursprüngliche Lage zurückgeführt; der Cuff darf aber nicht in Höhe der Anastomose liegen: Bei hohen Stenosen sollte er distal und bei tiefen Stenosen proximal der Anastomose liegen (Abb. 18.85b). Grundsätzlich ist eine Cuffplazierung oberhalb der Anastomose vorzuziehen.

Will man die Intubation über das Operationsfeld vermeiden, kann ein langer Endotrachealtubus, z. B. bei Bifurkationsresektionen, auch über den Defekt hinweg in einen Hauptbronchus vorgeschoben werden. Unseres Erachtens wird hierdurch jedoch die Rekonstruktion erschwert.

Alternativ zur herkömmlichen Beatmung über das Operationsfeld kann insbesondere bei Bifurkationsresektionen auch die HFJV eingesetzt werden (Sjöstrand 1977; El-Baz et al. 1981; Gilbert et al. 1984; Salzer et al. 1985), die für den Operateur wegen des Wegfalls des voluminösen Endotrachealtubus den Vorteil einer größeren Übersichtlichkeit im Operationsgebiet hat. Dadurch wird die Rekonstruktion und Anastomose technisch einfacher. Über den oralen Tubus wird der dünne Beatmungskatheter durch den Defekt in das distale Tracheobronchialsystem eingeführt. Der kleine Katheter muß von einem Assistenten mit einer Pinzette festgehalten werden, da er sonst wegen seiner beatmungstechnisch bedingten Eigenbeweglichkeit leicht aus dem distalen Luftweg disloziert (Abb. 18.96f). Da neben dem kleinen Katheter Blut in die distalen Luftwege gelangen kann, ist es wichtig, diese kontinuierlich abzusaugen, um einer postoperativen Atelektasenbildung vorzubeugen. Andererseits kann durch die Jetbeatmung auch Flüssigkeit und Zelldetritus wieder aus dem Bronchus herausgeblasen werden, so daß die Beatmung zum Absaugen nicht unterbrochen werden muß. Falls nötig, kann auch die HFJV über 2 durch ein Y-Stück verbundene Schläuche gleichzeitig in beiden Lungen erfolgen (Mc Kinney et al. 1988). Nachteile dieser Methode sind der pCO_2-Anstieg sowie die Austrocknung der Schleimhaut durch die Hochfrequenzbeatmung, weshalb immer eine ausreichende Befeuchtung der Beatmungsluft sichergestellt sein muß. Außerdem muß während der Jetbeatmung die Anästhesie total intravenös erfolgen, was eine frühe Extubation verhindern kann. Wesentlich ist auch, den Katheter nicht zu weit in den distalen Bronchialbaum vorzuschieben, da es sonst zu einem Barotrauma bei regionalem Anstieg des Lungenvolumens und -druk-kes kommen kann (Clarkson u. Davies 1978). Außerdem kann es rechtsseitig leicht zu einer Minderbelüftung des rechten Oberlappens kommen, wenn der Katheter distal des Oberlappenabgangs liegt. Wegen der im Vergleich zur konventionellen Beatmung geringeren Sicherheit sollte die Jetventilation während der Operation nur so kurz wie nötig eingesetzt werden.

Der Einsatz einer Herz-Lungen-Maschine kommt nur bei äußerst seltenen, komplexen Bifurkationsresektionen in Betracht. Wir verwendeten die extrakorporale Zirkulation bislang nur einmal notfallmäßig bei einer 40jährigen Patientin mit Erstickungsanfällen wegen eines Zylindroms mit fast vollkommenem Bifurkationsverschluß, da so am schnellsten eine ausreichende Oxygenierung zu erreichen war. Alternativ kann man versuchen, das Bifurkationssyndrom präoperativ durch eine Laserbehandlung zu beseitigen. Prinzipiell birgt die extrakorporale Zirkulation zusätzliche Risiken, insbesondere das der heparinbedingten Lungenparenchymeinblutung bei den notwendigen Manipulationen an der Lunge. Ihr Einsatz ist daher im Gegensatz zu früheren Meinungen (Nissen 1961; Neville et al. 1971) heute auch in Anbetracht der Möglichkeit der HFJV kaum je gerechtfertigt und nur in seltenen Ausnahmefällen unter Abwägen aller Risiken angezeigt (Grillo 1970; Perelman u. Koroleva 1980).

Bei Manschettenresektionen der Hauptbronchien erfolgt die Beatmung stets über einen Doppellumentubus, um auch bei geöffnetem Bronchialsystem eine ausreichende Beatmung des Patienten zu gewährleisten (s. Kap. 12). Andere Arbeitsgruppen bevorzugen die unilaterale endobronchiale Intubation mit einem langen einlumigen Tubus.

18.4.4.8 Allgemeine Hinweise

Neben den allgemeinen Regeln der chirurgischen Präparationstechnik ist bei Operationen am Tracheobronchialbaum die Beachtung der folgenden Regeln entscheidend für den Erfolg:

1. Präoperativ müssen Höhe und Länge des zu resezierenden Tracheasegments exakt festgelegt sein. Operativer Zugang, Beatmungstechnik und Mobilisationsmaßnahmen hängen hiervon ab. Starre Bronchoskopie und Kontrastdarstellung der Trachea sowie Tomographie sind hierfür die am besten geeigneten diagnostischen Methoden.
2. Der im Patienten verbleibende Trachea- bzw. Bronchusteil darf nicht devaskularisiert werden, da der Heilungsprozeß an der Anastomose eine ausreichende Blutversorgung voraussetzt. Die Mobilisation noch in situ verbleibender Tracheaabschnitte soll sich daher auf die Vorder- und Hinterwand beschränken und die seitlich in die Trachea einstrahlenden netzartigen Arterienäste aus der A. thyreoidea inferior, A. subclavia, A. thoracica interna, der ersten A. intercostalis und aus den Bronchialarterien schonen (Abb. 18.9).
   Die Manschettenresektion der Bronchien erfordert keine ausgedehnte Skelettierung der Luftwege. Bei der im Sinne der radikalen Tumorchirurgie und zum postoperativen Staging notwendige Lymphadenektomie können die Bronchialarterien jedoch nicht immer geschont werden. Wenn irgend möglich, sollten sie aber an den Hauptbronchien und im subkarinalen Bereich erhalten bleiben. Vor der Anastomosierung sind daher besonders in der Tumorchirurgie die Resektionsenden mit größter Sorgfalt auf eine ausreichende Durchblutung zu überprüfen, wobei zumindest feine petechiale Blutungen an den beiden Rändern sichtbar werden sollten. Entsteht der Eindruck einer mangelhaften Durchblutung der Resektionsränder, muß in jedem Falle eine Nachresektion vorgenommen werden.
3. Die Resektion sollte immer im gesunden Trachealgewebe erfolgen. Bei benignen Stenosen, v. a. nach Tracheotomie oder Intubation, können die entzündlichen Veränderungen in der Tracheawand kranial wie kaudal über den eigentlich stenotischen Bereich hinausgehen. Es hat sich bewährt, in solchen Fällen abzuwarten, bis sich die Entzündung zurückgebildet hat. Dazu kann es erforderlich sein, einen vorhandenen Tracheotomietubus zu entfernen und den Luftweg anschließend mit einem Silikon-T-Tubus oder durch wiederholte endoskopische Dilatation offen zu halten.
4. Die Anastomosierung kann unter einer gewissen Spannung von 1000-1200 p erfolgen, weil dann die Wundheilung am besten zu sein scheint und die Komplikation eines Bronchialkinkings nach Manschettenresektion am sichersten vermieden werden kann. Bei Bronchusmanschettenresektionen kommt es so gut wie nie zu einer relevanten Anastomosenspannung. Im Zweifelsfalle sollte eine Durchtrennung des Lig. pulmonale genügen. Eine Ausnahme sind längerstreckige Resektionen, wie z. B. bei einer oberen Bilobektomie mit kompletter Hauptbron-

chusresektion rechts oder einer kompletten isolierten oder in Verbindung mit einer Oberlappenektomie erfolgenden Hauptbronchusresektion links und Reanastomosierung in den bifurkalen Tracheaabschnitt; hier könnte eine zusätzliche Mobilisation der Bifurkation notwendig werden.

5. Die Anastomosenränder müssen glatt, sauber und möglichst geradlinig durchtrennt sein. Hervorstehende Teile durchtrennter Knorpelspangen müssen sorgfältig exzidiert werden, um möglichst glatte und gut durchblutete Anastomosenränder zu erhalten. So lassen sich zum einen Nekrosen vermeiden, zum anderen könnten prominente Knorpelspangen nach innen schlagen und zu Schleimretentionen mit Inkrustation führen.
6. Die Anastomosennaht muß präzise und mit größter Sorgfalt erfolgen. Wir bevorzugen die allschichtige perikartilaginäre Stichtechnik mit einfacher Einzelknopfnaht. Nur bei Y-förmigen Rekonstruktionen und End-zu-Seit-Anastomosen führen wir an den entsprechenden Stellen auch transkartilaginäre Stiche durch. U-Nähte oder andere Techniken sollten vermieden werden. Unserer Auffassung nach ist es aufgrund der anatomischen Gegebenheiten an Trachea und Bronchus nicht erforderlich, submukös zu stechen. Nekrosen und Fisteln bilden sich nicht von der Schleimhaut aus, sondern eher vom Knorpel. Es ist darauf zu achten, daß immer genügend Bronchialwand gefaßt wird, um ein Ausreißen der Fäden zu vermeiden. Im Zweifelsfall können zusätzlich die vorgelegten Haltefäden miteinander verknotet werden. Zunächst werden beidseits 2 perikartilaginäre Ecknähte, dann die dorsalen Nähte im Bereich der Pars membranacea und zuletzt die restlichen perikartilaginären Nähte gelegt. Der Stichabstand sollte nicht größer sein als 0,5 cm. Andererseits sollten die Stiche nicht so eng nebeneinander plaziert werden, daß die Blutversorgung der Resektionsränder gefährdet wird. Die Pars membranacea wird nur adaptierend verknotet. Sie kann alternativ auch durch eine fortlaufende Naht reanastomosiert werden. Um hier ein Einschneiden der Fäden zu vermeiden, werden entweder nur die beiden seitlichen perikartilaginären Ecknähte oder alle perikartilaginären Nähte zuerst verknotet. Diesbezüglich wird aber jeder Chirurg gemäß seiner eigenen Erfahrungen vorgehen, zahlreiche Variationen sind möglich (s. Abb. 17.12). Wegen der Gefahr der Inkrustation darf man die Fäden nicht intraluminal knoten. Auch größere Lumeninkongruenzen lassen sich zumeist durch proportionierte Stichabstände an den Anastomosenrändern ausgleichen. Eine geringfügige Einstülpung beispielsweise des Lappen- in den Hauptbronchus kann in Kauf genommen werden und führt nicht zur Bildung überschüssigen Granulationsgewebes. Alternativ lassen sich größere Kaliberunterschiede der zu anastomosierenden Bronchusenden durch Anschrägen des kleineren Anastomosenendes oder besser durch Raffung der Pars membranacea des größeren Anastomosenendes ausgleichen (s. Abb. 17.14).
7. Jede Anastomose muß nach Fertigstellung vollkommen funktionsfähig sein. Die Luftdichtigkeit wird durch eine Wasserprobe unter Überdruckbeatmung überprüft (maximal 40 cm H_2O). Um evtl. falsch plazierte Nähte, Stenosierungen oder Abknickungen sofort korrigieren zu können, erfolgt bereits intraoperativ nach Fertigstellung der Naht eine erste bronchoskopische Kontrolle der Anastomose.
8. Wir sind auch heute noch der Meinung, daß intrathorakale Anastomosen am Tracheobronchialbaum mit einer zweiten Gewebeschicht abgedeckt werden sollten. Dies bietet einen zusätzlichen Schutz vor der Anastomoseninsuffizienz und evtl. eine zusätzliche Vaskularisierung (Morgan et al. 1982, 1983; Fell et al. 1985). Die Umhüllung mit vitalem Gewebe ist besonders wichtig, wenn sich in unmittelbarer Nachbarschaft zur Anastomose ein größeres Gefäß wie der Truncus brachiocephalicus oder die A. pulmonalis befindet. Durch die Gewebeinterposition lassen sich bronchovaskuläre Fisteln sicher vermeiden; dies gilt besonders bei der Kombination von Manschettenresektion und angioplastischen Operationen. Für die Gewebeinterposition können gestielte, fettfreie Pleura-, Perikard-, Azygos- oder am besten Interkostalmuskellappen verwendet werden. Bei Bifurkationsresektionen ist ein Diaphragmalappen oder gestieltes Omentum majus besonders geeignet (Abb. 18.96g). Zusätzlich kann neben der Anastomose eine Redon-Drainage plaziert werden, um die Ausbildung abgekapselter Hämatome zu vermeiden, die bei einer Infektion zum Ausgangspunkt einer Nahtinsuffizienz oder Arrosion eines großen Gefäßes werden können. Die Redon-Drainage kann gezogen werden, wenn sich bei der 2. postoperativen Kontrolle am 6. bis 8. Tag bronchoskopisch unauffällige Verhältnisse finden. Treten Nekrosen oder kleinere Fisteln auf, wird die Redon-Drainage bis zur Abheilung belassen.
9. Zur Vermeidung einer Rekurrensparese ist bei benignen Stenosen die Präparation dicht an der Trachea durchzuführen und auf die Darstellung der Stimmnerven in dem meist narbig verschwielten Gebiet zu verzichten. Diese sind besonders am Unterrand der Ringknorpelplatte gefährdet. Dagegen erfordern maligne Prozesse aus Radikalitätsgründen ein größeres Resektionsausmaß. Hier kann eine Rekurrensparese nur durch eine exakte Darstellung des Nervenverlaufs vermieden werden (Grillo 1978).

18.4.4.9 Kontinuitätsresektion der zervikalen Trachea

Der Zugang erfolgt über eine großzügige, quere kollare Inzision im Sinne eines Kocher-Kragenschnittes. Dabei werden Haut, Subkutis und Platysma mit einem Schnitt durchtrennt. Danach erfolgt die quere Durchtrennung der oberflächlichen Halsfaszie, wobei die in der Faszie befindlichen Venen zwischen Klemmchen durchtrennt und ligiert werden. Anschließend wird die Faszie von der infrahyoidalen Muskulatur abpräpariert, bis das Krikoid erreicht ist. Der so gebildete Haut-Platysma-Lappen wird mit Haken oder Klemmchen nach kranial weggehalten. Nun wird die mittlere Halsfaszie vertikal in der Raphe der geraden Halsmuskulatur inzidiert. Mit dem Finger werden die beiden Schilddrüsenlappen in der lockeren Bindegewebeschicht zwischen mittlerer Halsfaszie und Capsula propria der Schilddrüse freipräpariert. Die Muskeln werden mit Haken zur Seite gehalten. Bei größeren raumfordernden Prozessen können die infrahyoidalen Muskeln auch quer durchtrennt werden; dies ist aber nur selten notwendig. Die Trachea wird am oberen und unteren Isthmusrand dargestellt. Kranial wird das Lig. thyreoideum quer durchtrennt, kaudal müssen evtl. Äste der Vv. thyreoideae imae durchtrennt und ligiert werden. Dann wird der Isthmus mit einer Klemme unter spreizender Bewegung von der Tracheavorderwand abgehoben und zwischen Klemmen durchtrennt. Die Versorgung der beiden Isthmushälften erfolgt mit Durchstichligatur. Der Isthmus wird an den beiden Fäden nach lateral weggehalten und komplett von der Trachea abpräpariert. Falls nötig, wird der Truncus brachiocephalicus abpräpariert. Durch die Extension des Nackens befindet sich auch die obere mediastinale Trachea im Operationsfeld. Müssen noch tiefer gelegene Tracheasegmente freigelegt werden, wird partiell oder komplett sternotomiert. Meist genügt es, wenn die V. anonyma mit einem Haken vorsichtig nach kaudal weggehalten wird. Wenn sie stört, kann sie durchtrennt werden (Abb. 18.86). Die gesamte Präparation kann sich bei entzündlichen Stenosen und im peristomalen Bereich schwierig gestalten. Freigelegt wird zunächst nur die Tracheavorderfläche, wobei die Präparation immer unmittelbar an der Trachea erfolgt. Dies ist im Bereich der entzündlich und narbig eingebetteten Stenose besonders wichtig, um die Rekurrensnerven nicht zu verletzen. Deshalb werden auch die lateralen Seiten und die Rückseite im stenotischen Bereich, der später entfernt werden soll, scharf an der Trachea präpariert. Durch die Präparation auf der Oberfläche der Trachea wird auch vermieden, daß der Truncus brachiocephalicus aus seiner Umgebung freipräpariert wird. Besonders bei Stenosen in Cuffhö-

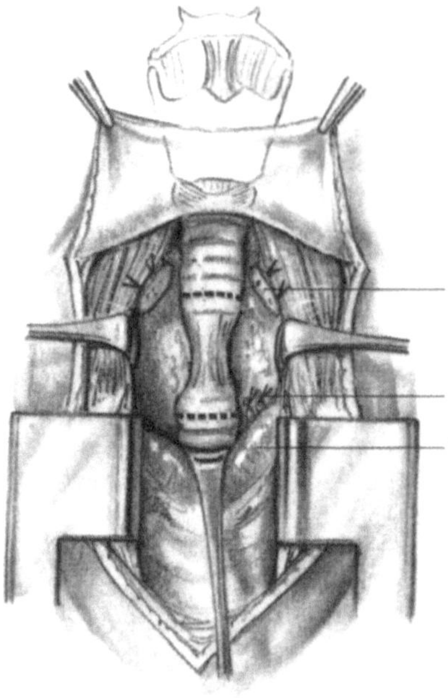

Abb. 18.86. Darstellung der zervikalen Trachea mit stenotischem Abschnitt. Die V. brachiocephalica sinistra wird mit einem Haken vorsichtig nach kaudal weggehalten

he ist der Trunkus oft adhärent. Durch die tracheanahe Präparation kann die Arterie mit dem umgebenden, v. a. posterior lokalisierten Narbengewebe weggehalten werden. Eine Denudierung der Arterie erhöht das Risiko einer postoperativen Arrosionsblutung. Ist die Arterie freigelegt worden, muß nach Fertigstellung der Anastomose Gewebe interponiert werden. Im Bereich der Striktur ist die Tracheawand häufig deformiert und von fibrösem Gewebe umgeben, das mit den Strukturen in der Nachbarschaft verbacken sein kann. Die Tracheavorderwand wird unterhalb der Stenose stumpf mit dem Finger bis zur Carina mobilisiert, so daß sie schließlich vom Krikoid bis zur Carina dargestellt ist. Eine frühzeitige Darstellung eines substenotischen Teiles empfiehlt sich, um im Notfall einen schnellen Zugang zur Beatmung zu haben. Die Präparation sollte vorsichtig und möglichst atraumatisch erfolgen, um bei einer Tubusplazierung vor der Stenose keine komplette Luftwegsobliteration zu provozieren. Kann bei der Präparation der stenotische Abschnitt von außen nicht sicher identifiziert werden, wird durch den Tubus flexibel bronchoskopiert und mit Hilfe des durchscheinenden Lichtes das obere und untere Ende durch Fäden markiert. Handelt es sich um sehr hohe Stenosen, muß evtl. extubiert, mit dem starren Gerät bronchoskopiert und dann wieder reintubiert werden.

Die Trachea wird unmittelbar unterhalb der Stenose zirkulär freigelegt. Dazu wird nach scharfer Präparation der lateralen Wand die Rückseite mit einem Overholt vorsichtig unter spreizenden Bewegungen und unter Schonung von Pars membranacea und Ösophagus unterfahren. Diese zirkuläre Freilegung sollte mit Blick auf die zu erhaltende Gefäßversorgung höchstens bis 1 cm distal der präsumtiven Resektionsgrenze erfolgen. Wird die Pars membranacea verletzt, sollte das entsprechende Segment mitreseziert werden. Nach zirkulärer Präparation wird die Trachea mit einem Bändchen angeschlungen. Am Ende der zirkulären Freilegung, also etwa 1 cm unterhalb der distalen Durchtrennungslinie, werden beidseits perikartilaginäre Haltefäden gelegt, um ein Zurückweichen der Trachea in das Mediastinum zu verhindern. Dann wird die Luftröhre zunächst ventral interkartilaginär unmittelbar unter dem beschädigten Segment inzidiert. Nur bei distalen Stenosen erfolgt die zirkuläre Dissektion und Durchtrennung der Trachea zunächst oberhalb der Stenose. Zeigt die Inspektion des distalen Knorpels unauffällige Verhältnisse, wird komplett abgesetzt. Andernfalls wird Knorpel bis in gesundes Gewebe nachreseziert. Grundsätzlich reseziert man so sparsam wie möglich, aber so radikal wie nötig. Unter kontinuierlicher Absaugung des Operationsfeldes wird dann der Endotrachealtubus zurückgezogen und entweder über den distalen Stumpf intubiert oder der Katheter wird zur HFJV vorgeschoben. Durch Anhebung des zu resezierenden Segmentes wird die Rückwand des Präparates gut einsehbar und kann nun vorsichtig von dem seitlichen Gewebe, das die Nn. recurrentes enthält, und dem Ösophagus befreit werden. Auch hierbei wird nur der letzte Zentimeter über der kranialen Resektionsgrenze noch zirkulär freipräpariert und dann das stenotische Segment abgesetzt (Abb. 18.87). Oberhalb der Resektionslinie werden zuvor wieder auf beiden Seiten Haltefäden angelegt. Wenn sich die kraniale Resektionslinie zwischen Krikoid und 1. Knorpel befindet, wird auf die dorsale Präparation nach kranial verzichtet, weil sonst der Ösophagus und seine Fusionsstelle mit dem dorsalen Krikoid sowie die Nn. recurrentes an ihrer Einmündungsstelle in den Larynx unmittelbar medial der unteren Schildknorpelhörner (Abb. 18.88) sehr leicht verletzt werden können. Bei Absetzung am Unterrand des Krikoids befinden sich die Nn. recurrentes nur wenige Millimeter unterhalb der Dissektionsebene.

Bei malignen Tumoren erfolgt die Präparation in größerem Abstand zur Trachea. Daher müssen beide Nn. recurrentes distal des Tumors identifiziert und bis zum Tumorrand dargestellt werden. Wenn der Nerv vom Tumor bereits infiltriert ist, muß er geopfert werden, sollte aber zumindest auf einer Seite erhalten bleiben. In jedem Falle lohnt sich der Versuch einer Neurolyse. Bei malignen Tumoren ist auch die Freipräparation des Truncus brachiocephalicus oft unvermeidlich. Während der Operation wird der Trunkus nach inferior und lateral weggehalten. Sind umgebende Organe wie Ösophagus oder Schilddrüse infiltriert, müssen sie mitentfernt werden. Nicht selten kann dabei der Schleimhautzylinder des Ösophagus noch erhalten werden; falls nicht, wird die gesamte befallene Ösophaguswand exzidiert und die Speiseröhre nach Resektion der Trachea zweireihig wieder verschlossen. Lymphknoten in unmittelbarer Umgebung des Trunkus werden aus Radikalitätsgründen ebenfalls mitentfernt. Eine systematische mediastinale Lymphadenektomie ist dagegen wegen der Gefährdung der trachealen Blutversorgung nicht anzuraten. Intraoperative Schnellschnittuntersuchungen der Resektionsränder sind obligat.

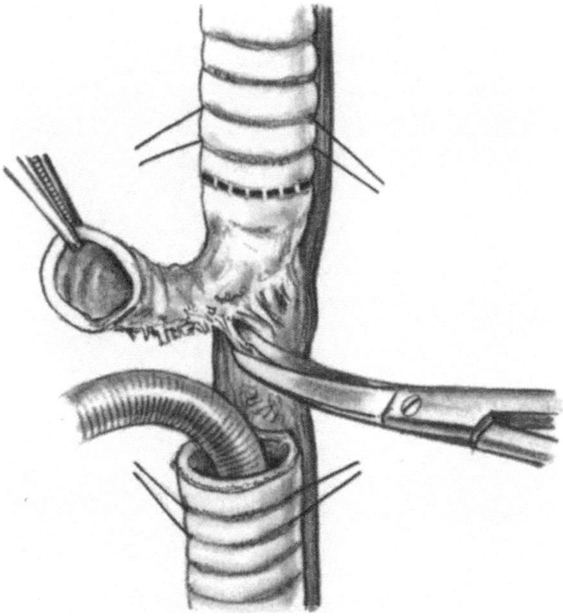

Abb. 18.87. Die distale Trachea ist mit einem Endotrachealtubus über das Operationsfeld intubiert. Das stenotische Tracheasegment wird an seiner Rückseite vorsichtig vom Ösophagus abpräpariert

Ist das zu resezierende Tracheasegment bis weit nach distal reichend oder suprakarinal lokalisiert, wird im Gegensatz zu den höher lokalisierten Stenosen zunächst im Bereich der kranialen Resektionsgrenze zirkulär freipräpariert und die Trachea oberhalb der Läsion durchtrennt. Dies erleichtert die Abpräparation des Segmentes vom Ösophagus. Nach Legen von Haltefäden ca. 1 cm unter der distalen Resektionslinie, was evtl. sogar dem Tracheobronchialwinkel entsprechen kann, wird schließlich distal abgesetzt. Liegt eine sehr enge Stenose vor, so kann man sie unter direkter Sicht dilatieren und dann den Endotrachealtubus durch die Stenose in einen Hauptbronchus vorschie-

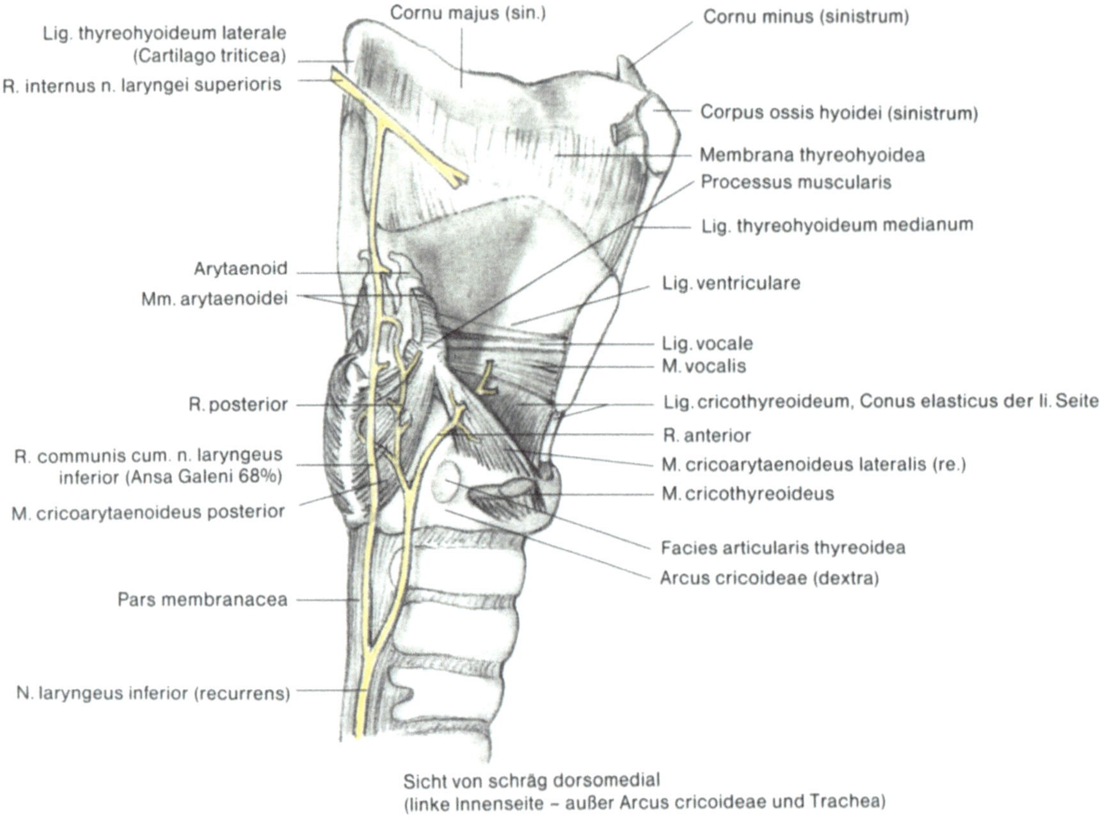

Abb. 18.88. Topographie des Verlaufs des N. recurrens. Sicht von schräg dorsomedial. Rechte Zungenbein- und Schildknorpelhälfte sind entfernt

ben. Hier erleichtert die Jetbeatmung das technische Vorgehen.

Nach Mobilisation der Trachearückwand wird der Kopf des Patienten nach vorne gebeugt. Unter dieser zervikomediastinalen Mobilisation werden die lateralen Haltefäden überkreuzend auf beiden Seiten zusammengezogen, um zu prüfen, ob die Resektionsränder ohne übermäßige Spannung aneinandergebracht werden können oder ob weitergehende Mobilisationsmanöver erforderlich sind. Diese würden bei der zervikalen Resektion in der suprahyoidalen Larynxmobilisation bestehen (s. S. 325). Werden solche Maßnahmen nicht für erforderlich gehalten, wird der Nacken wieder hyperextendiert und mit der Anastomose begonnen. Nachdem die Eckfäden perikartilaginär vorgelegt sind, werden die Nähte der Pars membranacea von der Mittellinie nach beiden Seiten fortschreitend gestochen. Jede Einzelnaht wird mit Klemmchen gefaßt und sorgfältig der Reihe nach geordnet. Die Stichabstände sollten maximal 0,5 cm betragen. Geknotet wird später genau umgekehrt zur Stichfolge (s. Kap. 17). Dann wird bei der Intubation über das Operationsfeld dieser Tubus entfernt und der orale Endotrachealtubus gerade eben in die distale Trachea plaziert. Zuvor wurde der Tracheobronchialbaum gründlich abgesaugt. Durch die nun folgende Beugung des Kopfes sowie den Zug an der Trachea zur Anastomosierung tritt der Tubus automatisch noch tiefer. Die Intubation eines Hauptbronchus muß dabei vermieden werden. Zunächst werden die beiden lateralen Haltefäden gleichzeitig vom Operateur und seinem ersten Assistenten miteinander verknotet, so daß die Anastomosenenden einander angenähert sind. Nachdem die Eckfäden und Nähte der Rückwand extraluminal verknotet worden sind, wird die Anastomose durch Naht der Vorderwand fertiggestellt (Abb. 18.85). Im Falle einer Jetbeatmung wird der Katheter erst unmittelbar vor Verknotung der Vorderwandfäden zurück- und der translaryngeale Tubus vorgeschoben. Falls gewünscht, werden die verknoteten Haltefäden beidseits zuletzt entfernt und die Dichtigkeit der Anastomose im Unterwassertest bei Überdruckbeatmung überprüft. Es muß absolute Luftdichtigkeit herrschen. Liegt die Anastomose proximal des Cuffs, wird dieser für den Unterwassertest entblockt. Schätzt der Operateur die Anastomosenspannung als grenzwertig ein, sollten die verknoteten Haltefäden zur zusätzlichen Sicherung belassen werden.

Bei längerstreckigen Resektionen mit höhergradiger Beugung des Kopfes sollte die verletzliche Hinterwand erst zuletzt verknotet werden. Nach Verknotung der Nähte der Vorderwand wird die Trachea durch vorsichtigen Zug an den Haltefäden zunächst zur einen und dann zur anderen Seite gedreht bzw. angehoben, damit man zuletzt jeweils von außen nach innen die Nähte der Hinterwand verknoten kann.

Der Schilddrüsenisthmus kann über der Trachea wieder vernäht werden. Normalerweise wird zwischen der Anastomose und dem Truncus brachiocephalicus kein Gewebe interponiert, selbst wenn die Arterie unmittelbar über der Anastomose liegt. Nur wenn die Arterie vollkommen aus der Umgebung freipräpariert wurde, was bei Zweiteingriffen oder Tumoren unumgänglich ist, sollte ein gestielter, gerader Halsmuskellappen oder bei mediastinaler Lage Thymus interponiert werden.

Nach Einlage von Redon-Drainagen in den prätrachealen und retrosternalen Raum werden die infrahyoidalen Muskeln in der Mittellinie vernäht. Eine eventuelle Sternotomie wird durch Drahtcerclagen verschlossen. Platysma- und Hautnaht beenden den Eingriff. Zur Fixation der zervikomediastinalen Mobilisation wird das Kinn mit der prästernalen Haut vernäht. Nach Sternotomie werden beidseits 2 Fixationsnähte gelegt, die für etwa 7-14 Tage belassen werden.

18.4.4.10 Operative Therapie der subglottischen Tracheastenose

Die 1,5-2 cm lange Region zwischen den Stimmbändern und dem 1. Trachearing stellt eine eigene klinische und anatomische Entität dar. Stenosen dieser Region sind selten und stellen ein schwieriges therapeutisches Problem dar.

Subglottische Stenosen sind definiert als Einengung des Lumens auf weniger als 30% der ursprünglichen Weite (Hommlrich u. Flemming 1974) im Bereich zwischen den Stimmbändern und dem 1. Trachearing. Sie sind fast ausschließlich Folge entzündlicher Prozesse unterschiedlicher Ursache. Dabei überwiegen Zustände nach prolongierter nasotrachealer Intubation mit oder ohne anschließende Tracheotomie, Ringknorpelverletzungen infolge zu hoch durchgeführter Tracheotomie oder bei Koniotomie, Larynxverletzungen bei der Intubation oder durch direktes Trauma, erfolglose endoskopische bzw. operative Behandlungen sowie Strahlentherapie oder Inhalationstrauma. Seltener sind sie Folgen eines hochsitzenden Primärtumors, wie z. B. eines adenoid-zystischen Karzinoms, oder eines Sekundärtumors, wie z. B. eines differenzierten Schilddrüsenkarzinoms.

Aus der Ätiologie der Stenosen wird ersichtlich, daß diese nur selten isoliert die subglottische Region betreffen; fast immer ist auch die obere Trachea beteiligt, und manchmal kommt die subglottische mit der glottischen Stenose kombiniert vor (Couraud u. Hafez 1987).

Aus thoraxchirurgischer Sicht interessieren nur die hohen Tracheastenosen mit Beteiligung des Ringknorpels. Reine Larynxstenosen werden in der Regel aus der Kompetenz anderer Fach- und Teilgebiete (plastische Chirurgie, Otorhinolaryngologie) versorgt. Sie sind daher nicht Gegenstand dieses Kapitels. Dies gilt auch für die Tracheastenosen, die sich über den subglottischen Raum hinaus bis in die Glottis oder gelegentlich sogar in die supraglottische Region erstrecken.

Für die Behandlung der komplexen subglottischen oder laryngotrachealen Stenosen wurden zahlreiche Verfahren, wie z.B. wiederholte Dilatationen, Steroidinjektionen (Cobb u. Sudderth 1972), verlängerte Intubation (Finney et al. 1970), innere Schienung mit Endoprothesen (Birck 1970) und zahlreiche plastisch-rekonstruktive Maßnahmen (Rethi 1956; Fearon u. Cotton 1972; Naumann 1974; Meyer u. Flemming 1982; Couraud u. Hafez 1987) empfohlen. Die laryngoplastischen Operationen erfordern postoperativ häufig eine unterstützende innere Schienung des Larynx mit Kunststoffrohren aus Portex oder Silastik für mehrere Wochen bis Monate. Nicht selten ist die Stabilität des Ringknorpels wegen entzündlicher oder degenerativer Veränderungen des Knorpelstützgewebes stark vermindert oder sogar vollständig aufgehoben. In diesen Fällen sind die plastisch-rekonstruktiven Verfahren meist nur eingeschränkt oder gar nicht anwendbar.

In den letzten Jahren werden daher zunehmend neu entwickelte einzeitige Verfahren (Gerwat u. Bryce 1974; Pearson et al. 1975; Grillo 1982a; Couraud et al. 1985) zur Kontinuitätsresektion auch in diesem Bereich empfohlen. Durch die sich nur im Detail unterscheidenden Techniken ist eine Schonung der Stimmbandnerven möglich. Die Erhaltung der Nn. recurrentes im Eintrittsbereich in den Larynx hinter und medial der Articulatio cricothyreoidea (Abb. 18.88) ist ein wesentliches Problem bei der Resektion subglottischer Stenosen. Darüber hinaus kann es bei zu ausgedehnter Ringknorpelresektion zu einem Kollaps des oberen Luftweges kommen. Das Kehlkopfskelett muß in jedem Falle so weit erhalten bleiben, daß die Verankerung der Aryknorpel sichergestellt ist, so daß zumindest eine kurze Strecke des Larynx unmittelbar unterhalb der Stimmbänder unversehrt bleibt.

Finden sich präoperativ im vorgesehenen Anastomosenbereich entzündliche Veränderungen, müssen diese zunächst antibiotisch und mit Kortikosteroiden behandelt werden. Erst wenn die Entzündung ab-

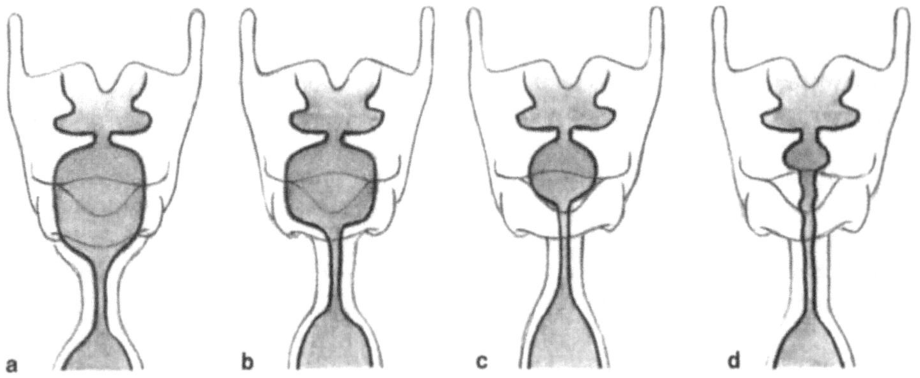

Abb. 18.89 a-d. Hohe tracheale und laryngotracheale Stenosen. **a** Hohe tracheale Stenose: Nach Resektion kann die Trachea mit dem Unterrand des Krikoids anastomosiert werden. **b** Tiefe laryngotracheale Stenose. Diese Stenosen sind in der Regel durch ein zu hoch angelegtes Tracheostoma bedingt und deshalb in der vorderen Trachea lokalisiert. Meist kann nach schrägem Absetzen des Unterrandes des vorderen Ringknorpelbogens eine End-zu-End-Anastomose der Trachea mit dem Ringknorpel erfolgen. **c** Mittlere laryngotracheale Stenose. Die Stenose greift auf den subglottischen Larynx über, wo sie bis über den Oberrand des vorderen Ringknorpels reicht. Zur Resektion muß der vordere Ringknorpel exzidiert werden. Der unmittelbare subglottische Larynx ist üblicherweise beträchtlich eingeengt. **d** Hohe laryngotracheale Stenose. Die subglottische Stenose reicht bis zum Unterrand der Stimmbänder. In diesem Falle ist der Erfolg einer einzeitigen Resektion zweifelhaft. Es steht kein subglottischer Raum mehr für die Anastomose mit der Trachea zur Verfügung. (Modifiziert nach Grillo 1983a)

geklungen ist, kann die Operation erfolgen. Auch in der postoperativen Phase kann die Therapie mit Antibiotika und Kortikosteroiden indiziert und von Vorteil sein.

Die operativen Korrekturmöglichkeiten richten sich im wesentlichen nach der kranialen Begrenzung der Stenose (Abb. 18.89), die deshalb exakt bestimmt werden muß. Besonders wichtig ist es, auch auf anatomische oder funktionelle Läsionen im glottischen und supraglottischen Raum zu achten. Unbemerkte Schäden in diesem Bereich führen unvermeidlich zu einem schlechten Operationsergebnis. Für die Wahl des Operationsverfahrens ist es besonders wichtig, die Mukosa über der hinteren Knorpelplatte und dem hinteren Teil des subglottischen Larynx zu beurteilen.

Mittlerweile liegen Erfahrungsberichte mehrerer Autoren über die Ringknorpelresektion mit zirkulärer Trachearesektion und direkter Anastomose von Trachea und Schildknorpel vor (Gerwat u. Bryce 1974; Pech et al. 1978; Schildberg et al. 1980a, b; Pearson 1981; Grillo 1982a; Couraud et al. 1988). Aus ihnen geht hervor:

1. Isolierte subglottische Stenosen, deren Oberränder nicht die Stimmbänder erreichen, stellen eine Indikation für die Kontinuitätsresektion dar. Zusätzliche Stenosen der Trachea werden simultan reseziert. Bei ausgedehnten Stenosen werden zur Anastomosierung Mobilisationsmanöver (zervikomediastinale Mobilisation, suprahyoidale Kehlkopfmobilisation) erforderlich.
2. Nur bei subglottischen Stenosen mit Beteiligung der Glottis, evtl. kombiniert mit einer sehr kurzstreckigen, 1-2 Knorpelringe umfassenden Tracheastenose, kommt eine plastische Erweiterung des Ringknorpels in Betracht (Abb. 18.112).
3. Tracheastenosen mit Ausdehnung bis zur Glottis oder dem supraglottischen Bereich werden plastisch-chirurgisch rekonstruiert, wobei der tracheale Stenoseanteil zusätzlich reseziert werden kann. Stenosen mit solch hoher Lokalisation werden, von seltenen Ausnahmen abgesehen (Couraud u. Hafez 1987), von plastischen Chirurgen und Otorhinolaryngologen behandelt.

Für die Kontinuitätsresektion subglottischer Stenosen ist mit Blick auf das zu wählende Rekonstruktionsverfahren eine Unterscheidung in anterolaterale und zirkuläre subglottische Stenosen wesentlich (Grillo 1982a). Bei der anterolateralen Stenose ist das entzündliche Granulationsgewebe auf die vorderen Krikoidabschnitte begrenzt, bei der zirkulären Stenose hat die obstruktive Narbenbildung auch die Mukosa und Submukosa über der Ringknorpelplatte ergriffen oder diese sogar mitbefallen. Sie stellen daher ein größeres technisches Problem dar. Anterolaterale Stenosen sind häufig Folge von Läsionen nach Tracheotomie mit Ring- und Schildknorpelverletzungen oder einer Arosion nach zu hoher Tracheotomie. In diesen Fällen liegt der laryngeale Stenoseanteil ausschließlich vorne und die Mukosa der Ringknorpelplatte ist intakt. Nicht selten ist entsprechend ihrer Ätiologie bei anterolateralen Stenosen der vordere Teil des Ringknorpels zerstört. Dies kann auch bei zirkulären Stenosen der Fall sein, wenn z. B. ein Kombinationstrauma nach prolongierter Intubation und anschließender Tracheotomie vorliegt. Zirkuläre Stenosen entstehen meistens durch den Druck eines großen Endotrachealtubus.

Die Freilegung und Präparation der Trachea wurde schon bei den zervikalen Stenosen beschieben. Auch bei den subglottischen Stenosen wird die Tracheavorderwand vom Schildknorpel bis zur Carina dargestellt. Zunächst wird der distale Stenoserand aufgesucht und die Trachea hier durchtrennt. Anschließend wird das stenotische Segment bis zum Krikoid präpariert. Auf beiden Seiten werden, meist durch den kaudolateralen Schildknorpel, Haltefäden gelegt. Durch Zug an den so positionierten Haltefäden nach oben kann der Larynx zur besseren Inspektion angehoben werden.

Anterolaterale Stenose

Der vordere untere Anteil des Larynx wird mit einem Teil des vorderen Ringknorpels, der durch die Entzündung zerstört ist, und der oberen Tracheastenose reseziert (Grillo 1982a). Dazu wird der Kehlkopf median vorne unter dem Schildknorpelunterrand eröffnet. Macht die Bestimmung der kranialen Resektionsgrenze Schwierigkeiten, kann der offensichtlich pathologisch veränderte Tracheaabschnitt auch vertikal in der Mittellinie von unten nach oben durchtrennt werden, bis unter direkter Inspektion das obere Ende der Stenose bzw. die unbeschädigte Schleimhaut erreicht ist. Unmittelbar oberhalb der Resektionslinie befinden sich die Stimmbänder. Die Inzision wird dann beidseits nach lateral und unten durch die Membrana cricothyreoidea geführt. Dann wird das Krikoid vor der Articulatio cricothyreoidea auf jeder Seite mit dorsokaudaler Schnittrichtung durchtrennt. Nach der Knorpeldurchtrennung biegt die Inzision nach hinten um und wird unmittelbar entlang der Unterkante der Ringknorpelplatte vervollständigt. Der hintere Teil der Durchtrennung muß sehr vorsichtig und direkt am Ringknorpelunterrand erfolgen, um die Nn. recurrentes nicht zu verletzen (Abb. 18.90a, b). Zur Rekonstruktion wird die distale Resektionslinie der Absetzungsebene am Kehlkopf angepaßt. Der erste erhaltene Knorpelring wird dazu beidseits in dorsokaudaler Richtung und in voller Breite bugförmig angeschrägt, so daß er vorne komplett, hinten dagegen nur sein unterer Rand stehenbleibt. Die Pars membranacea wird horizontal durchtrennt. Dadurch werden die Mukosa des Larynx und die der Trachea exakt auf gleicher Höhe durchtrennt; zur Anastomose stehen sich nun kongruente Resektionsenden gegenüber; das Tracheallumen ist außerdem erweitert (Abb. 18.90c, d). Nach Überprüfung der Längsspannung bei Beugung des Kopfes erfolgt die Anastomose in der üblichen Technik. Um die Fäden proportioniert stechen zu können, werden zunächst Nähte dorsolateral von den Knorpel-Membran-Winkeln der Trachea zu den Winkeln der posterioren Ringknorpelplatte und in der Mittellinie ventral von der Trachea zum Schildknorpel gelegt. Die übrigen Nähte werden proportioniert gestochen. Nach Legen der Hinterwandnähte wird die Beatmung über das Operationfeld beendet. Durch Zug des Operateurs an einem Katheter, der der Spitze des orotrachealen Tubus angenäht ist, wird dieser aus dem Kehlkopf vorgezogen und in die Trachea eingeführt. Sind alle Fäden geordnet vorgelegt, werden nach Beugung des Kopfes zunächst die seitlichen Haltenähte und dann die eigentlichen Anastomosennähte von vorne nach hinten verknotet. Zuletzt werden die verknoteten Haltenähte entfernt. Gelegentlich müssen ventral ein oder mehrere Fäden der Stärke 3×0 verwendet werden, um die starren Knorpel dicht zu adaptieren (Grillo 1982a). Nach Fertigstellung der Anastomose wird der Schilddrüsenisthmus über der Naht wieder vereinigt (Abb. 18.90e–g).

Ist aufgrund eines Ödems postoperativ mit respiratorischen Problemen zu rechnen, wird vorsorglich eine temporäre Tracheotomie vorbereitet; dafür wird der rechte M. sternohyoideus oberhalb des Truncus brachiocephalicus und in ausreichendem Abstand von der Anastomose auf die Vorderwand der Trachea gesteppt. Hierdurch wird eine dreieckförmige Aussparung unterhalb des vernähten Schilddrüsenisthmus und oberhalb der geraden Halsmuskulatur geschaffen, in die später die Tracheotomie plaziert werden kann (Abb. 18.90g). Außerdem ist die Gefahr einer Arrosionsblutung im Falle einer Infektion des Operationsgebietes verringert. Durch die in dem beschriebenen Dreieck freiliegende Trachea kann zur Markierung ein Faden gestochen und nach außen geführt werden. In den ersten postoperativen Tagen sollte aber möglichst auf eine Tracheotomie verzichtet und stattdessen ein kleiner endotrachealer Tubus ohne Cuff gelegt werden. Nur wenn unbedingt nötig, sollte ein Tubus mit Cuff verwendet werden, wobei der Cuff in ausreichendem Abstand zur Anastomose liegen soll. Der Extubationsversuch sollte im Operationssaal erfolgen. Sind die respiratorischen Verhältnisse dann immer noch insuffizient, wird reintubiert und anschließend die Wunde wieder eröffnet, um in dem vorbereiteten Gebiet zu tracheotomieren. Dabei sollte die Tracheotomie wenigstens 2 Knorpelringe unterhalb der Anastomose intakt lassen. Zu diesem Zeitpunkt ist das Gebiet um die Anastomose bereits abgedichtet, so daß eine Verletzung durch einen kleinen Tracheotomietubus nur noch selten vorkommt.

Zirkuläre Stenose

Bei zirkulären Stenosen muß die die Ringknorpelplatte bedeckende Narbe mitentfernt werden. In einer

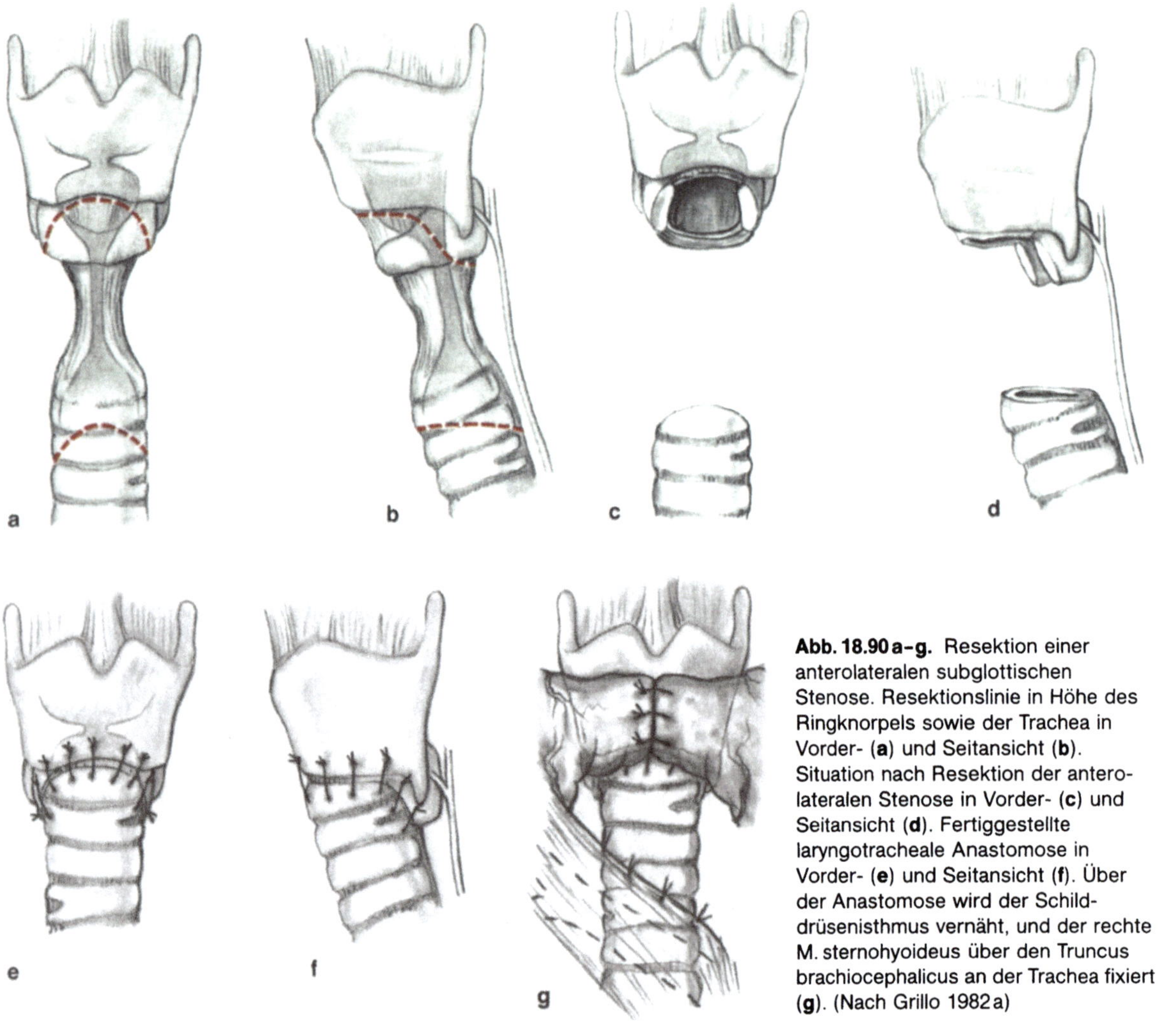

Abb. 18.90 a–g. Resektion einer anterolateralen subglottischen Stenose. Resektionslinie in Höhe des Ringknorpels sowie der Trachea in Vorder- (**a**) und Seitansicht (**b**). Situation nach Resektion der anterolateralen Stenose in Vorder- (**c**) und Seitansicht (**d**). Fertiggestellte laryngotracheale Anastomose in Vorder- (**e**) und Seitansicht (**f**). Über der Anastomose wird der Schilddrüsenisthmus vernäht, und der rechte M. sternohyoideus über den Truncus brachiocephalicus an der Trachea fixiert (**g**). (Nach Grillo 1982a)

Modifikation der Resektionstechnik bei anterolateralen Stenosen wird nur die Mukosa und Submukosa über dem dorsalen Knorpel entfernt, wenn die Entzündung noch nicht auf den Knorpel selbst übergegriffen hat (Grillo 1982a). Die Narbe wird durch Exzision und anschließende Dissektion bis auf die Oberfläche der Ringknorpelplatte entfernt, wobei der Knorpel selbst intakt bleibt. Die Resektionslinie zur Knorpeldurchtrennung verläuft dabei außen wie bei der anterolateralen Stenose. Mukosa und Submukosa werden scharf abpräpariert, und zwar so, daß die obere horizontale Inzision knapp unterhalb der Aryknorpel durchgeführt wird. Die distale Trachea wird wie bei der anterolateralen Stenose der Form der proximalen Kehlkopfdurchtrennung angepaßt. Die Pars membranacea wird aber nicht horizontal durchtrennt, sondern bleibt als breitbasiger, leicht gerundeter Lappen erhalten, der gut durchblutet ist (Abb. 18.91a). Mit diesem Lappen wird der Mukosadefekt über der Ringknorpelplatte gedeckt, indem er mit der Mukosa und Submukosa unterhalb der Aryknorpel vernäht wird. Dazu werden zunächst 4 Einzelnähte außen von der Basis des membranösen Lappens zum Unterrand der hinteren Ringknorpelplatte gelegt und noch nicht verknotet. Die hinteren Mukosanähte werden nun von vorne vom Rand des Membranacealappens aus zur Mukosa und Submukosa der Larynxhinterwand gelegt. Die Stichrichtung erfolgt so, daß auch diese Knoten außerhalb des Larynxlumens zu liegen kommen (Abb. 18.91b). Zuletzt werden auf jeder Seite die ersten lateralen Nähte gelegt, die perikartilaginär durch die Tracheawand und allschichtig durch die lateralen Teile des Ringknorpels und die daran anschließende Membrana cricothyreoidea gestochen werden. Durch Zug an den Haltefäden werden Kehlkopf und Trachea so gedreht, daß zunächst die 4 dorsalen Fäden von der Basis des Membranacealappens zum Ringknorpelplattenunterrand verknotet und abgeschnitten werden. Durch die extraluminale Naht des Bindegewebes der Pars membranacea an den Unterrand der Ringknor-

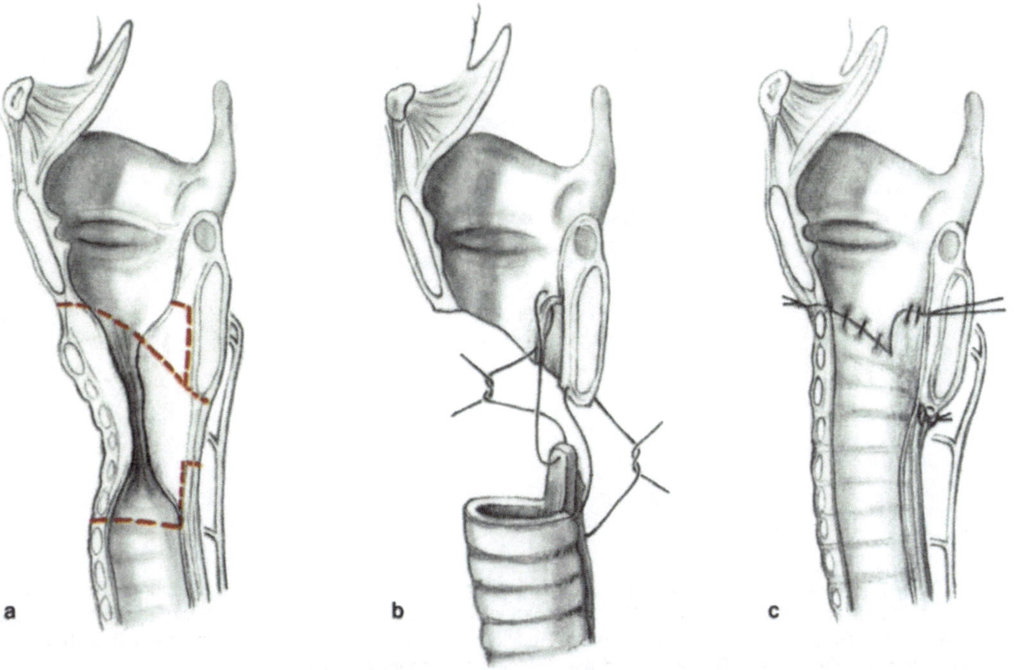

Abb. 18.91 a–c. Resektion einer zirkulären subglottischen Stenose (Methode nach Grillo 1982a). Resektionslinie in Höhe des Ringknorpels und der Trachea. Exzision der Schleimhaut bis auf die Ringknorpelplatte, die erhalten bleibt. Aus der Pars membranacea wird ein Lappen gebildet (**a**). Mit diesem wird die freiliegende Ringknorpelplatte gedeckt. **b** Wichtig sind die äußeren Fixationsnähte zwischen der Basis des membranösen Lappens und dem Unterrand der Ringknorpelplatte. **c** Situation nach fertiggestellter Anastomose

pelplatte verbleibt der Lappen fest auf der Oberfläche. Die hinteren Mukosanähte werden jetzt innerhalb des Larynx verknotet, indem man den Finger durch die klaffende Vorderseite in das Larynxlumen führt. Die Fäden werden sofort abgeschnitten. Anschließend werden die übrigen lateralen und vorderen Nähte plaziert und kontinuierlich verknotet (Abb. 18.91c).

Hat die Entzündung bei zirkulären Stenosen auch die Ringknorpelplatte selbst befallen, sind Knorpelnekrosen zu befürchten. In diesen Fällen kann eine Partialentfernung des Knorpels erfolgen, um den Luftweg im Stenosebereich zusätzlich zu weiten (Pearson et al. 1975). Auch hier beginnt die Kehlkopfdurchtrennung am Unterrand des vorderen Schildknorpels, und folgt einer schrägen Linie von ventrokranial nach dorsokaudal zum Unterrand der posterioren Ringknorpelplatte. Auf diese Weise werden der vordere Ringknorpelbogen und ein kleiner Abschnitt des unteren Teiles der Ringknorpelplatte reseziert, wobei ein kleiner Ringknorpelrest im Gelenkbereich zwischen Ring und Schildknorpel belassen wird, um die Nn. recurrentes zu schützen (Abb. 18.92a). Sicherheitshalber können die Nerven bis zu ihrer Eintrittsstelle in den Kehlkopf dargestellt werden. Um den Kehlkopf posterior auf einer höheren Ebene absetzen zu können, wird die der Submukosa unmittelbar folgende Schicht der Ringknorpelplatte posterior und lateral mit einer kleinen Hohlmeißelzange, Kürette oder dem Rongeur subperichondral entfernt. Nach kranial kann die innere Knorpelschicht bis zum Unterrand der Stimmbänder reseziert werden. Erhalten bleibt nur eine dünne äußere Knorpelschale zum Schutz der Nn. recurrentes und um einen Kollaps des subglottischen Luftwegabschnittes zu vermeiden (Abb. 18.92b). Dennoch kommt es durch den weitgehenden Verlust der äußeren Stütze zu einem gewissen Mukosakollaps. Die Mukosa wird nun posterior in Höhe des Unterrandes des Schildknorpels oberhalb der Stenose durchtrennt. Vor der Anastomosierung werden die beiden Enden der obersten erhaltenen Tracheaspange durch eine Matratzennaht miteinander verbunden, so daß unter Plikation der Pars membranacea ein Knorpelring entsteht, der nach Anastomosierung die skelettale Stützfunktion des teilentfernten Ringknorpels übernimmt (Abb. 18.92c). Allerdings kommt es trotz dieser Technik manchmal zu einem subglottischen Luftwegkollaps, der eine Langzeitbeatmung bzw. innere Schienung erforderlich macht. Da nach schräger Kehlkopfdurchtrennung die Lumina der zu anastomosierenden Enden in etwa kongruent sind, kann auf die Plikation der Pars membranacea auch verzichtet werden. Gegebenenfalls muß ein größerer Tracheadurchmesser dem kleineren sub-

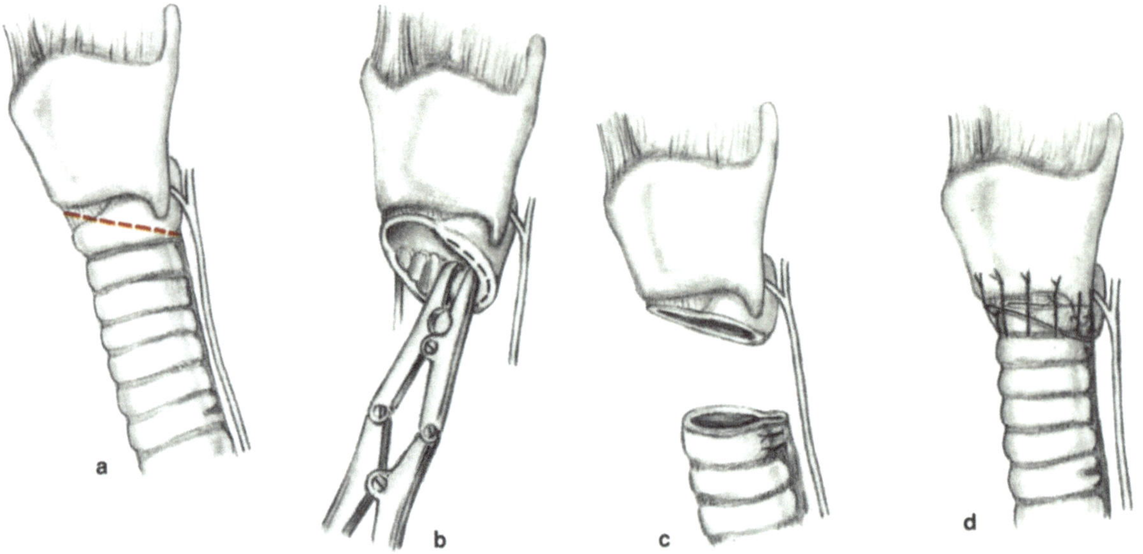

Abb. 18.92 a–d. Resektion einer zirkulären subglottischen Stenose (Methode nach Pearson et al. 1975). **a** Resektionslinie in Höhe des Ringknorpels. **b** Zustand nach Resektion des stenotischen Bereiches. Subperichondrale Resektion der Ringknorpelplatte. **c** Bildung eines Ringes aus dem ersten erhaltenen Trachealknorpel, um einen Kollaps des Ringknorpels zu verhindern. **d** Situation nach erfolgter laryngotrachealer Anastomose

glottischen Durchmesser aber durch die Plikation angepaßt werden. Zur krikothyreoideotrachealen Anastomose wird der oberste, nach Plikation zirkulär knorpelige Trachealring über die posteriore Ringknorpelschale vorgeschoben. Die Naht erfolgt allschichtig in Einzelknopftechnik, wobei besonders darauf geachtet werden muß, daß die subglottische Mukosa miterfaßt wird. Im Bereich der Hinterwand werden die Fäden intraluminal geknotet (Abb. 18.92 d).

In gleicher Technik kann auch die gesamte Ringknorpelplatte subperichondral reseziert werden, wenn die Stenose bis zur Glottis reicht und das gesamte Krikoid beteiligt ist (Couraud et al. 1979). Obwohl die Resektion subperichondral erfolgt, resultiert eine Luftweginstabilität, die eine innere Schienung für 3-9 Monate erforderlich macht. Um die knorpelige Konsolidierung zu unterstützen, werden posterior freie periostale Transplantate zwischen die Aryknorpel und in das Bett der Ringknorpelplatte eingebracht. Obwohl der postoperative Verlauf komplikationsträchtig ist, konnten bei 4 von 5 Patienten befriedigende Langzeitergebnisse erzielt werden (Couraud u. Hafez 1987). Trotz weltweit geringer Erfahrungen kann festgehalten werden, daß die funktionellen Ergebnisse nach Kontinuitätsresektion subglottischer Stenosen sehr gut sind (Tabelle 18.33).

Tumorstenosen

Bei Tumorbefall des Larynx durch einen Primär- oder Sekundärtumor wird die Resektionslinie individuell der Tumorlokalisation angepaßt. Auf der Tumorseite ist das Ausmaß der vorderen oder hinteren Ringknorpelresektion unterschiedlich. Auf der nicht befallenen Seite muß der N. recurrens geschont werden. Die Resektionslinie liegt hier unmittelbar unterhalb des Unterrandes des Ringknorpels. Nach Überprüfung der Resektionsränder im Schnellschnitt wird die Resektionslinie der Trachea kongruent zu der des Kehlkopfes angelegt und anschließend reanastomosiert (Grillo 1987 c).

Tabelle 18.33. Ergebnisse nach einzeitiger Kontinuitätsresektion subglottischer anterolateraler und zirkulärer Stenosen

Autor	Jahr	n	Gutes Ergebnis
Pearson	1981	14	14
Grillo	1983 a	24	21
Couraud et al.	1988	27	27
Gesamt	1981-1988	65	62 (95%)

18.4.4.11 Kontinuitätsresektion der thorakalen Trachea

Benigne Stenosen der thorakalen Trachea können in der Regel über einen kollaren Zugang mit oberer partieller Sternotomie entfernt werden. Bei den selten im distalen Tracheadrittel lokalisierten benignen Stenosen und den häufigeren Tumoren in diesem Abschnitt wird transthorakal entweder über eine rechtsseitige posterolaterale Thorakotomie im Bett der 4. Rippe oder eine mediane Thorakotomie (s. S. 321) vorgegangen. Bei ausgedehnten Befunden und komplexen Mobilisationsmanövern kann auch ein kombiniertes Vorgehen erforderlich werden.

Nach unserer Auffassung stellt die posterolaterale Thorakotomie den Standardzugang zur thorakalen Trachea dar, insbesondere wenn es sich um ausgedehntere Befunde mit Beteiligung von Nachbarorganen wie z. B. dem Ösophagus handelt oder wenn langstreckige Resektionen erforderlich sind. Nach Eröffnung der mediastinalen Pleura wird die Trachea an der Vorder- und Hinterfläche freipräpariert. Meist muß die V. azygos durchtrennt werden. Der schräg über die Trachea verlaufende N. vagus kann freipräpariert und bei günstiger Lokalisation mit dem Ösophagus zur Seite gehalten werden. Es muß sichergestellt sein, daß der rechte N. laryngeus recurrens erhalten bleibt, der gelegentlich erst unterhalb der A. subclavia aus dem N. vagus abgeht. Normalerweise zieht er in einer Schleife um die A. subclavia zur Rinne zwischen Trachea und Ösophagus. Bei hoher Präparation ist auf seine Schonung zu achten. Auf der anderen Seite ist der linke N. laryngeus recurrens in seinem gesamten Verlauf bei der Präparation und Durchtrennung der Trachea gefährdet, und zwar besonders bei tiefer Präparation in Höhe des Aortenbogens.

Reihenfolge und Technik der präparatorischen Schritte entsprechen dem Vorgehen bei der zervikalen Trachea. Zunächst werden distal der vorgesehenen kaudalen Resektionsgrenze beidseits Haltefäden gelegt. Bei Querdurchtrennung in Nähe der Carina werden sie in die seitliche Wand von rechtem und linkem Hauptbronchus gelegt. Die Präparation erfolgt unter leichter manueller Kompression der Lunge. Nach Durchtrennung der Trachea distal der Stenose erfolgt die Intubation mit einem langen, einlumigen Tubus über das Operationsfeld, wobei der Tubus meist in den linken Hauptbronchus eingebracht und hier geblockt wird (Abb. 18.93 a). Dies hat den Vorteil, daß die rechte Lunge kollabiert. Zur besseren Oxygenisierung kann die rechte Pulmonalarterie abgeklemmt werden (s. S. 333).

Bei Tumoren muß nach den Regeln der onkologischen Chirurgie radikal vorgegangen werden, umgebendes Gewebe sollte mitentfernt werden. Intraoperative Schnellschnittuntersuchungen der Resektionsränder sind obligat. Da eine ausgedehnte mediastinale Lymphknotendissektion die Gefahr einer Minderung der trachealen Blutversorgung in sich birgt, sollte sie bei ohnehin fraglichem therapeutischem Wert angesichts der sich daraus ergebenden Risiken unterbleiben. Bei einer Infiltration des Ösophagus wird das entsprechende Wandsegment teilweise oder ganz mitentfernt und der Defekt durch direkte zweischichtige Naht wieder verschlossen. Zwischen die Ösophagusnaht und die Tracheaanastomose kann ein gestielter Interkostalmuskellappen eingebracht werden.

Die Reanastomosierung erfolgt unter zervikomediastinaler Mobilisation. Dadurch tritt ein Großteil der zervikalen Trachea in den Thorax. Gleichzeitig kann durch Fingerdissektion der Vorderfläche der beiden Hauptbronchien, insbesondere des linken Hauptbronchus unter dem Aortenbogen, eine weitere Mobilisation der Trachea zur Reduktion der Anastomosenspannung erfolgen. Ist aufgrund der Tumorausdehnung von vornherein klar, daß weitere Mobilisations-

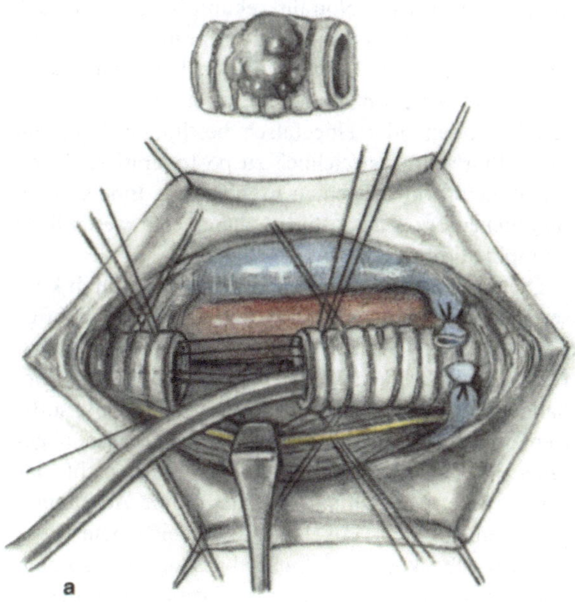
a

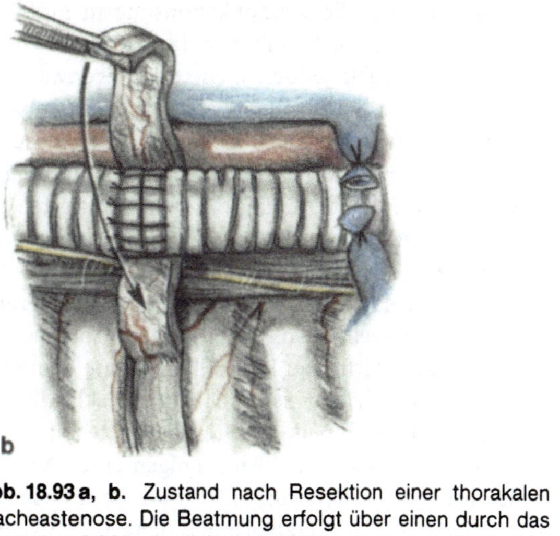
b

Abb. 18.93 a, b. Zustand nach Resektion einer thorakalen Tracheastenose. Die Beatmung erfolgt über einen durch das Operationsfeld in den linken Hauptbronchus vorgeführten Tubus. **a** Die Nähte der Anastomosenrückseite sind bereits vorgelegt. **b** Deckung der fertiggestellten Anastomose mit einem Interkostalmuskellappen manöver notwendig sind, werden diese am besten vor der eigentlichen Resektion durchgeführt. Nach Durchtrennung des Lig. pulmonale wird dazu intraperikardial mobilisiert (s. S. 329). Selbstverständlich kann die Mobilisation aber auch später erfolgen, wenn sich erst nach Beugung des Kopfes durch den Anästhesisten bei der versuchsweisen Annäherung der Resektionsränder zeigt, daß die Spannung zu groß ist. Nur bei sehr langstreckigen, bis in den zervikalen Bereich reichenden Resektionen kann durch eine Mobilisation des Zungenbeines eine zusätzliche Spannungsreduzierung an der Anastomose erzielt werden.

Nach Fertigstellung der Anastomose erfolgt die Testung der Luftdichtigkeit unter Überdruckbeatmung in Kochsalzlösung. Wegen der größeren Gefährdung thorakaler Anastomosen mit den sich daraus ergebenden Konsequenzen werden die Anastomosen immer mit einer 2. Schicht gedeckt. Dazu kann ein breitbasig gestielter Pleura- oder Perikardlappen verwendet werden; besonders dazu geeignet ist bei problematischen Anastomosen ein gestielter Interkostalmuskellappen (Abb. 18.93 b).

18.4.4.12 Ergebnisse

Nach Kontinuitätsresektion der Trachea sind zahlreiche Komplikationen möglich (Tabelle 18.31). Im Vordergrund stand früher die Entwicklung von Granulomen, seltener sind Restenosen, Aspiration, Wundinfektion und Sternumosteomyelitis, Anastomoseninsuffizienz, Rekurrensparese, respiratorische Insuffizienz sowie die Arrosionsblutung, meist aus dem Truncus brachiocephalicus. Die restlichen Komplikationen werden jeweils in weniger als 1% der Fälle beobachtet. Insgesamt beträgt die Komplikationsrate in größeren Patientenserien 30-45% (Tabelle 18.34). Dieser hohe Prozentsatz spiegelt jedoch nicht den gegenwärtigen Stand wider, da er auf bis zu 20jährigen Beobachtungszeiträumen basiert und die komplikationsträchtigere Anfangszeit der Trachearesektion miteinbezieht. So werden beispielsweise die früher am häufigsten gesehenen Granulome seit Verwendung resorbierbaren Fadenmaterials so gut wie nicht mehr beobachtet. Als Folge der zunehmenden Erfahrung mit Verfeinerung der operativen Technik sowie verbesserter postoperativer Versorgung dürfte die Komplikationsrate heute bei etwa 20% anzusiedeln sein. Dies gilt auch für die 30-Tage-Letalität (Tabelle 18.35), die heute unter 2% liegen sollte (Grillo et al. 1986). Folgen einer Anastomoseninsuffizienz sind die häufigste Todesursache. Komplikations- und Letalitätsraten hängen von vielen weiteren Faktoren ab: Tumorstenosen und Notfalloperationen sowie akut entzündliche stenosierende Prozesse haben ein deutlich höheres Risiko als Stenosen

Tabelle 18.34. Komplikationsrate nach Trachearesektion

Autor	Jahr	n	Komplikation	
			n	%
Couraud et al.	1982	100	45	45
Grillo et al.	1986	365	104	28,5
Gesamt		465	149	32

Tabelle 18.35. 30-Tage-Letalität nach Kontinuitätsresektion der zervikalen und thorakalen Trachea wegen benigner und maligner Stenose

Autor	Jahr	n	Letalität	
			n	%
Alstrup u. Sörensen[a]	1977	37	2	5,4
Ungar	1977	16	0	0
Moritz u. Schlick[a]	1979	17	1	5,9
Schildberg et al.	1980 a	23	1	4,3
Levasseur et al.[a]	1980	68	5	7,4
Uhlschmid	1980	19	1	5,3
Perelman u. Koroleva	1980	51	9	17,6
Couraud et al.	1982	122	4	3,3
Pearson et al.[b]	1984	33	1	3
Brooks et al.	1985	15	0	0
Maassen et al.	1985	73	6	8,2
Grillo et al.	1986	361	13	3,6
Gesamt	1977-1986	835	43	5,1

[a] Keine Tumoren. [b] Nur Tumoren.

nach Intubation bzw. Tracheotomie, wenn die Entzündung abgeklungen ist und die Operation als Elektiveingriff durchgeführt wird. Wenn möglich, sollte daher immer versucht werden, Notfallsituationen durch konservative Maßnahmen zu beheben und den Patienten gut vorbereitet einem Elektiveingriff zuzuführen. Das höhere Risiko einer Notfallresektion ist teilweise auch in der zwangsläufig mangelhaften präoperativen Diagnostik begründet. Übersehene Kehlkopffehlfunktionen oder akute Entzündungen, nicht diagnostizierte Zweitläsionen oder eine falsch bestimmte Stenosenlänge führen unausweichlich zu postoperativen Komplikationen und schlechten Ergebnissen. Eine sorgfältige lückenlose Diagnostik ist daher eine wesentliche Komplikationsprävention.

Die meisten Komplikationen lassen sich durch konservative Maßnahmen beherrschen. Die relativ häufige Sekretretention in den ersten postoperativen Tagen wird durch Krankengymnastik und Sekretolytika behandelt. Erst wenn trotz dieser Therapie nicht suffizient abgehustet werden kann, wird nasotracheal abgesaugt. Will man dabei die Anastomose nicht der Gefahr einer Verletzung durch die blinde Absaugung aussetzen, kann in Lokalanästhesie mit einem flexiblen Bronchoskop unter Sicht abgesaugt und so eine Traumatisierung der Anastomose vermieden werden.

Relevante Stenosierungen durch ein Mukosaödem des Larynx oder im Anastomosenbereich können eine Reintubation erforderlich machen. Wenn möglich, sollte der Tubus ungeblockt bleiben, um die Anastomosenregion nicht direkt durch Druck oder indirekt durch Minderung der Durchblutung zu schädigen. Nach Wirkungseintritt der sofort verabreichten Kortikosteroide kann meist schon nach 1 Tag wieder extubiert werden. Die Frage einer generellen postoperativen Kortikosteroidtherapie über einen Zeitraum von 1-2 Wochen wird in der Literatur kontrovers diskutiert; u. E. ist die Indikation hierfür nur bei Resektionen subglottischer Stenosen gegeben.

Schluckschwierigkeiten werden v. a. nach infrahyoidaler, selten nach suprahyoidaler Kehlkopfmobilisation sowie Resektion subglottischer Stenosen gesehen (s. S. 325); die Folgen sind Aspiration und Pneumonie bzw. Pneumonitis. Das Risiko hierfür ist auch nach sehr langstreckigen Trachearesektionen, einseitiger Rekurrensparese und anderen neurologischen Erkrankungen erhöht, da in diesen Fällen ein inkompletter Glottisschluß beim Schlucken vorliegen kann. Meist halten die Schluckstörungen nur für einige Tage an. In dieser Zeit erhält der Patient eine Magensonde, über die er auch ernährt wird. In besonders problematischen Fällen kann auch parenteral ernährt und Magensaft über die Sonde abgesaugt werden. Nur in extrem seltenen Ausnahmefällen werden bei anhaltender Aspiration weitere operative Maßnahmen notwendig.

Eine postoperative Pneumonie kann auch Folge einer intraoperativen Einblutung in die distalen Luftwege sein. Nach Eröffnung der Trachea sollte daher immer wieder nach distal abgesaugt werden. Das Operationsgebiet selbst sollte möglichst trocken gehalten werden. Wird über das Operationsgebiet intubiert, muß der Cuff luftdicht geblockt werden.

Wird nach Ausschöpfung sämtlicher konservativer Behandlungsmöglichkeiten aufgrund einer manifesten respiratorischen Insuffizienz eine künstliche Beatmung notwendig, ist bei der Positionierung des Tubus unbedingt darauf zu achten, daß der Cuff nicht über der Anastomose zu liegen kommt. Wenn möglich, sollte er distal der Anastomose liegen, um die Naht nicht der Belastung durch den Beatmungsdruck auszusetzen.

Das Risiko der Entwicklung einer Wundinfektion ist nach Resektion intubations- oder tracheotomiebedingter Stenosen höher, da hier präoperativ bereits oft eine Besiedlung mit pathogenen Keimen wie Staphylococcus aureus oder Pseudomonas aeruginosa besteht. Besonders gefährdet sind Patienten mit offenem Stoma und Granulationen im Stenosebereich (Grillo et al. 1986). Das Risiko wird erhöht durch die Gegenwart antibiotikaresistenter Stämme auf Intensivstationen. Anhaltende Entzündungen im Anastomosenbereich können darüber hinaus zur Insuffizienz und/oder Restenosierung führen. Neben einer perioperativen Antibiotikatherapie empfiehlt sich zur Prophylaxe einer Wundinfektion die intraoperative Abdeckung der Wund- und ggf. Sternalränder sowie die Vermeidung überflüssiger endotrachealer Manöver. Eine selten auftretende Sternumosteitis läßt sich meist durch eine begrenzte Ausräumung mit ausreichender Drainage, evtl. auch einer Saug-Spül-Drainage beheben. Sobald saubere Wundverhältnisse herrschen, erfolgt die Readaptation durch Sekundärnaht. Eine komplette Dehiszenz mit Thoraxwandinstabilität kann nur nach totaler Sternotomie auftreten. Die beste Prophylaxe dieser gravierenden Komplikation ist daher die Beschränkung auf eine partielle obere Sternotomie, wie sie für die Trachealchirurgie zumeist ausreichend ist (s. S. 319). Auch bei Thoraxwandinstabilität und durch sie hervorgerufene respiratorische Insuffizienz sollte möglichst auf eine Intubation und Beatmung verzichtet werden. Stattdessen wird die Refixation mit retrosternaler Saug-Spül-Behandlung empfohlen (Couraud et al. 1982).

Granulome können endoskopisch entfernt werden (s. S. 297). Sind sie durch einen Faden verursacht, so wird dieser ebenfalls mit der Biopsiezange entfernt. Dies gilt auch für intraluminale Fäden, die andere Beschwerden verursachen.

Einseitige Stimmbandlähmungen bedürfen zunächst keiner Therapie, noch nach 6-12 Monaten kann eine Restitutio ad integrum auftreten. Bei beidseitiger Stimmbandlähmung ist eine endotracheale Intubation, ein Tracheostoma oder ein durch die Stimmbänder gelegter T-Tubus erforderlich. Zu einem späteren Zeitpunkt kann durch eine Stimmbandlateralisation oder die Entfernung des Aryknorpels wieder eine ausreichende Glottisöffnung erreicht werden. Um diese schwerwiegende intraoperative Komplikation zu vermeiden, muß insbesondere bei vorbestehender einseitiger Rekurrensparese auf eine Schonung des kontralateralen Nervs geachtet werden.

Anastomoseninsuffizienzen sind die Folge einer zu hohen Anastomosenspannung, einer Infektion oder einer Durchblutungsminderung. Sie werden häufiger nach Resektion wegen eines Tumors beobachtet. Insgesamt liegt ihre Häufigkeit bei etwa 3% (Couraud et al. 1982; Grillo et al. 1986). Frühinsuffizienzen sollten sofort reoperiert werden. Meist kann eine Reanastomosierung erfolgen. Handelt es sich um ausgedehnte Nekrosen oder ist aus anderen Gründen eine Anastomose nicht mehr angezeigt, wird durch die Insuffizienz ein Tracheotomietubus eingeführt, der später durch einen T-Tubus ersetzt werden kann. Ist eine Abdichtung des Luftweges durch einen Cuff nicht erforderlich, kann auch sofort ein T-Tubus eingebracht werden. Es ist ratsam, die distale Trachea in solchen Fällen durch 2 Nähte mit der äußeren Haut zu verbinden, um eine Retraktion in das Mediastinum zu verhindern; durch diese könnte der Tubus mit dem Truncus brachiocephalicus in direkten Kontakt kommen, wodurch so die Gefahr einer Arrosionsblutung erhöht ist. Kleinere Insuffizienzen werden häufiger beobachtet und sind meist Folge eines infizierten Hämatoms um die Anastomose. Endotracheal entwickeln sich an der betreffenden Stelle Granulome, und später kann sich eine hypertrophe Narbe ausbilden, die zu einer funktionellen Restenose führen kann. Zur Prävention empfiehlt es sich, 1 oder 2 Redon-Drainagen neben die Anastomose zu legen. In den meisten Fällen können auch Spätinsuffizienzen nach entsprechender Vorbereitung elektiv reoperiert und eine erneute Anastomose angelegt werden.

Die Arrosionsblutung - meistens aus dem Truncus brachiocephalicus, seltener auch aus anderen supraaortalen Arterienästen - ist die bei weitem gefährlichste Komplikation der Tracheachirurgie und wird nach Kontinuitätsresektion in 0,5-2% der Fälle gesehen. Nur eine sofortige Operation kann lebensrettend sein (s. S. 265). Beste Prophylaxe ist eine schonende intraoperative Präparation mit Vermeidung der Freilegung des Truncus brachiocephalicus bzw. die Interposition vitalen Gewebes, falls die Arterie beispielsweise bei Tumorstenosen freigelegt werden mußte.

Ösophagotracheale Fisteln zählen zu den seltensten Komplikationen nach Trachearesektion. Sie werden operativ beseitigt, sobald lokale Entzündungen abgeklungen sind, andernfalls wird die Zeit bis zur Operation durch die Einlage eines T-Tubus oder ggf. Tracheotomietubus überbrückt (s. S. 268).

Die Entwicklung einer narbigen Restenose war mit 6-8% (Tabelle 18.36) in der Vergangenheit die häufigste der schwereren Komplikationen der Trachearesektion. Sie ist entweder die direkte Folge eines technischen Fehlers oder entwickelt sich nach Infektion, Durchblutungsminderung sowie Anastomoseninsuffizienz. Partialstenosen führen nicht unbedingt zu einer wesentlichen Beeinträchtigung der Atmung. Granulome können endoskopisch entfernt werden, zurückbleiben aber immer kleine Narbenknoten. Treten sie nicht isoliert, sondern zirkulär auf, kann es zu einer erneuten Narbenstenose kommen. Solche Rezidivstenosen sollten nicht vor Ablauf von 4-6 Monaten operiert werden, damit sich die Entzündung zurückbilden kann. In der Zwischenzeit kann der Luftweg durch wiederholte Bougierung oder die Einlage eines T-Tubus durch die Stenose sichergestellt werden. Obwohl die Tracheарekonstruktion mit jedem Versuch deutlich schwieriger und komplikationsträchtiger wird, gelingt es doch meist, Restenosen durch die 2. Operation endgültig zu beseitigen. Obwohl diesbezüglich bislang keine genauen Angaben vorliegen, ist zu vermuten, daß durch Verwendung resorbierbarer Nähte und durch die zunehmende Erfahrung die Rate der Restenosen in den letzten Jahren verringert werden konnte. Um eine Komplikation im eigentlichen Sinne handelt es sich nicht, wenn die Restenose Folge eines Tumorrezidivs ist. Erscheint eine 2. Resektion mit End-zu-End-Anastomose möglich, wird die Operation baldmöglichst durchgeführt. Ansonsten kommen palliative Verfahren wie die Laserevaporisation und Strahlentherapie zum Einsatz.

Zusammenfassend sind die Ergebnisse nach Kontinuitätsresektion der Trachea Folge operationstechnisch-mechanischer Faktoren oder infektiös-entzündlicher Veränderungen. Daher kann das Risiko durch eine sorgfältige Vorbereitung des Patienten mit antiinflammatorischer Therapie, physiotherapeutischer Vorbehandlung, genauer Diagnostik mit Abklärung von Kehlkopf, Luftröhre, Bronchien und Lunge, sowie

Tabelle 18.36. Restenoserate nach Trachearesektion

Autor	Jahr	n	Restenose	
			n	%
Schildberg et al.	1980[a]	23	1	4,3
Levasseur et al.[a]	1980	68	5	7,4
Couraud et al.[a]	1982	100	4	4
Ilberg	1985	19	3	15,8
Maassen et al.	1985	73	6	8,2
Grillo et al.	1986	361	24	6,6
Gesamt	1980-1986	644	43	6,7

[a] Keine Tumoren.

Tabelle 18.37. Ergebnisse nach Kontinuitätsresektion der zervikalen und thorakalen Trachea

Autor	Jahr	n	Gutes Ergebnis	
			n	%
Alstrup u. Sörensen[a]	1977	37	33	89,2
Ungar	1977	16	13	81,3
Moritz u. Schlick[a]	1979	17	15	88,2
Schildberg et al.	1980a	23	20	86,9
Levasseur et al.[a]	1980	68	58	85,2
Uhlschmid	1980	19	14	73,6
Couraud et al.	1982	122	101	82,8
Pearson et al.[b]	1984	33	30	90,9
Brooks et al.	1985	15	12	80
Maassen et al.	1985	73	53	72,6
Grillo et al.	1986	361	296	82
Gesamt	1977-1986	784	645	82,3

[a] Keine Tumoren.
[b] Nur Tumoren.

sorgfältiger operativer Technik gesenkt werden. In 80–90% der Resektionen lassen sich gute funktionelle Ergebnisse erzielen (Tabelle 18.37).

18.4.4.13 Resektion und Rekonstruktion der Tracheabifurkation

Transthorakale Resektion

Der transthorakale Standardzugang zur Bifurkation ist die rechtsseitige posterolaterale Thorakotomie im 4. ICR. Nach Durchtrennung der V. azygos und breiter Eröffnung der mediastinalen Pleura kann die Bifurkation mit dem Ursprung des linken Hauptbronchus leicht freigelegt werden. Prätracheal erfolgt die Präparation stumpf bis zum Hals. Der Ösophagus muß dargestellt werden, die rechte Pulmonalarterie sollte präpariert und angeschlungen werden (Abb. 18.94). Läßt sich aufgrund der Tumorausdehnung die Pulmonalarterie bei rechtsseitiger Manschettenpneumonektomie nicht darstellen, empfiehlt es sich aus präparatorischen Gründen, zunächst den linken Hauptbronchus zu durchtrennen. Die Pulmonalarterie kann dann von posterior dargestellt und versorgt werden. Unter Zug an der rechten Lunge wird bei sorgsamer Schonung des linken N. recurrens sowie der trachealen Blutversorgung und der Bronchialarterien auch die Bifurkationsrückseite mit beiden Hauptbronchien dargestellt (Abb. 18.95). Dann werden die distale Trachea und beide Hauptbronchien angeschlungen. Wenn möglich, sollte etwas Gewebe um die Bifurkation und Hauptbronchien stehen bleiben, um so die Bronchialarterien zu erhalten. Nach Festlegung der Durchtrennungslinien werden im Bereich der zu rekonstruierenden Tracheobronchialabschnitte jeweils 2 Haltefäden plaziert. Die Haltefäden sollten etwa 1 cm von der präsumtiven Resektionslinie entfernt liegen. Neben der Fixation dienen sie nach der Resektion dem Aneinanderfügen der Anastomosenränder und der Überprüfung der entstandenen Spannung. Danach erfolgen Resektion und Rekonstruktion.

Eine linksseitige posterolaterale Thorakotomie kommt als Zugang nur bei linksseitiger Manschettenpneumonektomie in Betracht oder wenn die Stenose hauptsächlich im linken Stammbronchus und nur z. T. in der Carina lokalisiert ist (s. S. 322).

Transmediastinale Resektion

Transsternale extrapleurale Zugänge zur Bifurkation und den Hauptbronchien wurden zur Versorgung von Bronchusstumpfinsuffizienzen entwickelt: dabei wurde sowohl ein transperikardiales (Padhi u. Lynn 1960)

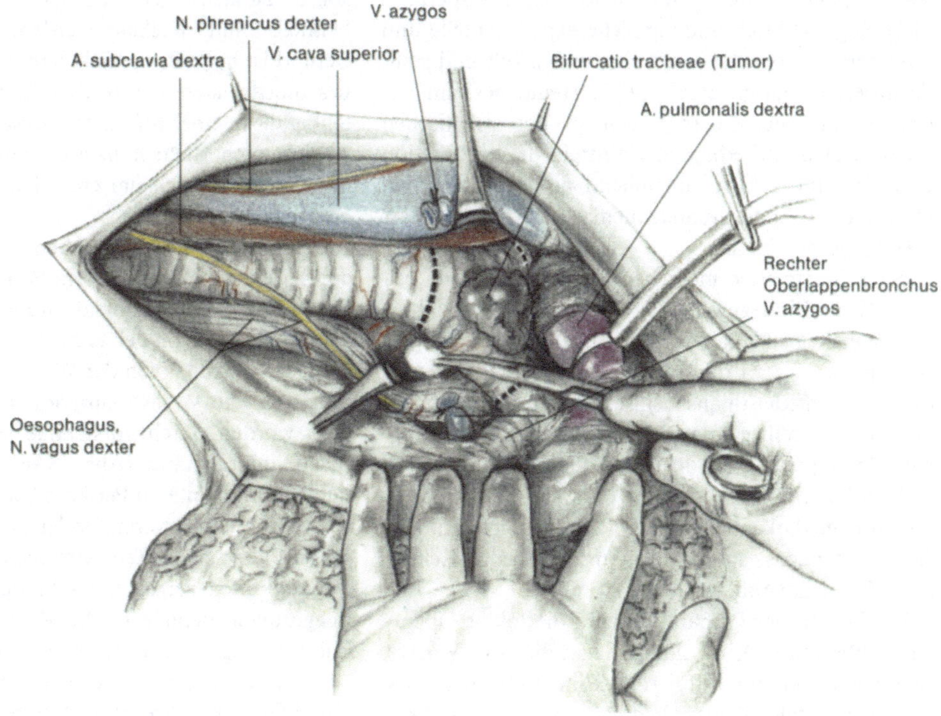

Abb. 18.94. Posterolaterale Thorakotomie rechts. Präparation der Vorderseite der Tracheabifurkation mit rechtem Hauptbronchus und kranialem linkem Hauptbronchus. Es ist auf eine sorgsame Schonung der von lateral einstrahlenden Gefäße zu achten. Die Äste des N. vagus sollten möglichst geschont werden, da die begleitenden Arterien neben den aus der Aorta stammenden Bronchialarterien wesentlich zur Durchblutung der Bifurkation und Trachea beitragen

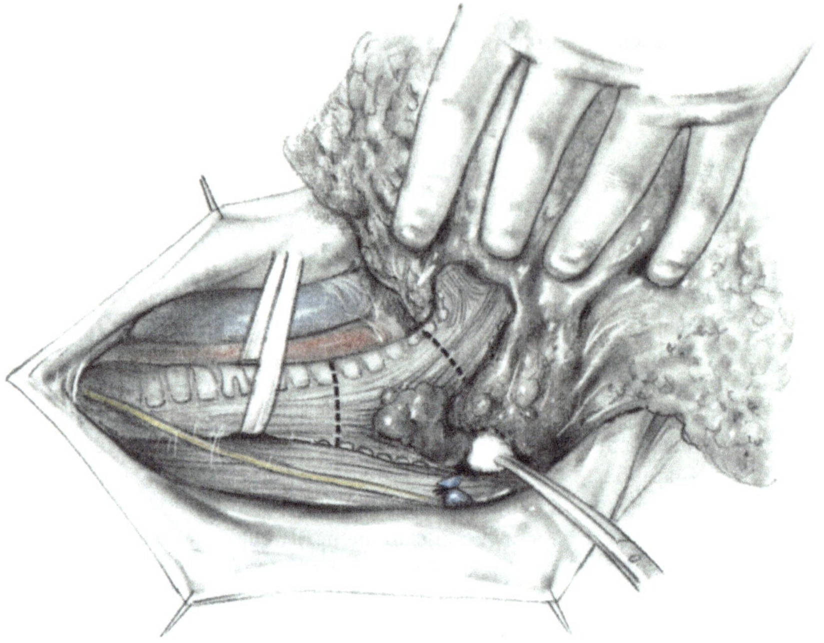

Abb. 18.95. Mobilisation der Rückseite der Tracheabifurkation. Freipräparation des linken Hauptbronchus von hinten aus dem umgebenden Gewebe

wie extraperikardiales (Abruzzini 1961) Verfahren gewählt. Später wurde der übersichtlichere transperikardiale Zugang durch umfangreiche experimentelle und klinische Untersuchungen weiter entwickelt und standardisiert (Bogusch et al. 1971). Heute gewinnt der transperikardiale Zugang auch in der aseptischen nicht insuffizienzbedingten Chirurgie der Bifurkation und Hauptbronchien zunehmend an Bedeutung, da auf diesem Weg die gesamte mediastinale Trachea dargestellt werden kann.

Nach kompletter medianer Sternotomie wird das präkardiale Bindegewebe abpräpariert und die V. brachiocephalica sinistra zwischen Ligaturen durchtrennt. Anschließend wird der Sternalspreizer eingesetzt und die Pleura mediastinalis beidseits nach lateral abpräpariert. Das freiliegende Perikard wird nun breit eröffnet. Bei Operationen an der Bifurkation und dem rechten Hauptbronchus erfolgt die Längsperikardiotomie von mediokaudal bis zur Perikardspitze auf der Aorta ascendens, so daß der aortokavale Zwischenraum frei liegt (Abb. 18.96a).

Vor Beginn der Präparation wird die lokale Operabilität überprüft. Aorta, Pulmonalarterie und V. cava superior sollten tumorfrei sein. Eine Infiltration des Ösophagus stellt nicht unbedingt eine Kontraindikation dar, der infiltrierte Abschnitt kann mitreseziert werden (Grillo 1982b). Erhebt sich bei einem in die Bifurkation vorwachsenden Bronchialkarzinom trotz präoperativen Stagings erst intraoperativ der Verdacht auf eine mediastinale Lymphknotenmetastasierung, sollte zunächst ein suspekter Lymphknoten im Schnellschnitt abgeklärt werden. Bei einem positiven Befund ist beim Bronchialkarzinom, mit Ausnahme eines subcarinalen oder tracheobronchialen Lymphknotenbefalles, eine Bifurkationsresektion mit kurativer Absicht nicht mehr indiziert. Anders sind die Verhältnisse, wenn es sich um ein adenoid-zystisches Karzinom handelt (s. S. 293).

Bei rechtsseitigem Vorgehen erfolgt die Dissektion durch den aortokavalen Herz-Perikard-Zwischenraum. Dieser wird ventral, dorsal und kranial von Perikardblättern, lateral von der V. cava superior und der Aorta ascendens, kaudal von der Wand des rechten Vorhofes begrenzt. Die V. cava superior und die Aorta ascendens werden durch vorsichtige stumpfe Präparation auseinandergedrängt (Abb. 18.96b). In der Tiefe stellt sich die vom hinteren Perikard bedeckte rechte Pulmonalarterie als querverlaufender Wulst dar. Um ausreichend Platz zu schaffen, wird die Aorta ascendens mit einem breiten Zügel angeschlungen und nach links weggezogen, dann wird die V. cava superior mit der Einmündung in den rechten Vorhof vorsichtig mit 2 Haken nach rechts weggehalten. Dabei sollte ein Einreißen der senkrecht nach dorsal einmündenden V. azygos vermieden und auf den Verlauf des N. phrenicus geachtet werden. Falls nötig, wird auch der Truncus brachiocephalicus durch ein Bändchen nach kraniolateral links weggehalten. Man blickt nun auf den

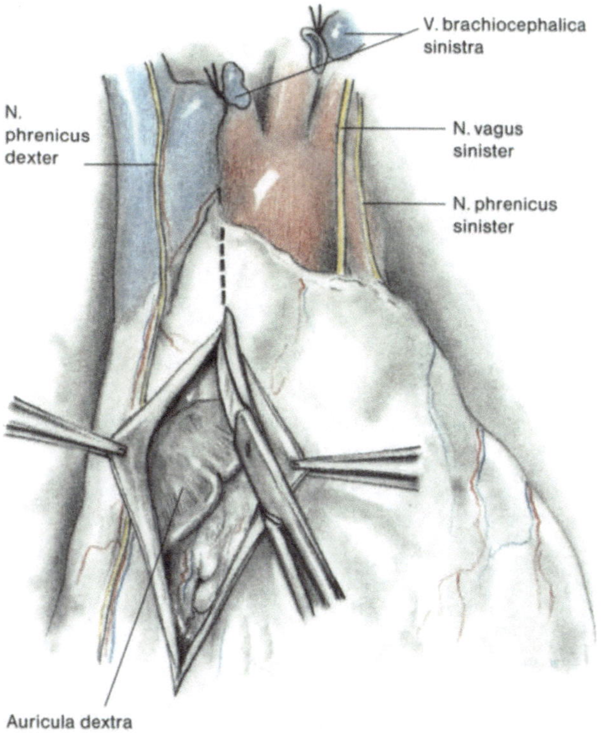

a

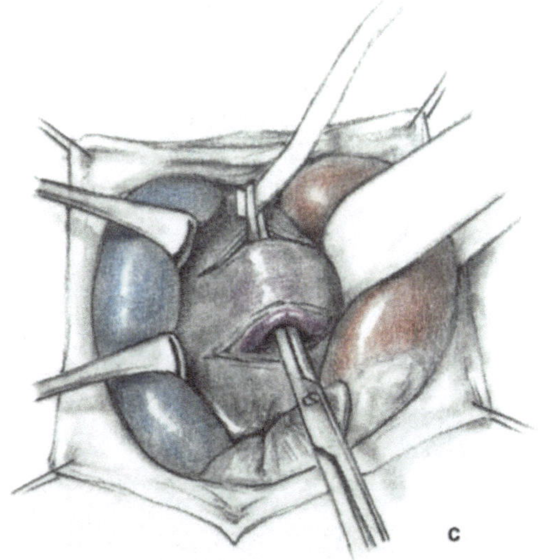

c

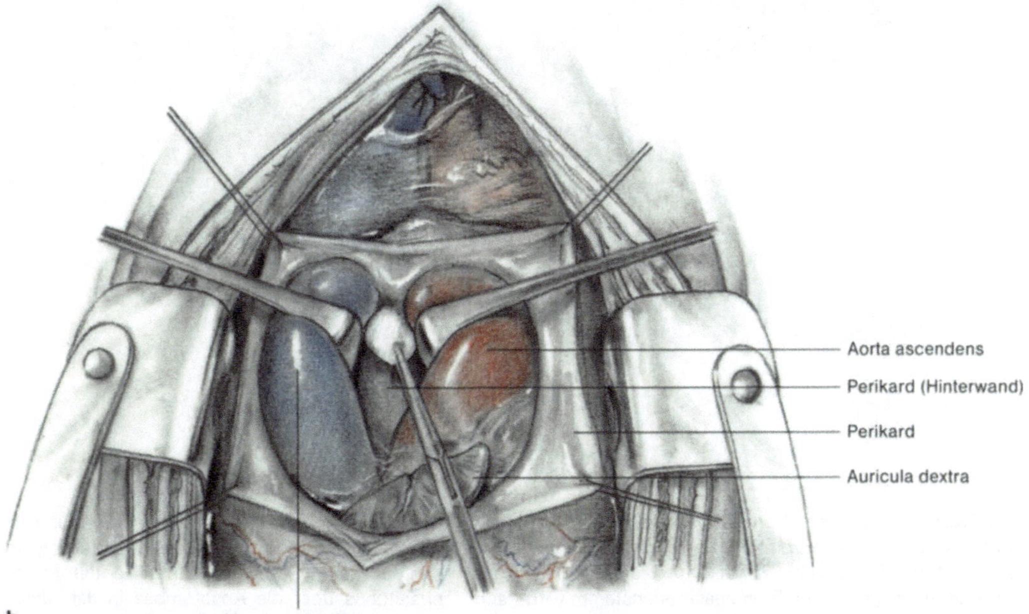

b

Abb. 18.96 a–g. Transsternaler, transperikardialer Zugang zur Bifurkation und zum rechten Hauptbronchus **a** Großzügige Spaltung des vorderen Perikards bis zur Spitze auf der Aorta ascendens. **b** Nach Längseröffnung des vorderen Perikards präpariert der Operateur mit einem Stieltupfer das Bindegewebe im mittleren aortokavalen Herz-Perikard-Zwischenraum auseinander. Dann werden V. cava superior und Aorta ascendens vorsichtig mit Haken zur Seite weggehalten. Die weitere Präparation erfolgt zum hinteren Perikard über dem Stamm der rechten Pulmonalarterie. **c** Nach Präparation des aortokavalen Zwischenraumes ist das sich über der dahinterliegenden Pulmonalarterie leicht vorwölbende hintere Perikard ober- und unterhalb der rechten Lungenarterie inzidiert worden. Der rechte Pulmonalarterienstamm wird mit einem Band angeschlungen

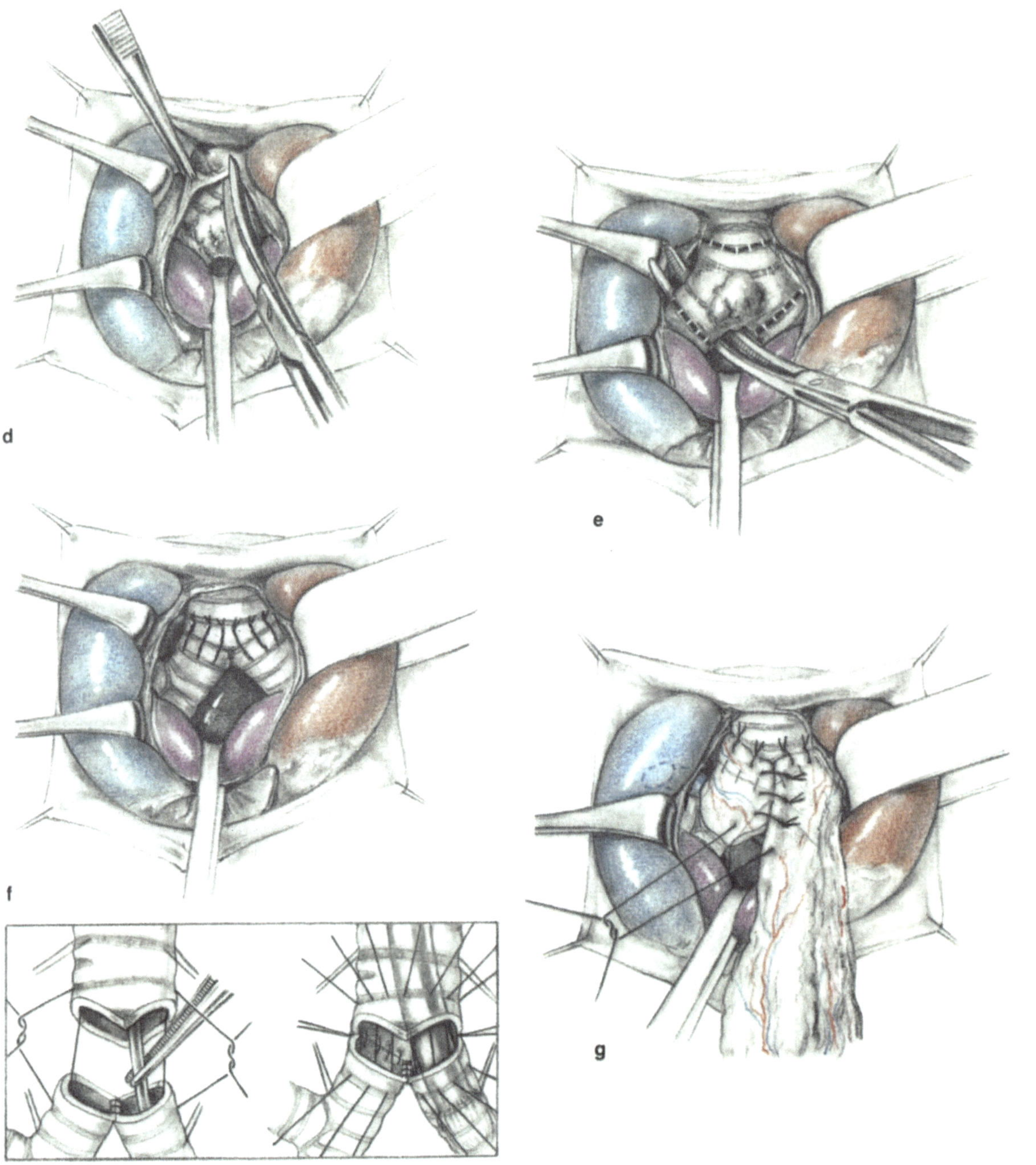

Abb. 18.96. **d** Von der oberen Querinzision der Perikardrückwand ausgehend wird diese in kranialer Richtung auf den rechten Tracheobronchialwinkel und die Bifurkation zu weiter eröffnet. Der rechte Pulmonalarterienstamm wird nach kaudal weggehalten. **e** Die dorsale membranöse Wand von Hauptbronchien und Bifurkation wird durch Spreizung mit einem unterfahrenen Overholt disseziert. **f** Situs nach isolierter Bifurkationsresektion und y-förmiger Rekonstruktion. *Insert:* Anastomosentechnik bei y-förmiger Bifurkationsrekonstruktion von vorne. Die Beatmung erfolgt in diesem Falle mit der HFJV-Technik über einen in den linken Hauptbronchus vorgeführten Plastikschlauch. Nach Fertigstellung der Anastomosenrückwand wird der Jetkatheter entfernt und der Endotrachealtubus über die Anastomose in den linken Hauptbronchus geschoben. Dann erfolgt die Naht der Anastomosenvorderwand. **g** Omentumplastik zur Deckung der rekonstruierten Bifurkation. Nach Umlegung der Anastomosenhinterwand wird das Netz miteinander vernäht. Zusätzliche Nähte fixieren das Omentum an der Trachea

Recessus aortocavalis, der sich nach links hinter die Aorta ascendens und den Truncus pulmonalis als Sinus transversus pericardii fortsetzt. Nach Inzision der Perikardrückwand ober- und unterhalb des Gefäßes werden die Ränder des durchtrennten Perikards vorsichtig mit einer Overholt-Klemme gespreizt und dann der Stamm der rechten Pulmonalarterie unter digitaler Führung mit der Klemme unterfahren. Die Branchen der Klemme werden zur Freipräparation der Gefäßhinterwand vorsichtig gespreizt. Dann wird die Arterie mit einem mittelstarken Band angeschlungen und nach kaudal weggehalten (Abb. 18.96c). Alternativ kann die hintere Perikardwand zunächst nur in der unteren Vertiefung der querverlaufenden Pulmonalarterie durchtrennt werden. Nach Einführen der Klemme wird diese dann unter spreizender Bewegung unter dem Gefäß vorgeführt, bis mit der Spitze die hintere Perikardwand in der oberen Vertiefung angehoben wird. Hier erfolgt die zweite Inzision über den gespreizten Branchen. Bei starken narbigen Veränderungen im hinteren Mediastinum ist die Freilegung des Gefäßes oft schwierig. Wenn möglich, können Aorta ascendens und rechte Pulmonalarterie durch den Sinus transversus auch gemeinsam angeschlungen werden. Der nun freiliegende, annähernd viereckig erscheinende Raum wird kranial und ventral von der extraperikardial liegenden und durchtrennten V. brachiocephalica sinistra, dorsal und kaudal von der retroperikardialen rechten Pulmonalarterie und beidseits lateral durch die V. cava superior und die Aorta ascendens begrenzt. Auf dem Boden dieses Raumes liegen retroperikardial der rechte Hauptbronchus und die Bifurkation.

Durch Palpation wird die Lage der Tracheabifurkation und des rechten Hauptbronchus bestimmt. In der Regel liegt die Tracheabifurkation hinter der aszendierenden Aorta etwa 2 cm kaudal der hinteren Perikardumschlagsfalte. Die topographischen Verhältnisse können jedoch sehr unterschiedlich sein (Bogusch et al. 1971). Ist es aufgrund tumorbedingter Atelektasen und Verwachsungen schwierig die Bifurkation aufzufinden, orientiert man sich am besten am Verlauf der Trachea nach unten. Bei geplanten Manschettenpneumonektomien empfiehlt es sich, die Pulmonalarterie vom Hauptstamm her zu präparieren und zentral mit dem Stapler abzusetzen. Hierdurch erhält man mehr Platz. Nach Orientierung wird die Perikardrückwand oberhalb der querverlaufenden Pulmonalarterie nach kranial in Richtung auf den rechten Tracheobronchialwinkel und dann zur distalen Trachea inzidiert (Abb. 18.96d).

Nach Eintritt in das hintere Mediastinum wird das peritracheale und peribronchiale Bindegewebe abgeschoben und die prätracheale Faszie eröffnet. Bei der Freilegung der distalen Trachea, der Bifurkation und der beiden Hauptbronchien sollte eine Verletzung der in unmittelbarer Nähe zum rechten Tracheobronchialwinkel aufsteigenden V. azygos vermieden werden. Durch Spreizung mit einem unterfahrenen Overholt wird die Rückwand der beiden Hauptbronchien sowie die der distalen Trachea disseziert (Abb. 18.96e). Entschließt man sich nach abermaliger Überprüfung der lokalen Verhältnisse zur Resektion, wird zunächst die avaskuläre prätracheale Fläche stumpf in Richtung Hals präpariert. Die Bifurkation sollte entsprechend dem von der Tumorgröße und -lokalisation abhängigen Resektionsausmaß möglichst ausgedehnt frei präpariert werden. Dabei ist im Bereich der distalen Trachea sorgsam auf die Schonung der beidseits lateral einstrahlenden Gefäße zu achten. Besonders die Äste des N. vagus sollten möglichst geschont werden, da die begleitenden Arterien neben den aus der Aorta stammenden Bronchialarterien wesentlich zur Durchblutung der Bifurkation beitragen. Auch bei einem Zugang von rechts posterolateral kann der linke N. recurrens leicht verletzt werden, da er bereits in Bifurkationshöhe parallel zur Trachea kranialwärts verläuft und weil er beim Umfahren und Anschlingen der distalen Trachea gefährdet ist. Auch der hinter der Speiseröhre verlaufende Ductus thoracicus muß beachtet werden. Nach Präparation der beiden Stammbronchien werden diese und die distale Trachea angeschlungen. Der Bronchialbaum sollte nicht distal der präsumtiven Resektionsgrenzen skelettiert werden. Die Bronchialarterienäste zum rechten Hauptbronchus (Abb. 18.10) lassen sich am besten erhalten, wenn um die Bifurkation etwas Gewebe stehenbleibt. Die Präparation und Schonung der genannten Gebilde gestaltet sich schwieriger, wenn eine Infiltration der Bifurkation durch Lymphknoten von außen vorliegt. Auch bei der Lymphadenektomie muß besonders darauf geachtet werden, daß sie nicht zu einer Devaskularisation des verbliebenen Tracheobronchialbaumes führt. Nach Festlegung der Resektionsgrenzen werden jeweils beidseits an den zu reanastomosierenden Enden 2 Haltefäden vorgelegt.

Isolierte Bifurkationsresektion

Nach Resektion der Bifurkation erfolgt die Rekonstruktion. In den meisten Fällen kann „anatomiegerecht" eine neue Carina geschaffen werden, indem zunächst die mediale Wand des rechten und linken Hauptbronchus miteinander vernäht werden. Anschließend erfolgt die Anastomose mit der distalen Trachea. Nachdem die Eckfäden und die Nähte der Rückwand extraluminal verknotet worden sind, wird die Anastomose durch Naht der Vorderwand fertiggestellt (Abb. 18.96f). Da sämtliche Fäden vorgelegt werden, ist es wichtig, jeden Faden mit einem Klemmchen zu fassen und geordnet abzulegen. Grundsätzlich erfolgt unter Überdruckbeatmung eine Testung auf Luftdichtigkeit unter Wasser. Die Anastomose wird immer mit einem gestielten Gewebelappen gedeckt (Abb. 18.96g).

Bifurkationsresektion mit Oberlappenektomie rechts
Die seltene und technisch anspruchsvolle Oberlappenektomie rechts mit Bifurkationsresektion und die Rekonstruktion der Bifurkation entsprechen im wesentlichen dem Prinzip der isolierten Bifurkationsresektion. Nach Eröffnung der rechten Pleura mediastinalis werden Oberlappenvene und -arterie mit der üblichen Technik ligiert und durchtrennt. Nach Absetzung der distalen Trachea und des linken Hauptbronchus erfolgt über diesen die Ventilation. Nachdem auch der Bronchus intermedius abgesetzt ist, wird das Präparat entfernt. Auch in diesem Fall kann die Carina oft durch Naht der medialen Wände von Bronchus intermedius und linkem Hauptbronchus wieder rekonstruiert werden.

Bifurkationsresektion mit Pneumonektomie rechts
Die Manschettenpneumonektomie rechts ist technisch einfacher, da die komplizierte Bifurkationsrekonstruktion entfällt. Nach Darstellung des aortokavalen Zwischenraums und des rechten Pulmonalarterienstammes wird dieser zentral im Zwischenraum am besten mit dem Stapler abgesetzt und peripher ligiert (Abb. 18.97a). Dazu muß die Wand der Pulmonalarterie vorsichtig vom Perikard befreit werden. Die Durchtrennung der Pulmonalarterie eröffnet einen noch breiteren Zugang zum rechten Hauptbronchus und zur Bifurkation (Abb. 18.97b). Nach Durchtrennung der Pleura mediastinalis werden obere und untere Lungenvene extraperikardial ligiert und durchtrennt. Dazu wird die mediastinale Pleura mit Perikard und Herz nach medial weggehalten, um einen ausreichend übersichtlichen Zugang zum rechten Hilus zu erhalten (Abb. 18.97c). Da die rechte Lunge infolge einseitiger Beatmung kollabiert und nach dorsal gefallen ist, sind die Hilusgefäße angespannt und daher leicht darzustellen. Falls nötig, können beide Lungenvenen auch intraperikardial abgesetzt werden. Dabei wird durch die Perikardseitenwand gegangen, die mit der Lunge en bloc entfernt werden kann. Dazu wird das Herz vom Assistenten nach links weggezogen. Nach Durchtrennung des Perikards ober- und unterhalb der Venenkontur wird die Hinterwand mit einer gebogenen Klemme unter spreizender Bewegung disseziert. Bei der Durchtrennung der Perikardrückwand unter der oberen Lungenvene ist besondere Vorsicht geboten, da die untere Lungenvene kaudal in einem Winkel zur oberen Vene in den linken Vorhof einmündet. Nach Entfernung der rechten Lunge mit Bifurkation erfolgt die Rekonstruktion durch End-zu-End-Anastomose von distaler Trachea mit linkem Hauptbronchus (Abb. 18.97c).

Bei Operationen am linken Hauptbronchus und den sehr seltenen Manschettenpneumonektomien links wird das Perikard nach Kippung des Operationstisches um etwa 35 Grad nach rechts vor dem linken N. phrenicus in Richtung auf die aszendierende Aorta längsgespalten, so daß die Aorta und die darunterliegende Pulmonalarterie frei liegen (Abb. 18.98a). Um eine Verletzung des linken Herzohres zu vermeiden, sollte das Perikard sehr vorsichtig inzidiert werden.

Bifurkationsresektion mit Pneumonektomie links
Die linke Pneumonektomie mit Bifurkationsresektion erfolgt unter intraperikardialer Absetzung der Lungenvenen, daher muß das Perikard auf ganzer Länge eröffnet werden. Bei linksseitigem Vorgehen erfolgt die Dissektion durch den linken kardioperikardialen, aortovenösen Zwischenraum, der durch die Perikardwand, den linken Vorhof, die Aorta ascendens und die Lungenvenen begrenzt wird. Im linken oberen Teil dieses Zwischenraumes liegt der Stamm der linken Pulmonalarterie. Darunter findet sich eine Perikardtasche, in welche die linke Öffnung des Sinus transversus reicht. Nicht selten wird sie durch die Marschall-Falte, einen Bindegewebezug zwischen Pulmonalarterie und oberer Lungenvene (s. Abb. 19.16a) in 2 Teile geteilt. Weiter kaudal sieht man 2 Vorwölbungen, die einen nach oben offenen Winkel bilden; diese entsprechen der Ober- und Unterlappenvene. Häufig bedeckt der Stamm der linken Pulmonalarterie den oberen, und die Oberlappenvene den unteren Teil des linken Hauptbronchus. Die Perikardtasche entspricht seinem mittleren Teil (Bogusch et al. 1971).

Zunächst wird in dem Zwischenraum zwischen Aorta ascendens und linker Pulmonalarterie die Perikardrückwand dargestellt und inzidiert. Die Inzision wird bis über die Pulmonalarterie fortgeführt, anschließend wird die Rückseite der Arterie stumpf mit den Fingern bis zum Gefäßunterrand präpariert. Auf dem Finger wird dann die Perikardrückwand ein zweites Mal am Unterrand der Pulmonalarterie inzidiert. Auf diese Weise können die Perikardumschlagsfalten am Ober- und Unterrand des Gefäßes sicher durchtrennt werden. Nun wird die Pulmonalarterie mit einer gebogenen Gefäßklemme unterfahren, deren Branchen anschließend gespreizt werden. Man erhält so eine ausreichend lange Gefäßstrecke für die Versorgung der Arterie. Die zentrale Absetzung kann mit dem abwinkelbaren Stapler oder über eine Satinsky-Klemme erfolgen. In jedem Falle muß sichergestellt sein, daß der Abgang der rechten Pulmonalarterie nicht einge-

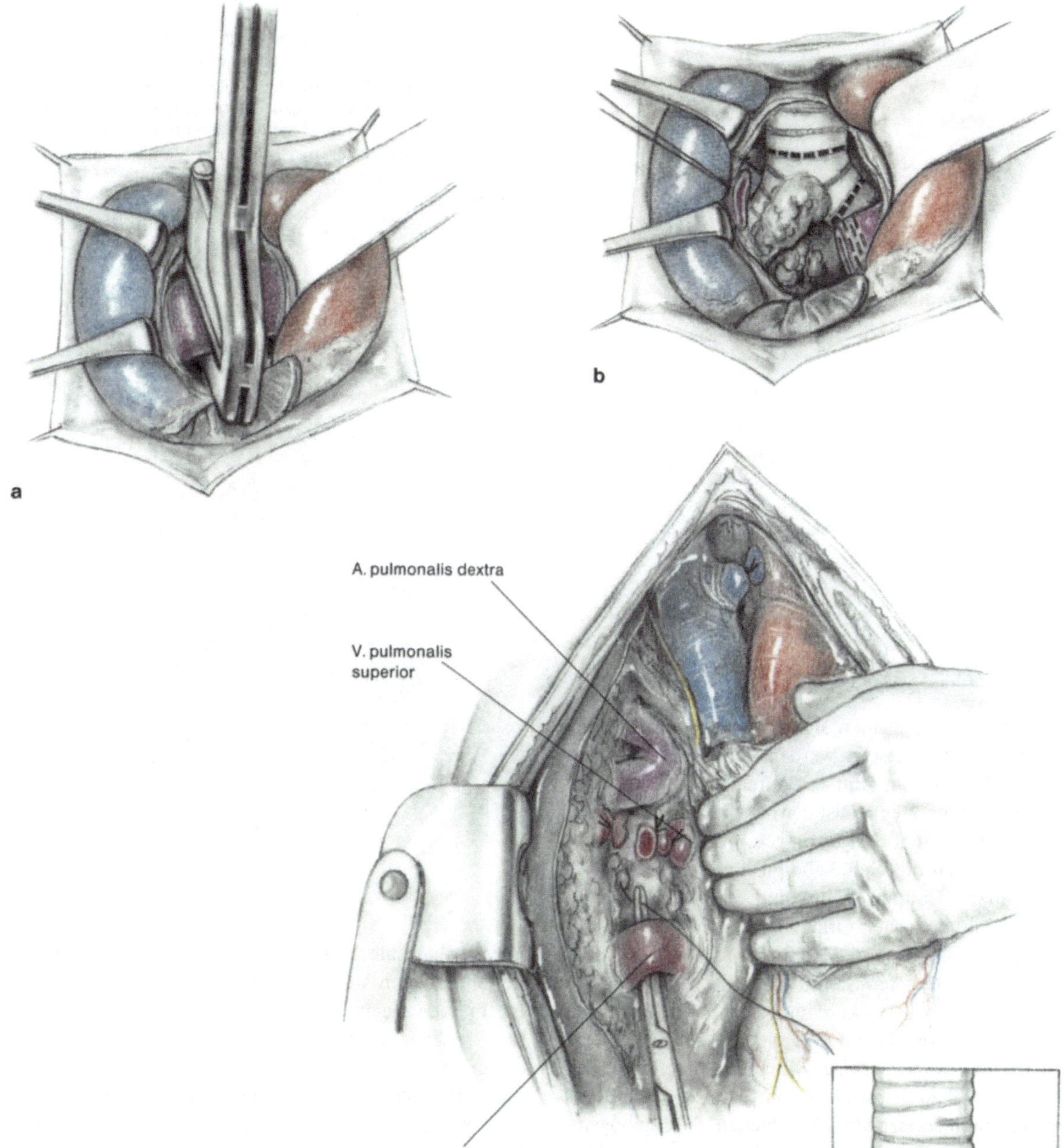

Abb. 18.97 a–c. Transsternale, transperikardiale Manschettenpneumonektomie rechts. **a** Nach Inzision der Perikardrückwand ober- und unterhalb des rechten Pulmonalarterienstammes wird die Arterie zentral mit dem Stapler verschlossen. **b** Situs nach Durchtrennung des rechten Pulmonalarterienstammes und Inzision der Perikardrückwand. **c** Extraperikardiale transpleurale Absetzung der rechtsseitigen Lungenvenen. *Insert:* Rekonstruktion durch End-zu-End-Anastomose der distalen Trachea mit dem linken Hauptbronchus

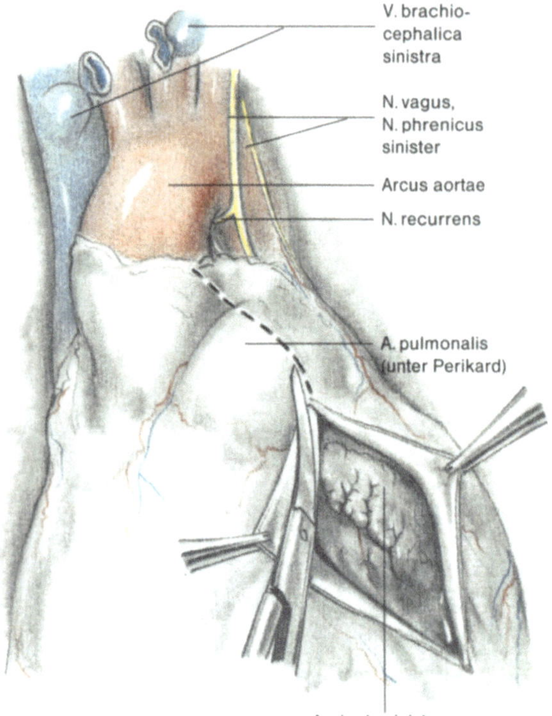

Abb. 18.98 a–d. Transsternale, transperikardiale Manschettenpneumonektomie links. **a** Nach der Kippung des Operationstisches nach rechts wird das vordere Perikard vor dem linken N. phrenicus in Richtung auf die aszendierende Aorta in ganzer Länge gespalten. **b** Der linke Pulmonalarterienstamm ist zentral mit einer Satinsky-Klemme abgeklemmt und distal ligiert. Über der Klemme wird der zentrale Pulmonalarterienstumpf durch fortlaufende Naht verschlossen

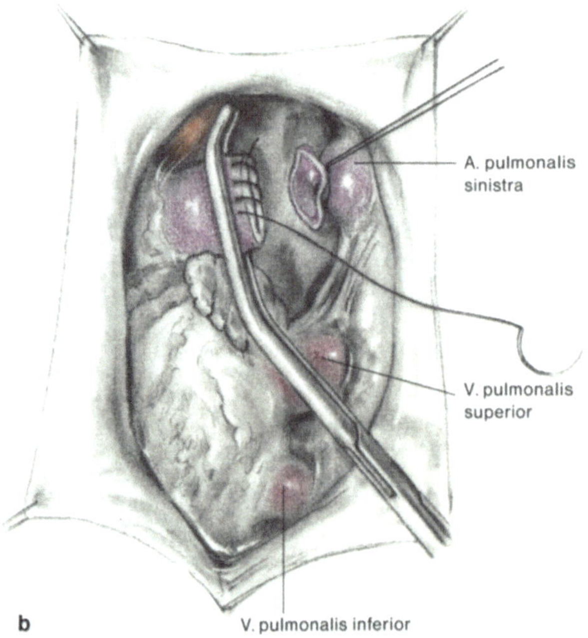

engt wird. Bedient man sich der Klemme, muß diese so weit zentral gesetzt werden, daß ein ausreichend breiter Gefäßsaum zum fortlaufenden Nahtverschluß zur Verfügung steht. Distal wird die Pulmonalarterie einfach ligiert. (Abb. 18.98 b). Nach Durchtrennung retrahieren sich die Gefäßstümpfe und geben den Weg zum linken Hauptbronchus und der Bifurkation frei. Nach palpatorischer Orientierung wird die Inzision der Perikardrückwand in erforderlichem Ausmaß erweitert. Im nächsten Schritt wird die Marschall-Falte durchtrennt, das Perikard um die obere Lungenvene inzidiert und das Gefäß dargestellt. Dazu wird die Perikardhinterwand wenige Millimeter über der Vene und parallel zu dieser gespalten; dann wird die Rückwand durch spreizendes Vorschieben einer gebogenen Klemme freipräpariert. Vor der Spaltung der Perikardrückwand auf der gespreizten Spitze der eingeführten Klemme muß man sich versichern, daß auf dem Instrument nicht auch Gefäßwand liegt. Die Versorgung erfolgt wie üblich durch eine zentrale Ligatur und Durchstichligatur sowie eine periphere Ligatur (Abb. 18.98 c). Zuletzt wird auf gleiche Weise die etwas kaudal und nach dorsal verlaufende untere Lungenvene intraperikardial abgesetzt. Dazu zieht der Assistent das Herz mit der Hand vorsichtig nach rechts, um die Vene etwas nach vorne zu verlagern und die Darstellung so zu erleichtern. Die Versorgung der schwer zugänglichen Unterlappenvene ist linksseitig beim transperikardialen Zugang technisch anspruchsvoll. Da der intraperikardiale Verlauf der beiden Lungenvenen einer erheblichen Variabilität unterliegt und relativ kurz ist, müssen sie in der Perikardhöhle sehr vorsichtig freipräpariert werden.

Zur besseren Darstellung der distalen Trachea wird die Aorta ascendens vorsichtig mit einem Haken nach oben weggezogen. Nach Eröffnung der prätrachealen Faszie und Abpräparation des peribronchialen und peritrachealen Bindegewebes unter sorgsamer Schonung des linken N. recurrens sowie der Bronchialarterien werden die Resektionsgrenzen festgelegt; an der distalen Trachea und am rechten Hauptbronchus werden jeweils 2 Haltefäden vorgelegt. Der vom Tumor befallene linke Hauptbronchus wird mit einem Band angeschlungen. Durch Zug an dem Band nach kaudal links wird die Bifurkationsregion noch besser exponiert. Dann erfolgt die Durchtrennung der distalen Trachea und des rechten Hauptbronchus (Abb. 18.98 d). Nach Entfernung des Operationspräparates wird die Rekonstruktion in der bekannten Technik durch End-zu-End-Anastomose der distalen Trachea

Abb. 18.98. c Die Inzision der Perikardrückwand ist erweitert, die Marschall-Falte durchtrennt und das Perikard um die obere Lungenvene inzidiert. Diese wird in typischer Technik intraperikardial ligiert. **d** Unter Zug der Aorta ascendens nach kranial wird die distale Trachea dargestellt und abgesetzt. *Insert:* Rekonstruktion durch End-zu-End-Anastomose der distalen Trachea mit dem rechten Hauptbronchus

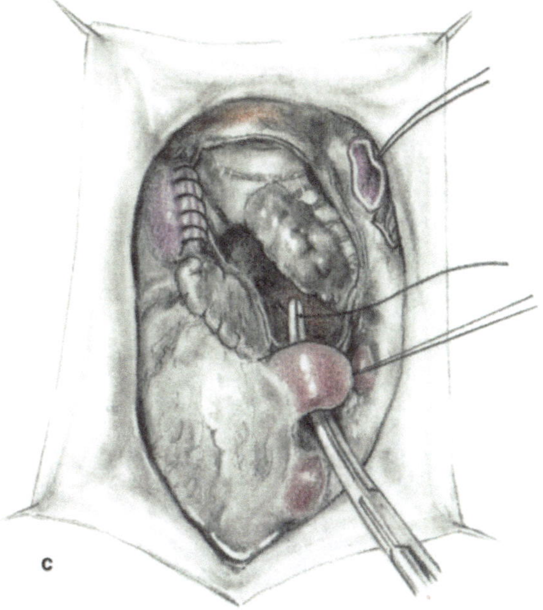

c

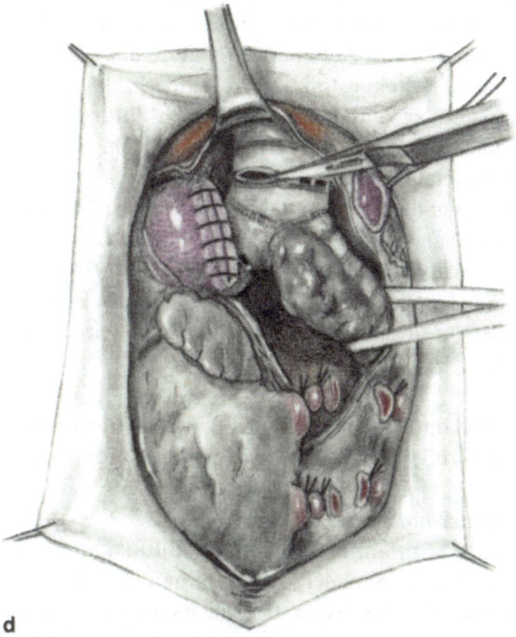

d

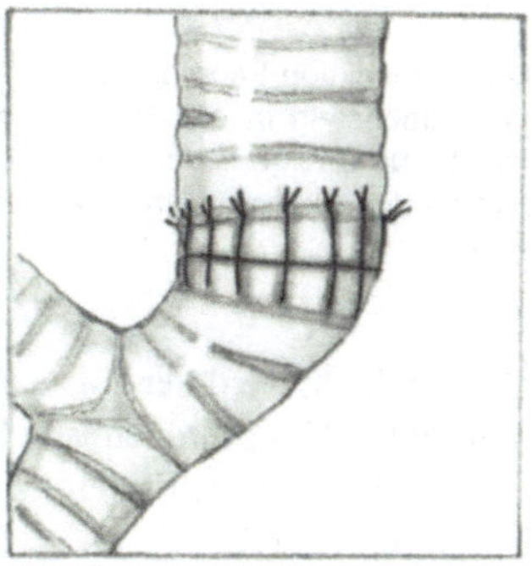

mit dem rechten Hauptbronchus durchgeführt; abschließend folgt die Deckung der Anastomose mit einem gestielten Gewebelappen.

Vor Verschluß des Perikards wird neben die Anastomose eine Redon-Drainage gelegt, die entweder durch das Jugulum oder parasternal in Höhe des 3. ICR ausgeleitet wird. Zuletzt werden die hintere und die vordere Perikardinzision durch Einzelknopfnähte locker adaptiert unter Belassung eines kleinen Fensters im Bereich des vorderen Perikards. Blutreste wurden vorher aus der Perikardhöhle entfernt.

Intraoperative Oxygenierung

Mit Ausnahme der Manschettenpneumonektomie links erfolgt bei Eingriffen an der Bifurkation die intraoperative Beatmung über den linken Hauptbronchus, in den über das Operationsfeld ein Spiraltubus vorgeschoben wird (s. S. 332). Bei atelektatischer rechter Lunge können hohe Rechts-links-Shuntvolumina durch ein zeitweiliges Abklemmen der rechten Pulmonalarterie beseitigt werden (Abb. 18.99). Nach Rekonstruktion der Carina und Naht der Anastomosenrückwand wird der über das Operationsfeld führende Tubus entfernt und der liegende endotracheale Tubus bis zur Fertigstellung der Anastomose in den linken Hauptbronchus vorgeschoben. Anschließend wird er in die Trachea zurückgezogen, so daß wieder beide Lungen belüftet werden (Abb. 18.85). Ist eine konventionelle Bifurkationsrekonstruktion nicht mehr möglich, wird meist eine End-zu-End-Anastomose von distaler Trachea mit linkem Hauptbronchus und eine End-zu-Seit-Anastomose von rechtem Hauptbronchus mit distaler Trachea durchgeführt. In diesem Fall bleibt der endotracheale Tubus im linken Hauptbronchus, bis die End-zu-Seit-Anastomose fertiggestellt ist. Wird die Beatmung durch die Jetventilationstechnik durchgeführt, wird der Katheter gewöhnlich ebenfalls in den linken Hauptbronchus von endotracheal eingebracht. Der kleine, nicht durch das Operationsfeld führende Katheter erleichtert die technische Durchführung der komplizierten Bifurkationsrekonstruktion. Nach Fertigstellung der Anastomosenhinterwand und

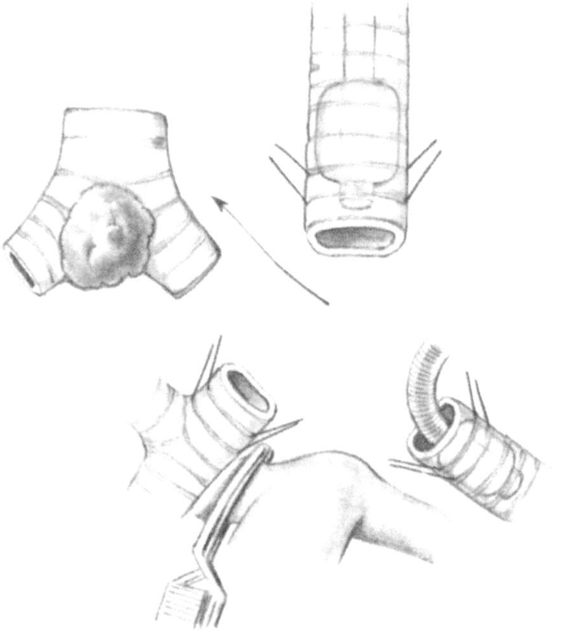

Abb. 18.99. Während der Bifurkationsresektion kann die Beatmung durch einen über das Operationsfeld in den linken Hauptbronchus eingeleiteten Spiraltubus erfolgen. Um hohe Rechts-links-Shuntvolumina zu vermeiden, kann die rechte Pulmonalarterie abgeklemmt werden

Vorlegen der Fäden zur Vorderwandnaht wird der Katheter zurückgezogen und der linke Hauptbronchus mit einem konventionellen Tubus bis zur Fertigstellung der Anastomose intubiert (Abb. 18.96 f).

Die intraoperative Beatmung erfolgt bei Bifurkationsteilresektionen über einen langen Endotrachealtubus, der nach Resektion im verbleibenden Hauptbronchus positioniert wird. Dazu wird er vom Anästhesisten entlang des erhaltenen Tracheobronchialwinkels vorgeschoben.

Bifurkationsrekonstruktion

Zur Herstellung spannungsarmer Anastomosen nach Bifurkationsresektionen sind oft Mobilisationsmanöver notwendig. Ist aufgrund des Resektionsausmaßes von vornherein klar, daß eine Mobilisation erforderlich wird, empfiehlt es sich, diese vor der Bifurkationsresektion durchzuführen (s. S. 324). Wie auch für die restliche Trachea gilt, daß vor eingreifenderen Maßnahmen immer die zervikomediastinale Mobilisation erfolgen sollte. Diese einfache Maßnahme reicht in Verbindung mit der Durchtrennung des Lig. pulmonale und der stumpfen Dissektion des linken Hauptbronchus auch bei Bifurkationsresektionen meist aus. Zeigt sich bei der versuchsweisen Annäherung der zu anastomosierenden Enden auch nach Beugung des Kopfes durch den Anästhesisten immer noch eine zu große Spannung, wird als nächstes die Lungenhilusdissektion mit intraperikardialer Mobilisation durchgeführt. Falls nötig, wird die Inzision des Perikards kreisförmig vervollständigt (Abb. 18.83). Bei medianer Sternotomie kann die Lungenhilusdissektion auch beidseits erfolgen.

Nach unserer Erfahrung läßt sich die Bifurkation auch nach ausgedehnten Resektionen durch die Hilusdissektion spannungsarm rekonstruieren. Die Kehlkopfmobilisation macht die Trachea dagegen für eine bifurkale Rekonstruktion kaum beweglicher (s. S. 329).

Nur bei sehr ausgedehnten Bifurkationsresektionen kann der unter dem Aortenbogen fixierte linke Hauptbronchus die Rekonstruktion verhindern. In diesen Fällen kann er durchtrennt und nach End-zu-End-Anastomose von distaler Trachea mit dem rechten Hauptbronchus End-zu-Seit in den Bronchus intermedius reimplantiert werden (Abb. 18.100 c). Nach unserer Auffassung sollte dieses mit einem erheblichen Operationsrisiko belastete Verfahren bei Bifurkationsresektionen wegen eines Bronchialkarzinoms nur nach besonders kritischer Indikationsstellung eingesetzt werden.

Die Rekonstruktionsmethode hängt vom Ausmaß und der Größe der Läsion sowie der Resektion ab.

Komplette Bifurkationsresektion

Nach unserer Erfahrung läßt sich die Bifurkation nach isolierter Resektion oder in Kombination mit einer Oberlappenektomie rechts fast ausnahmslos „anatomiegerecht" rekonstruieren. In einigen Fällen ist auch eine Bifurkationsteilresektion ausreichend radikal (Heberer et al. 1980; Meyer et al. 1989; Vogt-Moykopf et al. 1991).

Zur „anatomiegerechten" Rekonstruktion werden zunächst die medialen Wände von rechtem und linkem Hauptbronchus (Abb. 18.100 a) oder von linkem Hauptbronchus und Bronchus intermedius (Abb. 18.101 a) anastomosiert und so eine neue Carina geformt. Anschließend wird die Anastomose mit der leicht V-förmig abgesetzten distalen Trachea ausgeführt.

Grillo ist der Meinung, daß diese Bifurkationsrekonstruktion nur selten bei sehr limitierten Resektionen durchführbar ist (Grillo 1982 b, 1987 c). Seiner Erfahrung nach wird nach Naht der beiden Hauptbronchien die neu gebildete Carina durch den wenig mobilisierbaren linken Hauptbronchus in Höhe des Aortenbogens fixiert, so daß keine ausreichende Mobilisation nach kranial mehr möglich ist und die gesamte erforderliche Länge aus der Halsbeugung und Verschiebung der Trachea nach kaudal bezogen werden muß. Diese Schwierigkeit läßt sich unserer Meinung nach bei einem medianen Zugang leichter umge-

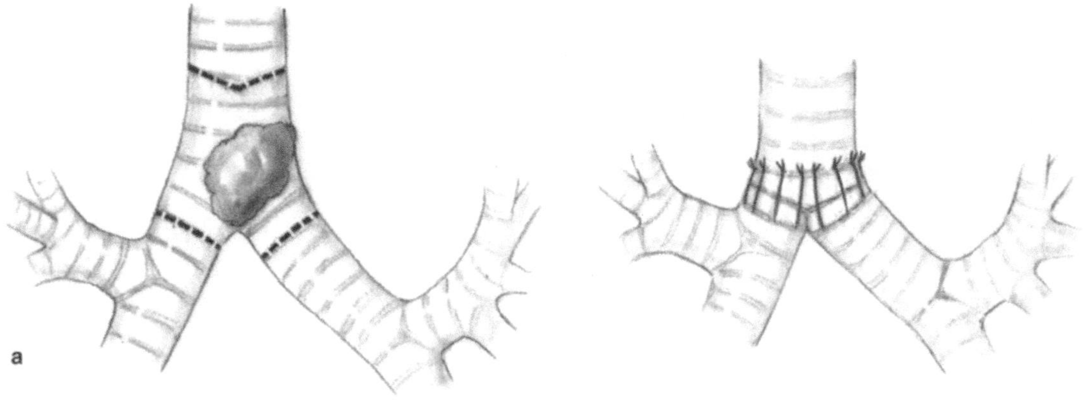

a

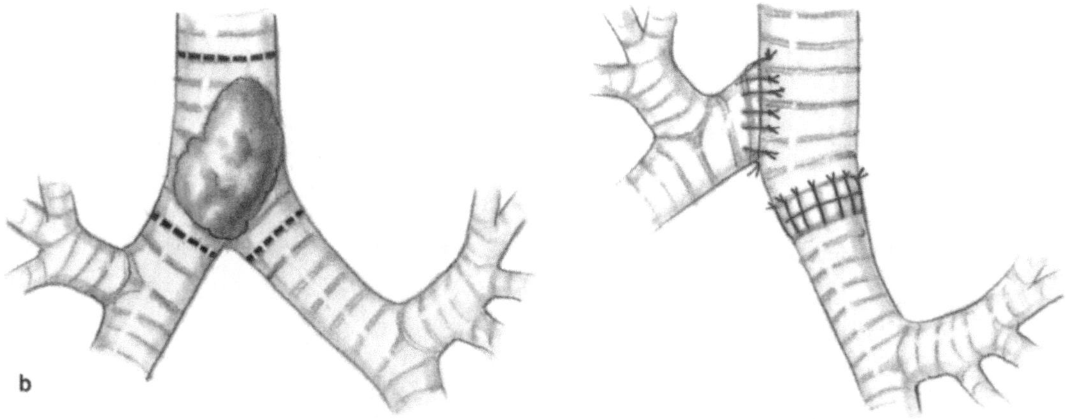

b

Abb. 18.100 a–c. Isolierte Bifurkationsresektion. **a** y-förmige Rekonstruktion. **b** Rekonstruktion durch End-zu-End-Anastomose der distalen Trachea mit dem linken Hauptbronchus und End-zu-Seit-Anastomose von rechtem Hauptbronchus mit distaler Trachea bzw. End-zu-End-Anastomose der distalen Trachea mit dem rechten Hauptbronchus und End-zu-Seit-Anastomose des linken Hauptbronchus mit der distalen Trachea. **c** Rekonstruktion durch End-zu-End-Anastomose der distalen Trachea mit dem rechten Hauptbronchus und End-zu-Seit-Anastomose von linkem Hauptbronchus mit dem Bronchus intermedius

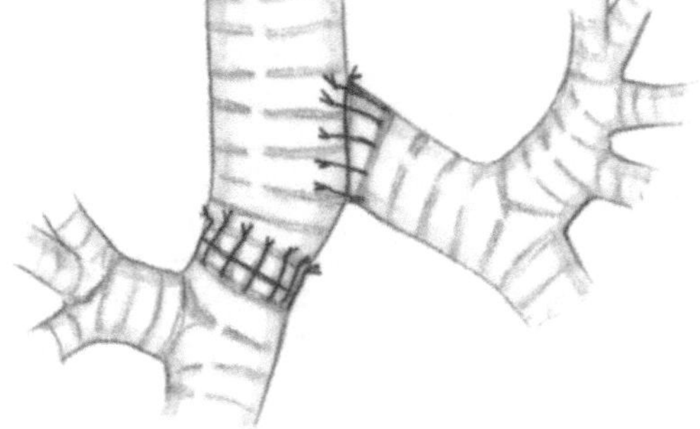

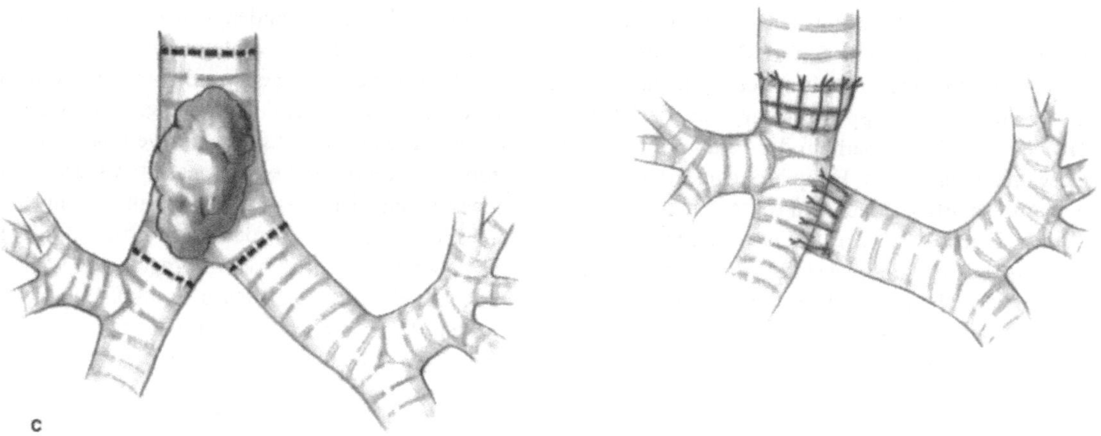

c

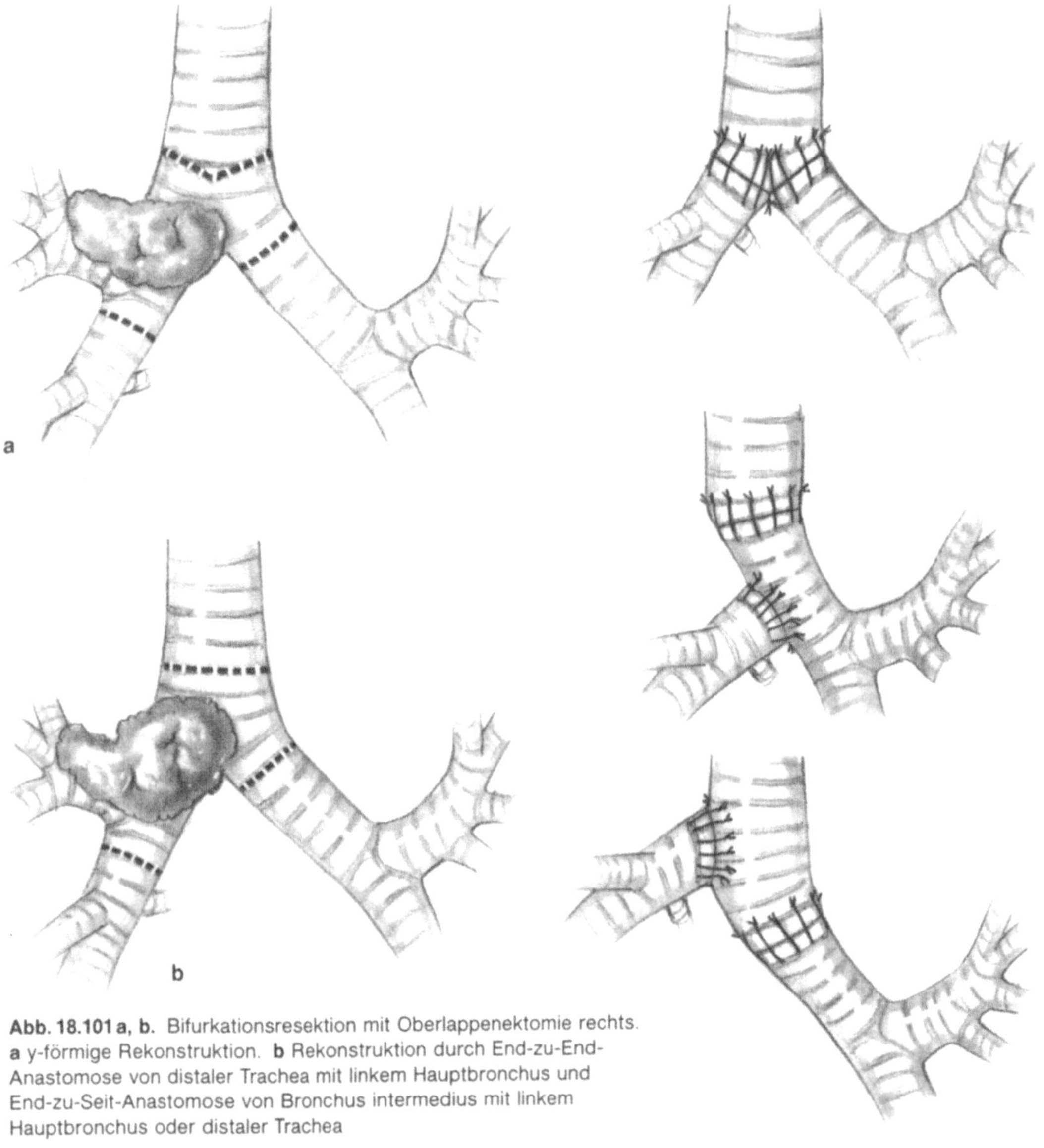

Abb. 18.101 a, b. Bifurkationsresektion mit Oberlappenektomie rechts. **a** y-förmige Rekonstruktion. **b** Rekonstruktion durch End-zu-End-Anastomose von distaler Trachea mit linkem Hauptbronchus und End-zu-Seit-Anastomose von Bronchus intermedius mit linkem Hauptbronchus oder distaler Trachea

hen. Grillo empfiehlt in solchen Fällen eine End-zu-End-Anastomose der distalen Trachea mit dem linken Hauptbronchus und eine End-zu-Seit-Anastomose des angehobenen rechten Hauptbronchus, Bronchus intermedius oder Unterlappenbronchus mit der lateralen Trachea etwa 1 cm oberhalb der End-zu-End-Anastomose mit dem linken Hauptbronchus (Abb. 18.100b und Abb. 18.101b). Nachdem die Nähte zwischen der distalen Trachea und dem linken Hauptbronchus proportioniert gelegt sind, wird der Endotrachealtubus in den linken Hauptbronchus vorgeschoben und die Anastomosennaht geknüpft. Dann wird in die Knorpelringe der lateralen Tracheawand eine ovale Öffnung geschnitten und eine sehr sorgfältige Anastomose mittels transkartilaginär-perikartilaginärer Nähte angefertigt. So wird der gesamte Rand der Anastomose durch Knorpel gebildet. Um den rechten Hauptbronchus, den Bronchus intermedius oder den Unterlappenbronchus genügend anheben zu können, ist außer einer Durchtrennung des Lig. pulmonale oft eine perikardiale Mobilisation notwendig. Beide Anastomosen werden mit einem gestielten Gewebelappen gedeckt, nachdem der Endotrachealtubus in die Trachea zurückgezogen worden ist und die Nähte im Unterwassertest luftdicht waren. Umgekehrt ist es auch möglich, die distale Trachea End-zu-End mit dem rechten Hauptbronchus, dem Bronchus intermedius oder dem Unterlappenbronchus zu anastomosieren und oberhalb davon den linken Hauptbronchus End-zu-Seit in die laterale Tracheawand einzunähen

(Abb. 18.100b). Dieses Verfahren kann gewählt werden, wenn es leichter ist, die Trachea mit dem rechten Hauptbronchus zu anastomosieren als mit dem linken. Diese Anastomosenform ist aber besonders bei einem rechtsseitig posterolateralen Zugang technisch sehr schwierig und spielt daher eine geringere Rolle. Damit der linke Hauptbronchusstumpf gut erreichbar bleibt, muß die linke Lunge während der End-zu-Seit-Anastomosierung beatmet bleiben. Bei allen kombinierten End-zu-End- und End-zu-Seit-Anastomosen sollte eine Distanz von 1 cm zwischen den beiden Nahtreihen eingehalten werden, um die Blutversorgung im Anastomosenbereich nicht zu gefährden.

Besteht die Notwendigkeit, die Bifurkation mit einem langstreckigen Tracheasegment oder mit einem größeren Teil des linken Hauptbronchus zu resezieren, ist u. U. keine der genannten Möglichkeiten zur Bifurkationsresektion mehr gegeben, da Trachea und linker Hauptbronchus nicht mehr aneinandergebracht werden können. In dieser Situation ist die bereits als Mobilisationsverfahren beschriebene (s. S. 330) Umpflanzung des linken Hauptbronchus in den Bronchus intermedius indiziert (Abb. 18.100c). Das hohe Risiko dieses Eingriffes sollte aber immer gegen eine evtl. funktionell mögliche Pneumonektomie links mit Bifurkationsresektion abgewogen werden. Entschließt man sich zur Rekonstruktion, wird der rechte Hauptbronchus oder auch der Bronchus intermedius nach Oberlappenektomie und zirkulärer intraperikarialer Mobilisation End-zu-End mit der distalen Trachea anastomosiert und der linke Hauptbronchus durch das Mediastinum End-zu-Seit in die mediale Wand des Bronchus intermedius eingenäht (Barclay et al. 1957). Auch das umgekehrte Verfahren mit End-zu-End-Anastomose von distaler Trachea und linkem Hauptbronchus sowie End-zu-Seit-Anastomose des Bronchus intermedius mit der medialen Wand des linken Hauptbronchus ist bei einer Oberlappenektomie mit Bifurkationsresektion möglich (Abb. 18.101b). Bei beiden Alternativen birgt die Exzision der medialen Bronchuswand für die End-zu-Seit-Anastomose die Gefahr der Entwicklung einer Nekrose im Abschnitt zwischen der oberen und der unteren Anastomose. Diese Rekonstruktionsmethode darf daher nur durchgeführt werden, wenn die jeweilige Bronchialarterie sicher erhalten ist.

Rechtsseitig kann durchaus mehr als die Hälfte der Trachea reseziert und der rechte Hauptbronchus nach Hilusmobilisation spannungsarm End-zu-End anastomosiert werden. Es kann dann aber unmöglich sein, den linken Hauptbronchus bis in Höhe des erheblich nach kranial verlagerten Bronchus intermedius anzuheben, so daß man sich nun zu einer linksseitigen Pneumonektomie entschließen muß. Eine Anastomose mit dem linken Hauptbronchus ist nur bei einer Resektionsstrecke von etwa 4–5 cm der distalen Trachea noch möglich (Perelman u. Koroleva 1980). In dieser Situation ist die Resektion von Bifurkationstumoren mit Beteiligung des linken Hauptbronchus über eine rechtsseitige posterolaterale Thorakotomie eine von uns bislang nicht gewählte Alternative (Perelman u. Koroleva 1980). Nach Resektion der Bifurkation und des proximalen Teils des linken Hauptbronchus wird der distale Teil vor dem Abgang des Oberlappenbronchus blind mit dem Stapler verschlossen und die distale Trachea mit dem rechten Hauptbronchus anastomosiert (Abb. 18.102). Ergibt auch die endgültige histologische Untersuchung des Operationspräparates tumorfreie Resektionsränder im Sinne einer R-O-Resektion, kann die linke Lunge belassen werden. Findet sich dagegen ein positiver histologischer Befund oder besteht

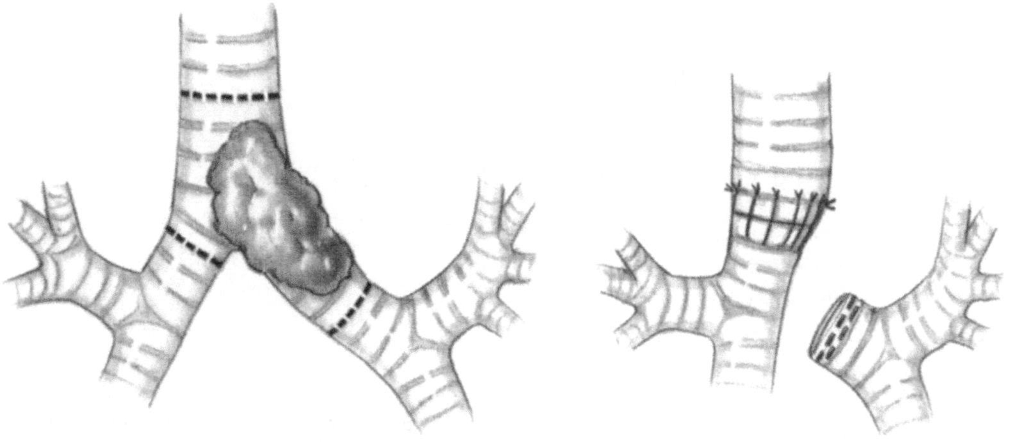

Abb. 18.102. Isolierte Bifurkationsresektion mit Rekonstruktion durch End-zu-End-Anastomose der distalen Trachea mit dem rechten Hauptbronchus und blindem Verschluß des linken Hauptbronchus. Durch Ligatur der linken Pulmonalarterie kann ein Rechts-links-Shunt vermieden werden

durch die Atelektase ein signifikanter Rechts-links-Shunt, wird in einer zweiten Operation eine linksseitige Pneumonektomie wie üblich durchgeführt. Auch die umgekehrte Taktik mit linksseitiger Pneumonektomie in der ersten und Bifurkationsresektion durch eine rechtsseitige posterolaterale Thorakotomie in der zweiten Sitzung wurde wiederholt erfolgreich angewandt (Deslauriers 1985). Die ebenfalls mögliche Entfernung der linken Lunge über eine simultane beidseitige Thorakotomie oder eine bilaterale anterolaterale Thorakotomie ist wegen der erheblichen Belastung für den Patienten sehr komplikationsträchtig und sollte allenfalls bei jüngeren Patienten gewagt werden (Grillo 1982b).

In allen Fällen, in denen eine linksseitige Manschettenpneumonektomie in Erwägung gezogen werden muß, halten wir daher die mediane Thorakotomie mit transperikardialem Zugang für die Methode der Wahl.

Einfacher durchzuführen als die technisch anspruchsvollen Bifurkationsresektionen mit Rekonstruktion sind die Manschettenpneumonektomien, die meist bei in die Bifurkation vorwachsenden Bronchialkarzinomen, aber auch bei in der Bifurkation lokalisierten Primärtumoren zur Anwendung kommen, wenn durch sie die nachgeschaltete Lunge irreversibel geschädigt ist. Nach der Resektion wird die distale Trachea mit dem verbliebenen Hauptbronchus End-

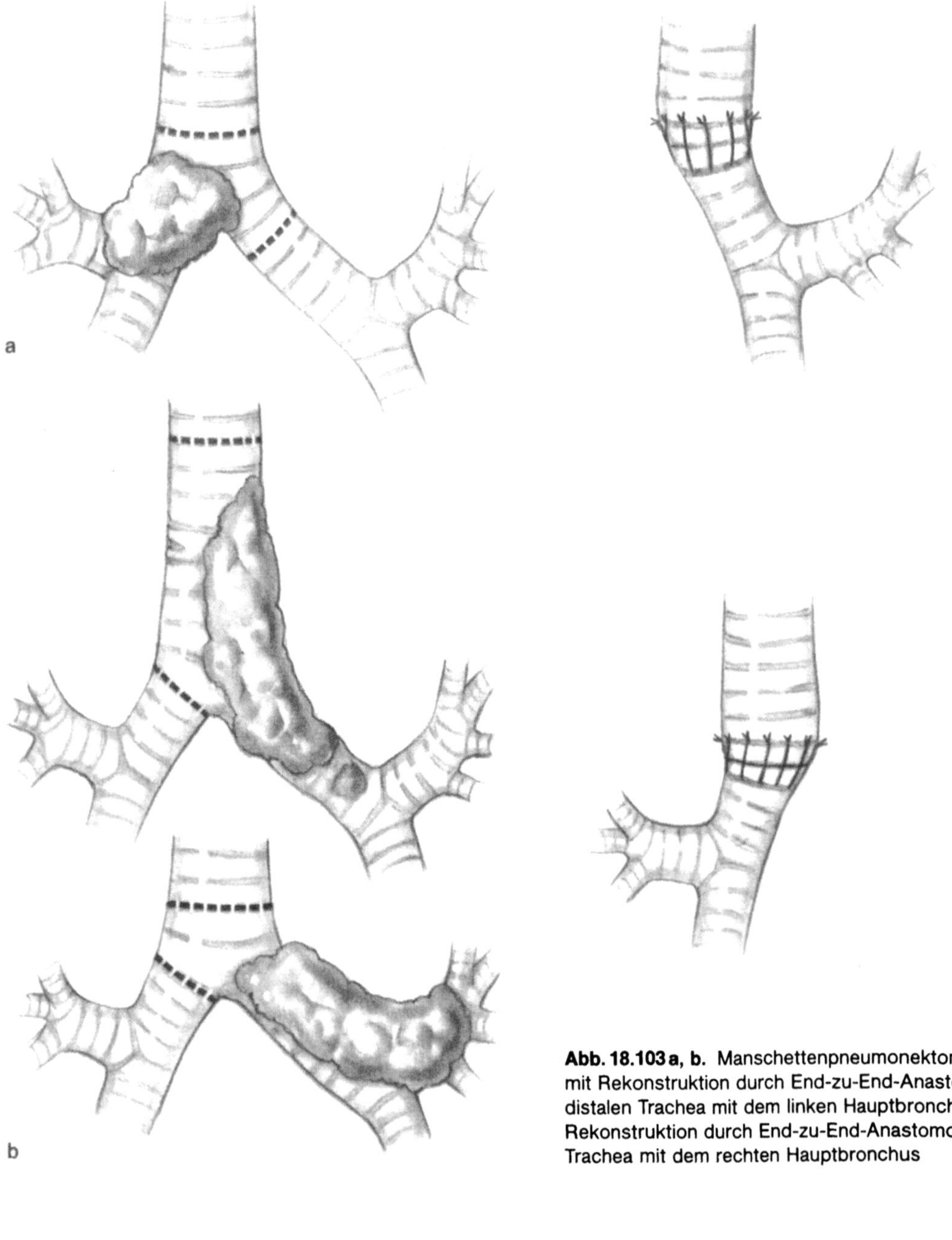

Abb. 18.103 a, b. Manschettenpneumonektomie: **a** Rechts mit Rekonstruktion durch End-zu-End-Anastomose der distalen Trachea mit dem linken Hauptbronchus; **b** links mit Rekonstruktion durch End-zu-End-Anastomose der distalen Trachea mit dem rechten Hauptbronchus

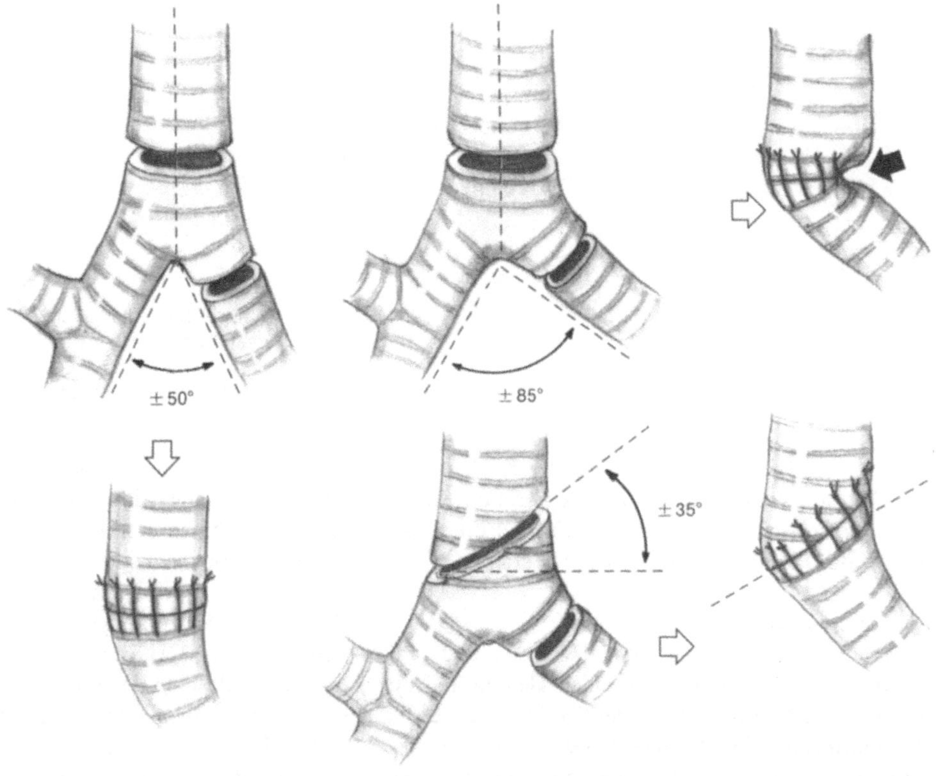

Abb. 18.104. Vermeidung einer Knickstenose nach Manschettenpneumonektomie rechts bei stumpfwinkliger Carina durch schräges Absetzen der Trachea in einem Winkel von ca. 35°

zu-End anastomosiert (Abb. 18.103 a, b). Während sich rechtsseitige Manschettenpneumonektomien sowohl von posterolateral als auch von median gut durchführen lassen, ist die linksseitige Manschettenpneumonektomie von posterolateral meist nur supraaortal nach Mobilisation des Aortenbogens möglich (Abbey, Smith u. Nigam 1979). Nach kompletter Mobilisation muß der Aortenbogen unter Ligatur einiger Interkostalarterien für die Anastomose nach unten geschlagen werden, wobei auf den Verlauf des N. recurrens zu achten ist. Nur wenn ein linksseitiger Tumor einen geringen Teil der Carina erfaßt hat, gelingt die Manschettenpneumonektomie ohne Mobilisation des Aortenbogens (Grillo 1987 c). Dazu werden die distale Trachea und der rechte Hauptbronchus nach Anschlingen mit Bändchen unter dem Aortenbogen vorgezogen. Linksseitige Manschettenpneumonektomien sind daher über einen medianen transperikardialen Zugang leichter durchzuführen, der deshalb immer dann gewählt werden sollte, wenn dieses Vorgehen bereits präoperativ geplant ist oder aufgrund der vorliegenden präoperativen Befunde nicht auszuschließen ist. Bei linksseitigen Manschettenpneumonektomien muß bei der Reanastomosierung eine nahtbedingte Stenose des rechten Oberlappenabganges vermieden werden (Abb. 18.103 b).

Bei rechtsseitiger Manschettenpneumonektomie und stumpfwinkliger Carina, die häufig bei pyknischen Patienten vorkommt, kann sich bei der Reanastomosierung eine Knickstenose ausbilden, wenn der linke Hauptbronchus mit der Trachea anastomosiert wird, ohne daß zuvor die angrenzenden Winkel angepaßt wurden. Es entstehen dann am medialen Anastomosenabschnitt Zug-, und am lateralen Anastomosenabschnitt Druckkräfte. Ein Ausgleich dieser Kräfte ist nur möglich, wenn der laterale Teil der Anastomose nach innen einknickt und zu einer Stenosierung des Lumens führt. Dies kann vermieden werden, indem die Trachea schräg in einem Winkel von etwa 35° abgesetzt wird. Hierzu müssen meist 1-2 Knorpelringe durchtrennt werden (Vogt-Moykopf et al. 1991). Um nicht zuviel Substanz zu verlieren, wird ein zusätzlicher Druckausgleich durch proportionierte Nähte geschaffen (Abb. 18.104); auf diese Weise läßt sich eine spannungsarme und kongruente Anastomose herstellen.

Stumpfrezidive nach Pneumonektomie können bei lokaler Operabilität durch isolierte Bifurkationsresektionen und Anastomose der distalen Trachea mit dem verbliebenen Hauptbronchus entfernt werden (Abb. 18.105). Als Zugangsweg für diesen Rezidiveingriff empfiehlt sich die mediane Thorakotomie oder die po-

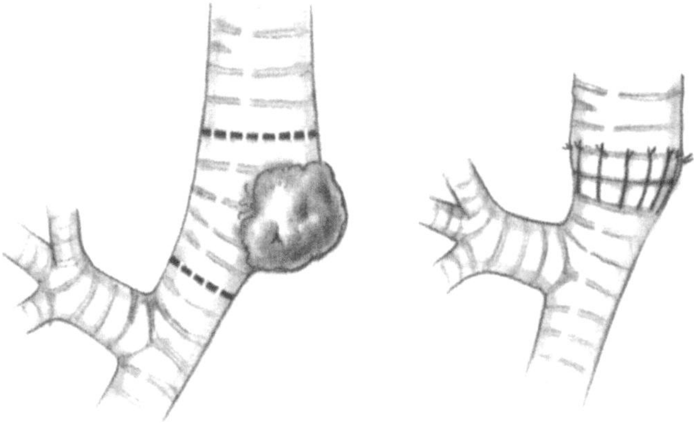

Abb. 18.105. Bifurkationsresektion bei Stumpfrezidiv nach Pneumonektomie links und Rekonstruktion durch End-zu-End-Anastomose der distalen Trachea mit dem rechten Hauptbronchus

sterolaterale Thorakotomie rechts. Der mediane Zugang hat den Vorteil, nicht durch die normal belüftete Lunge behindert zu sein. Der Eingriff wird durch den Einsatz der HFJV technisch wesentlich erleichtert.

Bifurkationsteilresektion

Bifurkationsteilresektionen können ausreichend radikal sein, wenn der Tumor nur einen kleinen Teil der Bifurkation erfaßt hat oder wenn bei Befall des ersten Hauptbronchusknorpels eine Resektion mit Sicherheitsabstand nur unter Mitnahme eines Bifurkationsteiles möglich ist. Zur Rekonstruktion nach Teilresektion ist in der Regel keine langstreckige Mobilisation der Trachea erforderlich. Dabei handelt es sich in der Regel um Tumoren, die von einem Lappenbronchus vorgewachsen sind, oder um Tumoren mit Ausgang von einem Hauptbronchus. Auch bei Lymphknoteninfiltration von außen kann eine Teilresektion der Bifurkation ausreichen. Die verschiedenen Verfahren zur Teilresektion sind aber mit spezifischen Risiken in bezug auf die Ausbildung von Nekrosen belastet, die durch eine komplette Bifurkationsresektion vermieden werden können. Bifurkationsteilresektionen sollten daher nur nach kritischer Indikationsstellung erfolgen.

Pneumonektomien mit Keilexzision aus der Carina (Abb. 18.106b) beinhalten die Gefahr der Ausbildung von Knickstenosen. Außerdem entsteht bei der Naht eine beträchtliche Spannung, die leicht zu Nekrosen führen kann. Auch die häufig beschriebene Teilresektion der Bifurkation mit Defektdeckung durch einen medialen Hauptbronchuslappen bei entsprechend lateral lokalisierten Tumoren (Abb. 18.106a) ist extrem nekrosegefährdet und kann u. E. nicht empfohlen werden. Der Grund hierfür ist, daß die rechte Bronchialarterie meist von lateral kommt, so daß der nicht versorgte Bronchuslappen nach 3-5 Tagen nekrotisch wird. Die Kipplastik ist daher nur bei sicher gewährleisteter Durchblutung mit Erfolg anwendbar und erfordert in jedem Falle eine Abdeckung mit gut durchblutetem Gewebe, wie z. B. Omentum majus. Noch gefährlicher ist die Kombination eines Hauptbronchuslappens mit der Reimplantation des linken Hauptbronchus in den rechten Bronchus intermedius (Abb. 18.106b), wenngleich es auch über dieses Operationsverfahren erfolgreiche Einzelmitteilungen gibt (Eschapasse 1987). Im geeigneten Fall, z. B. bei einem kombinierten T3N2-Tumor aus dem rechten Oberlappen mit Infiltration der Bifurkation durch einen metastatisch befallenen tracheobronchialen Lymphknoten oder bei einem endobronchial aus dem rechten Oberlappen auf dem lateralen Rand des rechten Hauptbronchus in die distale Trachea vorwachsenden Karzinom ohne Einbeziehung der Carina, kann eine Bifurkations- bzw. Tracheateilresektion vorgenommen und eine Pneumonektomie durch Anastomosierung des Bronchus intermedius (Abb. 18.106c) oder Unterlappenbronchus (Abb. 18.106d) mit dem verkleinerten Trachealumen umgangen werden. Allerdings kann sich in dem Winkel zwischen Tracheadirektverschluß und Anastomose eine Nahtinsuffizienz ausbilden, so daß die Abdeckung mit gut durchblutetem Gewebe obligat ist. Zur Reanastomosierung des Unterlappenbronchus sollte das Segment 6 entfernt werden, da es hier bei der Anastomose mit der Bifurkation mit hoher Wahrscheinlichkeit zu einem Kinking käme. Es wird daher nur die basale Gruppe reanastomosiert (Abb. 18.106d). Bei kleinen Tumoren, die entweder vom Hauptbronchus in die Bifurkation oder umgekehrt von der Bifurkation in den Hauptbronchus vorgewachsen sind, reicht neben der Hauptbronchusresektion oft eine zusätzliche Teilresektion der Bifurkation für eine radikale Tumorentfernung aus. In solchen Fällen empfiehlt es sich, den Bronchus am distalen Abgang des Oberlappenbronchus schräg und leicht bogig abzusetzen, um so ein vergrößertes Lumen zu erhalten, das kongruent zur Resektionslinie in der Bifurkation ist. Auf diese Weise lassen sich insuffizienzgefährdete Verkleinerungsnähte vermeiden (Abb. 18.106e).

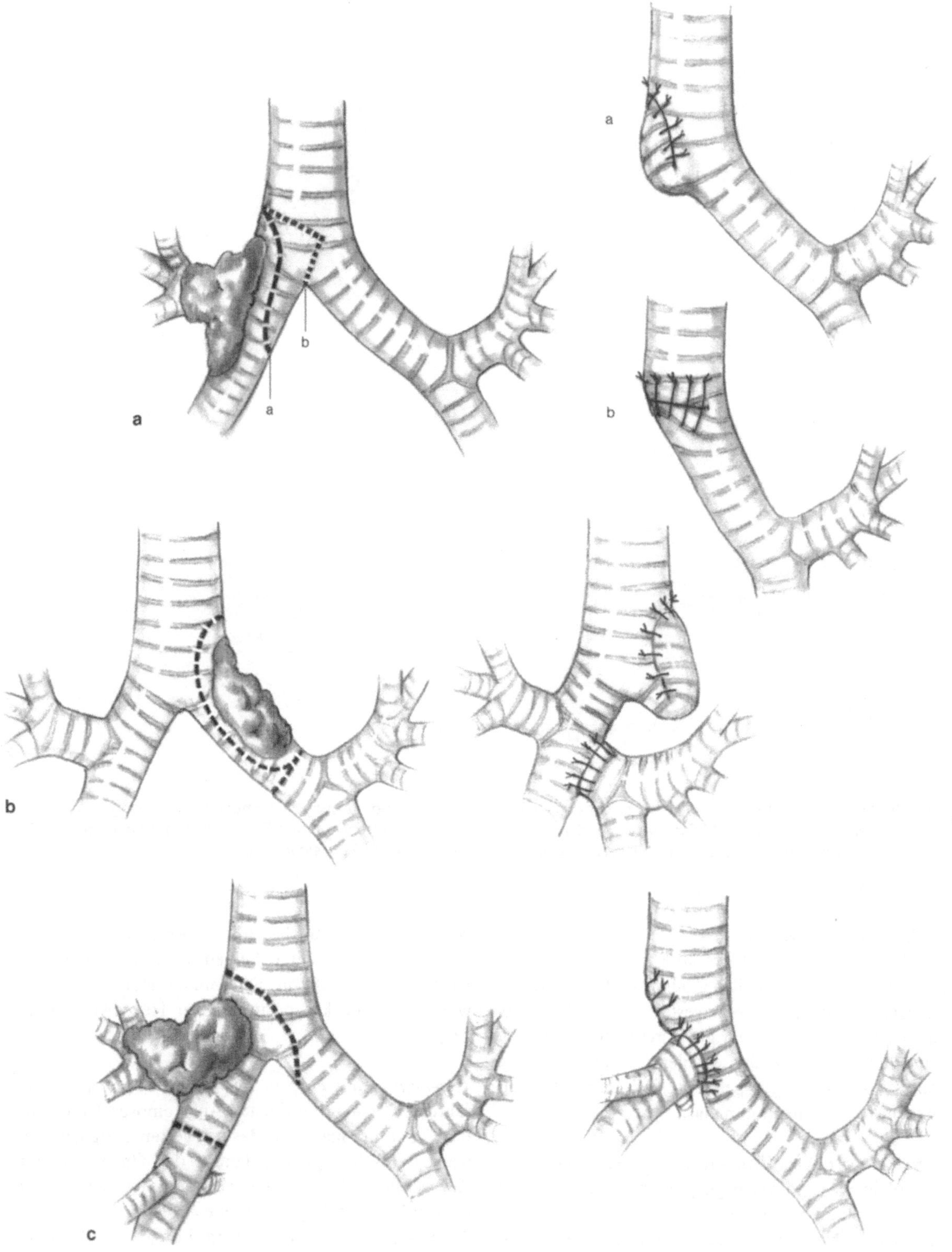

Abb. 18.106 a–e. Bifurkationsteilresektion. **a** Defektdeckung durch einen medialen Hauptbronchuslappen nach lateraler Bifurkationsteilresektion (*a*), durch direkte Naht nach Keilexzision aus der Bifurkation (*b*) mit Pneumonektomie rechts. **b** Mit Teilresektion des linken Hauptbronchus und Defektdeckung durch einen medialen Hauptbronchuslappen sowie End-zu-Seit-Anastomose von distalem linkem Hauptbronchus mit dem Bronchus intermedius. **c** Mit runder Exzision und Anastomose des Bronchus intermedius mit dem verkleinerten Trachealumen.

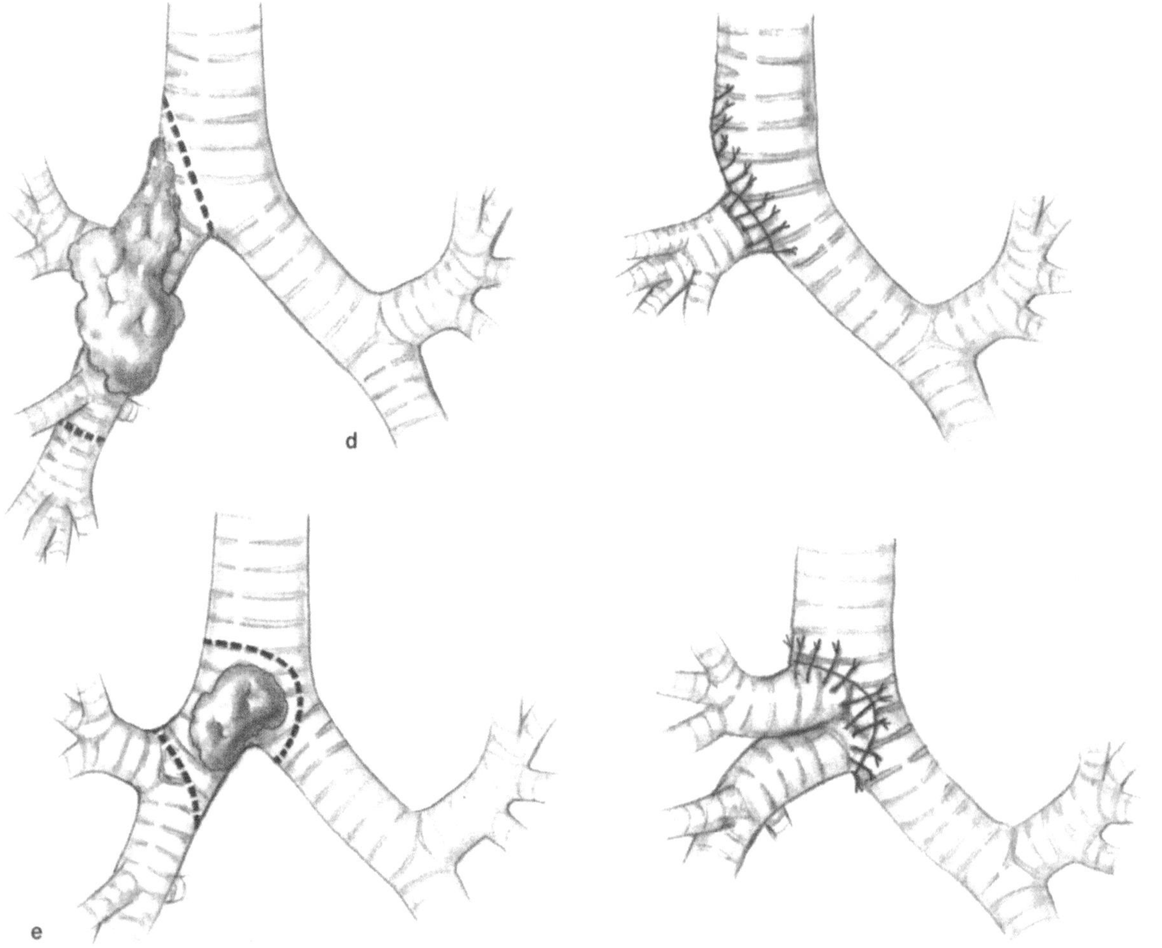

Abb. 18.106. **d** End-zu-End-Anastomose der basalen Gruppe mit dem verkleinerten Trachealumen. **e** Mit runder Exzision und Resektion des rechten Hauptbronchus unter runder Absetzung. End-zu-End-Anastomose vom Abgang des rechten Oberlappenbronchus und Bronchus intermedius mit der Bifurkation ohne Verkleinerungsnaht

Abdeckung der Anastomose

Bei Anastomosen nach Bifurkationsresektionen halten wir wegen der grundsätzlich großen Insuffizienzgefahr die Ummantelung mit einem gestielten Gewebelappen für obligat. Da es sich um gut durchblutetes Gewebe handeln sollte, verwenden wir hier nicht mehr fettfreie Pleura; besonders gut geeignet sind Perikard, Diaphragma oder Omentum majus.

Perikardlappen. Das Perikard wird wegen seiner arkadenähnlichen Gefäßversorgung auch als großes Netz des Thoraxraumes angesehen, und es hat ähnliche Eigenschaften wie das Omentum majus. Bei der Präparation muß die Gefäßversorgung erhalten und der N. phrenicus geschont werden. Wenn bei Pneumonektomien auf die Phrenikusfunktion verzichtet werden kann, ist es sinnvoll, den Perikardlappen so anzulegen, daß die den Nerv begleitenden Aa. und Vv. pericardiacophrenicae mit zur Anastomose geschwenkt werden. Von Nachteil ist der dabei entstehende große Perikarddefekt, der z. B. mit Dura mater gedeckt wird, sowie die Möglichkeit postoperativer Herzrhythmusstörungen.

Omentum-majus-Lappen. Für die Abdeckung der gefährdeten, primär luftdichten Anastomosen halten wir das Omentum majus für das am besten geeignete Gewebe (Abb. 18.96g). Die Potenz des Omentums zur Revaskularisierung des umgebenden Gewebes ist seit langem bekannt. Experimentelle Arbeiten zeigten nach Autotransplantation der linken Lunge und Umdekkung des anastomosierten Bronchus mit einem gestielten Omentum-majus-Lappen eine Wiederherstellung der Bronchialarterien innerhalb von 4 Tagen. Ohne Omentumplastik dauerte die Wiederherstellung der Bronchialarterien dagegen 15-30 Tage (Lima et al.

1982). Selbst vollkommen ischämische Bronchusanastomosen heilten mit Hilfe eines Omentumlappens und zeigten nach 3 Wochen eine vollkommen intakte Revaskularisation (Morgan et al. 1982). Bereits aufgetretene Bronchusstumpfinsuffizienzen konnten mit Omentum erfolgreich abgedeckt werden (Kiricuta 1974; Virkkula u. Eerola 1975; Van der Heyde et al. 1978). Da das Omentum nach freier Transplantation zu fibrösem Bindegewebe degeneriert, ist das Verfahren der Wahl der gestielte Lappen durch Rotation um eines seiner Gefäßbündel (Hollender u. Bur 1985). Zunächst muß das Kaliber der Vasae gastroepiploicae dextra und sinistra untersucht werden, um die spätere Durchblutung zu gewährleisten. Die Größe des zu transportierenden Lappens sollte entsprechend der Gefäßverbindung zwischen rechts- und linksseitigen gastroepiploischen Gefäßen gewählt werden. Nur vollständig vaskularisierte Lappen dürfen transportiert werden; dabei muß jede Ischämie sowohl in Höhe des Netzstieles als auch des Magens vermieden werden. Bei der Netzmobilisierung muß auf eine Erhaltung der gastroepiploischen Gefäße geachtet werden, da von ihnen das präpylorische Antrum versorgt wird. Die ersten 5 cm des Stieles sind zu schonen, um die Gefäßversorgung des Magens nicht zu gefährden. Es gibt 3 Möglichkeiten eines gestielten Omentum-majus-Lappens (Kiricuta 1974):

1. Einen rechtsseitigen Lappen, dessen Zentrum dem rechtsseitigen gastroepiploischen Versorgungsgebiet mit Versorgung des Magenantrums entspricht;
2. einen linksseitigen Lappen, der die Ausdehnung der intragastralen Gefäßplexus berücksichtigen muß;
3. einen doppelten Lappen nach radialer Inzision, der nur nach Nachweis einer interepiploischen unteren Anastomose angelegt werden darf (Hollender u. Bur 1985).

Bei der Mobilisation des Omentumlappens und der Transposition sollte darauf geachtet werden, daß im Gefäßstiel keine Torsion auftritt und daß die Ränder gut durchblutet sind. Die Zwerchfellücke muß genügend weit sein, um Stenosierungen oder Abknickungen zu vermeiden. Ist eine Verlängerung des Omentumlappens nötig, kann ein doppelter Lappen entwickelt werden.

Die Bursa omentalis wird durch das Lig. gastroepiploicum zwischen der gastroepiploischen Arkade und der großen Magenkurvatur eröffnet. Dabei wird möglichst nahe am Magen präpariert, um eine Verletzung der Gefäßarkade zu vermeiden. Rechts reicht die Präparation des Netzes bis in die präpylorische Region, ca. 5 cm vom Ursprung der A. gastroepiploica dextra entfernt, links bis an die sog. avaskuläre Zone unter Berücksichtigung der anastomosierenden intra- und perigastrischen Gefäßplexus. Der Omentumlappen wird überlicherweise rechtsseitig mobilisiert, unter Durchtrennung der A. gastroepiploica dextra und linksseitiger Inzision des Omentums, wobei die Gefäßarkade geschont werden muß. Der Zugang zum Abdomen ist bei der medianen Sternotomie besonders leicht durch Verlängerung der Inzision zur Oberbauchlaparotomie. Bei der lateralen Thorakotomie ist die Mobilisation transdiaphragmal zwar schwieriger, aber in der beschriebenen Weise möglich. Die Mehrbelastung des Patienten durch die simultane Laparotomie ist in Anbetracht der Vorteile vertretbar. Als Komplikation kann es, bedingt durch eine Streckung oder Zerstörung des Gefäßstieles im subkutanen Verlauf mit Behinderung des venösen Rückflusses, zu einer Partial- oder Totalnekrose kommen, deren Häufigkeit mit 2,7-4,7% angegeben wird (Pujol u. Rapp 1981).

Diaphragmalappen. In seltenen Fällen gelingt es trotz Ausschöpfung aller Mobilisationsmöglichkeiten nicht, eine spannungsarme Anastomose nach Trachea- bzw. Bifurkationsresektionen herzustellen. Dabei handelt es sich um Patienten mit Vorbestrahlung, Chemotherapie oder vorausgegangener Mediastinoskopie, als deren Folge ausgedehnte Verwachsungen entstehen können. Wenn eine primäre Luftdichtigkeit nicht erzielt werden kann, eignet sich für die Abdeckung ein gestielter Diaphragmalappen besonders gut (s. Kap. 23.) Dieses Verfahren ist bei rechtsseitiger Thorakotomie und Manschettenpneumonektomie besonders geeignet (s. Abb. 23.12). Die Anastomose wird dabei mit dem gestielten Lappen komplett umschlungen. Die relativ rigide Beschaffenheit des Muskels bedeutet einen gewissen Nachteil. Nach Ummantelung mit einem gestielten Diaphragmalappen können primär nicht-luftdichte Anastomosen luftdicht gemacht werden und es kann eine komplikationslose Heilung erreicht werden (Vogt-Moykopf et al. 1991).

Wichtig ist, daß der mobilisierte Muskellappen ausreichend lang und gut vaskularisiert ist; an seinen Enden muß er frisch kapillär bluten. Bei der Auslösung des Diaphragmalappens wird das Peritoneum zumeist inzidiert und eröffnet; dabei sollte auf eine Schonung der infradiaphragmalen Strukturen, wie z. B. die Leber, geachtet werden. Die Schnittführung im Zwerchfell muß den Verlauf des N. phrenicus respektieren. Man richtet sich am besten nach dem Verlauf der Muskelfasern. In den thoraxwandnahen Abschnitten kann der Lappen hockeyschlägerförmig erweitert und mit diesem Teil die Anastomose ummantelt werden. Wenn der zurückbleibende Zwerchfelldefekt nicht durch eine möglichst spannungsfreie Direktnaht verschlossen werden kann, erfolgt der Verschluß über Ersatzmaterial wie Marlex-mesh oder Vicryl-Netz.

Ergebnisse

Die Komplikationen nach der Bifurkationsresektion entsprechen weitgehend denen nach Resektion der zervikalen und thorakalen Trachea. Zusätzlich kann ein Bronchialkinking im Bereich der Anastomose auftreten, wenn große Lumendifferenzen nicht ausgeglichen und stumpfe Winkelbildungen nicht berücksichtigt werden (Abb. 18.104). Im Knickbereich kann es zu Sekretverhaltung mit Retentionskomplikationen kommen. Eine weitere seltene Komplikation stellt die Malazie des linken Hauptbronchus dar, als deren Ursache die Unterbrechung des nutritiven Bronchialkreislaufes anzusehen ist (Salzer et al. 1972). Die Gefahr der Durchtrennung der Bronchialarterien ist im Bifurkationsbereich naturgemäß groß.

Je ausgedehnter die Resektion und der extrabronchiale Tumoranteil sind, um so schwieriger wird es, eine ausreichende Durchblutung der zentralen Bronchien zu erhalten. Besonders bei Befall beider Hauptbronchien und/oder metastatischem Befall des Bifurkationslymphknotens läßt sich die Durchtrennung beider Bronchialarterien oft nicht vermeiden. So konnte gezeigt werden, daß die Insuffizienzrate bei N2-Tumoren 26,1%, bei N0- und N1-Tumoren dagegen nur 12% betrug (Weber 1988). Das Risiko einer bronchopleuralen Fistel scheint auch größer zu sein, wenn präoperativ eine Strahlentherapie durchgeführt wurde (Deslauriers 1985; Jensik et al. 1982; Dartevelle et al. 1988). Durch die Radiotherapie ebenso wie durch eine vorgeschaltete Mediastinoskopie kommt es zu einer Fibrosierung des mediastinalen Bindesgewebes, die eine Adaptation der zu anastomosierenden Enden bei längerstreckigen Resektionen problematisch werden läßt. Bei Anastomosen unter zu großer Spannung droht eine Frühinsuffizienz, wenn die Nähte den Knorpel durchschneiden.

Aufgrund einer Ischämie, aber auch erzwungener Anastomosen unter zu großer Spannung, kommt es zur Nekrose des distalen Bronchialabschnittes und damit zur Nahtinsuffizienz mit bronchopleuraler Fistel, der häufigsten schweren Komplikation nach Bifurkationsresektionen. Die Gefahr der Ausbildung einer Nekrose ist am längeren linken Hauptbronchus größer. Rechtsseitig liegt die Anastomose nahe am Oberlappenbronchus, so daß eine retrograde Versorgung über die Arterien der Lappenbronchien eher möglich ist. Durch die Fistel kann es zu Atelektasen- und Empyembildung kommen. Außerdem droht nach Manschettenpneumonektomie die Aspiration von infizierter Flüssigkeit durch die Fistel in die gesunde Gegenlunge, als deren Folge sich Pneumonien und Sepsis entwickeln können. Bei Aspiration muß sofort über die Insuffizienz hinweg in den Hauptbronchus intubiert werden, um die Luftversorgung sicherzustellen.

Während kleine Insuffizienzen selbst bei Ausbildung von Empyemen bei sorgfältiger Abdeckung der Anastomose unter konservativer Therapie abheilen können, enden große Anastomoseninsuffizienzen meist letal; sie sind auch der Hauptgrund für die hohe 30-Tage-Letalität nach Bifurkationsresektionen, die bei etwa 15% liegt (Tabelle 18.38 und 18.39). Neben dem Ausmaß der Resektion scheint auch die Grunderkrankung von Bedeutung zu sein. Während die Letalität nach Manschettenpneumonektomie wegen Bronchialkarzinom in einigen großen Patientenserien mehr als 20% beträgt (Tabelle 18.39), liegt das Risiko nach Resektion wegen eines lokalisierten benignen oder malignen Tumors oder seltener entzündlicher Stenosen deutlich unter 10%. Die Ursache dürfte im jüngeren Patientengut, im besseren Allgemeinzustand und im schonenderen Operationsverfahren zu suchen sein. Die mediastinale Lymphadenektomie erhöht das Risiko einer Minderdurchblutung beträchtlich. Insgesamt wird aber in neueren Publikationen darauf hingewie-

Tabelle 18.38. 30-Tage-Letalität nach Bifurkationsresektion und primärer Rekonstruktion

Autor	Jahr	n	Verstorbene Patienten	
			n	%
Mathey et al.	1966	9	1	11,1
Eschapasse	1974	18	3	16,7
Schoefer	1975	10	0	0
Moghissi	1979	11	0	0
Schildberg et al.	1980a	9	0	0
Grillo	1982b	31	4	12,9
Pearson et al.	1984	13	2	15,4
Perelman u. Koroleva	1987	34	9	26,5
Greschuchna[a]	1988	17	3	17,6
Weber	1988	51	6	11,8
Vogt-Moykopf et al.[a]	1989	78	13	16,7
Gesamt	1966-1989	281	41	14,6

[a] Nur Bronchialkarzinom.

Tabelle 18.39. 30-Tage-Letalität nach Manschettenpneumonektomie wegen eines Bronchialkarzinoms

Autor	Jahr	n	Verstorbene Patienten	
			n	(%)
Grillo	1982b	5	0	0
Deslauriers	1982	27	7	25,9
Fujimura et al.	1985	6	0	0
Faber	1987	33	8	24,2
Greschuchna	1988	13	3	23,1
Weber	1988	47	6	12,8
Dartevelle et al.	1988	55	6	10,9
Vogt-Moykopf et al.	1989	59	8	13,6
Gesamt	1982-1989	245	38	15,5

sen, daß das Risiko der Bifurkationsresektion in den letzten Jahren grundsätzlich, also auch beim Bronchialkarzinom, wesentlich geringer geworden ist. Als Gründe hierfür werden die zunehmende Erfahrung, eine bessere Patientenselektion und eine bessere postoperative Versorgung angesehen (Deslauriers 1985; Dartevelle et al. 1988; Vogt-Moykopf et al. 1991). Dennoch bleibt ein beträchtliches Risiko, das beim Bronchialkarzinom etwa dem der auch anderweitig erweiterten Pneumonektomie entsprechen dürfte. Nicht selten sind bei Manschettenpneumonektomien ohnehin zusätzliche Erweiterungen, wie z. B. die intraperikardiale Absetzung der Gefäße wegen des zentralen Tumorsitzes, notwendig.

Die operativ technischen und ventilatorischen Probleme spiegeln sich auch in der im Verhältnis zur Chirurgie des Tracheastammes hohen Komplikationsrate wider (Tabelle 18.40). Möglicherweise ist die Manschettenpneumonektomie das komplikationsträchtigste Verfahren (Vogt-Moykopf et al. 1991). Die vorherrschende postoperative Komplikation ist die Sekretretention. Retentionspneumonien nach Manschettenpneumonektomie sind in einem hohen Prozentsatz tödlich. Der Verlauf wird daher entscheidend von der sorgfältigen Überwachung und Behandlung auf der Intensivstation mitbestimmt. Zur Gewährleistung einer suffizienten Bronchialtoilette distal der Anastomose kann in den ersten Stunden ein Tubus belassen werden. Häufiger ist nach dem ausgedehnten Eingriff ohnehin eine längere postoperative Beatmung nötig, die bei Plazierung des Cuffs deutlich oberhalb der Anastomose sehr viel weniger problematisch ist als nach höheren Trachearesektionen. Es sollte allerdings jede Anstrengung unternommen werden, den Patienten so früh wie möglich vom Beatmungsgerät zu entwöhnen. Bei der nasotrachealen Absaugung kann es selbst bei weichen Absaugkathetern zu Drucknekrosen und Perforationen an der Anastomose kommen, v. a. bei starker Winkelbildung (s. Abb. 23.2). Häufig ist die bronchoskopische Absaugung mit einem flexiblen Gerät sicherer und suffizienter, deshalb sollte man sich im Zweifelsfall immer für diese entscheiden. Drohen aufgrund der Sekretretention folgenschwere Komplikationen oder ist bereits eine respiratorische Insuffizienz eingetreten, sollte man eine Tracheotomie durchführen, um jederzeit bronchoskopisch unter Sicht die Anastomose kontrolliert überwinden und absaugen zu können. Verletzungen und Ulzerationen lassen sich so leichter vermeiden; außerdem können postoperative Blutinkrustationen aufgrund der Austrocknung der Bronchialschleimhaut und Inkrustierungen als Folge der HFJV beurteilt und direkt abgesaugt bzw. herausgespült werden.

Tabelle 18.40. Komplikationsrate nach Bifurkationsresektion

Autor	Jahr	n	Komplikationen	
			n	%
Grillo	1982b	31	11	35,5
Weber et al.[a]	1986	38	17	44,7
Perelman u. Koroleva	1987	34	9	26,5
Dartevelle et al.[a]	1988	55	12	21,8
Vogt-Moykopf et al.[a]	1989	78	20	25,6
Gesamt	1982-1989	236	69	29,2

[a] Nur Bronchialkarzinom.

Wegen der großen Komplikationsgefahr sollte auch bei scheinbar komplikationslosem Verlauf regelmäßig am 6. bis 8. postoperativen Tag eine bronchoskopische Kontrolle erfolgen. In Abhängigkeit vom lokalen Befund, Röntgenbild, klinischen Verlauf und Zustand des Patienten folgen evtl. weitere Bronchoskopien, um möglichen Komplikationen, wie beispielsweise einer insuffizienzbedingten Arrosionsblutung, zuvorzukommen, die in solchen Fällen nicht nur den Truncus brachiocephalicus, sondern auch die V. cava superior oder den Stumpf einer ligierten Pulmonalarterie betreffen kann.

Arrosionsblutungen ohne Nahtinsuffizienz sind dagegen bei Bifurkationsresektionen eher selten; wenn sie auftreten, sind sie aber fast immer letal. Bei der Protheseninterposition ist die Arrosionsblutung dagegen auch im Bifurkationsbereich die Komplikation und limitierende Größe schlechthin (s. S. 376).

Gelegentlich läßt sich eine Durchtrennung des linken N. recurrens zur radikalen Tumorexstirpation nicht vermeiden. Bei der Präparation der unteren Trachea und des linken Hauptbronchus kann aber v. a. bei rechtsseitigem, jedoch auch bei medianem Zugang der linke N. recurrens bzw. vagus unbemerkt durchtrennt werden. Die Rekurrensparese macht in der postoperativen Phase die Bronchialtoilette schwieriger. Da bei diesen Patienten die Gefahr einer Retentionspneumonie besonders groß ist, sollte man sich schon bei ersten Anzeichen zu einer Tracheotomie mit dem Ziel einer permanenten Bronchialtoilette entschließen.

Während die Langzeitergebnisse nach Bifurkationsresektionen wegen entzündlicher Stenosen oder benigner bzw. semimaligner Tumoren gut sind, liegen beim Bronchialkarzinom bislang nur wenige Mitteilungen über Langzeitergebnisse vor. In größeren Serien liegt die Fünfjahresüberlebensrate zwischen 15 und 23% (Deslauriers 1982; Faber 1987; Greschuchna 1988; Dartevelle et al. 1988).

Da es sich um T3- oder T4-Tumoren und somit um Tumoren im Stadium IIIa bzw. IIIb handelt, entsprechen die Ergebnisse der Prognose des operierten Bronchialkarzinoms in diesen fortgeschrittenen Stadien. In einer detaillierten Analyse zeigte sich, daß der Lymphknotenstatus der entscheidende prognostische Faktor ist (Dartevelle et al. 1988). Dabei fand sich, daß Patienten im Stadium N2 mit subkarinalem Lymphknotenbefall eine nur unwesentlich schlechtere Prognose hatten als Patienten im Stadium N1. Dagegen fanden sich bei einem N2-Stadium mit Befall der paratrachealen Lymphknoten signifikant schlechtere Ergebnisse. Bei diesen Patienten ist die Bifurkationsresektion auch in Anbetracht der bei N2-Befall deutlich erhöhten Insuffizienzrate (Weber 1988) nur unter palliativen Gesichtspunkten indiziert. Von vielen Autoren wird grundsätzlich eine postoperative Strahlentherapie empfohlen.

18.4.4.14 Resektion der Hauptbronchien

Bei Operationen an den Hauptbronchien erfolgt die Beatmung über einen Doppellumentubus, um auch bei geöffnetem Bronchialsystem eine ausreichende Beatmung des Patienten zu gewährleisten (s. Kap. 12). Bei Anastomosierung in den bifurkalen Bereich kann ein solcher Tubus stören. In diesen Fällen empfiehlt sich die Verwendung der einseitigen HFJV. Vor allem rechtsseitig ist wegen des kurzen Hauptbronchus oft eine Teilresektion der Bifurkation nötig (Abb. 18.106a, c, d, e).

Bronchotomien mit lokaler Exzision von kleineren Tumoren können radikalen Charakter haben (Cooper u. Belcher 1976). Von den meisten Autoren wird jedoch auch wegen des häufigen extrabronchialen Tumoranteiles zumindest die Mitentfernung der tumortragenden Bronchialwand gefordert. Die Keil- oder Teilmanschettenresektion, die auch als konservativstes Resektionsverfahren bezeichnet wird (Jensik et al. 1974), kann bei geeigneter Lokalisation und Größe der Läsion angewandt werden. Bei Tumoren ist sie in ihrer Radikalität der Vollmanschettenresektion gleichgesetzt (Keszler 1986; Okike et al. 1978; Lowe et al. 1982; Toledo et al. 1989). Letztere wird jedoch wesentlich häufiger angewandt und ist heute als Standardresektionsverfahren am Tracheobronchialbaum anzusehen (Jensik et al. 1974; Frist et al. 1987; Meyer et al. 1989). Bronchusteilexzisionen oder -teilmanschettenresektionen halten wir wegen der Gefahr des Bronchialkinkings mit nachfolgender Sekretretention, Atelektase und Retentionspneumonie für komplikationsträchtiger als vollständige Manschettenresektionen.

Transthorakale Resektion

Zur Manschettenresektion erfolgt die Hiluspräparation beidseits wie bei der Pneumonektomie. Durch Zug an der mit einem Band angeschlungenen Pulmonalarterie lassen sich die proximalen Hauptbronchusanteile beidseits sowie die Carina besser darstellen. Stammbronchusresektionen sind rechts technisch leichter ausführbar als links, wo Aortenbogen und Pulmonalarterie den Zugang erschweren. Außerdem ist rechts die Anastomosierung wegen des zur Verfügung stehenden Bronchus intermedius einfacher, zumal die Lumenkongruenz von Bronchus intermedius und Hauptbronchus besonders günstige Voraussetzungen bietet. Bei Anastomosierung in die Bifurkation kann die Absetzung distal schräg in der Ebene des Oberlappenabgangs erfolgen und so neben der Erzielung kongruenter Lumina auch eine nahtbedingte Stenose des Oberlappenabgangs vermieden werden. Vor der Resektion des rechten Stammbronchus muß dieser bis zur Bifurkation dargestellt und von der Pulmonalarterie mobilisiert werden. Nach distal sollte der Bronchialbaum nicht über die präsumtiven Resektionsgrenzen hinweg skelettiert werden. Die Bronchialarterien lassen sich am besten erhalten, wenn etwas Gewebe um die Carina stehenbleibt. Wir durchtrennen den Hauptbronchus zunächst proximal und dann distal der Stenose.

Links wird der Stammbronchus unter Zug der angeschlungenen Pulmonalarterie nach ventral präpariert und unter dem Aortenbogen mobilisiert. Auf den Verlauf des N. recurrens muß dabei besonders geachtet werden. Muß proximal nahe an der Carina abgesetzt oder die linke Hauptbronchustrifurkation nach Resektion des gesamten linken Hauptbronchus mit der Bifurkation anastomosiert werden, ist evtl. die Mobilisation des Aortenbogens und Durchtrennung des Lig. arteriosum Botalli notwendig, so daß hinter dem mit einem Band nach ventral gezogenen Aortenbogen die Anastomose mit dem linken Hauptbronchusstumpf oder der Carina gut sichtbar durchgeführt werden kann. Von Nachteil ist die dazu notwendige Unterbindung von 3-5 Interkostalarterien (Björk 1959; Abbey Smith u. Nigam 1979). Die Größe des Resektates richtet sich nach der Ausdehnung der entzündlichen oder tumorbedingten Stenose und ggf. dem Ergebnis der intraoperativen Schnellschnittuntersuchung. Für die Anastomose sollte der linke Hauptbronchus mit Haltenähten am rechten Hauptbronchus und an der Trachea oberhalb der Bifurkation vollständig dargestellt werden. Hier ist es besonders wichtig, vor dem Knoten alle Nähte sauber vorgelegt zu haben. Zur Anastomose kann evtl. die intraperikardiale Mobilisation erforderlich sein. Meist ist jedoch bei einer weniger ausgedehnten Stammbronchusresektion und sorgfältiger sowie übersichtlicher Präparation und Darstellung die Anastomose ohne die in bezug auf eine mögliche Rükkenmarkischämie nicht ungefährliche Aortenmobilisation möglich. Die Durchtrennung des Lig. arteriosum ist aber grundsätzlich zu empfehlen, da so der proximale Hauptbronchus mit der Carina übersichtlicher dargestellt werden kann.

Rechtsseitig sind Mobilisationsmaßnahmen kaum erforderlich, allenfalls muß das Lig. pulmonale durchtrennt werden. Wir decken die Anastomose mit einem gestielten, fettfreien Pleura- oder Perikardlappen und trennen so die Nahtreihe von der begleitenden Pulmonalarterie.

Transmediastinale Resektion

Alternativ zum üblichen posterolateralen Zugang können Stammbronchusresektionen auch über eine mediane Sternotomie mit transperikardialer Darstellung durchgeführt werden. Distale Trachea mit Bifurkation und beiden Hauptbronchien lassen sich in der beschriebenen Technik (s. S. 349) sehr gut freilegen (Abb. 18.107).

Linksseitig sind die Verhältnisse v. a. bei carinanahen oder in die Bifurkation reichenden Anastomosen übersichtlicher und einfacher darzustellen als über eine laterale Thorakotomie mit Mobilisation des Aortenbogens. Nach Durchtrennung der Perikardrückwand wird zunächst die linke Pulmonalarterie und anschließend die Oberlappenvene mit Bändern angeschlungen und mobilisiert (Abb. 18.108a). Da die linke Pulmonalarterie den oberen Teil des linken Hauptbronchus, die linke Oberlappenvene den unteren Teil des linken Hauptbronchus bedeckt und der mittlere Abschnitt unter der Perikardtasche zwischen den beiden Gefäßen liegt, kann nach breiter Eröffnung der Perikardrückwand und unter Zug der Oberlappenvene nach kaudal jeder Hauptbronchusabschnitt erreicht werden, indem die Pulmonalarterie je nach Situation nach kranial oder kaudal gezogen wird (Abb. 18.108b). Für eine Anastomose mit der Bifurkation oder bifurkationsnah muß der Aortenbogen mit einem Haken vorsichtig angehoben werden. Bei der Präparation des Stammbronchus muß auf eine Schonung des N. recurrens geachtet werden. Nach Vorlegen von Haltefäden beidseits kranial und distal der Resektionslinien erfolgen die Resektion und die Rekonstruktion in üblicher Weise. Zur Deckung der Anastomose empfiehlt sich ein gestielter Perikardlappen.

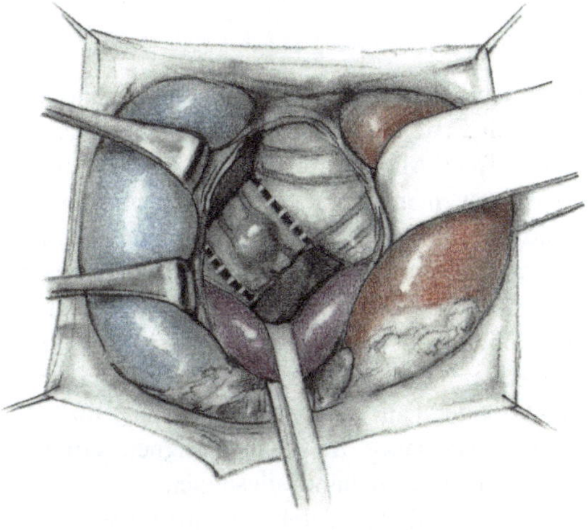

Abb. 18.107. Isolierte Hauptbronchusresektion rechts bei transmediastinalem, transperikardialem Zugang. Situs nach vorderer Perikardiotomie, Präparation des aortokavalen Zwischenraumes und Durchtrennung der Perikardrückwand nach Darstellung des rechten Pulmonalarterienstammes. Die V. cava superior wird nach rechts, die Aorta ascendens nach links, die rechte Pulmonalarterie nach kaudal gehalten

Ergebnisse

Nach dem limitierten Eingriff sind Komplikationen selten und die Langzeitergebnisse in Abhängigkeit von der Grunderkrankung gut. Postoperative Todesfälle sind nach auf die Hauptbronchien beschränkten bronchoplastischen Operationen extrem selten berichtet worden. Auch nach Resektion von Tumoren mit niedrigem Malignitätsgrad, meist Karzinoiden, wurden nur vereinzelt Rezidive beobachtet, so daß das Rezidivrisiko nach konservativer Bronchuschirurgie nicht erhöht ist. Hauptkomplikation ist eine vorübergehende Sekretretention, evtl. mit Dystelektase und Atelektase, die jedoch nach Manschettenlobektomie wesentlich häufiger beobachtet wird als nach isolierter Hauptbronchusresektion. Reichen Physiotherapie und nasotracheale Absaugung, evtl. auch eine Absaugung mit dem flexiblen Bronchoskop nicht aus, hat sich die Anlage eines Minitracheostomas bewährt (s. S. 241), über das eine suffiziente Bronchialtoilette auch über einen längeren Zeitraum hinweg leichter durchzuführen ist (Okike et al. 1978; Frist et al. 1987; Meyer et al. (in Vorbereitung); Lowe et al. 1982; Jensik et al. 1974).

18.4.5 Plastisch-rekonstruktive Methoden

Ziel der plastisch-rekonstruktiven Operationsmethoden ist die Wiederherstellung des Trachealumens unter größtmöglichem Erhalt der Tracheawand. Dies kann auch bei benignen und semimalignen Tracheatumoren gelingen, wenn diese die Tracheawand nur teilweise befallen haben. Bei der Behandlung entzündlicher Stenosen soll vor rekonstruierenden Eingriffen ebenso wie bei der Segmentresektion das Abklingen der Entzündung abgewartet werden, da die Behandlungsergebnisse bei Operationen im entzündungsfreien Narbengewebe deutlich besser sind. Grundsätzlich wird angestrebt, das Gerüst der Tracheawand zu erhalten. Granulationsgewebe im Innern des Lumens wird abgetragen, um den dabei entstehenden Defekt wie auch andere Mukosadefekte bei stenosierenden Erkrankungen durch gestielte oder freie Schleimhaut- bzw. Hauttransplantate zu decken. Knorpelige Defekte werden dabei evtl. je nach Größe durch stabilisierende Substanzen verstärkt.

Abb. 18.108 a, b. Isolierte Hauptbronchusresektion links bei transmediastinalem, transperikardialem Zugang. **a** Situs nach vorderer und hinterer Perikardiotomie. Linke Pulmonalarterie und linke obere Lungenvene sind bereits vom Epikard befreit und dargestellt. Die linke Pulmonalarterie und die obere Lungenvene werden angeschlungen. **b** Durch Zug der oberen Lungenvene und der Pulmonalarterie nach kaudal sowie der Aorta ascendens mit einem Haken nach kranial kommt der nach Inzision der Perikardrückwand freiliegende linke Hauptbronchus mit distaler Trachea zur Darstellung. In Abhängigkeit von der Lokalisation kann die mit einem Bändchen angeschlungene Pulmonalarterie auch nach kranial weggezogen werden. *Insert:* Situs nach isolierter linksseitiger Hauptbronchusresektion und End-zu-End-Anastomose des Hauptbronchusstumpfes mit der Bifurkation

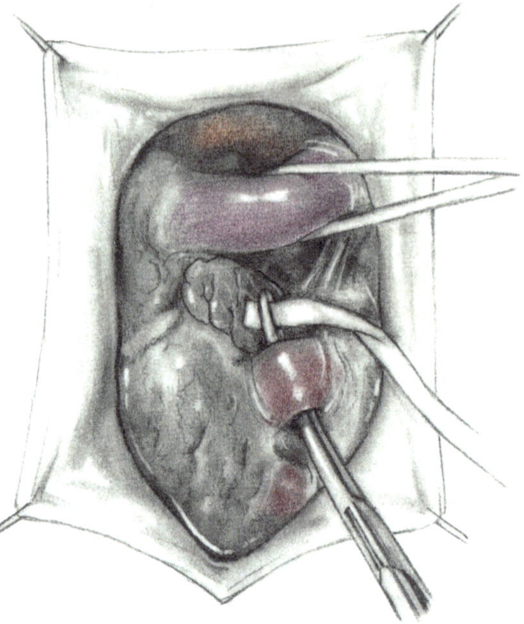

a

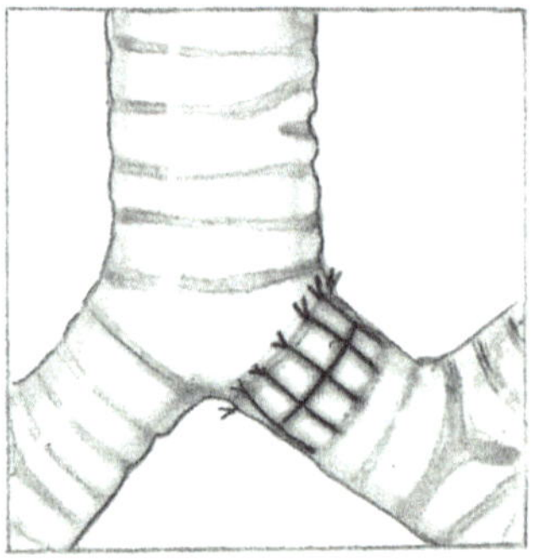

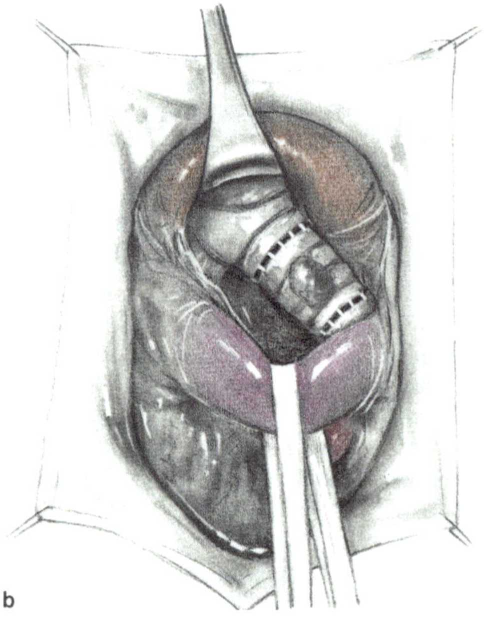

b

Die klassische rekonstruktive Maßnahme bei Narbenstenosen ist die sog. offene Rinnenbehandlung. Hierbei werden der stenosierte Tracheaabschnitt in Längsrichtung eröffnet und die Trachearänder jeweils mit der Haut fixiert. Eventuelle Epitheldefekte werden nach Abtragung von störenden und prominenten Granulationen durch freie Haut-, Schleimhaut- oder Knorpeltransplantate gedeckt (Rethi 1959, 1967). Wenn dieses Halbrohr einen ausreichenden Durchmesser hat, kann es sekundär durch lokal gestielte Hautlappen oder direkte Naht verschlossen und so das Trachearohr rekonstruiert werden. Während früher eine ausreichende Weite des Trachealumens oft nur durch monatelange Dilatation geschaffen werden konnte, ist dies heute durch geeignete plastische Maßnahmen bereits beim Ersteingriff möglich. Im Gegensatz zur langwierigen offenen Rinnenbehandlung wird bei der geschlossenen Methode die Vorderwand der Trachea nach Erweiterung der Hinterwand durch ein eingenähtes freies Mukosatransplantat, einen Myomukosalappen, einen myokutanen Insellappen oder ein Perichondrium-bedecktes Rippenknorpeltransplantat einzeitig wieder verschlossen (Meyer 1974; Weerda et al. 1986). Meist ist eine temporäre innere Schienung mit einer Silikonendoprothese (T-Tubus) postoperativ noch für etwa 3 Monate erforderlich. Das Verfahren ist in 80-90% der Fälle erfolgreich und auch für größere, über 5 cm lange Stenosen geeignet. Größter Nachteil ist die lange Behandlungsdauer.

Ausgedehntere Tracheadefekte können aber meist nur mehrzeitig mit größeren Schwenklappen überbrückt werden (Denecke 1980; Meyer u. Flemming 1982). Auch hier ist eine zusätzliche Stabilisierung durch implantiertes auto- oder alloplastisches Material sowie Endoprothesen erforderlich. Die genannten Verfahren kommen nur im zervikalen und allenfalls obe-

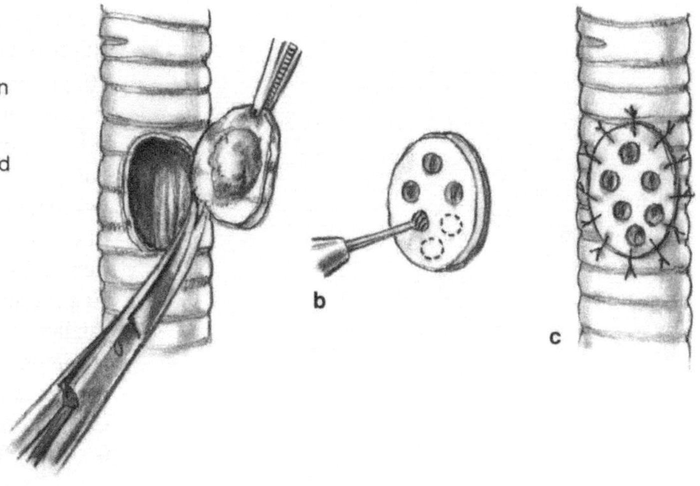

Abb. 18.109 a–c. Tracheawandersatz durch ein freies autoplastisches zusammengesetztes Transplantat aus Nasenscheidewandknorpel mit Schleimhaut. Nach Exzision des kleinen benignen Tumors im Gesunden (**a**) wird die Knorpelseite des Transplantates multipel bis auf die Schleimhaut durchbohrt (**b**). Das Transplantat wird durch Einzelknopfnähte in den Defekt der Tracheavorderwand eingenäht (**c**)

ren thorakalen Bereich zur Anwendung und werden in der Regel von HNO-Ärzten ausgeführt.

Kurzstreckige Fensterdefekte können durch freie autoplastische Transplantate wie Ohrknorpel, Nasenscheidewand, Zungenbein, Schildknorpel, Rippen und ähnliches einzeitig verschlossen werden. Geeignet sind v. a. kleine Defekte nach Resektion benigner Tumoren (Abb. 18.109). Vorteilhaft ist die Verwendung zusammengesetzter Transplantate aus Knorpel und Schleimhaut bzw. Haut, da die Epithelialisierung des Knorpeltransplantates lange dauert und während dieser Zeit ein erhöhtes Infektionsrisiko besteht. Der Knorpel wird multipel gelöchert, um eine Verbindung von Mukosa und Kapillardurchblutung im Wundbett herzustellen. Zusätzlich wird das Transplantat mit einem geraden Halsmuskel gedeckt (Wilfingseder 1972).

Mehrfach ist es besonders im Bifurkationsbereich gelungen, Defekte nach Pneumonektomien mit Bifurkationsteilresektion durch ein freies Bronchusknorpeltransplantat aus der resezierten Lunge zu verschließen (Lezius 1953). Die Plastik wurde durch vitales Gewebe gedeckt (Abb. 18.110). Wiederholt wurden auch im Thorax, v. a. im Bifurkationsbereich, Fensterdefekte durch freie Perikard- oder Fascia-lata-Lappen erfolgreich verschlossen (Belsey 1950; Moghissi 1979; Perelman u. Koroleva 1980). Die Gefahr jeder freien Transplantation von biologischem Material sind aber die Lyse und Fibrose der transplantierten homologen Tracheaabschnitte als Folge von Ernährungsstörungen, was durch Autoimplantationsversuche bewiesen wurde. Sicherer ist daher die Verwendung eines gestielten Perikard- oder Pleuralappens. Der Ersatz durch nichtverstärkte Weichteilgewebe wie Faszie, Haut, Perikard und Mukosa kommt nur für kleinere Substanzdefekte in Frage, da sie nicht rigide genug sind, um die Tracheawand bei größeren Defekten zu stabilisieren.

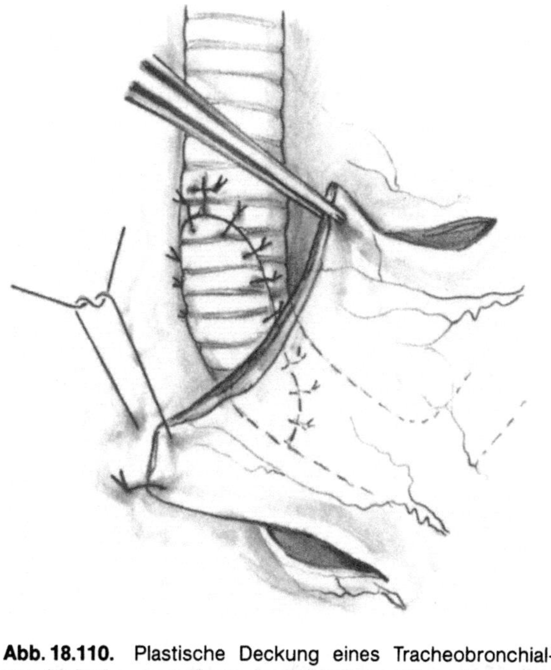

Abb. 18.110. Plastische Deckung eines Tracheobronchialwanddefektes nach Pneumonektomie mit Bifurkationsteilresektion durch autoplastische Transplantation eines Bronchialausschnittes aus einem gesunden Abschnitt der resezierten Lunge, anschließend Umhüllung mit vitalem Gewebe. (Modifiziert nach Lezius 1953)

Dieser Mangel wurde durch die Entwicklung eines stahldrahtverstärkten Kutislappens behoben (Gebauer 1950), der bis heute in der Thoraxchirurgie als Patch zur plastischen Erweiterung von benignen wie malignen Stenosen (Abb. 18.111 a, b) (Eschapasse 1987) sowie zur Deckung von Wanddefekten (Abb. 18.111 c) (Mathey et al. 1966; Hurt u. Bates 1984) Verwendung findet. Der Kutislappen muß um etwa ⅓ größer sein als der Defekt; er wird exzidiert und mit feinen Nadeln auf einem Korkbrett fixiert. Dann erfolgt die Verstärkung durch einen in Zickzacktechnik durch den

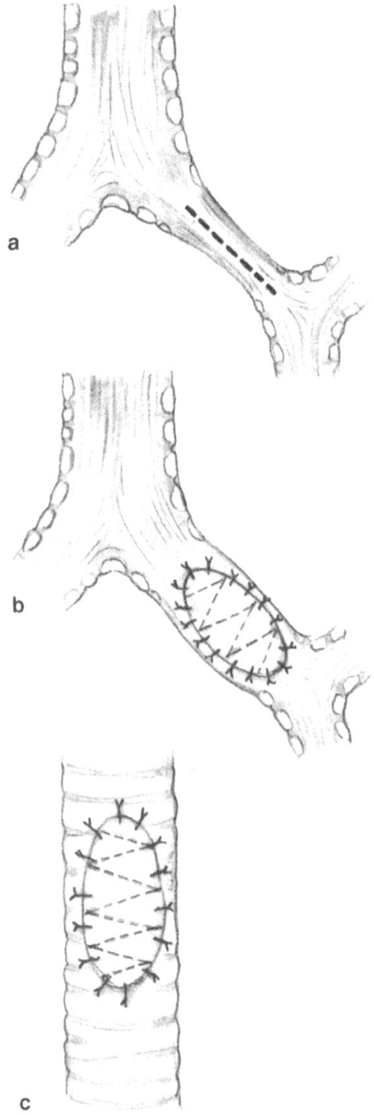

Abb. 18.111 a–c. Kutisplastik nach Gebauer. Plastische Erweiterung einer kurzstreckigen, zirkulären Stenose im linken Hauptbronchus durch Längsinzision der Pars membranacea (**a**) und Einnähen des Kutislappens (**b**). Deckung eines umschriebenen Wanddefektes im Bereich der Tracheavorderwand durch einen stahldrahtverstärkten Kutislappen (**c**)

Lappen geführten Stahldraht. Der Lappen wird zurechtgebogen und durch Einzelknopfnähte eingenäht. Als Erweiterungsplastik wird er dabei in die zuvor gespaltene Pars membranacea plaziert.

Stenosen im subglottischen Bereich mit Ringknorpelbeteiligung stellen den Operateur vor besondere Probleme, was durch die Vielzahl der empfohlenen Methoden unterstrichen wird (s. S. 339). Günstige Erfahrungen wurden mit einer Methode gemacht, bei der nach Exzision des inneren Narbengewebes und Deckung des dabei entstandenen Defektes durch Schleimhaut- oder Hauttransplantation eine Laminotomie des Ringknorpels durchgeführt (Rethi 1959) und der Ringknorpel mit Nasenseptumknorpel (Kleinsasser 1971) oder Kunststoff erweitert wird (Naumann 1974). Bis zur Konsolidierung der Gerüststruktur in der gewünschten Lage ist eine zusätzliche innere Schienung mit einem Silastikendotubus für 6–8 Wochen erforderlich. Sehr gute Ergebnisse wurden auch erzielt durch Erweiterung dieses Verfahrens 1) in Form einer zusätzlich zur hinteren Krikoidotomie durchgeführten vorderen Krikoidotomie und 2) Interposition eines zusammengesetzten freien Transplantates aus Wangenmukosa und Periost (Abb. 18.112) (Couraud u. Hafez 1987). Postoperativ wurde für 3–4 Monate ein Silastik-T-Tubus belassen. Diese Verfahren sind aber nur schlecht oder gar nicht anwendbar, wenn die Stabilität des Ringknorpels wegen entzündlicher oder degenerativer Veränderungen des Knorpelstützgewebes stark vermindert oder vollständig aufgehoben ist.

Die plastisch-rekonstruktiven Methoden mit Verwendung körpereigenen Gewebes haben den Vorteil, daß sich über dem Transplantat das respiratorische Epithel regenerieren kann. Von Nachteil ist das Infektrisiko und die Gefahr der Entwicklung von Restenosen durch Schrumpfung des zur Plastik verwandten Gewebes. Weltweit wird daher von thoraxchirurgischer Seite diesen Verfahren mit Zurückhaltung begegnet und der Resektionsbehandlung mit Rekonstruktion durch direkte Naht der Vorzug gegeben.

18.4.6 Tracheaersatz

Der ideale Tracheaersatz sollte luftdicht, halbstarr-elastisch und biologisch inert sein; er soll in das umgebende Gewebe eingebaut werden, und ein Vorwachsen von Fibroblasten und Bakterien in das Lumen verhindern, aber ein Vorwachsen des respiratorischen Epithels zur zirkulären Bedeckung des Innenraums erlauben (Belsey 1950).

Bislang ist es nicht gelungen, diesen idealen Ersatz zu entwickeln. Fast alle soliden oder porösen Prothesen zeigten experimentell und vereinzelt auch klinisch unbefriedigende Ergebnisse (s. S. 265). Im Vordergrund stehen: die Problematik der schwierigen Wiederherstellung eines respiratorischen Epithels in der Prothese, das Infektionsproblem, die mögliche Dislokation der Prothese und die druckbedingte Arrosion umgebender Gefäße sowie des Ösophagus. Hinzu kommt die Entwicklung von Granulomen im Anastomosenbereich mit der Gefahr einer Restenosierung. Bei der Suche nach einem geeigneten Tracheaersatz wurden biologisches Material, Kombinationen von

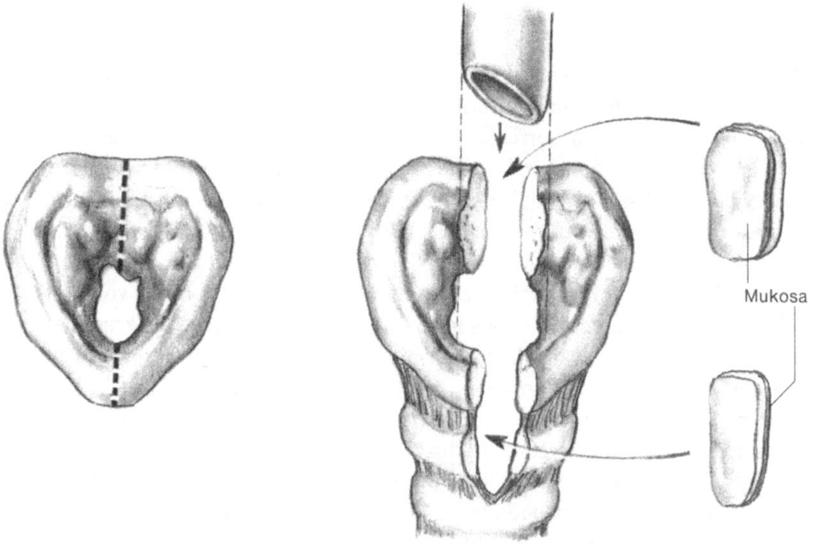

Abb. 18.112. Vordere und hintere Erweiterung des Kehlkopfes bei subglottischer Stenose. Nach vorderer und hinterer Krikoidotomie wird jeweils zwischen die durchtrennten Knorpelabschnitte ein freies zusammengesetztes Periost- oder Knorpel-Mukosa-Transplantat eingesetzt und an den Rändern durch allschichtige Einzelknopfnähte fixiert. (Modifiziert nach Couraud u. Hafez 1987)

biologischem und alloplastischem Material sowie alloplastisches Material untersucht.

In einigen Fällen konnten erfolgreiche Defektüberbrückungen mit Heavy-Marlex-mesh erzielt werden (Beall et al. 1962), das ausreichend rigide ist und durch seine Netzstruktur das Einwachsen von Bindegewebe und Flimmerepithel erlaubt (Pearson et al. 1968b). Nach dem gehäuften Auftreten tödlicher Arrosionsblutungen aus dem Truncus brachiocephalicus ist der alleinige Einsatz von Heavy-Marlex-mesh heute wieder verlassen worden (Pearson et al. 1974).

Um die Arrosionsblutung zu vermeiden, wurde in einer Variante das zu einem Rohr geformte Netz außen am Hals mit frei transplantiertem Perikard und im Thorax mit gestieltem Perikard umhüllt und so abgedichtet. Der Perikardlappen wurde mit dem Netz durch Nähte verbunden. Die Prothese wurde auch zur Deckung partieller Defekte vornehmlich im Bifurkationsbereich eingesetzt; sie wurde nicht in den Defekt eingenäht, sondern außen an der Tracheawand festgenäht (Abb. 18.113). Von 13 derart versorgten Patienten mit ausgedehnten Defekten verstarb nur ein Patient an einer Prothesenkomplikation in Form einer Arrosionsblutung aus dem Truncus brachiocephalicus (Moghissi 1975, 1979). Für eine breitere klinische Anwendung sind die bisherigen Erfahrungen allerdings noch nicht ausreichend.

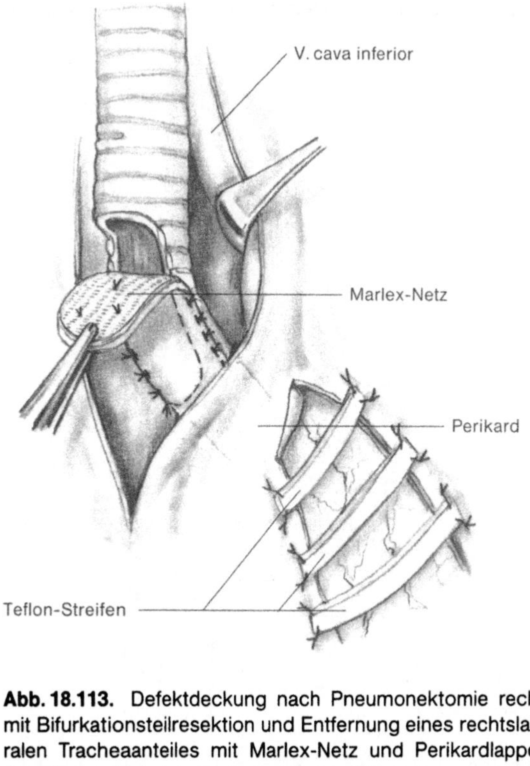

Abb. 18.113. Defektdeckung nach Pneumonektomie rechts mit Bifurkationsteilresektion und Entfernung eines rechtslateralen Tracheaanteiles mit Marlex-Netz und Perikardlappen. Das Marlex-Netz ist mit dem außen aufliegenden, etwas größeren Perikardlappen durch lose verteilte Einzelknopfnähte verbunden. Dieser zusammengesetzte Lappen wird mittels U-Nähten außen an der Tracheawand befestigt. Der entstandene Perikarddefekt wird durch Teflon-Streifen verschlossen. (Modifiziert nach Moghissi 1975)

18.4.6.1 Neville-Prothesen

Die Neville-Prothese, eine Silikonprothese (Neville et al. 1971) zum Trachea- und Bifurkationsersatz, ist seit mehr als 20 Jahren mit verschiedenen Durchmessern im Einsatz und wird weltweit verwendet. Abgesehen von der fehlenden Epithelialisierung kommt sie dem idealen Tracheaersatz sehr nahe. Die Wand der Prothese ist nicht porös, so daß weder Bakterien noch Granulationsgewebe hindurchtreten können. Die innere Oberfläche ist weich und wasserabstoßend, so daß Sekretinkrustationen weitgehend vermieden werden und das Abhusten des im distalen Tracheobronchialbaum befindlichen Schleimes möglich ist. Die Prothese kann nicht nur zur Defektüberbrückung, sondern auch als Endotubus, z. B. bei Tumorstenosen, eingesetzt werden. Bei der Verwendung als Endotubus müssen die an den Enden des Silastikrohres auf der Außenseite aufgeklebten Dacron-Ringe entfernt werden. Bei End-zu-End-Anastomosen dienen diese Ringe zur Befestigung mit der Trachea (Abb. 18.114a). Die Dacron-Ringe befinden sich etwa 1 cm vor dem Ende der Prothese, so daß diese teleskopartig in das Lumen von Trachea oder Bronchien eingebracht wird.

Nach Resektion des stenotischen Tracheasegmentes wird der über das Operationsfeld führende Tubus durch die Prothese in die distale Trachea eingeführt. Dann erfolgt die distale Anastomose durch Einzelknopfnähte mit Prolene- oder Vicryl-Fäden der Stärke 3 × 0. Dabei wird der Knorpel perikartilaginär und dann der Dacron-Ring umstochen, so daß die Prothese in die Trachea invaginiert wird (Abb. 18.114b). Nach Fertigstellung der distalen Anastomose wird der Tubus entfernt und der Orotrachealtubus durch die Prothese vorgeführt (Abb. 18.114b). Anschließend erfolgt die kraniale Anastomose in gleicher Technik, wobei diesmal zur Invagination zunächst der Dacron-Ring und dann der Tracheaknorpel umstochen wird. Zur Vermeidung von Arrosionsblutungen aus dem Truncus brachiocephalicus wird dieser mit einer längsgeschlitzten Dacron-Gefäßprothese gedeckt. Die Prothese selbst wird durch einen zweischichtigen Pleura-, Perikard- oder Muskellappen, alternativ auch gestieltes Omentum majus, gedeckt. Im Halsbereich erfolgt die Abdeckung durch umgebendes Gewebe, wie z. B. die Halsmuskeln, die über der Prothese vernäht werden (s. S. 266).

Nach Bifurkationsresektionen wird der über das Operationsfeld führende Tubus durch den längeren linken Schenkel der Bifurkationsprothese in den lin-

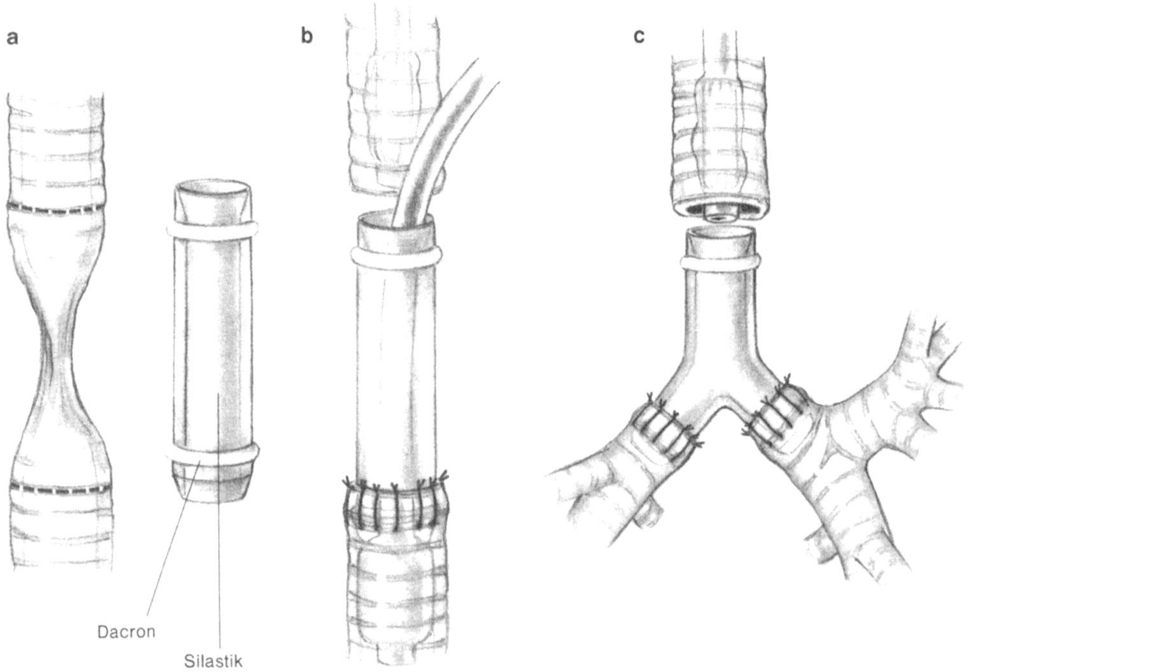

Abb. 18.114a-c. Silikon-Prothese nach Neville zum Trachea- und Bifurkationsersatz bei langstreckigen Defekten. **a** Nach Resektion der Stenose wird die an den Enden mit Dacron-Ringen versehene Silikon-Prothese unter Invagination mit dem distalen Tracheaende durch Einzelknopfnähte unter Umstechung von Tracheaknorpel und Dacron-Ring anastomosiert. **b** Die Beatmung erfolgt über einen durch das Operationsgebiet und durch die Prothese geführten Tubus. **c** Zur Herstellung der kranialen Anastomose wird der über das Operationsfeld führende Tubus entfernt und der Orotrachealtubus durch die Prothese vorgeführt

ken Hauptbronchus vorgeschoben, und zunächst die Anastomose mit dem linken Hauptbronchus durchgeführt. Anschließend erfolgt die Anastomose mit dem rechten Hauptbronchus. Dann wird der Operationsfeldtubus entfernt und der Orotrachealtubus in die Prothese vorgeführt, so daß wieder beide Lungen belüftet werden (Abb. 18.114c). Zuletzt wird die Anastomose mit der Trachea durchgeführt (Abb. 18.115). Handelt es sich um eine Manschettenpneumonektomie, kann der betreffende Bronchusschenkel abgeschnitten und durch Matratzennähte luftdicht verschlossen werden. Generell erleichtert die Verwendung der HFJV-Technik die intraoperative Beatmung entscheidend.

Gelegentlich kann bei langstreckigen, gutartigen Stenosen die Pars membranacea erhalten bleiben, so daß nur der zerstörte vordere Knorpel exzidiert wird. In diesen Fällen wird die Prothese nach Entfernung der Dacron-Ringe in die distale und proximale Trachea invaginiert und im Bereich der vorderen 180° der Zirkumferenz mit wenigen oberflächlich durch die Wand der Prothese gestochenen Nähten mit der Trachea fixiert. Die Ergebnisse scheinen generell besser zu sein, wenn die Pars membranacea erhalten werden kann.

Reicht die zur Verfügung stehende Prothesenlänge nicht aus, kann eine Prothese mit kleinerem Durchmesser in eine größere Prothese gesteckt und die zweite Prothese auf die benötigte Gesamtlänge zurechtgeschnitten werden. Die beiden Prothesen werden durch nicht-resorbierbare Nähte um die aneinanderliegenden Dacron-Ringe miteinander fixiert (Neville 1987).

Die bei mittlerweile 60 Patienten sehr guten Erfahrungen des Autors, der die Prothese bei benignen wie malignen Stenosen einsetzt, können durch die komplikationsträchtigeren Erfahrungen anderer Autoren nicht oder zumindest nicht in gleichem Umfang bestätigt werden (Vogt-Moykopf u. Mikisch 1987). Im Vordergrund der Problematik stehen Arrosionsblutung, Prothesendislokation, Granulationsbildung an der Anastomose und Sekretretention. Die Indikation ist u. E. daher nur in Grenzsituationen bei maligner Grunderkrankung mit drohender Erstickung gegeben, wenn sich intraoperativ eine inoperable Situation ergibt oder wenn sich nach Resektion eines ausgedehnten Defektes herausstellt, daß eine End-zu-End-Anastomose nicht mehr möglich ist. Diese Situation sollte durch sorgsame präoperative Diagnostik vermieden werden. Tumoren, die Resektionen erfordern, deren Defekte auch mit allen Mobilisationsmaßnahmen nicht mehr durch eine End-zu-End-Anastomose zu überbrücken sind, sind in der Regel inkurabel. In diesen Fällen stehen sicherere und einfachere palliative Methoden zur Verfügung. Eine seltene Indikation ist aber bei drohender Erstickung durch einen extensiven, nicht-resektablen Tumor gegeben, wenn es keine alternativen Therapiemöglichkeiten gibt. Dann kann die Prothese zur palliativen intraluminalen Schienung implantiert und der Patient einer anschließenden Strahlentherapie zugeführt werden.

18.5 Verletzungen

Verletzungen des Tracheobronchialbaumes entstehen zumeist durch stumpfe oder penetrierende Traumata, die zu einer scharfen (z. B. Messer) oder kontusionellen (z. B. Kugel) Verletzung führen können.

Seltenere Ursachen sind die Inhalation und das Schlucken toxischer Substanzen (Abb. 18.43), Verletzungen durch aspirierte Fremdkörper oder iatrogene Verletzungen, die im Rahmen einer Intubation, einer endoskopischen Maßnahme oder einer Operation entstehen können. Entsprechend den verschiedenen Mechanismen können die Verletzungen offen oder geschlossen sein.

Entstehungsmechanismen und Verletzungstypen

Stumpfes Trauma. Verletzungen des Tracheobronchialbaumes durch stumpfe Gewalteinwirkung sind kompressionsbedingt. Bezüglich des Verletzungsmechanismus existieren verschiedene Theorien, von denen keine bewiesen ist. Auffällig ist, daß oft keine größeren Begleitverletzungen bestehen. Nur bei ca. 25-50% der Fälle finden sich Rippenbrüche als häufigste Begleitverletzung (Hood u. Sloan 1959; Grover et al. 1979). Wegen der größeren Verformbarkeit des Thorax sind jüngere Menschen häufiger betroffen. Die vergleichsweise seltenen Verletzungen der großen Luftwege werden am häufigsten bei Verkehrsunfällen, Stürzen aus großer Höhe und bei Großtierunfällen beobachtet.

Während die Häufigkeit der Rupturen von thorakaler Trachea und Hauptbronchien seit Einführung der Anschnallpflicht zurückgegangen ist, scheinen die laryngotrachealen Traumen zugenommen zu haben (Couraud et al. 1989). Häufigste Ursache sind Automobilkollisionen, bei denen die angeschnallte oder nichtangeschnallte Person nach vorne geschleudert wird und mit dem Hals gegen das Lenkrad oder Armaturenbrett schlägt. Dabei werden Kehlkopf und Trachea gegen die Halswirbelsäule gedrückt. Meist betroffen sind daher Personen auf den Vordersitzen und hier wiederum der Fahrer. Auch ohne Schlag gegen Lenkrad oder Armaturenbrett kann es durch die plötzliche Hyperextension und schnelle Dezeleration zu einer Trachearuptur kommen. Durch die relativ festen Verbindungen im Bereich des Krikoides und der Caria

b

c

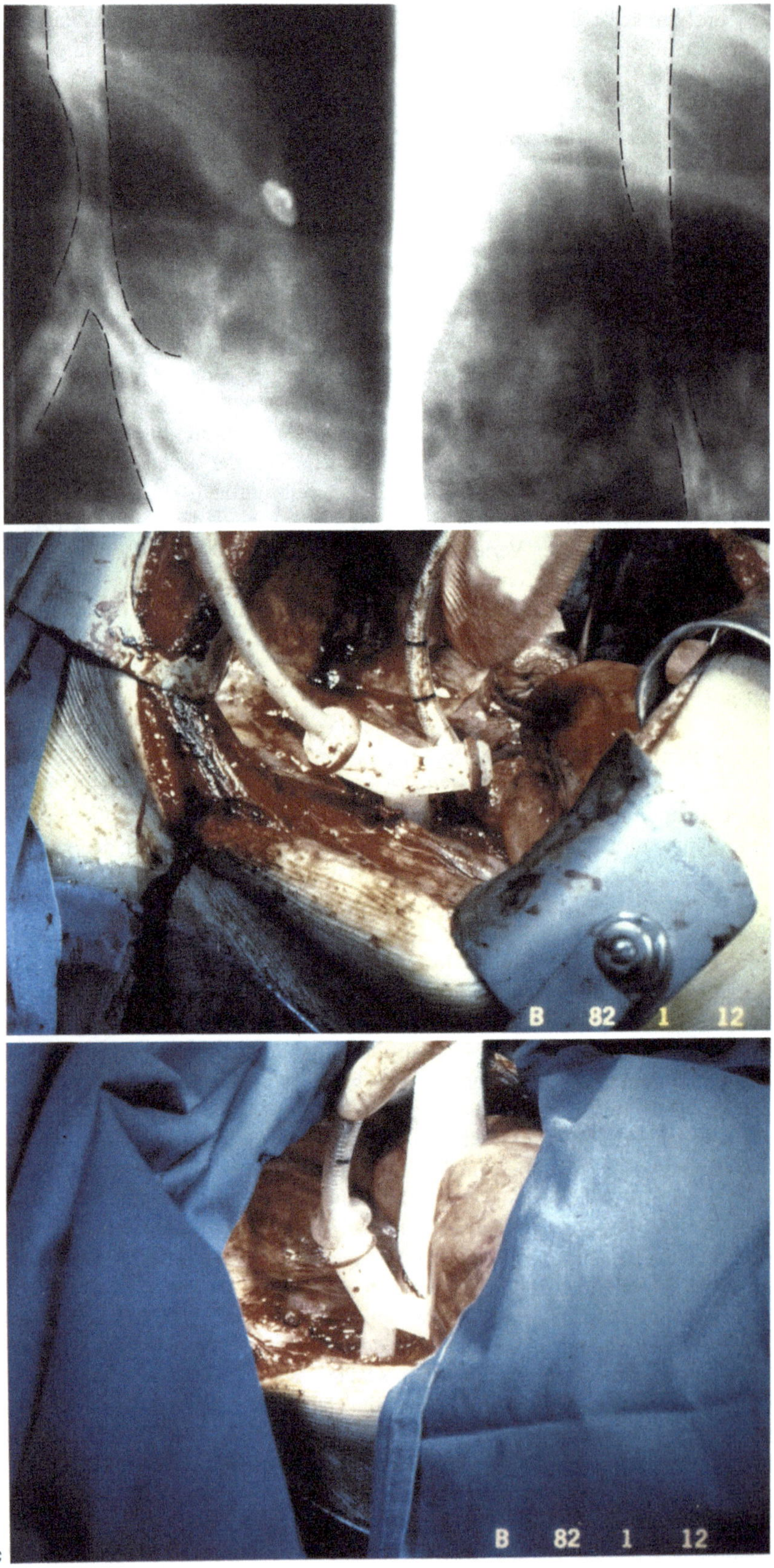

Abb. 18.115a-e. Inplantation einer Silikon-Bifurkationsprothese nach Neville bei einem Patienten mit Mukopolysaccharidose Typ Pfaundler-Hurler wegen malazischer Erweichung von Trachea und Bronchien sowie hochgradiger funktioneller Stenose mit Totalkollaps der distalen Trachea und der proximalen Hauptbronchien. In diesem Bereich war die Stenose organisch narbigentzündlich fixiert und führte zu rezidivierenden Erstickungsanfällen (**a**). Die Operation erfolgte als Notfalleingriff nach einem Erstickungsanfall, der nur durch Relaxation und Beatmung behoben werden konnte. Die Beatmungsdrücke lagen dabei um 90 cm H_2O. Intraoperativ fand sich 3 cm oberhalb der Bifurkation eine narbige Stenose. Distal der Stenose waren Trachea und beide Hauptbronchien hochgradig eingeengt, entsprechend dem tomographischen Befund, bei dem sich in diesem Bereich kein Lumen zeigte (**a**). Nach Durchtrennung der Trachea oberhalb der Bifurkation erfolgte eine seitengetrennte Beatmung durch 2 über das Operationsfeld in den linken und rechten Hauptbronchus eingebrachte Tuben. Nach Resektion eines 3,5 cm langen distalen Tracheasegmentes sowie des linken Hauptbronchus auf einer Strecke von 1,5 cm und des rechten Hauptbronchus von 1 cm erfolgte die Anastomose des linken Hauptbronchus, wobei die linke Lunge über einen durch die Prothese in den distalen linken Hauptbronchus vorgeführten Tubus beatmet wurde (**b**). Nachdem auch die Anastomose mit dem rechten Hauptbronchus fertiggestellt war, wurden beide Lungen über das proximale Ende der Prothese beatmet (**c**)

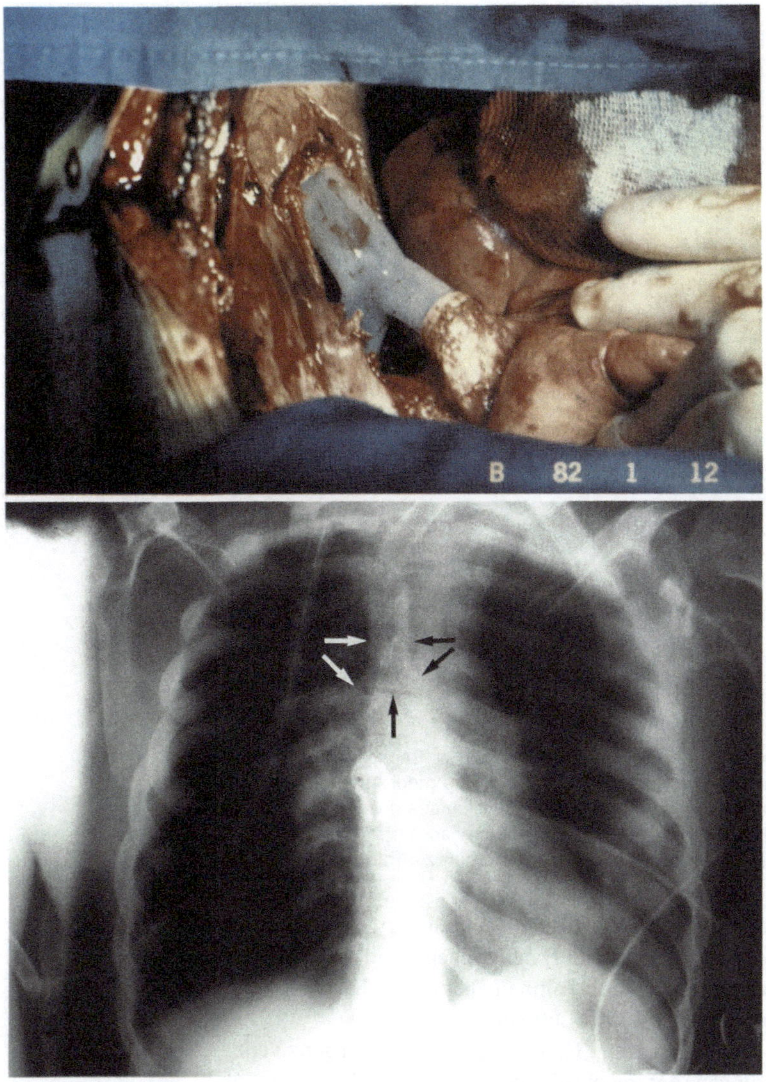

Abb. 18.115. Nach Fertigstellung der Hinterwand der proximalen Anastomose wurde der über das Operationsfeld führende Tubus entfernt und der Endotrachealtubus in den Prothesenstamm vorgeführt. Abschließend erfolgt die Naht der Anastomosenvorderwand. Danach wurde der Endotrachealtubus zurückgeführt und durch eine Tracheakanüle über das vorbestehende Tracheostoma ersetzt (**d**). Die Prothese wurde durch einen gestielten Muskelpleuralappen gedeckt. Postoperatives Röntgenbild mit Bifurkationsprothese in situ *(Pfeile)* (**e**). Der Patient verstarb am 30. postoperativen Tag durch eine Arrosionsblutung aus dem Truncus brachiocephalicus

na werden Scherkräfte wirksam, die zu einer transversalen Ruptur im laryngotrachealen, zervikalen oder thorakalen Abschnitt führen können (Abb. 18.116). Typisch sind auch die thorakalen Rupturen durch Überfahrenwerden. Immer häufiger werden auch Rupturen des laryngotrachealen Überganges durch Strangulationsverletzungen mit Anschnallgurten, seltener mit Stricken gesehen. Trachearupturen wurden auch bei Fahrrad- oder Motorradfahrern beobachtet, die mit der Halsvorderseite gegen ein nicht gesehenes Seil oder Kabel prallten.

Bei zervikalen Läsionen tritt die Ruptur bevorzugt am krikoidotrachealen Übergang oder knapp darunter, seltener zwischen Schild- und Ringknorpel, auf (Abb. 18.117). Bei kompletter Durchtrennung zieht sich die distale Trachea ins Mediastinum zurück, so daß die beiden Enden weit auseinanderklaffen. Initial kann zwar noch eine Ventilation aufrecht erhalten bleiben, sie wird durch Kontraktion der zervikalen Weichteile und Blutaspiration jedoch schnell insuffizient. Bei kompletter Durchtrennung im krikoidotrachealen Übergang besteht meist ein ein- oder beidseitiger Abriß des N. recurrens.

Durch direkte Gewalteinwirkung treten Brüche des Zungenbeines, sowie des Schild- und Ringknorpels auf (s. S. 229). Es entwickelt sich rasch eine Obstruktionssymptomatik in wechselnder Ausprägung, die durch Blutung und Ödem weiter zunimmt. Ist der Ringknorpel betroffen, bricht er gewöhnlich im zentralen Bereich. Seltener ist auch die dorsale Platte beteiligt; dies bedingt in der Regel eine vertikale Verletzung der Ösophagusvorderwand in Höhe des krikopharyngealen Sphinkters.

Frakturen des Ringknorpels sind oft kombiniert mit einer kompletten Trachearuptur am krikoidotrachealen Übergang. Besteht gleichzeitig eine ösophagotra-

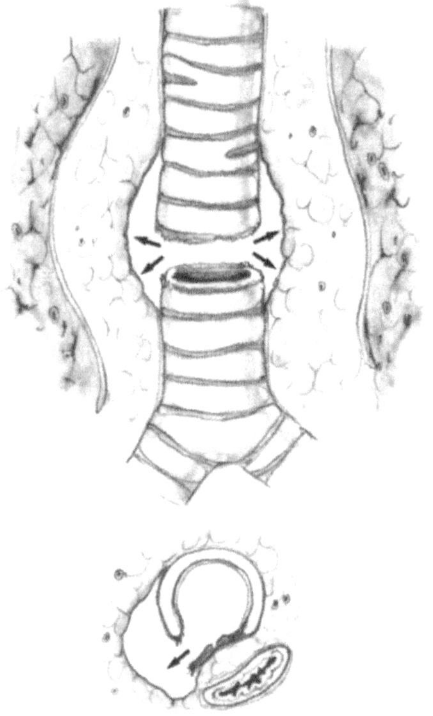

Abb. 18.116. Transversale Ruptur der Trachea mit Luftaustritt ins Mediastinum. Bei intakter Pleura mediastinalis bildet sich ein massives Mediastinalemphysem aus. *Insert:* Longitudinale Abtrennung der Pars membranacea vom Knorpelskelett am Übergang des dorsalen Knorpels zur Pars membranacea

cheale Fistel, kann diese klinisch inapparent bleiben, da sich die distale Trachea nach kaudal zurückzieht und der Speiseröhreninhalt eher in den Larynx gelangt als in den distalen Luftweg.

Bei stumpfen Thoraxtraumen überwiegen Verletzungen der mediastinalen Trachea und der Hauptbronchien. Die Rupturgefahr scheint bei geschlossenem Kehlkopf besonders groß zu sein, weil dann der Druck im Tracheobronchialbaum plötzlich ansteigt. Dieses sog. Blow-out-Trauma führt häufiger zu einer - meist rechtsseitigen - longitudinalen Abtrennung der Pars membranacea vom Knorpelskelett (Abb. 18.116), seltener zu einer kompletten Tracheadurchtrennung. Bei Verletzungen der Pars membranacea kann auch die Vorderwand der Speiseröhre mitbetroffen sein, wobei eine Fistelverbindung entstehen kann (s. S. 267).

Ein- oder Abrisse der Hauptbronchien erfolgen meist in gewissem Abstand von der Carina und sind Folge einer anteroposterioren Brustwandkompression. Dabei kommt es wahrscheinlich durch Auseinanderdrängung der Lungen zur Spreizung der Bronchien, wobei v. a. der rechte Hauptbronchus betroffen ist (Abb. 18.118). Gelegentlich kann es auch zu einer inkompletten Bronchusruptur mit erhaltenem Schleimhautzylinder kommen (Abb. 18.120).

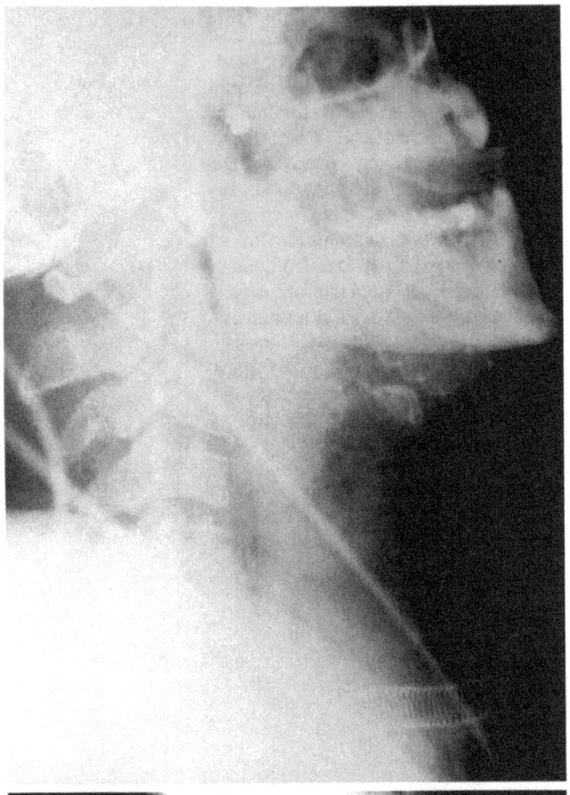

a

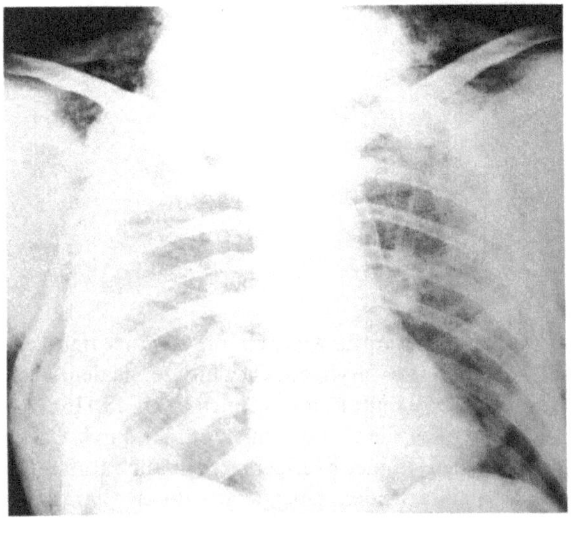

b

Abb. 18.117 a, b. Komplette traumatische Ruptur zwischen Schild- und Ringknorpel mit partieller Zertrümmerung des Schildknorpels und posttraumatischer Rekurrensparese beidseits. **a** Auf der Röntgenaufnahme nach notfallmäßiger Tracheotomie und Intubation durch die Ruptur ist im Halsbereich kein Tracheaschatten erkennbar. **b** Es besteht ein massives Weichteilemphysem. Versorgung durch subtotale Ringknorpelresektion mit End-zu-End-Anastomose und postoperative innere Schienung durch einen T-Tubus

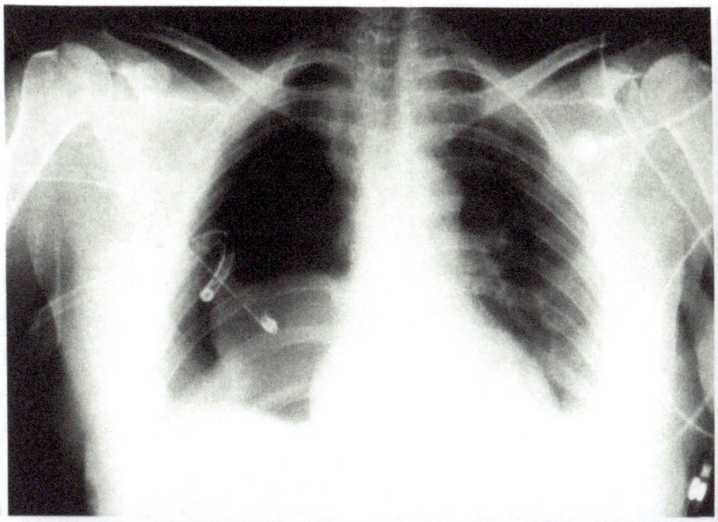

a

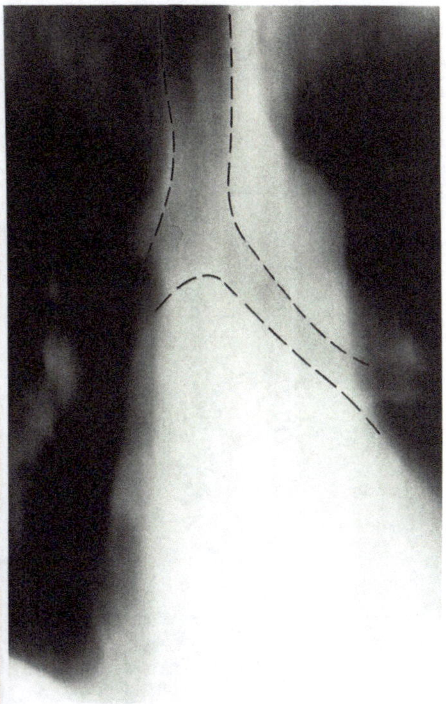

b

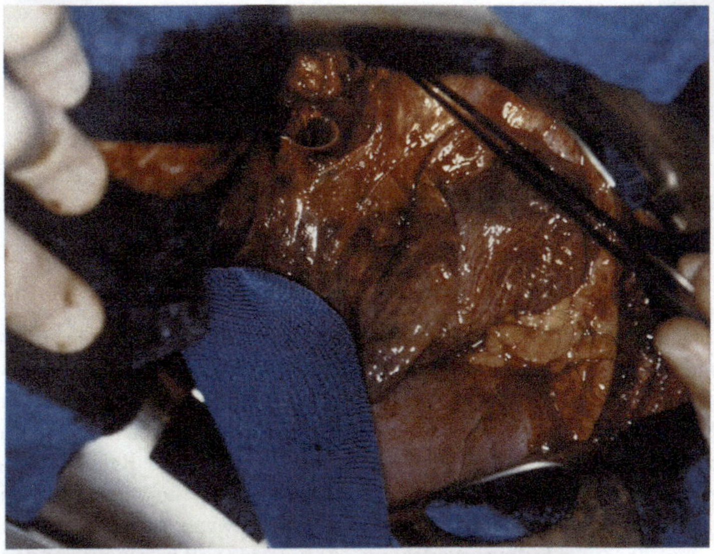

c

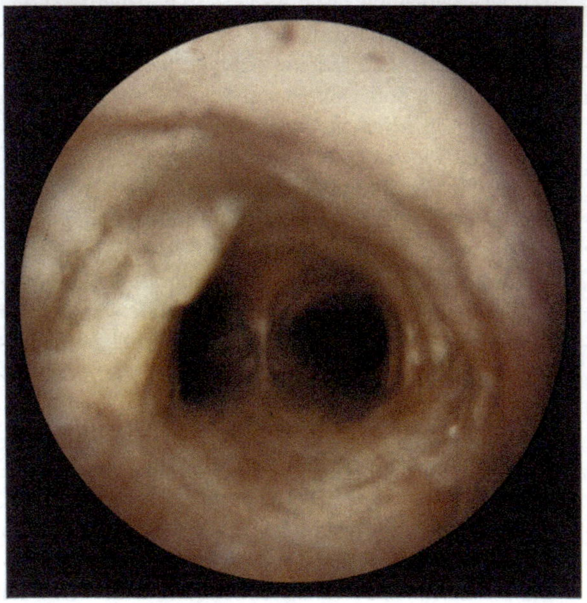

d

Abb. 18.117 a, b. Komplette traumatische Ruptur zwischen Schild- und Ringknorpel mit partieller Zertrümmerung des Schildknorpels und posttraumatischer Rekurrensparese beidseits. **a** Auf der Röntgenaufnahme nach notfallmäßiger Tracheotomie und Intubation durch die Ruptur ist im Halsbereich kein Tracheaschatten erkennbar. **b** Es besteht ein massives Weichteilemphysem. Versorgung durch subtotale Ringknorpelresektion mit End-zu-End-Anastomose und postoperative innere Schienung durch einen T-Tubus

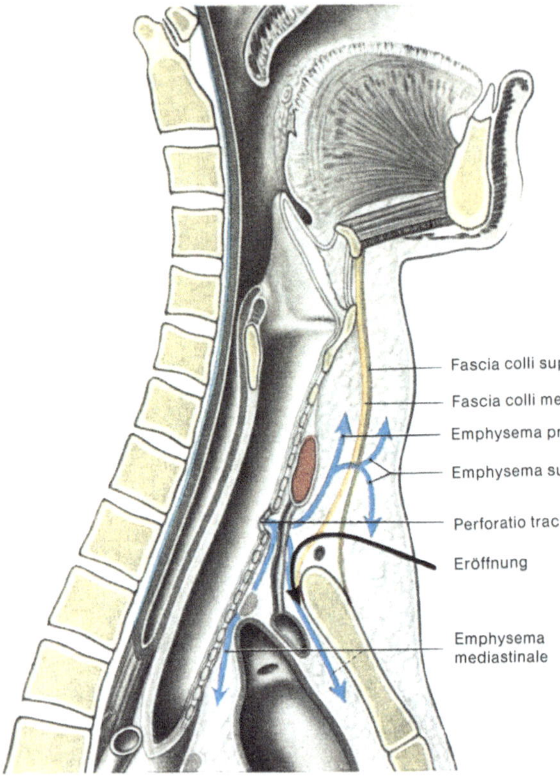

Abb. 18.119. Lufteinpressung bei Tracheaverletzung in das Spatium praetracheale und praelaryngeale, in das Stratum subcutaneum colli und in das Mediastinum ventrale. (Nach Lanz u. Wachsmuth 1955)

Penetrierendes Trauma. Penetrierende Schuß- und Stichverletzungen weisen kein bevorzugtes Verletzungsmuster auf. Sie können jeden tracheobronchialen Abschnitt betreffen und sind häufig mit Verletzungen anderer Strukturen wie Ösophagus, Lungen und Gefäßen vergesellschaftet.

Symptomatik und Diagnostik

Generelle Leitsymptome sind Dyspnoe, Zyanose, Hämoptoe und ein subkutanes bzw. mediastinales Emphysem (Abb. 18.119). Bei schweren Emphysemen kann sich zusätzlich eine obere Einflußstauung mit monströser Gesichtsentstellung ausbilden. Die Symptome können einzeln oder in Kombination auftreten. Bei zervikalen Tracheaverletzungen findet sich häufig Heiserkeit oder Dysphonie als Folge einer ein- oder beidseitigen Rekurrensparese bzw. einer schweren Larynxverletzung. Bei kompletten Rupturen im laryngotrachealen Übergang liegt fast immer eine doppelseitige Rekurrensparese vor, die als zusätzliche funktionelle Luftwegstenose wirkt. Rekurrensparesen können Folge einer Durchtrennung oder Kontusion des Nervs sein. Inkomplette Rupturen in diesem Abschnitt gehen in der Regel mit einseitiger Stimmbandlähmung einher. Beidseitige Rekurrensparesen, schwere Larynxverletzungen und komplette Rupturen der zervikalen Trachea haben meist eine schwere Dyspnoe mit Stridor zur Folge. Sind bei penetrierenden zervikalen Traumen auch größere Gefäße verletzt worden, so entwickelt sich oft eine massive Blutung in die Trachea mit Aspiration und Blutungsschock. Die häufig durch gleichzeitige Ringknorpelfrakturen und Rekurrensparese komplizierten Rupturen im laryngotrachealen Übergang führen meist zu schwerer oder kompletter Luftwegsverlegung (Abb. 18.117). Bei penetrierenden Verletzungen der thorakalen Trachea sind Mitverletzungen der großen Gefäße seltener. Sie führen zu einem Hämatothorax mit massiven lebensbedrohlichen Hämoptysen. Neben Verletzungen des N. recurrens stellen Läsionen des N. phrenicus die häufigsten neurologischen Spätkomplikationen nach Verletzung der zervikalen Trachea dar. Wesentlich seltener sind Schädigungen des N. vagus, die bei irreversibler bilateraler Kontinuitätsdurchtrennung zu einem Postvagotomiesyndrom wie nach bilateraler trunkulärer Vagotomie führen (Buchholz u. Zastrow 1984). Sämtliche neurologischen Störungen können hämatom- oder ödembedingt nur passager auftreten.

Lokalisation, Art und Schwere der Verletzung bestimmen das Ausmaß der Symptomatik, die dementsprechend sehr unterschiedlich ausgeprägt sein kann. Während die klinischen Zeichen einer Tracheaverletzung im Zusammenhang mit einem Penetrationstrauma meist schnell zur Diagnose führen, kann diese bei

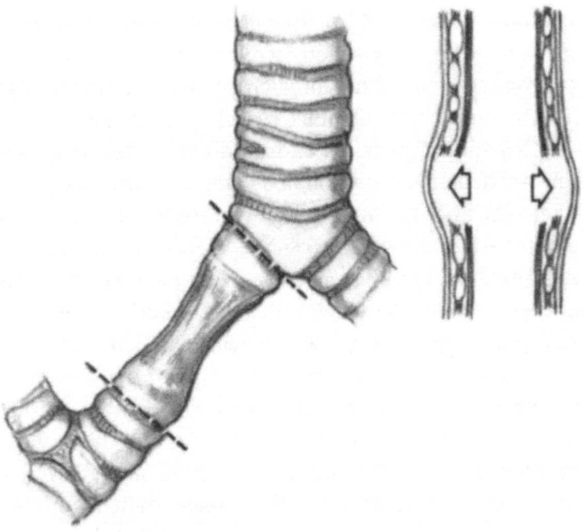

Abb. 18.120. Ventilstenose des rechten Hauptbronchus durch instabile Pseudowand 1 Jahr nach stumpfem Thoraxtrauma und kompletter Hauptbronchusruptur. Die Luftwegskontinuität wurde bei retrahiertem distalem Hauptbronchus allein durch das peribronchiale Bindegewebe unterhalten. Der Patient entwickelte eine zunehmende Belastungsdyspnoe mit asthmaähnlicher Symptomatik, aber einseitigem exspiratorischem Giemen und obstruktivem Emphysem. Versorgung durch Kontinuitätsresektion. Ähnlich sind die Verhältnisse, wenn umgekehrt die gesamte Bronchialwand rupturiert, aber ein Schleimhautzylinder erhalten bleibt

Verletzungen der thorakalen Trachea und Hauptbronchien durch ein stumpfes Trauma schwierig sein. In solchen Fällen können die Symptome gering und wenig spezifisch sein. Nicht selten werden diese Patienten erst Tage, Wochen oder Jahre später durch die Entwicklung einer verletzungsbedingten Komplikation wie granulationsbedingter Stenose oder narbiger Striktur auffällig (Abb. 18.120).

Bei intrathorakalen stumpfen Tracheobronchialverletzungen lassen sich klinisch 2 Erscheinungsformen unterscheiden, je nachdem ob zwischen dem rupturierten Tracheobronchialbaum und der Pleurahöhle eine Verbindung besteht oder nicht (Kirsh et al. 1976).

Wenn die mediastinale Pleura oder Faszie um die Hauptbronchien einreißt, kommt es zum Pneumothorax. Die Ausbildung eines Spannungspneumothorax ist möglich, kommt aber seltener vor, da der Druck im Pleuraraum über das Mediastinum entlastet wird. Nach Legen einer Thoraxdrainage dehnt sich die betreffende Lunge bei großem Luftleck nicht wieder aus (Abb. 18.118a). Diese Patienten haben oft eine erhebliche respiratorische Insuffizienz als Folge der Einbuße von funktionsfähigem Lungengewebe, zunehmendem Emphysem und geringgradigen Hämoptysen durch Einriß einer Bronchialarterie oder Mukosaverletzung.

Bleibt die mediastinale Pleura intakt, ist die Symptomatik dagegen meist deutlich geringer. Obwohl oft eine komplette Bronchusruptur besteht, bildet sich kein oder nur ein geringer Pneumothorax aus. Nach Legen einer Thoraxdrainage dehnt sich die Lunge schnell wieder aus und es besteht kein Luftleck, da der kleine Pleurariß rasch wieder verklebt. Hämoptysen und ein Emphysem unterschiedlichen Schweregrades können vorhanden sein. Durch die Rupturstelle bleibt eine Luftpassage erhalten, so daß Ventilation und Lungenausdehnung unauffällig erscheinen. Bei dieser Patientengruppe wird die Diagnose oft erst verzögert gestellt; um dies zu vermeiden, sollte bei Hämoptysen stets bronchoskopiert werden. In allen anderen Fällen sollte eine weitere radiologische Abklärung erfolgen, wenn an eine Ruptur gedacht wird.

Tiefe zervikale Emphyseme, Pneumomediastinum, geringer Pneumothorax, peribronchiale Luft und ein tiefer getretener Hilus verstärken den Verdacht auf eine tracheobronchiale Ruptur und indizieren die bronchoskopische Abklärung. Wird die Verletzung nicht sofort operativ versorgt, kann es durch die Bildung von Granulationsgewebe allmählich zu einem Verschluß des distalen und proximalen Bronchusendes kommen. Bei kompletten Rupturen mit nachfolgendem totalem Verschluß bleiben Infektionen der atelektatischen Lunge aus, reflektorisch entsteht nur ein minimaler Shunt. Blande Verläufe mit jahrelang bestehender reizloser Atelektase sind bekannt. Bei nicht versorgten, inkompletten Rupturen bildet sich durch das Granulationsgewebe eine narbige Striktur mit partiellem Bronchialverschluß aus. Husten und Giemen werden oft als Asthma fehlgedeutet. Es kommt zu rezidivierenden Infektionen bzw. Lungenentzündungen, die wenig auf eine antibiotische Therapie ansprechen. Schließlich wird über Bronchiektasen- und Abszeßbildungen das Endstadium einer irreversiblen Parenchymdestruktion erreicht. Frakturen eines oder mehrerer Knorpel ohne Ruptur können ebenfalls zu narbigen Strikturen führen.

Stumpfe Verletzungen der zervikalen Trachea werden dagegen durch die Begleitsymptome Dyspnoe und Heiserkeit meist richtig diagnostiziert. Zudem können Frakturen und Luxationen des Larynx sowie komplette Tracheaabtrennungen palpatorisch festgestellt werden. Partialrupturen mit erhaltener Pars membranacea können auch im zervikalen Abschnitt durch eine Intubation zunächst übersehen werden; erst nach der Extubation durch inspiratorischen Stridor und Dyspnoe werden sie auffällig.

Grundsätzlich ist bei Verdacht auf eine Ruptur des Tracheobronchialbaumes sofort eine endoskopische Abklärung mit starren Geräten indiziert. Laryngo-, tracheo- und bronchoskopisch können Art und Ausdehnung der Verletzung festgestellt werden. Bei Verdacht auf eine traumatische ösophagotracheale Fistel sind weitere Untersuchungen notwendig (s. S. 268). Gelegentlich kann es in akuten Situationen mit Blutung und Verlegung der Luftröhre bei stumpfen und v. a. penetrierenden Halsverletzungen notwendig sein, auf eine Endoskopie zu verzichten und die Situation sofort operativ zu explorieren (Symbas et al. 1976).

Erstversorgung und operative Therapie

Immer steht die Sicherung der Atmung im Vordergrund. Bestehen Anzeichen einer beginnenden oder manifesten respiratorischen Insuffizienz, sollte zunächst versucht werden, die Verletzungsstelle mit einem endotrachealen Tubus zu passieren. Dies kann auch bei kompletten Rupturen möglich sein. Gelingt die Passage der Rupturstelle nicht und hat man genug Zeit, kann versucht werden, den Tubus über ein flexibles Bronchoskop als Leitschiene in den distalen Tracheastumpf zu schieben (Abb. 18.121).

Wiederholte Intubationsversuche sollten jedoch unterbleiben. Bei schweren Larynxverletzungen oder anderen Intubationshindernissen muß tracheotomiert werden. Bei Kehlkopfverletzungen sind Intubationsversuche oder eine Koniotomie kontraindiziert (s. S. 239); die primäre Tracheotomie ist hier ebenso wie bei schweren Blutungen in die Luftwege besser geeignet. Sie sollte möglichst in Lokalanästhesie unter Spontanatmung erfolgen, und man sollte versuchen, den Tracheotomietubus durch die Rupturstelle einzuführen. Dazu wird der ins Mediastinum retrahierte distale Tracheastumpf mit dem Finger identifiziert und mit Allis-Klemmen in den Hals und Wundbereich angehoben (Abb. 18.117 a). Ist bei komplexen Verletzungen im laryngotrachealen Bereich eine definitive Primärversorgung nicht möglich, kann alternativ zur Tracheotomie ein T-Tubus eingelegt oder der distale Tracheastumpf auch als endständiges Stoma ausgeleitet werden. Der proximale Stumpf kann entweder übernäht und die Naht drainiert werden, oder er kann als separates Stoma ausgeleitet werden. Die spätere definitive Versorgung sollte dann erst nach einiger Zeit erfolgen, wenn die entzündlichen Veränderungen abgeklungen sind. Handelt es sich lediglich um eine Partialruptur der anterioren zervikalen Tracheazirkumferenz, kann die Intubation mittels Tracheotomietubus durch den Defekt, und die Entfernung des Tubus einige Tage später die definitive Versorgung darstellen. Bei zervikalen Verletzungen sollten nach Sicherung des Luftweges Begleitverletzungen der Wirbelsäule, des Rückenmarkes, des Ösophagus, des Kehlkopfes und der Gefäße ausgeschlossen werden.

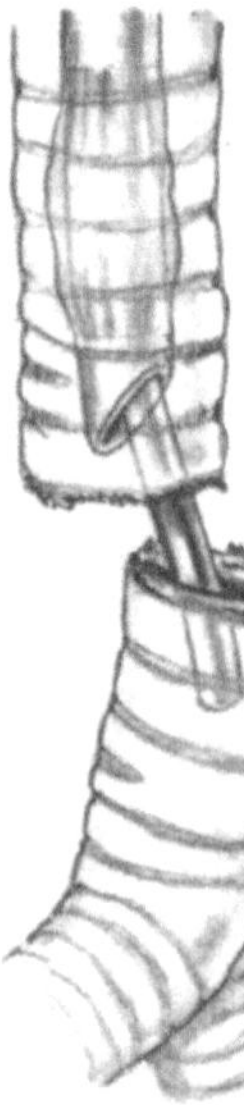

Abb. 18.121. Intubation der distalen Trachea nach kompletter Ruptur. Über ein als Leitschiene dienendes, unter Sicht in das distale Tracheaende vorgeführtes Bronchoskop wird der endotracheale Tubus vorgeführt

Einfache, nicht dislozierte Schildknorpelfrakturen, Verletzungen ohne Schleimhautbeteiligung und kleinere Rißverletzungen, die weniger als ⅓ der Zirkumferenz betragen, können gelegentlich auch konservativ (Bettruhe, Sprechverbot, Antibiotikatherapie und angefeuchtete Atemluft bzw. O_2-Gabe, externe Drainage) behandelt werden. Voraussetzungen hierfür sind, daß die Folgen eines eventuellen Luftleckes beherrschbar sind und kein Pneumothorax bzw. massives oder zunehmendes Emphysem besteht. Durch die Einlage eines T-Tubus können auch größere Schleimhautrisse ohne Stenose abheilen. Große Schleimhautrisse, Knorpelrisse, partiale oder komplette Rupturen, dislozierte oder Mehrfragmentbrüche des Knorpels, dislozierte Aryknorpel und ösophagotracheale Fisteln sind absolute Operationsindikationen.

Die operative Versorgung soll so früh wie möglich erfolgen. Gelegentlich machen aber schwere Begleitverletzungen eine definitive Versorgung erst zu einem späteren Zeitpunkt möglich, vorausgesetzt, daß nicht eine Ventilationsbehinderung zu einem sofortigen Eingriff zwingt. Bei zervikalen Verletzungen erfolgt der Zugang über einen Kocher-Kragenschnitt, evtl. in Kombination mit einer oberen medianen Sternotomie. Thorakale Tracheaverletzungen werden durch eine rechtsseitige posterolaterale Thorakotomie im Bett der 4. Rippe versorgt. Bei Bronchusverletzungen erfolgt die Thorakotomie auf der betroffenen Seite im Bett der 5. Rippe. Bei Verletzungen im Bereich des linken Tracheobronchialwinkels muß nach linksseitiger Thorakotomie der Aortenbogen mobilisiert werden.

Bei partialen und kompletten Rupturen werden kontusionierte und frakturierte Knorpel entfernt und der Defekt durch End-zu-End-Anastomose intakter Knorpelringe unter suffizienter Schleimhautadaptation verschlossen. Die Naht erfolgt in Einzelknopftechnik mit resorbierbaren Fäden der Stärke 3 × 0 oder 4 × 0 (Abb. 18.118). Intrathorakale Anastomosen werden zusätzlich gedeckt (s. S. 335). Einrisse der Pars membranacea werden ebenfalls durch direkte Einzelknopfnähte versorgt.

Auch ältere Bronchusfrakturen werden nach Mobilisation der beiden Bronchusstümpfe und Resektion des zwischen den Bronchusenden befindlichen derben Bindegewebes reanastomosiert, wenn die nachgeschaltete Lunge nicht bereits schwer geschädigt ist, was nur selten der Fall ist. Vor der Reanastomosierung muß sichergestellt sein, daß keine akut entzündlichen Veränderungen im Bereich der zu anastomosierenden Enden mehr bestehen.

Bei den komplizierten Rupturen des laryngotrachealen Überganges ist die End-zu-End-Anastomose ebenfalls das Verfahren der Wahl. Gelegentlich ist hierzu eine subperichondrale oder subtotale Krikoidresektion notwendig (s. S. 339), da durch eine Retraktion der Larynxmukosa der Ringknorpel regelmäßig frei liegt. Eine primäre mukosamukosale Anastomose ist bereits nach wenigen Stunden oftmals nur noch nach Ringknorpelteilresektion möglich (Abb. 18.117). Die suffiziente Adaptation der tracheobronchialen Schleimhaut wird generell als Voraussetzung für einen guten Operationserfolg angesehen, da es andernfalls zu stenosierenden Granulom- und Narbenbildungen kommt. Zudem besteht die Gefahr der Entwicklung einer Chondritis oder Perichondritis des traumatisierten Knorpels, die in einer Tracheomalazie oder Knorpelsequestration enden kann. Ausgedehnte Kehlkopfteilresektionen sowie Mehrfragmentfrakturen des Schild- und Ringknorpels, die notwendigerweise einen Luftwegkollaps zur Folge haben, können eine mehrwöchige postoperative innere Schienung mit einem T-Tubus oder nasotrachealen Tubus notwendig machen. Dies gilt auch für akute beidseitige Rekurrensparesen. Die Anlage eines Tracheostomas nach End-zu-End-Anastomose ist auch indiziert, wenn eine längerdauernde postoperative Beatmung abzusehen ist. Das Tracheostoma sollte mindestens 2 Knorpelringe unterhalb der Anastomose plaziert und durch Halsmuskulatur der Schilddrüse von dieser getrennt werden. Bei einseitiger Rekurrensparese ist die alleinige End-zu-End-Anastomose ausreichend. Bei älteren Rupturen mit beidseitiger Rekurrensparese wird die laryngotracheale Rekonstruktion mit einer Stimmbandkorrektur, z. B. einer Stimmbandlateralisation oder der posterioren Krikoidotomie nach Rethi mit anschließender mehrwöchiger innerer Schienung über einen T-Tubus kombiniert (Couraud et al. 1989). Traumatische ösophagotracheale Fisteln werden nach Fistelexzision durch direkte Tracheanaht und zweischichtigen Verschluß des Ösophagus versorgt (s. S. 270).

Die Ergebnisse nach Rekonstruktion tracheobronchialer Rupturen sind bezüglich der respiratorischen Funktion allgemein gut. Oft wird das Schicksal der Patienten mehr von der Schwere der Begleitverletzungen bestimmt (Kirsh et al. 1976; Grover et al. 1979; Deslauriers et al. 1982).

Literatur

Abbey Smith R, Nigam BK (1979) Resection of proximal left main bronchus carcinome. Thorax 34: 616-620

Abbott OA (1950) Experiences with the surgical resection of the human carina, tracheal wall and contralateral wall in cases of right total pneumonectomy. J Thorac Surg 19: 906-922

Abruzzini P (1961) Trattamento chirurgico delle fistole del bronco principale consecutive a pneumonectomia per tuberculosi. Chir Torac 3: 165-171

Alstrup P, Soerensen HR (1977) Resektion af trakealstenoser. Ugeskr Laeger 139: 1002-1006

Andrews MJ (1971) The incidence and pathogenesis of tracheal injury following tracheostomy with cuffed tube and assisted ventilation: Analysis of a 3 year prospective study. Br J Surg 58: 749-755

Arbulu A, Thoms NW (1974) Tracheal-innominate artery fistula after repair of tracheal stenosis. J Thorac Cardiovasc Surg 67: 936-940

Archer FL, Harrison RW, Muolder PV (1963) Granular cell myoblastoma of the trachea and carina treated by resection and reconstruction. J Thorac Cardiovasc Surg 45: 539-547

Arola MK, Inberg MV, Sotarauta M, Vänttinen E (1979) Tracheo-arterial erosion complicating tracheostomy. Ann Chir Gynaecol 68: 9-17

Arola MK, Puhakka H, Makela P (1980) Healing of lesions caused by cuffed tracheostomy tubes and their late Sequelae. A follow-up study. Acta Anaesthesiol Scand 24: 169-177

Atherton ST, White DJ (1978) Stomach as source of bacteria colonising respiratory tract during artificial ventilation. Lancet II: 968-969

Balchum OT, Doiron DR (1985) Photoradiation therapy of endobronchial lung cancer. Clin Chest Med 6: 255-275

Banfai I (1962) Chirurgische Beseitigung der durch Knorpeldefekt bedingten Trachealstenose. Z Laryngol Rhinol 41: 552-559

Barclay RS, MC Swan N, Welsh TM (1957) Tracheal reconstruction without the use of grafts. Thorax 12: 177-180

Baron BC, Dedo HH (1980) Separation of the larynx and trachea for intractable aspiration. Laryngoscope 90: 1927-1932

Bartlett RH (1976) A procedure for management of acquired tracheoesophageal fistula in ventilator patients. J Thorac Cardiovasc Surg 71: 89-95

Bartlett JG, Gorbach SL (1975) The triple threat of aspiration pneumonia. Chest 68: 560-566

Beall AC, Harrington OB, Greenberg SD, Morris GC, Usher FC (1962) Tracheal replacement with heavy marlex mesh. Circumferential replacement of the cervical trachea. Arch Surg 84: 390-396

Becker HD, Blersch E, Vogt-Moykopf I (1987) Urgent treatment of tracheal obstruction. In: Grillo HC, Eschapasse H (eds) International trends in general thoracic surgery, Vol 2: Major challenges. Saunders, Philadelphia, pp 13-18

Belsey R (1950) Resection and reconstruction of the intrathoracic trachea. Br J Surg 38: 200-205

Benjamin B, Cohen D, Glasson M (1976) Tracheomalacia in association with congenital tracheoesophageal fistula. Surgery 79: 504-508

Bercic J, Pocayt M, Drzecnik J (1978) The influence of tracheal vascularization on the optimum location, shape and size of the tracheostomy in prolonged intubation. Resuscitation 6: 131-143

Berge H, Kluge W (1986) Beitrag zur Arrosionsblutung des Truncus brachiocephalicus nach Tracheotomie. Zentralbl Chir 111: 739-742

Berger A, Brücke P, Lechner G, Krenn J, Kucher R, Steinbereithner K (1970) Technik und Ergebnisse der „eingenähten" Tracheostomie. Acta Chir Aust 2: 80-84

Bergström B, Ollman B, Lindholm CE (1977) Endotracheal excision of fibrous tracheal stenosis and subsequent prolonged stenting. Chest 71: 6-12

Birck HG (1970) Endoscopic repair of laryngeal stenosis. Trans Am Acad Ophthalmol Otolaryngol 74: 140-143

Bishop JB, Bostwick J, Nahai F (1980) Persistent tracheostomy stoma. Am J Surg 140: 709-710

Björk VO (1959) Bronchotracheal anastomosis. J Thorac Surg 17: 800-809

Björk VO (1960) Partial resection of the only remaining lung with the aid of respirator treatment. J Thorac Cardiovasc Surg 39: 179-188

Björk VO, Carlens E, Crafoord C (1952) The open closure of the bronchus and the resection of the carina and of the tracheal wall. J Thorac Surg 23: 419-428

Blair GK, Cohen R, Filler RM (1986) Treatment of tracheomalacia: Eight year's experience. J Pediatr Surg 21: 781-785

Blanc UF, Tremblay NAG (1974) The complications of tracheal intubation: A new classification with a review of literature. Anesth Analg 53: 202-213

Bloss RS, Ward RE (1980) Survival after tracheoinnominate artery fistula. Am J Surg 139: 251-253

Bogusch LK, Travin AA, Semenenkow JL (1971) Transperikardiale Operationen an den Hauptbronchien und Lungengefäßen. Hippokrates, Stuttgart

Bond CJ (1891) Treatment of tracheal stenosis by a new T-shaped tracheotomy tube. Lancet 539

Bone DK, Davis JL, Zuidema GD, Cameron JL (1974) Aspiration pneumonia: Prevention of aspiration in patients with tracheostomies. Ann Thorac Surg 18: 30-37

Borrie J, Redshaw NR (1970) Prosthetic tracheal replacement. J Thorac Cardiovasc Surg 60: 829-835

Boyd AD, Romita MC, Conlan AA, Fink SD, Spencer FC (1979) A clinical evaluation of cricothyroidotomy. Surg Gynecol Obstet 149: 365-368

Brandt L, Schütte H, Pokar H, Renz D (1983) Konstruktionsmerkmale und Vergleich moderner Endotrachealtuben. In: Rügheimer E (Hrsg) Intubation, Tracheotomie und bronchopulmonale Infektion. Springer, Berlin Heidelberg New York Tokyo, S 458

Brantigan CO (1973) Delayed major vessel hemorrhage following tracheostomy. J Trauma 13: 235-237

Brantigan CO, Grow JB (1976) Cricothyroidotomy: Elective use in respiratory problems requiring tracheotomy. J Thorac Cardiovasc Surg 71: 72-80

Brewer L, Bai A (1955) Surgery of the bronchi and trachea. Am J Surg 89: 331-346

Breyer RH, Dainauskas JR, Jensik RJ, Faber LP (1980) Mucoepidermoid carcinoma of the trachea and bronchus: the case for conservative resection. Ann Thorac Surg 29: 197-204

Brick DC (1977) Tracheostomy vs intubation in postburn pulmonary injury. JACEP 6: 331-332

Briselli M, Mark EJ, Grillo HC (1978) Tracheal carcinoids. Cancer 42: 2870-2879

Brooks R, Bartlett RH, Gazzaniga AB (1985) Management of acute and chronic disorders of the trachea and subglottis. Am J Surg 150: 24-31

Bryant LR, Eisemann B (1964) Replacement of tracheobronchial defects with autogenous pericardium. J Thorac Cardiovasc Surg 48: 733-740

Bryce DP, Briant TDR, Pearson FG (1968) Laryngeal and tracheal complications of intubation. Ann Otol Rhinol Laryngol 77: 442-461

Buchholz B, Zastrow F (1984) Die Läsion des N. vagus bei Ruptur der zervikalen Trachea. Zentralbl Chir 109: 1567-1569

Bülzebruck H, Probst G, Vogt-Moykopf I (1989) Validierung des TNM-Systems für das Bronchialkarzinom - Güte der klinischen Klassifikation, Wertigkeit diagnostischer Verfahren und prognostische Relevanz. Z Herz Thorax Gefäßchir 3: 195-208

Burns HP, Dayal VS, Scott A et al. (1979) Laryngotracheal trauma: Observations on its pathogenesis and its prevention following prolonged orotracheal intubation in the adult. Laryngoscope 89: 1316-1325

Cameron JL, Reynolds J, Zuidema GD (1973) Aspiration in patients with tracheostomies. Surg Gynecol Obstet 136: 68-70

Caputo V, Consiglio V (1961) The use of patients own auricular cartilage to repair deficiency of the tracheal wall. J Thorac Surg 41: 594-596

Carroll RG, McGinnis GE, Grenvik A (1974) Performance characteristics of tracheal cuffs. Int Anaesthesiol Clin 12: 111-141

Carter MG, Strieder JW (1950) Resection of the trachea and bronchi: a experimental study. J Thorac Surg 20: 613-627

Cauldwell EW, Siekert RG, Lininger RE, Anson RJ (1948) The bronchial arteries. Surg Gynecol Obstet 86: 395-412

Cavaliere S (1986) Nd-YAG laser resection of tracheobronchial lesions. Pan Med 28: 101-104

Chamberlain JM, McNeill TM, Parnassa P, Edsall JR (1959) Bronchogenic carcinoma. An aggressive surgical attitude. J Thorac Cardiovasc Surg 38: 727-745

Clagett OT, Moersh HJ, Grindlay YH (1952) Intrathoracic tracheal tumors: development of surgical technic for their removal. Ann Surg 136: 520-532

Clarke DB (1980) Palliative intubation of the trachea and main bronchi. J Thorac Cardiovasc Surg 80: 736-741

Clarkson WB, Davies JR (1978) Anaesthesia for carinal resection. Anaesthesia 33: 815-819

Cobb WB, Sudderth JF (1972) Intralesional steroids in laryngeal stenosis. Arch Otolaryngol 96: 52-56

Cohen D (1981) Tracheopexy-aorto-tracheal suspension for severe tracheomalacia. Aust Paediatr J 17: 117-121

Colchen A, Personne C, Leroy M, Toty L (1986) Une indication curative pour le laser YAG en bronchologie: les tumeurs benignes. Laser 2: 52-55

Conlan AA, Nicolaou N, Delikaris PG, Pool R (1984) Pessimism concerning palliative bypass procedures for established malignant esophagorespiratory fistulas: a report of 18 patients. Ann Thorac Surg 37: 108-110

Connolly JE, Chamberlain JM (1958) Bronchial adenoma treated by sleeve resection of the main-stem bronchus. J Thorac Surg 35: 372-377

Cooper DKC, Blecher JR (1976) Conservative surgery for bronchial adenomata. Thorax 31: 44-48

Cooper G, Ritchie AJ, Gibbons JRP (1987) Use of a Mousseau-Barbin tube in the management of a tuberculous tracheoesophageal fistula. Thorac Cardiovasc Surg 35: 382-384

Cooper JD (1977) Trachea-innominate artery fistula: successful management of 3 consecutive patients. Ann Thorac Surg 24: 439-447

Cooper JD (1982) Discussion of carinal reconstruction. Ann Thorac Surg 34: 356-373

Cooper JD, Grillo HC (1969a) Experimental production and prevention of injury due to cuffed tracheal tubes. Surg Gynecol Obstet 129: 1235-1241

Cooper JD, Grillo HC (1969b) The evolution of tracheal injury due to ventilatory assistance through cuffed tubes - a pathologic study. Ann Surg 169: 334-348

Cooper JD, Todd TRJ, Ilves R, Pearson FG (1981) Use of the silicone tracheal T-Tube for the management of complex tracheal injuries. J Thorac Cardiovasc Surg 82: 559-568

Couraud L, Hafez A (1987) Acquired and non-neoplastic subglottic stenoses. In: Grillo HC, Eschapasse H (eds) International trends in general thoracic surgery, vol 2: Major challenges. Saunders, Philadelphia, pp 39-58

Couraud L, Martigne C, Houdelette P, Dumas PJ, Morales F (1979) Intérêt de la résection cricoidienne dans le traitement des sténoses crico-trachéales après intubation. Ann Chir Thorac Cardiovasc 33: 242-245

Couraud L, Bruneteau A, Martigne C, Meriot S (1982) Prevention and treatment of complications and sequelae of tracheal resection anastomosis. Int Surg 67: 235-239

Couraud L, Hafez A, Velly JF, Gironnet I (1985) Current reconstructive management of subglottic stenosis of the larynx with reference to sixty consecutively treated cases. Thorac Cardiovasc Surg 33: 263-267

Couraud L, Brichon PY, Velly JF (1988) The surgical treatment of inflammatory and fibrous laryngotracheal stenosis. Eur J Cardiothorac Surg 2: 410-415

Couraud L, Velly JF, Martigne C, N'Diaye M (1989) Post traumatic disruption of the laryngo-tracheal junction. Eur J Cardiothorac Surg 3: 441-444

Crawley BE, Cross DR (1975) Trachealcuffs: a review and dynamic pressure study. Anaesthesia 30: 4-11

Crysdale WS (1979) Laryngeal and tracheal stenosis in children. Otolaryngol Clin North Am 12: 817-822

Cukingnan RA, Carey JS (1978) Carcinoma fo the esophagus. Ann Thorac Surg 26: 274-286

D'Abreu AL, Mac Hale SJ (1952) Bronchial „adenoma" treated by local resection and reconstruction of the left main bronchus. Br J Surg 39: 355-357

D'Amico D, Bassi N, Callegari P, Perini M (1985) Use of the Montgomery T-tube in tracheal surgery. Ital J Surg Sci 15: 365-367

Dane TEB, King EG (1975) A prospective study of complications after tracheostomy for assisted ventilation. Chest 67: 398-404

Dartevelle PG, Khalife J, Chapelier A, Marzelle J, Navajas M, Levasseur P, Rojas A, Cerrina J (1988) Tracheal sleeve pneumonectomy for bronchogenic carcinoma: report of 55 cases. Ann Thorac Surg 46: 68-72

Dayal VS, El Masri W (1986) Tracheostomy in intensive care setting. Larnygoscope 96: 58-60

Dedo HH, Fishman NH (1969) Laryngeal release and sleeve resection for tracheal stenosis. Ann Otol Rhinol Laryngol 78: 285-296

Dellinger RP, Savage PJ, Carruth C, Spence TH (1983) Tracheocarotid fistula secondary to laryngeal carcinoma presenting as massive hemoptysis. Chest 84: 222-224

Denecke HJ (1971) Fehler und Gefahren bei der Tracheotomie. Arch Otorhinolaryngol 199: 393-402

Denecke HJ (1980) Die oto-rhino-laryngologischen Operationen im Mund- und Halsbereich, 3. Aufl: Chirurgie der cervikalen und oberen thorakalen Trachea. Springer, Berlin Heidelberg New York, S 406-582 (Allgemeine und spezielle Operationslehre, Bd V, Teil 3)

Denecke HJ (1983) Kritische Wertung der operativen Verfahren bei Anlegen und Verschluß eines Tracheostomas. In: Rügheimer E (Hrsg) Intubation, Tracheotomie und bronchopulmonale Infektion. Springer, Berlin Heidelberg New York Tokyo, S 152-157

Deslauriers J (1982) Diskussion von „Survival in patients undergoing tracheal sleeve pneumonectomy for bronchogenic carcinoma". J Thorac Cardiovasc Surg 84: 489-496

Deslauriers J (1985) Technical considerations in stage III disease: involvement of the main carina. In: Delarue NC, Eschapasse H (eds) International trends in general thoracic surgery, vol 1: Lung cancer. Saunders, Philadelphia, pp 139-145

Deslauriers J, Ginsberg RJ, Nelems JM, Pearson FG (1975) Innominate artery rupture. Ann Thorac Surg 20: 671-677

Deslauriers J, Beaulieu M, Archambault G, La Forge J, Bernier R (1982) Diagnosis and long-term follow-up of major bronchial disruptions due to nonpenetrating trauma. Ann Thorac Surg 33: 32-39

Dierkesmann R (1982) Rekanalisierung bronchialer Tumorstenosen mit dem Nd-YAG-Laser. Internist 23: 283-286

Dierkesmann R, Huzly A (1983) Die Anwendung des Nd-YAG-Lasers bei der Bronchoskopie. Prax Klin Pneumol 37: 989-990

Dinstl K, Keminger K (1970) Zur operativen Therapie der Tracheomalazie. Acta Chir Aust 2: 100-103

Doiron DR, Profio E, Vincent RG, Dougherty TJ (1979) Fluorescence bronchoscopy for detection of lung cancer. Chest 76: 27-32

Downing TP, Johnson DG (1979) Excision of subglottic stenosis with the urethral resectoscope. J Pediatr Surg 14: 252-257

Dubick MN, Wright BD (1978) Problems with prolonged endotracheal intubations. Chest 74: 479-480

Dumon JF, Reboud E, Garbe L, Aucomte F, Meric B (1982) Treatment of tracheobronchial lesions by laser photoresection. Chest 81: 278-284

Dumon JF, Shapshay S, Bourcereau J, Cavaliere S, Meric B, Garbi N, Beamis J (1984) Principles for safety in application of Nd-YAG laser in bronchology. Chest 86: 163-168

Duvall AJ, Bauer W (1977) An endoscopically-introducible T-tube for tracheal stenosis. Laryngoscope 87: 2031-2037

Eiselsberg A von (1896) Zur Resektion und Naht der Trachea. Dtsch Med Wochenschr 22: 343-344

El-Baz N, El-Ganzouri A, Gottschalk W, Jensik R (1981) One-lung high frequency positive pressure ventilation for sleeve pneumonectomy: an alternative technique. Anesth Analg 60: 683-686

El-Baz N, Jensik R, Faber LP, Faro RS (1982) One-lung high-frequency ventilation for tracheoplasty and bronchoplasty: a new technique. Ann Thorac Surg 34: 564-571

El-Naggar M, Sadagopan S, Levine H, Kantor H, Collins VJ (1976) Factors influencing choice between tracheostomy and prolonged translaryngeal intubation in acute respiratory failure. Anesth Analg 55: 195-201

Eloesser L (1940) Transthoracic bronchotomy for removal of benign tumors of the bronchi. Ann Surg 112: 1067-1070

Emde J von der, Weidenbecher M, Aigner K (1976) Arrosionsblutung nach Tracheotomie. Chirurg 47: 524-526

Emslander HP, Schlehe H, Wittmann M, Ultsch B, Präuer HW, Daur S (1984) Endobronchiale Laserbehandlung benigner und semimaligner Stenosen des Bronchialsystems. Prax Klin Pneumol 38: 442-445

Emslander HP, Prauer HJ, Munteanu J, Heinl KW, Hinke K, Sebening H, Daum S (1985) Palliative endobronchiale Tumorverkleinerung durch Laserbehandlung: Behandlungsmodus-Sofortergebnisse-Langzeitergebnisse. Laser 1: 28-34

Engelmann C, Liedtke D, Unger U (1986) Rekonstruktion nach langstreckiger zervikothorakaler Trachearesektion wegen benigner Stenose. Zentralbl Chir 111: 147-151

Eschapasse H (1974) Les tumeurs tracheales primitives traitement chirurgical. Rev Mal Respir 2: 425-446

Eschapasse H (1987) Diskussion von „primary tumors of the trachea" von Perelman MI und Koroleva NS. In: Grillo HC, Eschapasse H (eds) International trends in general thoracic surgery, vol 2: Major challenges. Saunders, Philadelphia, pp 107-110

Eschapasse H, Vahdat E, Gaillard J, Besso JC (1967) Réflexions sur la résection de la trachée inférieure et de la bifurcation bronchique. Ann Chir Thorac Cardiovasc 6: 63-70

Faber LP (1987) Results of surgical treatment of stage III lung carcinoma with carinal proximity. Surg Clin North Am 67: 1001-1014

Farrington WT, Hung WC, Binns PM (1977) Experimental tracheal homografting. J Laryngol Otol 91: 101-110

Fearon B, Cotton RT (1972) Surgical correction of subglottic stenosis fo the larynx. Ann Otol Rhinol Laryngol 81: 508-513

Fell SC, Mollenkopf FP, Montefusco CM, Mitsudo S, Kamholz SL, Goldsmith J, Veith FJ (1985) Revascularization of ischemic bronchial anastomoses by an intercostal pedicle flap. J Thorac Cardiovasc Surg 90: 172-178

Fendel K (1967) Die kritische Enge der Larynx- und Trachealstenosen. Wiss Z Karl Marx Univ Leipz Math Naturwiss 16: 557-778

Ferguson DJ, Wild JJ, Wangensteen OH (1950) Experimental resection of the trachea. Surgery 28: 597-619

Ferner H, Müller I (1961) Mikroskopische Anatomie und Architektonik der membranösen Tracheawand des Menschen. Z Mikrosk Anat Forsch 67: 571-594

Filler RM, Buck JR, Bahoric A, Steward DJ (1982) Treatment of segmental tracheomalacia and bronchomalacia by implantation of an airway splint. J Pediatr Surg 17: 597-603

Finney D, Torda T, Winkler P (1970) The treatment of chronic subglottic stenosis by long term intubation. J Laryngol Otol 84: 275-281

Flemming I (1970) Behandlung der Tracheastenosen. Habil-Schrift, Berlin

Föderl O (1896) Zur Resektion und Naht der Trachea. Wien Klin Wochenschr 9: 1258-1260

Fowler CL, Aaland MO, Harris FL (1987) Dilatation of bronchial stenosis with Gruentzig balloon. J Thorac Cardiovasc Surg 93: 308-309

Frist WH, Mathisen DJ, Hilgenberg AD, Grillo HC (1987) Bronchial sleeve resection with and without pulmonary resection. J Thorac Cardiovasc Surg 93: 350-357

Fritz KW, Steckmann E, Luetgebrune T, Lüllwitz E, Wadouh F (1988) Notfallkoniotomie mit einem neuen Koniotomiebesteck. Notarzt 4: 26-27

Frost EA (1976) Tracing the tracheostomy. Ann Otol Rhinol Laryngol 85: 618-624

Fuchsig P (1960) Zur Klinik und Pathologie der narbigen Trachealstenose nach Rezidivoperationen. Langenbecks Arch Chir 295: 145-156

Fuchsig P, Bruniak R, Schnayder K (1963) Über den Strömungswiderstand in normalen und pathologischen Tracheen. Klin Med 18: 174-178

Fujimura S, Kondo T, Imai T, Yamauchi A, Handa M, Okabe T, Nakada T (1985) Prognostic evaluation of tracheobronchial reconstruction for bronchogenic carcinoma. J Thorac Cardiovasc Surg 90: 161-166

Gastinger I, Küttner K (1984) Eigenes chirurgisches Vorgehen bei der Tracheomalazie. Zentralbl Chirurgie 109: 895-899

Gatzemeier U, Pilz W, Windheim K von, Zehm S (1984) Trachealstenosen - funktionelle Verlaufsbeobachtungen nach chirurgischer Korrektur. Prax Klin Pneumol 38: 402-405

Gebauer PW (1950) Plastic reconstruction of tuberculous bronchostenosis with dermal grafts. J Thorac Surg 19: 604-628

Gebauer PW (1951) Reconstructive surgery of the trachea and bronchi. Late results with dermal grafts. J Thorac Surg 22: 568-584

Geffin B, Pontoppidan H (1969) Reduction of tracheal damage by the prestretching of inflatable cuffs. Anesthesiology 31: 462-463

Geffin B, Grillo HC, Cooper JD, Pontoppidan H (1971) Stenosis following tracheostomy for respiratoy care. JAMA 216: 1984-1988

Geha AS, Seegers JV, Kodner IJ (1978) Tracheooesophageal fistula caused by cuffed tracheal tube. Arch Surg 113: 338-340

Gerwat J, Bryce DP (1974) The management of subglottic laryngeal stenosis by resection and direct anastomosis. Laryngoscope 84: 940-957

Gibbon JH (1959) Diskussion von „Bronchogenic carcinoma. An aggressive surgical attitude". J Thorac Cardiovasc Surg 38: 727-745

Gilbert A, Deslauriers J, Mc Clish A, Piraux M (1984) Tracheal sleeve pneumonectomy for carcinomas of the proximal left main bronchus. Can J Surg 27: 583-585

Gluck T, Zeller A (1881) Die prophylaktische Resektion der Trachea. Arch Klin Chir 26: 427-436

Godard P, Draussin M, Lopez FM et. al. (1979) Utilisation du rayonnement laser en bronchologie. Resection de deux tumeurs tracheobronchiques. Poumon 35: 147-150

Goodall EW (1934) The story of tracheotomy. Br J Child Dis 31: 167-176

Grant V, Parr S, Unger M, Trout RG, Atkinson WG (1984) One hundred Neodym - YAG laser ablations of obstructing tracheal neoplasms. Ann Thorac Surg 38: 374-381

Greschuchna D (1988) Pneumonektomie mit Resektion der Trachealbifurkation beim fortgeschrittenen Bronchialkarzinom. 17. Jahrestagung der Deutschen Gesellschaft für Thorax-, Herz- und Gefäßchirurgie, Bad Nauheim, 18.-20. II. 1988. Thorac Cardiovasc Surg 36: [Suppl 1] 6

Grillo HC (1965) Circumferential resection and reconstruction of the mediastinal and cervical trachea. Ann Surg 162: 374-387

Grillo HC (1966a) Terminal or mural tracheostomy in the anterior mediastinum. J Thorac Cardiovasc Surg 51: 422-427

Grillo HC (1966b) Management of cervical and mediastinal lesions of the trachea. JAMA 197: 1085-1090

Grillo HC (1969a) The management of tracheal stenosis following assisted respiration. J Thorac Cardiovasc Surg 57: 52-71

Grillo HC (1969b) Surgical approaches to the trachea. Surg Gynecol Obstet 129: 347-352

Grillo HC (1970) Surgery of the trachea. Curr Probl Surg 111: 3-59

Grillo HC (1973) Obstructive lesions of the trachea. Ann Otol Rhinol Laryngol 82: 770-777

Grillo HC (1978) Tracheal tumors: surgical management. Ann Thorac Surg 26: 112-125

Grillo HC (1979) Surgical treatment of postintubation tracheal injuries. J Thorac Cardiovasc Surg 78: 860-875

Grillo HC (1982a) Primary reconstruction after airway resection of subglottic laryngeal and upper tracheal stenosis. Ann Thorac Surg 33: 3-18

Grillo HC (1982b) Carinal reconstruction. Ann Thorac Surg 34: 356-373

Grillo HC (1982c) Carcinoma of the lung: what can be done if the carina is involved. Am J Surg 143: 694-696

Grillo HC (1982d) Management of tracheal tumors. Am J Surg 143: 697-700

Grillo HC (1983a) Tracheal surgery. Scand J Thorac Cardiovasc Surg 17: 67-77

Grillo HC (1983b) Tracheal anatomy and surgical approaches. In: Shields TW (ed) General thoracic surgery. Lea & Febiger, Philadelphia, pp 341-353

Grillo HC (1987a) In Discussion of: Urgent treatment of tracheal obstruction by Becker HD, Blersch E, Vogt-Moykopf I. In: Grillo HC, Eschapasse H (eds) International trends in general thoracic surgery, vol 2: Major challenges. Saunders, Philadelphia, pp 19-20

Grillo HC (1987b) Postintubation tracheoesophageal fistula. In: Grillo HC, Eschapasse H (eds) International trends in general thoracic surgery, vol 2: Major challenges. Saunders, Philadelphia, pp 61-68

Grillo HC (1987c) Die Chirurgie der Trachea und Bronchien. Chirurg 58: 511-520

Grillo HC (1988) The trachea. In: Ravitch MM, Steichen FM (eds) Atlas of general thoracic surgery. Saunders, Philadelphia, pp 294-331

Grillo HC, Bendixen HH, Gephart T (1963) Resection of the carina and lower trachea. Ann Surg 158: 889-893

Grillo HC, Dignan EF, Miura T (1964) Extensive resection and reconstruction of mediastinal trachea without prosthesis or Graft: an anatomical study in man. J Thorac Cardiovasc Surg 48: 741-749

Grillo HC, Cooper JD, Geffin B, Pontoppidan H (1971) A low-pressure cuff for tracheostomy tubes to minimize tracheal injury: a comparative clinical trial. J Thorac Cardiovasc Surg 62: 898-907

Grillo HC, Moncure AC, Mc Enany MT (1976) Repair of inflammatory tracheoesophageal fistula. Ann Thorac Surg 22: 112-119

Grillo HC, Zannini P, Michelassi F (1986) Complications of tracheal reconstruction. Incidence, treatment and prevention. J Thorac Cardiovasc Surg 91: 322-328

Grover FL, Ellestad C, Arom KV, Root HD, Cruz AB, Trinkle JK (1979) Diagnosis and management of major tracheobronchial injuries. Ann Thorac Surg 28: 384-391

Habal MF, Murray JE (1972) Surgical treatment of life-endangering chronic aspiration pneumonia. J Plast Reconstr Surg 49: 305-311

Hadju SI, Huvos AG, Goodner JT, Foote FW, Beattie EJ (1970) Carcinoma of the trachea: clinico-pathologic study of 41 cases. Cancer 25: 1448-1456

Hafez A, Couraud L, Velly JF, Bruneteau A (1984) Late cataclysmic hemorrhage from the innominate artery after tracheostomy. Thorac Cardiovasc Surg 32: 315-319

Hankins JR, Cole FN, Attar S, Satterfield JR, Mc Laughlin JS (1979) Palliation of esophageal carcinoma with intraluminal tubes: Experience with 30 patients. Ann Thorac Surg 28: 224-229

Hardenberg D von, Yamaguchi Y, Fujisawa T, Ogawa T, de Vivie FR (1988) Therapeutic in vivo and in vitro effects of Argon Dye Laser and Hematoporphyrin derivate in lung cancer. Thorac Cardiovasc Surg 36: 15-19

Harley HRS (1971) Laryngotracheal obstruction complicating tracheostomy or endotracheal intubation with assisted respiration: a critical review. Thorax 26: 493-533

Hartung W (1983) Krankheiten des Bronchialsystems. In: Doerr W, Uehlinger E (Hrsg) Spezielle pathologische Anatomie, Bd 16/I: Pathologie der Lunge I. Springer, Berlin Heidelberg New York Tokyo, S 179-231

Hausmann D, Schulte am Esch J, Koch U (1981) Behandlungsbedürftige Spätkomplikationen des Larynx und der Trachea nach prolongierter nasotrachealer Intubation. Anästh Intensivther Notfallmed 16: 211-215

Hayata Y, Kato H, Konaka C, Ono J, Takizawa N (1982) Hematoporphyrin derivate and laser photoradiation in the treatment of lung cancer. Chest 81: 269-277

Healy F, Wilson AF, Fairshier RD (1984) Physiologic correlates of airway collapse in chronic airflow obstruction. Chest 85: 476-481

Heberer G, Schildberg FW, Valesky A, Stelter WJ (1980) Trachea-Rekonstruktionen bei entzündlichen Stenosen und Tumoren. Chirurg 51: 283-290

Helms U, Heilmann K (1985) Ein neues Krikothyreoidotomie-Besteck für den Notfall. Anaesthesist 34: 47-49

Herzog H (1954) Erschlaffung und exspiratorische Invagination des membranösen Teils der intrathorakalen Luftröhre und der Hauptbronchien als Ursache der asphyktischen Anfälle beim Asthma bronchiale und bei der chronischen asthmoiden Bronchitis des Lungenemphysems. Schweiz Med Wochenschr 84: 217-219

Herzog H, Keller R (1971) Pathophysiologische Grundlagen und Therapie der Bronchialstenose. Arch Otorhinolaryngol 199: 317-346

Herzog H, Keller R, Allgöwer M (1972) Die Hinterwandversteifung der Trachea und der großen Bronchien bei Prolaps der Pars membranacea. Thoraxchirurgie 20: 239-254

Herzog H, Heitz M, Keller R, Graedel E (1987) Surgical therapy for expiratory collapse of the trachea and large bronchi. In: Grillo HC, Eschapasse H (eds) International trends in general thoracic surgery, vol 2: Major challenges. Saunders, Philadelphia, pp 74-90

van der Heyde MN, Verwers HR, van Leusen R (1978) Closure of a bronchial fistula after pneumonectomy in a case of carcinoma in a patient in chronic dialysis. Acta Chir Belg 77: 271-274

Hilgenberg AD, Grillo HC (1983) Acquired nonmalignant tracheoesophageal fistula. J Thorac Cardiovasc Surg 85: 492-498

Hillmann KW, Riordan T, O'Farrell SM, Tabaqchali S (1982) Colonization of the gastric contents in critically ill patients. Crit Care Med 10: 444-447

Hollender LF, Bur F (1985) Chirurgie des großen Netzes. Springer, Berlin Heidelberg New York Tokyo

Hommlrich KW, Flemming I (1974) Classification of laryngeal stenosis. ORL J Otorhinolaryngol Relat Spec 36: 100-106

Hood RM (ed) (1985) Operations for trauma. In: Techniques in general thoracic surgery. Saunders, Philadelphia, p 32-67

Hood RM, Sloan HE (1959) Injuries of the trachea and major bronchi. J Thorac Cardiovasc Surg 38: 458-480

Hooper RG, Jackson FN (1985) Endobronchial electrocautery. Chest 87: 712-714

Hooper RG, Spratling L, Beechler CR, Schaffner S (1984) Endobronchial electrocautery: a role in bronchogenic carcinoma? Endoscopy 16: 67-70
Houston HE, Payne WS, Harrison EG, Olsen AM (1969) Primary cancers of the trachea. Arch Surg 99: 132-140
Hugh R, Harley S (1971) Laryngotracheal obstruction complicating tracheostomy or endotracheal intubation with assisted respiration: a critical review. Thorax 26: 493-533
Hurt R, Bates M (1984) Carcinoid tumours of the bronchus: a 33 year experience. Thorax 39: 617-623
Huzly A (1971) Pathophysiologie und chirurgische Behandlung der Bronchialstenosen. Arch Otorhinolaryngol 199: 112-172
Ikeda T, Sakai T, Sakai S, Kaseda S, Obitsu R, Iwatsuka M (1984) Resection of the carina and oesophagus for malignant tumours of the oesophagus or tracheobronchial tree. Thorax 39: 201-205
Ilberg C von (1977) Unsere Erfahrungen mit Silikon-T-Röhrchen in der wiederherstellenden Trachealchirurgie. Laryng Rhinol Otol (Stuttg) 56: 138-144
Ilberg C von (1985) 7 Jahre Erfahrung mit der Tracheaquerresektion. Laryng Rhinol Otol (Stuttg) 64: 40-42
Iro H, Kachlik HG, Weidenbecher M, Brandl M, Kolb S (1987) Bedeutung der perkutanen endoskopisch kontrollierten Gastrostomie zur Prophylaxe und Therapie der Ösophagotrachealfistel nach Langzeitintubation. Anästh Intensivther Notfallmed 22: 283-286
Jackson C (1921) High tracheostomy and other errors, - the chief causes of chronic laryngeal stenosis. Surg Gynecol Obstet 32: 392-398
Jensik RJ, Faber LP, Milloy FJ, Goldin MD (1972) Tracheal sleeve pneumonectomy for advanced carcinoma of the lung. Surg Gynecol Obstet 134: 231-236
Jensik RS, Faber LP, Brown CM, Kittle CF (1974) Bronchoplastic and conservative resectional procedures for bronchial adenoma. J Thorac Cardiovasc Surg 68: 556-565
Jensik RJ, Faber LP, Kittle CF, Miley RW, Thatcher WC, El-Baz N (1982) Survival in patients undergoing tracheal sleeve pneumonectomy for bronchogenic carcinoma. J Thorac Cardiovasc Surg 84: 489-496
Jensik RJ, Faber LP, Kittle CF (1986) Sleeve lobectomy for bronchogenic carcinoma: the Rush-Presbyterian-St. Luke's Medical Center experience. Int Surg 71: 207-210
Joffe LZ, Rechtmann AG (1981) Die Biomechanik der Atmung bei Kranken mit exspiratorischer Stenose von Trachea und Hauptbronchien. Z Erkr Atmungsorgane 156: 212-217
Jones JW, Reynolds M, Hewitt RL, Drapanas T (1976) Tracheo-innominate artery erosion: successful surgical management of a devastating complication. Ann Surg 184: 194-204
Joyner LR, Maran AG, Sarama R, Yakaboski A (1985) Neodymium-YAG laser treatment of intrabronchial lesions. Chest 87: 418-427
Kaitila II, Halttunen P, Snellman O, Takkunen O (1982) A new form of metaphyseal chondrodysplasia in two sibs: surgical treatment of tracheobronchial malacia and scoliosis. Am J Med Genet 11: 415-424
Kastenbauer ER (1983) Konservierung und Anwendungsmöglichkeiten allogener (homologer) Transplantate im Hals-Nasen-Ohrenbereich. HNO 31: 371-380
Katlic MR, Grillo HC (1983) Carcinoma of the esophagus: a current perspective. In: Choi NC, Grillo HC (eds) Thoracic Oncology. Raven, New York, pp 279-301
Keminger K, Dinstl K (1964) Experimentelle Untersuchungen zur Frage der Tracheomalazie. Langenbecks Arch Chir 308: 788-793
Keszler P (1986) Sleeve resection and other bronchoplasties in the surgery of bronchogenic tumors. Int Surg 71: 229-232
Keszler P (1987) The tracheal T-tube: for indwelling intubation as an alternative management method. In: Grillo HC, Eschapasse H (eds) International trends in general thoracic surgery, vol 2: Major challenges. Saunders, Philadelphia, pp 133-137
Kiricuta I (1974) The importance of the great omentum in plastic surgery. 77. Congr. Fr. Chir. Paris, 17.-20. X. 1974
Kirschner MB (1920) Ein neues Verfahren der Oesophagoplastik. Arch Klin Chir 114: 604-606
Kirsh MM, Orringer MB, Behrendt DM, Sloan H (1976) Management of tracheobronchial disruption secondary to nonpenetrating trauma. Ann Thorac Surg 22: 93-101
Kleinsasser O (1971) Narbenstenosen des Kehlkopfes und der Trachea. HNO 19: 294-302
Kohler P, van Ackern K, Huber RM (1985) Einfaches System zur Notkoniotomie. Anästh Intensivther Notfallmed 20: 213-215
Konietzko N, Querfurt H (1978) Lungenfunktionsanalytische Differenzierung von Stenosen im Bereich der großen Atemwege. Thoraxchirurgie 26: 286-290
Kothe W, Reichmann J (1969) Die Kompressionsstenose der malazischen Trachea bei Struma nodosa. Zentralbl Chir 94: 277-286
Krause D, Lüdemann C (1972) Trachealwandschäden nach maschineller Dauerbeatmung. Z Prakt Anaesth Wiederbelebung Intensivther 7: 217-226
Kris MG, Gralla RJ, Martini N, Stamplemann LV, Burke MT (1987) Preoperative and adjuvant chemotherapy in locally advanced non-small cell cancer. Surg Clin North Am 67: 1051-1059
Kronberger L (1962) Experimenteller Beitrag zur Entstehung der Oesophago-Trachealfistel durch ein stumpfes Thoraxtrauma. Langenbecks Arch Klin Chir 300: 463-489
Küster E (1884) Vorstellung eines Patienten, bei welchem der halbe Kehlkopf exstirpiert worden ist. Zentralbl Chir 13: 95
Kuhn F (1911) Die perorale Intubation. Kerger, Berlin
Kulka F (1988) Letter to the editor. Eur J Cardiothorac Surg 2: 133
Kuner J, Goldman A (1967) Prolonged nasotracheal intubation in adults versus tracheostomy. Dis Chest 51: 270-274
Kvale PA, Eichenhorn MS, Radke JR, Miks V (1985) YAG laser photoresection of lesions obstructing the central airways. Chest 87: 283-288
Lange V, Meyer G, Wenk H (1988) Endoskopischer Verschluß gastrointestinaler Fisteln. In: Manegold BC, Jung M (Hrsg) Fibrinklebung in der Endoskopie. Springer, Berlin Heidelberg New York Tokyo, S 152-160
Lanz T, Wachsmuth W (1955) Praktische Anatomie, Bd I, Teil 2: Hals. Springer, Berlin Göttingen Heidelberg
Lawin P, Reinhold P (1989) Prolongierte Intubation und Tracheotomie. In: Lawin P (Hrsg) Praxis der Intensivbehandlung, 5. Aufl. Thieme, Stuttgart New York, S 16.1-16.21
Levasseur P, Dartevelle P, Rojas-Miranda A, Merlier M, Le Brigand H (1980) Les résections anastomoses de trachée pour sténoses trachéales non tumorales. Chirurgie 106: 109-113
Lezius A (1953) Die Lungenresektionen. Thieme, Stuttgart
Lima O, Goldberg M, Peter WJ, Ayabe H, Townsend E, Cooper JD (1982) Bronchial omentopexy in canine lung transplanation. J Thorac Cardiovasc Surg 83: 418-421
Lindeman RC (1975) Diverting the paralyzed larynx: A reversible procedure for intractable aspiration. Laryngoscope 85: 157-180

Lindeman RC, Yarington CT, Sutton D (1976) Clinical experience with the tracheoesophageal anastomosis for intractable aspiration. Ann Otol 85: 609-612
Lindholm CE (1969) Prolonged endotracheal intubation. Acta Anaesthesiol Scand (Suppl) 33: I
Lindholm CE, Grenvik A (1982) Tracheal tube and cuff problems. Int Anaesthesiol Clin 20: 103-151
Little AG, Ferguson MK, De Meester TR, Hoffman PC, Skinner DB (1984) Esophageal carcinoma with respiratory tract fistula. Cancer 53: 1322-1328
LoCicero[III] J (1984) Tracheo-carotid artery erosion following endotracheal intubation. J Trauma 24: 907-909
Lowe JE, Bridgman AH, Sabiston DC (1982) The role of bronchoplastic procedures in the surgical management of benign and malignant pulmonary lesions. J Thorac Cardiovasc Surg 83: 227-234
Maassen W (1978) Kehlkopfmobilisation bei Trachealresektion. Thoraxchirurgie 26: 291-296
Maassen W, Greschuchna D, Vogt-Moykopf I, Toomes H, Lüllig H (1985) Tracheal resection - state of the art. Thorac Cardiovasc Surg 33: 2-7
Maiwand MO (1986) Cryotherapy for advanced carcinoma of the trachea and bronchi. Br Med J 293: 181-182
Maniglia AJ (1978) Conservative surgical management of tracheal stenosis. ORL J Otolaryngol Relat Spec 86: 380-393
Mark EJ (1983) Pathology of tracheal neoplasms. In: Choi NC, Grillo HC (eds) Thoracic oncology. Raven, New York, pp 257-269
Marzelle J, Dartevelle P, Khalife J, Rojas-Miranda A, Chapelier A, Levasseur P (1989) Surgical management of acquired post-intubation tracheo-oesophageal fistulas: 27 patients. Eur J Cardiothorac Surg 3: 499-503
Masing H, Weidenbecher M (1983) Zur Indikation und Technik des epithelisierten Tracheostomas. In: Rügheimer E (Hrsg) Intubation, Tracheotomie und bronchopulmonale Infektion. Springer, Berlin Heidelberg New York Tokyo, S 158-160
Mathes T (1958) Resektionsmöglichkeiten bei Geschwülsten des intrathorakalen Abschnittes der Trachea und ihre Kontinuitätswiederherstellung. Chirurg 29: 32-36
Mathey J, Binet JP, Galey JJ, Evrard C, Lemoine G, Denis B (1966) Tracheal and tracheobronchial resection. J Thorac Cardiovasc Surg 51: 1-13
Mathisen DJ (1989) Tracheostomy. In: Grillo HC, Austen WG, Wilkins EW, Mathisen DJ, Vlahakes GJ (eds) Current therapy in cardiothoracic surgery. Decker, Toronto Philadelphia, p 50
Matthews HR (1987) Control of sputum postoperatively. In: Grillo HC, Eschapasse H (eds) International trends in general thoracic surgery, vol 2: Major challenges. Saunders, Philadelphia, pp 200-206
Matthews HR, Hopkinson RB (1984) Treatment of sputum retention by minitracheotomy. Br J Surg 71: 147-150
Mc Govern FH, Fitz-Hugh GS, Edgemon LJ (1971) The hazards of endotracheal intubation. Ann Otol Rhinol Laryngol 80: 556-564
Mc Kinney M, Coppel DL, Gibbons JR, Cosgrove J (1988) A new technique for sleeve resection and major bronchial resection using twin catheters and high frequency jet ventilation. Anaesthesia 43: 25-26
Mc Lain[III] WC, Olsen GN, Wooldridge D, Almond CH, Boykin AB (1984) Endotracheal granular cell myoblastoma - a failure of laser therapy. Chest 86: 136-137
Meade JW (1961) Tracheostomy - its complications and their management: a study of 212 cases. N Engl J Med 265: 519-523
Messerklinger W (1972) Chirurgie der Luftröhre. In: Naumann HH (Hrsg) Kopf- und Hals-Chirurgie, Bd I: Hals. Thieme, Stuttgart, S 337-354
Meurala H, Halttunen P, Standertskjöld-Nordenstam CG, Keskitalo E (1982) Surgical support of collapsing intrathoracic tracheomalacia after thyroidectomy. Acta Chir Scand 148: 127-129
Meyer G, Hohlbach G (1990) Manschettenresektion auf Segmentbronchusebene wegen eines benignen Bronchusadenoms. Chirurg 61: 63-67
Meyer G, Langsdorf M, Bülzebruck H, Vogt-Moykopf I (1987) Der Stellenwert der Brustwandresektion in der Chirurgie von Lungenmetastasen extrathorakaler Tumoren. Langenbecks Arch Chir 372: 813-819
Meyer G, Kayser K, Probst G, Vogt-Moykopf I (1989) Benign tumors of the lung: classification and surgical treatment. In: Martini N, Vogt-Moykopf I (eds) International trends in general thoracic surgery, vol 5: Frontiers and uncommon neoplasms. Mosby, St. Louis, pp 296-312
Meyer G, Joosten U, Schardey HM, Hohlbach G (in Vorbereitung) Die Minitracheotomie - ein effektives Verfahren zur Prophylaxe und Therapie der postoperativen Sekretretention.
Meyer R (1960) Die Rekonstruktion des Tracheallumens durch Haut-und Knorpeltransplantation. ORLJ Otorhinolaryngol Relat Spec 22: 161-172
Meyer R (1968) La trachéopexie dans les trachéomalacies. ORLJ Otorhinolaryngol Relat Spec 30: 161-172
Meyer R (1974) Traitement chirurgical des stenoses tracheales et laryngo-tracheales au moyen de greffes et de lambeaux. J E Otorhinolaryngol 23: 409-412
Meyer R, Flemming I (1982) Reconstructive surgery of the trachea. Thieme, Stuttgart New York
Michelson E, Solomon R, Maun L, Ramirez J (1961) Experiments in tracheal reconstruction. J Thorac Cardiovasc Surg 41: 748-759
Miura T, Grillo HC (1966) The contribution of the inferior thyroid artery to the blood supply of the human trachea. Surg Gynecol Obstet 123: 99-102
Moghissi K (1975) Tracheal reconstruction with a prosthesis of marlex mesh and pericardium. J Thorac Cardiovasc Surg 69: 499-506
Moghissi K (1979) Les procédés bronchoplastiques. A propos de 101 cas consécutifs. Chirurgie 105: 460-467
Montgomery WW (1965) T-tube tracheal stent. Arch Otolaryngol 82: 320-321
Montgomery WW (1974) Suprahyoid release for tracheal anastomosis. Arch Otolaryngol 99: 255-260
Montgomery WW (1975) Surgery to prevent aspiration. Arch Otolaryngol 101: 679-682
Montgomery WW (1980) Manual for care of the Montgomery Silicone tracheal T-tube. Ann Otol Rhinol Laryngol 89 Suppl 73: 4/5
Morgan E, Lima O, Goldberg M, Ferdman A, Luk SK, Cooper JD (1982) Successful revascularization of totally ischemic bronchial autografts with omental pedicle flaps in dogs. J Thorac Cardiovasc Surg 84: 204-210
Morgan E, Lima O, Goldberg M, Ayabe H, Ferdman A, Cooper JD (1983) Improved bronchial healing in canine left lung reimplantation using omental pedicle wrap. J Thorac Cardiovasc Surg 85: 134-139
Moritz E, Schlick W (1979) Spätergebnisse nach Trachealresektion. Wiener Klin Wochenschr 91: 97-101
Moser F (1964) Die chondroplastische Erweiterung der Trachea. Zentralbl Chir 89: 1408-1412

Müller LC, Salzer GM (1988) Stenosis of left mainstem bronchus in a case of cicatriial pemphigoid. Eur J Cardiothorac Surg 2: 284-286

Mulliken JB, Grillo HC (1968) The limits of tracheal resection with primary anastomosis. Further anatomical studies in man. J Thorac Cardiovasc Surg 55: 418-421

Munck O, Kristensen HS, Larsen C (1961) Mechanical ventilation for acute respiratory failure in diffuse lung disease. Lancet I: 66-67

Naef AP (1969) Tracheobronchiale Rekonstruktion nach ausgedehnter Trachearesektion. Thoraxchirurgie 17: 503-508

Nakratzas G, Wagenaar JPM, Reintjes M, Scheffer E, Swierenga J (1974) Repeated partial endoscopic resections as treatment for two patients with unoperable tracheal tumors. Thorax 29: 125-131

Naumann HH (1974) Rekonstruktive Möglichkeiten bei laryngo-trachealen Stenosen. MMW 116: 465-472

Nelems B (1987) Tracheoarterial fistula. In: Grillo HC, Eschapasse H (eds) International trends in general thoracic surgery, vol 2: Major challenges. Saunders, Philadelphia, pp 69-73

Neville WE (1987) Prosthetic replacement of the trachea. In: Grillo HC, Eschapasse H (eds) International trends in general thoracic surgery, vol 2: Major challenges. Saunders, Philadelphia, pp 138-146

Neville WE, Hamouda F, Anderson J, Dwan FM (1971) Replacement of the intrathoracic trachea and both stem bronchi with a molded silastic prosthesis. J Thorac Cardiovasc Surg 63: 569-576

Niederman MS, Ferranti RD, Ziegler A et al. (1984) Respiratory infection complicating long-term tracheostomy: the complication of persistent gram-negative tracheobronchial colonization. Chest 85: 39-44

Nissen R (1954) Tracheoplastik zur Beseitigung der Erschlaffung des membranösen Teils der intrathorakalen Luftröhre. Schweiz Med Wochenschr 84: 219-221

Nissen R (1961) Extrakorporelle Zirkulation für langdauernde (30 Min.) Atemunterbrechung zur Operation bifurkationsnaher Trachealgeschwülste. Schweiz Med Wochenschr 91: 957-960

Nomori H, Kaseda S, Kobayashi K, Ishihara T, Yanai N, Torikata C (1988) Adenoid cystic carcinoma of the trachea and main-stem bronchus. J Thorac Cardiovasc Surg 96: 271-277

Nunn DB, Sanchez-Salazar AA, McCullagh JM, Renard A (1975) Trachea-innominate artery fistula following tracheostomy. Ann Thorac Surg 20: 698-702

Nuutinen J (1977) Acquired tracheomalacia: bronchological follow-up study. Ann Clin Res 9: 359-364

O'Dwyer J (1885) Two cases of croup treated by tubage of the glottis. NY Med J 42: 605

Ogura JH, Powers WE (1964) Functional restitution of traumatic stenosis of the larynx and pharynx. Laryngoscope 74: 1081-1110

Ogura JH, Roper CL (1962) Surgical correction of traumatic stenosis of larynx and pharynx. Laryngoscope 72: 468-480

Okike N, Bernatz PE, Payne WS, Woolner LB, Leonard PF (1978) Bronchoplastic procedures in the treatment of carcinoid tumors of the tracheobronchial tree. J Thorac Cardiovasc Surg 76: 281-291

Ong GB, Kwong KH (1970) Management of malignant esophagobronchial fistula. Surgery 67: 293-301

Padhi R, Lynn R (1960) The management of bronchopleural fistulas. J Thorac Surg 39: 385-393

Parr GVS, Unger M, Trout RG, Atkinson WG (1984) One hundred Neodymium-YAG laser ablations of obstructing tracheal neoplasms. Ann Thorac Surg 38: 374-381

Paulson DL, Shaw RR (1955) Bronchial anastomosis and bronchoplastic procedures in the interest of preservation of lung tissue. J Thorac Surg 29: 238-259

Pearson FG (1981) Our experience with subglottic strictures and upper tracheal resection. Ann Chir Thorac Cardiovasc 35: 588-592

Pearson FG (1983) Advances in tracheal surgery. Year Book Medical Publishers, Chicago, 1983 year book of surgery, pp 197-223

Pearson FG, Goldberg M, Da Silva AJ (1968a) Tracheal stenosis complicating tracheostomy with cuffed tubes - clinical experience and observations from a prospective study. Arch Surg 97: 380-394

Pearson FG, Henderson R, Gross A, Ginsberg R, Stone R (1968b) The reconstruction of circumferential tracheal defects with a porous prosthesis. J Thorac Cardiovasc Surg 55: 605-616

Pearson FG, Thompson DW, Weissberg D, Simpson WJK, Kergin FG (1974) Adenoid cystic carcinoma of the trachea. Ann Thorac Surg 18: 16-29

Pearson FG, Cooper JD, Nelems JM, van Nostrand AW (1975) Primary tracheal anastomosis after resection of the cricoid cartilage with preservation of recurrent laryngeal nerves. J Thorac Cardiovasc Surg 70: 806-816

Pearson FG, Todd TRJ, Cooper JD (1984) Experience with primary neoplasms of the trachea and carina. J Thorac Cardiovasc Surg 88: 511-518

Pech A, Cannoni M, Adul S, Thomassin JM, Zanaret M (1978) Le traitement des sténoses sous-glotto-trachéales. J Fr Otorhinolaryngol 27: 457-463

Perelman M, Koroleva N (1980) Surgery of the trachea. World J Surg 4: 583-593

Perelman MI, Koroleva NS (1987) Primary tumors of the trachea. In: Grillo HC, Eschapasse H (eds) International trends in general thoracic surgery, vol 2: Major challenges. Saunders, Philadelphia, pp 91-106

Perelman MI, Koroleva NS, Torofimow EM (1976) Chirurgische Behandlung der exspiratorischen Stenose des thorakalen Teils der Trachea und Hauptbronchien. Z Erkr Atmungsorgane 146: 284-289

Pichlmaier H, Schaudig A (1972) Resektionen der Trachea und großen Bronchien. Thoraxchirurgie 20: 288-291

Pontoppidan H, Geffin B, Lowenstein E (1972) Acute respiratory failure in the adult. N Engl J Med 287: 799-806

Price Thomas C (1956) Conservative resection of the bronchial tree. J R Coll Surg Edinb 1-2: 169-186

Pujol H, Rapp P (1981) De l'utilisation du grand epiploon en cancérologie. A propos de 297 Cas. Travail du groupe des Chirurgiens du centre Francais de lutte contre le cancer. Chirurgie 107: 292-298

Ramming KP, Roth JA, Mulder DG (1979) Surgical management of extensive tracheal lesions. Am J Surg 138: 80-88

Reed DN, Hassan AA, Wilson RF (1985) Primary mucinous adenocarcinoma of the trachea: the case for complete surgical resection. J Surg Oncol 28: 29-31

Reilly JS, Myer CM (1985) Excision of suprastomal granulation tissue. Laryngoscope 95: 1545-1546

Reiter D, Piccone BR, Littman P, Lisker SA (1979) Tracheoinnominate artery fistula as a complication of radiation therapy. Otolaryngol Head Neck Surg 87: 185-189

Rethi A (1956) An Ooperation for circratial stenosis of the larynx. J Laryngol Otol 70: 283-293

Rethi A (1959) Chirurgie der Verengung der oberen Luftwege. Thieme, Stuttgart

Rethi A (1967) Die plastischen und rekonstruktiven Operationen des Larynx und der Trachea. Wiss Z Karl-Marx-Univ Leipzig 16: 747-753

Rinecker H, Schvetz T (1979) Arteriotracheale Fistel bei Langzeitintubation am wachen Patienten. Anaesthesist 28: 180-181

Romita MC, Colvin SB, Boyd AD (1977) Cricothyroidotomy. Surg Forum 28: 174-175

Rose KG, Sesterhenn K, Wustrow F (1979) Vorbereitung, Ausführung und erste Erfahrungen mit der allogenen Frischtransplantation der Trachea beim Menschen. Arch Otorhinolaryngol 223: 274

Rügheimer E (1982) Die Tracheotomie. In: Benzer H, Frey R, Hügin W, Mayrhofer O (Hrsg) Anaesthesiologie, Intensivmedizin und Reanimatiologie. Springer, Berlin Heidelberg New York, S 814-828

Salassa JR, Pearson BW, Payne WS (1977) Gross and microscopical blood supply of the trachea. Ann Thorac Surg 24: 100-107

Salzer G (1952) Die erweiterte Resektion des Bronchuskarzinoms. Langenbecks Arch Chir 271: 211-218

Salzer GM, Margreiter R (1976) Oesophagotrachealfistel nach Langzeitintubation. HNO 24: 17-19

Salzer GM, Scharfetter H, Leitner E (1972) Resektion der Trachealbifurkation. Thoraxchirurgie 20: 107-112

Salzer GM, Kroesen G, Hofer E (1985) Catheter jet ventilation, a favourable technique during resection of the central tracheobronchial system. Thorac Cardiovasc Surg 33: 276-278

Sasaki CT, Suzuki M, Horiuchi M, Kirchner JA (1977) The effects of tracheostomy on the laryngeal closure reflex. Laryngoscope 87: 1428-1433

Schardey HM, Meyer G, Kern M, Marre R, Hohlbach G, Schildberg FW (1989) Die nosokomiale Lungeninfektion: präventive Maßnahmen beim chirurgischen Intensivpatienten. Intensivmedizin 26: 232-249

Schildberg FW, Schaudig A, Valesky A (1978) Problem der operativen Technik bei Tumoren an der Trachealbifurkation. Langenbecks Arch Chir 347: 635-636

Schildberg FW, Valesky A, Stelter WJ (1980a) Behandlung tumorbedingter und narbiger Trachealstenosen. MMW 122: 865-868

Schildberg FW, Valesky A, Stelter WJ (1980b) Trachearesektionen und bronchoplastische Eingriffe bei Narbenstenosen, benignen und malignen Tumoren. Langenbecks Arch Chir 352: 281-284

Schildberg FW, Valesky A, Nissen R (1982) Anatomische und funktionelle Grundlagen für die Wahl von Nahtmitteln und Nahttechniken in der Lungen- und Trachealchirurgie. In: Thiede A, Hamelmann H (Hrsg), Moderne Nahtmaterialien und Nahttechniken in der Chirurgie. Springer, Berlin Heidelberg New York, S 296-307

Schlaepfer K (1924) Fatal hemorrhage following tracheotomy for laryngeal diphteria. JAMA 82: 1581-1583

Schloffer H (1922) Zur Technik der Kropfoperation. Bruns Beitr Klin Chir 125: 249-269

Schobel H (1959) Die Tracheaplastik mittels Kunststoff- und Edelmetallspangen. Arch Ohren Nasen Kehlk Heilkd 180: 496-502

Schoefer G (1975) Resektionen der Trachea und Bifurkation. Zentralbl Chir 100: 277-289

Schuchmann JF, Haydorn WH, Hall RV (1980) Treatment of esophageal carcinoma: a retrospective review. J Thorac Cardiovasc Surg 79: 67-73

Schwartz DJ, Wynne JW, Gibbs CP et al. (1980) The pulmonary consequences of aspiration of gastric contents at pH values greater than 2,5. Am Rev Respir Dis 121: 119-126

Seegobin RD, Hasselt GL (1984) Endotracheal cuff pressure and tracheal mucosal blood flow: endoscopic study of effects of four large volume cuffs. Br Med J 288: 965-968

Shapshay SM (1987) Lasers in diseases of the trachea and bronchi. In: Fuller TA (ed) Surgical Lasers. A clinical guide. Macmillan, New York, pp 40-63

Shaw KM, Luke DA (1979) Lobectomy with sleeve resection of the bronchus for malignant disease of the lung and the influence of the suture material used for the bronchial repair. Thorac Cardiovasc Surg 27: 325-329

Simpson GT, Strong MS, Shapshay SM, Healy GB, Vaughan CW (1982) Predictive factors of success or failure in the endoscopic management of laryngeal and tracheal stenosis. Ann Otol Rhinol Laryngol 91: 384-388

Siu KF, Wei WI, Lam KH, Wong J (1985) Use of the pectoralis major muscle flap for repair of a tracheoesophageal fistula. Am J Surg 150: 617-619

Sjöstrand UH (1977) Review of the physiological rationale for and development of high-frequency positive-pressure ventilation. HFPPV. Acta Anaesthesiol Scand (Suppl) 64: 7-27

Skandalakis JE, Droulias C, Harlaftis N, Tzinas ST, Gray ST, Akin JT (1976) The recurrent laryngeal nerve. Am Surg 42: 629-634

Soerensen J (1930) Die Mund- und Halsoperationen. Urban & Schwarzenberg, München

Spinelli P, Pizzetti P, Lo Gullo C, Rocca F, Gobbi A, Ravasi G (1982) Resection of obstructive bronchial fibrolipoma through the flexible fiberoptic bronchoscope. Endoscopy 14: 61-63

Skinner DB, De Meester TR (1976) Permanent extracorporal esophagogastric tube for esophageal replacement. Ann Thorac Surg 22: 107-111

Stauffer JL, Olson DE, Petty TL (1981) Complications and consequences of endotracheal intubation and tracheotomy - a prospective study of 150 critically ill adult patients. Am J Med 70: 65-76

Stiles PJ (1965) Tracheal lesions after tracheostomy. Thorax 20: 517-522

Stoeckel H (1970) Late complications after tracheostomy. In: Boulton TB, Bryce-Smith R, Sykes MK, Gillett GB, Revell AL (eds) Progress in anaesthesiology: proceedings of the Forth World Congress of Anesthesiologists, Amsterdam. Excerpta Medica Foundation, Amsterdam, pp 825-830

Stoutenbeek CP, van Saene HKF, Miranda DR, Zandstra DF (1984) The effect of selective decontamination of the digestive tract on colonization and infection rate in multiple trauma patients. Intensive Care Med 10: 185-192

Strauchmann U, Wagemann W (1981) Truncus-brachiocephalicus-Blutung nach Tracheotomie. Zentralbl Chir 106: 309-316

Strong MS, Vaughan CW, Polanyi T, Wallace R (1974) Bronchoscopic carbon dioxide laser surgery. Ann Otol Rhinol Laryngol 83: 769-776

Symbas PN, Hatcher CR, Boehm GAW (1976) Acute penetrating tracheal trauma. Ann Thorac Surg 22: 473-477

Szemja Z (1986) Septumschleimhaut - Periochondrium - Transplantat zur plastischen Deckung von Ösophago-Trachealdefekten. HNO 34: 409-411

Taguchi H, Nagata T, Kawai A, Saito K, Wakabayashi T (1981) Higfrequency electrosurgical treatment of tracheal obstruction using the flexible bronchofiberscope. In: Boyd A, Spencer FKC (eds) Bronchology: research, diagnostic and therapeutic aspects. Martinus Nijhoff, The Hague, pp 563-565

Takizawa N, Otto K, Amemiya R, Hayashi N, Kawauchi T, Hayata Y (1981) Electrosurgery via the fiberoptic bronchoscope. In: Boyd A, Spencer FKC (eds) Bronchology:

research, diagnostic and therapeutic aspects. Martinus Nijhoff, The Hague, pp 559-561
Thomas AN (1972) Management of tracheoesophageal fistula caused by cuffed tracheal tubes. Am J Surg 124: 181-189
Thomas AN (1973) The diagnosis and treatment of tracheoesophageal fistula caused by cuffed tracheal tubes. J Thorac Cardiovasc Surg 65: 612-619
Thompson DT (1966) Tracheal resection with left lung anastomosis following right pneumonectomy. Thorax 21: 560-563
Thompson DT (1973) Lower tracheal and carinal resection associated with subtotal oesophagectomy for carcinoma of oesophagus involving trachea. Thorax 28: 257-260
Thompson DT, Doyle JA, Roncoroni AJ (1969) Carinal resection, left pneumonectomy and right lung anastomosis for adenocystic basal cell carcinoma (cylindroma). Thorax 24: 752-755
Toivio I, Siirala U, Lauerma S, Rapo S, Tallberg T, Mahlberg K, Tapaninen J, Meurala H (1973) Homotransplantation of canine trachea after denervation of the spleen. Acta Otolaryngol 75: 127-131
Toledo J, Roca R, Anton JA, Martin de Nicolas JL, Varela G, Juste P (1989) Conservative and bronchoplastic resection for bronchial carcinoid tumours. Eur J Cardiothorac Surg 3: 288-291
Toomes H (1986) Mukoziliares Transportmuster in der Trachea beim Hund. Prax Klin Pneumol 40: 16-19
Toty L, Personne C, Colchen A, Vourch G (1979) Utilisation d'un faisceau laser YAG à conducteur souple pour le traitement endoscopique de certaines lésions trachéobronchiques. Rev Fr Mal Respir 7: 475-482
Toty L, Personne C, Colchen A, Vourch G (1981) Bronchoscopic management of tracheal lesions using the neodymium Iittrium aluminium garnet laser. Thorax 36: 175-178
Toty L, Personne C, Colchen A, Leroy M, Vourch G (1987) Laser treatment of postintubation lesions. In: Grillo HC, Eschapasse H (eds) International trends in general thoracic surgery, vol 2: Major challenges. Saunders, Philadelphia, pp 31-36
Trunkey DD, Guernsey JM (1986) Surgical procedures. In: Blaisdell FW, Trunkey DD (eds) Trauma management, vol III: Cervicothoracic trauma. Thieme, New York Stuttgart, pp 301-317
Uhlschmid G (1980) Ergebnisse nach Resektion der Trachea. Schweiz Rundschau Med 69: 1828-1831
Ungar I (1977) Eingriffe wegen Trachealstenose. Z Erkr Atmungsorgane 151: 30-34
Utley JR, Singer MM, Roe BB, Fraser DG, Dedo HH (1972) Definitive management of innominate artery hemorrhage complicating tracheostomy. JAMA 220: 577-579
Utley JR, Dillon ML, Todd EP, Griffen WO, Zeok JV (1978) Giant tracheoesophageal fistula. J Thorac Cardiovasc Surg 75: 373-377
Valesky A (1980) Die Kontinuitätsresektion der Trachea. Habilitationsschrift, Medizinische Universität zu Lübeck
Valesky A (1986) Die Kontinuitätsresektion der Trachea. In: Eigler FW, Peiper HJ, Schildberg FW, Witte J, Zumtobel V (Hrsg) Stand und Gegenstand chirurgischer Forschung. Springer, Berlin Heidelberg New York Tokyo, S 227-248
Valesky A, Schildberg FW, Heberer G (1979) Die tracheooesophageale Fistel nach stumpfem Thoraxtrauma. Chirurg 50: 690-694
Valesky A, Lehnhardt FJ, Schildberg FW (1981) Wundheilung von Trachealanastomosen. Chirurg 52: 648-653
Valesky A, Hohlbach G, Schildberg FW (1983) Wertigkeit unterschiedlicher Maßnahmen zur Minderung der Anastomosenspannung nach Kontinuitätsresektion der Trachea. Langenbecks Arch Chir 360: 59-69
Vasko JS, Changwoo A (1968) Surgical management of secondary tracheomalacia. Ann Thorac Surg 6: 269-272
Vecchione TR, Habal MB, Murray JE (1975) Further experiences with the arytenoid-epiglottic flap for chronic aspiration pneumonia. J Plast Reconstr Surg 25: 318-323
Virkkula L, Eerola S (1975) Use of omental pedicle for treatment of bronchial fistula after lower lobectomy. Scand J Thorac Cardiovasc Surg 9: 287-290
Vogt-Moykopf I, Mickisch GH (1987) Discussion of „prosthetic replacement of the trachea" by Neville WE. In: Grillo HC, Eschapasse H (eds) International trends in general thoracic surgery, vol 2: Major challenges. Saunders, Philadelphia, pp 147-151
Vogt-Moykopf I, Meyer G, Bülzebruck H (1989) Sleeve lobectomy. In: Grillo HC, Austen WG, Wilkins EW, Mathisen DJ, Vlahakes GJ (eds) Current therapy in cardiothoracic surgery. Decker, Toronto Philadelphia, pp 145-150
Vogt-Moykopf I, Meyer G, Rau HG (1991) Bronchoplastic and angioplastic techniques. In: Baue AE, Geha AS, Hammond GL, Lakes H (eds) William Glenn's: thoracic and cardiovascular surgery, 5th edn. Appleton & Lange, East Norwalk (in Druck)
Weber J (1988) Ergebnisse nach Bifurkationsresektionen beim Bronchialkarzinom 17. Jahrestagung der Deutschen Gesellschaft für Thorax-, Herz- und Gefäßchirurgie, Bad Nauheim, 18.-20. II. 1988. Thorac Cardiovasc Surg 36 [Suppl 1]: 6
Weber J, Al-Zand K, Gräbner D, Beyer D (1986) Die Bifurkationsresektion in der chirurgischen Behandlung zentraler nichtkleinzelliger T^3-Karzinome. Zentralbl Chir 111: 844-852
Weerda H (1982) Eine neue Silikon-Endoprothese für die rekonstruktive Chirurgie von Hypopharynx, Larynx und Trachea. HNO 30: 219-223
Weerda H, Grüntjens L, Petersen-Mahrt I (1974) Die Naht am Tracheobronchialbaum. Eine tierexperimentelle Studie. Langenbecks Arch Chir 336: 91-102
Weerda H, Zöllner C, Reutter K (1984) Die Tracheopexie mit Stützgerüsten (Eine experimentelle und klinische Studie). Laryngol Rhinol Otol 63: 556-561
Weerda H, Zöllner C, Schlenter W (1986) Die Behandlung der Stenosen des laryngo-trachealen Überganges und der zervikalen Trachea. HNO 34: 156-163
Weiss JB, Ozment KL, Westbrook KC, Williams GD (1976) Tracheal-innominate artery fistula: successful management of two cases. South Med J 69: 430-432
Westaby S (1985) Long-term intubation with silicone rubber endotracheal prostheses for injury or inoperable major airways obstuction. Trans Am Soc Artif Intern Organs 31: 318-323
Westaby S, Shepherd MP (1983) Palliation of intrathoracic tracheal compression with a silastic tracheobronchial stent. Thorax 38: 314-315
Westaby S, Jackson JW, Pearson FG (1982) A bifurcated silicone rubber stent for relief of tracheobronchial obstruction. J Thorac Cardiovasc Surg 83: 414-417
Weymuller EA, Cummings CW (1982) Cricothyroidotomy: the impact of antecedent endotracheal intubation. Ann Otol Rhinol Laryngol 91: 437-439
Whited RE (1984) A prospective study of laryngotracheal sequelae in long-term intubation. Laryngoscope 94: 367-377
Wigley FM, Murray HW, Mann RB, Saba GP, Kashima H, Mann JJ (1976) Unusual manifestation of tuberculosis: TE fistula. Am J Med 60: 310-314

Wilfingseder P (1972) Rekonstruktion der Trachea durch ein Segmenttransplantat vom Nasenseptum. Wien Klin Wochenschr 84: 226 u. 797

Wilkins EW (1980) Long-segment colon subsitution for the esophagus. Ann Surg 192: 722-725

Wilson RS (1987) Anesthetic management for tracheal reconstruction. In: Grillo HC, Eschapasse H (eds) International trends in general thoracic surgery, vol 2: Major challenges. Saunders, Philadelphia, pp 3-12

Wölfler A (1887) Die chirurgische Behandlung des Kropfes. Bde I-III. Hirschwald, Berlin

Wolff G (1983a) Beatmungsweg. In: Die künstliche Beatmung auf Intensivstationen, 3. Aufl. Springer, Berlin Heidelberg New York Tokyo, S 76-98

Wolff G (1983b) Indikation zur primären und sekundären Tracheotomie. In: Rügheimer E (Hrsg) Intubation, Tracheotomie und bronchopulmonale Infektion. Springer, Berlin Heidelberg New York Tokyo, S 147-151

Wong J, Lam KH, Wei WI, Ong GB (1981) Results of the Kirschner operation. World J Surg 5: 547-552

Wright A, Ardran GM, Stell PM (1981) Does tracheostomy in children retard the growth of trachea or larynx? Clin Otolaryngol 6: 91-96

Wychulis AR, Ellis FH, Andersen HA (1966) Acquired nonmalignant esophagotracheobronchial fistula. JAMA 196: 117-122

Zenker W, Glaninger J (1960) Die Stärke des Tracheazuges beim lebenden Menschen und seine Bedeutung für die Kehlkopfmechanik. Zentralbl Hals Nasen Ohrenheilkd 67: 141

Zenker R, Schaudig A, Pichlmaier H (1972) Gegenwärtiger Stand der Resektion von Trachea und Bronchien. MMW 114: 1090-1095

Zollinger HU (1962) Die Wundheilung vom Standpunkt der pathologischen Anatomie. Helv Chir Acta 29: 181-207

19 Lunge

L. Sunder-Plassmann, H. Dienemann und G. Heberer

19.1 Angeborene Erkrankungen

19.1.1 Lungendysplasien

19.1.1.1 Lungenagenesie

Das Fehlen einer oder beider Lungen ist eine sehr seltene Erkrankung, die wiederum häufig mit anderen kardiovaskulären Anomalien kombiniert in Erscheinung tritt. Jenseits der Trachealbifurkation fehlen auf der betreffenden Seite das Lungenparenchym, die Gefäße und der Bronchialbaum (Maltz u. Nadas 1968). Der betreffende Hauptbronchus bildet hier einen kurzen Blindsack, der später Anlaß für rezidivierende Infektionen sein kann. Die Schwere des klinischen Bildes hängt ab vom Ausmaß des Defektes, der resultierenden Mediastinalverdrängung und der Störung der Atemmechanik. Daher können klinische Symptome auch völlig fehlen. Die Diagnose wird gesichert durch Bronchoskopie, Bronchographie und Pulmonalisangiographie. Eine Indikation zum chirurgischen Vorgehen ergibt sich nur dann, wenn eine Infektionsquelle, wie z. B. der Bronchusstumpf, ausgeschaltet werden muß.

19.1.1.2 Lungenhypoplasie

Hypoplastische Lungen enthalten zwar funktionstüchtige funktionelle Einheiten, erreichen jedoch nicht die normale Größe (Lindesmith u. Wells 1983). Daher entspricht deren funktionelle Beeinträchtigung dem Grad der Hypoplasie. Eine weitere Beeinträchtigung erfahren Patienten mit Lungenhypoplasie nicht selten aufgrund zusätzlicher Fehlbildungen wie Zwerchfelldefekten oder einer Fehleinmündung der Lungenvenen in die V. cava inferior. Ist die Lungenfunktion durch diese Fehlbildungen erheblich eingeschränkt, ist die Indikation zur operativen Korrektur gegeben. Resezierende Eingriffe werden notwendig, wenn rezidivierende Infekte konservativ nicht beherrschbar sind.

19.1.2 Lungenparenchymdefekte

19.1.2.1 Lungenzysten

Kongenitale Lungenzysten sind fast immer solitär, die seltenen multiplen Zysten dagegen Folge der Mukoviszidose oder einer Staphylokokkenpneumonie im Säuglingsalter (Lindesmith u. Well 1983).

Lungenzysten werden klinisch auffällig, wenn sie infolge der Größenzunahme die Restlunge komprimieren und damit die Ventilation behindern. Dieser Fall kann eintreten, wenn im Laufe von Monaten oder sogar Jahren infolge eines Ventilmechanismus im zuführenden Bronchus mehr Luft zugeführt wird, als entweichen kann. Bei lokalisierten Veränderungen sollte immer erst die alleinige Zystektomie versucht werden, an zweiter Stelle ist die anatomische Segmentresektion zu versuchen. Eine Lobektomie ist nur bei multiplen Zysten und völliger zystischer Degeneration des Lappens erforderlich.

Eine weitere Komplikation sind rezidivierende Infekte, die aus einer inadäquaten Zystendrainage resultieren. Auch in diesem Fall sollte bei umschriebenen Prozessen ein parenchymsparendes Verfahren zur Anwendung kommen. Wenn vertretbar, sollte der Eingriff im freien Intervall erfolgen.

Asymptomatische solitäre Lungenzysten können zunächst beobachtet werden. Sind diese auch nach Ablauf eines Jahres noch unverändert nachweisbar, ist eine parenchymsparende Exstirpation indiziert, um den genannten Komplikationen vorzubeugen.

19.1.2.2 Kongenitale zystische adenomatöse Dysplasie

Die Ursache der kongenitalen zystischen adenomatösen Dysplasie ist eine meist einseitige, seltener doppelseitige Fehlentwicklung mit Proliferation terminaler Bronchioli ohne Ausbildung alveolärer Strukturen (Holder u. Christy 1964). Nach Einsetzen der Lungenatmung entwickeln sich unter Luftanschluß multiple Zysten, die zu einer schweren Überblähung mit Mediastinalverdrängung und akuter Atemnot führen. Überdruckbeatmung verschlechtert den Zustand zusätzlich, so daß allein die notfallmäßig durchgeführte Resektion der betroffenen Lungenabschnitte zum Ziel führt. Ist eine gesamte Lunge befallen und stellt die Erkrankung eine Indikation zur Pneumonektomie dar, so sollte diese nach Möglichkeit bis zum Abschluß der Wachstumsperiode hinausgezögert werden. Nach Pneumonektomien im Kleinkindes- und Kindesalter können wegen des fehlenden Widerlagers der Lunge ganz erhebliche Thoraxdeformitäten resultieren.

19.1.2.3 Lobäremphysem

Die Entstehung des kongenitalen Lobäremphysems, das auch mehr als einen Lappen betreffen kann, erklärt sich aus einer allmählichen Überblähung der Alveolen infolge Bronchialobstruktion oder Bronchialkollaps (Murray 1967). Auch dieses Krankheitsbild führt bereits in der Neugeborenenperiode zu einem Atemnotsyndrom, da die erkrankten Lungenabschnitte das gesunde Parenchym komprimieren und das Mediastinum zur gesunden Seite verdrängen. Die Therapie besteht in der u. U. notfallmäßig durchzuführenden Resektion der befallenen Lungenlappen, wobei mit einem guten Langzeitergebnis gerechnet werden kann.

19.1.3 Bronchialanomalien

Die häufigen Bronchialanomalien haben keinerlei Krankheitswert. Es handelt sich um überzählige Segmentbronchien oder seltene Aufzweigungsvarianten des Bronchialsystems (s. Teil A), die gelegentlich bei der Präparation berücksichtigt werden müssen. Bei entsprechendem Verdacht können diese Anomalien durch Bronchoskopie und Bronchographie abgeklärt werden, in der Regel stellen sie jedoch einen bronchoskopischen Zufallsbefund dar.

19.1.3.1 Bronchogene Zysten

Bronchogene Zysten werden meist im Mediastinum in enger Beziehung zur Trachealbifurkation und zu den Hauptbronchien angetroffen, können aber auch peripher im Lungenparenchym auftreten. Für beide Lokalisationen gelten dieselben diagnostischen und therapeutischen Grundsätze (s. Kap. 21).

19.1.3.2 Bronchialfisteln

Gelegentlich werden anomale Verbindungen zwischen Luftwegen und anderen Organen oder zystischen Hohlräumen innerhalb des Thorax angetroffen. Am häufigsten sind Fisteln zwischen Trachea und Ösophagus, die in der Regel wegen der unvermeidlichen Aspiration bereits unmittelbar postnatal eine chirurgische Versorgung erfahren. Auch andere Verbindungen stellen wegen der Gefahr rezidivierender pulmonaler Infekte in der Regel eine Operationsindikation dar. Im Erwachsenenalter sind Bronchialkarzinome, tuberkulöse Lymphknoten oder Ösophagustumoren die häufigste Ursache von Fistelverbindungen zwischen Ösophagus und Trachea bzw. Bronchialbaumabschnitten. Sofern sie nicht zufällig entdeckt werden, kann eine verschleierte Symptomatik bestehen. Das Bild einer einseitigen Bronchitis ist bedingt durch eine gelegentliche Aspiration. Durch gezieltes Befragen muß eruiert werden, ob durch Trinken ein Hustenreiz ausgelöst werden kann. Wir haben festgestellt, daß bei Aufnahme fester Nahrung keinerlei Beschwerden bestehen. Selten werden derartige Fisteln auch einmal intraoperativ anläßlich einer Lymphadenektomie entdeckt. Beide Seiten der Fistel müssen sorgfältig verschlossen werden. Bei entsprechendem Verdacht können diese Fisteln zuvor endoskopisch oder selektiv bronchographisch verifiziert werden (s. Kap. 18).

19.1.4 Vaskuläre Erkrankungen

19.1.4.1 Arteriovenöse Fistel

Die arteriovenöse Fistel (Synonym: arteriovenöses Aneurysma, vaskuläres Hamartom, Lungenhämangiom) entsteht aus einer fehlerhaften Entwicklung intrapulmonaler Kapillaren, woraus abnorme Verbindungen zwischen Pulmonalarterie und Pulmonalvene hervorgehen. Diese gelegentlich auch extrapulmonal auftretenden Veränderungen können solitär oder multipel vorkommen, letzteres v. a. bei Patienten mit hereditärer Teleangiektasie (M. Rendu-Osler-Weber). Erworbene arteriovenöse Kurzschlußverbindungen entstehen meist durch Schuß- oder Granatsplitterverletzung, sie werden auch durch stark vaskularisierte Schilddrüsenkarzinommetastasen induziert (Ferlinz 1974).

Die klassische Trias von Zyanose, Polyzythämie und Ausbildung von Trommelschlegelfingern weisen nur etwa 20% aller Patienten auf (Bernatz 1983). Voraussetzung dafür ist eine Kurzschlußblutmenge von mehr als 30% des Schlagvolumens (Ferlinz 1974). Es können Schwindelgefühl, Kopfschmerz und in schweren Fällen Synkopen, besonders unter körperlicher Belastung mit plötzlicher Vergrößerung des Shuntvolumens, auftreten, und bei Einreißen kleiner Gefäße kann es zu Hämoptysen kommen. Arteriovenöse Fisteln können auch Ausgangspunkt metastatischer Hirnabszesse sein, die neben den intrapleuralen Rupturen zu den letalen Komplikationen zählen.

Auskultatorisch kann über größeren Fisteln ein pulssynchrones Schwirren zu hören sein, sofern noch keine Thrombosierung eingetreten ist.

Bevorzugter Sitz dieser Mißbildung sind die subpleuralen Regionen der Unterlappen, seltener andere Regionen oder mehrere Lappen der linken und rechten Lunge gleichzeitig.

Selbst relativ kleine Fisteln können Shuntvolumina von mehreren Litern pro Minute aufweisen. Röntgenologisch erscheinen diese Fisteln relativ scharf begrenzt, teilweise gelappt. Ein breiter, gegen die Umgebung scharf abgesetzter Streifen, der den zu- und abführenden Gefäßen entspricht, zieht vom Hilus zum Rundherd. Bei der Durchleuchtung sind Eigenpulsationen des Rundherdes erkennbar, beim Valsalva-Manöver nehmen diese an Größe ab. Das Pulmonalisangiogramm oder das CT ohne und mit Kontrastmittelgabe erlaubt in Zweifelsfällen die Klärung der Diagnose.

Die chirurgische Behandlung solitärer Herde ist erfolgversprechend und risikoarm, da diese aufgrund ihrer subpleuralen Lokalisation durch atypische Resektion vollständig entfernt werden können. Die Resektion ist möglichst gewebesparend durchzuführen, da sich in späteren Lebensjahren neue Fisteln manifestieren können, die eine erneute Resektion erforderlich machen. Bei Vorliegen multipler Fisteln kann die unvollständige Entfernung sämtlicher Herde eine Vergrößerung der verbliebenen bedingen. Als alternatives Verfahren kann in diesen Fällen die selektive Embolisierung versucht werden (White et al. 1980).

Bei operablen arteriovenösen Fisteln ist die Prognose gut, sofern keine neuen Herde manifest werden. Eine maligne Degeneration ist bisher nicht beschrieben.

19.1.4.2 Lungensequester

Bei allen Formen des Lungensequesters zieht eine anomale Arterie aus der Aorta abdominalis oder der Aorta thoracica descendens zum rechten oder linken Lungenunterlappen, um sich dort zu verzweigen. Diese Arterie kann 1) ein normales Bronchialsystem des Unterlappens versorgen, 2) dem Unterlappen anliegendes akzessorisches Lungengewebe und zusätzliche Teile des normalen Bronchialsystems des Unterlappens oder 3) dem Unterlappen anliegendes akzessorisches Lungengewebe allein versorgen (Zenker et al. 1954).

Der venöse Rückfluß erfolgt fast immer zur Lungenvene, kann aber auch in die V. azygos oder hemiazyos gerichtet sein. Das von dieser anomalen Arterie versorgte Lungengewebe ist meist deutlich vom übrigen Gewebe des Unterlappens abgesetzt. Ist das Bronchialsystem dieses Abschnitts völlig selbständig ausgebildet, so ist das Gewebe atelektatisch und weist keinerlei Pigmenteinschlüsse auf (Bernatz 1983). Steht das Bronchialsystem mit dem übrigen normalen Bronchialbaum in Verbindung, ist der Sequester makroskopisch weniger deutlich abgesetzt. Der meist zystisch degenerierte Lungensequester kann sich auf diesem Wege leicht infizieren und das Bild eines mehrkammrigen Lungenabszesses, einer chronisch rezidivierenden Pneumonie oder einer infizierten bronchogenen Zyste vortäuschen. Bei allen eitrigen Prozessen des Unterlappens ist deshalb an das Bestehen einer solchen Anomalie zu denken. Am häufigsten liegt das sequestrierte Gebilde im posteromedialen Teil des Unterlappens und reduziert die Größe des posterobasalen Segments oder aller basalen Segmente.

Der Lungensequester kann in jedem Lebensalter in Erscheinung treten. Die Symptome (rezidivierendes Fieber mit oder ohne Pleuritis, Husten mit purulentem Sputum) sind unspezifisch. Der extralobäre Lungensequester ist häufig ein radiologischer Zufallsbefund bei asymptomatischen Patienten.

Wichtiges Röntgensubstrat sind unterschiedlich von Aufhellungen und Spiegeln durchsetzte basale, mitunter paravertebrale Schatten (Abb. 19.1). Beim extralobären Sequester ist bronchographisch das numerisch komplette Bronchialsystem dargestellt, das den hier liegenden Sequester als akzessorische Raumforderung ausspart. Die aberrierende Arterie kann angiographisch dargestellt werden, auch wenn dies zur Untermauerung der Diagnose nicht unbedingt notwendig ist.

Sofern sich der Sequester infiziert, entwickelt sich ein klinisches Bild wie bei abszedierenden Lungenerkrankungen anderer Genese. Die spontane Drainage der infizierten Zysten ist unzureichend, somit ist eine antibiotische Behandlung nicht erfolgversprechend. Die Operation ist die Methode der Wahl. Meistens ist eine Lappenresektion erforderlich, da eine Ausschälung der sequestrierten Anteile nur selten gelingt. Dabei kann die in flächenhafte Adhäsionen eingebettete abnorme Arterie eine Gefahr darstellen, wenn sie sich bei unvorhergesehener Durchtrennung unmittelbar oberhalb des Zwerchfells nach abdominal retrahiert (Zenker et al. 1954).

Die rein extralobären Sequester ohne Zeichen der Infektion können in der Regel unter Schonung des angrenzenden Unterlappens reseziert werden.

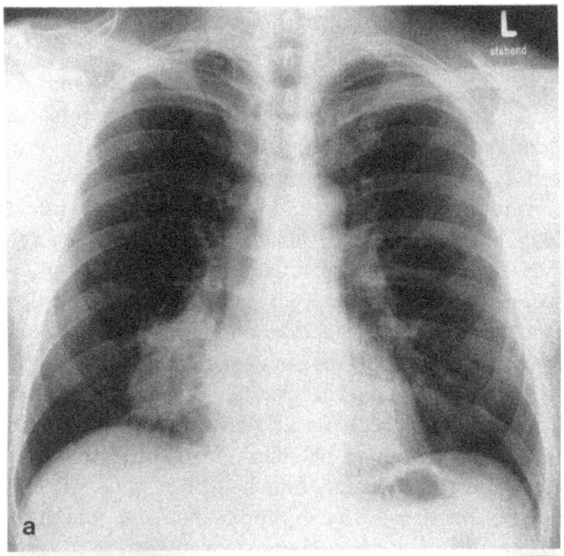

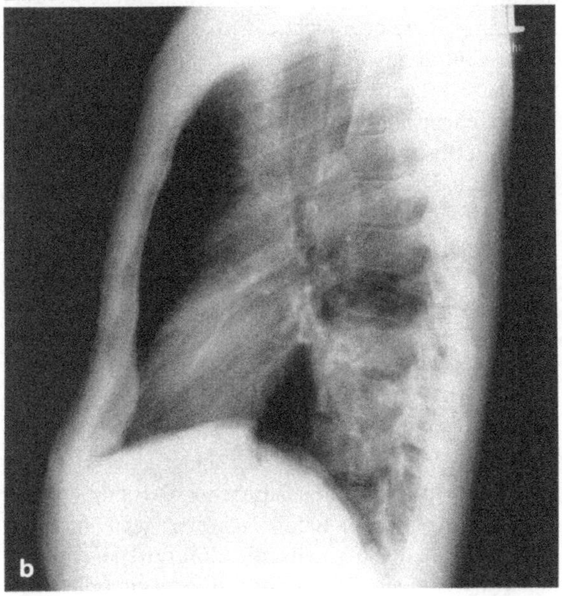

Abb. 19.1 a, b. Lungensequester: 44jähriger Patient mit rezidivierenden Fieberschüben und purulentem Auswurf. **a** Thoraxaufnahme p. a.: relativ umschriebene Verdichtung rechts parakardial. **b** Thoraxaufnahme seitlich: segmenttypische Verschattung posterobasal. Die Entfernung des Sequesters erfolgte durch Unterlappenresektion rechts, eine kräftige Arterie im Lig. pulmonale wurde intraoperativ dargestellt und versorgt

19.2 Entzündliche Erkrankungen

19.2.1 Mukoviszidose

Die Mukoviszidose ist eine rezessiv vererbliche Erkrankung der exokrinen Drüsen, u. a. der Bronchialschleimhaut. Das Leiden ist durch eine vermehrte Sekretion u. a. der Bronchialdrüsen charakterisiert. Das Tracheobronchialsystem ist mit einem homogenen, äußerst zähen Schleim gefüllt, der bronchopulmonale Infekte unterhält und daneben die Bronchialwand allmählich erweitert; dieses kann in einem bronchiektatischen Umbau, in Atelektasen, Verdichtungsherden und schließlich in Ausbildung multipler, sekundär infizierter Zysten resultieren. Nur selten ist wegen des multiplen Auftretens der Zysten bei gleichzeitig bestehender respiratorischer Globalinsuffizienz ein chirurgisches Vorgehen sinnvoll. Allenfalls bei rezidivierendem Pneumothorax und bei Ausbleiben eines Spontanverschlusses der bronchopleuralen Fistel ist ein aktives Vorgehen indiziert (s. Kap. 20).

19.2.2 Bronchiektasen

Unter Bronchiektase versteht man einen irreversibel erweiterten Abschnitt eines numerisch normalen Bronchialsystems. Die Bronchographie ist das einzige Verfahren zum sicheren Nachweis derartiger Kaliberveränderungen; die oftmals noch verwendeten deskriptiven Begriffe, wie z. B. „fusiform", „zylindrisch oder tubulär", „sackförmig" und „zystisch", haben jedoch keinerlei klinische Relevanz. Ebenso scheint die Einteilung in angeborene und erworbene Bronchiektasen überholt. Aus der Tatsache, daß Patienten mit dem klassischen Vollbild (maulvolles Dreischichtsputum, Uhrglasnägel, Zyanose, septische Pneumonie, Hämoptysen, Amyloidose, eingeschränkte Lebenserwartung) kaum noch gesehen werden, läßt sich ableiten, daß die Bronchiektasen eine ausschließlich erworbene Erkrankung der Bronchien darstellen.

Nach heutiger Auffassung stellen die Bronchitis und Peribronchitis das primäre Ereignis mit resultierender Destruktion und Dilatation der Bronchialwand dar. Die Bronchiektasen sind schließlich der Endzustand nach chronisch rezidivierenden bronchialen und peribronchialen Infekten. Das immer seltenere Auftreten von Bronchiektasen seit dem breiten Einsatz von Antibiotika untermauert die Vorstellung, daß es sich um eine erworbene Erkrankung handelt.

Makroskopisch können bronchiektatisch befallene Lungenabschnitte einen normalen Aspekt bieten. In fortgeschrittenen Fällen können die verdickten Bronchien palpiert werden. Mikroskopisch finden sich eine Peribronchitis, muköse Ulzera, Mikroabszedierung und Fibrosierung der Bronchuswand. Am häufigsten sind die basalen Segmetgruppen beider Unterlappen betroffen, oft findet man aber noch eine Miterkrankung des rechten Mittellappens bzw. der Lingula. Das apikale Segment der Unterlappen bleibt lange Zeit frei. In mehr als 60% der Fälle von Bronchiektasen des linken Unterlappens ist die Lingula mitbefallen, selten erkranken der rechte Mittellappen oder die Lingula allein.

Da man dieses Krankheitsbild nach der klassischen Beschreibung heutzutage nicht mehr antrifft, müssen rezidivierende Atemwegsinfekte mit geringfügigen Hämoptysen, evtl. kombiniert mit Sinusitiden, an Bronchiektasen denken lassen. Dabei können purulenter Auswurf, Gewichtsabnahme oder subjektive Beeinträchtigung völlig fehlen.

Über den betroffenen Lungenabschnitten sind Rasselgeräusche wahrnehmbar. Röntgenologisch fällt allenfalls eine vermehrte Streifenzeichnung des Lungenparenchyms auf. Die Erfassung der 24-h-Sputummenge, Sputumkulturen und die Bronchoskopie sind lediglich flankierende diagnostische Maßnahmen. Die Ausdehnung der krankhaften Veränderungen und damit die Planung des chirurgischen Vorgehens sind auf die Bronchographie gestützt (Abb. 19.2); daneben ist heute auch die CT mit „Parenchymfenster" zur Abgrenzung bzw. zum Ausschluß eines beidseitigen Befalls geeignet.

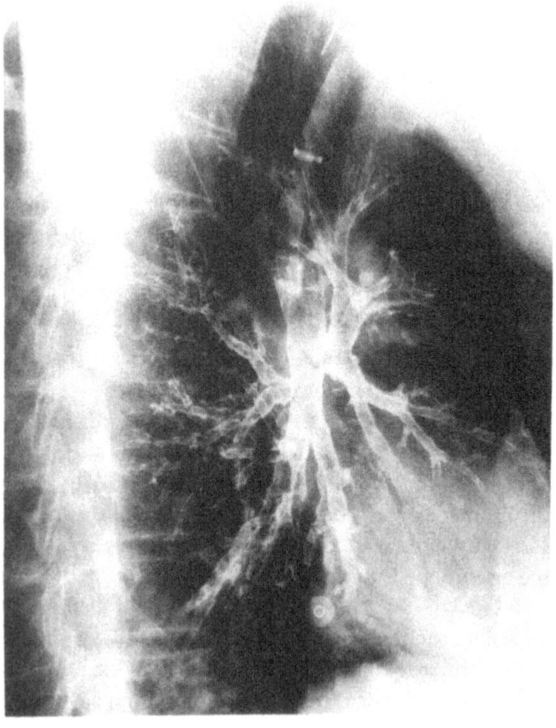

Abb. 19.2. Bronchiektasen: 53jähriger Patient mit chronischer Bronchitis und rezidivierenden bronchopulmonalen Infekten. Thoraxaufnahme seitlich (Bronchographie): Vollständige Darstellung des linksseitigen Bronchialsystems. Nachweis von Bronchiektasen aufgrund zylindrischer Erweiterungen und Wandunregelmäßigkeiten der Subsegmentbronchien apiko- und laterobasal. Die chirurgische Behandlung bestand in einer Unterlappenresektion links

Die Indikation zum chirurgischen Vorgehen stützt sich auf langfristige Beobachtung des Patienten und ist nur indiziert bei chronisch komplizierten Fällen mit rezidivierenden fieberhaften oder septischen Infekten oder Hämoptysen nach genauer Abgrenzung des Prozesses. Nur so läßt sich vermeiden, daß Raucher mit chronischer Bronchitis und exazerbierendem Infekt fehlerhaft einem Eingriff unterzogen werden. Generell müssen auch die konservativen Möglichkeiten ausgeschöpft sein. Es muß belegt werden, daß diese für den Patienten ein größeres Risiko und eine größere Beeinträchtigung bedeuten als die einmalige Operation.

Bei beidseitigen Prozessen ist die Operation nur dann indiziert, wenn tatsächlich die zu operierende Seite ungleich stärker befallen und für die septischen Komplikationen verantwortlich ist. Bei isoliertem Befall der basalen Segmentgruppe sollte die Schonung des apikalen Unterlappensegments angestrebt werden. Allerdings sollte man nicht zögern, die Resektionslinie weiter zentral zu wählen, wenn der Bronchusstumpfverschluß wegen der Brüchigkeit des Gewebes unsicher erscheint. Bezüglich der Möglichkeiten des Bronchusstumpfverschlusses und der Deckungsmöglichkeiten s. Kap. 23.

Schwieriger ist die Indikationsstellung und Festlegung der operativen Strategie bei beidseitigem Befall mit Mittellappen- bzw. Lingulabeteiligung. Hier ist das Ausmaß der Funktionseinschränkung nach u. U. erforderlicher beidseitiger Resektion genau gegen den Spontanverlauf abzuwägen. Die Resektion ist auf jeden Fall angezeigt, wenn gegenüber einer malignen Ursache nicht sicher abgegrenzt werden kann.

Erwartungsgemäß wird eine langfristige Heilung eher nach Resektion umschriebener Befunde erreicht als bei Patienten mit Befall mehrerer Segmente oder Lappen. Langfristig scheint die chirurgische Therapie der konservativen Behandlung überlegen (Übersicht bei Ferguson 1983).

19.2.3 Unspezifische bakterielle Entzündung

Unspezifische infektiöse Lungenerkrankungen verlaufen heute aufgrund der antibiotischen Therapie ganz anders als noch vor 30 Jahren. Operative Eingriffe sind viel seltener und erst bei Versagen der medikamentösen Therapie indiziert. Auch die Operationsverfahren selbst haben sich geändert: Die Aufklappung einer Kaverne, die Plombierung oder die Thorakoplastik sind durch Resektionsverfahren abgelöst worden, welche die vollständige Entfernung eines nicht mehr korrigierbaren Endzustandes zum Ziel haben, z. B. die Resektion eines destruierten Lappens, die Entfernung einer tuberkulösen Kaverne oder die Exstirpation einer sekundär infizierten Lungenzyste. Verbleiben jedoch große Resthohlräume, die das verbleibende Lungenparenchym nicht ausfüllen kann, können langwierige Sekundärheilungen mit der Gefahr der Bronchusstumpfinsuffizienz resultieren. In diesen Fällen ist die simultane Thorakoplastik angezeigt, insbesondere wenn gesundes Gewebe aus der Umgebung, wie z. B. Muskelplomben oder Omentum majus zur Ausfüllung des Hohlraums nicht zur Verfügung steht (vgl. hierzu Kap. 20.2.3).

Gerade weil die gezielte, nach Antibiogramm durchgeführte antibiotische Therapie den Akutverlauf der bakteriellen Pneumonie erheblich mitigiert und verlangsamt, tauchen heute häufiger karnifizierte Folgezustände auf, die sich früher nicht ausbilden konnten. Die Pneumonie löste sich entweder, oder sie führte zur Nekrotisierung und damit zum Abszeß, u. U. mit Ruptur in den Pleuraspalt (Empyem). Durch massiven Antibiotikaeinsatz läßt sich zwar die Nekrotisierung und Abszeßbildung in der Regel verhindern, nicht aber u. U. die Narbenbildung. Da diese röntgenologisch nicht von einer Neubildung zu unterscheiden ist, sollte die Indikation zur Thorakotomie mit intraoperativer Gefrierschnittuntersuchung gestellt werden, wenn nach 4-6 Wochen keine eindeutige Verkleinerung dieses Herdes erkennbar ist. Atypische Resektionen sind wegen der Ausdehnung der Prozesse oft schlecht durchführbar, so daß nicht selten die Exstirpation des karnifizierten Lappens die bessere Lösung darstellt, auch wenn keine Neubildung zugrunde liegt. Wenn gleichzeitig nach einem zusätzlich abgelaufenen Pleuraempyem eine erhebliche Schwartenbildung eingetreten ist, kann die extrapleurale Auslösung des Lappens zwischen parietaler Pleura und Fascia endothoracica wesentlich schonender und blutärmer verlaufen als die isolierte Präparation von Lappen und Pleura.

In jüngster Zeit gewinnen karnifizierend bzw. abszedierend verlaufende Pneumonien beim immundefizienten Patienten (Aids) bzw. immunsupprimierten Patienten, etwa unter Chemotherapie oder nach Organtransplantation, zunehmend an Bedeutung. So kann einerseits eine erfolgte Organtransplantation die kontinuierliche Fortsetzung einer Immunsuppression erfordern, andererseits besteht aber dann die Gefahr der Sepsis mit hämatogener Keimverschleppung (Hirnabszeß). Auch hier ist bei Versagen der antibiotischen Therapie die vollständige Exstirpation des Infektionsherdes oft nur durch eine Lobektomie zu erreichen, damit ohne wesentliche Verzögerung die Immunsuppression weiter fortgeführt werden kann.

19.2.4 Bronchuskompression, „Mittellappensyndrom"

Entzündliche Erkrankungen des Lungenparenchyms sind oft von einer erheblichen Anschwellung der regionären Lymphknoten begleitet. So können entzündlich vergrößerte Lymphknoten interlobär in Umgebung des Lungenhilus einen Durchmesser bis zu 4 cm haben und bei späterer Vernarbung und Verhärtung die benachbarten Lappen- oder Segmentbronchien komprimieren. Ursächlich sind spezifische Erkrankungen wie die Tuberkulose und Histoplasmose, aber auch unspezifische Infektionen des Lungenparenchyms, wobei Kinder wegen der höheren Elastizität des Bronchialknorpels häufiger befallen sind als Erwachsene (Bhagavan et al. 1971). Aus diesem Grund können entzündlich vergrößerte Lymphknoten auf dem Höhepunkt der akuten Infektion die noch sehr weichen und englumigen Bronchien bei Kleinkindern komprimieren, woraus eine Segment- oder Lappenatelektase resultieren kann. Die Bronchuskompression durch Lymphknoten wird am häufigsten am Mittellappen beobachtet (Abb. 19.3). Graham et al. (1948) prägten daher den Begriff des Mittellappensyndroms, obwohl jeder andere Abschnitt des Bronchialsystems derartigen Veränderungen unterliegen kann. Mit Abschwellen der Lymphknoten unter gezielter antibiotischer Behandlung sind diese Atelektasen rasch rückläufig. Rezidivierende Infekte dagegen können infolge insuffizienter Drainage des Bronchialsystems die Entstehung von Bronchiektasen begünstigen. In Spätstadien schließlich wird der angrenzende Bronchus durch die narbig umgebauten Lymphknoten irreversibel eingeschnürt, darüber hinaus können Kalkablagerungen innerhalb der Lymphknoten gegen den Bronchus vordringen und Hämoptysen auslösen.

Das klinische Bild richtet sich nach dem Alter des Patienten, der Lokalisation der Entzündung und dem Ausmaß der Lymphknotenbeteiligung. Bevorzugt - bei Kindern wie bei Erwachsenen - ist der Mittellappen befallen wegen seines schmalen Kalibers, seiner Länge und der relativ großen Zahl an Lymphknoten, die ihn abgangsnah manschettenartig umgeben.

Nach definitiver Einengung eines Bronchus treten typischerweise rezidivierend Infekte desselben Lungenabschnitts auf. Das Röntgenbild zeigt Atelektasen in wechselndem Ausmaß. Computertomographisch können diese Lymphknotenpakete identifiziert, aber nicht bezüglich ihrer Dignität beurteilt werden. Differentialdiagnostisch ist besonders bei Kindern stets die Fremdkörperaspiration auszuschließen, beim Erwachsenen der tumorbedingte Bronchusverschluß, wobei neben dem Karzinom auch die bevorzugt im Mittellappen anzutreffenden Bronchusadenome oder auch

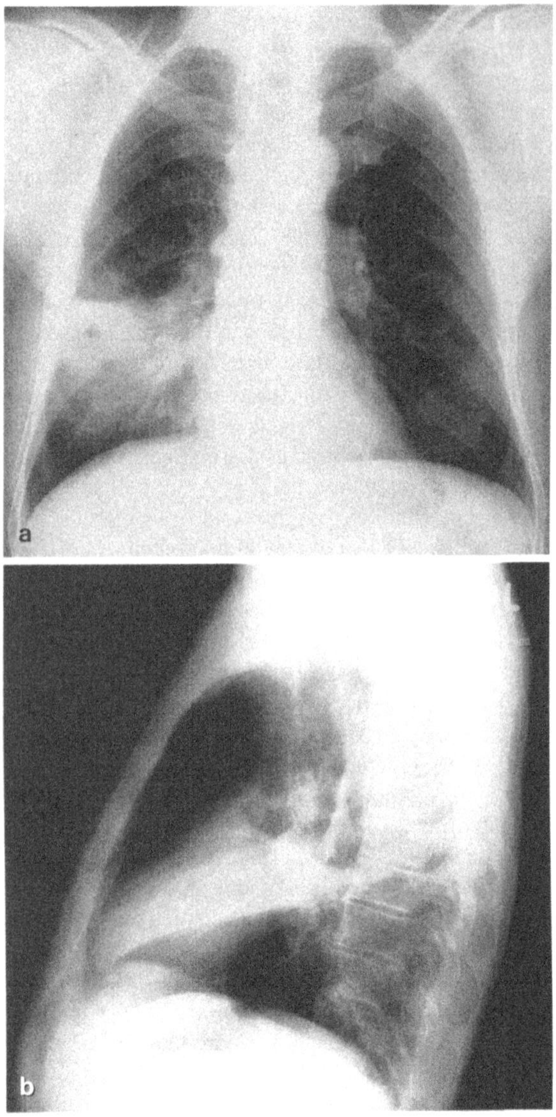

Abb. 19.3 a, b. „Mittellappensyndrom": 74jähriger Patient mit Mittellappenteilatelektase infolge Bronchuskompression durch entzündlich vergrößerte Lymphknoten. Anamnestisch Bronchopneumonie rechts. **a** Thoraxaufnahme p. a.: Verschattung des rechten Mittel- bis Unterfeldes mit Lufteinschlüssen als Hinweis auf Abszeßbildung. **b** Thoraxaufnahme seitlich: typische keilförmige Verschattung in Projektion auf den Herzschatten als Hinweis auf eine Mittellappenatelektase. Operative Sanierung durch Mittellappenresektion nach Dissektion peribronchialer Lymphknoten

Karzinoide in Frage kommen (Ferguson 1983). Die Bronchoskopie ist daher unerläßlich, bei Verdacht auf Bronchiektasen auch zusätzlich die Bronchographie.

Die Operationsindikation wird i. allg. gestellt bei konservativ nicht beherrschbaren rezidivierenden Infekten, bei fixierter Bronchusstenose und irreversiblen bronchiektatischen Veränderungen mit entsprechender Symptomatik, sowie bei Zellatypien, die ein malignes Geschehen nicht sicher ausschließen lassen. In der Regel ist die Resektion des betroffenen Lappens einschließlich der Entfernung zentraler Lymphknoten das Verfahren der Wahl. Technisch anspruchsvoll ist die alleinige Entfernung der Lymphknoten, evtl. kombiniert mit einer Manschettenresektion des stenotischen Abschnitts. Diese Maßnahme ist nur sinnvoll, wenn das Parenchym noch keine wesentliche Destruktion durch Karnifizierung, Abszedierung oder Bronchiektasen aufweist.

19.2.5 Lungenabszeß

Definitionsgemäß werden nur jene eitrigen Einschmelzungen von Lungengewebe als Lungenabszeß bezeichnet, die durch pyogene Bakterien oder Entamoeba histolytica hervorgerufen werden. Die Entstehung einer Nekrose von Lungengewebe kann wiederum auf verschiedenen Wegen erfolgen:

- bronchogen durch einen Infekt distal einer Bronchusstenose oder Obstruktion,
- hämatogen über Einschwemmung infektiösen Materials auf dem Blutweg,
- infolge Gangrän bei lokaler Vermehrung purulenter Keime,
- sekundär auf dem Boden vorbestehender Erkrankungen wie Lungenzysten.

Der bronchogene Infektionsweg ist auch heute noch häufiger als der hämatogene Weg oder die primäre Lungengangrän. Bronchogene Abszesse nach Aspiration sind aus anatomischen Gründen am häufigsten im dorsal gelegenen apikalen Unterlappensegment lokalisiert (bei Aspiration in Rückenlage) oder im laterokaudalen Anteil des anterioren oder posterioren Oberlappensegments (bei Aspiration in Seitenlage). Die rechte Seite ist wegen des steiler verlaufenden Abgangs des rechten Hauptbronchus von der Trachea bei Aspiration bevorzugt involviert. Abszedierende Herde im apikalen Bereich sind daher primär verdächtig auf tuberkulöse Folgezustände, in den Unterfeldern ist dagegen ein zerfallendes Bronchialkarzinom wahrscheinlicher.

Hämatogene Abszesse entstehen bevorzugt in Gegenwart einer chronischen Lungenstauung. Sie treten in der Regel multipel auf und weisen eine höhere Letalität auf als Abszesse bronchogenen Ursprungs.

Klebsiellen waren vor Einführung des Streptomycins und der Tetrazykline die häufigste Ursache nekrotisierender Pneumonien mit rasch fortschreitender Destruktion des Parenchyms, während heute überwiegend Staphylokokken bei Kindern zur Abszeßbildung neigen. Staphylokokkeninduzierte Abszesse liegen be-

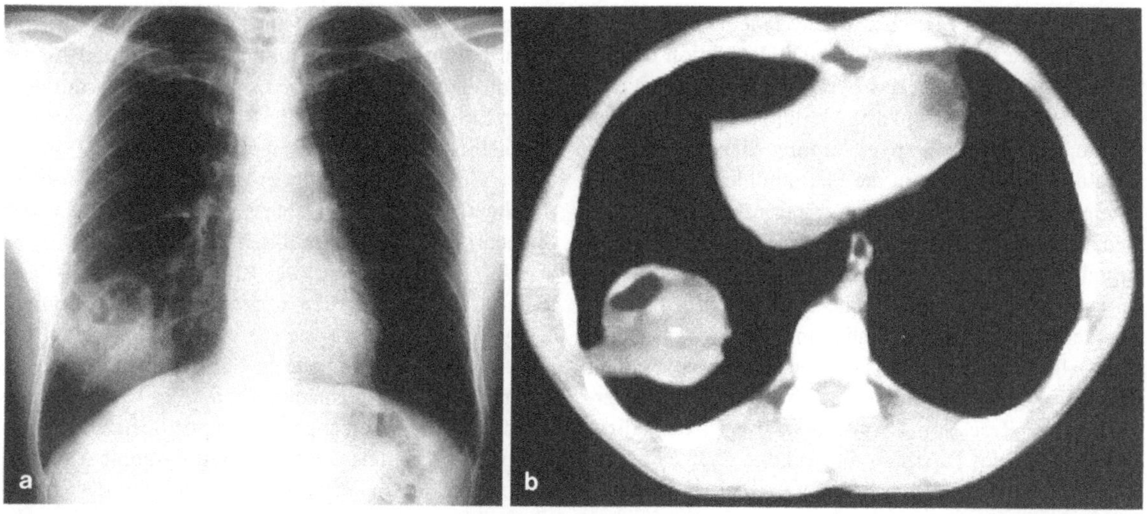

Abb. 19.4 a, b. Lungenabszeß: 22jähriger Patient mit Lungenbefall durch M. Hodgkin. Einschmelzung eines großen Infiltrats im rechten Unterlappen und Sekundärinfektion. Komplikationsloser Verlauf nach Resektion des rechten Unterlappens. **a** Thoraxaufnahme: dichte Verschattung im rechten Lungenunterfeld mit Spiegelbildung innerhalb einer Abszeßhöhle. **b** CT: rechts dorsolateral gelegene Raumforderung mit Lufteinschluß

vorzugt subpleural. Diese können in die Pleurahöhle perforieren und somit ein Empyem oder einen Pneumothorax hervorrufen.

Abszesse im Gefolge vorbestehender Lungenerkrankungen lassen sich meist aufgrund ihrer Lokalisation ätiologisch zuordnen. Findet sich ein Abszeß mit Spiegelbildung in Hilusnähe, der unter Durchleuchtung atemabhängig seine Form variiert, so ist eine sekundär infizierte bronchogene Zyste wahrscheinlich. Infizierte kongenitale Zysten oder infizierte Bullae sind meist auf die Oberlappen beschränkt. Eine zwerchfellnahe Abszedierung, insbesondere linksseitig, muß an einen Lungensequester denken lassen.

In der frühen Phase der Abszeßentwicklung unterscheiden sich die Zeichen und Symptome kaum von denen der bakteriellen Pneumonie: Fieber, Schüttelfrost, Husten und Schmerzen im Thorax. Der Husten ist zunächst noch wenig produktiv; wenn der Abszeß jedoch in einen Bronchus einbricht oder die Obstruktion beseitigt ist, werden plötzlich große Mengen nekrotischen Materials, meist von Blutfäden durchzogen, abgehustet. Übelriechender Auswurf ist ein Hinweis auf die Anwesenheit anaerober Keime. Nach Entleerung einer Nekrosehöhle kann sich das Allgemeinbefinden vorübergehend bessern, eine Perforation in die Pleurahöhle führt dagegen i. allg. zu einer akuten Verschlechterung des Allgemeinbefindens.

Röntgenologisch zeigt sich zu Beginn eine homogene, gewöhnlich rundliche, aber unscharf begrenzte Verdichtung. Sobald sich aber der Abszeß über einen Bronchus entleert, wird bei geeigneter Aufnahmetechnik die typische Spiegelbildung sichtbar, darüber hinaus können die Konturen und die Dicke der Abszeßwand beurteilt werden (Abb. 19.4).

Unter antibiotischer Abdeckung sollte zunächst bei jedem Patienten mit Lungenabszeß eine Bronchoskopie durchgeführt werden. Damit eröffnet sich die Möglichkeit, evtl. noch vorhandenes aspiriertes Material zu entfernen, Fremdkörper zu extrahieren oder andere Stenosierungen der Luftwege weiter abzuklären. Darüber hinaus muß Material für bakteriologische und zytologische Untersuchungen entnommen werden. Falls die Abszeßhöhle bronchoskopisch lokalisiert werden kann, sollte versucht werden, den Abszeß transbronchial durch einen dünnen Katheter zu drainieren und evtl. abzusaugen (Connors et al. 1975). Alternativ kann der Patient auch wiederholt bronchoskopiert werden, um die Höhle gezielt zu spülen und abzusaugen. Unerläßlich sind dabei als flankierende Maßnahmen eine ausreichende Kalorienzufuhr, Lagerungsdrainage, Anfeuchtung der Atemluft und evtl. Expektorantien. Unter konsequenter Durchführung dieser Maßnahmen können Lungenabszesse innerhalb von 2–3 Monaten zur Ausheilung gebracht werden, sofern sich hinter den Abszessen keine präexistenten Parenchymdefekte oder zerfallende Tumoren verbergen (Weiss u. Cherniack 1974). Unter günstigen Voraussetzungen kann allein mit konservativen Maßnahmen eine Abheilungsrate bis zu 95% erreicht werden (Abernathy 1968)

Ist nach 6- bis 8wöchiger konservativer Therapie der radiologische Befund unverändert oder mißt der Abszeßherd primär über 6 cm im Durchmesser, so ist die chirurgische Therapie indiziert (Ferguson 1983). In

Ausnahmefällen wird bei pleuranahem Prozeß die transpleurale Drainage gewählt. Die Resektion des abszedierten Lappens ist das Verfahren der Wahl, sie ist ohnehin die einzig sinnvolle Maßnahme bei massiven Hämoptysen. Bei Empyembildung durch spontane Ruptur des Abszesses in die Pleurahöhle ist eine weitlumige, geschlossene Drainage einer offenen vorzuziehen, da in der Regel eine große bronchopleurale Fistel besteht. Auf diesem Wege kann unter günstigen Voraussetzungen ohne zusätzliche chirurgische Maßnahmen eine vollständige Ausheilung erzielt werden (s. Kap. 20). Wird anläßlich der ersten orientierenden Bronchoskopie ein Karzinom nachgewiesen, ist unverzüglich die Resektion anzustreben, sobald der Allgemeinzustand des Patienten dies zuläßt.

19.3 Spezifische Entzündungen

19.3.1 Lungentuberkulose

Dank der Erfolge der tuberkulostatischen Therapie ist die chirurgische Behandlung der Lungentuberkulose und ihrer Komplikationen heute in den Hintergrund getreten. Während vor 30 Jahren die Chirurgie der Lungentuberkulose noch den Hauptanteil an der Lungenchirurgie ausmachte, ist sie heute mit einem Anteil von deutlich unter 10% im thoraxchirurgischen Krankengut vertreten. Die wichtigsten Indikationen zum chirurgischen Vorgehen sind heute Bronchusstenosen, Bronchiektasen, Kavernen, zerstörte und funktionslose Lungenabschnitte („destroyed lung") mit persistierender Infektion, schließlich Hämoptysen und Pleuraempyeme, die teilweise mit bronchopleuralen Fisteln einhergehen. Vor Beginn der chirurgischen Behandlung sollten stets alle konservativen Möglichkeiten, an erster Stelle die Chemotherapie und Lagerungsdrainage, ausgeschöpft sein. Nach Möglichkeit sollte immer erst ein negatives Ergebnis der Sputumzytologie erzielt werden, bevor die oben genannten Spätkomplikationen chirurgisch angegangen werden.

Das wichtigste chirurgische Verfahren ist die Resektion. Kavernen, die nach 6- bis 8monatiger intensiver Chemotherapie persistieren, stellen eine Indikation zur Resektion dar. Dasselbe gilt für sog. Tuberkulome jeglicher Größe, auch wenn mitunter die Auffassung vertreten wird, daß Tuberkulome unter 1 cm Durchmesser lediglich röntgenologisch kontrolliert werden müßten. Da aber einerseits das Tuberkulom erst nach Resektion als solches bewiesen werden kann und auch ein Nebeneinander von postspezifischen Residuen und Bronchialkarzinomen immer wieder angetroffen wird, andererseits die Morbidität und Letalität atypischer Resektionsverfahren vernachlässigt werden kann, halten wir jeden eindeutigen Rundherd für resektionsbedürftig. Bei großen Tuberkulomen mit zentraler Einschmelzung ist die Resektion wegen der Gefahr einer Streuung dringend erforderlich (Shields 1983). Die Resektion sollte möglichst gewebeschonend durchgeführt werden. Dabei ist immer auf einen ausreichend großen Saum intakten Lungenparenchyms zu achten, zumal tuberkulöse Rundherde oftmals von kleinen Trabantenherden umgeben sind. Bei doppelseitigen Befunden ist stets sicherzustellen, daß die nicht zu operierende Seite in der Lage ist, die Atemfunktion allein aufrechtzuerhalten. Dies kann in Zweifelsfällen durch Berechnung der postoperativen Lungenfunktion mittels Perfusionsszintigraphie (Kap. 6) geschehen. Sofern intraoperativ durch Gefrierschnittuntersuchung ein Tuberkulom diagnostiziert wird, sollte für mindestens 6 Monate eine Chemotherapie mit einer Zweierkombination angeschlossen werden.

Bei Patienten mit kavernösen Prozessen und gleichzeitig stark eingeschränkter Atemfunktion ist ein operatives Vorgehen nur dann zu befürworten, wenn die Patienten dauernd Tuberkelbakterien ausscheiden oder bei sog. Riesenkavernen von mehr als 7–8 cm Durchmesser. Aufgrund der meist erheblichen Verwachsungen ist der Eingriff schwierig und für den Patienten belastend, jedoch ist der Funktionsverlust durch die Resektion aufgrund der schweren Destruktion des Parenchyms als gering zu veranschlagen. Schonender als die Resektion ist für Risikopatienten mit Kavernen und Tuberkelausscheidung eine Thorakoplastik (Kap. 20).

Die Kavernostomie, die geschlossene oder offene Drainage einer großen Kaverne nach außen, kommt bei chronisch Kranken in Frage, denen ein größerer operativer Eingriff nicht mehr zugemutet werden kann, oder bei lebensbedrohlichen Blutungen, die auf diese Weise direkt komprimiert werden können. Das Thorakostoma erlaubt die offene Behandlung der Kaverne und die dichte Kontrolle von Kavernenblutungen. Schließlich kann die Kaverne durch eine begrenzte Thorakoplastik zum vollständigen Kollaps gebracht werden.

Massive lebensbedrohliche Hämoptysen werden durch Erosion von Bronchialarterien verursacht. Die Indikation zur Resektion wird bei einem Blutverlust von mehr als 600 ml über 24 h angenommen (Shields 1983). Zuvor sollte die Blutungsquelle bronchoskopisch oder mittels Darstellung der Bronchialarterien lokalisiert werden. Anläßlich der angiographischen Darstellung kann bereits eine Embolisierung der betreffenden Bronchialarterie versucht werden. Gelingt die Darstellung der Bronchialarterie nicht, so muß die A. pulmonalis katheterisiert und evtl. die entsprechende Segment- oder Lappenarterie embolisiert werden. Die Letalität schwerer Hämoptysen betrug nach einer Untersuchung von Gourin u. Garzon (1974) 18% nach chirurgischem Vorgehen und 75% nach konservativem Behandlungsversuch. Bei sehr starken Blutungen kann durch endobronchiale Tamponade mit einem Ballonkatheter eine vorübergehende Kontrolle der Blutung erzielt werden (Gottlieb u. Hillberg 1975). Die Resektionsbehandlung kann wegen der meist chronischen Prozesse extrem schwierig sein.

Lebensbedrohliche Blutungen können gelegentlich auch durch Aspergillome induziert werden. Verschiedene Aspergillusarten besiedeln bevorzugt präformierte Hohlräume im Oberlappen, die ein typisches Röntgenbild mit kugelförmiger Verschattung und darüber gelegener Luftsichel zeigen. Bei gelegentlich auftretenden Blutungen ist ein Zuwarten gerechtfertigt, massiv blutende Aspergillome müssen dagegen notfallmäßig reseziert werden (s. unten).

Schwierig kann die Entscheidung bei Bronchusstenose bzw. Destruktion mit Atelektase sein, besonders wenn sie den Hauptbronchus betrifft. Intraoperativ muß nach sorgfältiger Präparation der peribronchialen Lymphknoten die Möglichkeit der isolierten Bronchusmanschettenresektion geprüft werden, bevor teilweise funktionstüchtiges Parenchym, gelegentlich auch eine ganze Lunge, wegen eines destruierten Bronchus geopfert wird. Oft sind jedoch die intrapulmonalen Veränderungen so massiv, daß man sich - nicht zuletzt auch wegen rezidivierender Superinfektionen - doch zu einer Lobektomie oder Pneumonektomie entschließt.

Die Behandlung pleuraler Komplikationen wird in Kap. 20 diskutiert. Eine Pleuropneumonektomie ist meist dann unvermeidlich, wenn die Chemotherapie und die Pleuradrainage allein nicht zum Erfolg führen und der pleurale Prozeß von einer noch aktiven Tuberkulose des Lungenparenchyms unterhalten wird (Langston u. Correll 1957).

19.3.2 Mykotische Infektionen

Die wichtigsten Erreger der in Europa eigenständig vorkommenden Pilzerkrankungen sind die Sproßpilze Candida albicans, Cryptococcus neoformans sowie verschiedene Aspergillusstämme, die den Fadenpilzen zugerechnet werden. Sie kommen ubiquitär vor und werden nur unter besonderen Bedingungen pathogen, etwa bei schweren Allgemeinerkrankungen, unter Langzeittherapie mit Antibiotika oder Kortikosteroiden, oder bei chronischen Lungenerkrankungen. Für Candidamykosen stehen Substanzen wie Amphotericin B, Nystatin, Chlotrimazol und Flucytosin zur Verfügung (Übersicht bei Büchner 1971); Ansätze für eine chirurgische Behandlung ergeben sich allenfalls bei Abszeßbildungen infolge Superinfektion.

19.3.2.1 Kryptokokkose

Die Kryptokokkose ist eine sehr seltene Pilzerkrankung, die unter geeigneten Voraussetzungen umschriebene Pneumonien oder tumorartige Granulome, sog. Turolome, ausbildet; sehr selten kann auf hämatogenem Wege ein miliares Bild über beide Lungen entstehen (Ferlinz 1974). Die pulmonalen Symptome und auch die radiologischen Zeichen sind unspezifisch. Die Turolome treten in der Regel solitär auf und bilden rundherdartige dichte Verschattungen mit einem Durchmesser zwischen 2 und 10 cm. Der Pilznachweis gelingt aus dem Bronchialsekret, jedoch wird die Diagnose oftmals erst anläßlich einer Probethorakotomie gestellt. Eine Indikation zur Resektion besteht sowohl bei umschriebenen Pneumonien als auch bei den Pilzgranulomen. Antibiotika der ersten Wahl sind Amphotericin B und Flucytosin.

19.3.2.2 Aspergillose

Unter den verschiedenen Manifestationsformen der Aspergillusmykosen ist nur das Aspergillom oder Myzetom von speziell chirurgischem Interesse. Der Aspergilluspilz dringt bevorzugt in vorbestehende Lungenhohlräume ein, wie in Zysten, Kavernen und Abszeßhöhlen, um dort das sog. Aspergillom auszubilden. Es handelt sich um ein ständig an Größe zunehmendes kugelförmiges Gebilde, das aus nekrotischen Pilzfäden, Fibrin und Entzündungszellen besteht. Das Aspergillom liegt frei in der Höhle und verändert mit den Bewegungen des Patienten seine Lage. Das Röntgenbild mit der sichelförmigen Figur entsprechend der Luft zwischen Aspergillom und Höhlenwand ist fast pathognomonisch (Abb. 19.5). Die wichtigsten Komplikationen des Aspergilloms sind Arrosionsblutungen benachbarter Gefäße und ein Durchbruch in die Pleurahöhle mit Ausbildung eines Aspergillusempyems. Der Nachweis von Aspergillen in der Sputumkultur hat nur in Verbindung mit den klinischen bzw. radiologischen Zeichen Krankheitswert. Die Diagnose kann auch aus einem Feinnadelpunktat des Rundherdes oder durch den Nachweis von Antikörpern gesichert werden (Takaro 1983). Die medikamentöse Therapie des Aspergilloms (Hammerman et al. 1974) ist unbefriedigend, dabei ist Amphotericin B das Mittel der Wahl. Die chirurgische Behandlung hat zum Ziel, der drohenden Blutung durch Resektion im asymptomati-

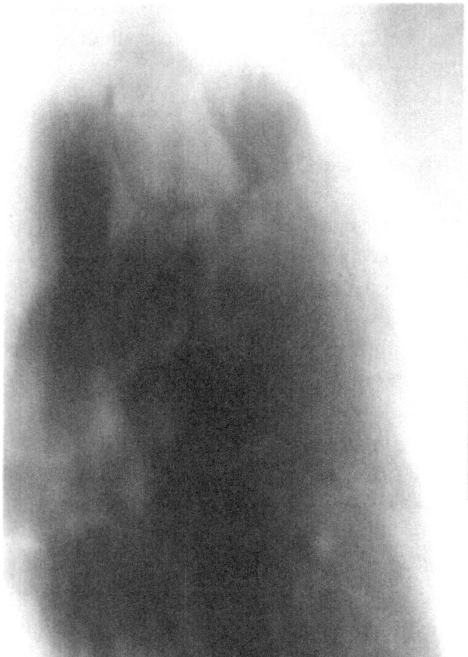

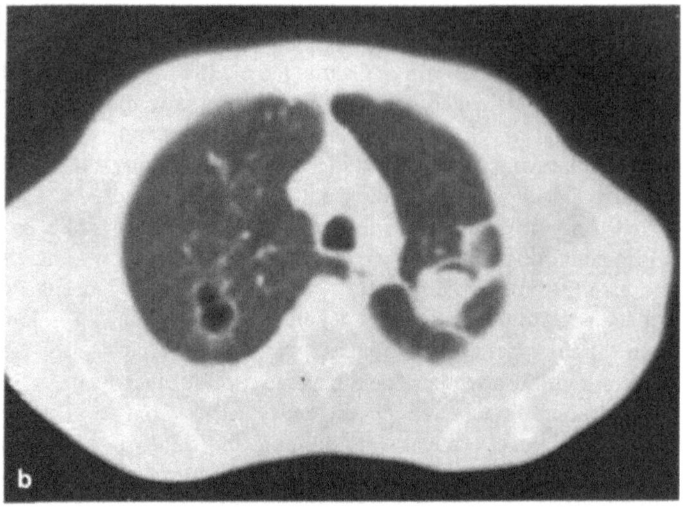

Abb. 19.5 a, b. Aspergillom: 46jähriger Patient mit rezidivierenden Fieberschüben und wiederholten Hämoptysen. Nach Resektion des linken Oberlappens findet sich histologisch eine Tumorzerfallshöhle mit Aspergillom, am ehesten auf dem Boden eines zerfallenden primären Bronchialkarzinoms. **a** Tomographie des linken Lungenoberfeldes p. a.: rundliche Verschattung mit Luftsaum in der Lungenspitze. **b** CT: Luftsichel oberhalb einer homogenen Verschattung. Nebenbefundlich Bullae in beiden Lungenoberfeldern

schen Stadium zuvorzukommen oder aber den Herd im Stadium der relevanten Blutung zu entfernen. Da schwere Blutungen ein seltenes Ereignis sind, ist der prophylaktische Eingriff lediglich bei einem solitären Herd und bei geringem allgemeinem Operationsrisiko anzuraten, dagegen ist ein Zuwarten bei Risikopatienten gerechtfertigt (Faulkner et al. 1978; Eastridge et al. 1972). Über eine erfolgreiche Blutstillung durch Kavernostomie, endobronchiale Instillation von Natriumjodid oder Embolisierung über die Bronchialarterien wurde berichtet (Takaro 1983).

19.3.2.3 Sonstige Mykosen

Die wichtigsten außereuropäischen Lungenmykosen, wie Histoplasmose, Kokzidioidomykose sowie nordamerikanische und südamerikanische Blastomykose, werden durch obligate pathogene Keime verursacht. Sie können mitunter Krankheitsbilder hervorrufen, die der Tuberkulose ähnlich sind. Bei allen Formen ist Amphotericin B die wirksamste Substanz. Ein chirurgisches Vorgehen ist nur selten erforderlich. Gelegentlich wird unter dem Verdacht auf ein Bronchialkarzinom thorakotomiert und die Pilzerkrankung erst intraoperativ erkannt (Übersicht bei Takaro 1983).

19.3.3 Aktinomykose

Actinomyces israeli ist ein fakultativ pathogener anaerober Keim, der eine Zwischenstellung zwischen Bakterien und Pilzen einnimmt und normalerweise in Mundhöhle und Tonsillen anzutreffen ist. Pathogen wird der Keim in Anwesenheit eines Begleitkeims. Aktinomyzeten finden sich bevorzugt bei Unterkieferosteomyelitis nach Extraktion kariöser Zähne. Von hier aus kommt es durch Inhalation oder hämatogen zu einer pulmonalen Beteiligung. Bei Lungenaktinomykose ist das Röntgenbild zunächst unspezifisch. Infiltrate und Beteiligung hilärer Lymphknoten können gelegentlich das Bild eines Bronchialkarzinoms imitieren. Charakteristisch bei Fortschreiten der Lungenaktinomykose ist jedoch die Beteiligung von Pleura- und Brustwand (Takaro 1983). Dabei scheint die Erkrankung ohne Respektierung anatomischer Grenzen von der Lunge auf die Thoraxwand überzugehen. In den Rippen können sich osteomyelitische Herde ausbilden, das Pleuraempyem kann als Empyema necessitatis nach außen durchwandern. Der direkte Nachweis der Aktinomykose gelingt am sichersten aus dem nekrotischen Material, das sich aus Thoraxwandfisteln entleert, oder aus Bronchialsekret: Hier findet man Aktinomyzeskolonien, die sog. Drusen. Häufiger wird die Lungenaktinomykose jedoch durch die explorative Thorakotomie wegen Karzinomverdachts aufgedeckt. Penicillin G ist das Mittel der Wahl gegen Aktinomyzeten, gleichzeitig müssen aber auch die immer vorhandenen Begleitkeime berücksichtigt werden. Die Prognose ist bei ausreichend langer und gezielter Behandlung relativ gut. Destruierte Lappen sowie Empyeme und Prozesse der Thoraxwand machen eine chirurgische Intervention unter Penicillinschutz notwendig (Foley et al. 1971).

19.4 Bullöses Emphysem

Gelegentlich angeboren, meistens aber auf dem Boden eines obstruktiven Emphysems oder im Verlauf der progressiven Lungendystrophie („vanishing lung"), entstehen konfluierende Luftblasen (Bullae) mit einem Durchmesser von mehr als 1 cm (Ellison 1983). Unter Zusammenwirken verschiedener Faktoren (Zugwirkung durch Narben oder von Bezirken mit höherer Elastizität, Ventilmechanismus bei Bronchialobstruktion) erfolgt eine fortschreitende Destruktion der Alveolarwände, so daß schließlich immer größer werdende Hohlräume unter zunehmendem Druck auf Kosten weniger geschädigter Bezirke Platz greifen. Makroskopisch erscheint die Lunge groß und weist an der Oberfläche zahlreiche Emphysemblasen auf. Im Bereich dieser Blasen ist das Lungenparenchym wieder völlig verschwunden, oder es bestehen nur noch zarte Bindegewebestränge, die die Blasen durchziehen. Die Lungenränder sind abgerundet und gleichfalls von Blasen durchsetzt. Die Bronchialwände selbst sind dünn und weit gestellt, und sie weisen eine starke Kollapsneigung auf, wodurch die Progredienz dieses Leidens unterhalten wird. Diese Veränderungen können lokalisiert, bei chronisch obstruktiver Bronchitis auch generalisiert auftreten. Die klinischen Symptome bestehen in Kurzatmigkeit, meistens vergesellschaftet mit den Zeichen der Obstruktion. Eine funktionelle Besserung durch Resektion erkrankter Abschnitte kann nur bei Vorliegen extrem großer Blasen erreicht werden, die nicht-bullöse Abschnitte mit nachgewiesen ausreichender Restfunktion komprimieren. Ein zuverlässiges Maß für die Lungenfunktion ist die Diffusionskapazität. Ist diese hochgradig eingeschränkt, kann von einer Operation keine wesentliche Verbesserung erwartet werden. Das Operationsergebnis ist um so besser, je größer die Bullae und je weniger die zugrundeliegende Bronchialobstruktion ausgeprägt ist. Asymptomatische Patienten mit großen Bullae sollten nicht operiert, jedoch langfristig beobachtet werden und bezüglich ihrer Begleiterkrankungen und etwaiger Risikofaktoren eine konsequente Betreuung erfahren; dazu gehören auch regelmäßige Messungen der Lungenfunktion (Fitzgerald et al. 1974). Die Operation ist schließlich indiziert, wenn unter Vergrößerung der Bulla eine klinische und funktionelle Verschlechterung eintritt oder der funktionslose Bezirk mehr als eine Thoraxhälfte ausfüllt.

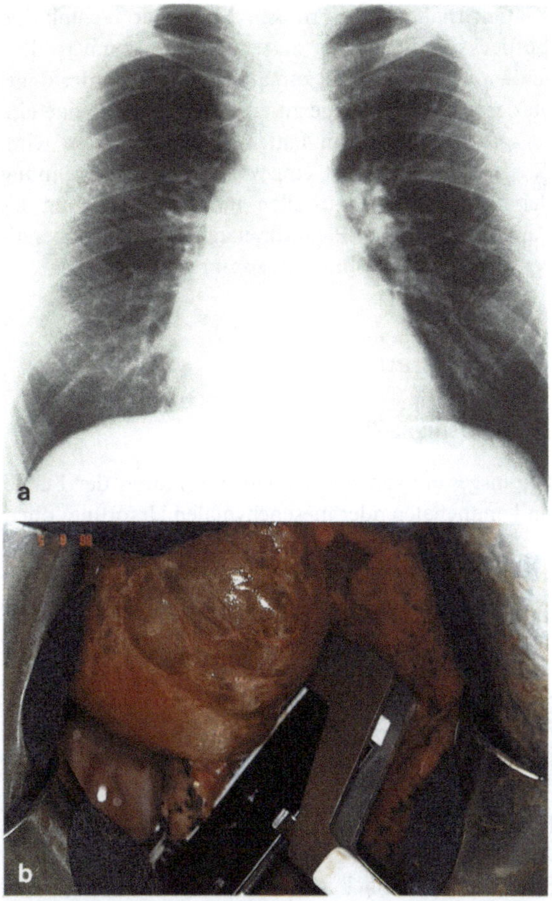

Abb. 19.6 a, b. Emphysemblase: 27jähriger Patient mit röntgenologischem Zufallsbefund. **a** Thoraxaufnahme p. a.: parenchymfreies Lungenoberfeld rechts, das durch eine konvexe Linie, die der Wand der Emphysemblase entspricht, vom Parenchym abgegrenzt wird. Weitere kleinere Emphysemblasen, auch in allen anderen Lungenabschnitten. **b** Operationssitus: Abtragen der gestielten Emphysemblase mittels Klammernahtgerät

Das operative Vorgehen besteht in der Resektion der überdehnten Emphysemblase. Sind diese gestielt, können sie leicht distal einer Durchstechungsligatur oder einer Klammernahtreihe abgetragen werden, ohne daß noch funktionstüchtiges Gewebe tangiert wird (Abb. 19.6). Sofern der bullöse Bezirk breitbasig dem zu erhaltenden Parenchym aufsitzt, wird der überstehende Anteil reseziert, und sämtliche Luftlecks im Grund der Bulla werden sorgfältig mittels Durchstechungsligaturen versorgt. Gelegentlich kann die Abdichtung noch durch Vernähen der Pleuraränder verbessert werden. Sofern nicht allzuviel funktionstüchtiges Parenchym geopfert werden muß, kann im Fall breitbasig aufsitzender Bullae zeitsparend eine Keilresektion mittels

Klammernahtgeräten erfolgen. Mit dieser Technik sind Luftlecks meist leichter zu vermeiden als mit fortlaufenden Übernähungen, zumal der Eingriff in der Regel an der geblähten Lunge zu erfolgen hat, weil eine einseitige Atelektase vom Patienten nicht toleriert wird. Noch intraoperativ ist eine vollständige Ausdehnung der Restlunge sicherzustellen, um die Belästigung des Patienten durch die Pleuradrainage in der postoperativen Phase auf ein Mindestmaß zu reduzieren.

19.5 Tumoren

19.5.1 Benigne Tumoren

Die insgesamt seltenen benignen Tumoren der Lunge sind epithelialen oder mesenchymalen Ursprungs oder, im Falle der Hamartome, aus verschiedenen Geweben mit unterschiedlichem Reifegrad zusammengesetzt.

Gutartige Tumoren treten in der Regel als sog. Rundherde in Erscheinung. Eine eindeutige Abgrenzung gegen einen malignen Tumor kann nie mit genügender Sicherheit allein aufgrund radiologischer Befunde erfolgen. Daher sollte in solchen Fällen - bei Respektierung der allgemeinen und onkologischen Operationskriterien - die operative Entfernung von Rundherden angestrebt werden. Die am häufigsten vorkommenden benignen Tumoren sind Hamartome. Sie treten gewöhnlich im 4. bis 6. Lebensjahrzehnt auf, bevorzugen das männliche Geschlecht und finden sich relativ weit peripher bis subpleural (Arrigoni et al. 1970). Hamartome wachsen in der Nähe von Bronchien innerhalb des Parenchyms und üben daher keine Kompression auf den Bronchus aus. In seltenen Fällen wachsen sie auch endobronchial. Entsprechend ihrem überwiegenden Aufbau aus Knorpel werden Hamartome korrekter als Chondrohamartome bezeichnet. Die viel selteneren fibroleiomyomatösen Hamartome enthalten vermehrt Bindegewebe und glatte Muskulatur. Gewöhnlich handelt es sich um sehr langsam wachsende, solitäre Tumoren; multiple Hamartome werden nur sehr vereinzelt beschrieben (Martini und Beattie 1983). Röntgenologisch erscheinen die Herde gut abgegrenzt und häufig etwas gelappt, herkömmliche Schichtaufnahmen oder CT können mitunter kalkdichte Einlagerungen sichtbar machen (Abb. 19.7). Die adäquate Behandlung besteht in der gewebeschonenden Exstirpation oder atypischen Resektion. Die scharfe Abgrenzung vom umgebenden Gewebe, die gelappte Oberfläche und die harte Konsistenz machen eine Schnellschnittuntersuchung nahezu überflüssig. Präoperativ ist eine sichere morphologische Diagnose allenfalls bei endobronchialem Wachstum zu stellen; im übrigen muß die Diagnose präoperativ in Anbetracht der denkbar geringen Morbidität und Letalität des zu erwartenden Eingriffs nicht erzwungen werden.

Wesentlich seltener als Hamartome sind das sklerosierende Hämangiom (syn. entzündlicher Pseudotumor, fibröses Histiozytom), das Lymphozytom, Fibrom, Neurofibrom und andere, denen gemeinsam ist, daß sie erst nach operativer Entfernung sicher klassifiziert werden können und damit auch definitiv behandelt sind.

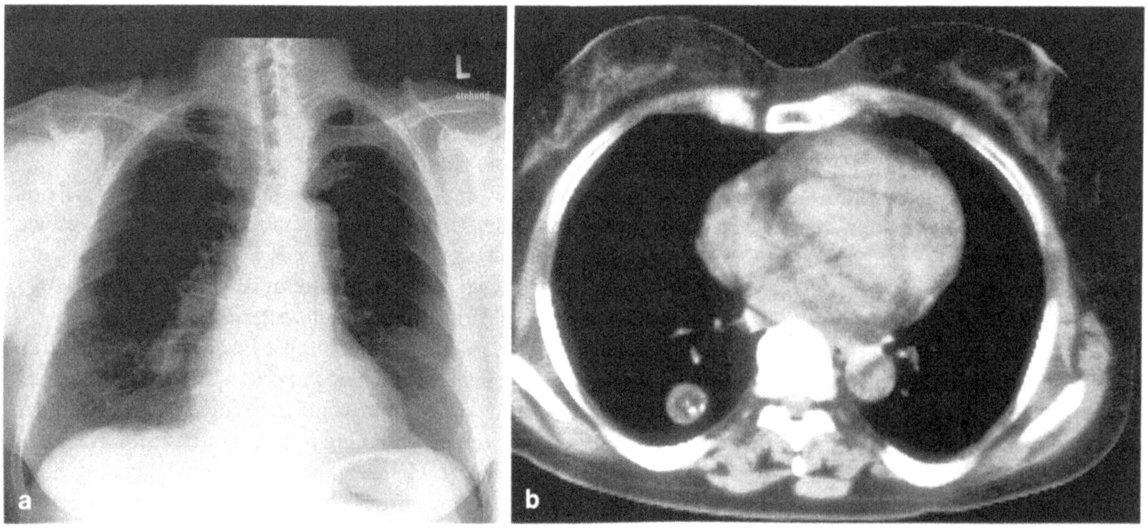

Abb. 19.7 a, b. Hamartom: 27jähriger Patient mit röntgenologischem Zufallsbefund. **a** Thoraxaufnahme: scharf begrenzte kugelige Raumforderung rechts parakardial. **b** CT: scharf abgegrenzter Rundherd mit Verkalkungen im rechten Lungenunterlappen. Operative Entfernung des Tumors durch Exstirpation

Tabelle 19.1. Klassifikation der Weichgewebesarkome der Lunge. (Nach Martini u. Beattie jr. 1983)

A. Spindelzellsarkom
   Fibrosarkom
   Liposarkom
   Myxosarkom
B. Myosarkom
   Leiomyosarkom
   Embryonales Rhabdomyosarkom
   Pleomorphes Rhabdomyosarkom
C. Neurogene Tumoren
   Neurosarkom
D. Knorpel- und Knochentumoren
   Chondrosarkom
   Osteogenes Sarkom
   Osteochondrosarkom
E. Gefäßtumoren - Angiosarkome
   Hämangiosarkom
   Lymphangiosarkom
F. Malignes Histiozytom

Tabelle 19.2. Klassifikation der Lymphome. (Nach Martini u. Beattie jr. 1983)

Großfollikuläres Lymphom
Lymphosarkom
Retikulumzellsarkom
Hodgkin-Lymphom
Plasmazellmyelom

19.5.2 Primäre maligne Tumoren

19.5.2.1 Nichtepitheliale maligne Lungentumoren

Im Vergleich zu Lungenkarzinomen sind nichtepitheliale primäre Malignome der Lunge zahlenmäßig von untergeordneter Bedeutung. Zur Zeit beträgt ihr Anteil an den malignen Lungentumoren 1% (Martini u. Beattie 1983). In diese Gruppe gehören alle Weichgewebesarkome (Tabelle 19.1), sowie die primären Lymphome der Lunge einschließlich der Hodgkin-Lymphome (Tabelle 19.2).

Lungensarkome

Weichgewebesarkome der Lunge entstehen aus den mesenchymalen Zellen des Bindegewebes der Lunge bzw. der Bronchial- und Gefäßwände. Im Gegensatz zum Lungenkarzinom sind alle Altersgruppen gleichermaßen beteiligt ohne geschlechtsspezifische Unterschiede und ohne Seitenpräferenz (Fahdi et al. 1965).

Diagnose. Die Diagnostik bei radiologisch gewöhnlich glatt begrenzter, intrapulmonaler Raumforderung unterscheidet sich nicht vom Bronchialkarzinom (s. Kap. 6 und 7). Sie hat das Ziel, allgemein operable Patienten in möglichst kurzer Zeit mit geringstem Aufwand an invasiver Diagnostik der Operation zuzuführen, da allein Radio- bzw. Chemotherapie keine Heilungschance und kein Langzeitüberleben ermöglichen (McNamara 1969; Martini et al. 1971). Da in der Regel Sarkome die Bronchialschleimhaut nicht durchbrechen, läßt sich weder aus Sputum noch Bronchiallavage eine zytologische, bzw. aus der Bronchoskopie eine bioptische Diagnose sichern. Beim funktionell inoperablen Patienten ist dagegen die transthorakale bzw. transbronchiale Feinnadelpunktion erfolgversprechend. Bei zentralem Sitz kann ebenso ein völliger Bronchusverschluß - u. U. mit Atelektase eines ganzen Lungenflügels - resultieren, wie auch ein kompletter Gefäßverschluß mit entsprechendem Ausfall in der Perfusionsszintigraphie. Da gewöhnlich die Diagnose präoperativ nicht vorliegt, wird mit der explorativen Thorakotomie, Probeexzision und Schnellschnittuntersuchung begonnen. Da Bestrahlung und Chemotherapie keine Heilungschance bieten, besteht beim allgemein operablen Patienten immer die Indikation zur makroskopisch kurativen Resektion. Im Gegensatz zum Bronchialkarzinom sind bei Diagnosestellung noch 50-75% der Patienten operabel (Martini u. Beattie 1983). Das Resektionsverfahren richtet sich nach Tumorsitz und -ausdehnung. Da eine lymphogene Metastasierung viel seltener ist als die hämatogene, kann eine makroskopisch im Gesunden erfolgte Segmentresektion bzw. atypische Resektion ausreichend sein. Bei zentralem Tumorsitz im Bronchus ist u. U. eine Manschettenresektion ohne Parenchymresektion möglich; ebenso kann aber auch eine intraperikardiale Pneumonektomie erforderlich sein, wenn der Hauptstamm der Pulmonalarterie betroffen und das umgebende Gewebe miterfaßt ist.

Die Ergebnisse sind - auch bei makroskopisch kurativer Resektion - schlecht, da die meisten Patienten innerhalb von 3 Jahren der hämatogenen Metastasierung erliegen (Martini et al. 1971). Mit einer Fünfjahresüberlebensrate von 50% scheinen nur die Ergebnisse beim adäquat resezierten Leiomyosarkom wesentlich besser (Shaw et al. 1961). Die histologische Klassifizierung ist daher von erheblicher prognostischer Bedeutung. Da aber die Unterscheidung zwischen primärem Lungensarkom und Lungenmetastase bei extrapulmonalem Primärtumor durch die histologische Diagnose allein nicht möglich ist, kommt der extrapulmonalen Primärtumorsuche bzw. dem Metastasenausschluß besondere Bedeutung zu.

Primäre Lymphome der Lunge

Die Klassifizierung der Lymphome der Lunge ist aus Tabelle 19.2 ersichtlich. Als Ausgangsmatrix kommen grundsätzlich alle peribronchialen Lymphbahnen und intrapulmonalen Lymphknoten in Frage. Eine disseminierte Erkrankung mit Einbeziehung der Lunge ist ebenso möglich, bei einigen Formen sogar die Regel (z. B. Hodgkin-Lymphom).

Lymphome treten bevorzugt im 5. und 6. Lebensjahrzehnt auf; sie wachsen oft langsam und völlig symptomlos, da sie kaum jemals ein Bronchus- oder Gefäßlumen verschließen.

Diagnose. Auch Lymphome infiltrieren nicht die Bronchialschleimhaut und sind daher allenfalls durch direkte Punktion (transthorakal, transbronchial) erreichbar, nicht jedoch durch Sputumzytologie oder Lavage bzw. Probeexzision bei der Bronchoskopie. Radiologisch zeigen sich oft glatt begrenzte Herde, die ohne begleitende Segment- oder Lappenatelektase beträchtliche Größe erreichen können. Für das primäre Staging unerläßlich ist die computertomographische Suche nach vergrößerten Lymphknoten im Abdomen sowie nach Leber- und Milzvergrößerung. Bei paraaortalen Lymphomen ist als Staginguntersuchung die Laparotomie mit Splenektomie, Leberbiopsie und paraaortaler Lymphknotenbiopsie vorrangig. Nur wenn die CT des Thorax Lymphknoten im prä- bzw. paratrachealen oder tracheobronchialen Bereich anzeigt, kann die Diagnose mediastinoskopisch gelingen. Bei isoliertem thorakalem Befall und Ausbildung eines Solitärtumors sind oft immunhistochemische Spezialuntersuchungen erforderlich, um Lymphome von anaplastischen Karzinomen zu unterscheiden. Die Schnellschnittdiagnose ist daher selten verläßlich.

Operative Therapie. Sowohl die Bestrahlung als auch die Resektion sind wirksame bzw. ergänzende Maßnahmen. Ist die Diagnose ausnahmsweise mediastinoskopisch gesichert, so ist der Radiatio, evtl. auch - je nach Histologie - der Chemotherapie, heute der Vorzug zu geben. Da in der Praxis jedoch die Diagnose häufig erst intraoperativ am eröffneten Thorax zu stellen ist, reseziert man nach Möglichkeit makroskopisch vollständig, unter sorgfältiger hilärer und mediastinaler Lymphadenektomie (s. S. 436). Nur wenn ein solitäres, kurativ operiertes Lymphom ohne Tumornachweis in den entnommenen Lymphknoten vorlag, wird nicht bestrahlt; ansonsten ist eine lokale mediastinale Bestrahlung obligat.

Bronchuskarzinoid

Obwohl diese Tumoren die größte Gruppe der Bronchusadenome bilden, besagt ihr Name bereits, daß zumindest ein semimaligner, nicht selten auch ein maligner Tumor mit Metastasierung vorliegt.

Als Ausgangspunkt wurden erst vor ca. 20 Jahren von Toker (1966) die Kultchitzky-Zellen im Epithel der Bronchialdrüsen identifiziert. Sie wachsen in der Regel submukös, so daß ihre endobronchiale Fläche von intaktem, bisweilen abgeflachtem oder metaplastisch verändertem Bronchialepithel bedeckt ist. Da sie lokal infiltrieren, erstreckt sich ihr Wachstum oft zum größten Teil in die Lunge und das peribronchiale Gewebe, während der rötlich schimmernde, endobronchiale Anteil nur die „Spitze des Eisbergs" markiert (Paulson u. Ginsberg 1984).

Mikroskopisch unterscheidet man das lokal maligne wachsende, im übrigen aber nicht metastasierende (typische) Karzinoid von einer seltenen atypischen Form, die sich durch gehäufte Mitosen und Kernatypien unterscheidet (Englebreth-Holm 1944; Albertini 1951). Die Kernpolymorphie kann so weit gehen, daß Probleme entstehen, dieses atypische Karzinoid mikroskopisch vom undifferenzierten kleinzelligen Karzinom zu unterscheiden (Toker 1966), zumal beide Tumoren von Kultchitzky-Zellen abstammen und beide neurosekretorische intrazelluläre Granula aufweisen.

Die atypische Form des Karzinoids metastasiert gehäuft, lymphogen und hämatogen in Leber, Skelett und Nebennieren. Sie kann durch Produktion entsprechender Hormone bzw. Hormonanaloga entweder in einem entsprechend großen Primärtumor der Lunge oder in Lebermetastasen das bekannte Karzinoidsyndrom hervorrufen (Kincaid-Smith u. Brost 1970).

Typisch für die Lokalisation beider Tumorformen ist die Präferenz zentraler Bronchusabschnitte, wobei am häufigsten Lappen und Segmentbronchien, seltener Hauptbronchien und Trachea betroffen sind (Paulson u. Ginsberg 1984). Die endobronchiale Tumorspitze ist in der Regel mit intaktem, evtl. metaplastischem Epithel bedeckt, der Hauptanteil des Tumors befindet sich nicht selten extrabronchial. Neben dieser zentral wachsenden Form sind ca. 20% der Tumoren auch peripher in der Lunge lokalisiert, wo sie gelegentlich Anlaß zur Differentialdiagnose des peripheren Rundherdes sein können.

Karzinoidsyndrom

Die Produktion und Freisetzung von Serotonin-, Bradykinin- und Kallikrein-ähnlichen Substanzen wurden zunächst beim Karzinoid des Gastrointestinaltraktes beschrieben, erst später auch als Syndrom beim Bronchuskarzinoid nachgewiesen (Kincaid-Smith u. Brost 1970).

In der Regel liegt pathologisch anatomisch ein metastasierendes Tumorleiden mit Lebermetastasen vor; ausnahmsweise kann aber auch ein großer intrapulmonaler Tumor allein für die Symptomatik verantwortlich sein.

Charakteristisch sind zunächst plötzliche, transitorische, später auch permanente flushartige Hautrötungen infolge Dilatation der Hautgefäße durch Histamin und Bradykinin mit nachfolgender Diarrhö und Tachykardie sowie Juckreiz, Parästhesie, evtl. auch Blutdruckabfall. Bei längerer Dauer ergeben sich Schädigungen durch thrombotische Auflagerungen am Klappenapparat (Trikuspidalstenose bei gastrointestinalem Tumorsitz, Mitralstenose, evtl. mit Lungenödem, bei intrapulmonalem Tumorsitz). Da beim intrapulmonalen Tumor die Freisetzung unmittelbar in den großen Kreislauf erfolgt - ohne Zwischenschaltung der Leberdetoxifizierung -, kann eine vollständige Karzinoidsymptomatik auch von einem nicht-metastasierenden intrapulmonalen Tumor ausgehen, wenn eine ausreichende Größe erreicht wird.

Die Therapie beinhaltet, wenn immer möglich, die vollständige, aber möglichst parenchymsparende Resektion. Eine transbronchiale Resektion ist nur allgemein inoperablen Patienten vorbehalten. Periphere Tumoren lassen sich häufig durch eine atypische bzw. Segmentresektion mit ausreichender Radikalität resezieren. Für zentral sitzende Tumoren ist die Lobektomie mit Resektion einer Bronchusmanschette der am häufigsten durchgeführte Eingriff (Paulson u. Ginsberg 1984). Wie bei jeder Manschettenresektion ist auch hierbei die Schnellschnittuntersuchung des Resektionsrandes Voraussetzung, da ein submuköses Wachstum vorliegen kann. Da prinzipiell eine lymphogene Metastasierung nicht ausgeschlossen werden kann, ist eine mediastinale Lymphknotenbiopsie mit Schnellschnittuntersuchung, evtl. eine vollständige Lymphadenektomie, erforderlich (Smith 1969). Beim Karzinoidsyndrom wird die Indikation zur möglichst vollständigen Resektion, evtl. auch nur Verkleinerung, des intrathorakalen Tumorgewebes gestellt, da auch bei nicht radikaler Entfernung eine klinische Remission erfolgen kann, die anhand der Konzentration von 5-Hydroxiindolessigsäure im Harn zu kontrollieren ist.

Bei generalisierter Metastasierung, ohne die Möglichkeit operativer Palliation, besteht die symptomatische Behandlung in der Gabe von Kortikosteroiden und Antihistaminika (Flush) oder Opiaten (Diarrhö), bzw. Unterbrechung der Serotoninsynthese durch Tryptophanhydroxilasehemmer (Paulson u. Ginsberg 1984).

Die Ergebnisse der Operationsbehandlung sind abhängig vom Stadium der Erkrankung. Beim nichtmetastasierenden Karzinoid, das vollständig reseziert wurde, beträgt die Fünf- und Zehnjahresüberlebensrate bis zu 90%; Patienten, die im Stadium der hämatogenen Metastasierung zur Operation kommen, überleben dagegen den gleichen Zeitraum nur in 27% (Goodner et al. 1961). Intrathorakale lymphogene Metastasierung zum Zeitpunkt der Resektion scheint eine Heilung nicht auszuschließen, wenn die Lymphadenektomie radikal ausgeführt wurde (Paulson u. Ginsberg 1984).

19.5.2.2 Maligne epitheliale Primärtumoren - das Lungenkarzinom

Epidemiologie. Die Epidemiologie des Lungenkarzinoms ist unter allen Krebserkrankungen beispiellos: Vor 70 Jahren noch extrem selten und kaum in der Sektionsstatistik zu finden (Leschke 1952), ist das Bronchialkarzinom seit einigen Jahren mit Abstand die häufigste Krebstodesursache beim Mann, seit 1 Jahr auch bei Frauen (American Cancer Release 1985, zit. nach Wagner 1986). Denn in der Zwischenzeit stieg die Lungenkrebsrate bei Männern um das 40- bis 50fache; sie weist auch heute noch für die meisten Länder überproportional ansteigende Tendenz auf (Bailey 1984; Wagner 1986).

Für die häufigste Form des Lungenkrebses, das dermoide Karzinom, gilt der ätiologische Zusammenhang zur inhalativen „Noxe" Rauchen als bewiesen, während Luftverschmutzung und Arbeitsplatzbelastung nur z. T. untersucht sind (Shy 1984; Spregelhalder 1986; Zeller 1986).

Trotz des bewiesenen Zusammenhangs zwischen Zigarettenrauchen und Bronchialkarzinom deutet nichts auf eine staatliche Restriktion der Tabakindustrie in den nächsten Jahren hin (Bailey 1984). So sterben jährlich z. Z. 400000 Menschen an den Folgen des Zigarettenrauchens - in den USA allein 100000 (Cairns 1986) -, und eine weitere Zunahme ist zu befürchten. Obwohl der Zigarettenkonsum in den sozial gehobenen Schichten einiger Industriestaaten (USA, GB) zurückgeht, ist er in der dritten Welt - unterstützt durch raffinierte Werbung - noch um ein Vielfaches zu steigern (Bailey 1984).

Histologische Typisierung und Grading. Die histologische Klassifikation der WHO unterscheidet 4 große Gruppen des Bronchialkarzinoms mit weiterer Untertypisierung (WHO 1981, zit. nach Höpker u. Lüllig 1987) (s. Tabelle 19.3).

Tabelle 19.3. Histologische Typisierung des Lungenkarzinoms. (Aus: Höpker u. Lüllig 1987)

1. Dermoides Karzinom
- a) Gut differenziert
- b) Mäßig differenziert
- c) Gering differenziert
- d) Spindelkarzinom

2. Kleinzelliges Karzinom
- a) Haferzelliges Karzinom
- b) Intermediäres Karzinom
- c) Kombiniertes haferzelliges Karzinom

3. Drüsiges Karzinom
- a) Azinäres Karzinom
- b) Papilläres Karzinom
- c) Bronchioloalveoläres Karzinom
- d) Solides Karzinom mit Muzinbildung

4. Großzelliges Karzinom
- a) Großzelliges Karzinom
- b) Klarzelliges Karzinom
- c) Riesenzelliges Karzinom

5. Drüsig-dermoides Karzinom

Der häufigste maligne Lungentumor ist das dermoide Karzinom (45-50%), der zweithäufigste das kleinzellige Karzinom (ca. 20%), dann das drüsige (15-20%) und schließlich das großzellige Karzinom (7-10%). Diese Häufigkeitsverteilung ist jedoch geschlechtsspezifisch: Frauen erkranken häufiger am drüsigen, Männer überwiegend am dermoiden Karzinom. Klassifikationsprobleme können sog. Kombinationstumoren bzw. multiforme Tumoren bereiten, deren Untersuchungen an mehreren Schnittstellen histologisch unterschiedlich differenzierte Tumortypen ergibt. So wird der Kombinationstumor aus drüsig und dermoidem Anteil als adenosquamöses Karzinom bezeichnet, die Kombinationsformen eines kleinzelligen Bronchialkarzinoms, mit einem der 3 anderen großen Subtypen als kombiniertes kleinzelliges Karzinom. Daraus geht hervor, daß die Klassifikation von Tumoren, die nur an einer Stelle biopsiert wurden, mit Unsicherheit belastet ist bzw. das Vorliegen eines Kombinationstumors nicht ausschließen kann. Dies liegt nicht zuletzt in der Tatsache begründet, daß Lungentumoren in allen denkbaren Kombinationen von Typen und Differenzierungsgraden vorkommen können. Die Probleme, die sich nach der WHO-Typisierung daraus besonders beim klein- und großzelligen Karzinom ergeben können, wurden unlängst von Höpker u. Lüllig (1987) kritisch gewertet. Dabei ergab sich, daß ca. ⅓ der ausschließlich lichtmikroskopisch gestellten Typisierungen bei zusätzlicher Inanspruchnahme elektronenmikroskopischer Merkmale (Müller u. Gonzales 1986) eine Korrektur erfahren.

Neben der histologischen Typisierung wird das biologische Verhalten eines Bronchialkarzinoms entscheidend vom Differenzierungsgrad beeinflußt. Auch hierbei gilt, daß alle Grade in einem Tumor enthalten sein und hochdifferenzierte, mit völlig entdifferenzierten Anteilen abwechseln können. Da das „Grading" den Grad der Ähnlichkeit eines Tumors mit dem vermuteten Ausgangsgewebe beschreibt, kann man entsprechend nur drüsig oder dermoid differenzierte Bronchialkarzinome unterscheiden. Weil die Vorschläge der WHO (1981) zum Tumorgrading nicht streng unabhängig von der histologischen Typisierung sind, folgen Höpker u. Lüllig (1987) hier den Richtlinien der UICC (1979), die in Tabelle 19.4 wiedergegeben sind.

Die Prognoserelevanz des Gradingfaktors ist bei den verschiedenen Histiotypen unterschiedlich. Im allgemeinen gilt, daß entdifferenzierte Tumoren früher lymphogen metastasieren, früher in Gefäße einbrechen und eine ungünstigere Prognose auch nach makroskopisch kurativer Resektion aufweisen. Beim dermoiden Karzinom ist allerdings der Differenzierungsgrad weniger prognoserelevant als beim drüsigen, da nur die hoch- und mäßigdifferenzierten dermoiden Karzinome zusammengenommen sich statistisch von den entdifferenzierten dermoiden Karzinomen in ihrer Prognose unterscheiden (Höpker u. Lüllig 1987). Verhornte dermoide Karzinome haben darüber hinaus eine günstigere Prognose als unverhornte. Über eine zusätzliche Untergruppierung kann man demnach heute kaum noch allgemeine Aussagen zur Prognoserelevanz des histologischen „Typing" und „Grading" des Bronchialkarzinoms machen.

Tabelle 19.4. Differenzierungsgrad des Lungenkarzinoms (UICC 1979). (Aus: Höpker u. Lüllig 1987)

G1	Hoher Grad der Differenzierung
G2	Mittlerer Grad der Differenzierung
G3	Geringer Grad der Differenzierung
Gx	Differenzierungsgrad kann nicht bestimmt werden

Das dermoide Karzinom, das typische Raucherkarzinom des Mannes im 6. und 7. Lebensjahrzehnt, ist mit 50-70% in den Resektionsstatistiken vertreten. Dabei entspricht die Prognose in etwa der des drüsigen Karzinoms im gleichen Stadium. Dies gilt mit der oben gemachten Einschränkung, daß Prognoserelevanz der Histologie alleine nur schwer beurteilbar ist, da sich Kombinationsformen erheblich unterscheiden können.

Die schlechteste Prognose hat - unbehandelt oder behandelt - das kleinzellige Bronchialkarzinom, wobei die Untertypisierung häufig die Zuhilfenahme elektronenmikroskopischer Befunde am Zytoskelett erfordert. Als Ausgangspunkt werden von Bensch et al. (1968) die Kultchitzky-Zellen postuliert.

Auch bei Anwendung aller verfügbaren Unterscheidungsmerkmale des Zytoskeletts und des Zytoplasmas scheint eine prognostisch relevante Subklassifizierung kaum möglich. Die mannigfachen Kombinationsformen erklären allerdings die unterschiedlichen Ansprechraten und Remissionen, die durch Chemotherapie zu erzielen sind.

Beim drüsigen Karzinom dagegen lassen sich von der histologischen Typisierung gewisse Rückschlüsse auf die Prognose nach der Operation ziehen.

Am günstigsten verhalten sich - in Anlehnung an das Gradingschema - die rein drüsig differenzierten Karzinome. Prognostisch ungünstiger und nicht streng in das Gradingschema einzuordnen sind multiforme Kombinationstypen. Die Muzinbildung - gleichgültig, ob intra- oder extrazellulär - ist dagegen nicht relevant (Höpker u. Lüllig 1987). Für großzellige Karzinome gilt, daß ihre Differenzierung vom soliden, vom kleinzelligen und vom dermoiden Karzinom schwierig sein kann. Insbesondere scheint aus pathologischer Sicht eine Abgrenzung des großzelligen Karzinoms mit Stratifikation gegenüber dem entdifferenzierten dermoiden Karzinom kaum möglich (Steele 1983). Die Prognose dieser im Resektionsgut meist kleinen Gruppe ist i. allg. schlechter als die der drüsigen und dermoiden Karzinome.

Zusammenfassend ergibt sich, daß bei der Typisierung eines Bronchialkarzinoms mit den zusätzlichen Mitteln der elektronenmikroskopischen Histomorphologie und Immunhistochemie heute eine Vielfalt von Einzelfaktoren definiert werden kann. Sie präzisieren die Untertypisierung und beeinflussen die Prognose signifikant - auch nach kurativer Resektion. Fragt man z. B. nach der Prognose eines makroskopisch kurativ resezierten dermoiden Karzinoms im WHO-Stadium II, so ist die Fünfjahresüberlebensrate zwar ca. 50% (Martini et al. 1983). Nach neueren Erkenntnissen müßte jedoch danach gefragt werden, ob es sich um ein drüsiges oder dermoides Karzinom gehandelt hatte, ob das Karzinom verhornt bzw. unverhornt war, ob es entdifferenziert war, wie groß der Tumordurchmesser war, ob die Tumorfront unscharf oder scharf begrenzt war, ob die Hiluslymphknoten infiltriert oder ob intrapulmonale bzw. intersegmentale Lymphknoten vorhanden waren, ob der Tumor im Zentrum eine Nekrose enthielt oder ob im Randgebiet des Tumors etwa eine Lymphangitis nach Hansemann vorhanden war. Alle diese Faktoren spielen nach Höpker u. Lüllig (1987) eine bedeutsame prognostische Rolle. Man erkennt daraus, daß Unterschiede in der Langzeitprognose nach Resektionsbehandlung im chirurgischen Krankengut durch zusätzliche pathologische Differenzierung und Untergruppierung u. U. erklärt werden können, bzw. daß mancher Unterschied im Langzeitüberleben, den wir heute noch der chirurgischen Technik gutschreiben, in Wahrheit vielleicht auf noch unvollständiger histologischer Differenzierung beruht.

Indikation zur Operation und Resektionsverfahren beim Bronchialkarzinom

Die Resektion des nicht-kleinzelligen Bronchialkarzinoms ist die wirksamste Behandlungsmethode, erzielt die günstigsten Langzeitresultate und ist die einzige Behandlung mit Aussicht auf Heilung. Alle allgemein operablen Patienten sind daher a priori für eine operative Therapie in Betracht zu ziehen, mit folgenden Ausnahmen:

1. bei kontralateralen Lymphknotenmetastasen (N3),
2. bei supraklavikulären Lymphknotenmetastasen (N3),
3. bei V.-cava-Syndrom oder malignem Pleuraerguß,
4. bei Fernmetastasen (Martini u. Flehinger 1987).

Indikation mit kurativer Zielsetzung. Die Langzeitergebnisse sind vom Stadium der Erkrankung abhängig (s. S. 418). Im Stadium I und II besteht kein Zweifel an der Indikation zur Operation, sofern dies der Allgemeinzustand des Patienten zuläßt (McCormack u. Holmes 1987; Moores u. McKneally 1987). Auch im Stadium IIIa wird übereinstimmend die Indikation zur erweiterten Resektion gestellt, wenn der organüberschreitende Primärtumor vollständig resezierbar ist und die mediastinalen Lymphknoten noch nicht befallen sind (T3, N0, T3, N1). Auch bei Infiltration mediastinaler Lymphknoten (T1-3, N2) scheint eine Resektion mit kurativem Ansatz bei einigen Patienten noch möglich (Naruke et al. 1977; Nohl-Oser 1980; Martini et al. 1985; Martini et al. 1986; Martini u. Flehinger 1987; Kirsch u. Sloan 1981). Retrospektiv erreichten aber nur Patienten mit einer lokal begrenzten Infiltration der tiefen mediastinalen Lymphknoten bis zum Tracheobronchialwinkel eine Fünfjahresüberlebensrate von mehr als 10% (Pearson 1985). Waren auch die hohen, prä- und paratrachealen Lymphknotenstationen (L1, L2) infiltriert, so ließ sich auch bei makroskopisch vollständiger Dissektion, die nur rechtsseitig möglich ist, keine Fünfjahresüberlebenszeit über 10% erreichen (Martini et al. 1986). Die schlechtesten Ergebnisse wurden erzielt, wenn schon präoperativ anhand des verbreiterten Mediastinums eine diffuse, hohe mediastinale Lymphknoteninfiltration sichtbar war (Martini et al. 1986). Eine Fünfjahresüberlebenszeit unter 10% zeigten auch solche Patienten, bei denen präoperativ die Mediastinoskopie bereits eine hohe paratracheale ipsilaterale Infiltration gesichert hatte (Pearson 1985). Daraus folgt, daß die Indikation zur Resektion im Stadium N2 individuell gestellt wird und i. allg. Patienten mit mediastinoskopisch gesicherter bzw. in der Thoraxübersicht sichtbarer massiver paratrachealer Lymphknoteninfiltration ausschließt. Ist man bei eröffnetem Situs überzeugt, daß die Lymphknoteninfiltration makroskopisch nicht mehr vollständig entfernbar ist, besteht keine Indikation zur Resektion, da die schlechten Ergebnisse der als inkomplett abgebrochenen Operationen einen Eingriff im Sinne einer Tumorverkleinerung nicht rechtfertigen (Maaßen 1985a; Pearson 1985; Martini et al. 1986). Ergeben die präoperativen Staginguntersuchungen sichere Hinweise für eine ausgedehnte Infiltration des Mediastinums, wie N.-recurrens- oder N.-phrenicus-Parese, Schluckstörung, obere Einflußstauung, Horner-Symptomkomplex, so bedeutet dies nicht in allen Fällen Inoperabilität im kurativen Sinn. Sie ist erst gegeben, wenn eindeutig ein Stadium IIIb vorliegt: also eine Infiltration der Trachea, der Wirbelkörper, des Herzens und der großen Gefäße.

Palliative Indikationen

Die Indikation zur palliativen Resektion liegt vor, wenn eingetretene oder sicher absehbare Komplikationen und Beschwerden des Patienten durch eine nichtradikale Tumorresektion wesentlich gemildert bzw. abgewendet werden können. Neben der Linderung des Leidens kann allerdings in einigen Fällen auch eine Verlängerung der Überlebenszeit erzielt werden. Gründe für eine palliative Indikation sind: Tumorblutung, Eiterretention durch Tumorokklusion bzw. Tumorzerfall, Tumorinfiltrationsschmerz.

Im fortgeschrittenen Erkrankungsstadium ist die Unterscheidung zwischen potentiell kurativer und palliativer Resektion oft erst intraoperativ zu fällen. Gerade bei Vorliegen von Tumorkomplikationen (eitrige Retention) kann die kurative Resektion mit einer erheblichen Linderung von Symptomen (eitriger Auswurf, septisches Fieber etc.) einhergehen. Gelegentlich läßt sich auch eine primär palliativ indizierte Operation im Stadium M0 durch radikales Vorgehen intrathorakal als makroskopisch kurativ zu Ende führen. Extrem selten dagegen und ohne lebensverlängernden Effekt sind Eingriffe im Stadium IV bei Fernmetastasierung und malignem Pleuraerguß. Für die Indikation zum palliativen Eingriff lassen sich, unabhängig von eingetretener Fernmetastasierung, keine starren Regeln angeben. Sie sollte individuell gestellt und in einem interdisziplinären Gespräch auf Nutzen und Lebensqualität für den Patienten überprüft werden. Zuvor versucht man in einem behutsam geführten Gespräch, die Schwere des Leidensdruckes und die Erwartung des Patienten zu ergründen. Stimmt das Ergebnis des Konsiliargesprächs mit der Erwartungshaltung des Patienten auf Linderung durch Operation überein, so fällt die Entscheidung leicht zur palliativen Resektion. Sterblichkeit und Morbidität des geplanten Eingriffs müssen in jedem Fall in einem vernünftigen Verhältnis zur erhofften Linderung stehen.

Resektionsverfahren beim Bronchialkarzinom

Zu Beginn der Resektionsbehandlung des Bronchialkarzinoms wurde i. allg. die Pneumonektomie als adäquates Verfahren angesehen, z. T. mit intraperikardialer Versorgung der Hilusgefäße (Allison 1946; Brock u. Whytehead 1955; Ochsner u. DeBakey 1941; Ochsner et al. 1947; Overholt et al. 1975; Rienhoff 1934, 1947; Wilkins et al. 1978); die Letalität in den Mitteilungen betrug ungefähr 20%.

Heute sind Standardresektionsverfahren beim Bronchialkarzinom die Lobektomie, Bilobektomie, Pneumonektomie und als parenchymsparende Eingriffe die Manschettenlobektomie bzw. im Ausnahmefall die Manschettenpneumonektomie rechts. Erweiterte Resektionen schließen Perikard, Zwerchfell und Brustwandanteile sowie Wandresektionen von Ösophagus, Vorhof und V. cava superior ein. Die Lobektomie hat die Pneumonektomie als Standardeingriff ersetzt (Tabelle 19.5). Die Pneumonektomie ist heute nur noch bei Übergreifen des Primärtumors auf den Hauptbronchus oder bei Infiltration des Hauptbronchus durch infiltrierte Hiluslymphknoten indiziert (Vogt-Moykopf et al. 1985a). Überschreitet der Tumor peripher im Interlobärspalt die Lappengrenze, so ist dies keine zwingende Indikation zur Pneumonektomie, wenn sich die Infiltration vom Interlobärspalt aus durch atypische Resektion mit Sicherheitsabstand entfernen läßt. Routinemäßig durchgeführt, erbringt die Pneumonektomie weder beim peripheren noch beim zentralen Typ des Bronchialkarzinoms bessere Langzeitergebnisse als die Lobektomie (Abbey Smith 1970; Bates 1984; Belcher 1983; Boyd et al. 1966; Overholt et al. 1975; Wilkins et al. 1978). Die regelhafte Anwendung der Pneumonektomie zur Heilung des Bronchialkarzinoms ergab in der Vergangenheit sogar schlechtere Langzeitergebnisse als später die Lobektomie (Tabelle 19.5). Dies ist natürlich kein Argument gegen eine *selektiv*, stadiengerecht durchgeführte Pneumonektomie, die deshalb schlechtere Langzeitergebnisse zeigt als die Lobektomie, weil fortgeschrittenere Stadien operiert wurden. Entscheidend für die Wahl des operativen Vorgehens ist heute die intraoperative Palpation des Primärtumors und des Lymphabflußgebietes. Grundsätzlich gilt, daß die Entscheidung zwischen Pneumonektomie und Lobektomie von der Ausdehnung des Primärtumors bestimmt wird, nicht von der Lymphknoteninfil-

Tabelle 19.5. Fünfjahresüberlebensrate nach Pneumonektomie und Lobektomie bei Bronchialkarzinom. Die Langzeitprognose nach Lobektomie stellt sich günstiger dar als nach Pneumonektomie. Daraus folgt jedoch nicht, daß die Pneumonektomie das ungünstigere Resektionsverfahren bedeutet. Das Kriterium „Pneumonektomie" schließt, zumindest bei stadiengerechter Indikationsstellung, die weiter fortgeschrittenen Erkrankungsstadien ein (TNM-Klassifikation), während das Kriterium „Lobektomie" die frühen Krankheitsstadien einschließt. Diese Ergebnisse sprechen allerdings gegen die früher praktizierte *regelhafte* Anwendung der Pneumonektomie beim Bronchialkarzinom, da die Ergebnisse der Lobektomie keinesfalls schlechter sind. (Aus: Shields 1983a)

	Lobektomie (%)	Pneumonektomie (%)
Le Roux (1968)	40	20
Thomeret et al. (1970)	37	20
Dillon u. Postlethwait (1971)	31	26
Inberg et al. (1972)	31,9	23,5
Weiss (1974)	29,5	16,5
Ashor et al. (1975)	41	26
DeBesse et al. (1976)	31,4	31
Vincent et al. (1976)	20,1	15,3
Kirsh et al. (1976a)	38	30
Paulson u. Reisch (1976)	34,5	15,5
Freise et al. (1978)	32,8	22,9
Williams et al. (1981)	68	45

tration. Bei peripherem Tumorsitz kann allerdings die Infiltration der Hiluslymphknoten so massiv sein, daß bei der Palpation der Eindruck eines massiven Hilustumors bis zum Perikard entsteht. Auch dies ist per se keine Indikation zur Pneumonektomie, wenn gewährleistet ist, daß die Hiluslymphknotendissektion, die bei der Lobektomie ebenso vollständig erfolgen kann wie bei der Pneumonektomie, eine makroskopisch kurative Ausräumung des Karzinomgewebes gestattet. Dies ist nicht mehr möglich, wenn die befallenen Lymphknoten ihrerseits zentrale Bronchusabschnitte von außen infiltriert haben. Diese Infiltration ist nur im Endstadium transmural, d. h. sie imponiert bei der Bronchoskopie in der Regel nur als Rötung und Ödem der Bronchialschleimhaut im Bifurkationsbereich. Ist bei der Präparation intraoperativ die Lymphknotenkapsel durchbrochen und läßt sich der Lymphknoten nur scharf vom Bronchialknorpel lösen, sollte man den entsprechenden Bronchusanteil mitresezieren: in Form der Pneumonektomie oder - bei eingeschränkter Operabilität des Patienten - in Form der Manschettenresektion (Vogt-Moykopf et al. 1985a).

Bei selektiver, stadiengerechter Indikationsstellung beträgt die Pneumonektomierate in großen Kollektiven heute noch etwa 20%, wobei die Hälfte auf die erweiterte Form mit intraperikardialer Absetzung der Gefäße entfällt (Maaßen 1985). Neben der operativen Technik ist die Pneumonektomierate letztlich - wie alle Ergebnisse der Resektionsbehandlung des Bronchialkarzinoms - abhängig von der Patientenauswahl, die der Chirurg persönlich zu treffen hat. Anstelle der früher regelhaft durchgeführten Pneumonektomie wird in den letzten Jahren auch beim Bronchialkarzinom häufiger die Indikation zur Manschettenlobektomie gestellt, die zunächst nur bei zentral sitzenden benignen Tumoren durchgeführt wurde (Price-Thomas 1956, 1960; Zusammenfassung bei Grillo u. Zanini 1986). Wenn ein Tumor das Lappenostium miterfaßt hat, so daß eine tumorfreie Bronchusstumpfversorgung nicht mehr möglich ist, ist eine Pneumonektomie zu vermeiden, wenn ein Teil der umgebenen Bronchuszirkumferenz bei der Lobektomie mitreseziert wird. Am häufigsten betroffen sind Tumoren, die das Ostium des rechten Oberlappens infiltrieren und auch auf die distale Wand des Hauptbronchus übergegriffen haben. Bei diesen Tumoren ragt die Spitze des Primärtumors in den rechten Hauptbronchus hinein. Die Anwendbarkeit einer bronchoplastischen Technik ist allerdings nicht nur abhängig vom endobronchialen Situs, sondern von der Ausbreitung des gesamten Tumors und vom Ausmaß der Lymphknoteninfiltration (Abb. 19.8). Sind intraoperativ alle Lymphknoten ohne Anzeichen der perinodalen Infiltration vollständig vom Hilus ablösbar bzw. im Schnellschnitt nicht infiltriert, so kann die Radikalität des bronchoplastischen Eingriffs ebenso gewährleistet sein wie bei einer Pneumonektomie. Voraussetzung ist jedoch die intraoperative Untersuchung der Resektionsränder, da in älteren Kollektiven die Lokalrezidivraten z. T. zu hoch sind (Weisel et al. 1979; Bennet u. Smith 1975). Diese Indikationsform gilt a priori nur für Patienten, deren kardiopulmonale Reserve eine Pneumonektomie nicht toleriert; sie kann aber grundsätzlich bei allen Patienten erwogen werden, unabhängig von der kardiopulmonalen Leistungsfähigkeit, sofern das gesamte Tumorgewebe mit ausreichendem Sicherheitsabstand radikal entfernbar ist. Dies ist in der Regel nur möglich, wenn der Primärtumor die Infiltration um das Lappenostium bewirkt. Beruht dagegen die zentrale Tumorinfiltration auf einem Lymphknoteneinbruch, so ist zumindest beim voll leistungsfähigen Patienten die Indikation zur Pneumonektomie zwingend (Johnson u. Jones 1959; Jensik et al. 1986; Paulson et al. 1972; Vogt-Moykopf et al. 1986; Naruke et al. 1977). Die Infiltration durch Lymphknoten von außen ist häufig diffus, die Bronchusresektionsränder können einen ausreichenden Sicherheitsabstand insbesondere peribronchial oft nicht garantieren, so daß hier die totale Entfernung des befallenen Bronchus vorzuziehen ist. Bei eingeschränkter pulmonaler Reserve, die einer Pneumonektomie entgegensteht, ist die Manschettenlobektomie allerdings auch in diesen Fällen der alternativen Probethorakotomie vorzuziehen.

Bei zentral sitzendem Tumor und zusätzlicher Hilusummauerung durch infiltrierte Lymphknoten kann die Entscheidung zwischen Manschettenlobektomie und Pneumonektomie schwierig sein, da palpatorisch nicht zu entscheiden ist, ob Primärtumor oder Lymphknoten die zentrale Infiltration verursachen. Man präpariert zunächst die zentralen Lymphknoten von der Hauptbronchuswand ab und testet das peribronchiale Gewebe in Höhe des prospektiven Resektionsrandes im Schnellschnitt. Besteht hier noch eine Infiltration durch Tumorgewebe, so ist - ausreichende Lungenfunktion vorausgesetzt - die Pneumonektomie zu bevorzugen. Schwierig ist die Indikationsstellung bei Patienten mit grenzwertiger Lungenfunktion und zusätzlichem kardialen Risiko. Die unterschiedliche Akzeptanz der bronchoplastischen Resektionsverfahren beim Bronchialkarzinom wird in der zusammenfassenden Darstellung von Grillo u. Zanini (1986) deutlich: Danach variiert die Rate der bronchoplastischen Eingriffe am Gesamtkrankengut bei zahlreichen Autoren zwischen 1,8 und 18%; in unserem Krankengut beträgt sie 8%.

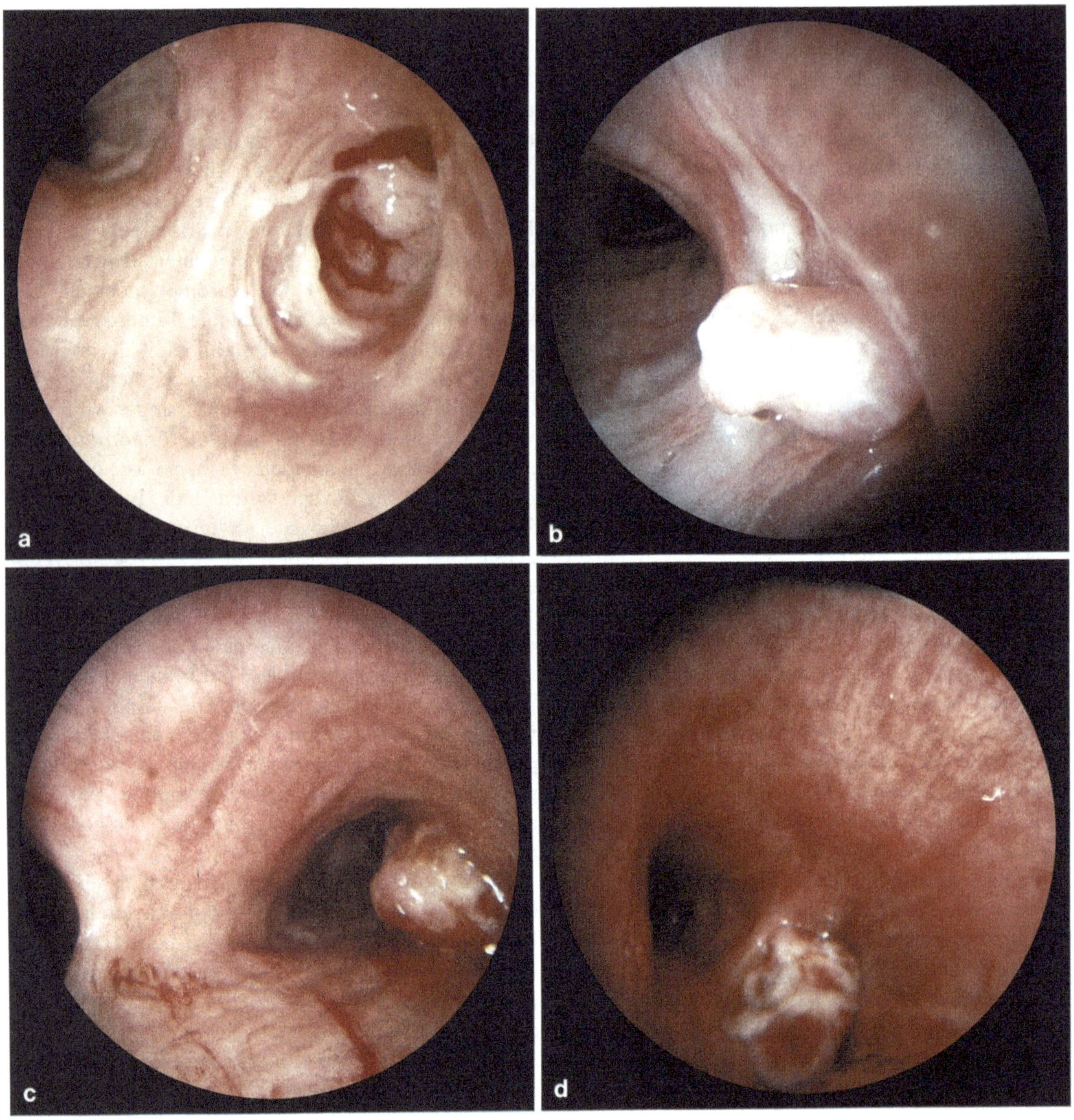

Abb. 19.8 a. Tumor im rechten Oberlappenabgang sichtbar; bei der Thorakotomie ist die Oberlappenresektion möglich, der Bronchusresektionsrand ist im Schnellschnitt tumorfrei. **b** Der Tumor wächst aus dem Oberlappenostium heraus, der Hauptbronchus ist frei: Oberlappenmanschettenresektion. **c** Der Tumor wächst aus dem Oberlappenostium hervor, der Hauptbronchus ist infiltriert. Bei der Thorakotomie ist der Hilus vom Tumor ummauert: Pneumonektomie, Hauptbronchusresektionsrand im Schnellschnitt tumorfrei. **d** Der Tumor wächst aus dem Oberlappenostium hervor, der Hauptbronchus ist tumorfrei. Bei der Thorakotomie T4-Tumor mit Infiltration von Ösophaguswand und Perikard. Erweiterte Pneumonektomie mit Ösophaguswandresektion, Perikardresektion und intraperikardialer Versorgung der Gefäße

Ergebnisse der Resektionsbehandlung beim Bronchialkarzinom

Die Ergebnisse der Resektionsbehandlung des Bronchialkarzinoms umfassen Krankenhausletalität und Spätprognose. Sie werden von zahlreichen Faktoren beeinflußt, die erst zum Teil untersucht sind.

Operationsletalität: Die Letalität lungenresezierender Eingriffe bei Bronchialkarzinom ließ sich in den letzten 30 Jahren deutlich senken (Tabelle 19.6). Dies betrifft sowohl chirurgisch-technische (Blutung, Stumpfinsuffizienz) als auch postoperative Komplikationen (kardiorespiratorisches Versagen). Abgesehen von operativ-technischen Komplikationen ist die Letalität heute weniger von der Größe des Eingriffs abhängig als von der Anzahl vorbestehender Risikofaktoren. Die Gesamtletalität der Lobektomie betrug in der Literatur bis 1970 ca. 5-10% und liegt heute bei 1,2-4,8% (Ta-

Tabelle 19.6. Operationsletalität der Lungenresektionen bei Bronchialkarzinom seit 1947. Die Letalität der Pneumonektomie (Standard- und erweiterte Form zusammen) wurde von 20 auf < 10% reduziert; die Letalität der Lobektomie ließ sich seit 1955 von 10 auf 2-5% senken

	Zeitraum	Resektionsverfahren	
		Pneumonektomie Letalität (%)	Lobektomie Letalität (%)
Ochsner u. De Bakey	1947	20	-
Rienhoff	1947	21	-
Salzer	1951	21	-
Bates	1950-1961	16	-
Belcher	1949-1955	13	10
Weiss	1961-1964	17	10
Cook et al.	1950-1973	10,6	9,3
Vincent et al.	1963-1974	14,5	1,9
Kemeny et al.	1968-1972	14,3	8,1
Vogt-Moykopf	1973-1977	20	14
Belcher	1976-1980	7	5,8
Vogt-Moykopf	1978-1983	12	6
Eigenes Krankengut	1978-1985	5,6	2,8
Dtsch. Ges. Thorax-Herz-Gefäßchirurgie (zit. nach Maaßen 1985)	1981-1982	10,2	2,2
Maaßen	1980-1983	5,3	1,2
North American Lung Cancer Study Group (zit. nach Ginsberg et al. 1983)	1983	6,2	2,9

belle 19.6). Diese Angaben sind jedoch nicht mehr als ein gewisser Rechenschaftsbericht; sie lassen allenfalls die Maßstäbe bei der Patientenselektion erkennen, solange keine zusätzliche Kennzeichnung der operierten Patienten erfolgt. Relevante Einflußfaktoren des Gesamtrisikos sind:

1. Stadium der Erkrankung bzw. Größe des Eingriffs,
2. pulmonale Begleiterkrankungen,
3. extrapulmonale Erkrankungen.

Vergleichbar sind demnach Letalitätsangaben nur dann, wenn folgende Einflußfaktoren definiert sind (s. auch Kap. 9 und 10):

1. Stadium der Erkrankung mit Karnofsky-Index des Patienten,
2. Art des Eingriffs,
3. Altersgruppe,
4. pulmonale Begleiterkrankung (Bronchitis, Emphysem, Tuberkulose etc.),
5. extrapulmonale Risikofaktoren (Hypertonie, anamnestischer Infarkt, Leber, Niere etc.),
6. pulmonale Leistungsreserve (Ergospirometrie, Blutgase).

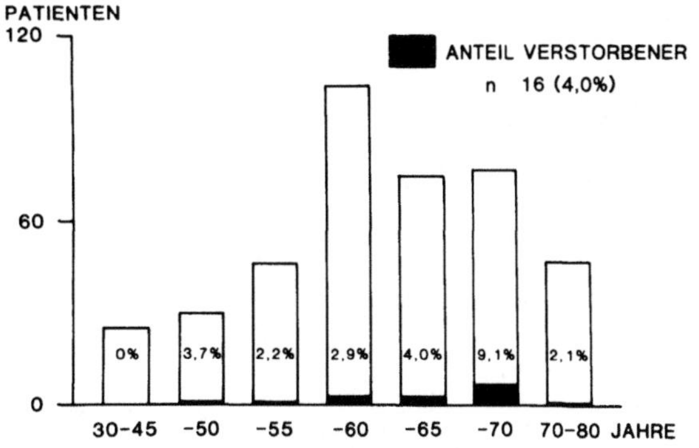

Abb. 19.9. Operationsletalität beim Bronchialkarzinom im höheren Lebensalter (Lobektomie, Bilobektomie, Pneumonektomie, erweiterte Pneumonektomie). Bei einer Gesamtletalität von 4,0% findet sich die höchste Letalität mit 9,1% im 7. Lebensjahrzehnt (eigenes Krankengut 1978-1985) (n = 404)

Verbesserte chirurgische Technik, intensivere intra- und postoperative Überwachung, wirksamere prä- und postoperative Vorsorge bzw. Behandlung infektiöser Lungenerkrankungen haben dazu beigetragen, die Letalität in den letzten Jahren erheblich zu reduzieren. Nur ein Teil dieses Erfolges schlägt sich allerdings in den Angaben zur Gesamtletalität nieder, da sich gleichzeitig die Indikationsstellung bei älteren Patienten mit gehäuften Risikofaktoren erweitert hat, die die Letalität hätten ansteigen lassen müssen (Bates 1984; Belcher 1983; Vogt-Moykopf et al. 1985b; Dienemann et al. 1987). Die Abb. 19.9 zeigt anhand unseres Krankengutes den Einfluß vorbestehender Risikofaktoren auf die Letalität großer lungenresezierender Eingriffe bei Bronchialkarzinom.

Langzeitüberleben. Die langfristige Prognose nach Resektionsbehandlung des Bronchialkarzinoms ist von einer Vielzahl von Einflußfaktoren abhängig, deren Stellenwert erst teilweise statistisch belegt ist (Abb. 19.10). In einer schwer überschaubaren Darstellung wurde unlängst versucht, die Ausgangssituation des Patienten, das Tumorstadium, die Eigenschaften des Primärtumors, die Tumor-Wirt-Interaktion sowie die lymphogene Metastasierung auf Prognoserelevanz nach Resektionsbehandlung zu überprüfen (Höpker u. Lüllig 1987). Dabei stellten sich 2 Fakten heraus:

1. Je mehr Einzelfaktoren statistisch gegeneinander ausgewertet werden, desto deutlicher lichtet sich ein Gesamtkollektiv operierter Patienten in statistisch nicht mehr vergleichbare Einzelindividuen.
2. So unterschiedlich diese Individuen auch sein mögen, so lassen sich doch alle anhand der neuen Stadieneinteilung der UICC (1987) in statistisch kom-

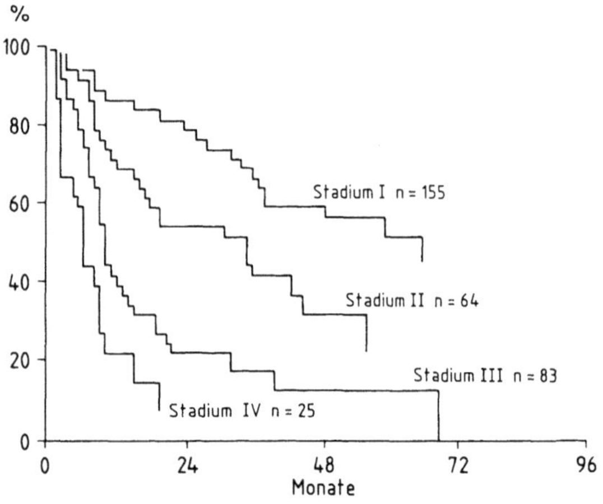

Abb. 19.10. Einfluß des Tumorstadiums und Lymphknotenbefalls beim operierten, nicht-kleinzelligen Bronchialkarzinom. Stadieneinteilung in der Neufassung der UICC vom 1. 1. 1987 (s. Kap. 8) (n = 327)

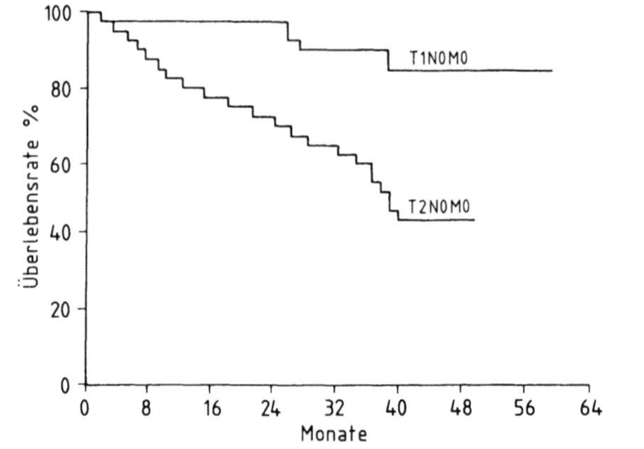

Abb. 19.11. Einfluß der Tumorgröße auf die Überlebensrate im Stadium I beim operierten Bronchialkarzinom (n = 68). Die Fünfjahresüberlebensrate im Stadium I, T1 N0 M0 beträgt > 80%, im Stadium T2 dagegen nur 44% (n = 168)

petenter Weise wieder zu Gruppen zusammenfügen. Es bleibt bestehen, daß das Stadium der Erkrankung in der Neufassung der UICC von 1987 der wichtigste Prognosefaktor operierter Patienten mit nicht-kleinzelligem Bronchialkarzinom ist, wobei allerdings zusätzliche Untergruppierungen im Stadium III statistisch möglich und für die klinische Entscheidungshilfe wünschenswert sind (Höpker u. Lüllig 1987).

Ergebnisse im Stadium I. Mit Wirkung vom 1. 1. 1987 wurde von der UICC das Stadium I des nicht-kleinzelligen Bronchialkarzinoms neu definiert (UICC 1987). Es umfaßt jetzt nur noch die Tumorstadien T1 N0 und T2 N0; das Stadium T1 N1 mit lymphogener Metastasierung in die Hiluslymphknoten wurde dem Stadium II zugeordnet. Der Einfluß des Tumorvolumens und der Tumorwachstumsrichtung (Tumorpropagation) wird durch die Unterscheidung in T1- und T2-Tumoren berücksichtigt. Höpker u. Lüllig (1987) kommen aufgrund einer retrospektiven Analyse zu dem Schluß, daß eine zusätzliche prognoserelevante Klassifizierung beim nicht-kleinzelligen Bronchialkarzinom nach Tumordurchmesser bis 3 cm, 4-6 cm und mehr als 7 cm unabhängig von der Histologie wünschenswert ist. Nach Martini et al. (1988) beträgt die Fünfjahresüberlebensrate für T1-, N0-Tumoren 83%, für T2-, N0-Tumoren 65%. Mountain u. Gail (1981) geben für das große Krankengut der Lung Cancer Study Group eine Fünfjahresüberlebensrate von T1-, N0-Tumoren von 70% an; wir fanden eine kumulative Rate im eigenen Krankengut von 80% (Abb. 19.11). Eine Prognoserelevanz des histologischen Typs (dermoid, drüsig, großzellig) wurde in dieser Gruppe bisher nicht gesichert. Ebenfalls ist nicht bewiesen, ob in diesem Stadium die Miniresektion (atypische Resektion bzw. Segmentresektion) ebenso gute Ergebnisse erbringt wie die Standardlobektomie (Le Roux 1972; Jensik 1986; Jensik 1987). Diese ist dagegen als kleinster Eingriff obligatorisch im Stadium T2, N0. Die Prognose ist hier signifikant schlechter als im Stadium T1, die Fünfjahresüberlebensraten betragen nach Mountain (1987) 60%, im eigenen Krankengut ergaben sich dagegen nur 44% (Abb. 19.11). Bei Lokalisation im Lappenostium erscheint in diesem Stadium die Manschettenlobektomie klar indiziert (Faber et al. 1984). Eine histologische Subklassifikation per se (dermoid, drüsig, großzellig) ergibt keine zusätzliche prognostische Unterscheidung. Doch sind dermoide Karzinome häufiger zentral mit größerem Durchmesser vertreten, drüsige dagegen eher peripher mit kleinerem Durchmesser. Wegen der unterschiedlichen Prognose gleich großer drüsiger und dermoider Karzinome müssen zusätzlich Differenzierungsgrad, Verhornungstendenz und Typ des Karzinoms (uniform, multiform) berücksichtigt werden (Höpker u. Lüllig 1987).

Eine adjuvante Strahlen- oder Chemotherapie hat in diesem Stadium keinen Effekt.

Die Ergebnisse des kleinzelligen Bronchialkarzinoms im Stadium I sind wesentlich spärlicher belegt: bei T1 N0 M0 wird eine Fünfjahresüberlebensrate von 59%, bei T2 N0 M0 von 28% angegeben, wobei nur ein Teil der Patienten in der postoperativen Phase eine wirksame Chemotherapie erhielt (Shields et al. 1982). Die wiedereingeführte primäre Resektionsbehandlung des kleinzelligen Bronchialkarzinoms im Stadium I wird heute stets mit postoperativer Chemotherapie kombiniert.

Ergebnisse im Stadium II. Tumoren im Stadium T1 N1 M0, T2 N1 M0 bieten mit ca. 50% eine signifikant ungünstigere Fünfjahresüberlebenswahrscheinlichkeit als im Stadium I (Martini et al. 1983; American Joint Committee for Cancer, Staging and End Results Reporting 1979). Vom histologischen Typ her scheint - wenn keine pathologische Untergruppierung nach Differenzierung von Mischformen erfolgt - das dermoide Karzinom eine deutlich günstigere Prognose zu haben als das drüsige. Das Rezidivmuster ist ebenfalls vom Tumortyp beeinflußt: Ein lokales Rezidiv fand sich bei Dermoidkarzinom wegen des häufiger zentralen Sitzes in 41%, beim Adenokarzinom dagegen nur in 17% (Martini 1986). Die dennoch schlechtere Spätprognose beim drüsigen Karzinom beruht wohl auf der hohen zerebralen Metastasierungsrate von 19%, die beim Dermoid nur 9% betrug (McCormack u. Holmes 1987). Die hohe lokale Rezidivrate läßt sich durch mediastinale Nachbestrahlung signifikant senken (Choi et al. 1980; Kirsh u. Sloan 1981), eine Verlängerung der Überlebenszeit ließ sich jedoch nicht in allen Studien belegen.

Ergebnisse im Stadium III. Eine Operationsindikation in kurativer Absicht besteht im Stadium IIIa, welches die Stadien T1-T2 N2 und T3 N0-N2 umfaßt. T3 beinhaltet die resektable Infiltration der Brustwand (auch Pancoast-Tumoren ohne Wirbelinfiltration), des Mediastinums, des Perikards, des Vorhofs und der Ösophaguswand. Im Stadium IIIb (T4 N0-N2, T1-T4 N3) besteht dagegen keine Operationsindikation. Trotz dieser Subgruppierung umfaßt auch das Stadium IIIa Patientengruppen mit signifikant unterschiedlicher Prognose, sowohl hinsichtlich Tumorstadium T3 als auch Lymphknotenstadium N2. Während Tumoren mit Brustwandinfiltration (T3 N0) nach en-bloc-Resektion eine Fünfjahresüberlebensrate von 58% aufweisen (Jannesen et al. 1979), beträgt sie bei direkter Invasion des Mediastinums (Piehler et al. 1982; Pairolo et al. 1987), (T3 N0), nur 12% (Burt et al. 1987).

Patienten mit mediastinaler Lymphknoteninfiltration T1-T3 N2 haben, auch bei makroskopisch kurativer Resektion, eine sehr unterschiedliche Prognose: Wird bei der Operation nur eine Lymphknotengruppe infiltriert gefunden, so beträgt die Überlebenswahrscheinlichkeit nach 5 Jahren 32%, dagegen nur 6% bei Patienten mit massiver Infiltration, die schon präoperativ auf der Übersichtsaufnahme auffiel (Martini et al. 1981). Wenn regelhaft alle Patienten im Stadium N2 operiert wurden - unabhängig von der Anzahl befallener N2-Stationen im Mediastinum -, ergab sich ebenfalls eine Fünfjahresüberlebensrate von nur 9-15% (Höpker u. Lüllig 1987; Sunder-Plassmann 1987). Die Indikation zur Operation im Stadium N2 wird daher selektiv gestellt. Ausgeschlossen werden Patienten mit diffuser Lymphknoteninfiltration, die das gesamte ipsilaterale Mediastinum betrifft, die entweder in der Mediastinoskopie präoperativ bewiesen wurde (Pearson et al. 1982; Pearson 1985; Maaßen 1985a) oder in der Röntgendiagnostik schon auffällig war (Martini et al. 1980, 1981). Bei negativer Mediastinoskopie mit intraoperativem Nachweis nur einer infiltrierten N2-Station ergab sich die beste Langzeitprognose nach Resektion (Martini et al. 1985). Trotzdem bleibt eine gewisse Unsicherheit des „kurativen Ansatzes" bei allen Patienten mit N2-Status, da die Lymphdrainage nicht nur bei Primärtumor im linken Unterlappen, sondern auch bei rechtsseitigen Tumoren zum Teil kontralateral verläuft (Hata et al. 1981; Maaßen 1985b). Somit kann auch bei nicht vergrößerten Lymphknoten eine kontralaterale Lymphknoteninfiltration (N3) niemals völlig ausgeschlossen werden. Daher wird auch nach makroskopisch vollständiger Resektion im Stadium N2 generell die postoperative Bestrahlung des Mediastinums empfohlen (Choi et al. 1980; Kirsh u. Sloan 1981).

19.5.3 Sekundäre maligne Tumoren

Die Resektionen von Lungenmetastasen haben in den letzten Jahren in gleichem Ausmaß zugenommen wie die des Bronchialkarzinoms. Dies beruht sowohl auf erweiterter und veränderter Indikation bei chemotherapeutisch sensiblen Tumoren - die früher nicht behandelbar waren -, als auch auf vermehrten Operationen von Metastasen ohne konservative Therapiealternative. Hinzu kommt, daß Diagnostik und operative Indikation pulmonaler Rundherde durch die axiale CT erheblich verbessert wurden, und gleichzeitig Morbidität und Mortalität dieser Eingriffe signifikant abnahmen. Während früher vorwiegend solitäre Spätmetastasen operiert wurden, stellt sich heute auch die Indikation bei synchron aufgetretenen multiplen metastatischen Herden.

Für die Resektion pulmonaler Metastasen gelten heute folgende Voraussetzungen und Indikationen:

1. Der Primärtumor muß lokal beherrscht sein.
2. Extrapulmonale Metastasen sollen ausgeschlossen sein.
3. Die Metastasen sollen vollständig („kurativ") entfernbar sein.
4. Der Patient soll allgemein operabel sein.

Gegenüber früher erweiterte Indikationen sind:

1. Restaging bzw. Korrektur des Remissionsgrades unter Chemotherapie,

2. histologische Abklärung neu aufgetretener Herde,
3. Verlängerung der Überlebenszeit.

19.5.3.1 Restaging im Rahmen der Chemotherapie

Für eine Reihe hochmaligner Tumoren vom „Cavatyp", die ausnahmslos früh in die Lunge metastasieren, sind heute hochwirksame Chemotherapieschemata bekannt, die die Prognose bei Hodenkarzinom, Osteosarkom, Mammakarzinom etc. signifikant verbessert haben (Mandelbaum et al. 1983; Rosen et al. 1978; Snyder 1969). Im Rahmen dieser Chemotherapiekonzepte erfolgt die Resektionsbehandlung der Lungenmetastasen nicht primär, sondern adjunktiv im Rahmen eines „timing". Erst nach Voll- bzw. Teilremission der Lungenherde unter Chemotherapie werden verbliebene, radiologisch noch sichtbare Herde reseziert, um ein Restaging nach Chemotherapie zu ermöglichen und gleichzeitig eine evtl. erzielte Teilremission in eine Vollremission zu überführen. Dabei findet sich nicht selten in verschiedenen Herden einerseits noch vitales Tumorgewebe, andererseits bereits reifes Teratomgewebe bzw. vollständige Tumornekrose. Schon aus diesem Grund ist eine Probeexzision nicht ausreichend; es empfiehlt sich heute die vollständige Entfernung aller Rundherde. Über Fortführung oder Absetzen der Chemotherapie entscheidet das histologische Ergebnis der Operation: Findet sich nur noch Tumornekrose oder reifes Teratomgewebe, so bestand schon vor der Operation eine Vollremission, die eine weitere Chemotherapie nicht erforderlich macht. Nach monatelanger, aggressiver Chemotherapie (z. B. Cisplatin, Bleomycin, Metothrexat) ist in der Regel der Wunsch des Patienten nach Beendigung dieser Therapieform größer als die Angst vor einer Operation.

19.5.3.2 Histologische Abklärung

Treten bei einem Patienten mit operiertem Primärtumor Lungenrundherde auf, so handelt es sich in etwa 60% um Metastasen, in 14% um ein Zweitkarzinom und in 26% um eine benigne Neubildung bzw. einen entzündlichen Restzustand der Lunge (Martini et al. 1983). Beim allgemein inoperablen Patienten kann die transthorakale Feinnadelpunktion (s. Kap. 7.2) über die einzuschlagende Therapie entscheiden, beim operablen Patienten erfolgt in der Regel die histologische Abklärung (Thorakotomie) zugleich mit der makroskopisch vollständigen Sanierung.

Diagnostik

Die radiologische Diagnostik bei Verdacht auf Lungenmetastasen unterscheidet sich nicht von der des primären Bronchialkarzinoms. Gleichzeitig zur Abklärung extrapulmonaler Metastasen durch Skelettszintigraphie, Schädel- und Abdomen-CT wird die allgemeine Operabilität (s. Kap. 9) des Patienten abgeklärt. Der Lokalbefund läßt sich in der CT in 8 mm Abstand besser beurteilen als durch konventionelle Schichtung der gesamten Lunge. Trotzdem ist davon auszugehen, daß bei diffuser, beidseitiger Metastasierung die tatsächliche Metastasenzahl in der CT unterschätzt wird (Johnston 1983; Regal et al. 1982; McCormack u. Martini 1979). Neben der Identifizierung intrapulmonaler Rundherde im Lungenfenster wird wegen möglicher Lymphknotenmetastasen stets auch eine Untersuchung im Mediastinalfenster durchgeführt.

19.5.3.3 Resektionsverfahren

Die Chirurgie der Lungenmetastasen ist - im Gegensatz zum Bronchialkarzinom - eine Domäne der atypischen bzw. extraanatomischen Resektion. Um möglichst wenig funktionierendes Lungengewebe zu entfernen, wird bei der Exstirpation bzw. Enukleation ein „Sicherheitsabstand" von wenigen Millimetern akzeptiert (McCormack u. Martini 1979). Aufgrund der Größe und des Sitzes der Metastasen läßt sich eine größere anatomische Resektion (Lobektomie, Manschettenlobektomie, Pneumonektomie) zwar nicht immer vermeiden, der Anteil dieser großen Resektionen am Gesamtkrankengut beträgt jedoch in neuerer Zeit nur noch etwa 20% (Branscheid et al. 1986; Johnston 1983; Stamatis u. Maaßen 1986; Stelter et al. 1983; Toomes et al. 1981). Da stets eine vollständige Entfernung des Tumorgewebes angestrebt wird - niemals eine Probeexzision -, ist die manuelle Palpation der gesamten Lunge das entscheidende Manöver der Metastasenchirurgie. Häufig entdeckt man tatsächlich Herde mit Durchmesser von wenigen Millimetern, die der radiologischen Diagnostik entgangen sind. Voraussetzung aber ist eine vollständige Atelektase des gesamten Lungenflügels, die eine seitengetrennte Ventilation über Doppellumentubus erfordert. Bei der einseitigen Ventilation ist nach Bleomycin-Vorbehandlung eine O_2-Konzentration von 100% unbedingt zu vermeiden, so daß in diesen Fällen während der einseitigen Beatmung unbedingt die gleichseitige Pulmonalarterie durch Drosselung verschlossen werden sollte. So läßt sich der intrapulmonale Rechts-links-Shunt vermeiden; O_2-Gaben über 0,5 FiO_2 sind i. allg. nicht erforderlich (s. Kap. 12).

Bilaterale Metastasen kann man einzeitig transsternal oder zweizeitig transpleural über laterale Thorakotomie resezieren. Für die grundsätzlich transsternale Revision wird häufig die schnellere Wiederherstellung der Lungenfunktion angeführt (Cooper et al. 1978; Johnston 1983; Mandelbaum et al. 1983; Regal et al. 1982). Beidseitige Resektionen mit Quetschung der Lungenflügel sind nicht selten von erheblichen Kontusionen gefolgt, die u. U. eine postoperative Nachbeatmung erfordern. Die Indikation zur Sternotomie erfolgt daher selektiv (McCormack u. Martini 1979; Morton 1983; Sunder-Plassmann et al. 1986). Ein gewichtiges Argument für die Metastasenchirurgie der Lunge ist z. Z. die niedrige Letalität von 0-2% (McCormack u. Martini 1979; Martini et al. 1983; Stamatis u. Maaßen 1986; van de Wal et al. 1986), die sich bei routinemäßiger Sternotomie bisher an einem vergleichbaren Zahlenmaterial nicht belegen läßt. Besonders wenn zahlreiche Herde bilateral zu entfernen sind, halten wir heute noch in der Regel an der zweizeitigen, lateralen Thorakotomie fest.

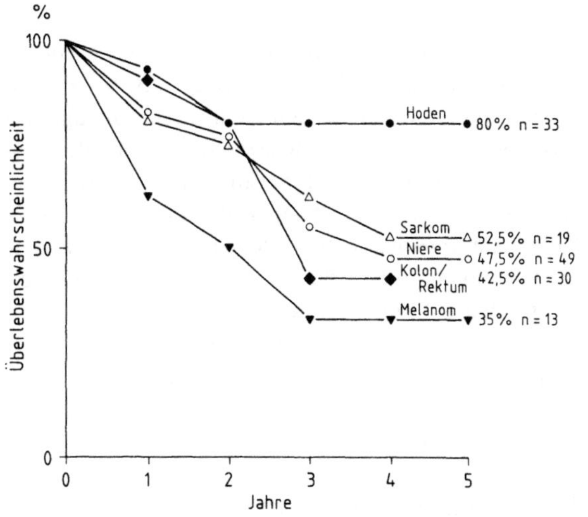

Abb. 19.12. Kumulative Überlebensraten in der Metastasenchirurgie der Lunge sind in erster Linie abhängig vom Primärtumor. Die besten Ergebnisse werden erzielt beim Hodenteratom (Fünfjahresüberlebensrate 80%), die schlechtesten beim malignen Melanom (Fünfjahresüberlebensrate 35%)

19.5.3.4 Ergebnisse der Resektion von Lungenmetastasen

Operationsletalität

Die 30-Tage-Letalität nach Operation von Lungenmetastasen beträgt heute 0-4% (Branscheid et al. 1986; Gall et al. 1979; Walz et al. 1986; Meyer et al. 1986), am häufigsten finden sich Angaben von 0-2% (McCormack u. Martini 1979; Johnston 1983; Martini et al. 1983; Stamatis u. Maaßen 1986; Sunder-Plassmann et al. 1986). Diese günstige Letalitätsrate wird u. a. ermöglicht durch die Anwendung der „kleinen" atypischen Resektion anstelle der größeren anatomischen Verfahren. So wurden in unserem Krankengut bei Metastasenresektionen von 1955-1978 (34 Patienten) noch in 75% anatomische Resektionen (Lobektomie, Bilobektomie etc.) bei einer Letalität von 5,9% angewandt, von 1978-1987 (248 Patienten) dagegen in über 80% atypische Resektionen mit einer Letalität von 0,3%.

Langzeitprognose

Die Langzeitprognose wird von den folgenden Teilfaktoren beeinflußt, die z. T. noch unvollständig untersucht sind:

1. Anzahl der Metastasen (solitär, multipel),
2. Lokalisation (einseitig, beidseits),
3. Metastasengröße (Tumorvolumen),
4. tumorfreies Intervall,
5. Tumorverdopplungszeit und
6. Histologie des Primärtumors.

Unter diesen Faktoren kommt der Histologie des Primärtumors die entscheidende Bedeutung zu (Abb. 19.12). Ist das Metastasengewebe, ebenso wie der Primärtumor, sensibel für eine Chemotherapie, so ergeben sich günstige Fünfjahresüberlebensraten. Faktoren wie Metastasenzahl, -größe und -lokalisation sowie tumorfreies Intervall treten dahinter weitgehend zurück. So beträgt die Fünfjahresüberlebensrate beim nichtseminomatösen Hodenkarzinom ca. 70-80%, obwohl in dieser Gruppe die meisten beidseitigen Metastasen mit dem kürzesten tumorfreien Intervall vorliegen. Eine extrem ungünstige Prognose hat dagegen das metastasierende Melanom, auch wenn nur eine Metastase zum Zeitpunkt der Resektion vorliegt. Abb. 19.12 zeigt die kumulativen Überlebensraten des eigenen Krankengutes nach Primärtumoren aufgeschlüsselt. Da dieser Zusammenhang alle weiteren Teilfaktoren relevant beeinflußt, erscheinen weitere Analysen nur bei Gruppen mit identischem Primärtumor sinnvoll. Wenn bei Gesamtkollektiven mit z. T. 10 verschiedenen Primärtumoren der „Log-Rank"-Test keinen signifikanten Einfluß der Metastasenzahl errechnet, so deshalb, weil die signifikanten tumorspezifischen Unterschiede einen evtl. vorhandenen Einfluß der Metastasenzahl vollständig überlagern (Branscheid et al. 1986; Meyer et al. 1986; Johnston 1983). Ergebnisse innerhalb einzelner Gruppen mit identischem Tumortyp sind dagegen sehr selten (McCormack u. Martini 1979; Rosen et al. 1978; Martini et al. 1983; Stamatis u. Maaßen 1986). Bei chemotherapiesensiblen Tumoren sind die Anzahl der Metastasen und das tumorfreie Intervall auf den ersten Blick tatsächlich bedeutungslos. Prognostisch entscheidend ist hier, welcher Anteil der entfernten Herde nach Chemotherapie tatsächlich noch vitales Tumorgewebe bzw. nekrotisches oder reifes Teratomgewebe enthält (Eckersberger et al. 1986). So beträgt z. B. bei Patienten mit Tumorgewebe in den nach Chemotherapie resezierten Hodenteratommetastasen die Fünfjahresüberlebensrate nur 35%; liegen nur Nekrosen vor, dagegen 80% (Snyder 1969). Entscheidend in dieser Patientengruppe ist demnach letztlich die Wirksamkeit der Chemotherapie, nicht die Anzahl der histologisch nicht näher definierten „Metastasen".

Bei Tumoren ohne wirksame Chemotherapie (z. B. Nierenkarzinom, colorektales Karzinom) ist der prognostische Einfluß von Metastasenzahl und Tumorgröße letztlich nicht ausreichend geklärt.

Verlängerung der Überlebenszeit
Schon in ersten Mitteilungen der Metastasenchirurgie der Lunge wird über Patienten berichtet, welche die Resektion einer Solitärmetastase - bei unterschiedlichen Primärtumoren - um Jahrzehnte überlebten (Barney u. Churchill 1939; Denk 1950; Stelter et al. 1983). Dieser im Einzelfall auf der Hand liegende Nachweis einer Überlebenszeitverlängerung ist jedoch prospektiv randomisiert nicht zu führen. Die Operation kann bei einer Teilremission nach Chemotherapie zwar eine Vollremission erzielen, der weitere Verlauf ist jedoch v. a. von der Wirksamkeit der Chemotherapie abhängig. Der lebensverlängernde Effekt operativer Maßnahmen im Chemotherapiekonzept scheint bisher nur beim Osteosarkom ausreichend belegt (Rosen et al. 1978).

Anders ist dies bei Tumoren, die nicht auf Chemotherapie ansprechen: So ergab z. B. beim Adenokarzinom der Niere die operative Behandlung hämatogener Metastasen bei pulmonaler und extrapulmonaler Lokalisation eine Fünfjahresüberlebensrate von 25%, während im unbehandelten Kollektiv kein Patient überlebte (De Kernion et al. 1978). Auch beim Vergleich von 2 Patientengruppen mit isolierten Lungenmetastasen nach kurativer Tumornephrektomie überlebten im eigenen Kollektiv die operierten Patienten länger als ein historisches Vergleichskollektiv, das die Operation verweigerte. Insgesamt ist jedoch auch hier die Lebensverlängerung an vergleichbaren Kollektiven noch nicht ausreichend dokumentiert.

Entscheidend für das Überleben nach Metastasenresektion ist demnach die Wirksamkeit der Chemotherapie bzw. - bei insensiblen Tumoren - die persönliche Immunitätslage des Patienten. Solange man präoperativ nicht definieren kann, ob sich der Patient am Anfang einer generalisierten Aussaat befindet oder ob die Lungenmetastasierung die letzte Manifestation eines bereits beendeten „Tumorzellschauers" ist, erscheint die Metastasenchirurgie nach den oben genannten Richtlinien auch unter dem Aspekt der Lebensverlängerung weiterhin indiziert.

19.6 Operationen an der Lunge

Neben den sog. atypischen Resektionen werden in diesem Kapitel die anatomischen Lungenresektionen beschrieben, deren Technik und Ausmaß sich an anatomischen Einheiten der Lunge orientiert: die Segment- und Lappenresektionen, die Pneumonektomie mit extra- und intraperikardialer Gefäßversorgung sowie die bronchoplastischen Eingriffe, die zusätzlich zur Lobektomie bzw. Pneumonektomie die Resektion eines Bronchuskeils oder einer -manschette zum Ziel haben.

Häufigste Indikationen zu einer Lappenresektion sind primäre und sekundäre Malignome der Lunge, im Ausnahmefall auch ein postentzündlicher Restzustand - etwa ein großes Aspergillom in einer alten, tuberkulösen Kaverne. Die anatomischen Strukturen, die versorgt werden müssen, sind zwar unabhängig von der Indikation identisch; die chirurgische Technik muß sich jedoch u. U. nach der Indikation richten - so z. B. die Versorgung der Lungenvene als erster Schritt beim Bronchialkarzinom oder das extrapleurale Vorgehen beim postentzündlichen Folgezustand mit Pleuraschwiele. Da zahlenmäßig die Lobektomie beim Bronchialkarzinom heute ganz eindeutig überwiegt, werden im folgenden besonders onkologische Aspekte der Lungenchirurgie berücksichtigt, denn die chirurgische Behandlung des Bronchialkarzinoms besteht eben nicht nur aus einer Standardlobektomie.

19.6.1 Atypische Lungenresektionen

Bei den sog. atypischen Lungenresektionen wird Lungenparenchym ohne Präparation anatomischer Strukturen reseziert. Bei pleuralen Verwachsungen empfiehlt sich zur leichteren Handhabung allerdings die vollständige Freilegung aller Lungenlappen und der Interlobärspalten. Die atypische Resektion kann als Teilresektion einen Gewebekegel entfernen, dessen Basis der viszeralen Pleura entspricht und dessen Spitze nach zentral zum Lungenhilus weist. Wird zentral ein größerer arterieller oder bronchialer Segmentast unterbunden, so sind periphere Durchblutungs- und Belüftungsstörungen die Folge (s. Kap. 22.2.3). Die einfachste Form der atypischen Resektion ist die tangentiale Resektion, bei welcher der dicht subpleural gelegene Herd mit der viszeralen Pleura angehoben und tangential mit Glover-Klemme oder T. A.-Nahtgerät ausgeklemmt wird. Dieses Verfahren eignet sich allerdings nur für kleine, unmittelbar subpleural gelegene Herde bzw. subpleurale Bullae, die an ihrer Basis abgetragen werden. Die Klammernaht des Parenchyms bedarf keiner zusätzlichen manuellen Übernähung, örtliche Blutungen lassen sich durch Elektrokoagulation stillen.

Die keilförmige Resektion ist geeignet zur Exstirpation von Lungenherden ohne Mitnahme des lokalen Lymphabflußgebietes; sie zählt also nicht zu den Eingriffen der radikalen Tumorchirurgie. Gleichwohl findet sie auch gelegentlich Anwendung beim Bronchialkarzinom im Stadium T1 bei eingeschränkter Lungenfunktion, die eine Lobektomie nicht gestattet. Meist werden jedoch Metastasen, Zysten, gutartige Lungenherde (Tuberkulom, Hamartom, entzündliche Pseudotumoren) entfernt. Da die Spitze des Parenchymkeils hiluswärts gerichtet ist, liegt hier die größte Schichtdicke vor und damit die Verletzungsgefahr größerer Segmentäste von Lungenarterien und Bronchien. An der Spitze des Keils empfiehlt sich deshalb eine U-Naht aus verzögert resorbierbarem Nahtmaterial, um zentrale Blutungen bzw. Bronchiallecks zu vermeiden. Aus dem gleichen Grund sollten sich die Glover-Klemmen zentral um ca. 1 cm überlappen. Die Übernähung des Lungenparenchyms kann zunächst durch eine hinter der Klemme gestochene Blalock-Naht erfolgen, die durch eine zweite Nahtreihe nach Entfernen der Globber-Klemme gesichert wird. Wir verwenden monofiles, verzögert resorbierbares Nahtmaterial der Stärke 4×0 bzw. 3×0. Bei Anwendung eines linearen Staplergerätes ist zu berücksichtigen, daß die Gewebeschichtdicke nach zentral hin zunimmt; eine zentrale Gewebequetschung gefährdet aber den sicheren, luftdichten Nahtabschluß. Auch bei der Klammernahtreihe empfiehlt sich daher eine zentrale U-Naht zur Blutstillung.

19.6.2 Anatomische Lungenresektionen

19.6.2.1 Pneumonektomie

Rechtsseitige Pneumonektomie

Als Zugang ist eine anterolaterale Thorakotomie im 5. ICR ausreichend. Die Beatmung kann über den Trachealtubus erfolgen, oder auch über den Bronchialtubus, der sich bei Bedarf unter Sicht nach links vorschieben läßt. Durch Atelektase der rechten Lunge wird der Eingriff erleichtert, was allerdings einen Doppellumentubus (s. Kap. 12) erfordern kann. Dieser ist immer dann zu empfehlen, wenn die Entscheidung zwischen Pneumonektomie und bronchoplastischem Eingriff (Manschettenlobektomie, s. Kap. 18) erst intraoperativ getroffen werden kann.

Der erste Schritt der Pneumonektomie ist die vordere Hilusumschneidung, d. h. die Durchtrennung der mediastinalen Pleura zwischen Perikard und Lunge auf den Hilusgefäßen, bevor sich das mediastinale Fett abschieben läßt und den Blick auf die Hilusgefäße freigibt (Abb. 19.13a). Da die Pneumonektomie nur bei zentralem Tumorsitz im fortgeschrittenen Stadium ausgeführt wird, ist der Hilus sehr häufig mit vergrößerten Lymphknoten bedeckt, sei es aufgrund einer Entzündung oder durch Tumorinfiltration. Insbesondere der Raum zwischen V. azygos und Truncus anterior sowie Pars interlobaris der Pulmonalarterie ist häufig durch infiltrierte Lymphknoten ausgefüllt; sie können aber auch auf der Oberlappenvene sitzen und das Perikard bis zum N. phrenicus zum Hilus heranziehen. Insbesondere die letzteren Lymphknoten müssen zunächst sorgfältig vom Perikard und der Venenvorderfläche abpräpariert werden, bevor die Vene mit Rummel- oder Overholt-Klemme umfahren werden kann. Um Verletzungen der hinter der Vene liegenden Pulmonalarterie zu vermeiden, soll man die Venenwand sehr sorgfältig von Perikardausläufern mit der Schere freipräparieren. Die Spitze der umfahrenden Klemme sollte glatt an der Venenhinterwand entlanglaufen und sie darf nicht zu weit nach dorsal abgleiten. Die Vene wird zentral mit Overholt- bzw. Rummel-Klemme abgeklemmt und peripher ligiert. Bei sehr kurzem gemeinsamem Venenstamm werden Mittel- und Oberlappenvene peripher getrennt umfahren und ligiert. Nach Durchtrennung der oberen Lungenvene wird der zentrale Stumpf mit atraumatischer Umstechung mit nichtresorbierbarem Faden der Stärke 2×0 versorgt (Abb. 19.13b). Wird die Vene sehr zentral am Perikard abgesetzt – weil der Tumor entsprechend nahe an den Hilus heranreicht –, so kann die Umstechung u. U. mehr vom Perikard als von der Venenwand selber erfassen; die Vene kann in das Perikard zurückschlüpfen und durch eine intraperikardiale Blutung in kürzester Zeit eine Perikardtamponade bewirken. Sofortige Eröffnung des Perikards, parallel zum N. phrenicus über der Pulmonalvene mit Abklemmen der Vene intraperikardial, beendet sofort den bedrohlichen Zustand.

Die V. pulmonalis inferior läßt sich am leichtesten nach Durchtrennen des Lig. pulmonale darstellen. Dazu hält man mit dem Lungenspatel die Lunge nach kranial und das Zwerchfell mit Langenbeck-Haken nach kaudal. Wenn man nur die zarte Pleuraplikatur am Zwerchfell inzidiert, läßt sich oft das Ligament stumpf von der Lungenunterfläche lösen. Kleine arterielle Blutungen können durch Elektrokoagulation

Abb. 19.13 a–g. Pneumonektomie rechts

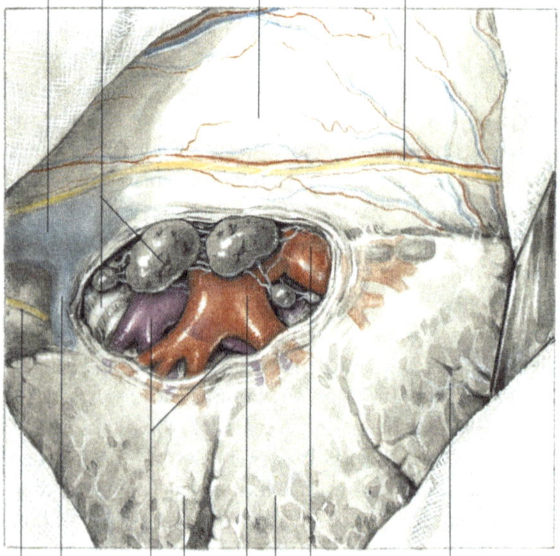

a

a Der rechte Lungenhilus nach Durchtrennung der Pleura mediastinalis: Freilegen der V. pulmonalis superior mit Oberlappen- und Mittellappenvene, Präparation evtl. vorhandener Hiluslymphknoten

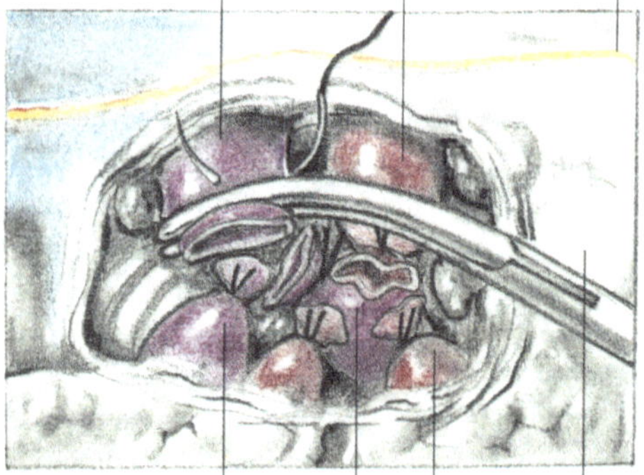

d

d Versorgung der A. pulmonalis dextra: Truncus pulmonalis und Pars interlobaris sind peripher ligiert, der zentrale Stamm ist mit Overholt-Klemme abgeklemmt, peripher durchtrennt und wird mit zentraler Umstechung versorgt

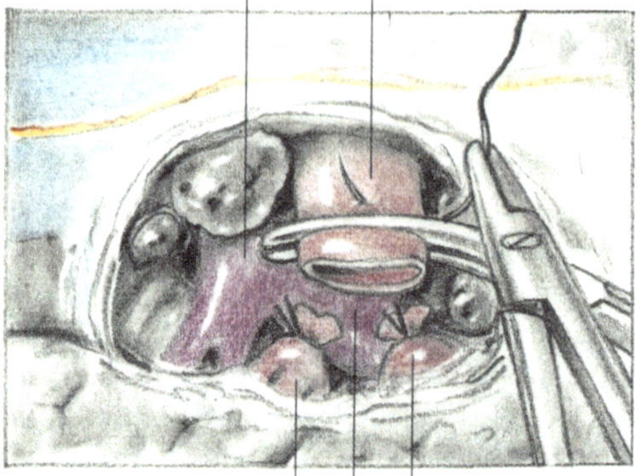

b

b Versorgung der V. pulmonalis superior: Oberlappen- und Mittellappenvene sind peripher ligiert, der zentrale Stamm wird nach Durchtrennung umstochen

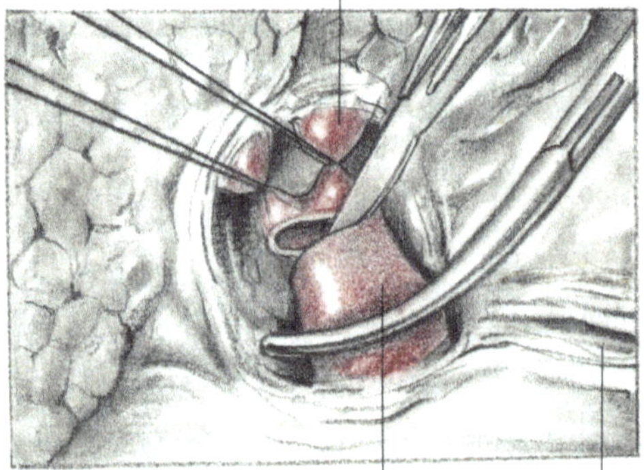

c

c V. pulmonalis inferior nach dorsaler Hilusumschneidung und Durchtrennung des Lig. pulmonale. V^6 und V. basalis sind peripher ligiert, der zentrale Stamm ist mit Overholt-Klemme abgeklemmt, er wird nahe der peripheren Ligatur durchtrennt und mit zentraler Umstechung versorgt

versorgt werden (Lungensequester, s. Seite 398). Die Unterlappenvene stellt sich nach dorsaler Hilusumschneidung am Unterrand der nach kranial gezogenen Lunge dar (Abb. 19.13 c). Sie kann von ventral (vom Hilus aus) oder von dorsal aus umfahren werden, wobei man eine evtl. in Perikardnähe einmündende kräftige Vene aus der Unterlappenspitze (V 6) nicht übersehen darf. Die Durchtrennung erfolgt wie bei der Oberlappenvene zwischen der zentralen Umstechung hinter der Overholt-Klemme und der peripheren Ligatur.

Nach der Versorgung der Venen wird die A. pulmonalis abgesetzt (Abb. 19.13 d); auch hier müssen zunächst die Perikardansätze mit der Schere in Längsrichtung auf der Arterienwand gespalten und zu

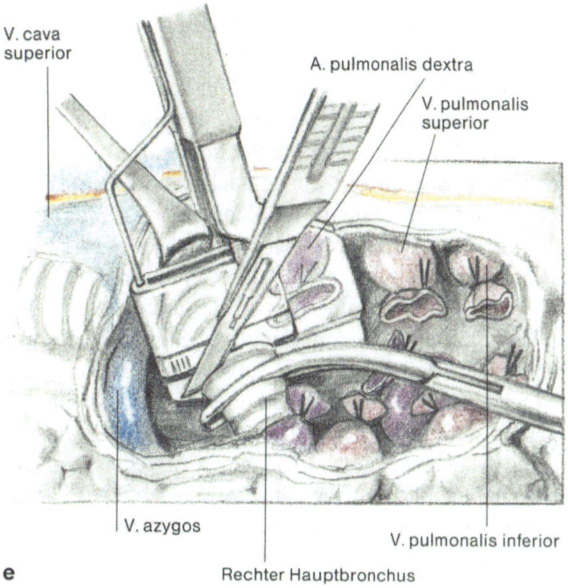

e

e Der rechte Hauptbronchus ist an der Trachealbifurkation zentral mit T.A.30-Klammernaht (RL 30, Ethicon) verschlossen und peripher mit Overholt-Klemme gefaßt; die Durchtrennung mit dem Skalpell erfolgt am Rand des Klammernahtmagazins

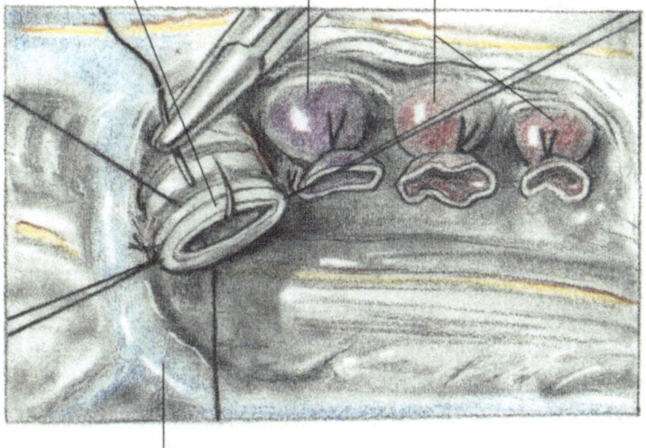

f

f Bronchusverschluß durch Einzelknopfnähte von Hand: An 2 Ecknähte schließen sich 4–5 Einzelnähte an, die einen Knorpelring vollständig fassen

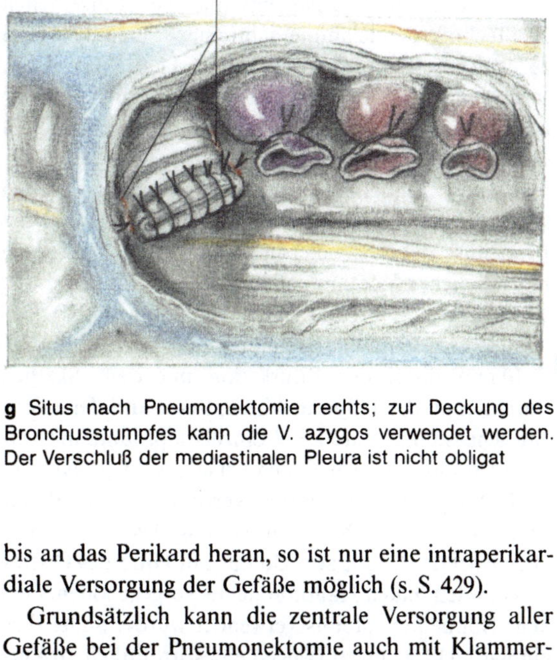

g

g Situs nach Pneumonektomie rechts; zur Deckung des Bronchusstumpfes kann die V. azygos verwendet werden. Der Verschluß der mediastinalen Pleura ist nicht obligat

beiden Seiten hin abpräpariert werden. Peripher sollte man die Teilungsstelle des Pulmonalishauptstamms in Truncus anterior und Pars interlobaris ebenfalls so weit freilegen, daß beide Stämme möglichst getrennt umfahren werden können. Unmittelbar an der Aufzweigungsstelle, am Abgang des dorsal gelegenen Oberlappenbronchus, sitzt häufig ein großer, u. U. infiltrierter Lymphknoten, der in die Aufzweigung der Pulmonalarterie von dorsal hineinreicht. Umfahren kann man den Truncus daher häufig erst dann, wenn dieser Lymphknoten exstirpiert ist. Nach Möglichkeit werden also beide Aufzweigungen peripher getrennt ligiert und die Pulmonalarterie zentral mit einem kräftigen, nicht resorbierbarem Faden der Stärke 0 ligiert. Die zentrale Ligatur wird durch zusätzliche Umstechung gegen Abgleiten gesichert. Ist bei zentralem Tumorsitz kein Platz für getrennte Ligaturen des Truncus anterior und der Pars interlobaris vorhanden, so daß die zentrale und periphere Ligatur um den Hauptstamm der rechten Pulmonalarterie verlaufen, dann läßt sich zusätzlicher Raum gewinnen, indem der Perikardüberzug zwischen ventraler A. pulmonalis und dorsaler V.-cava-Zirkumferenz unter Anhebung der V. cava mit Venenhaken inzidiert wird. Zentral ist dann eine Rummel-Klemme und peripher eine Ligatur zu plazieren; nach Durchtrennung kann der zentrale Stumpf durch Ligatur und zusätzliche Umstechung versorgt werden. Reicht die direkte Tumorinfiltration bis an das Perikard heran, so ist nur eine intraperikardiale Versorgung der Gefäße möglich (s. S. 429).

Grundsätzlich kann die zentrale Versorgung aller Gefäße bei der Pneumonektomie auch mit Klammernahtgerät erfolgen (Klammerhöhe 2,5 mm, weißes Magazin, T. A. 30-Premium, Autosuture). Im Gegensatz zum Bronchusverschluß (s. u.) gewinnt man durch die Anwendung von Klammernahtgeräten bei großen Gefäßen jedoch weder Zeit noch zusätzlich Sicherheit. Nach Absetzen der A. pulmonalis kann man bei weiterhin zurückgehaltener V. cava und V. azygos die Vorderfläche des rechten Hauptbronchus von Lymphknoten befreien, bis die rechte Hälfte der Trachealbifurkation freiliegt. Wenn hier tracheobronchiale Lymphknoten die Bronchialwand von außen infiltrieren, kann diese Freilegung allerdings schwierig sein. Gelingt die Freipräparation mit der Schere nicht, bzw. ist der Bronchusresektionsrand im Schnellschnitt infiltriert, bleibt nur die Manschettenpneumonektomie (s. Kap. 18). Nach Freipräparation kann man unter leichtem Zug an der Lunge nach kaudal den Hauptbronchus mit einem T.A.-Staplergerät unterfahren (Abb. 19.13e). Es wird nach proximal bis an die Bifurkation herangeführt, so daß die Klammernahtreihe nahezu in Verlängerung des Unterrandes des linken Bronchus verläuft. Am Hauptbronchus wird ein grünes Klammernahtmagazin verwendet (Klammerhöhe 4,5 mm) bzw. die Klammerhöhe beim RL-Gerät von Hand auf die grüne Markierung eingestellt. Meist ist eine Magazinlänge von 30 mm ausreichend, nur in Ausnahmefällen ist das längere Magazin mit 55 bzw. 60 mm erforderlich. Peripher wird der Bronchus mit Rummel-Klemmen gefaßt und dann mit dem Skalpell nahe am Rand des Staplermagazins durchtrennt. Nach Auslösen des Klammermagazins darf das Gerät nicht mehr verkantet werden, da die Klammern dabei u. U. in den Bronchialknorpel einschneiden (Einzelheiten zur Technik der Klammernahtreihe, s. Kap. 17). Eine zusätzliche Stumpfdeckung durch Pleura, Perikard, V. azygos etc. ist nicht zwingend erforderlich. Ebenso ist ein Nahtverschluß der Pleura über dem Hilus nicht obligat, oft auch nicht möglich.

Gleichberechtigt neben dem Klammernahtverfahren steht nach wie vor die Handnaht zum Verschluß des Bronchus; dabei ist allerdings die offene Absetzung mit möglicher Kontamination des Pleuraraums durch Bronchialsekret in Kauf zu nehmen (Abb. 19.13f). Unter leichtem Zug am Hauptbronchus wird dieser ca. 5-10 mm distal der Bifurkation mit dem Skalpell durchtrennt, das Präparat wird entfernt und der offene Bronchusstumpf durch 5-7 Einzelknopfnähte mit verzögert resorbierbarem Faden verschlossen [Polyglycol 3 x 0 (Vicryl), bzw. monofiler, verzögert resorbierbarer Faden (PDS)]. Nach Durchtrennung des Hauptbronchus wird der Endotrachealtubus mit Hilfe des Operateurs in den linken Hauptbronchus vorgeschoben, falls kein Doppellumentubus verwendet wurde. Sollte dies einmal nicht gelingen (wegen eines irrtümlich zu kurzen Trachealtubus), kann man die 2 Lefzen des rechtsseitigen Bronchialstumpfes behelfsmäßig mit 2 Allis-Klemmen vorsichtig so weit einander nähern, daß zwischen dem Legen der Einzelknopfnähte Zeit zum Beatmen der linken Lunge bleibt. Die Stiche fassen jeweils einen Knorpelring möglichst ohne Mukosa, um eine vollständige Mukosaeinstülpung zu erreichen. Zunächst werden alle Fäden vom lateralen Rand her vorgelegt und anschließend geknotet.

Wie bei der Klammernaht wird der luftdichte Verschluß unter Ringer-Lösung bei Beatmungsdrücken von 30-50 cm H_2O überprüft, nachdem der Anästhesist zunächst den Bronchialtubus in die Trachea zurückgezogen hat. Liegt eine maligne Grunderkrankung vor, so folgt jetzt die mediastinale Lymphadenektomie (s. Seite 436).

Nach der Pneumonektomie wird die Pleurahöhle in der Regel nicht drainiert, die Mittelstellung des Mediastinums aber in den ersten 5 Tagen röntgenologisch überprüft.

Linksseitige Pneumonektomie

Die linksseitige Pneumonektomie erfolgt in 5 Einzelschritten:

1. Hintere Hilusumschneidung, Absetzen der V. pulmonalis inferior,
2. vordere Hilusumschneidung, Durchtrennung der V. pulmonalis superior,
3. Versorgung der A. pulmonalis sinistra,
4. Absetzen des linken Hauptbronchus und Verschluß des Bronchusstumpfes,
5. mediastinale Lymphadenektomie.

Die linksseitige Pneumonektomie läßt sich über eine anterolaterale Thorakotomie im 5. ICR durchführen und wird - wie alle lungenresezierenden Eingriffe - durch Verwendung eines Doppellumentubus wesentlich erleichtert (Zugänge s. Kap. 16). Hat man sich nach genauer Beurteilung des Situs für die extraperikardiale Pneumonektomie entschieden, so werden zunächst die obere und untere Lungenvene versorgt. Die Reihenfolge wird dabei vom Tumorsitz bestimmt. Man verschafft sich zunächst einen Überblick durch Präparation der Lymphknoten auf der Hilusvorderseite, so daß die Beurteilung der linken Pulmonalarterie und der oberen Lungenvene möglich wird (Abb. 19.14a). Sind diese Strukturen allerdings sehr fest eingemauert, so kann man auch mit der Versorgung der unteren Lungenvene beginnen. Der Unterlappen wird mit dem Spatel nach kranial und das Zwerchfell mit dem Langenbeck-Haken nach kaudal weggehalten, so daß sich das Lig. pulmonale anspannt. In der richtigen Schicht, sehr nahe an der Lunge, läßt sich das Ligament nach Inzision stumpf bis zur unteren Lungenvene abziehen, falls in diesem Bereich keine chronische Entzündung bzw. Tumorinfiltration vorliegt. Im letzten Fall wird die Präparation sehr sorgfältig an der Ösophagusvorderwand nach kranial geführt, die arteriellen Gefäße im Ligament werden sorgfältig elektrochirurgisch versorgt und die verdächtigen Lymphknoten (Position 9, s. Abb. 19.19) vollständig exstirpiert. Man kann dann die untere Lungenvene von dorsal, ebensogut aber auch von ventral umfahren, nachdem die Perikardinsertionen scharf abpräpariert wurden. Bei der Umfahrung von ventral ist die am weitesten dorsal, häufig mit

Abb. 19.14 a–f. Pneumonektomie links

a Linker Hilus nach Durchtrennung der mediastinalen Pleura; V. pulmonalis superior und A. pulmonalis sinistra sind freigelegt; evtl. auf den Gefäßen vorhandene Hiluslymphknoten werden exstirpiert

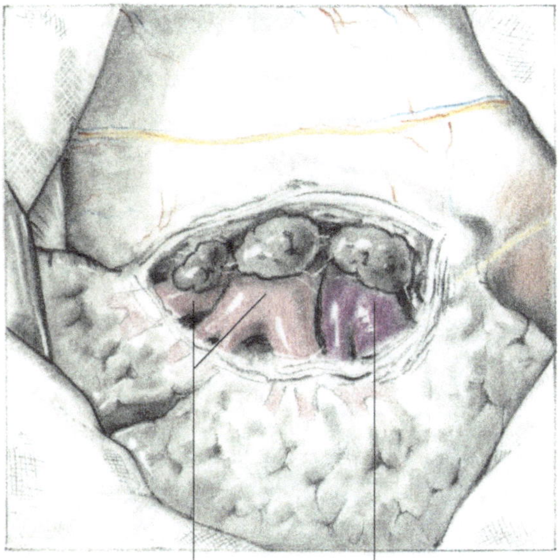

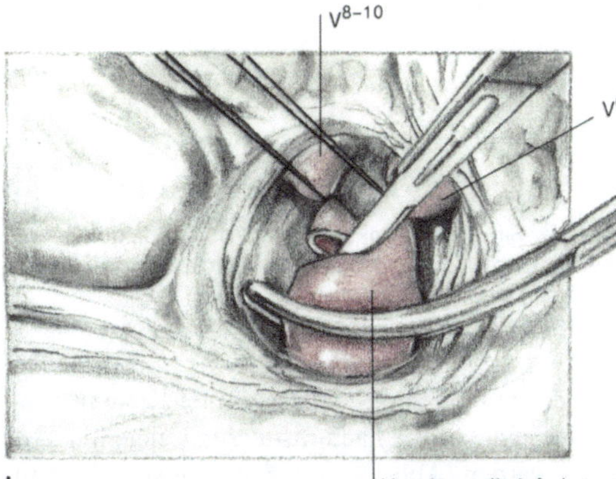

b Versorgung der V. pulmonalis inferior nach Durchtrennung des Lig. pulmonale und hinterer Hilusumschneidung. V^6 und V. basalis communis sind peripher ligiert, der zentrale Stamm ist angeklemmt. Die zentrale Versorgung geschieht durch Umstechung bzw. Ligatur und zusätzliche Umstechung

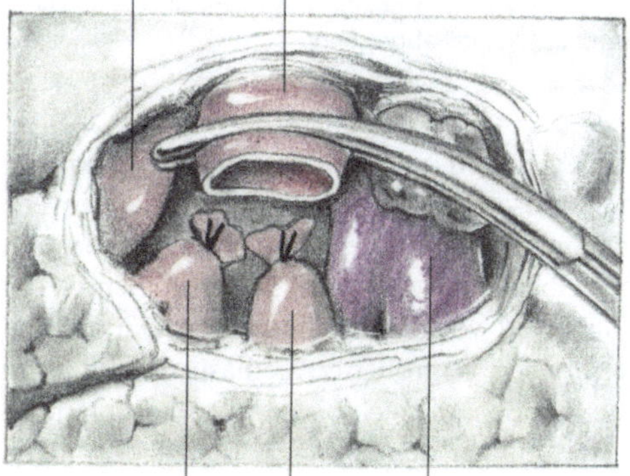

c Die V. pulmonalis superior ist zentral angeklemmt, peripher sind Lingulavene und apikaler Venenstamm ligiert. Die Versorgung des Venenstamms erfolgt mit zentraler Umstechung bzw. Ligatur und zusätzliche Umstechung

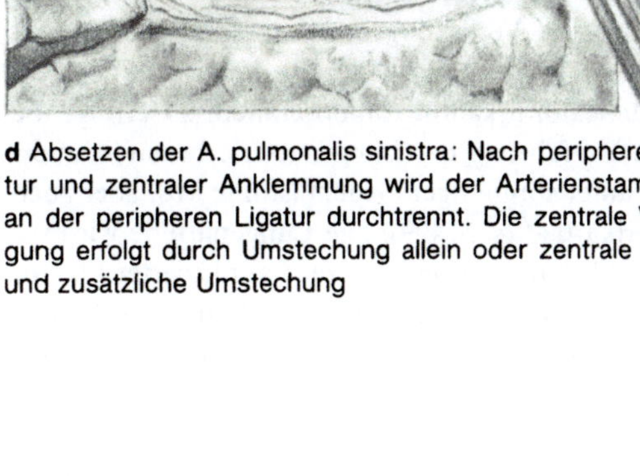

d Absetzen der A. pulmonalis sinistra: Nach peripherer Ligatur und zentraler Anklemmung wird der Arterienstamm nah an der peripheren Ligatur durchtrennt. Die zentrale Versorgung erfolgt durch Umstechung allein oder zentrale Ligatur und zusätzliche Umstechung

eigenem Stamm verlaufende Vene zur Unterlappenspitze (V^6) u. U. getrennt zu versorgen, falls sie sich nicht in die zentral plazierte Rummel-Klemme und die periphere Ligatur miteinbeziehen läßt (Abb. 19.14b). Die zentrale Versorgung des Venenstumpfes erfolgt durch Ligatur, die durch periphere Umstechung gesichert wird; peripher ist dagegen eine einfache Ligatur ausreichend. Man wendet sich dann der Oberlappenvene zu und umschneidet unter Durchtrennung der mediastinalen Pleura die ventrale Zirkumferenz des Hilus. Häufig ist dabei der Blick auf die Gefäße von

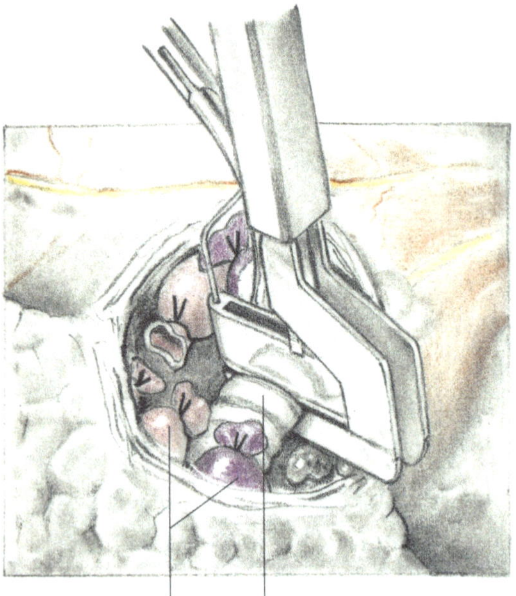

Abb. 19.14e. Verschluß des linken Hauptbronchus mit Klammernahtreihe: das Gerät (RL 30 Ethicon) wird möglichst zentral plaziert, der Bronchus nach Auslösen der Nahtreihe peripher mit Overholt-Klemme gefaßt und unmittelbar am Klammermagazin mit Skalpell abgetrennt

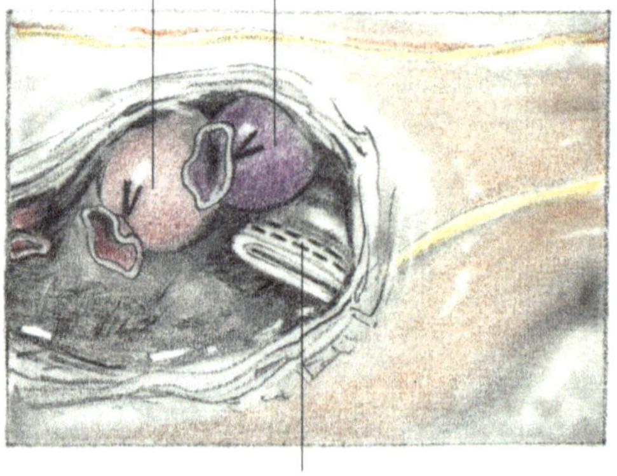

Abb. 19.14f. Situs nach linksseitiger Pneumonektomie mit Klammernahtgerät. Eine zusätzliche Deckung des Bronchusstumpfes kann entfallen

großen, u. U. harten und infiltrierten Lymphknoten versperrt, insbesondere zwischen oberer Lungenvene und Hauptstamm der Lungenarterie; die Vorderwand und der Oberrand der Lungenarterie sind von Lymphknoten oft vollständig ummauert. Daran kann sich eine Gruppe vergrößerter mediastinaler Lymphknoten anschließen, die sich bis zum Aortenunterrand hinzieht. Sie können den Raum zwischen der linken Lungenarterie, der linken Hauptbronchusvorderwand und dem Unterrand der deszendierenden Aorta (aortopulmonales Fenster) vollständig ausmauern. Zur sicheren Präparation und ausreichenden Darstellung der oberen Lungenvene und linken Lungenarterie sollen zumindest die Lymphknoten im Hilusbereich auf der Venen- und Arterienvorderwand zu diesem Zeitpunkt bereits mit der Schere abpräpariert werden (Abb. 19.14a). Die weiter kranial gelegenen mediastinalen Lymphknoten sind nach Entfernung des Lungenflügels zu exstirpieren. Auch am lateralen Perikardrand können diese Lymphknoten sehr fest sitzen und u. U. bis an den N. phrenicus infiltrieren. Sind auch diese Lymphknoten im Schnellschnitt tumorinfiltriert, bleibt nur die Erweiterung der Pneumonektomie mit Resektion eines Perikardanteils um die Gefäße herum. Sind die Lymphknoten entfernt und die Perikardinsertion mit der Schere auf der Gefäßvorderwand in Längsrichtung gespalten, so kann als erstes die obere Lungenvene mit Overholt- oder Rummel-Klemme umfahren und mit Ligatur nach distal zur Lunge hin verschlossen werden (Abb. 19.14c). Eine selektive Ligatur der apikalen Venenstämme (V^{1-3}) und der Lingulavenen (V^{4+5}) ist i. allg. nicht erforderlich. Zentral wird die Vene nahe am Perikard mit Rummel- oder Overholt-Klemme gefaßt, durchtrennt und mit zentraler Umstechung hinter der Klemme mit nichtresorbierbarem Faden (Stärke 2×0) umstochen.

Der nächste Schritt ist die Versorgung der linken Lungenarterie, deren Vorderwand mit Pinzette und Schere zunächst von Lymphknoten, anschließend von den Perikardinsertionen befreit wird. Diese Freipräparation sollte sehr genau durchgeführt werden, da sich die Arterie nur dann präzise unterbinden läßt, wenn der Faden ausschließlich um die blanke Gefäßwand läuft und kein Fettbindegewebe oder Perikard mitfaßt. Erst wenn zirkulär der Perikardüberzug abgetrennt ist, kann die Rummel-Klemme unmittelbar auf der Wand um das zentrale Gefäß herumlaufen, wobei die Spitze des Gerätes mit Zeige- oder Mittelfinger gegengetastet wird, um eine Verletzung der Arterienhinterwand zu vermeiden. Ist der linke Hauptbronchus bis hoch an die Trachealbifurkation tumorbefallen, so erfolgt die dorsale Umfahrung der Lungenarterie besonders vorsichtig unter sorgfältiger Gegentastung, evtl. aber auch intraperikardial (s. S. 429). Die Lungenarterie wird sodann mit kräftiger, möglichst zentral plazierter Ligatur mit nicht-resorbierbarem Faden (Stärke 1×0) verschlossen, die Ligatur dann mit Umstechung vor Abgleiten geschützt (Abb. 19.14d). Peripher kann man ebenfalls eine Ligatur, evtl. auch eine lange Pean- oder Gefäßklemme, anbringen, wenn für eine zweite Ligatur kein Platz ist. Die Arterie wird dann nahe an der peripheren Klemme durchtrennt. Aus der Lunge sind größere Blutverluste zu diesem Zeitpunkt nicht mehr zu befürchten, da der Rückstrom aus dem linken Vorhof bereits abgetrennt ist. Unter leichtem Zug am distalen Hauptbronchus wird jetzt dessen ventrale Zirkumferenz bis auf den Knorpel freigelegt, wobei häufig zunächst vergrößerte Lymphknoten im aortopulmonalen Fenster (s. Kap. 3.1.7) exstirpiert werden müssen. Die Bifurkationslymphknoten (Position 7, Abb. 19.19) sind zu diesem Zeitpunkt nur schwierig darstellbar und werden erst nach Entfernung der linken Lunge angegangen. Der Verlauf der linksseitigen Bronchialarterien ist zwar äußerst variantenreich (Kap. 3.1.6), doch stößt man stets zumindest auf eine Arterie, die aus der Aorta descendens abgeht und dorsal des N. vagus sowie dorsal der meisten Lymphknoten im aortopulmonalen Fenster zur Hinterwand des linken Hauptbronchus zieht. Sie wird mit einer Pean-Klemme gefaßt und umstochen. Der Hauptbronchus wird nun unter leichtem Zug nach kaudal weiter präpariert. Man darf aber auf keinen Fall den Bronchus zwischen Zeige- und Mittelfinger in der Vertikalachse komprimieren, weil sich nämlich dann die Pars membranacea nach innen einrollt. Verstärkt wird diese Tendenz u. U. durch Teiltorsion des Bronchus, wenn ein großer Tumor oder eine karnifizierte Lunge zum Schluß an dem isolierten Bronchus hängt. Wenn der Stumpf der Lungenarterie nach medial und die Aorta descendens nach lateral weggehalten werden, läßt sich ein T. A. 30-Klammernahtgerät in den meisten Fällen bis ca. 5-10 mm an die Trachealbifurkation heranbringen. Bei Einbringen des Gerätes darf der Bronchialknorpel auf keinen Fall vertikal eingerollt sein, sondern er muß sich bei langsamem Schließen des Magazins horizontal der Pars membranacea anlegen (Abb. 19.14e). Nach Auslösen des Magazins wird, falls keine direkte Tumorinfiltration dies verhindert, der distale Bronchus am Oberlappenabgang mit einer Rummel-Klemme gefaßt und mit Skalpell hart am Magazinrand abgetrennt. Der Schleimhautrand wird mit Merfen betupft und die linke Lunge entfernt (Abb. 19.14f). Nach Unterwasserprobe der Klammernaht bis ca. 40 cm H_2O, schließt sich beim primären Malignom die mediastinale Lymphadenektomie an (s. Seite 436).

Zieht man den Bronchusverschluß mit Handnaht vor, so muß der Anästhesist während der Freipräparation des linken Hauptbronchus den Beatmungstubus nach rechts vorschieben. Ungefähr 1 cm distal der Trachealbifurkation wird danach der linke Hauptbronchus offen abgesetzt. Der Schnittrand soll glatt sein - ohne Traumatisierung des Knorpels oder Quetschung der Ränder - und von der Vorderfläche beginnend zunächst im 90°-Winkel nach dorsal, dann im Bereich der Pars membranacea wieder einige Millimeter nach ventral verlaufen. Die Pars membranacea sollte den ventralen Knorpelrand einige Millimeter überragen, damit sie sich beim Zuziehen der Fäden vollständig dem Knorpel anlegen kann. Der Verschluß des Bronchiallumens erfolgt mit Einzelknopfnähten, wobei es sich anbietet, zunächst die beiden Ecknähte vorzulegen. Verwendet wird heute verzögert resorbierbares Material (Polyglycol 2×0 bzw. 3×0), ebensogut aber auch monofiles resorbierbares Material (PDS, Maxon). (Zur Technik des Bronchusverschlusses s. Kap. 18.) Wie schon früher ausgeführt, bietet aber die Klammernahttechnik gegenüber der Handnaht gerade beim Verschluß des Hauptbronchus den Vorteil des aseptischen Vorgehens.

Eine verschlossene Drainage des Pleuraraums, wie sie vielfach als Überlaufventil bei Bedarf für 24-48 h vorgeschlagen wird, ist nicht zwingend erforderlich, da sie so gut wie nie in Funktion treten muß. Die tägliche Röntgenkontrolle des Mediastinums ist ohnehin in der Regel erforderlich. Läuft ausnahmsweise die Pleurahöhle unter Verschiebung des Mediastinums zu schnell voll, so kann unter streng aseptischen Bedingungen eine Entlastungspunktion durchgeführt werden.

19.6.2.2 Pneumonektomie mit intraperikardialer Unterbindung der Lungengefäße

Sowohl der zentrale Tumorsitz mit Infiltration des Perikards per continuitatem als auch die vollständige Ummauerung des Hilus mit infiltrierten Lymphknoten können die intraperikardiale Versorgung von Lungenarterie und -venen erfordern. Wenn der Hauptstamm der Lungenarterie infiltriert ist oder wenn ein Tumorzapfen eine Lungenvene bis zum Perikard verschließt, ist die zentrale Absetzung der Gefäße nicht nur aus technischen Gründen, sondern auch aus Gründen der Radikalität unumgänglich. Die Technik der intraperikardialen Gefäßversorgung mit Resektion eines Perikardanteils um die Hilusgefäße wurde schon von Allison (1946) und Rienhoff (1947) angegeben. Man darf bei dem intraperikardialen Vorgehen nicht die Grenzen der Operabilität seitens des Bronchialsystems überschreiten: d. h. die mögliche Resektionsgrenze des Hauptbronchus muß endoskopisch, u. U. durch Stufenbiopsie, abgeklärt sein. Falls eine Teilresektion der Carina von der rechten Seite aus erforderlich ist (Manschettenpneumonektomie), ist die Intubation des linken Hauptbronchus mit Doppellumentubus, evtl. auch eine Beatmung über das Operationsfeld, vorzubereiten. Oft kann man präoperativ jedoch weder endoskopisch noch mit CT eindeutig klären, ob der Primärtumor die Bifurkationscarina befallen oder ob erkrankte

Lymphknoten sekundär die Bifurkation von außen infiltriert haben. Man darf beim intraperikardialen Vorgehen jedenfalls nicht die Grenzen der Operabilität von seiten des Bronchialsystems überschreiten, weil in diesem Fall kein gesunder Schnittrand mehr am zentralen Bronchusstumpf nach Absetzen der Gefäße zu erhalten ist. Auf der rechten Seite kann man in diesem Fall zwar auf eine Manschettenpneumonektomie ausweichen, auf der linken kann daraus jedoch ein unsicherer Bronchusverschluß im Tumor resultieren, so daß als einzige Alternative eine zweizeitige Bifurkationsresektion von rechts zu erwägen ist.

Intraperikardiale Pneumonektomie rechts
Das intraperikardiale Vorgehen rechtsseitig ermöglicht auch bei Infiltration der Teilungsstelle der rechten Lungenarterie in Truncus pulmonalis anterior und Pars interlobaris ein radikales Vorgehen, ebenso bei Infiltration der Hinterwand der V. cava superior sowie bei Perikardinfiltration. Wenn ein Tumor, der vom rechten Hauptbronchus ausgeht, gleichzeitig mit dem Perikard die Hinterwand der V. cava superior infiltriert hat, ist die A. pulmonalis dextra medial der V. cava superior zwischen Aorta ascendens und oberer Hohlvene zu umfahren. Das Perikard wird medial und parallel zum N. phrenicus über eine Länge von mindestens 8-10 cm eröffnet; die Inzision wird nun kranial bis auf die perikardiale Umschlagfalte auf der Vorderseite der V. cava superior ausgedehnt, so daß diese, falls erforderlich, leicht angeschlungen und nach ventral von der A. pulmonalis weggehalten werden kann (Abb. 19.15a). Hat man sich überzeugt, daß eine evtl. vorliegende Infiltration der großen Gefäße noch radikal resezierbar ist, so kann aus Sicherheitsgründen zunächst der Stamm der rechten Pulmonalarterie durch kräftige Ligatur verschlossen werden. Dazu wird die V. cava superior nach ventral weggehalten, die hintere Perikardfalte parallel zur Lungenarterie inzidiert und unter sorgfältiger Gegentastung mit einer Rummel-Klemme umfahren. Auf der Spitze der vorsichtig um die Arterie herumgeführten Rummel-Klemme befindet sich nochmals eine Perikardschicht. Diese muß ebenfalls inzidiert werden, bevor man einen kräftigen, nicht-resorbierbaren Faden der Stärke 1 × 0 um den Arterienstamm herumführt und langsam zuzieht. Ist zwischen V. cava superior und rechter Lungenarterie aufgrund zentraler Tumorinfiltration kein Platz, so umfährt man die Lungenarterie medial zwischen V. cava superior und Aorta ascendens (Abb. 19.15b). Die Aorta ascendens läßt sich mit Präpariertupfer nach medial, die Vene nach lateral weghalten. Auch hier inzidiert man zunächst die hintere Perikardfalte am Unterrand der Lungenarterie, bevor sich das Gefäß mit der Rummel-Klemme unter sorgfältiger Gegentastung umfahren läßt. Eine Umstechung der Lungenarterie an dieser Stelle ist ungünstig, deshalb verschließt man sie zunächst durch Ligatur. Kann man dann die obere Hohlvene u. U. zusammen mit einer vorliegenden Tumorinfiltration von der Vorderfläche der Lungenarterie ablösen und nach ventral weghalten, so läßt sich eine zweite Ligatur bzw. Umstechung ca. 1 cm peripher der ersten Ligatur plazieren und das Gefäß zwischen diesen durchtrennen. Danach bietet die Umfahrung der V. pulmonalis superior meist keine Probleme mehr, auch wenn das umgebende Perikard breit infiltriert ist, da man mit der Resektionslinie weit nach zentral in den linken Vorhof hinein ausweichen kann. Auch hier wird zunächst die untere Perikardfalte inzidiert, das Gefäß mit Rummel-Klemme umfahren, das Perikard dann gegeninzidiert und die Vene an ihrer Basis mit Rummel-Klemme oder - im Bereich des Vorhofs - mit Löffel- bzw. Satinsky-Klemme ausgeklemmt. Falls ausreichend Platz vorhanden ist, läßt sich die Vene peripher mit Ligatur versorgen oder auch mit langem Péan abklemmen (Abb. 19.15c). Nach Durchtrennung der Vene mit dem Skalpell erfolgt die zentrale Umstechung mit atraumatischer, nicht-resorbierbarer Naht (Fadenstärke 2 × 0) bzw. die Übernähung des Vorhofs mit (Fadenstärke 3 × 0), wobei die fortlaufende Naht über der Löffelklemme einmal hin- und zurückgeführt wird. Die dorsal gelegene untere Lungenvene ist nur dann intraperikardial schwierig zu umfahren, wenn der Tumor den Raum zwischen Perikard und Vorhof unter Infiltration der Vene vollständig aufgebraucht hat (Abb. 19.15d). Notfalls erfolgt die Abklemmung der Vene zunächst zentral im Tumorbereich. Peripher erübrigt sich dann eine Klemme, weil das Venenlumen durch den Tumor verschlossen ist. Wenn die rechte Lunge entfernt und die Übersicht besser ist, plaziert man zentral der Rummel-Klemme nochmals eine Löffel- oder Satinsky-Klemme, die den Vorhof so ausklemmt, daß die Resektionslinie im Gesunden verläuft. Dann kann der Vorhof vor der Klemme mit fortlaufender Naht verschlossen werden. Nach Abtrennung der Vene am Vorhof erfolgt die hintere Umschneidung des Lungenhilus; paraösophageal vergrößerte Lymphknoten werden zunächst belassen, da man nach Entfernung der Lunge eine bessere Übersicht für die mediastinale Lymphadenektomie gewinnt. Auch die Gefahr einer Ösophagusverletzung ist geringer, wenn die Lymphadenektomie unter guter Sicht durchgeführt wird. Gelangt man bei der Hilusumschneidung von dorsal nach kranial, so stößt man auf die Pars membranacea des rechten Hauptbronchus. Am oberen und unteren Rand der Pars membranacea verlaufen 2 Bronchialarterien, die ligiert und umstochen werden. Schlägt man jetzt die rechte Lunge wieder nach dorsal zurück, dann läßt sich der rechte

Abb. 19.15a–e. Intraperikardiale Pneumonektomie rechts

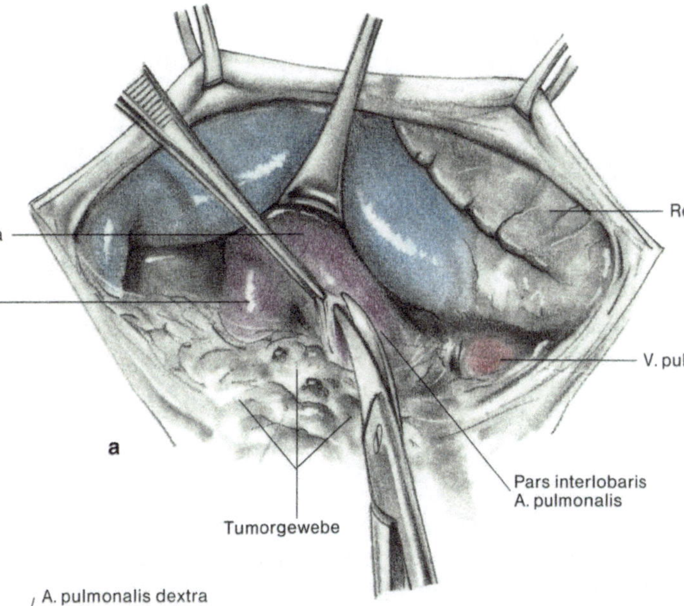

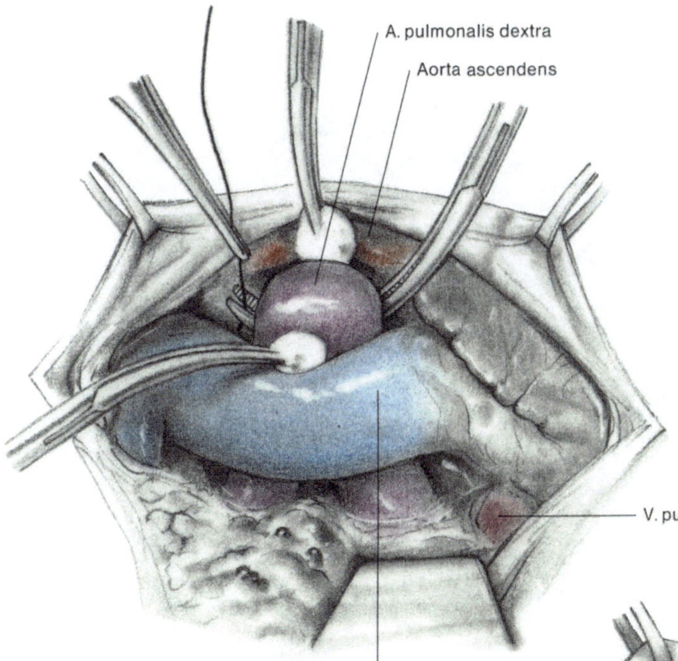

a Intraperikardiales Freilegen der rechten Lungenarterie (Zugang lateral der V. cava superior). Falls die Tumorausbreitung es zuläßt, wird die rechte Lungenarterie lateral der V. cava superior freigelegt und umfahren. Nicht selten zweigt der Truncus anterior bereits intraperikardial ab

b Umfahren der rechten Lungenarterie (medialer Zugang). Bei zentraler Ausdehnung des Tumors ist die Freipräparation der Lungenarterie medial der V. cava superior und lateral der Aorta ascendens vorteilhaft. Der Stamm der A. pulmonalis dextra kann an dieser Stelle umfahren und mit kräftiger Ligatur mit nichtresorbierbarem Faden der Stärke 1 unterbunden werden

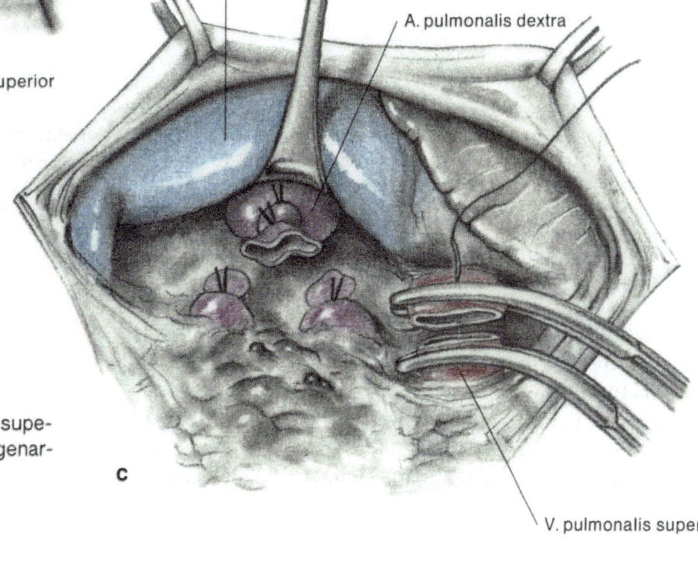

c Intraperikardiales Versorgen der V. pulmonalis superior durch zentrale Umstechung. Die rechte Lungenarterie ist durch doppelte Ligatur zentral versorgt

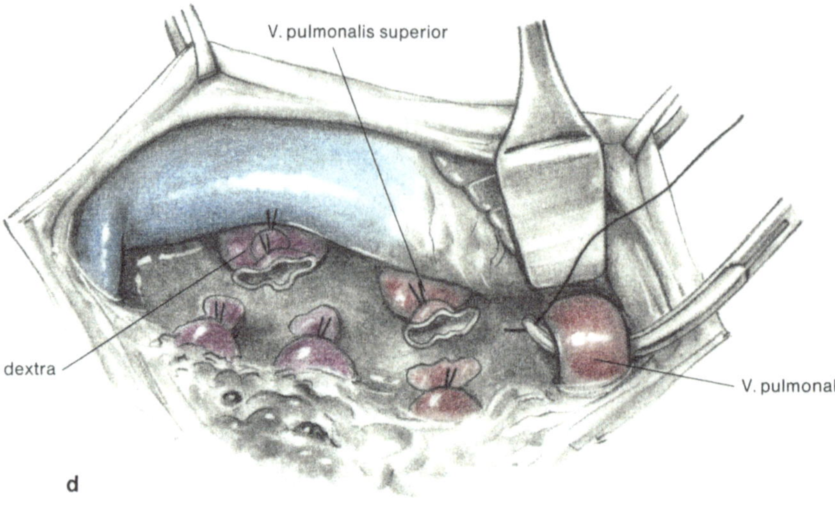

Abb. 19.15d. Intraperikardiales Versorgen der V. pulmonalis inferior, die nach Anschlingen mit kräftigem Faden nach peripher weggehalten und zentral hinter einer Rummel-Klemme umstochen werden kann

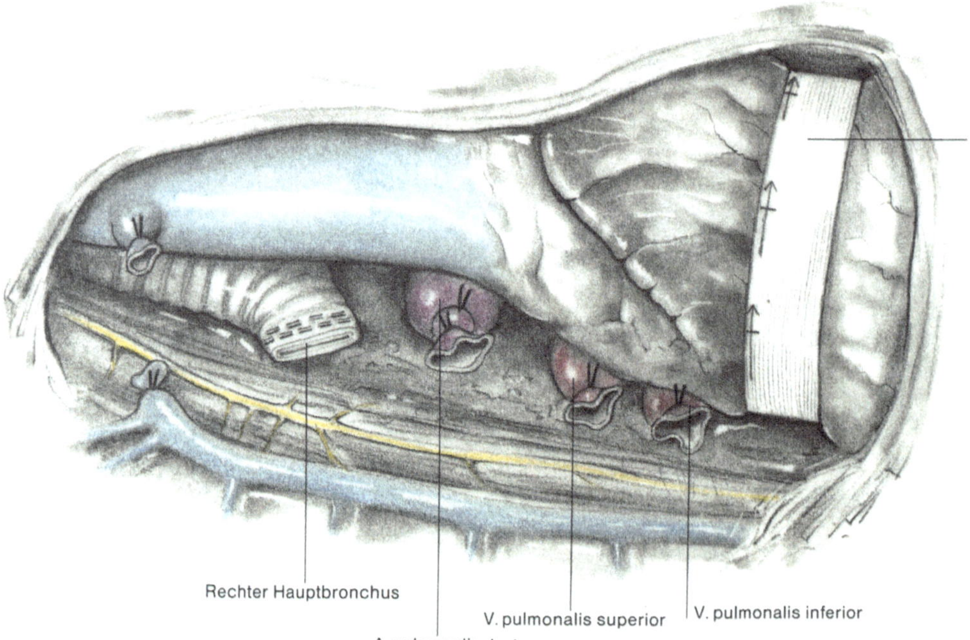

Abb. 19.15e. Situs nach intraperikardialer Pneumonektomie. Die rechte Lungenarterie ist durch doppelte Ligatur, die Venen sind jeweils durch Umstechung zentral versorgt, der Stumpf des rechten Hauptbronchus dagegen mit doppelter Klammernahtreihe. Zur besseren Übersicht bei der Lymphadenektomie wurde die V. azygos durchtrennt. Das Herz ist durch Aufnaht eines Dacron-Streifens gegen Luxation nach rechts gesichert. Der Dacron-Streifen darf keinesfalls zu eng oder zu schmal aufgenäht werden

Hauptbronchus zwischen Zeige- und Mittelfinger der linken Hand umgreifen und die ventrale Zirkumferenz des Hauptbronchus kann unter vorsichtigem Zug nach unten von Lymphknoten befreit werden. Die V. azygos hält man mit Venenhaken nach kranial, den zentralen Stumpf der Lungenarterie mit Stieltupfer nach medial. So kann man den Bronchus nach zentral so weit freilegen, daß die Kante eines T. A.-Gerätes unmittelbar an der Bifurkation zu liegen kommt und die Klammernahtreihe den Bronchus ca. 4 mm distal der Bifurkationscarina verschließt. Peripher werden Oberlappenabgang und Bronchus intermedius mit großen Overholt-Klemmen verschlossen. Nach Auslösen der Klammernahtreihe kann man den Bronchus unmittelbar am Magazinschlitten mit dem Skalpell durchtrennen und die rechte Lunge ohne Kontamination der Pleurahöhle entfernen (Abb. 19.15e). Bei Auslösen des Magazins ist sorgfältig darauf zu achten, daß die Druckplatte den Knorpel von ventral aus glatt auf die Pars membranacea andrückt, bevor die Klammernahtreihe geschlossen wird. Das Gerät muß exakt im 90°-Winkel zum Bronchus gehalten werden, weil es sonst in der proximalen Klammerreihe Löcher in Knorpel und Pars membranacea reißen kann. Eine zusätzliche Deckung des Stumpfes kann durch mediastinale Pleura, V. azygos oder Perikard erfolgen; sie ist dringend anzuraten. Von Hand kann der Bronchusverschluß nur offen erfolgen, da eine zentrale Bronchusklemme zu viel Platz erfordern würde. Der Hauptbronchus wird ca. 8-12 mm distal der Trachealbifurkationscarina mit dem Skalpell durchtrennt. Wird ein Trachealtubus verwendet, so ist er vom Anästhesisten unter manueller Hilfe des Operateurs in den linken Hauptbronchus vorzuschieben. Der Bronchusverschluß erfolgt dann mit Einzelknopfnähten (Polyglycol, Stärke 2×0 bzw. 3×0, PDS oder Maxon) (s. Standardpneumonektomie, Kap. 19.6.2.1). Im Anschluß an den Bronchusverschluß folgt die mediastinale Lymphadenektomie (s. Seite 436).

Intraperikardiale Pneumonektomie links

Die Indikation zur intraperikardialen Unterbindung der Gefäße der linken Seite unterscheidet sich kaum von der der Gegenseite. Hat der Tumor über den Hilus hinaus das Perikard infiltriert, so ist die intraperikardiale Absetzung der Gefäße technisch einfacher, bzw. aus Radikalitätsgründen eine en-bloc-Resektion des infiltrierten Perikardanteils mit dem Lungenflügel erforderlich.

Das Perikard wird lateral über ca. 10 cm Länge und parallel zum N. phrenicus eröffnet, u. U. zur besseren Übersicht durch senkrechte Inzision an beiden Enden türflügelartig erweitert. Die Lokalisation des Primärtumors und die Ausdehnung der perikardialen Infiltration entscheiden über das weitere Vorgehen. Bei Sitz des Tumors im linken Hauptbronchus kann die Hinterwand der linken Lungenarterie durch das Perikard hindurch sehr zentral infiltriert sein. Ist der Tumor dagegen vom Unterlappen aus vorgewachsen, so ist meist das Perikard um die Unterlappenvene breit infiltriert, so daß die Resektionslinie der Vene im Bereich des Vorhofs verlaufen muß, wenn Radikalität gewährleistet sein soll. Hierbei beginnt man ausnahmsweise mit der Versorgung der linken Lungenarterie (Abb. 19.16a): Nach Inzision der Perikardfalte am Unterrand der Arterie wird sie mit dem Zeigefinger der linken Hand oder mit Rummel-Klemme vorsichtig umfahren, wobei besonders auf eine Infiltration der Hinterwand zu achten ist. Unter sorgfältiger Gegentastung wird die Rummel-Spitze dann wieder nach ventral geführt und die darauf liegende zweite Perikardfalte inzidiert. Die Arterie kann danach vorsichtig mit kräftiger Ligatur (1×0 Ethibond) versorgt werden (Abb. 19.16b). Knapp distal der zentralen Ligatur zieht vom Oberrand der Arterie zur Aorta das Lig. Botalli; es wird durchtrennt, um den distalen intraperikardialen Anteil der Arterie zu lösen. Häufig kann man auch durch Abpräparation der perikardialen Umschlagfalte nach distal noch einige Millimeter Platz gewinnen, um distal der zentralen Ligatur noch eine periphere Umstechung anzubringen (Abb. 19.16c). Falls möglich, wird der Arterienstamm distal der peripheren Umstechung mit gerader Klemme verschlossen, und die Arterie dann in Nähe der Klemme mit dem Skalpell durchtrennt. Ist die Arterie an dieser Stelle bereits von Tumor infiltriert, so wird die Arterie erst nach Versorgung der unteren und oberen Lungenvene durchtrennt, um eine Blutung aus dem peripheren, im Tumor liegenden Stumpf der Pulmonalarterie zu vermeiden. Das intraperikardiale Umfahren der Venen bereitet nur dann Probleme, wenn durch zentrale Tumorinfiltration auch die intraperikardiale Strecke der Venen aufgebraucht ist (Abb. 19.16d). Es bleibt dann nur das vorsichtige Umfahren beider Venen und das Ausklemmen eines Vorhofanteils mit Löffel- bzw. Satinsky-Klemme, will man noch eine Resektion im Gesunden erreichen. Ist dagegen der intraperikardiale Anteil der Venen tumorfrei, so ist das Perikard lediglich an Ober- und Unterrand der Vene zu inzidieren, bevor man die Vene mit der Rummel-Klemme umfahren und mit zentraler Umstechung hinter der Klemme versorgen kann. Reicht die Tumorinfiltration dagegen unmittelbar an den linken Vorhof heran, so wird die gemeinsame Einmündung der Venen im Vorhofbereich über eine Satinsky- bzw. Löffelklemme mit dem Skalpell durchtrennt, auch wenn man die Vene peripher aufgrund der Tumorinfiltration nicht mehr verschließen kann (Abb. 19.16e). Da die Pulmonalarterie zuvor versorgt wurde, ist der Blutverlust aus der Lunge unerheblich und funktionell unbedeutend. Die Vorhofresektionslinie wird sodann mit nicht-resorbierbarem Faden der Stärke 3×0 fortlaufend übernäht. Sind beide Lungenvenen versorgt, so wird der Unterlappen mit schmalem Langenbeck-Haken und Lungenspatel nach kranial gezogen, das Lig. pulmonale unter sorgfältiger elektrochirurgischer Blutstillung durchtrennt und die Resektionslinie zur dorsalen Umschneidung des Hilus nach oben hin fortgesetzt. Bei zentralem Tumorsitz stößt man hier paraösophageal häufig auf vergrößerte und infiltrierte Lymphknoten; man schiebt sie nach

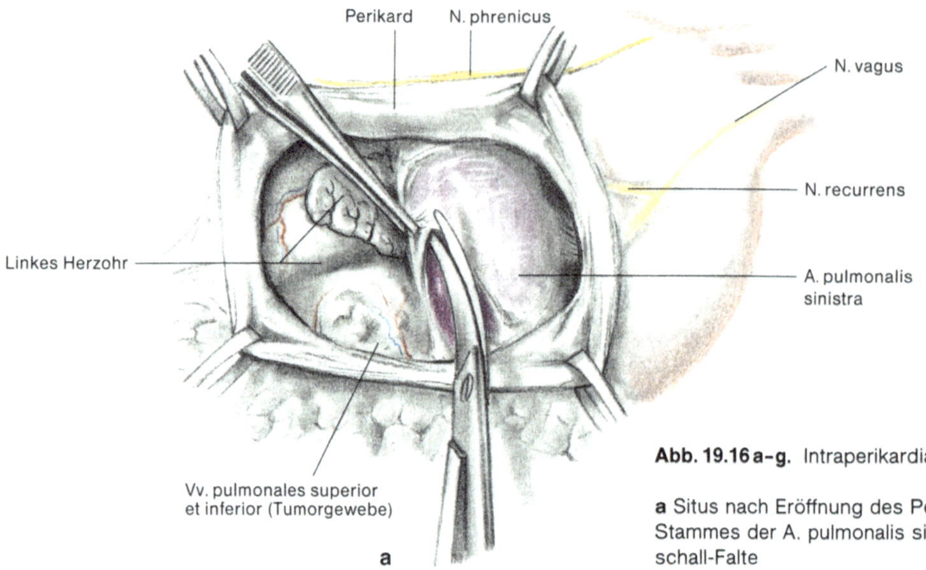

Abb. 19.16 a–g. Intraperikardiale Pneumonektomie links

a Situs nach Eröffnung des Perikards. Freilegen des Stammes der A. pulmonalis sinistra. Inzision der Marschall-Falte

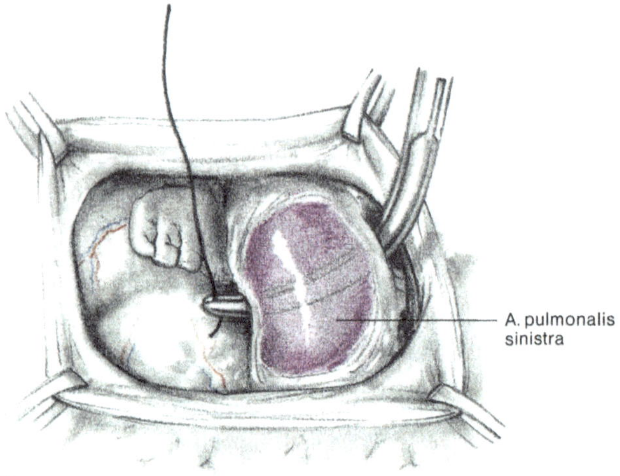

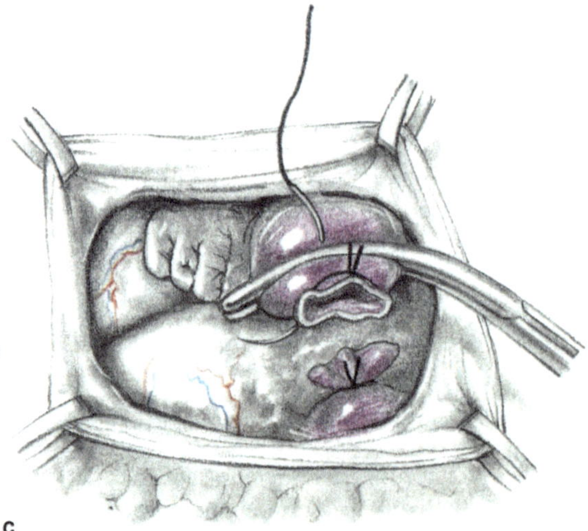

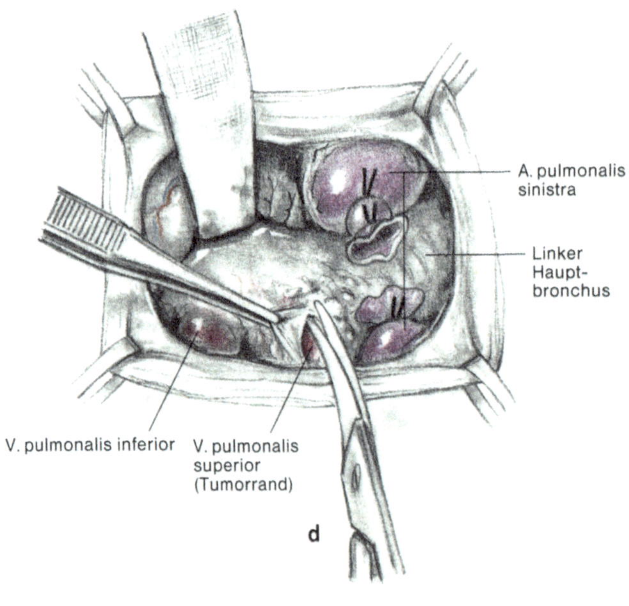

b Umfahren und Anschlingen der A. pulmonalis sinistra, zentrale und periphere Ligatur mit kräftigem Faden (Stärke 1, Ethibond)

c Die A. pulmonalis sinistra ist zentral der Ligatur mit Rummel-Klemme gefaßt, zwischen den Ligaturen durchtrennt und wird durch zusätzliche zentrale Umstechung oder Ligatur versorgt

d Präparation der V. pulmonalis superior, die vom Tumor infiltriert ist

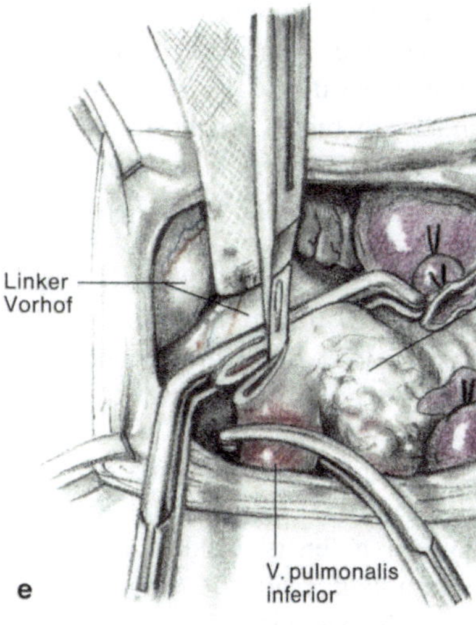

e

e Zentrales Ausklemmen des linken Vorhofs mittels Satinsky-Klemme. Die V. pulmonalis inferior ist durch periphere Klemme verschlossen, die V. pulmonalis superior ist durch Tumorinfiltration obturiert. Der Vorhof wird im Gesunden vor der Satinsky-Klemme durchtrennt

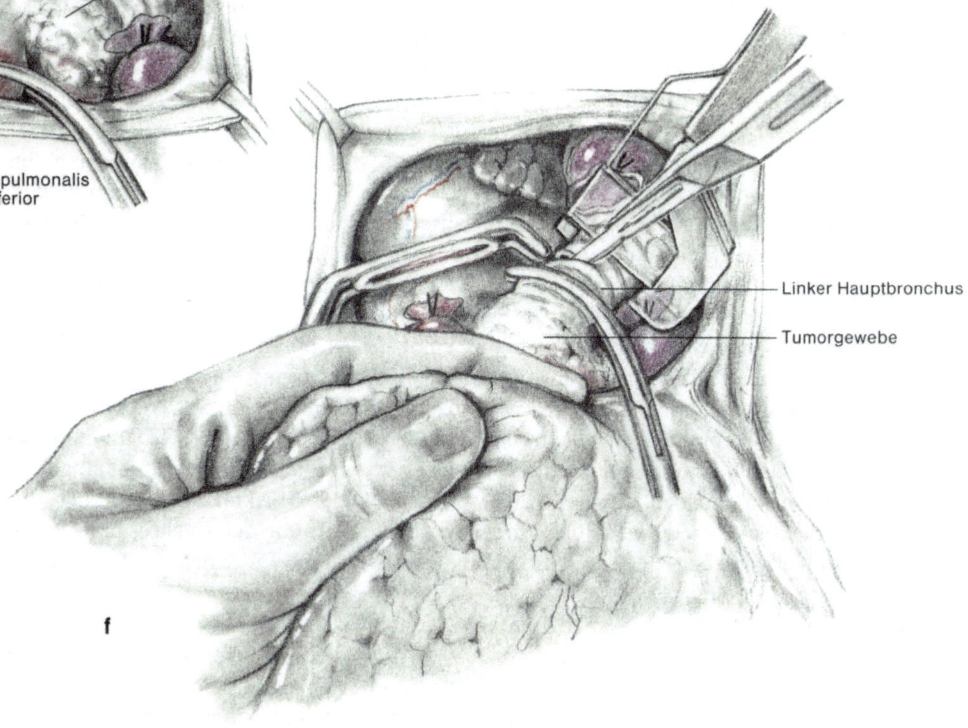

f

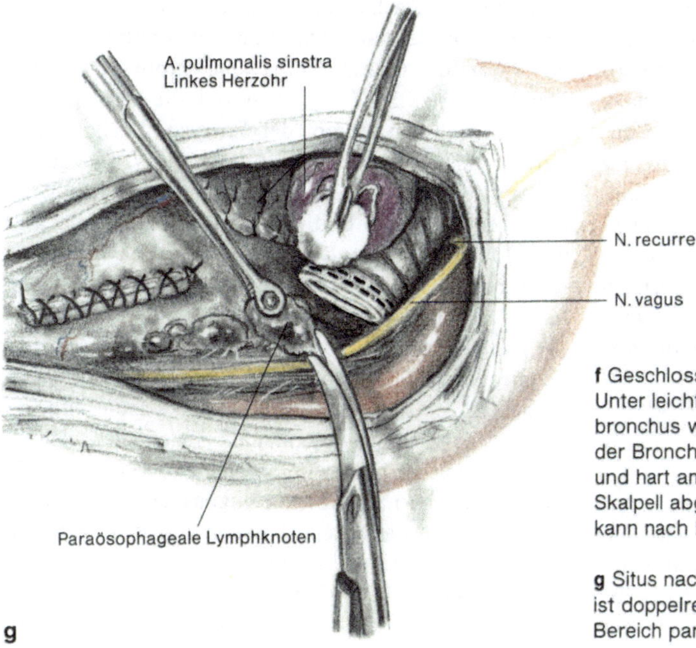

g

f Geschlossenes Absetzen des linken Hauptbronchus: Unter leichtem manuellen Zug am peripheren Ende des Hauptbronchus wird zentral eine Klammernahtreihe (T.A.30) plaziert, der Bronchus peripher mit Overholt-Klemme verschlossen und hart am Magazinrand des Klammernahtgerätes mit dem Skalpell abgetrennt. Die Übernähung des linken Vorhofs kann nach Entfernen des Präparates erfolgen

g Situs nach intraperikardialer Pneumonektomie. Der Vorhof ist doppelreihig übernäht. Beginn der Lymphadenektomie im Bereich paraösophagealer Lymphknoten (Position 8 und 9)

Möglichkeit nach dorsal ab, um die Lymphadenektomie nach Entfernung der linken Lunge übersichtlicher durchführen zu können. Danach wird der Hauptbronchus zwischen Zeige- und Mittelfinger der linken Hand nach kaudal und lateral gezogen und die Bronchusvorderwand von Lymphknoten freipräpariert. Man stößt dabei meist auf eine von der Aorta descendens kommende Bronchialarterie, die am lateralen Rand des Hauptbronchus verläuft; sie wird mit Pean gefaßt und ligiert bzw. durch Umstechung versorgt. Bei der Präparation des medialen Randes des Hauptbronchus stößt man auch auf die Bifurkationslymphknoten (Position 7, Abb. 19.19). Zu diesem Zeitpunkt werden sie jedoch nur so weit entfernt, daß man genügend Raum für das Klammernahtgerät gewinnt. Ohne Mobilisation des Aortenbogens kann man den linken Hauptbronchus nicht so weit zentral absetzen wie auf der rechten Seite, da hier die Aorta den Zugang verhindert. Vor allem besteht die Gefahr, daß man das Klammernahtgerät in einem zu flachen Winkel und nicht senkrecht am Hauptbronchus ansetzt, wenn man eine zentrale Positionierung erzwingen will. Bei Auslösen der Klammernahtreihe kann es dann zu einem Einriß der proximalen Nahtreihe kommen. Wenn man das Nahtgerät im flachen Winkel am Hauptbronchus hochschiebt, muß es daher vor Schließen der Druckplatte wieder nach oben rotiert werden, bis der Winkel zwischen Gerät und Bronchus wieder 90° beträgt. Mindestens 1 cm distal wird dann der Bronchus mit großer Overholt- oder Rummel-Klemme verschlossen. Nach Setzen der Klammernaht wird der Bronchus mit dem Skalpell am Magazinschlitten abgetrennt und die linke Lunge entfernt (Abb. 19.16f). Der luftdichte Bronchusstumpfverschluß wird bei 30-50 cm H_2O unter Ringer-Lösung getestet. Der Bronchialstumpf kann zusätzlich mit Pleura oder Perikard gedeckt werden, dies ist jedoch nicht erforderlich. Bei diesem Vorgehen wird stets das Perikard um Lungenvenen und Pulmonalarterie mitentfernt, so daß hier ein Defekt unterschiedlicher Größe entstehen kann. Auf der linken Seite bedarf dieser nur dann einer Dekkung mittels Dacron-Streifen, wenn eine Luxation der Ventrikelspitze droht, d. h. wenn die Perikardinzision bis nahe an die Zwerchfellinsertion durchgeführt wurde. Nach Ausspülen der Thoraxhöhle erfolgt die mediastinale Lymphadenektomie (s. unten).

19.6.2.3 Mediastinale Lymphadenektomie

Die Lymphadenektomie des Mediastinums wird am besten en bloc durchgeführt, d. h. einzelne Lymphknotengruppen werden mit dem umgebenden Fettgewebe in toto exstirpiert. Eine genaue Kennzeichnung des Entnahmeortes bzw. der Lymphknotenstation für den Pathologen ist entscheidend, weil die Höhe der Lymphknoteninfiltration (Position 1-9, s. Abb. 3.10 und 19.19) offensichtlich erhebliche prognostische Bedeutung hat (Naruke et al. 1977; Martini et al. 1986; Pearson 1985; Pearson et al. 1982). Die Kennzeichnung der Lymphknoten kann durch Benennung des kodierten Entnahmeortes (Position 1-10) nach dem Schema von Naruke et al. (1978) und Martini et al. (1981) erfolgen (s. Kap. 3.1.7). Ein Hinweis auf das verwendete Schema ist unerläßlich, da unterschiedliche Nomenklaturen erarbeitet wurden.

Zu Indikation und Ergebnissen der mediastinalen Lymphadenektomie s. Seite 413. Für die Präparation der mediastinalen Lymphknoten ist bisher kein starr abgesteckter Operationsablauf zwingend vorgeschrieben. Im allgemeinen gilt der Grundsatz, daß die Lymphknoten vollständig, d. h. ohne Eröffnung ihrer Kapsel und ohne Verletzung wichtiger Strukturen, entfernt werden müssen. Der N. recurrens, N. vagus, N. phrenicus und Ductus thoracicus sind unbedingt zu schonen; ebenso ist eine Verletzung von Ösophagus und Trachea zu vermeiden. Andernfalls ist eine sofortige zweireihige Übernähung des Ösophagus durch fortlaufende Schleimhautnaht sowie Einzelknopfnaht der Muskulatur erforderlich. Eine versehentliche Eröffnung der Trachea- bzw. Bronchuswand wird immer durch Einzelnähte mit verzögert resorbierbarem Faden übernäht.

Rechtsseitige mediastinale Lymphadenektomie (Abb. 19.17)

Diese beginnt mit der Inzision der mediastinalen Pleura lateral der Trachea bis hinauf zur linken A. subclavia. Sind große, harte Lymphknoten prätracheal mit der V.-cava-Hinterwand verbacken, empfiehlt sich die Durchtrennung der V. azygos, so daß die V. cava superior am zentralen Stumpf der V. azygos hochgezogen werden kann. Dann kann man auch die V. cava superior an der perikardialen Umschlagfalte anschlingen, nach ventral ziehen und die Lymphadenektomie auf der Tracheavorderwand bzw. an der V.-cava-Hinterwand beginnen. Ihre Freipräparation setzt sich auf die rechte und linke V. anonyma fort, bis alle Lymphknoten mit anliegendem Fettgewebe vollständig von der Tracheavorderwand abpräpariert und nach rechts lateral geschlagen sind. Beginnt man jetzt kranial und lateral der Trachea, so stößt man am Abgang der rechten A. subclavia, die hier vom N. vagus überkreuzt wird, auf den N. recurrens. Auch in ungünstigen Fällen sind Lymphknoten prätracheal (Position 1, Abb. 19.19) und paratracheal (Position 2) i. allg. nur intrakapsulär und nicht im Sinne einer perinodalen Infiltration mit der Umgebung verbacken, so daß sie hier ohne Läsion des

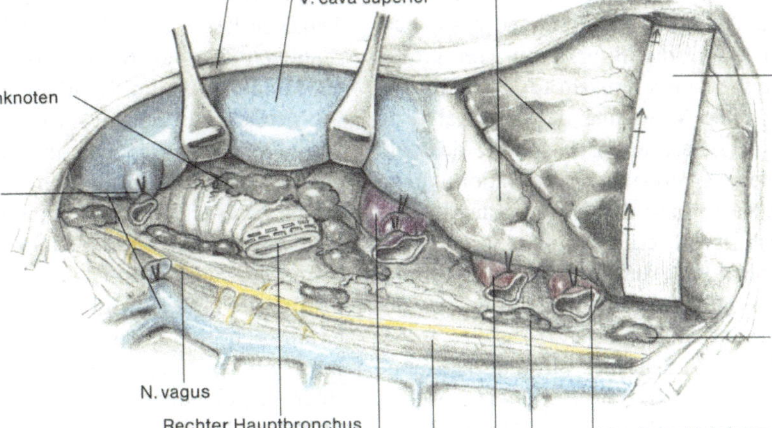

Abb. 19.17 a, b. Die mediastinale Lymphadenektomie rechts

a Die rechtsseitige mediastinale Lymphadenektomie umfaßt von kaudal nach kranial folgende Lymphknotengruppen: paraösophageale (Position 9 und 8), Bifurkationslymphknoten (Position 7), tracheale Lymphknoten (Position 3 und 4). Situs nach intraperikardialer Pneumonektomie

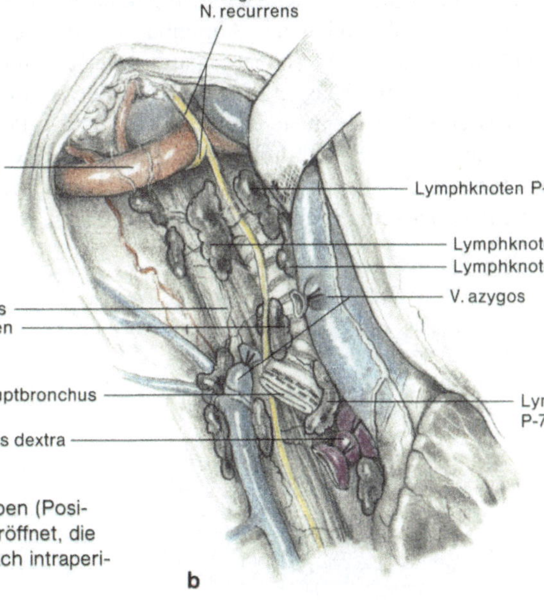

b Exstirpation der hohen trachealen Lymphknotengruppen (Position 1-4). Die mediastinale Pleura ist in ganzer Länge eröffnet, die V. azygos zur besseren Übersicht durchtrennt. Situs nach intraperikardialer Pneumonektomie

N. recurrens sowie des N. vagus und der V.-anonyma-Hinterwand ausgelöst werden können. Im weiteren Verlauf nach kaudal kann der N. vagus als Leitschiene dienen, die es zu schonen gilt; die bisweilen auf 3-4 cm und mehr vergrößerten Lymphknoten werden prätracheal (Position 3) und rechts paratracheal bzw. tracheobronchial (Position 4) im Verband mit dem mediastinalen Fettgewebe en bloc ausgeräumt. Vom rechten Tracheobronchialwinkel präpariert man nach dorsal und kaudal die paraösophagealen Lymphknoten (Position 8). Sie sind bei Malignomen, die vom Unterlappen ausgehen, u. U. sehr hart und mit der Ösophagusvorderwand verschwielt, von der sie scharf abpräpariert werden. Es empfiehlt sich daher, schon vorher den Ösophagus mit weitlumiger Magensonde zu schienen. Diese paraösophageale Lymphknotenkette setzt sich kontinuierlich an der Medialseite des rechten Hauptbronchus nach kranial bis in die Trachealbifurkation fort. Auch bei unauffälliger präoperativer Endoskopie kann die Bifurkation von großen Lymphknoten ausgemauert sein. Im Idealfall kann sie sich vollständig ohne Verletzung des Tracheal- bzw. Bronchialknorpels scharf auslösen. Auch die mehr linksseitig gelegene Gruppe der Bifurkationslymphknoten kann man entlang der Medialseite des linken Hauptbronchus von rechts vollständig entfernen. Sind die Lymphknoten durch perinodale Infiltration zu einem einzigen Paket verbacken und von außen in die Bronchialwand infiltriert, so gilt es, insbesondere die dorsalen Anteile der Bifurkationsgruppe präzise zu präparieren - ohne die Hinterwand des linken Hauptbronchus zu verletzen. Zum Abschluß revidiert man die tiefen paraösophagealen Lymphknoten (Position 9), die z. T. schon bei der Durchtrennung des Lig. pulmonale exstirpiert wurden und keine Probleme bieten.

Linksseitige mediastinale Lymphadenektomie
(Abb. 19.18 und 19.19)
Eine vollständige Ausräumung der paratrachealen (Position 1-3) und tracheobronchialen Lymphknoten (Position 4) ohne Mobilisation des Aortenbogens ist kaum möglich. Lediglich höher paratracheale Lymphknoten (Position 2) lassen sich oberhalb des Aortenbogens erreichen, wenn sie deutlich vergrößert sind. Bei massivem Befall hoher mediastinaler Lymphknoten auf der linken Seite wird daher von zahlreichen Autoren keine Indikation mehr zu primären Operationen gestellt (Maaßen 1985; Martini et al. 1987; Pearson et al. 1982; Vogt-Moykopf et al. 1985). Dagegen lassen sich die Lymphknoten vor dem Aortenbogen (Position 6), im aortopulmonalen Fenster (Position 5) und im Bifurkationsbereich (Position 7) problemlos ausräumen: Nach Absetzen des linken Hauptbronchus präpariert man am besten von distal aus - nachdem man den Lungenast abgetrennt hat -, am N. vagus entlang nach kranial bis zum Abgang des N. recurrens. Ist diese Teilungsstelle dargestellt, so kann man von kranial nach kaudal alle Lymphknoten im Bereich zwischen Bronchusstumpf und Aortenunterrand (Position 5) exstirpieren. Über die Vorderwand des Bronchusstumpfes operiert man bei zurückgehaltener A. pulmonalis an der Medialbegrenzung des Bronchus bis in die Trachealbifurkation. Sind alle Lymphknoten in diesem Bereich (Position 7) ausgeräumt, sieht man auf die freigelegte Medialseite des rechten Hauptbronchus.

Von der Bifurkation nach kaudal und dorsal gelangt man auf die Ösophagusvorderwand. Bei Malignomen des Unterlappens können, insbesondere zwischen Perikard und Ösophagus, derbe, mit der Ösophagusvorderwand verschwielte Lymphknotenpakete angetroffen werden; sie werden nach Schienung des Ösophagus mittels Magensonde, unter weitgehender Schonung der hier verlaufenden Vagusäste, exstirpiert. Die noch weiter kaudal gelegene paraösophageale Gruppe (Position 9) läßt sich dagegen in der Regel vollständig exstirpieren.

Die präaortale Lymphknotengruppe (Position 6) erreicht man über eine Inzision der mediastinalen Pleu-

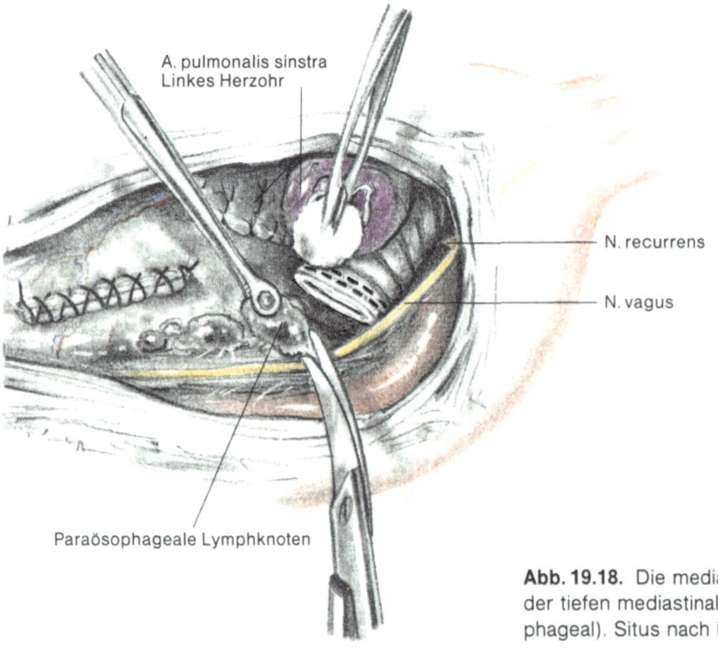

Abb. 19.18. Die mediastinale Lymphadenektomie links. Exstirpation der tiefen mediastinalen Lymphknoten (Position 8 und 9, paraösophageal). Situs nach intraperikardialer Pneumonektomie

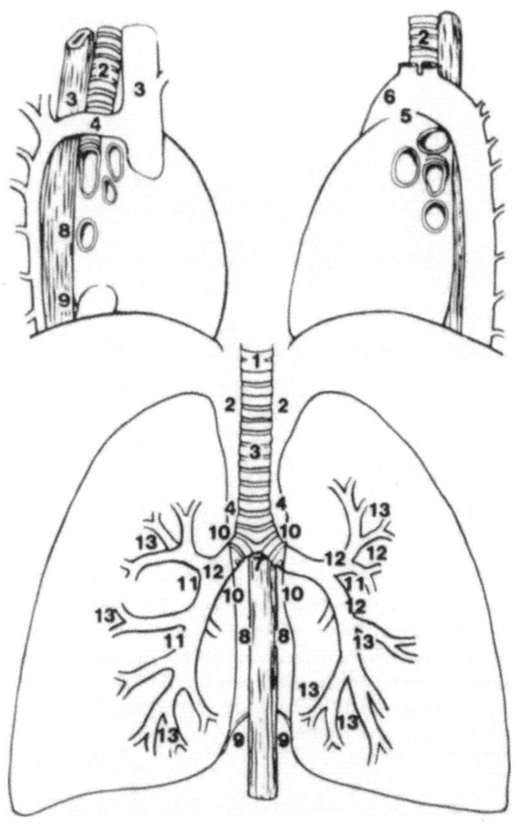

Abb. 19.19. Benennung der Lymphknoten im Mediastinum. Bei intraoperativer Entnahme zu Stagingzwecken kann für die betreffende Lymphknotenstation - anstelle der ausführlichen anatomischen Bezeichnung - die entsprechende Zahl verwendet werden. Mediastinale Lymphknotenstationen: *1* hoch-prätracheal, *2* hoch-paratracheal, *3* prätracheal, *4* tracheobronchial, *5* aortopulmonal, *6* präaortal, *7* Bifurkationsbereich, *8* paraösophageal, *9* ligamentär. Pulmonale Lymphknotenstationen: *10* Hiluslymphknoten, *11* interlobäre Lymphknoten, *12* lobäre Lymphknoten, *13* intersegmentale Lymphknoten. (Aus: American Joint Committee 1979)

ra, die medial des N. phrenicus nach kranial verläuft. Die Lymphknoten sind im mediastinalen Fettbindegewebe gut zu tasten und können vom Aortenoberrand zusammen mit dem umgebenden Gewebe en bloc exstirpiert werden.

19.6.2.4 Lobektomie

Resektion des rechten Oberlappens

Die Resektion des rechten Oberlappens erfolgt in 5 Einzelschritten:

1. Vordere Hilusumschneidung, Absetzen der Oberlappenvene (V^{1-3}),
2. Durchtrennung des Truncus anterior (A^{1+3}),
3. Interlobärdurchtrennung Mittel-/Oberlappen,
4. Absetzen der A^2,
5. Durchtrennung des Oberlappenbronchus, Stumpfversorgung.

Die Resektion des rechten Oberlappens erfolgt am häufigsten bei Vorliegen eines Bronchialkarzinoms, selten auch bei einer ungünstig im Hilus gelegenen Metastase eines extrapulmonalen Tumors und nur ausnahmsweise bei entzündlicher Ursache (große Kaverne, Aspergillom, chronisch destruierte Lunge). Häufig sind die anatomisch definierten Hilusstrukturen nach Thorakotomie kaum zu sehen, da sie unter harten, u. U. knollig aufgetriebenen vergrößerten Lymphknoten, die bis an das Perikard heranreichen können, verborgen sind. (Zur Verfahrenswahl der Lobektomie bei Bronchialkarzinom s. S. 413). Nach Präparation der Lymphknoten und nach vorderer Umschneidung des Hilus schiebt man das mediastinale Fettgewebe zurück, bis der Blick auf die Oberlappengefäße frei ist (Abb. 19.20a). Vorne liegt die Oberlappenvene mit meist 3 Aufzweigungen (V^{1-3}) zum Oberlappen und getrennt verlaufendem Stamm zum Mittellappen (V^{4+5}). Wenn mit Pinzette und Schere die Perikardausläufer auf der Venenvorderfläche in Längsrichtung des Gefäßes durchtrennt sind, läßt sich der Venenstamm zum Oberlappen mit Overholt- oder Rummel-Klemme umfahren. Die Klemme gleitet dabei sehr nahe auf der Vorderfläche der Pars interlobaris der rechten Lungenarterie. Sorgfältige Freipräparation der Vene, Gegentasten der Overholt- bzw. Rummel-Spitze mit dem Finger und vorsichtiges Vorschieben der Spitze verhindern eine Verletzung der dahinterliegenden Arterienwand. Nach Umfahren läßt sich die Vene peripher ligieren und zentral mit Rummel-Klemme verschließen; mit dem Skalpell wird sie nahe am peripheren Knoten durchtrennt und zentral durch Umstechung mit nicht-resorbierbarem Faden (2×0) hinter der Klemme versorgt (Abb. 19.20b). Die selektive periphere Umfahrung der einzelnen Venenstämme (V^{1-3}) ist meist nicht erforderlich. Ist dagegen die Vene zentral nur ungenügend vom Perikardüberzug befreit, kann die dünne Venenwand in das Perikard zurückschlüpfen, während die Umstechung überwiegend Perikardanteile faßt. Da man von außen kaum mehr an die Vene herankommt, eröffnet man in diesem Fall rasch das Perikard parallel zum N. phrenicus, klemmt die Vene erneut ab und umsticht intraperikardial. Nach Durchtrennung der Vene liegt die Pars interlobaris der Lungenarterie frei. An ihrem Oberrand liegt genau an der Gabel zwischen Truncus pulmonalis anterior und Pars interlobaris häufig ein großer, u. U. durch Tumorinfiltration derber Lymphknoten, der zu diesem Zeitpunkt exstirpiert werden sollte. Es fällt dann viel leichter, den Truncus anterior zu umfahren

Abb. 19.20 a–f. Die Resektion des rechten Oberlappens

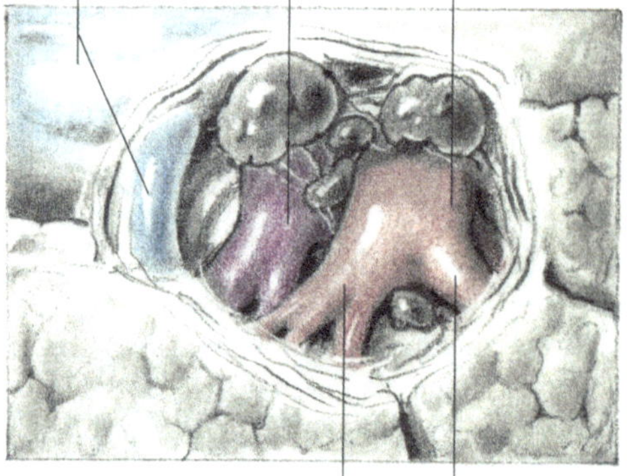

a Situs nach vorderer Hilusumschneidung und Freilegen der V. pulmonalis superior, des Truncus pulmonalis und vergrößerter Hiluslymphknoten

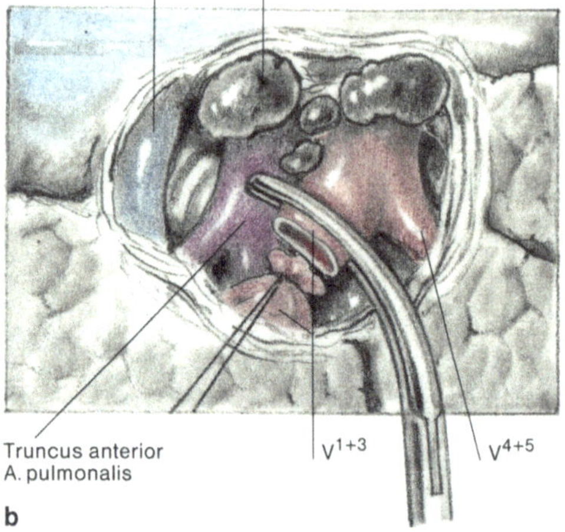

b Absetzen der rechten Oberlappenvene: Der gemeinsame Stamm der apikalen Segmentvenen ist peripher ligiert und zentral mit Overholt-Klemme abgeklemmt. Bei kurzem Venenstamm werden die Segmentvenen einzeln ligiert. Der zentrale Stamm wird durch Umstechung allein oder Ligatur und zusätzliche Umstechung versorgt

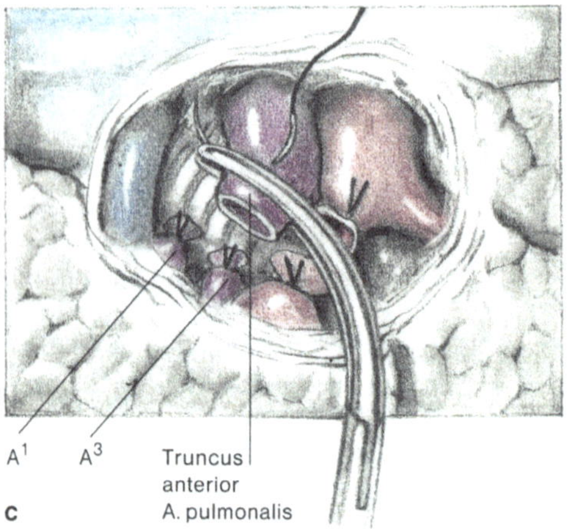

c Durchtrennung des Truncus pulmonalis: Zentral wird der gemeinsame Stamm von A^1 und A^3 durch Overholt-Klemme verschlossen, peripher erfolgt die getrennte Ligatur der Segmentäste. Versorgung des Arterienstammes zentral durch Umstechung

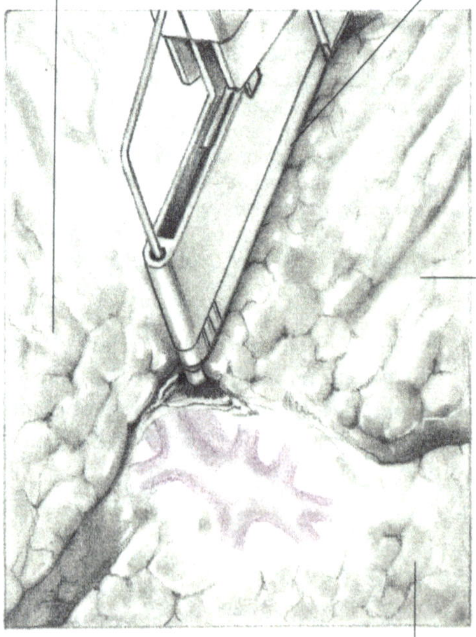

d Durchtrennung der Parenchymbrücke zwischen Ober- und Mittellappen mit Klammernahtgerät (RL-60 Ethicon). Bevor sich das Gerät einführen läßt, wird die Pars interlobaris der rechten Lungenarterie freigelegt, so daß die Unterkante des Klammernahtgerätes nicht die Arterienwand verletzen kann. Zum Oberlappen hin wird eine gerade Gefäßklemme plaziert

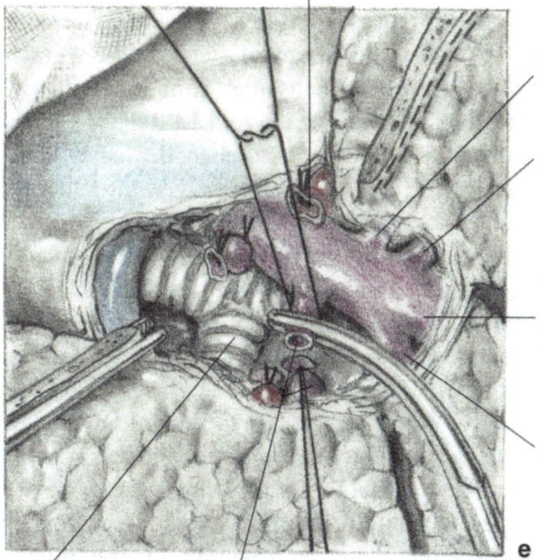

e Nach Abtrennung des Mittellappenparenchyms vom Oberlappen liegt die Pars interlobaris der Pulmonalarterie frei, so daß der Ast zum posterioren Oberlappensegment (A^2) hinter einer Overholt-Klemme ligiert werden kann

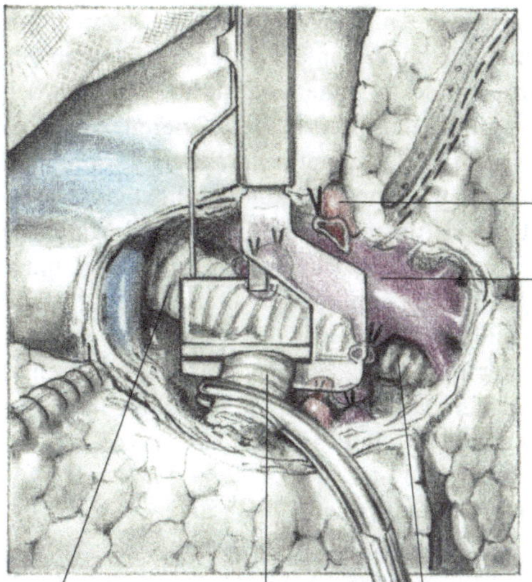

f Verschluß des Oberlappenbronchus mit Klammernahtgerät (RL-30 Ethicon). Nach Auslösen der Klammernahtreihe wird der Bronchus peripher mit Overholt-Klemme gefaßt und am Magazinrand mit dem Skalpell abgetrennt

und peripher zu ligieren. Zentral wird der Arterienstumpf mit der Klemme verschlossen und hinter dieser umstochen (Abb. 19.20c). Beim nächsten Schritt wird der Ober- vom Mittellappen getrennt; beide sind häufig durch eine breite Parenchymbrücke verbunden, die am schnellsten und sichersten mit Klammernahtgeräten durchtrennt wird. Man verschafft sich zunächst mit einer Overholt-Klemme ventral der Pulmonalarterie einen Durchgang von der Hilusvorderseite in den Interlobärspalt, wobei man mit der Overholt-Klemme kranial der Abgänge von A^{4+5} bleiben muß. Bis hierher wird der Interlobärspalt in einem Schritt mit GIA oder T. A. 60-Klammernahtgerät durchtrennt, so daß am Mittellappen eine glatte, luft- und blutdichte Resektionslinie entsteht (Abb. 19.20d). Wir verwenden bei der Resektion des rechten Oberlappens ein 60-mm-Einmalgerät (RL-60, Ethicon), das später zum Bronchusstumpfverschluß nachgeladen werden kann. An der Basis der Resektionslinie zwischen Mittel- und Oberlappen stößt man wieder auf die Pars interlobaris der Lungenarterie, die hier die A^2 nach kranial und dorsal abgibt. Sie läßt sich jetzt problemlos zwischen 2 Klemmen zentral umstechen und peripher ligieren (Abb. 19.20e). Bleibt man mit der Schere auf der Pulmonalarterie, so stellt sich nach dorsal der Abgang der A^6 dar, nach ventral die Abgänge oder der gemeinsame Stamm von A^{4+5}. Knapp oberhalb des Abgangs der A^6 kann man sich mit der Overholt-Klemme nach dorsokranial wieder einen Durchgang dorsal zum Hilus verschaffen und in dorsaler Richtung im Verlauf der Interlobärfläche zwischen apikalem Unterlappensegment S^6 und posteriorem Oberlappensegment S^2 mit dem Klammernahtgerät Ober- und Unterlappen trennen. So erhält man auch hier sehr schnell eine vollständige, glatte, luft- und blutdichte Trennlinie zum Unterlappen und vermeidet Parenchymfisteln. Natürlich ist die Verwendung der Klammernahtgeräte nicht gerechtfertigt, wenn die Interlobärflächen zwischen Ober- und Mittellappen sowie S^6 und S^2 so weit ausgebildet sind, daß nur einige Schichten viszeraler Pleura an der Basis mit der Schere zu durchtrennen sind. Der Oberlappen hängt nunmehr nur noch am Oberlappenbronchus, der unter leichtem Zug zwischen Zeige- und Mittelfinger mit der Schere von umgebenden Lymphknoten des Oberlappenabgangs freigemacht wird. Dabei stößt man in der Regel auf 2 Bronchialarterien, die an Ober- bzw. Unterrand des Oberlappenbronchus zwischen Knorpel und Pars membranacea verlaufen. Diese kleinen Arterien werden stets unter Sicht umstochen. Ist die zentrale Bronchuszirkumferenz frei, so wird unmittelbar an der Bronchusbasis, sehr nahe am Hauptbronchus, ein T. A.-Klammernahtgerät angelegt und das Bronchiallumen mindestens 2 cm peripher davon im Aufzweigungsbereich noch einmal mit einer großen Overholt-Klemme verschlossen (Abb. 19.20f). Nach Auslösen der Klammernahtreihe wird der Bronchus unmittelbar am Magazinschlitten abgetrennt und der Lappen aus der Pleurahöhle ohne Kontamination der Pleurahöhle durch Bronchialsekret entfernt. Zentral kann man den Bronchusstumpf mit Merfen desinfizieren, anschließend den Bronchialstumpf mit Ringer-Lösung bei Drücken von 30-50 cm H_2O auf Luftdichtigkeit überprüfen. Um ein Aufsteigen von Unter- und Mittellappen zu erleichtern, wird jetzt das Lig. pulmonale unter sorgfältiger Koagulation kleiner arterieller Blutgefäße inzidiert und stumpf bis zur Unterlappenvene ausgelöst. Bei der Resektion des Oberlappens wegen eines Bronchialkarzinoms erfolgt anschließend die mediastinale Lymphadenektomie (s. Seite 436).

Resektion des Mittellappens

Diese erfolgt in 5 Einzelschritten:

1. Vordere Hilusumschneidung, Absetzen der Mittellappenvene (V^{4+5}),
2. Interlobärdurchtrennung Mittel-/Oberlappen,
3. Absetzen der arteriellen Segmentäste (A^{4+5}),
4. Durchtrennen der Interlobärebene Mittel-/Unterlappen,
5. Absetzen des Bronchus, Versorgung des Bronchusstumpfes.

Als Zugang eignet sich die anterolaterale Thorakotomie im 5. ICR (s. Kap. 16). Im Gegensatz zu den übrigen Lungenabschnitten erfolgt die Resektion des isolierten Mittellappens häufig auch bei entzündlicher Ursache (Mittellappensyndrom, Abszeß). Gerade bei dieser Erkrankung finden sich oft Verschwielungen im Interlobärspalt zum Oberlappen, sowie verschwielte interlobäre und hiläre Lymphknoten. In der Regel kann man den Mittellappen vom Hilus aus in der Reihenfolge Vene-Bronchus-Arterie oder auch vom Interlobärspalt aus in der Reihenfolge Arterie-Vene-Bronchus versorgen. Ist der Interlobärspalt stark verschwielt, so bietet sich der erste Weg an. Nach Umschneidung des Hilus isoliert man zunächst die obere Lungenvene und identifiziert den kaudal gelegenen Zufluß aus dem Mittellappen, der immer einen ausreichend langen gemeinsamen Stamm bildet. Er kann zwischen peripherer Ligatur und zentraler Klemme durchtrennt und mit zentraler Umstechung versorgt werden (Abb. 19.21 a). Die 3 Venenäste zum Oberlappen sind vorher zu identifizieren und zu schonen. Man kann jetzt unmittelbar kranial der Mittellappenvene mit der Overholt-Spitze an der Basis des Interlobärspaltes zwischen Mittel- und Oberlappen einen Durchgang vom Hilus aus in den Interlobärspalt schaffen. Ist eine breite Parenchymbrücke vorhanden, so kann man sie mit dem Klammernahtgerät vollständig in einem Schritt absetzen (Abb. 19.21 b). Der Mittellappen ist dann beweglicher, so daß sich verschwielte Lymphknoten leichter von der Lungenarterie im Interlobärbereich abpräparieren lassen. Darunter erscheint die Pars interlobaris der Lunganarterie, aus der nach ventral entweder ein gemeinsamer Stamm oder 2 getrennte Segmentarterien (A^{4+5}) zum Mittellappen ziehen. Beide Arterien werden zwischen der peripheren Ligatur und der zentral angesetzten Overholt-Klemme durchtrennt (Abb. 19.21 c). Der zentrale Stumpf wird mittels Umstechung hinter der Klemme versorgt. Sodann wird die Schrägfissur zwischen kardialem Unterlappensegment (S^7) und Mittellappen durchtrennt. Bei starker Verschwielung kann man die nahe der Fissurebene verlaufende Segmentarterie A^7 als Leitschiene benutzen. Der Mittellappen hängt jetzt nur noch an dem dünnen Mittellappenbronchus, der von umgebenden Lymphknoten freipräpariert wird. Speziell zwischen Unterlappenbronchus und Mittellappenabgang findet man häufig einen vergrößerten Lymphknoten, nach dessen Exstirpation der Abgang des Mittellappenbronchus besser dargestellt werden kann. Unter leichtem Zug nach kaudal und lateral wird jetzt um den Bronchusabgang ein T. A.-Klammernahtmagazin gelegt und der Magazinrand bis unmittelbar an den Bronchusabgang herangeschoben (Abb. 19.21 d). Peripher wird der Bronchus mit Overholt-Klemme verschlossen, die Nahtreihe ausgelöst und der Bronchus zentral am Magazinschlitten mit dem Skalpell abgesetzt. Bei dem dünnen Mittellappenbronchus ist sorgfältig darauf zu achten, daß die Andruckplatte des Magazins den Knorpel glatt auf die Pars membranacea andrückt, und daß das Gerät bei Auslösen der Nahtreihe exakt im 90°-Winkel zum Bronchus steht und nicht verkantet wird (s. Kap. 17).

Resektion des rechten Unterlappens

Diese umfaßt 3 Einzelschritte:

1. Die hintere Hilusumschneidung und Absetzen der V. pulmonalis inferior,
2. Absetzen der Unterlappenarterie im Interlobärspalt,
3. Durchtrennung des Unterlappenbronchus und Bronchusstumpfversorgung.

Zugang der Wahl ist die anterolaterale Thorakotomie im 5. ICR. Da die Resektion des rechten Unterlappens überwiegend beim primären Malignom der Lunge erfolgt, beginnt die Resektion zumeist mit Unterbindung der Vene: Die Lappenunterfläche wird nach kranial, das Zwerchfell mit Langenbeck-Haken nach kaudal weggehalten, so daß sich das Lig. pulmonale anspannt. Im Normalfall genügt eine Inzision der Pleuraaplikatur, die sich dann zur Unterlappenvene stumpf auslösen läßt. Ist das Ligament entzündlich verdickt, so kann es nur schrittweise scharf durchtrennt werden,

Abb. 19.21 a–d. Resektion des Mittellappens

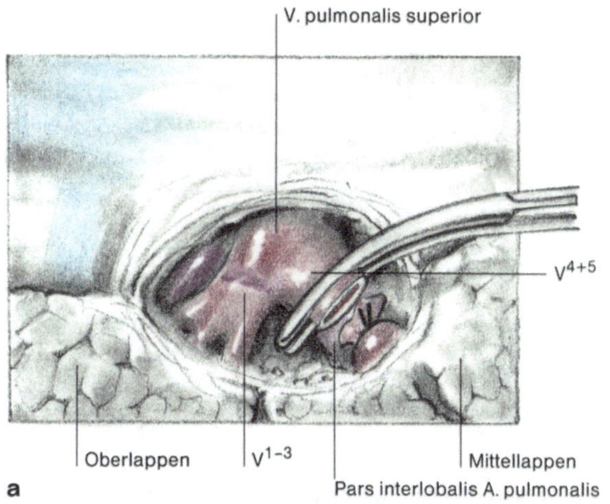

a

a Vordere Hilusumschneidung: Präparation der Mittellappen- und Oberlappenvene. Die Durchtrennung der Vene erfolgt zwischen peripherer Ligatur und zentraler Overholt-Klemme, der zentrale Stamm wird durch Umstechung gesichert

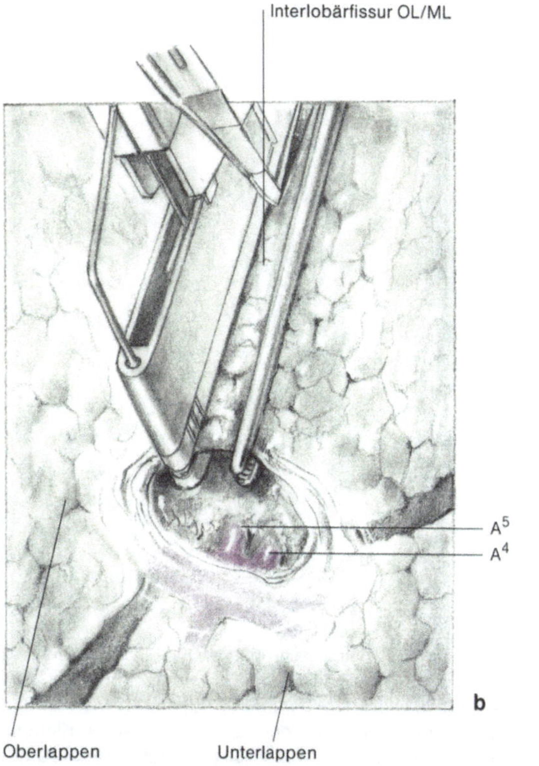

b

b Durchtrennung der Parenchymbrücke zum Oberlappen zwischen Klammernahtgerät (RL-60 Ethicon) und gerader Gefäßklemme

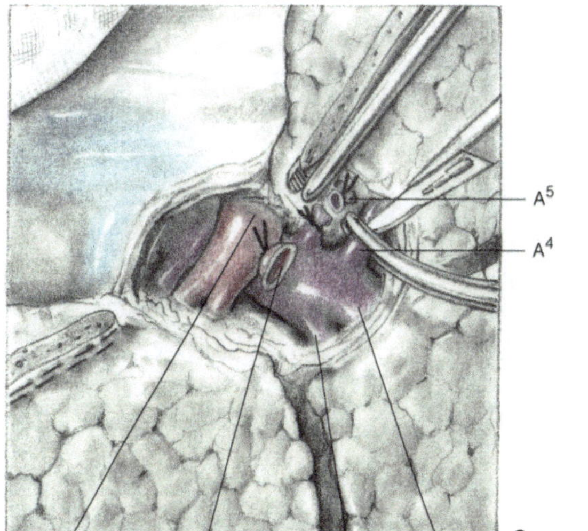

c

c Absetzen der Segmentäste A^{4+5} zum Mittellappen zwischen peripherer Ligatur und zentraler Overholt-Klemme

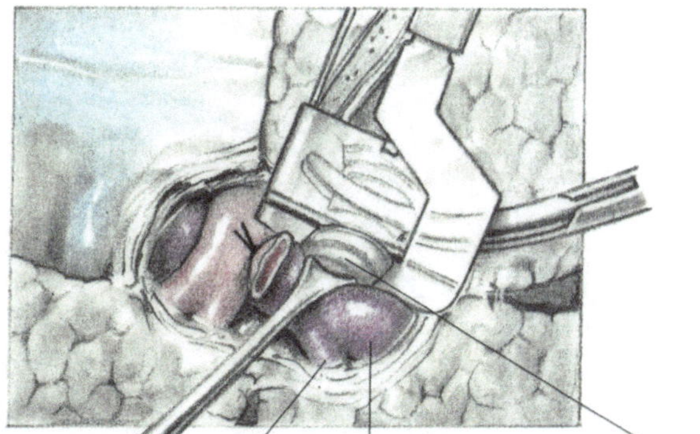

d

d Bronchusverschluß mit Klammernahtgerät: Der Bronchus wird nach Auslösen der Klammernaht zwischen peripherer Overholt-Klemme und Magazinrand mit dem Skalpell durchtrennt

unter sorgfältiger elektrischer Blutstillung der kleinen arteriellen Gefäße. Zieht man den Lappen jetzt nach kraniodorsal, so kann man die untere Lungenvene sehr leicht vom Hilus aus, also von vorne, umfahren, nachdem Perikardausläufer und Pleura in Längsrichtung des Gefäßes mit der Schere abpräpariert wurden. Peripher erfolgt die Sicherung mit einfacher Ligatur, zentral mit Overholt-Klemme und Umstechung (Abb. 22a). Zuvor wird die Vene nahe an der peripheren Ligatur mit dem Skalpell durchtrennt. Man wen-

Abb. 19.22 a–d. Die Resektion des rechten Unterlappens

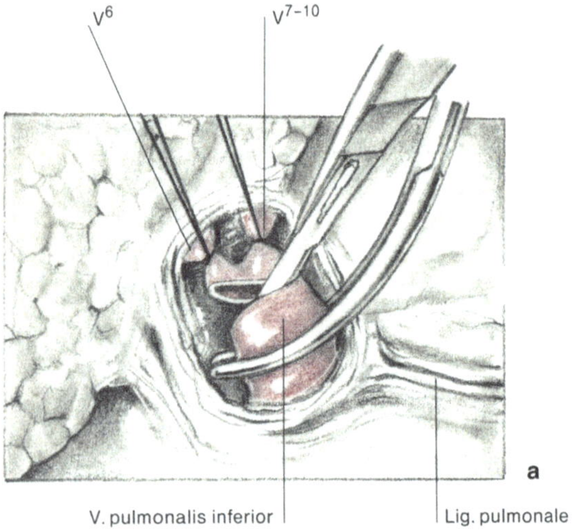

a Absetzen der V. pulmonalis inferior nach Durchtrennung des Lig. pulmonale und hinterer Hilusumschneidung. Die Vene wird zwischen den peripheren Ligaturen von V^6 und V. basalis communis sowie der zentralen Overholt-Klemme durchtrennt. Die zentrale Versorgung erfolgt mittels Durchstechung allein bzw. mit Ligatur und zusätzliche Umstechung

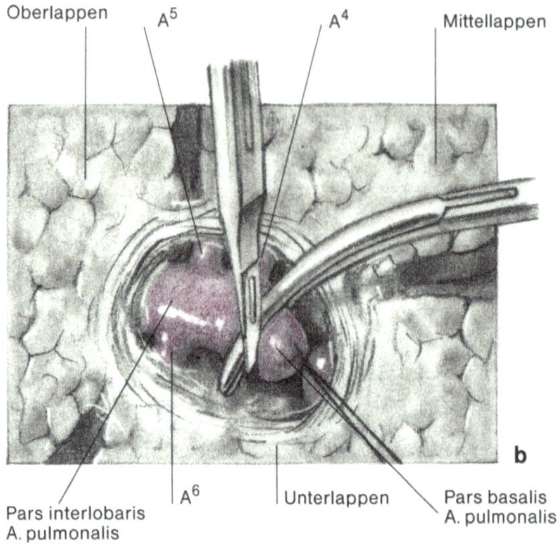

b, c Versorgung der Pulmonalarterie: **c** Darstellung der Pars interlobaris der Pulmonalarterie und Durchtrennung der Pars basalis zwischen peripherer Ligatur und zentraler Overholt-Klemme. Bei sehr kurzer Pars basalis werden die basalen Segmentäste einzeln ligiert. Anschließend Absetzen der A^6 zwischen Ligaturen

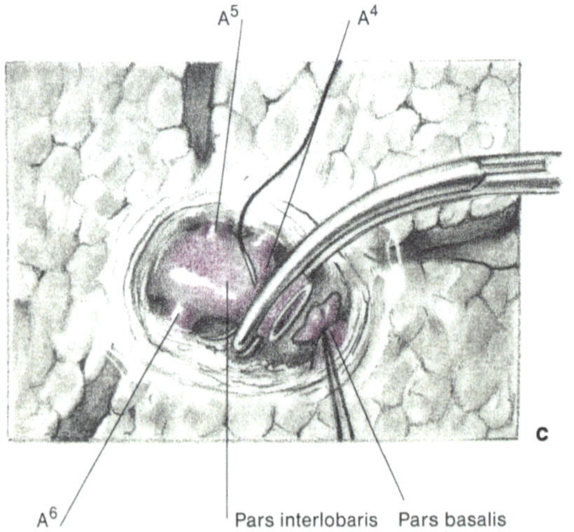

c Eine lange Unterlappenarterie kann zentral mit Overholt-Klemme gefaßt und zwischen den peripheren Ligaturen von A^6 und Pars basalis abgesetzt werden. Die zentrale Sicherung erfolgt mittels Umstechung

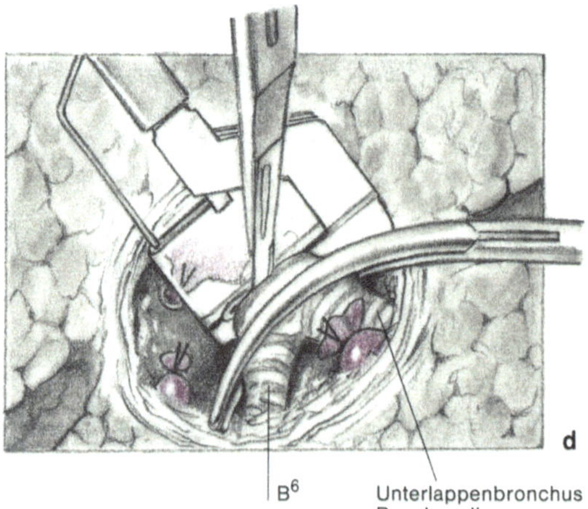

d Verschluß des Unterlappenbronchus mit Klammernahtgerät. Nach Auslösen der Klammern werden posteriorer Segmentbronchus (B^6) und Pars basalis gemeinsam mit einer Overholt-Klemme gefaßt. Die Durchtrennung des Unterlappenbronchus erfolgt mittels Skalpell unmittelbar am Magazinrand des Klammernahtgerätes det sich dann dem Interlobärspalt zu und präpariert die Unterlappenarterie mit dem Segmentabgang zur Unterlappenspitze (A^6) frei (Abb. 19.22b). Bei stark vergrößerten Lymphknoten und entzündlichen Verschwielungen kann es hilfreich sein, entlang der Schrägfissur zwischen Mittel- und Unterlappen zunächst die Arterie zum kardialen Segment (A^7) aufzusuchen und an ihr entlang bis zur Unterlappenarterie zu präparieren. In jedem Fall liegen im Interlobärspalt auf der Arterie Lymphknoten, die man sorgfältig abpräpariert, bevor man das Gefäß mit Overholt-Klemme umfahren kann. Vor Anlegen einer Ligatur sollte auch der Abgang der Segmentarterie zur Unterlappenspitze (A^6) dargestellt sein, so daß die zentrale Umstechung (2×0 Ethibond) möglichst den gemeinsamen Stamm der Pars basalis und der A^6 fassen sollte. Zu beachten ist, daß die Mittellappenarterien gegenüber der A^6 nach ventral abgehen, die man bei der Umstechung nicht einengen darf (Abb. 19.22c). Danach kann man nach dorsal die Interlobärdurchtrennung zwischen Unterlappenspitze und dorsoapikalem Oberlappensegment (S^2) entweder in einem Schritt mit Klammernahtgerät oder in mehreren Schritten mit Klemmentechnik durchführen. Zieht man jetzt den Unterlappen nach kaudal und lateral, so stellen sich im Interlobärspalt die Lymphknoten auf dem Unterlappenbronchus dar. Sie werden sorgfältig entfernt, so daß man den Abgang des Bronchus zum Segment S^6 freilegt. Prinzipiell können Pars basalis des Unterlappenbronchus und B^6 getrennt versorgt werden. Beim primären Bronchialkarzinom ist jedoch die gemeinsame Absetzung des kurzen Unterlappenbronchus unmittelbar distal des Mittellappenabgangs aus Gründen der Radikalität unbedingt vorzuziehen (Abb. 19.22d). Man kann von ventral aus ein 30-mm-Klammernahtmagazin unmittelbar bis an den Mittellappenbronchus heranschieben, so daß die Nahtreihe nur 3-4 mm distal des Mittellappenabgangs zu liegen kommt. Es ist stets darauf zu achten, daß die Andruckplatte des Magazins den Bronchusknorpel glatt auf die Pars membranacea andrückt. Etwa 2 cm peripherwärts werden die Bronchialaufzweigungen mit großen Overholt-Klemmen verschlossen, der Bronchus am Magazinrand mit Skalpell abgetrennt sowie der Lappen an der peripheren Klemme angehoben und entfernt. Eine zusätzliche Übernähung oder Deckung des Bronchialstumpfes entfällt. Liegt ein Bronchialkarzinom vor, so schließt sich die mediastinale Lymphadenektomie an (s. Seite 436).

Resektion von Unter- und Mittellappen rechts (untere Bilobektomie)

Die en-bloc-Resektion von Mittel- und Unterlappen rechts erfordert 5 Einzelschritte:

1. Hintere Hilusumschneidung, Durchtrennung der V. pulmonalis inferior,
2. vordere Hilusumschneidung, Durchtrennung der Mittellappenvene,
3. Parenchymdurchtrennung zwischen Ober- und Mittellappen,
4. Absetzen der Pars interlobaris der rechten Pulmonalarterie,
5. Absetzen des Bronchus intermedius, Bronchusstumpfverschluß.

Ist der Bronchus intermedius bei zentralen Tumoren mitbefallen, so ist die Entfernung des Unter- und Mittellappens (untere Bilobektomie) angezeigt. Die Absetzung des Bronchus intermedius erfolgt in der Regel unmittelbar am Oberlappenabgang, wobei stets der Resektionsrand im Schnellschnitt zu überprüfen ist. Es gibt in der Regel mehrere Möglichkeiten, Unter- und Mittellappen zu entfernen - dies ist abhängig von der zugrundeliegenden Erkrankung bzw. Tumorausdehnung und dem Grad der Lymphknoteninfiltration. Man kann zunächst im Interlobärspalt die Arterie freilegen und Unter- und Mittellappenarterie absetzen. Der Mittellappen wird dann nach Versorgung von Mittellappenvene und -bronchus entfernt. Im Anschluß daran wird die Unterlappenvene versorgt und der Unterlappen nach Resektion des Unterlappenbronchus entfernt. Den Bronchus intermedius reseziert man unter Sicht am Oberlappenabgang. Ein anderes Vorgehen ist schneller und gestattet es, Unter- und Mittellappen sowie den Bronchus intermedius en bloc zu entfernen: Man löst zur besseren Beweglichkeit des Unterlappens das Lig. pulmonale, indem man den Unterlappen nach kranial und das Zwerchfell nach kaudal zieht; danach versorgt man vom Hilus aus die Unterlappenvene zwischen peripherer Ligatur und zentraler Umstechung (Abb. 19.23a). Jetzt werden die Oberlappenvenen dargestellt, der Hilus ventral umschnitten und Perikardausläufer auf der Vene scharf abpräpariert. Am kaudalen Rand des gemeinsamen Venenstammes wird der vom Mittellappen einmündende Zufluß (V^{4+5}) zwischen zentraler Umstechung und peripherer Ligatur durchtrennt (Abb. 19.23b). Unmittelbar neben dem peripheren Stumpf der Mittellappenvene schafft man jetzt mit der Overholt-Klemme vom Hilus zum Interlobärspalt hin einen Durchgang, durch den sich unter Gegentasten ein T. A. 60-Klammernahtgerät vorschieben läßt. So wird der Interlobärspalt zwischen Ober- und Mittellappen in einem Schritt zwischen Klammernahtreihe am Oberlappen und Klemmen am Mittellappen bis auf die Vorderfläche der Pars interlobaris der Pulmonalarterie eröffnet (Abb. 19.23c). Am ventralen Rand entspringen die Äste bzw. der gemeinsame Stamm der Segmentarterien zum Mittellappen

Abb. 19.23 a–f. Die Resektion des rechten Unter- und Mittellappens (untere Bilobektomie)

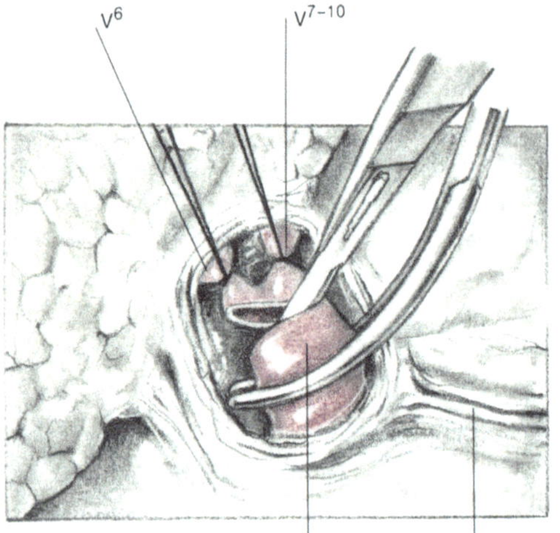

a Absetzen der V. pulmonalis inferior. Nach Durchtrennung des Lig. pulmonale wird der zentrale Venenstamm zwischen den peripheren Ligaturen der apikalen Segmentvene (V^6) und der V. basalis communis sowie einer zentral angesetzten Overholt-Klemme mit dem Skalpell abgesetzt. Die zentrale Versorgung erfolgt durch Umstechung allein bzw. zentrale Ligatur und zusätzliche Umstechung

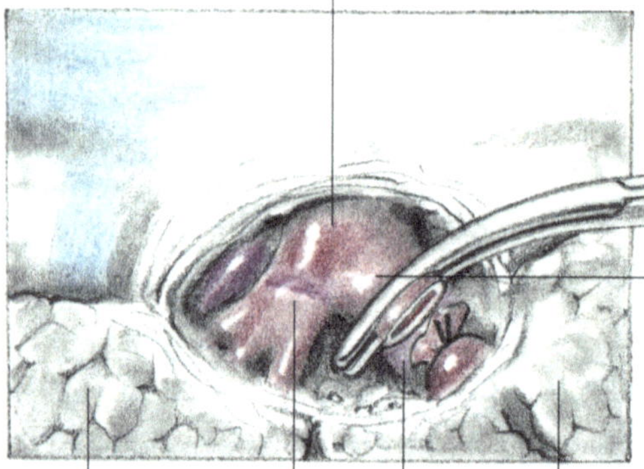

b Durchtrennung der Mittellappenvene: Nach Darstellung der Oberlappenvene wird die Mittellappenvene zwischen peripherer Ligatur und zentraler Overholt-Klemme abgesetzt. Der zentrale Stamm der Mittellappenvene wird ohne Einengung der Oberlappenvene umstochen

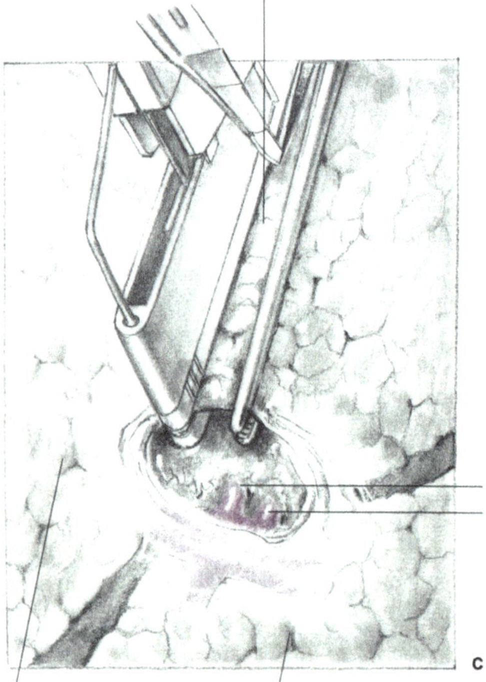

c Abtrennen des Mittellappenparenchyms vom Oberlappen mit Klammernahtgerät. Die Parenchymbrücke wird zwischen Klammernahtreihe am Oberlappen und gerader Klemme am Mittellappen bis auf die Pars interlobaris der Pulmonalarterie durchtrennt

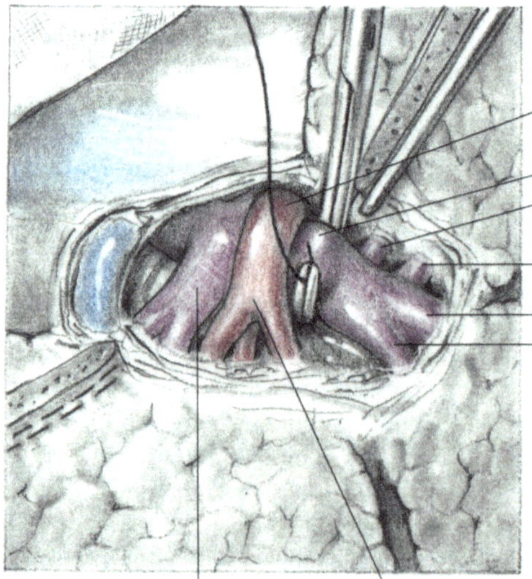

d Umfahren der Pars interlobaris der Pulmonalarterie zentral der Segmentäste A^5 und A^6, aber peripher der apikoposterioren Arterie A^2

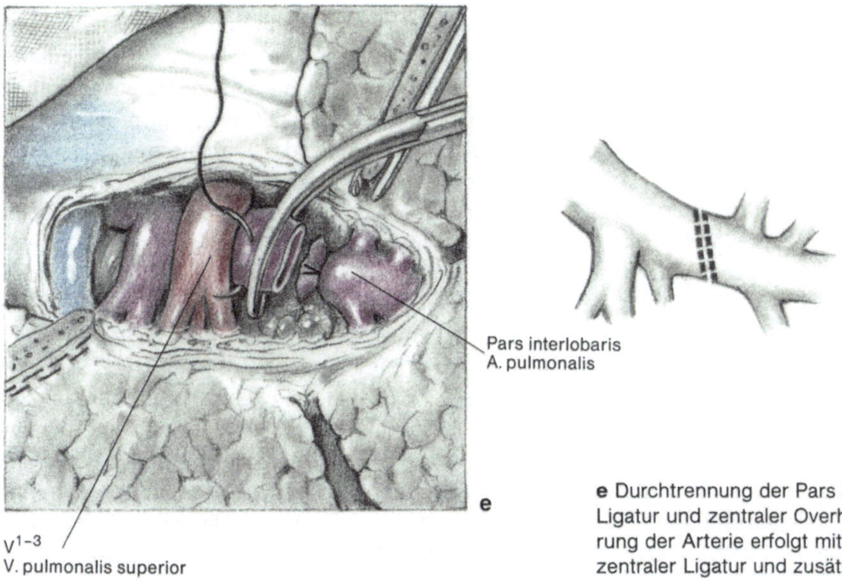

e Durchtrennung der Pars interlobaris zwischen peripherer Ligatur und zentraler Overholt-Klemme. Die zentrale Sicherung der Arterie erfolgt mittels Umstechung allein bzw. mit zentraler Ligatur und zusätzlicher Umstechung

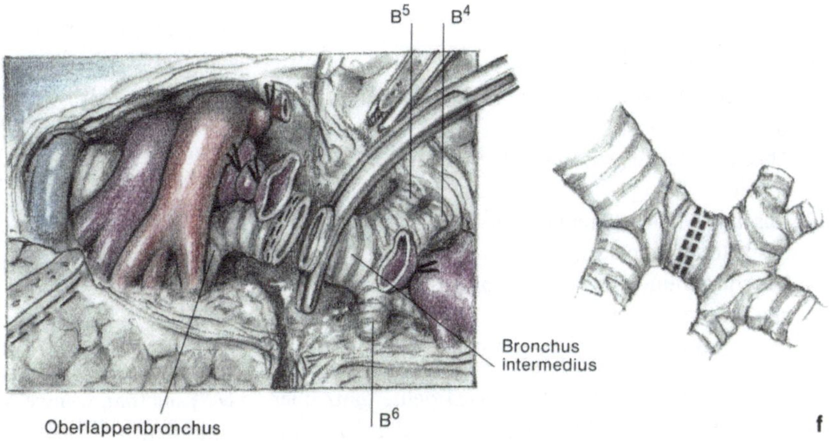

f Absetzen des Bronchus intermedius zwischen zentraler Klammernahtreihe und peripherer Overholt-Klemme. Die Durchtrennung erfolgt ca. 2 Knorpelringe distal des Oberlappenabgangs. Das Präparat (Mittel- und Unterlappen) kann mittels Overholt-Klemme en bloc entfernt werden

(A^{4+5}) am Oberrand, etwas weiter zentral liegt der Abgang der Segmentarterie zum posterioren Oberlappensegment (A^2). Man umfährt jetzt die Pars interlobaris unmittelbar peripher des A^2-Abganges und verschließt die Arterie nach peripher mit kräftiger Ligatur und zentral mit Rummel- oder Overholt-Klemme (Abb. 19.23 d). Die Durchtrennung erfolgt nahe der peripheren Ligatur, die zentrale Versorgung der Pulmonalarterie geschieht mit Umstechung proximal der Rummel-Klemme (Abb. 19.23 e). Ist der Interlobärspalt durch infiltrierte Lymphknoten verschwielt, so kann man sie nach Umfahren der Pars interlobaris auch zunächst mit kräftiger Ligatur (1 × 0 Ethibond) zentral verschließen, peripher die Äste A^{4-6} sowie die Pars basalis getrennt freilegen und ligieren. Nach Durchtrennung der Arterie erkennt man nach Abpräparation der Lymphknoten dorsal der Arterie den Unterlappenbronchus, mit Abgang des Segmentbronchus zur Unterlappenspitze (B^6). Als nächstes durchtrennt man die Interlobärfläche zwischen Unterlappenspitze (S^6) und apikodorsalem Oberlappensegment (S^2) in mehreren Schritten zwischen Pean-Klemmen. Man kann sich aber auch zentral des B^6-Abgangs mit der Overholt-Klemme einen Durchtritt nach dorsal schaffen, so daß die Overholt-Spitze an der Hilushinterfläche, distal vom Oberlappenabgang, wieder erscheint. Durch diese Lücke läßt sich unter Gegentastung die Spitze eines T. A. 60-Klammernahtgerätes vorschieben und die Interlobärfläche in einem Schritt zwischen der Klammernaht am Oberlappen und den Klemmen am Unterlappen gut durchtrennen. Das gesamte Präparat hängt nun noch am Bronchus intermedius. Wenn der zentrale Stumpf der Pars interlobaris der Lungenarterie nach ventral und kranial weggehalten wird, kann man den Bronchus intermedius von ventral aus bis zum Oberlappenabgang darstellen. Oft müssen jetzt um den

Bronchus herum noch infiltrierende oder verschwielte Lymphknoten entfernt werden, bis der Bronchus in voller Länge freiliegt. Nachdem auch die hintere Zirkumferenz des Bronchus intermedius freigelegt ist, kann man den Oberlappen mit dem Lungenspatel nach kranial weghalten, ein Klammernahtgerät von ventral, vom Hilus aus um den Bronchus intermedius nach dorsal herumführen und bis zum Oberlappenabgang vorschieben. Nahe am Oberlappenabgang wird die Klammerreihe ausgelöst, der Bronchus intermedius am Mittellappenabgang mit Overholt-Klemme distal abgeklemmt und zentral am Magazinschlitten mit dem Skalpell abgetrennt (Abb. 19.23f). Danach läßt sich das Bilobektomiepräparat en bloc entfernen. Nach Überprüfung der Bronchusnaht unter Ringer-Lösung bei 30-50 cm H_2O Überdruck wird bei Vorliegen eines primären Bronchialkarzinoms die mediastinale Lymphadenektomie durchgeführt (s. S. 436).

Resektion des linken Oberlappens
Diese erfolgt in 5 Schritten:

1. Vordere Hilusumschneidung, Durchtrennung der Oberlappenvene,
2. Absetzen der Segmentäste A^{1-3} der linken Lungenarterie,
3. Absetzen der Segmentäste A^{4+5} nach Präparation des Interlobärspaltes,
4. Durchtrennung des Oberlappenbronchus, Bronchusstumpfverschluß,
5. Durchtrennung des Lig. pulmonale.

Die Oberlappenresektion links wird heute ganz überwiegend beim Bronchialkarzinom durchgeführt, das im Hilusbereich u. U. von erheblichen Lymphknotenmetastasen begleitet wird. Sie liegen insbesondere zwischen Oberlappenvene und Lungenarterie sowie auf dem Hauptstamm der Lungenarterie selbst, so daß die Aufzweigung der Lungenarterie zunächst kaum einsehbar ist. Erst wenn die Lymphknoten mit Schere und Pinzette von der Lungenarterie abpräpariert wurden, ist die Sicht auf die ventrale Zirkumferenz der linken Lungenarterie frei. Ist der Hilus weiter nach kaudal umschnitten und das mediastinale Fettgewebe zum Perikard hin abgeschoben, so erscheint am weitesten vorne die obere Lungenvene mit dem kurzen gemeinsamen Stamm der apikalen Segmentgruppe V^{1-3} und dem Venenstamm zur Lingula (V^{4+5}) (Abb. 19.24a). Werden die Perikardausläufer in Längsrichtung des Gefäßes vollständig bis auf die Gefäßwand abpräpariert, so läßt sich die Vene leicht mit einer Overholt-Klemme umfahren, peripher mit einer Ligatur und zentral nahe am Perikard mit einer Rummel-Klemme verschließen. Ist der gemeinsame Venenstamm ausnahmsweise sehr kurz, so empfiehlt sich peripherwärts die getrennte Umfahrung der apikalen Segmentäste (V^{1-3}) und der Lingulavene. Die zentrale Versorgung der Vene erfolgt durch Umstechung proximal der Klemme mit anschließender Durchtrennung nahe an der peripheren Ligatur mit dem Skalpell. Die übrigen Äste der Lungenarterie werden vom Interlobärspalt her aufgesucht, während der Oberlappen nach kaudal weggehalten wird. Der oberste Ast enthält häufig den gemeinsamen Stamm der Segmentarterien zum apikalen und apikoposterioren Oberlappensegment (A^{1+2}). Bei zentral sitzendem Tumor im apikalen Segment kann dieser Stamm so kurz sein, daß für die übliche zentrale Umstechung kein Platz bleibt. Dann klemmt man den Abgang von A^{1+2} tangential mit Löffelklemme oder kleiner Satinsky-Klemme aus, durchtrennt den gemeinsamen Stamm und übernäht den entstandenen Wanddefekt der Lungenarterie mit fortlaufender Naht (6 x 0 Prolene). Bei weiterer Präparation des Interlobärspaltes auf der Arterie wird am Oberrand der Lungenarterie der Abgang des Segmentastes zum anterioren Oberlappensegment (A^3) sichtbar; er wird peripher ligiert und zentral hinter der Overholt-Klemme umstochen. Entsprechend der Ausbildung, Verklebung oder Infiltration des Interlobärspaltes muß man jetzt entweder Parenchymbrücken zwischen Ober- und Unterlappen zwischen Pean-Klemmen durchtrennen; man kann auch die im Interlobärspalt sichtbaren Lymphknoten auf der Pulmonalarterie abpräparieren und direkt auf der Lungenarterie in Längsrichtung des Gefäßes präparieren. Am Unterrand der Arterie wird jetzt zunächst der Segmentast zur Unterlappenspitze (A^6) sichtbar, wenige Millimeter weiter distal am Oberrand liegen die meist getrennten Abgänge der Segmentarterien zur Lingula (A^{4+5}) (Abb. 19.24c). Die Aufzweigung der Segmentarterien zum Unterlappen kann variieren (s. Kap. 3.2.6.2). Entscheidend ist, daß nur die Abgänge zur Lingula (A^{4+5}) durchtrennt werden und nicht irrtümlich - bei früher Teilung der Pars basalis - eine horizontal verlaufende Segmentarterie zum Unterlappen. Sind alle Segmentäste zum Oberlappen durchtrennt und mit zentraler Umstechung versorgt, wird die Durchtrennung des Interlobärspaltes nach vorne zum Hilus hin vervollständigt. Die Parenchymbrücke kann hier ausnahmsweise so breit sein, daß sich eine Durchtrennung mit Klammernahtgerät lohnt. Jetzt wird der Oberlappen mit der linken Hand umgriffen und nach unten gezogen, so daß man die Lymphknoten am Abgang des Oberlappenbronchus mit der Schere abpräparieren und den kurzen gemeinsamen Stamm des Oberlappenbronchus proximal der Abzweigung des Lingulabronchus mit einem T. A. Klammernahtgerät umfahren kann. Die kraniale Kante des Magazinschlittens wird ca. 2-4 mm an den

Abb. 19.24 a–e. Resektion des linken Oberlappens

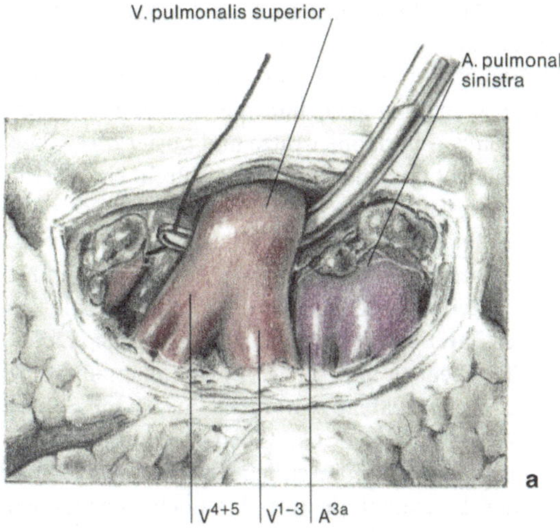

a Situs nach Inzision der mediastinalen Pleura und Präparation von V. pulmonalis superior und linker Pulmonalarterie. Die V. pulmonalis superior ist angeschlungen

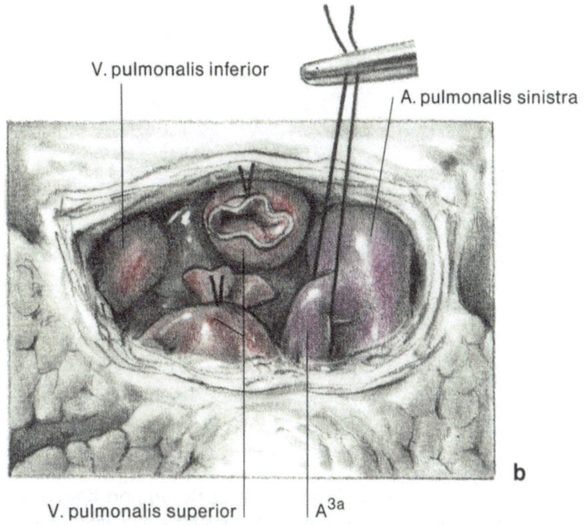

b Die V. pulmonalis superior ist peripher ligiert und zentral umstochen. Der erste Segmentast der linken Lungenarterie wird zwischen peripherer Ligatur und zentraler Overholt-Klemme durchtrennt

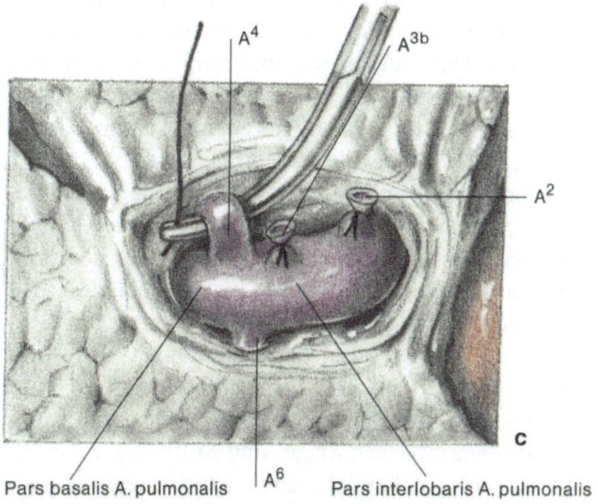

c Im Interlobärspalt ist die ventrale Zirkumferenz der Pulmonalarterie freigelegt; die Abgänge der Segmentäste A^{1-3b} sind zentral ligiert und durchtrennt, der gemeinsame Stamm von A^{4+5} wird angeschlungen. Häufiger finden sich für A^{4+5} auch getrennte Segmentabgänge

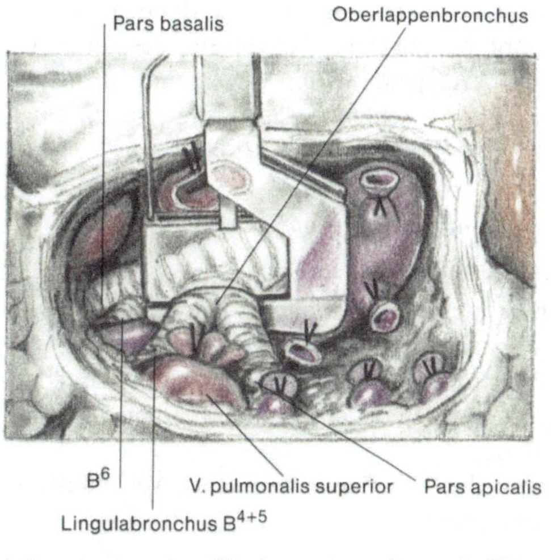

d Versorgung des Oberlappenbronchus mit 30-mm-Klammernahtmagazin. Nach Auslösen der Klammernaht lassen sich der apikale und der Lingulabronchus peripher gemeinsam mit einer Overholt-Klemme fassen. Der Bronchus wird geschlossen abgesetzt

Bronchusabgang herangeschoben, so daß die Nahtreihe tangential ca. 5 mm vom Haupt- bzw. Unterlappenbronchus entfernt verläuft (Abb. 19.24d). Mindestens 2 cm peripher des Klammernahtgerätes wird die Bronchusaufzweigung mit großer Overholt-Klemme verschlossen, um bei der Bronchusdurchtrennung Sekretübertritte zu verhindern. Speziell bei eitriger Retentionspneumonie im Oberlappenbereich sollte man eine Kontamination der Pleurahöhle unbedingt vermeiden. Der Oberlappenbronchus wird nach Auslösen

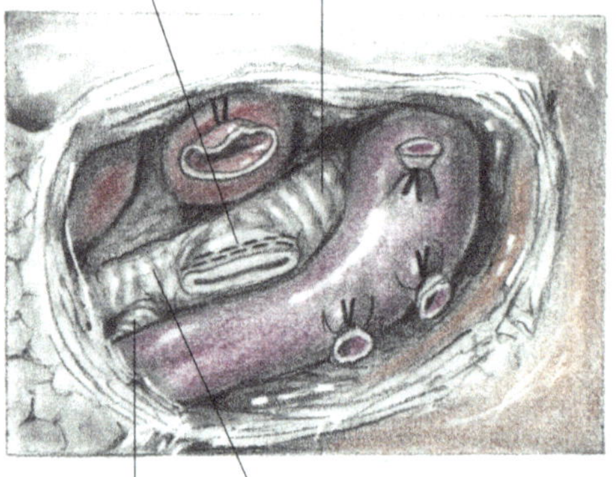

Abb. 19.24e. Situs nach Oberlappenresektion und Klammernaht des Oberlappenbronchus. Eine Deckung des Bronchusstumpfes kann entfallen

der Klammernahtreihe unmittelbar entlang des Magazinschlittens mit dem Skalpell abgetrennt, der Lappen wird mit der distalen Overholt-Klemme angehoben und entfernt, und der zentrale Bronchusstumpf mit Merfen desinfiziert (Abb. 19.24e). Ob der Bronchus luftdicht verschlossen ist, zeigt die Probe unter Ringer-Lösung bei 30-50 cm H_2O. Zur besseren Anpassung des Unterlappens an die große Pleurahöhle wird das Lig. pulmonale unter Zug am Unterlappen inzidiert und stumpf bis zur Unterlappenvene gespalten. Erfolgt die Oberlappenresektion wegen eines Bronchialkarzinoms, so schließt sich die mediastinale Lymphknotenrevision an (s. S. 436).

Resektion des linken Unterlappens

Diese erfolgt in 3 Schritten:

1. Spaltung des Lig. pulmonale, Durchtrennung der V. pulmonalis inferior,
2. Durchtrennung der Segmentarterie zur Unterlappenspitze (A^6) und der Pars basalis der Unterlappenarterie,
3. Absetzen des Unterlappenbronchus, Verschluß des Bronchusstumpfes.

Die Resektion des Unterlappens wird bei Vorliegen eines Bronchialkarzinoms mit der Versorgung der Unterlappenvene begonnen. Zunächst stellt man das Lig. pulmonale durch Zug am Unterlappen nach kranial und evtl. durch Herabdrücken des Zwerchfells mit schmalem Langenbeck-Haken dar. Nach anfänglicher Inzision läßt sich das Lig. pulmonale meist stumpf weiter auslösen, sofern keine direkte Tumorinfiltration oder verschwielte Lymphknoten vorliegen. Man kann die Vene von dorsal oder vom Hilus aus darstellen, indem man die Perikardausläufer in Gefäßlängsrichtung scharf abpräpariert (Abb. 19.25a). Die Vene wird mit Overholt- oder auch Rummel-Klemme umfahren, peripher ligiert, zentral mit Overholt-Klemme gefaßt und nahe an der peripheren Ligatur durchtrennt. Die zentrale Versorgung erfolgt mittels Umstechung hinter der Klemme. Anschließend kann man die dorsale Hilusumschneidung bis in Höhe des Interlobärspaltes durchführen. Dann wird der Interlobärspalt durch 2 Lungenspatel eingestellt und die Lungenarterie aufgesucht. Sind Unterlappenspitze und posteriores Oberlappensegment im Interlobärspalt durch eine breite Parenchymbrücke verbunden, so geht man - nach Freilegen der Arterienvorderwand - zentral und peripher der Parenchymbrücke mit der Oberholt-Klemme auf der Arterienvorderwand vom Interlobärspalt aus unter der Parenchymbrücke nach zentral vor. Durch diese Lücke schiebt man ein T. A.-Klammernahtgerät, durchtrennt die Parenchymbrücke in einem Schritt zwischen Klammernaht am Oberlappen und Klemmen am Unterlappen; anschließend wird die Vorderfläche der Lungenarterie mit der hoch abgehenden Segmentarterie zur Unterlappenspitze (A^6) freigelegt (Abb. 19.25b). Dieser Segmentast wird stets selektiv zwischen zentraler Klemme und peripherer Ligatur durchtrennt und zentral mit Umstechung (2×0 Ethibond) versorgt. Die ventrale Zirkumferenz der Arterie wird weiter nach distal freigelegt, bis die Segmentabgänge zur Lingula (A^{4+5}) am Oberrand sicher identifiziert sind. Distal dieser Abgänge kann man dann den Arterienstamm umfahren, zentral mit Overholt-Klemme verschließen, peripher ligieren und unmittelbar vor der peripheren Ligatur durchtrennen (Abb. 19.25c). Die zentrale Versorgung erfolgt wieder durch Umstechung proximal der Klemme. Die vollständige Durchtrennung des Interlobärspaltes zum Hilus zwischen Lingula und Unterlappen kann man danach zwischen Klemmen, evtl. auch wieder mit Klammernahtmagazin, durchführen. Dorsal der Unterlappenarterie sind noch einige Lymphknoten zu entfernen, bevor man den Unterlappenbronchus mit dem Zeigefinger umfahren sowie zwischen Zeige- und Mittelfinger der linken Hand nach kaudal ziehen kann. Meist ist zwischen Oberlappenabgang und Segmentbronchus zur Unterlappenspitze (B^6) gerade so viel Platz, daß hier ein Klammernahtgerät zentral von B^6 plaziert werden kann, ohne den Oberlappenabgang einzuengen. Peripher werden B^6 und Pars basalis des Unterlappenbronchus mit Overholt-Klemme verschlossen und nach Auslösen der Klammernahtreihe der Unterlappenbronchus am Magazinschlitten mit Skalpell durchtrennt (Abb. 19.25d). Die Unterwasserprobe auf luftdichten Verschluß erfolgt bei 30-50 cm H_2O. Medial und laterodorsal, am Übergang der Knorpelspange zur Pars membranacea, verlaufen meist 2 Bronchial-

Abb. 19.25 a–e. Die Resektion des linken Unterlappens

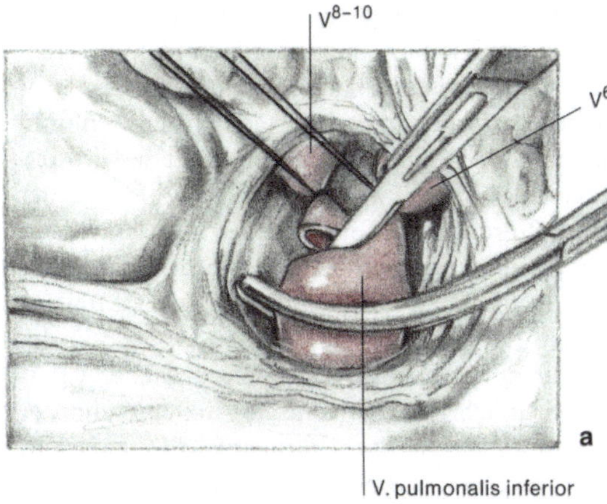

a Absetzen der V. pulmonalis inferior: Nach Durchtrennung des Lig. pulmonale wird die Unterlappenvene zwischen apikaler Segmentvene (V^6) und Pars basalis communis und zentraler Overholt-Klemme durchtrennt. Die zentrale Versorgung erfolgt mittels Umstechung bzw. Umstechung und Ligatur

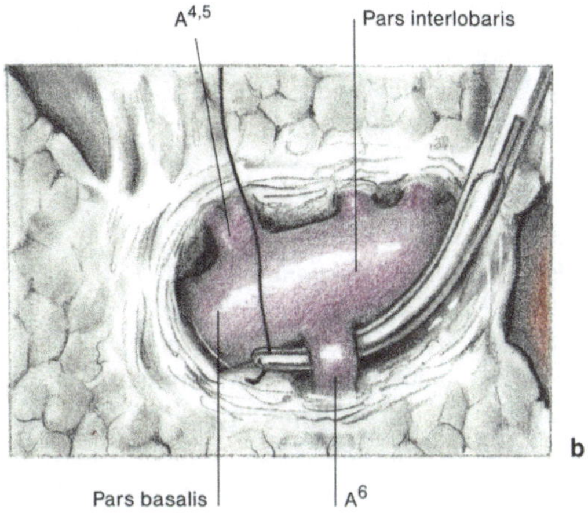

b Freilegen der Pars interlobaris der Pulmonalarterie im Interlobärspalt. Der apikale Segmentast A^6 ist angeschlungen und wird zwischen peripherer Ligatur und zentraler Overholt-Klemme durchtrennt

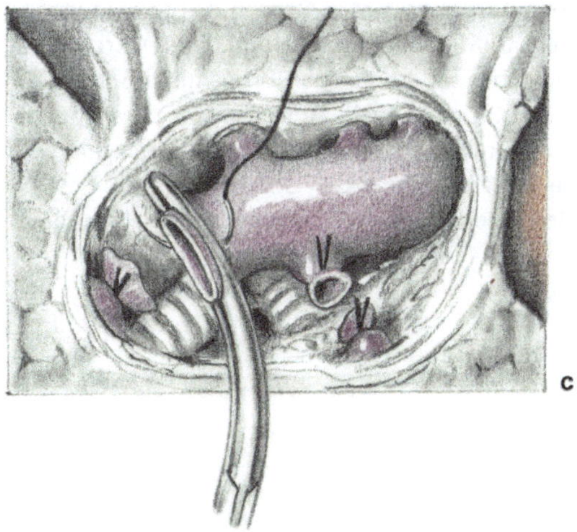

c Versorgung der Pars basalis der Unterlappenarterie. Nach Durchtrennung zwischen Ligatur und Overholt-Klemme wird der Stamm zentral umstochen

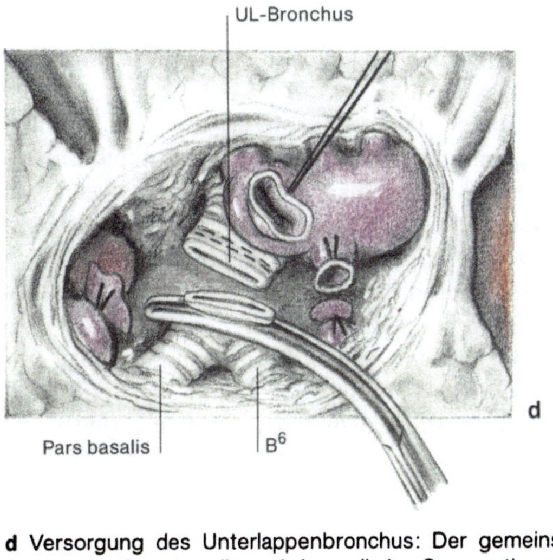

d Versorgung des Unterlappenbronchus: Der gemeinsame Stamm der Pars basalis und des apikalen Segmentbronchus B^6 ist mit Klammernahtreihe (T.A.30 mm) verschlossen und zwischen Klammernaht und peripherer Klemme geschlossen abgesetzt

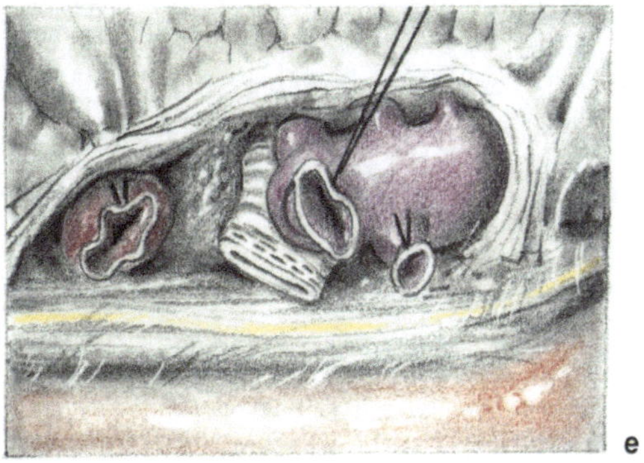

e Situs nach Resektion des linken Unterlappens. Eine spezielle Deckung des Bronchusstumpfes kann entfallen arterien, die man mit Umstechung versorgt. Erfolgt die Unterlappenresektion wegen eines Bronchialkarzinoms, so wird anschließend die mediastinale Lymphadenektomie durchgeführt (s. S. 436).

19.6.2.5 Bronchoplastische, parenchymsparende Resektionen

Manschettenresektion des rechten Oberlappens

Bei Sitz eines Tumors im zentralen Bronchialsystem kann man die Pneumonektomie vermeiden, wenn es gelingt, den tumortragenden Bronchusanteil - meist in Form einer Manschette - mit dem befallenen Lungenabschnitt im Gesunden zu resezieren. Die Bronchuskontinuität wird anschließend durch End-zu-End-Anastomose des peripher verbliebenen Bronchusanteils mit dem zentralen Luftweg wieder hergestellt. Im folgenden wird die Technik der verschiedenen Resektionsformen beschrieben. Indikationen, Vorbehalte und Ergebnisse wurden kürzlich zusammenfassend von Grillo u. Zanini (1986) dargestellt (Einzelheiten s. Kap. 18).

Ein Tumor, der endoskopisch aus dem rechten Oberlappen in das Lumen des rechten Hauptbronchus hineinreicht, kann radikal entfernt werden, wenn eine Keil- bzw. Manschettenresektion des Bronchus zusätzlich zur Oberlappenresektion erfolgt (Abb. 19.26). Seltener stellt sich die Indikation zur Manschettenlobektomie, wenn ein perinodal infiltierter Lympknoten am Oberlappenabgang in das Bronchuslumen eingebrochen ist. Mikroskopisch geht dann die Infiltration nicht von der Bronchialmukosa selbst aus, sondern sie reicht peribronchial bis an den Schnittrand heran. Dies würde bedeuten, daß bei der konventionellen Lobektomie infiltriertes Lymphknotengewebe peribronchial in der Absetzungsstelle zurückbliebe. Die Versorgung der Gefäße ist in der Regel wie bei der Standardlobektomie möglich. Gelegentlich wird man den Truncus pulmonalis anterior jedoch nicht ligieren, sondern nur tangential, nach Anschlingen und Abklemmen der rechten Lungenarterie, resezieren und übernähen können. Die rechte Lungenarterie wird danach entweder unter Einbeziehung des Abgangs der A^2 mit 5×0 Prolene mit fortlaufender Naht ohne Einengung übernäht oder zirkulär am Abgang des Truncus pulmonalis anterior bis zum Abgang der Mittellappenarterie reseziert und mit fortlaufender 5×0-Prolenenaht durch End-zu-End-Anastomose wieder vereinigt. Gelegentlich muß die zentrale Abklemmung der rechten Lungenarterie auch intraperikardial zwischen oberer Hohlvene und Aorta ascendens erfolgen. Sind Vene und Arterie versorgt, werden der Abgang des Oberlappenbronchus, der rechte Hauptbronchus und der Bronchus intermedius freigelegt (Abb. 19.27 a). Lymphknoten um den Bronchus intermedius herum werden exstirpiert und im Schnellschnitt untersucht. Lassen sie sich nur scharf vom Bronchus intermedius lösen und sind sie histologisch infiltriert, so ist meist die Resektion des gesamten Bronchus intermedius erforderlich. Sind Lymphknoten um den Oberlappenbronchus sehr groß und in den Bronchus infiltriert, so ist es u. U. unumgänglich, zunächst den Oberlappenbronchus durch das Tumorgewebe hindurch am Abgang zu resezieren und die Übersicht durch Entfernung des Oberlappens zu verbessern. Den zentralen

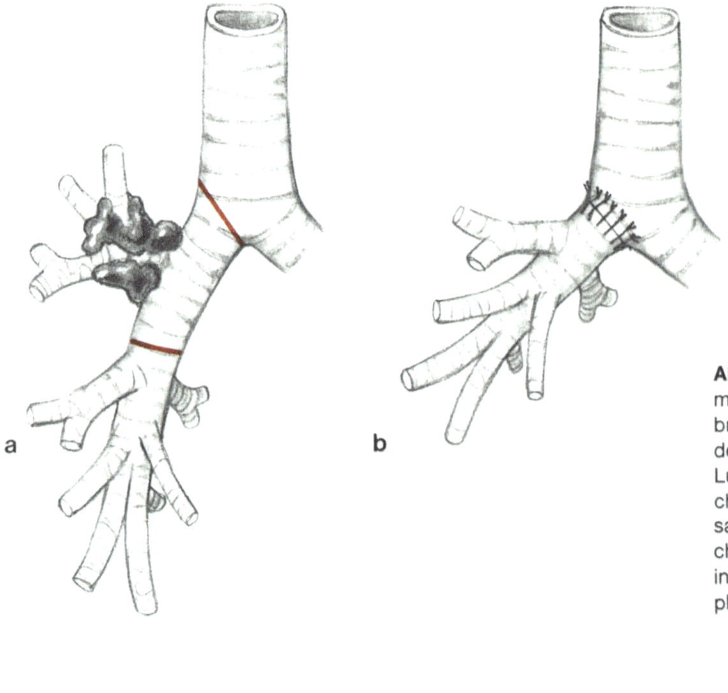

Abb. 19.26 a, b. Obere Manschettenlobektomie rechts. Bei Tumorbefall des Oberlappenbronchus bzw. des Bronchus intermedius oder des rechten Hauptbronchus wird der rechte Lungenoberlappen zusammen mit einer Bronchusmanschette reseziert; sie kann den gesamten rechten Hauptbronchus und den Bronchus intermedius einschließen. Der Bronchus intermedius wird in die Trachealbifurkation implantiert

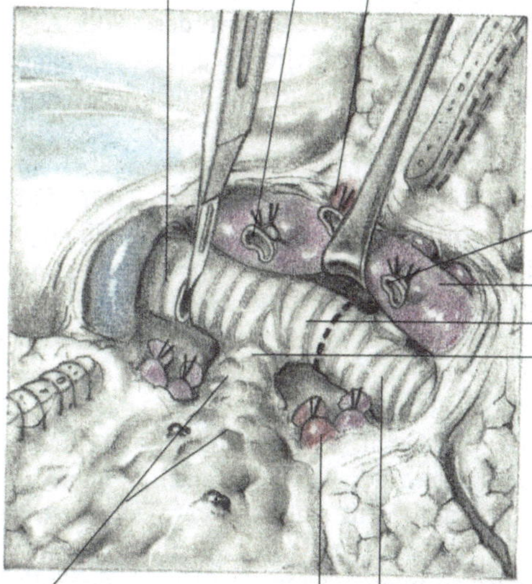

a

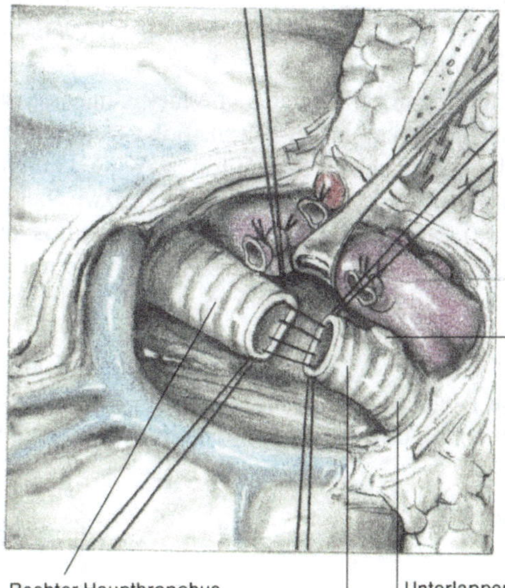

b

Abb. 19.27 a, b. Manschettenlobektomie rechter Oberlappen. **a** Nach Versorgung der Gefäße und Durchtrennung der Parenchymbrücke zwischen Ober- und Mittellappen wird eine Bronchusmanschette entsprechend der Tumorinfiltration, bestehend aus Hauptbronchusanteil und Bronchus intermedius mit dem Skalpell reseziert. **b** Nach Lobektomie und Resektion der Bronchusmanschette wird die Bronchuskontinuität durch Anastomose des Bronchus intermedius mit der Trachealbifurkation durch Einzelknopfnähte wiederhergestellt (resorbierbares Nahtmaterial der Stärke 4 × 0). Bei isoliertem Befall des Oberlappenbronchus kann eine keilförmige Exzision aus dem distalen Hauptbronchus bzw. proximalen Anteil des Bronchus intermedius ausreichen. Entscheidend ist die Schnellschnittuntersuchung der Schnittränder. Der Bronchusverschluß erfolgt mit Einzelknopfnähten (3 × 0 bzw. 4 × 0)

Bronchusstumpf kann man mit Allis-Klemmen fassen und die Bronchusmanschette bei guter Übersicht mit dem Skalpell resezieren. Der Schnitt verläuft im Bereich des Knorpelrings senkrecht zur Bronchusebene (Abb. 19.27 a); von der Pars membranacea sollte man einige Millimeter erhalten. Vor Beginn der Anastomose ist durch Schnellschnittuntersuchung des Resektionsrandes sicherzustellen, daß die Anastomose im Gesunden erfolgen kann und daß peribronchial keine Lymphknoteninfiltration im Bereich des Schnittrandes vorliegt. Die Anastomose des rechten Hauptbronchus mit dem Bronchus intermedius erfolgt mit Einzelknopfnähten aus verzögert resorbierbarem, monofilem Material der Stärke 3 × 0 bzw. 4 × 0 (Maxon, PDS bzw. Vicrylfaden Ethicon) (Abb. 19.27 b). Man kann in der Mitte der Pars membranacea beginnen. Zunächst legt man entgegen dem Uhrzeigersinn die Nähte auf der Gegenseite bis zur Mitte des Knorpelrings ventral, um alle Nähte auf der Gegenseite zu stapeln. Anschließend wird die dem Operateur zugewandte Zirkumferenz genäht, wieder beginnend in der Mitte der Pars membranacea und dann im Uhrzeigersinn nach ventral. Die geringe Lumeninkongruenz zwischen distalem Bronchus intermedius und rechtem Hauptbronchus wird nicht durch Längsinzision des Bronchus intermedius oder Abnähen des Hauptbronchus, sondern lediglich durch Proportionierung der Stichabstände ausgeglichen. Eine Längsinzision des Bronchus intermedius zum Lumenausgleich ist weder erforderlich noch vorteilhaft. Vor dem Knoten wird noch das Lig. pulmonale bis zur Unterlappenvene gelöst, so daß beim Zusammenbringen der Bronchialränder keine Spannung entsteht. Mit dem Knoten beginnt man ventral in der Mitte des Knorpelrings; man knotet zunächst alle Nähte der Gegenseite bis zur Pars membranacea und beginnt dann wieder auf der dem Operateur zugewandten Seite. Hat man zuvor auch die Lungenarterie zirkulär reseziert, so liegen jetzt u. U. die Anastomosen von Arterie und Bronchus unmittelbar nebeneinander; schon bei umschriebener minimaler Infektion um einen Stichkanal der Bronchusanastomose kann die Anastomose der Arterie arrodiert werden. Es ist daher zu empfehlen, einen Perikardstreifen oder die mediastinale Pleura zwischen Arterie und Bronchusanastomose zu interponieren. Die vollständige hiläre und mediastinale Lymphknotendissektion beendet den Eingriff.

Manschettenresektion des Mittellappens

Neben der direkten Infiltration des Bronchus intermedius durch den Primärtumor kommt als Indikation häufig die intra- und peribronchiale Infiltration tumorbefallener Lymphknoten am Mittellappenabgang in Betracht (Abb. 19.28a). Nach Versorgung der Mittellappenvene vom Hilus aus wird wie bei der Mittellappenresektion zunächst die Parenchymbrücke zum Oberlappen bis auf die Pars interlobaris der Pulmonalarterie mit einem T. A. 60- bzw. GIA-Gerät durchtrennt. Lassen sich die Abgänge der Segmentarterien A^{4+5} aufgrund des Tumorbefalls oder der Lymphknoteninfiltration nicht ligieren, so wird die Pars interlobaris der Pulmonalarterie unmittelbar distal des Abgangs der A^2 mittels Tourniquet oder gerader Gefäßklemme verschlossen; eine zweite Klemme verschließt die Unterlappenarterie peripher der Abgänge A^{4+5}. Man exzidiert die Arterienabgänge A^{4+5} jetzt tangential und übernäht fortlaufend mit monofilem, nicht-resorbierbarem Faden der Stärke 5×0 oder 6×0. Falls dies zur Einengung führt, reseziert man eine zirkuläre Arterienmanschette zwischen den Abgängen von A^2 und A^6. Da die A^6 häufig gegenüber der A^5 entspringt, hat die Resektionslinie sehr präzise schräg zu verlaufen, so daß ca. 2 mm Stichrand vor dem Abgang der A^6 verbleiben (Abb. 19.28b). Ähnlich liegen die Verhältnisse beim Bronchus: Während man nach proximal den Bronchus intermedius ggf. bis zum Oberlappenabgang mitresezieren kann, ist die distale Resektionslinie am Unterlappenbronchus durch den hohen Abgang von B^6 limitiert. Verläuft die Resektionslinie des Unterlappens 2-3 mm proximal des B^6-Abgangs nicht im Gesunden, so kann man i. allg. auch durch eine zusätzliche S^6-Manschettenresektion keine ausreichende Radikalität erzielen; in diesen Fällen ist eine untere Bilobektomie (s. S. 445) nicht zu umgehen. Verlaufen dagegen die Schnittränder oberhalb des B^6-Abgangs im Gesunden, so kann man die zirkuläre End-zu-End-Anastomose zwischen Unterlappenbronchus und Bronchus intermedius durchführen (s. Kap. 18). Diese Anastomose wird mit Fadenstärke 4×0 bzw. 5×0 durchgeführt. Besonders zu beachten ist, daß der Abgang des B^6 nicht eingeengt wird, da sonst eine postoperative Atelektase mit Karnifizierung der Unterlappenspitze droht. Die Lumeninkongruenz wird auch hierbei durch Proportionierung der Stichabstände ausgeglichen.

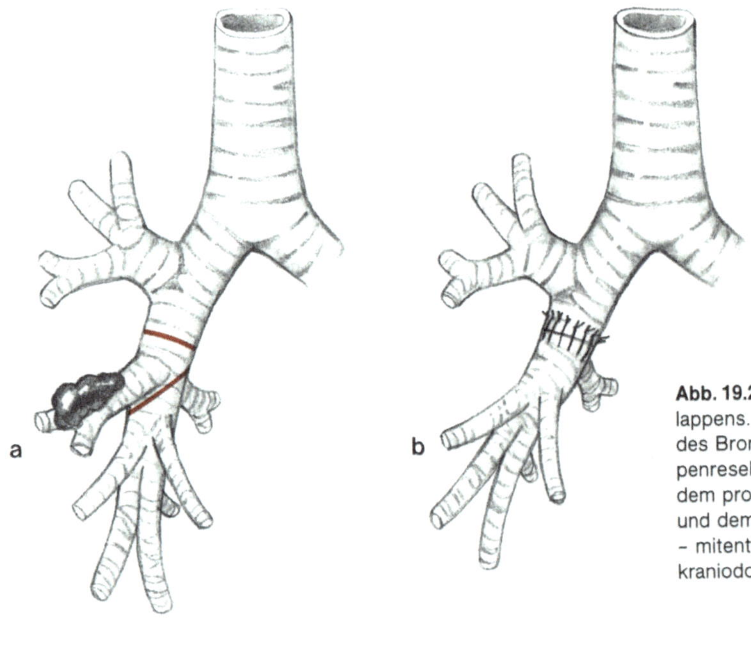

Abb. 19.28 a, b. Manschettenlobektomie des Mittellappens. Bei Befall des Mittellappenbronchus bzw. des Bronchus intermedius wird bei der Mittellappenresektion eine Manschette - bestehend aus dem proximalen Anteil des Unterlappenbronchus und dem distalen Anteil des Bronchus intermedius - mitentfernt. Der distale Schnittrand verläuft von kraniodorsal nach ventrokaudal

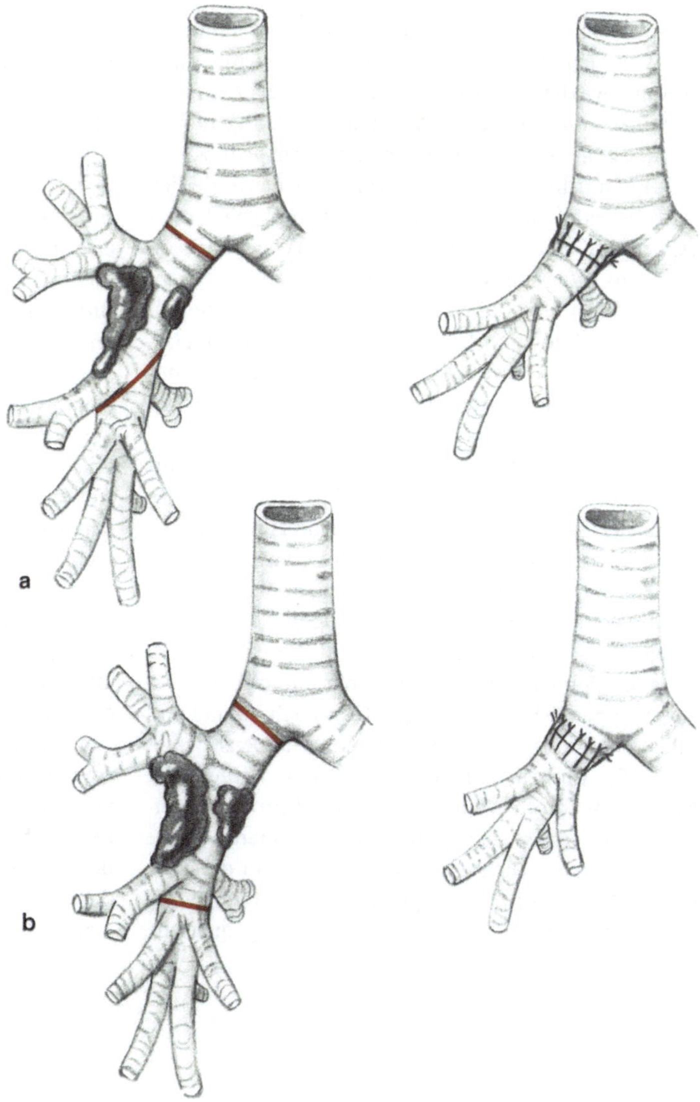

Abb. 19.29 a. Obere Manschettenbilobektomie: Bei Tumorbefall des Bronchus intermedius, unter Einbeziehung des Ober- und Mittellappenbronchus, erfolgt eine obere Bilobektomie mit Resektion des rechten Hauptbronchus und Bronchus intermedius mit Mittellappenabgang bis zum proximalen Unterlappenbronchus. Die distale Resektionsfläche verläuft schräg, um den apikalen Segmentbronchus nicht zu gefährden. **b** Obere Manschettenbilobektomie mit apikaler Segmentresektion: Die Resektion der Bronchusmanschette erstreckt sich hierbei vom rechten Hauptbronchus bis zur Pars basalis des Unterlappenbronchus, unter Einbeziehung des apikalen Segmentbronchus mit einer Unterlappenbronchusmanschette. Die Pars basalis anastomosiert mit der Trachealbifurkation

Obere Manschettenbilobektomie

Die direkte Tumorinfiltration erfordert selten eine obere Manschettenbilobektomie. Häufiger sind - bei Tumorsitz im Oberlappenabgang - Lymphknoten um den Bronchus intermedius und Mittellappenabgang herum peribronchial bzw. intrabronchial eingebrochen. Auch in dieser Situation läßt sich aus technischen Aspekten eine Pneumonektomie vermeiden, wenn man Ober- und Mittellappen mit Bronchus intermedius und Mittellappenbronchusmanschette bis zum schräg durchtrennten Unterlappenbronchus reseziert (Abb. 19.29). Entscheidend ist, daß der zentrale und der periphere Resektionsrand im Schnellschnitt tumorfrei sind, wobei natürlich die gesamte, auch peribronchiale Schnittfläche mituntersucht werden muß. Die Bronchuskontinuität wird sodann durch End-zu-End-Anastomose des Unterlappenbronchus mit dem rechten Hauptbronchus in der üblichen Technik (s. Kap. 18) wiederhergestellt. Wie stets, wenn der Unterlappenbronchus anastomosiert wird, müssen die Stiche am Abgang des B^6 sehr präzis erfolgen, um eine Verziehung und Einengung des B^6-Abgangs zu vermeiden (Nahtmaterial PDS, Maxon 5×0 bzw. 4×0). Vor Fertigstellung der Anastomose, insbesondere vor dem Knoten der vorgelegten Nähte, wird das Lig. pulmonale bis zum Abgang der Unterlappenvene durchtrennt, so daß die Anastomose spannungsfrei adaptiert werden kann.

Manschettenresektion des rechten Unterlappens

Die Indikation zur Resektion des rechten Unterlappens mit der Manschette des Bronchus intermedius ist beim Bronchialkarzinom extrem selten. Voraussetzung ist nämlich, daß der Mittellappenbronchus im Gesunden exzidiert werden kann und sich nach Entfernung des Unterlappens mit dem Ende des Bronchus intermedius wieder anastomosieren läßt. Bei zentralen, submukös infiltrierenden Tumoren mit niedrigem Malignitätsgrad (adenoidzystisches Karzinom, evtl. Karzinoid) kann diese Resektionstechnik aber erforderlich sein. Es empfiehlt sich, nach Versorgung von Unterlappenvene und -arterie zunächst den Unterlappenbronchus offen am Mittellappenabgang zu durchtrennen und den Unterlappen zu entfernen. Nach sorgfältiger Darstellung der Pars interlobaris der Pulmonalarterie wird als nächster Schritt der Mittellappenbronchus am Bronchus intermedius abgetrennt und der Bronchus intermedius, falls erforderlich, bis zum Oberlappenabgang reseziert. Zieht man jetzt den Mittellappenbronchus zum zentralen Resektionsrand des Bronchus intermedius am Oberlappenabgang hoch, so kommt es zu einer geringfügigen Rotation des Mittellappens entgegen dem Uhrzeigersinn. Erleichtert wird diese Rotation, wenn man die Parenchymbrücke zwischen Ober- und Mittellappen bis auf die Pars interlobaris der Pulmonalarterie vollständig durchtrennt. Der Mittellappen legt sich dann günstiger nach kranial und füllt den Raum des resezierten Unterlappens besser aus. Die End-zu-End-Anastomose des feinlumigen Mittellappenbronchus mit dem oberen Bronchus intermedius erfordert sehr präzis proportionierte Stiche zum Lumenausgleich und Nahtmaterial von der Stärke 5×0. Ist der Mittellappenbronchus feinkalibrig oder wurde er zuvor bei der Präparation gequetscht, dann sollte man die Anastomose unterlassen, um dem Patienten eine spätere Atelektase und Pneumonie im Mittellappen zu ersparen. Sie würde dann doch eine Mittellappenresektion erfordern.

Untere Manschettenbilobektomie

Eine beim Bronchialkarzinom extrem seltene Variante erfordert zusätzlich zur unteren Bilobektomie die Resektion einer Bronchusmanschette, bestehend aus Bronchus intermedius und rechtem Hauptbronchus um den Oberlappenabgang herum. Die Bronchuskontinuität wird dann durch End-zu-End-Anastomose des Oberlappenbronchus mit dem rechten Hauptbronchus (4×0 PDS, Maxon) wiederhergestellt. Bei diesem Eingriff ist entscheidend, daß bei der Unterbindung und Absetzung der Pars interlobaris der Pulmonalarterie der Abgang zum posterioren Oberlappensegment (A^2) nicht versehentlich mitligiert wird.

Manschettenresektion des linken Oberlappens mit Angioplastik

Tumoren mit zentralem Sitz im linken Oberlappen, mit oder ohne Lymphknoteneinbruch im Oberlappenabgang, können die Resektion des Oberlappens mitsamt einer Bronchusmanschette des linken Hauptbronchus bis zum Unterlappenbronchus am B^6-Abgang erfordern (Abb. 19.30 und 19.31). Dieser Eingriff ist nach der Manschettenresektion des rechten Oberlappens der zweithäufigste aller bronchoplastischen Operationen. Da der Stamm der linken Lungenarterie sehr na-

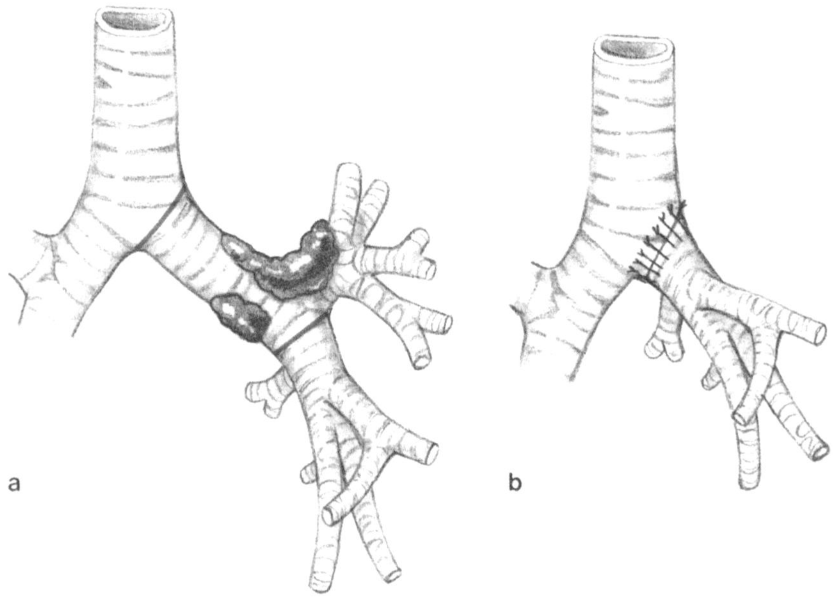

Abb. 19.30 a, b. Manschettenlobektomie des linken Oberlappens bei Infiltration des Hauptbronchus durch Hiluslymphknoten. Zusammen mit dem linken Oberlappen wird eine Bronchusmanschette, bestehend aus dem gesamten Hauptbronchus und dem Unterlappenbronchus, reseziert. Die Bronchuskontinuität wird durch End-zu-End-Anastomose des Unterlappenbronchus mit der Trachealbifurkation wiederhergestellt

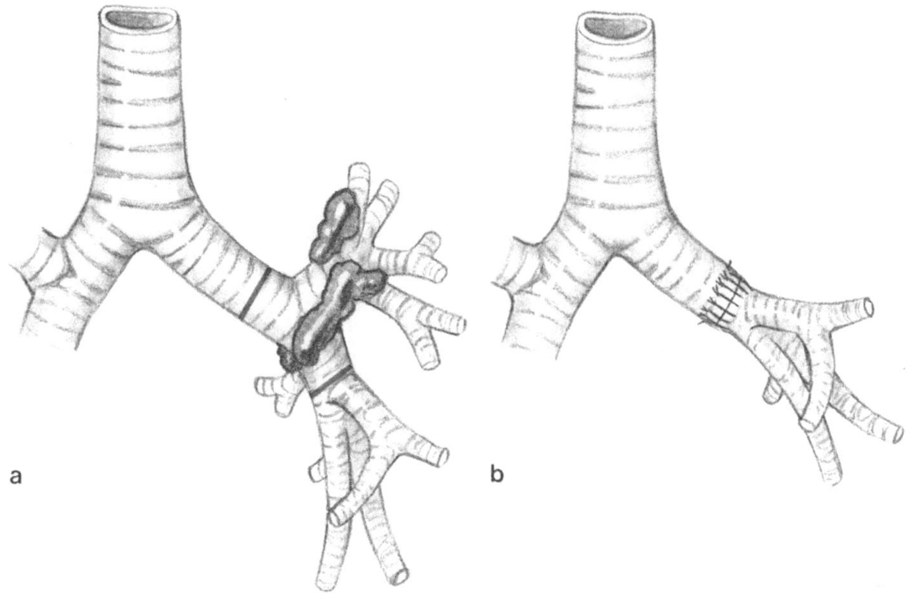

a b

Abb. 19.31 a, b. Manschettenlobektomie des linken Oberlappens mit apikaler Manschettensegmentresektion. Bei Tumorbefall des linken Ober- und Unterlappenbronchus wird zusammen mit dem Oberlappen und einer Manschette des distalen Hauptbronchus auch das apikale Unterlappensegment mit einer Unterlappenbronchusmanschette reseziert. Die Kontinuität wird durch End-zu-End-Anastomose der Pars basalis des Unterlappens mit dem linken Hauptbronchus wiederhergestellt

he am Abgang des Oberlappens den linken Hauptbronchus überkreuzt, kann ein solcher Tumor (häufiger als rechts) auch in die Wand der Lungenarterie oder zumindest der Segmentabgänge eingebrochen sein. Die Oberlappenbronchusmanschette wird deshalb relativ häufig mit einer Manschettenresektion der Arterie kombiniert (Abb. 19.32a). Lassen sich die Segmentabgänge in der üblichen Technik versorgen, so wird nach Darstellung des Oberlappenabgangs der linke Hauptbronchus mit Skalpell, entsprechend dem endoskopischen Befund, peripher oder höher zentral quer durchtrennt (Abb. 19.32b). Der Oberlappen wird dann nach lateral gezogen, so daß der Abgang des dorsalen Unterlappensegments B^6 einwandfrei identifiziert werden kann. Der Unterlappenbronchus wird danach unter leichter Anschrägung so durchtrennt, daß der Schnittrand mindestens 3-4 mm kranial des Abgangs von B^6 verläuft. Ist der Resektionsrand tumorfrei oder liegt noch eine peribronchiale Lymphknoteninfiltration vor, so kann man u. U. durch zusätzliche Manschettenresektion des Segments S^6 eine Resektion im Gesunden (Abb. 19.31) erreichen; andernfalls ist eine Pneumonektomie nicht zu vermeiden. Im Regelfall läßt sich jedoch der Unterlappenbronchus problemlos End-zu-End mit dem linken Hauptbronchus anastomosieren, wenn man durch proportionierte Stichabstände die Inkongruenz der bronchialen Lumina ausgleicht (Nahtmaterial 4×0 bzw. 5×0 PDS/Maxon) (Abb. 19.32c). Auch hier ist besonders darauf zu achten, daß die dorsalen Stiche nicht das Lumen des B^6-Abgangs einengen. Insgesamt sollte man bei der Resektion der Manschette stets dorsal von der Pars membranacea etwas mehr stehen lassen, sowohl zentral am Hauptbronchus als auch peripher am Unterlappenbronchus. Bei jedem Stich in diesem Bereich kann man von der Pars membranacea etwas mehr Gewebe fassen, um ein Durchschneiden der Nähte sicher zu vermeiden. Hat der zentral im apikalen und anterioren Oberlappensegment sitzende Tumor die Abgänge der Segmentarterien A^{1-3} infiltriert oder lassen sich hier infiltrierte Lymphknoten nicht abpräparieren, so bedeutet es keine nennenswerte Verzögerung, wenn man die Lungenarterie zentral anschlingt und mit gerader Gefäßklemme verschließt, um sie weit distal im Interlobärspalt wieder freizupräparieren und nochmals anzuschlingen. Die Abgänge von A^{4+5} sind meist wieder frei und können wie üblich mit Umstechung bzw. auch Ligatur versorgt werden. Man kann dann distal, proximal des Abgangs der A^6, abklemmen und durchtrennen (Abb. 19.32c). Zuvor empfiehlt sich die Injektion von 20 ml verdünnter Heparinlösung über eine Knopfkanüle in das distale Lumen der Pulmonalarterie, um eine intrapulmonale Thrombosierung während der Abklemmzeit zu vermeiden. Im weiteren Verlauf wird zunächst der Oberlappenbronchus mit der Bronchusmanschette entfernt,

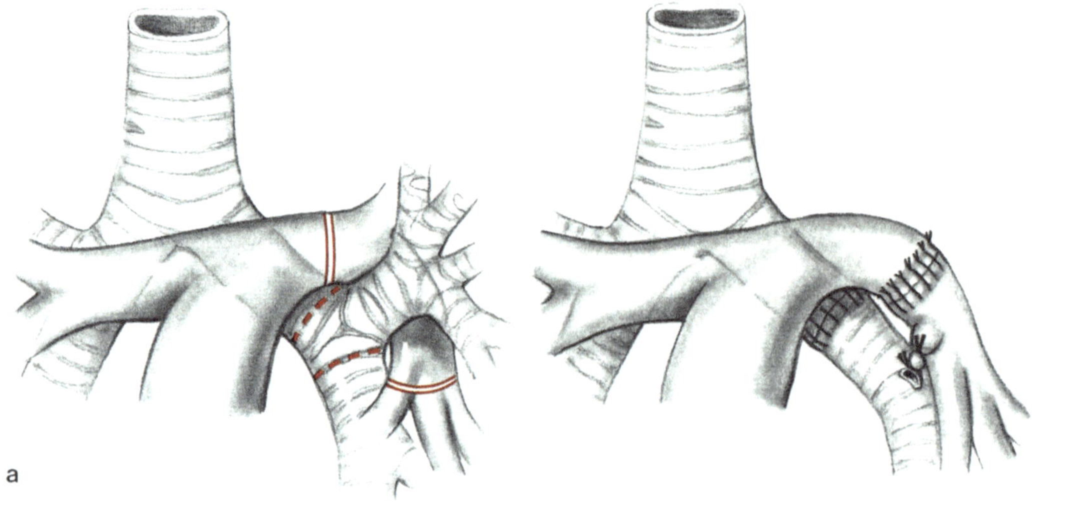

a

Abb. 19.32a–g. Manschettenlobektomie des linken Oberlappens mit Manschettenresektion der Pars interlobaris der Lungenarterie

a Bei Tumorbefall des linken Oberlappenbronchus und der Pars interlobaris der linken Lungenarterie kann eine Manschettenresektion sowohl des linken Hauptbronchus als auch der Pars interlobaris der Lungenarterie zusammen mit einer Resektion des Oberlappens erforderlich sein. (Nach Vogt-Moykopf et al. 1985b)

b Nach Versorgung der Oberlappenvene und Abklemmen der linken Lungenarterie zentral am Perikard und peripher oberhalb des Abgangs der A^6 wird die Lobektomie unter Mitnahme einer Bronchusmanschette durchgeführt

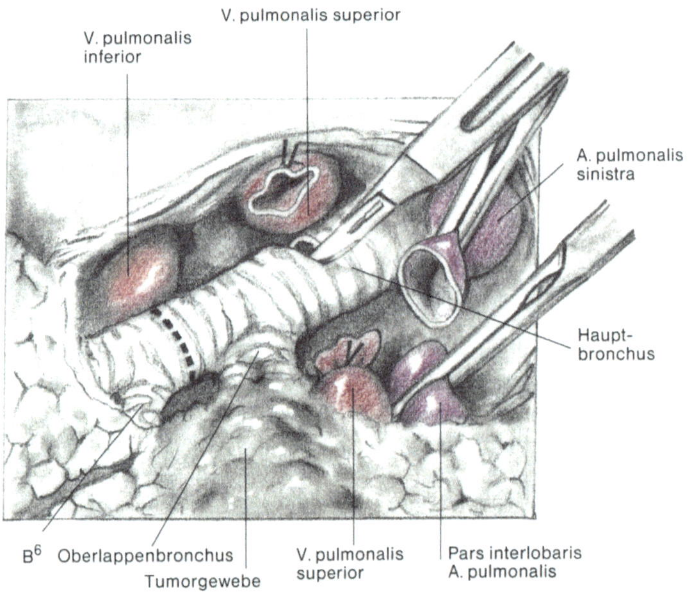

b

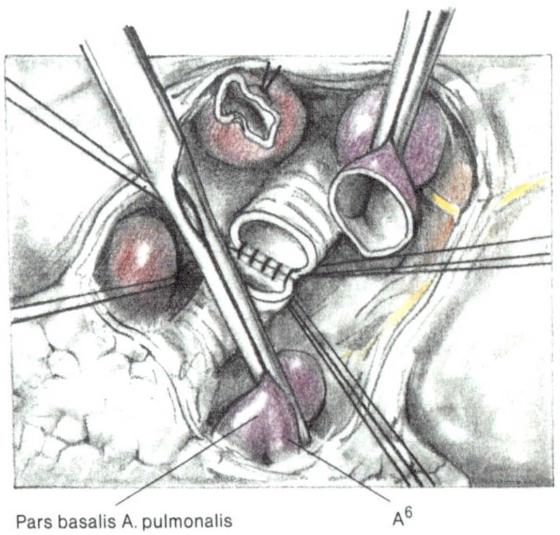

c

c Die Anastomose des linken Hauptbronchus mit linkem Unterlappenbronchus wird mit Einzelknopfnähten der Fadenstärke 4 × 0 durchgeführt. Beginn an der Pars membranacea Lumeninkongruenz wird durch proportionierte Stichabstände ausgeglichen

d End-zu-End-Anastomose der linken Lungenarterie mit der Pars interlobaris kranial des Abgangs der A^6 durch fortlaufende Naht mit Prolene (5 × 0)

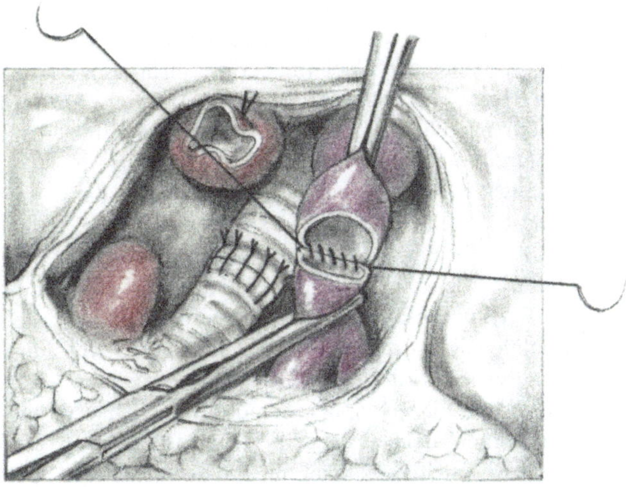

d

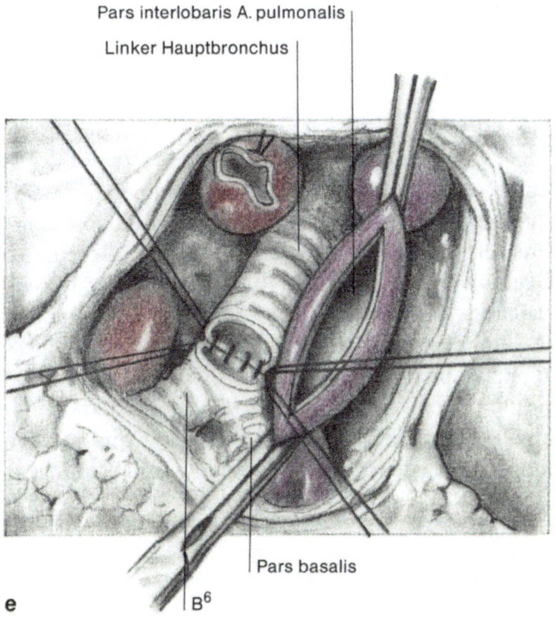

e

e Tangentiale Exzision der Pars interlobaris der Lungenarterie bei linksseitiger oberer Manschettenlobektomie. Zunächst End-zu-End-Anastomose des linken Hauptbronchus mit linkem Unterlappenbronchus durch Einzelknopfnaht

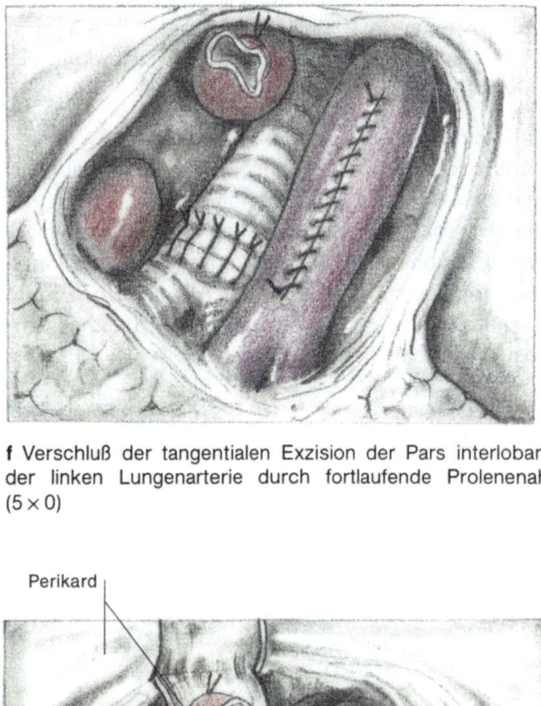

f

f Verschluß der tangentialen Exzision der Pars interlobaris der linken Lungenarterie durch fortlaufende Prolenenaht (5 × 0)

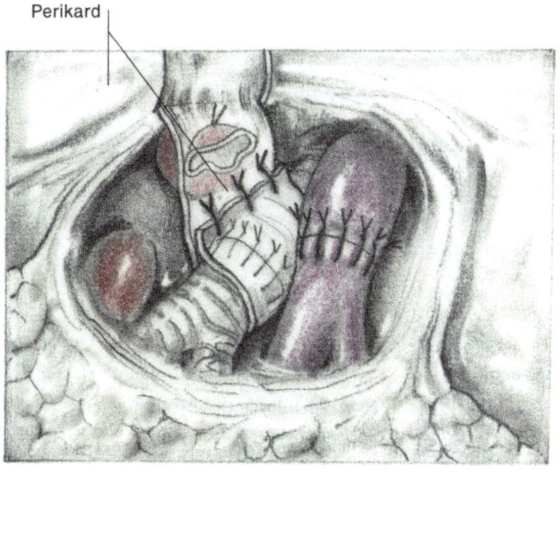

g

g Bronchusanastomose und Anastomose der Lungenarterie werden durch Interposition eines gestielten Perikardlappens voneinander getrennt anschließend zuerst der Bronchus, dann die Arterie reanastomosiert (Abb. 19.32d). Die Anastomose der Arterie mit fortlaufender Naht (monofiler, nicht-resorbierbarer Faden der Stärke 5 × 0, 6 × 0) ist technisch einfach durchzuführen (s. Kap. 17). Positiver intraluminaler Druck und hohe Durchflußraten verhindern offensichtlich zuverlässig eine Thrombosierung der Anastomose.

Wenn nur die Basis der Segmentarterien von Tumorinfiltration betroffen ist, kann u. U. auch eine tangentiale Exzision anstelle der queren Durchtrennung der A. pulmonalis ausreichen (Abb. 19.32e). Auch bei diesem Vorgehen wird zunächst die Kontinuität des Bronchus durch Einzelknopfanastomose wiederhergestellt und dann der entstandene Längsdefekt der A. pulmonalis durch Direktnaht mit Prolene der Stärke 5 × 0 verschlossen (Abb. 19.32f).

Prinzipiell werden alle intrathorakalen bronchialen Anastomosen durch Perikard bzw. Pleura gedeckt. So wird bei dem eben beschriebenen Vorgehen die bronchiale Anastomose durch einen an der Basis gestielten Perikardstreifen, der nach dorsal umgeschlagen wird, vollständig umhüllt und von der Anastomose der A. pulmonalis getrennt (Abb. 19.32g).

Manschettenresektion des linken Unterlappens

Diese technische Variante wird in der Regel bei benignen bzw. semimalignen Tumoren durchgeführt, da bei einem malignen Tumor im linken Unterlappen wegen der lymphogenen Metastasierung u. U. eine Pneumonektomie vorzuziehen ist. In der Regel erfordert die Resektion des Unterlappens mit einer Bronchusmanschette, die den Oberlappenabgang einschließt und bis in den Hauptbronchus reicht, anschließend die End-zu-End-Anastomosierung des Oberlappenbronchus mit dem linken Hauptbronchus (Abb. 19.33). Limitiert wird dieses Verfahren durch den kurzen linken Oberlappenbronchus, von dem man nur wenige Millimeter resezieren darf, da sonst der Lingulaabgang bei der Anastomose mit dem Hauptbronchus eingeengt würde. Bei Tumorinfiltration bis zum Lingulaabgang kann man den Unterlappen mitsamt der Lingula und der Lingulabronchusmanschette resezieren und lediglich die verbleibenden 3 apikalen Oberlappensegmente mit dem linken Hauptbronchus anastomosieren. Da aber auch der gemeinsame Stamm der apikalen Segmente nur wenige Millimeter lang ist, sollte man zuvor genau prüfen, ob für den Patienten die Pneumonektomie nicht doch das risikoärmere Verfahren darstellt – da man bei einem Zweiteingriff u. U. die apikalen Segmente wegen persistierender Atelektase entfernen müßte.

19.6.2.6 Segmentresektion

Segmentresektionen waren früher zur operativen Behandlung postentzündlicher Folgezustände, insbesondere der Tuberkulose, von entscheidender Bedeutung (Overholt et al. 1950; Salzer 1949; Heberer 1953; Zenker et al. 1954). Sie wurden außerdem eingesetzt zur Resektion peripher liegender gutartiger Herde (Tuberkulom, Hamartom, selten auch Bronchialadenom) sowie zur operativen Behandlung von Bronchiektasen (s. S. 399). Die praktische Bedeutung der Chirurgie der Lungensegmente ist deshalb so stark zurückgegangen,

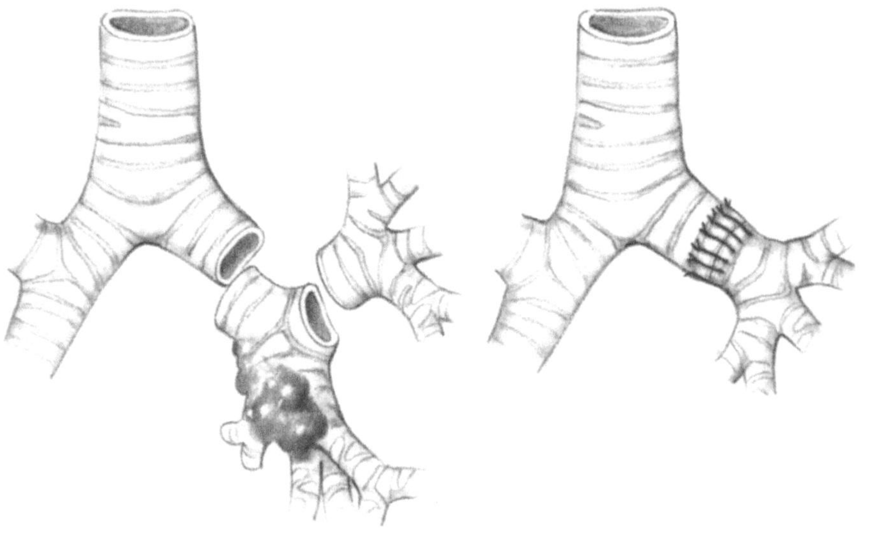

Abb. 19.33. Manschettenlobektomie des linken Unterlappens: Bei Tumorbefall des Unterlappenbronchus links wird zusammen mit dem linken Unterlappen eine Bronchusmanschette aus dem distalen Hauptbronchus und dem proximalen Oberlappenbronchus entfernt. Die Kontinuität wird durch End-zu-End-Anastomose des Oberlappenbronchus mit dem Hauptbronchus wiederhergestellt

weil operationsbedürftige, irreversible Folgezustände der Lungentuberkulose aufgrund medikamentöser Therapie heute äußerst selten sind, zum anderen periphere Herde (Tuberkulome, Hamartochondrome, auch Lungenmetastasen) viel häufiger und komplikationsloser mit der sog. atypischen Resektion, häufig mit Klammernahtgeräten entfernt werden (s. Kap. 17).

Obligatorische Indikationen zur Segmentresektion sind noch:

- Bronchiektasen (basale Segmentgruppe, Lingula),
- Abszeß, Kaverne, Myzetom (apikoposteriore Oberlappensegmente, apikales Unterlappensegment),
- Lungenmetastasen, Bronchialkarzinom (basale Segmentgruppe, apikales Unterlappensegment, Lingula).

Entfernt werden sollten immer nur sog. bronchovaskuläre Einheiten (Heberer 1953) ohne Blutabfluß- und Belüftungsstörungen der Nachbarsegmente. Im einzelnen sind dies:

- apikoposteriore Segmente (S^{1+2}),
- anteriores Oberlappensegment S^3,
- basale Segmentgruppe S^{7-10},
- apikales Unterlappensegment S^6,
- Lingula (S^{4+5}).

Es gibt verschiedene Techniken der Segmentresektion: Vom Hilus bzw. Interlobärspalt aus kann man zunächst den arteriellen Zufluß, dann die Segmentvenen unterbinden und schließlich den Segmentbronchus identifizieren und durchtrennen. Da die arterielle Versorgung der Segmente aber inkonstant verläuft, kann man auch mit der Durchtrennung des Segmentbronchus beginnen, den Pleuraüberzug in der Intersegmentebene mit der Schere schrittweise eröffnen und nur arterielle Äste ligieren, die sicher in das zu entfernende Gewebe einstrahlen. Die Auslösung des Segments geschieht stets unter Zug am peripheren Bronchus und Arterienstumpf; sie folgt den Venen auf der Intersegmentebene, die intakt auf der Resektionsfläche des Nachbarsegments zurückgelassen werden. Erleichtert wird die Chirurgie der Segmente in jedem Fall durch Verwendung eines Doppellumentubus, da die Auslösung stets in der Trennungslinie zwischen der Atelektase des zu entfernenden Segments und der geblähten Restlunge verläuft. Durch die sog. Kohn-Poren kann zwar auch bei abgeklemmtem Segmentbronchus ein langsamer Luftaustritt aus dem benachbarten Parenchym erfolgen; das Segment bläht sich dadurch wesentlich langsamer als das umgebende Parenchym, so daß eine Unterscheidung immer leicht möglich ist. Entscheidend ist weiter, daß der Abfluß über die Intersegmentvene des Nachbarsegments intakt bleibt und nur die einmündenden Äste des zu entfernenden Segments ligiert werden.

Resektion der apikoposterioren Segmente des rechten Oberlappens (S^{1+2})

Wegen der häufig anzutreffenden intersegmentalen Gefäßdurchtritte werden diese beiden Segmente zu einer bronchovaskulären Einheit zusammengefaßt. Als Zugang ist die anterolaterale Standardthorakotomie (s. Kap. 16) ausreichend. Zunächst wird der Pleuraüberzug der kranialen Zirkumferenz des Hilus inzidiert und der Truncus anterior der Pulmonalarterie mit Pars superior und inferior freigelegt. Der Segmentast zum apikalen Segment (A^1) sowie eine zum posterioren Segment rekurrierende Arterie (A^{2a}) bilden die Pars superior des Truncus pulmonalis. Beide Arterien werden zwischen zentraler Umstechung und peripherer Ligatur durchtrennt, während die Pars inferior mit der Arterie zum anterioren Segment (A^3) stets zu schonen ist (Abb. 19.34a). Im nächsten Schritt werden nach Freilegung der Oberlappenvene die beiden kranialen Segmentäste (V^{1+2}) identifiziert, das Parenchym nach peripher freigelegt und abgesetzt. Eine evtl. zwischen den Segmenten S^1 und S^3 verlaufende Intersegmentvene, die in den oberen Ast (V^1) einmündet, ist zu schonen, da sie auf der Intersegmentfläche des anterioren Segments verbleibt (Abb. 19.34b).

Die Versorgung der Bronchien (B^{1+2}) erfolgt von kranial und dorsal, nach Umschneidung der dorsalen Pleura bis zur Hinterfläche des Oberlappenbronchus. Hier werden die 2 oberen Segmentabgänge identifiziert, der nach unten vorne verlaufende Bronchus zum anterioren Segment geschont. B^{1+2} werden entweder gemeinsam mit einer Klammernahtreihe oder getrennt mit Einzelknopfnähten versorgt (Abb. 19.34c). Dorsal und kaudal des erhaltenen Segmentbronchus B^3 spannt sich eine aus der Pars interlobaris abzweigende, nach kranial aufsteigende Segmentarterie (A^{2b}) an, die zwischen 2 Ligaturen durchtrennt werden kann. Anschließend durchtrennt man entweder mit Klammernahtgerät oder schrittweise mit Klemmen die Grenzfläche zwischen S^2 und S^6. Zur Auslösung der Segmente schlägt man den Oberlappen wieder nach dorsal und präpariert entlang des erwähnten Intersegmentastes der V^{1a} unter Zug am peripheren Bronchusstumpf. Wird das verbleibende Segment S^3 jetzt belüftet, läßt sich auch die Grenze zwischen S^2 und S^3 stumpf auslösen, wobei die Intersegmentvene (V^{2c}) zu schonen ist (Abb. 19.34d). Nur kleine, aus dem posterioren Segment einstrahlende Äste werden vor der Durchtrennung ligiert. Kleine Luftlecks auf der Intersegmentebene des verbleibenden Segments können mit Fibrinsprühkleber verschlossen werden, insbesondere wenn mit verzögertem Spontanverschluß (Emphysem) zu rechnen ist.

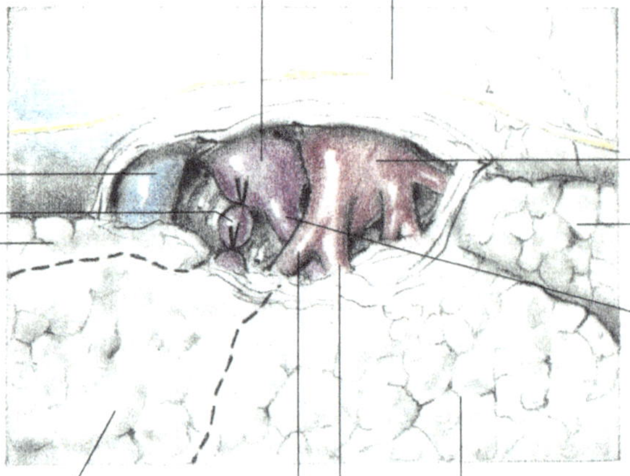

Abb. 19.34 a–d. Die Resektion der apikoposterioren Segmente des rechten Oberlappens (S^{1+2})

a Freilegen und Versorgen der Pars superior des Truncus anterior zwischen Ligaturen. Geschont wird die Pars inferior mit der Arterie zum anterioren Segment (A^3)

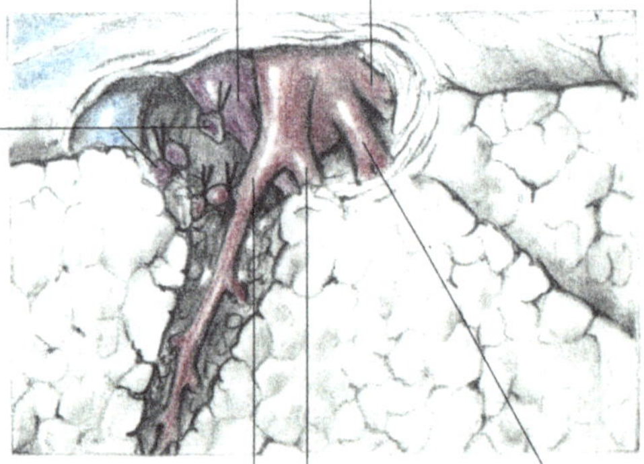

b Versorgen der kranialen Segmentäste (V^{1+2}) der Oberlappenvene. Die zwischen ihnen verlaufende Segmentvene V^{1a} wird geschont

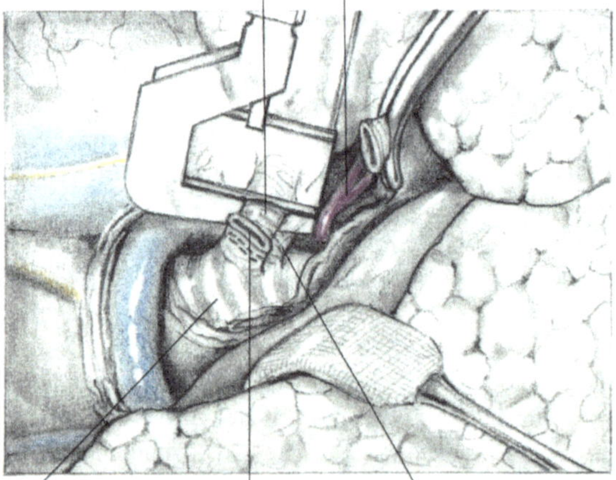

c Versorgen des apikoposterioren Segmentbronchus B^2 mit Klammernahtgerät. Der apikale Bronchusstumpf (B^1) ist bereits verschlossen. Dahinter sichtbar ist die von der Pars interlobaris entspringende Segmentarterie A^2, die ebenfalls zwischen Ligaturen versorgt wird

d Stumpfes Auslösen der Segmente nach Versorgung der Segmenthili. Die Intersegmentvenen bleiben dabei auf der Resektionsfläche des anterioren Segments zurück

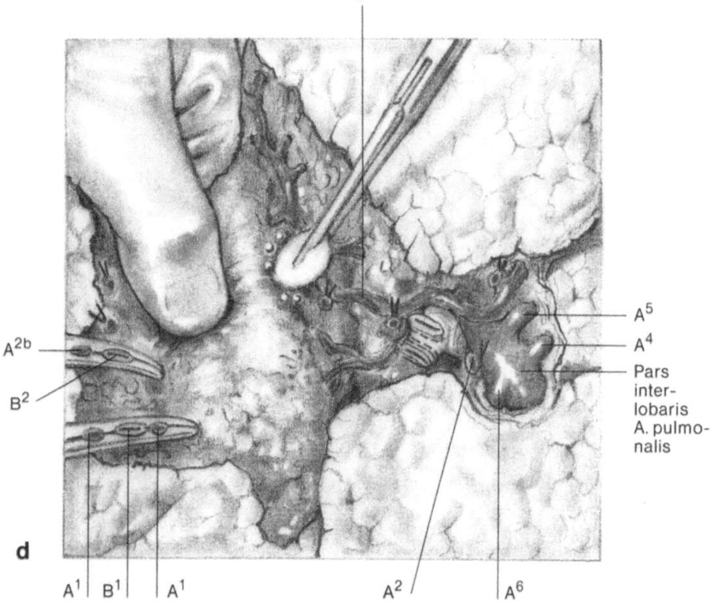

Resektion des anterioren Segments (S^3) des rechten Oberlappens

Wegen der zahlreichen Varianten der arteriellen und venösen Gefäßversorgung kann bei der Resektion des anterioren Oberlappensegments leicht eine Beeinträchtigung des posterioren Segments resultieren. Die Indikation zur Resektion von S^3 gegenüber der atypischen Resektion bzw. der Lappenresektion muß daher gut begründet sein.

Nach Freilegung des Truncus anterior der Pulmonalarterie durchtrennt man zunächst die Pars inferior (A^3) zwischen Ligaturen. Der darüberliegende intersegmentale Ast der Oberlappenvene V^{1b} wird in der Segmentebene nach Inzision der viszeralen Pleura freigelegt (Abb. 19.35a). Ebenfalls vom Hilus aus identifiziert man als nächstes die unterste Aufzweigung der Oberlappenvene $V^{3a,b}$). Nur V^{3a} wird zwischen Ligaturen durchtrennt, V^{3b} bildet die Intersegmentvene zum Mittellappen (S^5), an welcher entlang die Trennfläche von S^3 und S^5 gefunden wird.

Nach Versorgung der Arterien und Venen an der Hilusvorderfläche durchtrennt man die Horizontalfissur zwischen S^3 und S^5 vollständig und identifiziert danach von der Vorderfläche der Pars interlobaris abzweigende Segmentäste A^{4+5} zum Mittellappen sowie die Segmentarterie zum apikalen Unterlappensegment A^6 (Abb. 19.35b). Wie schon bei der Resektion des Oberlappens beschrieben (s. S. 439), kann die Durchtrennung der Horizontalfissur auch in einem Schritt mit dem Klammernahtgerät erfolgen. V^2 wird nach unten weggehalten, so daß man dahinter den untersten Ast des Oberlappenbronchus (B^3) erkennt, der nach vorne zieht. Er wird peripher mit kleiner Klemme gefaßt, durchtrennt und zentral mit 3–4 Einzelnähten versorgt bzw. nach Anlegen einer Klammernahtreihe distal davon durchtrennt (Abb. 19.35c). Der posteriore Ast der Oberlappenvene (V^2) darf bei diesem Manöver nicht verletzt werden.

Die Auslösung des Segments erfolgt nun unter Aufblähen des Restlappens und Zug am peripheren Bronchusstumpf zwischen S^2 und S^3 im Verlauf der Intersegmentvene V^{2c}, die auf der Segmentfläche des posterioren Segments verbleibt. Nur kleine Zuflüsse aus dem anterioren Segment werden zwischen Klemmen ligiert. Hat man zuvor schon die Intersegmentebene zwischen S^1 und S^2 durch Inzision der Pleura im Verlauf der Intersegmentvene V^{1b} markiert, löst sich diese Intersegmentebene bei Zug am Bronchusstumpf meist gleichzeitig aus, wobei V^{1b} auf dem apikalen Segment verbleiben soll. Mittellappen und dorsales Oberlappensegment legen sich nach Entfernen von S^3 i. allg. sofort eng aneinander, so daß sich eine Fibrinverklebung der Resektionsfläche erübrigt.

Resektion des apikalen Segments (S^6) des rechten Unterlappens

Diese verläuft in 4 Schritten:

1. Durchtrennen des unteren und mittleren Astes der apikalen Segmentvene ($V^{6b,c}$ nach dorsaler Hilusumschneidung.
2. Absetzen der apikalen Segmentarterie A^6 vom Interlobärspalt aus,
3. Versorgen des apikalen Segmentbronchus B^6 vom Interlobärspalt aus.

Abb. 19.35 a–c. Die Resektion des anterioren Segments (S^3) des rechten Oberlappens

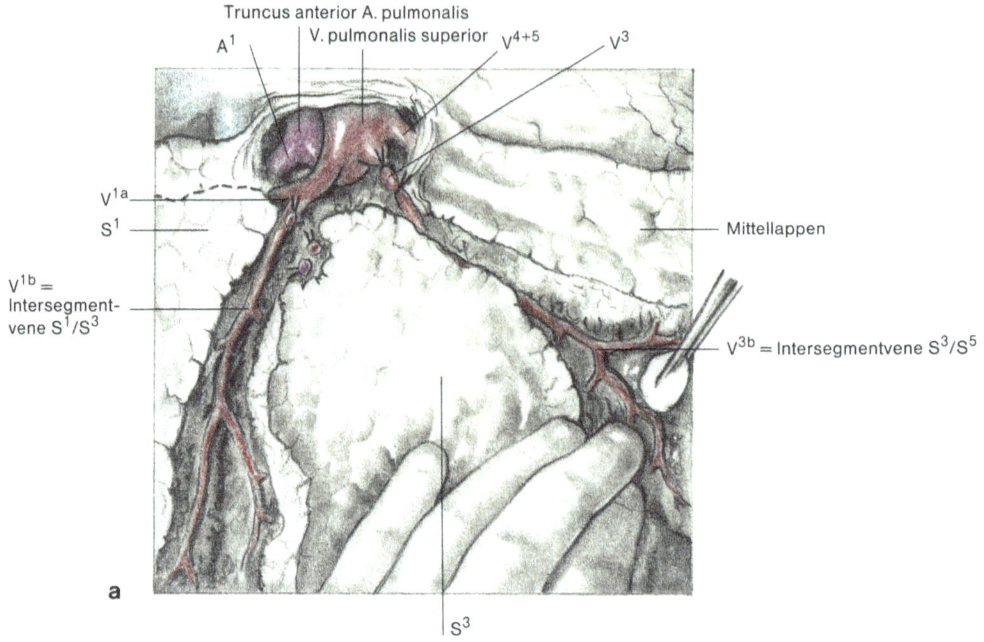

a Versorgen der Pars inferior des Truncus anterior (A^3) sowie des unteren Venenastes der Oberlappenvene (V^3). Darstellung der Intersegmentvenen

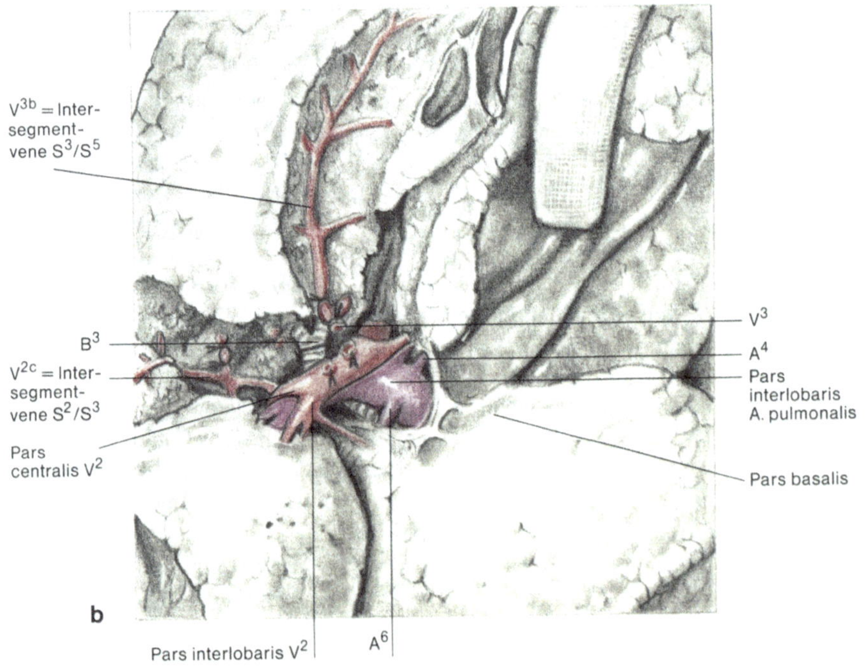

b Entwickeln der Horizontalfissur entlang der Intersegmentvenen V^{3b}. Darstellen des anterioren Segmentbronchus B^3

c Auslösen des Segments nach Versorgung des Hilus. Die Intersegmentvenen V^{1b} und V^{2c} bleiben auf der Resektionsfläche von S^{1+2} erhalten

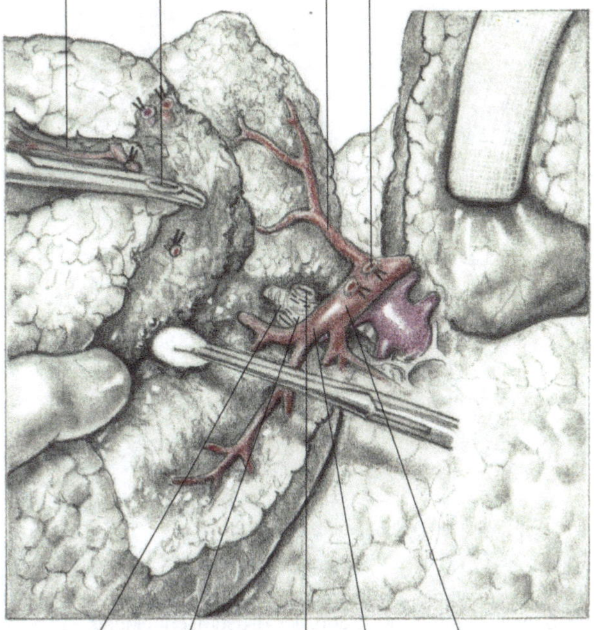

c

4. Auslösen des Segments vom Interlobärspalt aus in der Intersegmentebene zwischen S^6 und basaler Segmentgruppe.

Als Zugang ist eine anterolaterale Standardthorakotomie im 5. bzw. 6. ICR zu empfehlen.

Durch Hochziehen des Unterlappens und Herabdrücken des Zwerchfells stellt man zunächst das Lig. pulmonale ein, das unter sorgfältiger elektrochirurgischer Blutstillung bis zur unteren Lungenvene durchtrennt wird. Am Oberrand der Vene und am weitesten von dorsal kommend, läßt sich nach peripherer Freilegung von dorsal aus die apikale Segmentvene V^6 gut identifizieren (Abb. 19.36a). Durchtrennt werden lediglich die aus dem Segment selbst stammenden Äste $V^{6b,c}$, während die Intersegmentvene V^{6a} auf der Grenzfläche der basalen Segmentgruppe zurückbleibt. Anschließend legt man vom Interlobärspalt aus die Pars interlobaris bzw. die Unterlappenarterie so weit frei, daß man die Segmentäste zum Mittellappen (A^{4+5}) sowie die Segmentarterie zum apikalen Unterlappensegment (A^6) identifizieren kann (Abb. 19.36b). Die nach dorsal, etwa gegenüber der Mittellappenarterie abzweigende A^6 wird zwischen Ligaturen durchtrennt.

Unmittelbar hinter dem Abgang der A^6 liegt die Vorderwand des Segmentbronchus B^6, den man mit der Overholt-Klemme umfahren und peripher abklemmen kann. Die zentrale Versorgung erfolgt entweder mit 3-4 Einzelnähten oder durch ein Klammernahtmagazin (Abb. 19.36c).

Zur Auslösung des Segments zieht man den peripheren Venenstamm V^6 von hinten in die Interlobärfissur, zieht gleichzeitig am Segmenthilus und folgt der Intersegmentvene V^{6c}, die auf der Fläche der basalen Segmente belassen wird. Kleine, vom apikalen Segment einstrahlende Äste werden zwischen Klemmen durchtrennt. Eine Fibrinklebung der Segmentebene ist i. all. nicht erforderlich. Niemals sollte man seitlich die viszeralen Pleuraränder, die die Resektionsfläche begrenzen, zur Deckung aneinandernähen; eine einwandfreie Ausdehnung der Restsegmente wird dadurch behindert.

Resektion der basalen Segmentgruppe (S^{7-10}) des rechten Unterlappens

Diese gliedert sich in 4 Einzelschritte:

1. Absetzen der Pars basalis der Unterlappenvene nach Durchtrennung des Lig. pulmonale,
2. Durchtrennen der Pars basalis der Unterlappenarterie vom Interlobärspalt aus,
3. Absetzen und Versorgung der Pars basalis des Unterlappenbronchus vom Interlobärspalt aus,
4. Auslösung der Segmentgruppe in der Intersegmentebene.

Nach anterolateraler Thorakotomie im 5. oder 6. ICR beginnt man, wie beim apikalen Segment, mit der

Abb. 19.36 a–c. Die Resektion des apikalen Segments (S^6) des rechten Unterlappens

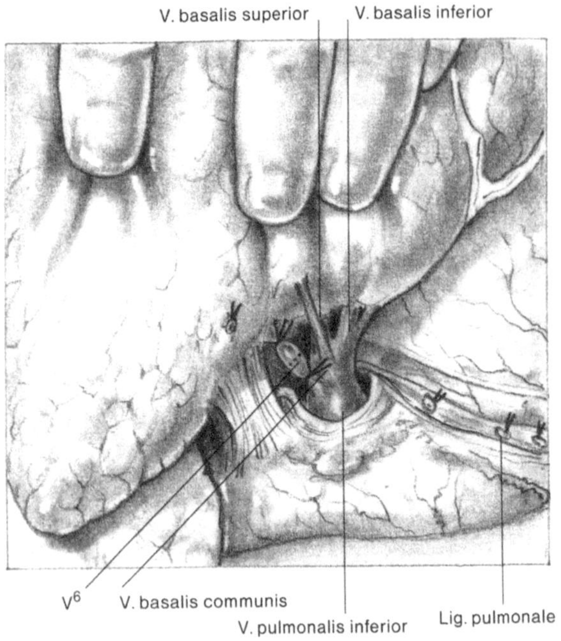

a

a Durchtrennen des Lig. pulmonale und Versorgen der apikalen Segmentvene V^6 nach dorsaler Hilusumschneidung

b Absetzen der apikalen Segmentarterie A^6 vom Interlobärspalt aus

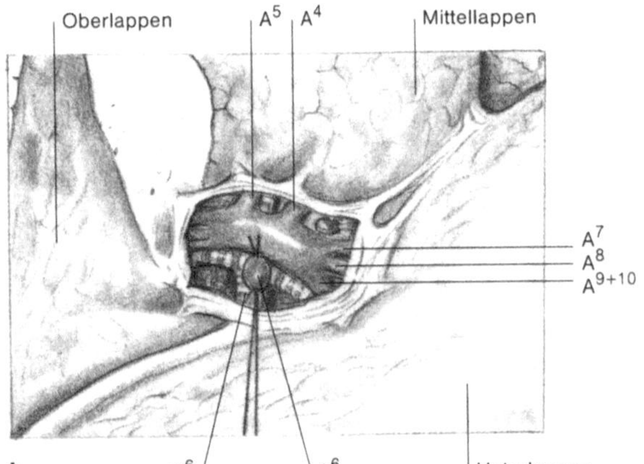

b

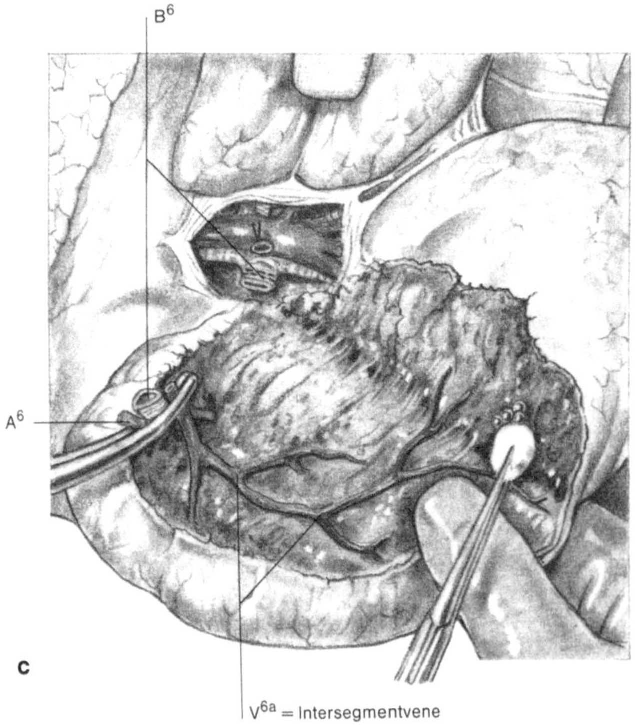

c

c Stumpfes Auslösen des apikalen Unterlappensegments nach Versorgung des apikalen Segmentbronchus (B^6) mit dem Klammernahtgerät. Die distalen Hilusstrukturen werden mit Overholt-Klemmen gefaßt. Die Intersegmentvene (V^{6c}) bleibt auf der Resektionsfläche der basalen Segmentgruppe zurück

Abb. 19.37 a–d. Die Resektion der basalen Segmentgruppe (S^{7-10}) des rechten Unterlappens

a Absetzen der Pars basalis der Unterlappenvenen nach Durchtrennung des Lig. pulmonale

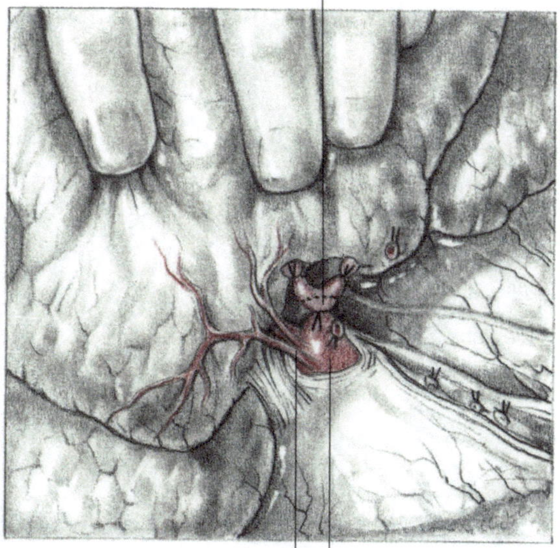

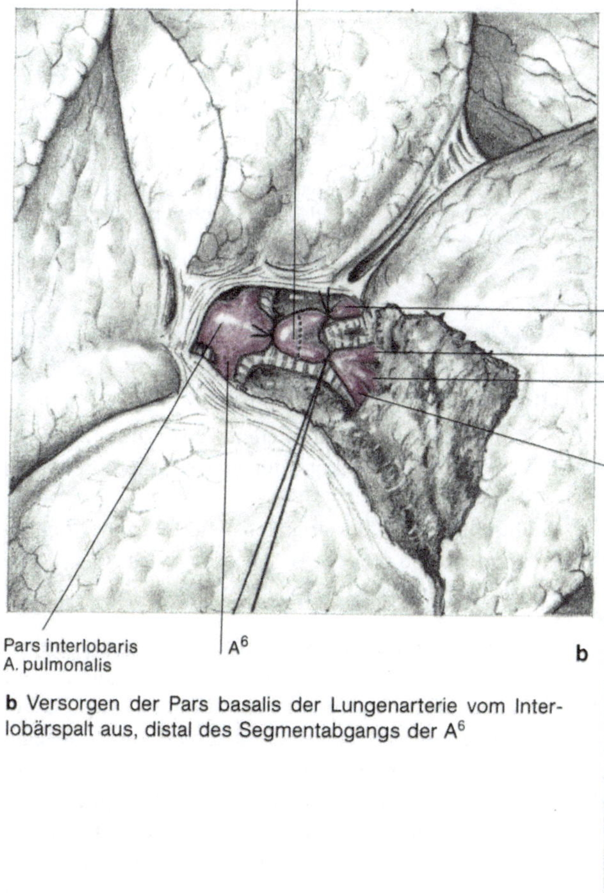

b Versorgen der Pars basalis der Lungenarterie vom Interlobärspalt aus, distal des Segmentabgangs der A^6

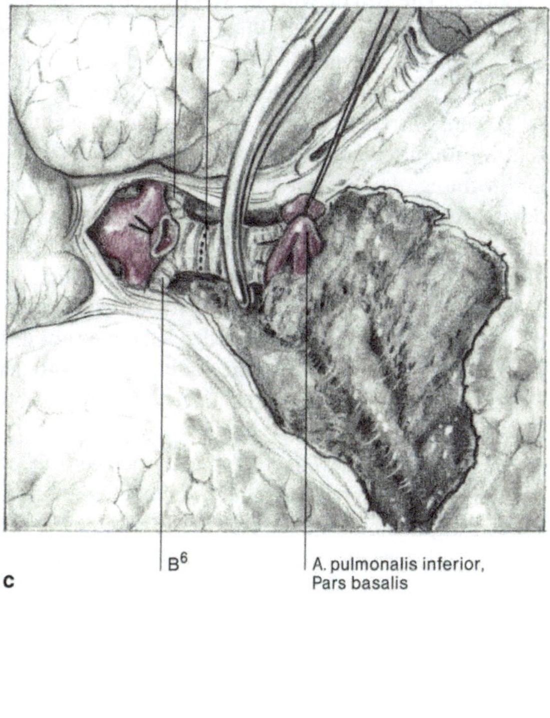

c Versorgen der Pars basalis des Unterlappenbronchus vom Interlobärspalt aus

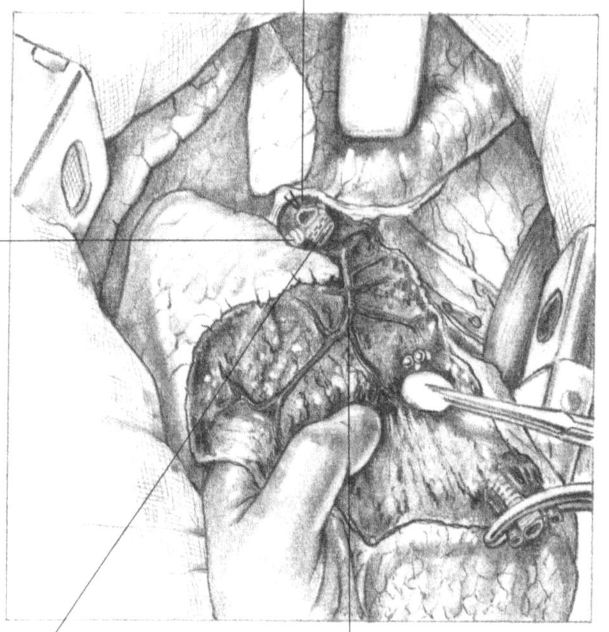

Abb. 19.37 d. Stumpfes Auslösen der basalen Segmentgruppe nach Versorgung des Segmenthilus. Bei der Auslösung bleibt die Intersegmentvene V^{6a} auf der Resektionsfläche von S^6 zurück. Die Pars basalis des Unterlappenbronchus ist mit Klammernahtreihe versorgt

Durchtrennung des Lig. pulmonale unter Freipräparation der Unterlappenvene von kaudal und dorsal. Die am weitesten kranial und dorsal einmündende apikale Segmentvene V^6 wird geschont, der basale Anteil der Unterlappenvene zwischen zentraler Umstechung und peripherer Ligatur durchtrennt (Abb. 19.37 a).

Die Pars basalis der Unterlappenarterie und des Bronchus lassen sich leicht vom Interlobärspalt aus versorgen. Die Arterie wird so weit freigelegt, daß man die Segmentabgänge zum Mittellappen (A^{4+5}) sowie zum apikalen Segment (A^6) einwandfrei erkennt (Abb. 19.37 b). Die Äste der basalen Segmentgruppe A^{7-10} werden sodann einzeln peripher ligiert, während zentral, unmittelbar distal des Abgangs der A^6, eine Umstechung des gesamten Stammes erfolgt. Hinter der Durchtrennung der Arterie liegt die Vorderwand der Pars basalis des Unterlappenbronchus. Vor der Umfahrung wird kranial, nach dorsal abgehend, der apikale Unterlappenbronchus (B^6) identifiziert, bevor man peripher den Bronchus mit der Klemme faßt und zentral mit Klammernahtreihe oder, nach offener Durchtrennung, mit 4 Einzelnähten versorgt (Abb. 19.37 c).

Die Intersegmentebene findet man bei Aufblähen des apikalen Unterlappensegments unter Zug am peripheren Segmenthilus im Verlauf der Intersegmentvene V^{6a}, die auf der Oberfläche des apikalen Segments zurückbleibt.

Resektion der apikoposterioren Segmente (S^{1+2}) des linken Oberlappens

Diese erfolgt in folgenden Schritten:

1. Durchtrennung der arteriellen Versorgung (A^{1+2}),
2. Versorgung der apikoposterioren Segmentbronchien B^{1+2},
3. Durchtrennung des apikalen Astes (V^{1a}) der oberen Segmentvene und des posterioren Astes V^2,
4. Auslösung in der Intersegmentebene.

Zunächst werden die Segmentäste A^{1+2} der linken Pulmonalarterie im Interlobärspalt aufgesucht und zwischen Ligaturen durchtrennt (Abb. 19.38 a). Zu beachten ist, daß der zumeist noch zentral von A^1 gelegene anteriore Subsegmentast zum anterioren Segment A^{3b} erhalten bleibt. Hält man die Oberlappenspitze nach ventral und kaudal weg, ist die Pulmonalarterie in ganzer Ausdehnung freizulegen. Da A^{1+2} auch einen gemeinsamen Stamm haben können, gelegentlich auch die Lingulaäste vorne entspringen und hinter dem Oberlappenbronchus verlaufen können, empfiehlt es sich, im Zweifelsfall die Arterie erst nach dem Abklemmen von B^{1+2} zu versorgen. Hinter den arteriellen Segmentästen liegen zumeist einige Lymphknoten, dahinter die Segmentbronchien B^{1+2}, die in der Regel gemeinsam entspringen (Abb. 19.38 b). Nach peripherer Abklemmung und Testblähen der Restlunge wird der Bronchus mit Klammernahtreihe verschlos-

Abb. 19.38 a–d. Die Resektion der apikoposterioren Segmente (S^{1+2}) des linken Oberlappens

a, b Darstellen der Pars interlobaris der linken Pulmonalarterie und Absetzen der apikalen und posterioren Segmentbronchien B^{1+2} vom Interlobärspalt aus

c Durchtrennen des apikalen Astes (V^{1a}) der oberen Segmentvenen und der posterioren Segmentvene V^2.

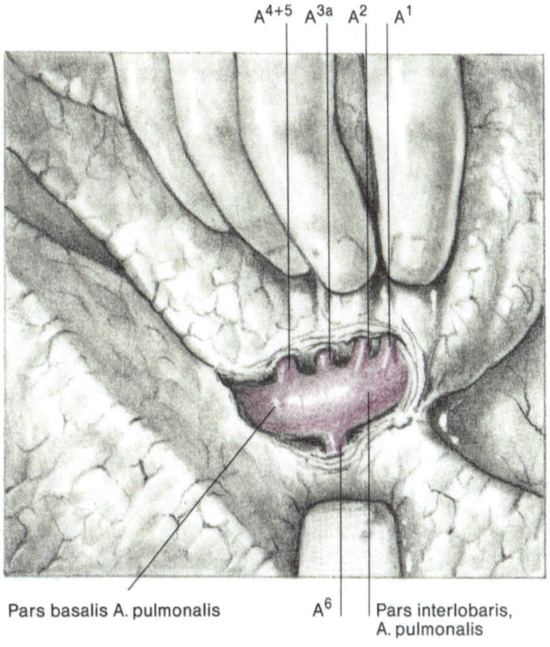

a

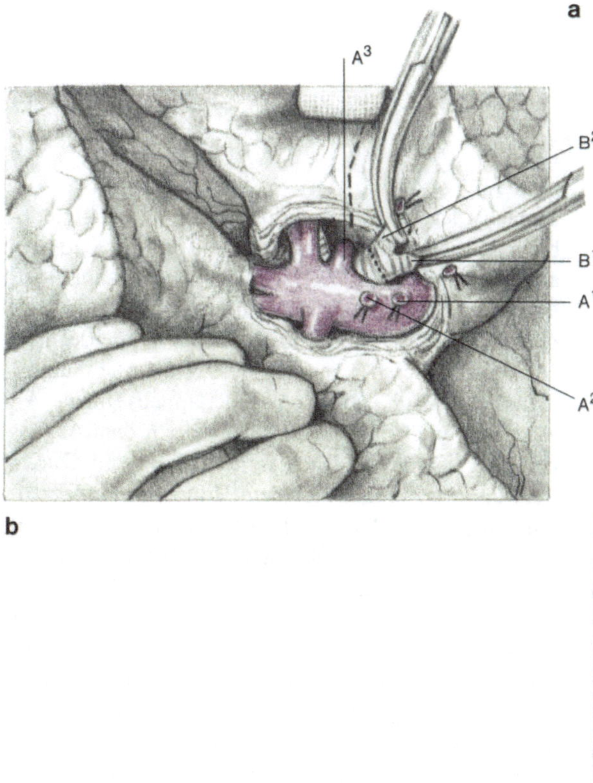

b

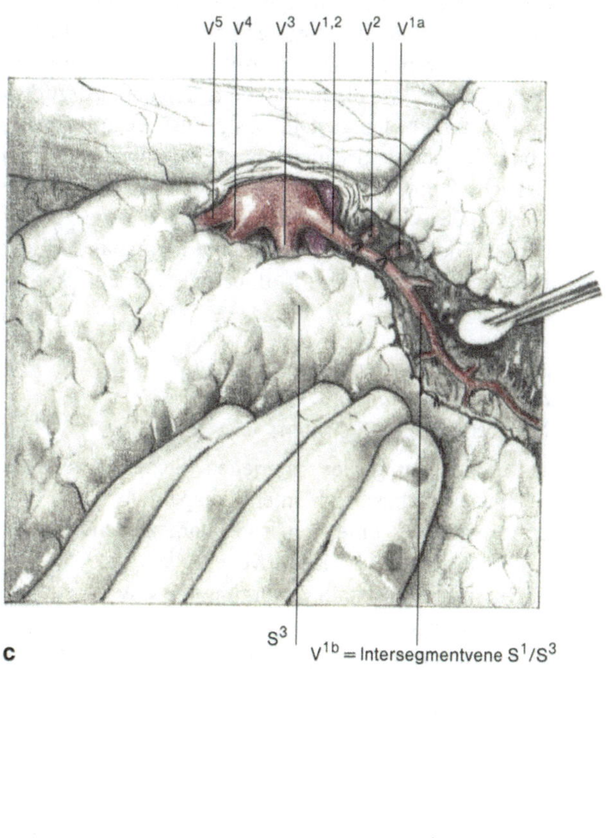

c

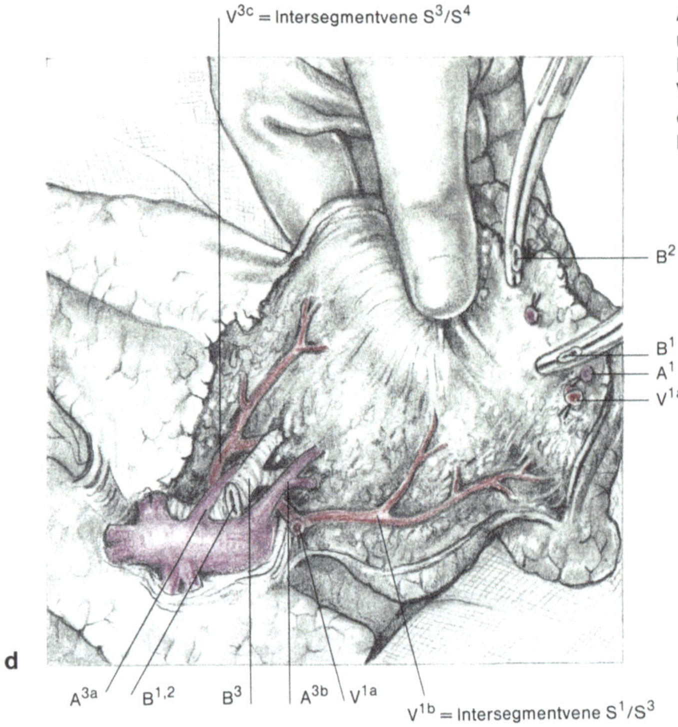

Abb. 19.38 d. Stumpfes Auslösen des Segments nach Versorgung des Bronchusstumpfes mit Klammernahtreihe. Die beiden Intersegmentvenen V^{1b} und V^{3c} werden erhalten und verbleiben auf dem anterioren Oberlappensegment bzw. auf der Lingula

sen oder nach Durchtrennung offen mit Einzelknopfnähten versorgt.

Die Freilegung der Venen erfolgt vom Hilus aus. Nach Abpräparation der mediastinalen Pleura von der Oberfläche der Oberlappenvene wird der obere Subsegmentast V^{1a} zwischen Ligaturen durchtrennt, ebenso der als nächster, nach dorsal abzweigende Segmentast V 2. Der zweite Subsegmentast der apikalen Vene (V^{1b}) verläuft in der Intersegmentebene zwischen S^1 und anteriorem Segment S^3 (Abb. 19.38 c). Diese Intersegmentvene V^{1b} bleibt auf dem Segment S^3 zurück und wird nicht ligiert. Die Auslösung der apikoposterioren Segmente geschieht durch Zug am peripheren Bronchusstumpf unter Aufblähen der Restlunge (Abb. 19.38 d). Dabei kommt zwischen S^2 und geblähtem anteriorem Segment, zum Interlobärspalt hin, die Intersegmentvene V^{2c} ins Blickfeld, die auf S^3 verbleibt.

Resektion des anterioren Segments (S^3) des linken Oberlappens

Diese erfolgt in 4 Schritten:

1. Durchtrennung der arteriellen Segmentäste vom Hilus (A^{3b}) bzw. vom Interlobärspalt (A^{3a}) aus,
2. Absetzen des untersten, nach vorn ziehenden Segmentastes der Oberlappenvene (V^3),
3. Durchtrennung und Versorgung des anterioren Segmentbronchus (B^3),
4. Auslösen des Segments in der Intersegmentebene.

Zunächst legt man im Interlobärspalt die Pars interlobaris der linken Pulmonalarterie so weit frei, daß man am Oberrand der Arterie alle Segmentäste zum Oberlappen und zur Lingula und am Unterrand der Arterie den Segmentast zum apikalen Unterlappensegment (A^6) identifizieren kann (Abb. 19.39 a). Die Subsegmentarterie zum anterioren Oberlappensegment A^{3a} entspringt in etwa gegenüber der A^6, vor dem Abgang der Lingulaarterien. Nach ihrer Ligatur und Durchtrennung wendet man sich dem Hilus zu. Man legt die Pars anterior der Pulmonalarterie frei, so daß die Äste zum apikoposterioren Segment (A^{1+2}) und, unmittelbar zentral und mehr zum Unterrand der Arterie gelegen, die A^{3b} identifiziert werden können (Abb. 19.39 b). Diese ist teilweise von der Oberlappenvene verdeckt, die man nach unten weghalten muß. Unter sorgfältiger Schonung des Segmentastes zum apikalen Segment (A^1) wird die Arterie zum anterioren Segment (A^{3b}) zwischen Ligaturen durchtrennt. Ist die Identifizierung schwierig, so wartet man, bis der Segmentbronchus B^3 durchtrennt und die Zugehörigkeit zum anterioren Segment einwandfrei zu erkennen ist.

Die ventral der A^{3b} verlaufenden Segmentäste der Oberlappenvene werden sodann nach peripher freigelegt, so daß man den Segmentast zum anterioren Segment (V^3) zwischen Lingulavene und apikoposterioren Ästen identifizieren kann. Nur ihr oberer Ast (V^{3a}) wird zwischen Ligaturen durchtrennt, da V^{3b} als Intersegmentvene auf der Lingularesektionsfläche ver-

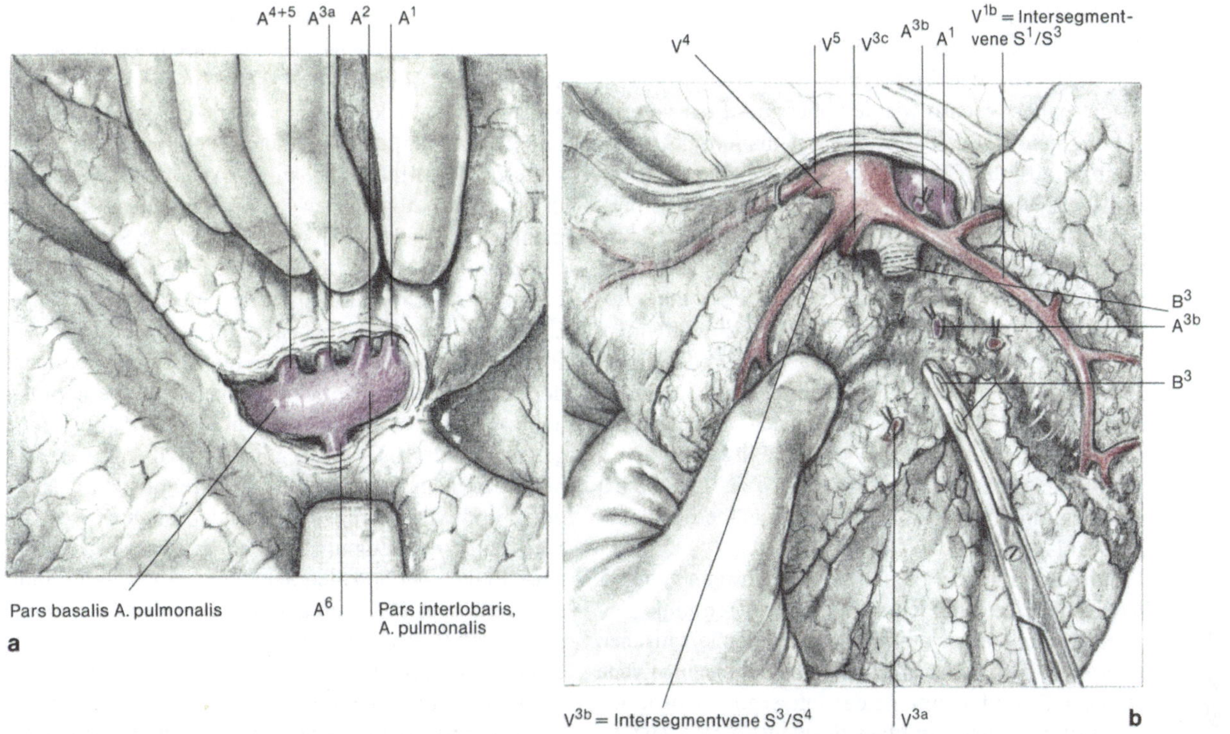

Abb. 19.39 a, b. Die Resektion des anterioren Segments (S^3) des linken Oberlappens. **a** Darstellung der Pars interlobaris der linken Pulmonalarterie und Identifizierung der Segmentarterie zum anterioren Oberlappensegment A^{3a}. **b** Nach Ligatur der vorderen Segmentarterie A^{3b} vom Hilus aus und Absetzen der vorderen Segmentvene V^{3a} wird der anteriore Segmentast des Oberlappenbronchus B^3 sichtbar; nach seiner Versorgung mit Klammernahtmagazin erfolgt die stumpfe Auslösung des Segments unter Schonung der beiden Intersegmentvenen V^{1b} und V^{3b}, die auf den Resektionsflächen zurückbleiben

bleibt. Den zum anterioren Segment gehörenden Bronchus findet man am einfachsten vom Hilus aus, dorsal der durchtrennten Subsegmentarterie A^{3b}. Vor dem Bronchus ziehen die apikoposterioren Venenstämme V^{1+2}, die man nach oben (V^1) bzw. nach unten (V^2) weghalten muß, bevor man den Bronchus peripher abklemmen kann. Die zentrale Versorgung erfolgt mit 3-4 Einzelnähten oder mit Klammernahtreihe. Zuvor wird bei abgeklemmtem Bronchus die Restlunge gebläht, so daß man, nach Versorgung des Bronchus, das Segment durch Zug am peripheren Bronchusstumpf entlang der Intersegmentvenen V^{1b} und V^{3b} auslösen kann. Größere Parenchymlecks können mit Fibrinsprühkleber verklebt werden, eine Umstechung im Bereich der Intersegmentebene ist i. allg. nicht zu empfehlen.

Resektion der Segmente S^{1-3} des linken Oberlappens
Die Ausdehnung dieser Resektion entspricht der Lobektomie des rechten Oberlappens. Sie wird in 4 Schritten durchgeführt:

1. Unterbindung des arteriellen Zuflusses über die Segmentäste A^{1-3} vom Interlobärspalt aus,
2. Durchtrennung der oberen 3 Venenäste der V. pulmonalis superior sinistra unter Belassung des untersten Subsegmentastes (V^{3b}),
3. Absetzen der Pars superior des Oberlappenbronchus,
4. Auslösung der Segmente in der Intersegmentebene von der Lingula.

Unter Zug der Oberlappenspitze nach unten werden, wie bei der Lobektomie, zunächst die arteriellen Segmentäste zum Oberlappen in der Reihenfolge A^{3b}, A^1 und A^2 vom Hilusoberrand aus freigelegt und zwischen Ligaturen durchtrennt. Die Präparation entlang der Pars interlobaris der Pulmonalarterie wird so weit im Interlobärspalt fortgesetzt, bis am Oberrand die Abgänge der Lingulaäste, am Unterrand der Abgang der apikalen Segmentarterie (A^6) sichtbar werden. Zentral der Lingulaäste wird der zweite Ast zum anterioren Subsegment (A^{3a}) ligiert und durchtrennt.

Die oberen 2 Segmentäste der Oberlappenvene, die man vom Hilus aus freilegt, können u. U. die Sicht auf die Pars anterior der Lungenarterie, insbesondere die Abgänge von A^{3b} und A^1 behindern. Man kann sie daher auch vor der Versorgung der Arterien bereits durchtrennen, ebenso wie den oberen Ast der anterioren Segmentvene V^{3a}. Danach legt man vom Interlobärspalt aus die Pars superior des Oberlappenbronchus frei. Man kann alle 3 Segmentäste - den meist gemeinsamen Stamm von B^{1+2} sowie den weiter zentral nach vorn verlaufenden von B^3 - an der Basis mit einer Klammernahtreihe verschließen oder auch zunächst peripher den Stamm von B^{1+2} durchtrennen, dann B^3 peripher mit Klemme fassen, ebenfalls zentral durchtrennen und mit Einzelknopfnähten verschließen. Dieses Vorgehen empfiehlt sich immer dann, wenn man den B^3 und den oberen Lingulabronchus nicht sicher identifizieren kann, da sich die Lingula bei abgeklemmtem anterioren Bronchus blähen und abgrenzen läßt.

Zur Auslösung der Segmente inzidiert man vom Hilus aus die viszerale Pleura entlang der Trennlinie zwischen der geblähten Lingula und dem atelektatischen anterioren Segment, eröffnet die Intersegmentvene zwischen S^3 und S^4 entlang der Intersegmentebene V^{3b} und löst die atelektatischen Segmente unter Zug an den peripheren Bronchusstümpfen vom Hilus zur Peripherie hin stumpf aus. Die Intersegmentvene zwischen S^3 und S^4 bleibt dabei auf der Lingulaoberfläche erhalten.

Stellen sich beim Aufblähen der Lingula Parenchymfisteln dar, ist eine Fibrinsprühklebung zu empfehlen; auf keinen Fall darf jedoch die Intersegmentebene durch Aneinanderbringen der lateralen Pleurabegrenzungen vernäht werden, da man so die vollständige Belüftung und Ausdehnung der Lingula behindern würde.

Resektion der Lingula (S^{4+5}) des linken Oberlappens
Diese verläuft in 4 Schritten:

1. Absetzen der Segmentvenen V^{4+5} vom Hilus aus,
2. Durchtrennen der arteriellen Segmentäste A^{4+5} vom Interlobärspalt aus,
3. Versorgung des Lingulabronchus bzw. der Segmentbronchien B^{4+5},
4. Auslösen der Lingula in der Intersegmentebene.

Da man die Lingulavenen vom Hilus aus, die Arterien und Bronchien aber vom Interlobärspalt aus versorgt, legt man zunächst die Segmentvenen - die meist als kurzer gemeinsamer Zufluß am Unterrand mit dem apikalen Venenstamm der Oberlappenvene zusammenfließen - vom Hilus aus frei. Nach Identifizierung der 3 oberen Segmentäste werden die Lingulaäste peripher ligiert, ihr kurzer gemeinsamer Stamm zentral umstochen und durchtrennt. Anschließend präpariert man vom Interlobärspalt aus die Pars interlobaris der Pulmonalarterie so weit frei, daß man die Segmentäste zwischen den apikalen Segmenten A^{1-3} am Oberrand, und den Abgang der apikalen Unterlappenarterie am Unterrand identifizieren kann (Abb. 19.40a). Knapp distal des A^6-Abgangs zweigen nach ventral die Segmentäste A^{4+5} evtl. auch als gemeinsamer Stamm vom Oberrand der Arterie, ab. Beide Äste werden zwischen Ligaturen durchtrennt. Darunter, meist durch einige Lymphknoten verdeckt, liegen die Segmentbronchien B^{4+5} mit ihrem kurzen gemeinsamen Stamm, den man dennoch meist problemlos mit einer Klammernahtreihe an der Basis verschließen kann (Abb. 19.40b). Liegen B^4 und der anteriore Segmentbronchus B^3 sehr nahe nebeneinander, so kann die getrennte Durchtrennung und Versorgung der Lingulabronchien vorteilhaft sein. Unter Zug am peripheren Bronchusstumpf, nach Blähen der apikalen Segmente, läßt sich die Lingula vom Interlobärspalt gut auslösen; dabei stellt sich die Intersegmentebene zwischen S^4 und S^3 entlang der Intersegmentvene V^{3c} bei richtigem Zug von selbst ein. Größere Luftfisteln auf der intersegmentalen Trennfläche zum anterioren Segment werden mit Fibrinsprühkleber abgedichtet, eine zusätzliche Deckung entfällt.

Resektion des apikalen Segments (S^6) des linken Unterlappens
Diese läßt sich in 4 Schritten durchführen:

1. Durchtrennung der unteren Äste der apikalen Segmentvene ($V^{6b,c}$) nach dorsaler Hilusumschneidung,
2. Absetzen der apikalen Segmentarterie A^6 vom Interlobärspalt aus,
3. Versorgung des apikalen Segmentbronchus B^6 vom Interlobärspalt aus,
4. Auslösen des Segments in der Intersegmentalebene zwischen S^6 und basaler Segmentgruppe.

Als Zugang ist eine anterolaterale Thorakotomie im 5. ICR zu empfehlen. Nach Lösen pleuraler Verwachsungen durchtrennt man zunächst das Lig. pulmonale unter Zug am Unterlappen nach kranial und ventral. Am Oberrand des Ligaments liegt die V. pulmonalis inferior sinistra, deren oberer, hinterer Venenstamm das apikale Segment drainiert (Abb. 19.41a). Durchtrennt werden lediglich die aus dem Segment selbst stammenden Venen $V^{6b,c}$, während die Intersegmentvene V^{6a} auf der Grenzfläche der basalen Segmentgruppe zurückbleibt. Anschließend legt man vom Interlobärspalt aus die Pars interlobaris der Pulmonalarterie so weit frei, daß am Oberrand der Arterie die Segmentabgänge zur Lingula (A^{4+5}) sowie zum anterioren Oberlappensegment (A^{3a}) erkennbar sind (Abb. 19.41b). Die Arterie zum apikalen Segment (A^6)

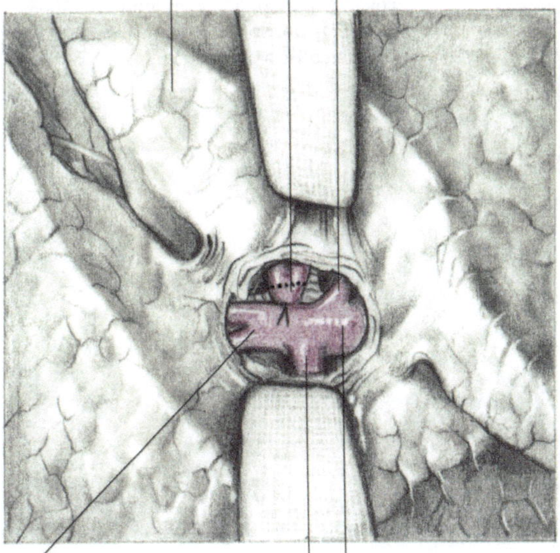

a

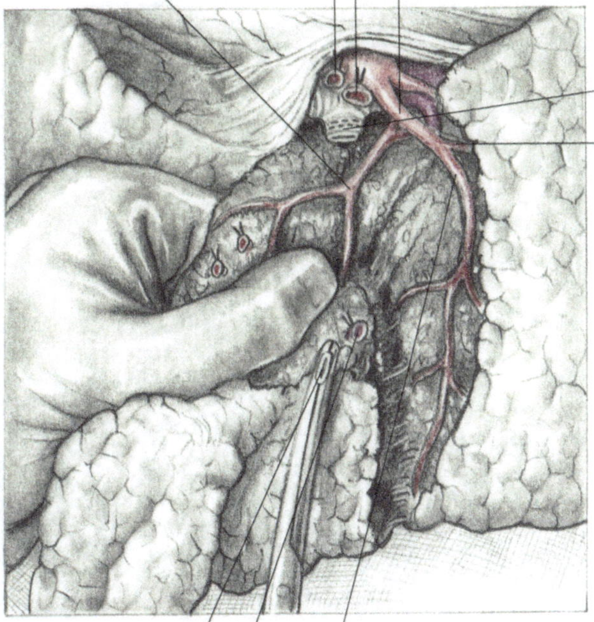

b

Abb. 19.40 a, b. Resektion der Lingula (S^{4+5}) des linken Oberlappens. **a** Darstellung und Durchtrennen der Segmentarterien A^{4+5} vom Interlobärspalt aus. Dorsal wird der gemeinsame Stamm der Segmentbronchien B^{4+5} sichtbar. **b** Nach Verschluß des Lingulabronchus mit Klammernahtreihe wird die Lingula unter Zug von den distalen Hilusstrukturen unter Verfolgung der beiden Intersegmentvenen V^{3b} und V^{3c} stumpf ausgelöst. V^{4+5} sind bereits durchtrennt

Abb. 19.41 a–c. Resektion des apikalen Segments (S^6) des linken Unterlappens

a Durchtrennung der apikalen Segmentvenen V^{6b} und V^{6c} unter Erhaltung der Intersegmentvene V^{6a}

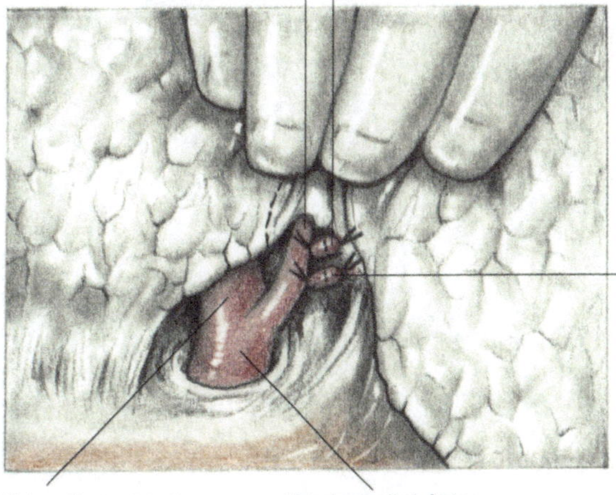

a

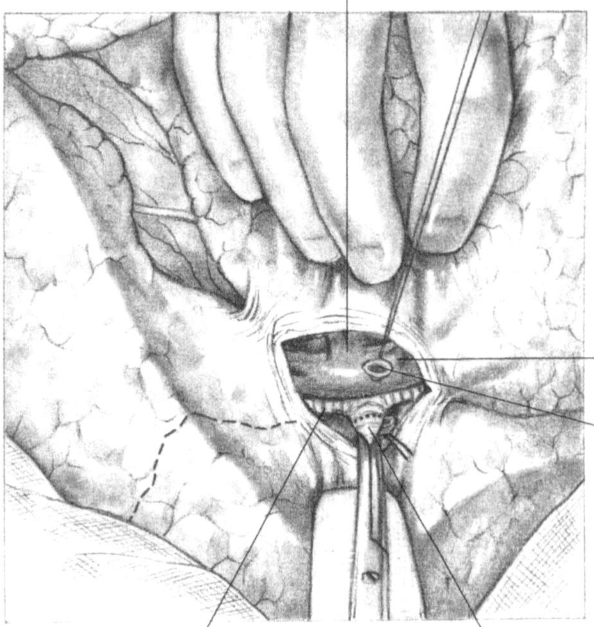

Abb. 19.41 b. Darstellung und Durchtrennung der apikalen Segmentarterie A^6 des linken Unterlappens vom Interlobärspalt aus. Dahinter wird der apikale Segmentbronchus B^6 sichtbar

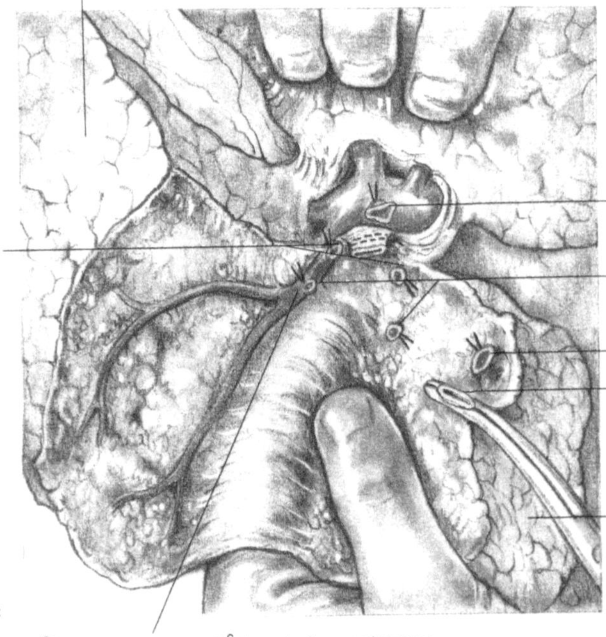

Abb. 19.41 c. Nach Verschluß des Segmentbronchus B^6 mit Klammernahtreihe wird das apikale Unterlappensegment unter Zug an den distalen Hilusstrukturen stumpf so ausgelöst, daß die Intersegmentvene V^{6a} auf der Resektionsfläche der basalen Segmentgruppe verbleibt

entspringt am Unterrand der Arterie zwischen den oben genannten Segmentästen zum Oberlappen und zieht nach dorsal. Sie wird zwischen Ligaturen durchtrennt. Auf der Vorderseite der Pars interlobaris präpariert man nach zentral auf die Pars anterior der Pulmonalarterie zu und durchtrennt die Interlobärfissur zwischen posteriorem Oberlappen- und apikalem Unterlappensegment. Hinter der durchtrennten Segmentarterie A^6 liegt die Bronchusaufzweigung, die man nach Abpräparation von Lymphknoten mit darstellt. Nach Umfahren des nach dorsal verlaufenden apikalen Segmentbronchus B^6 wird es peripher mit Overholt-Klemme verschlossen, zentral entweder mit Klammernahtreihe versorgt oder offen abgesetzt und mit Einzelknopfnähten verschlossen.

Unter Zug am peripheren Bronchusstumpf inzidiert man die viszerale Pleura entlang der Trennungslinie zwischen der geblähten basalen Segmentgruppe und der atelektatischen Unterlappenspitze (Abb. 19.41 c). Dabei stößt man beim Auslösen vom Interlobärspalt aus in der Tiefe auf die Intersegmentvene V^{6a}, die stumpf zur Resektionsfläche der basalen Segmente abgedrängt wird. Dabei werden kleinere Zuflüsse aus dem apikalen Unterlappensegment zwischen Klemmen durchtrennt. Bereitet die stumpfe Auslösung Schwierigkeiten, so kann entlang der gedachten und palpierten Trennungslinie auch ein T. A. 60-Klammernahtgerät angelegt und danach die Resektion mit der Schere durchgeführt werden. Nur bei größeren Parenchymfisteln ist eine Fibrinsprühklebung der basalen Intersegmentfläche erforderlich.

Resektion der basalen Segmentgruppe (S^{8-10}) des linken Unterlappens

Da die basale Segmentgruppe eine bronchovaskuläre Einheit bildet, ist eine Resektion unter stumpfer Trennung vom apikalen Segment leicht möglich. Sie gliedert sich in 4 Einzelschritte:

1. Absetzen der Pars basalis der Unterlappenvene nach Durchtrennung des Lig. pulmonale,
2. Durchtrennung der Pars basalis der Unterlappenarterie vom Interlobärspalt aus,
3. Absetzen und Versorgung der Pars basalis des Unterlappenbronchus vom Interlobärspalt aus,
4. Auslösen der Segmentgruppe in der Intersegmentebene.

Nach Einstellung durch Zug am Oberlappen nach kranial und evtl. Weghalten des Zwerchfells nach kaudal, durchtrennt man das Lig. pulmonale unter sorgfältiger Blutstillung bis zur Unterlappenvene. Der untere, kräftige Stamm entspricht der V. basalis communis, die zwischen zentraler Umstechung und peripherer Ligatur abgesetzt wird; dabei ist der obere Ast, die apikale Segmentvene V^6, sorgfältig zu schonen (Abb. 19.41 a). Anschließend präpariert man im Interlobärspalt die Pars interlobaris der Pulmonalarterie so weit frei, daß man die Segmentabgänge zum Oberlappen am Oberrand (A^{4+5}) und zum apikalen Unterlappensegment am Unterrand (A^6) überblicken kann (Abb. 19.42 a). Die Aufzweigung der distal davon verlaufenden Pars basalis der Unterlappenarterie ist inkonstant. Um nicht irrtümlich eine nach oben zur Lingula abgehende Arterie zu durchtrennen, wird insbesondere die am weitesten im Interlobärspalt verlaufende Arterie (A^8) nach peripher freigelegt. Erst wenn die Zugehörigkeit zum Unterlappen zweifelsfrei ist, kann man die Segmentäste peripher ligieren und die Pars basalis zentral mit Umstechung versorgen. Unmittelbar dorsal

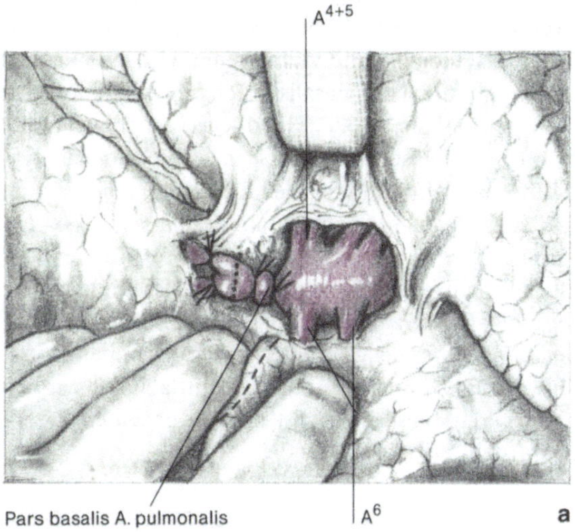

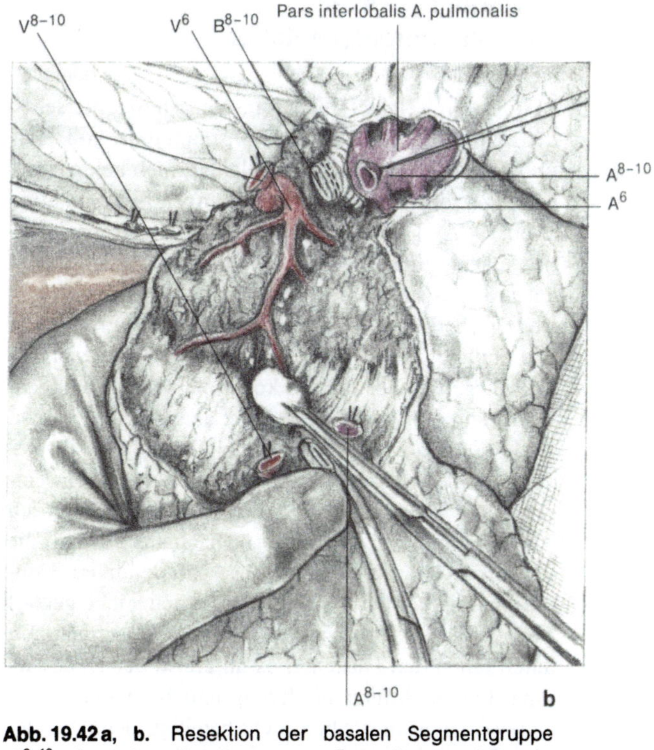

Abb. 19.42 a, b. Resektion der basalen Segmentgruppe (S^{8-10}) des linken Unterlappens. **a** Darstellung und Durchtrennung der Pars basalis der Unterlappenarterie vom Interlobärspalt aus. **b** Nach Durchtrennung der Pars basalis der Unterlappenarterie ist auch die Pars basalis des Unterlappenbronchus mit Klammernahtreihe abgesetzt. Die basale Segmentgruppe wird unter Zug an den distalen Hilusstrukturen stumpf so ausgelöst, daß die Intersegmentvene V^{6a} auf der Resektionsfläche des apikalen Segments erhalten bleibt

der Arterie liegt die Vorderwand des kurzen gemeinsamen Stammes der basalen Segmentgruppe, die Pars basalis des Unterlappenbronchus. Nachdem der Segmentbronchus zur Unterlappenspitze (B^6) - im Zweifelsfall durch Blähen bei abgeklemmter Pars basalis - identifiziert ist, kann die Pars basalis peripher mit Overholt-Klemmen gefaßt, zentral mit Klammernahtreihe verschlossen und durchtrennt werden. Ebenso kann man die Pars basalis offen absetzen und mit 4-5 Einzelnähten von Hand verschließen (Abb. 19.42b). Man löst die basale Segmentgruppe, nach Inzision der Pleura entlang der Demarkationslinie zum geblähten apikalen Segment, am besten unter Zug am peripheren Bronchusstumpf aus, unter Verfolgung der Intersegmentvene V^{6a}, die auf der Resektionsfläche des apikalen Segments verbleibt. Nur ihre Zuflüsse aus der Pars basalis werden zwischen Klemmen ligiert. Eine Sprühklebung der Intersegmentfläche des apikalen Unterlappensegments ist nur bei größeren Parenchymfisteln erforderlich.

19.7 Möglichkeiten der Lungentransplantation

Bei der klinischen Lungentransplantation unterscheidet man heute die en-bloc-Transplantation von Herz und Lunge, die en-bloc-Transplantationen beider Lungenflügel und die unilaterale Lungentransplantation (Abb. 19.43). Die beidseitige, sequentielle Transplantation eines Lungenflügels, bei welcher zunächst die linke und im Anschluß daran die rechte Lunge ersetzt werden, befindet sich z. Z. in technischer Erprobung. Die umfangreichsten Erfahrungen und Langzeitergebnisse liegen bisher für die kombinierte Herz-Lungen-Transplantation vor (Jamieson et al. 1985; Reitz et al. 1983). Die Indikation zur kombinierten Transplantation kann zwar weiter gestellt werden als zur einseitigen Transplantation, die Langzeitergebnisse werden jedoch zumindest teilweise überschattet durch die schnelle Ausbildung einer diffusen obliterativen Bronchiolitis, deren Ursache bisher letztlich nicht geklärt werden konnte (Jamieson et al. 1985). Sekretretention durch fehlenden Hustenreflex aufgrund der Denervierung, Lymphabflußbehinderung und bronchiale Ischämie scheinen ursächlich nicht beteiligt, denn bei der Autotransplantation im Tiermodell wurde weder eine Fibrosierung der Alveolarsepten, noch eine Intimahyperplasie der Arteriolen oder eine interstitielle Fibrose, wie sie nach klinischer en-bloc-Transplantation beschrieben wurde, beobachtet (Nigro et al. 1963). Es kann demnach nicht ausgeschlossen werden, daß die beschriebenen Veränderungen der Lunge nach en-bloc-Transplantation durch die immunsuppressive Therapie, speziell das Cyclosporin A, bedingt sind.

Die Transplantation eines Lungenflügels
Die unilaterale Lungentransplantation geht auf experimentelle Untersuchungen mit Pneumonektomie und nachfolgender Autotransplantation eines Lungenflügels zurück, die ein Langzeitüberleben ermöglichte (Juvenelle et al. 1951; Nigro et al. 1963). In ausgedehnten experimentellen Untersuchungen ließ sich zeigen, daß trotz Denervierung und Unterbrechung der Lymphbahnen sowie der bronchialen Zirkulation eine gewisse Adaptationsbreite des Gefäßwiderstandes in der autotransplantierten Lunge erhalten blieb (Hardy u. Alizan 1983; Veith u. Richards 1969; Waldhausen 1967). Bei bilateraler Autotransplantation bereitete allerdings ein frühes postoperatives Lungenödem Probleme, das in Abhängigkeit zur Dauer der kalten Ischämiezeit auftrat (Hardy u. Alizan 1983).

Die erste unilaterale Lungentransplantation am Menschen wurde von Hardy et al. 1963 durchgeführt - der Patient überlebte nur 18 Tage. Sie erbrachte jedoch den Beweis, daß auch beim Menschen eine denervierte Lunge für die Oxygenierung des Blutes ausreicht. Letztlich scheiterte diese erste Lungentransplantation jedoch - ebenso wie alle anderen, bis 1983 folgenden 37 klinischen, einseitigen Lungentransplantationen - an Wundheilungsstörungen der Bronchusanastomose unter Immunsuppression mit Prednison (Derom et al. 1971; Übersicht bei: Veith et al. 1981; Hardy u. Alizan 1983). Erst systematische experimentelle Studien über die Durchblutung der Bronchusanastomose und über den Einfluß des Prednisons auf die Kollagensynthese im Anastomosenbereich zeigten einen neuen Weg für die klinische Transplantation: Eine Netzmanschette - schon früher zur Abdeckung intrathorakaler Ösophagusanastomosen benutzt - induzierte im Bereich der Bronchusanastomose eine schnelle Kapillareinsprossung, die schon nach wenigen Tagen eine ausreichende Blutversorgung garantierte (Morgan et al. 1983). Eine technisch sichere Einheilung der Anastomose war aber erst möglich, als zusätzlich die Immunsuppression auf Cyclosporin A, anstelle des früher verwendeten Prednisons, umgestellt werden konnte. Im Gegensatz zum Prednison interferiert Cyclosporin A nicht mit der Kollagensynthese im Anastomosenbereich, so daß im tierexperimentellen Modell eine sichere Einheilung der Bronchusanastomose in 90% der Fälle erzielt werden konnte (Veith et al. 1981; Norin et al. 1982; Goldberg et al. 1983).

Auf der Basis dieser experimentellen Untersuchungen begann 1983 die „Toronto-Gruppe" um Cooper - nach einem Mißerfolg 1981 - erneut mit der klinischen unilateralen Lungentransplantation. Bis zum

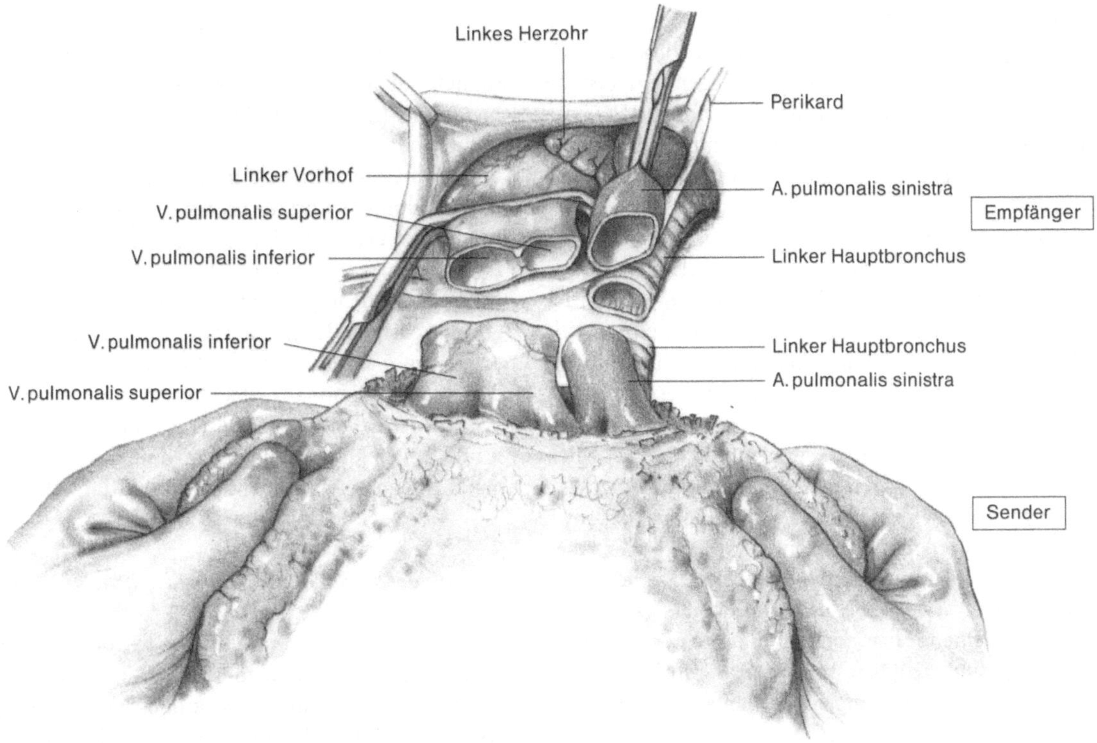

Abb. 19.43. Die unilaterale, linksseitige Lungentransplantation: Die Anastomosen erfolgen in der Reihenfolge: Vorhof, Lungenarterie, Hauptbronchus. Die Bronchusanastomose wird durch eine Netzmanschette gedeckt

1. 10. 1988 wurden 17 Transplantationen durchgeführt: 11 Patienten mit erfolgreicher Transplantation werden inzwischen bis zu 4 Jahren beobachtet (Maurer 1987)

Indikation und Empfängerauswahl bei unilateraler Lungentransplantation

Für die einseitige Lungentransplantation kommen nur Patienten mit Erkrankungen in Frage, die zu einer Schrumpfung des Lungengewebes führen. Der klinische Erfolg einer einseitigen Transplantation beruht auf der Tatsache, daß der transplantierte Lungenflügel schon nach kurzer Zeit 70-80% der Perfusion und Ventilation erhält (Maurer 1987). Erkrankungen aus dem emphysematösen Formenkreis sind demnach für diese Form der Transplantation gänzlich ungeeignet. Die z. Z. einzige Indikation ist eine interstitielle Lungenfibrose im Endstadium mit einer Lebenserwartung zwischen 12 und 18 Monaten. Alle potentiellen Empfänger müssen sich nach psychosozialer Voruntersuchung einer eingehenden kardiopulmonalen Untersuchung unterziehen (Tabelle 19.7). Diese umfaßt die aktuellen Ergebnisse der Spirometrie, der Bodyplethysmographie sowie der Perfusion und Diffusionskapazität der Lungenstrombahn. Durch Galliumszintigraphie und Zytologie der Alveolarlavage werden akute Alveolitisschübe möglichst ausgeschlossen. Die Restbelastbarkeit unter O_2-Gabe wird durch Pulsoxymetrie beim Gehtest ermittelt. Manifeste Rechtsherzinsuffizienz schließt eine einseitige Lungentransplantation aus. Die Aufnahme eines Patienten in das Transplantationsprogramm hängt auch davon ab, ob präoperativ eine weitgehende Entwöhnung von chronischer Prednisongabe möglich, und ob eine, wenn auch

Tabelle 19.7. Präoperative Untersuchungen zur Empfängerauswahl

A. Untersuchungen zur Respiration
1. Lungenfunktion (Spirometrie)
2. Gasaustausch, Blutgase arteriell, Ohroxymetrie
3. Bodyplethysmographie
4. Atmungskontrolle, Stimulierbarkeit durch CO_2, Schlaftest
5. Ventilations-Perfusions-Szintigraphie
6. Entzündliche Aktivität des Erkrankungsstadiums:
   Galliumszintigraphie der Lunge
   Bronchioloalveoläre Lavage (Zytologie)

B. Kardiopulmonale Untersuchungen
1. EKG
2. Zweidimensionale Echokardiographie
3. Pulmonalisdruckmessung
4. Koronarangiographie (bei dringlicher Indikation)

C. Körperlicher Belastungstest
1. 6-min-Gehtest

minimale Steigerung der Belastbarkeit im Gehtest zu erzielen ist. Patienten im Endstadium ohne jede körperliche Aktivität, die keine Thorakotomie überstehen würden, werden ebenso ausgeschlossen, wie Patienten mit Niereninsuffizienz, die eine Immunsuppression mit Cyclosporin A auf Dauer nicht tolerieren.

Spenderauswahl

Neben allgemein anamnestischen Kriterien - wie vorbestehende Lungenerkrankung, Diabetes, Hochdruck, Raucheranamnese, Malignomerkrankung etc. - sollte ein Minimum an anatomischer Übereinstimmung zwischen Spender und Empfängerthorax bestehen. Körpergewicht und -oberfläche dürfen nicht mehr als 20 kg, bzw. 0,5 m^2, die Lungentotalkapazität nicht mehr als 500 ml differieren, Thoraxabmessungen im Querdurchmesser über der Zwerchfellkonvexität sowie der Längsdurchmesser sollten im wesentlichen übereinstimmen. Entscheidend ist, daß die Spenderlunge nicht größer ist als die des Empfängers. Zusätzlich zu allgemeinen Histokompatibilitätskriterien (AB 0, Lymphozytentoxizitätstest) müssen die in Tabelle 19.8 genannten Voraussetzungen gegeben sein.

Tabelle 19.8. Auswahlkriterien der Spenderlunge

Normale Röntgenübersicht in 2 Ebenen
Keine Lungeninfektion (Sputumfärbung, evtl. Kultur) weißes Blutbild
Normaler klinischer Untersuchungsbefund
Keine Lungenkontusion bei Unfallverletzten
FiO_2-Test 1,0 ohne PEEP 350 mm Hg pO_2
Beatmung nicht länger als 24 h
Inspiratorischer Spitzendruck <20 cm H_2O bei Hubvolumen von 15 ml/kg
Normaler CO_2-Spiegel bei Beatmung von 15 ml/kg Hub und Frequenz von 10–14/min

Bis zur Organentnahme sollte unter möglichst niedrigem FiO_2 (<0,4) der zentralvenöse Druck unter 10 cm H_2O, die Urinstundenmenge >30 ml, der Blutdruck etwa 70/50 mm Hg betragen, bei äußerster Beschränkung der Volumenzufuhr und u. U. mit Gabe von Dopamin.

Organentnahme

Die Organentnahme wird am besten en bloc durchgeführt als Herz-Lungen-Präparat, wobei die Trachea 5 Ringe oberhalb der Trachealbifurkation durchtrennt wird. Während der Präparation empfiehlt sich die Intubation des Spenders mit Doppellumentubus, so daß die linke Lunge in Atelektase entnommen wird. Bezüglich der Lungenperfusion gibt es bisher keine einheitlichen Empfehlungen. Während bei der Entnahme zur en-bloc-Transplantation eine Schwerkraftperfusion der Lungen mit 70 ml/kg modifizierter Collins-Lösung durchgeführt wird, bestand die „Toronto-Gruppe" lediglich auf Kühlung des gesamten en-bloc-Präparates in Collins-Lösung von 4 °C. Bei den letzten 5 Transplantationen wurde jedoch eine Schwerkraftperfusion mit Euro-Collins-Lösung unter Zusatz von Prostaglandin E 1 durchgeführt. Grundsätzlich können Herz und Lunge für getrennte Empfänger Verwendung finden. Unmittelbar vor der Implantation wird die unilaterale Lunge aus dem Herz-Lungen-Block exzidiert unter Durchtrennung des ipsilateralen Bronchus an Trachea und Pulmonalarterie, unmittelbar an der Teilungsstelle des Conus pulmonalis. Bei der Absetzung des linken Vorhofs sollte man mindestens einen 1 cm breiten Rand um beide Venen herum mitresezieren, zusammen mit einem ausreichenden Perikardanteil.

Technik der Pneumonektomie und Transplantation beim Empfänger

Die Technik der Toronto-Gruppe wurde bisher 17mal praktiziert. Zunächst wird über eine kleine mediane Oberbauchlaparotomie das große Netz vom Querkolon abgelöst und durch eine ventrale Inzision des Zwerchfells in den Thorax hochgezogen.

Obwohl diese bisher noch nicht erforderlich war, wird stets die Freilegung der Leistengefäße vorgeschlagen und die weitere Operation unter Bereitstellung der extrakorporalen Zirkulation durchgeführt.

Als Zugang zum Thorax wurde eine posterolaterale Thorakotomie mit Exzision der 5. Rippe vorgeschlagen. Die Pneumonektomie erfolgt - falls vom Empfänger toleriert - unter einseitiger Beatmung in Atelektase. Sie unterscheidet sich von der intraperikardialen Pneumonektomie bei Malignomerkrankungen insofern, als trotz Eröffnung des Perikards alle Hilustrukturen möglichst peripher extraperikardial abgesetzt werden. Zunächst wird das Perikard nach Einstellen des thorakalen Situs lateral und parallel zum N. phrenicus eröffent, der pulmonale Hauptstamm angeschlungen und die Lungenarterie probeweise abgeklemmt. Wird die Abklemmung toleriert, so kann man als nächstes das Lig. pulmonale durchtrennen, die obere und untere Lungenvene extraperikardial freilegen, sowie den extraperikardialen Anteil der Lungenarterie bis zum Abgang des ersten Segmentastes. Wenn die Spenderlunge zur Implantation bereitgestellt ist, durchtrennt man zunächst die Pulmonalarterie nach zentraler Abklemmung unter Einbeziehung des ersten Segmentastes, um zusätzliche Länge und evtl. einen Lumenausgleich zur Spenderarterie zu gewinnen. Dann werden die Venen extraperikardial nach Ligatur abgesetzt und schließlich der Hauptbronchus 2 Ringe proximal des Oberlappenabgangs durchtrennt. Nach

Entfernen des Lungenflügels werden die zentralen Venenstümpfe unter Zug am linken Vorhof mittels Satinsky- bzw. Löffelklemme eröffnet und die mittlere Trennwand zwischen ihnen reseziert. Die zentralen Venenstümpfe sollten möglichst lang erhalten bleiben, um die Anastomosierung auf Vorhofebene zu erleichtern.

Die Implantation der Spenderlunge beginnt mit der Anastomosierung der Vorhöfe mit fortlaufender Naht (3 × 0-Prolene). Daran anschließend anastomosiert man die Lungenarterie mit 5 × 0-Prolene, ebenfalls mit fortlaufender Naht. Wird vor dem Knoten der Naht die Vorhofklemme entfernt - die Lunge also retrograd durchblutet und entlüftet - und dann der Zustrom über die Pulmonalarterie freigegeben, so ist während der nachfolgenden Bronchusanastomose die atelektatische Lunge perfundiert, was einen erheblichen Abfall der arteriellen Sättigung zur Folge haben kann. In dieser Situation ist eine Jetbeatmung der transplantierten Lunge über einen Katheter möglich, den man durch das tracheale Lumen des Doppellumenkatheters oder auch über das Operationsgebiet vorschieben kann. Sinnvoller erscheint es aber, die Anastomose der Lungenarterie zu diesem Zeitpunkt noch nicht durchzuführen, die Vorhofklemme geschlossen zu halten und stattdessen zunächst die Bronchusanastomose fertigzustellen (Einzelknopfnähte 3 × 0 Vicryl, Maxon, PDS). Est danach kann die Vorhofklemme entfernt, die Lunge retrograd entlüftet (geflusht) und die Anastomose der Pulmonalarterie hergestellt werden. Auch aus Platzgründen erscheint die Fertigstellung der bronchialen Anastomose vor der Anastomosierung der Pulmonalarterie günstig, wie sie auch bei der Manschettenlobektomie mit Angioplastik praktiziert wird (s. S. 456). Dieses Vorgehen bedeutet zwar eine etwa 10minütige Verlängerung der Ischämiezeit der transplantierten Lunge, es vermeidet aber den u. U. kritischen intrapulmonalen Shunt während der Bronchialanastomose. Anschließend testet man die Bronchusanastomose unter Wasser auf luftdichten Verschluß und zieht das große Netz dorsal des Hilus hoch, schlingt es nach ventral um die Bronchusmanschette zirkulär herum und fixiert es mit einigen Einzelknopfnähten. Drainage und Verschluß der Pleurahöhle werden wie üblich durchgeführt. In der frühen postoperativen Phase wird empfohlen, sowohl einen Membranoxygenator als auch die Jetventilation bereitzuhalten. Die Beatmung erfolgt routinemäßig unter möglichst geringem Spitzendruck bei hoher Beatmungsfrequenz und niedrigem Hubvolumen sowie möglichst niedrigem FiO_2. Die weitere Infusionsbehandlung unterscheidet sich kaum von der nach radikaler Pneumonektomie: Die Infusionsmenge ist soweit wie möglich zu beschränken, der kolloidosmotische Druck sollte, um ein Ödem der transplantierten Lunge zu vermeiden, intravasal hochgehalten werden; Dopamin in niedriger Dosierung erscheint günstig.

Die Zukunft der unilateralen Lungentransplantation

Trotz aller Fortschritte auf dem Gebiet der en-bloc-Transplantation von Herz und Lungen wird die einseitige Lungentransplantation für Patienten mit Lungenfibrose ohne Rechtsherzinsuffizienz zumindest in den nächsten Jahren die Methode der Wahl bleiben. Der Eckpfeiler der Immunsuppression sowohl nach en-bloc- wie auch nach einseitiger Lungentransplantation ist das Cyclosporin A, in Kombination mit Azathioprin. Gerade unter Cyclosporin A wurde aber (bisher nur nach en-bloc-Transplantation) bei 25% der langzeitüberlebenden Patienten eine obliterative Bronchiolitis beschrieben (Jamieson et al. 1985). Ob diese Nebenwirkung auch nach einseitiger Lungentransplantation auftritt, bleibt abzuwarten. Unabhängig davon benötigt aber jede Organtransplantation auch in Zukunft eine Immunsuppression, da der Schlüssel zur Immunmodulation noch nicht gefunden ist. Auch in Zukunft wird also bei jeder Organtransplantation die Immunbarriere des Individuums durch Immunsuppression „überfahren"; die Lebensqualität dieser Patienten wird deshalb abhängig sein von dem Gleichgewicht zwischen Abstoßung, Infektion und chronischer Organschädigung durch Immunsuppressiva.

Gerade nach der Lungentransplantation ist eine rasche Unterscheidung zwischen Organabstoßung und Infektion von erheblicher therapeutischer Konsequenz. Verbesserungen der Transplantationsergebnisse werden daher von der Weiterentwicklung der Immunsuppressiva abhängig sein, aber auch von der Verbesserung der histologischen bzw. zytologischen Früherkennung von Abstoßungsreaktionen (Endokardbiopsie, Bronchialzytologie).

Unter der Annahme, daß Indikationsstellung, Patientenselektion und Transplantationstechnik beherrscht sind, muß jede Klinik, welche die Lungentransplantation in Zukunft anbieten will, zusätzlich beweisen, daß für den Bedarfsfall alle 3 Transplantationstechniken beherrscht werden bzw. bereitstehen (die Herz-Lungen-en-bloc-Transplantation, die beidseitige Lungentransplantation und die einseitige Lungentransplantation, einschließlich extrakorporaler Zirkulation und extrakorporaler Membranoxygenierung), und daß ausreichende praktische Erfahrungen mit der Handhabung von Immunsuppression und der klinischen Versorgung organtransplantierter Patienten vorliegen. Darüber hinaus sollten die modernen Formen der Abstoßungsüberwachung routinemäßig praktiziert, ausgewertet und therapeutisch nutzbar gemacht werden können.

Literatur

Abbey Smith R (1970) Long term clinical follow up after operation for carcinoma. Thorax 25: 62-76

Abernathy RS (1969) Antibiotic therapy of lung diseases: effectiveness of Penicillin G. Dis Chest 53: 592-598

Albertini A v (1951) Pathologisch anatomisches Kurzreferat zum Thema Lungenkrebs. Schweiz Med Wochenschr 81: 659-661

Allison PR (1946) Intrapericardial approach of the lung root in the treatment of bronchial carcinoma by dissection pneumonectomy. J Thorac Surg 15: 99-

American Joint Committee for Cancer Staging and End Results Reporting (1979) Staging of lung cancer 1979. American Joint Committee, Chicago

Arrigoni MG Woolner LB, Bernarz PE (1970) Benign tumors of the lung, a ten year surgical experience. J Thorac Cardiovasc Surg 60: 589-599

Arrigoni G, Woolner B, Bernatz E (1972) Atypical carcinoid tumors of the lung. J Thorac Cardiovasc Surg 64: 413-421

Auersbach O, Trasea JM, Partes VR, Carter HW (1982) A comparison of World Health Organization (WHO) classification of lung tumors by light and electron microscopy. Cancer 50: 2079-2088

Bailey A (1984) The epidemiology of bronchialcarcinoma. In: Bates M (ed) Bronchialcarcinoma. Springer, Berlin Heidelberg New York Tokyo, pp 11-22

Barney JJD (1944) 12 year cure following nephrectomy for adenocarcinoma and lobectomy for solitary metastasis. J Urol 52: 406-414

Barney JD, Churchill ED (1939) Adenocarcinoma of the kidney with metastasis to the lung cured by nephrectomy and lobectomy. J Urol 42: 269-276

Bates M (1984) Surgical treatment. In: Bates M (ed) Bronchialcarcinoma. Springer, Berlin Heidelberg New York Tokyo, pp 161-176

Belcher JR (1983) Thirty years of surgery for carcinoma of the bronchus. Thorax 38: 428-432

Belcher JR, Rehahn M (1979) Late deaths after resection for bronchial carcinoma. Br J Dis Chest 73: 18-30

Bennet FW, Smith AR (1975) A twenty year analysis of the results of sleeve resection for primary bronchogenic carcinoma. J Thorac Cardiovasc Surg 76: 840-845

Bensch KG, Gordon GB, Miller LR (1965) Electron microscopic and biochemical studies on the bronchial carcinoid tumor. Cancer 18: 592

Bensch KG, Gordon GB, Miller LR (1968) Oatcell carcinoma of the lung, its origin and relationship to bronchial carcinoid. Cancer 22: 1163-1172

Bernatz PE (1983) Congenital vascular lesions of the lung. In: Shields TW (ed) General thoracic surgery, 2nd edn. Lea & Febiger, Philadelphia, p 667-673

Bhagavan BS, Rao DRG, Weinberg T (1971) Histoplasmosis producing broncholithiasis. Arch Pathol 91: 577-579

Boyd DP, Smart J, Rubin P (1966) Is extended radical resection superior to lobectomy in treating resectable bronchial cancer? JAMA 195: 1033-1037

Branscheid D, Stahlknecht CD, Maroske D, Röher HD (1986) Chirurgische Therapie metachroner Lungenmetastasen. Thorac Cardiovasc Surg 34 [Spec Issue I]: 42

Brock RC, Whytehead LL (1955) Radical pneumonectomy for bronchial cancer. Br J Surg 43: 8-24

Büchner HA (1971) Management of fungus diseases of the lungs. Thomas, Springfield, Ill

Burt ME, Pomerantz AH, Bains MS, McCormack PM, Kaiser LR, Hilaris BS, Martini N (1987) Results of surgical treatment of stage III lung cancer invading the mediastinum. Surg Clin North Am 67: 987-1000

Cairns J (1986) Der Kampf gegen den Krebs. Spektrum Wissensch 1: 38-51

Carter StK (1979) What has happened in the last five years? In: Muggia F, Rozenczweig M (eds) Lung Cancer: Progress in therapeutic research. Raven, New York

Choi NCH, Grillo H, Gardiello M (1980) Basis for new strategies in postoperative radiotherapy of bronchogenic carcinoma. Int J Radiol Oncol Biol Phys 6: 31-35

Churchill ED, Soutter L, Scanell JG (1950) The surgical management of carcinoma of the lung. J Thorac Surg 20: 349-361

Collier FC, Blakesmore WS, Kyle RH, Euboline HT, Kirby CK, Johnsen J (1957) Carcinoma of the lung: Factors which influence five year survival with special reference to blood vessel invasion. Ann Surg 146: 417-423

Connors JP, Roper CL, Ferguson TB (1975) Transbronchial catheterization of pulmonary abscesses. Ann Thorac Surg 19: 254-260

Cooper JD, Nelems JM, Pearson FG (1978) Extended indications for median sternotomy in patients requiring pulmonary resections. Ann Thorac Cardiosvasc Surg 26: 413-420

Daniels AC (1949) Method of biopsy useful in diagnosing certain intrathoracic diseases. Dis Chest 16: 360-365

De Kernion JB, Berry D (1980) The diagnosis and treatment of renal cell carcinoma. Cancer 45: 1947-1956

De Kernion JB, Ramming P, Smith RB (1978) The natural history of metastatic renal cell carcinoma: A computer analysis. J Urol 120: 148-152

Denk W (1950) Radikaloperation von Lungenmetastasen. Wien Klin Wochenschr 395:

Denk W (1951) Vorläufige Ergebnisse der Resektion von Lungenmetastasen. Langenbecks Arch Chir 270: 207-214

Derom F, Barbier F, Ringoir S, Versieck J, Rolly G, Berzsenyi G, Vermeire P, Vruits L (1971) Ten month survival after lung homotransplantation in man. J Thorac Cardiovasc Surg 61: 835-846

Dienemann H, Sunder-Plassmann L, Voigt C (1987) Lymphknoten bei Bronchialkarzinom: Beziehung zwischen Durchmesser und Infiltrationsrate. Thorac Cardiovasc Surg 35 [Spec Issue I]: 3

Eastridge CE, Young JU, Cole F, Gorley R, Pate JW (1972) Pulmonary aspergillosis. Ann Thorac Surg 13: 397-403

Eckersberger F, Sekera J, Moritz E, Wolner E (1986) Prognose nach Resektion der Lungenmetastasen von Osteosarkomen und Weichteilsarkomen. Thorac Cardiovasc Surg 34 [Spec Issue I]: 41

Ellison RG (1983) Bullous and bleb diseases of the lung. In: Shields TW (ed) General thoracic surgery, 2nd edn. Lea & Febiger, Philadelphia, p 674-694

Englebreth-Holm J (1944) Benign bronchial adenomas. Acta Chir Scand 90: 383 (1944-1945)

Fadhli HA, Harrison AW, Shaddork SH (1965) Primary pulmonary leiomyosarcoma. Dis Chest 48: 431-433

Faulkner SL, Vernon R, Brown PP, Fisher RD, Bender HW (1978) Hemoptysis and pulmonary aspergilloma. Operative versus nonoperative treatment. Ann Thorac Surg 25: 389-392

Ferguson TB (1983) Bacterial infections of the lung. In: Shields TW (ed) General thoracic surgery. Lea & Febiger, Philadelphia, pp 563-588

Ferlinz R (Hrsg) (1974) Seltene Lungentumoren. In: Lungen- und Bronchialerkrankungen. Thieme, Stuttgart, S 374

Fitzgerald MX Keelan PJ, Cugell DW, Gaeasler EA (1974) Long-term results of surgery for bullous emphysema. J Thorac Cardiovasc Surg 68: 566-587

Foley TF, Dines DE, Dolan CT (1971) Pulmonary actinomycosis. Report of 18 cases. Minn Med 54: 593-598

Frist WH, Mathisen DJ, Hilgenberg AD, Grillo HC (1987) Bronchial sleeve resection with and without pulmonary resection. J Thorac Cardiovasc Surg 93: 350-357

Gall FP, Mühe E, Angermann B (1979) Chirurgische Behandlung von Lungenmetastasen. Dtsch Med Wochenschr 104: 835-837

Gibbon JH, Clerf LH, Herbut PA, Detnerk J (1948) The diagnosis and operability of bronchogenic carcinoma. J Thorac Surg 17: 419-423

Ginsberg RJ, Hill LD, Eagan RT et al. (1983) Modern thirty day mortality for surgical resections in lung cancer. J Thorac Cardiovasc Surg 86: 654-658

Ginsberg RJ, Rize TW, Goldberg A (in press) Extended cervical mediastinoscopy - the best procedure for staging left upper lobe bronchial carcinoma. J Thorac Cardiovasc Surg (in press)

Goldberg M, Lima O, Morgan E, Ayate A, Luk S, Ferdman A, Peters WJ, Cooper JD (1983) A comparison between cyclosporin A and methylprednisolene plus azathioprine on bronchial healing following canine lung autotransplantation. J Thorac Cardiovasc Surg 85: 821-826

Goldman A (1958) Additional experiences in bronchotomy for bronchial adenoma. Ann Otol 67: 1207-1211

Goodner JT, Berg JW, Watson WL (1961) The non-benign nature of bronchial carcinoids and cylindromas. Cancer 14: 539-546

Gottlieb LS, Hillberg R (1975) Endobronchial tamponade therapy for intractable hemoptysis. Chest 67: 482-483

Gourin A, Garzon AA (1974) Operative treatment of massive hemoptysis. Ann Thorac Surg 18: 52-60

Graham EA, Burford TH, Mayer JH (1948) Middle lobe syndrome. Postgrad Med 4: 29-34

Green N, Kurohara SS, George FW (1975) Postresection irradiation for primary lung cancer. Radiology 116: 405-407

Grillo HC (1987) Die Chirurgie der Trachea and Bronchien. Chirurg 58: 512-527

Grillo HC, Zanini P (eds) (1986) Symposium on sleeve lobectomy: Present status. Int Surg 71: 205-207

Hammerman KJ, Sarosi GA, Tosh FW (1974) Amphotericin-B in the treatment of saprophytic forms of pulmonary aspergillosis. Am Rev Respir Dis 109: 57-62

Hardin CA, Kittle CF (1954) Experiences with transplantation of the lung. Science 119: 97-98

Hardy JD, Alizan F (1983) Transplantation of the lung. In: Shields TW (ed) General thoracic surgery. Lea & Febiger, Philadelphia, pp 790-803

Hardy JD, Webb WR, Dalton ML, Walker GR (1963) Lung homotransplantation in man. JAMA 186: 1065-1074

Hata E, Troidl H, Hasegawa T (1981) In vivo Untersuchungen der Lymphdrainage des Bronchialsystems beim Menschen mit der Lympho-Szintigraphie - eine neue diagnostische Technik. In: Behandlung des Bronchialkarzinoms, Symposium Kiel. Thieme, Stuttgart New York

Heberer G (1953) Die Anatomie der bronchovaskulären Lungensegmente und ihre chirurgische Bedeutung. Habilitationsschrift, Marburg

Höpker WW, Lüllig H (1987) Lungenkarzinom. Springer, Berlin Heidelberg New York Tokyo, S 63-72

Holder TM, Christy MG (1964) Cyctic adenomatoid malformation of the lung. J Thorac Cardiovasc Surg 47: 590-597

Jannesen MPG, Walbaum PR, McCarmack RJM (1979) Surgical management of bronchial carcinoma invading the chest wall. Thorax 34: 612-615

Jamieson SW, Dawkins KD, Burke C et al. (1985) Late results of combined heart-lung transplantation. Transplant Proc 17: 212-214

Jensik RJ (1986) The extent of resection for localized lung cancer: Segmental resection. In: Kittle CF (ed) Current controversies in thoracic surgery. Saunders, Philadelphia

Jensik RJ (1987) Miniresection of small peripheral carcinomas of the lung. Surg Clin North Am 67: 951-958

Jensik RJ, Faber LP, Kittle CF (1986) Sleeve lobectomy for bronchogenic carcinomas. The Rush-Presbyterian St. Luke's Medical Center Experience. Int Surg 71: 207-210

Johnson JB, Jones PH (1959) The treatment of bronchial carcinoma by lobectomy and sleeve resection of the main bronchus. Thorax 14: 48-54

Johnston MR (1983) Median sternotomy for resection of pulmonary metastases. J Thorac Cardiovasc Surg 85: 516-522

Jones JC (1947) Surgical aspects of bronchogenic carcinoma. JAMA 134: 113-117

Joseph WL, Morten EL, Adkins PC (1971) Prognostic significance of tumor doubling time in evaluating operability in pulmonary metastatic disease. J Thorac Cardiovasc Surg 61: 23-29

Juvenelle AA, Citret C, Wiles CE, Stewart JD (1951) Pneumonectomy with reimplantation of the lung in the dog for physiologic study. J Thorac Surg 21: 111-115

Kemeny NM, Block LR, Braun DW jr, Martini N (1978) Results of surgical treatment of carcinoma of the lung by stage and cell type. Surg Gynecol Obstet 147: 865-871

Kincaid-Smith P, Brost JJ (1970) A case of bronchial adenoma with liver metases. Cancer 25: 186-198

Kirschner PA (1979) Discussion. Ann Thorac Surg 28: 144-145

Kirsh MM, Rothman H, Argenta L, Bove E (1976) Carcinoma of the lung: results of treatment over ten years. Ann Thorac Surg 21: 371-377

Kirsh MV, Sloan H (1981) Mediastinal metastases in bronchogenic carcinoma: Influence of postoperative irradiation, cell type and location. Ann Thorac Surg 5: 459-463

Klassen KP, Anlyan AJ, Curtis GM (1949) Biopsy of diffuse pulmonary lesions. Arch Surg 59: 694-704

Langston HT, Correll NO (1957) The surgical treatment of pleural tuberculosis. In: Steek JD (ed) Surgical management of pulmonary tuberculosis. Thomas, Springfield, Ill. (Alexander Monograph Series, No. 1)

Lawson RM et al. (1976) Bronchial adenoma: review of an 18 year experience at the Brompton Hospital. Thorax 31: 245-253

Le Roux BT (1972) Management of bronchial carcinoma by segmental resection. Thorax 27: 70-74

Leschke H (1952) Die Zunahme des Bronchialkarzinoms in einer Sektionsstatistik (1895-1950). Virchows Arch 321: 101-120

Lima O, Cooper JD, Peters WJ, Ayabe H, Townsend E, Lule SC, Goldberg M (1981) Effects of methylprenisolene and azathiopurine on bronchial healing following lung autotransplantation. J Thorac Cardiovasc Surg 82: 211-215

Lindesmith GG, Wells WJ (1983) Congential lesions of the lung. In: Shields TW (ed) In. General thoracic surgery, 2nd edn. Lea & Febiger, Philadelphia, p 658-666

Loddenkemper R, Gabler A, Göbel D (1983) Criteria of functional operability in patients with bronchial carcinoma. J Thorac Cardiovasc Surg 31: 334-337

Maaßen W (1985a) Standards in der Pneumologie - Thoraxchirurgie. Prax Klin Pneumol 39: 538-540

Maaßen W (1985b) Accuracy of mediastinoscopy. Int Trends Gen Thorac Surg 1: 42-53

Maaßen W, Greschuchna D (1981) Die operative Behandlung und deren Fortschritte bei intrathorakalen Tumoren. Prax Pneumol 35: 869-876
Maeda M, Nanjo S, Nakamura K, Nakamoto K (1986) Tracheobronchoplasty for lung cancer. Int Surg 71: 221-228
Maltz DL, Nadas AS (1968) Agenesis of the lung. Presentation of eight new cases and reviews of the literature. Pediatrics 42: 175-182
Mandelbaum J, Yaw PB, Einhorn LH, Williams SD, Rowland RG, Donohme LP (1983) The importance of one-stage median sternotomy and retroperitoneal node dissection in dissiminated testicular cancer. Ann Thorac Surg 36: 524-528
Martini N, Beattie EJ jr (1983) Less common tumors of the lung. In: Shields TW (ed) General thoracic surgery, 2nd edn. Lea & Febiger, Philadelphia, pp 770-779
Martini N, Flehinger B (1987) The role of surgery in N2 lung cancer. Surg Clin North Am 67: 1037-1049
Martini N, Hajdu SJ, Beattie EJ (1971) Primary sarcoma of lung. J Thorac Cardiovasc Surg 61: 33-41
Martini N, Flehinger BJ, Zaman MB, Beattie EJ (1980) Prospective study of 445 lung carcinomas with mediastinal lymphnode metastases. J Thorac Cardiovasc Surg 80: 390-399
Martini N, Flehinger BJ, Zaman MB, Beattie EJ (1981) Results of surgical treatment in N2 lung cancer. World J Surg 5: 675-679
Martini N, McCormack PM, Shields TW (1983) Secondary tumors in the lung. In: Shields TW (ed) General thoracic surgery. Lea & Febiger, Philadelphia, pp 780-789
Martini N, Flehinger BJ, Nagasaki F (1986) Prognostic significance of N1 disease in carcinoma of the lung. N Engl J Med 315: 1377-1381
Martini N, Bains MS, McCormack P, Kaiser LR, Burt ME, Pomerantz AH (1988) Surgical treatment in non small cell carcinoma of the lung. The Memorial Sloan Kettering Experience. In: Hoogstraaten B, Addis BJ, Hansen HH, Martini N, Spiro SG (eds) Lung tumors, current treatment of cancer. Springer, Berlin Heidelberg New York Tokyo, pp 111-132
Maurer JR (1987) Unilateral lung transplant. Pulm Perspect (Am Coll Chest Phys) 4: 1-3
McCormack PM, Holmes E (1987) Treatment of stage II lung cancer (T1N1 and T2N1). Surg Clin North Am 67: 945-949
McCormack PM, Martini N (1979) The changing role of surgery for pulmonary metastases. Ann Thorac Surg 28: 139-144
McNamara JJ (1969) Primary leiomyosarcoma of the lung. J Thorac Cardiovasc Surg 57: 635-639
Meyer G, Merkle NM, Bülzebruck H, Vogt-Moykopf I (1986) Spätergebnisse der chirurgischen Behandlung von Lungenmetastasen. Thorac Cardiovasc Surg 34 [Spec Issue I]: 40-41
Moores DWO, McKneally MF (1987) Treatment of stage I lung cancer (T1 N0 M0 T2 N0 M0). Surg Clin North Am 67: 937-943
Morgan E, Lima O, Goldberg M, Ayabe H, Ferdman A, Cooper JD (1983) Improved bronchial healing in canine left lung reimplantation using omental pedicle wrap. J Thorac Cardiovasc Surg 85: 134-139
Morton DL (1983) Discussion: J Thorac Cardiovasc Surg 85: 521-522
Mountain CF (1985) The biological operability of stage III non small cell lung cancer. Ann Thorac Surg 40: 60-64
Mountain CF (1987) The new international staging system for lung cancer. Surg Clin North Am 67: 925-935
Müller KM, Gonzales S (1986) Elektronenmikroskopische Befunde bösartiger Lungentumoren. Aktuel Onkol 26: 70-80
Murray GF (1967) Congential lobar emphysem: collective review. Surg Gynecol Obstet 124: 611-625
Naruke T, Yoneyama T, Ogata T, Suemasu K (1977) Bronchoplastic procedure for lung cancer. J Thorac Cardiovasc Surg 73: 927-935
Naruke T, Sueman K, Ischikawa S (1978) Lymphnode mapping and curability at various levels of metastasis in resected lung cancer. J Thorac Cardiovasc Surg 76: 832-839
Nigro SL, Evans RH, Benfield JR, Gago O, Fry WA, Adams WE (1963) Physiologic alterations of cardiopulmonary function in dogs living one and one-half years on only a reimplanted right lung. J Thorac Cardiovasc Surg 46: 598-605
Nohl-Oser HC (1980) The long-term survival of patients with lung cancer treated surgically after selection by mediastinoscopy. Thorac Cardiovasc Surg 28: 158-161
Nohl-Oser HC (1983) Lymphatics of the lung. In: Shields TW (ed) General thoracic surgery. Lea & Febiger, Philadelphia, pp 72-81
Norin AJ, Emeson EE, Kamholz StL, Pinsker KL, Montefusio CM, Matas AJ, Veith FA (1982) Cyclosporin A as the initial immunosuppressive agent for canine lung transplantation. Transplantation 34: 372-375
Ochsner A, DeBakey M (1941) Carcinoma of the lung. Arch Surg 42: 209-258
Ochsner A, DeBakey M, Dixon L (1947) Primary cancer of the lung. JAMA 135: 321-327
Overholt RH, Langer L, Szypulski JT, Wilsen NJ (1946) Pulmonary resection in the treatment of tuberculosis. J Thorac Surg 15: 384-393
Overholt RH, Woods FM, Ramsey BH (1959) Segmental pulmonary resection. J Thorac Surg 19: 207-216
Overholt RH, Heptune WB, Ashraf MM (1975) Primary cancer of the lung: a 42 years experience. Ann Thorac Surg 20: 511-519
Pairolo PC, Trastek VF, Payne WS (1987) Treatment of bronchogenic carcinoma with chest wall invasion. Surg Clin North Am 67: 959-964
Paulson DL, Ginsberg RJ (1984) Bronchial adenoma. In: Shields TW (ed) General thoracic surgery. Lea & Febiger, Philadelphia, pp 712-728
Paulson DL, Shaw RR (1955) Bronchial anastomoses and bronchoplastic procedures in the intention of preservations of lung tissue. J Thorac Cardiovasc Surg 29: 238-259
Paulson DL, Urschel HC jr (1971) Selectivity in the surgical treamtent of bronchogenic carcinoma. J Thorac Cardiovasc Surg 62: 554-559
Paulson DL, Urschel JO, McNamara JJ, Shaw RR (1972) Bronchoplastic procedures for bronchogenic carcinoma. J Thorac Cardiovasc Surg 59: 38-48
Pearson FG (1985) Mediastinal adenopathy - the N2 lesion. In: Delarue NC, Eschapasse H (eds) Lung cancer. Saunders, Philadelphia (International Trends in General Thoracic Surgery, vol 1, pp 104-107)
Pearson FG, Delarue NC, Ilves R, Todd TRJ, Cooper JD (1982) Significance of positive superior mediastinal nodes identified at mediastinoscopy in patients with resectable lung cancer of the lung. J Thorac Cardiovasc Surg 83: 1-11
Pichlmaier H, Junginger T, Sommer B (1973) Das sogenannte inoperable Bronchialkarzinom. Dtsch Med Wochenschr 98: 347-350

Piehler JM, Pairovlero PC, Wieland LH (1982) Bronchogenic carcinoma with chest wall invasion. Factors affecting survival following en bloc resection. Ann Thorac Surg 34: 692-697

Possinger K, Wagner H, Beck R, Staebler A, Schmid L, Volkmann B, Wilmanns W (1987) Prognosefaktoren beim Adenocarcinom der Niere. Rec Res Cancer Res (in press)

Price-Thomas C (1956) Conservative resection of the bronchial tree. J R Coll Surg Edinb 1: 169-171

Price-Thomas C (1957) Conservative resection of the bronchial tree. J R Coll Surg Edinb 1: 169-186

Price-Thomas C (1960) Lobectomy with sleeve resection. Thorax 15: 9-13

Primo G, Wellens F, Leclerc JL, DeSmet JM (1986) Current indications and experience with heart-lung transplantation. Transplant Proc 18: 41-43

Regal AM, Hart T, Takita H (1982) Median sternotomy for resection of metastatic lung lesions. XIV World Congress on Diseases of the Chest. Am Coll Chest Phys [Abstr] 221

Reitz VA, Wallwork JL, Hung SA (1983) Heart-lung transplantation - successful therapy for patients with pulmonary vascular disease. N Engl J Med 306: 557-564

Rienhoff WF (1934) Pneumonectomy: Preliminary report of operative technique in 2 successful cases. JAMA 102: 876

Rienhoff WF (1947) The present status of the surgical treatment of carcinoma of the lung. Ann Surg 125: 541

Rosen G, Huros AG, Mosende C (1978) Chemotherapy and thoracotomy for metastastic osteogenic sarcoma: a model for adjuvant chemotherapy and the rationale for the timing of thoracic surgery. Cancer 41: 841

Salzer G (1949) Segmentresektionen der Lunge. Klin Med (Wien) 4: 438

Shaw RR (1961) Primary pulmonary leiomyosarcomas. J Thorac Cardiovasc Surg 41: 430

Shepard FA, Guisberg RJ, Evans WK (1983) Reduction in local recurrence and improved survival in surgically treated patients with small cell lung cancer. J Thorac Cardiovasc Surg 86: 498-506

Shields TW (1983a) General thoracic surgery. Lea & Febiger, Philadelphia, p 761

Shields TW (ed) (1983b) Pulmonary tuberculosis and other mycobacterial infections of the lung. In: General thoracic surgery. Lea & Febiger, Philadelphia, p 589-603

Shields TW, Higgins GA jr (1974) Minimal pulmonary resection in treatment of carcinoma of the lung. Arch Surg 108: 420-422

Shields TW, Shocket E (1958) The diagnostic value of biopsy of nonpalpable lymphnodes in chest diseases. Ann Surg 148: 184-188

Shields TW, Higgins GA jr, Matthews MJ (1982) Surgical resection in the management of small cell carcinoma of the lung. J Thorac Cardiovasc Surg 84: 481-488

Shy CM (1984) Air pollution and lung cancer. In: Mizell M, Carea P (eds) Lung cancer: Causes and prevention. Internat. Lung Cancer update Conference New Orleans, LA 1983. Verlag Chemie International, Weinheim, pp 65-72

Sill V, Kayser V, Siemssen S (1972) Verhalten des Pulmonalarteriendrucks während der Beatmungsbronchoskopie. Prax Pneumol 26: 293-298

Smith RA (1969) Bronchial carcinoid tumors. Thorax 24: 98-

Smith RA (1981) Evaluation of the long-term results of surgery for bronchialcarcinoma. J Thorac Cardiovasc Surg 82: 325-333

Snyder RN (1969) Completely mature pulmonary metastasis from testicular teratocarcinoma: case report and review of literature. Cancer 24: 810-819

Spregelhalder B (1986) Zur Ätiologie des Bronchialkarzinoms unter besonderer Berücksichtigung des Arbeitsplatzes. Aktuel Onkol 26: 25-32

Stamatis G, Maaßen W (1986) Chirurgie der pulmonalen Metastasen des colorektalen Carcinoms. Thorac Cardiovasc Surg 34 [Spec Issue I]: 41

Steele RH (1983) Lung tumors: A personal review. Diagn Histopathol 6: 119-169

Stelter WJ, Sunder-Plassmann L, Heberer G (1983) Lungenmetastasen - Stellenwert der Resektion im onkologischen Therapiekonzept. Chirurg 54: 513-520

Stevens PM, Johnson PHC, Bell RL, Beall AC, Jenkins DE (1970) Regional ventilation and perfusion after lung transplantation in patients with emphysema. N Engl. J Med 282: 245-249

Sunder-Plassmann L, Ernst P, Heberer G (1986) Resektion von Lungenmetastasen. Indikationsstellung und Ergebnisse. Thorac Cardiovasc Surg 34 [Spec Issue I]: 38

Sunder-Plassmann L, Dienemann H, Heberer G (1987) 5-year survival of bronchial-carcinoma: Relevance of the reviewed UICC staging system. Thorac Cardiovasc Surg 35 (Spec Issue I): 55

Takaro T (1983) Thoracic actinomycetic and mycotic infections. In: Shields TW (ed) General thoracic surgery, 2nd edn. Lea & Febiger, Philadelphia, p 604-632

Toker C (1966) Observations on the ultrastructure of a bronchial adenoma (carcinoid type). Cancer 19: 1943-1948

Toledo-Pereyra LH, Hau T, Simmons RL, Najarian JS (1977) Lung preservation techniques. Ann Thorac Surg 23: 487-494

Toomes H, Vogt-Moykopf J (1985) Conservative resection for lung cancer. In: Delarue NC, Eschapasse H (eds), (International Trends in General Thoracic Surgery, vol 1: Lung cancer. Saunders, Philadelphia, pp 88-99)

Toomes H, Manke HG, Vogt-Moykopf I, Drings P (1981) Eingriffe bei Lungenmetastasen. Chirurg 52: 21-24

van de Wal HJCM, Verhagen A, Lecluse A, van Lier HJ, Jangenius CM, Lacquet LK (1986) Surgery of pulmonary metastases. Thorac Cardiovasc Surg 34 [Spec Issue I]: 39

Veith FJ, Richards K (1969) Lung transplantation with simultaneous contralateral pulmonary artery ligation. Surg Gynecol Obstet 129: 768-774

Veith FJ, Koerner SK, Siegelman SS, Kawakawi M, Kaufman S, Attai LA, Hugstrom JW, Shiedman ML (1973) Diagnosis reversal of rejection in experimental and clinical lung allografts. Ann Thorac Surg 16: 172-183

Veith FJ, Normi AJ, Montefusco CM, Pinsher KL, Kamholz StL, Ghedman ML, Emeson E (1981) Cyclosporin A in experimental lung transplantation. Transplantation 32: 474-481

Vincent RG, Takita A, Zane WW, Gutierrez AC, Pickren JW (1976) Surgical therapy of lung cancer. J Thorac Cardiovasc Surg 71: 581-591

Vogt-Moykopf I, Meyer G (1986) Chirurgische Technik bei Metastasenoperationen der Lunge. Thorac Cardiovasc Surg 34 [Spec Issue I]: 31

Vogt-Moykopf I, Toomes H, Fritz T (1985a) Manschettenresektion des Bronchus und der Pulmonalarterie. Prax Klin Pneumol 39: 574-577

Vogt-Moykopf I, Becker HD, Bülzebruck H, Merkle NM, Meyer G (1985b) Präoperative Diagnostik und operative Therapie des nicht-kleinzelligen Bronchialkarzinoms. In: Aktuelle Onkologie Bd 26: Bronchialkarzinom. Drings P, Schmähl D, Vogt-Moykopf I (Hrsg) Zuckschwerdt, München Bern Wien, 287-330

Vogt-Moykopf I, Fritz T, Meyer G, Bülzebruck H, Daskos G

(1986) Bronchoplastic and angioplastic operation in bronchial carcinoma: Long-term results of a retrospective analysis from 1973 to 1983. Int Surg 71: 211-220

Vosschulte K (1962) Lunge. In: Hellner H, Nissen R, Vosschulte K (Hrsg) Lehrbuch der Chirurgie. Thieme, Stuttgart, S 490

Wagner G (1986) Zur Epidemiologie des Bronchialkarzinoms. Aktuel Onkol 26: 3-14

Waldhausen JA (1967) Physiologic changes associated with autotransplantation of the lung. Ann Surg 165: 580

Walker EL, Hutzkin P, Grabriele O (1970) Evaluation of the transplanted lung with angiography and xenon-133 scanning. Arch Surg 101: 56-61

Walz M, Heuser JH, Osieha R, Sadony V, Reidemeister JC (1986) Zur Bedeutung der pulmonalen Metastasektomie. Thorac Cardiovasc Surg 34 [Spec Issue I]: 39

Weisel RD, Cooper JD, Delame NC, Theman TE, Todd TRJ, Pearson FG (1979) Sleeve lobectomy for carcinoma of the lung. J Thorac Cardiovasc Surg 78: 839-849

Weiss W, Cherniack NS (1974) Acute nonspecific lung abscess: a controlled study comparing orally and parenterally administered Penicillin G. Chest 66: 348-351

White RF Jr, Barth KH, Kaufman SL, Terry PB (1980) Detachable silicone balloons: results of experimental study and clinical investigations in hereditary hemorrhagic teleangiectasia. Ann Radiol (Paris) 23: 338-340

Wilkins EW, Scannell JG, Carver JG (1978) Four decades of experience with resection for bronchogenic carcinoma at Massachusetts General Hospital. J Thorac Cardiovasc Surg 76: 365-368

Zeidler D, Linder F (1973) Das Bronchialkarzinom. Dtsch, Med Wochenschr 98: 1099-1104

Zeller WJ (1986) Zur Ätiologie des Bronchialkarzinoms unter besonderer Berücksichtigung des Tabakrauches. Aktuel Onkol 26: 15-24

Zenker R, Heberer G, Löhr H (1954) Die Lungenresektionen - Anatomie, Indikationen, Technik. Springer, Berlin Göttingen Heidelberg (Spezielle Technik der Lungenresektionen, S 168, 176ff.)

20 Erkrankungen der Brustwand und der Pleura

N. M. Merkle, I. Vogt-Moykopf, R. G. H. Baumeister und C. F. Bubb

20.1 Brustwand

20.1.1 Mißbildungen

Unter den Mißbildungen der Brustwand werden in der Regel angeborene Deformitäten des knöchernen Thoraxskeletts verstanden, wobei die angeborenen Deformitäten der vorderen Brustwand wie Trichterbrust oder Hühnerbrust die größte klinische Bedeutung erlangen. Verschlußanomalien des Sternums in Form der verschiedensten Sternumspalten oder auch kongenitale Rippendefekte spielen eine untergeordnete Rolle. Ihre klinische Bedeutung erlangen die Brustwanddeformitäten entweder durch eine vermeintliche Atemfunktionsstörung infolge einer gestörten Thoraxmechanik, durch eine mehr oder weniger vorhandene Verlagerung des Herzens mit Störung des venösen Bluteinstroms oder aber wesentlich häufiger als kosmetisches Problem. Betroffene Kinder empfinden sich mit der in der Regel durch das Wachstum stärker hervortretenden Deformität bei meist vorhandener asthenischer Gesamtkonstitution als „mißgebildet". Deshalb sollten die chirurgischen Korrekturmaßnahmen auch möglichst im Vorschulalter durchgeführt werden.

20.1.1.1 Trichterbrust

Die Trichterbrust ist die häufigste kongenitale Mißbildung des knöchernen Thoraxskeletts. Ihre Ätiologie ist bis heute ungeklärt. Neben Vermutungen über pathologische Zugwirkungen des Zwerchfells am Sternum werden v. a. unkoordinierte Wachstumsvorgänge der Rippen für die Deformität verantwortlich gemacht. Man unterscheidet 3 Typen (Chin 1957): Bei Typ 1 besteht eine symmetrische tiefe Einsenkung des Sternums mit einer Abknickung der Rippenknorpel innerhalb der Mamillarlinie, bei Typ 2 findet man eine meist flachere, aber größere Einsenkung des Brustbeins, wobei die Trichterbildung meist in oder gar lateral der Mamillarlinie beginnt; bei Typ 3 besteht eine asymmetrische Deformität, wobei das Sternum nicht nur eingesenkt, sondern zusätzlich verdreht ist (Abb. 20.1).

Eine Trichterbrust manifestiert sich in der Regel am ausgeprägtesten im 3. bis 5. Lebensjahr. Jungen sind etwa 3mal häufiger betroffen als Mädchen. Das klinische Erscheinungsbild ist charakteristisch, die Kinder zeigen eine typische Konstitution und Haltung. Sie stehen meist nicht aufrecht, sondern sind nach vorne eingesunken, scheinbar in ihrem eingesunkenen Brustbein geknickt. Die Schultern hängen nach vorne, der Kopf ist im Schultergürtel eingeknickt. Häufig sind andere kongenitale Mißbildungen mit der Trichterbrust vergesellschaftet (Lacquet 1987). Die Kinder haben in der Regel keine körperlichen Beschwerden. Die selten vorhandenen, meist dem Herzen oder der Lunge zugeordneten Symptome – wie Atemnot bei Belastung, Herzklopfen und rasche Ermüdbarkeit – sind schwer als somatische Symptome der Brustkorbeinengung und Herzverlagerung zu deuten. Zwar läßt sich in der Thoraxübersichtsaufnahme die Verlagerung des Herzens nach links meist sehr gut dokumentieren; deren hämodynamische Auswirkungen werden jedoch meist überschätzt. Von einigen Autoren wurden in den 50er Jahren Veränderungen des rechtsventrikulären Füllungsdrucks bei Patienten mit Trichterbrust nachgewiesen (Ravitch 1951; Lyons et al. 1955; Diaz 1962; Bevegard 1962). Spirometrische Untersuchungen ergeben meist keine relevanten Ventilationsstörungen (Fishman et al. 1958).

Das Ausmaß der vorhandenen Deformität wird am besten durch Thoraxvermessung sowie Untersuchung der Wirbelsäule festgestellt. Dafür werden der äußere sagittale Thoraxdurchmesser und der innere sternovertebrale Abstand mit Hilfe einer exakt seitlichen Röntgenaufnahme gemessen und in Prozent der Norm ausgedrückt (Meier u. Willital 1987).

Eine Operationsindikation stellt sich selten aus vorhandenen Störungen der Atemfunktion bzw. Hämodynamik des Herzens. Vielmehr gilt es, die bereits vorhandenen Wirbelsäulendeformitäten zu beseitigen bzw. ihnen vorzubeugen. Insbesondere ältere Kinder verbinden die vorhandene körperliche „Mißbildung" mit einem mangelnden Selbstwertgefühl und vermeiden soziale Kontakte (Turnstunde, Schwimmbadbesuch etc.). Diese negativen Auswirkungen können durch eine operative Korrektur beseitigt werden. Ge-

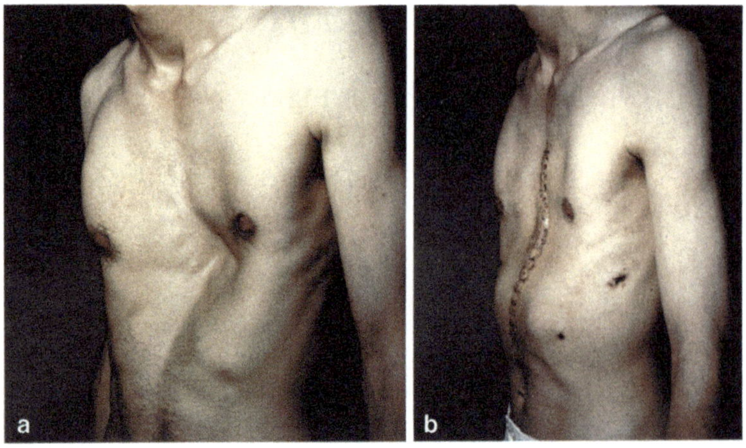

Abb. 20.1 a, b. Trichterbrust vom Typ 3 bei einem 17jährigen jungen Mann **a** vor und **b** nach operativer Korrektur

nerell gilt, daß die Operationsindikation zunehmend zurückhaltender gestellt wird.

Unter den operativen Verfahren gibt es eine Reihe von Techniken, deren Gemeinsamkeit in der Unterbrechung der pathologischen sternokostalen Verbindung besteht. Alternative Verfahren der alleinigen Unterfütterung des Defekts - mit dem Ziel der Korrektur der äußeren Form - haben bisher keine klinische Verbreitung gefunden. Die Resektion des sternumnahen Rippenknorpels, in Verbindung mit einer Anhebung und Fixation des Sternums, ist das Prinzip der verschiedenen operativen Korrekturverfahren (Ravitch 1977). Die heute zur Anwendung kommenden Verfahren verzichten auf die Verwendung alloplastischer Materialien, um einen Zweiteingriff möglichst zu vermeiden (Lacquet 1987).

Im einzelnen wird folgendermaßen vorgegangen (Abb. 20.2): Der Zugang erfolgt in der Regel über einen medianen Längsschnitt (Ravitch 1983). Insbesondere bei Mädchen wird von manchen Chirurgen ein bilateraler submammärer Hautschnitt bevorzugt (Willital u. Schwemmle 1981; Lacquet 1987), der jedoch die quere Osteotomie des Sternums in Höhe des 2. ICR erschweren kann. Danach erfolgt die Freilegung des gesamten fehlgebildeten Brustwandareals unter gleichzeitiger Mobilisation bzw. Präparation der Pektoralismuskulatur. Nach subperichondraler Resektion der deformierten Rippenknorpel, in der Regel von der 3. bis einschließlich der 7. Rippe, läßt sich das trichterförmig eingezogene Sternum leicht unter retrosternaler Fingerführung nach ventral mobilisieren; eine Resektion des Processus xiphoideus ist dazu nicht unbedingt erforderlich. Wesentlich erleichtert wird die Mobilisation des Sternums durch eine Keilosteotomie der vorderen Sternumlamelle in Höhe des 2. ICR. Zur Stabilisierung des mobilisierten Brustbeins in der gewünschten Position werden verschiedene Verfahren angegeben. Ravitch (1983) fixiert das elevierte Sternum mit einem Knochenkeil an der Hinterseite des osteotomierten Manubrium sterni. Willital verwendet ähnlich wie Rehbein einen Metallbügel, der im Sternum verankert wird und dessen freie Enden mit dem mobilisierten Brustwandabschnitt an den seitlichen Rippen abgestützt werden (Meier u. Willital 1987). Lacquet (1987) durchtrennt in Höhe der Rippenknorpel bzw. am Beginn des Trichters sämtliches perichondrales Weichgewebe einschließlich der Interkostalmuskulatur und der Fascia endothoracica und reinse-

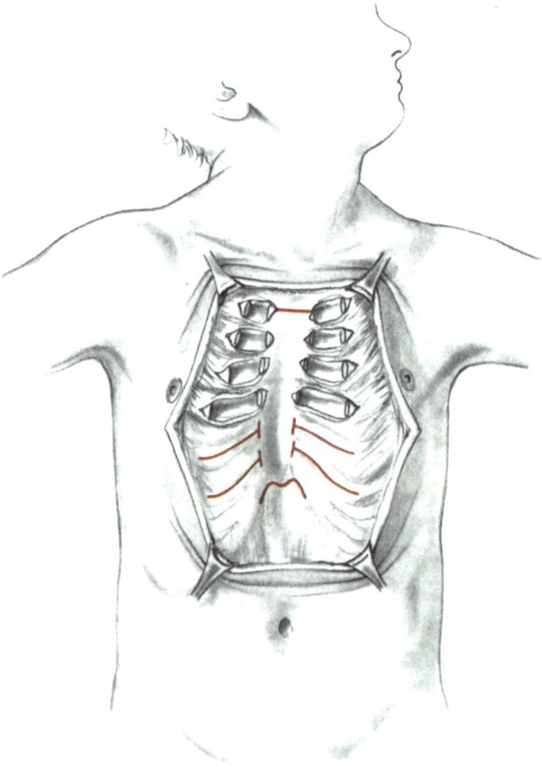

Abb. 20.2. Technik der Trichterbrustoperation

riert diesen so vollständig mobilisierten Anteil jeweils kranial und lateral. Den Abschluß bilden der Verschluß des Perichondriums und die Reinsertion der Bauchmuskulatur.

Die Spätergebnisse der Trichterbrustoperationen sind sehr zufriedenstellend, mit Rezidiven zwischen 1 und 5% ist zu rechnen (Willital u. Schwemmle 1981).

Die Mehrzahl der Autoren hält das 4. bis 6. Lebensjahr für den günstigsten Zeitpunkt der Operation. Entscheidend für ein optimales postoperatives Ergebnis ist eine konsequente perioperative atemgymnastische Behandlung, die insbesondere mindestens während der 3 ersten postoperativen Monate der vorbestehenden Kyphoskoliose entgegenwirken soll.

20.1.1.2 Hühnerbrust

Die Hühnerbrust ist wesentlich seltener als die Trichterbrust, man rechnet mit einem Verhältnis von etwa 1:10. Bei der Hühnerbrust unterscheidet man 2 verschiedene Typen von Anomalien (Lester 1953): Bei der sog. typischen Hühnerbrust ist das gesamte Sternum kielförmig nach vorne gewölbt, wodurch es zu einem deutlichen Einsinken der Rippenknorpel beidseits des Sternums kommt. Bei der sog. chondromanubrialen Deformität sind im wesentlichen das Manubrium sterni und die ersten und zweiten Rippen betroffen, während der untere Anteil des Sternums eher nach hinten weist. Ähnlich wie bei der Trichterbrust gibt es auch bei der Hühnerbrust Asymmetrien bzw. Mischformen beider Mißbildungstypen.

Die Symptomatologie ist unspezifisch, meist sind die Kinder beschwerdefrei. Mehr noch als bei der Trichterbrust stehen die kosmetischen Probleme im Vordergrund der Operationsindikation. Die Prinzipien des operativen Vorgehens entsprechen jenen der Trichterbrust. Die operativen Ergebnisse werden meist als sehr gut, die Rezidivneigung als selten angegeben. In unserem Krankengut der letzten 10 Jahre wurde bei mehr als 6000 Thorakotomien in keinem Fall eine Operation wegen Hühnerbrust durchgeführt.

20.1.1.3 Andere Brustwanddeformitäten

Bei der Sternumspalte handelt es sich um eine Hemmungsmißbildung der Fusion der beiden lateralen Sternumanlagen zwischen der 7. und 10. Embryonalwoche. Die etwa zur gleichen Zeit ablaufenden Differenzierungsvorgänge bei der Entwicklung des Herzens erklären die häufige Koinzidenz von Sternumanomalien und Herzfehlbildungen. Die ausgeprägteste Manifestation der Sternumspalte ist die komplette Sternumspalte, die in seltenen Fällen mit einer vollständigen Ektopie eines mißgebildeten Herzens einhergeht; sie ist in der Regel mit dem Leben nicht vereinbar. Bei den anderen Formen der Sternumspaltbildung, wie der oberen oder unteren Sternumspalte, imponiert zwar die sicht- und fühlbare Herzbewegung unter einem dünnen Weichteilsaum, eine eigentliche Verlagerung oder Luxation des Herzens besteht jedoch nicht.

Die klinische Symptomatologie der Defektbildung wird geprägt von den konkordant bestehenden Mißbildungen v. a. des Herzens, aber auch der Bauchwand bzw. des Zwerchfells. Diese sind praktisch obligatorisch bei der unteren Sternumspalte im Sinne eines vorderen Zwerchfelldefekts, einer Omphalozele, eines Perikarddefekts und schließlich eines Herzklappendefekts, der in der Regel als Ventrikelseptumdefekt auftritt.

Der Nachweis einer Sternumspalte wird in der Regel klinisch gestellt. Eine sofortige Operationsindikation ergibt sich bei den kompletten Sternumspalten, da sie meistens mit einer Instabilität des Brustkorbes einhergehen. Meist läßt sich der Defekt durch adaptierende Nähte ohne Defektüberbrückung verschließen. Auch inkomplette Sternumspalten sollten so früh wie möglich operiert werden, um den Defekt möglichst ohne prothetische Überbrückung direkt schließen zu können.

Rippenfehlbildungen treten meist als Rippendefekte auf, häufig kombiniert mit anderen (Weichteil-)Fehlbildungen (Poland-Syndrom). Die Symptome sind abhängig von der Defektgröße, meist sind die Kinder beschwerdefrei. Eine Operationsindikation ergibt sich entweder aus einer paradoxen Beweglichkeit der Brustwand oder aus einer kosmetisch beeinträchtigenden Störung. Für einen frühen operativen Defektverschluß spricht die Tatsache, daß der Defekt mit dem Wachstum an Größe zunimmt und damit schwieriger zu korrigieren ist. Die Operation besteht in der breiten Darstellung des Brustwanddefekts, der Defektüberbrückung mit längsgespaltenen Rippentransplantaten und, falls notwendig, einem straff eingenähten resorbierbaren Kunststoffnetz (Ravitch 1983). Die zusätzliche Auffütterung mit einem Latissimusmuskellappen ergibt hervorragende kosmetische Resultate und stellt zusätzlich den Grundstock dar für den bei Mädchen erforderlichen späteren Brustaufbau bei vorhandener Mammahypoplasie (Haller et al. 1984; Urschel et al. 1984).

20.1.2 Entzündliche Erkrankungen der Brustwand

Unter den entzündlichen Erkrankungen der Brustwand sind sowohl Entzündungen des Haut- und Weichteilmantels als auch solche des knöchernen Skeletts zu verstehen. Entzündungen in den Brustwandweichteilen können infolge von Verletzungen nach Thoraxtrauma bzw. postoperativ auftreten (s. Kap. 23). Daneben sind als typische, nur an der Thoraxwand auftretende Eiterungen der subpektorale und der subskapuläre Abszeß von chirurgischer Bedeutung. Der Subpektoralabszeß nimmt seinen Ausgang entweder als lymphogener Abszeß bei infektiösen Erkrankungen des Armes oder per continuitatem bei Entzündungen der Brustdrüse bzw. der Vorderrippen. Die klinische Symptomatik in diesem Bereich entspricht einem infektiösen Geschehen. Die Patienten sind krank, haben in der Regel Fieber und andere Infektzeichen wie Rötung und Schwellung im Bereich des Brustmuskels. Die Beweglichkeit des Arms ist schmerzhaft eingeschränkt. Die Behandlung der Wahl besteht in Inzision und Abszeßdrainage.

Der subskapuläre Abszeß ist eine seltene, aber typische postoperative Komplikation nach Thorakotomie. Die Therapie der Wahl besteht auch hier in Abszeßinzision und adäquater Drainage, ggf. unter röntgenologischer Lagekontrolle.

20.1.2.1 *Rippen- und Sternumosteomyelitis*

Die akute hämatogene Osteomyelitis der Rippen oder des Sternums ist heutzutage eine Rarität und wird, wenn überhaupt, vornehmlich bei Kindern beobachtet. Betroffen sind in der Regel die oberen Rippen. Diagnostik und Therapie entsprechen dem Vorgehen bei der hämatogenen Osteomyelitis anderen Ursprungs.

Die wesentlich häufigere Ursache der Rippen- und Sternumosteomyelitis ist heute die sekundäre Infektion über traumatische oder Operationswunden, oder sie ist Folge einer Rippenchondritis oder eines Pleuraempyems. Hierbei ist zu unterscheiden zwischen der akuten Form der Osteomyelitis und ihrem chronischen Auftreten als Folge einer benachbarten Wundheilungsstörung. Bei verzögert heilenden Wunden und Fistelbildungen nach Sternotomie bzw. Thorakotomie, insbesondere nach Verwendung von nicht-resorbierbarem Nahtmaterial, sollte man stets an eine schwelende Osteomyelitis denken. Röntgenzielaufnahmen versagen meist in der akuten Phase. Die Skelettszintigraphie ergibt wegen der meist an dieser Stelle vorausgegangenen Operation häufig falsch-positive Befunde.

Die Behandlung sollte nach den üblichen Richtlinien der Wundlokalbehandlung erfolgen, wobei aus dem Wundabstrich isolierte Erreger gezielt nach Antibiogramm behandelt werden sollten. In manchen Fällen kann auf diese Weise eine beginnende sekundäre Osteomyelitis beherrscht werden.

Im chronischen Stadium stellt die chirurgische Entfernung der betreffenden Knochenabschnitte die Therapie der Wahl dar. Wesentlich seltenere Ursachen einer chronischen Fistelung wie Knochentuberkulose oder Lues werden dadurch ausgeschlossen. Über das Ausmaß der Resektion bei vorhandener Fistelung kann die röntgenologische Fisteldarstellung Hinweise geben, ebenso die Injektion von Methylenblau zu Beginn der Operation.

20.1.2.2 *Osteoradionekrose*

Die Osteoradionekrose der Brustwand stellt einen zwar seltenen, aber klinisch bedeutsamen Folgezustand nach Bestrahlung der Brustwand dar. Häufig handelt es sich um Frauen mit einem Mammakarzinom in der Anamnese, die nach Ablatio mammae nachbestrahlt wurden. Nicht selten erfolgte eine zusätzliche Strahlentherapie nach einem längeren Intervall wegen eines lokoregionären Rezidivs. Die vornehmlich betroffenen Abschnitte entsprechen den Bestrahlungsfeldern im Bereich der vorderen Brustwand entweder über dem Sternum oder lateral im ehemaligen Narbenbereich (Abb. 20.3). Die meisten Patientinnen konsultieren den Arzt erst relativ spät. Nicht selten wird der Zeitpunkt einer chirurgischen Therapie auch durch meist frustrane konservative Behandlungsmaßnahmen (Salben) hinausgeschoben. So wird der Chirurg häufig erst nach Auftreten von Sekundärkomplikationen hinzugezogen. Innerhalb der strahlengeschädigten Haut findet sich dann ein mehr oder weniger großes, schmierig belegtes Ulkus, mit der spürbar knöchernen Thoraxwand im Wundgrund. Ein gleichzeitig vorhandenes lokales Tumorrezidiv ist nicht selten.

Die alleinige lokale Behandlung durch mechanische oder tryptische Abtragung von Nekrosen im Sinne ei-

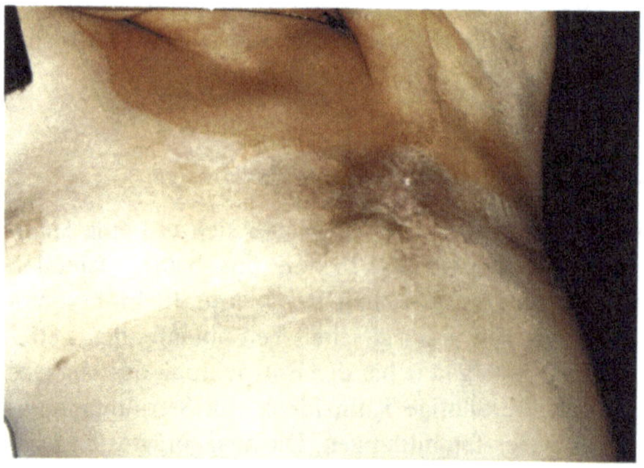

Abb. 20.3. Osteoradionekrose nach Ablatio mammae und Nachbestrahlung

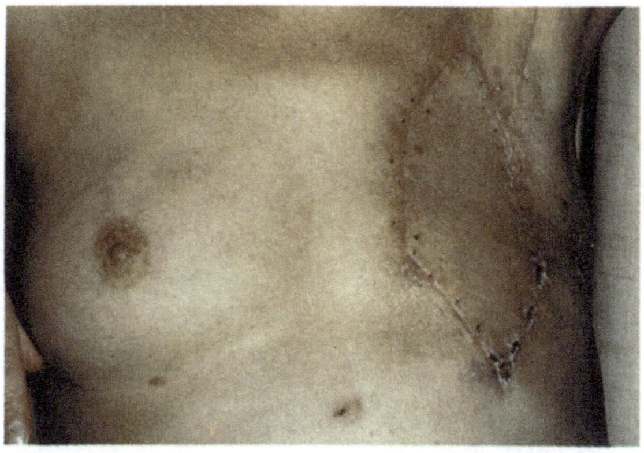

Abb. 20.4. Kosmetisches Ergebnis 3 Wochen nach Brustwandresektion und Latissimus-dorsi-Insellappenplastik

nes Wunddébridements ist kontraindiziert bzw. allenfalls als schlechte Alternative für inoperable Patienten zu sehen, da in der Regel der eigentliche Weichgewebedefekt dadurch nur vergrößert wird. Die Therapie der Wahl besteht in der ausreichend weiten Resektion des gesamten Wundbezirks einschließlich der mitbefallenen knöchernen Brustwandabschnitte. Das Resektionsausmaß sollte großzügig sein. Läßt man infizierte Knochen- bzw. Knorpelabschnitte zurück, ist ein entzündliches Rezidiv vorprogrammiert. Rippen- und Sternumresektionsränder sollten an der Absetzungsstelle im Markbereich petechial bluten. Der dadurch entstehende Brustwanddefekt wird je nach Ausdehnung in Breite und Tiefe mit einem gestielten muskulokutanen Lappen gedeckt. Hier hat sich der Latissimus-dorsi-Insellappen als äußerst hilfreich erwiesen (Mendelson u. Masson 1977; McCraw et al. 1978). Die kosmetischen Ergebnisse sind hervorragend (Abb. 20.4). Als Alternative, je nach anatomischer Lage des Defekts, bieten sich der Pectoralis-major-Lappen (Arnold u. Pairolero 1979) oder der Rectus-abdominis-Lappen (Robbins 1979) an. Hauttransplantationen allein können einen ulzerierenden Defekt bei Osteoradionekrose nur ungenügend decken und sollten, wenn sie zur Anwendung kommen, nach unserer Erfahrung mit einem Omentumtransplantat unterfüttert sein. Dieses Verfahren wiederum ergibt insbesondere nach größeren knöchernen Defekten keine ausreichende Brustwandstabilität. Der Vorteil der muskulokutanen Lappenplastiken liegt eindeutig in der Sicherheit des Brustwandersatzes in vorgeschädigten Arealen durch einen einzigen operativen Eingriff (Larson et al. 1982). Nicht zuletzt entscheidet die persönliche Erfahrung des Operateurs das einzuschlagende Verfahren. Bezüglich der operativen Techniken wird auf S. 527ff verwiesen.

20.1.2.3 Empyema necessitatis

Beim Empyema necessitatis handelt es sich um eine heute selten gewordene Komplikation eines Pleuraempyems, die in der Regel im Spontanverlauf eines nicht erkannten Empyems auftritt. Das ursprünglich innerhalb der beiden Pleurablätter sich ausdehnende Empyem verläßt die Pleura parietalis und entwickelt sich in den Weichteilen der Brustwand bis unter das Subkutangewebe, wo es als fluktuierende schmerzhafte Schwellung erscheint. Die Verdachtsdiagnose stellt sich im Zusammenhang mit der zunächst nicht erkannten bzw. übersehenen Symptomatik des Pleuraempyems bzw. dessen Ursache. Die Röntgenübersichtsaufnahme bestätigt häufig die Residuen des Pleuraempyems. Gesichert wird die Verdachtsdiagnose durch diagnostische Punktion, wobei Eiter gewonnen wird. Das therapeutische Vorgehen besteht in der Entlastung durch Drainage unter gleichzeitiger Abklärung und Behandlung der Ursache des Pleuraempyems (s. Abschn. 20.2.3).

20.1.3 Brustwandtumoren

Brustwandtumoren sind selten. Abgesehen von dem als eigene Entität zu betrachtenden Mammakarzinom, machen Brustwandtumoren insgesamt nur etwa 5% aller Malignome im Thoraxbereich aus (McCormack et al. 1981). Ihre klinische Bedeutung erlangen die Tumoren der Brustwand durch das meist sichtbare, mehr oder weniger voluminöse Wachstum, das den behandelnden Arzt vor Probleme stellen kann (Abb. 20.5). Durch das relativ seltene Vorkommen der Brustwandtumoren sind Erfahrungen mit deren Umgang eingeschränkt. Nur wenige Zentren überblicken ein ausreichend großes Krankengut.

Brustwandtumoren sind in der Hälfte der Fälle bösartig. Dies bedingt eine standardisierte Vorgehensweise in der Diagnostik und insbesondere im operativen Vorgehen. Die chirurgischen Probleme liegen in der Regel entweder in der Unterschätzung der eigentlichen Tumorausdehnung oder der unbegründeten Furcht vor zu großen Defekten. Nur so läßt sich die große Zahl „anoperierter" oder ungenügend resezierter Tumoren erklären.

Die lokale Ausdehnung von Brustwandtumoren stellt heute in aller Regel keinen limitierenden Faktor für die Operationsindikation mehr dar; es lassen sich praktisch alle Tumoren entfernen. Die zur Verfügung stehenden Möglichkeiten des Brustwandersatzes erlauben eine radikale Vorgehensweise unter Erhaltung der Thoraxintegrität und Brustwandstabilität.

Bei den Brustwandtumoren unterscheidet man die primären Tumoren, die ihren Ursprung unmittelbar in

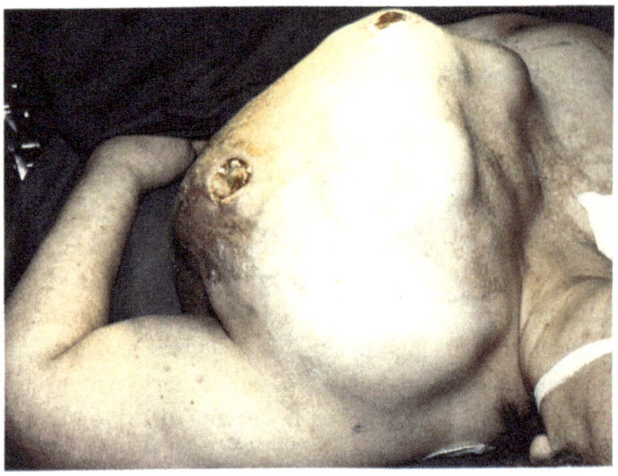

Abb. 20.5. Monströser Brustwandtumor

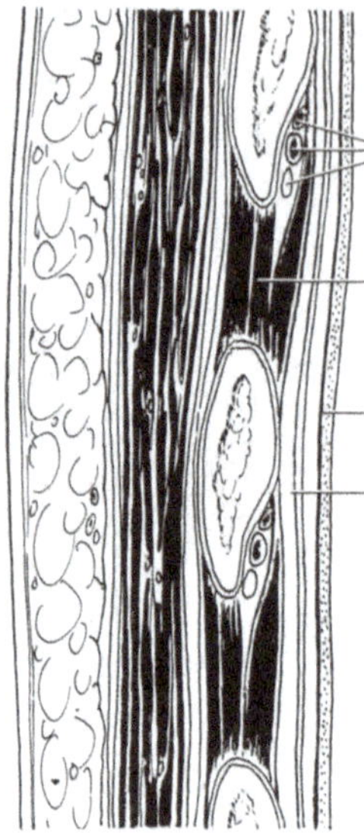

Abb. 20.6. Topographischer Ursprung primärer Brustwandtumoren (schematischer Brustwandquerschnitt)

den Weichteilen oder dem knöchernen Thorax haben, von den sekundären Tumoren, die entweder per continuitatem von der Lunge ausgehend in die Brustwand infiltrieren oder metastatisch auf dem Blutweg die Brustwand befallen. Die sekundären Brustwandtumoren stellen in der täglichen Praxis das größere Kontingent dar.

20.1.3.1 Primäre Brustwandtumoren

Primäre Brustwandtumoren haben ihren Ursprung in den Weichgeweben bzw. den knöchernen Anteilen des Brustkorbes (Abb. 20.6). Legt man diese topographische Einteilung zugrunde, so reicht das Spektrum der primären Brustwandtumoren von den Haut- und Weichgewebetumoren der Brustwand, den von Nerven und Gefäßen ausgehenden Tumoren, den typischen Rippen- und Sternumtumoren bis zu den Tumoren der Pleura, die streng genommen die innere Auskleidung der Brustwand ausmacht. Die Pleuratumoren werden als gesonderte Entität in Abschn. 20.2.6 behandelt.

Pathologisch-anatomisch handelt es sich demnach vorwiegend um Knochen- bzw. Weichgewebetumoren, deren Klassifikation mannigfaltig und teilweise uneinheitlich ist. In Einzelfällen kann selbst die Einteilung der Dignität Schwierigkeiten bereiten. Unter den eindeutig gutartig imponierenden Tumoren finden sich Hauttumoren, Fibrome und Lipome, Neurofibrome, Leiomyome und Hämangiome. Gutartige Tumoren knöchernen Ursprungs sind die fibröse Dysplasie, Chondrome und Osteochondrome. Unter den bösartigen Tumoren finden sich Fibrosarkome, Chondrosarkome, multiple Myelome, Ewing-Sarkome und osteogene Sarkome neben den bösartigen fibrohistiozytären Tumoren sowie den malignen Muskel- und Gefäßtumoren. Im erweiterten Sinne beinhalten die malignen Brustwandtumoren auch die malignen Melanome der Brusthaut.

Die Brustwandtumoren imponieren als sicht- oder tastbare Schwellung im Brustwandbereich, sofern sie sich nach außen entwickeln. Die mehr nach innen wachsenden Tumoren werden meist als röntgenologischer Zufallsbefund entdeckt (Abb. 20.7).[1] In einer eigenen retrospektiven Analyse an 98 operierten Patienten mit primären Brustwandtumoren waren 45% praktisch beschwerdefrei (Merkle et al. 1987). Beschwerden oder Schmerzen finden sich höchstens bei jedem 2. Patienten, wobei Schmerzen eher auf Malignität hindeuten. Im eigenen Krankengut klagte nur jeder 3. Patient mit einem gutartigen Tumor über Schmerzen, bei Patienten mit bösartigen Tumoren dagegen 75%.

Der Altersgipfel der Patienten liegt etwa zwischen 40 und 60 Jahren, wobei nach übereinstimmenden Angaben in der Literatur in den Altersrandbereichen, d. h. bei Kindern und älteren Erwachsenen, die malignen Tumoren überwiegen. Während das Geschlechtsverhältnis für alle Tumoren ausgeglichen ist, dominieren bei den malignen Tumoren die Männer mit einem Verhältnis von 2:1.

Als obligatorische diagnostische Maßnahmen sind (je nach vermeintlicher Ausdehnung) eine Thoraxröntgenaufnahme im p. a. und seitlichen Strahlengang mit Durchleuchtung und ggf. Zielaufnahme sowie eine CT des Thorax zu fordern. Als fakultative Untersuchungs-

[1] Für die Überlassung der Röntgenaufnahme danken wir Herrn Priv. Doz. Dr. S. Tuengerthal, Chefarzt der Röntgenabteilung der Thoraxklinik Heidelberg-Rohrbach.

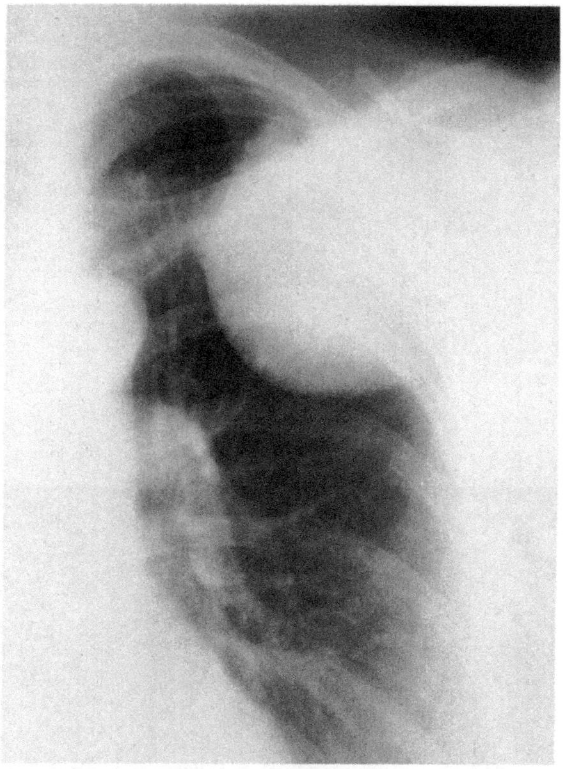

Abb. 20.7. Röntgenbild eines nach innen wachsenden Brustwandtumors

möglichkeiten stehen die Angiographie (Martini et al. 1987) sowie die Skelettszintigraphie (Eschapasse et al. 1987) in geeigneten Fällen zur Verfügung. Der Stellenwert der Kernspintomographie kann derzeit noch nicht endgültig beurteilt werden (s. Kap. 6).

Diagnostische Tumorpunktionen bzw. -biopsien sind selten erforderlich. Erfahrungsgemäß ist die Dignität bei einem nicht unbeträchtlichen Anteil der Patienten mit primärem Brustwandtumor präoperativ unklar. Da für den überwiegenden Teil aller Brustwandtumoren die Resektion im Gesunden die Therapie der Wahl darstellt, erübrigt sich in den meisten Fällen eine exakte präoperative histopathologische Klassifizierung. Diese wird quasi durch die chirurgische radikale Resektion nachgeholt. In bestimmten Fällen, insbesondere bei lokal sehr ausgedehnten bzw. schwer abgrenzbaren Tumoren (Sternumtumoren mit Infiltration der Weichteile), kann eine präoperative histologische Klassifizierung sinnvoll sein. Dies gilt insbesondere für die sehr seltene Situation der aus lokalen oder allgemeinen Gründen primär als inoperabel anzusehenden Brustwandtumoren, um aus dem Biopsat eine histologische Diagnose zu stellen und damit eine möglicherweise nicht-operative Therapiealternative beurteilen zu können (osteogenes Sarkom, Ewing-Sarkom). In seltenen Fällen, z. B. beim Nachweis eines „solitären“ Myeloms, stehen nicht-chirurgische Maßnahmen zumindest im Vordergrund der Therapie, so daß eine prätherapeutische histologische Klassifizierung durchaus sinnvoll sein kann. Ob diese als perkutane Stanzbiopsie oder als offene Biopsie durchzuführen ist, muß im Einzelfall entschieden werden. Generell gilt, daß die Zeitspanne zwischen diagnostischem Eingriff und eigentlicher Resektion des Tumors aus Gründen einer möglichen Tumorzellverschleppung möglichst kurz gehalten werden soll.

Chirurgische Maßnahmen stellen mit Abstand das wichtigste Behandlungsprinzip bei primären Brustwandtumoren dar. Die operativen Verfahren und Techniken wurden v. a. in der Chirurgie der sekundären Brustwandtumoren gewonnen. Die Therapie der Wahl besteht in der Resektion des Tumors im Gesunden, wobei die Integrität der Thoraxbinnenstrukturen aus Gründen der Radikalität zweitrangig ist. Der Verzicht auf eine Thoraxeröffnung und evtl. notwendige Mitnahme adhärenter Lungenabschnitte wird heute als Behandlungsfehler angesehen.

Technik der Brustwandresektion (Abb. 20.8 a–c)
Die Technik der Tumorresektion ist abhängig von Tumorgröße und -lage sowie Dignität. Bei oberflächlich gelegenen, kleineren (< 5 cm) und wahrscheinlich gutartigen Tumoren reicht die breite Exzision im Gesunden aus, wobei keine knöcherne Brustwandresektion (und damit auch Brustwandrekonstruktion) erforderlich ist. In der Regel läßt sich bei oberflächlich gelegenen Weichgewebetumoren eine radikale Entfernung unter primärem Wundverschluß gut erreichen.

Bei tiefer gelegenen, meist von den knöchernen Strukturen ausgehenden Tumoren besteht die operative Taktik im Prinzip der „no touch isolation“ (sofern nicht intraoperativ eine histologische Diagnosesicherung erforderlich ist). Je wahrscheinlicher ein maligner Tumor der Veränderung zugrundeliegt, um so radikaler sollte das chirurgische Vorgehen sein. Die primäre Schnittführung hat sich am Rippenverlauf zu orientieren, wobei bei kleineren, in der Tiefe gelegenen Rippentumoren die Inzision über dem tastbaren Tumor erlaubt ist. In Fällen nachgewiesener oder aber vermuteter Infiltration der Kutis bzw. des Subkutangewebes hat die Schnittführung in einem genügenden Sicherheitsabstand zu verlaufen. Die Eröffnung der Thoraxhöhle nach Inzision der Pleura parietalis sollte ebenfalls tumorfern erfolgen – je nach Lokalisation entweder oberhalb oder unterhalb des Tumors. Es empfiehlt sich, unmittelbar nach der Pleuraeröffnung digital sowohl die intrathorakale Ausdehnung des Tumors als auch eine mögliche Infiltration der Brustwandbinnenstrukturen zu erfassen. Nach dieser Exploration sollte

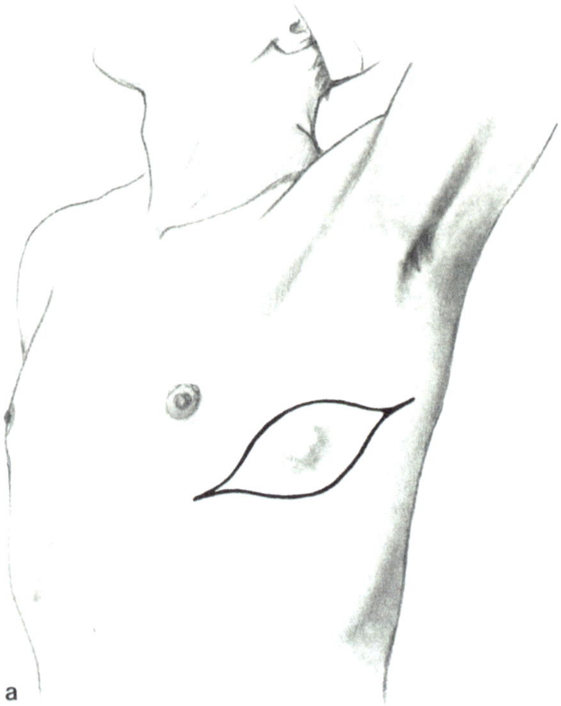

a

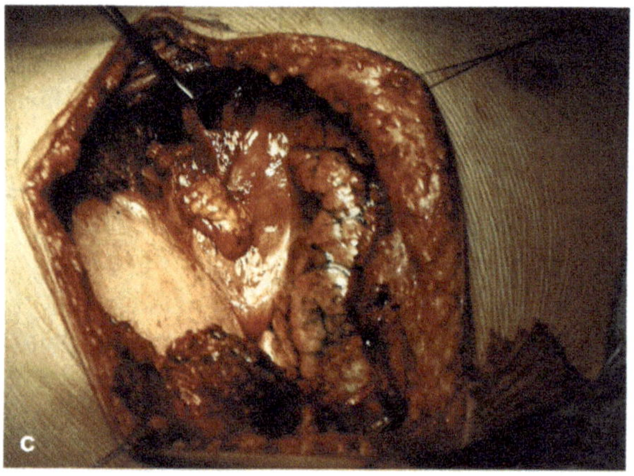

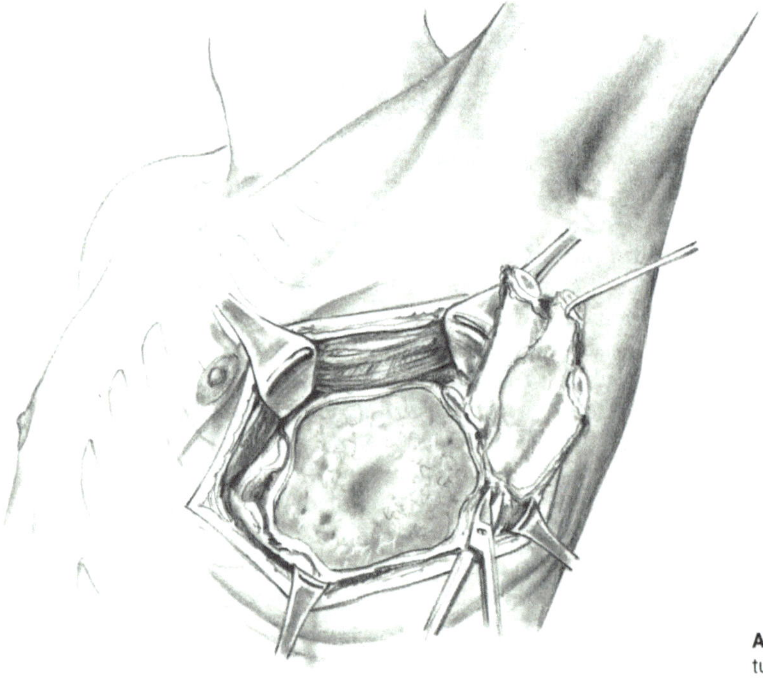

b

Abb. 20.8 a–c. Technik der Brustwandtumorresektion

das Augenmerk auf die extraskelettale Region der Brustwandmuskulatur gelegt werden. Hier gilt es, den eigentlichen Grad der Tumorinvasion festzulegen und die entsprechenden Muskelpartien (u. U. mit Subkutangewebe und Haut) mitzuresezieren. Wenn der Tumor die Interkostalmuskulatur bzw. die Rippen nach außen hin nicht überschreitet, sollte die Brustwandmuskulatur, also insbesondere der M. pectoralis, der M. serratus anterior und der M. latissimus dorsi, möglichst erhalten bleiben, da sie wesentlich zur Defektdeckung beitragen können.

Die eigentliche Tumorresektion orientiert sich am günstigsten entlang des ober- oder unterhalb gelegenen, sicher freien ICR. Dies bedeutet, daß bei größeren Rippentumoren in der Regel eine normal beschaffene Rippe ober- und unterhalb des Tumors en bloc mitreseziert wird. Die Resektionsausdehnung nach dorsal bzw. ventral sollte bei größeren malignen Tumoren ca. 10 cm im Gesunden betragen, um einer möglichen Tumorinfiltration innerhalb des Knochenmarkraums gerecht zu werden. Die gelegentlich erhobene Forderung, bei primär malignen Rippentumoren die Rippe in toto zu entfernen, ist zwar theoretisch begründbar, aber bisher nie ausreichend bewiesen worden. Die Resektionsränder sollten in jedem Fall sorgfältig histologisch untersucht und ggf. nachreseziert werden.

Hat der Brustwandtumor die Lunge, das Zwerchfell, den Ösophagus oder das Mediastinum befallen, so steht zur Diskussion, diese Strukturen schrittweise mitzuentfernen. Dabei hat sich an der Lunge die Verwendung maschineller Nähapparate als sehr günstig erwiesen. Bei einem tangentialen Ösophagusbefall gelingt es häufig, durch Mitnahme der Muskulatur unter Erhaltung des Schleimhautzylinders lokal radikal zu sein. Problematisch wird die radikale Tumorentfernung im Bereich der Wirbelsäule, bei welcher der Gesichtspunkt der Radikalität stets den möglichen nervalen Schäden gegenübergestellt werden sollte. Hier hat sich eine enge Zusammenarbeit mit dem Neurochirurgen bewährt.

Eine Sonderstellung nimmt die Resektion des Sternums ein, da hierdurch die Integrität und Stabilität der Brustwand erheblich beeinträchtigt werden können. Dies gilt insbesondere für die totale Sternumresektion, die erstmals 1959 in Schweden durchgeführt wurde (Brodin u. Linden 1959), und 1963 durch Baue in den USA (Baue 1963).

Prinzipiell gelten bei Sternumresektionen die gleichen operativen Prinzipien wie bei Tumoren der seitlichen und hinteren Brustwand. Das Prinzip der Radikalität darf nicht durch anatomische Strukturen begrenzt werden, so daß insbesondere bei Tumoren des Sternums selbst bzw. bei Brustwandtumoren im vorderen Brustwandbereich Mitresektionen des Brustbeins obligatorisch sind. Bei Sternumtumoren sollte man sich schon präoperativ über das Ausmaß der Resektion durch Einzeichnung des geplanten Resektionsausmaßes Klarheit verschaffen (auch aus juristischen Gründen). Die Schnittführung sollte in der Regel horizontal entweder ober- oder unterhalb des Tumors erfolgen und dann mit den bereits beschriebenen Sicherheitsabständen fortschreiten. Bei Tumoren des oberen Sternumanteils ist eine Mitresektion der beiden sternalen Klavikularenden erforderlich, was die Funktion des Schultergürtels nicht wesentlich beeinträchtigt (Abbot u. Lucas 1954). Da die meisten Sternumtumoren bösartig sind (Witz et al. 1978; Adkins 1983; Le Roux u. Shama 1983), empfiehlt sich bei der Sternumresektion ein Sicherheitsabstand von mindestens 3-5 cm. Die Erhaltung einer oberen oder unteren Sternumbrücke (falls dies aus Radikalitätsgründen möglich ist) und damit die Wahrung der Brustkorbstabilität ist die beste Prophylaxe für eine ausreichende Spontanatmung (Martini et al. 1974). Wie bei den übrigen Brustwandtumoren sollte auch bei der Resektion des Sternums nach der beschriebenen Hautschnittführung möglichst zielstrebig ein gesunder ICR parasternal erreicht werden, um von hier aus die Situation der Tumorinfiltration hinter dem Sternum eruieren zu können. Bei der Infiltration von Nachbarorganen wie der Pleura mediastinalis, des Perikards oder des Mediastinums müssen diese Strukturen mitreseziert werden.

Brustwandrekonstruktion

Eine Rekonstruktion der Brustwand ist streng genommen nur nach großer Defektbildung erforderlich. Prinzipiell ist zu unterscheiden zwischen knöcherner Defektdeckung, die die Brustwandstabilität wiederherstellt und den Schutz der Thoraxbinnenorgane gewährleistet, und Deckung von Weichgewebedefekten, die im wesentlichen ein ästhetisch-kosmetisches und nur selten ein funktionelles Problem darstellt. In der klinischen Routine spielen insbesondere bei größeren Tumoren nicht selten beide Aspekte gemeinsam eine Rolle. Grundsätzlich gilt, daß für den knöchernen Defektersatz im Brustwandbereich meist alloplastisches Fremdmaterial in Form von Kunststoffnetzen zur Anwendung kommt, während die Deckung des Hautdefekts entweder primär durch Mobilisation der umgebenden Hautanteile durchgeführt wird oder mit gestielten muskulokutanen Lappen.

Bei kleineren Weichgewebetumoren der Brustwand, bei denen durch Tumorresektion weder die knöcherne Brustwand noch das Integument reseziert wurden, erübrigt sich eine Defektdeckung.

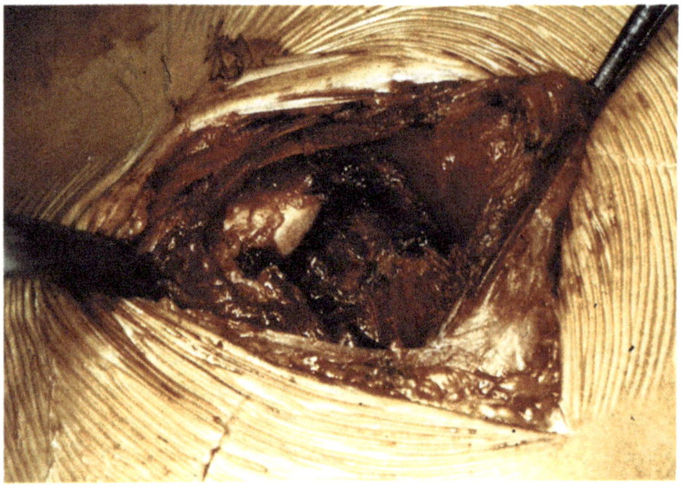

Abb. 20.9. Operationssitus nach „kleiner" Brustwandresektion: die geringe Defektgröße bedarf keiner Brustwandrekonstruktion

Die Art der Brustwandrekonstruktion nach Rippenresektion beispielsweise hängt nicht nur vom Ausmaß, sondern auch von der Lokalisation der Resektion ab. Je kranialer und dorsaler der Rippendefekt, desto weniger notwendig sind rekonstruktive Maßnahmen, da der Defekt häufig durch die Skapula und die mächtige Brustwandmuskulatur ausreichend abgedeckt wird. Zu achten ist lediglich auf die Vermeidung einer Herniation der Lunge bzw. eines Einhakens der Skapulaspitze in den knöchernen Brustwanddefekt bei ungünstigen Armbewegungen, was die Patienten durch Knochenreiben oder -knacken belästigen kann. Bei ventralen knöchernen Brustwanddefekten ist meist eine Brustwandrekonstruktion erforderlich, insbesondere in den unteren Brustwandabschnitten am Zwerchfellansatz (Eschapasse et al. 1987).

Kleinere kurzstreckige Rippendefekte nach Resektion gutartiger Tumoren lassen sich häufig mittels Adaptation des umgebenden Weichteilgewebes dekken. In solchen Fällen verzichten wir insbesondere bei jugendlichen Patienten auf die Verwendung von körperfremden Materialien (Abb. 20.9).

Bei größeren Defekten (mehr als 10 cm einer Rippe einschließlich der umgebenden Weichteile oder Teilresektion von mehr als einer Rippe) ist der Defektverschluß und die Brustwandrekonstruktion obligatorisch. Als günstiger Defektersatz hat sich in solchen Fällen das von Graham u. Usher (1960) nach tierexperimentellen Erfahrungen eingeführte Polyäthylen Marlex erwiesen. Die bis dahin in der Literatur angegebenen Materialien finden größtenteils keine Verwendung mehr (Tabelle 20.1). Beim Marlex mesh handelt es sich um ein äußerst reißfestes, gut gewebeverträgliches, nicht-resorbierbares Netz, das eine gute Brustwandstabilität bis zum endgültigen Bindegewebeeinbau garantiert. Unter Beachtung bestimmter Fixationstechniken (Abb. 20.10 a-c) ist das erreichte funktionelle und kosmetische Ergebnis in den meisten Fällen hervorragend. Diese Erfahrungen sind international anerkannt (Martini et al. 1987; Eschapasse et al. 1987; Beattie et al. 1987; Mountain u. McKenna 1987).

Tabelle 20.1. Materialien zur Brustwandrekonstruktion (historischer Überblick)

Literatur	Jahr	Material
Kirschner	1909	Fascia lata
Sauerbruch	1928	Mamma, Zwerchfell
Maurer u. Blades	1946	Rippe
Watson u. James	1947	Fascia lata
Campbell	1950	Latissimus-dorsi-Lappen
Morrow	1950	Tantalumgaze
Cotton et al.	1956	Stahlnetz
Hardin u. Harrison	1957	Teflon
Graham et al.	1960	Marlex mesh
Weber	1964	Lyophilisierte Dura
Eschapasse et al.	1977	Methylmetacrylat
Jurkiewicz u. Arnold	1977	Prolene mesh und Omentumlappen
Arnold u. Pairolero	1979	Knochenspan und Pectoralis-major-Lappen
Paris et al.	1980	Silikon und Stahl und Methylmetacrylat
McCormack et al.	1981	„Marlex sandwich"

Die in den ersten postoperativen Tagen manchmal beobachtete leichte paradoxe Brustwandbeweglichkeit im ersetzten Abschnitt verliert sich meist nach Tagen. Das gut gewebeverträgliche Netz wird vollständig und fest bindegewebig eingebaut. Wundinfektionen sind selten, wobei diese keineswegs die Entfernung des Kunststoffs nach sich ziehen müssen. Obwohl kanzerogene Eigenschaften von Marlex mesh bisher in der Literatur nicht bekannt geworden sind, sollten insbesondere bei Kindern und Jugendlichen resorbierbare Netze (z. B. Vicryl mesh) verwendet werden.

Abb. 20.10 a–c. Technik der Brustwandrekonstruktion mit Marlex mesh

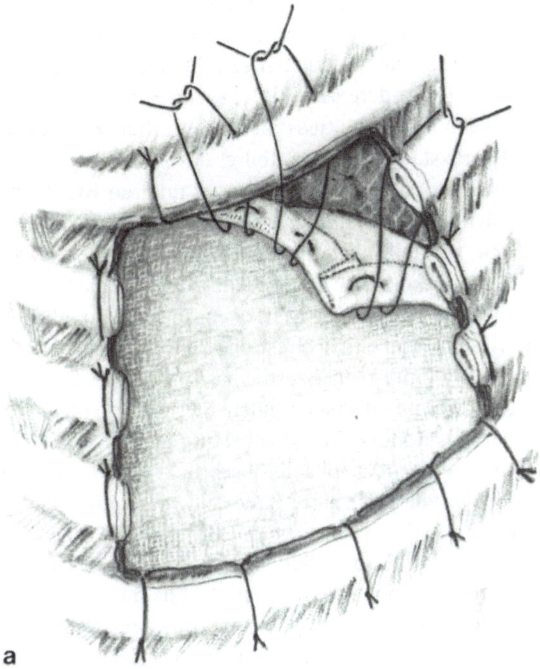

a

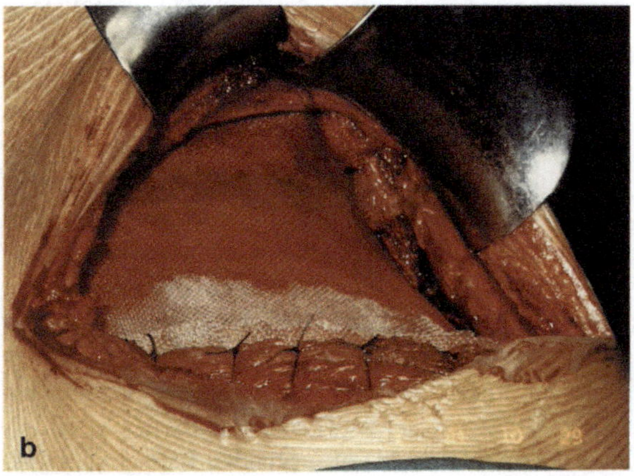

b

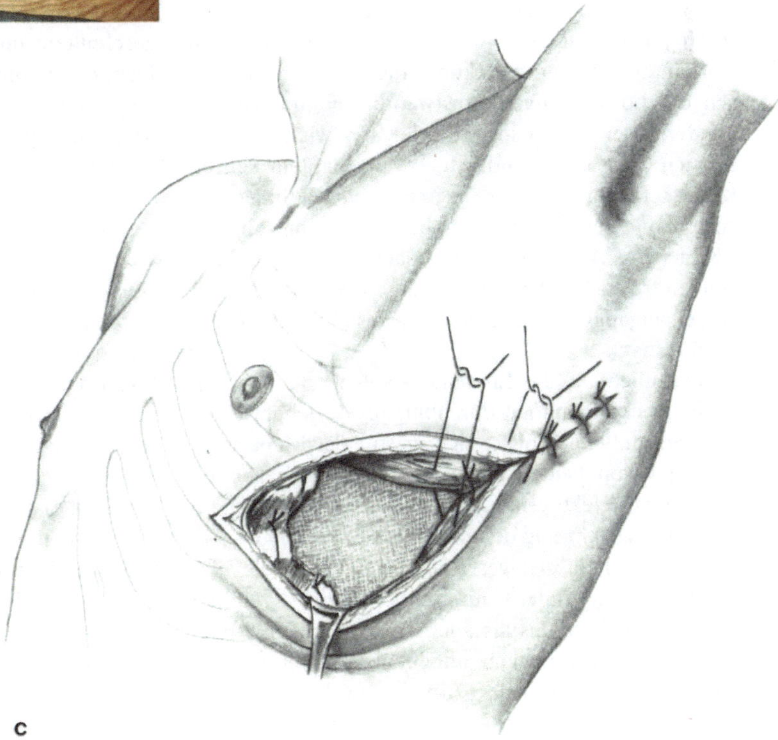

c

Eine Sonderstellung nimmt der rekonstruktive Ersatz des Brustbeins ein. Einerseits stellt es in besonderer Weise eine Schutzbarriere für Herz und große Gefäße dar, andererseits bildet es als Bindeglied zwischen beiden Hemithoraces den wesentlichen Faktor der Thoraxstabilität. Eine Teilresektion des Sternums unter Erhaltung einer oberen oder unteren Brücke beeinträchtigt die Stabilität des Brustkorbes nicht wesentlich, sie stellt auch an die Rekonstruktion des Defekts keine besonders hohen Anforderungen. In solchen Fällen hat sich das Marlex mesh als sehr günstig erwiesen. Problematisch ist die Rekonstruktion des vollständig entfernten Brustbeins. In dem 1959 publizierten ersten Fall einer totalen Sternumresektion wurde der entstandene Defekt mit Hilfe eines Knochenspans sowie einer Kutisplastik überbrückt (Brodin u. Linden 1959). 1963 publizierte Baue seine sehr günstige Erfahrung des Defektersatzes mit Marlex mesh nach totaler Sternumresektion. Bei einem 62jährigen Patienten wurde der mobilisierte M. pectoralis major von beiden Seiten gedeckt. Eine paradoxe Beweglichkeit der vorderen Brustwand ließ sich dadurch vollständig vermeiden; der Patient konnte ausreichend spontan atmen und am 12. Tage entlassen werden. Diese günstigen Resultate des Sternumdefektersatzes konnten von anderen Autoren nicht bestätigt werden. Die unmittelbaren Folgen der Instabilität des Thorax nach vollständiger Sternumresektion mußten meist durch eine längere postoperative maschinelle Beatmung überbrückt werden. Mit der Einführung eines durch Methylmetacrylat verstärkten Marlex-Netzes durch Eschapasse (Eschapasse et al. 1981) gelang es auch in Fällen von vollständiger Sternumresektion, die gefürchteten Folgen der postoperativen Brustwandinstabilität zu vermindern. Bei diesem sog. „Marlex sandwich" handelt es sich um einen individuell angepaßten starren Kunststoff, der aus einer inneren, in ein Stahlnetz gegossenen Methylmetacrylatschicht besteht, die in 2 Schichten Marlex mesh eingepackt ist. Die überstehenden freien Ränder erlauben eine Fixation des individuell angepaßten Brustwandersatzes (Abb. 20.11 b, c) (McCormack et al. 1981).

Wesentlich für die Einheilung solcher Kunststoffe ist die Deckung mit gut durchbluteten Weichgeweben. Im Sternumbereich bietet sich hierfür der M. pectoralis major von beiden Seiten an, der dachziegelartig über den Defekt genäht wird (Arnold u. Pairolero 1979). Bei gleichzeitig bestehenden Hautweichgewebedefekten nach ausgiebiger Tumorresektion ist die Mobilisation umgebender Haut und Weichteile sowohl im Bereich des Sternums als auch an der übrigen Brustwand meist nicht möglich, um einen primären Defektverschluß über dem Kunststoff zu gewährleisten. Dafür wurden verschiedene Verfahren des Haut- und Weichteilersatzes angegeben (Dingman u. Argenta 1981). Günstige Erfahrungen wurden insbesondere mit gestielten muskulokutanen Lappen gemacht (Boyd et al. 1981; Larson et al. 1982; Ramming et al. 1982; Arnold et al. 1984).

Bei der Technik der myokutanen Lappenplastik handelt es sich um eine Transplantation eines Muskels mit der ihn bedeckenden Haut unter Erhaltung des neurovaskulären Versorgungsstiels; dieser dient in der Regel als Drehpunkt bei der Mobilisation des Lappens. Am besten geeignet für die Defektdeckung im Thoraxbereich sind der Latissimus-dorsi-Lappen sowie der Pektoralislappen.

Der M. latissimus dorsi hat als flacher Muskel, der eine sehr große Fläche abdecken kann, und aufgrund seiner Blutversorgung aus einem axillären Gefäßstiel einen breiten Anwendungsbereich, der fast über die gesamte vordere Brustwand reicht (Abb. 20.12). Deshalb lassen sich auch größere Defekte über dem Brustbein, die zunächst durch Kunststoff in ihrer Stabilität gesichert wurden, mit einem myokutanen Latissimuslappen problemlos decken. Technik: Zuerst wird der durch die vollständige Brustwandresektion entstandene Defekt in seiner Größe ausgemessen und dann punktsymmetrisch um den Latissimusdrehpunkt auf den Muskel übertragen, wobei möglichst der vordere Muskelrand für den zu entnehmenden sog. Insellappen randbildend sein sollte. Nach Darstellung des ventralen Muskelrandes wird der entsprechende Muskelteil - in der Regel die vordere Hälfte des M. latissimus dorsi - mit der daraufliegenden Lappenhaut ausgeschnitten und so weit mobilisiert, daß er nach Hebung spannungsfrei in den Defekt verlagert und eingenäht werden kann (Abb. 20.11 d und 20.13). Meist gelingt bei genügend großer Schnittführung die primäre Naht des Entnahmedefekts.

Der M. pectoralis major läuft fächerförmig über die gesamte vordere Brustwand und wird aus den thorakoakromialen Gefäßen versorgt; auch aus diesem Muskel kann ein sog. Inselhautmuskellappen gebildet werden. Der Lappenstiel liegt im Bereich des Processus coracoideus. Der Pektoralislappen ist eher für Defektdeckungen im Brustbeinbereich geeignet, u. U. auch von beiden Seiten her zur Deckung größerer Defekte (Arnold u. Pairolero 1979).

Ergebnisse

Die Ergebnisse der chirurgischen Therapie primärer Brustwandtumoren sind von mehreren Faktoren abhängig. So wird das Schicksal der Patienten im Wesentlichen von der Art des Tumors, dessen Ausdehnung und der Resektabilität (radikal oder palliativ), bei manchen Tumoren von der zusätzlichen Behandlung mit Strahlen- oder Chemotherapie, sowie schließ-

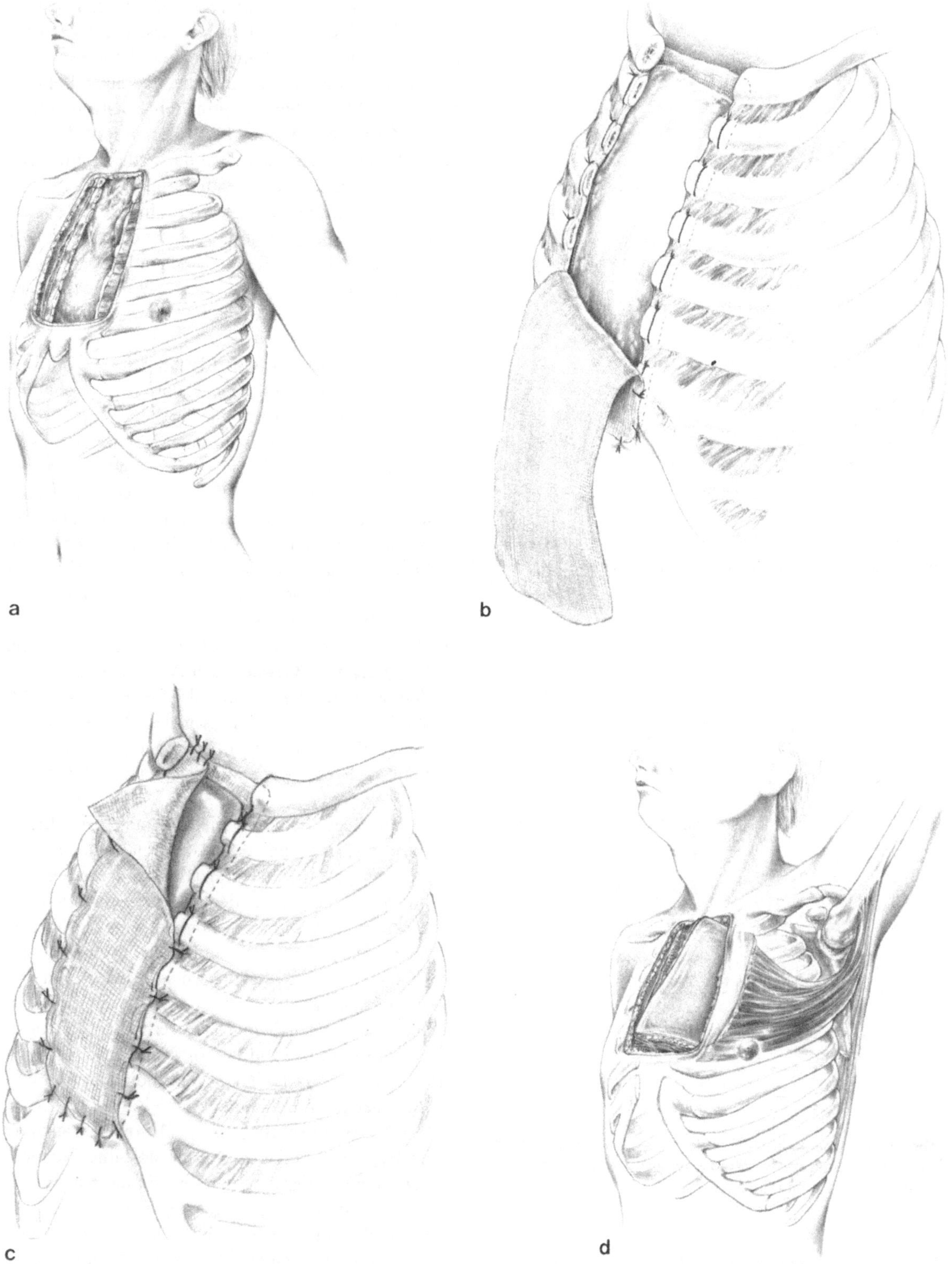

Abb. 20.11 a-d. Technik des Sternumersatzes mit dem sog. Marlex-Sandwich und Latissimusinsellappen

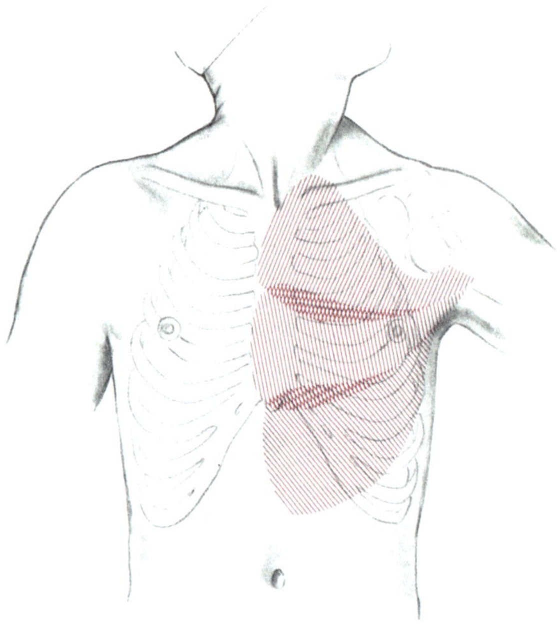

Abb. 20.12. Topographischer Einsatzbereich des M.-latissimus-dorsi-Lappens zur Brustwanddefektdeckung

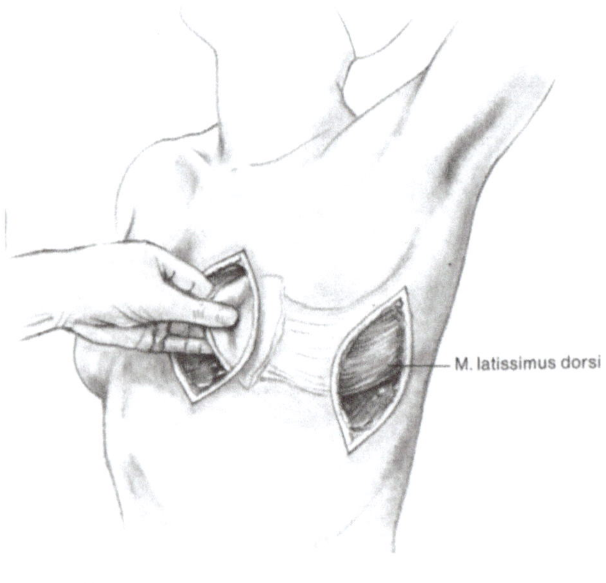

Abb. 20.13. Operationstechnik der muskulokutanen Lappenplastik bei Defekt der vorderen Brustwand. M. latissimus dorsi (ventraler Teil) mit Hautinsel

lich vom Allgemeinzustand des Patienten und evtl. weiteren Erkrankungen beeinflußt. Neben dem Langzeitschicksal sind die unmittelbaren Folgen des operativen Eingriffs sowie evtl. des Brustwandersatzes bei der Beurteilung der Ergebnisse zu berücksichtigen.

Da keine großen Fallzahlen in der Literatur berichtet werden, sind mitgeteilte Ergebnisse meist persönliche Erfahrungen und Empfehlungen. Unsere eigenen Erfahrungen stützen sich auf die operative Behandlung von 98 Patienten mit primären Brustwandtumoren im Zeitraum von 1973-1985 (Merkle et al. 1987):

1. In der überwiegenden Zahl der Fälle ist eine chirurgisch radikale Tumorentfernung möglich. Sie bedeutet gleichzeitig die beste Prophylaxe für ein Tumorrezidiv. Die Sicherheitsabstände hängen von der Dignität, der Tumorgröße und -lage ab. Bei Sarkomen, insbesondere Weichteilsarkomen, ist eine genügend große Sicherheitszone im Gesunden dringend erforderlich.
2. Der Ersatz der Brustwand ist überall dort notwendig, wo Defekte mit benachbartem Gewebe nur schwer zu decken sind. Für den knöchernen Brustwandersatz haben sich im Bereich der Rippen vorwiegend Kunststoffnetze als sehr empfehlenswert erwiesen, da sie die Vorteile einer sicheren Defektüberbrückung bei gleichzeitiger Brustwandstabilität und reizlosem Einheilen gewähren. Lediglich für den Ersatz des gesamten Brustbeins scheint eine zusätzliche Stabilisierung mit verstärkten Netzen notwendig zu sein.
3. Haut- und Weichgewebedefekte müssen stets mit körpereigenem Gewebe gedeckt werden, insbesondere wenn der Untergrund des Defekts aus Kunststoff besteht. Wenn ein primärer Wundverschluß durch Verschiebelappen nicht möglich ist, empfiehlt sich die Anwendung von muskulokutanen (Insel-)Lappen.
4. In der Regel bedürfen die Patienten nach Brustwandresektion und -rekonstruktion keiner längerfristigen postoperativen Beatmung. Zwar benötigt die Mehrzahl der Patienten, insbesondere nach ausgedehnten Tumorresektionen, eine vorübergehende maschinelle Atemunterstützung für 1-2 Tage, längere Beatmungsphasen sind jedoch nur selten notwendig.
5. Die straff eingenähten Netze verhindern ein postoperatives Brustwandflattern. Nach etwa 3 Monaten wird das Marlex-Netz vollständig von fibrösem Bindegewebe durchbaut.
6. Wundinfektionen sind selten (3 von 98 Patienten im eigenen Krankengut). Eine absolute Notwendigkeit zur Entfernung eines infizierten Kunststoffnetzes ist in der Regel nicht gegeben.
7. Komplikationen seitens muskulokutaner Lappen sind meist auf technische Entnahmefehler zurückzuführen, somit in der Regel vermeidbar.
8. Die (30-Tage-)Operationsletalität ist mit etwa 0-5% zu veranschlagen (im eigenen Krankengut betrug sie 1%).

9. Die spätpostoperativen Komplikationen sind bedeutungslos. In seltenen Fällen werden späte Dislokationen des Kunststoffnetzes beobachtet, die jedoch meist keiner besonderen Therapie bedürfen. Bei sehr ausgedehnten Resektionen der Brustwand können geringgradige Funktionseinschränkungen persistieren.
10. Die Häufigkeit von lokalen Tumorrezidiven hängt von der Radikalität des Ersteingriffs ab, und damit indirekt von der Tumorgröße. Besonders rezidivfreudig sind Fibrosarkome. Knapp 30% aller Patienten mit malignen Brustwandtumoren im eigenen Krankengut hatten ein lokales Rezidiv.
11. Die langfristigen Überlebensraten nach Resektion primärer maligner Brustwandtumoren liegen bei etwa 50%. Diese sind entscheidend abhängig von der Selektion der Patienten.
12. Todesursachen der verstorbenen Patienten sind überwiegend auf eine Generalisierung des Tumorleidens zurückzuführen.

20.1.3.2 Sekundäre Brustwandtumoren

Sekundäre Brustwandtumoren sind Geschwülste, die per continuitatem, lymphogen oder hämatogen von einem anderen Tumorursprungsort in die Brustwand infiltrieren bzw. metastasieren. Es handelt sich um die große Gruppe der die Brustwand infiltrierenden Bronchialkarzinome sowie um die in der Regel knöchernen Metastasen anderer Primärtumoren, wie z. B. der Niere, Prostata, Mamma oder Schilddrüse. Brustwandmetastasen sind mindestens ebenso häufig wie primäre Brustwandtumoren (Stelzer u. Gay 1980).

Die Differentialdiagnose zwischen primären und sekundären Brustwandtumoren ergibt sich aus der Synopsis von Anamnese, klinischem Befund und Röntgenuntersuchung. Ein anamnestisch bekanntes Malignom wird bei einem entsprechenden klinischen Befund an der Brustwand die Verdachtsdiagnose auf einen sekundären Brustwandtumor im Sinne einer Metastase ergeben. Auch wenn mehrere Tumoren gleichzeitig vorhanden sind, läßt dies auf eine Metastasierung schließen. In solchen Verdachtsfällen wird eine Stanzbiopsie und klärende Histologie den Ort des Primärtumors häufig eingrenzen können. Eine sekundäre Tumorinfiltration der Brustwand durch einen primären Lungentumor oder auch ein selten vorkommendes, in die Brustwand infiltrierendes Mammakarzinom ist immer dann anzunehmen, wenn diese Verdachtsdiagnose durch die klinische bzw. Röntgenuntersuchung der Brustorgane erhärtet werden kann. Die Differentialdiagnose zwischen primärem knöchernem Brustwandtumor und Rippenmetastase z. B. kann in manchen Fällen praktisch unmöglich sein, so daß sich die definitive Diagnose erst durch die diagnostische und therapeutische Resektion des Tumors ergibt.

Wenngleich die Resektionsbehandlung einer Brustwandmetastase aus onkologischer Sicht prinzipiell nicht mit kurativer Zielsetzung erfolgen kann und deshalb meistens nur eine relative Operationsindikation besteht, so wird in vielen Fällen allein aus diagnostischen Gründen eine chirurgische Therapie notwendig sein. Eine weitere Operationsindikation bei Brustwandmetastasen ist der palliative Gesichtspunkt, der insbesondere bei sehr ausgedehnten, schmerzhaften oder vor der Exulzeration stehenden Tumoren die Entscheidung für ein resezierendes Vorgehen bringt. In sehr seltenen Fällen kann eine Brustwandresektion auch anläßlich einer Lungenmetastasenoperation notwendig werden.

Prinzipiell anders ist die Situation bei per continuitatem in die Brustwand infiltrierenden Bronchialkarzinomen zu sehen. Hier stellt die En-bloc-Resektion des tumortragenden Lappens einschließlich der Brustwand eine chirurgisch radikale, durchaus mit kurativer Zielsetzung durchzuführende Maßnahme bei einem lokal fortgeschrittenen Tumorleiden dar. Die Brustwandinfiltration eines Bronchialkarzinoms darf heute nicht mehr als Kontraindikation zu einem operativen Vorgehen angesehen werden.

Das operativ technische Vorgehen in solchen Fällen, ebenso wie bei Brustwandmetastasen, unterscheidet sich nicht prinzipiell von jenem bei primären Brustwandtumoren. Je nach Infiltrationstiefe der Brustwand ist entweder bereits beim Hautschnitt oder erst in den tieferen Schichten der die Brustwand infiltrierende Tumor so zu umschneiden, daß die eigentliche Thoraxeröffnung im Gesunden geschieht. Von hier aus ist die weitere operative Taktik abzuwägen. Prinzipiell ist sowohl die eigentliche Brustwandresektion als vorgeschaltete Maßnahme vor dem lungenresezierenden Eingriff mit Lymphadenektomie durchführbar, in ausgewählten Fällen aber auch zunächst die Resektion des tumortragenden Lungenlappens mit sekundärer Brustwandresektion und abschließender Lymphadenektomie. Die Wahl hinsichtlich dieser operativen Schritte ist von Fall zu Fall zu entscheiden. Bei Patienten, bei denen man präoperativ eine Brustwandinfiltration nicht sicher ausschließen kann, empfehlen wir in der Regel von einem normalen Zugang aus das sog. extrapleurale Vorgehen. Hier wird die Pleura parietalis ohne vorherige Eröffnung der Pleurahöhle stumpf mit dem Finger von der Fascia endothoracica abpräpariert. Durch diese Maßnahme läßt sich i. allg. eine eigentliche Brustwandinfiltration, d. h. das Überschreiten der Pleura parietalis, eindeutig nachweisen.

Chirurgisch problematisch sind Tumorinfiltrationen im Wirbelsäulenbereich, da hier im Gegensatz zu den Lokalisationen im seitlichen Brustwandbereich häufig keine lokale Resektabilität möglich ist. In solchen Situationen muß auch unter Berücksichtigung einer palliativen Zielsetzung (z. B. bei Schmerzen oder bei neurologischer Symptomatik) die Entscheidung über das Resektionsausmaß individuell, am besten in Kooperation mit dem Neurochirurgen getroffen werden.

Die Ergebnisse der chirurgischen Therapie sekundärer Brustwandtumoren werden bei hämatogenen Brustwandmetastasen vom Primärtumor, von zusätzlichen Fernmetastasen und der lokalen Resektabilität bestimmt.

Bei den in die Brustwand infiltrierenden Bronchialkarzinomen sind die Überlebenschancen insgesamt, unter der Voraussetzung einer chirurgisch radikalen Entfernung, nicht wesentlich schlechter als bei nichtinfiltrierenden Tumoren. In der Literatur werden Fünfjahresüberlebensraten von etwa 30-35% mitgeteilt (Paone et al. 1982; Patterson et al. 1982; Piehler et al. 1982). Die Überlebenswahrscheinlichkeit wird auch bei in die Brustwand infiltrierenden Bronchialkarzinomen entscheidend vom Lymphknotenstatus bestimmt. Wir selbst können die günstigen Ergebnisse der oben erwähnten Autoren nicht bestätigen. Die Fünfjahresüberlebenswahrscheinlichkeit der ca. 100 Patienten im eigenen Krankengut, die innerhalb der letzten 15 Jahre operiert wurden, liegt bei etwa 15%. Unseres Erachtens stellt auch die Operationsindikation unter palliativem Gesichtspunkt einen wichtigen Aspekt in der Chirurgie der sekundären Brustwandtumoren dar.

20.2 Pleura

20.2.1 Pneumothorax

Mit dem Begriff „Pneumothorax" werden ätiologisch unterschiedliche Erkrankungen bezeichnet, deren Gemeinsamkeit im Auftreten von Luft im Pleuraraum besteht. Je nach Menge dieser Luftansammlung resultiert ein mehr oder weniger ausgeprägter Lungenkollaps, dessen Ausmaß das klinische Erscheinungsbild, die unmittelbaren Folgen auf den Gaswechsel und die Hämodynamik sowie die therapeutischen Maßnahmen prägen. Entsprechend der unterschiedlichen Entstehungsursachen des Pneumothorax unterscheidet man im wesentlichen 3 Formen: den Spontanpneumothorax, den symptomatischen und den iatrogenen Pneumothorax. Eine Sonderform ist der traumatische Pneumothorax, der meist als Hämatopneumothorax imponiert. Weitere Unterscheidungskriterien sind der angeborene und erworbene Pneumothorax, der geschlossene und der offene Pneumothorax, der Spannungspneumothorax, der Neugeborenenpneumothorax u. a.

Der Spontanpneumothorax oder auch idiopathische Pneumothorax entsteht meist durch Ruptur einer subpleuralen Emphysemblase, bei sonst im Gegensatz zum symptomatischen Pneumothorax unauffälliger Lunge. Betroffen sind meist junge Männer (das Verhältnis von Männern zu Frauen beträgt 5:1) am Ende des 2. und Anfang des 3. Lebensjahrzehnts. Der häufig charakteristische Habitus hochaufgeschossener asthenischer Typen läßt an eine Prädisposition denken. Die Rezidivhäufigkeit liegt bei etwa 20%, nach einem Rezidiv bei etwa 50% (Hood 1986).

Die Ursachen der Entstehung und Ruptur subpleuraler Blasenbildungen beim idiopathischen Spontanpneumothorax sind bis heute nicht endgültig geklärt. Meist findet man anläßlich einer notwendigen Thorakotomie an der Lungenspitze innerhalb einer oberflächlichen Narbenplatte ein oder mehrere Bläschen mit einem manchmal sichtbaren Leck. Während man diese Veränderungen früher als Residuen einer Tuberkulose auffaßte, erklärt man sie heute mit unspezifischen Entzündungen, angeborenen Fehlbildungen oder auch Mikrotraumen an der Innenseite der Brustwand (Stephenson 1976).

Die typische Symptomatik des Spontanpneumothorax ist individuell sehr unterschiedlich ausgeprägt und hängt sowohl vom Schweregrad des Pneumothorax (Mantelpneumothorax/Totalkollaps der Lunge) als auch von den individuell vorhandenen Atemreserven der nichtkollabierten Lungenabschnitte ab. Charakteristisch ist der plötzlich auftretende heftige Thoraxschmerz, evtl. mit Ausstrahlung in Schulter und Arm der betroffenen Seite. Manchmal besteht gleichzeitig ein Hustenreiz. Die Beschwerden verstärken sich unter anstrengender Arbeit bis zur hochgradigen Dyspnoe. Bei einem Rezidiv des Pneumothorax stellen wiedererkrankte Patienten meist selbst die Diagnose.

Die klinische Diagnose wird aufgrund der Verdachtsdiagnose im Zusammenhang mit den physikalischen Untersuchungsbefunden und dem Röntgenbefund gestellt. Die praktisch aufgehobenen Atemexkursionen auf der betroffenen Seite, der perkutorisch hypersonore Klopfschall und das auskultatorisch fehlende Atemgeräusch bestätigen die Diagnose. Der Grad der Dyspnoe und evtl. der Zyanose hängt verständlicherweise von den verbliebenen Reserven der beatmeten Lungenabschnitte ab. Beim Vorhandensein eines Ventilmechanismus, der primär über eine Volumenzunahme jeweils während der Inspiration entsteht, kommt es zur gefürchteten Komplikation eines Span-

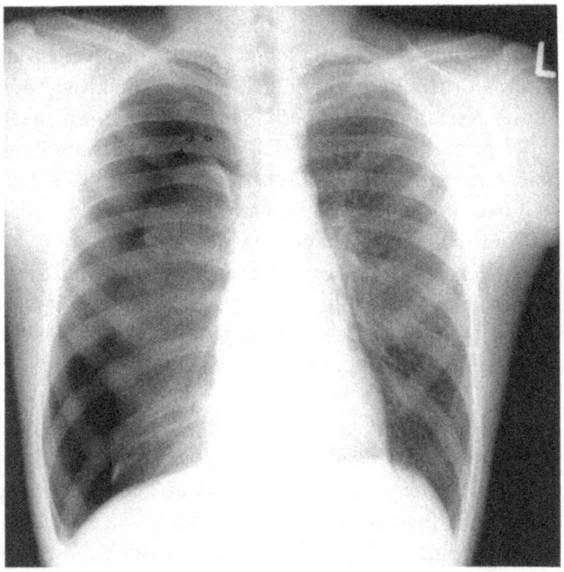

Abb. 20.14. Thoraxröntgenbild eines 15jährigen Jungen mit spontanem Spannungspneumothorax und sichtbarer Spitzenbulla

nungspneumothorax mit sekundärer Druckerhöhung im Pleuraraum. Dies hat eine Verdrängung der Mediastinalorgane mit erheblichen kardiorespiratorischen Symptomen zur Folge, die eine rasche Behandlung erfordern.

Die Röntgenübersichtsaufnahme des Thorax in 2 Ebenen sollte nicht nur das Vorhandensein und das Ausmaß eines Pneumothorax dokumentieren, sondern auch mögliche Ursachen und Komplikationen aufdekken (Abb. 20.14). Zusätzlich ist die Röntgenaufnahme in 2 Ebenen für die Durchführung der Pleuradrainage hilfreich, da sie z. B. das Areal von flächenhaften Verwachsungen besser anzeigen kann, die beim Legen der Thoraxdrainage vermieden werden müssen.

In Einzelfällen, insbesondere bei älteren Patienten mit großbullösem Lungenemphysem, kann die Differentialdiagnose eines Pneumothorax schwierig sein. Übergroße Emphysemblasen mit Kompression der benachbarten Lungenabschnitte können durchaus einen Pneumothorax mit partiellem Lungenkollaps vortäuschen. Für die weitere Beurteilung, insbesondere des Ausmaßes solcher Veränderungen, leistet die Computertomographie einen wesentlichen Beitrag (s. Kap. 6).

Spezielle diagnostische nichtinvasive Maßnahmen beim idiopathischen Spontanpneumothorax sind selten indiziert. Als sehr hilfreich und unverzichtbar für die pneumologisch-thoraxchirurgische Praxis betrachten wir die Thorakoskopie, mit der die Ursache des Pneumothorax rasch zu klären ist und die beim symptomatischen Pneumothorax das therapeutische Vorgehen (insbesondere die Entscheidung über eine konservative oder primär operative Therapie) wesentlich beeinflussen kann (Swierenga et al. 1974; Brandt et al. 1983). In manchen Fällen erlaubt die Thorakoskopie eine direkte endoskopisch-operative Behandlung des Pneumothorax im Sinne einer thorakoskopischen Pleurodese.

Die Einteilung der Pneumothoraxformen in den sog. idiopathischen und symptomatischen Pneumothorax ist historisch begründbar, entspricht jedoch nicht mehr dem heutigen Kenntnisstand. Es ist unzweifelhaft, daß auch dem sog. idiopathischen Pneumothorax aus pathologisch-anatomischer Sicht krankhaftes Pleura- bzw. Lungengewebe zugrunde liegt, damit ist der idiopathische Pneumothorax eigentlich ein symptomatischer. Die Unterscheidung zwischen idiopathischem und symptomatischem Pneumothorax erscheint deshalb aus pathophysiologischer Sicht nicht mehr gerechtfertigt.

Fast jeder Pneumothorax ist behandlungsbedürftig. Das Ziel besteht in der möglichst raschen und vollständigen Wiederausdehnung der Lunge sowie der Verhinderung eines erneuten Rezidivs. Gelingt dies nicht innerhalb einer angemessenen Frist und handelt es sich bereits um einen chronischen Pneumothorax, so drohen die Gefahren sekundärer Komplikationen wie Seropneumothorax, Pyopneumothorax bzw. Lungenfesselung. Die Therapie der Wahl beim Spontanpneumothorax besteht in einer geschlossenen Saugdrainage über einen großlumigen Thoraxdrain. Pleurapunktionen bzw. ein rein beobachtendes Verhalten sind nur sehr selten indiziert und sollten wegen ihres zweifelhaften Wertes nur unter besonderer Indikationsstellung durchgeführt werden. Der wesentliche Nachteil eines rein konservativen Vorgehens liegt in der überaus langen Krankenhausverweildauer, der damit verbundenen Gefahr zusätzlicher pulmonaler, aber auch allgemeiner Komplikationen sowie insbesondere den lokalen Folgen eines persistierenden Pneumo- bzw. Pyopneumothorax bei bronchopleuraler Fistel. So ist nach Jagdschian (1963) mit einer mittleren Resorptionsdauer der Luft von 4–10 Wochen zu rechnen.

Ähnliche Nachteile haften der Punktionsbehandlung an, die nur in etwa ⅓ der Fälle erfolgreich ist (Kessler u. Day 1984) und im übrigen die erwähnten Nachteile der konservativen Therapie hat.

Die Therapie der Wahl besteht in der kontinuierlichen geschlossenen Dauerabsaugung über eine großlumige Pleuradrainage. Dabei reicht in der Regel ein geringer Sog von etwa 15–20 cm Wassersäule, wobei auch eine reine Ableitung ausreichend ist.

In der täglichen Routine, bei der die Thorakoskopie bei allen Ersterkrankungen von spontanem oder symptomatischem Pneumothorax obligatorisch eingesetzt wird, legen wir nach Entfernung des Thorakoskops in die bereits hierfür angebrachte Inzisionsstelle etwa im 5. ICR (bei zusätzlichem Pleuraerguß auch tiefer) der vorderen Axillarlinie eine großlumige Thoraxdrainage (je nach Körpergröße des Patienten Charr 20-28) ein. Diese Drainage wird mit ihrer Spitze bis dicht unterhalb der Thoraxapertur gelegt. Die Drainage wird an der Austrittsstelle mit einem Hautfaden fixiert, nach Anbringen eines sog. „Zuziehfadens", der später für eine unmittelbare Luftdichtigkeit des Drainagekanals beim Entfernen der Drainage sorgt. Eine Röntgenaufnahme frühestens 2 h nach erfolgter Drainage dokumentiert die exakte Drainagelage sowie den Erfolg der Behandlung.

Das eigentliche Eingehen in die Pleurahöhle zur Thorakoskopie bzw. zur alleinigen Drainage sollte auch beim Pneumothorax stets stumpf digital erfolgen, nach scharfer Durchtrennung der interkostalen Brustwand. Die beste Garantie für eine adäquate intrapleurale Lage der Thoraxdrainage ist der die Pleura parietalis durchstoßende Finger, da man so eine Via falsa (z. B. extrapleural oder auch intrapulmonal), die häufig beim „blinden" Vorgehen mit dem Trokar eingeschlagen wird, vermeiden kann.

Durch die derart plazierte Thoraxdrainage gelingt es in etwa 90% aller Fälle, die Lunge wieder vollständig und dauerhaft (d. h. auch nach Entfernung der Drainage) zur Ausdehnung zu bringen. Neben der alleinigen Funktion der Luftableitung besteht das Prinzip der Drainagebehandlung beim Pneumothorax auch in der umschriebenen „mechanischen" Pleuritis durch die Drainage selbst und damit der Förderung einer Verklebung der Pleurablätter im Sinne einer Rezidivprophylaxe. Deshalb empfehlen wir, die Drainage auch bei ausgedehnter Lunge für die Dauer von etwa 5 Tagen unter leichtem Sog liegenzulassen und sie erst dann, nach Abklemmen und Röntgenkontrollen, zu beseitigen.

Da die Rezidivneigung auch nach erfolgreicher Drainagebehandlung mit etwa 10-30% recht hoch ist, wird in der Literatur vorgeschlagen, diese durch lokale Anwendung pleurareizender Substanzen zu verringern. Die meisten dieser Verfahren der klinischen Pleurodese wurden aufgrund ihrer unangenehmen Nebenwirkungen sowie unsicherer Wirkung wieder verlassen.

In jüngster Zeit wurden günstige Resultate über die thorakoskopische Fibrinpleurodese, teilweise in Kombination mit thorakoskopischer Emphysemblasenabtragung, mitgeteilt (Elert u. Eigel 1983; Kaiser u. Wolfart 1983; Spiegel et al. 1983). Bei diesem Verfahren wird Fibrinkleber mittels Sprühverfahren unter thorakoskopischer Sicht auf die Pleurakuppe aufgebracht und anschließend in üblicher Weise gesaugt. Aber auch hierbei treten Frührezidive auf, so daß diese Behandlung unter Berücksichtigung der hohen Kosten und der relativ umständlichen Handhabung nicht als Standardtherapie empfohlen werden kann. Inwieweit dieses Verfahren als Alternative zur Operation, nach einer primär nicht erfolgreichen Drainagebehandlung, indiziert sein kann, ist durch weitere klinische Prüfungen bzw. kontrollierte Studien noch zu eruieren.

Eine operative Behandlung des Pneumothorax ist nach Versagen der konservativen Therapie indiziert. Selbstverständlich sollte die Entscheidung zur Operation stets unter Berücksichtigung der Kriterien der allgemeinen Operabilität gefällt werden.

Operationsindikationen

1. Persistierender Pneumothorax unter regelrechter Drainagebehandlung. Eine alleinige Drainagebehandlung über 8-10 Tage hinaus führt erfahrungsgemäß nicht mehr zu einer vollständigen Lungenausdehnung. Ein weiteres Abwarten erhöht die Infektionsgefahr im Pleuraraum und leistet damit einem Pleuraempyem Vorschub.

2. Persistierende bronchopleurale Fistel. Bei konstantem „Durchziehen" der Drainage auch unter vermindertem Sog läßt sich in der Regel keine dauerhafte Ausdehnung der Lunge mit Pleuraverklebung erreichen.

3. Der rezidivierende Spontanpneumothorax. Sowohl bei einem frühen Rezidiv (d. h. unmittelbar nach Abklemmen bzw. Entfernen der Drainage) als auch nach zuvor regelrecht durchgeführter Drainagebehandlung sollte kein erneuter konservativer Therapieversuch unternommen werden. Das Verfahren der Wahl stellt die Operation dar.

4. Thorakoskopisch sichtbare große Leckbildungen, z. B. bei ruptierter Emphysemblase, sollten primär operativ behandelt werden, da die üblichen konservativen Maßnahmen erfahrungsgemäß nicht dauerhaft erfolgreich sind (Abb. 20.15).

Das Ziel der operativen Behandlung beim Pneumothorax besteht in der Beseitigung der Ursache des Pneumothorax und in der dauerhaften Verklebung des Pleuraspaltes zur Verhinderung eines Rezidivs. Der operative Zugang geschieht über eine kleine Standardthorakotomie, über die sämtliche Abschnitte der Lunge vollständig inspiziert werden können. Das spezielle operative Vorgehen richtet sich nach dem intraoperativen Befund. Bei einem eindeutig nachweisbaren Luftleck aus einer umschriebenen Läsion übernähen wir das Leck bzw. resezieren diesen Abschnitt in Form einer atypischen Resektion, meist mittels maschineller Naht (Abb. 20.16).

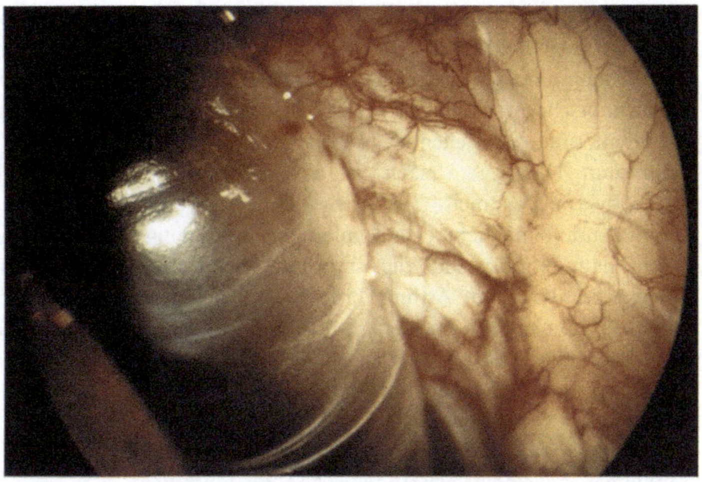

Abb. 20.15. Thorakoskopisches Bild einer (rupturierten) Bulla als Ursache eines Pneumothorax

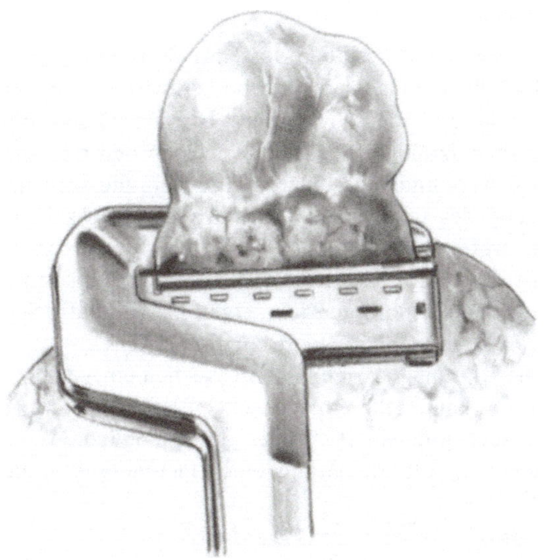

Abb. 20.16. Technik der atypischen Resektion mit dem Klammernahtgerät beim Pneumothorax

Eine zusätzliche Aufrauhung der Pleura parietalis im Sinne einer mechanischen Pleurodese halten wir in Fällen isolierter Läsionen für nicht indiziert.

Finden sich insbesondere bei älteren Patienten mit großbullösem Lungenemphysem multiple, verschieden große Emphysemblasen, so muß die Entscheidung zur atypischen Resektion stets individuell, ausgehend vom intraoperativen Situs und dem Allgemeinzustand des Patienten, getroffen werden. Das Auffinden des eigentlichen, zum Pneumothorax führenden Lecks mit Hilfe der Wasserprobe und dessen gezielte Übernähung bzw. Abtragung, ggf. mit dem Klammernahtgerät, stellt das sicherste Verfahren dar. Sehr zurückhaltend sollte die Indikation zur Lappenentfernung gestellt werden, da das eigentliche Leiden chirurgisch nicht kausal behandelbar ist und deshalb parenchymsparende Operationen vorteilhafter sind. Bei nicht eindeutig lokalisierbaren Fistelbildungen empfiehlt sich die Pleurodese, bei der möglichst alle erreichbaren parietalen Pleuraanteile entweder mit dem Elektrokauter punktförmig verschorft oder mit einem Stieltupfer mechanisch aufgerauht werden. Auch die Kombination beider Verfahren ist möglich und sinnvoll. Hierdurch wird bewußt eine abakterielle Entzündungsreaktion der Pleura provoziert, mit dem Ziel, beide Pleurablätter dauerhaft zu verkleben.

Noch radikaler wird dies durch die vollständige parietale Pleurektomie erreicht, bei der die Pleura parietalis teils scharf, teils stumpf großflächig von der Fascia endothoracica gelöst wird. Die Pleura mediastinalis sollte dabei stets unberührt bleiben, damit Nerven und Gefäße nicht verletzt werden. Bei diesem Vorgehen gibt es meist etwas größere Blutverluste, die gelegentlich Anlaß zur frühen Rethorakotomie und Hämatomausräumung geben. Dieses Verfahren wurde deshalb, unseres Erachtens zu Unrecht, von vielen Kliniken verlassen. In der Hand des erfahrenen Thoraxchirurgen ist die parietale Pleurektomie ein risikoarmes, erfolgreiches Verfahren in der Behandlung des rezidivierenden Spontanpneumothorax, das nur selten zu einer persistierenden Lungenfunktionseinschränkung führt (Bühlmann u. Senning 1979; Singh 1982; Szinicz et al. 1985).

Wenngleich die operative Behandlung des Pneumothorax heute ein risikoarmes Verfahren darstellt, das praktisch zur Rezidivfreiheit führt, sollte die Indikation zur Operation in der Regel erst nach Ausschöpfung aller konservativen Maßnahmen gestellt werden. Eine primäre Thorakotomie beim Spontanpneumothorax, wie sie von Krumhaar propagiert wird, halten wir nicht für vertretbar (Krumhaar et al. 1987).

Der symptomatische Pneumothorax

Definitionsgemäß handelt es sich beim symptomatischen Pneumothorax um eine auf dem Boden einer makroskopisch (und röntgenologisch) sichtbaren Lungenveränderung entstehende Luftansammlung im Pleuraraum. Häufigste Ursache ist das bullöse Lungenemphysem, das meist bei älteren Patienten vorkommt. Andere mögliche Ursachen eines symptomatischen Pneumothorax sind die chronisch-obstruktive Lungenerkrankung mit Asthma bronchiale, Pneumokoniosen, Lungenfibrosen u. a. So findet sich beispielsweise häufig ein symptomatischer Pneumothorax bei der Lymphangioleiomyomatose oder bei der Histiozytose X. Abgesehen von diesen diffusen Lungenerkrankungen können auch lokalisierte pulmonale Erkrankungen zu einem symptomatischen Pneumothorax führen. Die Perforation einer tuberkulösen Kaverne z. B. oder auch die Perforation eines Lungenabszesses in die Pleurahöhle führen zu einem meist therapeutisch schwer behandelbaren Pyopneumothorax.

Prinzipiell unterscheidet sich die Behandlung des symptomatischen Pneumothorax nicht vom sog. idiopathischen. Allerdings ist im Behandlungskonzept des symptomatischen Pneumothorax stets die Grundkrankheit im Auge zu behalten und, soweit möglich, mitzubehandeln.

Der iatrogene Pneumothorax

Abgesehen von dem vor der Thorakotomie bewußt angelegten Pneumothorax oder dem als typische Komplikation selten vorhandenen Pneumothorax nach transbronchialer Lungenbiopsie, tritt gelegentlich ein iatrogener Pneumothorax auch im Rahmen von diagnostischen Pleurapunktionen, beim Legen zentralvenöser Katheter oder auch bei paravertebralen Nervenblockaden zur Schmerzbehandlung auf. Bei ungünstiger Führung der verursachenden Kanüle und damit Verletzung eines größeren Blutgefäßes kann auch ein Hämatopneumothorax entstehen. Der alleinige iatrogene Pneumothorax ist nicht zuletzt aus forensischen Gründen besonders sorgfältig zu überwachen und zu behandeln. Im Gegensatz zu den anderen Pneumothoraxformen stehen zwar als therapeutische Zielsetzung ebenfalls die möglichst rasche Lungenausdehnung und der Verschluß des Lungenlecks im Vordergrund, nicht aber das Problem der Rezidivverhütung. Maßnahmen zur Verklebungsförderung der Pleurablätter sind beim iatrogenen Pneumothorax deshalb nicht indiziert. Wenn von einem nur kleinen Luftleck ausgegangen werden kann, was die Regel ist, ist auch mit einem baldigen Spontanverschluß an einer raschen Luftresorption zu rechnen. Diese kann, anders als beim Spontanpneumothorax, auch durch Punktion z. B. mit dem Pneumothoraxgerät nach Kleesattel oder durch kaliberschwächere Drainagen abgesaugt werden (z. B. Pneumocath nach Matthys).

Eine Sonderform des iatrogenen Pneumothorax stellt der Beatmungspneumothorax beim Neugeborenen mit Atemnotsyndrom dar. In etwa 10–20% tritt in solchen Fällen ein Spannungspneumothorax auf, der durch die vorhandenen Mikroatelektasen und überblähten Alveolen begünstigt wird (Ogata et al. 1976). Nur eine sofortige gezielte Drainage kann diese lebensbedrohliche Komplikation akut beseitigen. Für die Akuttherapie vor Ort hat sich aus Gründen der einfachen und sicheren Handhabung der Matthys-Katheter ebenfalls bewährt (Burghard u. Töllner 1985/1986).

20.2.2 Pleuraerguß

Der Pleuraerguß resultiert aus einer Störung des physiologischen Flüssigkeitstransports zwischen Pleura parietalis und Pleura visceralis. Die Ursachen dafür sind mannigfaltig (Tabelle 20.2): Neben den rein kardio- bzw. pulmonalvaskulären Ursachen, die auf einer Störung des onkotisch-hydrostatischen Drucks beruhen, werden die infektiös bedingten Pleuraergüsse meist durch eine gestörte Kapillarpermeabilität verursacht. Beim tumorösen Pleuraerguß liegen häufig Störungen des Lymphtransports zugrunde.

Die Klärung der vielfältigen Ursachen eines Pleuraergusses kann sehr einfach sein, nicht selten ist sie aber auch problematisch oder gar unmöglich. Wenngleich man die Abklärung eines Pleuraergusses zu-

Tabelle 20.2. Ursachen des Pleuraergusses

Ätiologie		
Kardiovaskulär Herzinsuffizienz Perikarditis *Pulmonal-vaskulär* Lungeninfarkt *Hypalbuminämie* Nephrotisches Syndrom Malabsorption Leberzirrhose mit Aszites	*Infektiös* Tuberkulose Parapneumonisch (Viruspneumonie, Mykoplasmenpneumonie) Pleuraempyem Pankreatitis Subphrenischer Abszeß *Neoplastisch* Pleuritis carcinomatosa Pleuramesotheliom Lymphom	*Traumatisch* Sero(pneumo)thorax Hämatothorax Chylothorax Ösophagusperforation *Immunologisch* Rheumatoide Arthritis Lupus erythematodes Wegener-Granulomatose *Sonstige* Myxödem Niereninsuffizienz Familiäres Mittelmeerfieber *Idiopathisch*

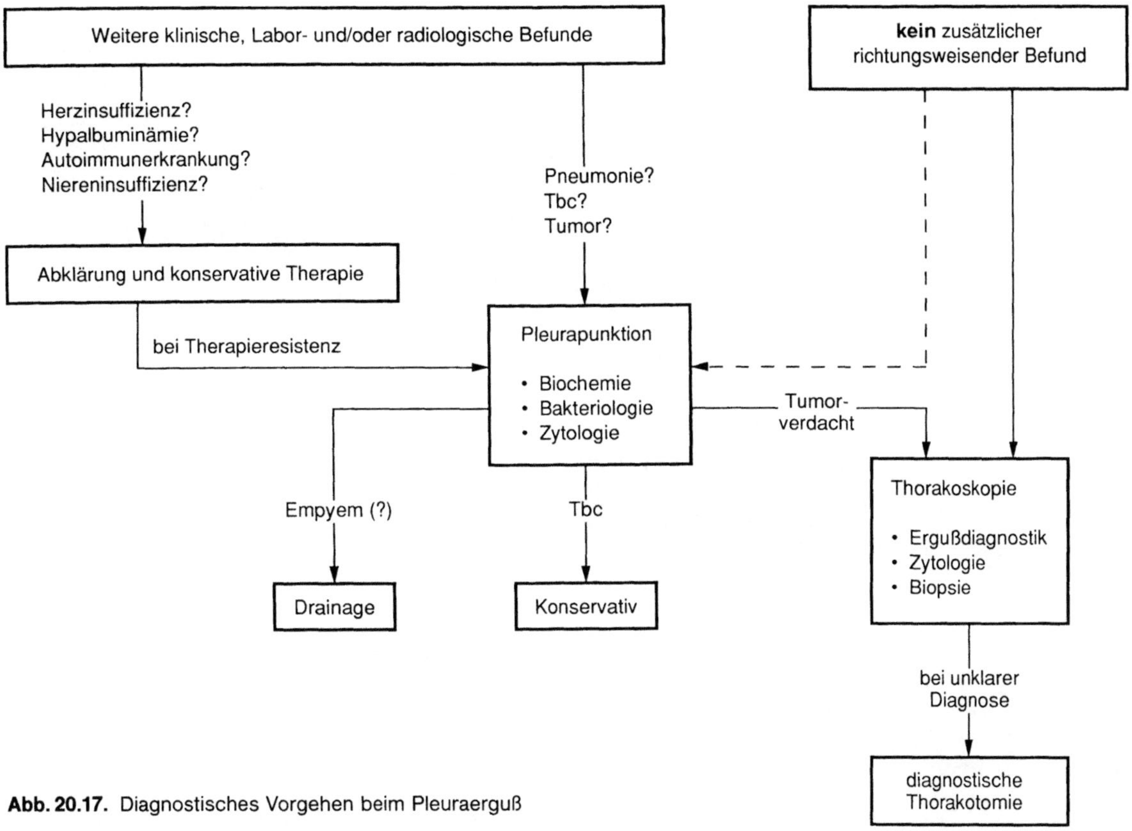

Abb. 20.17. Diagnostisches Vorgehen beim Pleuraerguß

nächst als primär internistische Aufgabe (sowohl hinsichtlich der Diagnostik als auch der einzuschlagenden Therapie) ansieht, so wird der Chirurg in der täglichen Praxis doch immer wieder mit Problemen der Diagnostik und Therapie, insbesondere bei Versagen der üblichen Maßnahmen, konfrontiert. Aus diesen Gründen ist die Kenntnis des diagnostischen Vorgehens bei Pleuraergüssen einschließlich der therapeutischen Möglichkeiten auch für den Chirurgen unverzichtbar.

Hinsichtlich des diagnostischen Vorgehens bei Pleuraergüssen werden in der Literatur verschiedene Vorschläge gemacht, je nach Erfahrung, apparativen Möglichkeiten und Wertigkeit der diversen Untersuchungsverfahren. Es ist unzweifelhaft, daß für die ätiologische Beurteilung eines Pleuraergusses anamnestische Daten, eine ausführliche klinische Untersuchung, röntgenologische Untersuchungsergebnisse sowie Labordaten gemeinsam bewertet werden müssen. Die Untersuchung des durch Punktion gewonnenen Pleuraergusses, die blinde Pleurabiopsie, die gezielte thorakoskopische Biopsie und schließlich die diagnostische Thorakotomie sind zusätzliche Verfahren bei der Klärung der Ursache des Pleuraergusses, die in Form eines Stufenweges beschritten werden sollten (Abb. 20.17). In diese Richtung zielen die Empfehlungen der Deutschen Gesellschaft für Pneumologie und Tuberkulose (1984). Kann durch nichtinvasive Diagnostik die Ursache eines Pleuraergusses nicht eindeutig geklärt werden, empfiehlt sich eine diagnostische Pleurapunktion und die Labordiagnostik des gewonnenen Ergusses. Hierfür steht ein breites Spektrum labormedizinischer Verfahren zur Verfügung, das neben der biochemischen Beurteilung auch die zytologische und mikrobiologische Untersuchung beinhaltet. Bezüglich der einzelnen Untersuchungsverfahren sowie deren diagnostischer Relevanz wird auf das Schrifttum verwiesen (Francesconi u. Bauer 1979; Hirsch et al. 1979; Good et al. 1980; Klockars et al. 1980; Sørensen 1981; Steven 1982; Ebert et al. 1985).

Im gleichen Untersuchungsgang mit der Pleurapunktion kann auch eine blinde Pleurabiopsie vorgenommen werden, die mit der geeigneten Nadel (Abrams oder Cope) ein komplikationsarmes Verfahren darstellt. Allerdings liegt die Treffsicherheit dieses Verfahrens einschließlich der Labordiagnostik des Pleuraergusses bei nur etwa 50% (Von Hoff u. Livolsi 1975).

Aus diesem Grund empfehlen wir, den nächsten diagnostischen Schritt, nämlich Thorakoskopie, Ergußgewinnung und gezielte Pleurabiopsie, an die erste Stelle des Untersuchungsgangs zu setzen. Mit der Thorakoskopie, einschließlich gezielter Biopsie und Labordiagnostik des Pleuraergusses, gelingt es in etwa

Abb. 20.18 a, b. Technik der Thorakoskopie in **a** Lokalanästhesie, **b** Intubationsnarkose mit Doppellumentubus

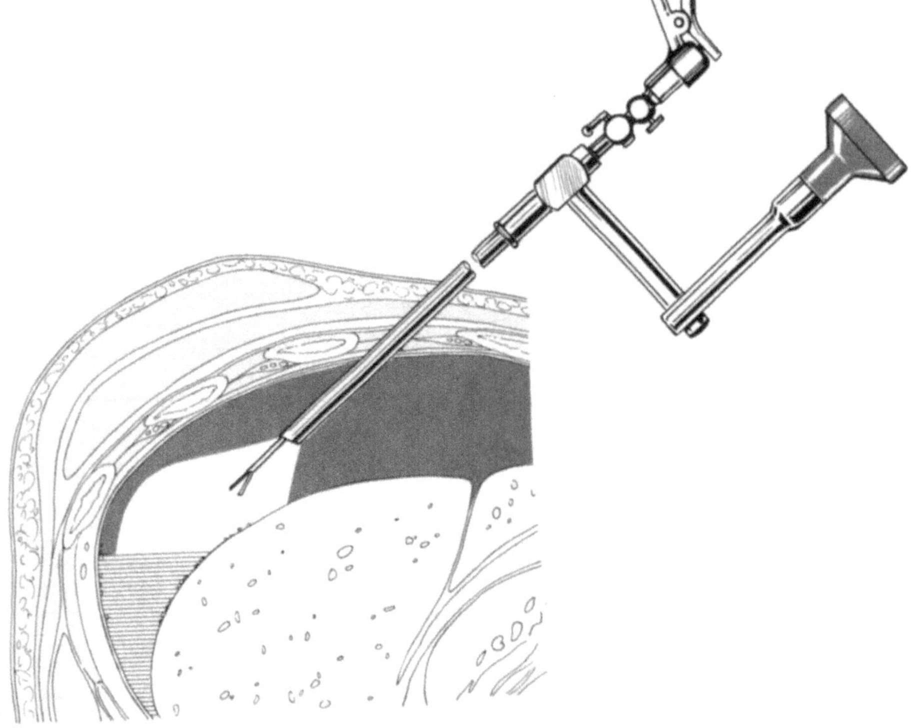

a

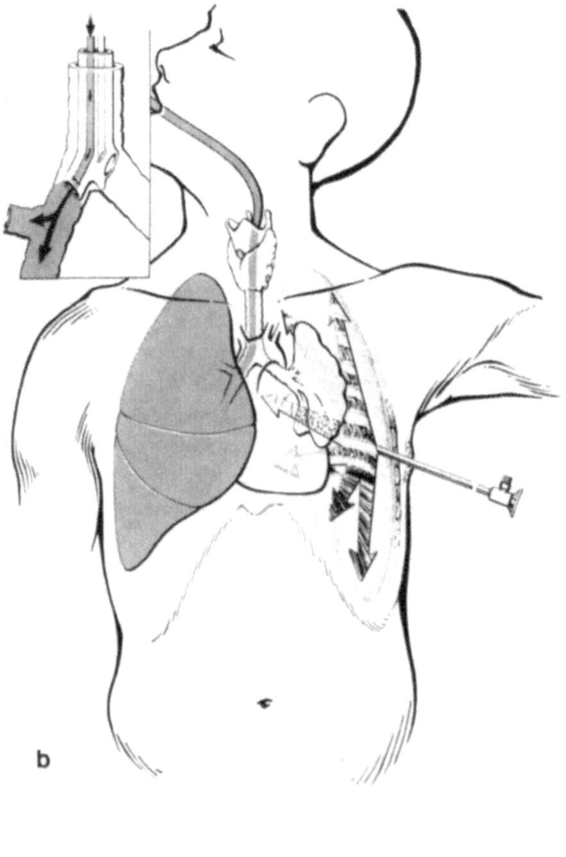

b

95% aller Fälle, die Ursache des Pleuraergusses eindeutig ätiologisch einzuordnen (Brandt u. Loddenkemper 1985). Die Methode, die 1910 von dem schwedischen Internisten Jacobäus inauguriert wurde, hat v. a. Ende der 70er Jahre einen neuen Aufschwung erhalten. Im Gegensatz zur offenen Pleurabiopsie handelt es sich um eine rein endoskopische, vorwiegend in Lokalanästhesie durchzuführende Methode mit einer speziell hierfür konzipierten Optik (Abb. 20.18 a). In ausgewählten Fällen kann die Thorakoskopie auch in Allgemeinnarkose und Intubation mit einem Doppellumentubus erfolgen, die eine exakte Exploration des Pleuraraums bei einseitig nicht belüfteter Lunge gestattet (Abb. 20.18 b).

Der Zugang geschieht in Rückenlage bzw. leichter Schräglage des Patienten über eine kleine interkostale Inzision in der vorderen Axillarlinie, etwa im 5. ICR. Eine Pneumothoraxanlage unmittelbar vor der Thorakoskopie halten wir nicht für unbedingt notwendig. Nach teils scharfer, teils stumpfer Durchtrennung der Brustwandweichteile wird die eigentliche Pleura parietalis - analog zum Vorgehen beim Legen der Thoraxdrainage - zur Vermeidung von Verletzungen der Thoraxbinnenorgane durch spitze Instrumente stumpf digital eröffnet. Der untersuchende Finger dient gleichzeitig zum Austasten der benachbarten Pleura- und Lungenabschnitte. Nach Ablassen und Gewinnung der Pleuraflüssigkeit wird das Thorakoskop mit Hilfe einer Trokarhülse in die Pleurahöhle eingeführt. Im folgenden werden nun Lunge, Brustwand, Zwerchfell und Mediastinum systematisch inspiziert und nach pathologischen Veränderungen untersucht. Bei diffusen tumorverdächtigen Auflagerungen auf der Pleura kann gezielt mit der Probeexzisionszange ausgiebig biopsiert werden, wobei man sich insbesondere bei gefesselten Lungen auf die Biopsie der Pleura parietalis beschränken sollte. Die gewonnenen Biopsate können neben der üblichen histologischen Untersuchung zusätzlich bakteriologisch untersucht werden, z. B. bei Verdacht auf Pleuraempyem. In vielen Fällen läßt sich bereits makroskopisch zumindest die Dignität eindeutig beurteilen (Abb. 20.19).

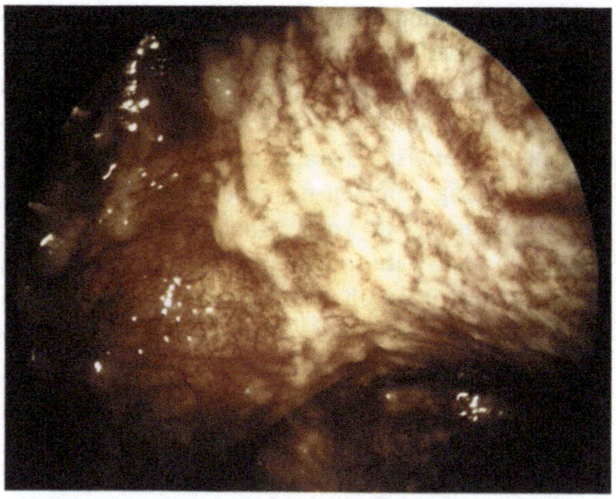

Abb. 20.19. Thorakoskopische Ansicht einer Pleuritis carcinomatosa

Nach Herausziehen des Thorakoskops und Einlegen einer Thoraxdrainage durch die gleiche Öffnung ist der 10 min dauernde Eingriff beendet.

Komplikationen werden bei Berücksichtigung entsprechender Vorsichtsmaßnahmen und regelrechter Durchführung des Eingriffs praktisch kaum beobachtet. Geringgradige Blutungen aus Biopsiestellen sistieren meist spontan. Nach Viskum u. Enk (1981) liegt die Letalitätsrate dieses Verfahrens bei unter 1‰. Eine ausführliche Beschreibung dieses Verfahrens findet sich bei Brandt et al. (1983). Andere Autoren bestätigen den hohen diagnostischen Stellenwert dieser Methode (DeCamp et al. 1973; Lewis et al. 1976; Canto et al. 1977; Bloomberg 1978; Miller u. Hatcher 1978; Pepper 1978; Baumgartner u. Mark 1980; Weissberg u. Kaufman 1980; Martensson 1981).

In seltenen Fällen eines Pleuraergusses kann eine diagnostische Thorakotomie zur endgültigen Klärung der Ursache notwendig werden. Dies ist insbesondere bei Patienten mit makroskopisch hochgradigem Verdacht eines malignen Pleuratumors bei mehrfach negativer Histologie notwendig oder auch aus palliativen Gründen, z. B. der Tumordekortikation einer gefesselten Tumorschwarte (s. Abschn. 20.2.6).

Behandlung des Pleuraergusses

Die Behandlung des Pleuraergusses hat sich stets an der Ätiologie zu orientieren. Bei extrapulmonalen Ursachen (Herzinsuffizienz, Hypalbuminämie, nephrotisches Syndrom, Autoimmunerkrankungen, Pankreatitis, subphrenischer Abszeß) steht die Behandlung der Grundkrankheit im Vordergrund. Die Pleurapunktion hat lediglich diagnostischen Charakter. Bei pulmonalinfektiöser Genese dominiert die antiinfektiöse Therapie, wobei sog. Entlastungspunktionen bzw. -drainagen erst bei größeren Exsudatmengen (>500 ml) erforderlich sind, bzw. beim Nachweis eines Pleuraempyems (s. Abschn. 20.2.3).

Die größte diagnostische und therapeutische Bedeutung kommt den durch Malignome verursachten Pleuraergüssen zu. Etwa 30-50% aller Pleuraergüsse werden durch maligne Tumoren hervorgerufen. Neben den primären Lungen- und Pleuratumoren werden maligne Pleuraergüsse v. a. beim Mamma- und Ovarialkarzinom sowie bei Hodgkin-Lymphomen und Non-Hodgkin-Lymphomen beobachtet (Leef et al. 1978; Tisi 1979).

Bei der Behandlungsindikation maligner Pleuraergüsse ist zu berücksichtigen, daß das Auftreten eines malignen Pleuraergusses generell eine schlechte Prognose bedeutet und daß somit die Überlebenszeit erheblich limitiert ist. Therapiemaßnahmen mit kurativer Zielsetzung kommen nur in den wenigsten Situationen in Frage. Im Vordergrund der Behandlungsindikation und -wahl sollte daher stets die individuelle Beeinträchtigung durch den Tumorerguß gesehen werden. Dabei ist der Allgemeinzustand des Patienten (mobil oder bettlägerig) zu berücksichtigen, aber auch Beeinträchtigungen durch den Tumor und/oder den Erguß, tumorunabhängige Erkrankungen sowie der eigentliche Tumor mit seiner Ausdehnung, Tumormasse und Therapieempfindlichkeit (Friedman u. Slater 1978; Hood 1986).

Prinzipiell stehen für die Behandlung maligner Pleuraergüsse die systemische Therapie, die externe Bestrahlung und lokale Maßnahmen zur Verfügung.

Klassische Indikationen für eine systemische Chemotherapie sind das metastasierende Mammakarzinom mit Pleuritis carcinomatosa (je nach Hormonrezeptorstatus auch Hormontherapie), das maligne Lymphom und das kleinzellige Bronchialkarzinom. Die alleinige externe Strahlentherapie birgt die Gefahr der strahleninduzierten Pneumonitis und Lungenfibrose in sich, so daß der palliative Effekt nur unsicher ist. Die in der Literatur publizierten Erfahrungen sind spärlich, die Erfolgsrate liegt bei ca. 70% (Strober et al. 1973; Austin u. Flye 1979).

Die lokalen Maßnahmen - von wiederholter Ergußpunktion bis zur intrapleuralen Applikation radioaktiver Substanzen reichend - stellen heute das am weitesten verbreitete Verfahren in der Behandlung des malignen Pleuraergusses dar. Die alleinige Punktion bzw. Drainagebehandlung hat nur eine Erfolgsrate von etwa 40-50% (Lambert et al. 1967; Anderson et al. 1974; Hood 1986).

Bessere Resultate werden mit der lokalen Instillation pleurodese-fördernder Substanzen erreicht. Die Palette der hier zur Verfügung stehenden Agenzien reicht von Zytostatika wie Stickstofflost, Thiotepa, Bleomycin und 5-Fluorouracil über sklerosierende Substanzen wie Phenol, Kalk, Quinacrine und Tetrazykline bis zu Radioisotopen (Suhrland u. Weisberger 1965; Ariel et al. 1966; Jones 1969; Fracchia et al. 1970; Hickman u. Jones 1970; Wallach 1975; Kefford et al. 1980).

Voraussetzung für die Wirksamkeit dieser Substanzen ist die möglichst vollständige Entleerung des Pleuraraums mittels Drainage. Die Erfolgsrate dieser Substanzen liegt etwa bei 40 bis maximal 80%, wobei die Fallzahlen der publizierten Mitteilungen meistens gering sind. Die derzeit wohl gebräuchlichste Substanz ist Tetrazyklin in einer Dosierung von etwa 500 mg bis 2 g, das in einer Lösung von ca. 50-200 ml über die Thoraxdrainage in die leere Pleurahöhle gegeben wird und dort für die Dauer von etwa 1-2 h bei abgeklemmter Drainage verbleibt. Dieses Verfahren ist mit einer individuell sehr starken lokalen Schmerzhaftigkeit belastet, weshalb die Behandlung nur unter präliminärer Gabe eines hochwirksamen Schmerzmittels durchgeführt werden sollte.

Ein wesentlich nebenwirkungsärmeres Verfahren, mit etwa der gleichen Erfolgsrate, stellt die Fibrinpleurodese bei malignen Pleuraergüssen dar (Kreuser et al. 1984). Bei diesem Verfahren werden an Stelle des Tetrazyklins 10 ml Fibrinkleber intrapleural instilliert, was praktisch vollständig schmerzfrei toleriert wird. Der Nachteil gegenüber der Tetrazyklinpleurodese liegt in den hohen Kosten dieses Verfahrens. Nicht unerwähnt bleiben sollen die günstigen Ergebnisse einer lokalen Behandlung maligner Pleuraergüsse mit einem Mistelpräparat, mit dem bei 53 Patienten eine Erfolgsquote von 92% erreicht wurde (Salzer u. Müller 1978).

In seltenen Fällen ist mit den beschriebenen konservativen Behandlungsverfahren eine nur unbefriedigende Beseitigung des rezidivierenden Pleuraergusses möglich. Unter geeigneten Umständen kann die chirurgische Pleurektomie bzw. Tumordekortikation effektive Hilfe bringen. Die Erfolgsrate liegt bei diesem Verfahren zwischen 90 und 100%. Der Nachteil liegt verständlicherweise in der hohen Morbidität und Mortalität dieser Patientengruppe (Martini et al. 1975).

20.2.3 Pleuraempyem

Die Geschichte der Behandlung des Pleuraempyems ist uralt und geht in die Anfänge der Medizin zurück. Schon Hippokrates war vor 2400 Jahren in der Lage, mit einfachsten klinischen Untersuchungsmethoden ein Pleuraempyem zu erkennen und er inaugurierte zusätzlich wesentliche differentialdiagnostische Aspekte, prognostische Kriterien und Behandlungsprinzipien.

Die Ursachen des Pleuraempyems sind vielgestaltig (Abb. 20.20). Pathophysiologisch ist die Entstehung per continuitatem, über Lymphbahnen, hämatogen oder aber infolge Ruptur infizierter Lungenareale in den Pleuraraum zu erklären. Die häufigste Ursache sind Infektionen der Lunge, die in seltenen Fällen auch unter adäquater Therapie zu einem Pleuraempyem führen können. Begünstigende Faktoren, wie Diabetes mellitus, Alkoholkrankheit, Immundefekte z. B. bei Malignomen, spielen in der klinischen Praxis eine dominierende Rolle. Andere mögliche Ursachen eines Pleuraempyems sind extrapulmonale infektiöse Er-

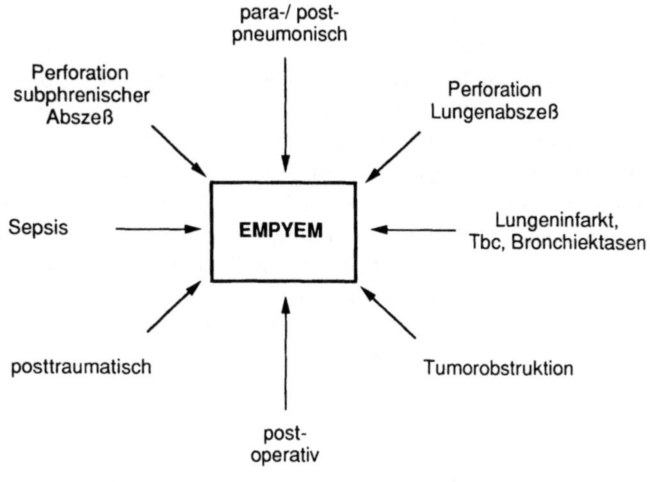

Abb. 20.20. Ursachen des Pleuraempyems

krankungen, wie z. B. der subphrenische Abszeß. Schließlich sind sekundäre Infektionen nach Thoraxtrauma mit Hämatothorax oder nach einer Thorakotomie bekannte Ursachen eines Pleuraempyems.

Hinsichtlich der Erreger hat sich in den letzten Jahrzehnten ein bedeutender Wandel vollzogen. Während tuberkulöse Empyeme sowie durch Pneumokokken verursachte Empyeme wesentlich zurückgegangen sind, stellen heute Streptokokken, Staphylokokken, Klebsiellen und Pseudomonaden neben Anaerobiern das Hauptkontingent der Erreger eines akuten Pleuraempyems.

Abgesehen von extrapulmonalen, postoperativen und posttraumatischen Ursachen des Pleuraempyems sollte die Verdachtsdiagnose immer dann gestellt werden, wenn im Rahmen der Behandlung einer Lungenentzündung, oder auch im Anschluß daran, eine insgesamt unbefriedigende Genesung erfolgt. Anhaltende subfebrile Temperaturen, ungenügende Rekonvaleszenz sowie mangelndes Leistungsvermögen sollten immer Warnhinweise sein.

Typischerweise verläuft das Pleuraempyem stadiengerecht. Die erste exsudative Phase mit stets flüssigem infiziertem Pleuraexsudat wird abgelöst von der fibropurulenten Phase mit Eindickung des Exsudates und erheblicher Anreicherung polymorphkerniger Leukozyten sowie Fibrin. Die dritte und letzte Phase des chronischen Pleuraempyems ist charakterisiert durch die bindegewebige „Verkapselung" der Fibrinhülle mit sekundärer Schrumpfung, die unbehandelt zum Vollbild der „captured lung" führt. Diese verschiedenen Phasen der Entwicklung des Pleuraempyems sind für den therapeutischen Zugang von wesentlicher Bedeutung, da sie unterschiedliche Behandlungsstrategien erfordern.

Die Diagnose eines Pleuraempyems wird in der Regel durch das Röntgenbild, in Verbindung mit der entsprechenden Anamnese und klinischen Untersuchung, gestellt und durch die diagnostische Pleurapunktion ergänzt. Röntgenologisch typisch ist die im Stehen basal am stärksten ausgeprägte Verschattung mit in der Regel ovalärer Begrenzung und häufig posteriorer Lage auf der seitlichen Aufnahme (Abb. 20.21). Nur bei gleichzeitig bestehender bronchopleuraler Fistel findet sich ein Flüssigkeitsspiegel, der gelegentlich Anlaß zur

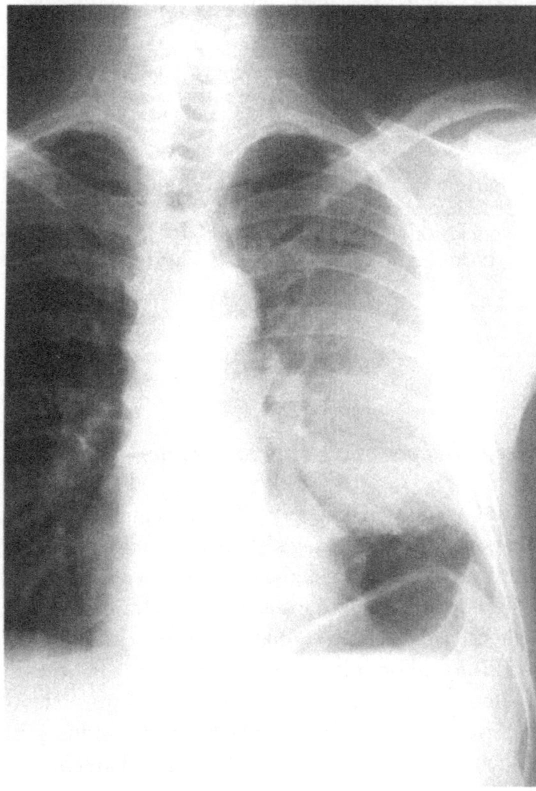

Abb. 20.21. Thoraxröntgenaufnahme bei Pleuraempyem

Verwechslung mit einem Lungenabszeß gibt. Diese Differentialdiagnose kann schwierig sein, wobei die CT zur Klärung beitragen kann (Schachter et al. 1976; Pugatch et al. 1978; Stark et al. 1983).

Die Behandlung des Pleuraempyems sollte stets unmittelbar nach Diagnosestellung und stadiengerecht erfolgen. Nur dadurch lassen sich das weitere Fortschreiten der Erkrankung und zusätzliche Komplikationen verhindern. Mögliche Komplikationen sind bronchopleurale Fistel, Pyopneumothorax, Empyema necessitatis, pleuroösophageale Fistel und metastatischer (Hirn- oder Nieren-) Abszeß.

Die Behandlungsziele beim Pleuraempyem bestehen in der Infektkontrolle des Empyems und der zugrundeliegenden Ursache, in der vollständigen Beseitigung des infizierten Empyeminhaltes bzw. des Empyemsacks und schließlich in der möglichst vollständigen und raschen Wiederausdehnung der Lunge. Je nach Stadium des Pleuraempyems gibt es dafür verschiedene chirurgische Maßnahmen, die von der einfachen Drainage bis zur Dekortikation bzw. Thorakoplastik reichen (Tabelle 20.3).

Tabelle 20.3. Stadiengerechte Therapie des Pleuraempyems

- Abhängig vom Alter des Empyems (der Beschaffenheit des Exsudates), der Ausdehnung und Lokalisation des Empyems (frei/gekammert), und dem Allgemeinzustand des Patienten

I *Exsudative Phase* Eiter dünnflüssig	II *Fibropurulente Phase*	III *Chronisches Empyem*
⇩	⇩	⇩
(Punktion) Geschlossene Interkostal-drainage	Offene (subperiostale Rippenresektion) Drainage und Saug-Spül-Behandlung	Dekortikation

20.2.3.1 Subperiostale Rippenresektion

Die am wenigsten eingreifende Maßnahme der geschlossenen Pleuradrainage ist nur wirkungsvoll in der Frühphase des Pleuraempyems, wenn der Eiter noch flüssig und nicht abgekapselt ist. Die Drainage sollte möglichst am tiefsten Punkt unter sonographischer bzw. Röntgenkontrolle plaziert werden. Neben dieser gezielten antimikrobiellen Therapie des verursachenden Erregers ist die Wirksamkeit der Behandlung in dieser frühen Phase, bei der die Lunge spätestens innerhalb von 24 h wieder vollständig zur Ausdehnung gelangen sollte, durch häufige Röntgenkontrolle nachzuweisen. Beim Vorhandensein einer bronchopleuralen Fistel oder bereits gekammerter Empyemanteile ist dieses Verfahren nicht mehr indiziert. Dann empfiehlt sich die offene Drainagebehandlung über eine subperiostale Rippenresektion. Sie gestattet die direkte Inspektion der Empyemhöhle mit Beseitigung des in Organisation befindlichen Fibrindetritus mittels Sauger und ggf. Stieltupfer. Außerdem gelingt hierdurch die Beseitigung abgekapselter, sonst nicht erreichbarer Höhlen sowie die ideale Plazierung der Thoraxdrainage am tiefsten Punkt. Der Chirurg kann schließlich bei diesem Verfahren sowohl Dicke und Ausdehung der Fibrinschwarte als auch die Lungenausdehnung beurteilen und somit frühzeitig die Notwendigkeit einer Dekortikation abschätzen.

Technik der subperiostalen Rippenresektion und Drainage (Abb. 20.22)

Dieser kleine operative Eingriff kann in Lokalanästhesie oder auch in Vollnarkose vorgenommen werden. Wichtig ist die präoperative exakte Lokalisation des tiefsten Punktes der Empyemansammlung mittels Röntgenaufnahme, Sonographie oder auch Probepunktion. Der Patient wird mit leicht aufrechtem Oberkörper auf die Gegenseite gelagert. Über der zu resezierenden Rippe wird ein 5 cm langer Schnitt gesetzt, wobei eine Inzision hinter der hinteren Axillarlinie wegen der in der Regel länger liegenden Drainage möglichst zu vermeiden ist. Nach Durchtrennung der Brustwandweichteile wird die zu resezierende Rippe dargestellt, das Periost inzidiert und nach oben und unten abgedrängt. Die Rippe wird danach auf einer Strecke von ca. 2-3 cm reseziert; Interkostalgefäße und Nerven werden dabei geschont. Nun wird die eigentliche Pleurahöhle eröffnet (evtl. vergewissert man sich durch Punktion der richtigen Stelle), am besten mittels Exzision der Pleura parietalis, die gleichzeitig zur histologischen und ggf. bakteriologischen Untersuchung verwendet werden kann. Nach Absaugen und mechanischem Ausräumen des Eiters werden die Fibrinstränge und Verwachsungen der Lunge mit der Brustwand digital bzw. mit Hilfe eines Stieltupfers abgelöst, um so ein möglichst ausgiebiges Débridement zu erreichen. Eine sofortige lokale Instillation von mehreren 100 ml Kochsalzlösung kann die Pleurahöhle von gröberen Resten infizierten Materials reinigen. Entscheidend ist die vollständige Lösung aller Pleuraabschnitte. Abschließend wird eine kaliberstarke (mindestens 28 Charr) Thoraxdrainage eingelegt und fixiert.

Beim abgekapselten apikalen Empyem kann u. U. das Einlegen einer apikalen Drainage zwischen Skapularand und Dornfortsatz des 7. HWK erforderlich sein (Abb. 20.23).

Abb. 20.22 a–c. Technik der subperiostalen Rippenresektion und Drainage beim Pleuraempyem

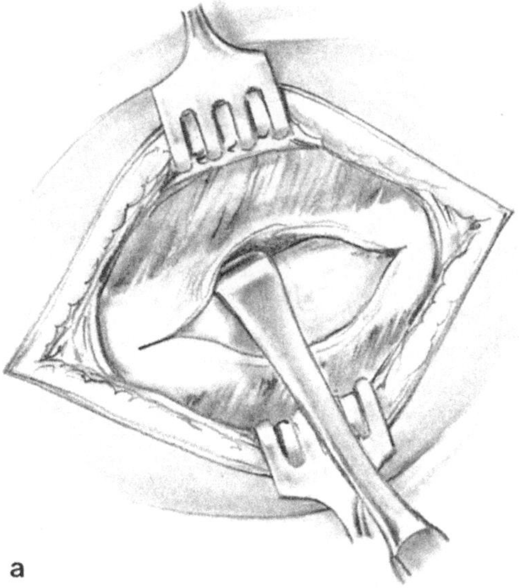

a

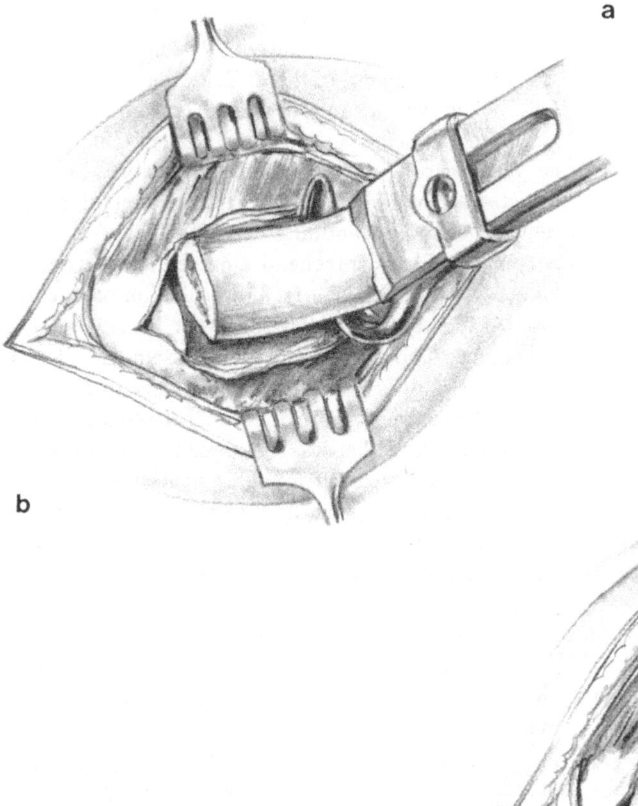

b

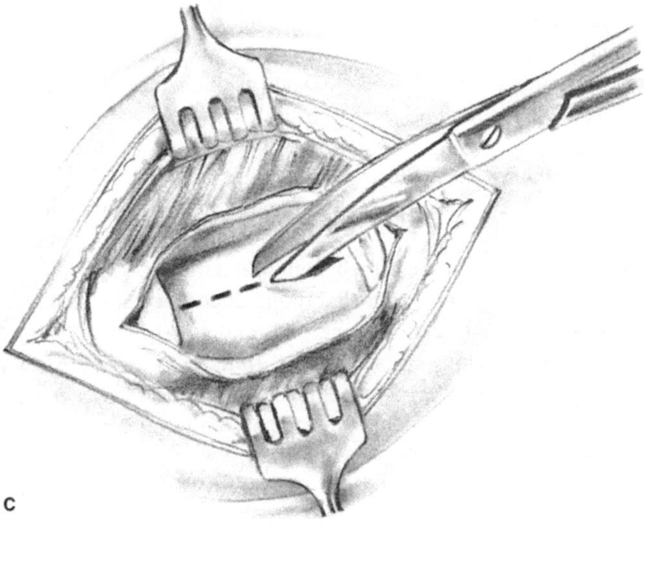

c

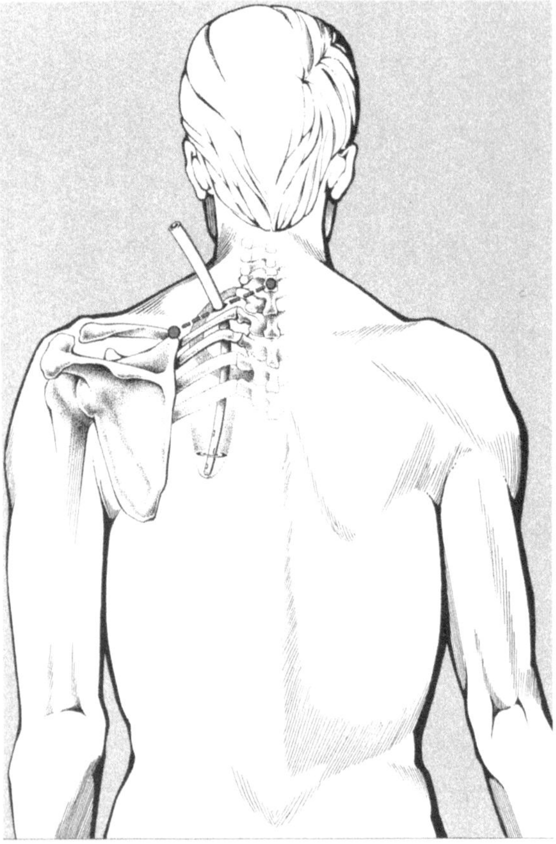

Abb. 20.23. Technik der apikalen Pleuradrainage

Entsprechend der zugrundeliegenden Ursache erfolgt im Anschluß daran eine Saug-Spül-Behandlung, ggf. mit fibrinolytischen Enzymen (500000 I. E. Streptokinase/Tag). Der Nachweis einer tatsächlich besseren Ausheilung durch Anwendung solcher Substanzen konnte bisher allerdings nur empirisch erbracht werden.

Unter einer solchen Behandlung gelingt es in vielen Fällen, das Pleuraempyem dauerhaft auszuheilen (Abb. 20.24).

Gelingt durch die beschriebenen Maßnahmen der Allgemein-, Spül- und Saugbehandlung über eine subperiostale Rippenresektion keine vollständige Ausheilung des Pleuraempyems, so ist die Indikation zum operativen Vorgehen im Sinne einer Dekortikation bei Patienten in ausreichendem Allgemeinzustand und bei allgemeiner Operabilität gegeben. Bei Patienten in schlechtem Allgemeinzustand, denen ein größerer operativer Eingriff nicht mehr zugemutet werden kann, bietet sich als Alternative die Thoraxfensterung nach Kleesattel (Eloesser flap) an, bei der ein mobilisierter Hautlappen in die eröffnete chronische Empyemhöhle eingeschlagen wird.

20.2.3.2 Dekortikation

Die Indikation zur Dekortikation beim Pleuraempyem sollte dann gestellt werden, wenn konservative Maßnahmen der Drainagebehandlung nicht zum Ziel führen. Dies kann z. B. der Fall sein, wenn das Pleuraempyem in einem zu späten Stadium diagnostiziert wurde und die Pleuraschwarte bereits zu dick ist, wenn eine bronchopleurale Fistel besteht, die eine genügende Ausdehnung der Lunge unmöglich macht, oder - und dies ist die häufigste Ursache eines chronischen Pleuraempyems - wenn eine inadäquate Drainagebehandlung erfolgte, - sei es, daß die Drainage nicht am richtigen Ort lag, zu dünn war oder aber durch Fibrindetritus verstopfte. Wie lange es im Einzelfall dauert, bis ein frisches Pleuraemyem chronisch wird, ist sehr unterschiedlich und auch wesentlich von der Ätiologie abhängig. In der Regel handelt es sich bei einem über 6 Wochen dauernden Empyem stets um ein chronisches Pleuraempyem. In dieser Zeit kommt es zu einer erheblichen Verdickung der Empyemwand und zur gleichzeitigen Schrumpfung der Empyemhöhle, die eine Verkleinerung des betroffenen Brustkorbs mit sich bringt. Fast immer ist das Zwerchfell mit in diesen schwieligen Umwandlungsprozeß involviert, die Atemmechanik entsprechend eingeschränkt (Konietzko et al. 1976). Das Ziel der Dekortikation beim chronischen Pleuraempyem besteht in der Beseitigung der die Lunge und das Zwerchfell fesselnden Pleuraschwiele - in der Erwartung einer gleichzeitigen Funktionsverbesserung - sowie v. a. in der Beseitigung eines chronischen Infektherdes. Aus diesen Gründen ist die Indikation stets kritisch in Zusammenarbeit mit dem Pneumologen zu stellen, unter Berücksichtigung der in der individuellen Lage des Patienten zu erwartenden Funktionsverbesserung. Die Frage, ab wann eine Schwarte dick genug ist bzw. die Lunge hierdurch funktionell zu sehr eingeschränkt ist, gehört mit zu den schwierigsten Entscheidungsprozessen; sie wird häufig aufgrund der klinischen Erfahrung beantwortet. Für manche Autoren ist dies der Zeitpunkt, wenn ¼-⅓ der Lunge gefesselt ist (Hood 1986). Bei der Indikation zu einer Dekortikation ist zu berücksichtigen, daß die individuelle Verbesserung der Restriktion praktisch nicht vorhersagbar ist und für ein größeres Kollektiv, gemessen an der Vitalkapazität und dem Atemgrenzwert, auch nicht nachweisbar ist (Petro et al. 1982; Toomes et al. 1983). Eine Dekortikation der Lunge allein aus funktioneller Sicht ist aus diesen Gründen medizinisch nur selten indiziert.

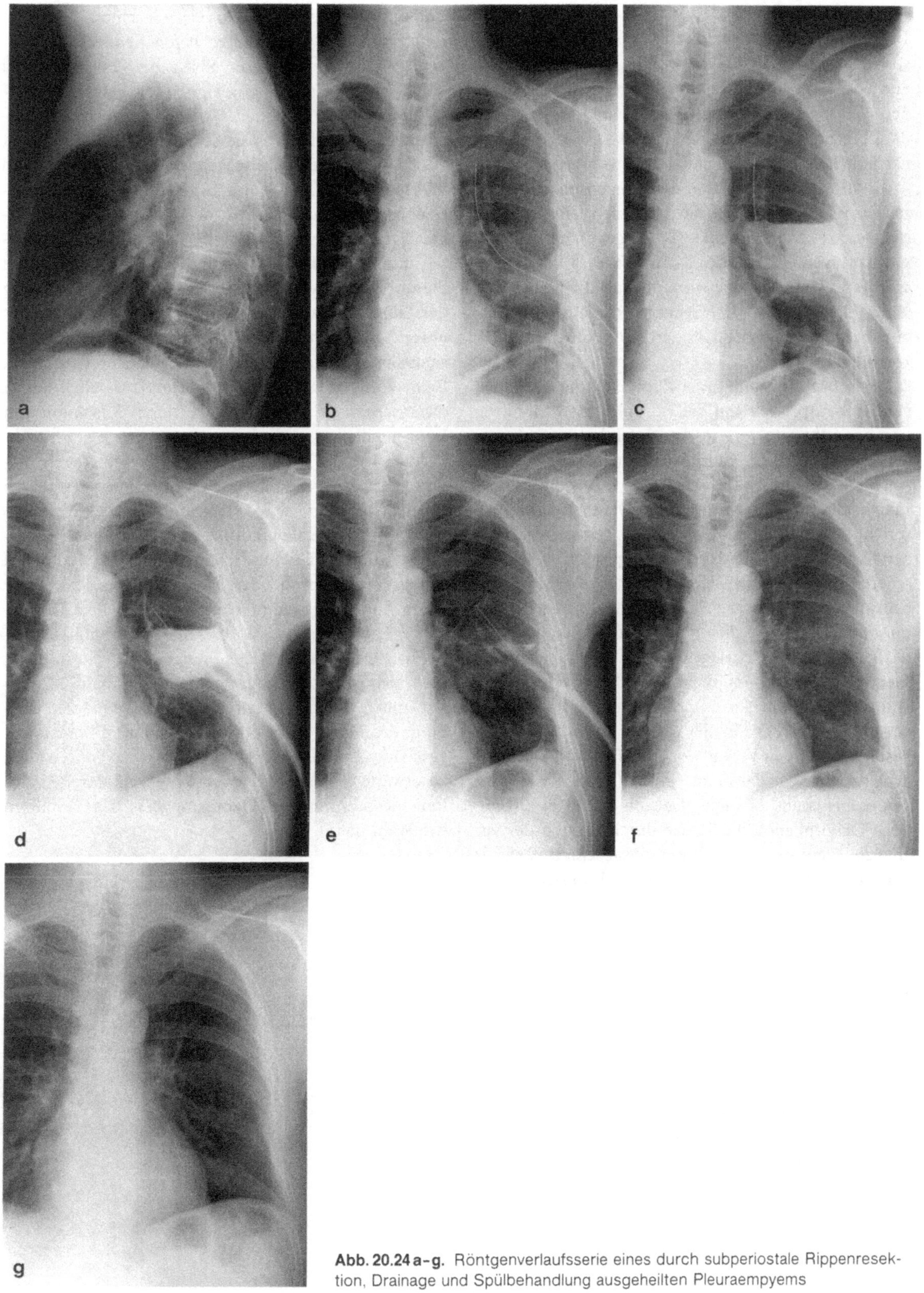

Abb. 20.24 a–g. Röntgenverlaufsserie eines durch subperiostale Rippenresektion, Drainage und Spülbehandlung ausgeheilten Pleuraempyems

Operationstechnik (Abb. 20.25)
Die Schnittführung zur Dekortikation der Lunge sollte so angelegt sein, daß sowohl die Lungenspitze als auch die basalen Abschnitte gut erreicht werden können. Wir bevorzugen einen Zugang im 7. oder 8. ICR, da erfahrungsgemäß die basale Dekortikation von einer üblichen Thorakotomie aus schwieriger zu gestalten ist als die Dekortikation der Lungenspitze. In Einzelfällen sollte man sich nicht scheuen, eine zusätzliche basale Thorakotomie zum eigentlichen Schnitt hinzuzufügen. Da der knöcherne Thorax häufig geschrumpft ist, wird sogar in seltenen Fällen eine subperiostale Resektion einer ganzen Rippe erforderlich, um überhaupt einen Zugang zur Pleuraschwarte zu bekommen.

Der Eingriff beginnt unter Zuhilfenahme eines kleinen Rippenspreizers mit der extrapleuralen Mobilisation der Schwarte von der Fascia endothoracica, wobei diese je nach Chronizität des Prozesses mit Anteilen der Brustwandweichteile, z. B. der Interkostalmuskulatur, herauszulösen ist. Dieser Eingriff entspricht praktisch einer Pleurektomie. Die dabei entstehenden Blutungen sind in der Regel gut zu beherrschen. Technisch schwierig kann die Lösung der Schwarte posterobasal sein, gelegentlich auch apikal und mediastinal. An diesen kritischen Punkten ist auf die Umschlagfalte zwischen parietaler und viszeraler Pleura zu achten, um nicht fälschlicherweise hinter Aorta oder Ösophagus zu präparieren und Verletzungen zu verursachen. In der oberen Thoraxapertur ist besonders auf den Verlauf von Gefäßen und Plexus zu achten, im Mediastinum auf V. cava, V. azygos, N. phrenicus und N. vagus. Danach erfolgt die eigentliche Dekortikation der Lunge durch Lösung der viszeralen Pleura. Dieser Operationsabschnitt stellt je nach Alter der Empyemhöhle den schwierigeren Teil dar und verlangt besonders viel Geschick und Ausdauer, um möglichst wenige Parenchymlecks zu setzen. Man sollte in dieser Phase der Operation bei sonst üblicher einseitiger Beatmung die gefesselte Lunge immer wieder für einen gewissen Zeitabstand belüften lassen, um dadurch besser in die richtige Schicht zu gelangen. Idealerweise gelingt die Ablösung dann meistens stumpf, obwohl häufig kaum lösbare Verklebungen vorhanden sind. In der Regel sollte eine Dekortikation ohne Eröffnung der eigentlichen gereinigten Empyemhöhle erfolgen. Meist läßt sich durch diesen Eingriff wieder eine vollständige Ausdehnung der Lunge im Thoraxraum erreichen, häufig allerdings unter Inkaufnahme von Parenchymfisteln; sie verschließen sich bei suffizienter Drainage meist spontan. Beim Vorhandensein einer bronchopleuralen Fistel ist diese separat zu versorgen, ggf. durch Resektion von Lungenteilen.

Auch für die postoperative Phase steht die Erhaltung der Lungenausdehnung mit möglichst minimalen Parenchymfisteln im Vordergrund. Eine aktive krankengymnastische Behandlung mit frühzeitiger Mobilisation kommt diesem Ziel entgegen; sie verhindert gleichzeitig die drohenden Langzeitfolgen der chronischen Lungenfesselung (Verkleinerung der Thoraxhälfte, Brustkorb- und Wirbelsäulendeformität).

Eine Dekortikation der Lunge beim chronischen Pleuraempyem setzt eine wiederausdehnbare und damit intakte Lunge voraus. Gelingt die Wiederausdehnung der Lunge nicht oder ist sie aufgrund einer vorgeschädigten Lunge, z. B. bei „destroyed lobe", nicht zu erwarten, so stellt die Thorakoplastik zur Behandlung des chronischen Pleuraempyems das Verfahren der Wahl dar.

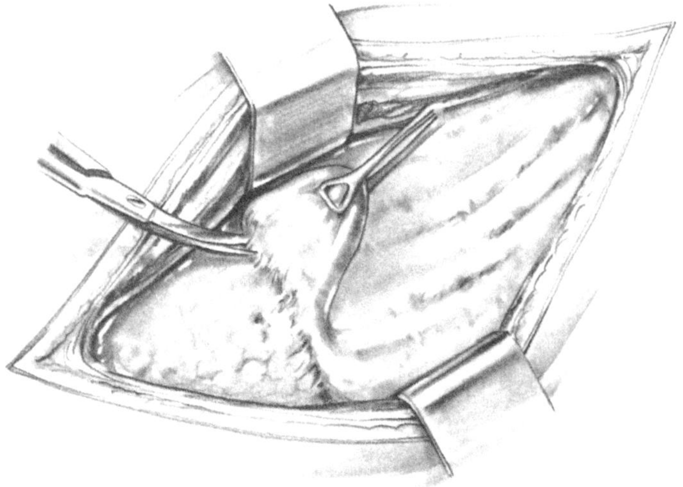

Abb. 20.25. Technik der Dekortikation

20.2.3.3 *Thorakoplastik*

Die Indikation zu einer Thorakoplastik beim chronischen Pleuraempyem ist gegeben, wenn eine Dekortikation der Lunge zu keiner ausreichenden Lungenausdehnung führt bzw. wegen der zugrundeliegenden Lungenveränderungen nicht dazu führen kann. Eine weitere Indikation ist das Pleuraempyem nach Pneumonektomie (s. Kap. 23). Mögliche Ursachen für eine gravierende Lungenschädigung und eine damit zu erwartende Unfähigkeit der Wiederausdehnung der Lunge sind schwere Lungenzerstörungen, z. B. nach Abszedierung oder auch bei kavernöser Lungentuberkulose. Auch die chronische bronchopleurale Fistel kann eine Thorakoplastik erfordern. In Sonderfällen kann sie als primäre operative Maßnahme bei ausgedehnter tuberkulöser Erkrankung mit hoher Aktivität und resistenten Keimen statt einer sonst üblichen Lungenresektion in Frage kommen, wenn diese ein zu hohes Risiko (Gefahr der Bronchusfistelbildung) darstellt.

Das Prinzip des operativen Vorgehens besteht in der mehr oder weniger ausgiebigen Entfernung des Rippenskeletts; die Instabilität des betreffenden Brustwandabschnitts, der die sog. Empyemresthöhle verkleinert, ist die beabsichtigte Folge. Bei der intrapleuralen Thorakoplastik nach Schede werden nicht nur die Rippen entfernt, sondern auch die gesamte parietale Wand der Höhle, einschließlich Interkostalmuskulatur und Schwarte. Da hierdurch häufig sekundäre Atrophien der Bauchwandmuskulatur resultieren, wird dieses verstümmelnde Verfahren heute praktisch nicht mehr durchgeführt (Brunner 1967). Als Alternative hierzu empfiehlt sich die Jalousieplastik nach Heller, bei der lediglich die entsprechenden Rippen subperiostal reseziert werden unter Erhaltung von Pleuraschwarte, Interkostalmuskulatur und Gefäß-Nerven-Bündel. Für den Erfolg dieser Operation ist es wesentlich, daß die Rippen in ihrer gesamten Ausdehnung, d. h. vom sternokostalen Ansatz bis zu den paravertebralen Rippenköpfchen, unter Durchtrennung der Kostotransversalbänder entfernt werden. Auch auf die technisch anspruchsvolle Entfernung der 1. Rippe sollte i. allg. nicht verzichtet werden, damit die Pleurahöhle auch von kranial kollabieren kann. Eine Ausheilung der Höhle ist nur zu erwarten, wenn auch eine genügende Anzahl von Rippen subperiostal reseziert wird, im Zweifel eher mehr als zu wenig.

Operationstechnik (Abb. 20.26)
Der Zugang entspricht einer posterolateralen Thorakotomie, wobei der dorsale Schnitt weit nach kranial, fast parallel zur Wirbelsäule bis zum Nacken geführt wird. Eine reine paravertebrale Schnittführung halten wir ebenso wie eine axilläre Inzision für unzureichend. Unter möglichst sparsamer Durchtrennung der Brustmuskulatur wird die Skapula an ihrem Unterrand dargestellt und mit einem speziell hierfür geeigneten Haken nach vorne oben retrahiert. Die eigentliche subperiostale Rippenresektion beginnt an der 3. bis 5. Rippe. In der Regel geschieht die Resektion von vorne nach hinten. Für die eigentliche subperiostale Resektion eignen sich besonders die Raspatorien nach Kleesattel bzw. Doyen. Bei der Entfernung der 2. bzw. 1. Rippe müssen besonders die V. subclavia und der Plexus brachialis geschont werden. Für die Resektion der 1. Rippe empfiehlt sich die Rippenschere nach Sauerbruch unter digitaler Anhebung des Gefäß-Nerven-Bündels. Nach Abschluß der Rippenresektion sollten sich die verbliebenen Weichteilabschnitte locker in die Höhle einlegen lassen. Wichtig ist die schichtweise Drainage der Höhle bzw. der Subskapularregion. Auf eine sorgfältige Blutstillung ist bei dem sehr invasiven Verfahren im Infektbereich zu achten.

Für die postoperative Phase empfiehlt sich eine Redression der in der Anfangsphase instabilen Brustwand mit Hilfe eins dreiviertelzirkulären Zügelverbandes bzw. Sandsackes. Der Patient sollte angehalten werden, soweit wie möglich auf der operierten Seite zu liegen. Eine Fortsetzung der bereits präoperativ begonnenen krankengymnastischen Übungsmaßnahmen ist entscheidend für die rasche Genesung. Die eingelegten Drainagen sollten sukzessive frühestens nach 5 Tagen entfernt werden. Für die spätpostoperative Phase stellt die Fortsetzung der krankengymnastischen Übungsbehandlung, insbesondere Atemübungen und Schulterübungen, die beste Prophylaxe für spätere Haltungsfehler in Folge der Wirbelsäulenskoliose dar.

Wichtige Zusatzverfahren zur eigentlichen Thorakoplastik sind die verschiedenen Methoden der Muskelplastiken, bei denen je nach Lokalisation des Empyems Anteile des M. subscapularis, M. pectoralis oder auch M. latissimus dorsi in die Empyemresthöhle eingeschlagen werden. Kirschner (1921) hat dieses Verfahren zur Behandlung einer apikalen Empyemresthöhle vorgeschlagen. Eine Ausheilung solcher Höhlen ist nur dann zu erwarten, wenn kein Resthohlraum verbleibt.

Die unmittelbaren pathopysiologischen Folgen einer Thorakoplastik resultieren aus der Instabilität eines mehr oder weniger großen Brustwandabschnitts mit konsekutiver paradoxer Atembeweglichkeit. Die Ventilation der verbliebenen Lungenabschnitte auf der Seite der Thorakoplastik ist eingeschränkt. Ebenso ist die suffiziente Bronchialtoilette aus diesen Lungenabschnitten meist primär ungenügend, da die normalen Mechanismen der intrapleuralen Druckerhöhung durch Hustenstöße nicht mehr genügend funktionie-

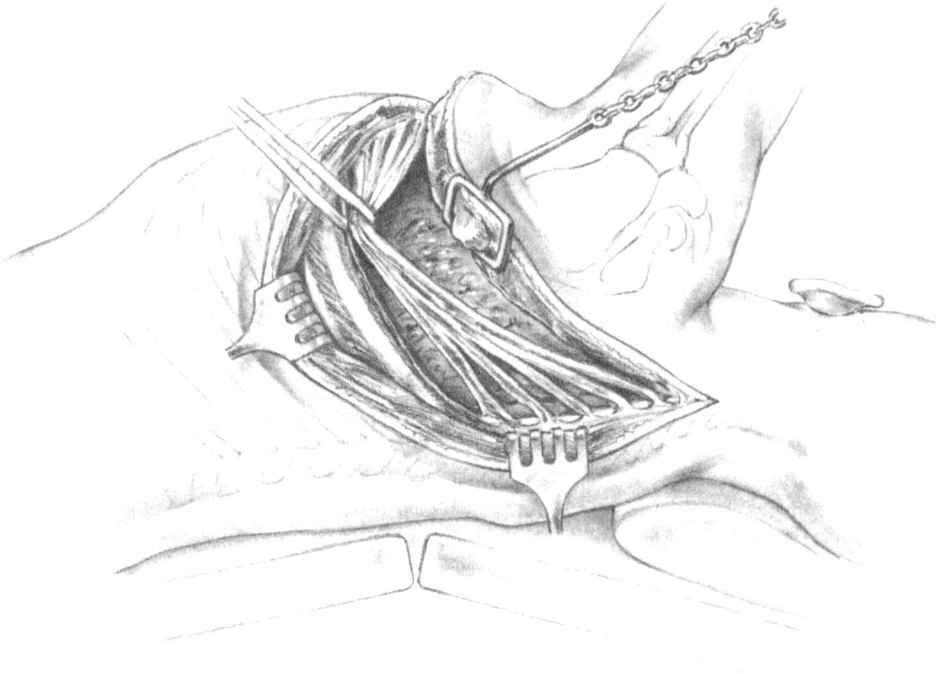

Abb. 20.26. Technik der Heller-Jalousieplastik

ren. In dieser unmittelbar postoperativen Phase steht die krankengymnastische Unterstützung, die bronchiale Sekretbeseitigung mittels Lagerungsdrainage, Vibrationsmassage etc., bei gleichzeitiger ausreichender Analgesie im Vordergrund der Behandlung. Die Indikation zur gezielten Absaugung mittels Bronchoskopie, ggf. über eine Minitracheostomie, sollte großzügig gestellt werden.

Den resultierenden orthopädischen Spätkomplikationen, insbesondere der Wirbelsäulenskoliose, kann durch frühzeitig einsetzende krankengymnastische Übungsbehandlung wirkungsvoll begegnet werden.

Die unmittelbar postoperativen Komplikationen nach Thorakoplastik sind einerseits Folgen der Sekretretention, wie Atelektase, Pneumonie etc., andererseits auch Folgen der Grundkrankheit, d. h. Wundinfektionen oder persistierende bzw. wieder aufflackende Empyeme.

Die Letalität nach Thorakoplastik ist abhängig sowohl von der Grundkrankheit und damit dem Allgemeinzustand der Patienten, als auch vom Ausmaß der Rippenresektion und den postoperativen Komplikationen. Die 30-Tage-Letalität der Thorakoplastik liegt heute deutlich unter jener von lungenresezierenden Eingriffen (Shields et al. 1970).

20.2.4 Hämatothorax

Der Hämatothorax als nahezu häufigste Komplikation einer Verletzung von Brustwand und Lunge wird schwerpunktmäßig in Kap. 23.2 behandelt.

Beim Hämatothorax handelt es sich um eine Blutansammlung im Pleuraraum, die meist durch eine Verletzung der hier liegenden Organe bzw. Gefäße verursacht wird. Die weit häufigste Ursache des Hämatothorax ist die Verletzung der Lunge durch einspießende Rippenfrakturen; sie sind häufig mit einem Pneumothorax vergesellschaftet. Auch Verletzungen von Gefäßen im Bereich der Brustwand bzw. des Mediastinums können einen Hämatothorax verursachen. Neben diesen rein traumatischen Formen des Hämatothorax beim stumpfen bzw. penetrierenden Thoraxtrauma ist der postoperative Hämatothorax (Folge einer Nachblutung nach Thorakotomie), der „iatrogene“ Hämatothorax (im Rahmen von Fehlpunktionen), und der Spontanhämatothorax (meist in Kombination mit einem Pneumothorax nach Ruptur einer Bulla mit spontanem Abriß kleinster, arteriell aus der Brustwand versorgter Adhäsionen) zu unterscheiden.

Das klinische Bild beim Hämatothorax wird geprägt von der Schwere der Verletzung, insbesondere auch weiterer Verletzungen, der Menge des Blutverlustes sowie von den unmittelbaren Folgen der intrapleuralen Blutansammlung, wie z. B. Atelektase der Lunge oder

Verschiebung mediastinaler Strukturen. Neben der perkutorischen Dämpfung und einer Verminderung des Atemgeräusches findet sich röntgenologisch eine Verschattung der betroffenen Thoraxhälfte. Lassen sich andere, dringend behandlungsbedürftige Verletzungen durch entsprechende Zusatzuntersuchungen wie EKG, Sonographie oder Angiographie ausschließen, stellt die Thoraxdrainage die erste Behandlungsmaßnahme beim Hämatothorax dar. Es versteht sich von selbst, daß der Hämatothorax im Rahmen des schweren Thoraxtraumas bzw. Polytraumas eine Notfallsituation ist, bei der Diagnostik und Therapie simultan und ohne Verzug ablaufen sollten. Mit Ausnahme des nur minimalen Hämatothorax (<200 ml) sollte prinzipiell eine Thoraxdrainage eingelegt werden, und zwar mit einer möglichst kaliberstarken Drainage (mindestens 28 Charr) in der vorderen Axillarlinie im 4. oder 5. ICR.

Aus klinischer Erfahrung ist die alleinige Drainagebehandlung in über 90% aller Fälle ausreichend. Die Entscheidung, wann eine operative Blutstillung und damit Thorakotomie notwendig wird, ist unter klinischer Überwachung individuell zu treffen. Dabei spielt weniger der initiale Blutverlust durch die Drainage eine Rolle, als vielmehr die Menge des Blutes, das nach Entleerung des Hämatothorax über die Drainage verloren wird. Die folgenden Zahlen sind nur als Anhaltspunkte für die Entscheidung zum operativen Vorgehen zu sehen; stets bedarf es der individuellen Verlaufsbeurteilung.

Die Indikation zu einer Thorakotomie beim traumatischen (oder postoperativen) Hämatothorax ist gegeben, wenn

- nach einem initialen Blutverlust von 1000 ml über die Drainage die blutige Sekretion in den folgenden Stunden anhält,
- unabhängig von der initialen Blutmenge mehr als 400 ml/h über 2 h drainiert werden,
- unabhängig vom initialen Blutverlust stündlich mehr als 200 ml über 5 h über die Drainage gefördert werden.

Unabhängig davon ist eine sofortige Thorakotomie beim Hämatothorax absolut indiziert, wenn es Hinweise auf eine Verletzung des Herzens oder der großen Gefäße gibt. Ein anhaltender hypovolämischer Schockzustand, der nach entsprechender Volumensubstitution nur ungenügend zu beherrschen ist, wird auch bei geringeren Blutverlusten über die Thoraxdrainage eine Thorakotomie erfordern, sofern nicht andere Blutungsquellen in Frage kommen (z. B. im Abdomen bei einem Polytrauma).

Als Zugangsweg hat sich beim Hämatothorax die anteriore bzw. anterolaterale Thorakotomie als günstig erwiesen, zumal von dieser Schnittführung aus auch eine simultane Laparotomie wesentlich leichter durchführbar ist. Nach Durchtrennung der Brustwandschichten erfolgt in der Regel nach der mechanischen Ausräumung der Blutkoagel die Darstellung der Blutungsquelle, wobei alle Thoraxinnenorgane exakt zu inspizieren sind. Die häufigeren Blutungsquellen bei thorakotomiepflichtigen Hämatothoraces sind im Bereich der Brustwand zu suchen, weniger an der Lunge selbst. Während oberflächliche Parenchymeinrisse meist durch Übernähung versorgt werden können, erfordern tiefere Verletzungen eine subtile Operationstechnik, in seltenen Fällen resezierende Maßnahmen. Eine ausreichend weitlumige Drainage (mindestens 28 Charr) beendet den operativen Eingriff.

Bei primär meist inadäquat drainierten Hämatothoraces stellt sich häufig erst im Laufe der folgenden Tage die Indikation zu einem operativen Vorgehen, und zwar weniger im Sinne einer Blutstillung als vielmehr der Hämatomausräumung bzw. Frühdekortikation, um die Lunge wieder vollständig zur Ausdehnung zu bringen.

20.2.5 Chylothorax

Der Chylothorax, der meist auf einer traumatischen Läsion des Ductus thoracicus beruht, wurde erstmals von Longolet im Jahre 1663 als Folge einer Schußverletzung im Schrifttum erwähnt. Spätere zahlreiche Mitteilungen bestätigten die meist traumatisch bedingte Entstehung des Chylothorax, wobei die stumpfen Verletzungen des Ductus thoracicus häufig mit schwereren Kompressionsfrakturen der Wirbelsäule nach Sturz aus großer Höhe oder nach Überfahrung vergesellschaftet waren. Heute spielt der Chylothorax weniger als traumatischer Chylothorax, sondern vielmehr als Komplikation nach thoraxchirurgischen Eingriffen eine Rolle. Insofern ist er eine zwar typische, aber äußerst seltene intraoperative Komplikation bei Eingriffen im hinteren Mediastinum (s. auch Kap. 23). Trotz vieler Ansätze in der Behandlung des Chylothorax sind bis heute keine verbindlichen Therapieempfehlungen allgemein bekannt; größtenteils ist dies bedingt durch die vielerorts mangelnde Erfahrung wegen der Seltenheit der Erkrankung. Bis zur ersten publizierten Mitteilung über eine erfolgreiche Ligatur des Ductus thoracicus durch Lampson (1948) war der Chylothorax eine lebensbedrohliche Erkrankung mit einer Mortalität zwischen 50 und 100%. Heute ist die Letalität dieser Erkrankung bei entsprechender Behandlung praktisch zu vernachlässigen.

Der Ductus thoracicus verläuft aus der Cysterna chyli in Höhe des 2. LWK, hinter der Aorta durch den Hiatus oesophageus des Zwerchfells, auf der Wirbelsäule mehr rechtsseitig. Zwischen dem 7. und 5. BWK kreuzt er auf die linke Seite und erreicht hinter dem Aortenbogen und hinter der linken A. subclavia die Einmündungsstelle in die linke V. jugularis interna bzw. V. subclavia. Daraus resultiert, daß die zwerchfellnaheren Verletzungen meist zu einem rechtsseitigen Chylothorax führen, die höheren, wesentlich selteneren Verletzungen dagegen zu einem linksseitigen. Berücksichtigt man die tägliche Flußrate von etwa 1500-2500 ml (Hesseling u. Hoffman 1981), die durch orale Nahrungszufuhr noch wesentlich gesteigert werden kann, so verstehen sich die gravierenden klinischen Auswirkungen der Erkrankung infolge des hohen Verlustes insbesondere von Eiweiß, Fett und Elektrolyten.

Das klinische Bild beim traumatischen Chylothorax wird zunächst bestimmt von den meist knöchernen Verletzungen der Wirbelsäule und des Thorax sowie deren Folgen. Meist vergehen Tage, manchmal Wochen bis zur eigentlichen Diagnosestellung, da sich die chylöse Flüssigkeit häufig zunächst mediastinal sammelt, bevor sie in den Pleuraraum rupturiert. Dann entspricht das klinische Bild dem Vollbild eines Pleuraergusses bzw. Hämatothorax. Auch beim postoperativ auftretenden Chylothorax wird die Diagnose meist nicht unmittelbar postoperativ gestellt, obwohl chylöse Flüssigkeit bereits über die Drainage sezerniert wird. Dies hat seine Ursache darin, daß die typisch milchigweiße Färbung des Chylus häufig in der Anfangsphase unmittelbar postoperativ nicht vorhanden ist; dies ist wohl auf die fehlende orale Nahrungszufuhr zurückzuführen. Beim Auftreten von milchiger Flüssigkeit ist die Verdachtsdiagnose einfach, in allen anderen Fällen sollte die Diagnose immer dann gestellt werden, wenn hohe Drainageverluste dominieren.

Die Verdachtsdiagnose kann durch laborchemische Untersuchung des Chylus erhärtet werden, wobei der Nachweis von Fett durch Sudan-III-Färbung sowie der hohe Triglyzeridgehalt praktisch beweisend sind (Nix et al. 1957; Hesseling u. Hoffman 1981).

Mit Hilfe der Lymphangiographie läßt sich in etwa ¾ aller Fälle das Leck einwandfrei nachweisen (Heilman u. Collins 1963; Nusbaum et al. 1964). Im eigenen Krankengut von 20 Chylothoraces, die nach einem operativen Eingriff aufgetreten sind, haben wir innerhalb von 4 Jahren bei 9 Lymphangiographien in 5 Fällen ein Leck im Ductus thoracicus eindeutig lokalisieren können (Abb. 20.27). Bei den meisten dieser Patienten trat die erste chylöse Sekretion zwischen dem 2. und 5. postoperativen Tag auf, bei 2 Patienten jedoch erst nach 10 Tagen.

In fast allen Fällen eines traumatischen bzw. postoperativen Chylothorax ist zunächst ein konservativer Behandlungsversuch indiziert. Dieser beinhaltet die suffiziente Drainage des Pleuraraums mit einer großkalibrigen Thoraxdrainage, unter gleichzeitiger Reduktion des Chylusflusses durch vollständige Einschränkung der oralen Nahrungszufuhr. Wenn eine parenterale Ernährung zu aufwendig ist, stellt die enterale Zufuhr mittelkettiger Fettsäuren (MCT) eine brauchbare Alternative dar, da diese auch ungespalten resorbiert, intrazellulär hydrolysiert sowie vorwiegend auf dem Blutweg über die Pfortader unter Umgehung des Lymphsystems transportiert werden (Sickinger 1975). Eine ausreichende Bilanzierung der verlorenen Flüssigkeit, der Elektrolyte und des Eiweißes ist Voraussetzung für die Durchführung einer erfolgreichen konservativen Therapie.

In vielen Fällen wird sich durch die konservative Behandlung eine Lymphfistel spontan schließen. Die Frage, wie lange ein konservativer Behandlungsversuch zu vertreten bzw. wann die Indikation zur Operation gegeben ist, bleibt offen. Manche Autoren fordern eine mindestens 3- bis 4wöchige konservative Therapie (Maloney u. Spencer 1956). Andere befürworten eine sofortige bzw. frühzeitige Operation beim eindeutigen Nachweis einer Ductus-thoracicus-Fistel (Goorwitch 1955; Emerson 1981).

Aufgrund eigener Erfahrungen und unter Berücksichtigung der produzierten Sekretmengen über eine adäquate Drainage empfehlen wir, eine Thorakotomie beim Chylothorax dann durchzuführen, wenn mehr als 1500 ml täglich in den ersten 5 Tagen bzw. mehr als 1000 ml täglich in den ersten 10 Tagen nach Beginn der chylösen Sekretion abfließen. Eine über 14 Tage hinausgehende konservative Behandlung halten wir, wie andere Autoren auch (Selle 1973), im Regelfall ebenfalls für nicht indiziert.

Die Therapie der Wahl besteht in der Ligatur des Ductus thoracicus dicht unterhalb der eigentlichen Leckstelle. Durch Tierversuche und aus der klinischen Erfahrung ist bewiesen, daß wegen der ausreichend bestehenden Kollateralisierung der Lymphbahnen Spätkomplikationen durch diese Behandlungsart nicht zu erwarten sind.

Der Zugang für einen solchen Eingriff ist üblicherweise auf der Seite des Chylothorax, bei zuvor operierten Patienten der alte Thorakotomieschnitt. Zur besseren Auffindung des Lecks empfiehlt es sich, ca. 2-4 h vor dem eigentlichen Eingriff eine fettreiche Suspension (Sahne, Öl) oral oder über die Magensonde zu applizieren. Erfahrungsgemäß gelingt es durch diese Maßnahme in den meisten Fällen, den Austritt des Chylus aus dem Leck direkt zu beobachten (Abb. 20.28). Die eigentliche Übernähung des Ductus thoracicus muß sehr sorgfältig durchgeführt werden, u. U. mit zusätzlicher Clipligatur und Abdeckung mit Pleuragewebe, damit ein endgültiges Sistieren der chy-

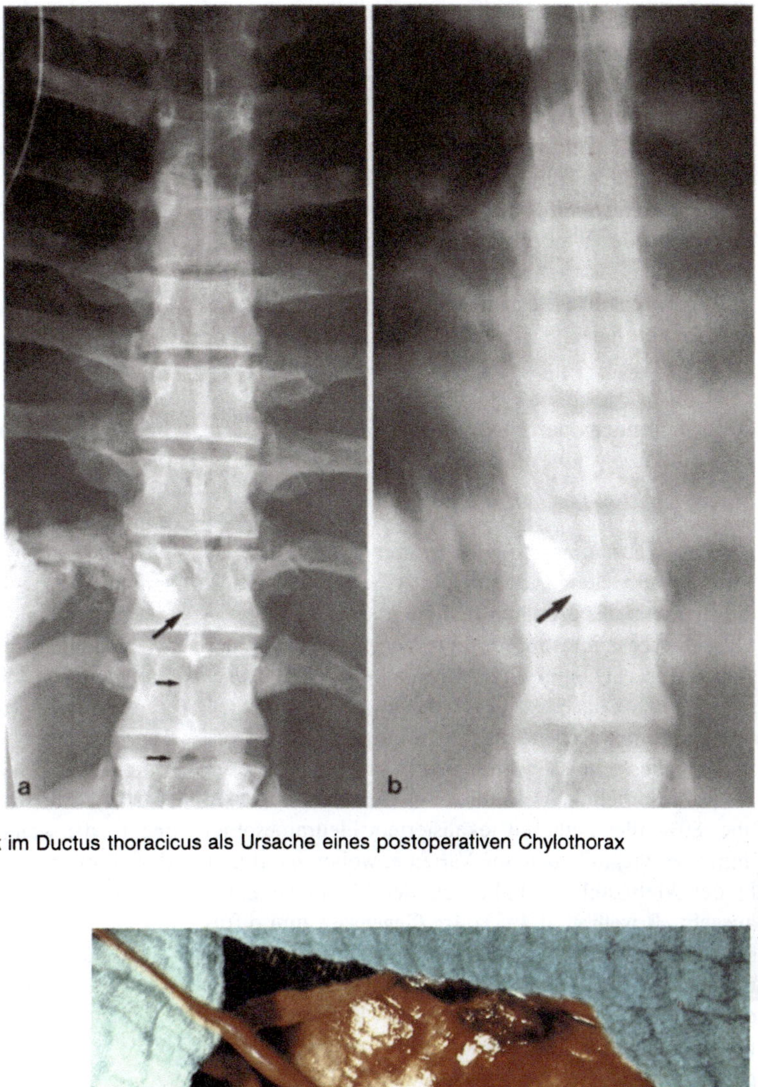

Abb. 20.27 a, b. Lymphangiographie: Leck im Ductus thoracicus als Ursache eines postoperativen Chylothorax

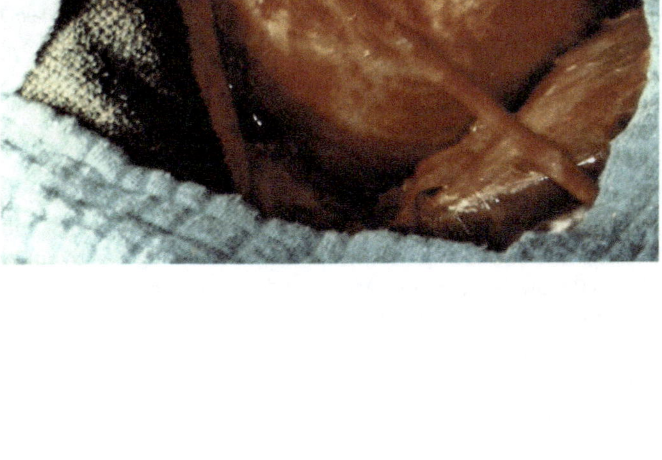

Abb. 20.28. Intraoperativer Situs eines vollständigen Ductus-thoracicus-Ausrisses (bei der Versorgung eines Lecks im Ductus thoracicus)

lösen Sekretion erreicht wird. Ist die Leckstelle im Ductus thoracicus nicht eindeutig aufzufinden, kann dieser direkt über dem Zwerchfell ligiert werden. Manche Autoren verzichten generell auf eine Darstellung des Lecks und bevorzugen die supradiaphragmale Ligatur (Murphy u. Piper 1977; Patterson et al. 1981; Kostiainen et al. 1983). Dazu wird der Ductus thoracicus direkt oberhalb des Zwerchfells zwischen Wirbelsäule, Aorta, Ösophagus und V. azygos dargestellt bzw. das in diesem Bereich liegende Bindegewebe komplett ligiert.

20.2.6 Tumoren der Pleura

20.2.6.1 Primäre Pleuratumoren

Primäre Pleuratumoren galten früher als eine Rarität. Mit der weltweiten Zunahme der Asbestproduktion ist die Inzidenz des primären malignen asbestinduzierten Pleuramesothelioms rapide angestiegen. Im Gegensatz zum diffusen malignen Pleuramesotheliom handelt es sich beim lokalisierten fibrösen Mesotheliom um einen langsam wachsenden, meist benignen Tumor, der im Vergleich zum asbestinduzierten malignen diffusen Pleuramesotheliom wesentlich seltener vorkommt. In über 80% aller Fälle mit lokalisiertem Pleuramesotheliom überwiegt die benigne Variante, wobei der Tumor in der Mehrzahl der Fälle von der Pleura visceralis ausgeht (Briselli et al. 1981). Im Gegensatz zum diffusen malignen Pleuramesotheliom sind die Patienten mit lokalisiertem Pleuramesotheliom häufig beschwerdefrei. Die Tumoren imponieren röntgenologisch meist als solitäre dichte Verschattung, deren Pleurazugehörigkeit aus der Lokalisation, bei gestielten Tumoren aus dem Lagewechsel in verschiedenen Körperpositionen abgeleitet werden kann.

Die Therapie der Wahl besteht in der operativen Entfernung des Tumors, die auch bei großen Tumoren technisch einfach und in der Regel kurativ ist.

Diffuses malignes Pleuramesotheliom

Das diffuse maligne Pleuramesotheliom ist ein äußerst maligner Tumor der Deckepithelien der serösen Körperhöhlen. Ein Zusammenhang zwischen einer beruflichen Asbeststaubexposition und dem Auftreten einer Mesotheliomerkrankung wird heute als gesichert angesehen (Borow et al. 1973; McDonald u. McDonald 1980; Otto 1980). Da die Latenzzeit bis zur Krankheitsmanifestation im Durchschnitt etwa 30 Jahre beträgt, ist in den nächsten Jahren mit einem vermehrten Auftreten der Erkrankung bei den meist älteren Patienten zu rechnen. Die Prognose des malignen Pleuramesothelioms ist schlecht. In Sammelstatistiken werden mediane Überlebenszeiten von 7-16 Monaten angegeben (Legha u. Muggia 1977). In Ausnahmefällen werden auch Krankheitsverläufe über Jahre berichtet. Offensichtlich scheint das epitheliale Pleuramesotheliom im Gegensatz zum sarkomatösen bzw. gemischten Typ eine bessere Prognose zu haben; im übrigen ist die Prognose ebenso wie bei anderen malignen Tumoren stadienabhängig.

Das diffuse maligne Pleuramesotheliom wächst, entsprechend seiner unterschiedlichen histologischen Typen, entweder mehr knötchenförmig bis kleinhöckrig oder bindegewebig wie ein Weichteilsarkom. Es bevorzugt hierbei die mehr kaudalen Pleurapartien, wobei das Einwachsen in die kostodiaphragmalen Sinus charakteristisch ist. Von hier aus scheint auch der Befall des Peritoneums auszugehen. Es ist bisher nicht eindeutig erwiesen, ob der Tumor seinen Ursprung eher in der parietalen oder der viszeralen Pleura hat; einiges spricht für die mehr parietale Beteiligung.

Entsprechend dem Ausbreitungsgrad des Tumors wurden mehrfach Vorschläge für eine Stadieneinteilung gemacht, die als Basis für therapeutische Überlegungen und prognostische Beurteilung dienen (Butchart et al. 1976; Boutin et al. 1979; Antman 1980; Butchart et al. 1981; Vogt-Moykopf et al. 1987) (Tabelle 20.4). Allen Stadieneinteilungen gemeinsam ist die mehr oder weniger exakte Erfassung der Ausbreitung des Tumors sowie der vorhandenen Lymphknoten- und Fernmetastasen.

Tabelle 20.4. Stadieneinteilung des diffusen malignen Pleuramesothelioms. (Nach Butchart et al. 1981)

Stadium I	Tumor auf die ipsilaterale Pleura und Lunge (einschließlich Perikard und Zwerchfell) beschränkt
Stadium II	Tumorinfiltration der Brustwand oder des Mediastinums (z.B. Ösophagus, Herz); thorakale Lymphknotenmetastasen
Stadium III	Tumorinfiltration des Peritoneums oder der kontralateralen Pleura; extrathorakale Lymphknotenmetastasierung
Stadium IV	Hämatogene Fernmetastasierung

Bei 47% der Patienten im eigenen Krankengut ließ sich eine Asbestexposition eruieren. Die häufigsten Symptome waren: Thoraxschmerzen in 64%, Atemnot und/oder Husten in 69% sowie Gewichtsabnahme in 34% der Fälle. Diese Angaben stimmen gut mit den Erfahrungen anderer Autoren überein (Hain et al. 1974; Legha u. Muggia 1977; Löhr et al. 1981).

Typische Röntgenbefunde beim diffusen malignen Pleuramesotheliom sind Pleuraerguß (in etwa 80-90% der Fälle auftretend) und knotige Pleuraverdickung im

Sinne eines „Arkadenphänomens“ (Abb. 20.29). Diese pleuralen Veränderungen lassen sich mit der thorakalen CT und Kernspintomographie meist eindrucksvoller dokumentieren (Abb. 20.30).[2]

Zur Diagnosesicherung eignen sich Pleuraergußpunktionen, Pleurastanzbiopsie, Thorakoskopie und die diagnostische Thorakotomie. Generell gilt, daß die Sensitivität der einzelnen Verfahren mit zunehmender Invasivität der Methode höher wird (Vogt-Moykopf et al. 1987). Andererseits beinhaltet jedoch jede invasive diagnostische Maßnahme, wie häufige Punktionen oder Stanzbiopsien, die Gefahr der Tumorzellverschleppung in Stichkanäle und damit praktisch der Impfmetastasierung. Daher sind diese invasiven Maßnahmen möglichst auf ein Minimum zu beschränken;

[2] Für die freundliche Überlassung der Röntgenaufnahmen danken wir Herrn Prof. van Kaick, Institut für Nuklearmedizin des Deutschen Krebsforschungszentrums Heidelberg.

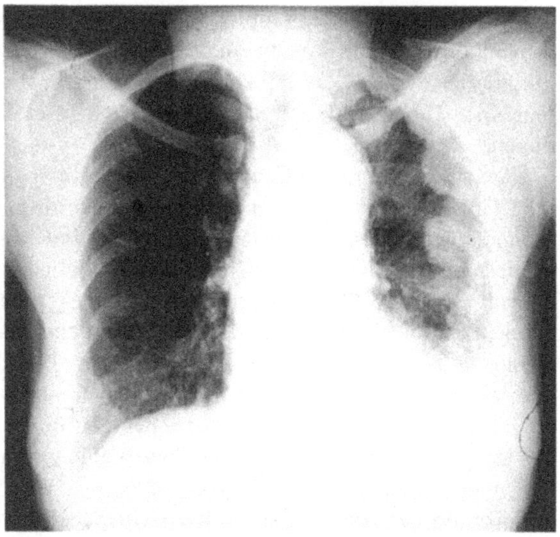

Abb. 20.29. Knotige Pleuraverdickung („Arkadenphänomen“) beim malignen Pleuramesotheliom

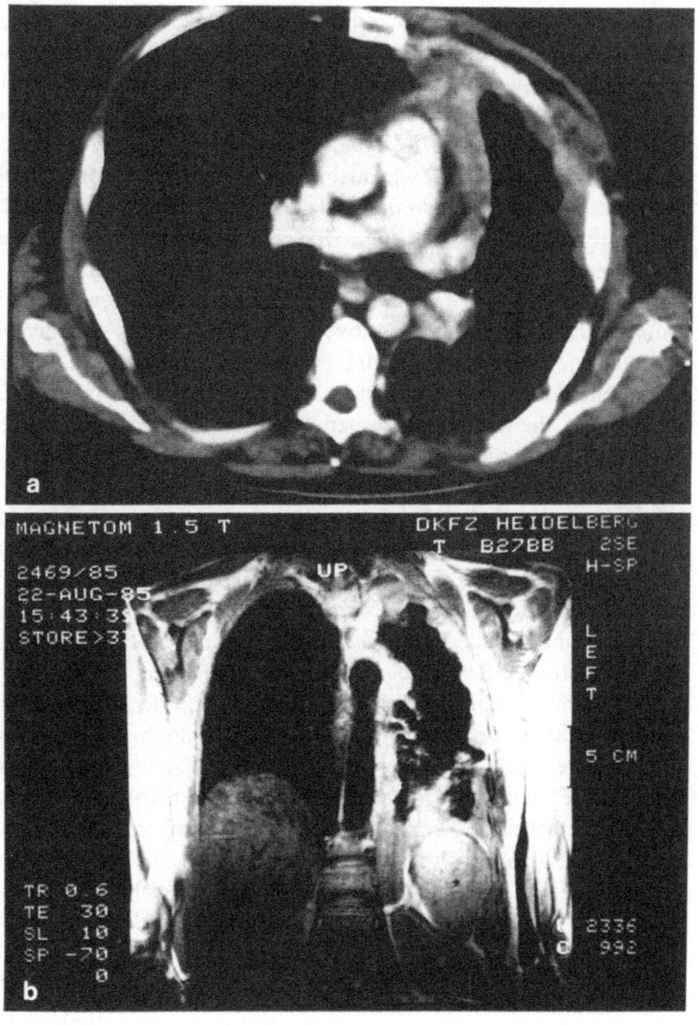

Abb. 20.30 a, b. Diffuses malignes Pleuramesotheliom, **a** Computertomographie, **b** Kernspintomographie

Punktionen und Thorakoskopien sollten nur in jenem Bereich durchgeführt werden, an dem auch später thorakotomiert wird. Diese Punktionskanäle sind anläßlich einer Thoraxeröffnung nach Möglichkeit zu exzidieren.

Nach unserer Erfahrung liefert die histopathologische Untersuchung gewonnener Biopsate beim diffusen malignen Pleuramesotheliom häufig kein eindeutiges Ergebnis. Besonders epitheliale Pleuramesotheliome mit drüsiger Differenzierung können eine große Ähnlichkeit mit einer Pleurakarzinose eines Adenokarzinoms aufweisen (Bettendorf 1983; Herbert 1984). Spezialfärbungen sowie Untersuchungen mit monoklonalen Antikörpern erlauben bei einer Sensitivität von etwa 70% und einer sehr hohen Spezifität in vielen Fällen eine Unterscheidung (Kayser 1985).

Aufgrund der sehr kurzen mittleren Überlebenszeit beim diffusen malignen Pleuramesotheliom von etwa 5-15 Monaten und der bekanntermaßen seltenen Fernmetastasierung dieses Tumors wurde die chirurgische Behandlung mit dem Ziel der radikalen Entfernung des Tumors als Behandlungsmaßnahme der Wahl favorisiert, zumal nichtoperative Maßnahmen wie Radiotherapie oder Chemotherapie allenfalls palliativen Charakter hatten. Generell sollte bei Verdacht oder Nachweis eines diffusen malignen Pleuramesothelioms und bestehender allgemeiner und funktioneller Operabilität eine Operationsindikation in allen Fällen gestellt werden, in denen eine Lymphknoten- und/oder hämatogene Metastasierung nicht nachgewiesen werden kann. Unter den chirurgischen Maßnahmen alternieren die mit kurativer Zielsetzung anzusehende radikale Operation der erweiterten Pleuropneumonektomie mit Herzbeutel- und Zwerchfellresektion und die rein palliative parietale Pleurektomie bzw. Tumordekortikation (Butchart et al. 1981). Aus der besonderen Wachstumsform des diffusen malignen Pleuramesothelioms, insbesondere auch interlobär und gelegentlich auch intrapulmonal (s. Abb. 20.33), ergibt sich die prinzipiell unterschiedliche Wertigkeit und Radikalität beider chirurgischer Eingriffe. Während eine annähernd gleiche Radikalität bei beiden Eingriffen im Bereich der Brustwand durch weitgehend stumpfes Ablösen der Tumorschwarte von der Fascia endothoracica möglich ist - auch eine Mitnahme des Zwerchfells ist manchmal sogar unter Erhaltung des Peritoneums in beiden Fällen technisch machbar -, scheitert die Radikalität im wesentlichen an der viszeralen Tumorpleura. Sie läßt sich nie von der eigentlichen Lungenoberfläche trennen, zumal häufig eine Invasion des Tumors in die Lunge beobachtet werden kann.

Pleuropneumoperikardiodiaphragmektomie (Abb. 20.31 a-e)

Die Technik der Radikaloperation beinhaltet die en-bloc-Entfernung der tumorbefallenen Pleura parietalis und visceralis, einschließlich des betroffenen Lungenflügels und des gleichseitigen Perikards sowie Zwerchfells. Der Zugang erfolgt über eine ausreichend große posterolaterale Thorakotomie im Bett der 6. Rippe. Manche Chirurgen eröffnen den Thorax im Bett der 9. Rippe, um sich eine Zusatzthorakotomie zu ersparen. Gelegentlich ist der Zugang zur Brusthöhle nur durch eine subperiostale Totalresektion dieser Rippe möglich, insbesondere wenn durch den Tumor eine Schrumpfung des Hemithorax mit wesentlicher Verkleinerung der Interkostalräume stattgefunden hat. Wir führen in der Regel eine zusätzliche basale Thorakolaparotomie zwischen der 10. und 11. Rippe durch mit gleichzeitiger Eröffnung des Abdomens, um von hier aus das Zwerchfell in toto bis zu seinen paravertebralen Ansätzen präparieren und entfernen zu können. Die eigentliche Tumorentfernung beginnt jedoch nach der oberen Thorakotomie durch eine vollständige, meist stumpfe Dissektion zwischen Tumorschwarte und Fascia endothoracica, was bei ausgedehnten sarkomatösen Tumoren leichter gelingt als bei weicheren Tumoren. In manchen Fällen wird hier trotz subtiler präoperativer Diagnostik eine lokale Inoperabilität festgestellt, insbesondere wenn der Tumor an mehreren Stellen so fest mit der Brustwand verwachsen ist, daß eine zusätzliche Brustwandresektion notwendig wäre. Gelegentlich kann die Auslösung des Tumors aus der oberen Thoraxapertur wegen der unmittelbaren Nachbarschaft zu den Armgefäßen extrem schwierig sein. Einrisse der V. subclavia bzw. der V. cava superior sollten zunächst komprimiert und dann unter genauer Darstellung des Gefäßverlaufs repariert werden. Über die Lungenspitze hinweg beginnt die Präparation von mediastinaler Pleura und Lungenhilus unter gleichzeitiger Mitnahme von Lymphknoten und Perikard. Während der N. phrenicus mit dem resezierten Perikard meist geopfert werden muß (wegen der Entfernung des Zwerchfells ist dies irrelevant), ist der Erhaltung des N. vagus, insbesondere auf der linken Seite, vermehrt Aufmerksamkeit zu schenken, um v. a. die Funktion des N. laryngeus recurrens zu erhalten; sie ist für den postoperativen Verlauf von wesentlicher Bedeutung. Die Erhaltung eines ausreichenden Hustenstoßes ist nur bei suffizientem Glottisschluß und damit Intaktheit des N. recurrens möglich. Ebenso müssen die V. azygos, die häufig in den Tumor involviert ist, die A. mammaria interna an der vorderen Brustwand sowie auf der linken Seite die deszendierende Aorta besonders geschont werden. In diesem Bereich ist die Präparation in der richtigen Schicht

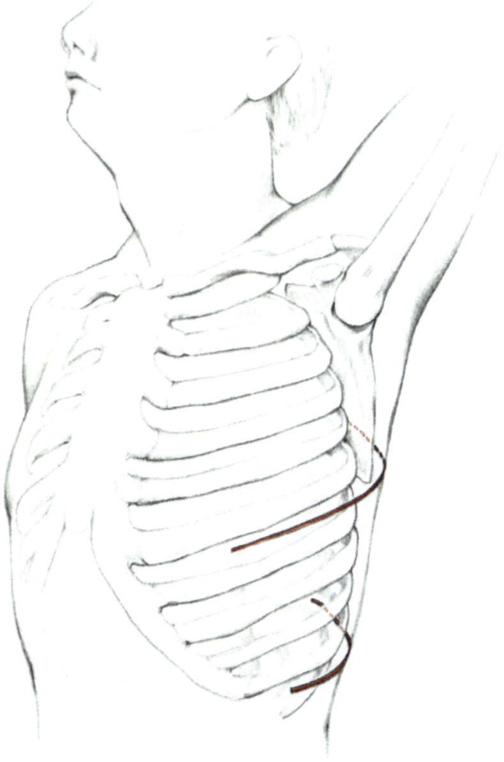

a

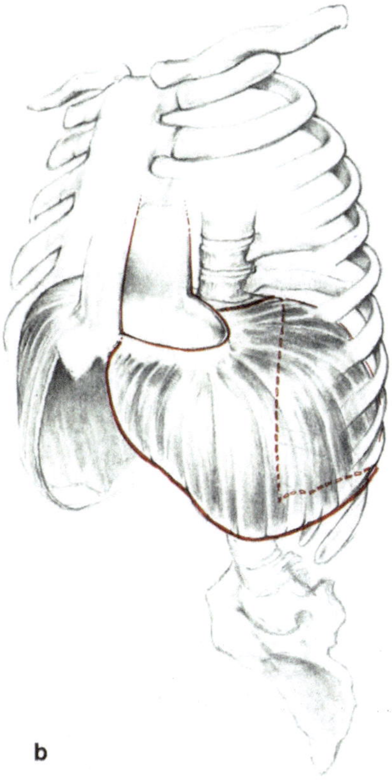

b

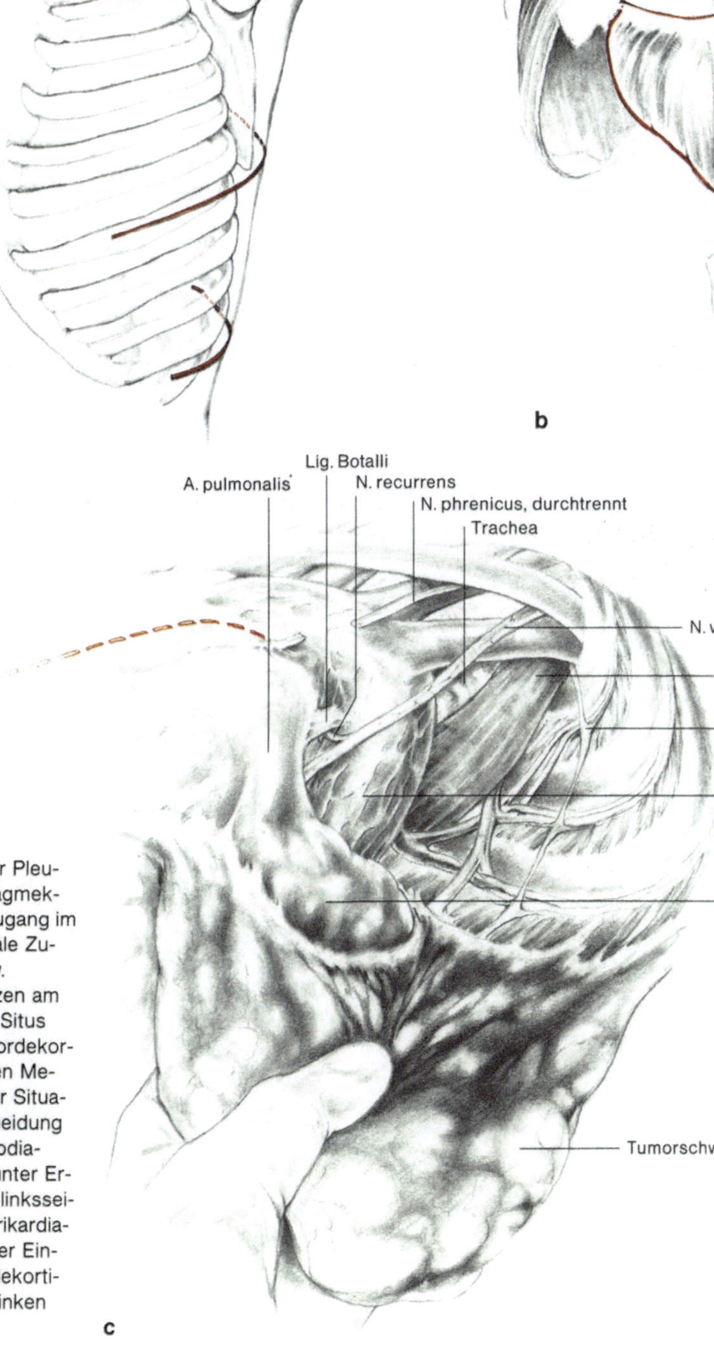

c

Abb. 20.31 a–e. Technik der Pleuropneumoperikardiodiaphragmektomie links. **a** Operativer Zugang im Bett der 6. Rippe, evtl. basale Zusatzthorakotomie im 9. bzw. 10. ICR. **b** Resektionsgrenzen am Perikard und Zwerchfell. **c** Situs nach oberer parietaler Tumordekortikation mit den freiliegenden Mediastinalstrukturen. In dieser Situation ist die definitive Entscheidung zur Pleuropneumoperikardiodiaphragmektomie zu stellen unter Eröffnung und Mitnahme des linksseitigen Perikards und intraperikardialer Gefäßabsetzung, oder der Eingriff ist als palliative Tumordekortikation unter Erhaltung der linken Lunge zu beenden

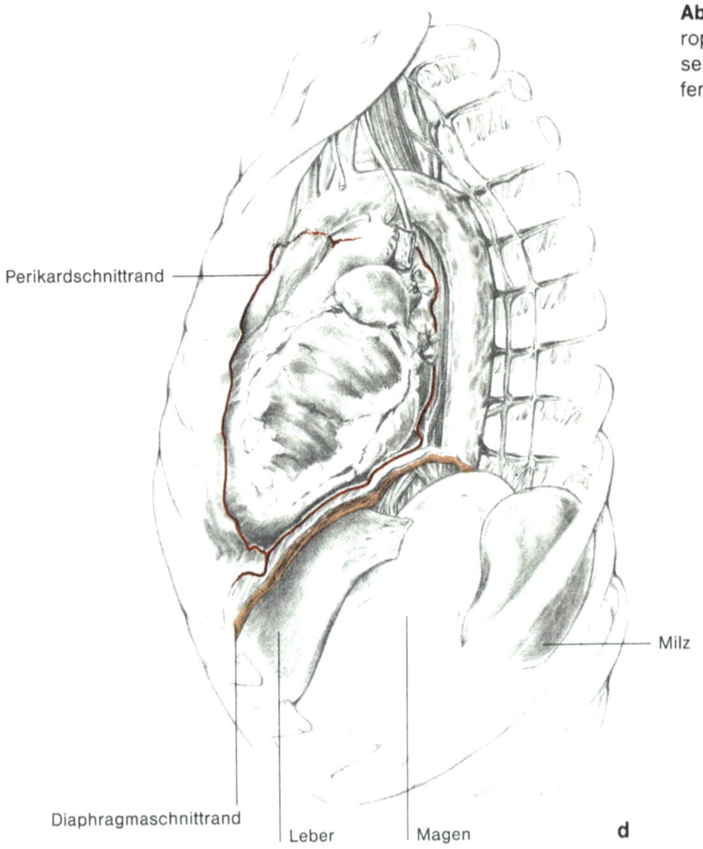

Abb. 20.31 d, e. Situation nach linksseitiger Pleuropneumoperikardiodiaphragmektomie. Das linksseitige Perikard ist ebenso wie das Zwerchfell entfernt

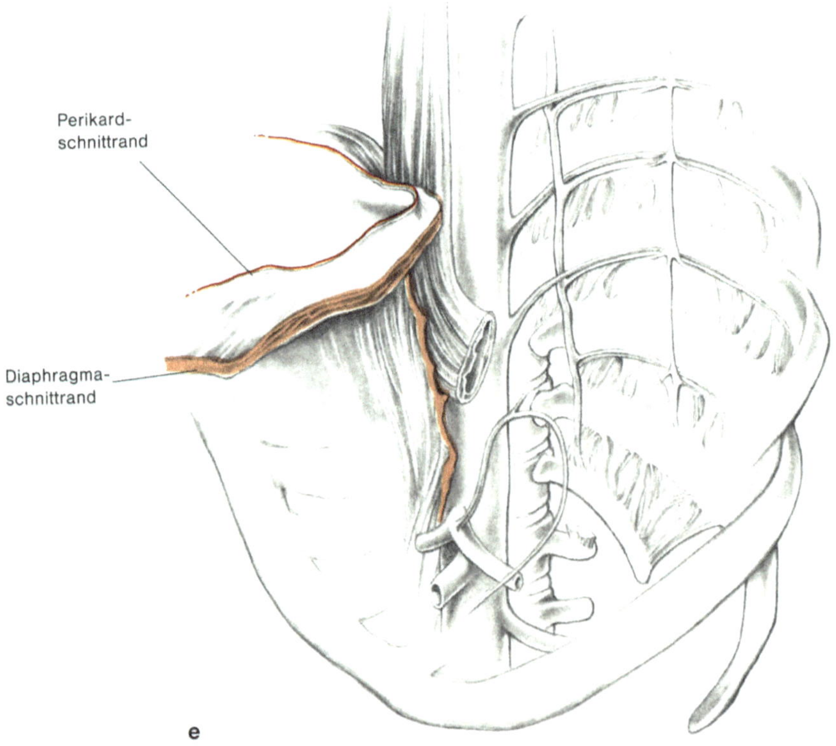

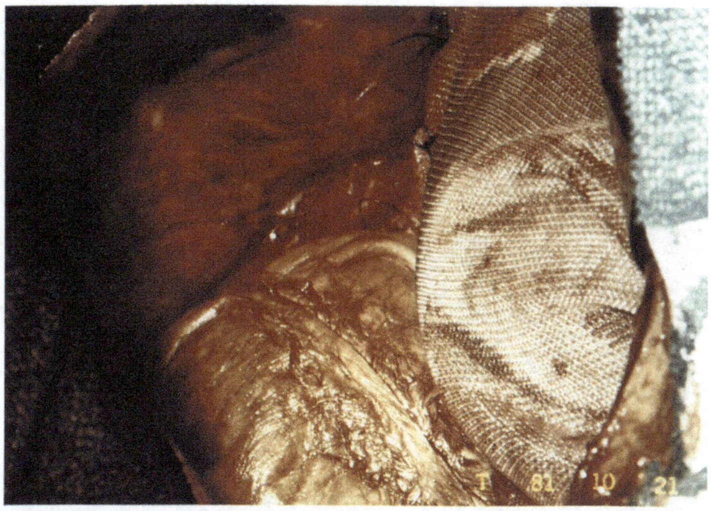

Abb. 20.32. Ersatz des Herzbeutels mit einer Dura-mater-Kalotte (und des Zwerchfells mit Vicryl mesh)

ebenso erforderlich wie am Ösophagus, der selten tumorbefallen ist. Trotz sorgfältigster Operationstechnik ist eine Verletzung des Ductus thoracicus nicht immer zu vermeiden. Sie kann manchmal am unmittelbaren Austreten von Lymphe erkannt und primär versorgt werden. Nach großzügiger Resektion des Perikards im Tumorbereich erfolgt die intraperikardiale Versorgung der Lungengefäße und des Bronchus unter Vervollständigung der Lymphadenektomie. Der schwierigste Abschnitt ist die vollständige Entfernung des Zwerchfells, insbesondere des Sinus, da eine inkomplette Tumorentfernung zwangsläufig ein von hier ausgehendes Rezidiv zur Folge hat. Während eine Ablösung der Pleura parietalis vom Zwerchfell nicht möglich ist, gelingt es gelegentlich, das gesamte Zwerchfell zu entfernen, ohne das Peritoneum zu eröffnen. Dies ist von Fall zu Fall zu entscheiden. Bei der vollständigen Entfernung der tief nach lumbal reichenden kostodiaphragmalen Sinus ist besonders auf die V. cava inferior rechtsseitig sowie die Aorta und den Ösophagus linksseitig zu achten. Uns hat sich die zusätzliche basale Thorakolaparotomie sehr bewährt.

Der Zwerchfellersatz geschieht in der Regel mit Kunststoff, entweder in Form von Marlex oder Vicryl mesh, das je nach Situation eingenäht wird. Dabei ist besonders auf eine mögliche Einengung der unteren Hohlvene zu achten.

Der Ersatz des Herzbeutels wird entweder mit Prolene mesh oder mit einer Dura-mater-Kalotte durchgeführt (Abb. 20.32), die wir bevorzugen. Dies ist insbesondere auf der rechten Seite von Bedeutung, um eine Herzluxation zu vermeiden. Auf der linken Seite ist das Risiko geringer. Eine ausgiebige Spülung der Thoraxhöhle nach erfolgter Tumorentfernung mit einer antiseptischen und zytotoxischen Lösung beendet den Eingriff.

Als Operationspräparat resultiert ein vollständiger Lungenflügel mit Tumorschwarte, einschließlich eines halben Herzbeutels und einseitigen Zwerchfells (Abb. 20.33).

Tumordekortikation

Die chirurgische Alternative eines prinzipiell nicht-radikalen Vorgehens besteht in einer möglichst maximalen Entfernung der Tumorschwarte im Sinne einer Dekortikation, um die für den Patienten beträchtlichen Folgen der Tumorkompression bzw. -ergußbildung zu reduzieren. Dieses Vorgehen ergibt sich bei Patienten in reduziertem Allgemeinzustand oder höherem Lebensalter entweder geplant, wenn eine radikale Operation nicht mehr zumutbar ist, aber auch in fortgeschrittenen Tumorstadien, bei denen eine radikale Operation prognostisch nicht mehr sinnvoll bzw. lokal nicht mehr möglich ist. Diese Entscheidung kann in manchen Fällen erst intraoperativ gefällt werden. In der Regel gilt, daß die Indikation zur Tumordekortikation bei nicht mehr in Frage kommendem Radikaleingriff nur dann gestellt wird, wenn durch den Eingriff eine echte Palliation zu erwarten ist, bzw. wenn konservative Maßnahmen nicht zum Ziel führen.

Operationstechnisch unterscheidet sich die „extrakapsuläre" Tumordekortikation von der zuvor beschriebenen Pleuropneumoperikardiodiaphragmektomie im wesentlichen dadurch, daß zwar auch die Tumorschwarte von der parietalen Brustwand gelöst und entfernt wird, Lunge, Herzbeutel und Zwerchfell aber meistens erhalten werden. Dies bedingt zwangsläufig die Hinterlassung von Tumorresten, insbesondere in den basalen Zwerchfellabschnitten sowie interlobär.

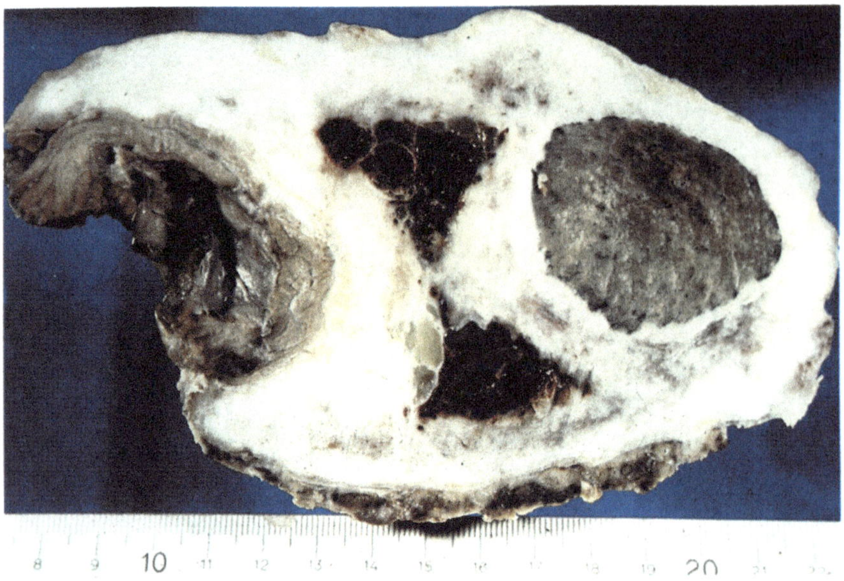

Abb. 20.33. Operationspräparat nach erweiterter Pleuropneumonektomie mit Herzbeutel- und Zwerchfellentfernung

Ergebnisse (Tabelle 20.5)
Die mit den beschriebenen operativen Verfahren erreichten Ergebnisse werden in der Literatur unterschiedlich beurteilt. Bisher fehlende Erfahrungen prospektiver Studien lassen eine eindeutige Beurteilung zum jetzigen Zeitpunkt nicht zu. Unterschiedliche Selektionskriterien, schwer vergleichbare Stadienklassifikationen und unterschiedliche Operationstechniken erschweren eine generelle Therapieempfehlung. Während manche Autoren eine radikale Operation beim Pleuramesotheliom in frühen Tumorstadien als einzig sinnvolle Maßnahme prinzipiell befürworten (Butchart et al. 1981; Chahinian et al. 1982; Vogt-Moykopf et al. 1987), halten andere Autoren eine radikale Operation für nicht gerechtfertigt, weil nicht möglich (McCormack et al. 1982; Wolfart u. Schildge 1983; Law et al. 1984).

Nach Radikaloperation, die heute mit einer 30-Tage-Letalität von etwa 5-10% anzusetzen ist, wird in der Literatur eine Einjahresüberlebensrate von 29-53% angegeben (Bamler u. Maassen 1974; Butchart et al. 1976; DeLaria et al. 1978; Gabler u. Liebig 1985). Nach 2 Jahren sinkt die Überlebensrate auf etwa 10-35%.

Die entsprechenden Überlebensraten nach palliativer Tumordekortikation unterscheiden sich nicht wesentlich, wobei Unterschiede wohl teilweise durch die Selektion der Patienten hervorgerufen werden. So erreichten McCormack et al. (1982) nach parietaler Pleurektomie und adjuvanter Strahlen- und Chemothera-

Tabelle 20.5. Diffuses malignes Pleuramesotheliom. Behandlungsergebnisse (Literaturübersicht). (Mod. nach Faber 1988)

Art der Behandlung	Autoren		n	Operations-letalität (%)	Überlebenszeiten/-raten		
					Median (Monate)	2 Jahre (%)	5 Jahre (%)
Keine	Law et al.	1984	64	-	18		
	Gaensler et al.	1985	15	-	16	20	
	Lewis	1986	43	-	11		
Chemotherapie	Antman	1980	29	-	15		
	Gaensler et al.	1985	14	-	12	14	
	Lewis	1986	43	-	11		
Tumordekortikation	Faber	1986	33	9	10	12	6
	Martini et al.	1987	94	0	21	40	3
	Vogt-Moykopf et al.	1987	39	8	7	22	
Pleuropneumonektomie	Wörn	1974	62	?	?	37	10
	Bamler u. Maassen	1974	17	23	?	35	?
	Butchard et al.	1976	29	31	?	10	3,5
	Vogt-Moykopf et al.	1987	55	5	9	22	

pie eine Überlebensrate von 49% nach 1 Jahr und 3% nach 5 Jahren. Inwieweit zusätzliche Therapiemaßnahmen, wie Radiotherapie oder Chemotherapie, nach erfolgter Resektion die Gesamtprognose des diffusen malignen Pleuramesothelioms verbessern können, ist heute noch nicht endgültig zu beurteilen.

Es erhebt sich die Frage, ob es überhaupt möglich ist, diesen Tumor radikal, d. h. vollständig im Gesunden, zu entfernen. Die in der Literatur publizierten Behandlungsergebnisse bestätigen den Trend zu möglichst konservativer Therapie (Tabelle 20.5). Es erscheint bemerkenswert, daß sich die medianen Überlebenszeiten der nicht behandelten Patienten nicht wesentlich von jenen aggressiv behandelter Patienten unterscheiden.

Zusammenfassend und unter Berücksichtigung der retrospektiven Analyse des eigenen Krankengutes von 194 Patienten mit diffusen, malignen Pleuramesotheliomen bleibt festzustellen, daß die erweiterte Pleuropneumonektomie als Behandlungsmaßnahme nur in frühen Tumorstadien, insbesondere bei jüngeren Patienten, indiziert ist. Nur in besonders günstigen Fällen kann hierdurch Heilung erzielt werden. Bei allen anderen Fällen stellt die Tumordekortikation derzeit die Therapie der Wahl dar. Neben der Diagnosesicherung und dem Nachweis einer Asbestinduktion durch Lungenstaubanalyse kann sie in vielen Fällen einen palliativen Effekt im Sinne einer Schmerzverringerung bzw. Beseitigung der Tumorexsudation erreichen.

20.2.6.2 Sekundäre Pleuratumoren

Sekundäre Pleuratumoren haben ihren Ursprungsort außerhalb der Pleura und erreichen diese entweder per continuitatem (infiltrierendes Bronchialkarzinom), hämatogen oder lymphogen. Entsprechend unterschiedlich sind die Wachstumsformen sekundärer Pleuratumoren, die entweder als Pleuritis carcinomatosa mit Pleuraerguß oder als großknotige multiple Pleuratumoren auftreten können. Unter den Primärtumoren, die zu einer Pleuritis carcinomatosa führen, dominieren Bronchial-, Mamma-, Ovarial- und Magenkarzinom. Sarkombedingte Ergüsse der Pleurahöhle sind eher selten.

Das diagnostische Vorgehen entspricht bei vorhandener Exsudation jenem beim Pleuraerguß (Abb. 20.17), in allen anderen Fällen empfiehlt sich ein Vorgehen wie beim vermuteten bzw. nachgewiesenen Pleuramesotheliom. Aus klinischer Sicht kann die Differentialdiagnose „diffuses malignes Pleuramesotheliom/Pleuritis carcinomatosa" erhebliche Schwierigkeiten bereiten; die Bestimmung der Tumormarker im Pleuraerguß bzw. Untersuchungen mit monoklonalen Antikörpern sind Unterscheidungsverfahren mit hoher Spezifität (Ebert et al. 1985; Kayser 1985).

Die Behandlung maligner sekundärer Pleuratumoren sollte stets im Zusammenhang mit der verursachenden Grundkrankheit gesehen werden. Dies bedeutet, daß eine nachgewiesene Pleuritis carcinomatosa meist eine Suche nach dem Primärtumor erfordert. Da der metastatische Befall der Pleura für die meisten Tumoren eine inkurable Situation darstellt, sollte die Indikation zu einer Therapie vorwiegend aus palliativsymptomatischer Sicht unter Berücksichtigung des Allgemeinzustandes des Patienten, des Primärtumors, dessen Ausdehung und insbesondere vorhandener Beschwerden gestellt werden. In Fällen von chemotherapiesensiblen Primärtumoren, wie z. B. beim Mammakarzinom oder malignem Lymphom, sollte ein pleuraler Tumorbefall entsprechend dem Tumorstadium durch Chemo- bzw. Hormontherapie behandelt werden. Gleichzeitig können lokale Maßnahmen wie Ergußpunktionen und -drainagen sowie eine instillierende Behandlung einen vorhandenen malignen Pleuraerguß günstig beeinflussen.

Die Indikation zu einem operativen Vorgehen (aus palliativer Sicht) sollte in ausgewählten Fällen beim Versagen konservativer Therapiemaßnahmen gestellt werden, insbesondere wenn durch das Tumorwachstum symptomatische Komplikationen auftreten. So kann beispielsweise durch Tumordekortikation einer tumorös gefesselten Lunge eine Verbesserung der vorhanden Restriktion erreicht oder auch die Ausbildung eines Pleuraempyems durch wiederholte notwendige Punktionen verhindert werden (Abb. 20.34).

20.3 Plastisch-chirurgische Verfahren zur Deckung von Defekten der Thoraxwand und zum Verschluß intrathorakaler Fisteln*

Die Thoraxwand als Bestandteil des Rumpfes bietet im Gegensatz zu peripheren Extremitätenabschnitten in der Regel ausreichend benachbartes Weichgewebe zur Deckung kleinerer bis mittlerer Wunddefekte. Lassen sich jedoch einfachere Verfahren, wie die Mobilisierung der Wundränder oder lokale Verschiebe- und Rotationslappenplastiken wegen der Größe des Defektes oder wegen Veränderungen auch benachbarter Hautweichteile, etwa aufgrund einer Bestrahlung, nicht anwenden, müssen aufwendigere plastisch-chirurgische Verfahren zum Einsatz kommen.

---

* Verfaßt von R. G. H. Baumeister und C. F. Bubb.

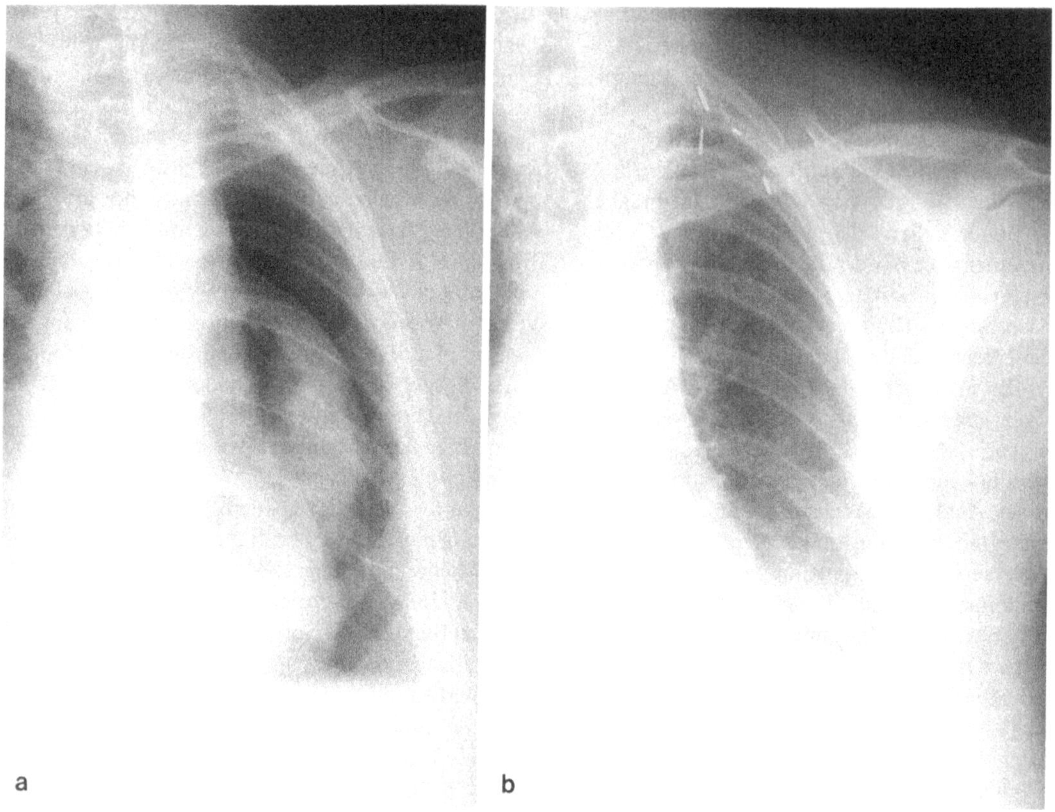

a b

Abb. 20.34 a, b. Röntgenbild **a** vor, **b** nach Tumordekortikation bei tumorös gefesselter Lunge durch Pleurametastasen eines Ovarialkarzinoms

Folgende prinzipielle Möglichkeiten stehen, gegliedert nach der Art des verwendeten Lappenmaterials, für die plastisch-chirurgische Defektdeckung zur Verfügung:

1. Kutane Lappenplastiken, z. B. Verschiebelappen, Rotationslappen,
2. fasziokutane Lappenplastiken, z. B. thorakoepigastrischer Lappen,
3. myokutane Lappen oder Muskellappenplastiken, z. B. M. latissimus dorsi, M. pectoralis major, TRAM-Flap (transversaler rektoabdominaler Muskellappen).

Nach Art des Verpflanzungsmodus läßt sich eine lokale Lappenplastik, z. B. Verschieberotationslappenplastik, von Fernlappenplastiken (z. B. Rektuslappenplastik sowie freie mikrovaskulär gestielte Lappenplastiken, wie z. B. freier Rektuslappen) unterscheiden.

Nach der Art der Blutversorgung im Lappen ist ein „random-pattern-flap", z. B. eine Rotationslappenplastik mit einer irregulären Blutversorgung, von einem „axial-pattern-flap", z. B. ein thorakoepigastrischer Lappen mit einem definierten ernährenden Blutgefäß in der Lappenachse, zu unterscheiden.

Die Auswahl der einzelnen Lappenplastiken für eine spezielle Defektdeckung hat die geometrischen Möglichkeiten von Lappenhebung und Defektgröße sowie deren räumliche Zuordnung zu berücksichtigen. Auch besitzen die einzelnen Lappenarten unterschiedliche Wertigkeiten, die sich nicht allein auf die Defektdeckung beschränken (Mathes u. Nahai 1982). So erscheint ein myokutaner Lappen eher geeignet, infizierte Gebiete zu sanieren als ein rein kutaner Lappen (Chang u. Mathes 1982).

Ein besonderes Problem stellt neben der Defektdekkung des Weichgewebes die Sicherstellung der Thoraxwandstabilität dar. Über die Anwendung verschiedener Stabilisierungsmethoden, z. B. das Einlegen eines Marlexnetzes, wird auf Kap. 20.1.3.1 verwiesen.

Im folgenden sollen aus den verschiedenen Möglichkeiten der plastisch-chirurgischen Versorgung die bedeutenderen Verfahren dargestellt werden: Pectoralis-major-Lappen, Latissimus-dorsi-Lappen, thorakoepigastrische Lappen, transversale und vertikale Rektuslappen sowie die Omentum-majus-Plastik.

20.3.1 Pectoralis-majus-Lappenplastik

Anwendung

Hauptindikationen für den Pectoralis-major-Lappen im Thoraxbereich stellen Defektdeckungen in der vorderen Mittellinie der Thoraxwand dar. Für kleinere Defekte eignet sich der einseitig medial gestielte Muskellappen als „turn-over-flap“. In gleicher Anordnung kann der Muskel auch beidseits der Muskel gehoben werden, um größere bzw. tiefere Defekte zu decken. Dabei wird die eine Seite zur Ausfüllung des vorderen Mediastinums, die andere zur Deckung der Oberfläche verwendet.

Eine Alternative zur Verwendung der medialen Stielung des M. pectoralis major bietet die Verschiebung des gesamten Muskels nach Durchtrennung seines Ansatzes am Humerus. Hierbei bleibt er am lateralen Gefäß-Nervenbündel gestielt und läßt sich so auch in das obere Drittel der Thoraxhöhle verlagern (Ariyan 1979; Arnold u. Pairolero 1979; McGraw u. Arnold 1985; Demos u. Timmes 1973; Mathes und Nahai 1982; Pairolero u. Arnold 1980; Schaff et al. 1982).

Anatomie

Der M. pectoralis major erhält eine Blutversorgung lateral von der A. thoracoacromialis und der A. thoracica lateralis. Die Innervation erfolgt durch den N. thoracicus medialis und lateralis. Eine 2. Hauptversorgung der Durchblutung stellen medial perforierende Äste dar, die segmental im ICR aus der A. mammaria interna kommend den Muskel versorgen. Dieser Gefäßversorgungstyp erlaubt sowohl eine mediale als auch eine laterale Lappenstielung (Abb. 20.35 a).

Technik

Ein- oder beidseitiger „turn-over-flap“. Der Muskel wird im Bereich der vorderen Axillarlinie durchtrennt. Er verbleibt an den medial perforierenden Gefäßen und an der A. thoracoacromialis gestielt. Der mediale Teil des Muskels bleibt an der Thoraxwand fixiert, während der laterale Anteil mobilisiert und nach medial umgeklappt wird. Auf diese Weise kommt die Hinterfläche des Muskels nach ventral, der laterale Anteil nach medial prästernal zu liegen (Abb. 20.35 b).

Verschiebelappen

Hierzu wird der M. pectoralis am Humerus und parasternal abgetrennt und bis auf den lateralen Gefäß-Nerven-Stiel allseitig mobilisiert. An diesem Gefäßstiel hängend, kann der Muskel weit nach sternal (Abb. 20.35 c) oder intrathorakal verschoben werden (Abb. 20.35 d, e).

20.3.2 Latissimus-dorsi-Lappenplastik

Anwendung

Extrathorakal. Die myokutane Latissimus-dorsi-Lappenplastik ist wegen der Zuverlässigkeit der Lappendurchblutung und wegen des großen, bis kontralateral parasternal reichenden Schwenkbereiches des Lappens das am häufigsten angewendete Verfahren zur Defektdeckung am Thorax (McGraw et al. 1978; Exner et al. 1989; Mendelson 1986; Pairolero u. Arnold 1986; Pairolero et al. 1983).

Intrathorakal. Die intrathorakale Muskellappenplastik nutzt die gute Vaskularisierung der Muskulatur, um in schlechtperfundierten und infizierten Bereichen eine Wundheilung herbeizuführen. Zugleich trägt das große Volumen zur Auffüllung infizierter Höhlen bei. Anwendungsbereiche sind dabei tracheoösophageale Fisteln, Bronchusstumpfinsuffizienzen und chronische Pleuraempyeme. Auch die Anwendung zum Schutz von trachealen, ösophagealen und kardiovaskulären Anastomosen wird beschrieben (Bubb et al. 1989; Hankins et al. 1978; Shesol u. Clarke 1980; Tobin et al. 1983).

Anatomie

Das den M. latissimus dominant versorgende Gefäß ist die A. thoracodorsalis. Sie stammt aus der A. subscapularis, und somit aus der A. axillaris. In der Tiefe der Achselhöhle tritt sie in mehreren Ästen an den ventralen Rand des Muskels heran (Abb. 20.36 a).

Technik

Extrathorakal. Bei der Defektdeckung am Thorax wird der Latissimus-dorsi-Lappen in der Regel mit einer Hautinsel gehoben. Um den kutanen Anteil bis in den vorgegebenen Defekt spannungsfrei schwenken zu können, wird präoperativ am stehenden Patienten Form und Position der Hautinsel angezeichnet. Als Rotationspunkt des Lappens kann die hintere Axillarfalte gelten. Für einen direkten Verschluß des Hebedefektes darf die wetzsteinförmige Hautinsel in der Regel nicht breiter sein als 7–8 cm. Ist ein größeres Hautareal erforderlich, läßt sich der Hebedefekt nur mit Spalthauttransplantaten verschließen.

Nach Exzision der Haut erfolgt subkutan die scharfe Auslösung des Muskels und die Abtrennung von seinem iliakalen und paravertebralen Ansatz. Um einen optimalen Schwenkbereich zu erreichen, muß der Muskel bis weit nach kranial in Richtung seines Ursprungs mobilisiert werden. Dies verlangt die Darstellung der von ventral in den Lappen eintretenden Thorakodorsalgefäße in der Axilla. Nach subkutaner Tunnelierung bis in den Defekt folgt die Lappenverla-

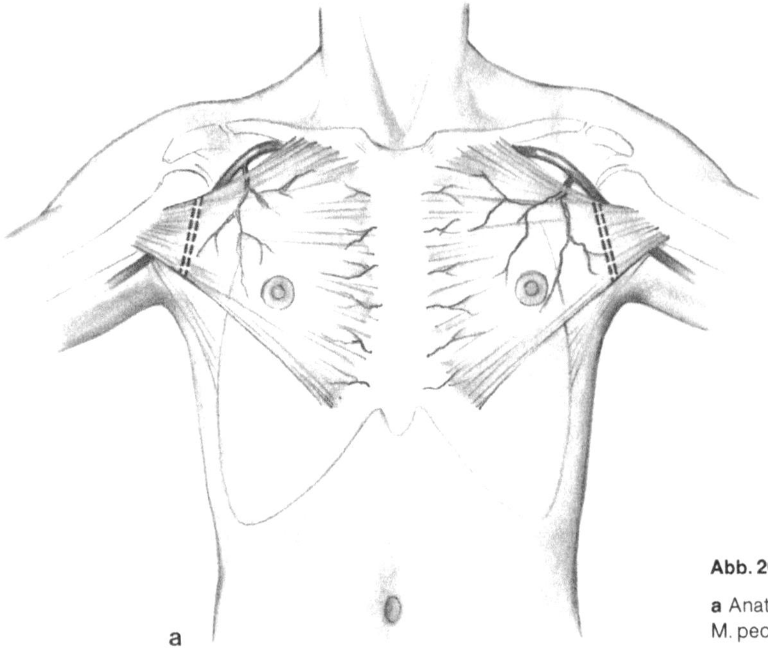

a

Abb. 20.35

a Anatomie und Gefäßversorgung des M. pectoralis major

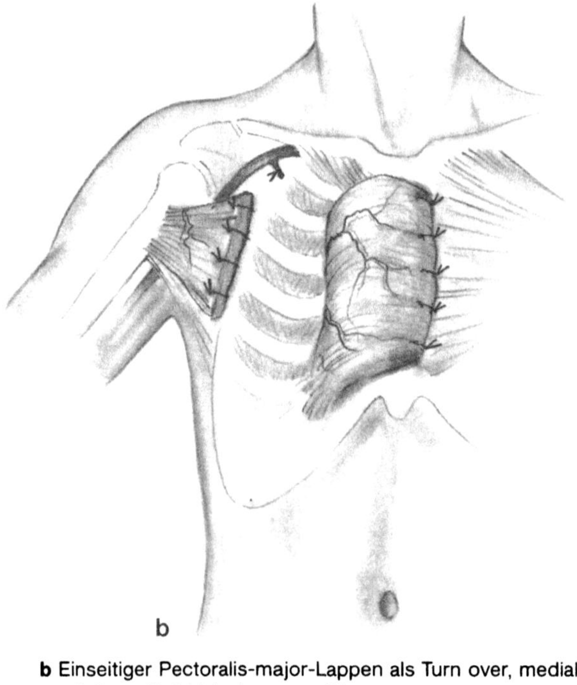

b

b Einseitiger Pectoralis-major-Lappen als Turn over, medial gestielt zur Defektdeckung am Sternum

c Beidseitiger, lateral gestielter Pectoralis-major-Lappen als Verschiebelappen zur Defektdeckung im Sternumbereich

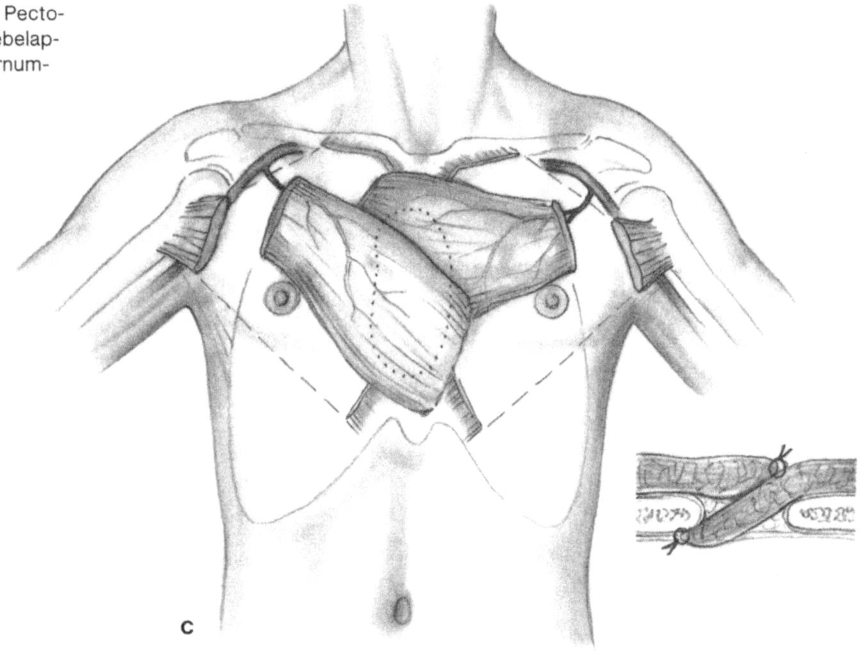

c

d Pectoralis-major-Lappen zur intrathorakalen Anwendung: Zustand nach Lappenpräparation, Thorakotomie und Rippenteilresektion

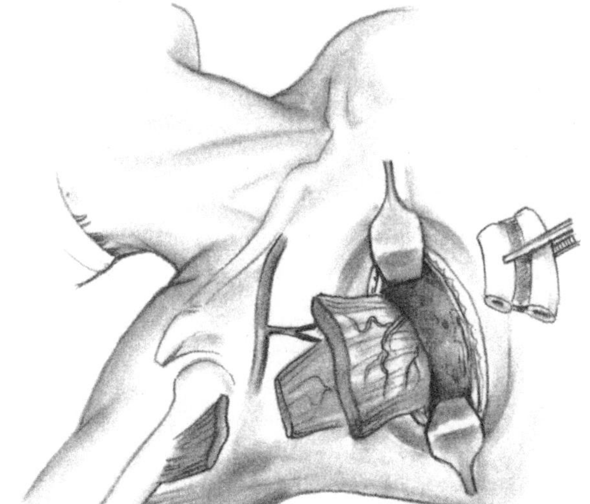

d

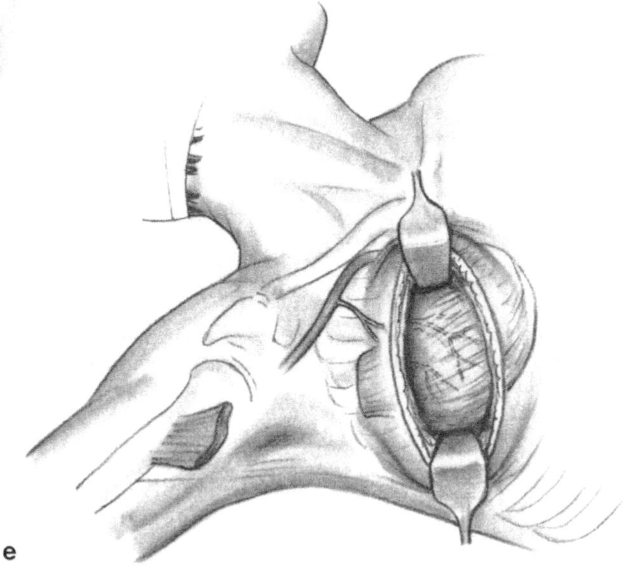

e Pectoralis-major-Lappen zur intrathorakalen Anwendung: transthorakale, mediastinale Transposition

e

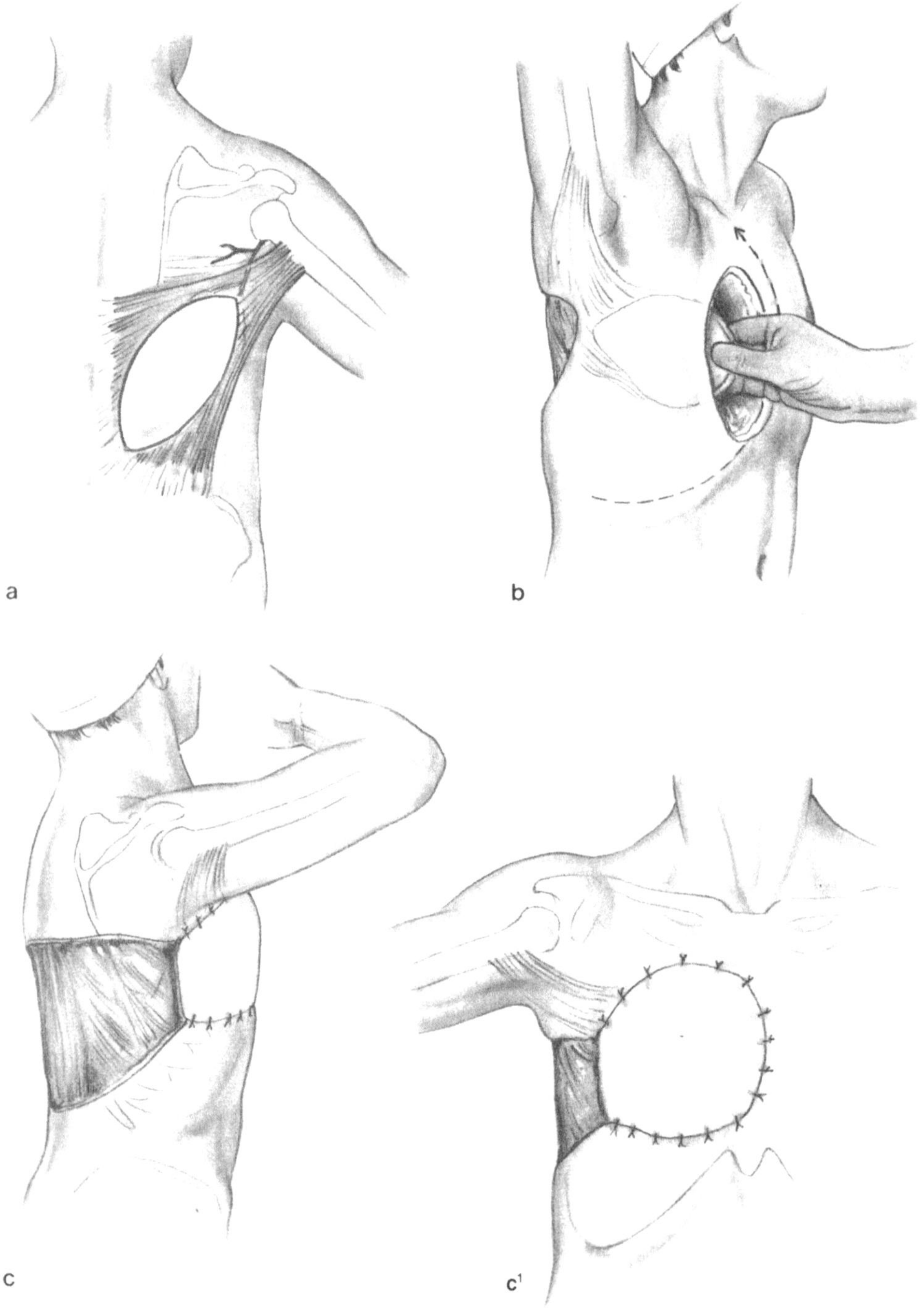

Abb. 20.36

a Anatomie und Gefäßversorgung des M. latissimus dorsi. **b** Subkutane Transposition nach ventral des myokutanen Latissimus-dorsi-Lappens. **c, c**[1] Deckung eines großflächigen ventralen Defektes mit ausgedehntem kutanen Lappenanteil gerung (Abb. 20.36b). Im Defekt wird der Muskel ausgebreitet, an der Thoraxwand fixiert und darüber die Hautinsel eingenäht (Abb. 20.36c).

Intrathorakal. Zur intrathorakalen Anwendung wird der M. latissimus ohne Hautinsel in der oben beschriebenen Technik gehoben. Als Zugang wird entweder eine separate Inzision über dem Muskel gewählt oder die anterolaterale Thorakotomie nach dorsal erweitert. Um den Muskelstiel kompressionsfrei in den Thorax zu verlagern, sollte die kranial der Thorakotomie gelegene Rippe teilreseziert werden (Abb. 20.36e). Die Fixierung des Muskels bei Bronchusstumpfinsuffizienz erfolgt nach der von Hankins et al. (1978) beschriebenen Methode, bei welcher die Fäden der Übernähung lang belassen bleiben und zur Fixierung des Muskels verwendet werden. Um eine breitflächige Stumpfabdeckung zu gewährleisten, werden zusätzliche Fixierungsnähte (Abb. 20.36d, e) angelegt. Vor jeder intrathorakalen Transposition, insbesondere bei einem Zustand nach anterolateraler Thorakotomie, muß die Unversehrtheit der Thorakodorsalgefäße durch deren Freilegung gesichert werden.

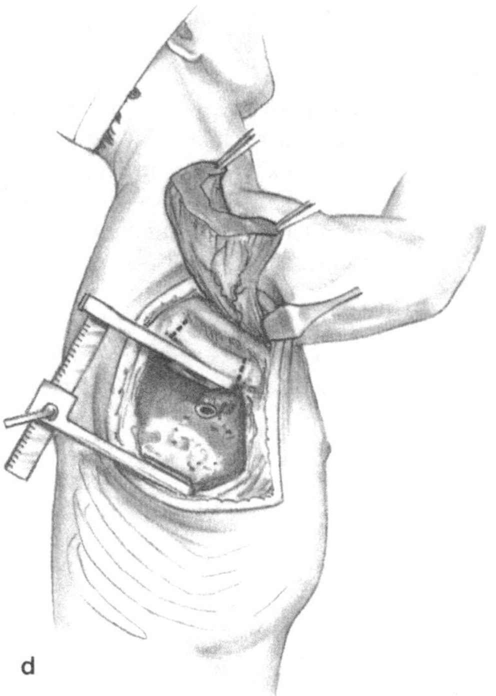

d

d Latissimus-dorsi-Lappen für intrathorakale Anwendung: Zustand nach Lappenpräparation bei anterolateraler Thorakotomie

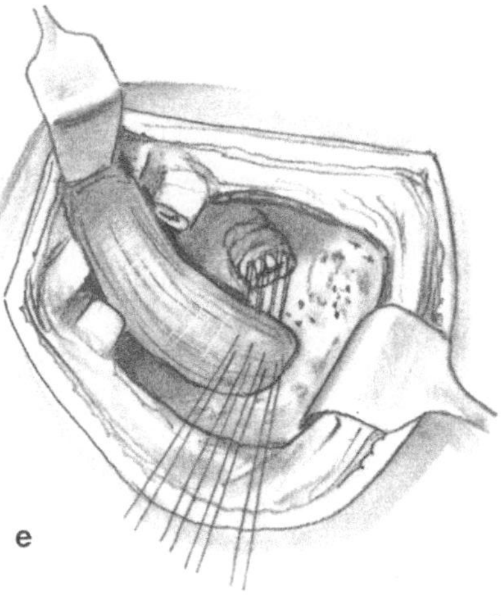

e

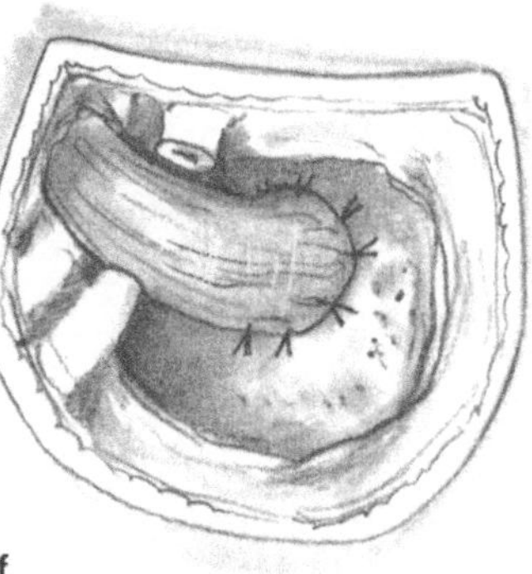

f

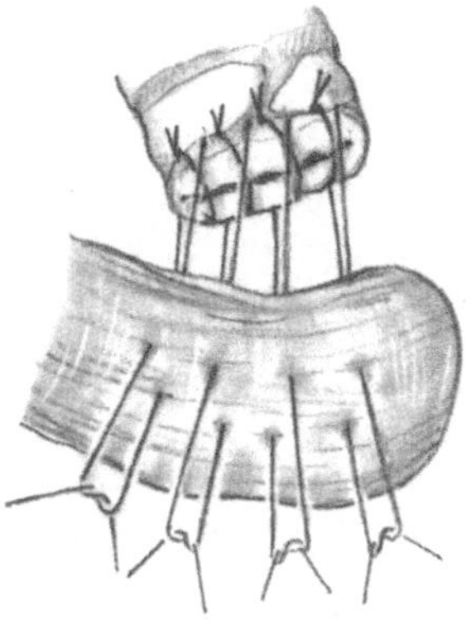

e Latissimus-dorsi-Lappen für intrathorakale Anwendung: intrathorakal eingeschlagener M. latissimus dorsi mit Fixationsnähten am Bronchusstumpf

f Endzustand nach Bronchusstumpfsicherung durch einen Latissimus-dorsi-Lappen

20.3.3 Thorakoepigastrische Lappenplastik

Anwendung

Dieser fasziokutane Lappen eignet sich für die ipsilaterale Defektdeckung im Bereich des Mammaansatzes (Abb. 20.37c). Der Schwenkbereich erstreckt sich vom 6. ICR fächerförmig nach kranial über die vordere Axillarfalte in die parasternale Region bis zum 2. ICR (Bohmert 1976; Bohmert u. Daigeler 1989).

Anatomie

Der Lappen reicht an seiner Basis parasternal in Höhe des 6. ICR 8-10 cm nach kaudal. Seine Länge beträgt 18-22 cm. Damit reicht seine Spitze an die vordere Axillarlinie (Abb. 20.37a). Dieses Hautareal besitzt eine eigene, definierte Gefäßversorgung durch 1 oder 2 in der Subkutis nach lateral verlaufende Perforansäste der A. epigastrica superior in Höhe des 6. ICR (Bohmert 1976; Bohmert u. Daigeler 1989).

Technik

Zur Erhaltung des axialen Lappengefäßes wird nach Umschneidung des Hautareals von lateral zur sicheren Schonung die Muskelfaszie in den Lappen miteinbezogen. Der Lappen wird bis zum lateralen Rand der Rektusscheide gehoben. Der Hebedefekt wird direkt durch kraniale Verschiebung mobilisierter Bauchhaut und durch Kaudalverlagerung kranialer Hautanteile verschlossen (Abb. 20.37b, c).

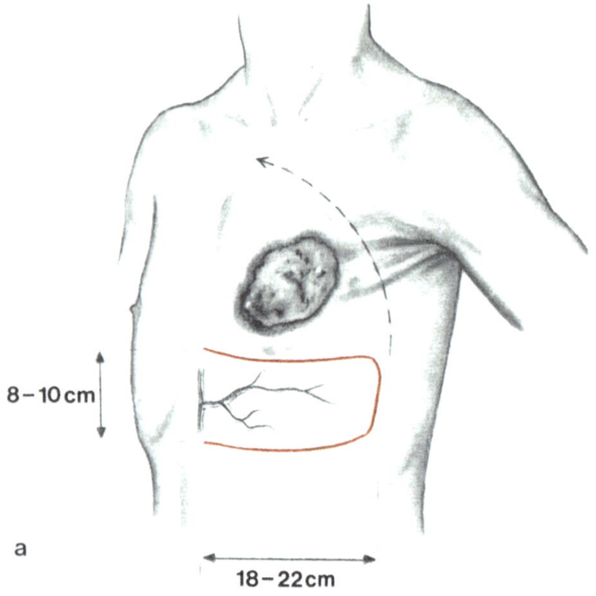

a

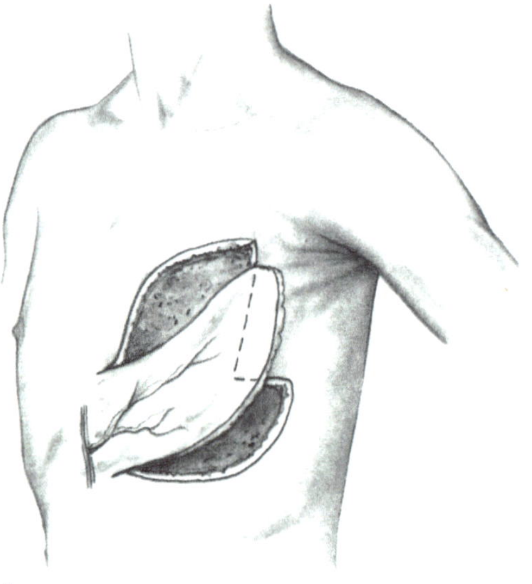

b

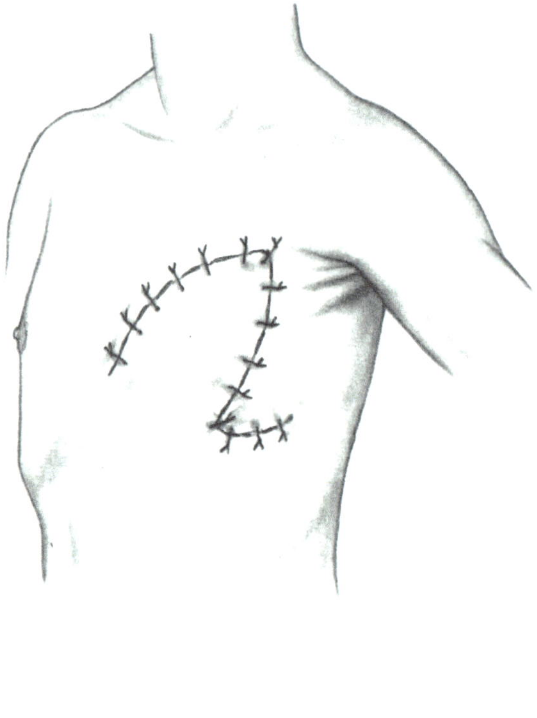

c

Abb. 20.37. **a** Anatomie, Gefäßversorgung und Schwenkbereich des thorakoepigastrischen Lappens. **b** Mobilisierter thorakoepigastrischer Lappen zur Defektdeckung eines parasternalen Defektes. **c** Zustand nach Defektverschluß durch thorakoepigastrischen Lappen

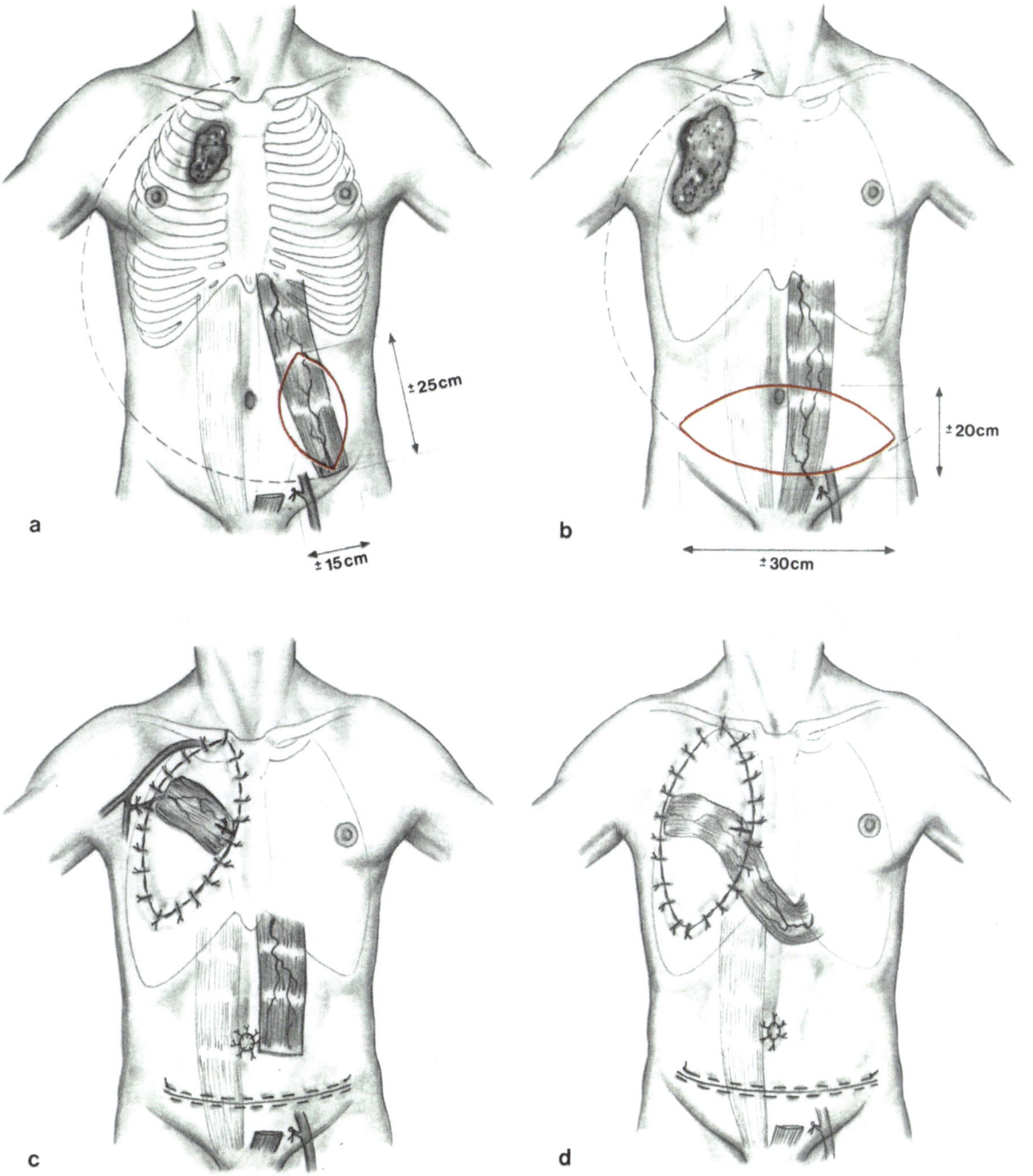

Abb. 20.38. **a** Anatomie und Gefäßversorgung des vertikalen rektoabdominalen Muskellappens (VRAM-Lappen). **b** Anatomie und Gefäßversorgung des transversalen rektoabdominalen Muskellappens (TRAM-Lappen). **c** Mikrochirurgisch frei transferierter TRAM-Lappen zur thorakalen Defektdeckung mit Gefäßanschluß an die Thorakodorsalgefäße (End-zu-Seit). **d** Endzustand nach Defektdeckung durch gestielten TRAM-Lappen

20.3.4 Transversale und vertikale Rektuslappenplastik (TRAM- bzw. VRAM-Lappen)

Anwendung

Die Hautinsel ist beim VRAM-Lappen vertikal über dem Rektusmuskel gelegen (Abb. 20.38 a). Der TRAM-Lappen besitzt eine transversal ausgerichtete Hautinsel am distalen Ende des Rektusmuskels, die über den Rektusrand bis an die Spina iliaca anterior superior reicht (Abb. 20.38 b). Sie kann an einem, besser jedoch an den mittleren ⅔ beider Rektusmuskeln gestielt präpariert werden (Hartrampf et al. 1982).

Abb. 20.39. **a** Anatomie und Gefäßversorgung des rechtsgestielten Omentum majus. **b** Durchzug einer rechtsgestielten Omentum-majus-Plastik. **c** Endzustand nach Defektdeckung durch Omentum-majus-Plastik

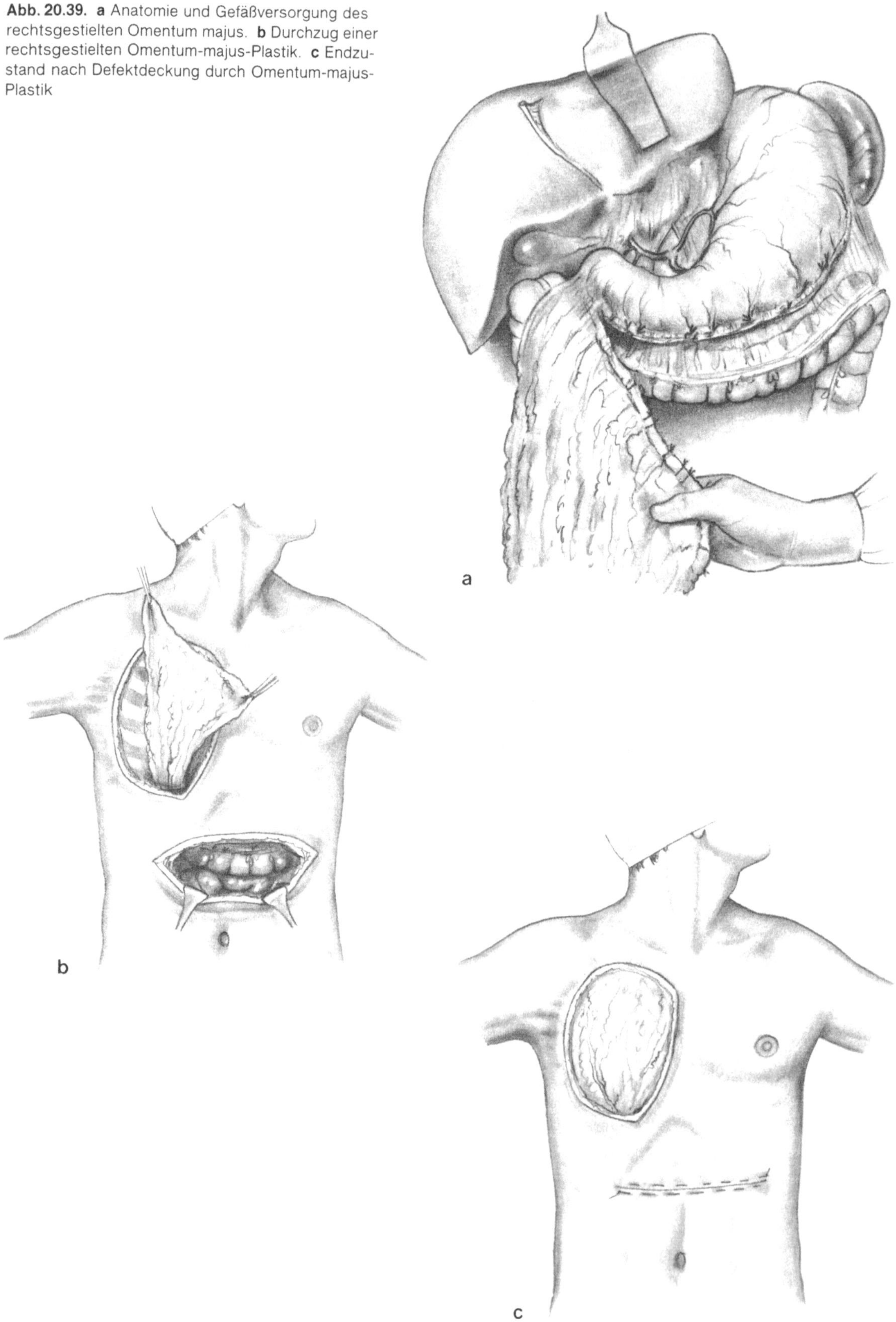

Möglich ist auch eine freie Verpflanzung des Lappens, wobei die epigastrischen inferioren Gefäße für die Blutversorgung verwendet werden.

Die gesamte ventrale Thoraxwand bis zur Schulter und zur lateralen Thoraxwandregion liegt im Schwenkbereich der Hautinsel des Rektuslappens. Für prä- oder parasternale Defekte eignet sich die vertikale Lappenanordnung (VRAM) (Drever 1977), für großflächige und weit kranial lokalisierte Defekte ist die transversale Lappenform erforderlich.

Anatomie

Der gestielte Rektuslappen erhält seine Blutversorgung aus der A. epigastrica superior. Diese ist die Fortsetzung der A. thoracica interna und steht nach kaudal über ein intramuskuläres Arkadensystem mit den Ästen der A. epigastrica inferior profunda in Verbindung. Von diesem Arkadensystem ausgehende Perforansgefäße durchbohren insbesondere in der Periumbilikalregion in einer lateralen und medialen Reihe das vordere Rektusscheidenblatt, um die darüberliegende Haut zu versorgen. Über die Mittellinie zur Gegenseite bestehen multiple, aber kaliberschwache subkutane und intradermale Gefäßverbindungen. Beim einstieligen TRAM-Lappen reicht ihr Blutfluß in der Regel nur für die medialen Anteile der kontralateralen Hautinselhälfte aus (McGraw u. Arnold 1985; Hartrampf et al. 1982). Der mikrovaskulär frei verpflanzte Lappen wird aus der A. epigastrica inferior profunda ernährt.

Technik

Als Stiel wird bei einseitiger Stielung meist der dem Defekt kontralateral gelegene Rektusmuskel gewählt, da er durch die Verlagerung weniger torquiert wird. Nach Exzision der Hautinsel, die für den direkten Verschluß des Hebedefektes Wetzsteinform besitzen sollte, erfolgt von lateral die Darstellung der lateralen Perforansreihe. Nach Auslösen der mittleren Anteile des Muskels aus der Rektusscheide, Abtrennen des symphysären Ansatzes und Durchtrennung der A. epigastrica inferior profunda läßt sich der Lappen nach kranial durch einen subkutanen Tunnel verlagern. Analog wird bei einer Verwendung beider Rektusmuskeln verfahren. Ist ein freier Transfer mit mikrochirurgischem Anschluß an die Thorakodorsal- (Abb. 20.38 c), Thorakoakromial- oder Thoracica-interna-Gefäße geplant, wird bei Lappenhebung das tiefe inferiore epigastrische Gefäßbündel in ganzer Länge erhalten und für die Anastomose verwendet (Bubb u. Bohmert, im Druck).

20.3.5 Omentum-majus-Plastik

Anwendung

Hauptindikationsgebiet für die Omentum-majus-Plastik sind große oberflächliche Weichgewebedefekte. Nach Entwicklung von Granulationsgewebe muß das Omentum primär oder sekundär mit Spalthaut abgedeckt werden. Möglich ist auch die Verwendung eines gestielten Omentum majus zur Auffüllung infizierter intrathorakaler Höhlen (Dupont u. Menarch 1972; Vaubel 1977).

Anatomie

Das Omentum majus wird von der A. gastroepiploica dextra und sinistra versorgt. Besonders zu beachten ist die Verklebung mit dem Querkolon, die sorgfältig gelöst werden muß. Das Omentum majus kann entlang der großen Kurvatur von rechts oder links ausgehend abgetrennt werden. Entsprechend erfolgt die Blutversorgung entweder durch die linke oder die rechte A. gastroepiploica (Abb. 20.39 a).

Technik

Nach Eröffnung des Abdomens werden Verwachsungen des Omentum majus mit dem Querkolon gelöst. Von rechts oder links beginnend erfolgt die schrittweise Skelettierung entlang der großen Magenkurvatur unter Erhaltung der jeweiligen A. gastroepiploica. Durch eine Peritoneallücke kann nun das gestielte Omentum durch einen subkutanen Tunnel nach kranial in den Defekt gebracht werden (Abb. 20.39 b). Um die Entwicklung eines Bruches zu vermeiden, wird nach Anheilung des Omentums der Omentumstiel in 2. Sitzung durchtrennt und das Peritoneum verschlossen.

Die freie mikrovaskuläre Verpflanzung des Omentum majus stellt eine Variante dieses Vorgehens dar.

Literatur

Abbot LC, Lucas DB (1954) The function of the clavicle. Ann Surg 140: 583

Adkins PC (1983) Tumors of the chest wall. In: Shields TW (ed) General thoracic surgery, 2nd edn. Lea & Febiger, Philadelphia, pp 453-463

Anderson CB, Philpott GW, Ferguson TB (1974) The treatment of malignant pleural effusions. Cancer 33: 916

Antmann KH (1980) Malignant mesothelioma (Current concepts). N Engl J Med 303: 200-202

Ariel IM, Oropeza R, Pack GT (1966) Intracavitary administration of radioactive isotopes in the control of effusions due to cancer. Cancer 19: 1096

Ariyan S (1979) The pectoralis major myocutaneous flap. Plast Reconstr Surg 63: 73-81

Arnold PG, Pairolero PC (1979) Use of pectoralis major muscle to repair defects of the anterior chest wall. Plast Reconstr Surg 63/2: 205-213

Arnold PG, Pairolero PC, Waldorf JC (1984) The serratus anterior muscle: Intrathoracic and extrathoracic utilization. Plast Reconstr Surg 73: 240-246

Austin EH, Flye MW (1979) The treatment of recurrent malignant pleural effusion. Ann Thorac Surg 28: 190-203

Bamler K-J, Maaßen W (1974) Über die Verteilung der benignen und malignen Pleuratumoren im Krankengut einer lungenchirurgischen Klinik mit besonderer Berücksichtigung des malignen Pleuramesothelioms und seiner radikalen Behandlung einschließlich der Ergebnisse des Zwerchfellersatzes mit konservierter Dura mater. Thoraxchirurgie 22: 386-391

Baue AE (1963) Total resection of the sternum. J Thorac Cardiovasc Surg 45: 559-563

Baumgartner WA, Mark JBD (1980) The use of thoracoscopy in the diagnosis of pleural disease. Arch Surg 115: 420-421

Beattie EJ, Kim Y, Fayos J, Sridhar K, Raskin N (1987) Chest wall tumors: Chest wall resection and pulmonary function. In: Grillo HC, Eschapasse H (eds) Major challenges for the thoracic surgeon. Saunders, Philadelphia (International Trends in General Thoracic Surgery, vol 2, pp 310-318)

Bettendorf V (1983) Tumoröse Pleuraveränderungen: histologische und zytologische Diagnostik. Diagnostik 16: 19-26

Bevegard S (1962) Postural circulatory changes after and during exercise in patients with a funnel chest with special reference to factors affecting stroke volume. Acta Med Scand 171: 695

Bloomberg AE (1978) Thoracoscopy in perspective. Surg Gynecol Obstet 147: 433-443

Bohmert H (1976) Personal method for reconstruction of the femal breast following radical mastectomy. Marchac D, Huesten J (eds) Transact 6th Int C Plast Rec Surg. Masson, Paris, pp 542-544

Bohmert H, Daigeler R (1989) Kontralateraler epigastrischer Rektuslappen - oberer Rektuslappen - und thorakoepigastrischer Lappen. In: Bohmert H (Hrsg) Burstkrebs. Thieme, Stuttgart

Borow M, Conston A, Livornese L, Schalte N (1973) Mesothelioma following exposure to asbestos: A review of 72 cases. Chest 64: 641-646

Boutin C, Farisse P, Viallat JR, Cargnino P, Choux R (1979) La thoracoscopie dans le mésothéliome pleural. Intérêt diagnostique, prognostique et thérapeutique. Rev Fr Mal Respir 7: 680-686

Boyd AD, Shaw WW, McCarthy JG (1981) Immediate reconstruction of full thickness chest wall defects. Ann Thorac Surg 32: 336-346

Brandt H-J, Loddenkemper R (1985) Thorakoskopie und Pleurabiopsie. In: Trendelenburg F (Hrsg) Tumoren der Atmungsorgane und des Mediastinums. Springer, Berlin Heidelberg New York Tokyo (Handbuch der Inneren Medizin, 5. Aufl., Bd IV/4A, S 356-381)

Brandt H-J, Loddenkemper R, Mai J (1983) Atlas der diagnostischen Thorakoskopie. Thieme, Stuttgart New York

Briselli M, Mark EJ, Dickerson GR (1981) Solitary fibrous tumors of the pleura: eight new cases and review of 360 cases in the literature. Cancer 47: 2678-2689

Brodin H, Linden K (1959) Resection of the whole sternum and the cartilaginous parts of costae I-IV. Acta Chir Scand 118: 13-15

Brunner A (1967) Die Eingriffe an der Brust und in der Brusthöhle. Springer, Berlin Heidelberg New York

Bubb Ch, Sunder-Plassmann L, Bohmert H (1989) Therapie der sekundär infizierten Plombenthoracoplastik durch Einlegen eines Musculus latissimus dorsi-Lappens. Chirurg 60: 559-561

Bubb Ch, Bohmert H (im Druck) Die protektive microvasculäre Anastomose beim Tram-Flap zur Brustrekonstruktion. Handchirurgie

Bühlmann H, Senning A (1979) Funktionelle Resultate nach parietaler Pleurektomie wegen rezidivierendem Spontanpneumothorax. Helv Chir Acta 46: 833-839

Burghard R, Töllner V (1985/1986) Pneumothoraxbehandlung in der Pädiatrie - Erfahrungen mit dem Matthys-Drain. Pädiatr Prax 32: 217-222

Butchart EG, Ashcroft T, Barnsley WC, Holden MP (1976) Pleuropneumonectomy in the management of diffuse malignant mesothelioma of the pleura. Experience with 29 patients. Thorax 31: 15-24

Butchart EG, Ashcroft T, Barnsley WC, Holden MP (1981) The role of surgery in diffuse malignant mesothelioma of the pleura. Semin Oncol 8: 321-328

Campbell DA (1950) Reconstruction of the anterior thoracic wall. J Thorac Cardiovasc Surg 19: 456-461

Canto A, Blasco E, Casillas M, Zarza AG, Padilla J, Pastor J, Tarazona V, Paris F (1977) Thoracoscopy in the diagnosis of pleural effusion. Thorax 32: 550-554

Chahinian AP, Pajak TF, Holland JF, Norton L, Ambinder RM, Mandel EM (1982) Diffuse malignant mesothelioma. Prospective evaluation of 69 patients. Ann Intern Med 96: 746-755

Chang N, Mathes SJ (1982) Comparison of the effect of bacterial inoculation in musculocutaneous and random-pattern flaps. Plast Reconstr Surg 70: 1-9

Chin EF (1957) Surgery of funnel chest and congenital sternal prominence. Br J Surg 129: 360

Cotton BH, Paulsen GA, Dykes J (1956) Prosthesis following excision of chest wall tumor. J Thorac Surg 31: 45-59

DeCamp PT, Moseley PW, Scott ML, Hatch HB (1973) Diagnostic thoracoscopy. Ann Thorac Surg 16: 79-84

DeLaria GA, Jensik R, Faber LP, Kittle CF (1978) Surgical management of malignant mesothelioma. Ann Thorac Surg 26: 375-383

Demos NJ, Timmes JJ (1973) Myoplasty for closure of tracheobronchial fistula. Ann Thorac Surg 15: 88-93

Deutsche Gesellschaft für Pneumologie und Tuberkulose (1984) Diagnostisches Vorgehen bei Pleuraergüssen. Dtsch Ärztebl 42: 3077-3081

Diaz FV (1962) Pectus excavatum: hemodynamic and electrocardiographic considerations. Am J Cardiol 10: 272

Dingman RO, Argenta LC (1981) Reconstruction of the chest wall. Ann Thorac Surg 32: 202-208

Drever JM (1977) The epigastric island flap. Plast Reconstr Surg 59: 343-346

Dupont C, Menard Y (1972) Transposition of the greater omentum for reconstruction of the chest wall. Plast Reconstr Surg 49: 263-267

Ebert W, Kleckow M, Becker H (1985) Die Labordiagnostik des Pleuraergusses. Krankenhaus Arzt 58: 768-775

Elert O, Eigel P (1983) Die Behandlung des Spontanpneumothorax unter Berücksichtigung der Rezidivhäufigkeit. Prax Klin Pneumol 37: 983-985

Emerson P (ed) (1981) Chylothorax. In: Thoracic medicine. Butterworth, London, pp 631-635

Eschapasse H, Gaillard J, Fournial G, Berthoumieu F, Henry E, Hornus E, Hassani M (1977) Utilisation de prothèses en résine acrylique pour la réparation des vastes pertes de substance de la paroi thoracique. Acta Chir Belg 3: 281-285

Eschapasse H, Gaillard J, Henry F, Fournial G, Berthoumieu F, Desrez X (1981) Repair of large chest wall defects: Experience with 23 patients. Ann Thorac Surg 32/4: 329-336

Eschapasse H, Gaillard J, Henry E, Vassalo B, Lacheheb M (1987) Chest wall tumors: Surgical management. In: Grillo HC, Eschapasse H (eds) Major challenges for the thoracic surgeon. Saunders, Philadelphia (International Trends in General Thoracic Surgery, vol 2, pp 292-307)

Exner K, Nievergelt J, Lemperle G (1989) Operative Therapie lokoregionärer Rezidive der Thoraxwand. In: Bohmert H (Hrsg) Brustkrebs, Organerhaltung und Rekonstruktion. Thieme, Stuttgart, S 486-493

Faber LP (1986) Current controversies in thoracic surgery. Saunders, Philadelphia, p 80

Faber LP (1988) Surgical treatment of asbestos-related disease of the chest. Surg Clin North Am 68: 525-543

Fishman AP, Turino GM, Bergofsky EH (1958) Disorders of the respiration and circulation in subjects with deformities of the thorax. Mod Concepts Cardiovasc Dis 27: 449

Fracchia AA, Knopper WH, Carey JT, Fallow JH (1970) Intrapleural chemotherapy for effusion from metastatic breast carcinoma. Cancer 26: 626

Francesconi M, Bauer K (1979) Die Bestimmung der LDH-Isoenzyme in Pleuraergüssen als diagnostischer Parameter. Eine kritische Bewertung. Lab Med 3: 209-213

Frick A, Baumeister RGH, Wiebecke B (1988) Untersuchung zur Gefäßarchitektur des allschichtigen freien inferioren Bauchwandlappens. Handchirurgie 20: 124-126

Friedman MA, Slater E (1978) Malignant pleural effusion. Cancer Treat Rev 5: 49

Gabler A, Liebig S (1985) Operative Erfahrungen beim Pleuramesotheliom. Vortrag 14. Jahrestg Dtsch Ges Thorax-, Herz- u. Gefäßchir (Abstr). Thorac Cardiovasc Surg 33: I, 35 (Special Issue)

Gaensler EA, McLoud TC, Carrington CB (1985) Thoracic surgical problems in asbestos-related disorders. Ann Thorac Surg 40: 82-96

Good JT, Taryle DA, Maulitz RM, Kaplan RL, Sahn SA (1980) The diagnostic value of pleural fluid pH. Chest 78: 55

Goorwitch J (1955) Traumatic chylothorax and thoracic duct ligation. Case report and review of the literature. J Thorac Surg 29: 467-479

Graham J, Usher FC, Perry JL, Barkley HT (1960) Marlex mesh as a prosthesis in the repair of thoracic wall defects. Ann Surg 151: 469

Hain E, Dalquen P, Bohlig H, Dabbert A, Hinz I (1974) Katamnestische Untersuchungen zur Genese des Mesothelioms. Bericht über 150 Fälle aus dem Hamburger Raum. Int Arch Arbeitsmed 33: 15-37

Haller JA Jr, Colombani PM, Miller D, Manson P (1984) Early reconstruction of Poland's syndrome using autologous rib grafts combined with a latissimus muscle flap. J Pediatr Surg 19: 423

Hankins JR, Miller JE, McLaughlin JS (1978) The use of chest wall muscle flaps to close bronchopleural fistulas: experience with 21 patients. Ann Thorac Surg 25: 491-499

Hardin CA, Harrison JH (1957) Teflon weave for replacing tissue defects. Surg Gynecol Obstet 104: 584

Hartrampf CR, Scheftlan M, Black PW (1982) Breast reconstruction with a transverse abdominal island flap. Plast Reconstr Surg 69: 216-224

Heilman RD, Collins VP (1963) Identification of laceration of the thoracic duct by lymphangiography. Radiology 81: 470

Herbert A (1984) Editorial: The diagnosis of malignant mesothelioma. J Pathol 143: 145-146

Hesseling PB, Hoffman H (1981) Chylothorax. S Afr Med J 60: 675

Hickman JA, Jones MC (1970) Treatment of neoplastic pleural effusions with local instillations of quinacrine (mepacrine) hydrochloride. Thorax 25: 266

Hirsch A, Ruffie M, Nebut M, Bignon J, Chretien J (1979) Pleural effusions: Laboratory tests in 300 cases. Thorax 34: 106-112

Hood RM (1986) Surgical diseases of the pleura and chest wall. Saunders, Philadelphia

Jagdschian V (1963) Der Spontanpneumothorax und seine Behandlung unter Berücksichtigung dystrophischer Lungenveränderungen. Langenbecks Arch Klin Chir 304: 437-442

Jones GR (1969) Treatment of recurrent malignant pleural effusion by iodized talc pleurodesis. Thorax 24: 69

Jurkiewicz MJ, Arnold PG (1977) The omentum: An account of its use in the reconstruction of the chest wall. Ann Surg 185: 548-554

Kaiser D, Wolfart D (1983) Therapeutische Prinzipien zur Behandlung des Spontanpneumothorax unter besonderer Berücksichtigung der thorakoskopischen Emphysemblasenabtragung und Fibrinverklebung. Prax Klin Pneumol 37: 979-982

Kayser K (1985) Zur Differentialdiagnose „diffuses Pleuramesotheliom - Pleuritis carcinomatosa". Krankenhausarzt 58: 756-763

Kefford RF, Woods RL, Fox RM, Tattersall HN (1980) Intracavitary adriamycin, nitrogen mustard and tetracycline in the control of malignant effusions. A randomized study. Med J Aust 2: 447

Keßler E, Day N (1984) Klinik und Therapie des Spontanpneumothorax. Prax Klin Pneumol 38: 523-533

Kirschner M (1909) Über freie Sehnen- und Faszientransplantation. Bruns Beitr Klin Chir 65: 472

Kirschner M (1921) Zur Radikalbehandlung des chronischen Pleuraempyems. Langenbecks Arch Klin Chir 117: 205

Klockars M, Lindgreen J, Petterson T, Hellström PE, Norhagen A (1980) Carcinoembryonic antigen in pleural effusions: A diagnostic and prognostic indicator. Eur J Cancer 16: 1149-1152

Konietzko N, Schlehe H, Rühle KH, Brandstetter J, Matthys H (1976) Kardiopulmonale Funktionsstörungen in Ruhe und körperlicher Belastung bei Patienten mit einseitiger Pleuraschwarte. Pneumologie 105: 105-113

Kostiainen S, Mevrala H, Mattila S, Appelquist P (1983) Chylothorax: Clinical experience in nine cases. Scand J Thorac Cardiovasc Surg 17: 79-83

Kreuser ED, Seifried E, Hartmann R, Schreml W, Rasche H (1984) Behandlung maligner Pleuraergüsse durch Fibrinklebung. Tumor Diag Ther 5: 55

Krumhaar D, Mollinedo J, Gau A (1987) Primäre Thorakotomie beim Spontanpneumothorax. Z Herz Thorax Gefäßchir 1: 53-55

Lacquet LK (1987) Congenital deformities of the anterior chest wall. In: Grillo HC, Eschapasse H (eds) Major challenges. Saunders, Philadelphia (International Trends in General Thoracic Surgery, vol 2, pp 328-337)

Lambert CJ, Shah HH, Urschel HC, Paulson OL (1967) The treatment of malignant pleural effusions by closed tricor tube drainage. Ann Thorac Surg 3: 1

Lampson RS (1948) Traumatic chylothorax. J Thorac Surg 17: 778-791

Larson DL, McMurtrey MJ, Howe HJ, Irish CE (1982) Major chest wall reconstruction after chest wall irradiation. Cancer 49: 1286-1293

Law MR, Gregor A, Hodson ME, Bloom HJG, Turner-Warwick M (1984) Malignant mesothelioma of the pleura: A study of 52 treated and 64 untreated patients. Thorax 39: 255-259

Leff A, Hopewell PC, Costello J (1978) Pleural effusion from malignancy. Ann Intern Med 88: 532

Legha S, Muggia FM (1977) Pleural mesothelioma: Clinical features and therapeutic implications. Ann Intern Med 87: 613-621

Le Roux BT, Shama DM (1983) Resection of tumors of the chest wall. Curr Probl Surg 20: 349

Lester CW (1953) Pigeon breast (pectus carinatum) and other protrusion deformities of the chest of developmental origin. Ann Surg 137: 482

Lewis RJ (1986) Current controversies in thoracic surgery. Saunders, Philadelphia, p 61

Lewis RJ, Kundermann PJ, Sisler GE, Mackenzie JW (1976) Direct diagnostic thoracoscopy. Ann Thorac Surg 21: 536-539

Löhr J, Klippe HJ, Kroeger C (1981) Chirurgische Behandlung des Pleuramesothelioms - gegenwärtige kurative und palliative Möglichkeiten. Prax Pneumol 35: 394-399

Lyons HA, Zuhdi MN, Kelly JS (1955) Pectus excavatum (‚funnel breast'). Cause of impaired ventricular distensibility as exhibited by right ventricular pressure pattern. Am Heart J 50: 921

Maloney JV, Spencer FC (1956) The nonoperative treatment of traumatic chylothorax. Surgery 40: 121-128

Martensson G (1981) Thoracoscopy in the diagnosis of malignant mesothelioma. Poumon Coeur 37: 249-251

Martini N, Huvos AG, Smith A, Beattie EJ (1974) Primary malignant tumors of the sternum. Surg Gynecol Obstet 138: 391-395

Martini N, Bains MS, Beattie EJ (1975) Indications for pleurectomy in malignant effusion. Cancer 35: 734-738

Martini N, McCormack PM, Bains MS (1987) Chest wall tumors: Clinical results of treatment. In: Grillo HC, Eschapasse H (eds) Major challenges for the thoracic surgeon. Saunders, Philadelphia (International Trends in General Thoracic Surgery, vol 2, pp 285-307)

Mathes FJ, Nahai F (1982) Pedicled clinical applications for muscle and musculo-cutaneous flaps. Mosby, St. Louis

Matthys H, Overrath G, Bauer H (1973) Behandlung von Pneumothorax und Pleuraergüssen mit einem speziellen Saugdrain. Schweiz Med Wochenschr 103: 1557-1560

Maurer E, Blades B (1946) Hernia of the lung. J Thorac Surg 15: 77-98

McCormack PM, Bains MS, Beattie EJ, Martini N (1981) New trends in skeletal reconstruction after resection of chest wall tumors. Ann Thorac Surg 31/1: 45-50

McCormack PM, Nagasaki F, Hilaris BS, Martini N (1982) Surgical treatment of pleural mesothelioma. J Thorac Cardiovasc Surg 84: 834-842

McCraw JB, Arnold PG (1985) McCraw and Arnold Atlas of musculo-cutaneous flaps. Hampton

McCraw JB, Phenix JO, Baker SW (1978) Repair of major defects of the chest wall and spine with the latissimus dorsi myocutaneous flap. Plast Reconstr Surg 62/2: 197-206

McDonald AD, McDonald JC (1980) Malignant mesothelioma in North America. Cancer 46: 1650-1656

Meier H, Willital GH (1987) Operative Korrektur von Thoraxdeformitäten im Kindesalter. Klinikarzt 16: 10-17

Mendelson BC (1986) Chest wall coverage after radical surgery. In: Dudley H, Pories W (eds) Operative surgery, 4th edn. Butterworths, London, pp 306-315

Mendelson BC, Masson JK (1977) Treatment of chronic radiation injury over the shoulder with a latissimus dorsi myocutaneous flap. Plast Reconstr Surg 60/5: 681

Merkle NM, Isele G, Vogt-Moykopf I (1987) Die chirurgische Therapie primärer Brustwandtumoren - Erfahrungen an 97 Patienten. Langenbecks Arch Chir 372 (Kongreßbericht 1987)

Merkle NM, Isele G, Vogt-Moykopf I (1988) Die chirurgische Therapie der Brustwandtumoren. Chirurg 59: 248-255

Miller JI, Hatcher CR (1978) Thoracoscopy: A useful tool in the diagnosis of thoracic disease. Ann Thorac Surg 26: 68-72

Morrow AG (1950) The use of tantalum gauze in the closure of full thickness defects in the chest wall. Surgery 28: 1016-1021

Mountain CF, McKenna Jr RJ (1987) Chest wall resection in breast cancer. In: Grillo HC, Eschapasse H (eds) Major challenges for the thoracic surgeon. Saunders, Philadelphia (International Trends in General Thoracic Surgery, vol 2, pp 319-327)

Murphy TO, Piper CA (1977) Surgical management of chylothorax. Am Surg 43: 715-718

Nix JT, Albert M, Dugas JE, Wendt DL (1957) Chylothorax and chylous ascites - a study of 302 cases. Am J Gastroenterol 28: 40

Nusbaum M, Baum S, Hedges RC, Blakemore WS (1964) Roentgenographic and direct visualization of thoracic duct. Arch Surg (Chicago) 88: 105

Ogata ES, Gregory GA, Kitterman JA, Phibbs RH, Tooley WH (1976) Pneumothorax in the respiratory distress syndrome: Incidence and effect on vital signs, blood gases, and pH. Pediatrics 58: 177-183

Otto H (1980) Das berufsbedingte Mesotheliom in der BRD. Pathologe 2: 8-18

Pairolero PC, Arnold PG (1980) Bronchopleural fistula. Treatment by transposition of pectoralis major muscle. J Thorac Cardiovasc Surg 79: 142-145

Pairolero PC, Arnold PG (1986) Thoracic wall defects: Surgical management of 205 consecutive patients. Mayo Clin Proc 61: 557-563

Pairolero PC, Arnold PG, Piehler JM, McGoon DC (1983) Intrathoracic transposition of extrathoracic skeletal muscle. J Thorac Cardiovasc Surg 86: 809-817

Paone JF, Spees EK, Newton CG (1982) An appraisal of en bloc resection of peripheral bronchogenic carcinoma involving the thoracic wall. Chest 81: 203

Paris F, Blasco E, Tarazona V (1980) Total sternectomy for malignant diseases. J Thorac Cardiovasc Surg 80: 459-462

Patterson GA, Todd TRJ, Delarue NC, Ilves R, Pearson FG, Cooper JD (1981) Supradiaphragmatic ligation of the thoracic duct in intractable chylous fistula. Ann Thorac Surg 32: 44-49

Patterson GA, Ilves R, Ginsberg RJ (1982) The value of adjuvant radiotherapy in pulmonary chest and chest wall resection for bronchogenic carcinoma. Ann Thorac Surg 34: 692

Pepper JR (1978) Thoracoscopy in the diagnosis of pleural effusions and tumours. Br J Dis Chest 72: 74-75

Petro W, Maaßen W, Greschuchna D, Steinberg V, Konietzko N (1982) Regional and global lung function in unilateral fibrothorax after conservative therapy and decortication. Thorac Cardiovasc Surg 30: 137-141

Piehler JM, Pairolero PC, Weiland LH (1982) Bronchogenic carcinoma with chest wall invasion: Factors affecting survival following en bloc resection. Ann Thorac Surg 34: 684

Pugatch RD, Faling LJ, Robbins AH, Snider GL (1978) Differentiation of pleural and pulmonary lesions using computed tomography. J Comput Assist Tomogr 2: 601-606

Ramming KP, Holmes EC, Zarem HA (1982) Surgical management and reconstruction of extensive chest wall malignancies. Am J Surg 144: 146-152

Ravitch MM (1951) Pectus excavatum and heart failure. Surgery 30: 178

Ravitch MM (1977) Congenital deformities of the chest wall and their operative correction. Saunders, Philadelphia

Ravitch MM (1983) Chest wall deformities. In: Shields TW (ed) General thoracic surgery, 2nd edn. Lea & Febiger, Philadelphia

Robbins TH (1979) Rectus abdominis myocutaneous flap for breast reconstruction. Aust NZ Surg 49: 527-530

Salzer G, Müller H (1978) Die lokale Behandlung maligner Pleuraergüsse mit dem Mistelpräparat Iscador. Prax Pneumol 32: 721-729

Sauerbruch F (1928) Die Chirurgie der Brustorgane, 3. Aufl. Springer, Berlin

Schachter DN, Kreisman J, Putman C (1976) Diagnostic problems in suppurative lung disease. Arch Intern Med 136: 167-171

Schaff HV, Arnold PG, Reeder GS (1982) Late mediastinal infection and pseudoaneurysm following left ventricular aneurysmectomie: repair utilizing a pectoralis major muscle flap. J Thorac Cardiovasc Surg 6: 912-916

Selle JG, Snyder WH, Schreiber JT (1973) Chylothorax: Indications for surgery. Ann Surg 177: 245-249

Shesol BF, Clarke JS (1980) Intrathoracic application of the latissimus dorsi musculocutaneous flap. Plast Reconstr Surg 66: 842-845

Shields TW, Fox RT, Lees WM (1970) Changing role of surgery in the treatment of pulmonary tuberculosis. Arch Surg 100: 363

Sickinger K (1975) Clinical aspects and therapy of fat malabsorption with particular reference to the use of medium-chain-triglycerides. In: Vergueson AJ (ed) The role of fat in human nutrition. Academic Press, New York

Singh SV (1982) The surgical treatment of spontaneous pneumothorax by parietal pleurectomy. Scand J Thorac Cardiovasc Surg 16: 75-80

Sørensen PG (1981) Carcinoembryonic antigen in malignant pleural effusions. Eur J Respir Dis 62: 138-139

Spiegel M, Benesch J, Siebenmann R (1983) Thorakoskopische Pleurodese bei Spontanpneumothorax. Prax Klin Pneumol 37: 976-978

Stark DD, Federle MP, Goodman PC, Podrasky AE, Webb WR (1983) Differentiating lung abscess and empyema: Radiography and computed tomography. AJR 141: 163-167

Stelzer P, Gay WA (1980) Tumors of the chest wall. Surg Clin North Am 60: 779-791

Stephenson SF (1976) Spontaneous pneumothorax: the sharp rib syndrome. Thorax 31: 369

Steven AS (1982) The differential diagnosis of pleural effusions. West J Med 137: 99

Strober SJ, Kotz E, Kuperman A, Ghossein NA (1973) Malignant pleural disease. JAMA 266: 296

Suhrland LG, Weisberger AS (1965) Intracavitary 5-fluorouracil in malignant effusions. Arch Intern Med 116: 431

Swierenga J, Wagenaar JPM, Bergstein PGM (1974) The value of thoracoscopy in the diagnosis and treatment of diseases affecting the pleura and lung. Pneumologie 151: 11-18

Szinicz G, Müller L, Zechmann W, Gschnitzer F (1985) Thorakotomie beim rezidivierenden Spontanpneumothorax. Chir Praxis 34: 297-302

Tisi GM (1979) Neoplasms of the lung. In: Isselbacher KJ (ed) Principles of internal medicine, 9th edn. McGraw-Hill, New York, p 1267

Tobin GR, Mavroudis C, Howe WR, Gray LA (1983) Reconstruction of complex thoracic defects with myocutaneous and muscle flaps. J Thorac Cardiovasc Surg 85: 219-228

Toomes H, Vogt-Moykopf I, Ahrendt J (1983) Dekortikation der Lunge aus funktioneller Sicht. Prax Klin Pneumol 37: 342-345

Urschel HC, Byrd HS, Sethi SM, Razzuk MA (1984) Poland's syndrome: Improved surgical management. Ann Thorac Surg 37: 204

Vaubel E (1977) Die Omentum-Transposition. Chirurg 48: 369-376

Viskum K, Enk B (1981) Complications of thoracoscopy. Poumont Coeur 37: 25-28

Vogt-Moykopf I, Etspüler W, Bülzebruck H (1987) Das diffuse maligne Pleuramesotheliom - Diagnostik, Therapie und Prognose. Z Herz- Thorax- Gefäßchir 1: 67-78

Von Hoff DD, Livolsi V (1975) Diagnostic reliability of needle biopsy of the parietal pleura. Am J Clin Pathol 64: 200

Wallach HW (1975) Intrapleural tetracycline for malignant pleural effusions. Chest 68: 510

Watson WL, James GA (1947) Fascia lata grafts for chest wall defects. J Thorac Surg 16: 399-406

Weber KA (1964) Zur Deckung von Brustwanddefekten mit lyophilisierter Dura. Thoraxchirurgie 11: 713-716

Weissberg D, Kaufman M (1980) Diagnostic and therapeutic pleuroscopy. Chest 78: 732-735

Willital H, Schwemmle K (1981) Deformitäten der Brustwand. In: Heberer G, Schweiberer L (Hrsg) Indikation zur Operation. Springer, Berlin Heidelberg New York, S 227-232

Witz JP, Wihlm JM, Morand G (1978) Panorama clinique et radiologique des tumeurs osteo-cartilagineuses primitives de la paroi thoracique. Ann Chir Thorac Cardiovasc 17: 10-17

Wörn H (1974) Möglichkeiten und Ergebnisse der chirurgischen Behandlung des malignen Pleuramesothelioms. Thoraxchirurgie 22: 391-393

Wolfart W, Schildge J (1983) Therapeutische Überlegungen zum Pleuramesotheliom aus chirurgischer Sicht. Atemwegs Lungenkrankh 9: 457-459

21 Erkrankungen des Mediastinums

H. Dienemann und G. Heberer

21.1 Entzündungen

21.1.1 Akute Mediastinitis

Die akute Mediastinitis ist ein dramatisches, schweres Krankheitsbild und in der Regel eine Komplikation einer anderen Grunderkrankung oder einer endoskopischen Maßnahme. Ätiologisch kommen in erster Linie instrumentelle Ösophagusverletzungen und ein Übergreifen von bakteriellen Entzündungen aus benachbarten Regionen in Frage.

Ösophagusperforationen können bei der endoskopischen Untersuchung, bei Sklerosierung, bei Fremdkörperentfernung oder anläßlich einer Dilatation auftreten. Selten ist die sog. spontane Ruptur des Ösophagus (Boerhaave-Syndrom), der immer ein heftiges Erbrechen vorausgeht und die meist den terminalen Ösophagus oberhalb des Zwerchfells betrifft. Weitere Ursachen einer Ösophagusperforation sind Strahlenbehandlung, Tumoren und äußere Gewalteinwirkung.

Die Ausbreitung einer Entzündung aus der Umgebung kann direkt oder lymphogen erfolgen. Dabei sind v.a. Infektionen im Kopf- und Halsbereich zu nennen, die ungehindert - der vertikalen Gliederung der Faszienräume folgend - ventral der Fascia praevertebralis ins Mediastinum absteigen können, da dieses durch die obere Thoraxapertur mit dem Bindegewebsraum des Halses in direktem Zusammenhang steht. Schließlich kann jeder transpleurale oder transmediastinale Eingriff einschließlich der Mediastinoskopie die Ursache einer Mediastinitis darstellen.

Nach perforierender Verletzung des Tracheobronchialsystems dürfte eher die gestörte Ventilation frühzeitig eine chirurgische Versorgung veranlassen, als daß eine Mediastinitis auf die bis dahin nicht erkannte Läsion hinweist. Raritäten sind mediastinale spezifische Prozesse ohne gleichzeitig erkennbaren Lungenbefund und primäre mediastinale Pilzerkrankungen (Aktinomykose, Blastomykose).

Typisch für die akute Mediastinitis ist der plötzliche Krankheitsbeginn. Das Vollbild der akuten Mediastinitis ist rasch erreicht, wobei Zeichen der Sepsis mit hohem Fieber, Tachykardie, Leukozytose und Dyspnoe hinzutreten.

Häufig können Haut- und Mediastinalemphysem nachgewiesen werden. Eine Dysphagie wird nicht nur bei den häufigeren Ösophagusperforationen im oberen Drittel, sondern auch nach Verletzung tieferer Abschnitte angetroffen. Ein Pneumothorax sowie Pleura- und Perikardergüsse können hinzutreten. Die Diagnose einer Mediastinitis stützt sich auf anamnestische Angaben, klinische Zeichen und radiologische Befunde. Röntgenologisch finden sich eine Mediastinalverbreiterung und Gasansammlungen im Mediastinum sowie am Hals als Hinweis auf ein Perforationsereignis oder nach längerem Krankheitsverlauf auch als Zeichen einer Abszedierung (Abb. 21.1). Eine gleichmäßige Verbreiterung des Mediastinums mit unscharfer Abgrenzung sowie eine flächenhafte Lungeninfiltration sprechen in Verbindung mit dem klinischen Befund für eine Mediastinalphlegmone. Oft besteht gleichzeitig auch ein Pleuraerguß. Bei einer umschriebenen akuten Mediastinitis findet sich eher eine lokale Vorwölbung der mediastinalen Pleura. Eine wesentliche diagnostische Hilfe ist das CT, das eine abszedierende Mediastinitis zweifelsfrei darstellen kann.

Ungeachtet dessen, ob eine konservative oder operative Behandlung durchgeführt wird, sollte eine intensivmedizinische Betreuung des Patienten gewährleistet sein und eine antibiotische Behandlung eingeleitet werden; die häufigsten Erreger sind β-hämolysierende Streptokokken, Staphylococcus aureus, anaerobe Streptokokken und Bacteroides fragilis. Bei der Behandlung der akuten Mediastinitis ist stets die Ursache zu berücksichtigen. Außerhalb des Thorax gelegene Herde (Halsphlegmonen) und sämtliche Operationsgebiete, die den Ausgangspunkt der Mediastinitis bilden können, müssen breit eröffnet werden. Umschriebene Prozesse im Mediastinum werden auf möglichst direktem Wege entlastet, wenig geeignet sind Punktionen unter therapeutischer Absicht. Nach breiter Eröffnung (jugulär, parasternal, subxiphoidal, paravertebral) und Reinigung sollte ein Spül-Saug-System eingebracht werden. Eine spontane Entleerung des Eiters in den Ösophagus kann über das Stadium einer längeren Fistelung zur Ausheilung führen, während Perforationen in das Tracheobronchialsystem den Verlauf durch die Ausbildung von Atelektasen, Lungenabszessen oder Lungengangrän weiter komplizieren.

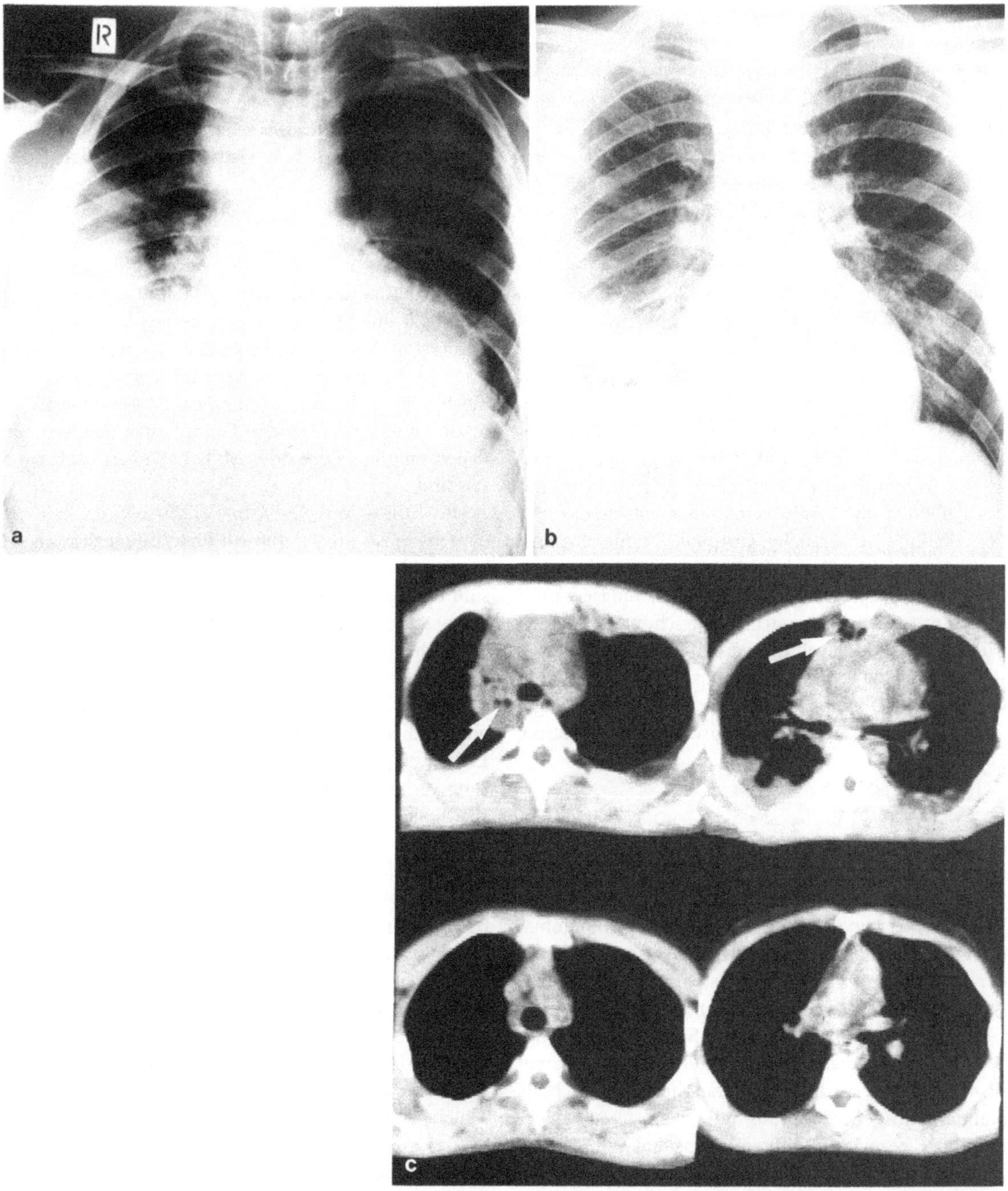

Abb. 21.1 a–c. Akute Mediastinitis. 15jährige Patientin nach Zahnextraktion. Schwellung im Bereich der Halsweichteile und septische Temperaturen. **a** Thoraxaufnahme bei stationärer Aufnahme: Verbreiterung des oberen Mediastinums, Infiltration im Bereich des rechten Lungenmittel- und -unterfeldes, rechtsseitiger Pleuraerguß. **b** Thoraxaufnahme 2 Monate nach operativer Behandlung (Drainagen im oberen Mediastinum *rechts* und *links*, Drainage des Perikards und des unteren Mediastinums sowie Bülau-Drainage *rechts*): Weitgehende Rückbildung der Lungeninfiltration, vollständige Rückbildung des rechtsseitigen Pleuraergusses. **c** Bei stationärer Aufnahme: *(obere Reihe)* Verbreiterung des oberen Mediastinums mit Lufteinschlüssen *(Pfeile)*, Pleuraergüssen beidseits, Infiltration im Bereich des rechten dorsalen Mittelfeldes. 2 Monate nach operativer Behandlung *(untere Reihe)* zeigen die entsprechenden CT-Schichten normale anatomische Verhältnisse

Die Behandlung der Ösophagusverletzung mit konsekutiver akuter Mediastinitis sollte stets die individuelle Situation berücksichtigen. Wenn die akute Mediastinitis nach Perforation des thorakalen Ösophagus richtig gedeutet und rechtzeitig, d. h. innerhalb der ersten 12 h nach dem Ereignis erkannt wird, so empfiehlt die Mehrzahl der Autoren (Encke et al. 1982) die sofortige Freilegung der Verletzung. Die primäre Naht des Ösophagus mit endoluminaler und transpleuraler Drainage ist das sicherste Behandlungsverfahren. Bei Nahtinsuffizienz kann das Sekret über die Drainagen nach außen abfließen, was ungefährlicher als der sich entwickelnde Mediastinalabszeß nach konservativem Vorgehen sein dürfte. Ist die Perforation zu spät erkannt worden und wird der Befund der akuten Mediastinitis verschleppt, so ist auf die primäre Naht des Ösophagus zu verzichten und eine ausgiebige Drainage des Mediastinums anzustreben. Allgemeinzustand des Patienten und lokale Verhältnisse entscheiden daher, ob eine vorsorgliche Ösophagostomie angelegt wird. Ausgedehnte Resektionen bei langstreckigen Defekten oder Nekrosen und Wiederherstellungseingriffe sollten nur elektiv, d. h. nach Beherrschung der akuten Mediastinitis, durchgeführt werden. Die akute Mediastinitis hat eine schlechte Prognose. Nach iatrogener Ösophagusperforation beträgt die Letalität, abhängig vom Zeitpunkt der chirurgischen Intervention, 30-50%.

21.1.2 Chronische Mediastinitis

Die chronische Mediastinitis kann aus einer akuten Mediastinitis hervorgehen oder als Folge granulomatöser Entzündungsprozesse entstehen. Ein Sonderfall der chronischen Mediastinitis ist möglicherweise die sklerosierende Mediastinitis (Marchevsky u. Kaneko 1984; Dines et al. 1979; Sobrinho-Simones et al. 1981; Wieder u. Rabinowitz 1977), die gehäuft in Nordamerika beobachtet wird. Dieses Krankheitsbild, auch als granulomatöse Mediastinitis oder fibrosierende Mediastinitis bezeichnet, geht meistens auf eine Histoplasmose zurück, daneben werden ätiologisch auch andere Pilzerkrankungen im Mediastinum (Aspergillose, Kryptokokkose) und schließlich Mykobakterien, Autoimmunerkrankungen, Morbus Boeck, Traumen sowie rheumatisches Fieber vermutet. Gelegentlich tritt die chronische Mediastinitis auch mit der retroperitonealen Fibrose, der sklerosierenden Cholangitis oder der Riedel-Thyreoiditis vergesellschaftet auf. Es handelt sich um einen chronischen Prozeß, der zu einer umschriebenen oder diffusen Fibrosierung des Mediastinums führt und dabei Gefäße, Nerven, Trachea, Bronchien, selten auch Ösophagus und Herz eingengt und infiltriert. In den USA ist überwiegend die weiße Bevölkerung betroffen, darunter v. a. jüngere Frauen. 50% der Erkrankten sind zum Zeitpunkt der Diagnose symptomfrei, während unspezifische Symptome wie Engegefühl, Husten, Schmerzen und Fieber im Vordergrund stehen. Ein häufiges klinisches Zeichen ist die obere Einflußstauung. Radiologische Befunde sind eine diffuse Verbreiterung des Mediastinums mit gelegentlich gelappten Konturen, die an einen malignen Prozeß erinnern, außerdem verkalkte Lymphknoten und hilusnahe noduläre Lungeninfiltrate. Im CT imponiert die Ummauerung von Luftwegen und Gefäßen mit entsprechender Einengung. Histologisch ist das ansonsten lockere Bindegewebe des Mediastinums dicht mit chronischen Entzündungszellen, fokal mit teils verkäsenden Granulomen durchsetzt, in denen mitunter Pilze oder Mykobakterien nachzuweisen sind.

Die Infiltration mediastinaler Strukturen kann einem malignen Prozeß ähnlich sein. Eine reaktiv entstehende Hypertonie und interstitielle Lungenfibrose sind häufige Komplikationen bei diffusem Befall und entsprechend protrahiertem Verlauf. Die chirurgischen Möglichkeiten beschränken sich bei der sklerosierenden Mediastinitis auf die Sicherung der Diagnose durch repräsentative Biopsien und den Versuch einer vollständigen Exzision bei umschriebenen Prozessen. Es ist noch unklar, ob dadurch eine diffuse Sklerosierung verhindert werden kann. Medikamentös werden Kortikoide und - bei vermuteter Histoplasmose - Antimykotika eingesetzt, obwohl der Nutzen dieser Behandlung bisher nicht belegt werden konnte. Wenn sich bei Einengung der oberen Hohlvene eine Thrombose aufpfropft, ohne daß sich bereits ein Kollateralkreislauf ausgebildet hat, kann sich das Bild einer akuten oberen Einflußstauung entwickeln. In diesen seltenen Fällen ist eine Dekompression der V. cava superior oder ein Bypass zwischen V. brachiocephalica und rechtem Herzrohr zu erwägen (Moghissi 1985). Die Prognose des Leidens quoad vitam ist wegen des schleichenden Verlaufs relativ günstig.

Aktive spezifische Entzündungen verlangen eine Chemotherapie entsprechend dem durchzuführenden Antibiogramm. Einschmelzungen, wie sie auch noch Monate nach akuter eitriger Mediastinitis beobachtet werden können, müssen auf direktem Wege und möglichst unter Schonung der Pleura drainiert werden. Tuberkulöse Lymphome können hochgradige Einengungen der Hauptbronchien hervorrufen, die zu bronchoplastischen Eingriffen oder Resektionen veranlassen.

Schließlich können Fremdkörper nach Schußverletzungen eine chronische Mediastinitis hervorrufen, wenn sie nicht vollständig oder zu spät entfernt werden.

21.2 Der Thymus bei Myasthenia gravis

Die Myasthenia gravis ist ein neurologisches Krankheitsbild, das durch muskuläre Schwäche und Ermüdbarkeit gekennzeichnet ist. Ursache ist ein postsynaptischer Defekt, der die neuromuskuläre Übertragung behindert. Es gibt zahlreiche klinische und experimentelle Hinweise auf einen Autoimmunmechanismus unter Beteiligung des Thymus. Patienten mit Myasthenia gravis haben oft niedrige Serumkomplementspiegel, hohe Mengen zirkulierender Antikörper gegen Acetylcholinrezeptoren und histopathologische Veränderungen des Thymus (Drachmann et al. 1981; Tindall 1981; Kelley et al. 1981). Die Ursache einer zu geringen Zahl von Acetylcholinrezeptoren sind Autoantikörper (Levine 1978), die bei Myasthenia-gravis-Patienten die Rezeptoren um mehr als 70% reduzieren (Drachmann et al. 1981). Die Pathogenese des Rezeptorenverlustes bei Myasthenia gravis ist unklar. Es werden diskutiert:

- ein vermehrter Rezeptorenumsatz (Synthese, Abbau),
- eine Rezeptorblockade mit Behinderung der Acetylcholinbindung,
- eine fokale Zerstörung der postsynaptischen Membran, verstärkt durch Komplement (Drachmann et al. 1981; Christadoss et al. 1981).

Die mögliche Beteiligung der zellvermittelten Immunität ist ebenfalls noch unklar.

Die Myasthenia gravis ist oft mit Thymusveränderungen vergesellschaftet. 60-80% aller Patienten mit Myasthenia gravis zeigen eine follikuläre Hyperplasie des Thymus, 10-20% haben ein Thymom (Rosai et al. 1972), nur in 10-25% ist der Thymus normal (Zeldowic u. Saxton 1969; Wekerle et al. 1981). Thymusveränderungen bei Myasthenia gravis sind möglicherweise pathogenetisch bedeutsam, da die epithelialen und lymphoiden Zellen Acetylcholinrezeptorprotein enthalten, das für Autoimmunreaktionen im Thymus verantwortlich sein könnte (Engel et al. 1977). Basierend auf klinischen und experimentellen Untersuchungen wird angenommen, daß das primäre Ereignis bei der Entwicklung einer Myasthenia gravis das Auftreten myogener Zellen im Thymus ist. Es folgt eine Sensibilisierung gegen Acetylcholinrezeptoren in diesen Zellen. In einem späteren Stadium werden Thymus-B-Zellen von sensibilisierten Thymozyten zur Produktion des Acetylcholinrezeptorantikörpers stimuliert. Zahlreiche Studien belegen einen signifikanten Zusammenhang zwischen hoher Dichte an Keimzentren und Myasthenia gravis im Vergleich zu Patienten ohne Myasthenie; allerdings sind diese Befunde ebenso wie die Korrelation zwischen der Anzahl von Keimzentren und der Krankheitsdauer bis zur Operation nicht unwidersprochen geblieben (Übersicht bei Marchevsky u. Kaneko 1984).

Die entscheidende therapeutische Maßnahme ist die Thymektomie. Der Standardzugang ist die mediane inkomplette oder komplette Sternotomie. Dieser Zugang garantiert die vollständige Entfernung des gesamten Thymusgewebes, besonders bei akzessorischen Anteilen außerhalb der Kapsel in der Umgebung des Organs (Jaretzki et al. 1977). Die Dissektion des Thymus sollte am unteren Pol oder lateral eines der beiden, oft asymmetrischen Schenkel beginnen. Die en-bloc-Präparation umfaßt auch das umgebende Fettbindegewebe bis an Pleura und Perikard heran, die laterale Begrenzung ist der N. phrenicus. Kranial ist der Abfluß der Thymusvenen in die V. brachiocephalica sinistra und in die V. cava superior zu beachten. Schließlich können Ausläufer weit zum Hals hinaufreichen, die nur bei bluttrockener Präparation sicher zu identifizieren sind. Vor Verschluß des Sternums wird subxiphoidal eine weiche, an ihrem Ende langstreckig perforierte Silikondrainage ausgeleitet, bei größeren Pleuraeröffnungen werden zusätzlich Pleuradrainagen eingebracht. Postoperativ ist in der Regel über mehrere Tage eine intensive Überwachung notwendig. Individuell erfolgt die Behandlung mit Pyridostigmin.

Der Behandlungserfolg ist um so größer, je jünger die Patienten sind und je früher im Verlauf der Erkrankung die Operation durchgeführt wird. Eine wesentliche Beobachtung von Papatestas et al. (1976) war, daß Remissionen auch noch mehrere Jahre nach Operation einsetzten. So betrug die Heilungsrate 2 Jahre postoperativ 50%, dagegen war die Myastenia-gravis-Symptomatik 5 Jahre postoperativ in 90% beseitigt oder deutlich gebessert.

Weitere Faktoren, die einen eher günstigen postoperativen Verlauf erwarten lassen, sind eine Thymushyperplasie und unauffällige Drüsen anstelle einer Atrophie, ferner Acetylcholinrezeptorantikörper, die vor der Operation nachweisbar sind und postoperativ verschwinden.

21.3 Raumforderungen

21.3.1 Allgemeiner Teil

21.3.1.1 Vorbemerkungen und Klassifikation

Die Bezeichnung „Mediastinaltumor" ist ein klinischer Begriff, unter dem Raumforderungen *im* Mediastinum verstanden werden. Bei strenger Auslegung der pathologischen Anatomie ist der Terminus ein Widerspruch in sich, da das Mediastinum kein eigentliches Organ darstellt und daher keine Tumoren entwickeln kann. In der Praxis hat sich aber die Sammelbezeichnung Mediastinaltumor durchgesetzt, da die meisten derartigen Raumforderungen einem einheitlichen diagnostischen und therapeutischen Procedere unterworfen sind.

Die 4 anatomischen Kompartimente des Mediastinums - das mittlere mit Perikard und seinem Inhalt, das vordere und hintere daran angrenzend, und das obere oberhalb der Verbindungslinie zwischen Manubriumunterkante und dem 4. thorakalen Intervertebralraum - erscheinen aus klinischer Sicht willkürlich, da ihre Grenzen von größeren Raumforderungen oft überschritten oder verlagert werden. Funktionell betrachtet, kommt den vom Hals ausgehenden Faszienräumen mehr Bedeutung zu. Prozesse zwischen der umhüllenden tiefen Halsfaszie und der prätrachealen Faszie breiten sich im vorderen Mediastinum aus. Die innerhalb der prätrachealen Faszie gelegene Schilddrüse kann Trachea und Ösophagus umgreifen. Läsionen zwischen prätrachealer Faszie und der in Höhe des 4. Brustwirbelkörpers fixierten prävertebralen Faszie sind in das hintere Mediastinum gerichtet, während Erkrankungen hinter der prävertebralen Faszie nur bis zum 4. Brustwirbelkörper absteigen können und damit auf das obere Mediastinum beschränkt bleiben. Im folgenden sollen nur primäre Tumoren des Mediastinums ausführlich behandelt werden. Nicht berücksichtigt sind dabei Tumoren von Trachea, Ösophagus, Herz und großen Gefäßen.

Eine allgemein verbindliche Systematik der Tumoren des Mediastinums existiert bisher nicht. Jede der zahlreichen Klassifikationen (Übersichten bei Krumhaar 1986; Beszynyák et al. 1984) ist willkürlich; sie berücksichtigen stets nur einen Teilaspekt der Erkrankung (z. B. Embryologie, Topographie, Inzidenz, Therapie u. a.) und können daher nicht allen Fachgebieten in gleicher Weise gerecht werden. Aus diesem Grund ist die hier gewählte Gliederung nur als Aufzählung zu verstehen und sie kann keinen Anspruch auf Systematik erheben.

Verschiedene Tumoren, wie Karzinoide, Keimzelltumoren (Teratome, Seminome, Chorionkarzinome u. a.) und Lymphome, entwickeln sich meist in der Region des Thymus und werden daher mitunter als Tumoren des Thymus klassifiziert. Diese Anschauung ist gegenwärtig nur für die nodulär-sklerosierende Form des M. Hodgkin im Mediastinum allgemein akzeptiert (Rosai u. Levine 1976). Sie wird daher als Morbus Hodgkin des Thymus (früher als „granulomatöses Thymom" bezeichnet) unter den Neoplasien des Thymus (s. Abschn. 21.3.2.4) abgehandelt.

21.3.1.2 Symptome

Mediastinale Raumforderungen sind in etwa 50% der Fälle zum Zeitpunkt der Diagnose asymptomatisch. Dieser Prozentsatz ist natürlich abhängig von der Selektion und eng verknüpft mit der Frequenz routinemäßig durchgeführter Röntgenuntersuchungen. Unter den malignen Raumforderungen sind etwa 50% symptomatisch, während asymptomatische Prozesse umgekehrt zu 90% gutartig sind. Typische Symptome, die sich lokal durch Verdrängung, Kompression und Infiltration benachbarter Strukturen ergeben, sind Husten, Dyspnoe, rezidivierende Infekte, Thoraxwandschmerz, Dysphagie, nervale Störungen wie Heiserkeit (N. laryngeus recurrens), Herzrhythmusstörungen, gastrointestinale Symptome (N. vagus), Horner-Syndrom, vermehrter Speichelfluß (N. sympathicus), Singultus, Schulterschmerz (N. phrenicus) sowie periphere neurologische Ausfallserscheinungen (Spinalkanal). Kinder mit rasch wachsenden Lymphomen sind durch eine akute Obstruktion der oberen Trachealabschnitte besonders gefährdet.

Systemische Erscheinungen sind auf die endokrine Aktivität einiger Tumoren zurückzuführen, z. B. Hyperparathyreoidismus bei mediastinalen Nebenschilddrüsenadenomen, Cushing-Syndrom bei Karzinoid des Thymus oder Hochdruckkrisen bei Phäochromozytom. Weitere Symptome sind in ihrem Zusammenhang zur mediastinalen Erkrankung noch ungeklärt; dazu gehören Myasthenia gravis und aplastische Anämie bei verschiedenen Thymuserkrankungen oder Fieber und alkoholinduzierter Schmerz bei malignen Lymphomen. Schließlich können Symptome durch sekundäre Komplikationen hervorgerufen werden. Bei Einbruch eines Teratoms in das Tracheobronchialsystem wird gelegentlich der Tumorinhalt, eine von Haaren durchsetzte teigige Masse, abgehustet. Aus gastroenterogenen Zysten können Empyeme entstehen. Dieselben Zysten können Hämoptysen verursachen, wenn Magenschleimhautbezirke ulzerieren und in das benachbarte Lungenparenchym perforieren.

21.3.1.3 Klinik und Diagnostik

s. Teil B, Kap. 6 und 7

21.3.1.4 Richtlinien zur chirurgischen Therapie

Mehr als 90 verschiedene Mediastinaltumoren wurden bisher beschrieben; der histologische Feinbau ist dementsprechend vielfältig, das therapeutische Vorgehen dagegen eher uniform: Mit Ausnahme der malignen

Lymphome gilt, daß sämtliche Mediastinaltumoren auch ohne vorherige Artdiagnose nach Möglichkeit vollständig zu exstirpieren sind. Diese Forderung läßt sich bei fortgeschrittenen Tumoren, z. B. Thymomen im Stadium III und IV, in der Regel nicht erfüllen. Auf Alternativen und adjuvante Therapieformen wird in den entsprechenden Kapiteln eingegangen. Das Risiko des operativen Eingriffs ist bei entsprechender Vorbereitung und postoperativer Überwachung gering. Die Letalität beträgt im eigenen Krankengut unter 0,5%. Bei insgesamt 245 Eingriffen wegen primärer Mediastinaltumoren oder Myasthenia gravis zwischen 1978 und 1987 verstarb 1 Patient am 8. Tag nach Thymektomie aus nicht chirurgischer Ursache.

Tumoren im oberen und vorderen Mediastinum

Besteht bei einem Tumor im oberen bzw. vorderen Mediastinum klinisch und radiologisch der Verdacht auf ein Lymphom, sollte dieses zunächst sicher nachgewiesen oder ausgeschlossen werden. Dazu bieten sich eine parasternale Mediastinotomie oder eine Punktion zur Gewinnung eines Gewebezylinders an. Eine Mediastinoskopie halten wir lediglich bei computertomographisch umschriebenen prä- und paratrachealen Lymphknoten für sinnvoll, dagegen bei gleichzeitig bestehender oberer Einflußstauung wegen der Gefahr erheblicher venöser Blutungen für kontraindiziert. Umschriebene retrosternale Tumoren (Thymome, Thymuszysten, selten große retrosternale Strumaanteile) werden über eine obere mediane Teilsternotomie bis zum 3. oder 4. Interkostalraum exstirpiert. Die inkomplette Sternotomie hat den Nachteil, daß das Sternum über den oberen Abschnitten partiell nach einer Seite ausbrechen kann und hier zu langfristiger Instabilität führt. Eine komplette Sternotomie erfordern lediglich sehr große, zu beiden Seiten ausladende Tumoren, in der Regel weit fortgeschrittene Thymome. Ist präoperativ eine Seitenpräferenz erkennbar, so ist die anterolaterale Thorakotomie im 4. Interkostalraum zu bevorzugen. Besonders bei breiter Infiltration der Lungenoberfläche oder gar der Hilusstrukturen läßt sich die evtl. erforderliche atypische oder Lappenresektion leichter von lateral ausführen. Der N. phrenicus ist häufig funktionell noch intakt, auch wenn er von Tumorgewebe langstreckig ummauert wird. Er läßt sich dennoch überraschend, oft einschließlich der Begleitgefäße, aus dem Tumor isolieren und kann erhalten werden. Vorteilhaft ist bei entsprechendem Verdacht die präoperative Abklärung der Zwerchfellbeweglichkeit. Bei der Präparation ist auf den Einsatz von Metallclips zu verzichten, um weiterhin artefaktfreie CT-Kontrollen dieser Region zu ermöglichen.

Eine vollständige Ummauerung und Obstruktion der V. brachiocephalica sinistra ist bei Thymomen im Stadium III und IV nicht ungewöhnlich, jedoch klinisch belanglos. Die obere Einflußstauung, die hochgradige Einengung oder der Verschluß der V. cava superior, entsteht im Rahmen dieser Erkrankungen meist unter Ausbildung suffizienter Kollateralen. Im eigenen Krankengut hatten von 80 Patienten mit maligner Raumforderung im vorderen Mediastinum 17 eine bereits länger bestehende obere Einflußstauung, nur 3 Patienten eine akute Form der oberen Einflußstauung (fortgeschrittenes Thymom, Non-Hodgkin-Lymphom, malignes Teratom je 1 Patient), die bei allen 3 Patienten ohne vorherige Sicherung der Histologie durch Bestrahlung des Mediastinums wesentlich abgeschwächt werden konnte. In jedem Fall sollte bei rasch wachsenden Tumoren, die mit einer rapiden Verschlechterung des Allgemeinzustandes einhergehen, interdisziplinär eine Entscheidung herbeigeführt werden, zumal wenn eine definitive pathologisch-anatomische Diagnose nicht abgewartet werden kann. Ein prothetischer Ersatz der V. cava superior oder Umleitungen von der rechten V. brachiocephalica zum rechten Herzrohr sind nur bei akuter oberer Einflußstauung mit der Gefahr eines Hirnödems erforderlich (Moghissi 1985). Ein alloplastischer Gefäßersatz im Rahmen einer palliativen Tumorreduktion erhöht in der Regel nicht die Radikalität des Eingriffs. Zu palliativem Vorgehen ist man allerdings, mit Ausnahme fortgeschrittener Thymome, nur selten veranlaßt; viel häufiger gelingt die vollständige Exstirpation selbst sehr großer Tumoren.

Tumoren im mittleren Mediastinum

Bei Tumoren im mittleren Mediastinum (Perikardzysten, bronchogene Zysten) ist in der Regel der transpleurale Zugang vorzuziehen. Um den N. phrenicus sicher zu schonen, empfiehlt es sich, bei Tumoren mit glatter Kapsel die mediastinale Pleura nur zu spalten und nicht zu resezieren.

Tumoren im hinteren Mediastinum

Auch bei Tumoren im hinteren Mediastinum bevorzugen wir die anterolaterale Thorakotomie gegenüber der posterolateralen, da sich die Rippen im ventralen Anteil schonender spreizen lassen. Bei neurogenen Tumoren in Nähe der Pleurakuppel ist zu bedenken und der Patient darüber aufzuklären, daß nach der Exstirpation ein Horner-Syndrom resultieren kann.

Bis zu 10% aller neurogenen Tumoren im hinteren Mediastinum sind sog. Sanduhrtumoren mit teils intraspinaler, teils intrathorakaler Ausdehnung. Umgekehrt haben nur 60% aller Patienten mit intraspinalen Tumoranteilen auch spinale Symptome. Wenn diese

Tumoren transpleural in der Ebene des Foramen intervertebrale reseziert werden, besteht die Gefahr der Rückenmarksschädigung infolge Präparation bzw. Druck während der Blutstillung. Aus diesem Grund sollte bei Verdacht auf einen neurogenen Tumor, auch wenn es sich um einen Zufallsbefund handelt, stets der Intraspinalraum mittels CT oder Kernspintomogramm abgeklärt werden. Wenn sich eine Sanduhrformation herausstellt, ist ein kombiniert neurochirurgisch-thoraxchirurgisches Vorgehen zu planen. In Bauchlage ist zunächst die Hemilaminektomie mit Exstirpation des intraspinalen Tumoranteils bis zum Wirbelloch erforderlich, erst dann erfolgt nach Umlagerung die transpleurale Resektion des extraspinalen Anteils. Einige Autoren bevorzugen in diesem Fall die Verlängerung des posterioren Schnittes zu einem posterolateralen Zugang.

Ein Verschluß der parietalen bzw. mediastinalen Pleura nach Exstirpation paravertebraler Tumoren ist nur selten möglich und auch nicht erforderlich.

21.3.2 Spezieller Teil

21.3.2.1 Mediastinale Zysten

Mediastinale Zysten machen bis zu 30% aller mediastinalen Raumforderungen aus. Am häufigsten sind Zysten, die sich aus versprengten Organanlagen ableiten (bronchogene, gastroenterogene, pleurale und perikardiale Zysten). Andere Entstehungsmöglichkeiten sind zystische Degenerationen mediastinaler Organe (Ductus-thoracicus-Zysten) oder sekundäre Raumforderungen wie Neoplasmen oder Hämatome, parasitäre Erkrankungen (Echinokokkus) und schließlich die nach intrathorakal reichende Ausdehnung einer Pankreaspseudozyste (Marchevsky u. Kaneko 1984; Le Roux et al. 1984; Krumhaar 1986).

Bronchogene Zysten
Bronchogene Zysten sind die häufigsten Zysten des Mediastinums. Sie stammen aus abnormen Teilungen des Tracheobronchialsystems in der Embryonalphase und finden sich dementsprechend in der Regel in enger Beziehung zu Trachea und Bronchien. Bronchogene Zysten sind meistens Zufallsbefunde im Thoraxröntgenbild, seltener verursachen sie Symptome infolge Kompression und Verdrängung größerer Luftwege oder des Ösophagus. Radiologisch imponieren sie als relativ scharf abgegrenzte runde bis ovaläre Raumforderungen von mehreren Zentimetern Durchmesser, die zumeist im vorderen oder mittleren Mediastinum gelegen sind (Abb. 21.2). Unter Durchleuchtung ändern sie gelegenlich mit den Atemschwankungen ihre Form,

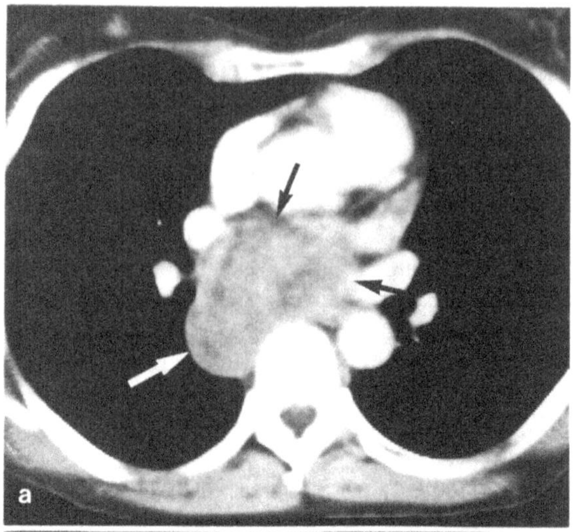

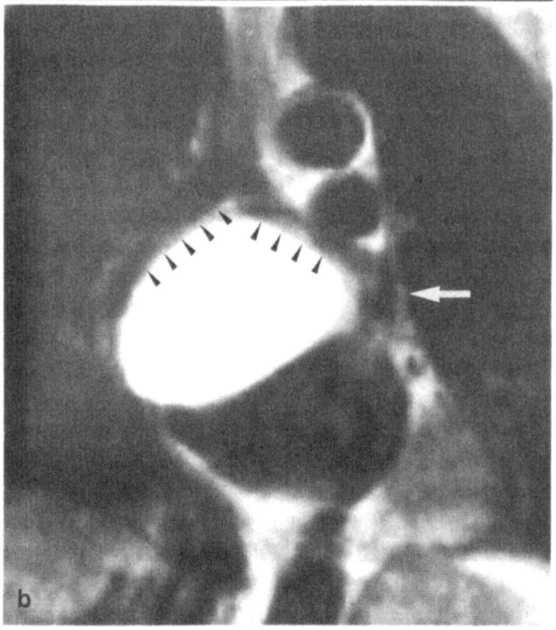

Abb. 21.2a, b. Bronchogene Zyste. 33jähriger Patient, beschwerdefrei. **a** CT: Große, subkarinal gelegene Raumforderung *(Pfeile)* ohne Kontrastmittelaufnahme, Verlagerung der pulmonalen Gefäße und Pelottierung des linken Vorhofs, Spreizung der Trachealbifurkation. **b** Kernspintomographie (frontal): Hohe Signalintensität im Bereich der flüssigkeitsgefüllten bronchogenen Zyste, die Spreizung der Trachealbifurkation *(dunkle Pfeile)* sowie die Kompression des linken Vorhofs *(heller Pfeil)* lassen sich in der frontalen Schnittführung wesentlich eindrucksvoller darstellen

dadurch können sie von soliden Tumoren oder dickwandigen Zysten abgegrenzt werden. Bronchogene Zysten können bis zu 15 cm Durchmesser erreichen. Sie sind einkammerig, septiert oder gelappt, treten auch multilokulär auf und enthalten weißlich graues, bisweilen schleimiges Sekret oder eine dunklere Masse, die an Pus erinnert. Eine direkte Verbindung zum

Bronchialsystem ist selten; in diesen Fällen kann sich die Zyste infizieren, was von einer Größenzunahme gefolgt ist. Die Operationsindikation leitet sich aus diesen potentiellen Komplikationen ab. In der Praxis gelingt jedoch der Nachweis einer bronchogenen Zyste oftmals erst durch die Freilegung einer bis dahin unklaren Raumforderung. Operativer Eingriff und Freilegung erfolgen in der Regel transpleural. Fibröse Stränge zwischen der oft nur dünnen Zystenwand und dem Tracheobronchialsystem erschweren die Präparation, so daß es nicht immer gelingt, die Zyste ohne Eröffnung en bloc zu entfernen. Da Rezidive beschrieben sind (Miller et al. 1978), sollten auch bei iatrogener Verletzung der Zyste alle Wandanteile exstirpiert werden. Maligne Entartungen bronchogener Zysten sind bisher nicht beschrieben.

Gastroenterogene Zysten

Gastroenterogene Zysten leiten sich wie bronchogene Zysten vom embryonalen Vorderdarm ab, sie sind jedoch seltener anzutreffen. Die Zysten sind mit dem Epithel des Ösophagus, Magens oder Darms ausgekleidet und weisen einen entsprechenden Wandaufbau auf. Daneben sind auch sog. Kombinationszysten beschrieben, in denen Epithelanteile der verschiedenen Abschnitte und sogar Bronchialepithelien vorkommen. Allen gastroenterogenen Zysten ist ihre Lokalisation im hinteren Mediastinum gemeinsam (Abb. 21.3). Sie werden meist schon im Kindesalter oder bei Jugendlichen diagnostiziert und sind oft mit Anomalien der Wirbelsäule oder mit tracheoösophagealen Zysten vergesellschaftet (Salyer et al. 1977). Gefürchtete Komplikationen der Magenzysten sind peptische Ulzera mit Perforation oder Blutung ins Tracheobronchialsystem. Die potentiellen Komplikationen und die Möglichkeit der malignen Entartung begründen in der Regel die Operationsindikation.

Perikardiale und pleurale Zysten

Die seltenen perikardialen und pleuralen Zysten leiten sich vom Mesoderm ab. Sie finden sich überwiegend bei Erwachsenen in enger Beziehung zum äußeren Blatt des Perikards bzw. zur parietalen Pleura kaudal im vorderen Mediastinum. Perikardzysten sitzen überwiegend lateral vom Herzen, nahe am Zwerchfell. Sie sind dünnwandig, mit klarer Flüssigkeit angefüllt und können so groß werden, daß sie Verdrängungserscheinungen mit Dyspnoe verursachen. Die vollständige Exstirpation stellt keine Probleme (Abb. 21.4).

Pleurazysten (Synonyme: Bursa-infracardiaca-Zysten, Pleurazölomzysten) sind immer nur im rechten kardiophrenischen Winkel anzutreffen und wölben sich ohne Verbindung mit dem Perikard in das Mediastinum vor.

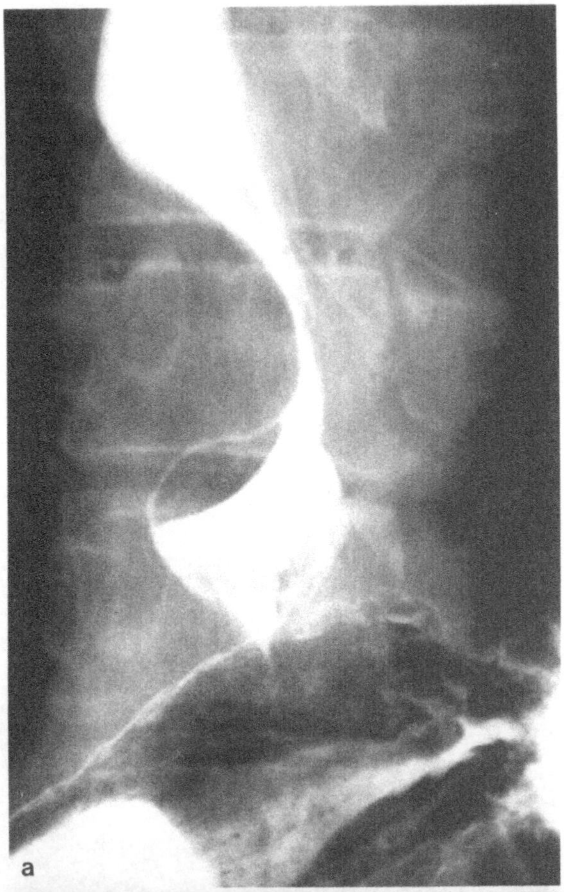

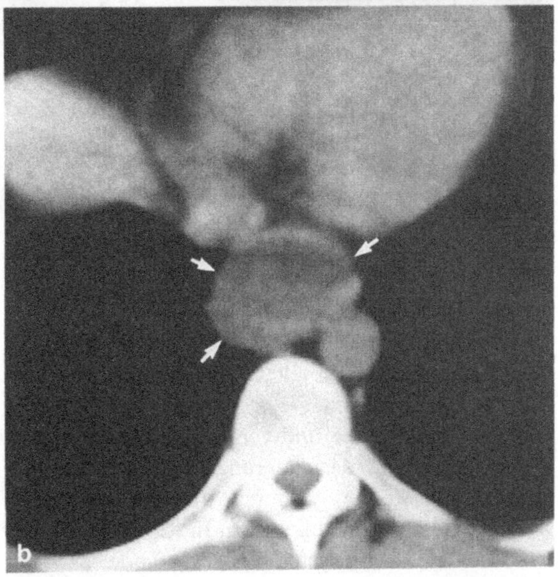

Abb. 21.3 a, b. Ösophagusduplikationszyste. 41jähriger Patient mit uncharakteristischen Schluckbeschwerden. **a** Ösophagusbreischluck: Glatt begrenzte, bogige Pelottierung im Bereich des distalen Ösophagus: **b** CT: Zystische Raumforderung *(Pfeile)* retrokardial im hinteren unteren Mediastinum, der ringförmig pelottierte Ösophagus läßt sich nicht gegen die zystische Raumforderung abgrenzen

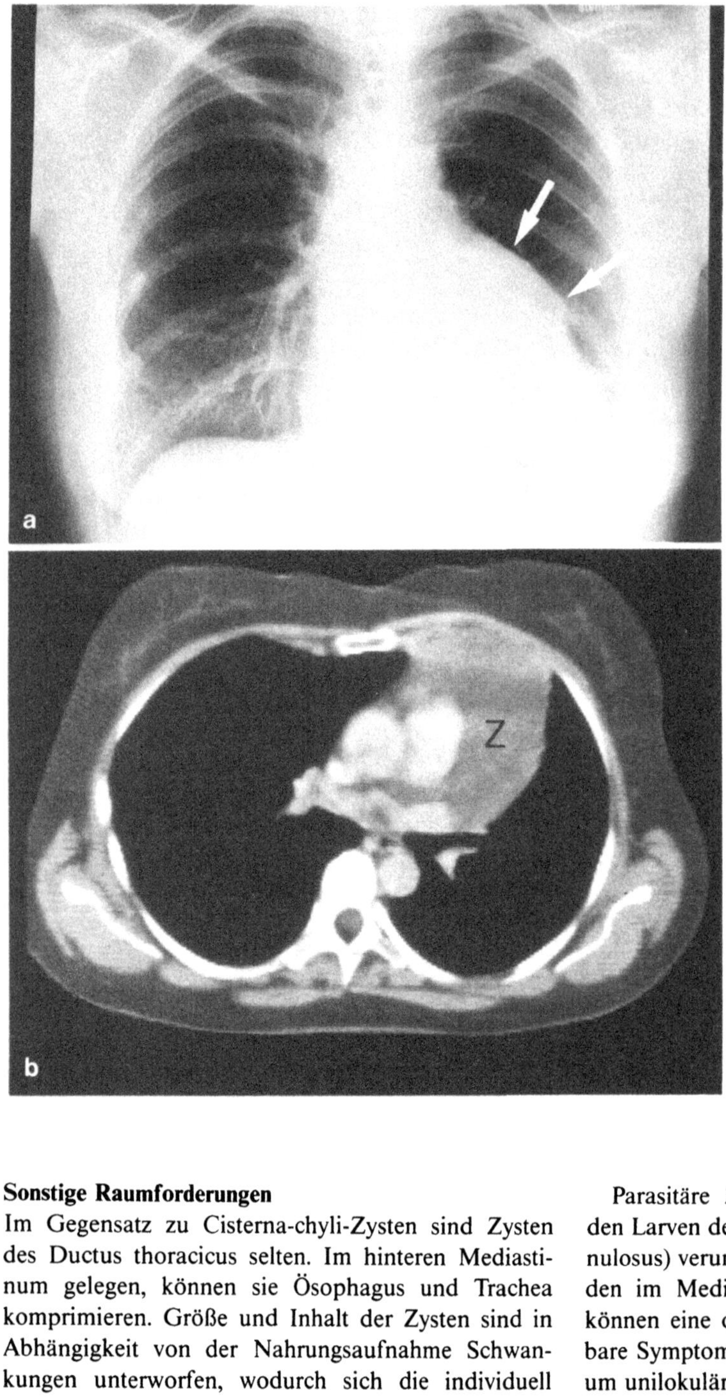

Abb. 21.4 a, b. Perikardzyste bei einer 44jährigen asymptomatischen Patientin. **a** Thoraxaufnahme: Scharf begrenzte, parakardiale Raumforderung *(Pfeile) links.* **b** CT: Homogene scharf begrenzte hypodense Raumforderung zwischen Perikard und ventraler Thoraxwand (*Z* Zyste)

Sonstige Raumforderungen

Im Gegensatz zu Cisterna-chyli-Zysten sind Zysten des Ductus thoracicus selten. Im hinteren Mediastinum gelegen, können sie Ösophagus und Trachea komprimieren. Größe und Inhalt der Zysten sind in Abhängigkeit von der Nahrungsaufnahme Schwankungen unterworfen, wodurch sich die individuell wechselnde Symptomatik erklärt. In der Mehrzahl der Fälle stellen diese Zysten Zufallsbefunde dar; gewöhnlich läßt sich auch intraoperativ der zu- und abführende Schenkel des Ductus thoracicus nachweisen. Die Zysten sind meist unilokulär und einkammerig, haben eine dünne Wand und enthalten Chylus. Bei der Exstirpation ist die Verbindung zum Ductus thoracicus darzustellen und zu versorgen, um einem Chylothorax vorzubeugen.

Parasitäre Zysten des Mediastinums werden von den Larven des Hundebandwurms (Echinococcus granulosus) verursacht, aber nur 2% aller Hydatiden werden im Mediastinum angetroffen. Derartige Zysten können eine der chronischen Mediastinitis vergleichbare Symptomatik verursachen. Es handelt sich meist um unilokuläre Zysten, deren Adventitia mit der Umgebung fest verwachsen ist, die eigentliche Zyste läßt sich in der Regel unter Belassen der Adventitia in toto enukleieren (Abb. 21.5).

Pankreaspseudozysten erreichen das Mediastinum durch den Hiatus aorticus oder den Hiatus oesophageus und sind dorsal gelegen. Die Diagnose stützt sich auf Anamnese (Pankreatitis, Alkoholabusus, Pankreaskontusion) und CT, das in diesen Fällen eine vom Oberbauch bis in das hintere Mediastinum reichende

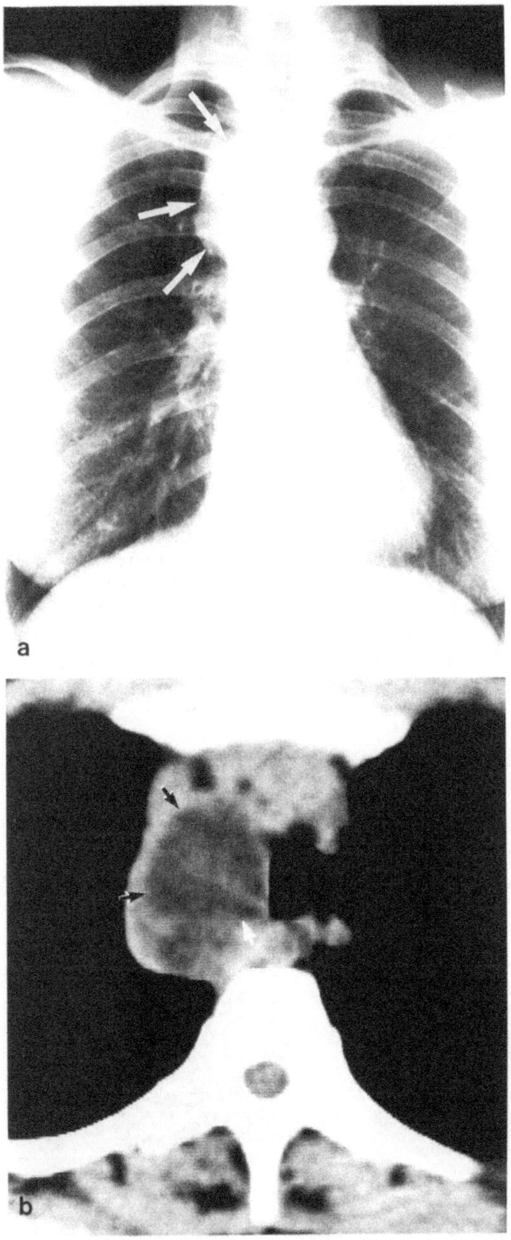

Abb. 21.5 a, b. Echinokokkuszyste. 45jährige Patientin, bei der seit 3 Jahren ein Tumor im oberen Mediastinum bekannt ist, der langsam an Größe zugenommen hat. **a** Thoraxaufnahme: Glatt begrenzte Raumforderung *(Pfeile)* im vorderen oberen Mediastinum rechts mit Pelottierung und Verlagerung der Trachea nach links. **b** CT: Zystische Raumforderung *(Pfeile)* rechts paratracheal ohne Nachweis von Wandverkalkungen

Flüssigkeitsansammlung demonstriert, gelegentlich auch mit Kalkeinlagerungen der Zystenwand (Abb. 21.6). Beweisend ist schließlich die Darstellung der Zyste durch die endoskopische retrograde Pankreatikographie. Die chirurgische Sanierung erfolgt über einen abdominalen Zugang mittels Zystoenterostomie bzw. -gastrostomie.

21.3.2.2 Mesenchymale Tumoren

Mesenchymale Tumoren findet man zu weniger als 10% unter allen Mediastinaltumoren. Überwiegend handelt es sich um Gefäßneubildungen, während andere mesenchymale Gewächse (Lipome, Fibrome, Sarkome u. a.) seltener anzutreffen sind (Enzinger u. Weiss 1983; Pachter u. Lattes 1963a,b; Gunn u. Michie 1965).

Lymphangiome, Lymphangiomatosen, Lymphangiomyomatosen

Lymphangiome entstehen durch Proliferation von Lymphgefäßen, wobei umstritten ist, ob sie hamartösen oder neoplastischen Ursprungs sind (Enzinger u. Weiss 1983). Während sie beim Erwachsenen im Mediastinum entstehen, handelt es sich bei Kindern oft um primär zervikale Manifestationen, die auf das obere Mediastinum übergreifen. Symptomatisch sind diese Neubildungen fast nur bei Kleinkindern mit ausgedehnten zervikothorakalen Läsionen infolge Verdrängung. Lymphangiome wachsen bevorzugt im vorderen oberen Mediastinum und sind scharf begrenzt. Die direkte Darstellung erfolgt durch Lymphographie. Die Indikation zur Operation ist gegeben durch die zu erwartende Größenzunahme, die bereits eingetretene Verdrängung mediastinaler Strukturen und die Gefahr einer späteren Infektion. Die Exstirpation ist bei breitflächigen Verwachsungen erschwert. In diesen Situationen wird möglichst weitgehende Kapselentfernung empfohlen, um die Wahrscheinlichkeit postoperativer Rezidive zu verringern.

Die Lymphangiomatose (Enzinger u. Weiss 1983) - das Auftreten multipler Lymphangiome in verschiedenen Organen - wird fast ausschließlich bei Kindern und Jugendlichen angetroffen. Wegen des diffusen Befalls sind die chirurgischen Möglichkeiten begrenzt, die Prognose, insbesondere bei mediastinaler Lokalisation, ist entsprechend schlecht.

Die Lymphangiomyomatose (Silverstein et al. 1974; Dienemann et al. 1985) ist charakterisiert durch eine Proliferation von Lymphbahnen und glatten Muskelzellen in mediastinalen Lymphknoten, im Lungenparenchym und Retroperitoneum. Die Erkrankung befällt ausschließlich junge Frauen im geschlechtsreifen Alter. Die Patienten erleiden eine progrediente Dyspnoe, Hämoptysen, chylöse Pleuraergüsse und/oder einen Chylaskos sowie rezidivierende Pneumothoraces infolge zystischer Degeneration des Lungenparenchyms. Die Diagnose wird gesichert durch Lymphographie und offene Biopsie der Lunge sowie mediastinaler Lymphknoten. Die Prognose ist um so schlechter, je mehr Lungengewebe betroffen ist. Die meisten Patienten sterben innerhalb von 10 Jahren an respiratorischer Global-

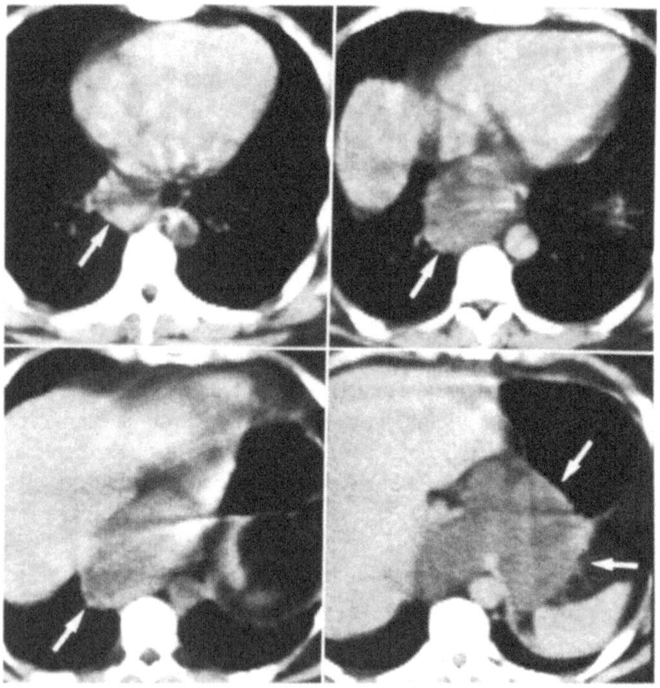

Abb. 21.6. Pankreaspseudozyste. 47jähriger Patient mit rezidivierender akuter Pankreatitis, im konventionellen Röntgenbild des Thorax Raumforderung im hinteren unteren Mediastinum. CT: Pankreaspseudozyste im hinteren Mediastinum; hypodense, inhomogene Raumforderung, die sich von rechts retrokardial kontinuierlich bis in das Abdomen fortsetzt in eine große Pseudozyste des Pankreasschwanzes

insuffizienz. Die chirurgischen Behandlungsmöglichkeiten beschränken sich auf symptomatische Maßnahmen, wie Pleurodese und Ableitung der Ergüsse.

Hämangiome und andere Gefäßtumoren

Echte Gefäßtumoren (Davis et al. 1978) des Mediastinums müssen von den sog. Pseudotumoren (Aneurysmen) abgegrenzt werden. Nur 1% aller Raumforderungen des Mediastinums sind echte Gefäßtumoren. Darunter fallen Hämangiome, Hämangioendotheliome und Hämangioperizytome. Mediastinale Gefäßtumoren sind zu 75% benigne. Sie können bei beiden Geschlechtern in jedem Alter auftreten. Die bei ⅔ aller Patienten beobachtete Symptomatik erklärt sich aus der Größenzunahme und Verdrängung der Umgebung, überwiegend im vorderen Teil des oberen Mediastinums. Die Prognose ist nur schwer zu beurteilen, da die Dignität selbst histologisch nicht immer eindeutig festzulegen ist. Die vollständige Exstirpation sollte immer versucht werden, was jedoch angesichts breitflächiger Verwachsungen Schwierigkeiten bereiten kann. Rezidive und Metastasen werden einer kombinierten Radio- und Chemotherapie zugeführt.

Lipome und andere Fettgewebetumoren

Lipome (Sarama et al. 1981) sind gut abgekapselte, langsam wachsende Tumoren, die trotz erheblicher Ausmaße lange Zeit symptomlos bleiben können. Sie lassen sich aufgrund ihrer charakterischen Dichte im CT leicht identifizieren (Abb. 21.7). Die Sanierung erfolgt durch Exstirpation.

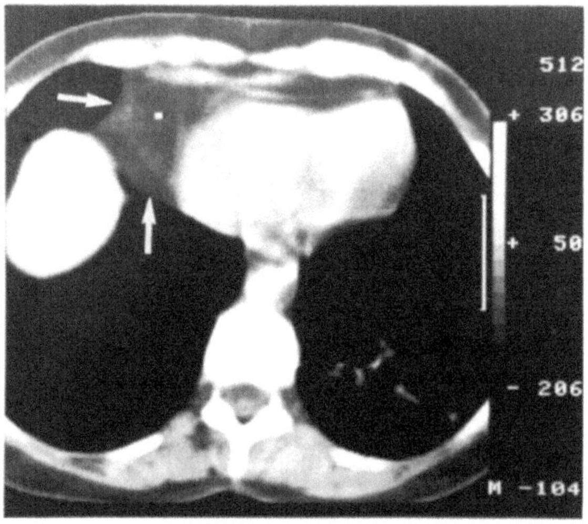

Abb. 21.7. Lipom. 71jährige Patientin, bei der bei einer Thoraxkontrolle eine rechts parakardiale Raumforderung auffiel: CT: Parakardiales Lipom *(Pfeile)* rechts mit typischen Dichtewerten (-104 HE)

Unter eine Lipomatose des Mediastinums (Lee u. Fattal 1976) versteht man eine nicht abgegrenzte, gleichmäßige Durchsetzung des Mediastinums mit reifem Fettgewebe (Abb. 21.8), z. B. bei starker Adipositis oder beim Cushing-Syndrom. Die Behandlung sollte die Ursache berücksichtigen.

Als Thymolipome werden Lipome bezeichnet, die Thymusgewebe enthalten (s. Abschn. 21.3.2.5).

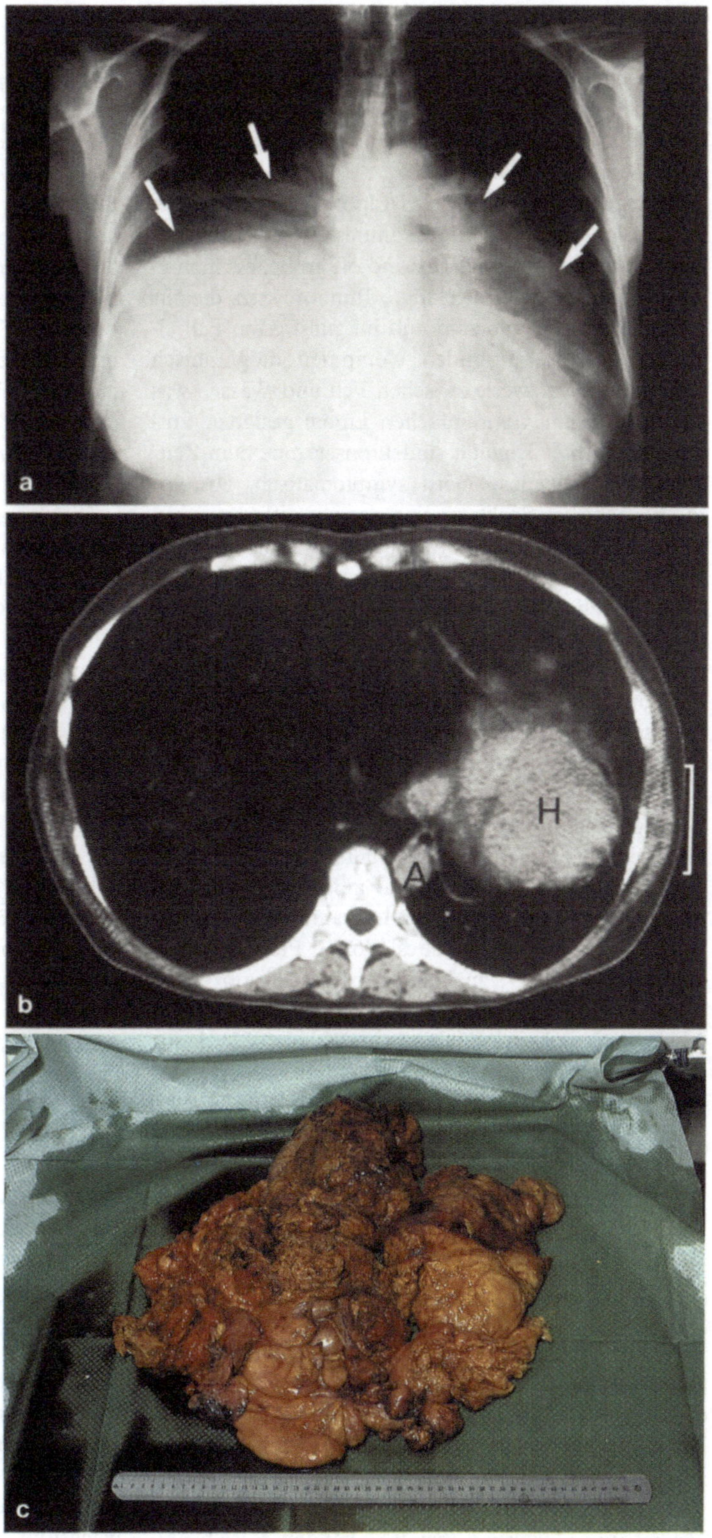

Abb. 21.8 a–c. Lipomatose des Mediastinums. 40jähriger Patient mit schwerer Dyspnoe. **a** Thoraxaufnahme: Unscharf begrenzte Raumforderung *(Pfeile)* mit Verbreiterung des mittleren und unteren Mediastinums, welche einen Zwerchfellhochstand rechts vortäuscht: **b** CT: Hypodense, von einzelnen Bindegewebesepten durchzogene Raumforderung, die die rechte Lunge nach kranial sowie das Mediastinum extrem nach links verdrängt (*H* Herz, *A* Aorta). **c** Operationspräparat: 5 kg schweres Operationspräparat, unregelmäßig gelappt, teilweise von Kapsel umgeben. Obwohl histologisch kein Malignitätsnachweis, war der Tumor in Lunge und Zwerchfell infiltriert und mußte scharf ausgelöst werden

Ausschließlich bei Kleinkindern werden Lipoblastome (Lee u. Fattal 1976) beschrieben. Es handelt sich dabei um histologisch benigne, jedoch infiltrierend und diffus sowie komprimierend wachsende Tumoren, die radikal exstirpiert werden müssen, um Rezidiven vorzubeugen.

Demgegenüber finden sich Liposarkome (Enzinger u. Winslow 1962) des Mediastinums meist bei Jugendlichen und Erwachsenen. Es sind oft große, bis mehrere Kilogramm schwere gelappte Tumormassen, die nur schlecht abzugrenzen sind und im günstigsten Fall eine Pseudokapsel ausbilden. Computertomographisch liegen die Dichtewerte zwischen Fett und Wasser, was die Abgrenzung vom einfachen Lipom gestattet. Entsprechend ihrer Dignität sind Liposarkome zum Zeitpunkt der Diagnose meist symptomatisch. Histologisch reicht das Spektrum von der gut differenzierten Form mit geringer Tumorzelldichte bis zum hochmalignen Tumor mit bizarren Riesenzellen. Entsprechend ihrem Feinbau sind Liposarkome einer chirurgischen Therapie unterschiedlich zugänglich. Die gut abgegrenzten Tumoren haben nach vollständiger Exstirpation eine relativ gute Langzeitprognose, während andererseits kein Patient mit pleomorphem Liposarkom 2 Jahre überlebt (Standerfer et al. 1981).

Sonstige Raumforderungen

Die Kenntnis weiterer Mediastinaltumoren mesenchymalen Ursprungs stützt sich nur auf wenige Kasuistiken. Daher sei hier nur auf die Literatur verwiesen (Fibromatosen: Pachter u. Lattes 1963c); Fibrosarkome: Barua et al. 1979; malignes fibröses Histiozytom: Chen et al. 1982; Rhabdomyom: Miller et al. 1978; Rhabdomyosarkom: Enzinger u. Weiss 1983; Leiomyom: Pachter u. Lattes 1963c; Leiomyosarkom: Davis et al. 1976; Mesenchymom: Pachter u. Lattes 1963c; osteogenes Sarkom: Valderrama et al. 1983; Chondrosarkom: Mc Connell 1970).

21.3.2.3 Neurogene Tumoren

Neurogene Tumoren repräsentieren zwischen 13 und 39% aller Mediastinaltumoren. Diese Häufigkeitsangaben differieren je nach Klinikstruktur, dennoch bilden neurogene Geschwulste in nahezu allen Statistiken die größte Gruppe (Marchevsky u. Kaneko 1984; Le Roux et al. 1984; Krumhaar 1986).

Zu mehr als 75% sind diese Tumoren im hinteren Mediastinum lokalisiert, bei 10% handelt es sich um maligne Geschwülste. Maligne Formen neurogener Tumoren finden sich aber überproportional häufig im vorderen Mediastinum und zu 75% bei Kindern bis 4 Jahren. Mehr als die Hälfte aller neurogenen Tumoren sind Zufallsbefunde, was in gleichem Maße für benigne und maligne Formen gilt. Die häufigsten Symptome sind Dyspnoe und ein hartnäckiger Husten, schließlich findet man Pleuraergüsse, Empyeme, Pneumothoraces und rezidivierende Pneumonien. Neurologische Symptome sind insgesamt selten, jedoch eher bei Sanduhrtumoren anzutreffen. Diese sind meist von den Nervenscheiden der Spinalnerven ausgehende Gewächse, die sowohl einen intraspinalen als auch einen mediastinalen Anteil besitzen, die durch das Foramen intervertebrale miteinander in Verbindung stehen und spinale Kompressionssyndrome induzieren könen. Ein Horner-Syndrom, Plexus-brachialis-Ausfälle, Heiserkeit, Interkostalneuralgien und andere neurologische Befunde lassen keinerlei Rückschlüsse auf die Dignität des Tumors zu.

Die dorsal gelegenen Raumforderungen lassen sich meist schon durch einfache Übersichtsaufnahmen als neurogene Tumoren zuordnen. Diese sind fast immer scharf abgegrenzt, homogen dicht und kugelig oder - in seitlicher Projektion - D-förmig, mit dem flachen Schenkel gegen die Thoraxwand gerichtet konfiguriert. Allein die seltenen chromaffinen Tumoren sind eher spindelförmig. Unscharfe Konturen oder eine inhomogene Transparenz lassen an eine maligne Entartung denken. Rippendeformitäten oder -erosionen sind häufig und entstehen unter Kompression durch benigne oder maligne Tumoren, selten durch Infiltration.

Entsprechend der Histiogenese werden unterschieden: Tumoren der peripheren Nerven (Schwannome, melanotische Schwannome, Neurofibrome, Neurofibromatose und maligne Nervenscheidentumoren), der autonomen Ganglien (Ganglioneurome, Neuroblastome und Ganglioneuroblastome), der Paraganglien (parasympathische Paragangliome, sympathische Paragangliome bzw. Phäochromozytome) und der Granularzelltumor.

Tumoren des peripheren Nervensystems

Tumoren des peripheren Nervensystems entwickeln sich aus den Interkostalnerven, dem N. phrenicus, dem N. vagus oder dem Truncus sympathicus. Schwannome (Marchevsky u. Kaneko 1984; Davidson et al. 1978) sind die häufigsten neurogenen Tumoren des Mediastinums und treten meist solitär auf. Sie können aber auch in Verbindung mit Morbus Recklinghausen multipel lokalisiert sein. Symptome sind selten und treten nur in Verbindung mit Verdrängungserscheinungen oder Kompression bei entsprechendem Wachstum auf. Histogenetisch leiten sich diese Tumoren von den Schwann-Zellen ab, die jeden Axonzylinder mit einer Scheide (Neurilemm) umgeben. Die Tumoren sind gut abgekapselt und sitzen dem Nerven, aus dem sie hervorgehen, sichtbar auf. Eine extratho-

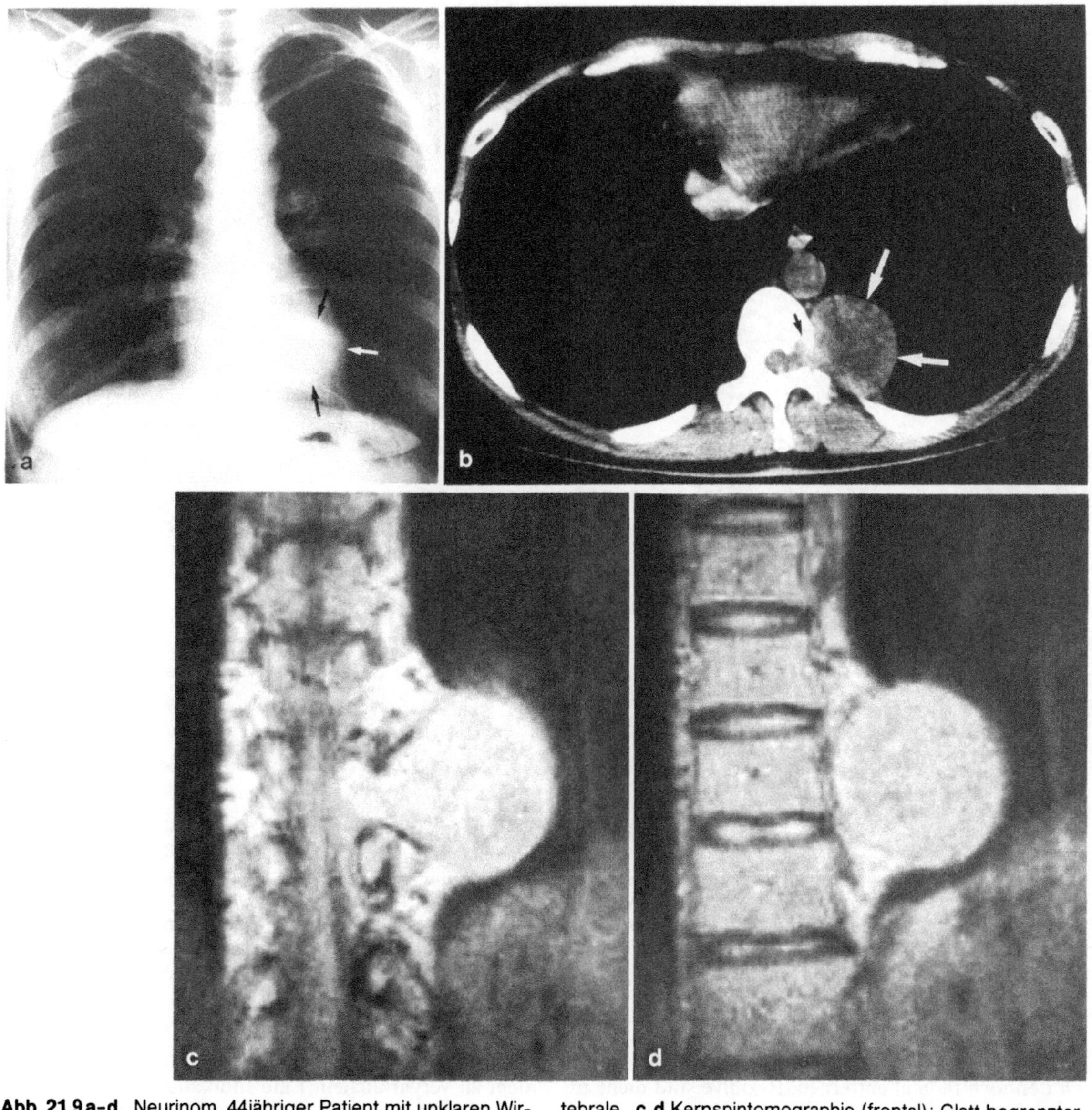

Abb. 21.9 a–d. Neurinom. 44jähriger Patient mit unklaren Wirbelsäulenbeschwerden. **a** Thoraxaufnahme: Glatt begrenzte, solide Raumforderung *(Pfeile)* paravertebral links im unteren BWS-Bereich. **b** CT: Glatt begrenzte, paravertebrale Raumforderung *(helle Pfeile)* mit Aufweitung des Foramen intervertebrale. **c, d** Kernspintomographie (frontal): Glatt begrenzter, solider Tumor paravertebral links, die intraspinale Ausdehnung und die Kompression des Myelons sowie die Aufweitung des Foramen intervertebrale lassen sich in den frontalen Schichten eindeutig darstellen

rakale Ausdehung, insbesondere Sanduhrformationen, muß präoperativ durch CT erfaßt und in die operative Planung miteinbezogen werden (Abb. 21.9). Heilung wird durch Exstirpation erzielt, maligne Entartungen sind außerordentlich selten.

Eine Sonderform sind melanotische Schwannome (Mandybur 1974), über die nur wenige Kasuistiken vorliegen. Diese Neubildungen sind gutartig und wachsen überproportional häufig als Sanduhrtumoren.

Neurofibrome (Davidson et al. 1978) werden nach der Häufigkeit neurogener Mediastinaltumoren an zweiter Stelle beobachtet. Sie leiten sich von der unspezifischen bindegewebigen Nervenscheide ab, die ihrerseits mehrere Axonzylinder umgibt. Während Schwannome ausschließlich Schwann-Zellen aufweisen, werden in Neurofibromen neben Schwann-Zellen Fibroblasten und Neuriten angetroffen. Neurofibrome treten einzeln oder multipel (Morbus Recklinghausen) auf. In solitärer Form manifestieren sie sich klinisch und radiologisch ähnlich wie Schwannome. Sie sind ebenso scharf umschrieben, besitzen jedoch keine eigentliche Kapsel, da sie das Epineurium des entspre-

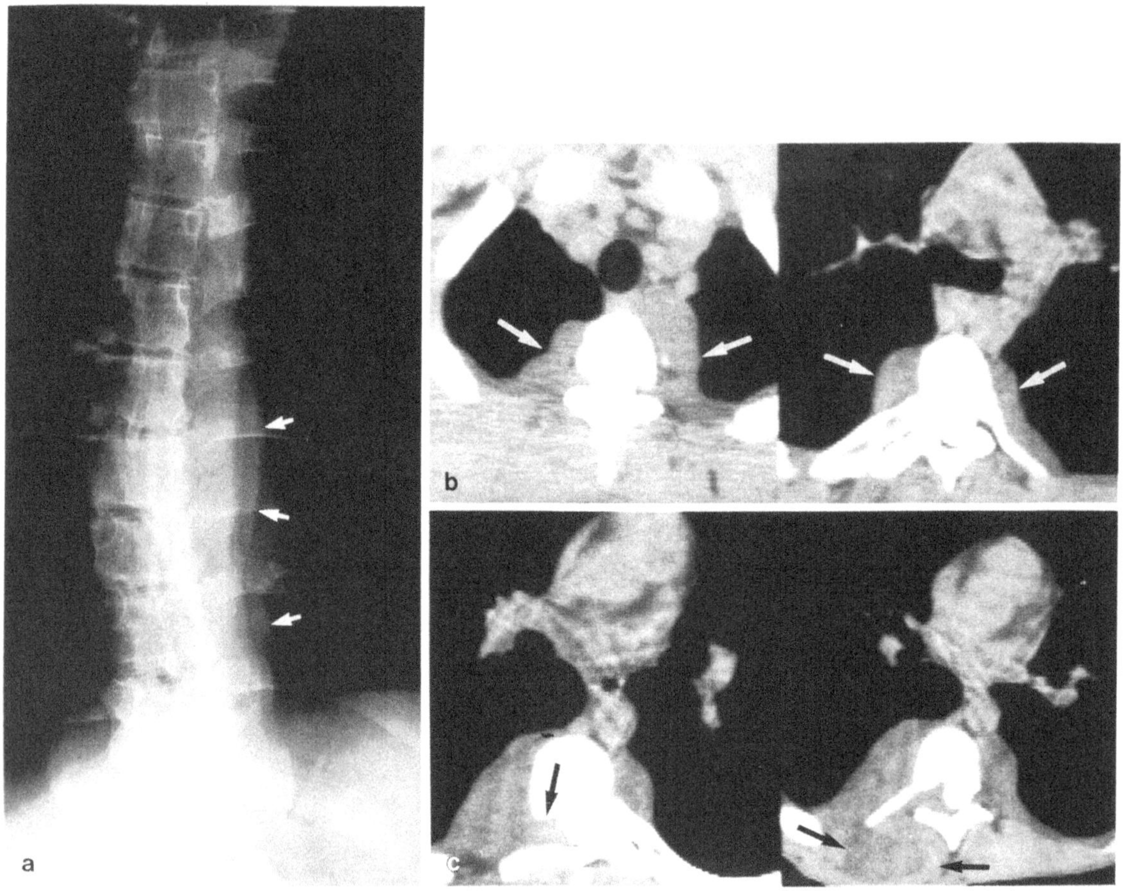

Abb. 21.10 a, b. Generalisierte Neurofibromatose. 21jähriger Patient mit bekanntem Morbus Recklinghausen. **a** BWS a. p.: Multiple knotige paravertebrale Raumforderungen *(Pfeile)* im mittleren und unteren BWS-Bereich, Zustand nach Myelographie und Hemilaminektomie im unteren BWS-Bereich. **b** CT (nach intrathekaler Kontrastmittelgabe): Weichteildichte Raumforderungen beidseits paravertebral *(oben rechts* und *links, Pfeile)*, Einbruch in den Spinalkanal mit Verlagerung des Myelons nach links *(unten links, Pfeil)* sowie Einwachsen in die rechtsseitige Rückenmuskulatur *(unten rechts, Pfeile)*

chenden Nervs durchwachsen. Solitäre Herde lassen sich dennoch radikal entfernen. Rezidive sind nicht zu befürchten, das Risiko einer malignen Entartung ist sehr gering.

Bei Vorliegen mehrere Fibrome im Mediastinum bestehen bei 20-30% klinische Erscheinungen der Neurofibromatose Recklinghausen (Enzinger u. Weiss 1983; Crowe et al. 1956). Die Neurofibromatose ist eine relativ häufige kongenitale, dominant vererbte Erkrankung. Die sog. periphere Form der Neurofibromatose geht u. a. mit multiplen Neurofibromen und Hautpigmentationen einher. Diese Fibrome manifestieren sich ubiquitär, besonders auffallend in subkutanem Gewebe. Bei Befall des Mediastinums sind geflechtartige Tumorformationen, besonders des Truncus sympathicus und des N. vagus, pathognomonisch (Abb. 21.10). Dabei sind die befallenen Nervenstränge deutlich verdickt und darüber hinaus segmental spindelförmig aufgetrieben. Eine vollständige Resektion aller befallenen Nerven ist bei ausgeprägten Formen nicht zu verwirklichen. Eine Indikation zur Operation besteht daher trotz eines Entartungsrisikos von über 10% nur unter palliativer Zielsetzung, wie bei schnellem Wachstum, Schmerzen oder Verdrängungserscheinungen. Patienten mit einer Anamnese von mehr als 10 Jahren erleiden eine maligne Transformation, die Fünfjahresüberlebensrate beträgt dann unter 20%. Rezidive nach operativem Vorgehen werden in fast 80% beobachtet.

Als maligne Nervenscheidentumoren (Enzinger u. Weiss 1983) werden die maligne entarteten Formen der Schwannome und Neurofibrome bezeichnet. Damit wird der Begriff des „malignen Schwannoms" vermieden, denn Schwann-Zellen sind in diesen Tumoren nur selten nachweisbar. Maligne Nervenscheidentumoren treten in bis zu 7% aller malignen Tumoren im Mediastinum auf. Während Patienten mit Morbus Recklinghausen meist in der 3. Dekade eine maligne

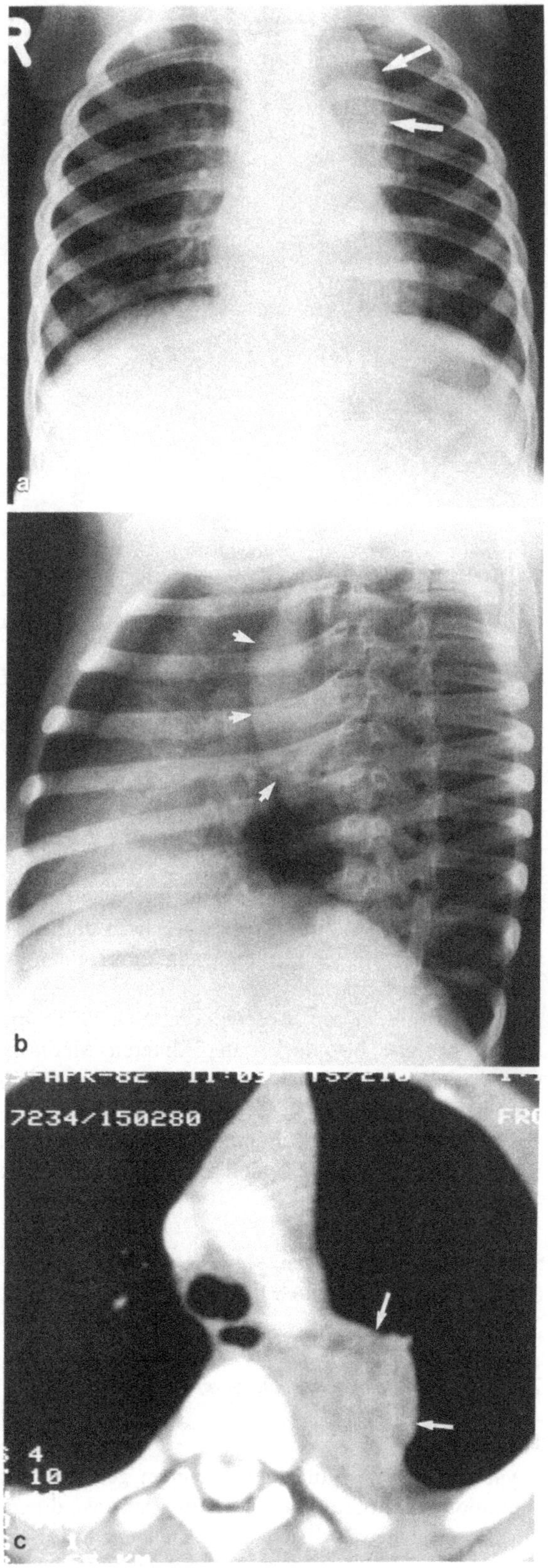

Abb. 21.11 a-c

Entartung erleiden, sind Patienten mit isolierten Manifestationen zum Zeitpunkt der Diagnose durchschnittlich 10-20 Jahre älter. Die Tumoren sind gewöhnlich sehr groß, daher oft symptomatisch, wobei sie verdrängend wachsen (Abb. 21.11), Knochen infiltrieren und sich entweder durch die Foramina intervertebralia in den Spinalkanal oder in die Halsweichteile ausdehnen. Dennoch sind sie teilweise oder vollständig abgekapselt und messen in der Regel über 4 cm im Durchmesser.

Maligne Nervenscheidentumoren metastasieren bevorzugt in die Lunge und neigen nach chirurgischer Entfernung zum Lokalrezidiv. Die Fünfjahresüberlebensrate beträgt bei Patienten mit solitären Tumoren etwa 75%. Über den Wert einer adjuvanten Strahlen- und Chemotherapie liegen keine gesicherten Daten vor.

Tumoren des autonomen Nervensystems
(Enzinger u. Weiss 1983)
Ganglioneurome sind gutartige Geschwülste, die Nervenfasern, große Ganglienzellen und Schwann-Zellen enthalten. Klinisch und radiologisch (Abb. 21.12) unterscheiden sie sich nicht wesentlich von gutartigen Tumoren des peripheren Systems; Sanduhrformationen sind seltener, dagegen radiologisch erkennbare Verkalkungen häufiger. Gehäuft wurden im Zusammenhang mit Ganglioneuromen Horner-Syndrome beobachtet. Durch komplette Exstirpation läßt sich eine Heilung erzielen.

Neuroblastome (Enzinger u. Weiss 1983) sind Tumoren, die überwiegend im frühen Kindesalter vorkommen. In dieser Altersgruppe bilden sie die häufigsten malignen Tumoren überhaupt, die sich meistens im Nebennierenmark und nur zu 15% im Mediastinum manifestieren. Es bestehen Gemeinsamkeiten mit dem Apud-System. Für die Diagnostik sind die erhöhten Plasmaspiegel von Katecholaminen und CEA sowie erhöhte Urinausscheidung von Katecholaminen, Vanillinmandelsäure, Homovanillinsäure u. a. bedeutsam.

Die klinischen Zeichen resultieren aus dem verdrängenden und infiltrierenden Wachstum sowie der Hormonaktivität des Tumors (Hypertonus, Flushsymptomatik, Schwitzen); sie beinhalten noch weitere kongenitale Anomalien (Evans et al. 1976).

Abb. 21.11 a-c. Neuroblastom. 2,5jährige Patientin, bei der eine Raumforderung paravertebral links *(Pfeile)* auffiel. **a, b** Thoraxübersichtsaufnahmen p. a. und links anliegend: Längsovale, solide Raumforderung paravertebral links. **c** CT (nach intrathekaler und i. v.-Kontrastmittelgabe): Solider, gering inhomogener Tumor paravertebral links, *(Pfeile)*, breitbasig der Wirbelsäule ansitzend, kein Anhalt für eine intraspinale Ausbreitung

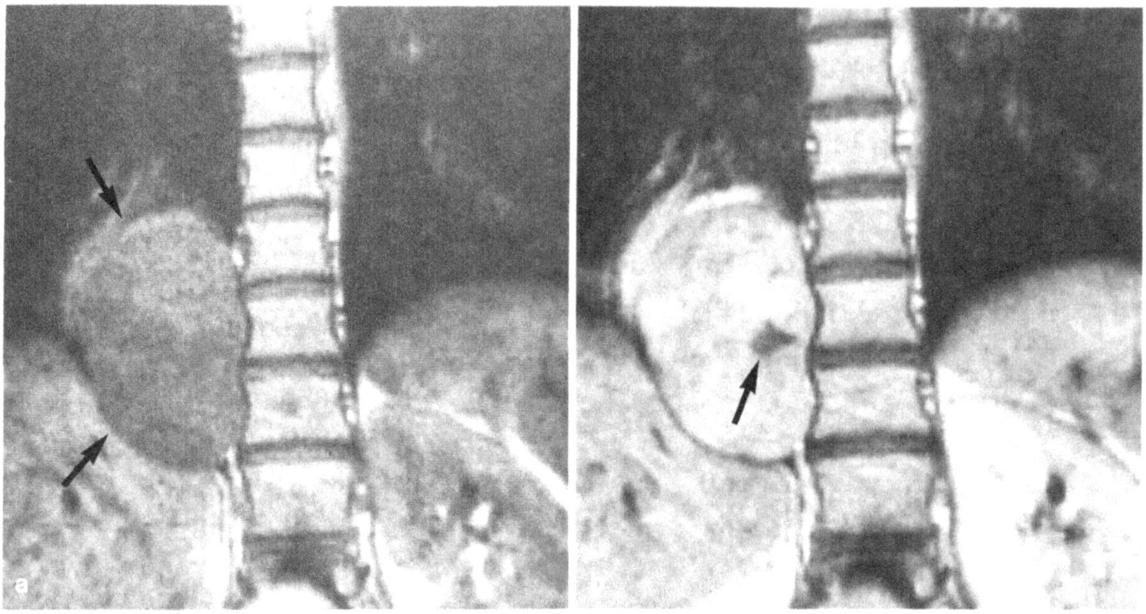

Abb. 21.12 a, b. Ganglioneurom. 34jähriger beschwerdefreier Patient. **a** Kernspintomographie (frontal): Im nativen Kernspintomogramm Darstellung eines großen, soliden Tumors paravertebral *(Pfeil oben)* rechts mit Pelottierung des Zwerchfells und der Leber *(Pfeil unten)*. **b** Kernspintomographie (frontal): Nach i.v.-Kontrastmittelgabe von Gd-DTPA deutliche Kontrastmittelaufnahme in dem neurogenen Tumor, zusätzlich jetzt Darstellung von zentralen Nekrosen *(Pfeil)*, kein Anhalt für ein infiltratives Wachstum

Radiologisch imponieren die großen Tumoren im hinteren Mediastinum mit unscharfer Abgrenzung („ghost-like borders"), herdförmigen Verkalkungen und Rippenusuren. Therapeutische Empfehlungen und Prognose richten sich nach der histologischen Differenzierung (Grad I-III) und Tumorausdehnung (Stadium I-IV). Tumoren im Stadium I und II (ipsilaterales Wachstum ohne Fernmetastasen) werden i. allg. der Operation zugeführt, diese wird bei inkompletter Tumorentfernung durch eine lokale Nachbestrahlung ergänzt. Stadium IV (Fernmetastasen) ist der alleinigen Chemotherapie vorbehalten. Die Zweijahresüberlebensrate aller Neuroblastome beträgt 25%. Die Heilungsrate bei Kindern unter 1 Jahr liegt bei etwa 50%.

Sympathikoblastome und Sympathikogoniome (Le Roux et al. 1984) zeichnen sich durch einen hohen Grad der Unreife aus. Ihre Bezeichnung leitet sich aus dem Gehalt an Zellen der Embryonalentwicklung des sympathischen Nervensystems, den Sympathoblasten bzw. -gonien, ab. Es handelt sich um äußerst seltene und sehr bösartige neurogene Tumoren des hinteren Mediastinums, die überwiegend im Kindesalter vorkommen. Sie werden z. T. als unreife Variante der Neuroblastome angesehen, von einigen Autoren aber als mit den Neuroblastomen identisch betrachtet.

Ganglioneuroblastome (Le Roux et al. 1984) verhalten sich weniger bösartig als Neuroblastome, aus denen sie mitunter auch spontan hervorgehen können (Fox et al. 1959). Ganglioneuroblastome werden ausschließlich im Mediastinum angetroffen und sind hier doppelt so häufig wie Neuroblastome. Sie sind teilweise gut abgekapselt und hormonaktiv (Katecholamine). Da sie lediglich lokal infiltrierend wachsen und nicht metastasieren, wird die Heilung i. allg. durch einen radikalen Eingriff erzielt.

Granularzelltumoren (Rosenbloom et al. 1975) sind seltene benigne Neoplasien des hinteren Mediastinums, die wahrscheinlich aus den Schwann-Zellen stammen. Morphologische Kennzeichen sind autophagozytotische Vakuolen. Granularzelltumoren werden durch Exstirpation geheilt, maligne Entartungen sind selten.

Sonstige Raumforderungen
Paragangliome s. Abschn. 21.3.2.6.

21.3.2.4 Neoplasien des Thymus

Thymome
Thymome sind im Sinne der allgemein gebräulichen Definition von Rosai u. Levine (1976) Tumoren, die im Thymus entstehen und sich von dessen Epithel ableiten. Thymome sind nach den retrosternalen Strumen die häufigsten Raumforderungen im ventralen Teil des oberen Mediastinums. Sie finden sich selten bei Kin-

dern und treten meist im Alter zwischen 40 und 70 Jahren auf. Etwa 50% aller Thymome werden als Zufallsbefund erfaßt, während bis zu 30% wegen lokaler Komplikationen entdeckt werden. Ebenso häufig sind Thymome mit verschiedenen Syndromen assoziiert, darunter Myasthenia gravis (30%) und aplastische Anämie (5%) (Übersicht bei Marchevsky u. Kanako 1984). Die histologische Zuordnung orientiert sich an dem zahlenmäßigen Verhältnis von Lymphozyten zu epitheloiden Tumorzellen. Für die Beurteilung der Dignität ist jedoch nicht der Feinbau ausschlaggebend, da die meisten „benignen" Thymome dieselben zytologischen und histologischen Merkmale wie invasiv wachsende „maligne" Thymome aufweisen. Eine größere Bedeutung für die Abschätzung des biologischen Verhaltens hat vielmehr die Festlegung des Invasionsgrades. Dieser Beobachtung liegen die nebeneinander gebräuchlichen Stagingsysteme von Masaoka et al. (1981) sowie von Bergh et al. (1978a) zugrunde, wobei Masaoka et al. im Gegensatz zu Bergh et al. nur Tumoren ohne jegliche Infiltrationszeichen dem frühesten Stadium zuordnen (Tabellen 21.1 und 21.2).

Tabelle 21.1. Stadieneinteilung der Thymome. (Nach Masaoka et al. 1981)

Stadium I	Makroskopisch vollständig von intakter Kapsel umgeben, mikroskopisch keine Kapselinvasion
Stadium II	1. Makroskopisch Invasion in umgebendes Fettgewebe oder Pleura mediastinalis oder 2. Mikroskopisch Kapselinvasion
Stadium III	Makroskopisch Invasion in Nachbarorgane bzw. Perikard, große Gefäße oder Lunge
Stadium IVa	Pleurale oder perikardiale Aussaat
Stadium IVb	Lymphogene oder hämatogene Metastasen

Tabelle 21.2. Stadieneinteilung der Thymome. (Nach Bergh et al. 1978a)

Stadium I	Intakte Kapsel oder Tumorwachstum innerhalb der Kapsel
Stadium II	Perikapsuläres Wachstum in das mediastinale Fettgewebe
Stadium III	Invasives Wachstum in Nachbarorgane, intrathorakale Metastasen oder beides

Aus den genannten Gründen können daher weder Stanzbiopsien noch Zellausstriche aus Thymomgewebe zum Staging beitragen. Darüber hinaus kann aus kleinen Proben bereits die Unterscheidung eines Thymoms von einem malignen Lymphom große Schwierigkeiten bereiten. Für die Festlegung des Stadiums sind daher sowohl der makroskopische Eindruck des Operateurs als auch die vollständige mikroskopische Aufarbeitung des Operationspräparats Voraussetzung. Die CT ist zwar zur Beurteilung der genauen Tumorlokalisation und -ausbreitung geeignet, kann jedoch zur Dignitätsbeurteilung nicht wesentlich beitragen (Abb. 21.13 und 21.14).

Thymome im Stadium I und II nach Masaoka et al. können in toto exstirpiert werden. Die Rezidivhäufigkeit nach vollständiger Thymektomie beträgt 2% (Rosai u. Levine 1976).

Möglicherweise beruhen die Rezidive auf einer Infiltration des umgebenden Fettgewebes im Sinne eines Stadium II. Daher propagieren Masaoka et al. (1981) die „erweiterte Thymektomie", d. h. die Entfernung des gesamten tumortragenden Organs einschließlich des umgebenden Fettgewebes. Verwachsungen mit benachbarten Strukturen wie Lunge und Perikard müssen im Sinne eines invasiven Stadium III nach Masaoka et al. gewertet werden, bis mikroskopisch das Gegenteil bewiesen ist. Die Stadien III und IV machen zusammen bis zu 30% aller Thymome aus. Sie infiltrieren die umgebenden Strukturen und setzen, wenn auch selten, Fernmetastasen, was für die Prognose von größerer Bedeutung ist als das histologische Bild. Im Stadium III muß die radikale Tumorentfernung versucht werden (Späth et al. 1987). Umstritten ist, ob eine Tumorreduktion („debulking") günstigere Voraussetzungen für eine Bestrahlung schafft (Cohen et al. 1984). Bei unvollständig resezierten Thymomen wird i. allg. die Strahlenbehandlung praktiziert (Kersh et al. 1985). Monden et al. (1985) führen eine Nachbestrahlung auch nach vollständiger Exstirpation von Thymomen der Stadien I und II durch, da eine Senkung der Rezidivquote zu beobachten war. Über Erfolge mit palliativer Chemotherapie liegen nur wenige Berichte vor (Loehrer et al. 1985). Im Stadium I und II beträgt die Fünfjahresüberlebensrate nach alleiniger Operation etwa 80% (Bernatz et al. 1961), dagegen bei invasiven Stadien nach kombinierter Behandlung nur noch etwa 30% (Marchevsky u. Kaneko 1984).

Das eigene Krankengut (1978-1987) umfaßt 66 Patienten (Stadium I: n = 16; Stadium II: n = 12; Stadium III: n = 34; Stadium IV: n = 4). Kein Patient im Stadium I und II entwickelte bisher ein Rezidiv oder Fernmetastasen, wobei nur einige Patienten im Stadium II nachbestrahlt worden waren. Die mittlere Überlebenszeit betrug im Stadium III nach Operation und meist kombinierter Radio- und Chemotherapie 14 Monate, im Stadium IV 8 Monate.

Thymuskarzinoide

Thymuskarzinoide sind seltene, maligne Neoplasien innerhalb des Thymus, die aber aufgrund biochemischer Eigenschaften (Apud) und ihres gemeinsamen

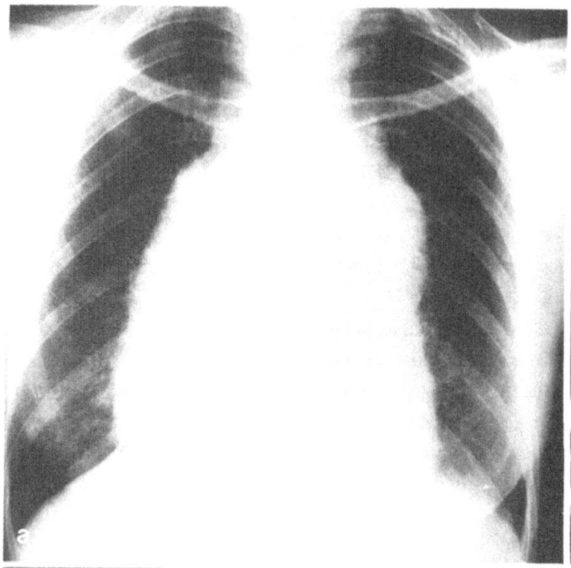
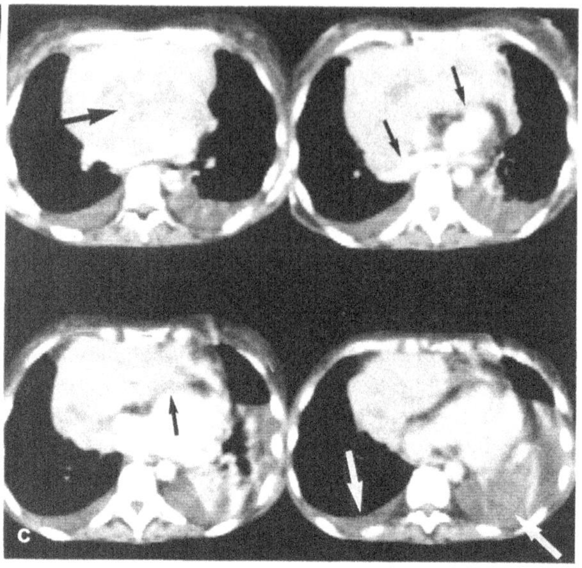
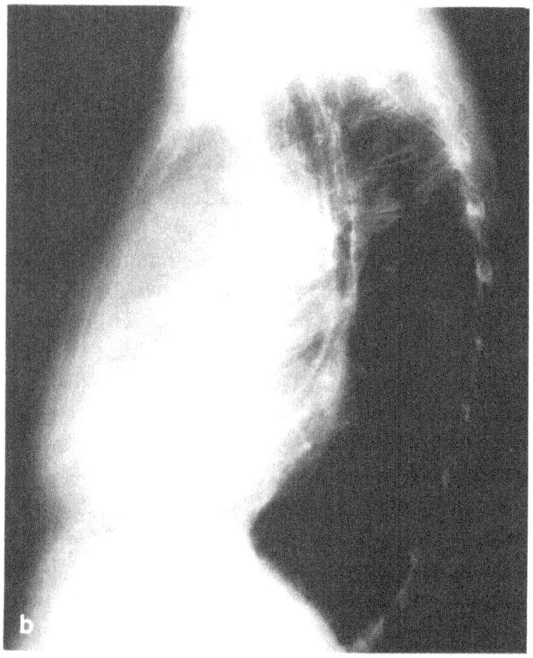

Abb. 21.13 a–c. Thymom, Stadium III. 47jährige Patientin mit uncharakteristischen Beschwerden (leichter Reizhusten, Bronchitis), bei der bei einer routinemäßigen Thoraxkontrolle die Raumforderung entdeckt wurde. **a, b** Thoraxaufnahme p. a. und links anliegend: Ausgedehnte, knotige Raumforderung im gesamten vorderen oberen und unteren Mediastinum, der Herzschatten läßt sich nicht mehr vollständig abgrenzen. **c** CT (nach i. v.-Kontrastmittelgabe): Große, inhomogene Raumforderung mit zentralen Nekrosen *(oben links, Pfeil).* Verlagerung der großen Gefäße nach dorsal *(oben rechts, Pfeile),* Infiltration des Perikards und der Muskulatur des rechten Ventrikels *(unten links, Pfeil),* Pleuraergüsse beidseits *(unten rechts, Pfeile)*

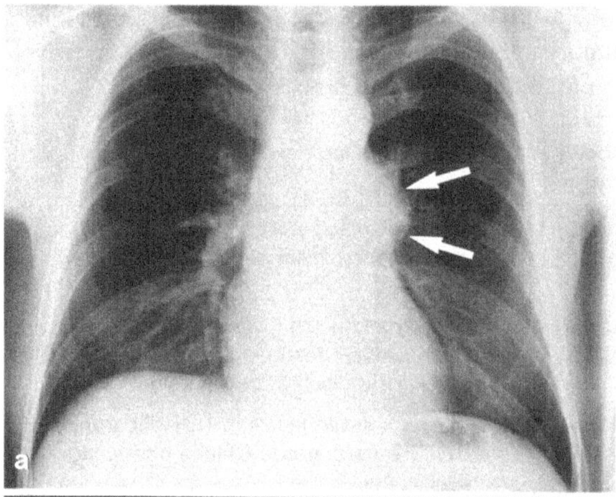
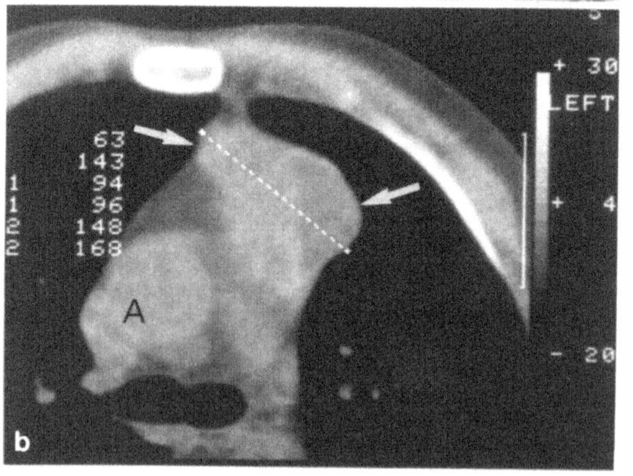

Abb. 21.14 a, b. Thymom, Stadium II. 42jähriger Patient mit Myastheniesymptomatik und Anämie. **a** Thoraxaufnahme: Mediastinale Raumforderung *(Pfeile),* die sich auf den linken Lungenhilus projiziert. **b** CT: Über 6 cm im Durchmesser große, unregelmäßig begrenzte Raumforderung *(Pfeile)* ventrolateral der Aorta ascendens *(A).* Nach dorsal hin ist die Abgrenzung unscharf, hier war die Kapsel und teilweise das mediastinale Fettgewebe infiltriert (Stadium II!)

Auftretens mit multiplen endokrinen Neoplasmen von der Neuralleiste und nicht von der endodermalen Thymuszelle abgeleitet werden (Rosai et al. 1972). Unspezifische Symptome erklären sich aus dem verdrängenden, später infiltrierenden Wachstum. Für die Diagnose hilfreich sind dagegen endokrine Besonderheiten wie Cushing-Syndrom, inadäquate ADH-Sekretion, Hyperparathyreoidismus oder das MEA-II-Syndrom, die in 50% gefunden werden (Rosai u. Levine 1976; Birnberg et al. 1982).

Die Behandlung besteht in möglichst radikaler Entfernung und Nachbestrahlung, während eine adjuvante Chemotherapie bei metastasierenden Formen keine Erfolge zeigt (Wick et al. 1982).

Die Fünfjahresüberlebensrate beträgt nach einer Studie der Mayo-Klinik (Wick et al. 1982) 13%, die mittlere Überlebenszeit bei Patienten mit Metastasen 3 Jahre. Die Prognose verschlechtert sich bei gleichzeitigem Auftreten endokriner Störungen (Rosai u. Levine 1976).

Thymuskarzinome

Als Thymuskarzinome wird eine Gruppe seltener epithelialer Neoplasien des Thymus bezeichnet, der das Plattenepithelkarzinom, das kleinzellige Karzinom, das Mukoepidermoidkarzinom u. a. angehören. Die Diagnose setzt den Ausschluß anderer Primärtumoren gleicher Histologie voraus, um sie von Thymusmetastasen abzugrenzen. Die Behandlungsgrundsätze entsprechen denen bei fortgeschrittenen Thymomen (Marchevsky u. Kaneko 1984).

Morbus Hodgkin des Thymus

Wie an anderer Stelle ausgeführt (s. Abschn. 21.3.2.7), ist das Mediastinum häufiger Sitz verschiedener maligner Lymphome, wobei etwa 60% Hodgkin- und etwa 40% Non-Hodgkin-Lymphome ausmachen. Bei ungefähr der Hälfte aller Patienten mit mediastinalen Hodgkin-Manifestationen ist auch der Thymus betroffen, während der Morbus Hodgkin selten als primäre Neoplasie des Thymus beobachtet wird.

Der Morbus Hodgkin des Thymus wurde früher den Thymomen zugeordnet (granulomatöses Thymom, Beszynyák et al. 1984), bis Castleman (1955) diese Erkrankung als eine besondere Form der Lymphogranulomatose bezeichnete. Diese Auffassung ist inzwischen allgemein akzeptiert.

Der Morbus Hodgkin des Thymus kommt gehäuft bei jüngeren Frauen vor. Die Symptome resultieren einerseits aus dem lokalen Tumorwachstum (Husten, Dyspnoe, Heiserkeit), andererseits werden unspezifische Allgemeinerscheinungen wie bei malignen Lymphomen anderer Lokalisation beschrieben (Fieber, Gewichtsverlust, Pruritus, Anämie u. a.). In der Regel haben diese Patienten zum Zeitpunkt der Erstdiagnose weder eine Splenomegalie noch andere Lymphknotenschwellungen oder hämatologische Veränderungen. Spezifische radiologische Kennzeichen des Tumors fehlen. Er kann über 1500 g schwer sein, ist oft gelappt, nur teilweise von einer Kapsel umgeben und infiltriert meistens die Umgebung. Die Form der Neubildung entspricht einem vergrößerten Thymus, sofern die beiden Schenkel des Organs noch erkennbar sind. Histologisch wird ausschließlich der nodulär-sklerosierende Typ angetroffen, was für andere Lokalisationen des Morbus Hodgkin ungewöhnlich ist. Zusätzlich findet man in der Tumorperipherie oft noch Reste von Thymusgewebe als Hinweis auf den Ort der Tumorneubildung. Im Gegensatz zu allen anderen Lymphomen ist die primäre chirurgische Behandlung das Verfahren der Wahl. Die möglichst vollständige Exstirpation einschließlich aller regionären Lymphknoten und des infiltrierten Gewebes in der Umgebung wird durch eine Bestrahlung, evtl. kombiniert mit Chemotherapie, ergänzt (Bergh et al. 1978 b). Die alleinige Bestrahlung verhindert nur das weitere Tumorwachstum, induziert aber keine Verkleinerung der Raumforderung. Wegen des seltenen Auftretens extrathorakaler Manifestationen wird der Wert einer Staginglaparotomie angezweifelt (Bergh et al. 1978). Die Fünfjahresüberlebensrate beträgt fast 80% (Keller u. Castleman 1974). Prognostisch ungünstig sind zum Zeitpunkt der Operation eine obere Einflußstauung und Zeichen der Lungeninfiltration (Keller u. Castleman 1974).

Ein seltenes primäres Non-Hodgkin-Lymphom des Thymus ist das maligne „convoluted“ T-Zell-Lymphom, das bei Kindern und Jugendlichen auftritt und innerhalb weniger Monate zum Tode führt (Huber et al. 1978).

21.3.2.5 Andere Erkrankungen des Thymus

Thymushyperplasie

Nach Levine u. Rosai (1978) unterscheidet man 2 Formen der Thymushyperplasie:

- Die echte Hyperplasie besteht in einer Größen- und Gewichtszunahme des Organs (Abb. 21.15). Aufgrund einer erheblichen Variationsbreite bei „normalen Organen“ ist eine Orientierung ausschließlich an Standardgrößen unzuverlässig. Daher sollten die Maße gemeinsam mit morphometrischen Daten die Diagnose einer „echten Hyperplasie“ stützen, wobei das Verhältnis von lymphoepithelialen, vaskulären und Fettgewebsanteilen herangezogen wird. Bei deutlicher Organvergrößerung besteht makroskopisch die Schwierigkeit in einer Abgrenzung von einem Thymom. Mikroskopisch gelingt die Unter-

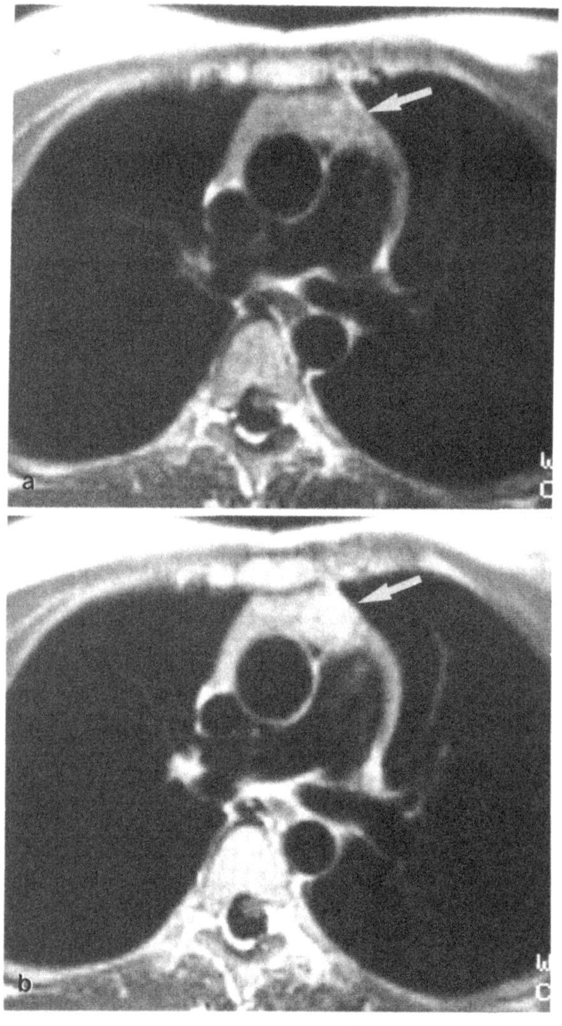

Abb. 21.15 a, b. Thymushyperplasie. 22jähriger Patient mit Myasthenia gravis. **a** Kernspintomographie (transversal): Im nativen Kernspintomogramm mäßiggradig vergrößerter Thymus *(Pfeil)* ventral der großen signalfreien Gefäße mit gering inhomogener Binnenstruktur. **b** Kernspintomographie (transversal): Nach i. v.-Kontrastmittelgabe von Gd-DTPA deutliche Kontrastmittelaufnahme in einem hyperplastischen Knoten *(Pfeil)* innerhalb des Thymus, ventral des Truncus pulmonalis

scheidung durch die unscharfe Grenze zwischen Rinde und Mark und das seltene Auftreten von Hassal-Körperchen bei Thymomen. Allerdings ist diese Differenzierung in kleinen Biopsien schwierig.

- Die follikuläre Hyperplasie oder lymphoide Hyperplasie ist definiert durch die Anwesenheit von Lymphfollikeln mit Keimzentren in den Markanteilen einer normal großen oder vergrößerten Thymusdrüse.

Eine besondere Form der Thymushyperplasie wurde bei Kindern mit Morbus Hodgkin nach erfolgreicher Chemotherapie beobachtet (Cohen et al. 1980). Shin u. Ho (1983) interpretierten diese Organvergrößerung als „rebound phenomenon“ und werteten sie als Ausdruck eines günstigen Verlaufs im Rahmen der Tumorbehandlung. Die follikuläre Hyperplasie wird vorwiegend beobachtet bei Autoimmunerkrankungen, wie Myasthenia gravis, systemischem Lupus erythematodes, Sklerodermie und rheumatoider Arthritis (Rosai u. Levine 1976; Gunn u. Michie 1965; Burnet u. Maikay 1962).

Thymuszysten

Die meisten Thymuszysten sind wahrscheinlich kongenitalen Ursprungs und leiten sich von Anomalien der 3. Schlundtasche ab. Daher trifft man sie entlang dem in der Embryonalphase zurückgelegten Weg der Thymusdrüse am Hals und im Mediastinum an (Bieger u. McAdams 1966; Singh et al. 1979). Sie treten zu 50%

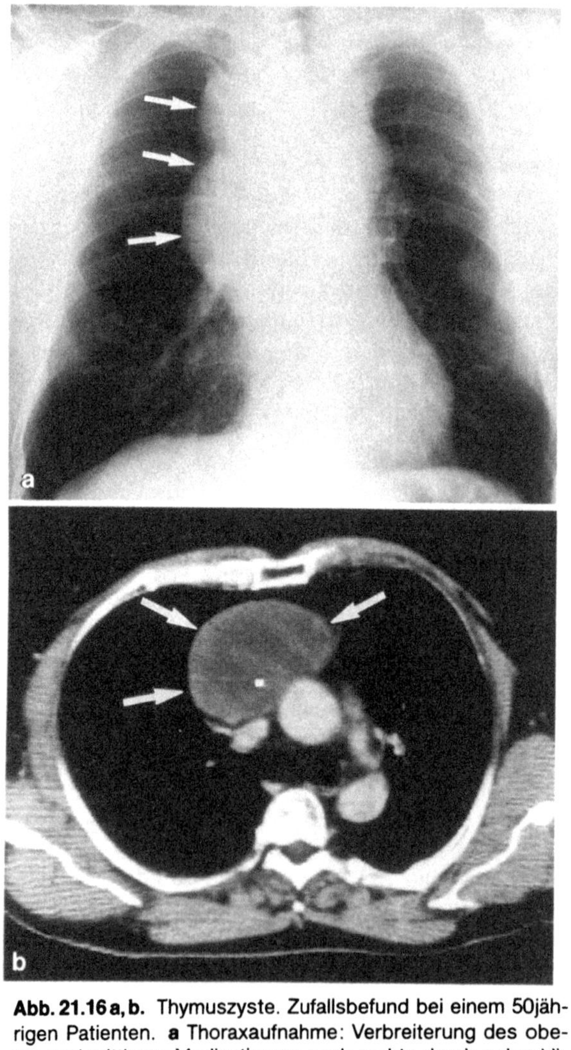

Abb. 21.16 a, b. Thymuszyste. Zufallsbefund bei einem 50jährigen Patienten. **a** Thoraxaufnahme: Verbreiterung des oberen und mittleren Mediastinums nach rechts durch polyzyklische, scharf begrenzte Raumforderung *(Pfeile)*. **b** CT: Glatt begrenzte hypodense Raumforderung *(Pfeile)* retrosternal bzw. ventral der Aorta ascendens und der V. cava superior ohne Kontrastanhebung nach i. v.-Kontrastmittelgabe

bei Kindern unter 10 Jahren auf und sind meist asymptomatisch, können aber erhebliche Ausmaße annehmen und dann entsprechende Beschwerden durch Verdrängung verursachen. Die Abgrenzung vom zystischen Teratom ist schwierig, wenn die Wand teilweise kalzifiziert ist oder die Zyste pastöses Material enthält. Die Diagnose stützt sich allein auf den Nachweis von Thymuszellinseln in der Zystenwand, die oftmals infolge von Drucknekrosen oder Infektionen weitgehend verändert ist (Marchevsky u. Kaneko 1984). Radiologisch erscheint die Thymuszyste glatt begrenzt (Abb. 21.16). Die Prognose ist sowohl nach Entfernung der Zyste als auch ohne Behandlung sehr gut. Rezidive oder maligne Entartungen sind nicht bekannt (Rosai u. Levine 1976).

Thymolipom

Das Thymolipom ist ein seltener, langsam wachsender benigner Tumor, der ausschließlich im vorderen Mediastinum angetroffen wird und etwa 2-9% aller Thymusneoplasien ausmacht (Rubin u. Mishkin 1954; Ringe et al. 1979). Er kommt in jedem Alter vor, jedoch bevorzugt bei Jugendlichen und jungen Erwachsenen, und ist gewöhnlich sehr groß. Die Symptome sind unspezifisch und leiten sich aus Verdrängungserscheinungen des Tumors ab; selten ist das Thymolipom mit Myasthenia gravis, aplastischer Anämie oder der Basedow-Krankheit vergesellschaftet.

Im CT findet sich die für Fettgewebe typische Dichte, wobei die Unterscheidung vom einfachen mediastinalen Lipom dadurch gelingt, daß im Falle des Thymolipoms ein bilobulärer Tumor nachgewiesen werden kann. Das Thymolipom ist von einer Kapsel umgeben und entspricht einem großen Thymus unter Ausbildung eines Isthmus. Maligne Entartungen sind nicht bekannt (Marchevsky u. Levine 1984). Die Exstirpation des Tumors stellt die definitive Therapie dar.

21.3.2.6 Endokrine Erkrankungen

Unter den endokrinen Erkrankungen des Mediastinums sind Schilddrüsen- und Nebenschilddrüsentumoren überwiegend im ventralen Teil des oberen Mediastinums, die parasympathischen Paraganglien im mittleren und die sympathischen Paraganglien im dorsalen Mediastinum gelegen.

Strumen

Strumen (Krumhaar 1986; Beszynyák et al. 1984) können sich im Mediastinum ohne jegliche parenchymatöse Verbindung (heterotop) zur normal gelegenen Schilddrüse entwickeln (Struma endothoracica vera) oder lediglich - von einem unteren Schilddrüsenpol ausgehend - die Thoraxeingangsebene überschreiten und teilweise ins Mediastinum vorwachsen (Struma endothoracica falsa). Letztere wird bei 6-15% aller Strumaeingriffe diagnostiziert, während die echten intrathorakalen Strumen nur zu 0,1% vorkommen. Schließlich läßt sich noch die sog. Struma vera alliata abgrenzen; bei dieser Form steht der intrathorakale Anteil über einen fibrösen oder gefäßhaltigen Strang mit der eutopen Schilddrüse in Verbindung. Die Struma vera alliata ist häufiger als die Struma endothoracica vera.

Die falsche intrathorakale oder auch als retrosternale Struma bezeichnete Raumforderung ist die häufigste des Mediastinums überhaupt. Sie stellt diagnostisch keinerlei Probleme und kann in der Regel von zervikal exstirpiert werden, da die arterielle Blutversorgung über die Polgefäße erfolgt. Diese Strumen wachsen bevorzugt nach rechts, da der nach links gerichtete Aortenbogen für das Gewebe offensichtlich ein mechanisches Hindernis darstellt. Wenn retrosternale Strumen weit ins Mediastinum hinabreichen, wird evtl. eine obere Teilsternotomie notwendig. Retrotracheale und retroösophageale Anteile verlangen bisweilen zusätzlich eine hohe Thorakotomie im 3. bzw. 4. Interkostalraum.

Heterotopes Schilddrüsengewebe kann sich aufgrund der embryonalen Herkunft in sämtlichen mediastinalen Kompartimenten entwickeln und wurde darüber hinaus auch in der Wand von Trachea, Larynx, Ösophagus, Aorta, Perikard und Myokard beobachtet. Die meisten Patienten mit heterotopem Schilddrüsengewebe sind asymptomatisch, selbst wenn die Tumoren beträchtliche Größe aufweisen. Dyspnoe, Druckgefühl, Husten, Orthopnoe und schließlich Episoden von Asphyxie deuten auf eine zunehmende Einengung der Trachea hin. Seltener werden Schluckbeschwerden, die rasche Entwicklung einer oberen Einflußstauung oder - bei langjährigem Verlauf - eine Rekurrens- oder Phrenikusparese infolge Druckläsion beschrieben. Oft ist gleichzeitig eine zervikale Struma nachzuweisen. Die Stoffwechsellage ist gewöhnlich euthyreot, maligne Entartungen sind extrem selten.

Röntgenologisch und im CT imponieren die intrathorakalen Strumen als scharf umschriebene, rundliche Gebilde im oberen und vorderen Mediastinum, seltener auch retrotracheal, die in 25% Verkalkungen aufweisen (Abb. 21.17). Da diese Raumforderungen bevorzugt rechts entstehen, ist die Trachea entsprechend nach links verdrängt. Unter Durchleuchtung sind die meisten Strumen schluckverschieblich. Beweisend für Schilddrüsengewebe ist die Aufnahme von ^{131}J, während die fehlende Akkumulation Strumagewebe nicht ausschließt. Die Indikation zur Operation ist stets gegeben. Oft ist die heterotope Struma jedoch

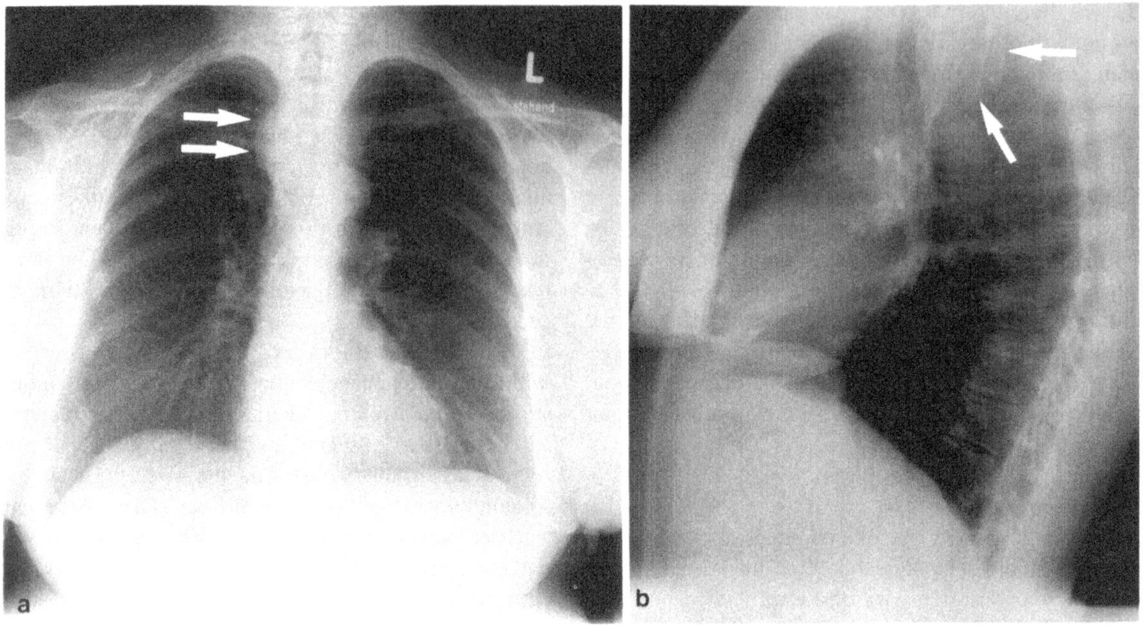

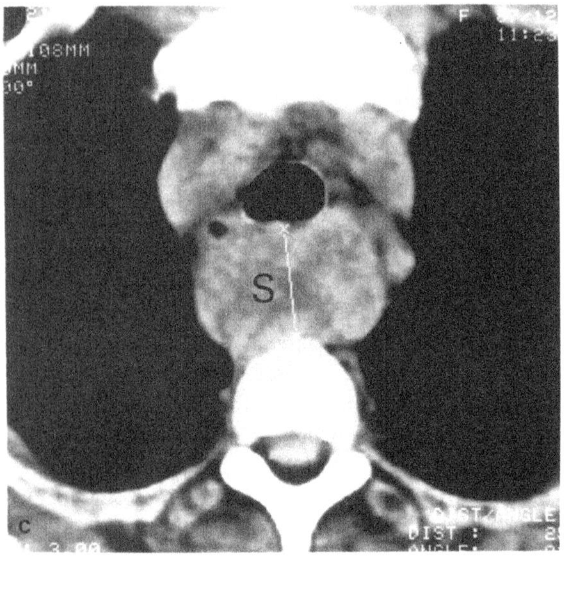

Abb. 21.17 a–c. Intrathorakale Struma. Zufallsbefund bei einer 74jährigen Patientin mit szintigraphisch unauffälliger orthotoper Schilddrüse. Nach Identifizierung des Tumors als intrathorakale Struma mittels Jodszintigramm wurde die Raumforderung von rechts transpleural vollständig exstirpiert. **a** Thoraxaufnahme p. a.: Verbreiterung des oberen Mediastinums nach rechts durch eine kugelige Raumforderung *(Pfeile)*. **b** Thoraxaufnahme seitlich: Scharf abgegrenzte kugelige Raumforderung *(Pfeile)* des hinteren Mediastinums mit geringgradiger Pelottierung der Trachea. **c** CT: Retrotracheale bzw. prävertebrale Raumforderung *(S)*, die sich von der Trachearückwand und dem nach rechts verlagerten Ösophagus nicht eindeutig abgrenzen läßt. Die präoperative Tracheoskopie zeigt außer einer geringgradigen Pelottierung keinen pathologischen Befund

eine intraoperative Diagnose, nachdem unter der Annahme eines Thymoms oder Teratoms thorakotomiert wurde. Die Exstirpation des Tumors stellt keine technischen Probleme. Er liegt unter der Pleura mediastinalis. Die meist starke Blutversorgung erfolgt aus der A. pericardiacophrenica, der A. thoracica interna oder direkt aus der Aorta, selten aus der Halsgegend.

Nebenschilddrüsenerkrankungen

Die Zahl der Nebenschilddrüsen schwankt zwischen 2 und 5, überzählige werden dabei in über 6% der Fälle beobachtet (Castleman 1955). Eine Verlagerung von Nebenschilddrüsengewebe ins Mediastinum, insbesondere der unteren Organe, erklärt sich aus der räumlichen Beziehung zur Thymusanlage während der embryonalen Entwicklung: Bei etwa 10% aller Patienten findet sich dystopes Nebenschilddrüsengewebe, darunter submaxillär, in der Schilddrüse, im Perikard, am häufigsten aber (80%) in enger Umgebung des Thymus oder in der Thymusdrüse selbst, wesentlich seltener dagegen im hinteren Mediastinum. Die meisten Patienten mit Nebenschilddrüsenerkrankungen weisen nur ein einzelnes Adenom auf, Hyperplasien und Karzinome sind dagegen selten. In einer Serie von 84 Patienten mit mediastinalen Nebenschilddrüsentumoren (Nathaniels et al. 1970) hatten 82 ein Adenom, lediglich 1 Patient ein Karzinom, ein weiterer eine Hyperplasie. 21% dieser Tumoren lagen im Thymus. Die Kli-

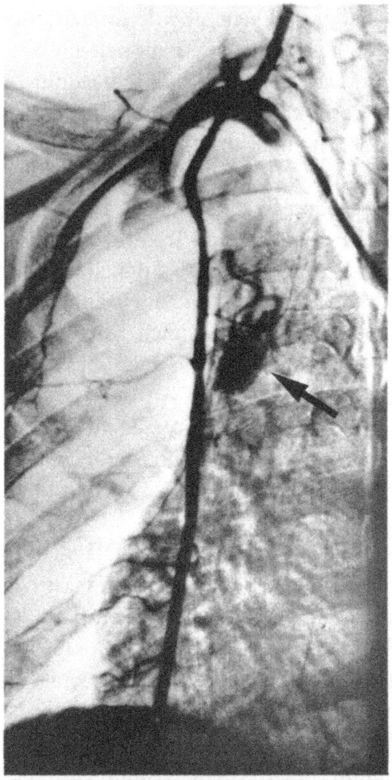

Abb. 21.18. Epithelkörperchenadenom. 17jähriger Patient mit Hyperparathyreoidismus, Zustand nach operativer Entfernung von 3 Epithelkörperchen im Halsbereich sowie partieller Thymektomie, jedoch weiterhin bestehendem Hyperparathyreoidismus. Selektive Angiographie der A. thoracica interna rechts (Subtraktionsbild): In der selektiven Arteriographie Darstellung einer ca. 1,5 cm großen Raumforderung im Bereich des vorderen oberen Mediastinums kaudal des Restthymus *(Pfeil)*

nik dieser Patienten entspricht der bei Hyperparathyreoidismus mit anderer Tumorlokalisation: Nierensteine, Skelettveränderungen, peptische Ulcera, Pankreatitis, psychische Veränderungen u. a. Die Adenome sind nur selten so groß, daß sie auf Röntgenübersichtsaufnahmen oder durch Verdrängungserscheinungen zu erkennen sind. Auch im CT gelingt deren Darstellung nicht, sofern sie nicht durch einen Saum von Fettgewebe von ihrer Umgebung abzugrenzen sind. Die bilaterale selektive Angiographie der A. thyreoidea inferior und der A. thoracica interna soll für das Auffinden mediastinaler Adenome sensitiver sein als die selektive venöse Katheterisierung zur Parathormonbestimmung (Doppman 1976) (Abb. 21.18). Nebenschilddrüsengewebe, das im oberen oder vorderen Mediastinum sicher lokalisiert wurde, kann gewöhnlich über einen zervikalen Zugang exstirpiert werden. Bleibt die Exploration des Halses erfolglos und wurde präoperativ im Mediastinum kein Nebenschilddrüsengewebe nachgewiesen, sollte eine obere Teilsternotomie erfolgen, um das obere und vordere Mediastinum zu revidieren und den Thymus ggf. zu entfernen. Mediastinale Adenome sind, ebenso wie zervikale, gut abgekapselte bräunliche Tumoren. Da morphologisch pathognomonische Zeichen zur Unterscheidung von Adenom und Hyperplasie fehlen, stützt sich die Diagnose eines Adenoms auf die Vergrößerung des Organs. Gleichzeitig müssen die restlichen Nebenschilddrüsen normale Größe aufweisen und bioptisch gesichert werden. Die seltenen Nebenschilddrüsenzysten im Mediastinum (Beszynyák et al. 1984) sind meist hormonell inaktiv und Zufallsbefunde.

Paragangliome

Unter Paraganglien (Marchevsky u. Kaneko 1984; Le Roux et al. 1984; Beszynyák et al. 1984) versteht man Organe des diffusen neuroendokrinen Systems, die auch dem Apud-System zugeordnet werden und aus neuroepithelialen Zellen bestehen. Im Mediastinum werden die dem N. sympathicus zugeordneten chromaffinen und die vom N. vagus abgeleiteten nichtchromaffinen „suprakardialen" Paraganglien angetroffen. Letztere werden entsprechend ihrer Lokalisation in 4 Gruppen eingeteilt:

- „aortopulmonales Fenster" zwischen Aortenbogen und Aufzweigung des Truncus pulmonalis,
- zwischen Aortenbogen und rechter Pulmonalarterie,
- in der Adventitia des Truncus pulmonalis gegenüber dem Ursprung der A. coronaria cordis sinistra,
- oberhalb des Ursprungs der A. coronaria cordis sinistra im Bindegewebe zwischen Aortenwurzel und Truncus pulmonalis.

Die nichtchromaffinen Paraganglien fungieren als Chemorezeptoren (Stimulation durch Abfall des arteriellen Sauerstoffpartialdrucks, Anstieg des arteriellen Kohlendioxidpartialdrucks und des pH sowie Änderung der Körpertemperatur). Die von diesen Paraganglien abgeleiteten Paragangliome oder Chemodektome sind selten und meist benigne Tumoren im Mediastinum, die einzeln oder multipel auftreten können. Da sie meist zwischen den großen Gefäßen entstehen, sind sie selbst computertomographisch nur schwer zu identifizieren. Angiographisch imponieren sie durch starke Vaskularisierung und gute Abgrenzbarkeit. In der Hälfte der Fälle sind diese Tumoren asymptomatisch, im übrigen verursachen sie Verdrängungserscheinungen bis zum kompletten Verschluß der V. cava superior. Da die morphologischen Kriterien zur Dignitätsbeurteilung unzuverlässig sind, werden nur die Paragangliome als maligne eingestuft, die Metastasen setzen. Dieses ist in mehr als 10% der Fall. Paragangliome können durch Exstirpation geheilt werden, jedoch lassen sich diese Tumoren wegen ihrer engen Beziehung zu den großen Gefäßen und zum Herzen nicht immer radikal entfernen. Bei solchen Patienten ist die anschließende Bestrahlung indiziert.

Die sympathischen Paragangliome (Phäochromozytome) sind in ihrem Aufbau mit den Phäochromozytomen anderer Lokalisation weitgehend identisch. Im Mediastinum finden sie sich paravertebral entlang des Grenzstrangs, selten kombiniert mit extrathorakalen Phäochromozytomen. Auch diese Tumoren sind überwiegend gutartig und stark vaskularisiert. Klinisch offenbart sich die Ausschüttung von Adrenalin und Noradrenalin durch Blutdrucksteigerungen, profuses Schwitzen und Herzklopfen. Bei der chirurgischen Entfernung sind daher die prä-, intra- und postoperativen Richtlinien wie bei der Operation intraabdominaler Phäochromozytome zu befolgen, um Blutdruckkrisen zu vermeiden.

21.3.2.7 Lymphadenopathien

Die verschiedenen Lymphadenopathien des Mediastinums werden an dieser Stelle nur stichwortartig behandelt, da sie entweder als primäre oder granulomatöse Erkrankungen einer konservativen Behandlung zuzuführen sind oder, soweit es sich um metastatische Prozesse handelt, in Kap. 19.5.3 behandelt werden.

Die mediastinalen Lymphknoten (Marchevsky u. Kaneko 1984; Beszynyák et al. 1984; Lennert 1981) sind bei vielen neoplastischen und entzündlichen Erkrankungen miteinbezogen. Lymphadenopathien sind daher mit die häufigste Ursache mediastinaler Raumforderungen. Eine Übersicht aller Erkrankungen, die die mediastinalen Lymphknoten befallen können, ist in Tabelle 21.3 wiedergegeben. Die 3 wichtigsten Gruppen sind: maligne Lymphome, Metastasen, granulomatöse Lymphadenopathien und Lymphadenitiden. Die Lymphknoten sämtlicher Stationen im Mediastinum (s. Teil A, Kap. Anatomie: „Mediastinum") können prinzipiell erkranken, jedoch sind meistens paratracheale, tracheobronchiale und hiläre Knoten befallen.

Tabelle 21.3. Mediastinale Lymphadenopathien. (Nach Marchevsky u. Kaneko 1984)

Maligne Lymphome
Morbus Hodgkin
Non-Hodgkin-Lymphome
Metastasen
Granulomatöse Lymphadenopathien und Lymphadenitiden
Tuberkulose
Pilzinfektionen (Histoplasmose, Kokzidioidomykose)
Morbus Boeck
Silikose
Wegener-Granulomatose
Angiofollikuläre Hyperplasie („Castleman's disease")
Sonstige Erkrankungen
Angioimmunoblastische Lymphadenopathie
Lupus erythematodes
Infektiöse Mononukleose
Reaktive Lymphknotenhpyerplasie

Die röntgenologischen Zeichen liefern zu wenige Unterschiede, um eine ausreichende Trennung der verschiedenen Lymphadenopathien zu ermöglichen. Dies ist nur möglich unter Einbeziehung aller klinischen und technischen Befunde; sie sind nach Möglichkeit durch Entnahme peripherer Lymphknoten zu ergänzen. Das CT gibt Auskunft über die Ausdehnung des Prozesses und damit - besonders bei Verdacht auf primäre Lymphknotenerkrankungen - über den nächsten diagnostischen Schritt, sofern die Diagnose noch nicht gesichert ist.

Eine Mediastinoskopie (s. Teil B, Kap. Diagnostik) ist nur sinnvoll, wenn die veränderten Lymphknoten unmittelbar ventral oder lateral der Trachea bzw. im Tracheobronchialwinkel oder subkarinal lokalisiert sind. Berührt der Tumor die Thoraxwand oder ist er parasternal lokalisiert, so ist eine Mediastinotomie (s. Teil B, Kap. Diagnostik) zu erwägen. Über diesen Zugang ist die Entnahme ausreichend großer Gewebeproben eher möglich und ungefährlicher als durch Mediastinoskopie; eine Blutstillung ist leichter durchzuführen. Dieser wenig invasive diagnostische Schritt ist immer einer primären ausgedehnten Freilegung (transpleural, transsternal) vorzuziehen, wenn der Verdacht auf ein Lymphom geäußert wird. Lymphome des Mediastinums stellen keine Operationsindikation dar, können andererseits aber oft nur mittels immunologischer Verfahren sicher von ähnlich imponierenden Tumoren wie den Thymomen differenziert werden (Dienemann et al. 1986). Aus diesem Grund dürfen derartige Tumoren des oberen und vorderen Mediastinums erst nach eindeutiger Zuordnung der jeweiligen Behandlung zugeführt werden, was bei Anwendung von Spezialfärbungen und immunhistochemischen Verfahren in der Regel über 7 Tage in Anspruch nimmt. Mittels Feinnadelpunktion (transtracheal, transkutan, durch Mediastinoskopie) wird i. allg. nicht genügend verwertbares Material gewonnen, um eine zuverlässige Diagnose zu erstellen. Dies gelingt allenfalls bei Anwendung großkalibriger, speziell geschliffener Metallkanülen zur transkutanen Gewinnung von Gewebszylindern, wie dies bei thoraxwandnahen Prozessen gefahrlos möglich ist.

Der Morbus Hodgkin ist das häufigste maligne Lymphom des Mediastinums, dabei sind bevorzugt paratracheale, tracheobronchiale und präaortale Lymphknotengruppen befallen, seltener Lymphknoten im hinteren Mediastinum. Zu etwa 90% liegen gleichzeitig extrathorakale Manifestationen vor. Eine Ausnahme bildet die Hodgkin-Erkrankung des Thymus (s. Abschn. 21.3.2.4). Röntgenologisch erscheinen die Hili durch polyzyklisch konturierte Raumforderungen ungleichmäßig überlagert.

Weniger als 10% aller Non-Hodgkin-Lymphome sind primär nur im Mediastinum lokalisiert. Röntgenologisch unterscheiden sie sich nicht vom Morbus Hodgkin des Mediastinums. Bei Kindern ist bei ausschließlich mediastinaler Lymphknotenvergrößerung ein Non-Hodgkin-Lymphom die wahrscheinlichste Diagnose.

Bronchial- und Ösophaguskarzinom als häufigste intrathorakale Tumoren sowie zahlreiche extrathorakale Primärtumoren metastasieren in mediastinale Lymphknoten. Eine systematische Lymphadenektomie wird zur Stadieneinteilung und/oder mit dem Ziel eines kurativen Effektes bei verschiedenen Primärtumoren (Bronchial-, Ösophagus-, Schilddrüsen- und Nierenkarzinom, Hodenteratom) durchgeführt.

Im Rahmen einer Infektion mit Mycobacterium tuberculosis ist die Beteiligung hilärer und mediastinaler Lymphknoten bei Kindern viel wahrscheinlicher als bei Erwachsenen. Große Lymphknotenpakete lenken eher den Verdacht auf einen Morbus Boeck oder ein malignes Lymphom. Ältere tuberkulöse Prozesse zeichnen sich durch Verkalkungen der Lymphknoten und durch starke Vernarbungen aus, die zu hochgradigen Stenosen der Trachea und der größeren Bronchien führen können.

Bei der Sarkoidose sind die mediastinalen Lymphknoten in über 90% mitbefallen, am häufigsten hiläre und paratracheale. Sie sind meist gleichmäßig vergrößert und nicht verkalkt. Die ausschließliche Vergrößerung der paratrachealen Lymphknotenketten ohne Hilusbeteiligung spricht gegen eine Sarkoidose.

21.3.2.8 Keimzelltumoren

Keimzelltumoren wachsen gewöhnlich in den Testes bzw. Ovarien, selten extragonadal. Das Mediastinum ist der häufigste Ort extragonadaler Keimzelltumoren, wo sie meist im vorderen und oberen Anteil lokalisiert sind. Teratome sind die häufigsten histologischen Formen. Pathogenetisch wird angenommen, daß sich diese Keimzelltumoren aus pluripotenten Zellen ableiten, die während der Embryogenese mit der Thymusanlage in das Mediastinum wandern (Bergh et al. 1978c). Diese Hypothese wird gestützt durch die Beobachtung, daß diese Tumoren in unmittelbarer Nachbarschaft zum Thymus oder innerhalb des Thymus gefunden werden. Eine andere Hypothese besagt, daß sich Keimzelltumoren aus aberrierenden embryonalen Keimzellen ableiten, weil sich die extragonadalen Keimzelltumoren überwiegend in der Nähe der Medianlinie finden, wo in der Embryonalphase auch die aberrierenden Keimzellen liegen (Cox 1975).

Teratome enthalten Gewebekomponenten, die sich aus den 3 verschiedenen Keimblättern ableiten; sie können progredient und unkoordiniert wachsen. Man unterscheidet reife, unreife und maligne Teratome.

Reife und unreife Teratome

Die reifen Teratome machen nahezu 80% aller Teratome aus. Sie liegen fast ausschließlich im vorderen Mediastinum und sind meist zystisch. Von der Umgebung sind sie oft gut abgrenzbar. Sie können aber an Pleura, Perikard und N. phrenicus adhärent sein. In 40% der Fälle lassen sich radiologisch Zähne oder Kalkspangen nachweisen (Le Roux 1980). Histologisch ist die Zystenwand aus einem reifen geschichteten Plattenepithel aufgebaut (Dermoidzyste, Abb. 21.19), der Innenraum enthält verschiedene Gewebsanteile wie Haut, Knorpel, Knochen, Bronchialepithel, Pankreasinseln, Nervengewebe u. a. Gelegentlich kann auch Thymusgewebe die Zystenwand auskleiden oder innerhalb eines Gefäßstiels nachgewiesen werden. Die meisten reifen Teratome sind Zufallsbefunde, seltener sind unspezifische Symptome infolge Verdrängung. Als Hinweis auf einen Einbruch des Tumors in das Bronchialsystem werden in Ausnahmefällen Haare oder pastöse Massen abgehustet.

Die Therapie der Wahl ist die Exstirpation, da diese Tumoren erhebliche Größe erreichen, sich infizieren und in die Umgebung perforieren sowie entarten können. Die Prognose ist gut, Rezidive kommen nach vollständiger Entfernung nicht vor (Le Roux et al. 1984).

Unreife Teratome machen nur 1% aller mediastinalen Teratome aus (Jaretzki et al. 1977). Ihr biologisches Verhalten ist altersabhängig. Bei Kindern unter 14 Jahren zeigen sie überwiegend eine Größenzunahme ohne Infiltration der Umgebung (Berry et al. 1969). Bei Jugendlichen dagegen haben sie öfter eindeutig malignen Charakter (Obermann u. Libcke 1964). Bei Erwachsenen werden unreife Teratome kaum angetroffen. Histologisch besitzen diese Tumoren alle Kriterien der Malignität; sie haben embryonalen Charakter und sind aus verschiedenen Geweben zusammengesetzt, unter denen neurale Anteile dominieren. Alle unreifen Teratome bei Kindern, die gut abgegrenzt sind, lassen sich durch komplette Exstirpation heilen. Dagegen werden unreife Teratome bei Jugendlichen oft erst im Stadium der Infiltration entdeckt und können nur noch unvollständig entfernt werden.

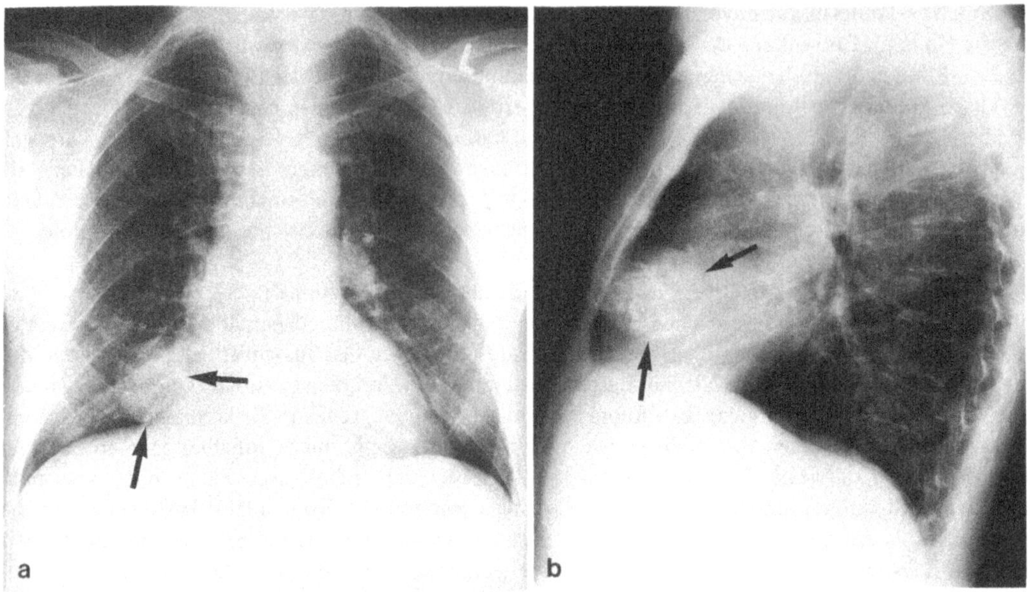

Abb. 21.19 a, b. „Dermoidzyste". 69jähriger Patient, bei dem seit 5 Jahren ein „Lungentumor" rechts bekannt ist. Thoraxaufnahme p. a. und links anliegend: Typische Dermoidzyste im kardiophrenischen Winkel rechts *(Pfeile)* mit unterschiedlichen Gewebeanteilen, inhomogene Struktur, äußere Kontur jedoch glatt begrenzt

Maligne Teratome

Maligne Teratome (Teratokarzinome) treten fast nur bei männlichem Geschlecht auf und werden aufgrund des raschen infiltrativen Wachstums entdeckt (Abb. 21.20).

Sie entstehen als Seminome, embryonale Karzinome, Chorionkarzinome oder als endodermaler Sinus-(Dottersack-)Tumor aus reifen oder unreifen Teratomen (Bergh et al. 1978). Daneben sind auch maligne Umwandlungen reifer zystischer Teratome in Plattenepithelkarzinome oder undifferenzierte Karzinome beschrieben (Rosai u. Levine 1976).

Seminome (Dysgerminome) machen 5% aller mediastinalen Keimzelltumoren aus und werden bei Männern zwischen 20 und 40 Jahren angetroffen, selten auch bei Frauen. Als primäre mediastinale Geschwülste sind sie aber erst dann anzuerkennen, wenn Testes und Retroperitoneum keine identischen Tumormanifestationen aufweisen (Bush et al. 1981). Sie metastasieren bevorzugt innerhalb des Thorax in die Lungen und regionären Lymphknoten, aber auch ins Skelettsystem und in andere Organe.

Im Anschluß an die vollständige Tumorexstirpation sollte eine Strahlentherapie erfolgen. Da große Tumoren sehr strahlensensibel sind, wird diese Maßnahme zum wichtigsten Behandlungsverfahren nach inkompletter chirurgischer Entfernung (Bagshaw et al. 1969). Umgekehrt sollte bei ausgedehnter Infiltration des Mediastinums durch ein histologisch gesichertes Seminom eine präoperative Strahlentherapie einem möglicherweise riskanten „debulking" vorgezogen werden (Le Roux et al. 1984).

Zur sicheren Abgrenzung vom Thymom oder Lymphom reichen zytologische Verfahren allein nicht aus. Eine Chemotherapie ist indiziert bei erheblicher Ausdehnung des Primärtumors und Fernmetastasen oder bei Versagen der Strahlentherapie. Die Fünfjahresüberlebensrate beträgt annähernd 75% (Übersicht bei Marchevsky u. Kaneko 1984; Bagshaw et al. 1969).

Embryonale Karzinome, endodermale Sinustumoren und Chorionkarzinome des Mediastinums sind hochmaligne Neoplasien, die aufgrund ihres raschen Wachstums meist erst in fortgeschrittenem Stadium entdeckt werden. Ferner ist ihnen gemeinsam, daß sie früh metastasieren. α-Fetoprotein- und/oder β-HCG-Spiegel im Serum werden im Gegensatz zu Seminomen erhöht gefunden. Eine vollständige Resektion dieser Tumoren gelingt selten, die Ergebnisse nach adjuvanter Chemotherapie sind schlecht und das Ansprechen auf Bestrahlung gering. Die medianen Überlebensraten betragen ungefähr 10 Monate (Burt u. Jaradpour 1981; Kuzur et al. 1982; Wenger et al. 1968).

Literatur

Bagshaw MA, Mc Laughlin WT, Earle JD (1969) Definitive radiotherapy of primary mediastinal seminoma. AJR 105: 86-94

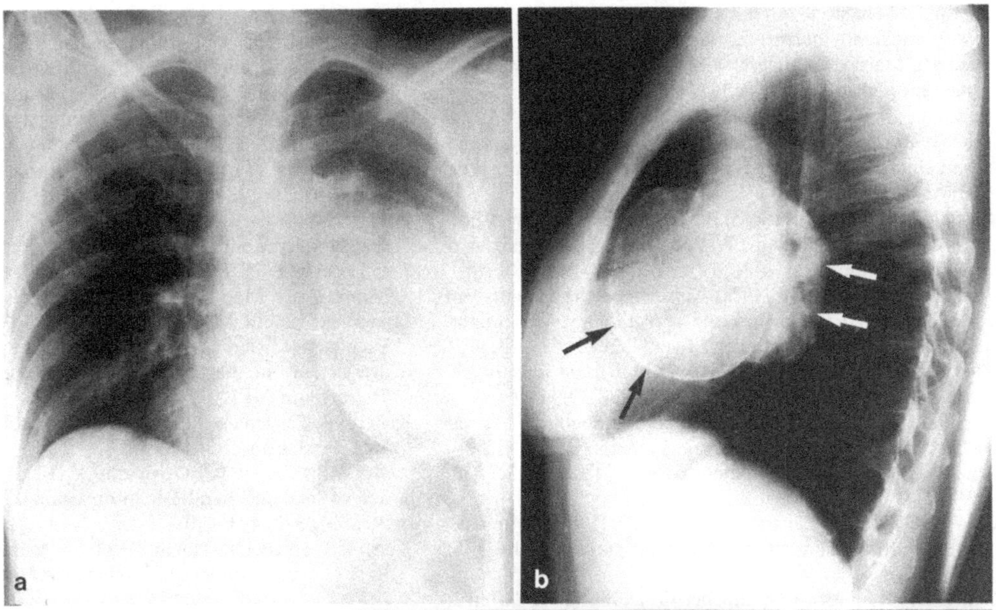

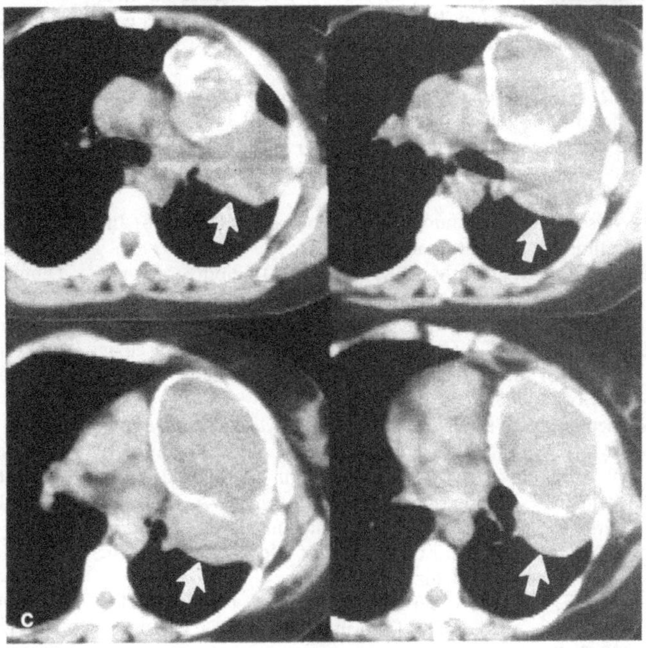

Abb. 21.20a–c. Teratom. 51jährige Patientin, bei der seit 32 Jahren eine Raumforderung im Bereich der linken Lunge bekannt ist. **a, b** Thoraxübersichtsaufnahmen p. a. und links anliegend: Im Bereich des linken Mittel- und Unterfeldes 2 große Raumforderungen, die mehr ventral gelegene Raumforderung *(dunkle Pfeile)* ist schalenförmig verkalkt, die mehr dorsal gelegene Raumforderung *(helle Pfeile)* weist keine Verkalkungen auf und scheint eine höhere Dichte aufzuweisen. **c** CT: Schalenförmig verkalkter, gekammerter Tumor mit weichteildichtem, nicht verkalktem Anteil dorsal. Der solide, nicht verkalkte Anteil dorsal *(jeweils heller Pfeil)* hat in den letzten Jahren an Größe zugenommen, die Histologie ergab ein malignes Teratom. Die Patientin verstarb innerhalb von 6 Monaten bei rasch wachsenden Haut- und Hirnmetastasen

Barua NR, Patel AR, Takita H, Jennings EL (1979) Fibrosarcoma of the mediastinum. J Surg Oncol 12: 11-17

Bergh NP, Gatzinsky P, Larsson S, Lundin P, Ridell B (1978a) Tumors of the thymus and thymic region: I. Clinicopathological studies on thymomas. Ann Thorac Surg 25: 91-98

Bergh NP, Gatzinsky P, Larsson S, Lundin P, Ridell B et al. (1978b) Tumors of the thymus region: II. Clinicopathological studies on Hodgkin's disease of the thymus. Ann Thorac Surg 25: 99-106

Bergh NP, Gatzinsky P, Larsson S, Lundin P, Ridell B (1978c) Tumors of the thymus and thymic region: III. Clinicopathological studies on teratomas and tumors of germ cell type. Ann Thorac Surg 25: 107-111

Bernatz PE, Harrison EG, Clagett OT (1961) Thymoma: A clinicopathological study. J Thorac Cardiovasc Surg 42: 424-444

Berry CL, Keeling J, Hilton C (1969) Teratoma in infancy and childhood: A review of 91 cases. J Pathol 241: 98

Beszynyák I, Szende B, Lapis K (1984) Mediastinal tumors and pseudotumors. Diagnosis, pathology and surgical treatment. Akadémiai Kiadó, Budapest

Bieger RE, Mc Adams AJ (1966) Thymic cysts. Arch Pathol 82: 535-541

Birnberg FA, Webb WR, Selch MT, Gamsu G, Goodman PC (1982) Thymic carcinoid tumors with hyperparathyroidism. AJR 139: 1001-1004

Burnet FM, Mackay IR (1962) Lymphoepithelial structures and autoimmune diseases. Lancet II: 1030-1033

Burt ME, Javadpour N (1981) Germ-cell tumors in patients with apparently normal testes. Cancer 7: 1911-1915

Bush SE, Martinez A, Bagshaw MA (1981) Primary mediastinal seminoma. Cancer 48: 1877-1882

Carter B, Bibro MC, Touloukian RJ (1982) Benign clinical behaviour of immature mediastinal teratoma in infancy and childhood. Report of two cases and review of the literature. Cancer 49: 398-402

Castleman B (1955) Tumors of the thymus gland. Armed Forces Institute of Pathology, Washington DC (Atlas of tumor pathology, fasc 19)

Castleman B, Roth SI (1978) Tumors of the parathyroid glands. Armed Forces Institute of Pathology, Washington DC (Atlas of tumor pathology, fasc 14, Ser 2)

Chen W, Chan CW, Moh CK (1982) Malignant fibrous histiocytoma of the mediastinum. Cancer 50: 797-800

Christadoss P, Lennon VA, Kreco CJ, Lambert EH, David CS (1981) Genetic control of autoimmunity to acetylcholine receptors: Role of Ia molecules. Ann NY Acad Sci 377: 258-277

Cohen M, Hill CA, Cangir A, Sullivan MP (1980) Thymic rebound after treatment of childhood tumors. AJR 135: 151-156

Cohen DJ, Ronnigen LD, Graeber G, Deshong JL, Jaffen J, Burge JR, Zajtchuk R (1984) Management of patients with malignant thymoma. J Thorac Cardiovasc Surg 87: 301-307

Cox JD (1975) Primary malignant germinal tumors of the mediastinum: A study of 24 cases. Cancer 36: 1162-1168

Crowe FW, Schull WJ, Neel JV (1956) A clinical, pathological and genetic study of multiple neurofibromatosis. Thomas, Springfield/IL

Davidson KG, Walbaum PR, Mc Cormack RJM (1978) Intrathoracic neural tumors. Thorax 33: 359-367

Davis GL, Bergmann M, O'Kane H (1976) Leiomyosarcoma of the superior vena cava. A first case with resection. J Thorac Cardiovasc Surg 72: 408-412

Davis JM, Mark GJ, Greene R (1978) Benign blood vascular tumors of the mediastinum. Report of four cases and review of the literature. Radiology 126: 581-587

Dienemann H, Witte J, Szabol L (1985) Chylaskos bei Lymphangioleiomyomatose. Peritoneo-venöse Ableitung mittels Denver-Shunt. Dtsch Med Wochenschr 110: 920-922

Dienemann H, Sunder-Plassmann L, Capeller WA, Hahn D, Gerhartz H (1986) Wertigkeit der nichtinvasiven und intraoperativen Artdiagnostik maligener Mediastinaltumoren. Langenbecks Arch Chir 369: 153-155

Dines DE, Payne WS, Bernatz PE, Pairolero PC (1979) Mediastinal granuloma and fibrosing mediastinitis. Chest 75: 320-324

Doppman JC (1976) Parathyroid localization: Arteriography and venous sampling. Radiol Clin North Am 163: 14

Drachmann DB, Adams RH, Josifek LF (1981) Antibody-mediated mechanisms of ACh receptor loss in myasthenia gravis. Clinical relevance. Ann NY Acad Sci 377: 175-187

Encke A, Dietz R, Paolucci V (1982) Ioatrogene Ösophagusperforationen. In: Häring R (Hrsg) Ösophaguschirurgie. Achalasie, Strikturen, benigne Tumoren, Divertikel, Perforationen. Edition Medizin, Weinheim Deerfield Beach Florida Basel, S 287-301

Engel WK, Trotter JL, McFarlin DE, McIntosh CL (1977) Thymic epithelial cell contains acetylcholine receptor. Lancet I: 1310-1311

Enzinger FM, Weiss SW (1983) Soft tissue tumors. Mosby, St. Louis

Enzinger FM, Winslow DJ (1962) Liposarcoma. A study of 103 cases. Virchows Arch [A] 335: 367-388

Evans AE, D'Angio GJ, Koop CE (1976) Diagnosis and treatment of neuroblastoma. Pediatr Clin North Am 23: 161-170

Fox F, Davidson J, Thomas LB (1959) Maturation of sympathico-blastoma into ganglioneuroma. Cancer 108: 12

Gray GF, Gutowski WT (1979) Thymoma. A clinicopathologic study of 54 cases. Am J Surg Pathol 3: 235-249

Gunn A, Michie W (1965) Biopsy of the thymus. Br J Surg 52: 957-963

Huber H, Gierke S v, Falkensammer M, Ebner E, Weimann J, Lederer B (1978) Thymustumoren. Immunologie und Klinik. Dtsch Med Wochenschr 103: 1169-1173

Jaretzki A, Bethea M, Wolff M, Olarte MR, Lovelace RE, Penn AS, Rowland L (1977) A rational approach to total thymectomy in the treatment of myasthenia gravis. Ann Thorac Surg 24: 120-130

Keller AR, Castleman B (1974) Hodgkins's disease of the thymus gland. Cancer 33: 1615-1623

Kelley RE, Keesey JC, Goymerac V (1981) Immunoregulation of total JgG synthesis in myasthenia gravis. Ann NY Acad Sci 377: 403-410

Kersh CR, Eisert DR, Hazra TA (1985) Malignant thymoma: Role of radiation therapy in management. Radiology 156: 207

Krumhaar D (1986) Neoplasmen des Mediastinums. In: Trendelenburg F (Hrsg) Tumoren der Atmungsorgane und des Mediastinums B: Spezieller Teil. Springer, Berlin Heidelberg New York Tokjo (Handbuch der Inneren Medizin, Bd IV: Erkrankungen der Atmungsorgane, S 582-651

Kuzur ME, Cobleigh MA, Greco A, Einhorn LH, Oldham RK (1982) Endodermal sinus tumor of the mediastinum. Cancer 50: 766-774

Lee WJ, Fattal G (1976) Mediastinal lipomatosis in simple obesity. Chest 70: 308-309

Lennert K (1981) Histopathologie der Non-Hodgkin-Lymphome (nach der Kiel-Klassifikation). Springer, Berlin Heidelberg New York

Le Roux BT (1980) Mediastinal teratomata. Thorax 333: 15

Le Roux BT, Kallichurum S, Shama DM (1984) Mediastinal cysts and tumors. Curr Probl Surg 22: 1-77

Levine GD (1978) Pathology of the thymus in myasthenia gravis: Current concepts. In: Dan DC (ed) Plasmapheresis and the immunobiology of mysthenia gravis. Houghton & Mifflin, Boston, pp 113-123

Levine GD, Rosai J (1978) Thymic hyperplasia and neoplasia: A review of current concepts. Hum Pathol 9: 495-515

Loehrer PJ, Bonom P, Goldman S, Reddy S, Faber P, Jensik R, Dainauskas JR (1985) Remission of invasive thymoma due to chemotherapy. Two patients treated with cyclophosphamide, doxorubicin, and vincristine. Chest 87: 377-380

Mandybur TI (1974) Melanotic nerve sheath tumors. J Neurosurg 41: 187-192

Marchevsky AM, Kaneko M (1984) Surgical pathology of the mediastinum. Raven, New York

Masaoka A, Monden Y, Nakahara K, Tamioka T (1981) Follow-up study of thymomas with special reference to their clinical stages. Cancer 48: 2485-2492

Mc Connell TH (1970) Bony and cartilagenous tumors of the heart and great vessels: Report of an osteosarcoma of the pulmonary artery. Cancer 25: 611-617

Miller DC, Walter JP, Guthaner DF, Mark JBD (1978) Recurrent mediastinal bronchogenic cyst. Cause of bronchial obstruction and compression of superior vena cava and pulmonary artery. Chest 74: 218-220

Miller R, Kurtz SM, Powers JM (1978) Mediastinal rhabdomyoma. Cancer 42: 1983-1988

Moghissi K (1985) Technical considerations in stage III disease: The superior vena cava syndrome. In: Delarue NC, Eschapasse H (eds) International trends in general thoracic surgery, vol 1: Lung Cancer. Saunders, Philadelphia, p 146

Monden Y, Nakahara K, Iioka S et al. (1985) Recurrence of thymoma: Clinicopathological features, therapy and prognosis. Ann Thorac Surg 39: 165

Naruke T, Suemasu K, Ishikawa S (1978) Lymph node mapping and curability at various levels of metastasis in resected lung cancer. J Thorac Cardiovasc Surg 76: 832-839

Nathaniels EK, Nathaniels AM, Wang C-A (1970) Mediastinal parathyroid tumors: A clinical and pathological study of 84 cases. Ann Surg 171: 165-170

Oberman HA, Libcke JH (1964) Malignant germinal tumors of the mediastinum. Cancer 498: 17

Pachter MR, Lattes R (1963a) Mesenchymal tumors of the mediastinum. I. Tumors of fibrous tissue, adipose tissue, smooth muscle and striated muscle. Cancer 16: 74-94

Pachter MR, Lattes R (1963b) Mesenchymal tumors of the mediastinum. II. Tumors of blood vascular origin. Cancer 16: 95-107

Pachter MR, Lattes R (1963c) Mesenchymal tumors of the mediastinum. III. Tumors of lymph vascular origin. Cancer 16: 108-117

Papatestas AE, Genkins G, Horowitz SH, Kornfeld P (1976) Thymectomy in myasthenia gravis: Pathologic, clinical, and electrophysiologic correlations. Ann NY Acad Sci 274: 555

Papatestas AE, Genkins G, Kornfeld P (1981) Comparison of the results of the transcervical and transsternal thymectomy in myasthenia gravis. Ann NY Acad Sci 377: 766-778

Payne WS, Larson RH (1969) Acute mediastinitis. Surg Clin North Am 49: 999-1009

Ringe B, Dragojevic D, Frank G, Borst HG (1979) Thymolipoma - a rare, benign tumor of the thymus gland. Two case reports and review of the literature. Thorac Cardiovasc Surg 27: 369-374

Rosai J, Levine GD (1976) Tumors of the thymus. Armed Forces Institute of Pathology, Washington DC (Atlas of tumor pathology, fasc 13)

Rosai J, Higa E, Davie J (1972) Mediastinal endocrine neoplasms in patients with multiple endocrine adenomatosis. A previously unrecognized association. Cancer 29: 1075-1083

Rosenbloom PM, Barrows GH, Kmetz DR, Canty TP (1975) Granular cell myoblastoma arising from the thoracic sympathetic nerve chain. J Pediatr Surg 10: 819-822

Rubin M, Mishkin S (1954) The relationship between mediastinal lipomas and the thymus. J Thorac Surg 27: 494-502

Sabiston DC jr, Oldham HN jr (1983) The mediastinum. In: Sabiston DC jr, Spencer FC (eds) Gibbon's surgery of the chest, 4th edn. Saunders, Philadelphia, pp 407-436

Salyer DC, Salyer WR, Eggleston JC (1977) Benign developmental cysts of the mediastinum. Arch Pathol Lab Med 101: 136-139

Sarama RF, Digiacomo WA, Safirstein BH (1981) Primary mediastinal lipoma. NJ Med 78: 901-902

Scholz DA, Bahn RC (1959) Thymic tumors associated with Cushing's syndrome. Review of three cases. Mayo Clin Proc 34: 433-441

Shin MS, Ho KJ (1983) Diffuse thymic hyperplasia following chemotherapy for nodular sclerosing Hodgkins's disease. Cancer 51: 30-33

Silverstein EF, Ellis K, Wolff M, Jaretzki A (1974) Pulmonary lymphangiomyomatosis. AJR 120: 832-850

Singh RP, Zamora I, Pia F (1979) Congenital thymic cyst in the neck. Int Surg 64: 37-41

Sobrinho-Simones MA, Saleiro JV, Wagenvoort CA (1981) Mediastinal and hilar fibrosis. Histopathology 5: 53-60

Späth G, Inninger R, Huth C, Laberke HG, Hoffmeister HE (1987) Thymome - eine retrospektive Studie über 48 Fälle. Chirurg 58: 529-536

Standerfer RJ, Arnustead SH, Paneth M (1981) Liposarcoma of the mediastinum. Report of two cases and review of the literature. Thorax 36: 693-694

Sunder-Plassmann L, Dienemann H (1987) Eingriffe an Lunge und Mediastinum. Chirurg 58: 521-528

Tabrisky J, Rowe JH, Christie SG, Weinstein ED, Asch M (1974) Benign mediastinal lipoblastomatosis. J Pediatr Surg 9: 399-401

Tindall RSA (1981) Humoral immunity in myasthenia gravis: Clinical correlations of anti-receptor antibody avidity and titer. Ann NY Acad Sci 377: 316-329

Valderrama E, Kahn LB, Wind E (1983) Extraskeletal osteosarcoma arising in an ectopic hamartomatous thymus. Report of a case and review of the literature. Cancer 51: 1132-1137

Wekerle H, Hohlfeld R, Ketelsen UP, Kalden JR, Kalies I (1981) Thymic myogenesis, T-lymphocytes and the pathogenesis of myasthenia gravis. Ann NY Acad Sci 377: 455-476

Wenger ME, Dines DE, Ahmann DL, Good CA (1968) Primary mediastinal choriocarcinoma. Mayo Clin Proc 43: 570-575

Wick MR, Carney JA, Bernatz PE, Brown LR (1982) Primary mediastinal carcinoid tumors. Am J Surg Pathol 6: 195-205

Wieder S, Rabinowitz JG (1977) Fibrous mediastinitis. A late manifestation of mediastinal histoplasmosis. Radiology 125: 305-312

Zeldowice LR, Saxton GD (1969) Myasthenia gravis; comparative evaluation of medical and surgical treatment. Can Med Assoc J 101: 609-614

Zenker R, Heberer G, Löhr HH (1954) Die Lungenresektionen. Anatomie, Indikationen, Technik. Springer, Berlin Göttingen Heidelberg

Teil F

Komplikationen thoraxchirurgischer Eingriffe

22 Intraoperative Komplikationen

D. Branscheid und I. Vogt-Moykopf

„Nil prod est,
quod non posset laedere idem."

(„Es gibt nichts, was hilft,
was nicht zugleich schaden könnte.")
Ovid/K. H. Bauer, 16. 4. 1952
Eröffnung Chirurgenkongreß

22.1 Komplikationsmöglichkeiten in der ersten intraoperativen Phase und am Ende eines thoraxchirurgischen Eingriffs

22.1.1 Thorakotomie

Grundsätzlich ist die intrapleurale Kavität durch die anterolaterale oder posterolaterale Thorakotomie im Bett der 4., 5. oder 6. Rippe gut zugänglich, insbesondere weil diese Höhe der ICR immer eine Erweiterung erlaubt (s. Kap. 16). Das zu tiefe Eingehen in den inneren Thorax kann zu einer schlechten Exposition v. a. am Hilus führen. Für eine Oberlappenresektion oder Pneumonektomie sollte dies im Bett der 5. Rippe stattfinden, für die Unterlappenektomie im Bett der 6. Rippe. Hierbei sind die Rippenverläufe, die beim leptosomen Patienten steil, beim pyknischen Patienten quer sind, zu berücksichtigen. Ist man zu hoch oder auch zu tief eingegangen, ist ein forciertes Aufspreizen in jedem Fall zu vermeiden. Hier ist es, wie auch bei einem sehr starren Thorax, hilfreich, nach entsprechender Präparation paravertebral die nächsthöhere, gelegentlich auch -untere Rippe quer zu durchtrennen. Erweist sich die Lunge bei einem solchen Standardeingriff in den hinteren unteren Abschnitten oberhalb des Zwerchfells und in den tieferen Abschnitten des Sinus phrenicocostalis stark verwachsen, kann eine Auslösung schwierig sein. Es empfiehlt sich dann eine zusätzliche Thorakotomie, die parallel zur oberen, je nach Lage, zwischen der 9. und 11. Rippe durchgeführt wird. Das blinde Ausziehen oder Abziehen von Lunge mit Pleuraabschnitten kann zum Abreißen meist vergrößerter Interkostalgefäße und zu erheblichen Blutungen führen, die sich erst in der frühen postoperativen Phase bemerkbar machen.

Das Ausmaß der Thorakotomie muß in Beziehung zum geplanten Eingriff stehen. Die Schnittführung sollte relativ steil oder besser von vorne unten, bei der seitlichen Thorakotomie bogenförmig beginnend, und etwa parallel um den unteren Subskapularrand herum, dann steil nach oben geführt werden, so daß der hintere obere Schnittrand jederzeit nach oben, wie zu einer Thorakoplastik, verlängert werden kann (s. Kap. 16). Eine zu kleine, unsachgemäße Thorakotomie, der eine große Operation folgt, stellt eine größere Traumatisierung dar als eine primär adäquate. Zu enge, gequälte Thorakotomien führen insbesondere beim älteren Patienten mit starrem, rigidem Altersthorax zu Rippenfrakturen und Rippenserienfrakturen mit Stückbrüchen bis hin zu instabilen Brustwänden. Dies bedeutet nicht nur eine erhöhte Wundinfektionsgefahr durch Parenchymeinblutung, sondern auch eine vermeidbare Erschwerung der für die postoperative Phase so wichtigen Atemarbeit des Patienten. Je kleiner und atypischer der gewählte Zugang ist, umso schwieriger wird seine evtl. erforderliche Erweiterung zur typischen Thorakotomie. So läßt sich die kosmetisch sehr günstige axilläre Thorakotomie bei Verschwielung der Pleurablätter kaum adäquat erweitern, um eine Pleurektomie bzw. Dekortikation vornehmen zu können. Es empfiehlt sich hier, diese Thorakotomie zu verschließen und im typischen Bereich einzugehen.

Rippenresektionen sind bei der Thorakotomie in der Regel nicht erforderlich. Bei der Eröffnung der Pleurahöhle ist die Interkostalmuskulatur unmittelbar am Oberrand der Unterrippe zu inzidieren und nach oben abzuschieben, um die Gefäßversorgung zu schonen. Verletzungen von Interkostalgefäßen können Anlaß zu großen Brustwandhämatomen, zu Wundinfektionen sowie zu Rethorakotomien geben. Bei Verletzungen der Interkostalgefäße muß daher eine sorgfältige Blutstillung durchgeführt werden.

Bei vermutetem Übergreifen von Tumoren auf die Pleurablätter und Verwachsungen der Pleurablätter ist die sog. extrapleurale Freilegung von besonderer Bedeutung. Hierdurch wird ohne Verletzung des Lungenparenchyms, ohne Einbrechen in den invasiv vorwachsenden Tumor, und insbesondere zur Vermeidung von Parenchymfisteln, die Lunge extrapleural mobilisiert (s. Kap. 17).

Das erste Aufdehnen der Thorakotomie gelingt in der Regel nach Inzision des kostovertebralen Gelenks am schonendsten mit den Händen, nach Einlegen der Tücher, die die Rippenränder und Thorakotomiewinkel auspolstern. Erst dann sollte der Rippensperrer eingesetzt werden und schrittweise, insbesondere beim altersstarren Thorax, die Wunde gespreizt werden.

Beim Verschluß der Thorakotomiewunde sollten die perikostalen Nähte die Interkostalmuskulatur dergestalt fassen, daß sie sich kulissenartig über das abgeschobene Periost legt (s. Kap. 16). Der Verschluß sollte mit resorbierbarem Nahtmaterial durchgeführt werden; die Naht sollte unmittelbar oberhalb der Oberrippe und nicht direkt am Unterrand der Unterrippe plaziert werden, um die Interkostalgefäße und den interkostalen Nerv nicht zu verletzen. Drahtnähte sollten nicht mehr zur Anwendung kommen, da sie rasch ermüden und nach Wochen oder Monaten reißen, somit also zu Einspießungen in das umgebende Gewebe führen. Frakturierte Rippen müssen sorgfältig miteinander- und aneinander adaptiert werden, um einen instabilen Thorax mit all seinen postoperativen Folgen zu vermeiden. Dies geschieht am besten mit schlingenförmig gelegten Nähten um den Frakturspalt.

Ist es zu ausgedehnten Stückbrüchen einer Rippe gekommen, die sich nicht mehr adaptieren lassen, ist es besser, diese unter Schonung des Interkostalnervs subperiostal komplett zu resezieren. Solche Infraktionen mit entsprechenden überschießenden Kallus- und Narbenbildungen im Rippenbereich innerhalb der Thorakotomienarbe können zu ausgedehnten Fixationen des Interkostalnervs führen und ursächlich für eine Interkostalneuralgie sein. Selbst bei Verwendung von resorbierbarem Nahtmaterial sollte bei den adaptierenden Nähten der Interkostalnerv geschont werden, um während und nach dem Resorptionsvorgang narbige Irritationen im Verlauf zu vermeiden, was jedoch nicht immer möglich ist. Die transossär gelegten Fäden mit extrapleural überlappenden Nähten vermeiden zwar sicher das Fassen der Interkostalnerven, können aber ihrerseits wiederum bei Wundinfekten zu Rippenosteomyelitiden führen. Wir haben dieses Verfahren bei Routinethorakotomien nie angewandt. Ursächlich für postoperative Narbenschmerzen ist weitaus am häufigsten jedoch die isolierte Verletzung im Bereich des Austrittes des Interkostalnervs aus den Foramina intervertebrales. Wird das Kostovertebralgelenk nicht regelrecht inzidiert (s. Kap. 16), kann es unbemerkt zu Infraktionierungen oder Verrenkungen in diesem Abschnitt kommen; hier wiederum ist meist die zu klein gewählte Thorakotomie ursächlich.

22.1.2 Mediane Sternotomie

Die mediane Sternotomie ist die gebräuchlichste Eröffnung für die Regionen des anterioren Mediastinums bei Lungenverletzungen, bei Eingriffen an der Bifurkation, in der Metastasenchirurgie, bei postoperativen pulmonalen Komplikationen sowie in der Kardiochirurgie. Die Schnittführung sollte in der Regel etwa 2 cm über dem Jugulum beginnen und 5 cm unter dem Xiphoid enden. Besondere Berücksichtigung bei der Schnittführung im kollaren Anteil findet die Schilddrüse, insbesondere bei einer Vergrößerung. Nach Durchführung der Sternotomie sollte, besonders bei zu erwartenden Verwachsungen, invasiven Tumorinfiltrationen (Tumorzellverschleppung) und Reoperationen erst dann das Sternum aufgedehnt werden, wenn beide Sternumanteile unter Sicht von Adhärenzen gelöst wurden, um Verziehungen und Einrisse der mediastinal verlaufenden Gefäße sowie unnötige Pleurazerreißungen zu vermeiden. Der Sternumsperrer sollte tiefer als die 1. und 2. Rippe plaziert werden, so daß das Risiko einer Plexus-brachialis-Verletzung durch sekundäre Fraktur der 1. und 2. Rippe praktisch unmöglich wird. Auf den Verlauf der A. mammaria interna sollte insofern Rücksicht genommen werden, da es bei grundsätzlicher Ligatur beider Seiten in der postoperativen Phase zu persistierenden Schmerzen im Sternumbereich im Sinne einer postischämischen Komplikation kommen kann, was wir selbst bisher jedoch nicht beobachtet haben. Der Brustkorb sollte nicht überdehnt gespreizt werden, insbesondere beim leptosomen Patienten und bei Patienten mit einer Kyphose. Gelegentlich ist ein relativ weites Aufspreizen der Sternumränder auf der Seite erforderlich, wenn im Hilusbereich die Lymphadenektomie vorgenommen werden muß. Das kann zu Rückflußstauungen aus Armen und im Schultergürtelbereich führen, mit nachfolgenden Thrombosen. Die Gefahr der Plexusparese ist sicher geringer. Postoperativ können hierdurch erhebliche Schmerzen durch Subluxationen in den kostovertebralen Gelenkbereichen auftreten. Ist dies zu erwarten, muß zur Gewährleistung einer sicheren Bronchialtoilette ein Periduralkatheter gelegt werden. Ein zentraler Zugang sollte verpflichtend sein, denn periphere Zugänge können aus oben angeführten Gründen applizierte Infusionen nicht verteilen. Beim Verschluß mit breiter Eröffnung des Mediastinums nach Tumoroperationen und Ausräumung von Lymphknoten sollte eine retrosternal plazierte Redon-Drainage im Sinne einer Mediastinaldrainage zur Hämatomvermeidung und somit zur Infektionsprophylaxe obligatorisch sein. Der symmetrische, kongruente Verschluß, am besten von kranial nach kaudal durchgeführt, mit Drahtcerclagen oder „stainless steel-Bändern" sollte das unsynchrone Nachziehen einer Seite bei der Atembewegung verhindern (s. Kap. 16). Wir bevorzugen beim Sternumverschluß Drahtcerclagen, da unserer Erfahrung nach die Stahlbänder infektprovozierend sind. Nylonfäden sind zur Stabilisierung des Sternums nicht zu empfehlen, da häufig das Wandern der Nyloncerclage nach kranial mit Verletzungen des Rippenknorpels und ihnen folgenden Wundheilungsstörungen beobachtet wurden.

22.2 Allgemeine intraoperative Komplikationen und deren Vermeidung

Die intraoperative Komplikation bei operativen Eingriffen im Thorax betrifft:

1. die großen Gefäße und das Herz im Sinne von akuten Komplikationen bis hin zu Notfallsituationen,
2. Organabschnitte, deren Verletzung in der Regel nicht zu momentanen lebensbedrohlichen Zuständen führt, die sog. subakuten Komplikationen.

Im Bereich des rechten und linken Hemithorax gibt es für Komplikationen 2 besonders gefährdete Lokalisationen, die sozusagen die Wetterwinkel darstellen. Diese Bereiche sollten stets vorsorglich präparatorisch dargestellt werden, wenn aufgrund der intraoperativen Umstände (Narben, Tumorausdehnung) Komplikationen möglich erscheinen, insbesondere vom chirurgischen Nachwuchs, um in einer Notfallsituation entsprechend gewappnet zu sein. So gilt es, den jeweiligen Hauptstamm der Pulmonalarterie zentral anzuschlingen, um ggf. bei Verletzungen und damit auftretenden Massenblutungen sofort durch gezieltes Abklemmen des Hauptstammes eine rasche, gute und blutfreie und damit exakte Übersicht zur Behebung der Komplikationen zu erreichen (s. Kap. 17). Eine weitere Regel beim Auftreten einer solchen massiven Blutung ist die sofortige Kompression, manuell oder mittels Tamponade. Keinesfalls dürfen in unübersichtlichen Gebieten blind Klemmen gesetzt werden, die den Schaden durch zusätzliches Einreißen und weiteres Aufreißen von schon bestehenden Defekten meist noch vergrößern. Es sollte die Regel sein, daß blindes oder unkontrolliertes Abklemmen bzw. Setzen großzügiger blinder Durchstechungsligaturen bei Massenblutungen, wenn irgend möglich, nicht vorgenommen wird. Durch die Kompression gewinnt man zunächst Zeit für eine klare Planung zur Behebung der Komplikation:

1. Volumenvorgabe,
2. Absprache mit dem Anästhesisten über zusätzliche venöse Zugänge, z. B. bei Cava-superior-Verletzungen über die untere Extremität,
3. adäquate Assistenz,
4. Installation einer zweiten Saugung,
5. Planung der notfallbedingten Operationsstrategie.

Nach diesen Bedingungen sollte die Blutungsursache lokalisiert, die Leckage präpariert und, ggf. unter Abklemmen zu- und abführender Gefäße bis hin zur digitalen Kompression, ein Verschluß und eine Blutstillung herbeigeführt werden.

22.2.1 Rechter Hemithorax

Der Wetterwinkel im rechten Hemithorax ist der Kreuzungsbereich der V. azygos (Abb. 22.1) und der

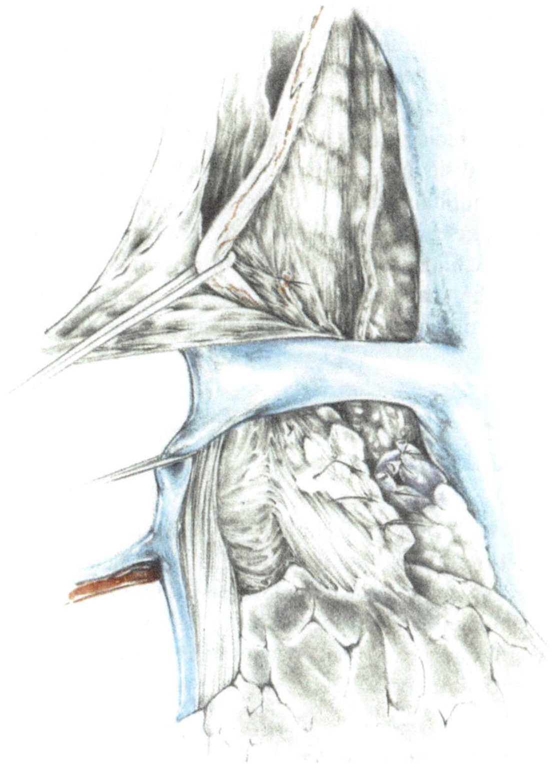

Abb. 22.1. Einmündung der V. azygos in die V. cava superior (Zustand nach Oberlappenresektion). Der OL-Bronchus ist verschlossen, die V. pulmonalis mit Durchstechungsligaturen versorgt. Große Lymphgefäße sind in der Tiefe des Mediastinums erkennbar

V. cava, mit dem in der Tiefe liegenden oberen Abschnitt des Stammes der Pulmonalarterie.

Hier liegt in unmittelbarer Nachbarschaft, oft narbig oder tumorös verklebt, der kurze rechte Stammbronchus, einschließlich seines Abgangs zum Oberlappen. Nach vorne zu gelegen kann hier die Hinterwand der oberen Lungenvene, einschließlich der Übergangszone aus dem Vorhof, narbig in diesen Wetterwinkel miteinbezogen sein, ebenso wie der Hauptstamm der Pulmonalarterie bzw. ihre Aufzweigung. Beim Unterfahren der Oberlappenvene besteht die Gefahr, daß der große Arterienast unbemerkt einreißt oder penetriert wird – Massenblutung ist stets die Folge (s. Kap. 19). Dies ist ein Beispiel dafür, wie vorteilhaft es bei einer solchen zu erwartenden Komplikation ist, wenn zuvor der Hauptstamm tief im Mediastinum und auch die Lungenvenen präpariert wurden, da die großen Gefäße nun sofort abgeklemmt werden können, um den Schaden anatomiegerecht zu beheben.

Die Lymphbahnen und Lymphknoten, die vom Parenchym in Richtung Mediastinum ziehen, verlaufen vornehmlich medial entlang des Hauptbronchus; sie unterkreuzen in der Übergangszone die erste der Pulmonalarterien zu ⅓, bzw. den Hauptstamm der Pulmonalarterie dieses Abschnitts, und ziehen unter der V. azygos bzw. der angrenzenden V. cava in das tiefere obere Mediastinum. Hier kann es durch metastatische Tumorabsiedlungen oder entzündliche Veränderungen der Lymphknoten zu tumorösen bzw. entzündlich narbigen, gelegentlich sogar echten Verwachsungen kommen. Schließlich kann in diesem Abschnitt durch zusätzliche, nach vorne zu gelegene Verschwielungen, der N. phrenicus unsichtbar miteinbezogen sein.

22.2.1.1 Risikominimierende Technik im rechten Hemithorax

Die chirurgische Technik kann übersichtshalber in 2 Schritten dargestellt werden. Je nach Schweregrad der Verwachsungen, bzw. der zu erwartenden oder eingetretenen Komplikationen, muß der einzuschlagende Weg umgekehrt oder der Notfallsituation entsprechend adaptiert werden.

Erste präparatorische Phase
Zunächst sollte der Herzbeutel von vorne unter Schonung des N. phrenicus breit eröffnet werden. Hierbei ist zu berücksichtigen, daß dies in der Tumorchirurgie bei invasivem Einbruch des Tumors in das Perikard bei Notfallsituationen nicht immer möglich ist. Die Präparation der V. cava sollte bevorzugt von der Einmündung der V. azygos aus geschehen. Hier gelingt es am einfachsten, die V. cava vorhofnahe zu unterfahren und anzuschlingen bzw. bei einer Komplikation im Vorhofbereich abzuklemmen. Die Präparation der oberen Lungenvene und des angrenzenden Vorhofs sollte bei zentralen Manipulationen im Oberlappenbereich zur Regel werden. Das Ablösen der oberen Lungenvene von der Vorderwand der Pulmonalarterie bzw. ihrer Aufzweigung in die Äste 1 und 3 kann hilfreich sein bei peripheren Blutungen im Sinne der selektiven Versorgung. Die Präparation des Stammes der Pulmonalarterie im tiefen Mediastinum und ihre Auslösung ist in der Regel zentralwärts zunehmend leichter.

Zweite Präparationsphase
Zunächst sollte die Präparation des rechten Hauptbronchus von der Bifurkationsregion unter besonderer Schonung der A. bronchialis durchgeführt werden. Dies ist in der Tumorchirurgie nicht immer möglich. Nun sollte die Darstellung des rechten Oberlappens aus dem Hauptbronchus erfolgen. Das Ablösen des Stammes der Pulmonalarterie aus seinen Verwachsungen bzw. Verklebungen vom Hauptbronchus gelingt in der Regel von dorsal her leichter. Manchmal ist es überhaupt leichter, die Pulmonalarterie in ihren zentralen Abschnitten bei Verwachsungen von hinten her zu präparieren, wenn der Zugang von vorne her wegen Verklebung und Tumorausdehnung zu gefährlich erscheint. Durch Absetzen des Oberlappens oder bei geplanter Manschettenresektion, Durchtrennen des Hauptbronchus nahe der Bifurkation und des distal gelegenen Bronchus intermedius läßt sich die Pulmonalarterie oft überraschend einfach präparieren und auslösen. Weiterhin ist von hier aus dann der Azygos-cava-Winkel gefahrloser darzustellen, wenn sozusagen die Präparation von zentral, also hinter der V. cava und azygos nach vorne erfolgt. Das Lig. pulmonale führt auf die Unterlappenvene, die am Ende des Ligamentums in der Regel gut zu umfahren bzw. abzuklemmen ist. Selten können auch im Lig. pulmonale ähnlich der Gefäßversorgung einer Sequestration relativ großlumige Gefäße verlaufen.

22.2.2 Linker Hemithorax

Die „Wetterecke" des linken Hemithorax stellt die Beziehung der linken Pulmonalarterie zum Aortenbogen sowie zum Lig. arteriosum Botalli sowie N. phrenicus und N. recurrens dar (Abb. 22.2). Die Nähe des Hauptstammes der Pulmonalarterie und Oberlappenvene sowie die Distanz des langen linken Hauptbronchus unterhalb des Aortenbogens in Richtung Bifurkation sind weitere Komplikationsareale. Der Aortenbogen und der Abgang der linken A. subclavia trennen den linken Hilus von der hier verlaufenden paratrachealen Lymphknoten. Aus diesem Grund ist eine effektive en-bloc-Resektion der linksseitig gelegenen Lymphknoten in der Kontinuität schwieriger als auf der rechten Seite, wo die V. azygos geopfert werden kann. Bei der linksseitigen paratrachealen Lymphknotendissektion müssen die Strukturen des N. vagus und des N. phrenicus erkannt und geschont werden, sie können als Leitlinie zur Lymphknotendissektion dienen (s. Kap. 19).

In unmittelbarer Nachbarschaft posterior zur linken A. subclavia, nahe dem Ösophagus, verläuft der Ductus thoracicus (Abb. 22.3). Insbesondere eine unbemerkte Verletzung kann in der postoperativen Periode zu einem Chylothorax führen. Sollte eine Verletzung intraoperativ möglich und nicht sofort verifizierbar sein, empfehlen wir, dem Patienten über die Magensonde Sahne zu applizieren. Dies führt rasch zu weißgefärbtem Chylusfluß, der so eine Ductus-thoracicus-Leckage sichtbar macht, die sorgfältig ligiert wird. Bei der Lösung von Verwachsungen oder Adhärenzen

Abb. 22.2. „Wetterecke des linken Hemithorax“ mit Aortenbogen, Lig. arteriosum botalli, N. laryngeus recurrens, N. vagus und dem Verlauf des Lymphnetzes

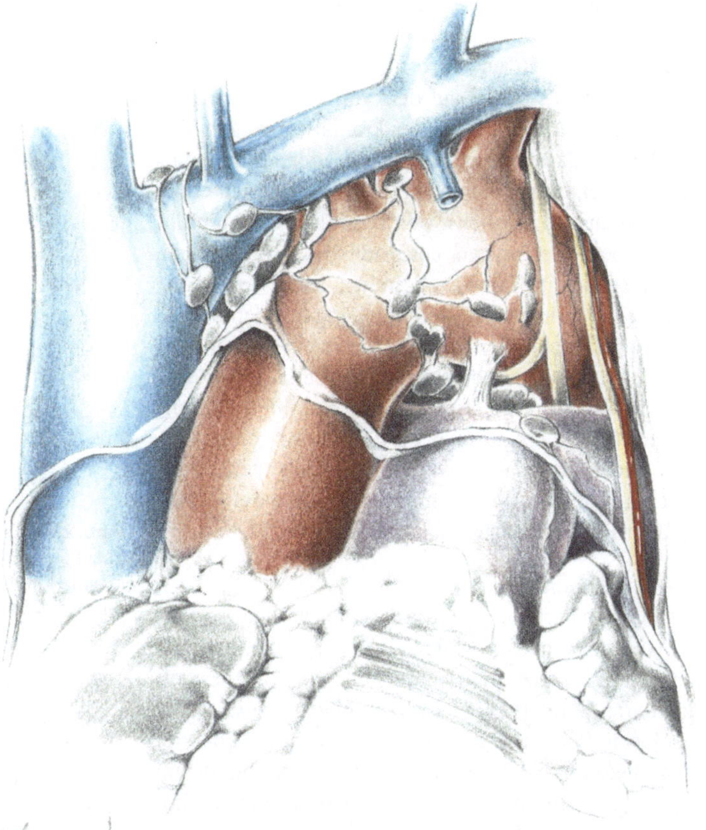

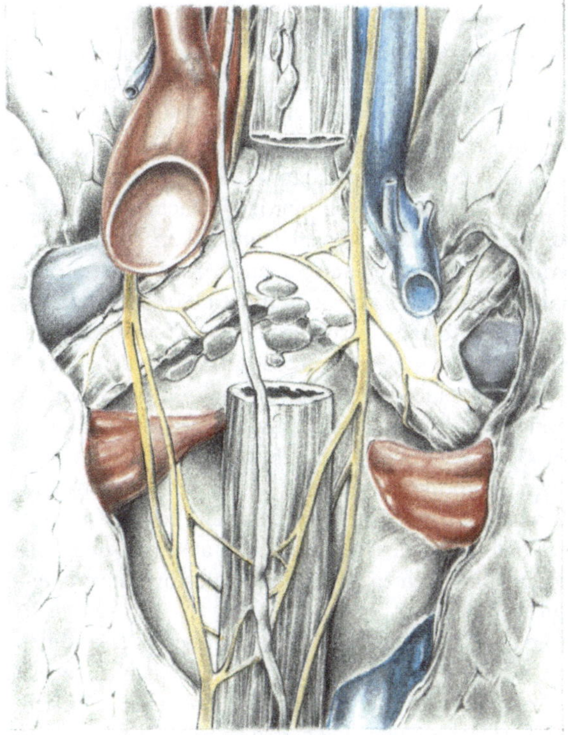

Abb. 22.3. Topographie des hinteren Mediastinums von dorsal gesehen mit Bifurkation, N. vagus, Ductus thoracicus, Ösophagus

oberhalb des Aortenbogens muß besondere Rücksicht auf den N. vagus genommen werden. Eine bewußte Opferung oder unnötige Durchtrennung beinhaltet eine Durchtrennung des linksseitigen N. recurrens, der lateral vom Lig. arteriosum Botalli als Ast des N. vagus aszendiert (Abb. 22.2).

Der N. phrenicus verläuft anterior oft sehr variabel zur linksseitigen A. subclavia am Perikard, ca. 2 Querfinger vor Einmündung der Pulmonalarterie und der oberen Pulmonalvene. Er markiert somit den intraperikardialen Zugang zu diesen Gefäßen im Falle einer Komplikation, ist aber dementsprechend auch Verletzungen sowie der Tumoreinmauerung ausgesetzt.

22.2.2.1 Risikominimierende Technik im linken Hemithorax

Im Bereich des linken Hemithorax empfiehlt es sich ebenfalls, das chirurgische Vorgehen in 2 Schritten darzustellen:

Erste präparatorische Phase

Auch hier ist ein breites Eröffnen des Herzbeutels von vorne, am besten in Höhe der Oberlappenvene, angezeigt. Hier ist die Gefahr der Verletzung des N. phrenicus geringer als auf der rechten Seite, da er meist ausreichend weit ventral liegt.

Die Oberlappenvene wird nun intraperikardial verfolgt, und man stößt so auf den Vorhof. Hier wird die Vene angeschlungen. Darunter kranialwärts stellt sich die Pulmonalarterie dar. Der Stamm der Pulmonalarterie ist bei breit eröffnetem Herzbeutel leichter zu präparieren und möglichst weit zentralwärts zu umfahren, insbesondere wenn entzündliche Vernarbungen oder ausgedehnte Tumoren bestehen. Insgesamt ist die intraperikardiale Präparation der Lungenvenen mit ihren Vorhofabschnitten oft nicht nur sicherer, sondern auch leichter. Wegen der besseren Übersicht kann es gelegentlich hilfreich sein, das Lig. Botalli zu durchtrennen (cave N. recurrens, Abb. 22.2). Bei entzündlichen und tumorigen Verwachsungen im inneren und hinteren Aortenbogen kann es zum Ein- oder Abreißen von Interkostalarterien kommen.

Zweite präparatorische Phase
Die Pulmonalarterie sollte dargestellt werden, so daß der Hauptbronchus von dorsal her erreichbar ist. Er kann somit unterfahren werden und ist von der Pulmonalarterie in der Regel abzuschieben bzw. scharf abzulösen. Bei vorgesehener Pneumonektomie, bei der Manschettenresektion und auch bei notfallmäßigem Zugang zu den zentralen Gefäßen und zum Vorhof kann die primäre Durchtrennung des Hauptbronchus, also seine Präparation von hinten her, den Zugang zur Pulmonalarterie wie auf der rechten Seite erleichtern. Hierbei wird nun das Lig. Botalli von hinten reseziert, ebenfalls unter Berücksichtigung des N. recurrens, so daß dann als letztes der Vorhof und die obere Lungenvene frei zugänglich im Operationssitus liegen und die Präparation bzw. ihre Versorgung keine Schwierigkeiten bereiten.

22.2.3 Keilresektion und atypische Segmentresektion

Die Indikation zur Keil- bzw. atypischen Segmentresektion reicht von der offenen Lungenbiopsie, der Entfernung solitärer oder multipler Rundherde oder kleiner entzündlicher Knoten bis hin zur Tumorreduktion bei Risikopatienten (s. Kap. 17/19). Zur Vermeidung von Komplikationen ist es notwendig, das topographisch-anatomische dreidimensionale Konzept der Lunge bei der Durchführung einer Keilresektion vor Augen zu haben (Abb. 22.4). Insbesondere muß der Verlauf der zentralen großen Gefäße und Bronchien berücksichtigt werden, so daß es nicht zu unbeabsichtigten Störungen dieser anatomischen Strukturen kommt, mit Schaffung von nichtbelüfteten Lungenarealen. Demgemäß sollte man tiefe Keile meiden. Das

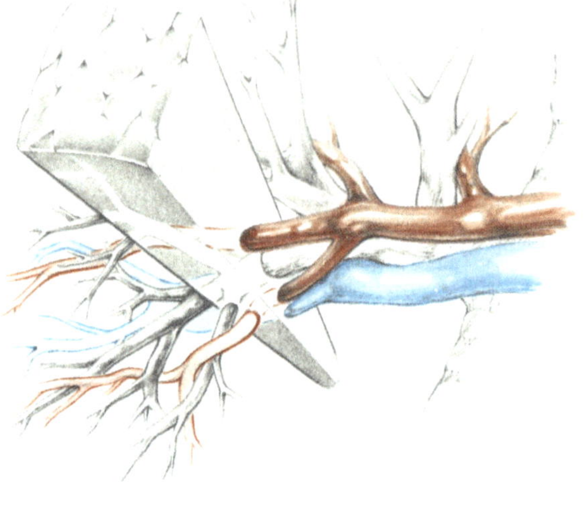

Abb. 22.4. Dreidimensionales Schema einer „zu tiefen" Keilresektion. Bei zu zentralen Keilresektionen kommt es zu nichtbelüfteten Arealen mit hämorrhagischer Infarzierung und Minderdurchblutung peripher des Resektats

unkontrollierte Setzen von Klemmen oder Nahtgeräten ohne vorherige zentrale Inspektion oder Klärung der Anatomie kann zur Zerstörung des geordneten Blutzustroms eines Pulmonalarterienastes führen oder - noch gefährlicher - den venösen Rückstrom unterbrechen, so daß in der Folge ein hämorrhagischer Infarkt provoziert werden kann. Keilresektionen sollten also nur am peripheren Lungenmantel durchgeführt werden. Schon das spitze oder stumpfe Durchführen eines Instrumentes durch das Lungenparenchym zentralwärts der Intermediärzone eines tiefergelegenen kleinen Tumors, um von hier aus 2 Klemmen für den Keil zu legen, kann zu Verletzungen von Pulmonalarterienästen und -venenästen und zu schwersten Einblutungen in das Parenchym führen. Postoperative Infektionen folgen gerne solchen Komplikationen. Kommt es bei Verletzungen der großen Blutleiter gelegentlich zu einer Bronchuseröffnung, so ist die endobronchiale Blutung mit Aspiration der gleichen oder der Gegenseite ohne Doppellumentubus kaum zu verhüten. Sofortiges Erkennen der Komplikation und Kooperation mit dem Anästhesisten, der das Aspirat evtl. unter bronchoskopischer Sicht absaugen und spülen muß, kann einen protrahierten postoperativen Verlauf verhindern.

Ist das Operationsfeld unübersichtlich oder sind tiefere Keilresektionen unumgänglich, sollten zunächst die zentralen Strukturen präpariert und angeschlungen werden; dann sollte, nach Exzision des Keiles unter Sicht, sorgfältig und gezielt eine Versorgung der eröffneten Bronchien und Blutleiter durchgeführt werden. Die Reihenfolge der Freigabe des Blutstromes sollte zunächst über die Vene und dann erst über die Arterie erfolgen.

Bei einer relativ zentralen Läsion sollte in jedem Fall auf eine Keilresektion verzichtet werden. Hier muß eine anatomische Segmentresektion der Keilresektion vorgezogen werden. Auch hier ist es sicherer, nach Festlegung der Segmentgrenzen die zentralen Venen, Arterien und Bronchien für notfallgemäßes, gezieltes Vorgehen vorzubereiten.

Bei kleinen, peripher liegenden Rundherden stellt die Keilresektion in der Regel keine Schwierigkeit dar, wenn man berücksichtigt, daß die Klemmen nicht zu nahe an den zu exzidierenden Herd gelegt werden. Eine zweite Quelle von Komplikationen ist die ungenügende Versorgung des proximalen Anteils der Keilexzision. Der dem Zentrum nächstgelegene Exzisionsteil bedarf besonderer Berücksichtigung bei der Übernähung und sollte, v. a. nach Maschinennaht, gesondert hämostatisch und aerostatisch mit Übernähung versorgt werden. Die Maschinennaht erfaßt oft sehr viel gesundes Lungengewebe; dies muß in der Metastasenchirurgie besonders berücksichtigt werden. Hier ist u. E. die Keilresektion über entsprechend große und variabel gebogene Klemmen mit sorgfältiger, feiner Parenchymnaht vorzuziehen.

22.3 Spezielle intraoperative Komplikationen und deren Vermeidung

22.3.1 Lungenparenchym und Pleura

Fibrinüberlagertes, entzündliches Parenchym ist brüchig und neigt schon bei geringer Traumatisierung zu Leckagen. Der Versuch der Übernähung endet häufig damit, daß die Blutung und Parenchymfisteln zunehmen, anstatt geringer zu werden. Bei Parenchymnähten, mit der Hand oder Maschine, sollte eingeschlagene Pleura zwischen die Naht geschlagen werden. Ist der Interlobärspalt bei vorgesehener Lobektomie nicht klar definiert bzw. verwachsen und ist eine stumpfe Lappenseparation praktisch unmöglich, ohne eine Vielzahl von Parenchymverletzungen und -fisteln hervorzurufen, bieten sich 3 Möglichkeiten an, Parenchymfisteln und Blutungen zu vermeiden:

1. Das Lungengewebe wird zwischen Klemmen lappenrandständig durchtrennt. Das am zu erhaltenden Lappen als atelektatisches Lungenparenchym verbleibende Gewebe wird mit fortlaufenden Durchstechungen versorgt.

2. Eine Untertunnelung unter dem überwachsenen oder nur angedeuteten Interlobärspalt mit dem Finger und der Overholt-Klemme über den zentralen Strukturen erfolgt nach Präparation der Pulmonalarterie im Lappenspalt. Die Branche eines Nähinstrumentes oder einer Klemme wird dann in diesen „Tunnel" geführt und auf diese Weise eine Naht gesetzt.

3. Sollte es trotzdem zu parenchymalen Blutungen und Fistelungen kommen, sind diese häufig mittels Tamponade mit heißer physiologischer Kochsalzlösung zu stillen. Kleine blutende Gefäße werden gefaßt und versorgt. Kleine Luftleckagen, deren Intensität in jedem Fall unter einem Flüssigkeitsspiegel in der Pleurahöhle (sog. Wasserprobe) geprüft werden sollte, stellen i. allg. keinen Grund für eine große Lungenübernähung dar.

Bei der Übernähung der Lunge sollte der maximale Druck nicht über 30 cm H_2O liegen, da es sonst zu spontanen Einreißungen, insbesondere des brüchigen Lungenparenchyms, kommen kann. Kleine offenstehende Bronchialäste dagegen müssen sorgfältig verschlossen werden.

Der Operateur muß von Fall zu Fall entscheiden, ob eine Parenchymleckage zu übernähen ist oder ob nach Einlegen einer Drainage der spontane Verschluß abgewartet werden kann. Mehr als 1 l Luftverlust im zu- und abführenden Narkosesystem ist kaum zu verantworten. Über die Möglichkeit der Fibrinverklebung (s. Kap. 17) zur Abdichtung von Parenchymfisteln wird in der Literatur berichtet, wir haben hiermit nur geringe Erfahrung. Die Naht einer Parenchymwunde kann auch das Volumen der Restlunge und deren Ausdehnung einschränken. Große Parenchymleckagen bergen die Gefahr des postoperativen Pneumothorax und Empyems.

Sollten die Parenchymleckagen jedoch mit den oben beschriebenen Methoden oder anderen Techniken nicht beherrschbar sein, dann ist bei Luftverlust von mehr als 1 l die entsprechende anatomische Einheit sekundär zu entfernen. Sollte wegen einer drohenden Torsion eine Lappenfixation notwendig werden, wie gelegentlich nach Oberlappenektomie die Fixation des Mittellappens an den Unterlappen, ist dafür Sorge zu tragen, daß die Naht nicht tief durch das Parenchym geführt wird. Durchschneidungen der gelegten Adaptionsfäden mit Parenchymzerreißungen und damit großen Fisteln in der Aufwachphase oder der unmittelbaren postoperativen Phase, verursacht durch den Hustenstoß oder Absaugen der noch nicht komplett ausgedehnten Lunge, können Grund für eine Rethorakotomie werden. Ist eine Lappenadaptation unumgänglich, so sollte die Pleura visceralis mit feinstem Nahtmaterial gefaßt und adaptiert werden.

Intraoperative Pleuraverletzungen haben nur eine akute Bedeutung bei unbemerktem Eröffnen der mediastinalen Pleura der Gegenseite nach Ausräumung z. B. tumoröser Lymphknoten im Mediastinum und bei operativen Maßnahmen an der Bifurkation und hinter dem Perikard. Dabei kann es zu einem akuten

Spannungspneumothorax der kontralateralen Seite kommen. Dies macht sich in einer rasch progredienten Erschwerung der Ventilation mit entsprechender Verschlechterung der Blutgase und allen Folgen auch für das kardiovaskuläre System bemerkbar. Bei Doppellumentuben kann die Vorwölbung des Mediastinums des Gegenthorax ein Hinweis sein. Prinzipiell hilft nur das „daran denken". Die Therapie besteht in breiter Eröffnung der kontralateralen Pleura oder sofortiger Einlage einer Thoraxdrainage.

Nach Lösung flächenhafter Verwachsungen, gleich welcher Art, von der Brustwand kann es intra- und extrapleural in seltenen Fällen zu schweren unstillbaren Blutungen kommen. Solche Pleuraverwachsungen können unter sich anastomosierende Gefäßgeflechte mit sich führen, deren arterieller Schenkel stets von der Brustwand kommt. Die Blutstillung kann sich dann schwierig gestalten, da die Gefäßstümpfe in der Brustwand schwer gefaßt werden können und sich rasch retrahieren. Hier hat sich die Kompression durch Tücher, die mit heißer Kochsalzlösung getränkt sind oder die Heißluftkoagulation bei der Blutstillung bewährt. Gelegentlich bleibt zur abschließenden Blutstillung nur die exakte Präparation der Blutungsursache mit Darstellung der Gefäße, was u. U. eine zusätzliche gezielte Thorakotomie bzw. Inzision notwendig machen kann.

Aber auch bei freier Lunge ohne Verwachsungen muß man daran denken, daß abnorme Gefäßversorgungen der Lunge nicht selten sind und bei zu forschem Vorgehen zu Blutungskomplikationen führen können. Es ist bekannt, daß anatomische Varianten im Arterienverlauf aus der Aorta zum Unterlappen führen können. Man wird deshalb bei der Durchtrennung des Lig. pulmonale sichtbare Gefäße darstellen, doppelt unterbinden und durchtrennen. Komplikationen im Sinne von schweren, ja tödlichen Blutungen, sind jedoch zu befürchten, wenn wegen entzündlicher Veränderungen die Orientierung durch ausgedehnte Verwachsungen erschwert wird. Hier sollte immer bedacht werden, daß zusätzliche arterielle Blutversorgungen auch aus der Aorta, namentlich bei zystischen Veränderungen im Unterlappen, der sog. intralobären Sequestration, zu erwarten sind (s. Kap. 19). Diese können mannigfaltig sein bis hin zu multiplen bleistiftdicken Arterien. Die Verletzung der Aortenwand selbst ist sehr selten, häufiger jedoch ist das unbeabsichtigte Ausreißen von Arterien aus der Aortenwand.

22.3.2 Bronchialbaum

Bronchiale Variationen

Die Gefahr, daß durch zufällige Verletzungen eine unvorhergesehene Komplikation bei abnormem Bronchialbaum hervorgerufen wird, ist weniger groß als bei Gefäßvariationen. Bei sorgfältiger Voruntersuchung, insbesondere der obligaten präoperativen Bronchoskopie, sollte ein ungewohnter Befund in der Regel auffallen. Überzählige Bronchien sind meist im Bereich der rechten Seite an der Trachea oder auf Höhe der Bifurkation, weniger häufig am Hauptbronchus zu finden. Diese Variation wird auch links beobachtet. Die sehr seltenen echten Nebenlungen, die oft im oder am Mediastinum gelegen sind, können, da sie meist atelektatisch sind, mit vergrößerten Lymphknoten verwechselt werden. Sie werden überwiegend mehr oder weniger stumpf ausgelöst. Eine solche Nebenlunge kann jedoch ihre arterielle Gefäßversorgung z. B. aus der A. subclavia erhalten, was erhebliche Blutungen verursachen kann. Gewebestränge in Verbindungen mit Bronchusvariationen sollten erst dann durchtrennt werden, wenn ihre Natur geklärt ist.

22.3.2.1 Intraoperative Komplikationen bei plastisch-rekonstruktiven Eingriffen am Trachealbaum und bei bronchoplastischen Operationen

Zur Überbrückung von Segmentdefekten der Luftwege ist die Therapie der Wahl die End-zu-End-Anastomose. Folgende Forderungen sind hierbei zu stellen, um Komplikationen zu vermeiden: gut durchblutete Bronchus- bzw. Trachealenden sowie lumengerechte und luftdichte Naht. Anastomosen im Bereich von Trachea und Bronchien sollten nur wenig Spannung aufweisen. Das Ausmaß der Mobilisierung der entsprechenden Luftwegabschnitte hängt davon ab, ob der Patient Pykniker oder Astheniker ist, weiterhin von der Elastizität der Bronchien bzw. der Trachea sowie möglichen narbigen Verschwielungen der Umgebung. So lassen sich beim Kind mühelos bis zu ⅓ der Trachea überbrücken, beim erwachsenen Menschen können demgegenüber, insbesondere nach vorgeschalteter Strahlentherapie oder Mediastinoskopie, schon Substanzdefekte von 2 cm in ihrer Überbrückung ein großes Problem darstellen (s. Kap. 17/18).

Alle extremen Mobilisationen können zu Komplikationen führen wie Schluckstörungen, Immobilisation des Kehlkopfs, Sprachstörungen durch Rekurrens-/Vagusverletzungen sowie Durchblutungsstörungen, mit allen Folgen am präparierten Organ selbst (s. Kap. 23). Ist eine Maximalmobilisierung, z. B. bei der Bifurkation, durch zusätzliches Umschneiden des Herzbeutels um eine oder um beide Lungenvenen nötig, kann es intraoperativ durch Zugwirkung abrupt zu schweren Rhythmusstörungen kommen. Diese Komplikation konnten wir einmal nur durch zusätzliche, sofortige Transposition der unteren Lungenvene in den Stumpf der Oberlappenvene bei sog. Doppelmanschettenresektion (Segmentresektion des Bronchus und der Arterie) beheben.

Dagegen kann eine leichte Spannung an der Anastomose erwünscht sein, um das Lumen aufrechtzuerhalten und Knickbildung an der Anastomose mit allen Folgen zu verhüten. Mit oder ohne Spannung kann es an der Trachea und an den großen Bronchien anastomosennahe oder innerhalb der Anastomose selbst zu Einrissen kommen, insbesondere im Bereich der Pars membranacea. Man hüte sich, durch zusätzliche ungezielte Nähte, womöglich U-Nähte, eine Dichtigkeit zu erzielen, die nur vorübergehender Natur sein kann. Entweder reißen solche Nähte immer mehr auf, bzw. schneiden weiter durch, oder die Luftdichtigkeit hält nur kurze Zeit, da die Infektnekrose praktisch vorprogrammiert ist. Hier ist eine klare Strategie erforderlich: Die Resektionsränder im Anastomosenbereich werden nachreseziert und die Anastomose wird wiederholt! Ist dies wegen Substanzdefekt nicht möglich, sollte z. B. nach Manschettenlobektomie im Bifurkationsbereich sekundär eine Bifurkationspneumonektomie (Manschettenpneumonektomie) durchgeführt werden. Erlauben die respiratorischen Reserven das Ausweiten des Eingriffes nicht, also das Überführen einer Manschettenresektion in eine Pneumonektomie, kann der Versuch unternommen werden, gut durchblutetes Gewebe zirkulär luftdicht um das Anastomose aufzusteppen. Hierzu bieten sich nur relativ feste, gut durchblutete Organteile an, wie z. B. ein gefäßversorgter gestielter Perikard- oder Diaphragmalappen (s. Kap. 17/18).

Sollte im Bereich der Bifurkation oder Trachea die kritische Distanz für eine adäquate Anastomose überschritten sein, so ist die intraoperative Komplikation im Sinne eines „Festoperierens" nur mit Hilfte einer interponierbaren Trachealprothese möglich. Hier bietet sich bislang nur die Neville-Prothese an (s. Kap. 18).

Nach all diesen Maßnahmen ist unmittelbar intraoperativ eine Tracheobronchoskopie durch den Operateur unerläßlich, um die innere Anastomose auf lumengerechte Vereinigung, durchschneidende oder freie Fäden, flottierende Gewebeanteile, ausgebrochene Knorpelspangen und schließlich Knickbildungen zu überprüfen.

Verletzungen im Bereich der Bifurkation können bei unsachgemäßer Doppellumenintubation durch Spornperforation häufig an der Hinterwand im Bereich der Pars membranacea vorkommen (Abb. 22.5). Durch perioperative Abdichtung kann dies zu diesem Zeitpunkt übersehen werden. Bei der Wasserprobe als Dichtigkeitsprüfung sollte bei der Endrevision eines solchen operativen Eingriffs das Hervorperlen von Luft aus der Tiefe des Mediastinums auf eine Leckage aufmerksam machen. Manchmal versagt auch diese Prüfung, und die Undichtigkeit wird erst dann bemerkt, wenn nach Abschluß der Thorakotomie der einseitig liegende Tubus oder der Doppellumentubus in den Hauptbronchus (zur Umintubation) zurückgezogen wird. Dies wird vermieden, indem grundsätzlich noch am eröffneten Thorax der Tubus - gleichgültig, welcher verwandt wird und wie er gelegt wurde - in die Trachea zurückgenommen wird. Tritt dennoch unmittelbar nach der Operation Luft aus und ist die Ursache nicht eindeutig feststellbar, muß sofort rethorakotomiert werden.

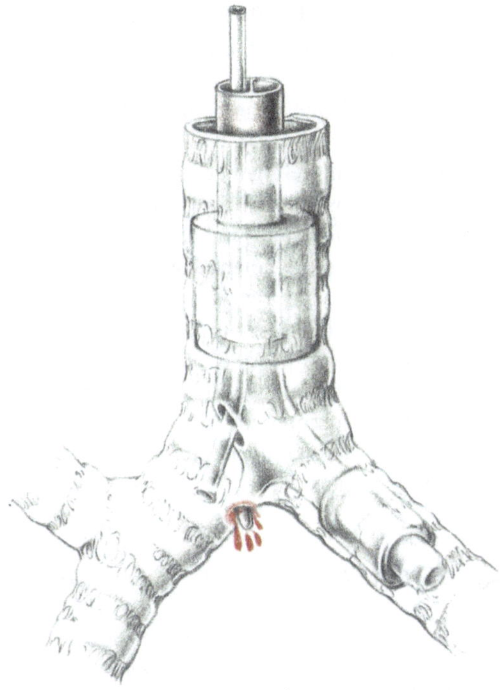

Abb. 22.5. Verletzung der Bifurkation durch Spornperforation im Bereich der Pars membranacea bei unsachgemäßer Doppellumenintubation

Die Korrektur bei linksseitiger Thorakotomie bei einer Perforation im Bifurkationsbereich oder sogar im Bereich des rechten Hauptbronchus (meist an seiner Unterseite) ist von der Operationstechnik her sehr aufwendig. Dazu muß der Aortenbogen vollständig mobilisiert werden (s. Kap. 18). Ob die Versorgung dieser Komplikation infra- oder supraaortal erfolgt, muß nach Verletzungsart und -lokalisation entschieden werden. In jedem Fall muß die Mobilisierung ausreichend groß sein und eine gute Sicht und einen guten Zugang ermöglichen. In allem, was „gequält" erscheint, ist das sekundäre, postoperative Leck schon vorprogrammiert. Es muß abgeklärt werden, ob eine zusätzliche Abdeckung mit Omentum majus größere Sicherheit bringt (s. Kap. 18 und 23).

22.3.3 Notfallmäßige Blutungskomplikationen im Bereich der großen Gefäße

Zu Massenblutungen kann es insbesondere bei spezifisch entzündlichen oder verkalkten Lymphknoten kommen, die den Gefäßen zentral aufliegen und sich häufig nicht ablösen lassen, weiterhin durch Tumorinfiltration der Gefäßwand und des Vorhofs. Nicht selten sind diese Lymphknotenpakete inkrustiert, so daß es zu Einrissen von Venen und Arterien kommen kann. Wenn hier nicht schon zentral - oder besser intraperikardial - das große Gefäß angeschlungen ist, wird man u. U. gezwungen, die blutenden Abschnitte unter digitaler Kompression zu präparieren und dann abzuklemmen. Es sei noch einmal vor ungezieltem Klemmensetzen gewarnt.

22.3.3.1 Akute Blutung aus der Pulmonalarterie

Hier entscheidet man, ob eine Verletzung der Pulmonalarterie innerhalb des Lungenparenchyms oder außerhalb, d. h. über dem Stammbronchus bzw. dem Abgangsbereich des Stammes selbst, vorliegt. Vorzubeugen ist, wie oben bereits geschildert, durch die sorgfältige Präparation vor dem eigentlichen Operationsbeginn, so daß der Hauptstamm jederzeit abgeklemmt werden kann. Nach Leerlaufen der Lunge lassen sich nun nach Abklemmen unter Sicht die Verletzungen identifizieren. Mit 5×0, besser 6×0 monophilen Nähten kann dann ohne Lumeneinengung mittels fortlaufender oder besser Einzelknopfnaht die Leckage korrigiert werden, ggf. mit Hilfe einer Lupenbrille (2,5fache Vergrößerung). Liegt die Verletzung im Bereich des Hauptstammes, so sollte zunächst bei der Kompression die Frage geklärt werden, ob dies durch eine Klemme am Stamm ohne Drosselung der Blutzufuhr der Gegenseite möglich ist. Unter digitaler Kompression der Leckage wird möglichst sorgfältig der Stamm der Pulmonalarterie (wenn dies nicht schon zuvor geschehen ist) präpariert und an die Klemme gelegt. Wir verwenden dazu in Notfallsituationen eine von uns modifizierte Satinsky-Klemme (Abb. 22.6). Besteht die lebensbedrohliche Situation eines Einrisses des Pulmonalarterienhauptstammes, so lassen sich unter digitaler Kompression wegen der Massenblutung oder der Größe des Risses keine Nähte unter ausreichender Sicht durchführen. Hier sollte man mit einem Finger ohne Handschuhüberzug die Leckage komprimieren, um das Einnähen von Handschuhteilen zu vermeiden (Abb. 22.7a). Einzelknopfnähte sollten zunächst ohne Knotung die Wundränder adaptieren. Auf keinen Fall sollte man versuchen, die Leckage in einer Sitzung zu verschließen, sondern man sollte durch Kompression

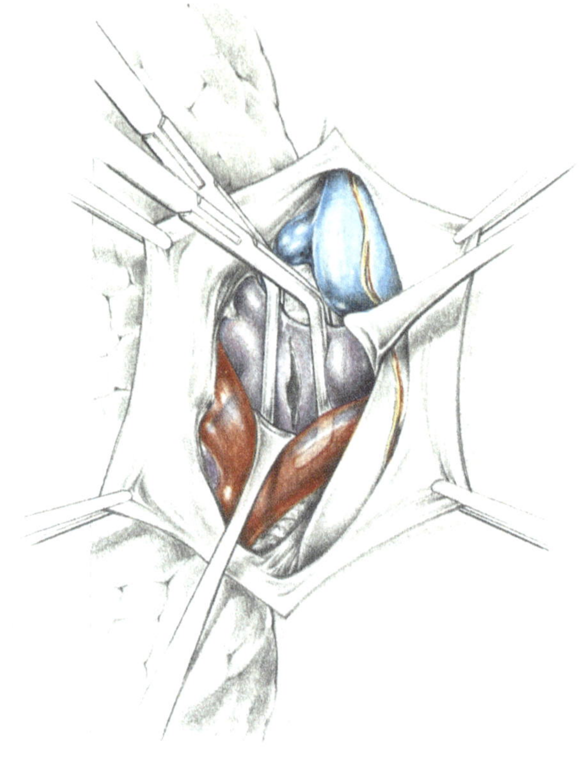

Abb. 22.6. Darstellung einer eingerissenen A. pulmonalis mit geschlossener Satinsky-Klemme

immer wieder die Möglichkeit der Volumenzufuhr geben, wie zuvor beschrieben. Um das Blutungsleck zu reduzieren, kann auch das Setzen von atraumatischen scharfen Allis-Klemmen an die Wundränder (Abb. 22.7b) hilfreich sein.

22.3.3.2 Akute Blutungen im Bereich der Lungenvenen

Das präparatorische Vorgehen bei der Darstellung der Lungenvenen ist identisch mit dem Vorgehen bei Pulmonalarterien unter Berücksichtigung ihrer speziellen Anatomie. Bei Einriß der Lungenvene im Lungenparenchym bzw. am Hilus sollte zunächst unter digitaler Kompression die Blutung gestillt werden. Soweit noch nicht geschehen, sollte dann der Herzbeutel breit eröffnet werden, um den Vorhof darzustellen. Hier kann dann eine Klemme entsprechend gelegt werden. Bei größeren Einrissen, insbesondere mit Übergang am Vorhof, ist es wichtig, ebenfalls die Zufuhr des Blutes, nämlich den Hauptstamm der Pulmonalarterie, abzuklemmen. Falls keine entsprechende Resektion einer anatomischen Einheit den Einriß mitversorgt, muß der

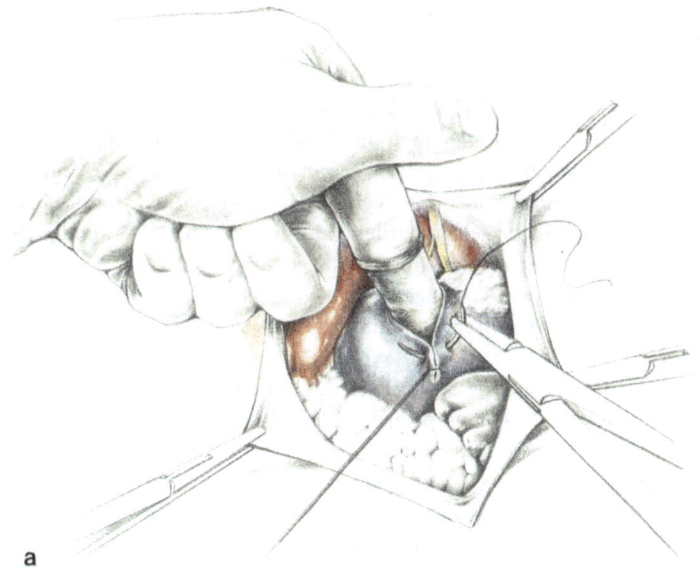

a

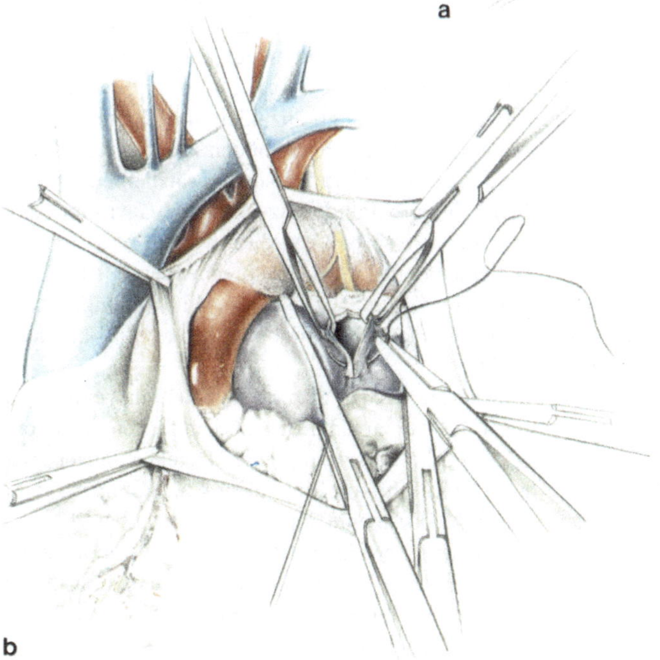

b

Abb. 22.7. **a** Digtale Kompression mit Finger ohne Handschuhüberzug bei einer Massenblutung aus der A. pulmonalis; Verschluß mit Einzelknopfnähten. **b** Einriß der A. pulmonalis mit Darstellung der Wundränder, die mit einer scharfen Allis-Klemme gefaßt sind

Einriß so verschlossen werden, daß der Rückstrom zum Herzen einwandfrei gewährleistet ist. Sonst resultiert eine hämorrhagische Infarzierung mit allen Folgen. Bei einer flächenhaften großen Zerreißung ist es besser, den vorgesehenen kleineren Eingriff durch einen anatomiegerechten größeren zu ersetzen.

22.3.3.3 Akute Blutung aus dem Vorhof

Sollte der Einriß nur auf den rechten Vorhof begrenzt sein, so ist dies leicht am Austritt von nur dunklem, venösem Blut zu erkennen. Das präparatorische Vorgehen wurde oben beschrieben. Bevorzugt reißt der Vorhof an seinem oberen Rand, der Kontaktstelle zum Stamm der Pulmonalarterie, ein. Aufmerksamkeit bedarf auch rechts der Zusammenfluß der Mittellappen- und Oberlappenvene am Vorhof. Der Verschluß einer Venenverletzung empfiehlt sich ebenfalls mit monophilem feinem Nahtmaterial; dabei ist auf die Venen Rücksicht zu nehmen, so daß ein Einengen oder gar Verschließen nicht zu einer hämorrhagischen Infarzierung führt. Bei Einrissen am Vorhof selbst verwenden wir monophiles Nahtmaterial von der Stärke 3×0 oder 4×0.

Auch am Vorhof kann das Eingehen mit unbehandschuhtem Finger, Verkleinerung der Öffnung und dann Ansetzen einer atraumatischen Klemme sinnvoll sein. Hier bewährt sich ebenfalls das zusätzliche Ansetzen scharfer Allis-Klemmen an die Verletzungsränder. Diese wirken als Gegenpol, damit beim Zurücknehmen des Fingers aus dem Vorhof z. B. eine Satinsky-Klemme sauber gelegt werden kann. Ist dies nicht möglich, dann kann man nur noch versuchen, unter digitaler Kompression zunächst mit Einzelknopfnähten, dann mit fortlaufender Naht das Leck zu schließen.

Das Abrutschen perikardnaher Ligaturen in den Herzbeutel hinein kommt gelegentlich nach unsachgemäßer Durchstechungsligatur vor (s. Kap. 19). Hier ist in jedem Fall eine Herzbeuteltamponade mit akutem Blutdruckabfall bis hin zur Asystolie die Folge. In der Regel deutet ein pralles Perikard auf diese Komplikation hin. Auch Einrisse an brüchigem Gewebe während der Operation können hierfür ursächlich sein. In beiden Fällen ist identisches Vorgehen wie oben beschrieben angezeigt, nach breitem Eröffnen des Perikards.

22.3.3.4 Blutungskomplikationen im Bereich der Aorta

Bevorzugte Lokalisation einer möglichen Komplikation ist die Region des Lig. Botalli, seltener die im Aortenbogen nach hinten abgehenden Interkostalarterien, die v. a. bei Ausräumen von Lymphknotenmetastasen unmittelbar in ihrer Ursprungsstelle regelrecht herausgerissen werden können. Die Blutungen scheinen oft nicht lebensbedrohlich, ihre Versorgung jedoch kann schwierig sein. Es kann sogar notwendig werden, den gesamten Aortenbogen zu mobilisieren, besonders dann, wenn kleine Gefäße auf die Gegenseite des Aortenbogens ziehen und somit der Sicht des Operateurs entzogen sind. Nach Mobilisation und Auslösen der Aorta sollte ein Zurückschlagen des Bogens ohne Abknickung in Richtung Herz unter Sicht eine Durchstechungsligatur möglich machen. Die Mobilisation des Aortenbogens empfiehlt sich in jedem Fall dann, wenn von links operativ Maßnahmen an der Bifurkation anstehen (s. Kap. 18). Wir präparieren und schlingen dabei den N. vagus, nach Identifikation des N. recurrens, und die Pulmonalarterie am Stamm an und eröffnen breit den oberen Herzbeutel, um die obere Rundung des Aortenbogens anzuschlingen. Nach Anschlingen und Abklemmen der A. subclavia muß entschieden werden, ob weitere operative Maßnahmen leichter von innen oder nach Herunterschlagen des Aortenbogens vorgenommen werden. In der Regel ist das Herunterschlagen des Aortenbogens leichter und risikoärmer, wie die Manschettenpneumonektomie links lehrt. Ursachen des Einrisses im Bereich des Aortenbogens sind entweder starke Sklerosierungen, meist im fortgeschrittenen Alter, oder die recht seltene Einbeziehung der Adventitia mit Übergreifen auf die Wand bei N2-Tumoren. Hier kann tangentiales Ausklemmen und das Einnähen eines Patches (Gefäßprothese) notwendig werden (s. Kap. 17).

22.3.3.5 Verletzungen im Bereich der V. cava superior

Die bevorzugte Lokalisation von intraoperativen Komplikationen liegt im Bereich der Einmündung der V. azygos in die V. cava. Die Gruppe der tracheobronchialen und der unteren paratrachealen Lymphknoten kann hier mit beiden Gefäßen entzündlich oder auch tumorös verwachsen sein. Erscheint diese Komplikation möglich, empfiehlt es sich, nach breiter Eröffnung des Herzbeutels die V. cava oral und aboral anzuschlingen, um sie ggf. abzuklemmen. Risse werden mit feinen 5×0 monophilen Fäden sparsam verschlossen. Ist der Einriß tief und besteht zusätzlich ein umschriebener Tumorbefall der Azygos- oder Cavawand in diesem Bereich, so daß exzidiert werden muß, ist es besser, einen dem Lumen entsprechenden Patch, z. B. aus dem Herzbeutel, einzunähen. Ein zu enges Lumen führt zu einem thrombotischen Verschluß kranial der Naht.

Muß die V. cava abrupt abgeklemmt werden, kann der Rückstau zu einem Hirnödem führen, insbesondere wenn die Versorgung eines Defektes länger andauert. Die Zufuhr von Flüssigkeit bzw. Volumen oder anderer Medikamente kann dann nur über die untere Körperhälfte erfolgen. Ist eine solche Komplikation zu erwarten, wird in Kooperation mit dem Anästhesisten ein zentraler Zugang über die Leiste bewerkstelligt, bevor die Präparation von Vorhof und Cava erfolgt. Am besten geschieht dies präoperativ. Der V. azygos, die bei dieser Komplikation in der Regel durchtrennt wird, sollte im hinteren Anteil eine Kommunikation des Blutstromes nach oben und nach unten erhalten bleiben. Ist nur die V. azygos eingerissen und kann die Komplikation mittels Durchstechungsligatur an der Cava behoben werden, ist auf einen kurzen Stumpf zu achten, da hier sonst ein Appositionsthrombus entstehen kann.

22.3.4 Verletzungen im Bereich des Ösophagus

Die Verletzungsgefahr am Ösophagus ist beiderseits möglich, links aber in der Enge innerhalb des Aortenbogens und durch die Nähe zum langen linken Hauptbronchus bei Verwachsungen und Tumoren größer. Zur Orientierung der Lage sollte der Ösophagus immer durch eine dicke Magensonde geschient und palpierbar sein. Ist der Ösophagus fest in den Krankheitsprozeß der Hilusregion einbezogen, so kann der entsprechende muskuläre Anteil unter Erhaltung des Schleimhautzylinders in längerer Distanz entfernt werden (ähnlich einer Heller-Kardiomyotomie). Hierzu ist es erforderlich, zur genauen Orientierung den Ösophagus an beiden gesunden Enden anzuschlingen, um unter Erhaltung der Schleimhaut die Längsresektion der Muskulatur vorzunehmen. Kurze Resektionsstrecken bis zu 2 cm bedürfen keiner besonderen Abdeckung, falls die Schleimhaut nicht verletzt wurde. Ist die Muskelresektion jedoch länger und die Schleimhaut in ihrer Farbe livide, oder wurde die Schleimhaut bei der Präparation eröffnet, so muß der Defekt sofort mit lebendem, gut durchblutetem Gewebe verschlossen werden. Die erste Wahl stellt hier das Omentus majus dar. Ist dies nicht durchführbar, sollte ein gestielter Perikardlappen um den Defekt gelegt werden. Dieses Vorgehen ist ebenso obligat, wenn kleinere Keilexzisionen in einer Distanz bis zu 1,5 cm mit der Schleimhaut erfolgen. Wir sind in 5 Fällen so vorgegangen und haben in keinem Fall eine Nahtinsuffizienz beobachtet.

Komplikationen, die intraoperativ entstehen, manifestieren sich häufig erst postoperativ. Niemand kennt die möglichen Schwachstellen einer Operation besser als der Operateur. Deshalb sollte der Chirurg maßgeblich die postoperative Phase (mit-)überwachen.

Literatur

Bauer KH, Spohn K (1958) Thoraxchirurgie. In: Stich R, Makkas M (Hrsg) Fehler und Gefahren bei chirurgischen Operationen, Bd I, 4. Aufl. Fischer, Jena

Brand G, Kunz H, Nissen R (1967) Intraoperative Komplikationen, postoperative Komplikationen. In: Kremer K, Brandt G (Hrsg) Intra- und postoperative Zwischenfälle: ihre Verhütung und Behandlung, Bd I, Thieme, Stuttgart

Brugger JJ, Metzger U, Largiader F (1985) Karzinomchirurgie heute: Analyse der Komplikationsrate und der Letalität bei 1000 konsekutiven Fällen. Schweiz Rundsch Med Prax 74: 145-148

Firmin RK, Azariades M, Lennox SC, Lincoln JC (1983) Sleeve lobectomy (lobectomy and bronchoplasty) for bronchial carcinoma. Ann Thorac Surg 35: 442-449

Heberer G (1968) Blutstillung und Behandlung von Verletzungen des Burstkorbes und Brustorgane im Rahmen der Mehrfachverletzungen. Langenbecks Arch Klin Chir 322: 268-284

Kakos GS (1983) Complications of thoracic surgery, Avoidance and recognition. Surg Clin North Am 63: 1259-1268

Khudzik LB, Kuznik ZI (1984) Clotting mechanisms of haemorrhagic complications during surgery on the lungs of tuberculosis patients. Probl Tuberk 2: 47-51

Kirsh MM (1975) Complications of pulmonary resection. Ann Thorac Surg 20: 215-236

Naruke T, Suemasu K (1983) Bronchoplastic surgery for lung cancer and the results. Jpn J Surg 13: 165-172

Petrovsky BV (1979) Atlas of thoracic surgery, vol I. Mosby, St. Louis Toronto London

Vogt-Moykopf I, Fritz T, Meyer G, Bülzebruck H, Daskos G (1986) Bronchoplastic and angioplastic operation in bronchial carcinoma. Long-term results of a retrospective analysis from 1973 to 1983. Int Surg 71: 211-220

Yasukawa M, Hatakeyama Y, Yasukawa K, Moriyama Y, Kawabata M (1984) Complications in pulmonary surgery using a Robertshaw double-lumen endobronchial tube. Masui 33: 761-766

23 Postoperative Komplikationen

H. G. Rau, K. Wiedemann und I. Vogt-Moykopf

Die 30-Tage-Letalität nach thoraxchirurgischen Eingriffen wird durch postoperative Komplikationen bestimmt. Außer der Verbesserung der operativen Technik muß unser Bestreben darin liegen, die Zahlen der möglichen postoperativen Komplikationen zu verkleinern. Diese Bemühungen sind dann erfolgreich, wenn

1. Risiken prä- und intraoperativ minimiert werden,
2. Komplikationen frühzeitig erkannt werden,
3. eine sofortige adäquate Gegenmaßnahme ergriffen wird.

Bei postoperativen Komplikationen nach thoraxchirurgischen Eingriffen unterscheiden wir allgemeine und chirurgische Komplikationen (Tabelle 23.1).

Tabelle 23.1. Postoperative Komplikationen

Allgemeine Komplikationen	Chirurgische Komplikationen
Umlagerung und Übergabe vom Operationssaal auf die Intensivstation	*Allgemein-chirurgisch*
Akute respiratorische Insuffizienz (ARI)	Blutung
Retentionspneumonie	Wundheilungsstörung
Nosokomiale Lungeninfektion	Gastrointestinale Komplikation
Herz-Kreislauf-	*Spezielle Komplikationen*
- Arrythmie	Parenchymfistel
- Herzinfarkt	Bronchusfistel
Embolie	Kompressionssyndrome
Zerebral-neurologisch	

23.1 Allgemeine Komplikationen

23.1.1 Umlagerung und Übergabe des Patienten vom Operationssaal zur Intensivstation

Bereits bei der Umlagerung des Patienten vom Operationstisch in das Stationsbett können zentrale Venenkatheter und arterielle Zugänge disloziert und diskonnektiert werden. Dies kann Ursache von Blutungen, Luftembolien und Extrasystolien sein. Die Tubussicherung beim beatmeten Patienten bedarf strenger Beachtung. Spezielle Aufmerksamkeit muß auf die Thoraxdrainagen verwandt werden. Diese dürfen nicht abgeklemmt, abgeknickt oder diskonnektiert sein. Bei Spontanatmung sollten Drainagen an ein Unterdrucksystem angeschlossen sein, dagegen ist bei der Beatmung eine offene Drainageableitung ausreichend. Wir verwenden einen eingeschnittenen Magenbeutel. Damit kann Luft und Sekret abgeleitet und eine Aspiration in die Pleurahöhle verhindert werden. Für alle Transporte über längere Strecken oder über Aufzüge müssen Medikamente und Einrichtungen zur Reanimation mitgeführt werden.

Eine ausführliche und detaillierte Übergabe des Patienten von Anästhesist und Chirurg an den verantwortlichen Arzt der Intensivstation ist unabdingbar und sollte protokolliert werden. Bei Patienten mit instabiler Herz-Kreislauf-Funktion, hohem Katecholaminbedarf oder schwerem Blutvolumendefizit hat es sich bewährt, wenn sich das Team der Intensivstation während der letzten 20–30 min der Narkose im Operationssaal mit den Problemen des Patienten vertraut macht und diesen dann auf die Intensivstation übernimmt. Während der Patient an die verschiedenen Überwachungseinrichtungen und ggf. an den Respirator angeschlossen wird, kann sich der betreuende Arzt ganz auf die speziellen Probleme in dieser kritischen Phase konzentrieren und wird nicht durch die Übergabe vom eigentlichen Geschehen abgelenkt.

23.1.2 Akute respiratorische Insuffizienz

Speziell der akuten respiratorischen Insuffizienz (ARI) kommt nach thoraxchirurgischen Eingriffen eine besondere Bedeutung zu, wobei zwischen Beeinträchtigung des Gaswechsels allgemein und dem ARDS („acute respiratory distress syndrome") als pathogenetische Einheit die Übergänge fließend sein können.

23.1.2.1 Präoperative Ursache

Ursache für das Auftreten einer ARI in der postoperativen Phase kann bereits eine unzureichende präoperative Vorbereitung sein. Vor jedem geplanten thoraxchirurgischen Eingriff ist es notwendig, den Patienten zu einer aktiven Mitarbeit zu motivieren. Hierzu muß jeglicher Nikotinabusus mindestens 1 Woche vor dem Eingriff eingestellt werden. Erst unter dieser Voraussetzung ist eine intensive Bronchussanierung mit schleimlösenden, bronchodilatatorischen Medikamenten und Expektoranzien sinnvoll. Außerdem inhalieren die Patienten mit Kochsalzlösungen und Mukolytika. Besonderer Wert wird zusätzlich auf spezielles krankengymnastisches Training gelegt. Die frühzeitige krankengymnastische Übungsbehandlung und die Kenntnis der Handhabung der Atemhilfsgeräte erleichtert es den Patienten in der postoperativen Phase, diese wertvollen Übungen fortzusetzen.

23.1.2.2 Intraoperative Ursachen

1. Aspiration der Gegenseite. Wenn es keine gravierenden Kontraindikationen gibt, soll grundsätzlich die gesunde Lunge (tiefliegend) in Seitlage blockiert werden. Dennoch kann es bei intraoperativ oft unbemerkter Fehllage eines Doppellumentubus oder Dislokation eines einseitig gelegten Tubus zu der gefürchteten Aspiration kommen.

2. Aspiration bei Kontinuitätsdurchtrennung von Bronchus und Trachea. Zur Vermeidung dieser Aspiration ist ein kontinuierliches Absaugen des Operationsgebietes und bluttrockenes Operieren erforderlich. Die speziell bei der Trachea- und Bifurkationsresektion eingesetzte Jetventilation wirft einerseits Blut und Sekret aus, andererseits kommt es bei längerer Anwendung zur Austrocknung und Inkrustierung der distalen Bronchialschleimhaut. Es ist deshalb unmittelbar postoperativ eine obligate Bronchoskopie vorzunehmen, die über die Menge der Inkrustierung Aufschluß gibt und gleichzeitig durch Spülung mit physiologischer Kochsalzlösung die Entfernung des Aspirats und der Inkrustationen bis in die Peripherie des Bronchialbaums ermöglicht. Außerdem überzeugen wir uns von der Suffizienz der Anastomose. Ein ideales Luftbefeuchtungssystem für die Jetventilation steht z. Z. noch nicht zur Verfügung.

3. Eröffnen von Empyemen und Lungenabszessen. Technisch ist es nicht immer vermeidbar, daß Empyemhöhlen mit Bronchusanschluß oder Lungenabszesse und abszedierende Tumoren eröffnet werden und das Bronchialsystem überschwemmen. Es bedarf sofort einer besonders sorgfältigen Spülung mit vollständiger Entfernung des Aspirats. In diesen Fällen stellen wir die Indikation zu einer breiten antibiotischen Abdeckung, die nach Erhalt des Antibiogramms gezielt fortgeführt wird. Gelingt es nicht, eine so entstandene Infektion zu beherrschen, ist dies eine der Ursachen der gefürchteten Sepsis mit allen folgenden Komplikationen. Im Falle einer „destroyed lung“, deren Entzündungssymptomatik sich trotz präoperativer konservativer Behandlungsmaßnahmen nicht bessern läßt, empfiehlt sich als Zugang die mediane Thorakotomie (Rückenlagerung), um eine lagerungsbedingte Sekretaspiration auf die gesunde Seite zu vermeiden.

23.1.2.3 Postoperative Ursachen

Die Entstehung von Retentionspneumonien und Atelektasen ist Folge der postoperativ gestörten mukoziliaren Clearance. Die schmerzbedingte Behinderung der Expektoration kann durch intraoperativ gesetzte Läsionen des N. phrenicus sowie des N. recurrens zusätzlich verstärkt sein. Da ein Druckaufbau, der Voraussetzung für einen explosionsartigen Hustenstoß ist, nicht erreicht wird, kann das Sekret nicht herausgeschleudert werden. Selbst bei gezielter Schmerztherapie (Periduralkatheter) und krankengymnastischen Maßnahmen entwickelt sich dann wegen mangelndem Sekretausstoß eine Minderbelüftung, Hypoxie, die zur frühzeitigen Erschöpfung des Patienten führt. Das Sekret muß dann abgesaugt werden. Es stehen 3 Verfahren zur Verfügung.

Absaugtechniken

1. Blindes nasotracheales Absaugen,
2. blindes Absaugen über die Minitracheotomie,
3. gezieltes bronchoskopisches Absaugen.

Wir bevorzugen die Minitracheotomie (Matthews u. Hopkinson 1984). Diese belastet den Patienten subjektiv weniger und wird besser toleriert als die häufige nasotracheale Absaugung mit unangenehmen Manipulationen. Mit dieser Technik erreicht man leicht und schnell einen Zugang zum tracheobronchialen System.

Operationstechnik (Abb. 23.1)
Der Kopf des Patienten wird in Reklination gelagert. Der Kehlkopf wird palpiert und zwischen Daumen und Zeigefinger kranialwärts gezogen. Über die so gespannte Krikoidmembran zeichnet man eine Markierung ein. Nach Lokalanästhesie mit Luftaspiration setzt man hier eine Stichinzision, die so tief geführt wird, daß das Strömungsgeräusch in der Trachea zu hören ist. Durch diese Koniotomie führt man einen Mandrin vor, über den der zuvor vorbereitete Tubus eingelegt wird. Der Tubus von 4,5 mm Außendurchmesser ohne Blockung wird von oben auf einer Länge von 4 cm aufgeschnitten, und die so entstandenen Seitenenden werden horizontal an der Haut fixiert.

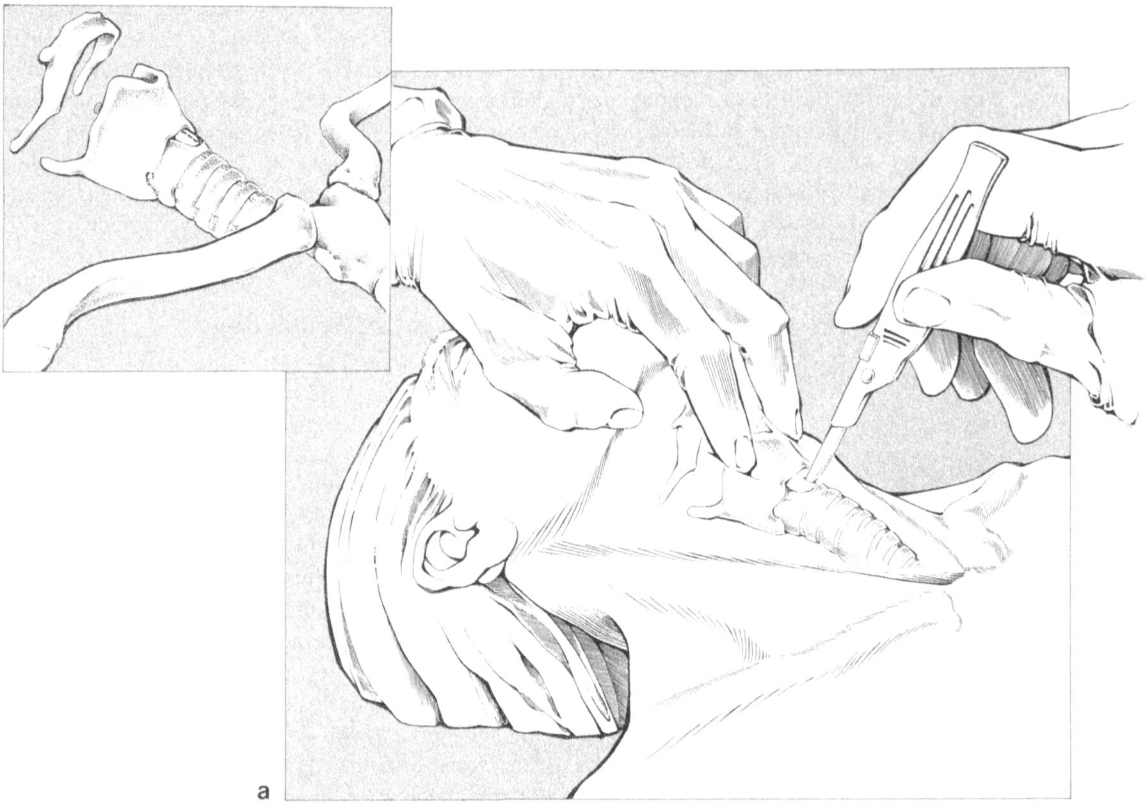

Abb. 23.1 a–c. Operationstechnik der Minitracheotomie. **a** Inzision der gespannten Krikoidmembran

Dieses Verfahren ist weitgehend komplikationslos. Es kann gelegentlich zu leichten Blutungen kommen, die jedoch meist spontan sistieren. Verwendet man einen zu kurzen trachealen Tubus, kann er beim Hustenstoß nach oben zwischen die Stimmbänder umschlagen. Bei mangelnder Fixation kann der Tubus ausgehustet oder aspiriert werden.

Ist die Schleimretention beherrscht, wird der Tubus entfernt. Das Minitracheostoma verheilt spontan.

Gezieltes Absaugen

Bei der Bifurkations- und bifurkationsnahen Manschettenresektion kann es bei der Blindabsaugung zu einem Anastomosenulkus, einer Nekrose und schließlich zur Perforation der Anastomose durch den Saugkatheter kommen (Abb. 23.2). Zur Vermeidung dieser Komplikation stellen wir die Indikation zur plastischen Tracheotomie frühzeitig, wenn ein künstlicher Luftweg für längere Zeit erforderlich scheint. Über das Tracheostoma kann dann mit dem flexiblen Bronchoskop gezielt abgesaugt werden. Wird in der postoperativen Phase keine ausreichende selbständige Atmung erreicht, muß erneut intubiert und maschinell beatmet werden. Dieser Entschluß sollte frühzeitig genug gefaßt werden, um hypoxische Schäden zu vermeiden. Andererseits hat die mechanische Beatmung insbesondere nach bronchoplastischen Eingriffen ihre eigenen Risiken. Wir weisen besonders auf die nosokomiale Lungeninfektion, das Auftreten von Parenchymfisteln und bronchopleurale Fisteln hin (Gaud 1987).

Nosokomiale Lungeninfektion

Die nosokomiale Lungeninfektion wird in den letzten Jahren zunehmend diskutiert. Zwischen 4 und 20% der Patienten auf Intensivstationen erkranken an nosokomialen bronchopulmonalen Infektionen. Die medikamentöse Streßulkusprophylaxe bewirkt einen Anstieg des Magen-pH-Wertes. In diesem Milieu können sich Bakterien vermehren, die dann über die Leitschiene, Magensonde und Tubus in das Bronchialsystem gelangen (Mauritz et al. 1985). Die so entstehenden Pneumonien sind mit einer Letalitätsrate von durchschnittlich 20% die häufigsten tödlichen Krankenhausinfektionen (Daschner et al. 1982).

Therapeutisch ergeben sich mehrere Ansätze:

1. Frühzeitige enterale Ernährung (Mauritz et al. 1985).
2. Titrieren des Magensaft-pH auf Werte zwischen 3–4 (Daschner et al. 1987).

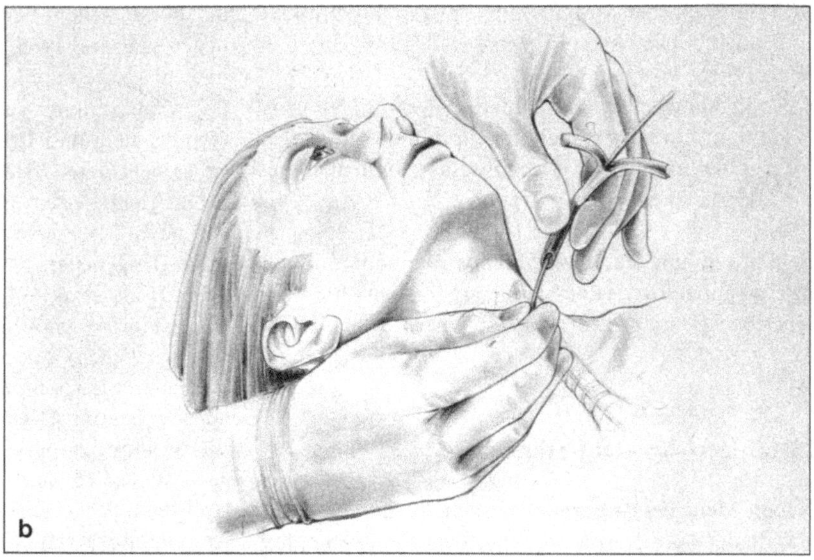

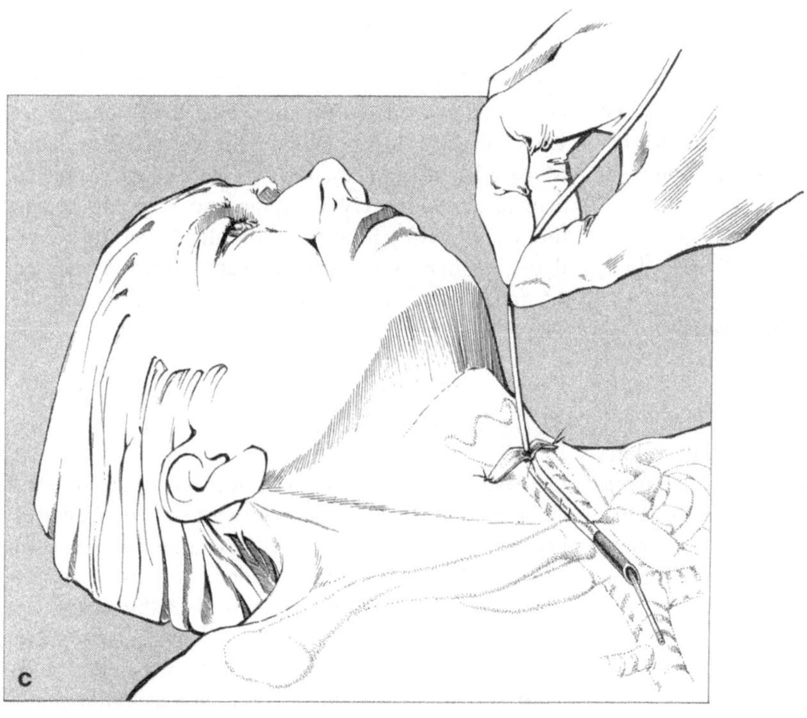

Abb. 23.1. b Einlegen des 4,5-mm-Tubus über einen Mandrin. **c** Absaugen über das Minitracheostoma

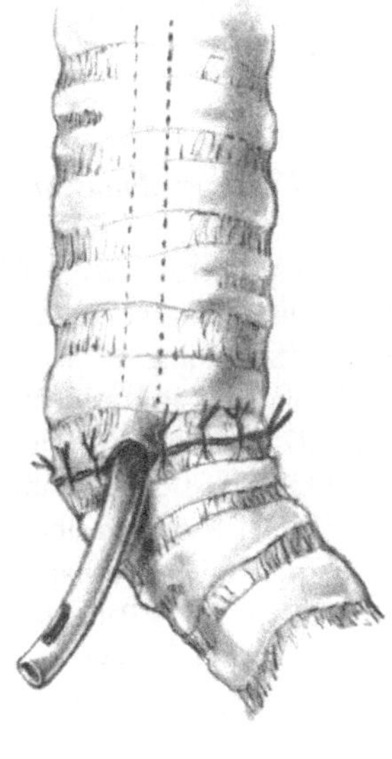

Abb. 23.2. Perforation der Anastomose mit dem Absaugkatheter

3. Sterilisation des Magen-Darm-Traktes durch lokale antibakterielle Therapie (Wade et al. 1981; Unertl et al. 1987a, b).
4. Applikation einer Kombination von Polymyxin, Gentamycin sowie Amphotericin B in die Nase, den Oropharynx und die Magensonde (Stoutenbeck et al. 1984; Unertl et al. 1987a, b).

Bei Anwendung dieser Verfahren wird eine Reduktion der postoperativen Pneumonierate bis zu 40% beschrieben (Daschner et al. 1987; Unertl et al. 1987a, b).

23.1.3 Herz-Kreislauf-Störungen

Neben den beschriebenen Ursachen für die ARI nimmt der kardiorespiratorische Symptomenkomplex eine weitere bedeutende Stellung ein. Hier gilt es, ein ausgewogenes Gleichgewicht zwischen Flüssigkeitsbilanz und Herz-Kreislauf-Funktion zu erreichen, um nicht in die kritische Situation eines Lungenödems, insbesondere nach Pneumonektomie, zu geraten. Ist eine kontrollierte Volumenzufuhr (Swan-Ganz-Katheter) nicht möglich, sollte die gesamte Bilanz immer restriktiv geführt werden.

Sollte ein Lungenödem augenscheinlich werden, dann leiten wir folgende Maßnahmen ein:

1. Stützung der Herzfunktion (Katecholamine),
2. Senkung der Vorlast (Nitroglycerin),
3. Erreichen einer negativen Volumenbilanz,
4. ggf. Reintubation,
5. bei Kreislauflabilität kontrollierte Volumenbilanz (Swan-Ganz-Kather). Das postoperative Nierenversagen wird nach den Richtlinien der inneren Medizin behandelt, wobei sich in der eigenen Erfahrung die spontane AV-Hämofiltration bewährt (Rau et al. 1986).

23.1.3.1 Herzrhythmusstörungen

Unter den postoperativen Rhythmusstörungen ist das Vorhofflimmern und -flattern am häufigsten zu beobachten (Sensening et al. 1963; Ungeheuer u. Hartel 1968; Ghosh u. Pakrashi 1972; Holly et al. 1973; Kirsh et al. 1975; Berthoumieu et al. 1978). Bei Patienten unter 50 Jahren ist diese Komplikation sehr selten, dagegen tritt bei Patienten über 60 Jahren mit bis zu 30% ein vorher nicht vorhandenes Vorhofflimmern auf (Kirsh et al. 1975). Patienten mit vorbestehender Herzerkrankung sind bevorzugt betroffen. Vorhofflimmern und -flattern treten häufiger bei Pneumonektomien auf (46%), seltener nach Lobektomien (13%) (Ungeheuer u. Hartel 1968; Johansson et al. 1970). Die Genese dieser Komplikation wird in einer Verlagerung des Mediastinums vermutet (Johansson et al. 1970). Hypovolämie und Hypokaliämie sind häufige, jedoch wenig beachtete Ursachen.

Die Therapie der Wahl ist die Digitalisierung bis in den oberen Wirkspiegel unter strenger Elektrolytkontrolle (Ungeheuer u. Hartel 1968; Ghosh u. Pakrasi 1972; Holly et al. 1973; Kirsh et al. 1975). Zusätzlich wird Chinidin empfohlen (Sensening et al. 1963). Unter zusätzlicher Gabe von Isoptin haben wir in fast allen Fällen die spontane Konversion erreicht. Über eine präoperative Digitalisierung gibt es unterschiedliche Meinungen: ablehnende (Sensening et al. 1963), nach Risiko abwägende (Ungeheuer u. Hartel 1968; Holly et al. 1973; Kirsh et al. 1975) und routinemäßige Anwendung (Kraft-Kinz et al. 1970).

Das gehäufte Auftreten von ventrikulären Extrasystolen ist meist ohne Bedeutung und kann sich spontan verlieren. Bei liegenden zentralen Kathetern ist auszuschließen, daß die Katheterspitze in den Ventrikel disloziert ist. Es kann aber auch das Zeichen einer Überdigitalisierung oder ein Hiwneis auf eine akute Myokardischämie sein. Hier ist besonders darauf zu achten, daß keine Hyperkapnie und Hypoxie besteht und der Elektrolythaushalt ausgeglichen ist. Insbesondere ist der Serumkaliumspiegel auf Werte um 4,5 mval konstant einzustellen. Eine rhythmisierende Therapie ist meist nicht erforderlich.

23.1.3.2 Lungenembolie

Die Häufigkeit einer massiven oder tödlichen Lungenembolie nach Lungenresektion wird sehr unterschiedlich angegeben. Nach einer Zusammenstellung von Clarke (1974) wurde eine Inzidenz von 0-4% festgestellt. Bei einer Gesamtzahl von 11300 Resektionen wurden 134 tödliche Embolien bekannt, entsprechend 1,2%, die zu 14% an der Gesamtletalität beteiligt sind. Smith (1974) berichtet über 3% (1200 Resektionen) mit einem Anteil von 43% an der postoperativen Mortalität. Bei der klinischen Diagnose des akuten Kreislauftodes fand er bei Autopsie in über 90% der Fälle eine zentrale Lungenembolie. Über die emboliebedingte Letalität gibt es Angaben von 0-28,5% (Ungeheuer u. Hartel 1968; Huth u. Diwok 1978). Auffällig ist, daß tödliche Lungenembolien nach Lungenresektionen wegen Karzinom 10mal häufiger sind als nach Resektionen wegen benigner Leiden (Clarke 1974). Zur Sicherung der klinischen Verdachtsdiagnose ist eine Lungenperfusion bzw. Angiographie zu fordern (Tabelle 23.2).

Tabelle 23.2. Akute kardiopulmonale Verschlechterung nach thoraxchirurgischen Eingriffen

Symtome	Ursachen
Pneumothorax	Funktionsstörung des Drainagesystems Parenchym-Bronchus-Fisteln latrogene Verletzung Trachea Bronchus (selten)
Herzluxation	Großer Perikarddefekt mit und ohne plastische Deckung
Volumenmangel	Nachblutung, Sezernierung bei großen Wundflächen Sepsis Chylusfistel Omentum-majus-Transposition
Herzrhythmusstörung	Ausgedehnte mediastinale Manipulation Perikarddefekt Dislozierter zentraler Katheter Primär kardiale Ursachen, Herzinfarkt
Lungenembolie	Nach Entfernung längerliegender zentraler Katheter Becken-Bein-Venenthrombose
Linksherzversagen	Herzinfarkt Herzinsuffizienz
Überwässerung	Fehlerhafte Bilanzierung (nach Pneumonektomien) Kompensierte Niereninsuffizienz
Rechtsherzversagen	Pulmonale Hypertonie Pneumonektomie
Sepsis	Pneumonie Empyem
Obere Einflußstauung	Spannungspneumothorax Mediastinalemphysem V.-cava-Okklusion

23.1.4 Zerebral-neurologische Komplikationen

Ein nicht zu unterschätzendes Problem bieten Patienten, die nach einem größeren Eingriff geistige Verwirrtheitszustände und Unruhe oder aber Apathie und Passivität aufweisen. Oftmals wird schon bei geringen Hinweisen auf Alkoholabusus voreilig die Diagnose eines Entzugdelirs gestellt. Gerade bei Patienten mit bekannter zerebraler Durchblutungsstörung kann ein intraoperativer Blutdruckabfall oder eine kurz währende Hypoxie dazu führen, daß ein sog. Durchgangssyndrom durchlebt wird. Oft wird auch eine postoperative schleichende Hypoxie übersehen. Da die Patienten in dieser Situation eine adäquate Krankengymnastik mit den notwendigen Atem- und Abhustübungen nicht durchführen können, führt die Schleimretention besonders schnell zur ARI. Bei der Risikoabschätzung thoraxchirurgischer Eingriffe lassen sich Lungen- und Herzkreislauffunktion im Gegensatz zur Zerebralfunktion relativ sicher beurteilen. Eine Störung der Hirnfunktion ist gerade bei alten Patienten über 65 Jahren

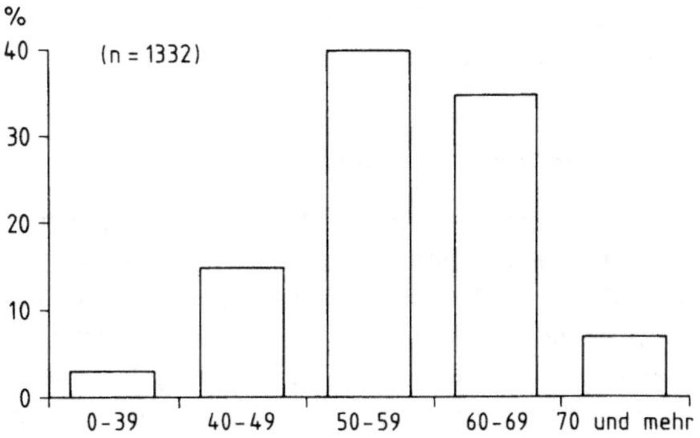

Abb. 23.3. Altersverteilung bei 1332 operierten Patienten mit Bronchialkarzinom (1973-1983, Krankenhaus Heidelberg-Rohrbach)

zu erwarten. Diese Altersgruppe nimmt einen Anteil von 24% der Patienten ein, die in unserer Klinik wegen eines Bronchialkarzinoms operiert wurden (1973-1983: 1332 Patienten) (Abb. 23.3). Die erhöhte 30-Tage-Letalität gerade bei relativ kleinen Eingriffen (Keil-/Segmentresektionen) erreicht 18% und ist im wesentlichen auf die oben beschriebene zerebrale Funktionsstörung und ihre Folgen zurückzuführen (Tabelle 23.3) (Probst et al. 1987).

Tabelle 23.3. 30-Tage-Letalität in Abhängigkeit von Alter und Resektionsverfahren bei Patienten mit Bronchialkarzinom, einschließlich 248 angio- und bronchoplastischer Eingriffe

Resektionsverfahren	Unter 65 Jahre			Über 65 Jahre		
	Gesamtzahl	30-Tage-Letalität		Gesamtzahl	30-Tage-Letalität	
		n	%		n	%
Keil/ Segmentresektion	28	2	7	30	5	17
Lobektomie/ Bilobektomie	700	60	9	256	28	11
Pneumonektomie	263	42	16	33	6	18

Neben diesen diffusen Hirnschädigungen im Sinne einer multifokalen inkompletten Ischämie müssen zerebrale Insulte in die Differentialdiagnose eingeschlossen werden. Hasse (1985) berichtet über 7 Patienten von 206 Thorakotomien, bei denen eine akute neurologische Symptomatik auftrat; 5 von ihnen erlitten einen ausgeprägt zerebralen Insult. Bei 5 Patienten ist davon auszugehen, daß es sich um ein embolisches Geschehen handelt. Die Ablösung parietaler Thromben im linken Vorhof oder am Ort der Lungenvenenligatur wird als Ursache diskutiert. Sie können auch bis in die periphere Blutbahn gelangen und akute Ischämien hervorrufen.

23.2 Allgemein-chirurgische Komplikationen

23.2.1 Postoperative Blutung

Die postoperative serohämorrhagische Exsudatmenge beträgt durchschnittlich am 1. postoperativen Tag 400-600 ml, auch wenn das Operationsfeld bei Thoraxverschluß trocken war. Mehr als 150-200 ml/h deuten auf eine chirurgische Nachblutung hin, die in ca. 0,6-2% der Fälle nach Lungenresektionen auftreten kann (Windheim 1975; Huth u. Diwok 1978). Bei der Suche nach der Ursache sind folgende Punkte zu bedenken:

- Große Wundfläche der Brustwand bei scharfer Auslösung der Lunge (Pleuraspalt, Pleurektomie, Dekortikationen aller Art),
- aus Bronchial- und Pulmonalarterien sowie Venen und deren Äste,
- alle anderen größeren Gefäße je nach Operationsart,
- Legen von Saugdrainagen (Interkostalarterienverletzung).

Tritt bei der letztgenannten Blutungsquelle das Blut nicht frei in die Thoraxhöhle ein, führt dies oft zu riesigen Brustwandhämatomen. Bleibt bei Exsudatmengen von 150-200 ml/h die klinische Symptomatik einer sich anbahnenden Schocksituation aus, so ist die Entscheidung zur Rethorakotomie schwierig. Hilfreich kann hier die vergleichende Hämoglobinkontrolle im Exsudat und im Blut sein. In Zweifelsfällen ist das aktive Vorgehen (Rethorakotomie) anzuraten. Es muß berücksichtigt werden, daß auch die modernen, wenig haftenden Silikondrainagen durch Koagel verstopfen können. Die Funktionsfähigkeit einer solchen Drainage kann durch kurzfristiges Diskonnektieren mit einem hörbaren schlürfenden Geräusch durch die Atmung oder Beatmung nachgewiesen werden. Man kann nicht erwarten, daß die z. T. erheblichen Mengen von Blutkoageln im weiteren Verlauf resorbiert werden oder daß sie über die Thoraxdrainagen zu entfernen sind, so daß mit Verschwartungen der Pleura gerechnet werden muß. Wenn der Allgemeinzustand des Patienten es zuläßt, empfehlen wir, das Hämatom im Sinne einer Frühdekortikation auszuräumen.

23.2.2 Gastrointestinale Störungen

Bleibt die klinische Symptomatik einer Blutung bestehen und sind die lokalen Operationsverhältnisse unauffällig, so muß insbesondere bei längerliegenden Intensivpatienten an eine gastrointestinale Streßblutung gedacht werden, die in ca. 3-5% der Fälle auftreten kann (Hartel u. Volk 1985). In unserem Krankengut liegt diese Komplikation bei entsprechender Antazidabehandlung und möglichst früher enteraler Ernährung unter 1%.

Der erhöhte postoperative Sympathikotonus, der auch bei Lungenresektion ausgelöst wird, wirkt sich auf den Darm lähmend aus. Tritt eine postoperative Hypoxie hinzu, so verstärkt dies die Atonie des gegen Sauerstoffmangel empfindlichen Darms (Denk 1984). Deshalb sollte am 1. postoperativen Tag eine Nahrungskarenz eingehalten werden. Nach ausgedehnter Skelettierung des Mediastinums (N2-Chirurgie) besteht die Gefahr der hohen Vagusdurchtrennung, die bei der Trachealchirurgie auch doppelseitig möglich ist. Folge ist eine Tonusstörung des Pylorus, die Ursache für eine stumme Aspiration sein kann.

23.2.3 Wundheilungsstörungen

Die allgemeinen Gesetze der Wundheilungsstörung haben auch nach Thorakotomien ihre volle Gültigkeit. Neben allgemeiner Abwehrlage und Ernährungszustand scheint das Gerinnungssystem eine besondere Stellung einzunehmen. So sind für das Vorwachsen von Fibroblasten Fibrinfäden als Schiene notwendig. Zur Bildung eines festen Fibringerinnsels ist der fibrinstabilisierende Faktor (Faktor XIII) erforderlich. Das Fehlen dieses Faktors kann ursächlich für Wundheilungsstörungen sein. Auch die folgenden chirurgisch technischen Fehler können zur Wundheilungsstörung führen: 1) die zu flache Schnittführung, 2) das zu tiefe Eingehen in den inneren Thorax und 3) die zu kleine Thorakotomie. Unter diesen Voraussetzungen ist die ausreichende Eröffnung des Thorax nur unter gewaltsamem Auseinanderspreizen und der damit verbundenen Quetschung des Weichteilgewebes mit dem Rippensperrer möglich. Auch das sorgfältige Umlegen mit Tüchern verhindert dies nicht. Ferner kommt es auf diese Weise meist zu Infraktionen oder sogar Stückbrüchen der angrenzenden Rippen. Verhindern läßt sich dies nur durch eine ausreichend große Thorakotomie und eine Schnittführung, die unter dem Skapularand herum steil nach oben geführt wird. Läßt sich der Thorax bei zu flach gestelltem Rippenverlauf oder falsch gelegtem Zugang nicht genügend aufspreizen, sollte besser paravertebral die entsprechende sperrende Rippe, meist die nächst obere, quer durchtrennt werden. Bei der Wahl der Thorakotomie sollte stets berücksichtigt werden, daß unerwartete Situationen eintreten können, die eine Erweiterung der Thorakotomie notwendig machen (z. B. Verwachsungen, Parenchymeinrisse, Blutungen). Eine kleine Thorakotomie ist immer so zu wählen, daß sie jederzeit mühelos erweitert werden kann (bei der axillären Thorakotomie ist dies sehr umständlich).

Nach medianer Sternotomie können Instabilitäten Folgen von vermehrten postoperativen Schmerzen, paradoxer Atmung mit respiratorischer Insuffizienz sowie Infektionen und Ostitiden sein. Die letztgenannte Komplikation ist dann zu beobachten, wenn eine verlängerte Nachbeatmungsphase erforderlich ist oder der Patient bei chronischer Emphysembronchitis bzw. vermehrter Schleimproduktion verstärkt abhustet.

Es besteht dann die Indikation zur Refixation des Sternums, bevor Infektionszeichen zu erkennen sind. Ist die Wunde gerötet, der Patient fieberhaft erkrankt und gibt es radiologisch Zeichen einer Sternumostitis, so empfiehlt es sich, eine ausgedehnte Wundrevision mit Sequestrotomie und Débridement vorzunehmen. Das Einlegen von Gentamycinketten, das Unterlegen des Sternums mit Omentumplastik sowie die Refixation mit Parham-Bändern wurde erfolgreich durchgeführt (Voegele et al. 1985).

Wir verwenden die Parham-Bänder nicht, da wir unter ihrer Anwendung ebenfalls häufig Sternuminfekte sahen und bevorzugen bei Refixation die Sternumdrahtcerclagen.

Der Platzthorax stellt einen Sonderfall der Wundheilungsstörung dar. Er ist eine sehr seltene Komplikation und beruht auf der Dehiszenz der Interkostalmuskelschichten (Borrie 1972). Das Ereignis tritt bei nicht ausreichendem Verschluß der angrenzenden Rippen meist mit einem beginnenden Infekt der Brustwand auf. Hier besteht dann die Gefahr, daß der Infekt auf den Thoraxraum übergreift. Breite Dehiszenzen führen meist akut zu einer Ateminsuffizienz. Ist der Infekt nicht zu ausgeprägt, empfiehlt sich der sekundäre Verschluß unter adäquater Drainage, andernfalls ist eine offene Wundbehandlung angezeigt.

23.3 Spezielle Komplikationen

Nachstehend wird auf die speziellen postoperativen Belange der Lungenchirurgie eingegangen. Als Grundlage der Therapie wird auf die Ausführungen in Kap. 20 verwiesen.

23.3.1 Parenchymfisteln (bronchioloalveoläre Fisteln)

Ist das Auslösen der Lunge durch ausgedehnte Verwachsungen erschwert, so sind Einreißen und Verletzungen der Pleura visceralis technisch nicht immer zu vermeiden. Dabei sind die unmittelbar subpleural gelegenen Einrisse harmlos und verschließen sich in der Regel spontan. Dies gilt auch bei der Dekortikation unter Mitnahme der Pleura visceralis. Die so entstehenden bronchioloalveolären Fisteln treten bei Lungenteilresektionen und in besonderem Maße bei Dekortikationen auf. Ausmaß und Persistenz sind abhängig von der Beschaffenheit des Lungengewebes. Emphysematös degenerativ verändertes Lungenparenchym ist besonders empfindlich. Trotz Ausschöpfung der operativen Möglichkeiten, atraumatischer Technik, Anwendung von Klammernahtgeräten, Fibrinklebungen und Heißluftföhn lassen sich Parenchymfisteln zumeist nicht vollständig verschließen. Gerade bei zerreißlichem Lungenparenchym können Übernähungen durch Einschneiden der Naht das Fistelvolumen erhöhen. Werden überwendliche Nähte zum Verschluß angelegt, empfiehlt es sich, freie Pleura oder Kunststoffnetz als Deckungsmaterial zu verwenden.

In der postoperativen Phase sind die im folgenden angeführten therapeutischen Bemühungen darauf gerichtet, den Luftdruckgradienten an der Lungenoberfläche so gering wie möglich zu halten:

1. Die frühestmögliche Entwöhnung vom Respirator und Erreichen der Spontanatmung. Gelingt dies nicht, und der Patient bleibt weiter beatmungspflichtig, so sollte möglichst kein PEEP verwendet werden, und bei ausreichender Ventilation sollen die geringstmöglichen Beatmungsdrücke eingestellt werden. Der Sog an den Thoraxdrainagen sollte 10 cm H_2O nicht überschreiten.
2. Entgegen anderer Auffassung in der Literatur können wir einen Sog über 50 cm H_2O nicht empfehlen. Ist das Vakuum an der Thoraxsaugdrainage zu hoch eingestellt, bemerkt man bei der Auskultation des Patienten am offenen Mund ein kontinuierliches Strömungsgeräusch. Die optimale Saugdruckeinstellung ist gegeben, wenn dieses Auskultationsgeräusch gerade nicht mehr wahrnehmbar ist.

Bei ausgeprägten Parenchymfisteln und beatmungspflichtigen Patienten kann man mit einer einseitigen Jetbeatmung über einen Doppellumentubus den Fistelverschluß erreichen. Obwohl diese Beatmungsform einen PEEP von ca. 20 cm H_2O aufbauen kann, kommt es bei der unbeweglichen Lunge zu einem kompletten Anlegen an die Thoraxwand. So ist es nicht selten möglich, daß die Parenchymfisteln verkleben.

Zur Behandlung kleinerer Ablösungen bei basalen Parenchymfisteln kann man auch das Anlegen eines Pneumoperitoneums versuchen. Durch die Insufflation von Luft in die Bauchhöhle kommt es zu einem Hochsteigen des Zwerchfells, so daß sich die darüberliegende Lunge der Pleura anlegen kann. Auf diese Weise ist der Parenchymfistelverschluß möglich. Dieses Verfahren, das ursprünglich zur Behandlung der Tuberkulose eingesetzt wurde, ist nicht komplikationslos. So beobachtete Cohen (1948) in 40% eine abdominelle Exsudatbildung, die zu Verwachsungen in der Bauchhöhle führen kann.

Oftmals läßt sich ein Parenchymfistelverschluß durch Instillation von sauren Tetrazyklinen erreichen (Tabelle 23.4).

Tabelle 23.4. Technik der Pleurodese mit Supramycin (Tetrazyklinhydrochloride pH = 2,17)

I. Negativer Drainagendruck (Sog) (-20 cm H_2O) und Trockenlegung
II. Interpleurale Instillation
   a) 20 ml Procain (1%)
   b) Tetrazyklinhydrochlorid pH 2,17
      (Doxycyclin pH 5,16
      Minocyclin pH 2,3
      Rolitetracyclin pH 5,16)
   c) Umlagerung
III. Produktion von Pleurasekret weniger als 50 ml/24 h:
      Abklemmen!
IV. Röntgenkontrolle
V. Entfernung der Pleuradrainage

Wir instillieren 1 g Supramycin verdünnt auf 50 ml NaCl. Da der hierdurch bewirkte Reiz an der Pleura sehr schmerzhaft ist, instillieren wir zuvor ca. 20 ml 1%iges Lokalanästhetikum (Scandicain). Bleibt trotz all dieser Maßnahmen die Parenchymfistel bestehen und hat sich die Lunge noch nicht voll ausgedehnt, so muß man die Entwicklung eines Empyems befürchten. Hier sollte geprüft werden, ob dem Patienten durch eine sekundäre Lobektomie oder Pneumonektomie auch unter Infektbedingung besser geholfen werden kann.

Ist eine kleine Resthöhle mit nur geringer Ansammlung von Flüssigkeit bei gutem Allgemeinzustand ohne Anzeichen von Infektionen aufgetreten, kann man weiter konservativ verfahren und den Fistelverschluß abwarten. Bei großen Resthöhlen mit viel Flüssigkeit und insbesondere mit Zeichen der Infektion ist ein aktives Vorgehen angezeigt.

23.3.1.1 Resthöhlen

Läßt sich unter der konservativen Drainagen- und Saug-Spül-Behandlung von Empyemen die Resthöhle nicht weiter verkleinern, ist eine Spontanheilung nicht zu erwarten. Besteht Aussicht darauf, daß nach Entfesselung der Lunge durch Dekortikation so viel ausdehnungsfähige Restlunge vorhanden ist, daß die Resthöhle von ihr eingenommen werden kann, so ist dies das Verfahren der Wahl. Über die Effizienz der Dekortikation wurde schon von Fowler (1893) und Lilienthal (1915) berichtet. Samson u. Burford (1947) vertraten die Frühdekortikation in den ersten 2-3 Wochen, wenn das Einwachsen von Myofibrillen zwischen der Pleura parietalis und der Pleura visceralis und dem darunterliegenden Parenchym noch nicht eingesetzt hat (Samson u. Burford 1947). Jedes längere Abwarten erschwert die Dekortikation. Dieses auf den Erfahrungen des 2. Weltkrieges basierende therapeutische Vorgehen hat sich bis heute nicht geändert (Lau 1972; Hoover et al. 1986). Eine Verbesserung der Lungenfunktionsparameter ist nur bei wesentlicher präoperativer Einschränkung des zu dekortizierenden Lungenanteils zu erwarten (Björk 1954; Toomes et al. 1983).

23.3.1.2 Operationstechnik

Die Thorakotomie sollte in Höhe der 7. oder 8. Rippe angelegt werden, um hier einen besseren Zugriff zum Zwerchfellwinkel zu haben. Auch die 2fache Thorakotomie im 5. ICR und evtl. im 7. ICR wurde beschrieben (Mollinedo u. Montenegro 1974). Wir bevorzugen den 9.-11. ICR. Nach zunächst streng extrapleuraler Freilegung wird der Rand des Empyems aufgesucht. Hier wird unter sorgfältiger Schonung des Lungenparenchyms die Empyemhöhle ausgelöst und wenn möglich, in toto entfernt.

23.3.2 Bronchopleurale Fistel

23.3.2.1 Symptomatik, Ursachen, Inzidenz

Das Abhusten auch größerer Mengen von Flüssigkeit aus dem inneren Thorax muß primär nicht putride sein, da in der frühen postoperativen Phase bei noch kleiner Fistelung v. a. nach Pneumonektomien der Pleurainhalt noch steril sein kann. Steht der Patient noch unter Sedierung und hochdosierten Analgetika, ist eine Aspiration zur gesunden Gegenlunge zu befürchten. Die Aspiration von infiziertem hämorrhagischem, serösem Inhalt ist stets eine schwere Komplikation und dann zumeist Ursache einer ARI und einer Sepsis. Die klinische Symptomatik ist dadurch gekennzeichnet, daß in der postoperativen Phase plötzlich Hämoptysen, ein starker Hustenreiz, Fieber und eine massive Fistel auftreten. Sind diese Symptome vorhanden, ist eine sorgfältige Abklärung durch eine Bronchoskopie angezeigt. Hierbei läßt sich durch Direktinspektion an einer Anastomose bzw. Bronchusstumpfnaht eine Leckage erkennen. Bei nicht eindeuti-

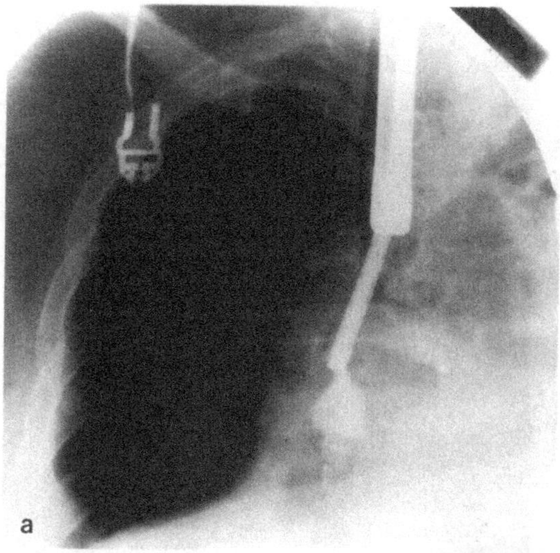

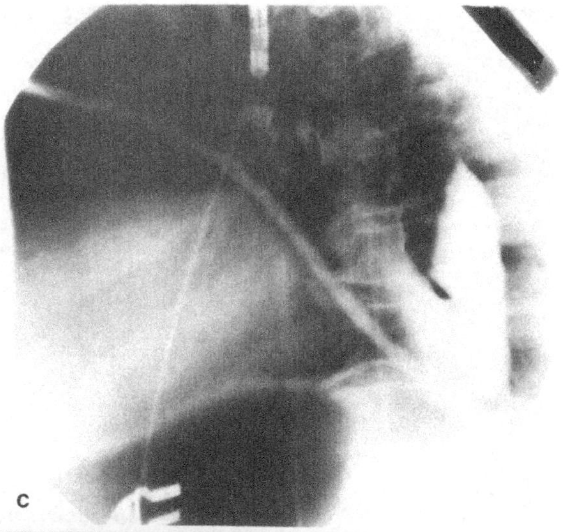

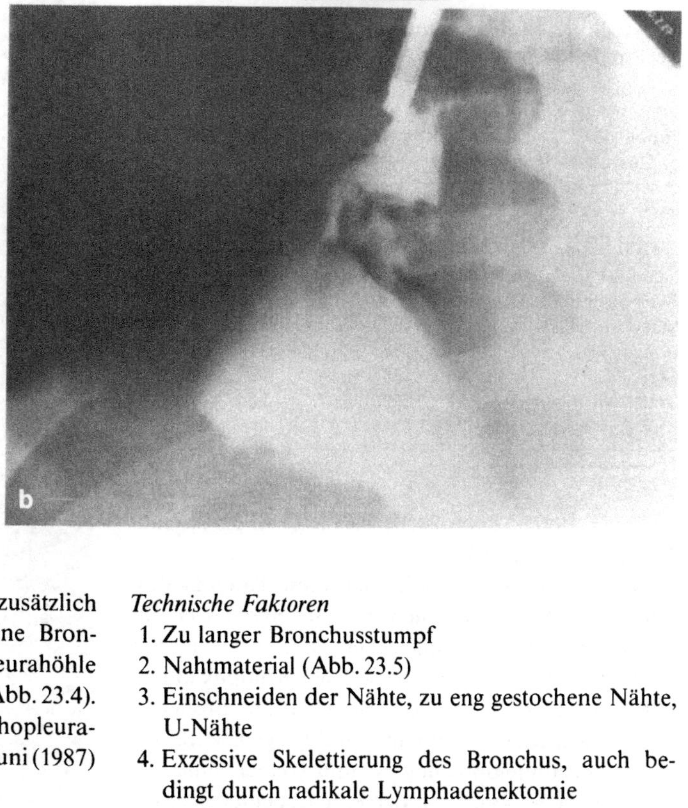

Abb. 23.4 a–c. Bronchographische Darstellung einer bronchopleuralen Fistel bei nicht eindeutigem bronchoskopischem Befund. Nachdem das Kontrastmittel über ein flexibles Bronchoskop in den Bronchusstumpf injiziert wurde (**a**), tritt es frei in die Pleurahöhle ein (**b, c**)

gem bronchoskopischem Befund kann man zusätzlich unter Durchleuchtung bronchographisch eine Bronchusfistel nachweisen. Der Ausfluß in die Pleurahöhle beweist die Fistel (Pairolero u. Payke 1982) (Abb. 23.4). Für die Ätiologie und Pathogenese der bronchopleuralen Fistel sind folgende Risikofaktoren von Bruni (1987) und nach eigenen Erfahrungen zu nennen:

Allgemeine Faktoren

1. Alter und Geschlecht (sehr selten Kinder, häufiger Männer)
2. Allgemeiner Ernährungszustand - starke Adipositas
3. Sekundäre und tertiäre Eingriffe
4. Präoperative Bestrahlung und Chemotherapie
5. Infektion unter der Operation
6. Längerdauernde Beatmung (insbesondere nach Pneumonektomie)
7. Postoperative Blutung

Technische Faktoren

1. Zu langer Bronchusstumpf
2. Nahtmaterial (Abb. 23.5)
3. Einschneiden der Nähte, zu eng gestochene Nähte, U-Nähte
4. Exzessive Skelettierung des Bronchus, auch bedingt durch radikale Lymphadenektomie
5. Freiliegende Knorpelspangen (Abb. 23.6 a–c)
6. Störung der Blutversorgung
7. Lymphstauung
8. Koagulationsnekrosen durch Verwendung des Elektrokauters, hier besser feine resorbierbare Ligaturen
9. Unzureichende Deckung des Bronchusstumpfes
10. Unzureichende Drainage der Pleurahöhle

Die Inzidenz einer Bronchusstumpffistel nach Lungenteilresektionen wird von 1–11% angegeben (Ochs-

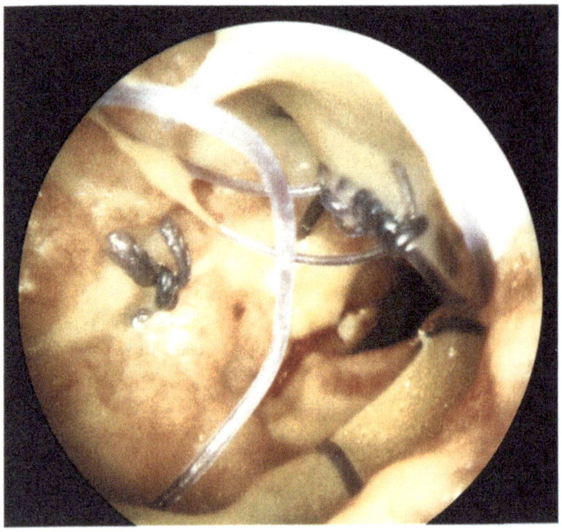

Abb. 23.5. Nicht-resorbierbares Nahtmaterial, in dem sich Schleimfäden fangen

Tabelle 23.5. Inzidenz bronchopleuraler Fisteln nach Lungenteilresektionen

Autor	Jahr	n	Fisteln (%)
Ochsner et al.	1947a	129	4
Ryan	1950	110	11
Meade et al.	1977	196	5,6
Hasse	1985	119	1
Cyril Gaud	1987	1952	1
Vogt-Moykopf et al. (nur Bronchialkarzinom)	1985-1987	264	4

ner et al. 1947b; Ryan 1950; Meade et al. 1977; Gaud 1987) (s. Tabelle 23.5).

Für die Operationsletalität hat diese Komplikation nur geringe Bedeutung; sie wird von den obengenannten Autoren mit 0-2% angegeben. Diese Angabe ist jedoch zu global. Eine der schwersten Komplikationen mit einer Letalität bis 50% ist die frühe Bronchusstumpfinsuffizienz innerhalb von 30 Tagen, wenn der Patient beatmungspflichtig ist und bleiben muß. Sie kann schon 24-48 h nach der Primäroperation auftreten. Die effektivste Maßnahme ist hier die sofortige Rethorakotomie mit erneutem Verschluß des Bronchusstumpfes. Die Inzidenz der bronchopleuralen Fisteln nach Pneumonektomien wird zwischen 7 und 15% im Mittel angegeben (Tabelle 23.6).

Die Bedeutung der Bronchusverschlußtechnik unterschiedlicher Schulen wird klar, wenn man die Inzidenz der Bronchusstumpffistel bei der Handnaht mit der standardisierten Staplertechnik vergleicht. Die Schwankungsbreiten liegen bei Handnaht zwischen 4 und 15%, bei der standardisierten Staplertechnik zwi-

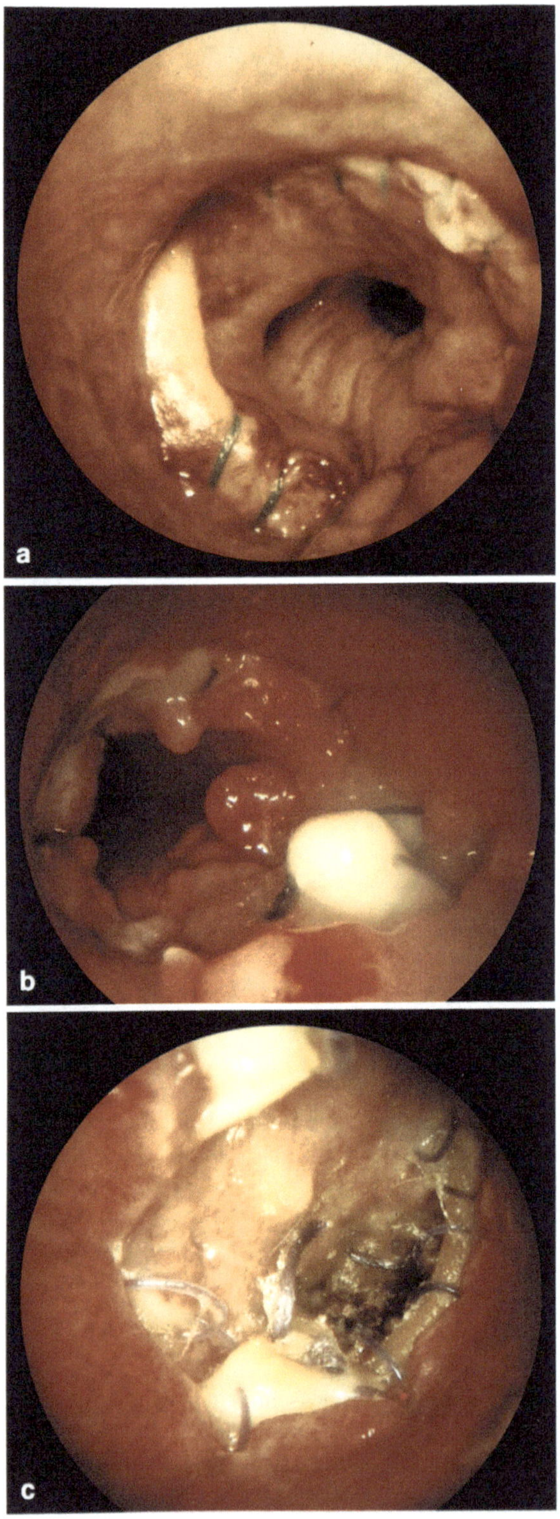

a

b

c

Abb. 23.6 a-c. Freiliegende Knorpelstange nach Manschettenpneumonektomie mit resultierender Nekrose und Dehiszenz. **a** Postoperative Kontrolle, **b** beginnende Nekrose am 4. Tag nach der Operation, **c** vollständige Nekrose mit freiliegendem Faden und Dehiszenz 8 Tage nach der Operation

Tabelle 23.6. Inzidenz bronchopleuraler Fisteln nach Pneumonektomie

Autor	Jahr	n	Fisteln (%)
Rauch	1958	64	15,6
Hasse	1985	73	5,4
Hoier-Madsen et al.	1984	225	12,5
Gaud	1987	968	7
Vogt-Moykopf et al. (nur Bronchialkarzinome)	1985-1987	69	11

schen 2 und 7% (Tabelle 23.7). Unabhängig von der Technik treten bronchopleurale Fisteln nach Pneumonektomien auf der rechten Seite bedeutend häufiger auf als auf der linken (Vanetti u. Bazelly 1987).

Nach Manschettenresektionen wird die Inzidenz der Fistel zwischen 1 und 12% angegeben (Tabelle 23.8). Das therapeutische Vorgehen ist wesentlich vom Allgemeinzustand des Patienten bestimmt. Beim spontan atmenden, kardiorespiratorisch stabilen Patienten kann nach allgemeinen Richtlinien, adäquater Drainage und lokaler Infektsanierung eine Besserung des Allgemeinzustandes erreicht werden. Anders verhält es sich bei früher Bronchusstumpfinsuffizienz und noch oder erneut beatmungspflichtigen Patienten. Hier kann nur die sofortige Reoperation das Leben des Patienten erhalten, insbesondere dann, wenn andere adjuvante Verfahren versagen.

Tabelle 23.8. Inzidenz bronchopleuraler Fisteln (BPF) nach Manschettenresektion

Autor	Jahr	n	Fistel %	30-Tage-Letalität %
Johnston u. Jones	1959	98	2	8
Paulson et al.	1970	45	7,4	5,4
Jensik et al.	1972	57	3,5	7
Bennett u. Smith	1978	96	2,5	7,5
Shaw u. Luke	1979	100	1	8
Weisel et al.	1979	70	11,4	11,4
Ungar et al.	1981	261	1,9	7,3
Vogt-Moykopf et al.	1987	197	8,0	14,0

23.3.2.2 Endoskopische Behandlung der bronchopleuralen Fistel

Um die Risiken und die Belastung eines Wiedereingriffs wegen bronchopleuraler Fisteln zu vermindern, bemüht man sich, nichtinvasive endoskopische Verfahren zu entwickeln, mit denen ein Bronchusverschluß zu erreichen ist. Als Verschlußmaterial wurden Cyanoacrylate (Histoacryl) (Arruda et al. 1979; Barthelemy et al. 1983; Moritzu u. Eckersberger 1985) sowie Fibrinkleber (Tissucol) (Waclawiczek et al. 1984) verwendet. Während mit Histoacryl nur sehr kleine Fisteln in der Frühphase verschlossen werden können, sind Fisteln bis zu 3 mm Durchmesser erfolgreich mit Fibrin therapiert worden (Waclawiczek et al. 1984). In tierexperimentellen Untersuchungen (Waclawiczek u. Chemelizek 1986) gelang es damit, bei Schweinen eine definierte Bronchusfistel von 3 mm Durchmesser zu verschließen. In gleicher Weise wurde ein Patient erfolgreich behandelt, der 5 Tage nach linksseitiger Pneumonektomie eine Bronchusstumpffistel entwikkelte. Pridun et al. (1986) verwandten als Verschluß-

Tabelle 23.7. Inzidenz bronchopleuraler Fisteln *(BPF)* nach Pneumonektomie, konventioneller Bronchusverschluß versus Stapler

Autor	Jahr	n Konventionelle Naht	BPF (%)	n Stapler	BPF (%)
Kessler	1969			123	3,3
Dart et al.	1970			117	6,8
Malave et al.	1971	218	4,6		
Williams u. Lewis	1976	1222	4,6	60	3,3
Schoefer u. Demischew	1977	85	10,6	112	6,3
Hankins et al.	1978a	148	7,4		
Verain u. Cayot Viard	1979	33	15,2	33	3,0
Forrester-Wood	1980	225	11,1	225	2,7
Irlich et al.	1981			98	3,1
Lawrence et al.	1982	45	6,6	37	5,4
Stallone et al.	1982			60	1,7
Moritz et al.	1982			40	0
Vanetti u. Bazelly	1987	161	8,0	145	4,0

pfropfen dekalzifizierte Spongiosa in Kombination mit Fibrin (Tissucol) und plazierte diese endoskopisch in die Fistelöffnung bei links-pneumonektomierten Hunden. Die Fistelgröße betrug 1,5 cm. Es gelang, diese Fistel luftdicht zu verschließen und nach Resorption von Fibrin und Spongiosa zur Abheilung zu bringen.

Bei Patienten unter mechanischer Beatmung wurde der fistelnde Bronchusstumpf mit einem Ballon blokkiert (Ellis et al. 1982; Houpt et al. 1983). Dieses Verfahren ist allerdings nur bei sedierten und beatmeten Patienten möglich; die erste kritische Phase kann so beherrscht und eine Aspiration aus der Pleurahöhle vermieden werden. Die Fallzahl und die Ergebnisse des Verfahrens, endoskopisch bronchiale Fisteln zu verschließen, sind bislang noch sehr gering. Mit der weiteren Entwicklung dieser Technik kann in Zukunft die von Voss-Schulte (1953) bekräftigte Forderung abgelöst werden, in der die operative Versorgung bronchopleuraler Fisteln an erster Stelle steht.

Neben der Ballonblockade des fistelnden Bronchus werden beim beatmeten Patienen weitere adjuvante Verfahren diskutiert, wie folgt:

- Getrennte unabhängige Beatmung beider Lungenseiten (Brown 1973)
- Zusätzlicher PEEP in die Pleurahöhle (Philipps et al. 1979; Powner u. Grenuik 1981)
- HFJV (Turnbull et al. 1981; Mayers et al. 1986)
- Dosierte und kalkulierte Saugung über die Thoraxsaugdrainage (Powner et al. 1985)

23.3.2.3 Bronchusstumpfinsuffizienz nach Lungenteilresektionen

Bei kleiner bronchopleuraler Fistel, adäquater Drainage und beherrschter lokaler Infektion ist ein weiteres konservatives Vorgehen gerechtfertigt. Dies gilt in besonderem Maße für Patienten, deren Lungenfunktion eingeschränkt ist und die auf die Funktion der Restlunge angewiesen sind.

Treten Infektzeichen auf oder nimmt das Fistelvolumen zu, ist eine Rethorakotomie mit Fistelverschluß anzuraten. Muß die Restlunge aus Funktionsgründen erhalten bleiben, ist ein Direktverschluß der Fistel die Therapie der Wahl. Bei langem Bronchusstumpf wird dieser nachreseziert, erneut verschlossen und mit gut durchblutetem Gewebe abgedeckt. Pleura ist hier nicht geeignet. Eine Omentum-majus-Plastik bietet sich an (s. unten). Sicherer ist, wenn möglich, eine sekundäre Pneumonektomie mit entsprechender Bronchusstumpfdeckung (s. Deckung des fistelnden Bronchus, S. 604).

23.3.2.4 Chirurgische Maßnahmen zum Verschluß der bronchopleuralen Fisteln nach Pneumonektomie

Direktverschluß der Bronchusfistel

Zugang durch die operierte Seite. Nach Brewer et al. (1953) liegt der Zugang auf der erkrankten Seite transpleural, die Fistel wird dabei mit einem lippenförmigen Bronchusverschluß gedeckt (Abb. 23.7). Die Nähte werden extramukös gelegt. Dies setzt voraus, daß die rechte Bronchialarterie vom Aortenbogen kommend erhalten ist. Andernfalls kommt es unweigerlich zur Nekrose zwischen dem 3. und 7. Tag mit einer Refistelbildung. Dieses Verfahren haben wir bei 7 Patienten angewandt. Nur bei einem Patienten, bei dem sicherheitshalber eine zusätzliche Deckung mit Omentum majus vorgenommen wurde, heilte dieser Bronchuswiederverschluß aus. Die extramuköse Naht wird immer wieder beschrieben, aber sie ist in der Praxis sehr schwer durchführbar, insbesondere im Bereich der Pars membranacea. Außerdem ist es günstiger, gut durchblutete Schleimhaut zwischen Naht und Knorpel zu haben, als wenn die Naht auf den blanken Knorpel gelegt wird. Die Nekrose geht nicht von der Schleimhaut aus, sondern eher von dem bradytrophen Knorpel.

Transsternale und transperikardiale Verschlußoperationen bei Hauptbronchusstumpfinsuffizienzen. Pahdy empfahl 1959 erstmals eine anteriore Thorakotomie bzw. Sternotomie mit erneuter intraperikardialer Gefäßligatur und retroperikardialer Stumpfversorgung (Pahdy u. Lynn 1960). Bruccin berichtete 1963 über einen Patienten, bei dem er auf diese Weise eine Hauptbronchusstumpffistel erfolgreich versorgte. In einer ersten größeren zusammenhängenden Statistik von Bogush et al. (1971) wurde über 42 transperikardial operierte Patienten mit Hauptbronchusstumpffisteln berichtet, bei denen es in 32 Fällen gelang, die bronchopleurale Fistel auf diese Weise zu schließen. Ein zusätzlicher Muskellappen mußte 3mal implantiert werden. Sechs Patienten verstarben und eine Fistel blieb bestehen (Bogush et al. 1971).

Beim Verschluß der Bronchusfistel am Hauptbronchus von vorn, insbesondere rechts über eine mediane Thorakotomie und transperikardiale Präparation (Abb. 23.8a, b), ist die großzügige Spaltung und Mobilisation der angrenzenden Gefäße wesentlich, um einen ausreichend großen Zugang zur Bifurkation zu erhalten. Dazu wird die Aorta nach vorderer und hinterer Durchtrennung des Perikards durch einen breiten Zügel angeschlungen und nach links weggehalten. In gleicher Weise wird die V. cava am Übergangsbereich zum Vorhof zur Gegenseite gehalten. Es ist darauf zu achten, daß die senkrecht nach hinten abge-

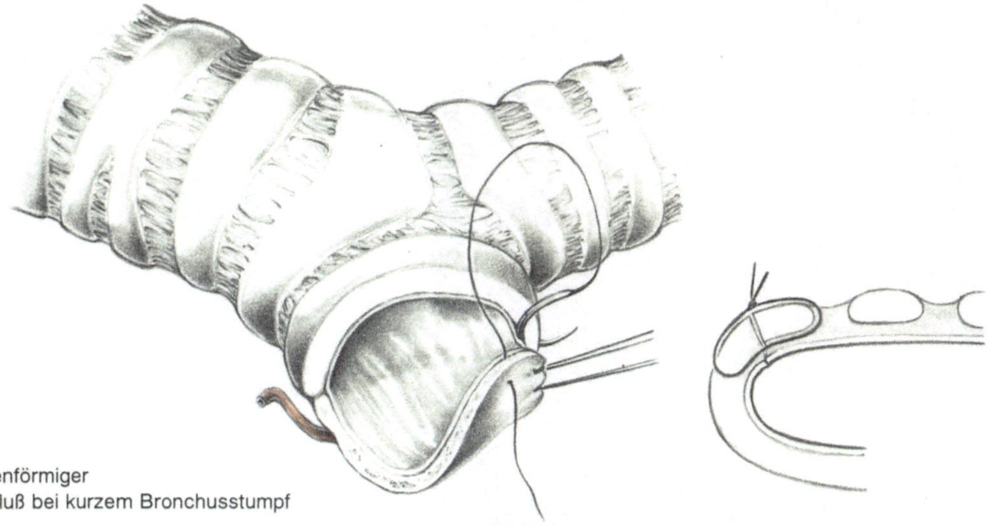

Abb. 23.7. Lippenförmiger Bronchusverschluß bei kurzem Bronchusstumpf

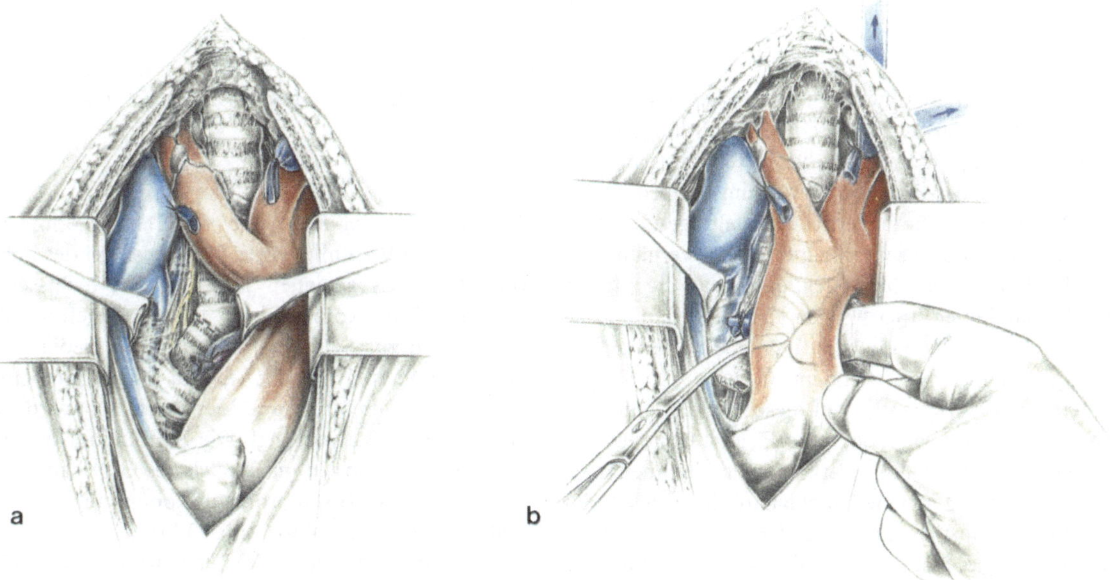

Abb. 23.8 a, b. Transsternale, transperikardiale Verschlußoperation bei Bronchusstumpfinsuffizienz nach Pneumonektomie

hende V. azygos nicht eingerissen wird. Bei chronischen Fisteln ist in der Regel das Mediastinum ausgeprägt zur Fistelseite verzogen. Das Auffinden der Bifurkation kann dadurch erschwert sein. Man orientiert sich am besten am Verlauf der Trachea nach unten. Sowohl bei extraperikardialer als auch bei intraperikardialer Primärversorgung der Pulmonalarterie empfiehlt es sich bei narbigem Einbau des Stumpfendes, die Präparation vom gesunden Hauptstamm aus und die Nachresektion der rechten Seite des Pulmonalarterienstumpfes vorzunehmen. Dadurch erhält man ausreichend Platz. Bei langem Hauptbronchusstumpf kann dieser nach Präparation mit dem Stapler verschlossen und abgesetzt werden. Bei kurzem Stumpf ist dieses Verfahren nicht möglich.

Muß der Verschluß der Fistel nach entsprechendem Anfrischen der Trachealränder fast im Niveau der Trachea vorgenommen werden, so empfiehlt sich die Präparation des linken Hauptbronchus und des distalen Tracheaendes mit vorsichtiger Mobilisation dieser anatomischen Strukturen. Dabei muß auf den Verlauf von N. vagus und N. recurrens geachtet werden. Ist ein Längsverschluß nicht möglich, wird ein Querverschluß im Sinne einer partiellen Anastomose angelegt. Dabei

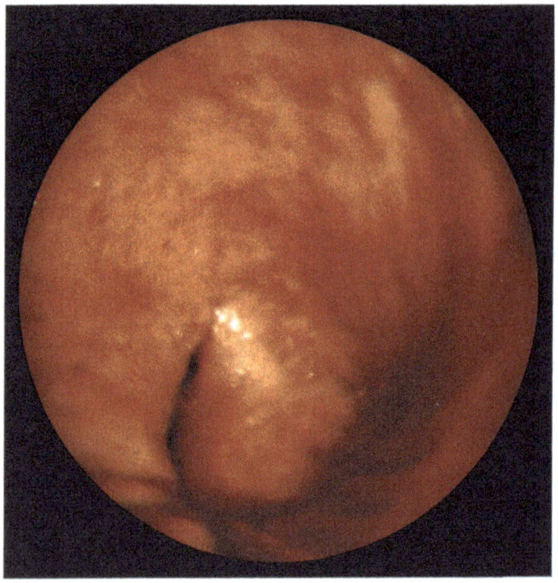

Abb. 23.9. Knickbildung durch Einstülpen der gesunden Gegenseite in das Lumen

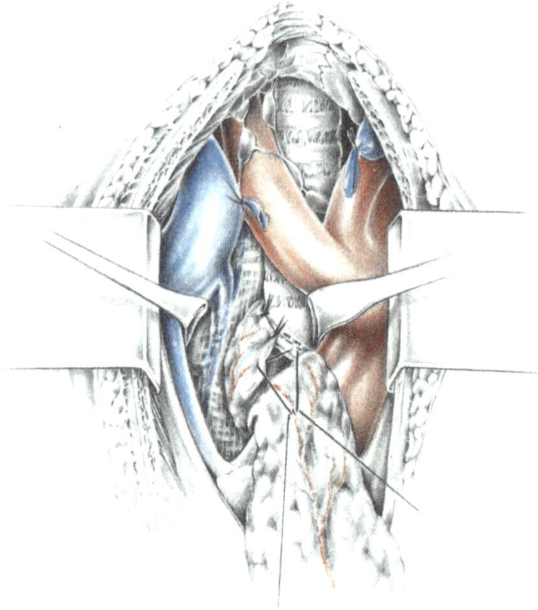

Abb. 23.10. Omentum-majus-Plastik zur Abdeckung und Sicherung des Bronchusreverschlusses nach medianer Sternotomie

muß streng darauf geachtet werden, daß sich die gesunde Gegenseite nicht durch Knickbildung in das Lumen einstülpt (Abb. 23.9). Nach Reinigung und Infektsanierung der Pleurahöhle wird im Bereich der alten Narbe rethorakotomiert. Der fisteltragende Bronchusstumpf wird angefrischt und erneut vernäht. Der Nachteil dieses Verfahrens liegt darin, daß die infizierte Pleurahöhle eröffnet werden kann und dadurch eine Infektverschleppung stattfindet. Eine Bronchusstumpfdeckung mit lebendem Gewebe ist obligat. Perelman (1987) versorgte auf diese Weise 3 Patienten, von denen einer wiederum eine Fistel ausbildete; ein Patient verstarb. Durch Verlängerung der medianen Thorakotomie zur Oberbauchlaparotomie wird das Omentum majus entsprechend den Regeln der Abdominalchirurgie mobilisiert und zur Abdeckung und Ausfüllung des Operationsbereichs verwendet (Abb. 23.10). Das Netz wirkt im Sinne eines Infekttampons und schützt zusätzlich die in der Regel schlecht durchbluteten Bronchus- und Tracheaabschnitte. Das Netz wird durch eine rechtsseitige vordere Eröffnung des Zwerchfells hochgeführt und liegt spannungsfrei. Es wird so fixiert, daß es nicht verrutschen kann. Auf diesem Zugangsweg zur Bifurkation läßt sich auch eine bronchopleurale Fistel des linken Hauptbronchus erreichen und verschließen (Marten 1975).

Abruzzin (1961) sucht den Zugangsweg zur Bifurkation ebenfalls nach medianer Sternotomie unter Schonung des Herzbeutels, indem er zwischen der Aorta links, der V. cava superior und der V. anonyma rechts eingeht. Mit dem Finger tastet man die Vorderseite der Trachea ab, um die Bifurkation festzustellen.

Posteriorer Zugang nach Perelman. Der posteriore Zugang ist zum Verschluß einer Bronchusfistel des linken Hauptbronchus geeignet. Es wird eine rechtsseitige posteriore Thorakotomie im 5. ICR durchgeführt. Die Lunge wird zur Seite gedrängt und die mediastinale Pleura im unteren Teil der Trachea longitudinal eröffnet. Nach Durchtrennung der V. azygos wird der N. vagus zur Seite gedrängt. Die Bifurkation wird nun von allen Adhäsionen im Bereich des Ösophagus ausgelöst. Der linke Hauptbronchus kommt nun zur Darstellung (Perelman 1979) (Abb. 23.11).

Der Vorteil des transsternalen, transperikardialen bzw. perikardialen Bronchusfistelverschlusses liegt darin, daß kein Kontakt mit dem infizierten Gebiet zustande kommt. Auch Bruni (1984) ist der Überzeugung, daß in Fällen mit einem relativ langen Bronchusstumpf der transperikardiale Bronchusstumpfverschluß die Methode der Wahl ist.

Perelman (1979) gibt jedoch zu bedenken, daß nach seinen Erfahrungen das Risiko, die infizierte Pleurahöhle zu eröffnen, überschätzt wird. Selbst den rechtsseitigen Bronchuswiederverschluß hält er von links posterior für möglich, obwohl hier aufgrund der Lage der Aorta die anatomischen Verhältnisse schwieriger sind (Perelman 1987).

Nicht zu übersehen ist, daß hierbei die intakte Thoraxhälfte eröffnet und die verbliebene Lunge traumatisiert wird. Zudem kann dabei die Beatmung durch

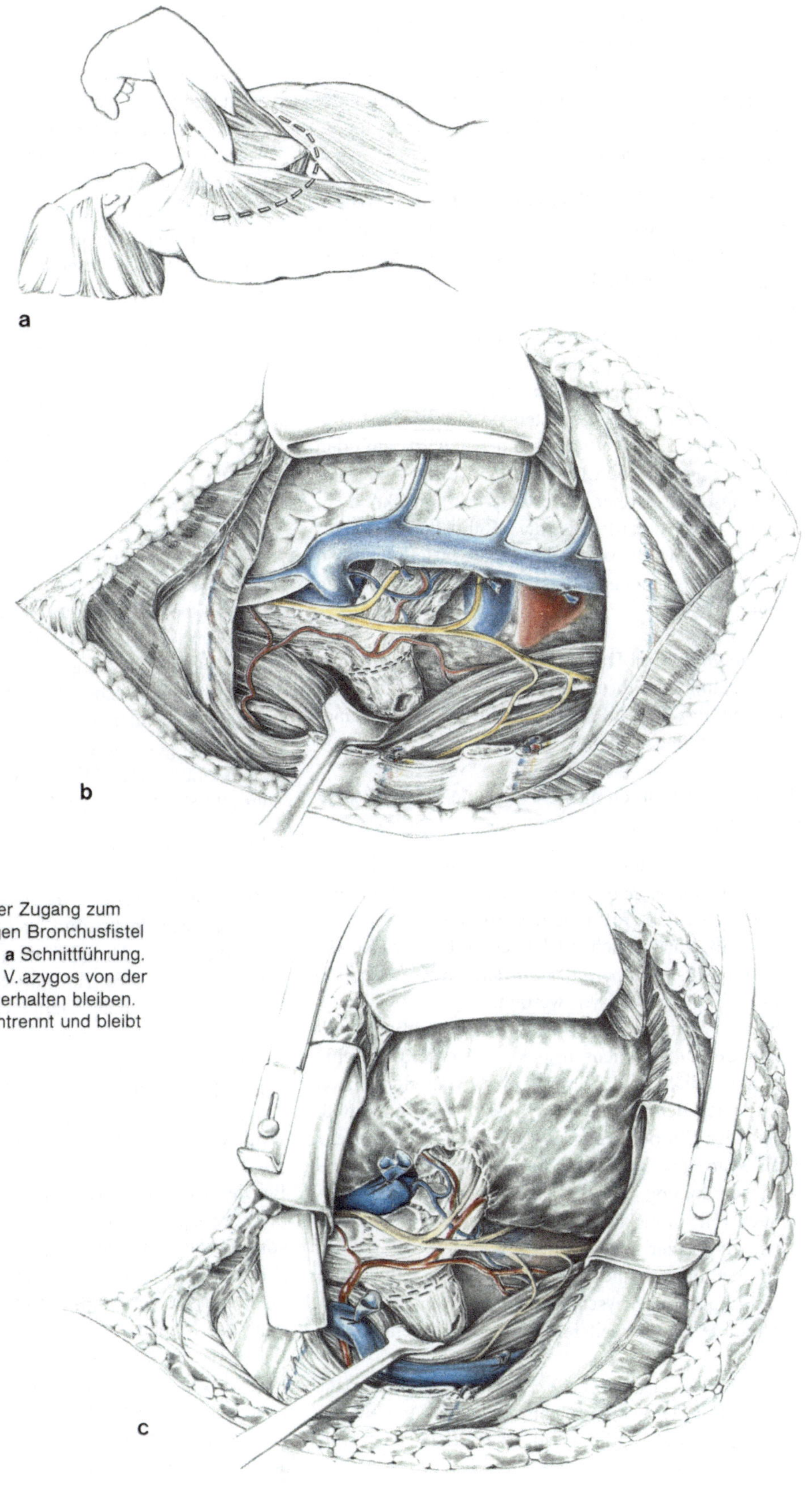

Abb. 23.11 a–c. Posteriorer Zugang zum Verschluß einer linksseitigen Bronchusfistel von rechts (extrapleural). **a** Schnittführung. **b** Situs mit abpräparierter V. azygos von der Thoraxwand. Sie kann so erhalten bleiben. **c** Die V. azygos wird durchtrennt und bleibt an der Thoraxwand

Komprimierung problematisch werden, da der Operateur entsprechend Platz braucht.

Bei den genannten Verfahren zum Direktverschluß der Bronchusfistel hat es sich unserer Erfahrung nach bewährt, eine zusätzliche Sicherung der Naht mit lebendem Gewebe vorzunehmen.

Deckung des fistelnden Bronchus mit vitalem Gewebe

Interkostalmuskulatur. Die Interkostalmuskulatur der zur Bronchusfistel am günstigsten gelegenen Rippen (zumeist zwischen der 5. und 6. Rippe) wird unter Mitnahme des Periostes ausgelöst. Es wird nach dorsal ein vaskularisierter Muskellappen gewonnen. Der ventrale Muskelanteil wird ausgelöst, so daß nach dorsal ein vaskularisierter Muskellappen entsteht. Der so entwickelte Muskellappen, bestehend aus Periost, Interkostalarterie und Interkostalnerv, wird auf den Bronchusstumpf fixiert (Cyman u. Brewer 1987). Als Deckungsmaterial aber ist der Interkostalmuskel nicht unumstritten. Außerdem ist die Mobilisierung der oft sehr schmalen Muskelabschnitte technisch nicht so einfach, wie man nach den Beschreibungen meinen könnte.

Diaphragmalappen. Die Verwendung von Diaphragma zur Deckung einer bronchopleuralen Fistel wurde bereits von Baker et al. (1971) und Demos u. Timmes (1973) beschrieben.

Bei diesem Verfahren müssen folgende Punkte beachtet werden:

1. Bei der Auslösung des Diaphragmalappens wird das Peritoneum zumeist mitinzidiert, und es kommmt damit zu einer Eröffnung des Abdomens.
2. Es muß ein ausreichend langer und gut vaskularisierter Muskellappen, der an den Enden frisch-kapillär blutet, mobilisiert werden.
3. Bei der Schnittführung im Zwerchfell muß der Verlauf des N. phrenicus respektiert werden, um eine Zwerchfellähmung zu vermeiden. Man richtet sich hier nach dem Verlauf der Muskelfasern und sollte sich der Eintrittsstelle des N. phrenicus nicht mehr als 3 cm nähern (Middendorp 1964). Eine mögliche Einschränkung der Zwerchfellbeweglichkeit hat nach Pneumonektomie jedoch nicht die Bedeutung wie nach einer Lobektomie.
   In den thoraxwandnahen Abschnitten kann dann der Lappen hockeyschlägerförmig erweitert werden ohne die Gefahr weiterer Nerven- und Gefäßverletzungen.
4. Der zurückgelassene Defekt sollte, wenn eine spannungsfreie Direktnaht nicht möglich ist, mit Ersatzmaterial wie Marlex-mesh oder Vicryl-Netz verschlossen werden.
5. Nach Bifurkationsresektion oder Pneumonektomie bietet es sich an, die Anastomose bzw. den Bronchusstumpf mit dem Diaphragmalappen komplett zu umschlingen (Abb. 23.12). Wir haben dieses Verfahren bei 2 Patienten mit bronchopleuraler Fistel bei bifurkationsnahen Pneumonektomien erfolgreich angewandt.
   Bei 5 Patienten nach Bifurkations- und Trachearesektionen ließ sich die Anastomose aufgrund von Vorbestrahlung, Chemotherapie und vorgeschalteter Mediastinoskopie und den hieraus resultierenden ausgeprägten Verwachsungen nicht spannungsfrei adaptieren, obwohl alle Mobilisierungsmaßnahmen versucht wurden. In all diesen Fällen war eine primäre Luftdichtigkeit der Anastomose nicht zu erreichen, so daß wir die Anastomose wie beschrieben mit Diaphragma umschlungen haben. Danach bestand Luftdichtigkeit, und die Anastomosen konnten zur Abheilung gebracht werden.

Netzplastik bei Bronchusstumpfinsuffizienz. Bei der Deckung einer Bronchusstumpfinsuffizienz mit lebendem Gewebe hat sich die Netzplastik (Omentum majus) bewährt (Van der Heyde et al. 1978; Perianayagam et al. 1980). Aufgrund seiner Degeneration zu fibrösem Bindegewebe ist das freie Transplantat nicht geeignet (Hollender u. Buhr 1985). Das Verfahren der Wahl ist der gestielte Lappen durch Rotation um eines seiner Gefäßbündel. Hierbei sollten nach Hollender u. Buhr (1985) folgende Punkte beachtet werden:

1. Es darf nur ein vollständig vaskularisierter Lappen transportiert werden.
2. Zuvor muß sorgfältig das Kaliber der Vasa gastrica, A. epiploica dextra und sinistra untersucht werden, um die spätere Durchblutung zu gewährleisten.
3. Die Größe des zu transportierenden Lappens sollte entsprechend den Gefäßverbindungen zwischen rechts- und linksseitigen gastroepiploischen Gefäßen ausgewählt werden.
4. Jegliche Ischämie muß sorgfältig vermieden werden, und zwar sowohl in Höhe des Netzstiels als auch des Magens (Hollender u. Buhr 1985).

Bei der Netzmobilisierung ist darauf zu achten, daß die gastroepiploischen Gefäße erhalten bleiben, denn von hier aus wird das präpylorische Antrum versorgt (Levasseur u. Couinaud 1968). Die ersten 5 cm des Stiels müssen geschont werden, um die Gefäßversorgung des Magens nicht zu gefährden. Über die Häufigkeit der Anastomosen zwischen rechtsseitiger und linksseitiger gastroepiploischer Gefäßversorgung gibt es in der Literatur unterschiedliche Angaben: Sie reichen von „immer nachweisbar“ (Poirier u. Charpy 1899; Testut u. Latarjet 1949; Rouviere 1961) „bis zur

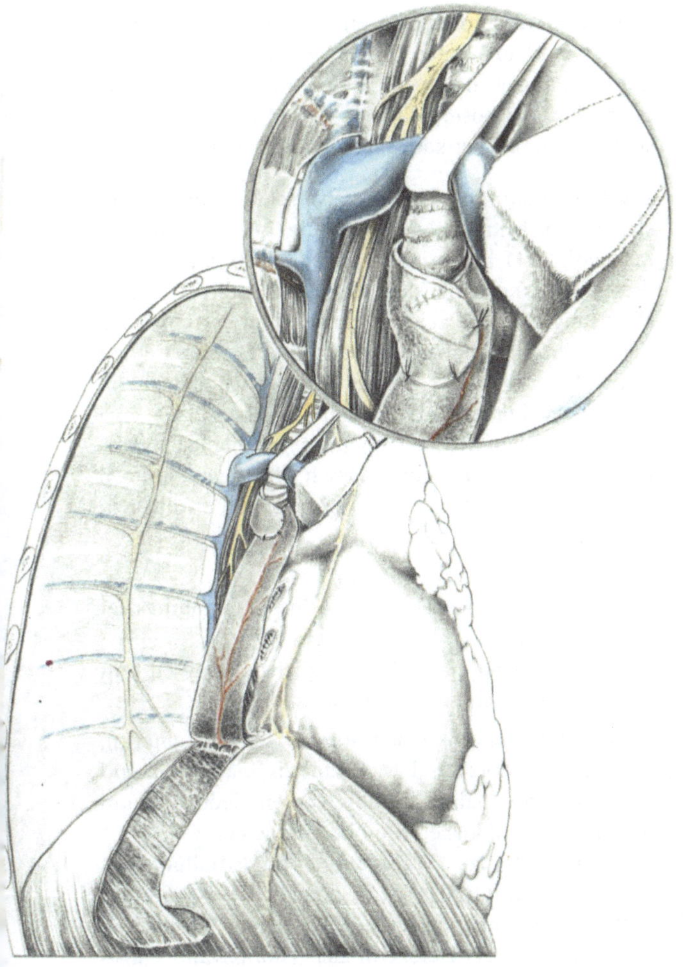

Abb. 23.12. Diaphragmalappen zur Deckung einer bronchopleuralen Fistel im Bereich der Bifurkation

Hälfte der Fälle nachweisbar" (Rio-Branco 1912), „selten nachweisbar" (Paitre et al. 1935) oder „nie aufzufinden" (Descomps 1906). Die Hauptverbindung zwischen den beiden Gefäßversorgungsgebieten des Netzes verläuft über die queren Anastomosen der A. coronaria ventriculi (Levasseur u. Couinaud 1968; Micheau et al. 1981). Die sog. Barkow-Arkade hat ein Anastomosensystem zwischen beiden Versorgungsarten, tritt inkonstant auf und ist von geringem Gefäßkaliber (Barkow 1868).

Operationsmethode

Nach Kiricuta (1974) ergeben sich 3 Möglichkeiten des gestielten Lappens:

1. vorzugsweise durch einen rechtsseitigen Lappen, dessen Zentrum dem rechtsseitigen gastroepiploischen Versorgungstyp mit Versorgung des Magenantrums entspricht;
2. durch einen linksseitigen Lappen, der die Ausdehnung des intragastralen Gefäßplexus berücksichtigen muß;
3. einen doppelten Lappen nach radialer Inzision (Netzstrang nach Kiricuta), der nur nach Nachweis einer intraepiploischen unteren Anastomose durchgeführt werden darf (Hollender u. Buhr 1985).

Präparation des Netzlappens

Die Bursa omentalis wird durch das Lig. gastrocolicum zwischen der gastroepiploischen Arkade und der großen Magenkurvatur eröffnet. Man hält sich hier soweit wie möglich entlang des Magens, um Gefäßverletzungen der Arkade zu vermeiden. Auf der rechten Seite wird das Netz bis in die präpylorische Region ca. 5 cm vom Ursprung der A. gastroepiploica dextra entfernt, freipräpariert, auf der linken Seite bis ca. 3 cm an die sog. avaskuläre Zone unter Berücksichtigung der anastomosierenden intra- und perigastrischen Gefäßplexus. Bei der Mobilisation und Transposition des Netzlappens sollte darauf geachtet werden, daß im Gefäßstiel keine Torsion auftritt und daß die Durchblutung der Ränder gewährleistet ist. Auch muß eine genügend weite Zwerchfellücke vorhanden sein, so daß hier keinerlei Stenosierung oder Abknickungen stattfinden können. Um den Netzlappen zu verlängern, ist es möglich, einen doppelten Lappen zu entwickeln. Der Netzlappen wird in üblicher Weise rechtsseitig mobilisiert, die A. gastroepiploica dextra wird durchtrennt und das Netz linksseitig unter Schonung der Arkade inzidiert. Die Durchblutung wird

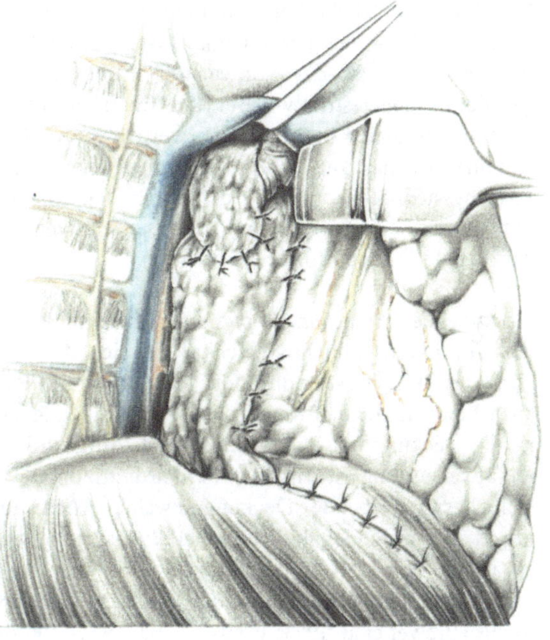

Abb. 23.13. Omentum-majus-Plastik bei lateraler Thorakotomie

durch Anschluß an die gastroepiploische Arkade gewährleistet. Vor diesem Manöver ist auf jeden Fall zu prüfen, ob in der Translumination die Barkow-Arkade vorhanden und funktionstüchtig ist (Bouchet 1959; Alday u. Goldsmith 1972) (Abb. 23.13).

Bronchialfisteln wurden mit Netzplastik erfolgreich behandelt (Kiricuta 1974; Van der Heyde et al. 1978). Die Potenz der Revaskularisierung des Netzes wurde bereits 1937 von Beck beschrieben. Er behandelte Patienten mit koronarer Herzkrankheit mit einer Netzplastik und konnte auf diese Weise eine bessere Blutversorgung des Myokards erreichen. Dieses Verfahren hat sich unterstützend auch in der neuen Kardiovaskulärchirurgie bewährt (Salerno et al. 1982).

Experimentelle Arbeiten von Lima et al. (1982) bei Hunden ergaben nach Autotransplantation der linken Lunge und Umdeckung des Bronchus mit einem gestielten Netzlappen eine Wiederherstellung der Bronchialarterien innerhalb von 4 Tagen. Ohne Netzplastik dauerte die Wiederherstellung der Bronchialarterien 15-30 Tage.

Komplikationen

In einer Übersicht von Pujol u. Rapp (1981) bestand eine Totalnekrose des Netzes in 2,7%, eine Partialnekrose in 4,72% aufgrund der Behinderung des venösen Rückflusses, die durch eine Streckung oder Zerstörung des Gefäßstiels im subkutanen Verlauf bedingt war. Bei Transposition in den Thorax hinein haben wir derartige Komplikationen nicht beobachtet und ähnliche Beschreibungen in der Literatur nicht finden können. Durch die zusätzliche Laparotomie wird ein Reiz und damit ein Ödem des Peritoneums ausgelöst. Dadurch wird ein Volumenbedarf von ca. 1000 ml bewirkt, der gerade in der restriktiv geführten Bilanzierung bei Pneumonektomien berücksichtigt werden muß. Unter 23 Omentumplastiken haben wir einmal eine Magenausgangsstenose beobachtet, die durch den Zug des Omentums bedingt war. Am 10. postoperativen Tag wurde eine Relaparotomie erforderlich.

Deckung des Bronchusstumpfes mit Perikard. Bereits beim primären Bronchusverschluß hat sich die Dekkung des Bronchusstumpfes mit Pleura sowie mit Perikard bewährt. Beim Bronchusfistelverschluß dagegen ist die Deckung mit Pleura ungeeignet. Aufgrund der Gefäßversorgung ist hier der Perikardfettlappen das weit bessere lebende Deckungsgewebe. Auch aufgrund seiner arkadenähnlichen Gefäßversorgung wird es als das große Netz des Thoraxraums angesehen, und es hat ähnliche Fähigkeiten wie das Omentum majus (Brewer et al. 1953; Brewer u. Bai 1955). Bei der Präparation des Perikardlappens sollte die Gefäßversorgung respektiert und insbesondere der N. phrenicus nicht tangiert werden. Den entstandenen Defekt dekken wir mit Dura mater. Dieses Verfahren wird bei uns nur dann angewandt, wenn andere Möglichkeiten entfallen. Für den postoperativen Verlauf ist es stets günstiger, wenn das Perikard nicht alteriert wurde.

Muskeltransposition. Der Fistelverschluß mittels gestielter Muskeltransposition wurde bereits von Abrashanoff 1911 beschrieben. Bereits 1900 habe er mit diesem Verfahren, bei dem der Muskel direkt in den Fistelgang gelegt wird, eine Lungenfistel verschlossen. Dieses Verfahren hat sich bewährt und es nimmt einen festen Platz in der Therapie der Bronchusfistel ein (Demos u. Timmes 1973; Hankins 1978a).

Um mit einem Muskellappen eine Bronchusfistel erfolgreich zu verschließen, müssen die folgenden von Pairolero 1980 aufgestellten Forderungen erfüllt sein (Hankins et al. 1978b):

- Ausreichende Blutversorgung.
- Genügende Länge, so daß die Fistel spannungsfrei erreicht wird.
- Die Empyemhöhle sollte möglichst komplett mit dem Muskelvolumen ausgefüllt sein.

Diese Forderungen können vom M. serratus anterior, M. latissimus dorsi und M. pectoralis major mit und ohne M. subscapularis erfüllt werden, jedoch kaum vom Interkostalmuskel, wie oben dargelegt.

Nach sorgfältiger Präparation und Erhaltung des Gefäß-Nerven-Bündels wird nach Resektion der 2. Rippe das entsprechende Muskelstück durch den hier entstandenen Defekt in der Thoraxwand eingelegt. Über eine zusätzliche tiefere Thorakotomie wird der Muskellappen auf die Bronchusfistel genäht. Die Lücke in der Thoraxwand, durch die dieser Muskellappen geführt wird, darf nicht zu klein sein und den Lappen nicht abknicken oder einengen (Abb. 23.14).

Die Erfahrungen und Ergebnisse der verschiedenen Fistelverschlußtechniken sind Tabelle 23.9 zu entnehmen.

23.3.2.5 Empyem

Die ersten historischen Dokumente über einen Pyopneumothorax gehen zurück auf Hippokrates (430-377 v. Chr.):

> Am 15. Tag nach der Ruptur badet man den Patienten ausgiebig in heißem Wasser, setze ihn auf eine feststehende Unterlage, so daß er sich nicht bewegen kann. Ein Assistent hält seine Hand, während man an seiner Schulter schüttelt und nun hören kann, auf welcher Seite die eitrige Flüssigkeit plätschert (Hippokrates 1961).

Murphey (1898) vermutete, daß die Anwesenheit von Flüssigkeit und Luft im Brustraum eine bronchopleu-

Tabelle 23.9. Ergebnisse verschiedener Operationstechniken zum Verschluß bronchopleuraler Fisteln nach Pneumonektomie

Autor	Jahr	Operationstechnik	n	Geheilt	Re-fistel	Verstorben
Baldwin u. Mark	1985	Mediane Sternotomie transperikardial	3	2	0	1
Perelman	1987	Mediane Sternotomie transperikardial	39	29	1	9
Bogush et al.	1971	Mediane Sternotomie transperikardial	42	32	1	6
Maaßen	1975	Mediane Sternotomie transperikardial	5	4	1	0
Perelman	1987	Transpleuraler Bronchusreverschluß mit Bronchusnachresektion	37	35	1	1
Hankins et al.	1978a	Transpleuraler Bronchusreverschluß mit Bronchusnachresektion	5	1	0	0
Virkkula	1987	Omentum-majus-Plastik	5	4	0	1
Iverson et al.	1986	Omentum-majus-Plastik	5	5	0	0
Perelman	1987	Kontralateraler posteriorer Zugang zum linken Hauptbronchus	25	20	1	4
Hankins et al.	1978b	Muskelplastik	20	16	1	1

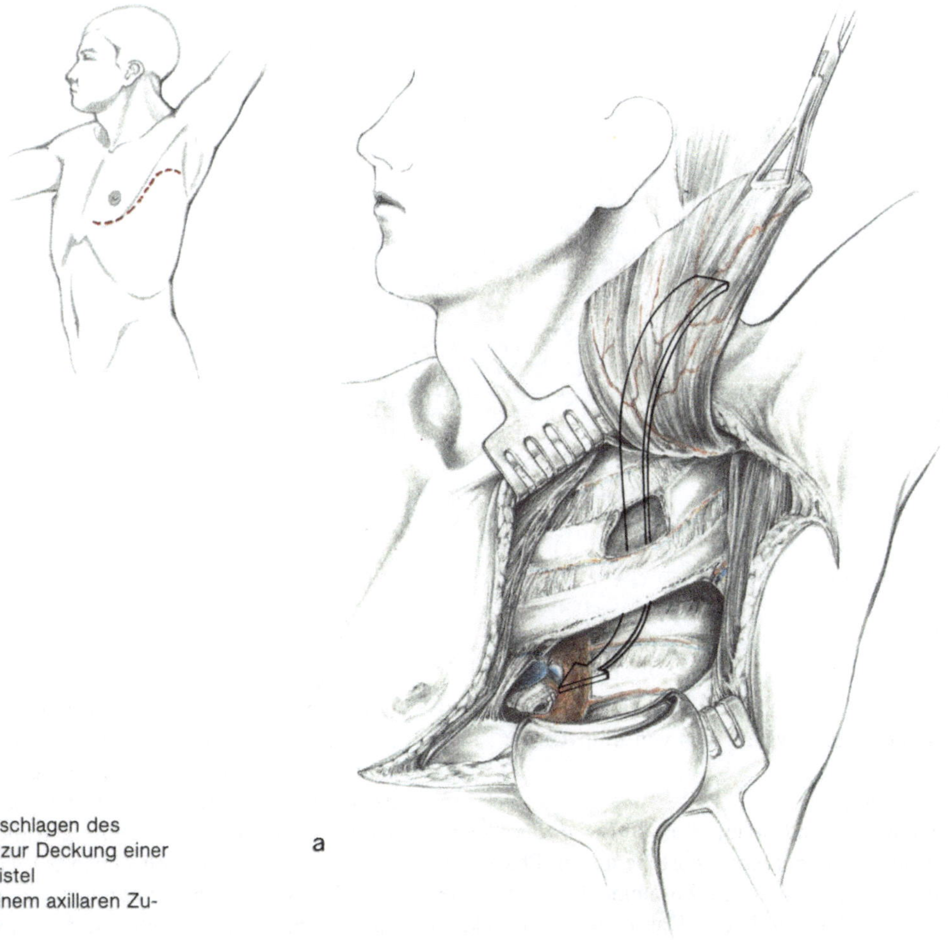

a

Abb. 23.14 a, b. Einschlagen des M. pectoralis major zur Deckung einer bronchopleuralen Fistel
a ausgehend von einem axillaren Zugang

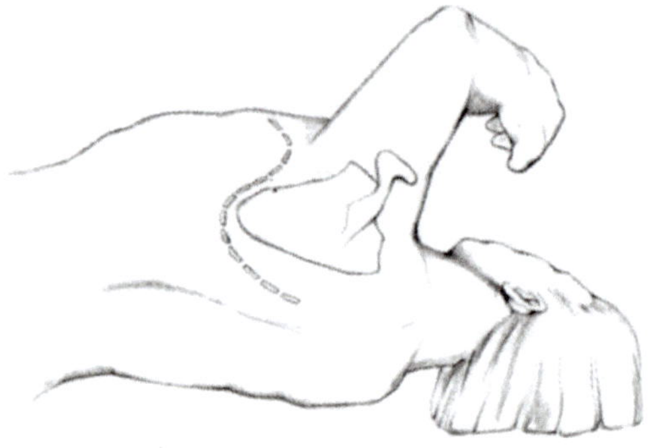

Abb. 23.14 b. Ausgehend von einem posterolateralen Zugang

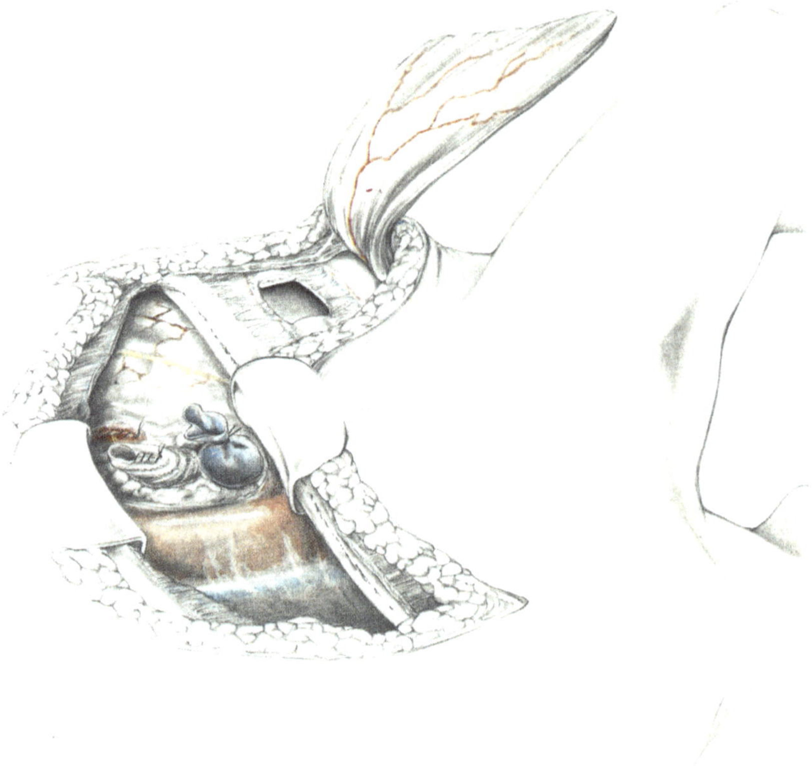

b

rale Fistel anzeigt. Nach thoraxchirurgischen Eingriffen unterscheiden wir 2 Arten von Empyemen:

Frühempyeme

Frühempyeme sind definiert als Infektion der Pleurahöhle in der unmittelbar postoperativen Phase und stehen häufig in direktem Zusammenhang mit einer Bronchusstumpfinsuffizienz. Das akute Empyem kann sich in kurzer Zeit, insbesondere im jugendlichen Alter, zu einer lebensgefährlichen Erkrankung entwickeln. Infolge eines schnell ansteigenden intrapleuralen Überdrucks entwickelt sich hieraus eine Mediastinalverschiebung, die zu schweren hämodynamischen und respiratorischen Funktionsstörungen führen kann, insbesondere dann, wenn Thoraxdrainagen entfernt wurden. Prophylaktisch angesetzte antibiotische Therapie kann eine frühe Infektion kupieren, aber die Schwere des Krankheitsbildes larvieren. Für das therapeutische Vorgehen gilt die Faustregel: Je früher ein Empyem diagnostiziert und gezielt behandelt wird, um so konservativer kann man verfahren. Je später die Behandlung beginnt, um so größer ist die Empyemhöhle und um so fortgeschrittener sind die pneumonischen Veränderungen im angrenzenden Lungengewebe im Sinne einer karnifizierenden Pneumonie. Die begleitende Verschwartung nimmt zu. Die Behandlung kann zu diesem Zeitpunkt nur eine operative sein, da sich ein bereits gebildetes fibröses oder granulierendes Gewebe weder durch enzymatische Therapie noch durch Punktion entfernen läßt (Kessler et al. 1974).

Als häufigste Erreger lassen sich Staphylococcus aureus und Pseudomonas aeruginosa sowie Streptokokken und E. coli nachweisen.

Die therapeutischen Ziele sind:

- der Verschluß einer Bronchusfistel,
- die vollständige Beseitigung der intrapleural produzierten Flüssigkeit,
- die Elimination von nekrotischen Gewebeanteilen und Fibrinbelägen aus dem Pleuraraum,
- die Beseitigung von Resthöhlen,
- eine vollständig wandständige Reexpansion der Lunge,
- eine möglichst freie Beweglichkeit des Zwerchfells.

Als therapeutische Maßnahmen werden zunächst in der akuten Phase 3 Verfahren beschrieben:

1. Punktionsbehandlung: Die Initialbehandlung durch Punktion bei akuten Empyemen ist nach Windheim (1980) in 50% der Fälle erfolgreich. Schnetzer u. Kubena haben 1968 in einer Sammelstatistik veröffentlicht, daß in fast der Hälfte der Fälle von 454 Patienten die Ursache für die Entstehung einer chronischen Empyemresthöhle in einer unzureichenden Primärbehandlung zu sehen ist. Es wird darauf hingewiesen, daß bereits Roser (1859, zit. nach Holle u. Sonntag 1960) eine offene Drainage mit Resektion eines kleinen Rippenstücks und Bülow (1891) die sog. geschlossene Thoraxdrainage empfohlen haben.

2. Thoraxdrainage: Nach vorheriger radiologischer (Resthöhlendarstellung) (Röntgenbild) und sonographischer Kontrolle wird der tiefste Punkt des Empyems ermittelt und hier die Drainage eingelegt. Ist das alleinige Drainageverfahren unzureichend, kann durch Einlage einer 2. Drainage eine Ringspülung durchgeführt werden, wobei die Spüllösung mit Fibrinolytika angereichert wird, um eine bessere Wundreinigung zu erreichen. Dieses Vorgehen hat sich nach unserer Erfahrung bewährt.

3. Subperiostale Rippenresektion: Das weitere therapeutische Vorgehen postoperativer Empyeme nach Keilresektion, Lobektomie und Pneumonektomie ist Kap. 20 zu entnehmen.

Chronisches Empyem
Ist das Empyem nach 6wöchiger Saug-Spül-Behandlung nicht beherrscht, spricht man von einem chronischen Empyem (Lau 1972). Als Ursache sind anzunehmen:

- Pleuraschwielen durch ungenügende Eiterentleerung,
- Resthöhlen nach Lungenresektionen, die das Entstehen eines Empyems begünstigen oder dessen Ausheilung verhindern,
- Veränderungen im Lungenparenchym wie Abszesse, Atelektasen, Bronchiektasen, Kavernen, gelegentlich nicht erkannte Karzinome und die Bronchialfisteln, die eine Ausdehnung der Lunge verhindern,
- chronische Osteomyelitis der Rippen,
- Tuberkulose,
- intrapleurale Fremdkörper (Corpus alienum).

Therapeutisch stehen zur Verfügung:

- Dekortikation,
- Einlage von Netz und Omentum majus sowie Muskelplastiken zur Ausfüllung der Resthöhle,
- Verfahren der Thorakoplastik.

Diese Verfahren werden in Kap. 20 beschrieben.

23.3.3 Postoperative intrathorakale Kompressionssyndrome

23.3.3.1 Mediastinalemphysem

Das Mediastinalemphysem nach thoraxchirurgischen Eingriffen wird häufiger beschrieben als die Mediastinitis. Die z. T. grotesken Veränderungen mit gesichtsentstellendem subkutanem Emphysem und näselnder Sprache werden selten beobachtet (Abb. 23.15). Das Emphysem kann sich am gesamten Rumpf bis in die unteren Extremitäten ausbreiten. Ist die eindringende Luft im Mediastinum gefesselt, da die jeweilige Pleura parietalis intakt oder verschwielt ist, so entwickelt sich ein Spannungsmediastinalemphysem. Der Patient klagt dann über Atemnot und wird tachykard. Aufgrund der Kompression der oberen Hohlvenen entwickelt sich ein relativer Volumenmangel bis hin zur Minderung des Herz-Minuten-Volumens mit einer akut behandlungsbedürftigen Notsituation. Als Ursachen werden genannt:

- der Spannungspneumothorax, der sich über das Mediastinum zu entlasten versucht,
- Verletzung der Trachea und der Bifurkation durch Intubation,
- Ösophagusverletzungen durch Fehlintubation (Abb. 23.16a, b),
- Parenchymeinrisse bei alten mediastinalen Verwachsungen oder frischen Verklebungen.

Die Primärursache muß korrigiert werden, und nur wenn sich eine Spannungssymptomatik entwickelt, ist

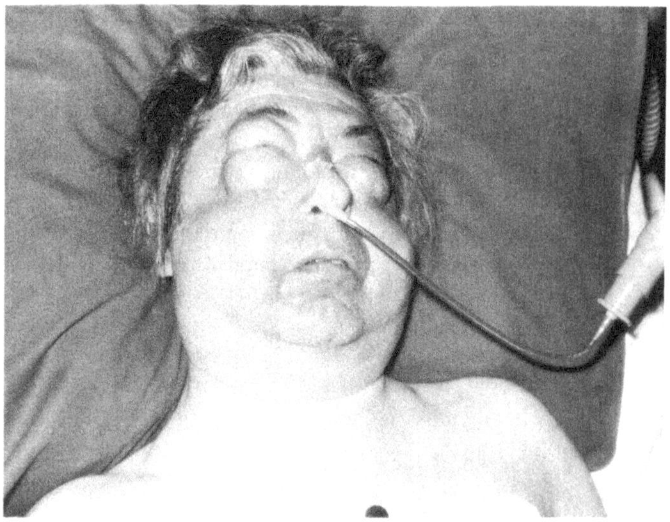

Abb. 23.15. Mediastinalemphysem mit gesichtsentstellendem subkutanem Emphysem

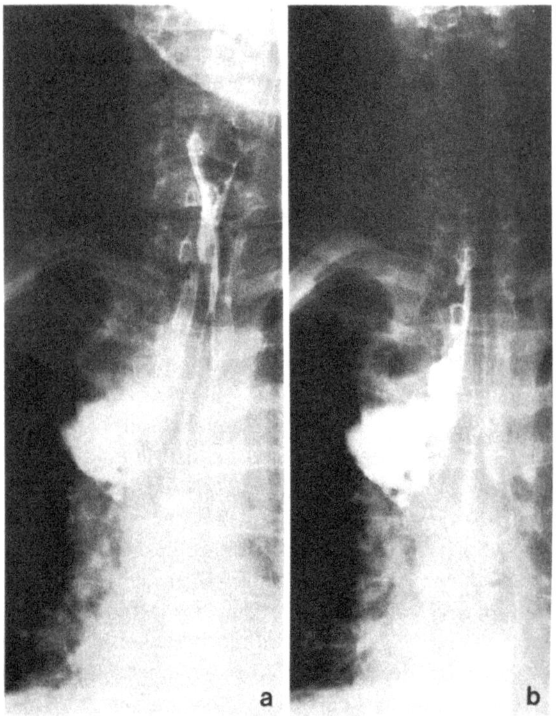

Abb. 23.16 a, b. Verletzung des zentralen Bronchialbaums als Intubationsfolge. Hier als seltene Verletzung des Ösophagus, bei der zunächst der Tubus in den Ösophagus eingeführt und von hier aus nach vorne in die Trachea intubiert wird. **a** Seitlich, **b** Gastrografinschluck a. p.

eine Entlastung erforderlich. In diesem Fall hat sich die von Jehn u. Nissen (1927) vorgeschlagene kollare Mediastinotomie bewährt (Jehn u. Nissen 1927; Nissen 1930). Der Eingriff kann in lokaler Betäubung durchgeführt werden. Der Hautschnitt liegt einen Querfinger oberhalb des Jugulums. Nach Spaltung der Halsfaszie entweicht Luft unter einem zischenden Geräusch. Wegen der Stauung der oberen Hohlvene ist bei der digitalen stumpfen Erweiterung der Schnittführung besondere Vorsicht am Platze. In die Wunde wird eine Drainage eingelegt, die 1-2 Tage nach Abklingen der Symptomatik wieder entfernt werden kann.

Postoperative Mediastinalverbreiterung

Mögliche Ursachen für eine postoperative Mediastinalverbreiterung sowohl nach lateraler als auch nach medialer Thorakotomie:

- Eine Einblutung, die nicht in jedem Fall einen Abfluß in den Pleuraraum haben muß und in ihrer Deutung dann widersprüchlich ist.
- Auch nach lateraler Thorakotomie kann bei tiefer Präparation im Mediastinum (N2-Chirurgie, Pleuropneumonektomie und Explorationen im hinteren Mediastinum) eine Blutung in die Gegenseite erfolgen, wenn die Pleura der Gegenseite verletzt wurde (Abb. 23.17).

Es ist oft erstaunlich, wie selbst radiologisch ausgeprägte Mediastinalverbreiterungen auch durch Hämatombildung gut toleriert werden. Treten jedoch Kompressionszeichen auf (obere Einflußstauung), muß sofort rethorakotomiert werden. Differentialdiagnostisch muß an zweiter Stelle die Möglichkeit der Verletzung des Ductus thoracicus und schließlich der Infusothorax genannt werden (Abb. 23.17). Durch Dislokation des zentralen Venenkatheters gelangt die Infusionslösung in das Mediastinum und in die Pleurahöhle.

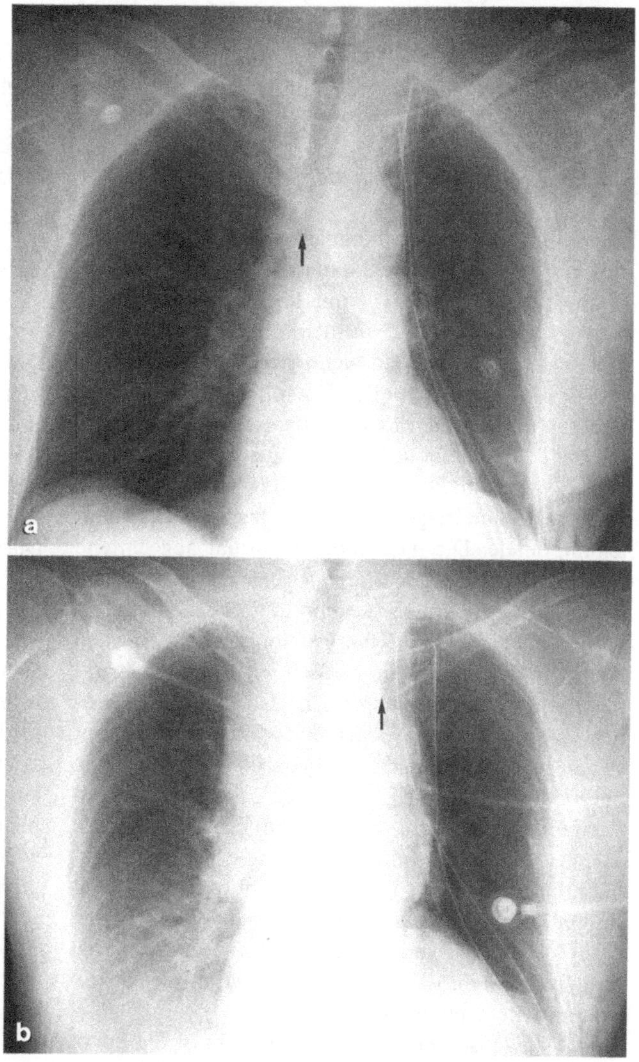

Abb. 23.17 a, b. Postoperative Mediastinalverbreiterung, die in erster Linie an eine Einblutung denken läßt. Hier mit bereits vorhandenem Erguß der Gegenseite und ausgeprägtem Infusomediastinum, bei disloziertem ZVK. **a** Vor der Dislokation, **b** nach der Dislokation

23.3.3.2 Postoperativer Spannungspneumothorax

Tritt nach Lungenresektionen eine intrapleurale Luftansammlung auf, die noch nicht zur Druckerhöhung geführt hat, ist die führende pathophysiologische Veränderung eine arterielle Hypoxie, zu deren Kompensation eine Tachypnoe und Tachykardie als Symptome auftreten. Sie ist sowohl auf die fehlende Ventilation der kollabierten Lunge als auch auf die Zunahme des intrapulmonalen Rechts-links-Shunts zurückzuführen. Der letztgenannte Mechanismus spielt aber infolge einer im Sinne eines alveolovaskulären Reflexes ausgelösten Vasokonstriktion in der nicht-belüfteten Lunge eine untergeordnete Rolle. Auch beim Spannungspneumothorax mit positiven intrapleuralen Druckverhältnissen besteht die initiale pathophysiologische Veränderung nicht in einem Abfall des HZV, sondern in einer arteriellen Hypoxie (Valesky et al. 1985). Erreicht der intrapleurale Druck den systolischen Druck des rechten Vorhofs, kommt es infolge der Behinderung des venösen Rückstroms sowohl zu einem Abfall von Herz-Minuten-Volumen, Schlagvolumen und Blutdruck als auch zu einem Anstieg der Herzfrequenz (Valesky et al. 1985). Nach Lungenresektion sind die oben beschriebenen Veränderungen durch bronchopleurale oder Parenchymfisteln bei ungenügender Drainage bedingt. Bei beatmeten Patienten ist daher in der frühen postoperativen Phase auf die Durchgängigkeit der Drainage zu achten.

Tritt ein Pneumothorax auf, nachdem die Drainagen bereits entfernt wurden, ist primär an eine bronchopleurale Fistel im Sinne einer Bronchusstumpfinsuffizienz zu denken.

Häufige Ursachen sind 1. Diskonnektion, Fehllage und Okklusion des Drainagesystems; 2. Parenchymfistel und 3. Bronchusfistel.

Die Therapie der Wahl ist die Thoraxsaugdrainage. Dann richtet sich die Behandlung nach der zugrundeliegenden Ursache.

23.3.3.3 Herzbeuteltamponade

Die Komplikation der blutungsbedingten Tamponade des Herzbeutels ist selten, dann aber akut bedrohlich. Hervorgerufen werden kann diese Komplikation, wenn die Lungenvene in den noch geschlossenen Herzbeutel abgleitet und wenn sich dort die Ligatur löst. Wir beobachteten diese Komplikation 2mal intraoperativ und konnten sie beherrschen. In einem weiteren Fall trat unmittelbar postoperativ eine akute Schocksymptomatik mit oberem Einflußstau auf. Die Rethorakotomie zeigte die Ausbildung einer Herzbeuteltamponade. Die nach intraperikardial abgeglittene Lungenvene konnte hier erneut verschlossen werden. Auch nach Perikardteilresektion und plastischem Verschluß muß an diese Komplikation gedacht werden. Neben diesen akuten dramatisch verlaufenden Komplikationen gibt es die chronische, langsam zunehmende Tamponade nach Wochen und Monaten. Sie ist nur selten blutungsbedingt. Wir beobachteten 4 Wochen nach dem operativen Eingriff wegen eines Bronchialkarzinoms, der nicht radikal durchgeführt werden konnte, eine tödliche tumorbedingte Arrosionsblutung. Differentialdiagnostisch bedacht werden muß eine Perikardkarzinose, Tuberkulose, sehr selten Empyem. Gelegentlich kann es bei Strahlentherapie durch ausgeprägte Fibrosierung zu einer Störung der Sekretion und Resorption kommen.

Das diagnostische Verfahren der Wahl ist die Echokardiographie. Hier kann ein Herzbeutelerguß in Ausmaß, Lokalisation und Funktionseinschränkung für das Herz beurteilt werden. Auf dem Thoraxübersichtsbild erkennt man einen vergrößerten Herzschatten mit zeltartiger Konfiguration und verstrichener Herztaille.

Als diagnostische und therapeutische Maßnahme bietet sich die Herzbeutelpunktion an.

Als Prädilektionsstelle für die Punktion des Herzbeutels wird der Larrey-Punkt im Winkel zwischen Schwertfortsatz und dem 7. Rippenknorpel links angesehen (Rehn 1913). Der Patient wird halb-sitzend gelagert, so daß der Erguß im tiefsten Punkt eine Vorwölbung des Herzbeutels bewirkt. Nach Punktion des Herzbeutels kann über die Nadel ein Mandrin vorgeschoben werden, über den eine Drainage eingelegt wird. Bei chronisch rezidivierenden Herzbeutelergüssen und Empyemen ist die Perikardiotomie angezeigt. Als Operationsmethode der Wahl wird die Freilegung des Herzbeutels nach Larrey-Rehn-Sauerbruch angegeben (Rehn 1913). Dieser Eingriff kann in Lokalanästhesie ausgeführt werden; der Patient wird auf dem Rücken gelagert, und der Zugang erfolgt durch einen Rippenrandschnitt links, beginnend am Schwertfortsatz. Die Rippenkorpel der 6. und 7. Rippe werden reseziert. Nach Abschieben des Zwerchfells liegt der Herzbeutel frei.

23.3.3.4 Herzbeutelluxation

Größere Herzbeuteldefekte bedürfen nach unserer Erfahrung des Verschlusses. Es werden eigene und Fremdmaterialien verwandt. Kleinere Defekte bis zu einer Größe von 6 × 6 cm werden mit fettfreiem Pleuralappen oder lyophilisiertem Durapatch verschlossen. Zur Deckung werden auch Kunststoffnetze verwendet. Wir beobachteten nach offensichtlich stark vernarbter Dura-mater-Plastik bei linksseitigem Defektersatz bei einem Patienten eine narbige Schrumpfung, die zu der typischen Symptomatik eines Panzerherzens führte. In einem Zweiteingriff nach Ablauf von 5 Wochen ist es nicht gelungen, das narbig geschrumpfte Transplantat zu lösen, und der Patient ist nach weiteren 3 Wochen an den Folgen dieser Komplikation verstorben. Insgesamt haben wir mehr als 250mal mehr oder weniger ausgedehnt dieses Material verwandt und keine Komplikationen gesehen, außer 2 Ausrisse bei wohl nicht adäquat fixierter Dura mater mit Herzluxation. Sehr große Defekte decken wir in letzter Zeit mit Omentum majus, wenn das Omentum majus bei ausgedehnter Resektion zur Absicherung von Verschlüssen bzw. Anastomosen am Bronchus oder an der Trachea notwendig ist. Bei plötzlicher oder auch allmählicher Verschlechterung des Allgemeinzustandes des Patienten nach ausgedehnten Lungenresektionen unter Einbeziehung des Herzbeutels, insbesondere nach rechtsseitigen Pneumonektomien, muß die Herzbeutelluxation in die Differentialdiagnose eingeschlossen werden. Dies gilt auch, wenn der Herzbeutel plastisch verschlossen wurde, da dieser Verschluß ausreißen kann. Herzbeutelluxationen müssen nicht akut zur klinischen Symptomatik führen, sie können auch chronisch verlaufen, wobei der Patient meist niedrige Blutdruckwerte mit niedriger Amplitude aufweist, die nicht auf andere Ursachen zurückzuführen sind. Therapie der Wahl ist die Rethorakotomie und Reposition des Herzens.

23.3.4 Liquorfistel

Der Spinalkanal kann verletzt werden, wenn bei Thoraxeröffnung die Rippen am Rippenköpfchen zu forciert und abrupt auseinandergedrängt werden. Dies ist

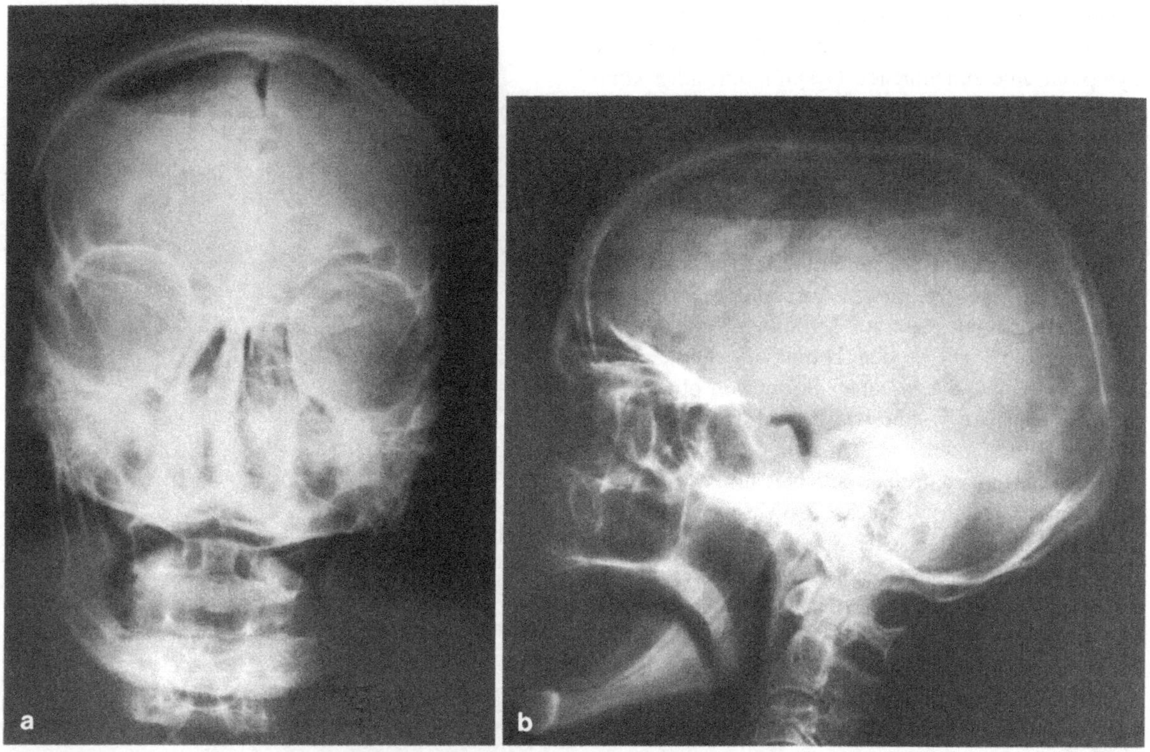

Abb. 23.18 a, b. Pneumenzephalus als Folge einer Liquorfistel. **a** a.-p. **b** seitlich

überwiegend bei Thorakoplastiken mit Rippenresektionen der Fall, wenn bei Vorliegen von starken Verwachsungen der Processus transversus mitentfernt werden muß. Dies gilt in gleicher Weise auch für die Tumorchirurgie, insbesondere bei Pancoast-Tumoren, bei Übergreifen des malignen Prozesses auf die Thoraxwand, wenn der oberste N. thoracicus 1 nicht durchtrennt, sondern abgerissen wird. In der postoperativen Phase fördern die Thoraxdrainagen vermehrt klar seröses Sekret. Die Kriterien der Liquordiagnostik sind aufgrund der Vermischung mit anderen Sekreten nicht richtungweisend. Wir beobachteten 2 Patienten mit dieser Komplikation. Neben vermehrtem Sekretverlust über die Thoraxdrainagen klagten die Patienten über zunehmende Kopfschmerzen. Die angefertigte Schädelübersichtsaufnahme zeigte eine deutliche Spiegelbildung mit Luftansammlung im Sinne eines Pneumenzephalus (Abb. 23.18 a, b). Die Therapie erfolgt am besten in Zusammenarbeit mit Neurochirurgen. Die direkte Naht ist durch Substanzverlust meist nicht möglich, so daß ein plastischer Verschluß eingesetzt werden muß. In einem Fall gelang es, die Fistel mittels Fibrin zu verkleben.

23.3.5 Postoperativer Chylothorax

Das Krankheitsbild „Chylothorax" wurde erstmals von Longolet (1663) bei einem Patienten nach Schußverletzung beobachtet. Später wurden schwere Thoraxtraumen mit Wirbelkompressionsfrakturen als Ursachen beschrieben. Mit Einführung der modernen Thoraxchirurgie, bei der im Sinne der Tumorchirurgie mit kompletter Lymphadenektomie fortgeschrittene Tumorstadien in sano operiert werden können, kommt diesem Krankheitsbild größere Bedeutung zu.

Bei intakter Pleura sammelt sich der aus dem Lymphgang austretende Chylus zunächst in Form eines sog. Chyloms im Mediastinum. Perforiert dieses Chylom in die Pleurahöhle, entwickelt sich ein Chylothorax. Erster Hinweis auf einen sich postoperativ entwickelnden Chylothorax ist der zunehmende Verlust großer Flüssigkeitsmengen über die liegende Thoraxsaugdrainage. Die typisch milchig weiße Färbung ist zunächst nicht deutlich ausgeprägt, insbesondere wenn ein enteraler Nahrungsaufbau noch nicht möglich und postoperativ die Chylusflüssigkeit mit dem serohämorrhagischen Erguß verdünnt ist. Die Diagnose ergibt sich durch laborchemische Untersuchungen der Drainageflüssigkeit. Liegen die Triglyceridspiegel deutlich über dem Referenzbereich der Plasmawerte bei normwertigen Cholesterinspiegel, ist ein

Chylothorax nachgewiesen. Bei bereits postoperativ entfernter Thoraxdrainage ist das führende klinische Symptom eine zunehmende Dyspnoe mit allen klinischen und radiologischen Zeichen einer Ergußbildung. Durch Punktion des Ergusses und laborchemische Untersuchung kann die Diagnose gestellt werden. Aufgrund der bakteriziden Wirkung des Chylus werden Keime nicht nachgewiesen (Tauber 1958).

Der Ductus thoracicus verläuft zwischen Wirbelsäule und Ösophagus im unteren Abschnitt, mehr auf der rechten, im oberen mehr auf der linken Seite. Mit der A. subclavia verläßt er den Thorax durch die obere Apertur und mündet in einem Bogen von oben kommend in die linke V. subclavia, lateral der V. jugularis. 95% der Lymphe entstammen dem Verdauungstrakt. Der Lymphfluß ist kranial gerichtet und wird durch Klappen im Ductus thoracicus sowie durch die Atmung und den rhythmischen Sog im Venenwinkel aufrecht erhalten (Tauber 1958). Die Lymphe der rechten Thoraxhälfte, des rechten Armes, der rechten Hals- und Kopfseite und eines Teils der Leberkuppe gehört zum Einzugsgebiet des Ductus lymphaticus dextra. Der Verlauf dieser anatomischen Strukturen kann sehr variabel sein. Verletzungsmöglichkeiten ergeben sich nach Thümmler (1965) nach Ösophagusresektionen und mediastinalen Tumoren, insbesondere bei Metastasen nach Hodentumoren sowie Mediastinoskopien.

Von 1982-1986 beobachteten wir 20 postoperative Chylothoraces. Sie traten immer auf der operierten Seite auf. Der anatomische Verlauf des Ductus thoracicus ist die Erklärung dafür, daß 15 von 20 Chylusfisteln sich rechtsseitig manifestieren. Die erste chylöse Sekretion trat überwiegend zwischen dem 2. und 5. postoperativen Tag auf. Hervorzuheben ist, daß auch sehr viel längere symptomfreie Intervalle möglich sind.

Der Ménétrier-Symptomenkomplex stellt einen seltenen Sonderfall dar. Er ist gekennzeichnet durch ödematöse Schwellung der linken Gesichtshälfte, der linken Halsseite, des linken Arms bei gleichzeitigem Chylothorax und Chyloaszites. Ursache ist eine Verlegung der Mündung des Ductus thoracicus z. B. durch eine Thrombose der linken V. subclavia (Tauber 1958).

In der weiterführenden Diagnostik gilt es, die Lokalisation der Chylusfistel abzuklären. Diagnostisches Verfahren der Wahl ist die Lymphographie (Abb. 23.19).

In einer Sammelstatistik von Shakelford u. Fisher (1938) wird über 41 konservativ behandelte Chylusfisteln berichtet, bei der sich eine Letalität von 50% ergab. Nach Mitteilung über eine erfolgreiche Behandlung des Chylothorax durch Ligatur des Ductus thoracicus von Lampson (1948) und Goorwitch (1955) entwickelte sich eine Tendenz zur frühzeitigen operativen Intervention. Goorwitch verglich eine Gruppe

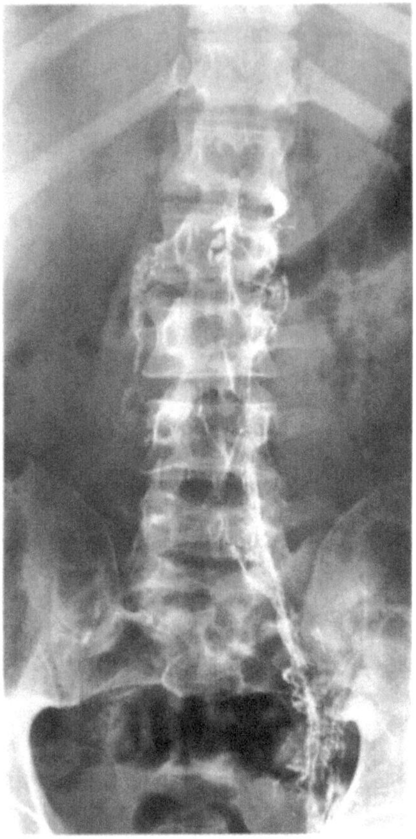

Abb. 23.19. Lymphographie mit Austritt des Kontrastmittels subdiaphragmal als Folge einer Verletzung des Ductus thoracicus nach Resektion einer mediastinalen Metastase eines Hodenkarzinoms

operativ versorgter Chylusfisteln mit einer konservativ behandelten Gruppe (n = 16). Die Letalität der operativ versorgten Gruppe betrug 0%, die der konservativ behandelten 19% (Goorwitch 1977).

Kommt es nach ca. 2 Wochen nicht zu einem Versiegen des Lymphflusses oder erhöht sich der Chylusverlust auf über 1500 ml täglich, sehen wir die Indikation zum operativen Chylusfistelverschluß für gegeben an. Dies entspricht den von Selle mitgeteilten Erfahrungen (Selle et al. 1973).

Konservative therapeutische Prinzipien

1. Bei kleineren Chylusfisteln enterale Ernährung mit sog. Chyluskost (eiweißreich, vermehrt mittelkettige Triglyceride).
2. Bei größeren Lymphfisteln komplette hochkalorische parenterale Ernährung unter strenger Volumen-, Bilanz-, Elektrolyt- und Stoffwechselkontrolle.

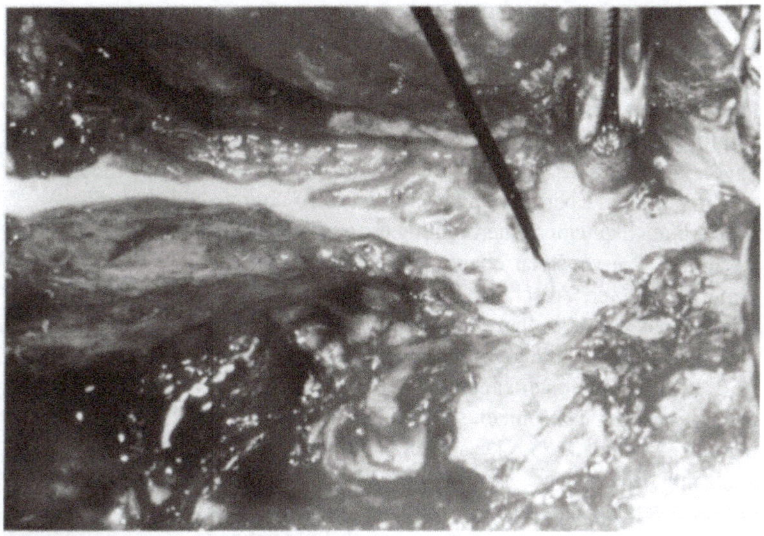

Abb. 23.20. Intraoperative Darstellung einer Chylusfistel nach Applikation von Sahne über die Magensonde unter Narkose

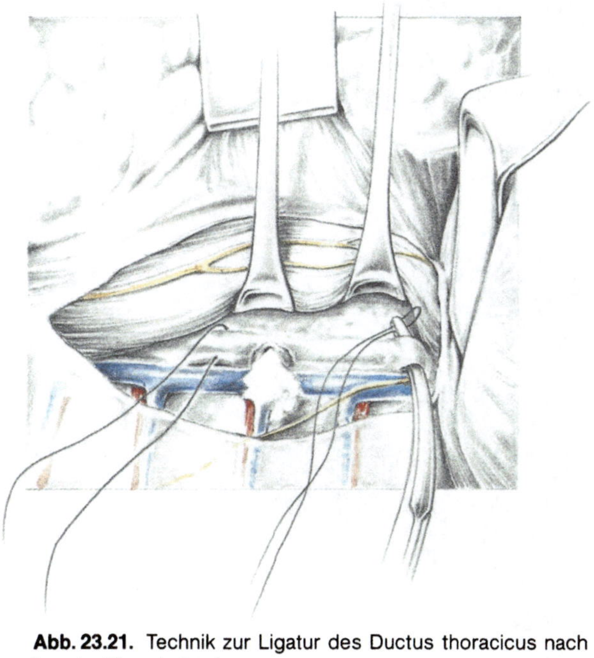

Abb. 23.21. Technik zur Ligatur des Ductus thoracicus nach basaler Thorakotomie

Operatives Vorgehen
Zukschwerdt gab den Patienten 1-2 h vor dem Eingriff indigokarmin-gefärbte Sahne zu trinken (Zukschwerdt 1955). Wir applizieren Sahne zu Beginn des operativen Eingriffs unter Narkose und konnten so in jedem Fall die Chylusfistel darstellen (Abb. 23.20). In Intubationsnarkose wird in Seitlagerung eine basale posterolaterale Thorakotomie rechts im Bett der 8. Rippe angelegt. Der Ösophagus wird aufgesucht und der Ductus thoracicus im Winkel zwischen Ösophagus, Wirbelsäule und Zwerchfell ligiert. Er sollte nicht zu stark aus den Weichteilen skelettiert werden, und die Ligatur sollte nicht in unmittelbare Nähe der Fistel zu liegen kommen (Abb. 23.21). Einige Autoren verzichten generell auf eine Darstellung des Lecks und bevorzugen die supradiaphragmale Ligatur (Murphy u. Piper 1977; Patterson et al. 1981; Kostiainen et al. 1983).

Als weitere operative Möglichkeit wurde von Milsom et al. (1985) die Anlage eines pleuroperitonealen Shunts zur Behandlung des Chylothorax beschrieben. Die Bedeutung dieser Methode kann aufgrund der kleinen Fallzahl bislang nicht beurteilt werden.

23.4 Postoperative Spätfolgen

23.4.1 Umwandlung des Hemithorax nach Pneumonektomien

Die narbige Schrumpfung des Brustkorbs beginnt im Anschluß an die Pneumonektomie in sehr viel geringerem Umfang als nach Lobektomien. Die Thoraxhöhle ist unmittelbar nach der Operation mit Luft gefüllt, die nur langsam resorbiert wird. Ohne spezielle Maßnahmen füllt sich die große Operationshöhle mehr oder weniger mit Wundsekret (Serothorax), das gerinnt und von der Peripherie her durch Narbengewebe ersetzt wird. Von diesen Schrumpfungsvorgängen können sowohl die intrathorakalen wie auch die unmittelbar angrenzenden extrathorakalen Organe betroffen werden.

23.4.1.1 Verziehung des Mittelfells und intrathorakaler Organe

Die narbigen Verziehungen können das ganze Mediastinum gleichmäßig oder nur umschriebene Abschnitte davon betreffen. Es kommt daher nicht nur zu einer gleichmäßigen Überdehnung der gesunden Lunge, sondern auch zu einer Überblähung einzelner Lungenabschnitte. Im vorderen oberen Mediastinum und im hinteren unteren Abschnitt finden sich 2 schwache Stellen, wo die einzelnen Brustkorbhälften lediglich durch lockeres Bindegewebe voneinander getrennt sind. In diesem Bereich kann es durch Überblähen der Gegenlunge zu einer mediastinalen Hernie kommen (Abb. 23.22 und 23.23). Diese Verziehung wirkt sich auch auf die Lage der Trachea des Herzens und der großen Gefäße aus. Je nach dem Grad der Verziehungsvorgänge kann das Herz v. a. nach linksseitigen Pneumonektomien bis in die obere Thoraxhälfte verlagert werden. Dabei wird es nicht nur verzogen, sondern gleichzeitig auch um seine Längsachse gedreht. Auch der Ösophagus wird davon erheblich in Mitleidenschaft gezogen (Abb. 23.24), sein rhythmischer Bewegungsablauf und die Eigenperistaltik können vollständig aufgehoben sein. Nach Lungenteilresektionen können Verwachsungen und Vernarbungen zu Verziehungen der großen Gefäße führen. Sie können auch Verdrängungen der Trachea vortäuschen und so als Tumorrezidiv fehlgedeutet werden (Abb. 23.25 a, b).

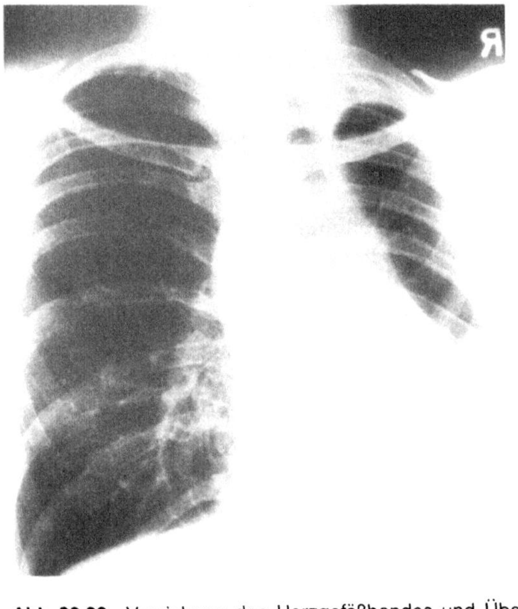

Abb. 23.22. Verziehung des Herzgefäßbandes und Überblähung der rechten Lunge. In der linksseitigen Pneumonektomiehöhle ist Lungenparenchym erkennbar

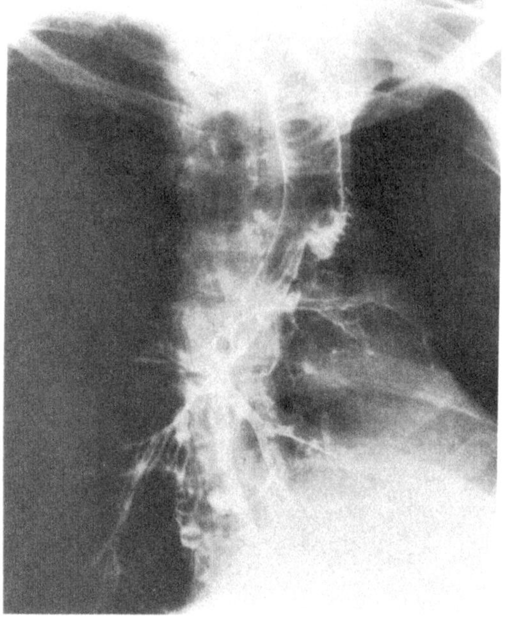

Abb. 23.23. Die Bronchographie zeigt, daß die linke Lunge entfernt wurde

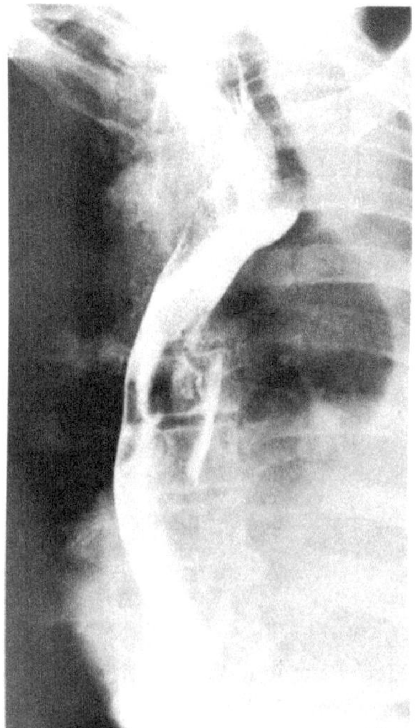

Abb. 23.24. Verziehung des Ösophagus nach Pneumonektomie

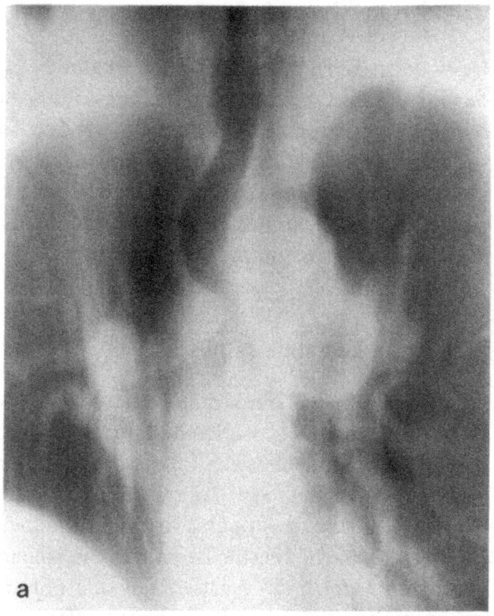
a

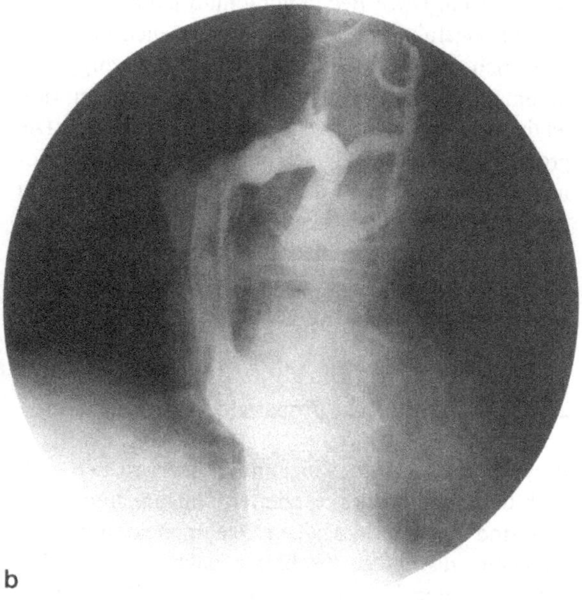
b

Abb. 23.25 a, b. Verziehung, differentialdiagnostisch Verdrängung der Trachea durch Tumorrezidiv nach rechtsseitiger Oberlappenektomie (**a**). Hier als V. azygos erkannt (**b**)

23.4.1.2 Verlagerung extrathorakaler Organe

Auch das Zwerchfell und die unmittelbar angrenzenden Organabschnitte werden von den narbigen Umwandlungen erheblich betroffen. Das Ausmaß der Lageveränderungen ist abhängig von der Stellung des Zwerchfells, das nicht nur aufgrund einer Phrenikusparese als Folge einer Operation erheblich hervortreten kann. Dadurch können Beschwerden wie bei einem gastrokardialen Symptomenkomplex, z. B. Aufstoßen, Völlegefühl, gelegentliches Erbrechen, auftreten. Nach linksseitigen Pneumonektomien kann in Extremfällen der Magen umkippen („upside-down-stomach"). Die Kardia ist dabei im Bereich des Hiatus als tiefster Punkt fixiert. Nach rechtsseitigen Pneumonektomien bietet die Leber ein gewisses Widerlager. Der Pylorus und der obere Anteil des Duodenums können nach oben verlagert werden. Der Magen stellt sich quer (Abb. 23.26).

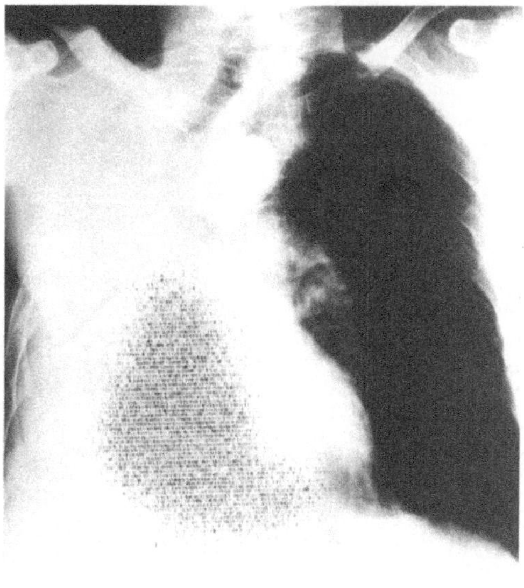

Abb. 23.26. Verlagerung der Leber in die Pneumonektomiehöhle

23.4.2 Thoraxdeformität

Einhergehend mit narbigen Veränderungen und Schrumpfungen verschmälern sich die Zwischenrippenräume, und die Interkostalmuskulatur atrophiert. Die Exkursionsfähigkeit des Brustkorbs auf der operierten Seite kann dadurch völlig aufgehoben werden. Die Pleura parietalis kann bis über 5 cm dicker werden.

Um diesen Veränderungen entgegenzuwirken, kann eine Behandlung mit dem von Brunner empfohlenen sog. Substitutionspneumothorax der Resthöhle durchgeführt werden (Brunner 1953). Hierbei muß, beginnend in der ersten postoperativen Phase, in regelmäßigen Zeitabständen (etwa alle 4-5 Wochen) in die Resthöhle nach der Pneumonektomie ein Überdruck mit atmosphärischer Luft von etwa 18 cm H_2O instilliert werden. Diese Behandlung muß jedoch regelmäßig durchgeführt werden, da es sonst auch nachträglich noch zu den genannten Schrumpfungsvorgängen kommen kann. Das Verfahren ist sofort wirksam, subjektiv wenig belastend, nicht aufwendig und billig. Die große Resthöhle verhält sich bei diesen Luftinstillationen ähnlich wie der extrapleurale Pneumothorax in der Behandlung der Tuberkulose. Allerdings führen wir dieses früher geschätzte Verfahren nicht mehr durch, da die Patienten nicht bereit sind, sich einer dauernden Insufflation zu unterziehen.

23.4.3 Respiratorische Anpassung und Folgen

Respiratorische Anpassung und Folgen richten sich nach dem Ausmaß des resezierten Lungenparenchyms und sind nach rechtsseitigen Pneumonektomien am stärksten ausgeprägt. Während nach Lobektomien meistens keine besonderen subjektiven Belastungen für den Patienten eintreten, macht sich die Pneumonektomie bei starker körperlicher Belastung v. a. bei älteren Patienten stärker bemerkbar. Daher kann nach diesen Eingriffen schwere körperliche Arbeit in der Regel auch nicht mehr geleistet werden (Abb. 23.27).

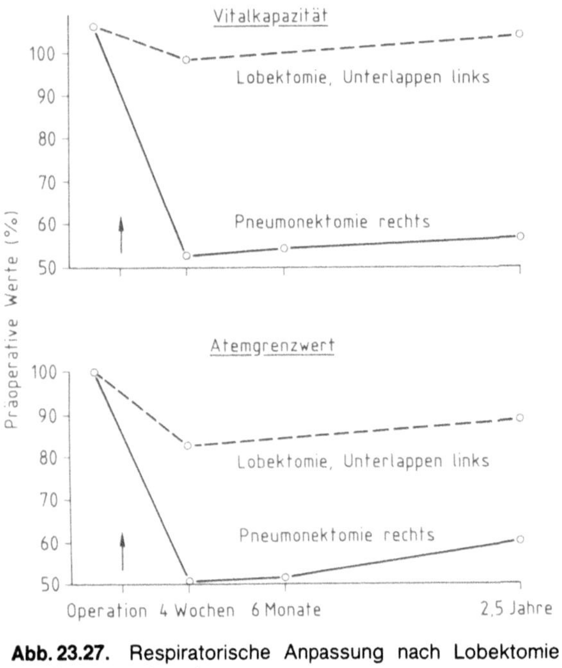

Abb. 23.27. Respiratorische Anpassung nach Lobektomie und Pneumonektomie

23.4.4 Hämodynamische Anpassung

Besonders nach Pneumonektomien kann es im Laufe der Jahre zum typischen Erkrankungsbild des chronischen Cor pulmonale mit allen Folgen kommen, besonders wenn die Gegenlunge durch narbige Verziehungen extrem überdehnt wird. Die Therapie hat sich nach den Gesichtspunkten der inneren Medizin für das chronische Cor pulmonale zu richten.

23.4.5 Interkostalneuralgie

Infraktionen oder Frakturen der Rippen können durch überschießende Kallusbildung oder durch Vernarbung am Rippenbereich innerhalb der Thorakotomie den Interkostalnerv fixieren. Dies ist häufig die Ursache für die postoperative Interkostalneuralgie. Häufigere Ursache hierfür ist jedoch die isolierte Verletzung im Bereich des Austritts aus den Foramina intervertebralia. Es kann bei Thoraxeröffnung unbemerkt zur Fraktur und Verrenkung der Rippe in diesen Abschnitten kommen. Ursache dafür ist meist eine zu kleine Thorakotomie. Auch nach medianer Sternotomie kann es im Bereich der Rippenköpfchen der 1., 2. und 3. Rippe nach zu hoch eingesetztem Sternumsperrer zur Subluxation und damit Interkostalnervalteration kommen, die zu erheblichen postoperativen Schmerzen führen. Die Behandlung der Interkostalneuralgie ist zumeist schwierig. Vorübergehende Interkostalblockaden können den Dauerschmerz durchbrechen und zu einer Besserung führen; dies trifft allerdings nicht zu bei zentral alteriertem Nerv im Foramen intervertebrale. Hier kann die lokale peridurale Anästhesie über einen Periduralkatheter Linderung bringen.

23.4.6 Thoraxwandschäden und Lungenhernien

Thoraxwandschäden und Lungenhernien nach lateralen Thorakotomien sind sehr selten. Ein operativer Verschluß ist meist nicht notwendig. Durch einfaches Auflegen einer Pelotte nach Zurückdrängen des prolabierten Lungenabschnitts kann die Öffnung vollständig vernarben (Abb. 23.28).

Literatur

Abrashanoff (1911) Plastische Methode der Schließung von Fistelgängen, welche von inneren Organen kommen. Zentralbl Chir 38: 186-187

Abruzzin P (1961) Trattamento chirurgico delle fistole del bronco principale consecutive a pneumonectomia per tubercolos. Chir Torac 14: 165-168

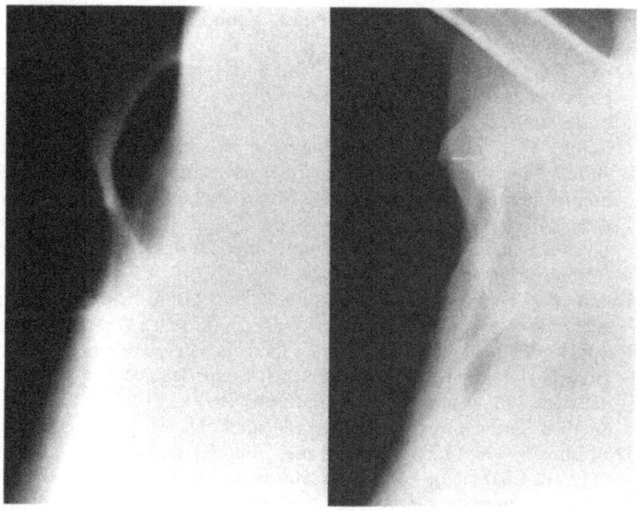

Abb. 23.28. Thoraxwandschaden mit subkutan gelegenem Lungenparenchym

Alday ES, Goldsmith HS (1972) Surgical technique for omental lengthening based on arterial anatomy. Surg Gynecol Obstet 135: 103-107

Altaparmakoff A, Dakoff J, Kosturkova M (1977) Traitement endobronchique des fistules bronchiques postopératoires. Bronchopneumatologie 27: 75-78

Arruda RM, Neto FL, Santos P, Starvaggi AG (1978) Proteçao da anastomose brônquica com dura-mâter homóloga conservada em glicerina fixada com adesivo à base de metilcianoacrilato. Rev Paul Med 92: 49-53

Baker WL, Faber LP, Ostermiller WEJ, Langston HT (1971) Management of peristent bronchiopleural fistulas. J Thorac Cardiovasc Surg 62: 393-400

Baldwin JC, Mark JB (1985) Treatment of bronchopleural fistula after pneumonectomy. J Thorac Cardiovasc Surg 90: 813-817

Barkow HCL (1868) Die Blutgefäße, vorzüglich die Schlagadern des Menschen in ihren minder bekannten Bahnen und Verzweigungen oder „Komparative Morphologie des Menschen und der menschenähnlichen Tiere". Breslau

Barthelemy C, Audigier JC, Fraisse H (1983) A nontumoral esophagobronchial fistula managed by isobutyl-2-cyanoacrylate. Endoscopy 15: 357-358

Bayer L (1907) Eine Vereinfachung der Totalresektion des Brustkorbes bei Empyem. Zentralbl Chir 34: 1-5

Beck CS (1937) Coronary sclerosis and angina pectoris; treatment by grafting a new blood supply up on the myocardium. Surg Gynecol Obstet 64: 270-273

Bennett FW, Smith AR (1978) A twenty-year analysis of the results of seleere resection for pirmary bronchogenetic carcinoma. J Thorac Cardiovasc Surg 76: 840-845

Berthoumieu F, Henry E, Glovaez D, Desrez X, Pradère B, Fournial G, Gaillard J (1978) Troubles du rythme cardiaque après pneumonectomie. Essai de prévention. Poumon coeur 34: 49-52

Björk VO (1954) Thoracoplasty. A new osteoplastic technique. J Thorac Surg 28: 194-198

Björk VO, Carlens E (1950) The prevention of spread during pulmonary resection by the use of a double-lumencatheter. J Thorac Surg 20: 151-154

Bogush LK, Travon BB, Seminochow JL (1971) Transperikardiale Operation an den Hauptbronchien und Lungengefäßen. Hippokrates, Stuttgart

Borrie J (1972) Management of emergencies in thoracic surgery, 2nd edn. Appleton-Century-Crofts, New York

Bouchet A (1959) Contribution àl'étude anatomichirurgicale du grand épiploon. Thèse, Lyon, No 44

Brewer LA III, Bai BF (1955) Surgery of the bronchi and trachea. Experience with the pedicled pericardial fat graft reinforcement. Am J Surg 89: 331-346

Brewer LA III, King EL, Lilly LJ, Bay AF (1953) Bronchial closure in pulmonary resection. A clinical and experimental study using a pedicled pericardial fat graft reinforcement. J Thorac Surg 26: 507-532

Brock RC (1946) A musculoplastic incision for posterior thoracoplastic. J Thorac Surg 15: 182-188

Brooks JW (1979) Complications following pulmonary lobectomy. In: Cordell RA, Ellison RG (eds) Complications of intrathoracic surgery. Little Brown, Boston

Brown CR (1973) Postpneumonectomy empyema and bronchopleural fistula-use of prolonged endobronchial intubation. A case report. Anesth Analg 52: 439-441

Bruccin P (1963) Chirurgische Behandlung der Fisteln am Hauptbronchus nach einer wegen Tuberkulose durchgeführten Pneumonektomie. Thoraxchirurgie 10: 259

Bruni F (1984) International Congress on Thoracic-Surgery Rome, May 11-12

Bruni F (1987) Treatment of long stump after pneumonectomy. In: Grillo H, Eschapasse H (eds) International trends in general thoracic surgery, vol 2: Major challenges. Saunders, Philadelphia, pp 413-421

Brunner A (1953) Die Mediastinalhernie in ihrer Bedeutung für die Thoraxchirurgie. Langenbecks Arch Klin Chir 273: 513-523

Bülow G (1891) Für die Heberdrainage bei Behandlung des Empyems. Z Klin Med 1: 31

Cadalbert M, Yeroulanos S, Hollenstein B et al. (1976) Das Pleuraempyem als Komplikation nach Thoraxeingriffen. Helv Chir Acta 43: 15-21

Clarke DB (1974) Pulmonary embolism after lung surgery. In: Smith RE, Williams WG (eds) Surgery of the lung. The coventry conference. Butterworth, London

Cohen RC (1948) Peritoneal effusion as a complication of artificial pneumoperitoneum. Cancer 2: 1006-1010

Cyman A, Brewer LA III (1987) Bronchopleural fistula. In: Grillo H, Eschapasse H (eds) International trends in thora-

cic surgery, vol 2: Major challenges. Saunders, Philadelphia, p 398
Dart CH jr, Scott SM, Taharo T (1970) Six years clinical experience using automatic stapling devices for long resections. Ann Thorac Surg 9: 535-540
Daschner FD, Frey P, Wolff G, Baumann PC, Suter P et al. (1982) Nosocomial infections in intensive care wards: A multicenter prospective study. Intensive Care Med 8: 5-9
Daschner FD, Rauschenbach K, Pfisterer J et al. (1987) Der Einfluß von Streßulcusprophylaxe auf die Häufigkeit einer Beatmungspneumonie. Anästhesist 36: 9-18
Demos NJ, Timmes JJ (1973) Myoplasty for closure of tracheobronchial fistula. Ann Thorac Surg 15: 88-93
Denk H (1984) Der Ileus im Rahmen intratrachealer Erkrankungen oder nach thoraxchirurgischen Eingriffen. Vortrag auf dem Symposium Aktuelle Chirurgie, Berlin 23.-24. 11. Steglitz. Springer, Berlin Göttingen Heidelberg
Descomps P (1906) Le tronc caëliaque. Steinheil, Paris
Downs JB, Chapman RL (1976) Treatment of bronchopleural fistula during continuous positive pressure ventilation. Chest 69: 363-366
Ellis H, Siqueria FW, Weber TR, Eigen H, Fitzgerald JF (1982) Balloon catheter occlusion of bronchopleural fistulae. AJR 138: 157-159
Forrester-Wood CP (1980) Bronchopleural fistula following pneumonectomy for carcinoma of the bronchus. J Thorac Cardiovasc Surg 80: 406-409
Fowler GR (1893) A case of thoracoplasty for the removal of a large cicatricial fibroms growth from the interior of the chest the result of an old empyema. M Rec 44: 83
Gaud C (1987) Role of mechanical ventilation in the genesis of empyema and bronchopleural fistula. In: Grillo H, Eschapasse H (eds) International trends in thoracic surgery, vol 2: Major challenges. Saunders, Philadelphia, pp 447-451
Ghosh P, Pakrashi BC (1972) Cardiac dysrhythmias after thoracotomy. Br Heart J 34: 374
Goorwitch J (1955) Traumatic chylothorax and thoracic duct ligation. J Thorac Surg 29: 467-471
Goorwitch J (1977) Traumatic chylothorax. Am Surg 43: 715-718
Hankins JR, Miller JE, Attar S, Satterfield JR, McLaughlin JS (1978a) Bronchopleural fistula. - Thirteen years experience with 77 cases. J Thorac Cardiovasc Surg 76: 755-762
Hankins JR, Miller JE, Mc Laughlin JS (1978b) The use of chest wall muscle flaps to close bronchopleural fistulas. Experience with 21 patients. Ann Thorac Surg 25: 491-499
Hartel W, Volk W (1985) Lungenresektionen: akute und chronische Folgen. Dtsch Ärztebl 44: 3257-3263
Hasse J (1985) Ergebnisse der chirurgischen Behandlung des primären Bronchialkarzinoms. Prospektive Analyse einer konsekutiven Operationsserie von 206 Patienten 1972-1978. Habilitationsschrift, Basel
Heller E (1922) Über Verhütung und Behandlung der Empyemresthöhlen. Chirurg 6: 297-302
Hippokrates (Ausg 1961) Great ideas in surgery. Williams & Wilkins, Baltimore, p 23 (Quoted by Zimmermann ML, Veith J)
Hoier-Madsen K, Schulze S, Moller-Pedersen U, Halkier E (1984) Management of bronchopleural fistula following pneumonectomy. Scand J Thorac Cardiovasc Surg 18: 263-266
Holle F, Sonntag E (1960) Grundriß der gesamten Chirurgie, 7. Aufl. Springer, Berlin Göttingen Heidelberg (Teil II, S 1002)
Hollender LF, Buhr F (Hrsg) (1985) Netzplastik. In: Chirurgie des großen Netzes. Springer, Berlin Heidelberg New York Tokyo, S 78ff
Holly PC, Hill LD, Lawless PA, West TL (1973) Parasternal mediastinotomy and mediastinoscopy. Adjuncts in the diagnosis of chest disease. J Thorac Cardiovasc Surg 66: 549-556
Hoover L, Hsu HK, Ross MJ, Gross AM, Webb H et al. (1986) Reappraisal of empyema. Thoracic. Surgical intervention when the duration of illness in unknown. Chest 90/4: 511-515
Houpt P, van Zanten JJ, Bins MC (1983) The use of ballon katheter in the treatment of high-fow bronchopleural fistulae complicating mechanical ventilation. Nat J Med 26: 34-38
Huth JH, Diwok K (1978) Intra- und postoperative Komplikationen durch Eingriffe an der Lunge. Z Erkr Atmungsorgane 151: 231-238
Irlich G, Schulte HD, Koch R (1981) Klammernahtgeräte an Bronchien und Lunge. Langenbecks Arch Chir 355: 459-463
Iverson LI, Young GN, Ecker RR et al. (1986) Closure of bronchopleural fistulae by an omental pedicle flap. Am J Surg 152: 40-42
Jehn W, Nissen VR (1927) Pathologie und Klinik des Mediastinalemphysems. Dtsch Chir 206: 221-335
Jensik RJ, Faber LP, Milloy FJ, Amot JJ (1972) Sleeve lobectomy for carcinoma, a ten-year experience. J Thorac Cardiovasc Surg 64: 400-412
Johansson L, Westerholm CJ, Wranne B (1970) Central circulatory function early after pulmonary surgery. Scand J Thorac Cardiovasc Surg 4: 107
Johnston JB, Jones PH (1959) The treatment of bronchial carcinoma by lobectomy and sleeve resection of the main bronchus. Thorax 14: 48
Jüngst G (1974) Die Thoraxfensterung und offene Behandlung des chronischen Pleuraempyems als Therapiemöglichkeit sonst nicht mehr operabler Kranker. Thoraxchirurgie 22: 409-414
Kärhölä P, Kairaluoma M, Larmi TK (1976) Postpneumonectory empyema in pulmonary carcinoma patients: Treatment with antibiotic irrigation and closed-chest drainage. J Thorac Cardiovasc Surg 72: 319-322
Kessler P (1969) The mechanical suture with UKC-40 and UKL-60 in pulmonary surgery. Dis Chest 56: 383-396
Kessler P, Kompmann G, Wernitsch W (1974) Die chirurgische Behandlung des Pleuraempyems. Thoraxchirurgie 22: 414-420
Kiricuta I (1974) The importance of the great omentum in plastic surgery. 77e Congr. Fr. Chir. Paris 17-20 octobre 1974, Intervention dans la Table Ronde présidée par H. Richelme
Kirschner M (1921) Zur Radikalbehandlung des chronischen Pleuraempyems. Langenbecks Arch Klin Chir 117: 205-231
Kirsh MM, Rotman H, Behrendt DM, Orringer MB, Sloan H (1975) Complications of pulmonary resection. Ann Thorac Surg 20: 215-236
Kostiainen S, Meurala H, Mattila S, Appelqvist P (1983) Chylothorax: Clinical experience in nine cases. Scand J Thorac Cardiovasc Surg 17: 79-83
Kraft-Kinz J, Eder J, Kronberger L, List W (1970) Erfahrungen mit der chirurgischen Behandlung von Lungentumoren. Thoraxchirurgie 18: 9-18
Kremer K, Kümmerle F, Kunz H, Nissen R, Schreiber HW (1981) Intra- und postoperative Zwischenfälle. Allgemeiner Teil, Thorax, Bd I. Thieme, Stuttgart New York, S 325

Lampson RS (1948) Traumatic chylothorax - A review of the literature and report of a case treated by mediastinal ligation of the thoracic duct. J Thorac Surg 17: 778-791

Lau AF (1972) Die chirurgische Behandlung der Pleuraempyeme. Zentralbl Chir 97: 257-269

Lawrence GH, Ristroph R, Wood JA, Starr A (1982) Methods for avoiding a dire surgical complication: Bronchopleural fistula after pulmonary resection. Am J Surg 144: 136-140

Levasseur JC, Couinaud C (1968) Etude de la distribution des artères gastriques. Incidences chirurgicales. J Chir 95: 57-58, 161-176

Lilienthal H (1915) Empyema: Exploration of the thorax with primary mobilisation of the lung. Ann Surg 62: 309

Lima O, Goldberg M, Peter WJ, Ayabe H, Townsend E, Cooper JD (1982) Bronchial omentopexy in canine lung transplantation. J Thorac Cardiovasc Surg 83: 418-421

Maaßen W (1975) Die transsternale und perikardiale Verschlußoperation bei Hauptbronchusfisteln und Pleuraempyemen. Thoraxchirurgie 23: 257-261

Maassen W, Müller W (1961) Reaktionen und Injektionen am Bronchusstumpf unter besonderer Berücksichtigung der Fadenreaktion und der Stumpfmykose. MMW 103: 2195-2200

Malave G, Foster ED, Wilson JA, Munro DD (1971) Bronchopleural fistula-present day study of an old problem. A review of 52 cases. Ann Thorac Surg 11: 1-10

Marten W (1975) Die transsternale und pericardiale Verschlußoperation bei Hauptbronchusstumpffistel und Pleuraempyem. Thoraxchirurgie 23: 257-261

Matthews HR, Hopkinson RB (1984) Treatment of sputum retention by minitracheotomy. Br J Surg 71: 147-150

Mauritz W, Graninger W, Schindler I, Karner S, Zadrobilek E, Sporn P (1985) Keimflora im Magensaft und Bronchialsekret bei langzeitbeatmeten Intensivpatienten. Anästhesist 34: 203-207

Mayers I, Long R, Brun PH, Wood LDH (1986) Artificial ventilation of a canine model of bronchopleural fistula. Anaesthesiology 64: 739-746

Meade RH, Kay EB, Hughes FA (1977) Report of 196 lobectomies with one death. J Thorac Surg 16: 16-24

Micheau P, Moreau JP, Chavoin JP et al. (1981) Epiploon et révascularisation. Etude expérimentale chez le chien. Perspectives cliniques. J Chir 118: 197-205

Middendorp UG (1964) Zur Frage der Zwerchfellinzision. Helv Chir Acta 31: 220-224

Milsom JW, Kron IL, Rheuban KS, Rodgers BM (1985) Chylothorax: An assessment of current surgical management. J Thorac Cardiovasc Surg 89: 221-227

Mollinedo J, Montenegro (1974) Indikation und Ergebnisse der Pleuradekortikation. Thoraxchirurgie 22: 425-429

Moritz E, Eckersberger F (1985) Endoskopische Klebung postoperativer Bronchusfisteln. Chirurg 56: 125-127

Moritz E, Strahberger E, Buchberger R (1982) Mechanische Nahtgeräte in der Lungenchirurgie. Wien Klin Wochenschr 94: 189-192

Murphy JB (1898) Surgery of the lung. JAMA 31: 150-165

Murphy TO, Piper CA (1977) Surgical management of chylothorax. Ann Surg 43: 715-718

Nahkosteen JA, Massen W (1981) Bronchology: research, diagnostic and therapeutic aspects. Nijhoff, The Hague Boston London

Nissen R (1928) Kreislaufwirkung umschriebener Drucksteigerung im Mittelfellraum. Dtsch Chir 59: 208

Nissen R (1930) Die chirurgische Behandlung des bedrohlichen Mediastinalemphysems. Zentralbl Chir 57: 1023

Ochsner A, De Bakey M, Dixon L (1947a) Primary cancer of the lung. J Am Med Assoc 135: 321-328

Ochsner A, De Bakey M, Dixon L (1947b) Primary pulmonary malignancy treated by resection. Ann Surg 125: 522-530

Pahdy RK, Lynn RB (1960) The management of bronchopleural fistula. J Thorac Cardiovasc Surg 39: 385-393

Pairolero PC, Arnold PG (1980) Bronchopleural fistula: Treatment by transposition of pectoralis major muscle. J Thorac Cardiovasc Surg 79: 142-145

Pairolero PC, Payne WS (1982) Postoperative care and complications in the thoracic surgical patient. In: William WC, Glenn WWL, Baue AE, Yeha AS, Hammond GL, Lahs H (eds) Thoracic and cardiovascular surgery. Appleton-Century-Crofts, Norwall, Connecticut, pp 338-351

Paitre F, Giraud D, Dupret S (1935) Pratique anatomichirurgicale illustrée. Douin, Paris

Patterson GA, Todd TRJ, Delarue NC, Ilves R, Pearson FG, Cooper JD (1981) Supradiaphragmatic ligation of the thoracic duct. Ann Thorac Surg 32: 44-49

Paulson DL, Urschel JC, Mc Namara JJ, Shaw RR (1970) Bronchoplastic procedures for bronchogenic carcinoma. J Thorac Cardiovasc Surg 59: 38-45

Perelman M (1979) Severance of the stump of the left main bronchus by right posterior approach. In: Atlas of thoracic surgery. Mosby, St. Louis, p 210

Perelman M (1987) Bronchopleuralfistula: Treatment of long stumpf after pneumonectomy. Discussion. In: Grillo H, Eschapasse H (eds) International trends in general thoracic surgery, vol 2: Major challenges. Saunders, Philadelphia, p 422

Perelman M, Ambatjello GP (1970) Transpleuraler, transsternaler und kontralateraler Zugang bei Operationen wegen Bronchialfistel nach Pneumonektomie. Thorac Cardiovasc Surg 18: 45-57

Perianayagam WJ, Booshariam MV, Murolidharan S et al. (1980) The use of an omental pedicle flap in the closure of bronchopleural fistulae. Aust NZ J Surg 50: 204-206

Pertes G (1898) Zur Empyembehandlung. Verh Dtsch Ges Chir 71

Philipps GG, Lonigan RM, Joyner LR (1979) A simple technique for managing a bronchopleural fistula while maintaining positive pressure ventilation. Crit Care Med 7: 351-353

Poirier P, Charpy A (1899) Traité d'anatomie humaine. Masson, Paris

Powner DJ, Grenuik A (1981) Ventilatory management of life-threatening bronchopleural fistula. Crit Care Med 9: 54-58

Powner DJ, Deantline C, Rodman GH (1985) Effect of chest tube suction on gas flow through a bronchopleural fistula. Crit Care Med 13: 99-101

Pridun N, Heindl W, Redl H, Schlag G, Machacek E (1986) Animal studies as for the problem of the bronchial fistula. Fibrin sealant in operative medicine thoracic surgery. Cardiovasc Surg 5: 121-125

Probst G, Bülzebruck H, Bauer HG, Vogt-Moykopf I (1987) Die chirurgische Behandlung des Bronchialkarzinoms im fortgeschrittenen Lebensalter. Z Herz Thorax Gefäßchir 1: 138-144

Pujol H, Rapp P (1981) De l'utilisation du grand épiploon en cancérologie. A propos de 297 cas. Travail du Groupe des Chirurgiens du Centre Français de lutte contre le Cancer. Chirurgie 107: 292-298

Rau HG, Staubach KH, Hohlbach G, Klingler W (1986) The continuous arterio-venous hemofiltration in shock. In: Schlag G, Rede H (eds) First Vienna Shock Forum, part B. Alan & Riss, New York, pp 241-247

Rauch HWM (1958) Bronchus- und Lungenfisteln nach 500 Lungenresektionen bei Tuberkulose. Behandlungsmethoden und Ergebnisse. Thoraxchirurgie 1: 59-73

Rehn L (1913) Zur experimentellen Pathologie des Herzbeutels. Verh Dtsch Ges Chir 339

Rio-Branco P do (1912) Essai sur l'anatomie et la médecine opératoire du tronc caëlique et de ses branches, de l'artère hépatique en particulier. Thèse. Steinheil, Paris (828 pp)

Rouvière H (1961) Anatomie humaine descritive et topographique, 9e edn, tome 2. Masson, Paris

Rutherford RB, Gott VL (1968) Thoracic injuries. In: Balinger WF, Rutherford RB, Jukdema GD (eds) The management of trauma. Saunders, Philadelphia London, pp 285-344

Rutherford RB, Hurt HH, Brickmann RO, Tubb JM (1968) The pathophysiology of progressive tension pneumothorax. J Trauma 8: 212-227

Ryan BJ (1950) Pulmonary lobectomy. An experience with 110 consecutive resections without operative mortality. Surgery 27: 551

Salerno TA, West RO, Lynn RB, Charette EJ (1982) Fate of omental graft after revascularisation of the heart. Can J Surg 25: 349-350

Samson PC, Burford TH (1947) Total pulmonary decortication; its evolution and present concepts of indications and operative technique. J Thorac Surg 16: 127

Schede M (1890) Die Behandlung der Empyema. Verh Kongr Imm Med Wiesbaden 9: 41

Schnetzer J, Kubiena K (1968) Das chronische Pleuraempyem. Beitr Klin Tuberk 138: 89

Schoefer G, Demischew M (1977) Bronchusstumpfversorgung konservativ oder maschinell. Zentralbl Chir 102: 661-663

Seibt J, Tiejel H, Kamp HD (1986) Hustenfähigkeit nach großen Oberbauch- und thorakoabdominellen Eingriffen. Anaesth Intensivther Notfallmed 21/1: 27-30

Selle JG, Snyder WH, Schriber JT (1973) Chylothorax: Indication for surgery. Ann Surg 177: 245-249

Sensening DM, Rossi NP, Ehrenhaft JL (1963) Results of the surgical treatment of bronchogenic carcinoma. Surg Gynecol Obstet 116: 279

Shakelford RT, Fisher AM (1938) Traumatic chylothorax. South Med J 31: 766-775

Shaw KM, Luke DA (1979) Lobectomy with sleeve resection of the bronchus for malignant disease of the lung and the influence of the suture material for the bronchial repair. Thorac Cardiovasc Surg 27: 325-329

Smith RA (1974) Preoperative assessment, technique and results of surgery for bronchial carcinoma. In: Smith RE, Williams WG (eds) Surgery of the lung. Butterworth, London

Stallone RJ, Lawrence GH, Ristroph R, Wood JA, Starr A (1982) Methods for avoiding a dire surgical complication: Bronchopleural fistula after pulmonary resection. Am J Surg 144: 136

Stoutenbeek CP, von Saene HKF, Miranda DR, Zandstra DF (1984) The effect of selective decontamination of the digestive tract on colonisation and injection rate in multiple trauma patients. Intensive Care Med 10: 185-192

Tauber K (1958) Die Chirurgie des Ductus thoracicus. In: Derra E (Hrsg) Handbuch der Thoraxchirurgie, Bd III. Springer, Berlin Göttingen Heidelberg

Testut L, Latarjet A (1949) Traite d'anatomie humaine, 9e edn. Doin, Paris

Thümmler M (1965) Ergebnisse der Mediastinoskopie und gleichzeitig ausgeführter praeskalenischer Lymphknotenbiopsie. Beitr Klin Tuberk 130

Tillet WS, Sherry S (1949) The effect in patients of streptococcal fibrinolysim (streptokinae) and streptococcal, purulent and sanguinous pleural exsudation. J Clin Invest 28: 173

Toomes H, Vogt-Moykopf I, Ahrendt J (1983) Dekortikation der Lunge aus funktioneller Sicht. Prax Klin Pneumol 9: 335-338

Turnbull AD, Carlon G, Howland WS, Beattie EJ (1981) High frequency jet ventilation in major airway or pulmonary disruption. Ann Thorac Surg 32: 468-474

Unertl K, Ruckdeschel G, Selbmann HK, Jensen U, Forst W, Lenhart FP, Peter K (1987a) Prevention of colonisation and respiratory infections in long-term ventilated patients by local antimicrobial prophylaxis. Intensive Care Med 13: 106-113

Unertl K, Lenkart FP, Ruckdeschel D (1987b) Oropharyngeale Kolonisation und bronchopulmonale Infektion. Wirksamkeit einer lokalen antimikrobiellen Prophylaxe. Intensivmedizin 62: 107-116

Ungar J, Gyemey J, Scherer E, Szarvas J (1981) Sleeve lobectomy: An alternative to pneumonectomy in the treatment of bronchial carcinoma. Thorac Cardiovasc Surg 29: 41-46

Ungeheuer E, Hartel W (1968) Lunge und Mediastinum. Enke, Stuttgart (Therapie maligner Tumoren, Bd II)

Valesky A, Thies E, Parsche R (1985) Pneumothorax und Hämatothorax, Früherkennung und Erstbehandlung. In: Enke A, Heberer MG, Hernandez-Richter J, Kümmerle F, Schildberg FW, Witte J (Hrsg) Chirurgische Intensivmedizin. Urban & Schwarzenberg, München, S 202-208

Van der Heyde MN, Verwers HR, van Leusen R (1978) Closure of a bronchial fistula after pneumonectomy in a case of carcinoma in a patient in chronic dialysis. Acta Chir Belg 77: 271-274

Vanetti A, Bazelly B (1987) Use of staplers in bronchial closure. In: Grillo H, Eschapasse H (eds) International trends in general thoracic surgery, vol 2: Major challenges. Saunders, Philadelphia, pp 458-459

Verain C, Cayot M, Viard H (1979) Etude comparative des modes des suture automatique et manuelle en chirurgie pulmonaire. À propos des 132 resections. Ann Chir 33: 147-150

Virkkula L (1987) Bronchopleural fistula: Omental pedicle for treatment. In: Grillo H, Eschapasse H (eds) International trends in general thoracic surgery, vol 2: Major challenges. Saunders, Philadelphia, pp 435-439

Voegele LD, Metcalf MM, Prioleau WH, Hairston P (1985) Median sternotomy injection-management and reconstruction. Am Surg 51/11: 645-647

Vogt-Moykopf I (1971) Funktionsstörungen des Oesophagus nach Lungenresektionen. Verhandlungsbericht der 24. dtsch. Tuberkulose-Tagung, Berlin 14.-18. 10. 70. Pneumolyse 145: 412-422

Vogt-Moykopf I, Fritz TH, Bülzebruck H, Merkle N, Daskos G, Meyer G (1987) Bronchoplastische und angioplastische Operationen beim Bronchuskarzinom. Langenbecks Arch 379: 85-101

Vosschulte K, Schiller H von (1953) Über die Bedeutung des Pleurahohlraumes bei Störungen und Komplikationen nach Pneumonektomien. Thoraxchirurgie 1: 228

Waclawiczek HW, Chmelizek F (1986) Endoscopy occlusion of bronchus stump fistulae following pneumonectomy with fibrin sealant in animal experiments. Fibrin sealant in operative medicine. Thorac Cardiovasc Surg 5: 126-129

Waclawiczek HW, Wayand W, Chmelizek F (1984) Homologe Fibrinklebung im Tierexperiment. 25. Tagung Oesterr. Ges. Chir. 21.-23. 6., Graz 202 (Abstr)

Wade JC, Schimpff SC, Hargadon MT, Fortner CL, Young VM, Wiernik PH (1981) A comparison of trimethoprim sulfamethoxazole plus nystatin in the prevention of infection in acute leukemia. N Engl J Med 304: 1057-1062

Weisel RD, Cooper JD, Delarue NC, Theman TE et al. (1979) Sleeve lobectomy for carcinoma of the lung. J Thorac Cardiovasc Surg 78: 839-849

Williams NS, Lewis CT (1976) Bronchopleural fistula: A review of 86 cases. Br J Surg 63: 520-522

Windheim K v (1975) Postoperative Komplikationen. In: Baumgartl F, Kremer K, Schreiber HW (Hrsg) Spezielle Chirurgie für die Praxis. Thieme, Stuttgart

Windheim K v (1980) Pleuraempyem. Chirurg 51: 556-561

Zuckschwerdt L (1955) Brustwand, Pleura, Lungen, Mediastinum. In: Breitner B (Hrsg) Chirurgische Operationslehre, Bd II. Urban & Schwarzenberg, Wien

Teil G

Begutachtung

24 Gutachterliche Fragen in der Thoraxchirurgie

G. Siemon

24.1 Einführung

Der chirurgisch tätige Arzt sieht sich im Rahmen seiner Tätigkeit vielfältigen gutachterlichen Fragen ausgesetzt (Carstensen 1981). Als *medizinischer Sachverständiger,* ernannt von Gerichten oder beauftragt von Berufsgenossenschaften, Versicherungsträgern etc., hat er gutachtlich hauptsächlich Stellung zu nehmen:
1. zu Fragen eines Kausalzusammenhangs,
2. zur Höhe einer Leistungsbeeinträchtigung, beurteilt als Minderung der Erwerbsfähigkeit (MdE) oder Grad der Behinderung (GdB).

Er benötigt dementsprechend neben Berufserfahrung auch Kenntnisse in der Sozialmedizin einschließlich der entsprechenden Gesetzgebung. Er ist Mittler zwischen den betroffenen erkrankten oder verletzten Menschen und den Auftraggebern des Gutachtens.

Bei der Abfassung des Gutachtens hat sich der Gutachter selbstverständlich einer absoluten Neutralität zu befleißigen. Er hat zu medizinischen Sachfragen (Beweisfragen) Stellung zu nehmen, aber soziale Gesichtspunkte (z. B. familiäre Probleme, fehlende Stellenangebote auf dem Arbeitsmarkt) außer acht zu lassen. Der Umfang des Gutachtens muß sich einschließlich der dazu durchzuführenden technischen Untersuchungen an den Fragestellungen orientieren (Bürkle de la Camp 1982; Carstensen 1981; Dunz 1980; Marx 1987; Schreiber 1981).

Ein schwieriger Bereich ist das gutachterliche Urteil bei sog. medizinischen oder ärztlichen Kunstfehlern. Dieser Begriff wird in der Rechtsprechung weitgehend vermieden (Dunz 1980). Er wirft den Ärzten Ignoranz oder Nachlässigkeit vor, unterstellt aber auch, daß ärztliches Handeln an festgeschriebene Regeln gebunden sei. Natürlich muß sich der Arzt in seinem Handeln an derzeit anerkannte Erkenntnisse und Behandlungsgrundsätze halten, er ist daher zur ständigen Information und Fortbildung verpflichtet. Jedoch ist der Ermessensspielraum groß. Der Gutachter hat die schwierige Aufgabe, über das Handeln oder „Fehlverhalten" eines Kollegen ein „objektives" Urteil abzugeben. Dabei muß er prüfen, inwieweit der Tatbestand von den Regeln ärztlicher Kunst gedeckt ist, inwieweit Nachlässigkeit oder Fahrlässigkeit besteht. Leider wird gelegentlich in falsch verstandener Kollegialität vom Gebot der Neutralität abgewichen und eine zu großzügige Auslegung gewählt, die von seiten der Schiedsstelle oder Gerichte nicht mehr akzeptiert wird. Diese in der Vergangenheit nicht selten zu beobachtende Verfahrensweise hat dazu geführt, daß von juristischer Seite der „Vorwurf mangelnder Aufklärung" übermäßig stark in den Vordergrund gerückt wurde, sozusagen als „Kompensation" unzureichender ärztlicher Gutachten über Kollegen (s. auch Bockelmann 1981; Carstensen 1981; Samson 1990).

Der Arzt kann sich somit auch *als Betroffener* Schadensersatzforderungen gegenübersehen.

24.2 Der Arzt als medizinischer Sachverständiger

24.2.1 Kausalzusammenhang

24.2.1.1 Allgemeines

Grundlage einer jeden gutachtlichen ärztlichen Beurteilung ist die Stellungnahme zum sog. Kausalzusammenhang; d. h. Nachweis oder Ausschluß eines Zusammenhangs zwischen vorausgegangener oder behaupteter schädigender Einwirkung und vorliegenden Gesundheitsstörungen.

Der Kausalzusammenhang muß mit dem erforderlichen Grad an Wahrscheinlichkeit abgeleistet werden, wobei verschiedene Stufen unterschieden werden können.

Für die Annahme, daß eine Gesundheitsstörung Folge einer Schädigung ist, genügt versorgungsrechtlich, aber auch im weitesten Sinne gutachtlich, die Wahrscheinlichkeit des ursächlichen Zusammenhangs (Bundesminister für Arbeit und Sozialordnung 1983; Bürkle de la Camp 1982). Sie ist gegeben, wenn mehr für als gegen einen ursächlichen Zusammenhang spricht. Dabei gelten als Grundlage der Beurteilung die von der wissenschaftlichen Lehrmeinung vertretenen Erkenntnisse über Ätiologie und Pathogenese. Seltene Hypothesen oder die subjektive Auffassung des Gutachters sind, wenn sie der Lehrmeinung entgegenstehen, dabei nicht maßgeblich. In manchen Fällen kann auch die reine Möglichkeit einer Schädigungsfolge bereits zur Anerkennung eines Zusammenhangs führen (Bundesminister für Arbeit und Sozialordnung 1983). Bezüglich der sog. Kannversorgung sei auf die Anhaltspunkte für die ärztliche Gutachtertätigkeit im sozialen Entschädigungsrecht und nach dem Schwerbehindertengesetz (Bundesminister für Arbeit und Sozialordnung 1983) verwiesen. Sie spielt im chirurgischen Bereich eine untergeordnete Rolle. Bei hohem Wahrscheinlichkeitsgrad („mit an Sicherheit grenzender Wahrscheinlichkeit") werden seltener gutachtliche Klärungen angefordert als in Zweifelsfällen („mit einer Wahrscheinlichkeit, die zumindest gleichwertig neben anderen möglichen Ursachen anzunehmen ist", so oft bei Beweisfragen der Sozialgerichte).

Wesentlich, ja entscheidend für die Beurteilung eines Kausalzusammenhangs ist die Anamnese. Bei Unfallereignissen oder Verletzungen, die unmittelbar zu Körperschäden geführt haben, ist die Zusammenhangsfrage einfach zu beantworten. Schwierig ist die Feststellung der Zusammenhangsfrage, wenn zwischen angeschuldigtem Ereignis und auftretenden Gesundheitsstörungen größere Zeiträume verstrichen sind (so z. B. Jahrzehnte nach Kriegsende geltend gemachte Einwirkungen durch Wehrdienst oder Gefangenschaft). Wichtig ist dabei der Nachweis von „Brückensymptomen", z. B. Husten und Auswurf auch in der Zwischenzeit und der Ausschluß von Einwirkungen oder Noxen (z. B. Rauchen), die gleiche oder verwandte Symptome oder Gesundheitsstörungen hervorrufen können.

Folgende Bedingungen müssen (nach Bürkle de la Camp 1982) erfüllt sein:

1. Das Unfall- oder Verletzungsereignis muß zur mittelbaren oder unmittelbaren Erzeugung des vorliegenden Körperschadens geeignet sein.
2. Ein örtlicher Zusammenhang zwischen schädigender Einwirkung und Körperschaden muß erkennbar sein entweder im Sinne der Entstehung oder als richtunggebende Verschlimmerung eines vor dem Ereignis vorliegenden Leidens oder Körperschadens.
3. Ein zeitlicher Zusammenhang muß gewahrt sein. (Auf diese Problematik wurde bereits verwiesen.)

Wenn diese Bedingungen nicht erfüllt sind, kann zur Zusammenhangsfrage keine verbindliche gutachtliche Stellungnahme abgegeben werden.

24.2.1.2 Trauma und Infektion

Bei der Zusammenhangsfrage zwischen Trauma und Infektion sind Nachweise von Verletzung und Infektion Voraussetzung. Verletzte Körperregion und Eintrittspforte der Erreger müssen identisch sein, die Art der Infektion abhängig von den lokalen Wundverhältnissen (Muhr u. Knopp 1986). Auch muß die Infektion in einem Zeitraum eingetreten sein, der für die Art der Infektion typisch ist, d. h. zwischen 6 und 8 h und längstens 2-3 Wochen nach aufgetretener Verletzung (Schramm 1986).

24.2.1.3 Operationsfolgen

Bei Operationen und ihren Folgen erstreckt sich die Frage des Zusammenhangs

1. auf die zur Operation führenden Krankheits- oder Verletzungsprozesse mit entsprechenden zurückliegenden Einflüssen, u. U. berufsbedingten schädigenden Einwirkungen (z. B. Unfälle, aber auch Noxen verschiedenster Art, wie Asbestexposition mit Entwicklung maligner Tumoren des Bronchialsystems, der Pleura oder des Peritoneums, weiter Infektionen mit abszedierender Pneumonie oder Pleuraempyemen, wenn sie chirurgische Behandlung erfordern),
2. auf die Operationsfolgen. Hierbei ist zwischen durch den operativen Eingriff, z. B. Lungenresektionen, unmittelbar entstehenden Funktionseinschränkungen sowie Langzeitentwicklungen zu unterscheiden (Muhar et al. 1972).

Der Gutachter hat bei der Zusammenhangsfrage wahrscheinliche und mögliche Spätfolgen einzubeziehen (z. B. Cor pulmonale nach Pneumonektomien). Daraus ist erkennbar, daß es sich bei der Begutachtung in der Regel nicht um eine einmalige statische Feststellung und Festlegung, sondern nicht selten um ein dynamisches Geschehen handelt, das wegen der Schwierigkeit einer genauen individuellen Prognose nach einmaliger gutachtlicher Untersuchung Nachbegutachtungen erfordern kann.

Nachteilig sind unterschiedliche Beurteilungen durch verschiedene medizinische Sachverständige, weniger bei der Beurteilung eines Schadens als bei der Wertung und Einordnung in einen Gesamtzusammenhang. Das kann zu jahrelangen gerichtlichen Auseinandersetzungen führen, die dem Erkrankten oder Verletzten zwangsläufig die Motivation nehmen, gesünder zu werden, weil er ja den „Status quo" zu erhalten bemüht sein wird.

24.2.2 Abschätzung des Operationsrisikos in gutachterlicher Sicht

Der Operateur, aber auch bereits der zuweisende Arzt, muß das Operationsrisiko, auch unter Berücksichtigung des voraussichtlichen Spontanverlaufs ohne operativen Eingriff (z. B. bei Tumoren), unter rationeller Anwendung diagnostischer Untersuchungsmethoden abschätzen und dem Patienten darlegen (s. unter Bürkle de la Camp 1982; Carstensen 1981; Samson 1990; Schreiber 1981). Planbare Lungenresektionen, z. B. bei Bronchiektasen, Lungentumoren und Rundherden, lassen das Operationsrisiko wie den zu erwartenden postoperativen Funktionszustand, Komplikationen ausgenommen, recht genau abschätzen, so daß der Vorwurf unzureichender Aufklärung (s. dort) vermieden werden kann.

Segment- und Lappenresektionen führen zu guten postoperativen Funktionsergebnissen, außer bei der Entwicklung von Pleuraschwarten, oder wenn bereits eine merkliche Vorschädigung vorliegt. Durch Pneumonektomien kommt es zu einer erheblichen Reduzierung des Lungenparenchyms mit entsprechender Reduzierung des Lungengefäßbettes. Daraus resultiert, besonders unter körperlicher Belastung, eine erhebliche Leistungsanforderung an das rechte Herz. Die Entwicklung einer pulmonalen arteriellen Hypertonie mit Ausbildung eines chronischen Cor pulmonale ist hier nicht ungewöhnlich.

Bei Verletzungen ist der präoperative Funktionszustand in der Regel nicht bekannt. Größere Risiken sind bei vitaler Indikation in Kauf zu nehmen. Der Arzt muß dabei u. U. von einem stillschweigenden Einverständnis des Patienten ausgehen (Dunz 1980).

24.2.3 Leistungsminderung als Schadensfolge

Die durch einen Gesundheitsschaden eingetretene Leistungsminderung orientiert sich an funktionellen Kriterien, d. h. an Funktionseinbußen. Diese werden in Minderung der Erwerbsfähigkeit (MdE, in %) oder Grad der Behinderung (GdB, gleiche Einstufung unter Verzicht auf 5%-Abstufungen, ohne Prozentangabe) ausgedrückt (s. auch Bundesminister für Arbeit und Sozialordnung 1983).

Für die Beurteilung der Leistungsminderung nach Unfalleinwirkungen oder Operationsfolgen im Thoraxbereich ist die Feststellung der pulmonalen oder kardialen Funktion bzw. ihrer Einschränkungen bestimmend. Moderne Untersuchungsmethoden lassen ohne Risiken für den Probanden und ohne hohe Anforderungen an seine Kooperation objektive Beurteilungen der Leistungseinbuße zu. Bei der Wertung der Befunde sind jedoch Anamnese, klinische Untersuchungsergebnisse, ggf. Laborbefunde, Röntgenuntersuchungen wie Befunde sonstiger bildgebender Verfahren (Sonographie/Echokardiographie, CT etc.), schließlich bei gegebener Indikation auch invasiver Techniken wie Bronchoskopie, Lungenbiopsie, Herzkatheter und Angiographien einzubeziehen.

Nach den Richtlinien des Bundesministers für Arbeit und Sozialordnung (1983) werden bei Beurteilungen thorakaler Erkrankungen Lungenfunktionsprüfungen und oft zusätzlich kardiopulmonale Untersuchungen verlangt, wobei die Bestimmung der Vitalkapazität allein nicht ausreicht (Meyer-Erkelenz et al. 1980; Reichel 1986; Smidt u. Worth 1976). Hinsichtlich der Wertigkeit der einzelnen Untersuchungsmethoden s. Kap. 9.

Bei Herz- und Kreislaufschäden werden elektrokardiographische, manchmal echokardiographische oder phonokardiographische Untersuchungen sowie Herz-Kreislauf-Prüfungen gefordert (s. Meyer-Erkelenz et al. 1980). Invasive Methoden wie Bronchoskopie, Lungenbiopsien und Herzkatheteruntersuchung sind nicht duldungspflichtig und setzen daher die Einwilligung des Probanden voraus. Die Indikationsstellung zu derartigen Untersuchungen verlangt auch bei dem geringen Untersuchungsrisiko eine sorgfältige Abwägung des Erfordernisses für die gutachtliche Beurteilung, des möglichen Nutzens für den Erkrankten und des Risikos des diagnostischen Eingriffs.

Bei bronchialen, pulmonalen Erkrankungen wie Veränderungen der Thoraxwand richtet sich die Einschätzung von MdE bzw. GdB nach der Einschränkung der Lungenfunktion, den Auswirkungen auf den Allgemeinzustand sowie auf Folgeerscheinungen an anderen Organsystemen (s. auch Bundesminister für Arbeit und Sozialordnung 1983; Bürkle de la Camp 1982; Smidt u. Worth 1976). Formveränderungen des Brustkorbs nach Krankheiten, auch nach operativen Eingriffen (z. B. Thoraxplastiken), sind zusammen mit den Rückwirkungen auf die Funktion der Thoraxorgane zu beurteilen.

Die Folgen von diagnostischen Eingriffen, Operationen etc., oder anderen Behandlungsmaßnahmen, die wegen Schädigungsfolgen durchgeführt werden, sind Schädigungsfolgen (Bundesminister für Arbeit und Sozialordnung 1983).

24.2.3.1 Beurteilung von Leistungsminderungen nach Funktionskriterien

Hinsichtlich der Höhe der MdE bzw. GdB wird auf die MdE-Tabellen verwiesen (Bundesminister für Arbeit und Sozialordnung 1983):

Rippendefekte mit Brustfellschwarten ohne wesentliche Funktionsstörung bedingen danach eine MdE von 10 v. H.;

bei sehr ausgedehnten Defekten einschließlich entstellender Wirkung 20 v. H.

Die seelischen Rückwirkungen derartiger Beeinträchtigungen sind in den MdE-Bewertungen bereits berücksichtigt.

Krankheiten der Atmungsorgane, Verletzungsfolgen und Folgen lungenchirurgischer Eingriffe werden wie folgt bewertet:
Dauernde Einschränkung der Lungenfunktion infolge derartiger Erkrankungen

- geringen Grades: das gewöhnliche Maß übersteigende Atemnot bei mittelschwerer Belastung (z. B. forsches Gehen (5-6 km/h), mittelschwere körperliche Arbeit; statische und dynamische Meßwerte der Lungenfunktionsprüfung bis zu ⅓ niedriger als die Sollwerte (nach EGKS = Werte der Europäischen Gemeinschaft für Kohle und Stahl) 20-40 v. H.
- mittleren Grades: das gewöhnliche Maß übersteigende Atemnot bereits bei alltäglicher leichter Belastung (z. B. Spazierengehen (3-4 km/h), Treppensteigen bis zu 1 Stockwerk, leichte körperliche Arbeit); statische und dynamische Meßwerte der Lungenfunktionsprüfung bis zu ⅔ niedriger als die Sollwerte 50-70 v. H.
- schweren Grades: Atemnot bereits bei leichtester Belastung oder in Ruhe; statische und dynamische Meßwerte der Lungenfunktionsprüfung um mehr als ⅔ der Sollwerte 80-100 v. H.

Nach Entfernung eines malignen Bronchial- oder Lungentumors ist in den ersten 5 Jahren eine sog. Heilungsbewährung abzuwarten (Bundesminister für Arbeit und Sozialordnung 1983; Engelmann 1985). Die MdE beträgt während dieser Zeit wenigstens 80 v. H.,

- bei Einschränkungen der Lungenfunktion mittleren bis schweren Grades 90-100 v. H.

Eine Bewertung der Lungenfunktionseinschränkungen findet sich in Tabelle 24.1 unter Berücksichtigung gängiger Funktionsparameter (nach Meyer-Erkelenz et al. (1980).

24.2.3.2 Abschätzung unmittelbarer Operationsfolgen und Langzeitprognosen

Parenchymmindernde Lungeneingriffe führen zu unterschiedlichen Rückwirkungen auf die Lungenfunktion mit entsprechender Bewertung der MdE. Deswegen läßt das Ausmaß einer Lungenresektion noch keine Rückschlüsse auf den Schweregrad daraus sich entwickelnder Lungenfunktionseinschränkungen zu.

Die *Einschätzung des operierten Bronchialtumors* richtet sich nach Tumorart, Ausmaß der Lungenresektion, Allgemeinzustand des Kranken (Karnofsky-Index) sowie der Wirkung weiterer therapeutischer Maßnahmen (Engelmann 1985; Reichel 1986). Infolge der schlechten Prognose resultiert meistens eine Erwerbsunfähigkeit (EU). Die Höhe der MdE bzw. des GdB wird dabei mit mindestens 80 (%) eingestuft (Engelmann 1985). Bei gutartigen Tumoren ist die Beurteilung abhängig von Lokalisation, Größe, Funktionsbeeinträchtigung sowie Möglichkeiten und Folgen einer operativen Entfernung (Reichel 1986).

Tabelle 24.1. Bewertung von Lungenfunktionsprüfungen. (Nach Meyer-Erkelenz et al. 1980)

Methode	Einheit	Leicht	Mittel	Schwer
TLC bei Restriktion	% Soll	90-70	<70-50	<50
TLC bei Überblähung	% Soll	>110-120	>120-140	>140
VC bei Obstruktion Sekundenkapazität (Tiffeneau; FEV_1)	% Soll % Soll	90-70	<70-50	<50
FEV_1 % VC	% Soll	<100-90	<90-70	<70
Resistance, total (Raw, t)	kPa	0,36-0,6	0,61-0,9	>0,9
Arterieller Sauerstoffdruck (p_aO_2) Differenz (D) zwischen Mindestsoll (M)[a] und 6,5 kPa (50 mmHg)	kPa (mmHg)	M bis (M - ⅓ D)	(M - ⅓ D) bis (M - ⅔ D)	(M - ⅔ D) bis 6,5 (50)
p_aO_2-Richtwerte	kPa (mmHg)	>8 (60)	7-8 (52-60)	<7 (<52)
p_aO_2-Abfall bei Belastung	W	80-100	40-60	Keine Normalisierung einer Ruhehypoxämie
Arterieller Kohlensäuredruck (p_aCO_2)	kPa (mmHg)	5,58-6,24 (42-47)	6,37-7,02 (48-53)	>7,02 (>53)
$AaDO_2$: Erhöhung der altersbezogenen Normwerte um	kPa (mmHg)	<0,65 (<5)	0,65-1,3 (5-10)	>1,5 (>10)
D_LCO[b]: Einschränkung bei normalem Hb	% Norm	75-60	<60-50	<50
Pulmonalarterienmitteldruck (p_{AP}) in Ruhe nach 50 W Belastung	kPa kPa	2,7-4,0 4,0-5,3	<4,0-5,3 <5,3-6,7	>5,3 >6,7

[a] Mindestsoll, abhängig von Geschlecht, Alter und Gewicht
[b] Diffusionskapazität für CO (CO-Transfer)

Maligne Mesotheliome der Pleura oder des Peritoneums treten v. a. infolge Jahre zuvor erfolgter Asbestexposition zunehmend gehäuft auf. (Die zeitweilig großzügig gestellte Operationsindikation hat einer zunehmenden Zurückhaltung gegenüber den umfangreichen Eingriffen Platz gemacht.) Die gutachterliche Beurteilung konzentriert sich nach Stellung der Diagnose v. a. auf den Nachweis der früher erfolgten berufsbedingten Asbestexposition. Nach einem operativen Eingriff ist eine Wiederaufnahme der beruflichen Tätigkeit i. allg. nicht mehr möglich.

Jedes Trauma und jeder operative Eingriff am oder im Thorax kann die Funktionen von Lunge und Atemwegen, Thoraxwand und Pleura beeinträchtigen mit daraus resultierenden Funktionsverschlechterungen der Atemmechanik und des Gasaustausches wie auch der pulmonalen Hämodynamik, vorübergehend, anhaltend gleichbleibend oder progredient.

Für die Beurteilung von bleibenden oder progredienten Spätschäden sind z. B. die Lokalisation und das Ausmaß einer Pleuraschwartenbildung für die Ausprägung einer restriktiven Ventilationsstörung von Bedeutung, wobei basale, auch diaphragmale Schwartenbildungen den Gasaustausch stärker beeinträchtigen als entsprechende apikale Veränderungen (Reichel 1986). Auch Emphysembildungen am Rand von Schwarten oder in der Umgebung von Narben sind möglich. Obstruktive Ventilationsstörungen können sich auch noch längere Zeit nach operativen Eingriffen oder Verletzungen entwickeln, wenn Vernarbungen oder Verziehungen des Bronchialsystems, u. U. mit Verziehung oder Verlagerung der Mediastinalorgane, vorliegen. Zusammenhänge können auch Jahre später noch anerkannt werden, insbesondere dann, wenn zusätzliche schädigende Einflüsse (Tabakkonsum!) auszuschließen sind (Huth u. Hoffmeister 1981; Marx 1987; Reichel 1986).

Schwierig ist manchmal die Einschätzung von Verletzungsfolgen, (weniger von Operationsfolgen nach geplanten Eingriffen), wenn bereits vor dem Unfall bronchopulmonale Erkrankungen oder Schädigungen vorgelegen haben mit Herabsetzung der Leistung des respiratorischen Systems, z. B. obstruktive Bronchitis, Lungenemphysem, Lungenfibrosen, Pleuraschwarten, Pneumokoniosen.

24.2.4 Todesfolge

Haben zum Tod mehrere Leiden beigetragen, die nicht alle Schädigungsfolge sind, dann ist zu prüfen, ob die Schädigungsfolge zumindest eine annähernd gleichwertige Bedeutung für den Eintritt des Todes hatte (Bundesminister für Arbeit und Sozialordnung 1983; Marx 1987).

In seltenen Fällen kann auch der Zeitpunkt des Todes bei der Beurteilung eine Rolle spielen, und zwar dann, wenn neben Schädigungsfolgen ein schweres schadensunabhängiges Leiden vorgelegen hat. Der Tod ist dann als Schädigungsfolge anzusehen, wenn der Beschädigte ohne diese Schadensfolge wahrscheinlich mindestens länger als 1 Jahr gelebt hätte (Bundesminister für Arbeit und Sozialordnung 1983).

24.3 Der Arzt als Betroffener bei Schadensersatzansprüchen

Bedeutsam ist bei Schadensersatzansprüchen die Frage, inwieweit präoperativ der postoperative Funktionszustand abzuschätzen ist, d. h. inwieweit das tatsächliche Operationsrisiko vorhersagbar ist und mit welcher Leistungseinbuße der Kranke zu rechnen hat.

Der Arzt kann i. allg. durch sein Handeln, auch im operativen Bereich, infolge der Besonderheit der Einwirkung auf einen lebenden Organismus keinen konkreten Erfolg versprechen, sondern nur „sein Bestes tun" (Dunz 1980). Der Arzt ist verpflichtet, sich an die derzeit anerkannten Erkenntnisse und Behandlungsgrundsätze zu halten, und auch daran, sich laufend zu orientieren (Carstensen 1981; Dunz 1980; Samson 1990). Dabei sind die Anforderungen der Rechtsprechung auch an den nicht wissenschaftlich tätigen Arzt streng (Bockelmann 1981; Dunz 1980). Der Arzt hat dem Patienten gegenüber neben seinem allgemeinen Wissen auch für sein individuelles Können einzustehen. Eine Überschätzung seiner Fähigkeiten und Möglichkeiten kann zu strafrechtlichen Folgen führen.

24.3.1 Haftung mangels Einwilligung

Eine „Einwilligung" des Patienten ist unwirksam, wenn die Aufklärung unzureichend ist. Dabei wird die Frage, inwieweit eine Aufklärung ausreichend oder unzureichend ist, oft ein Streitpunkt sein (Bockelmann 1981; Bürkle de la Camp 1982; Carstensen 1981; Dunz 1980; Samson 1990). Jedoch macht den Arzt eine Behandlung, die nicht durch eine Einwilligung gedeckt ist, schadensersatzpflichtig, auch wenn bei operativen Eingriffen nicht gleich von einer „vorsätzlichen Körperverletzung" gesprochen werden muß. Der Arzt haftet in diesen Fällen sogar bei lege artis durchgeführten Eingriffen für alle Schadensfolgen. Die Versuchung, mißbräuchlich Schadensersatzforderungen auch bei schicksalsmäßigen Folgen oder Krankheitsverläufen auf den Vorwurf mangelnder Aufklärung und damit unwirksamer Einwilligung zu begründen, nimmt auch in der Bundesrepublik Deutschland zu (s. auch Dunz 1980).

24.3.2 Aufklärung

Daraus ergibt sich als zwangsläufige Folge, daß der Arzt der Aufklärung eine nicht zu unterschätzende Bedeutung beimessen muß mit der Folge, daß viele Kranke über Art und Schwere ihrer Krankheit ausführlicher aufgeklärt werden, als man es vielleicht für erforderlich erachten würde. Aus ärztlicher Sicht geht es dabei jedoch auch um die Pflicht des Arztes, die Einwilligung des Patienten zu einem notwendigen Eingriff notfalls durch schonungslose Offenbarung zu erreichen, um eine sich für den Kranken noch nicht abzeichnende, aber bei unterlassenem Eingriff abzusehende Gefahr abzuwenden. Schriftliche Dokumentation ist unbedingt anzustreben, auch mit individuellen Einzelheiten; sie erspart jedoch nicht die mündliche Information (Bürkle de la Camp 1982).

Eine Aufklärung ist entbehrlich, wenn gesichert ist, daß das ärztliche Handeln durch die Einwilligung des Patienten gedeckt ist (Carstensen 1981; Dunz 1980).

Gegenstand der Einwilligung ist alles, was der Arzt als Therapeut oder Diagnostiker bei dem Kranken zu tun beabsichtigt oder auch bewußt unterläßt. Dabei ist der operative Eingriff nur das augenfälligste und häufigste Beispiel. Von juristischer Seite wird verlangt, daß der Kranke wissen muß, in was er einwilligt (Bokkelmann 1981; Dunz 1980). Das bedeutet oft eine Überforderung sowohl des Arztes als auch des Kranken. Gewünscht ist, daß der Patient Entscheidungsfreiheit gewinnen soll.

Die Haftung für Folgen unterbliebener Aufklärung erstreckt sich nicht immer auf den Operateur, sondern z. B. bei Routineeingriffen auf zuweisende Ärzte, in der Regel auf Stationsärzte, die zu einer entsprechenden Aufklärung des Kranken verpflichtet gewesen wären. Für Art und Umfang einer Aufklärung gibt es keine absoluten Maßstäbe. Sie ist abhängig von der sachlichen Notwendigkeit, der zeitlichen Dringlichkeit, und schließlich auch von den Erfolgsaussichten der vorgesehenen bzw. vorgeschlagenen Behandlung (Dunz 1980). Typische Komplikationen sollen auch bei einer Häufigkeit unter 1% angeführt werden, insbesondere bei typischen Risiken, die der Laie nicht kennt oder aus der Art des Eingriffs nicht ableiten kann. Erhebliche Unsicherheiten des Operationserfolgs stellen besondere Anforderungen an die vorherige Aufklärung.

Als Testfrage hat sich bewährt: „Würden Sie den Eingriff auch bei sich selbst oder einem Ihrer Angehörigen durchführen oder mindestens das Risiko des vorgesehenen Eingriffs in Erwägung ziehen?"

Der Patient selbst kann auf jede Aufklärung verzichten. Das sollte sich jedoch der Arzt schriftlich geben lassen. Es kann sein, daß sich der Patient bei einem nicht erreichten Behandlungserfolg oder Mißerfolg nicht mehr gern an seinen ursprünglichen Wunsch erinnert.

Die Einlassung, der Patient würde bei vollständiger Aufklärung die für ihn gebotene Behandlung ablehnen, ist nach der gültigen Rechtsprechung nicht haltbar (Dunz 1980).

Große Bedeutung hat für die Abwendung von Schadensersatzansprüchen eine genaue Dokumentation der Art des Eingriffs wie der erhobenen Befunde, und schließlich des weiteren Verlaufs (Bürkle de la Camp 1982; u. a.). Unzulängliche oder lückenhafte Dokumentation kann auf unkorrekte Behandlung oder Vertuschen von Tatbeständen oder Zwischenfällen schließen lassen (Dunz 1980).

Entscheidend ist somit immer die genaue Indikationsstellung für vorgesehene Eingriffe. Umfangreiche präoperative diagnostische Maßnahmen vermindern sicher das Komplikationsrisiko, sie schützen den Arzt jedoch nicht vollkommen vor Schadensersatzansprüchen. Unter den Gesichtspunkten der Kostendämpfung ist ein rationelles Handeln geboten, wobei sich hier zum Teil schwer überwindliche Gegensätze aufzeigen lassen.

Bei der Abwendung von Schadensersatzansprüchen spielt auch das Gebot der ärztlichen Schweigepflicht eine Rolle, von der jedoch der betroffene Arzt entlastet werden muß. Eine Entbindung von der Schweigepflicht sollte eingeholt werden. Es ist dem Arzt jedoch nicht zumutbar, daß ihm Schaden durch fehlende Entbindung entsteht. Hier besteht auch eine Mitwirkungspflicht der den Anspruch stellenden Seite.

24.4 Zusammenfassung

Der gutachterlich tätige Arzt benötigt neben umfassender theoretischer und praktischer ärztlicher Erfahrung Kenntnisse aus der Sozialmedizin wie im Arztrecht. Vielfach sind wissenschaftlich ausgezeichnet abgefaßte Darlegungen für den Auftraggeber nicht brauchbar, da auf die wesentlichen Grundvoraussetzungen eines Gutachtens, nämlich die Klärung der Zusammenhangsfrage und die Beantwortung der Beweisfragen, nicht kundig eingegangen wurde. Eine intensivere Beschäftigung mit sozialmedizinischen Problemen bereits während des Studiums wie auch während der ärztlichen Weiterbildung würde zu einer Qualitätssteigerung in der Gutachtenpraxis führen, unnötige Doppelbegutachtungen vermeiden helfen, Kosten vermindern und den Betroffenen schneller zu „ihrem Recht" verhelfen.

Literatur

Bockelmann P (1981) Aufklärungspflicht aus juristischer Sicht. In: Heberer G, Schweiberer L (Hrsg) Indikation zur Operation. Springer, Berlin Heidelberg New York, S 10-13

Bürkle de la Camp H (1982) Grundlagen der chirurgischen Begutachtung (bearbeitet von H Ecke). In: Hellner H, Nissen R, Vosschulte K (Hrsg) Lehrbuch der Chirurgie, Kap 30. Thieme, Stuttgart

Bundesminister für Arbeit und Sozialordnung (Hrsg) (1983) Anhaltspunkte für die ärztliche Tätigkeit im sozialen Entschädigungsrecht und nach dem Schwerbehindertengesetz

Carstensen G (1981) Aufklärung und Operationseinwilligung aus chirurgischer Sicht. In: Heberer G, Schweiberer L (Hrsg) Indikation zur Operation. Springer, Berlin Heidelberg New York, S 13-17

Dunz W (1980) Aktuelle Fragen zum Arzthaftungsrecht unter Berücksichtigung der neueren höchstrichterlichen Rechtssprechung (RWS Seminarskript Nr 75). Kommunikationsforum, Köln

Engelmann C (1985) Gutachterlich relevante Probleme bei der Beurteilung von Arbeitsfähigkeit, Arbeitsunfähigkeit und Invalidität nach thoraxchirurgischen Eingriffen im Zusammenhang mit Bronchialkarzinom. Z Klin Med 40: 1070-1072

Huth C, Hoffmeister HE (1981) Die Begutachtung von Unfallschäden am Thorax. Med Sachverst F7: 17-19

Marx HH (1987) Medizinische Begutachtung, 5. Aufl. Thieme, Stuttgart

Meyer-Erkelenz JD, Sieverts H, Mösges R (1980) Lungenfunktionsdiagnostik in Ruhe - Bezugswerte. Prax Klin Pneumol 34: 76-89

Muhar F, Kaik G, Kretschy A, Raber A, Scheiblechner H (1972) Funktionelle Spätergebnisse nach Lungenresektion. In: Ulmer WT (Hrsg) Lungenresektion, Bd 3: Verhandlungen der Gesellschaft für Lungen- und Atmungsforschung. Springer, Berlin Heidelberg New York, S 145-164

Muhr G, Knopp W (1986) Spezielle Probleme der ärztlichen Begutachtung aus der Unfallchirurgie - Trauma und Infektion, Trauma und Geschwulstleiden. In: Fritze E (Hrsg) Die ärztliche Begutachtung. Steinkopff, Darmstadt, S 540-545

Reichel G (1986) Krankheiten der Atmungsorgane. In: Fritze E (Hrsg) Die ärztliche Begutachtung. Steinkopff, Darmstadt, S 349-373, 376-388

Samson E (1990) Der Arzt im Lichte des Strafrecht. Koll ärztl Fortbildg Regensburg

Schramm W (1986) Begutachtungsprobleme aus der Chirurgie. In: Fritze E (Hrsg) Die ärztliche Begutachtung. Steinkopff, Darmstadt, S 523-540

Schreiber HL (1981) Aufgaben und Probleme des chirurgischen Sachverständigen im Arzthaftungsprozeß. In: Heberer G, Schweiberer L (Hrsg) Indikation zur Operation. Springer, Berlin Heidelberg New York, S 31-36

Smidt U, Worth G (1976) Begutachtungsgrundlagen für die Leistungsbegrenzung von seiten der Lunge. Pneumonologie 153 [Suppl] 75-96

Sachverzeichnis

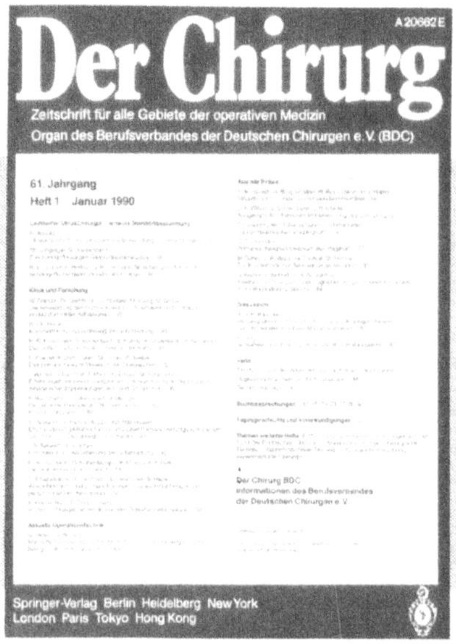

Organ des Berufsverbandes der Deutschen Chirurgen e.V. (BDC)
Organ der Deutschen Gesellschaft für Chirurgie

Herausgeber und Schriftleitung: Ch. Herfarth, Heidelberg; G. Heberer, München; E. Kern, Würzburg

Der Chirurg BDC
Informationen des Berufsverbandes der Deutschen Chirurgen e.V.
Redigiert von W. Müller-Osten, Hamburg

Der Chirurg dient der aktuellen Information über die Fortschritte in der Chirurgie mit dem Hauptziel der Fortbildung des Chirurgen in der Praxis. In den Heften wird jeweils ein in dieser Hinsicht wichtiges Thema in Übersichtsarbeiten behandelt, außerdem erscheinen Originalarbeiten aus allen Gebieten der Chirurgie.

Interessengebiete: Alle chirurgischen Fächer

Abstracted/Indexed in: Biosis, Current Contents, Excerpta Medica, FIZ Technik, INIS, Medlars, Technical Information Center/Energinfo, Zentralblatt-System SPRINGER

ISSN 0009-4722 Titel Nr. 104

Langenbecks Archiv für Chirurgie

Kongreßorgan der Deutschen Gesellschaft für Chirurgie

Gegründet 1860

Redaktion: M. Allgöwer, Basel; D. Carter, Edinburgh; Ch. Herfarth, Heidelberg; R. Pichlmayr, Hannover; H. W. Schreiber, Hamburg; R. Siewert, München; M. Trede, Mannheim

In **Langenbecks Archiv für Chirurgie** werden Originalarbeiten aus der Grundlagenforschung, z.B. tierexperimentelle Untersuchungen, klinische Beobachtungen, Langzeitstudien usw. veröffentlicht.

Neben Editorials über aktuelle chirurgische Probleme sind die Rubriken „Diskussionsforum“ und „Aktuelle Operationstechniken“ eingerichtet worden, in denen bekannte Spezialisten aus aller Welt auf Einladung der Redaktion zu einem chirurgischen Problem Stellung nehmen. Der Kongreßbericht der Deutschen Gesellschaft für Chirurgie wird alljährlich als Supplement publiziert.

Interessengebiet: Alle chirurgischen Fächer

Abstracted/Indexed in: Biosis, Current Contents, Excerpta Medica, FIZ Technik, INIS, Medlars, Technical Information Center/Energinfo, Zentralblatt-System SPRINGER

ISSN 0023-8236 Titel Nr. 423

Springer-Verlag
Berlin
Heidelberg
New York
London
Paris
Tokyo
Hong Kong
Barcelona